Lehrbuch der Klinischen Psychologie und Psychotherapie bei Kindern und Jugendlichen

Herausgegeben von Günter Esser

Mit Beiträgen von

K. Ballaschk
T. Banaschewski
N. Barth
S. Besson
B. Blanz
M. Döpfner
S. Eimecke
G. Esser
J. M. Fegert
C. Fleischhaker
R. Frank
T. Frenzel
S. Göggerle
J. Hebebrand
B. Herpertz-Dahlmann
W. Ihle
H. S. Johannsen
E. M. Krentz
S. Lange
M. Laucht
G. Lehmkuhl
U. Lehmkuhl
A. Marcus
L. Marschner
M. Martin
F. Mattejat
C. Mehler-Wex
G. Niebergall
R. Oerter
M. Papoušek
J. Pauschardt
M. Pitzer
H. Remschmidt
V. Roessner
P. Rossmann
A. Rothenberger
S. Schaller
M. H. Schmidt
A. Schmidtke
E. Schulz
A. Warnke
P. Warschburger
C. Wewetzer
A. Wyschkon

4., unveränderte Auflage

59 Abbildungen
90 Tabellen

Georg Thieme Verlag
Stuttgart · New York

Bibliografische Information
der Deutschen Nationalbibliothek

Die Deutsche Nationalbibliothek verzeichnet diese Publikation in der Deutschen Nationalbibliografie; detaillierte bibliografische Daten sind im Internet über http://dnb.d-nb.de abrufbar.

1. Auflage 2002
2. Auflage 2003
3. Auflage 2008

Wichtiger Hinweis: Wie jede Wissenschaft ist die Medizin ständigen Entwicklungen unterworfen. Forschung und klinische Erfahrung erweitern unsere Erkenntnisse, insbesondere was Behandlung und medikamentöse Therapie anbelangt. Soweit in diesem Werk eine Dosierung oder eine Applikation erwähnt wird, darf der Leser zwar darauf vertrauen, dass Autoren, Herausgeber und Verlag große Sorgfalt darauf verwandt haben, dass diese Angabe **dem Wissensstand bei Fertigstellung des Werkes** entspricht.
Für Angaben über Dosierungsanweisungen und Applikationsformen kann vom Verlag jedoch keine Gewähr übernommen werden. **Jeder Benutzer ist angehalten**, durch sorgfältige Prüfung der Beipackzettel der verwendeten Präparate und gegebenenfalls nach Konsultation eines Spezialisten festzustellen, ob die dort gegebene Empfehlung für Dosierungen oder die Beachtung von Kontraindikationen gegenüber der Angabe in diesem Buch abweicht. Eine solche Prüfung ist besonders wichtig bei selten verwendeten Präparaten oder solchen, die neu auf den Markt gebracht worden sind. **Jede Dosierung oder Applikation erfolgt auf eigene Gefahr des Benutzers.** Autoren und Verlag appellieren an jeden Benutzer, ihm etwa auffallende Ungenauigkeiten dem Verlag mitzuteilen.

Rüdigerstraße 14
70469 Stuttgart
Deutschland
Telefon: +49/(0)711/8931-0
Unsere Homepage: www.thieme.de

Printed in Germany

Zeichnungen: Christian und Dr. Michael von Solodkoff, Neckargemünd
Umschlaggestaltung: Thieme Verlagsgruppe
Umschlagabbildung: Zeichnung eines 8-jährigen Jungen mit Angststörungen, Akademie für Psychotherapie und Interventionsforschung Potsdam
Satz: stm media + druckhaus köthen, Köthen
gesetzt aus Adobe InDesign
Druck: Westermann Druck Zwickau GmbH, Zwickau

ISBN 978-3-13-126084-0   1 2 3 4 5 6

Anschriften

Dipl.-Psych. Katja Ballaschk
Universität Potsdam
Department Psychologie
Abteilung Klinische Psychologie/Psychotherapie
Karl-Liebknecht-Straße 24-25
14476 Potsdam

Prof. Dr. med. Tobias Banaschewski
Zentralinstitut für Seelische Gesundheit
Klinik für Psychiatrie und Psychotherapie des Kindes- und Jugendalters
J 5
68159 Mannheim

Dr. med. Nikolaus Barth
LVR-Klinikum Essen
Kliniken und Institut der Universität Duisburg-Essen
Klinik für Psychiatrie und Psychotherapie des Kindes- und Jugendalters
Virchowstraße 174
45147 Essen

Dipl.-Psych. Stefanie Besson (geborene Johl)
Akademie für Psychotherapie und Interventionsforschung an der Universität Postdam (API)
Friedrich-Ebert-Straße 112
14467 Potsdam

Prof. Dr. med. Bernhard Blanz
Universitätsklinikum Jena
Klinik für Kinder- und Jugendpsychiatrie und Psychotherapie
Philosophenweg 3-5
07743 Jena

Prof. Dr. sc. hum. Manfred Döpfner
Klinik und Poliklinik für Psychiatrie und Psychotherapie des Kindes- und Jugendalters
Ausbildungsinstitut für Kinder- und Jugendlichenpsychotherapie
Robert-Koch-Straße 10
50931 Köln

Dr. med. Dipl.-Psych. Sylvia Eimecke
Philipps-Universität Marburg
Klinik für Kinder- und Jugendpsychiatrie und -psychotherapie am Universitätsklinikum Gießen und Marburg GmbH, Standort Marburg
Schützenstraße 49
35039 Marburg

Prof. Dr. phil. Dipl.-Psych. Günter Esser
Universität Potsdam
Exzellenzbereich Kognitionswissenschaft
Department Psychologie
Abteilung Klinische Psychologie/Psychotherapie
Karl-Liebknecht-Straße 24-25
14476 Potsdam

Prof. Dr. med. Jörg M. Fegert
Universitätsklinikum Ulm
Klinik für Kinder- und Jugendpsychiatrie und -psychotherapie
Steinhövelstraße 5
89075 Ulm

Priv.-Doz. Dr. med. Christian Fleischhaker
Universitätsklinikum Freiburg
Abteilung für Psychiatrie und Psychotherapie im Kindes- und Jugendalter
Hauptstraße 8
79104 Freiburg

Prof. Dr. med. Reiner Frank
Klinikum der Universität München
Klinik für Kinder- und Jugendpsychiatrie, Psychosomatik und Psychotherapie
Flurstraße 24
82131 Gauting

Dipl.-Psych. Tom Frenzel
Psychologen über Grenzen gemeinnützige GmbH
Konsumhof 1
14482 Potsdam

Dipl.-Psych. Stephanie Göggerle
An den Sommerkellern 53
91781 Weißenburg

Prof. Dr. med. Johannes Hebebrand
LVR-Klinikum Essen
Kliniken und Institut der Universität Duisburg-Essen
Klinik für Psychiatrie und Psychtherapie
des Kindes- und Jugendalters
Virchowstraße 174
45147 Essen

Prof. Dr. med. Beate Herpertz-Dahlmann
Universitätsklinikum Aachen (RWTH)
Klinik für Psychiatrie, Psychosomatik und
Psychotherapie des Kindes- und Jugendalters
Neuenhofer Weg 21
52074 Aachen

Dipl.-Psych. Wolfgang Ihle
Universität Potsdam
Department für Psychologie
Karl-Liebknecht-Straße 24-25
14476 Potsdam

Prof. Dr. med. Helge S. Johannsen
Rapunzelweg 1
89077 Ulm

Dipl.-Psych. Eva Maria Krentz
(geborene Bonekamp)
Praxis für Kinder- und Jugendlichen-psychotherapie
Tempelhofer Damm 138
12099 Berlin

Dipl.-Psych. Sabine Lange
Charité Berlin
Klinik für Psychiatrie, Psychosomatik und
Psychotherapie des Kindes und Jugendalters
Augustenburger Platz 1
13353 Berlin

Prof. Dr. phil. Manfred Laucht
Zentralinstitut für Seelische Gesundheit
Klinik für Psychiatrie und Psychotherapie
des Kindes- und Jugendalters
J 5
68159 Mannheim

Prof. Dr. med. Dipl.-Psych. Ulrike Lehmkuhl
Charité - Campus Virchow - Klinikum
Universitätsmedizin Berlin
Klinik für Psychiatrie, Psychosomatik und
Psychotherapie des Kindes- und Jugendalters
Augustenburger Platz 1
13353 Berlin

Prof. Dr. med. Gerd Lehmkuhl
Universität zu Köln
Klinik und Poliklinik für Psychiatrie und
Psychotherapie des Kindes- und Jugendalters
Robert-Koch-Straße 10
50931 Köln

Priv.-Doz. Dr. med. Alexander Marcus
Klinikum Mutterhaus der Borromäerinnen gGmbH
Kinder- und Jugendpsychiatrie
und -psychotherapie
Feldstraße 16
54290 Trier

Dr. paed. Lutz Marschner
Psychologisch-psychotherapeutische Ambulanz
der Universität Potsdam
Posthofstraße 15
14467 Potsdam

Priv.-Doz. Dr. med. Matthias Martin
Universitätsklinikum Gießen und Marburg GmbH,
Standort Marburg
Klinik für Kinder- und Jugendpsychiatrie
und -psychotherapie
Hans-Sachs-Straße 4
35039 Marburg

Prof. Dr. phil. Dipl.-Psych. Fritz Mattejat
Institut für Verhaltenstherapie
und Verhaltensmedizin
Hans-Sachs-Straße 4-6
35039 Marburg

Prof. Dr. med. Claudia Mehler-Wex
Universitätsklinikum Ulm
Klinik für Kinder- und Jugendpsychiatrie
und -psychotherapie
Steinhövelstraße 5
89075 Ulm

Dr. phil. Dipl.-Psych. Gerhard Niebergall
Herborner Straße 48a
35096 Weimar

Prof. Dr. Rolf Oerter
Ludwig-Maximilians-Universität
Department Psychologie
Leopoldstraße 13
80802 München

Prof. Dr. med. Mechthild Papoušek
Am Gries 39
83026 Rosenheim

Dr. med. Dipl.-Psych. Jan Pauschardt
Universitätsklinikum Gießen und Marburg GmbH,
Standort Marburg
Klinik für Kinder- und Jugendpsychiatrie
und -psychotherapie
Hans-Sachs-Straße 4 und 6
35039 Marburg

Dr. med. Martina Pitzer
Städtisches Klinikum Karlsruhe
Klinik für Kinder- und Jugendpsychiatrie
und -psychotherapie
Moltkestraße 90
76133 Karlsruhe

Prof. Dr. med. Dr. phil. Helmut Remschmidt
Universitätsklinikum Gießen und Marburg GmbH,
Standort Marburg
Klinik für Kinder- und Jugendpsychiatrie
und -psychotherapie
Schützenstraße 49
35039 Marburg

Prof. Dr. med. Veit Roessner
Universitätsklinikum Carl Gustav Carus
Klinik und Poliklinik für Kinder-
und Jugendpsychiatrie und -psychotherapie
Fetscherstraße 74
01307 Dresden

Univ.-Prof. Dr. Peter Rossmann
Institut für Erziehungs- und Bildungswissenschaft
der Universität Graz
Merangasse 70
8010 Graz
Österreich

Prof. Dr. med. Aribert Rothenberger
Universitätsmedizin Göttingen,
Georg-August-Universität
Zentrum Psychosoziale Medizin
Abteilung Kinder- und Jugendpsychiatrie
und -psychotherapie
Von-Siebold-Straße 5
37075 Göttingen

Dr. phil. Dipl.-Psych. Sylvia Schaller
Universität Mannheim
Otto-Selz-Institut für Angewandte Psychologie
L 13, 17
68161 Mannheim

Prof. Dr. med. Dr. rer. nat. Martin H. Schmidt
Zentralinstitut für Seelische Gesundheit
J 5
68159 Mannheim

Prof. Dr. phil. Armin Schmidtke
Universitätsklinikum Würzburg
Klinik für Psychiatrie und Psychotherapie
Füchsleinstraße 15
97080 Würzburg

Prof. Dr. med. Eberhard Schulz
Klinikum der Albert-Ludwigs-Universität
Abteilung für Psychiatrie und Psychotherapie
im Kindes- und Jugendalter
Hauptstraße 8
79104 Freiburg

Prof. Dr. med. Dipl.-Psych. Andreas Warnke
Universitätsklinikum Würzburg
Klinik für Kinder- und Jugendpsychiatrie,
Psychosomatik und Psychotherapie
Füchsleinstraße 15
97080 Würzburg

Prof. Dr. phil. Dipl.-Psych. Petra Warschburger
Universität Potsdam
Department für Psychologie
Humanwissenschaftliche Fakultät
Karl-Liebknecht-Straße 24-25
14476 Potsdam

Prof. Dr. med. Christoph Wewetzer
Kliniken der Stadt Köln gGmbH
Klinik für Kinder- und Jugendpsychiatrie
und -psychotherapie des Kinderkrankenhauses
Florentine-Eichler-Straße 1
51067 Köln

Dipl.-Psych. Anne Wyschkon
Universität Potsdam
Department für Psychologie
Karl-Liebknecht-Straße 24 -25
14476 Potsdam

Geleitwort zur 3. Auflage

Als Reihenherausgeber freut man sich natürlich besonders über die erfolgreichen Bücher. Der Erfolg lässt sich nicht zuletzt auch an weiteren Auflagen messen. Das von Günter Esser nunmehr in 3. Auflage herausgegebene Lehrbuch der klinischen Psychologie und Psychotherapie bei Kindern und Jugendlichen gehört zu den erfolgreichsten Bänden der Reihe „Klinische Psychologie und Psychiatrie“, die mittlerweile über 70 Bände umfasst. Es verkörpert auch in besonderer Weise die Intention der Reihe, nämlich Erkenntnisse, Erfahrungen und Handlungsweisen der klinischen Psychologie mit jenen der Psychiatrie (hier: der Kinder- und Jugendpsychiatrie) zu verknüpfen und einem breiten Leserkreis zugänglich zu machen. Dies zeigt sich auch an den Autoren, die sich etwa zur Hälfte aus klinischen Psychologen und zur anderen Hälfte aus Psychiatern zusammensetzen.

Das rasch expandierende Gebiet der klinischen Psychologie des Kindes- und Jugendalters hat auch in Zukunft wichtige Forschungs- und Versorgungsaufgaben zu bewältigen. In der *Forschung* wie in der *Versorgung* hängt der Fortschritt nicht nur von personellen und materiellen Ressourcen ab, sondern auch von der Bereitschaft zur interdisziplinären Kooperation, die sich auch in der Ausbildung bzw. Weiterbildung niederschlagen sollte. Psychologen und Ärzte werden auf allen relevanten Gebieten dann besonders gut zusammenarbeiten, wenn sie diese Kooperation in gemeinsamen Ausbildungs- und Weiterbildungsgängen von Grund auf gelernt haben. Auch hierzu liefert das Buch eine solide Grundlage.

Die 3. Auflage ist dem Grundsatz der bewährten Konzeption der früheren Auflagen treu geblieben, die mit einem Grundlagenkapitel beginnt (Teil I), über die Diagnostik (Teil II) zu den klinisch relevanten Störungsbildern führt (Teil III), sodann einige spezielle Probleme behandelt, die sich nicht in den gängigen diagnostischen Klassifikationssystemen unterbringen lassen (Teil IV), gefolgt von der Beschreibung der therapeutischen Interventionen (Teil V), um schließlich mit Begutachtungsfragen und einem neu eingefügten Abschnitt über die Ausbildung zum Kinder- und Jugendlichenpsychotherapeuten zu enden. Alle Kapitel wurden für diese Auflage überarbeitet bzw. ergänzt, einige neue Kapitel wurden eingefügt.

Wie auch die vorangegangenen Auflagen wendet sich das Buch sowohl an Studierende der Psychologie, der Medizin, der Pädagogik und anderer Fachrichtungen als auch an klinische Psychologen, Kinder- und Jugendpsychiater, Kinderärzte und andere Arztgruppen sowie Angehörige pädagogischer Berufe. Letztlich richtet es sich an alle, denen Kinder mit psychischen Störungen Anliegen und Aufgabe sind.

Ich wünsche auch dieser Auflage viele Leser und bin im Hinblick auf weitere Auflagen optimistisch.

Marburg, im Frühjahr 2008

Helmut Remschmidt

Vorwort zur 3. Auflage

Wenn nach nur wenigen Jahren bereits eine stark überarbeitete, ergänzte und aktualisierte dritte Auflage vorgelegt werden kann, dokumentiert dies einerseits das stark gewachsene Interesse an der Klinischen Psychologie und Psychotherapie des Kindes- und Jugendalters und andererseits die Dynamik des Fachgebiets. Insbesondere die Psychotherapie von Kindern und Jugendlichen ist nicht zuletzt wegen der zum Teil dramatischen Unterversorgung in den Blickpunkt der Öffentlichkeit gelangt.

Es ist zu hoffen, dass die steigende Zahl von jungen Kolleginnen und Kollegen, die sich als Kinder- und Jugendlichenpsychotherapeuten ausbilden lassen und eine zu verändernde Niederlassungsregelung den Mangel im nächsten Jahrzehnt beheben werden.

Die Ausbildung zum Kinder- und Jugendlichenpsychotherapeuten behandelt nicht zuletzt deshalb eines der zusätzlichen Kapitel. Neu aufgenommene Themen sind zudem Entwicklungspsychopathologie, Borderline-Persönlichkeitsstörungen und Anpassungsstörungen. Die Grundstruktur des Buches blieb erhalten, die bereits vorliegenden Kapitel wurden ergänzt und aktualisiert.

Ich danke allen Autoren der dritten Auflage für ihre hervorragende Arbeit und die unproblematische Kooperation. Mein besonderer Dank bei der Überarbeitung gilt Frau Gartenschläger und Frau Stein-Müller sowie Frau Kautz vom Georg Thieme Verlag für viele nützliche Anregungen sowie meiner Frau Barbara für ihr Verständnis.

Potsdam, im Frühjahr 2008

Günter Esser

Inhaltsverzeichnis

I Grundlagen

1 Entwicklungspsychologische Grundlagen

R. Oerter

Einleitung

Freud hat bekanntlich die gesamte Psychotherapie und das Verständnis der Genese von Störungen auf einer Theorie der menschlichen Entwicklung aufgebaut. Sein Hauptverdienst heute liegt sicher in seinem methodischen Vorgehen, ein Krankheits- oder Störungsbild aus der vorausgegangenen Entwicklung der Persönlichkeit zu erklären. Inzwischen hat sich auch in anderen klinischen Richtungen die Überzeugung durchgesetzt, dass die Entwicklungspsychologie eine *wichtige Säule* der Klinischen Psychologie bildet. Diese Überzeugung stammt hauptsächlich aus zwei Quellen. Die eine bildet die wachsende Bedeutung der Klinischen Psychologie im Kindes- und Jugendalter (Petermann 2002) sowie die parallel und in Konkurrenz dazu an Einfluss gewinnende Entwicklungspsychiatrie (Herpertz-Dahlmann et al. 2003). Die zweite Quelle ist die theoretisch wichtigere, die Entstehung der Entwicklungspsychopathologie (Developmental Psychopathology, s. das 2-bändige Sammelwerk von Cicchetti u. Cohen 1995). Die Entwicklungspsychopathologie überschreitet disziplinäre Grenzen und bemüht sich über die reine Symptombeschreibung hinaus um ein Verständnis prozessualer Abfolgen typischer und atypischer Entwicklungsverläufe. So bietet die entwicklungspsychopathologische Perspektive einen großen, integrativen Rahmen, in dem im erweiterten Kontext des Verstehens individueller psychologischer Funktionsweise und Entwicklung die Beiträge anderer Disziplinen genutzt werden können. Im Folgenden werden zunächst einige Konzepte der Allgemeinen Entwicklungspsychologie und ihr Nutzen für die Klinische Psychologie dargestellt. Danach wird näher auf die theoretische Perspektive der Entwicklungspsychopathologie eingegangen.

Allgemeine Entwicklungskonzepte

Will man der individuellen Besonderheit und ihrer Entwicklung gerecht werden, benötigt man entwicklungspsychologische Konzepte, die die Einbindung des Individuums in seine Umwelt zu verschiedenen Zeitpunkten des Lebenslaufes markieren. Sie sollen im Folgenden als typische Beispiele für individuelle und kollektive entwicklungsbezogene Konstruktionsleistungen näher erläutert werden.

Entwicklungsnormen

Für jede Altersstufe bis hin zum mittleren Jugendalter lassen sich *Durchschnittswerte für Leistungen, Verhaltenskompetenzen und Persönlichkeitsmerkmale* ermitteln. Solche altersnormierten Daten ermöglichen eine rasche und quantitative Erfassung von Abweichungen oder „Anomalien". Entwicklungsnormen sind vor allem für die frühe und mittlere Kindheit informativ. Danach verlieren sie an Bedeutung. Wichtige genormte Tests sind die *Neonatal Behavioral Assessment Scale*, die *Denver-Skalen*, der *Bayley-Test* und der *Entwicklungstest* nach Bühler-Hetzer. Für die rasche Einschätzung von Störungen wird als Screening-Verfahren die *Behavior Checklist* nach Achenbach und Edelbrock (1983) verwendet.

Entwicklungsnormen liefern nicht nur quantitative Angaben (Abweichung in Wochen, Monaten oder Jahren), sondern auch Information über den qualitativen Entwicklungsstand. In der frühen Kindheit sind solche als Entwicklungsnormen fassbare *Niveaus* beispielsweise:

- Niveaus des Greifens und der Objektpermanenz
- Niveaus der Interaktion und Kommunikation (Papoušek 1994)

- Spielniveaus (z.B. Stufen des Symbol- und Rollenspiels (Elkonin 1980, McCune-Nicolich u. Carroll 1981)
- das Explorationsverhalten (Keller u. Boigs 1989)
- Niveaus des Selbstkonzepts (*Spiegelversuch*, s. Bischof-Köhler 1989).

Entwicklungsnormen sind bei einmaliger Erfassung problematisch, wenn man nichts über die Genese der erfassten Phänomene weiß. Hingegen erweisen sie sich als vorteilhaft, wenn sie längsschnittlich erhoben werden. So konnte Rauh (1992) zeigen, dass bei Down-Syndrom-Kindern vergleichbare Entwicklungsschritte wie bei normal entwickelten Kindern auftreten, das Entwicklungstempo jedoch um den Faktor 2 verlangsamt ist.

Für die späteren Jahre wird es schwierig, mit Entwicklungsnormen zu arbeiten. Ein positives Beispiel ist der *Heidelberger Sprachentwicklungstest*, der im Vorschul- und Grundschulalter das Entwicklungsniveau der Sprache einschätzt.

Entwicklungsaufgaben

Entwicklungsaufgaben als das *Zusammenspiel von individueller Leistungsfähigkeit, soziokultureller Norm und individueller Zielsetzung* sind ein typisches Beispiel für das Zusammenwirken gesellschaftlicher und individueller Konstruktion (Havighurst 1982, Oerter 1978; zur heutigen Konzeption s. Oerter u. Montada 2008). Das Individuum muss sich mit Setzung und Anforderungen der Gesellschaft, die sich auf bestimmte Lebensabschnitte beziehen, auseinandersetzen, sie rekonstruieren oder auch neu formulieren, seine eigene Leistungsfähigkeit einschätzen und schließlich seine Ziele zwischen soziokultureller Norm und individueller Leistungsfähigkeit bestimmen. Somit sind alle drei Komponenten als Konstruktionen zu verstehen. Da jeweils anstehende Entwicklungsaufgaben auf ein bestimmtes Strukturniveau des Selbstkonzeptes und des Menschenbildes treffen, erfolgt zwangsläufig auch eine aktive Konstruktionstätigkeit bzgl. der Harmonisierung, Verarbeitung und Integration von Entwicklungsaufgaben in das Selbst.

Optimale, suboptimale und pathologische Entwicklung lässt sich vor dem Hintergrund der *Auseinandersetzung des Selbst mit Entwicklungsaufgaben* beschreiben. So werden heute Jugendprobleme in einem weiten Spektrum als Schwierigkeiten der Bewältigung von Entwicklungsaufgaben erklärt, z.B. Jugend generell als Risikozeit (Coleman 1984, Montada 2008, Stattin u. Kerr 2003). Diskussionsbedürftig sind nach wie vor die acht Lebenskonflikte Eriksons, die als umfassende Rahmenaufgaben für Entwicklung zustimmend oder ablehnend vom Individuum bearbeitet werden müssen.

Noam (1986) hat die Verbindung von „Phase" (Lebensabschnitt mit bestimmten inhaltlichen, lebenszyklischen Anforderungen) und „Stufe" (Strukturniveau des Selbst) anhand von kasuistischen Beispielen beleuchtet und für die Klinische Entwicklungspsychologie fruchtbar gemacht.

Kritische Lebensereignisse

Das *Konzept des kritischen Lebensereignisses* ist bekanntlich sowohl in der Klinischen Psychologie (Cohen 1988, Thoits 1983) als auch in der Entwicklungspsychologie (Filipp 1990) systematisch genutzt worden. Während aus klinischer Perspektive kritische Ereignisse eher als *Stressoren* betrachtet wurden (Cohen, Burt u. Bjorck 1987), hat man sie unter Entwicklungsperspektiven auch in ihrer *fördernden Wirkung* analysiert. Die *normativen* kritischen Lebensereignisse (also solche, die regulär im Lebenslauf auftreten, wie Schuleintritt, Examen, Heirat etc.) werden zu Entwicklungsaufgaben, wenn man sich vor ihrem Eintreten mit ihnen auseinandersetzt und auf sie vorbereitet. Sie bilden damit zusammen mit Entwicklungsaufgaben ein Handlungsfeld für Entwicklungsberatung und -prävention.

Non-normative kritische Lebensereignisse (also solche, die unerwartet und unvorbereitet eintreten) werden von den Klinikern in gravierenden Formen als *traumatische Erlebnisse* bezeichnet. Verbindet man die klinische mit der Entwicklungsperspektive, so ergibt sich als Gewinn die Berücksichtigung des Zeitpunktes des Eintretens kritischer Lebensereignisse. Unerwartete Invalidität hat beispielsweise in der Jugend einen anderen Stellenwert als im Alter. Die konstruktive Aktivität bei der Bewältigung kritischer Lebensereignisse bezieht sich sowohl auf Wahrnehmung und Einschätzung als auch auf Verarbeitung und Bewertung des Bearbeitungsversuches. Der Umfang an konstruktiver Aktivität kann hierbei sehr groß sein und bis zu einer völligen Umorganisation des

Selbst sowie der Sicht von Mensch und Welt führen. Unter konstruktivistischer Perspektive lassen sich Ansätze der Entwicklungspsychologie (Filipp 1990), der Stressforschung (Lazarus 1990) und der Traumapsychologie (Landolt u. Hensel 2007) elegant verbinden. In allen drei Bereichen geht es um Einschätzung der Situation, um die Entwicklung von Bewältigungsstrategien und um die Neubewertung der Situation. Empirisch muss man bei einer solchen Erweiterung des Horizontes prüfen, ob und in welchem Umfang das betroffene Individuum Entwicklungsaspekte einbezieht, wie es in unterschiedlichen Lebensabschnitten das gleiche Ereignis bewertet und wie es später das Ereignis in seine Biografie einordnet.

Bindung

Das sich gegen Ende des ersten Lebensjahres aufbauende *Bindungsverhalten* scheint universell zu sein (Van Ijzendoorn u. Sagi 1999), wird aber in seiner jetzigen Fassung auch in Frage gestellt (Rothbaum et al. 2000). Die wichtigsten drei *Formen* – sicher gebunden, unsicher gebunden und ambivalent – weisen eine relativ hohe Stabilität auf (Grossmann u. Grossmann 2001, Zimmermann et al. 2000). Sicher gebundene Kinder bewältigen den Übergang in Kinderkrippen leichter als unsicher Gebundene und Ambivalente (Ahnert u. Lamb 2001, Rauh et al. 2000). In Kindergarten und Schule zeigen sicher gebundene Kinder höhere soziale Kompetenzen als unsicher Gebundene und Ambivalente (Zach 2000, Zimmermann et al. 2000). Insofern ist die Diagnose des *Bindungstyps* eine wichtige Informationsquelle für das Verständnis der Saluto- und Pathogenese (Messung des Bindungsverhaltens: der Fremde-Situations-Test nach Ainsworth et al. 1978; Interviewverfahren nach Main, Kaplan u. Cassidy 1985; Nutzung von Bildmaterial nach Jacobson et al. 1995).

Selbst und Identität

Das Selbst und seine Entwicklung werden in der empirischen Forschung sowie in der Theorienbildung auf zweierlei Weise konzipiert. Zum einen interessiert das Selbst als *zentrale regulierende Funktionseinheit* und seine *Entwicklung zu höheren Komplexitätsniveaus*, auf denen die wachsende Differenzierung der anstehenden Aufgaben durch eine hierarchische Integration gewährleistet wird. Für das Selbst als übergeordnete Funktionseinheit müsste es ein *neurophysiologisches Korrelat* geben. Bekanntlich sind zwar Regionen des Frontalhirns des Cortex an solchen Leistungen beteiligt, aber neurologisch bildet das Selbst keine lokalisierbare Einheit, sondern entsteht aus der Verknüpfung vieler Funktionseinheiten zu einem gemeinsamen Netz. Insofern ist das Selbst als Funktionseinheit sowohl neurologisch als auch aus der Sicht der Allgemeinen Psychologie eine *subjektive Täuschung*.

Die zweite Forschungsrichtung über das Selbst befasst sich mit dem *Selbstkonzept*, also den Entwürfen des Individuums über sich selbst. Entwicklungspsychologisch lassen sich je nach verwendetem Verfahren unterschiedliche Stufen des Selbst ausmachen, die von einfacheren zu komplexeren voranschreiten.

Eine Mischung beider Zugänge, Selbst als Funktionseinheit und Selbst als Konzept, liegen bei Ansätzen der Identitätsentwicklung (Erikson 1980, Marcia 1991) und der Entwicklung der Selbstkomplexität vor (Kegan 1986, Noam 1997). Noam und Röper (1999) unterscheiden folgende *Niveaus des Selbst*: subjektiv-physisch – reziprok-instrumental – mutual-inklusiv – identitätssuchend – systemisch-organisational. Die vier *Stufen der Identitätsentwicklung* nach Marcia (übernommen – diffus – Moratorium – elaboriert) haben den Vorteil, dass sie nicht nur für einen bestimmten Altersabschnitt gelten (obwohl sie hauptsächlich für das Jugendalter erforscht wurden), sondern je nach Lebenslage ihren Status wechseln können.

Klinisch relevant sind besonders zwei theoretische Aspekte der Selbstentwicklung: die *Analyse unvollständiger oder konfligierender Anteile des Selbst* und *Kontrollüberzeugungen*. Der erste Aspekt ist in der *Selbst-Diskrepanz-Theorie* von Higgins (1987) berücksichtigt. Sie unterscheidet zwischen Aktual-Selbst, Sollens-Selbst und Ideal-Selbst, wobei die ersten beiden sowohl aus eigener Sicht als auch aus der Sicht der anderen erfasst werden. Die von Gollwitzer und Wicklund (1985) stammende Theorie der Selbstergänzung geht davon aus, dass das Individuum Indikatoren für sein Selbst sammelt und definiert. Der Verlust solcher Indikatoren wird durch symbolische Selbstergänzung wettgemacht. Dies, so zeigen die Autoren an experimentellen Untersuchungen, kann zu pathologischen Sichtweisen und Handlungsweisen führen.

Der zweite theoretische Aspekt, die *Kontrollüberzeugung*, ist in Forschung und Praxis vor allem für die Konzepte der Selbstwirksamkeit (Bandura 1977) und für die von Weisz, Rothbaum und Blackburn (1984) eingeführte Unterscheidung von primärer und sekundärer Kontrolle sowie für deren Erweiterung durch Heckhausen und Schulz (1995) fruchtbar geworden. Unter primärer Kontrolle versteht man die Anpassung der Umwelt durch eigene Handlungsinitiativen an die Wünsche und Ziele des Selbst. Sekundäre Kontrolle setzt ein, wenn diese Form der Umweltkontrolle nicht möglich ist. Sie passt des Selbst bzw. seine Wünsche und Zielsetzungen an die Umwelt an. Beide Formen können wirklichkeitsorientiert oder illusionär sein.

Ein *emotionsorientierter Ansatz* der Pathogenese bei der Selbstentwicklung stammt von Johnson-Laird, Mancini und Gangemi (2006). Sie erklären die Genese psychischer Erkrankungen durch eine „Hyper-Emotionstheorie", gemäß der eine ursprünglich angemessene kognitive Bewertung einer Emotion eine Folge von nicht bewussten Übergängen nach sich zieht, d. h., in nachfolgenden entsprechenden Situationen wird die ursprüngliche Emotion mit der gleichen Intensität ausgelöst, die aber nun der Situation nicht mehr angemessen ist. Die Erkrankung lässt sich nach diesem Modell erst verstehen, wenn man die anfängliche Situation, die erstmals die intensive Emotion ausgelöst hat, auffindet. Damit gewinnen Kindheitserlebnisse ähnlich wie bei der Psychoanalyse große Bedeutung.

Lebensstile

Noam (1986) hat als dritten Begriff zu „Stufe" und „Phase" den „Stil" hinzugefügt. Er versteht darunter *grundlegende Orientierungen der Selbst-Andere-Beziehung* und unterscheidet Selbst-Orientierung und Andere-Orientierung (op. cit. S. 177). Die Selbst-Orientierung bildet einen abgrenzenden Stil, bei dem das Gewicht auf der eigenen Unabhängigkeit und Selbstkontrolle liegt. Die Andere-Orientierung oder der beziehungsorientierte Stil fokussiert die Beziehung zu anderen, sei es umfassend als Bestimmung der Identität durch Beziehung und Austausch, als Fürsorge oder als Suche nach Anerkennung.

Der Gedanke des Stils lässt sich zu dem Konzept des *Lebensstils* ausweiten. Der Lebensstil eines Individuums umfasst neben Grundorientierungen die historisch gewordenen Formen und Inhalte der Person-Umwelt-Beziehungen, die sich in unterschiedlich hohem Ausmaß zu einer stimmigen oder widersprüchlichen Lebensführung zusammenfügen. Lebensstile basieren meist auch auf der Art und Weise der Bewältigung von Entwicklungsaufgaben und kritischen Lebensereignissen.

Unter konstruktivistischer Perspektive bringt das Konzept Lebensstil eine neue Komponente ein, nämlich *materialisierte Ergebnisse* von konstruktiver Aktivität wie Gestaltung der Wohnumwelt, Produkte aus Hobbys, Aktivitäten im Vereinsleben etc. Dieser Aspekt ist auch methodisch bedeutsam, weil sich Lebensstil an externen Verhaltensweisen und Gegenstandsbezügen operationalisieren lässt. Es geht hier vor allem um ein verbessertes Verständnis der Selbstdynamik. Sie ist nicht nur als „innerer" Prozess zu verstehen, sondern vollzieht sich in der Person-Umwelt-Beziehung sowie deren Veränderung oder Festigung.

Lebens- und Entwicklungsthematiken

Thomae (1968) hat den Begriff *Daseinsthematik* geprägt, der sich ihm aufgrund der inhaltsanalytischen Auswertung seiner biografischen Untersuchungen aufdrängte. Er klassifizierte diese Thematiken nach sieben Bereichen und verstand darunter die Inhalte, Werte und allgemeinen Zielsetzungen, die das Handeln des Individuums über längere Zeit bestimmen. Im Folgenden sollen solche Thematiken als *Lebensthematiken* bezeichnet werden, da sie nicht als Einzelinhalte oder spezifische Interessen, sondern als sehr allgemeine, den Sinn des individuellen Lebens bestimmende oder deutende kognitiv-affektive Strukturen zu verstehen sind. Noam (Noam u. Röper 1999) bezeichnet sie als *Kernthematiken (core life themes).*

Lebensthematiken lassen sich mit dem Tätigkeitsbegriff (Leontjew 1977) theoretisch gut verbinden: *Tätigkeit* ist die hinter dem Handeln liegende sinnstiftende Aktivität (Oerter 2000). Damit wird auch deutlich, dass Lebensthematiken nicht deklarativ verfügbar sein müssen. Im Gegenteil, sie fußen auf einer riesigen Vielfalt von Informationen und konstruktiver Aktivität während der Lebensgeschichte des Individuums und können als Ganzes nicht präsent sein. Dies wird besonders deutlich in Untersuchungen zum kindlichen Spiel (Oerter 1999). Kinder spielen ihre jeweilige Thematik aus und benutzen so das Spiel als Verarbeitungsmöglichkeit. Sie drücken im Spiel Entwicklungsthematiken (z. B. erwachsen werden wollen), spezifische Entwicklungsaufgaben und -probleme (z. B. Schuleintritt, autonom werden wollen), Beziehungsthematiken (z. B. Geschwisterrivalität) und aktuelle unverarbeitete Erlebnisse aus, ohne dies explizit zu wissen. Therapeutisch ist es daher wichtig, Thematiken mit anderen Methoden als nur durch verbale Mitteilung zu erfassen.

Entwicklungsthematiken als auf die Zukunft gerichtete Lebensthematiken drücken sich in Zukunftsentwürfen aus, die Little (1980) als *personal projects* und Mischel und Shoda (1995) als *life projects* bezeichnet haben. Solche Entwürfe können eher bereichsspezifisch oder bereichsübergreifend sein. Bereichsspezifisch wäre beispielsweise ein *personal project*, wenn es sich auf eine Reise bezieht, die man als zentrales Lebensziel ansieht und lange im Voraus plant. Bereichsübergreifend wird ein *personal project*, wenn es alle Lebensbereiche umfasst, wie etwa ein langer beruflicher Aufenthalt im Ausland unter Mitführung der Familie, Verkauf des Hauses bzw. der Wohnung etc.

Der Beitrag der Entwicklungspsychopathologie

Innerhalb der Entwicklungspsychologie hat sich in den letzten 30 Jahren das Gebiet der *Entwicklungspsychopathologie* herausgebildet, das durch grundlegende Artikel (Rutter u. Garmezy 1983, Sroufe u. Rutter 1984), durch Standardwerke (Cicchetti u. Cohen 1995) und durch eine eigene Zeitschrift (Development and Psychopathology) etabliert ist. Die Entwicklungspsychopathologie hat – vor allem aufgrund von Längsschnittstudien – eine Fülle von Daten über Bedingungen für Saluto- und Pathogenese gesammelt. Im Folgenden werden wichtige Konzepte dieser Disziplin dargestellt.

Risiko- und Schutzfaktoren, Vulnerabilität und Resilienz

Die Analyse der Entwicklung von Systemen, seien es Einzelindividuen oder größere Einheiten, führt zwangsläufig zur Suche nach inneren und äußeren Faktoren, die *stabilisierend* oder *destabilisierend* wirken. Die Entwicklungspsychopathologie konzentriert sich dabei vorwiegend auf die *Vergangenheit*, d.h. auf frühere Entwicklungsbedingungen in der Biografie des Individuums, deren Auswirkungen auf den jetzigen Entwicklungsstand hin untersucht werden. Die Klinische Psychologie ist mehr an der *Zukunft* des Individuums interessiert. Sie konzentriert sich auf Faktoren, die im Laufe der Intervention das System Individuum oder Familie stabilisieren oder destabilisieren.

Die Entwicklungspsychopathologie benennt als stabilisierende Faktoren *Schutzfaktoren* und *Resilienz* sowie als destabilisierende Bedingungen *Risikofaktoren* bzw. *Stress* und *Vulnerabilität*. Beide Begriffe erweisen sich bei näherem Hinsehen als methodisch nicht leicht handhabbar. *Risikofaktoren* setzen sich aus sehr heterogenen Variablen zusammen. Zunächst subsumiert man unter Risikofaktoren distale Rahmenbedingungen wie Armut, Wohngebiet (z. B. ungünstige Stadtviertel) und Zugehörigkeit zu Randgruppen. Dann werden als Risikofaktoren Beziehungen und Eigenschaften von Bezugspersonen untersucht. Schließlich zählen zu den Risikofaktoren aber auch internale Bedingungen wie Temperament, biologische Faktoren, ungünstige Lebensstile und inadäquate Copingstrategien. Der Stellenwert solch unterschiedlicher Faktoren in der Wirkungskette auf das System Mensch ist sicherlich sehr verschieden. Dennoch zeigt sich meist eine *additive* Wirkung von Risikofaktoren, obwohl ein Faktor (z. B. Armut) oft zwangsläufig andere Faktoren (Vernachlässigung, geringe Bildungschancen) nach sich zieht (Sameroff et al. 1993). Man hat daher trotz scheinbarer Additivität die Annahme eines einfachen Wirkungszusammenhangs zwischen Risikofaktor und Störung bzw. Krankheit längst aufgegeben. Rutter (1990) beispielsweise nimmt an, dass Risikofaktoren nicht per se das Entwicklungsergebnis bedingen, sondern eher Indikatoren für weitaus komplexere Prozesse und Mechanismen sind, die die individuelle Anpassung beeinflussen. Mit anderen Worten, es ist der Mensch als Ganzes, als System, der solche Faktoren verarbeitet und je nach Konstellation in pathologische oder adaptive Zustände gerät. Subjektiv werden Risikofaktoren ungünstig wirksam, wenn sie mit *Stresserfahrung* einhergehen. Der Zusammenhang zwischen Stress und Risikofaktoren ist jedoch ein doppelter. Zum einen können Risikofaktoren selbst Stress induzieren (hohe Belastungsanforderungen, Mobbing, Feindseligkeit in der Familie oder in der Peergroup), zum andern können Risikofaktoren der inadäquaten Reduktion von Stress dienen (Drogen, Flucht in den Medienkonsum, Verführung in der Peergroup).

Vulnerabilität ist demgegenüber ein Begriff, der eindeutig am Individuum festzumachen ist. Sie bezieht sich auf das Ausmaß der Wirksamkeit von Risikofaktoren. Je höher die Vulnerabilität, desto eher und stärker können Risikofaktoren ungünstig wirksam werden. Hat sich das System beispielsweise im Laufe der Entwicklung schon früher destabilisiert, dann ist seine Vulnerabilität höher, und vorhandene Risikofaktoren haben ein leichteres Spiel. Grob sollte man bei der Vulnerabilität zwischen biologischen und psychologischen Bedingungen unterscheiden. Die biologischen Bedingungen sind in der körperlichen Gesundheit und in Temperamentsfaktoren verankert, während die psychologischen Bedingungen mit den bisherigen Entwicklungserfahrungen und mit aktiven Gestaltungsbemühungen um die eigene Entwicklung zu tun haben.

Die *protektiven Faktoren*, das Gegenstück zu den Risikofaktoren, lassen sich analog zu den Risikofaktoren in distale Rahmenbedingungen, proximale Beziehungseinflüsse und internale Schutzfaktoren aufschlüsseln. Unter systemtheoretischer Perspektive wirken Risiko- und Schutzfaktoren als Kontroll- und Ordnungsparameter (s. unten). Auch Schutzfaktoren wirken nicht mechanisch-kausal, sondern können als *Ressourcen* genutzt werden oder brachliegen. Je mehr Ressourcen zur Verfügung stehen und genutzt werden können, desto günstiger fällt die Bilanz von Risikofaktoren (Stressoren) und Schutzfaktoren (Ressourcen) aus.

Besonderes Interesse hat das Phänomen der *Resilienz* auf sich gezogen. In Längsschnittstudien hat sich immer wieder das Phänomen ergeben, dass Kinder und Jugendliche trotz eines hohen Potenzials an Risikofaktoren eine günstige Entwicklung nahmen (Egle, Hoffmann u. Steffens 1997, Werner 1990, Werner u. Smith 1982). Man führt dies auf die „Widerstandsfähigkeit" der Betroffenen zurück und definiert sie als „Fähigkeit, internale und externale Ressourcen erfolgreich zu nutzen, um Entwicklungsanliegen zu bewältigen" (Waters u. Sroufe 1983). Dennoch ist Resilienz (oder auch Kompetenz) kein stabiles Persönlichkeitsmerkmal, sondern variiert über die Zeit und über verschiedene Situationen (Masten, Best u. Garmezy 1990, Rutter 1990). Noam (1997) hat deshalb die Unterscheidung zwischen konstitutioneller Resilienz und Resilienzentwicklung eingeführt. Resilienz erstreckt sich auch keineswegs auf alle Bereiche, so dass in einem Bereich geringes, in einem anderen hohes Risiko bestehen kann. Resilienz würde sich unter dieser Perspektive analog zur Vulnerabilität aus biologischen und psychologischen Bedingungen zusammensetzen. In letztere gehen ähnlich wie bei der Vulnerabilität Umweltbedingungen insofern massiv ein, als positive und stabilisierende frühere Erfahrungen die Ausbildung mentaler und physischer Widerstandskräfte begünstigen. Die Resilienzforschung bemüht sich daher um die Isolierung von Umweltfaktoren, die zum Phänomen der Resilienz beitragen. Werner (1990) und Werner und Smith (1982) fanden in der Kauai-Studie als begünstigende Faktoren bei einer generell ungünstigen risikoreichen Umgebung das Vorhandensein von Großeltern, älteren Geschwistern, betreuenden Erwachsenen außerhalb der Familie, beliebten Lehrern, Priestern und Jugendarbeitern, engen Freunden und schließlich von emotionaler Unterstützung durch Ehepartner bzw. -partnerin (im frühen Erwachsenenalter) sowie durch Glaube und Gebet.

Damit freilich vermischt sich Resilienz trotz ihrer Fokussierung auf internale Bedingungen mit Schutzfaktoren, eine Unklarheit, die wir auch beim Verhältnis von Vulnerabilität und Risikofaktoren finden. Es wäre wünschenswert, Vulnerabilität und Resilienz eindeutig dem Individuum zuzuschreiben. Die entwicklungspsychologische Betrachtungsweise klärt nämlich das Verhältnis von protektiven Faktoren und Resilienz gegenüber Risikofaktoren. Was zunächst als unabhängiger Schutz- bzw. Risikofaktor wirken mag, wird im Laufe selbstorganisierender Prozesse zu einem Teil des Systems, z. B. in Form von Erlebnisverarbeitung, Handlungskonstruktionen und vor allem von Veränderung des Selbstkonzeptes. Auf diese Weise werden Risiko- und Schutzfaktoren zu Bestandteilen von Vulnerabilität bzw. Resilienz. Der Wandel eines Systems verändert auch die jeweiligen Bedingungen, so dass unsere gewohnte Einteilung in unabhängige, abhängige und vermittelnde Variablen nicht mehr greift, es sei denn, man denkt sie sich als sich ständig verändernde Parameter.

Die systemtheoretische Perspektive

Aus dem bisher Gesagten geht hervor, dass sich die *systemtheoretische Betrachtungsweise* in besonderem Maße für das Verständnis von Entwicklung eignet. Systeme lassen sich auf verschiedenen Ebenen analysieren, z. B. auf der Ebene zellularer Vorgänge, gehirnphysiologischer Organisation, der Selbstorganisation des Individuums und der Wechselbeziehungen zwischen Individuen. Für die Thematik der klinischen Entwicklungspsychologie sind die beiden letzten Aspekte besonders wichtig.

Systeme sind ganzheitliche Gebilde, die sich permanent selbst organisieren, um Gleichgewicht herzustellen und aufrecht zu erhalten. Entscheidend für diese Organisationsleistungen sind *Rückkoppelungsprozesse* (*feedback*), die eine permanente Regulierung ermöglichen. Granic und Patterson (2006) unterscheiden positives und negatives Feedback. Durch positives Feedback entstehen Variationen bei den Elementen eines Systems, die zur Entstehung (Emergenz) von Neuem führen. Dies geschieht i.d.R. bei neuen verstärkenden Umweltbedingungen. Durch negatives Feedback bleiben Elemente in ihrer bisherigen Verbindung, Abweichungen werden minimalisiert, und die Stabilität des bisherigen Systems wird unterstützt. So führt permanentes negatives Feedback zum Aufbau und zur Stabilisierung antisozialen Verhaltens (Granic u. Patterson 2006). Beide Formen des Feedbacks sind aber nötig. Ihr Zusammenspiel gewährleistet einerseits Stabilität, andererseits die erforderliche Weiterentwicklung des Systems.

Feste Interaktionsmuster und stabile Zustände, in denen sich ein System befindet, werden als *Attraktoren* bezeichnet. Betrachtet man das Individuum als System, so bilden die stabilen Umweltbezüge, z.B. die festen Alltagsgewohnheiten, solche Attraktoren. Analysiert man eine Dyade, z.B. die Mutter-Kind-Beziehung, als System, so können solche Attraktoren feste Umgangsregeln, eine typische Form des gemeinsamen Spiels und feste Rituale im täglichen Ablauf sein. Granic und Patterson (2006) veranschaulichen Attraktoren als Vertiefungen in einer Ebene, in die das System „hineinrollt", also von deren Schwerkraft angezogen wird.

Systeme lassen sich nicht durch lineare Kausalität allein beschreiben. Bei ihnen wirkt eine *zirkuläre Kausalität*, z.B. werden durch das Zusammenwirken von Elementen niedrigerer Ordnung Elemente höherer Ordnung beeinflusst, und deren Veränderung wirkt wieder kausal auf niedrige Elemente zurück. So können einzelne Akte von Feindseligkeit der Mutter die Dyade als System in Richtung auf generell negative Beziehungen verändern, und diese Systemveränderung wirkt sich dann wieder negativ auf einzelne konkrete Verhaltensweisen im Alltag aus.

Die Selbstorganisation und Ausfaltung (Emergenz) des Systems lässt sich in *aktueller Realzeit* und in *Entwicklungszeit* erfassen. Was sich an Prozessen in der Realzeit abspielt, ist empirisch registrierbar. So haben Hollenstein et al. (2004) die Interaktion in der Mutter-Kind-Dyade mithilfe eines 2-dimensionalen Gitters beschrieben und Veränderungen in sehr kleinen Zeitabständen festgehalten. Innerhalb von längeren Zeitabschnitten kommt es dann zu Systemveränderungen, die man als Phasenübergänge bezeichnet (Granic u. Patterson 2006). Diese Veränderungen spielen sich in der Entwicklungszeit ab, die die Beschreibungs- und Erklärungsdimension für Saluto- und Pathogenese bildet.

Mit Haken und Schiepek (2006) lassen sich innere Ordnungs- und Strukturierungskräfte als *Ordnungsparameter* und äußere Einwirkungen als *Kontrollparameter* kennzeichnen. So sind beim Jugendlichen eingeübte Gewohnheiten, die bewusste Auseinandersetzung mit eigenen Problemen und Zukunftsperspektiven innere Ordnungsparameter sowie Monitoring durch Eltern, Lehrkräfte oder – im Falle der Berufstätigkeit – durch Vorgesetzte am Arbeitsplatz Kontrollparameter.

Systeme können sich in Richtung auf *Ordnung* oder *Chaos* bewegen. Diffuse Identitäten zeigen partiell Chaostendenzen. Manche Störungsbilder wie dissoziative Störungen sind durch chaotische Systemtendenzen erklärbar. Auch bei größeren Systemen kann die Entwicklung in Richtung Ordnung oder Chaos verlaufen. Im System Familie unterscheidet man Veränderungen erster Ordnung (Verfestigung des bisherigen Systems) und zweiter Ordnung (Umstrukturierung des Systems, s. Schneewind 2002).

Multifinalität und Äquifinalität

Das komplizierte Zusammenspiel von Bedingungsfaktoren und die systemischen Wirkungen lassen keine stringente Kausalkette als Erklärungsmodell für die Entstehung von pathologischen Phänomenen zu. Vielmehr können viele Bedingungen und viele Entwicklungswege zum gleichen Erscheinungsbild führen, ein Sachverhalt, den man als *Äquifinalität* bezeichnet (z.B. Cicchetti 1999, Cicchetti u. Cohen 1995, Kusch u. Petermann 1998). Analog dazu können ein und derselbe Entwicklungsweg bzw. die dabei auftretende Kombination von Bedingungen zu unterschiedlichen Krankheitsbildern oder Störungen führen, je nachdem, wie das System die Bedingungen verarbeitet. In diesem Fall spricht man von *Multifinalität*. Der Aspekt der Multi- und Äquifinalität hat für Diagnose und Intervention erhebliche Konsequenzen. Ein bestimmtes Störungsbild (Aggressivität, Depression, dissoziative Störungen) lässt sich zwar relativ gut klassifizieren, doch ist es nun eher als Oberflächensyndrom zu behandeln, hinter dem unterschiedliche Entstehungswege stehen und für das damit auch unterschiedliche Interventionswege angezeigt sind. Diagnose und Intervention müssen durch die Ermittlung von Entwicklungspfaden ergänzt werden. Somit wird aus Diagnose nun immer Entwicklungsdiagnose und aus Intervention entwicklungsorientierte Intervention. Dabei versteht sich Entwicklungsdiagnostik einerseits als Ermittlung eines aktuellen Entwicklungsstandes, insbesondere als Erfassung desorganisierter Systeme oder Teilsysteme, andererseits als Ermittlung der Entstehungsgeschichte des aktuellen Zustandes. Letztlich haben Kliniker schon immer versucht, die Genese von Störungen zu ermitteln, und die Psychoanalyse hat die Entwicklungsperspektive als Königsweg für das Verständnis von Störungen betrachtet. Insofern setzt die Klinische Entwicklungspsychologie vorhandene Traditionen fort und führt sie unter einem gemeinsamen Dach zusammen.

Zusammenfassung

Entwicklungspsychologie und Entwicklungspsychopathologe bilden die Basis für Diagnostik, Prävention und Intervention von Störungen und Erkrankungen. Dabei lassen sich einerseits allgemeine Entwicklungskonzepte (Entwicklungsnormen und -aufgaben, kritische Lebensereignisse, Bindung, Selbst und Identität) nutzen, andererseits liefert die Entwicklungspsychopathologie die spezifischeren Bedingungen für Saluto- und Pathogenese (Risiko- und Schutzfaktoren, Vulnerabilität, Resilienz). Die Betrachtungsweise von Individuen, Dyaden und größeren Einheiten als emergente Systeme vereint die Entwicklungsperspektive mit der Komplexität der Veränderungsprozesse in Prävention und Therapie und orientiert sich an den positiven Effekten der Selbstorganisation.

Literatur

Achenbach TM, Edelbrock, CS. Manual for the child behavior checklist and revised child behavior profile. Burlington, VT: University Vermont, Dep. Psychiatry; 1983.

Ahnert L, Lamb ME. East German child care system: Associations with caretaking and caretaking beliefs, and children's early attachment and adjustment; 2001.

Ainsworth M, Blehar M, Waters E, Wall S. Patterns of attachment: A psychological study of the strange situation. Hillsdale, NJ.: Lawrence Erlbaum Associates; 1978.

Bandura A. Self-efficacy: Toward a unifying theory of behavioral change. Psychological Review. 1977;2:191–215.

Bischof-Köhler D. Spiegelbild und Empathie. Bern: Hans Huber; 1989.

Cicchetti D. Entwicklungspsychopathologie: Historische Grundlagen, konzeptuelle und methodische Fragen, Implikationen für Prävention und Intervention. In: Oerter R, von Hagen C, Röper G, Noam G, eds. Klinische Entwicklungspsychologie. Weinheim: Beltz PVU; 1999:11–44.

Cicchetti D, Cohen DJ. Developmental Psychopathology. Vol. 1 and 2. New York: Wiley and Sons; 1995.

Cohen LH, Burt C, Bjorck J. Life stress and adjustment: Effects of life events experienced by young adolescents and their parents. Developmental Psychology. 1987;23:583–92.

Cohen LH, ed. Life events and psychological functioning. Theoretical and methodological issues. London: Sage; 1988.

Coleman J. Eine neue Theorie der Adoleszenz. In: Olbrich E, Todt E, eds. Probleme des Jugendalters. Berlin: Springer; 1984:49–67.

Egle TU, Hoffman SO, Steffens M. Pathogene und protektive Entwicklungsfaktoren in Kindheit und Jugend. In: Egle TU, Hoffmann SO, Joraschky P, eds. Sexueller Missbrauch, Misshandlung, Vernachlässigung. Erkennung und Behandlung psychischer und psychosomatischer Folgen früher Traumatisierungen. Kap. 11. Stuttgart: Schattauer; 1997.

Elkonin D. Psychologie des Spiels. Köln: Pahl-Rugenstein; 1980.

Erikson EH. Jugend und Krise. 3. Aufl. Stuttgart: Klett-Cotta; 1980.

Filipp SH, ed. Kritische Lebensereignisse. 2. Aufl. München: Psychologie Verlags Union; 1990.

Gollwitzer PM, Wicklund RA. The pursuit of self-defining goals. In: Kuhl J, Beckmann J, eds. Action control. Berlin: Springer; 1985:61–85.

Granic I, Patterson GR. Toward a comprehensive model of antisocial development: A dynamic systems approach. Psychological Review. 2006;113:101–31.

Grossmann KE, Grossmann K. Bindungsqualität und Bindungsrepräsentation über den Lebenslauf. In: Röper G, von Hagen C, Noam G, eds. Entwicklung und Risiko. Perspektiven einer Klinischen Entwicklungspsychologie. Stuttgart: Kohlhammer; 2001:143–68.

Haken H. Synergetik. Eine Einführung. Berlin: Springer; 1981 a.

Haken H, Schiepek C. Synergetik in der Psychologie. Göttingen: Hogrefe; 2006.

Havighurst J. Developmental tasks and education. New York: Longman; 1982.

Heckhausen J, Schulz R. A life-span theory of control. Psychological Review. 1995;102(2):284–304.

Herpertz-Dahlmann B, Resch F, Schulte-Markwort M, Warnke A, eds. Entwicklungspsychiatrie. Stuttgart: Schattauer; 2003.

Higgins ET. Self-discrepancy: A theory relating self and affect. Psychological Review. 1987;94:319–40.

Hollenstein T, Granic I, Stoolmiller M, Snyder J. Rigidity in parent-child interaction and the development of externalizing and internalizing behavior. Journal of Abnormal Child Psychology. 2004;32:595–607.

van Ijzendoorn MH, Sagi A. Cross-cultural patterns of attachment: Universal and contextual dimensions. In: Cassidy J, Shaver PR, eds. Handbook of attachment: Theory, research, and clinical application. New York: Guilford Press; 1999:713–34.

Jacobsen T, Hofmann V, Edelstein W. The effects of children's representations of attachment on the course of development. In: Edelstein W et al., eds. Developmental dynamics: The effects of internal and external constraints on development. Bd. 42/ES. Berlin: Max-Planck-Institut für Bildungsforschung; 1995:56–62.

Johnson-Laird PN, Mancini F, Gangemi A. A hyper emotion theory of psychological illness. Psychological Review. 2006;113:822–41.

Kegan R. Die Entwicklungsstufen des Selbst. München: Kindt; 1986.

Keller H, Boigs R. Entwicklung des Explorationsverhaltens. In: Keller H, ed. Handbuch der Kleinkindforschung. Berlin: Springer; 1989:443–64.

Kusch M, Petermann F. Konzepte und Ergebnisse der Entwicklungspsychopathologie. In: Petermann F, ed. Lehrbuch der Klinischen Kinderpsychologie. Göttingen: Hogrefe; 1998:53–93.

Landolt MA, Hensel T, eds. Traumatherapie bei Kindern und Jugendlichen. Göttingen: Hogrefe; 2007.

Lazarus RS. Streß und Streßbewältigung – ein Paradigma. In: Filipp HS, ed. Kritische Lebensereignisse. München: PVU; 1990:198–232.

Leontjew AN. Tätigkeit, Bewußtsein, Persönlichkeit. Stuttgart: Klett-Cotta; 1977.

Little BR. Personal projects: A rationale and method for investigation. Ottawa, Canada: Carlton University, Department of Psychology (unpublished manuscript); 1980.

McCune-Nicolich L, Carroll S. Development of symbolic play. Implications for the language specialist. Topics in Language Disorders. 1981:1–15.

Main M, Kaplan N, Cassidy J. Security in infancy, childhood, and adulthood: A move to the level of representation. Monographs of the Society for Research in Child Development. 1985; Serial No. 209:66–104.

Marcia JE. Identity and self-development. In: Lerner RM, Petersen AC, Brooks-Gunn J, eds. Encyclopedia of adolescence. Bd. I. New York: Garland; 1991: 529–33.

Masten AS, Best KM, Garmezy N. Resilience and development: Contributions from the study of children who overcome adversity. Development and Psychopathology. 1990;2:425–44.

Mischel W, Shoda Y. A cognitive-affective system theory of personality: Reconceptualizing situations, dispositions, dynamics, and invariance in personality structure. Psychological Review. 1995;102(2):246–68.

Montada L. Delinquenz: In: Oerter R, Montada L, eds. Entwicklungspsychologie. Weinheim: Beltz PVU; 2008:837–858.

Noam G. Stufe, Phase und Stil: Die Entwicklungsdynamik des Selbst. In: Oser F, Fatke R, Höffe O, eds. Transformation und Entwicklung. Frankfurt/Main: Suhrkamp; 1986:151–91.

Noam G. Clinical-developmental psychology: Toward developmentally differentiated intervention. In: Damon W, Sigel J, Renninger KA, eds. Handbook of child psychology. 5 th ed. New York: Wiley; 1997:585–634.

Noam G, Röper G. Auf dem Weg zu entwicklungspsychologisch differentiellen Interventionen. In: Oerter R, von Hagen C, Röper G, Noam G, eds. Klinische Entwicklungspsychologie. Weinheim: Beltz PVU; 1999:478–511.

Oerter R. Zur Dynamik von Entwicklungsaufgaben im menschlichen Lebenslauf. In: Oerter R, ed. Entwicklung als lebenslanger Prozeß. Hamburg: Hoffmann und Campe; 1978:66–110.

Oerter R. Psychologie des Spiels. Ein handlungstheoretischer Ansatz. Weinheim: Beltz; 1999.

Oerter R. Activity and motivation: A plea for a human frame motivation. In: Heckhausen J, ed. Motivational psychology of human development. Amsterdam: Elsevier; 2000:57–80.

Oerter R, Montada L. Entwicklungspsychologie. 6. Aufl. Weinheim: Beltz PVU; 2008.

Papoušek M. Vom ersten Schrei zum ersten Wort. Bern: Huber; 1994.

Petermann F, ed. Lehrbuch der Klinischen Kinderpsychologie. Modelle psychischer Störungen im Kindes- und Jugendalter; Göttingen: Hogrefe; 2002.

Rauh H. Entwicklungsverläufe bei Kleinkindern mit Down-Syndrom. In: Dudenhausen JW, ed. Down-Syndrom: Früherkennung und therapeutische Hilfen. Frankfurt/Main: Umwelt und Medizin Verlagsgesellschaft; 1992:93–108.

Rauh H, Ziegenhain U, Müller B, Wijnroke L. Stability and change in infant-mother attachment in the second year of life: Relations to parenting quality and varying degrees of daycareexperience. In: Crittenden PK, Claussen AH, eds. The organisation of attachment relationships: Maturation, culture and context. New York: Cambridge University Press; 2000:251–76.

Rothbaum F, Weisz J, Pott M, Miyake K, Morelli G. Attachment and culture: Security in the United States and Japan. American Psychologist. 2000;55:1093–104.

Rutter M, Garmezy N. Developmental Psychopathology. In: Mussen PH, ed. Handbook of Child Development. Vol. IV. New York: Wiley; 1983:775–912.

Rutter M. Prosocial resilience and protective mechanisms. In: Rolf J, Masten AS, Cicchetti D, Nuechterlein KH, Weintraub S, eds. Risk and protective factors in the development of psychopathology. New York: Cambridge University Press; 1990:181–214.

Sameroff AJ, Seifer R, Baldwin A, Baldwin C. Stability of intelligence from preschool to adolescence: The influence of social and family risk factors. Child Development. 1993;64:80–97.

Schneewind KA. Familienentwicklung. In: Oerter R, Montada L, eds. Entwicklungspsychologie. Weinheim: Beltz PVU; 2008:117–145.

Sroufe LA, Rutter M. The domain of developmental psychopatholoy. Child Development. 1984;55:17–29.

Stattin H, Kerr M. Adolescent violence and delinquency: Questioning well-accepted ideas about family, peers and personal characteristic. Vortrag auf der Tagung der Fachgruppe Entwicklungspsychologie in Mainz; 2003.

Thoits PA. Dimensions of life events that influence psychological distress: An evaluation and synthesis of the literature. In: Kaplan HB, ed. Psychosocial stress. Trends in theory and research. New York: Academic Press; 1983:33–103.

Thomae H. Das Individuum und seine Welt. Eine Persönlichkeitstheorie. Göttingen: Hogrefe; 1968.

Waters E, Sroufe LA. Social competences as a developmental construct. Developmental Review. 1983; 3:79–97.

Weisz JR, Rothbaum FM, Blackburn TC. Standing out and standing in: The psychology of control in America and Japan. American Psychologist. 1984;39:955–69.

Werner EE, Smith RS. Vulnerable, but invincible: A longitudinal study of resilient children and youth. New York: McGraw-Hill; 1982.

Werner EE. Antecedents and consequences of deviant behavior. In: Hurrelmann K, Lösel F, eds. Health hazards in adolescence. Berlin: Walter de Gruyter; 1990:219–31.

Zach U. Bindungssicherheit im Kleinkindalter und Konfliktregulation während einer Geschichtenvervollständigungsaufgabe. Psychologie in Erziehung und Unterricht. 2000;47:161–75.

Zimmermann P, Becker-Stoll F, Grossmann K, Grossmann KE, Scheuer-Englisch H, Wartner U. Längsschnittliche Bindungsentwicklung von der frühen Kindheit bis zum Jugendalter. Psychologie in Erziehung und Unterricht. 2000;47:99–117.

Prüfungsfragen

1. Was ist eine Entwicklungsnorm?
2. Inwiefern ist Bindungsverhalten eine wichtige entwicklungspsychologische Größe?
3. Welche Bedeutung haben Entwicklungsaufgaben für Diagnose und Intervention?
4. Was versteht man unter „Lebensthematiken“?
5. Beschreiben Sie einen Ansatz, der unterschiedliche und zumindest teilweise konfligierende Anteile des Selbst behandelt!
6. Inwiefern ist Identitätsentwicklung für das Verständnis von Saluto- und Pathogenese bedeutsam?
7. Nennen Sie Klassen von Risikofaktoren!
8. Was versteht man unter „Vulnerabilität“?
9. Stellen Sie die Begriffe *Äquifinalität* und *Multifinalität* einander gegenüber. Welche Bedeutung haben sie für Intervention und Therapie?
10. Nennen Sie wichtige Merkmale von Systemen!
11. Worin unterscheidet sich die systemtheoretische Sichtweise von der traditionellen Erklärung von Entwicklung?

2 Entwicklungspsychopathologie und Entwicklungsepidemiologie

W. Ihle, T. Frenzel und G. Esser

Einleitung

In den 80 er-Jahren forderten Sroufe und Rutter (1984) die Einführung der neuen Wissenschaftsdisziplin *Entwicklungspsychopathologie*. Sie definieren Entwicklungspsychopathologie als „die Untersuchung der Ursachen und des Verlaufs individueller Muster fehlangepassten Verhaltens, unabhängig vom Alter bei Störungsbeginn, von den Ursachen, den Erscheinungsformen und der Komplexität der Entstehungsgeschichte". Für ein tieferes Verständnis pathologischer Entwicklung sind eingehende *Kenntnisse der normalen Entwicklung* unabdingbar (Cicchetti 1993, 1999). Gleichzeitig können Erkenntnisse der Psychopathologie zu einem besseren Verständnis der normalen Entwicklung beitragen (Sroufe u. Rutter 1984). Wir vertreten ebenfalls die Auffassung, dass eine *Synthese relevanter Bereiche psychologischer und medizinischer Forschung* am ehesten zu einem besseren Verständnis normaler und gestörter Entwicklung beitragen kann und aus diesem Grund unerlässlich ist. Hierzu können vor allem Erkenntnisse aus den Bereichen der Klinischen Psychologie, der Entwicklungspsychologie und der Kinder- und Jugendpsychiatrie herangezogen werden. Verbindet man diese mit epidemiologischen Methoden, werden effiziente Strategien der Diagnostik und vor allem der Vorhersage devianten Erlebens und Verhaltens möglich. In der folgenden Aufzählung sind die wesentlichen *Ziele der Entwicklungspsychopathologie* zusammengefasst:

1. Untersuchung des normalen und abweichenden Entwicklungsverlaufs,
2. Suche nach biologischen, psychologischen und sozialen Ursachen von Störungen,
3. Identifikation von Risiko- und Schutzfaktoren, Vulnerabilität und Resilienz,
4. prospektive Betrachtung abweichenden Verhaltens (Kontinuität, Diskontinuität, Entwicklungspfade).

Hierauf aufbauend befasst sich eine zeitgemäße Klinische Psychologie/Psychotherapie des Kindes- und Jugendalters mit der Entwicklung und Erprobung evidenzbasierter Präventions- und Interventionsansätze, die die negativen Folgen einer frühen Benachteiligung gefährdeter Kinder und Jugendlicher im besten Fall rechtzeitig abfangen können. Gelingt keine Prävention, kann auf der Grundlage des tieferen Verständnisses psychopathologischer Entwicklungsprozesse zielgerichteter und wirksamer eingegriffen werden, um zumindest die Rückkehr zu potenziell normaler Entwicklung möglich zu machen. Dahinter steht die idealtypische Auffassung, dass eine Hauptaufgabe der Klinischen Kinderpsychologie darin bestehen muss, schädliche Entwicklungen bei Kindern zu verhindern und damit dem Einzelnen die Möglichkeit zu eröffnen, sich relativ unabhängig von genetischen und psychosozialen Nachteilen entfalten zu können.

Grundmechanismen und Modelle psychopathologischer Entwicklung

Organisation und Reorganisation

Einen bedeutenden theoretischen Ansatz der Erklärung psychopathologischer Entwicklungsprozesse liefert die sog. *Organisationsperspektive*, die auf Werner (1948) und Gottlieb (1991, 1992) zurück geht. Ihre Grundaussage besteht darin, dass die biologischen und Verhaltenssysteme des Einzelnen in einer charakteristischen Weise organisiert sind. Im Zuge der Entwicklung des Individuums kommt es über Lern- sowie genetisch determinierte Reifungsprozesse fortwährend zu Differenzierungen des biologischen, sozialen, kognitiven, repräsentationalen und linguistischen Systems. Diese Bereiche sind der Modellannahme zufolge derart miteinander verbunden, dass sie ein organisiertes Ganzes ergeben. Die Gesamtheit folgt dabei dem Mechanismus der hierarchischen Organisation, welcher im Wesentlichen auf der Gesetzmäßigkeit beruht, dass sich die unterschiedlichen Teilsysteme vom Zustand der relativen Diffusion und Instabilität hin zu einer größeren Komplexität und Differenzierung entwickeln.

Damit steht uns ein theoretisches Erklärungsmodell des Zustandekommens von Vulnerabilität und Widerstandskraft sowie deren Auswirkungen auf die Entwicklung zur Verfügung. Folgt man den Modellannahmen, kann man davon ausgehen, dass frühere Bereiche von Verwundbarkeit oder Stärke innerhalb der Organisationsstruktur erhalten bleiben können, auch wenn sie in der aktuellen Umweltauseinandersetzung das Verhalten nicht beobachtbar leiten. Die Autoren, die diese Auffassung vertreten, meinen, dass insbesondere in Zeiten, in denen erhöhte Bewältigungsanstrengungen aufgrund stressreicher Bedingungen erforderlich sind, eine regressive Aktivierung auf frühere Organisationsstrukturen stattfinden kann (z.B. Cicchetti 1993, 1999, Cicchetti u. Cohen 1995, Egeland u. Kreutzer 1990, Sroufe). Wurde in der Vergangenheit eine Verletzlichkeit erworben, die ihren Ausdruck in einer instabilen Organisationsform der Teilsysteme gefunden hatte, können sich beim Individuum später auch dann Symptome gestörter Entwicklung zeigen, wenn die instabilen und fehlangepassten Strukturen im Laufe der Zeit hierarchisch integriert wurden und in der näheren Vergangenheit nicht zu einer offensichtlichen Beeinträchtigung geführt haben.

So könnte z.B. ein Jugendlicher in der Berufsausbildung plötzlich schwere Angstsymptome, etwa in Prüfungssituationen, zeigen, obwohl er seit seiner mittleren Kindheit, in der er unter Symptomen sozialer Ängstlichkeit gelitten hatte und diese überwinden konnte, eine unauffällige Entwicklung nahm. Oben genannte Autoren würden hieraus schließen, dass es in der stressreichen Prüfungszeit zu einer regressiven Aktivierung früherer fehlangepasster Strukturen im vorrangig sozialen und kognitiven System gekommen ist.

Entwicklungspfadmodelle

Auf dem Ansatz der Organisationsperspektive basiert auch das *Modell der Entwicklungspfade*. Wenn das Fortschreiten der Entwicklung genetisch determiniert ist und spätere Entwicklungsstufen relativ unabhängig davon erreicht werden, ob sie auf den vorhergehenden optimale Ressourcen in der Auseinandersetzung mit den Herausforderungen der Stufen entwickelt wurden, dann können frühere Inkompetenzen der Bewältigung eine spätere mangelnde Funktionsfähigkeit begünstigen. Ein negativer Entwicklungsverlauf wird in diesem Fall wahrscheinlich, ist aber nicht zwingend die Folge. Vielmehr gehen Vertreter des Entwicklungspfadmodells davon aus, dass Verbesserungen der inneren und äußeren Umwelt jederzeit zu einer Erweiterung der Fähigkeiten führen können und hierdurch das Einschlagen einer neuen und positiven Entwicklungsrichtung grundsätzlich möglich bleibt (Cicchetti u. Tucker 1994, Sroufe u. Rutter 1984, 2000).

Vor allem Sroufe (1997) hat das Modell der Entwicklungspfade weiterentwickelt. Es ermöglicht im Wesentlichen eine Beschreibung potenziell möglicher Entwicklungsrichtungen, die zu jedem Zeitpunkt von biologischen, genetischen, sozialen und selbst herbeigeführten Lernerfahrungen gelenkt werden. Der Autor leitet hierzu fünf *Hauptannahmen* ab:

1. Psychopathologie resultiert aus Fehlanpassungen, die das Individuum auf einen Entwicklungspfad lenken, der potenziell zu einer Störung führt.
2. Das Prinzip der Äquifinalität besagt, dass ein und derselbe, normale oder deviante, Entwicklungsausgang über völlig verschiedene Verläufe erreicht werden kann.
3. Multifinalität beschreibt das Phänomen, nach dem dieselben Entwicklungswege zu unterschiedlichen Ausgängen führen können.
4. Eine Veränderung der eingeschlagenen Entwicklungsrichtung ist zu jedem Zeitpunkt möglich, weshalb eine Störung keinen unveränderbaren Zustand darstellt und positive Verläufe weiterhin möglich bleiben.
5. Langfristig verfolgte fehlangepasste Entwicklungspfade verringern die Wahrscheinlichkeit eines positiven Ausgangs.

Mit zunehmender Entfernung vom Entwicklungsbeginn erweitert sich folglich das Spektrum potenziell möglicher Pfade. Gleichzeitig wird durch das Beschreiten bestimmter Richtungen eine Auswahl getroffen, die zu einer Einschränkung konkreter zukünftiger Möglichkeiten führt (vgl. die Veranschaulichung in Abb. 2.**1**). Die Entwicklung von Psychopathologie kann somit als fortschreitende Verzweigung angesehen werden, die das Kind von Pfaden abbringt, die zu kompetentem Verhalten führen. Eine Fehlanpassung wird demnach eher als Entwicklungsprozess, denn als Krankheit aufgefasst. Sie tritt innerhalb einer ansonsten gelungenen Anpassungsgeschichte auf – als ein Resultat des komplexen Zusammenspiels von schützenden und Risikofaktoren.

Entwicklungsmodelle

Eine weitere Herangehensweise bieten sog. *Entwicklungsmodelle*. Mit ihrer Hilfe wird versucht, auf einer abstrakteren Ebene die Wechselwirkungsprozesse zwischen Individuum und Umwelt über die Zeit darzustellen. Die einzelnen Modellvorstellungen weichen hauptsächlich in der unterschiedlichen Gewichtung der angenommenen Einflüsse voneinander ab (für eine ausführliche Darstellung sei auf Petermann, Kusch u. Niebank 1998 verwiesen).

In *Dispositionsmodellen* spielt die genetische Disposition die Hauptrolle bei der Entwicklung von Psychopathologie. Durch eine spezifische Wechselwirkung mit Umwelteinflüssen können Konstellationen entstehen, die dazu führen, dass die Disposition ihren Ausdruck in einem Störungsausbruch findet. Im Extremfall gehen Dispositionsmodelle bis zur Annahme der relativen Bedeutungslosigkeit der Umwelt im Entwicklungsprozess, wenn sie die genetische Veranlagung als zwingend sich im Phänotyp ausdrückende Größe ansehen.

Umweltmodelle betonen hingegen vordergründig die Einflüsse auslösender und hemmender Faktoren im Entwicklungskontext des Individuums, wobei das Verhalten vor allem eine Funktion ihrer Einwirkungen darstellt. Eine besondere Bedeutung kommt dabei den *Lernprozessen* zu, da erwartet wird, dass eine Veränderung von Umweltbedingungen die Entwicklung des Individuums relativ sicher beeinflussen wird.

Ökologische Modelle gehen schließlich davon aus, dass verschiedene und untereinander in Wechselwirkung stehende Systeme mehr oder weniger direkt auf das Individuum und seine Entwicklung einwirken. Darunter fällt in erster Linie die unmittelbare Umgebung des Menschen, die sich über verschiedene Abstraktionsebenen hinweg letztlich in einen komplexen übergeordneten Rahmen von kulturellen, ökonomischen, sozialen und politischen Kontexten einordnen lässt. Einen Sonderfall ökologischer Entwicklungsmodelle stellt das von Bronfenbrenner (1977) dar. Er geht

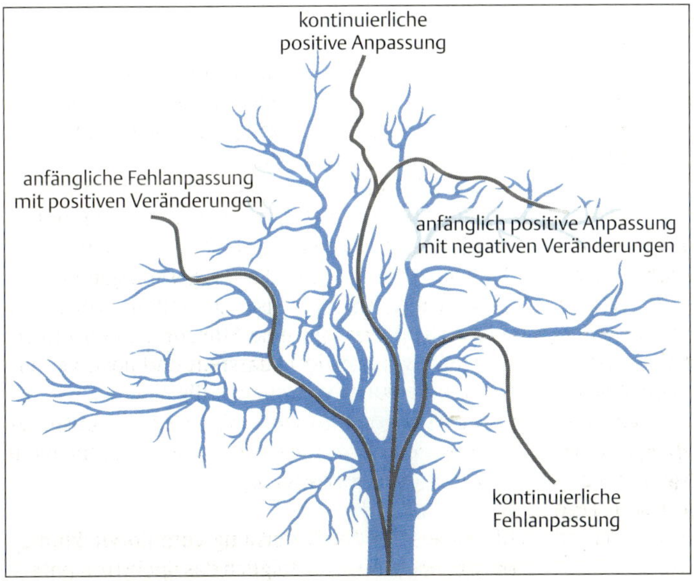

Abb. 2.**1** Entwicklungsverläufe im Entwicklungspfadmodell nach Sroufe (1997).

davon aus, dass verschiedene Umgebungsvariablen zu verschiedenen Zeitpunkten unterschiedlich starke Auswirkungen auf die Entwicklung des Individuums haben. Die Sensibilität für die Einflussvariablen wird durch den jeweiligen Entwicklungsstand und damit auch durch genetisch determinierte kritische Phasen moderiert. Der Autor unterscheidet das *Mikrosystem* als unmittelbare Umgebung des Kindes, die von sämtlichen Gruppen (etwa der Mutter-Kind-Dyade oder der Familie) gebildet wird, vom *Meso-, Exo- und Makrosystem*. Das Mesosystem umfasst im Wesentlichen die Beziehungen, die sich aus den Gruppenzugehörigkeiten des Mikrosystems sowie deren Wechselwirkungen ergeben. Im Exosystem sind Bereiche zusammengefasst, die indirekt auf die Entwicklung des Kindes einwirken. Hierzu zählen das Gefüge der sozialen Unterstützung der Eltern ebenso wie die Peergroup-Zugehörigkeit von Geschwistern. Schließlich werden die genannten Systeme gleichsam eingefasst in das übergeordnete Makrosystem, das die Bereiche Kultur, Ökonomie, Sozial- und Politsystem umfasst. Das Makrosystem konstituiert gleichsam das Normensystem, in dem das Kind aufwächst und das seine Entwicklung entscheidend prägt. Wichtig scheint dieser Punkt vor allem, weil insbesondere über einen Vergleich mit dem Normensystem, in dem ein Kind aufwächst, festgestellt wird, ob eine individuelle Abweichung überhaupt als deviant oder psychopathologisch klassifiziert wird. Ergänzend sei angemerkt, dass es sich bei der Interaktion von Individuum und Umwelt im Verständnis neuerer Modelle um Wechselwirkungsprozesse handelt, bei der sich, im Sinne von *Goodness-of-fit-Modellen*, Gegebenheiten der Umwelt aus der Einwirkung des Kindes ebenso ergeben, wie sich Entwicklungen des Kindes aus den Umwelteinflüssen ableiten lassen.

Um einen praktischen Bezug zur vorgetragenen theoretischen Grundlage herzustellen, bietet sich ein Rückgriff auf unsere eingangs formulierten Forderungen an. Wir hatten festgestellt, dass ein vorrangiges Ziel der Klinischen Kinderpsychologie sein soll, die frühen genetischen und sozialen Benachteiligungen des Kindes aufzufangen, um ihm eine freie Entfaltung auf positiven Entwicklungspfaden oder die Rückkehr zu ihnen zu ermöglichen. Um dem näher zu kommen, muss es uns gelingen, die theoretischen und empirischen Ergebnisse der Forschung zu bündeln, um zuverlässige Vorhersagen gestörten und normalen Verhaltens zu leisten, wirkungsvolle Interventionen zu entwerfen und effektive Präventionsansätze möglich zu machen.

Hierzu ein Gedankenexperiment: Wenn wir den theoretischen Grundannahmen der Entwicklungspsychopathologie folgen, dann können wir davon ausgehen, dass im Hinblick auf das Risiko, an einer psychischen Störung zu erkranken, bereits vor dem Eintritt in das Erwachsenenalter die vollständige Disposition existiert sowie der weitaus überwiegende Teil an Verletzlichkeit entstanden ist. Das hat zur Folge, dass auch die meisten psychischen Störungen, die sich im Erwachsenenalter manifestieren, ihren Ursprung in der Kindheit und Jugend der Betroffenen haben. Dann wäre eine logische und konsequente Forderung diejenige, die Anstrengungen der Forschung über allgemeine Psychopathologie verstärkt auf das Kindes- und Jugendalter zu richten. Anders ausgedrückt sollte die Frage nach der wirksamen Behandlung und Prävention der Gesamtheit psychischer Störungen vorrangig, und vor allem stärker als zum jetzigen Zeitpunkt, zu einer Frage nach den Risikofaktoren psychopathologischer Entwicklung von Kindern und Jugendlichen werden.

Risiko- und Schutzfaktoren psychopathologischer Entwicklung

Risikofaktorenforschung

Will man untersuchen, ob ein potenzieller Einflussfaktor als kausaler Risikofaktor für das Entstehen einer psychopathologischen Auffälligkeit gelten kann, dann müssen eine Reihe von Bedingungen erfüllt sein. Deshalb bedarf es einer klaren *Begriffsdefinition*, die im Folgenden vorgenommen werden soll (vgl. hierzu Abb. 2.**2**).

Zunächst muss geklärt werden, ob ein statistisch bedeutsamer Zusammenhang zwischen dem möglichen Risikofaktor und dem interessierenden Entwicklungsergebnis, in unserem Fall eine psychische Störung, vorliegt. Ist die Korrelation signifikant, können wir zumindest davon ausgehen, dass es sich bei dem Faktor um ein Korrelat handelt. Damit ist entsprechend der Definition einer Korrelation allerdings nicht geklärt, ob es sich um eine Konsequenz, eine Begleiterscheinung oder eine aufrecht erhaltende Bedingung handelt.

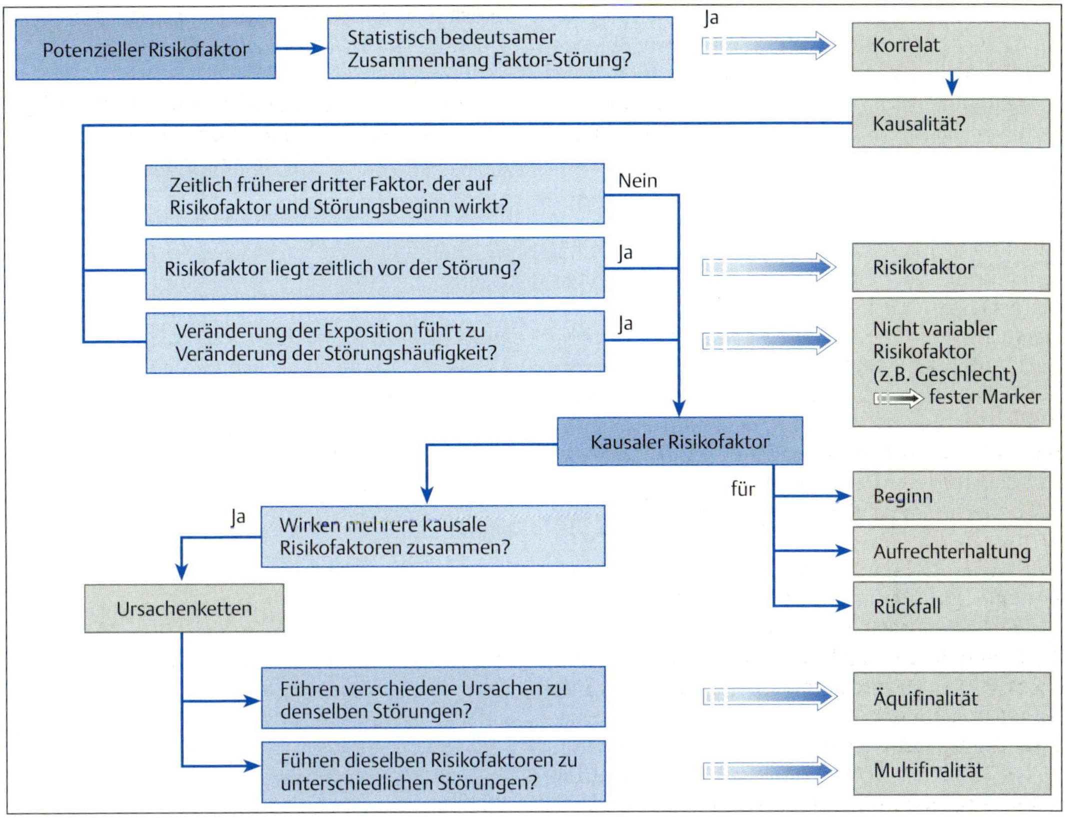

Abb. 2.**2** Schematische Darstellung zum Vorgehen bei der Identifikation eines Risikofaktors.

Außerdem kann es sein, dass sowohl der interessierende Faktor als auch die Störung auf einen weiteren, latenten Faktor zurück gehen oder mit diesem im Zusammenhang stehen. Deshalb muss in einem weiteren Schritt überprüft werden, ob eine causa efficiens vorliegt, wir es also mit einer Wirkursache zu tun haben. Dazu muss erstens geklärt werden, ob ein zeitlich vorhergehender dritter Faktor existiert, der sich auf unseren potenziellen Risikofaktor und den Störungsbeginn auswirkt.

So könnte beispielsweise der Verlust einer wichtigen Bezugsperson in einem direkten Zusammenhang mit dem sozialen Rückzug eines Jugendlichen und seinen depressiven Symptomen stehen. In diesem Fall wäre die Frage danach, ob die Depression den sozialen Rückzug verursacht hat oder der Rückzug das depressive Syndrom, nicht zielführend, da beide eine ursächliche Beziehung zum vorhergehenden Verlustereignis aufweisen.

Zweitens muss geklärt werden, ob der vermeintliche Risikofaktor zeitlich vor der Störung aufgetreten ist. Schließlich fordert eine klare Begriffsabgrenzung, dass die Störungshäufigkeit mit der Veränderung der Exposition variiert. Das heißt, dass eine systematische Variation des Risikofaktoreneinflusses zu einer systematischen Veränderung der Störungshäufigkeit führen müsste. Kraemer et al. (1997) fassen diese Eigenschaft wie folgt zusammen: Ein Risikofaktor teilt die Population in eine Hoch- und eine Niedrigrisikogruppe. Für die Mitglieder der Hochrisikogruppe gilt, dass die Wahrscheinlichkeit, mit der sie eine psychische Störung entwickeln werden, größer ist, als für Mitglieder der Gruppe mit niedrigem Risiko.

In unserem Beispiel könnte das Lebensereignis „Verlust einer wichtigen Bezugsperson" in der Vergangenheit (z. B. innerhalb der letzten fünf Jahre) die Unterteilung in zwei Gruppen zulassen. Personen, die einen solchen Verlust erlebt hätten, würden der Hochrisikogruppe im Hinblick auf die mögliche Entstehung einer depressiven Episode zugeordnet werden.

Handelt es sich bei unserem vermuteten Risikofaktor hingegen um eine unveränderliche Größe oder Eigenschaft, wie etwa das Geschlecht, das Geburtsjahr oder den Genotyp, kann man nicht auf einen kausalen Risikofaktor schließen. In diesem Fall spricht man von einem *festen Marker*. Auch Marker müssen zeitlich vorausgehen und einen bedeutsamen Zusammenhang mit der interessierenden Störung aufweisen. Da ihre systematische Variation nicht möglich ist, stehen sie begrifflich neben den kausalen Risikofaktoren. Bisher sind wir davon ausgegangen, dass nach einem Risikofaktor gesucht wird, der die Wahrscheinlichkeit des Auftretens einer interessierenden Störung oder psychischen Devianz bzw. Normabweichung erhöht. In der klinisch-psychologischen und verhaltenstheoretischen Risikoforschung werden indes nicht nur störungsauslösende bzw. -begünstigende Faktoren gesucht. Jacobi und Esser (2003) schlagen hierzu vor, die Risikofaktoren zusätzlich danach zu unterteilen, für welches Ereignis („outcome“) sie die Wahrscheinlichkeit erhöhen. Sie unterscheiden in

1. Risikofaktoren für den Beginn/das Erstauftreten einer Störung in der gesamten Population,
2. Risikofaktoren für die Persistenz oder Aufrechterhaltung der Störung und
3. Risikofaktoren für den Rückfall bei bereits remittierten Störungen.

Tabelle 2.**1** Unspezifische Risikofaktoren der Entwicklung nach Resch (1996), Petermann et al. (1998), Oerter et al. (1999) und Ihle et al. (2002)

Bereiche	Risikofaktor
biologisch	
	genetische Disposition
	Schwangerschafts- und Geburtskomplikationen
	Hirnschädigung
	chronische Erkrankungen
psychosozial	
familiär	frühe Elternschaft
	Psychopathologie der Eltern
	chronische Disharmonie
	Verlust wichtiger Bezugspersonen
interaktionsbezogen	chronischer Streit zwischen den Eltern
	verzerrte Kommunikationsmuster
	gestörte Bindungsmuster
	problematisches Temperament des Kindes
	rigides und autoritäres Erziehungsverhalten
	Vernachlässigung, Misshandlung, Missbrauch
	konflikthafte Freundschaftsbeziehungen
sozial	niedriger sozioökonomischer Status
	widrige Lebensumstände

Welche Risikofaktoren wurden bisher identifiziert? Die Forschung hat mithilfe zahlreicher Studien eine Reihe von *unspezifischen Risikofaktoren* der Entwicklung identifizieren können. Die in Tabelle 2.**1** zusammengefasste Darstellung ist eine Synopse verschiedener Übersichten (Ihle et al. 2002, Oerter et al. 1999, Petermann et al. 1998, Resch 1996, WHO 2001).

Erste Untersuchungen hierzu rückten *prä- und perinatale Komplikationen* in das Zentrum der Risikofaktorenforschung (Pasamanick et al. 1956). Dabei wurde herausgearbeitet, dass häufig eine Konfundierung organischer mit anderen Risiken wie z. B. sozioökonomischen oder psychosozialen Faktoren vorliegt (Pasamanick u. Knobloch 1966), was Zweifel an der kausalen Wirkung der Geburtsrisiken aufkommen ließ. Viele Längsschnittstudien können heute nur noch schwache Auswirkungen der prä- und perinatalen Komplikationen nachweisen, was sich teilweise auch auf die fortschrittlichere medizinische Versorgung Neugeborener zurückführen lässt.

Die Erforschung *psychosozialer Risikoeinflüsse* konzentrierte sich in der Folge vor allem auf die Schichtzugehörigkeit und andere Einzelrisiken, etwa psychische Auffälligkeiten, Delinquenz und niedriges Bildungsniveau der Eltern oder disharmonische Partnerschaften. Da die meisten der aufgeführten Einzelrisiken jedoch mit anderen psychosozialen Faktoren konfundiert sind, fällt es schwer, spezifische kausale Wirkungen auf die Entwicklung der Kinder auszumachen. Hier scheint insgesamt eine komplexere Herangehensweise angebracht zu sein, bei der mehrere Faktoren gleichzeitig, in ihrer Interaktion und in ihren Auswirkungen, auch in späteren Entwicklungsabschnitten, untersucht werden. In diesem Zusammenhang verwies Rutter (1988) darauf, dass grundsätzlich zwischen Prozessen und Indikatoren risikoreicher Entwicklung unterschieden werden müsse. So ist beispielsweise ein zerrüttetes Elternhaus in einem Fall ein Indikator für das Vorhandensein kindlicher Störungen. Wenn die Zerrüttung mit häufigem Streit und Auseinandersetzungen innerhalb der Familie im Zusammenhang steht, lässt sich daraus ein Prozess erkennen, der in der Risikofaktorenforschung als störungsvermittelnd eingestuft wird.

Insgesamt ist es bisher noch zu wenig gelungen, spezifische Ursachen für spezifische psychische Störungen zu finden. Vielmehr wird angenommen, dass ihrer Entstehung *Ursachenketten* bzw. ein *Zusammenspiel* multipler Risikoeinflüsse zu Grunde liegen. Hinzu kommt, dass sich frühere oder aktuelle Risikofaktoren zwar auf das Erleben und Verhalten des Individuums auswirken, ihr Einfluss aber gleichzeitig durch die Person selbst moderiert wird, so dass sich über die Zeit eine Veränderung auf beiden Seiten ergeben kann.

Ein weiterer Aspekt, der die spezifischen Wirkungsweisen von Risikofaktoren auf die Entwicklung zum Gegenstand hat, ist in die Analyse der *Einflüsse von Expositionszeitpunkt, -dauer sowie -intensität* von Angold und Costello (1995) eingegangen. Sie fassen darin zusammen, dass Kinder zu unterschiedlichen Zeitpunkten bzw. in unterschiedlichen Altersbereichen verschieden auf Risikofaktoreneinflüsse reagieren. So ist der Kontakt mit devianten Peers ein Hauptrisikofaktor für die Entstehung antisozialen Verhaltens, allerdings nur, wenn er in der Phase des Eintritts in das Jugendalter auftritt.

Gleichermaßen ließen sich *Interaktionen von Alter und Geschlecht* feststellen. Jungen und Mädchen reagieren demnach auf unterschiedlichen Altersstufen besonders negativ auf Risikofaktorenexpositionen. Auch die Dauer der Exposition spielt eine vermittelnde Rolle bei der Entstehung psychopathologischen Verhaltens. Als Beispiel führen die Autoren eine Studie an, in der Kinder, deren Familien zu zwei Messzeitpunkten unter der Armutsgrenze lebten, ein erhöhtes Risiko für die Entwicklung von Verhaltensstörungen aufwiesen. Bei Kindern hingegen, die nur zu einem Zeitpunkt diesem Risikofaktor ausgesetzt waren, war das Risiko nicht erhöht. In einer anderen Studie fanden sie, dass Kinder, die im Alter von 13 Jahren dissoziale und hyperkinetische Symptome zeigten, im Alter von sieben Jahren mehr widrigen familiären Bedingungen (Armut, geringer Bildungsstatus sowie psychische Störung der Mutter) ausgesetzt gewesen waren als solche, die mit 13 Jahren nur eine der beiden Störungen aufwiesen.

Schließlich stellen Angold und Costello (1995) die Bedeutung der *Intensität von Risikoexpositionen* heraus. Die Dosis lässt sich über die Anzahl verschiedener Risikofaktoren bestimmen, allerdings muss dabei berücksichtigt werden, ob sie gemeinsam oder nacheinander auftreten. Hierbei ist es notwendig zu bedenken, dass Kinder, die einem Risikofaktor ausgesetzt gewesen sind, mit erhöhter Wahrscheinlichkeit jetzt oder in der Zukunft mit weiteren in Kontakt kommen werden. Insgesamt gilt dabei der Zusammenhang, dass Kinder mit einem einzelnen Risikofaktor zwar scheinbar umgehen können, die Rate psychopathologischer Auffälligkeiten allerdings stark ansteigt, sobald es zu einer Kumulation mehrerer solcher Einflüsse kommt. Aus dem Blickwinkel der Organisationsperspektive ist bei einem Teil der Betroffenen von einer gefährlichen Kumulation vulnerabilisierender Prozesse auszugehen. Ein eindrucksvolles Beispiel hierzu berichten Laucht et al. (2000), die im Rahmen der Mannheimer Risikokinderstudie mehrere frühkindliche psychosoziale Risikobelastungen in ihrer Auswirkung auf psychische Auffälligkeiten im Alter von acht Jahren untersuchten. Sie konnten zeigen, dass die Gefahr psychischer Fehlentwicklung bei einer Häufung früher Risiken kontinuierlich ansteigt (vgl. Abb. 2.**3**).

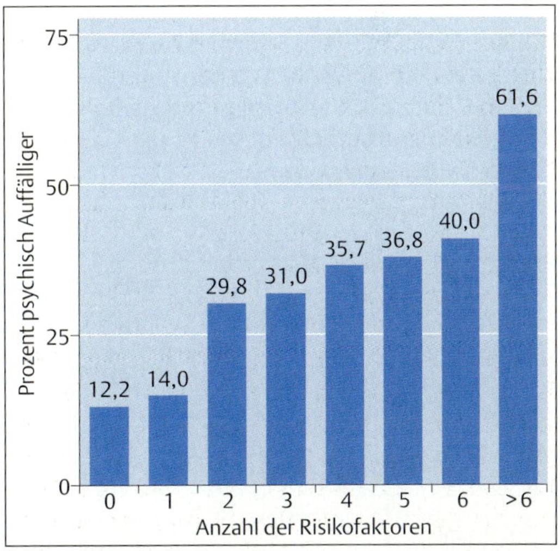

Abb. 2.**3** Kumulativer Effekt psychosozialer Risikofaktoren (nach Laucht et al. 2000).

Schutzfaktorenforschung

Unter *Schutzfaktoren* werden nach Rutter (1988) Einflüsse verstanden, die potenziell schädliche Auswirkungen von Belastungen verhindern oder ausgleichen können. Remschmidt (1989) konkretisiert das Konzept dahingehend, dass es sich um günstige Einflüsse handelt, die Manifestationen einer Störung verzögern, abmildern oder verhindern können. Werner (1993) hat im Rahmen der Kauai-Längsschnittstudie beispielsweise versucht, kausale Zusammenhänge zwischen verschiedenen protektiven Faktoren zu erarbeiten, die dazu führen, dass Kinder resilient gegenüber Risikoeinflüssen werden können (vgl. Abb. 2.**4**).

Insgesamt soll auf das Konzept der Schutzfaktoren hier vor allem *methodenkritisch* eingegangen werden. Die bewusste Herausstellung des weit verbreiteten Begriffs hat mit den theoretischen und methodischen Schwierigkeiten zu tun, die sich mit seinem Untersuchungsfeld verbinden. Laucht et al. (1997) konstatieren bei einer Diskussion des Begriffs, dass genaue Definitionskriterien für Schutzfaktoren notwendig sind, an denen es bis heute größtenteils mangelt. Zum Teil würden in Folge ihres Fehlens grobe methodische Fehler in Kauf genommen. Im Speziellen führen die Autoren aus, dass der Katalog vermeintlicher Schutzfaktoren größtenteils dem der bekannten Risikofaktoren entspricht. Es wird häufig keine klare Abgrenzung beider Faktorenkategorien vorgenommen. Damit ist gemeint, dass häufig das Fehlen oder das Gegenteil von belastenden Faktoren im Sinne eines schützenden Einflusses interpretiert werden. Die von den Autoren vorgeschlagenen Anforderungen, die ein Schutzfaktor erfüllen müsste, sind methodisch äußerst anspruchsvoll und sollen hier kurz zusammengefasst werden:

a) Schutzfaktoren dürfen nicht lediglich *dem Risikofaktor entgegengesetzt definiert* werden. Wird der Einfluss eines vermeintlich schützenden Faktors untersucht, muss beispielsweise kontrolliert werden, ob Kinder mit günstigerem Entwicklungsverlauf diesen deshalb nehmen, weil sie einer geringeren Risikobelastung ausgesetzt sind oder waren als Kinder mit schlechterer Entwicklung. Dazu gehört auch, dass andere Risiken, die mit dem vordergründig betrachteten häufig im Zusammenhang stehen, mit berücksichtigt werden. Ließe sich die günstigere Entwicklung lediglich auf eine geringere Risikokumulation zurückführen, wäre ein Schluss auf die positive Wirkung des Schutzfaktors logisch fragwürdig.

   Soll z.B. der schützende Einfluss positiver Freundschaftsbeziehungen vor der Auswirkung des Risikofaktors „häufiger Streit zwischen den Eltern" im Hinblick auf die wahrscheinlichere Entstehung einer Störung des Sozialverhaltens untersucht werden, müssten andere häufig konfundierte Risiken, wie Armut, beengte Wohnverhältnisse und Arbeitslosigkeit in der Familie ebenso wie Persönlichkeitsauffälligkeiten der Eltern, Alkohol- oder Drogenprobleme miterhoben und kontrolliert werden.

b) Ein Schutzfaktor kann nur als solcher gelten, wenn sich statistisch *ein Puffereffekt nachweisen* lässt, denn definitionsgemäß kann ein Schutz nur vor einem Risiko bestehen. Demnach moderieren Schutzfaktoren die potenziell schädlichen Auswirkungen von Risikobelastungen auf die Entwicklung eines Individuums, indem sie verringert oder vollständig verhindert werden. Umgekehrt heißt dies, dass ein Risikofaktor seine negative Wirkung

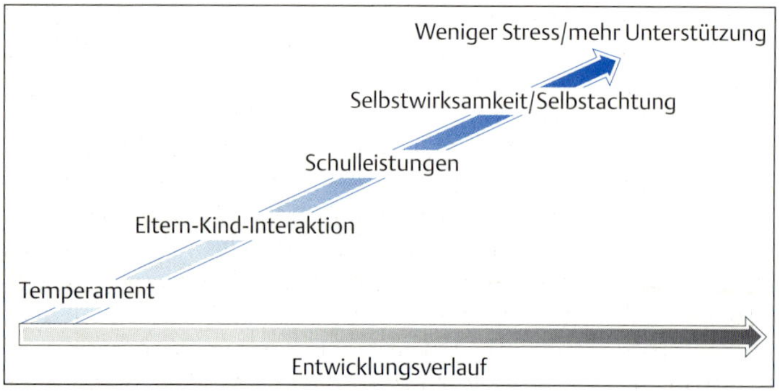

Abb. 2.**4** Mögliche kausale Zusammenhänge zwischen den von Werner (1993) untersuchten Schutzfaktoren (nach Laucht et al. 2000).

voll entfaltet, wenn kein Schutz besteht. Damit wird impliziert, dass ein protektiver Faktor nur dann nachgewiesen werden kann, wenn überhaupt ein Risiko besteht. Diese Herangehensweise fordert die ausdrückliche Abgrenzung des schützenden von einem allgemein gesundheits- oder entwicklungsförderlichen Einfluss, der auch dann zum Tragen kommt, wenn keine Risikobelastung vorliegt.

Wird z. B. der Einfluss einer positiven Eltern-Kind-Interaktion als schützend angenommen, dann müsste sich bei seiner Erforschung herausstellen, dass Kinder, die einem späteren Risiko im Hinblick auf die Entwicklung einer Störung ausgesetzt sind und eine positive Eltern-Kind-Interaktion erlebt haben und erleben, am stärksten geschützt werden. Sie dürften nur seltener erkranken als Kinder, die keinem schützenden Einfluss unterliegen. Bei Kindern hingegen, die dem Risiko nicht ausgesetzt sind, sollte sich der potenzielle Schutzfaktor nicht gleichermaßen positiv auswirken: Diejenigen, die dem schützenden Einfluss unterliegen, sollten sich nicht grundsätzlich besser entwickeln als jene, bei denen er nicht besteht.

c) Hiermit steht die Frage nach der *zeitlichen Ordnung* in engem Zusammenhang: Will man eine kausale Beziehung bestätigen, muss der schützende Faktor zeitlich bereits vor dem Auftreten des Risikofaktors bestanden haben, da mit seiner Hilfe die schädlichen Auswirkungen des Risikoeinflusses verhindert oder abgeschwächt werden sollen.
d) Bei der Messung muss schließlich vermieden werden, dass der vermeintlich schützende Einfluss und das Entwicklungsergebnis *auf derselben Dimension erhoben* werden bzw. stark miteinander konfundiert sind. Ansonsten würde man die Stabilität des Merkmals erfassen. Hiermit ist insbesondere der Zusammenhang zwischen einer frühen personalen Ressource als Schutzfaktor und einer später erhobenen Kompetenz als Indikator für ein positives Entwicklungsergebnis gemeint. Beide können über den Entwicklungsverlauf hoch korrelieren, und ein Schluss auf einen schützenden Einfluss wäre methodisch falsch.

Betrachtet man die bisherige Forschung zu Schutzfaktoren, kann man zu dem Schluss gelangen, dass die weitaus überwiegende Zahl an Studien auf diesem Gebiet den vorstehenden Forderungen nicht gerecht wird. Auf der anderen Seite würde eine konsequente Anwendung und Berücksichtigung der genannten Kriterien zu einem erheblichen methodischen Mehraufwand führen.

Vulnerabilität und Resilienz

In einem engen Zusammenhang mit der Risikofaktorforschung stehen die bereits genannten Begriffe *Disposition und Vulnerabilität*. Unter der evolutionsbiologischen Bezeichnung *Prädisposition (oder Disposition)* versteht man eine Anlage oder Empfänglichkeit für eine bestimmte Erkrankung. Es handelt sich im psychologischen Kontext um eine ererbte genetische Veranlagung, die dazu führt, dass sich eine Störung beim Betroffenen entwickelt. Eine Vulnerabilität oder Verwundbarkeit (von lat. „vulnus", Wunde) ist hingegen erworben. Sie entsteht dann, wenn der Organismus bestimmten Noxen ausgesetzt ist. Hierzu zählen beispielsweise Drogen, Gifte, physikalische Einwirkungen (etwa bei Geburtskomplikationen), aber auch psychosoziale Bedingungen (wie z. B. Misshandlung, Vernachlässigung und Missbrauch). Vulnerabilität und Disposition sind in der Person angesiedelt und begünstigen das Auftreten einer Störung, sie erhöhen damit gleichsam das Risiko einer Störung.

Demgegenüber geht die *Resilienz oder Widerstandsfähigkeit* auf das Schutzfaktorenkonzept zurück. Eine Person wird als resilient bezeichnet, wenn sie sich entweder relativ schnell und vollständig oder aus eigener Kraft von früheren Erkrankungen oder Störungsepisoden und deren Folgen erholen kann oder wenn sie stark risikobelastete Lebensumstände ohne psychische Erkrankungen meistert bzw. Mechanismen der Bewältigung entwickelt. An dieser Stelle sei angemerkt, dass die Verwendung des Begriffs *Resilienz*, ähnlich wie die des Schutzfaktors, durchaus nicht unumstritten ist. So kommt etwa Rauh (1989) zu dem Schluss, dass zum Nachweis einer Risikobelastung die Wahrscheinlichkeit einer Erkrankung bei den Betroffenen lediglich signifikant höher liegen muss als in der nicht belasteten Vergleichsgruppe. In der Risikoforschung zu psychischen Störungen ist kein Faktor bekannt, der mit Sicherheit zum Störungsausbruch führt. Demzufolge handelt es sich um einen unzulässigen Schluss, wenn man behauptet, dass Kinder, die unter Risikoeinfluss nicht erkranken, vor dem Risikofaktor geschützt sind, da der Wahrscheinlichkeit zufolge immer ein wesentlicher Teil von ihnen trotz vorhandenen Risikos nicht erkranken wird.

Verlaufsmodelle psychischer Störungen

An dieser Stelle soll kurz ein *Verlaufsmodell psychischer Störungen* vorgestellt werden, das einige der vorher beleuchteten Begriffe in einen Zusammenhang bringt. Das Modell wurde von Baumann und Perrez (1998) vorgeschlagen und ist in *vier Phasen* unterteilt, in denen unterschiedliche Bedingungsfaktoren wirksam werden.

In der prä- und perinatalen Phase geht es vorrangig um den Einfluss genetischer Faktoren sowie um Komplikationen des Schwangerschafts- und Geburtsverlaufs. Prädisposition und hierbei erworbene Vulnerabilität werden der Persönlichkeit des Individuums zugeordnet und beeinflussen das Risiko der Entwicklung einer psychischen Störung. Während der Sozialisations- bzw. Entwicklungsphase in der frühen Kindheit und Kindheit wirken insbesondere Persönlichkeitsveränderungen, die sich aus der Interaktion des Individuums mit seiner sozialen Umwelt ergeben. Dabei entstehen protektive und vulnerabilisierende Einflussgrößen, aus denen letztlich das Erkrankungsrisiko resultiert. Aufgrund der Interaktion der Einflüsse ist das Risiko über die Zeit veränderbar und erhält dadurch einen dynamischen Charakter. Die Autoren fassen das im Verlauf der ersten beiden Phasen erworbene Erkrankungsrisiko unter dem Begriff der *Vulnerabilität* zusammen. Im Vorfeld des Ausbruchs einer Störung wird insbesondere die Frage nach auslösenden Ereignissen diskutiert. Im Mittelpunkt der Forschung stehen hierbei kritische Lebensereignisse (z. B. Fillip 1990), aber auch Modelle der Stressbewältigung (z. B. Seiffge-Krenke u. Lohaus 2007). Die Wechselwirkung von Verwundbarkeit und Stressereignissen wird mithilfe von Vulnerabilitäts-Stress-Modellen dargestellt. Dabei wurde erforscht, dass belastende Ereignisse umso geringer dosiert störungsauslösend wirken, je höher die individuelle Vulnerabilität ist, die in den ersten beiden Phasen entstanden ist. Eine ausführlichere Darstellung der Modelle findet sich in Ihle, Jahnke und Esser (2005). In diesem Zusammenhang hat sich auch das Feld der Risiko- und Schutzfaktorenforschung entwickelt, das weiter oben bereits angesprochen wurde. Die letzte Phase beschreibt schließlich den Verlauf nach Störungsausbruch. Es wird unterschieden, inwieweit schädigende und schützende Einflussfaktoren vorhanden sind, die sich in Richtung einer Verschlechterung, Besserung oder Heilung der Störung auswirken können bzw. zu einem Rückfall führen.

Entwicklungsepidemiologie psychischer Störungen

An die vorhergehenden Erkenntnisse anknüpfend wollen wir die Frage aufwerfen, welche *Methoden* uns zur Verfügung stehen, um Risikoeinflüsse auf positive Entwicklungsverläufe zu identifizieren, die wir korrigieren, in ihrer schädlichen Auswirkung mildern bzw. präventiv verhindern wollen. Nützliche Antworten hierauf erhalten wir vor allem auf dem Gebiet der *Epidemiologie*, die uns eine Reihe methodischer Werkzeuge zur Verfügung stellt. Einige sollen hier kurz dargestellt werden, für eine ausführliche Darstellung sei auf Ihle, Frenzel und Esser (2006) verwiesen. Eine moderne Definition beschreibt die Epidemiologie als Untersuchung der Verteilung von Krankheiten oder gesundheitsrelevanten Zuständen bzw. Ereignissen in Bevölkerungsgruppen. Ferner geht es um die Untersuchung der Faktoren, die diese Verteilung beeinflussen (Last 2001), die also ursächlich oder entwicklungsbedingt für die Krankheiten oder Störungen in ihrer speziellen Verteilung verantwortlich zu machen sind. Die Wurzeln der modernen Epidemiologie liegen in der Beschäftigung mit der Verbreitung ansteckender Erkrankungen. Nach dem Rückgang der Infektionskrankheiten erweiterte sich das Gebiet der Epidemiologie nach und nach auf das gesamte Spektrum körperlicher und psychischer Störungen. Die Entwicklungsepidemiologie psychischer Störungen ist ein Teilgebiet dieser Disziplin und stützt sich vor allem auf Erkenntnisse aus den Bereichen der Klinischen Psychologie des Kindes- und Jugendalters, der Kinder- und Jugendpsychiatrie sowie der Entwicklungspsychologie. So liefern die Gebiete der Klinischen Psychologie und Psychiatrie des Kindes- und Jugendalters Wissen über Diagnostik, Symptomgenese, Ätiologie und Verlauf von Störungen, während die Entwicklungspsychologie Erkenntnisse zu Entwicklungsverläufen und zur Risikoforschung beiträgt.

Grundbegriffe der Epidemiologie psychischer Störungen

Die Epidemiologie psychischer Störungen lässt sich in zwei Bereiche untergliedern. Die *deskriptive* Epidemiologie beschäftigt sich mit der räumlichen und zeitlichen Verteilung (oder Häufigkeit) psychischer Störungen in einer bestimmten Bevölkerungsgruppe. Sie kann beispielsweise in der Gruppe der Kinder und Jugendlichen Auskünfte darüber geben, wie viele von einer Störung betroffen sind, ob sie geschlechtsspezifisch unterschiedlich häufig auftritt oder ob die Störung mit sozialen, psychologischen und genetischen Faktoren zusammenhängt.

Anliegen der *analytischen* Epidemiologie ist es dagegen, auslösende und aufrecht erhaltende Faktoren psychischer Störungen herauszustellen. Die Erkenntnisse liefern Hinweise auf mögliche Krankheitsursachen und vertiefen das Wissen über die Ursachen sowie die Risiko- und Auslösefaktoren von psychischen Störungen.

Deskriptive Epidemiologie

Die grundlegenden Begriffe der deskriptiven Epidemiologie sind die der Prävalenz und Inzidenz. Die *Begriffsdefinitionen* können Tabelle 2.**2** entnommen werden.

Die *Prävalenz* gibt den Anteil aller Krankheitsfälle in der Gesamtbevölkerung oder in einer definierten Teilpopulation in Prozent an, die jemals innerhalb eines bestimmten Zeitintervalls an der interessierenden Störung erkrankt waren. Da das untersuchte Zeitintervall variieren kann, ergeben sich daraus unterschiedliche Prävalenzmaße. Die Prävalenz ist das am häufigsten benutzte Krankheits- (oder Morbiditäts-) Maß, und ihre Größe ist von verschiedenen Faktoren abhängig: vom Erkrankungsrisiko, von der Inzidenz, der Krankheitsdauer sowie der Lebenserwartung. Bei der Interpretation von Prävalenzraten sollte grundsätzlich darauf geachtet werden, dass die Untersuchungen, mit denen sie gewonnen wurden, den wichtigsten methodischen Ansprüchen an epidemiologische Studien genügen. Zur Beurteilung können die folgenden Kriterien herangezogen werden: die Repräsentativität und Größe der Stichproben, die Ausschöpfungs- und Verweigererraten, die Erfahrung der Interviewer, das Spektrum der erfassten Störungen, ob es sich um Quer- oder Längsschnittstudien handelt und nicht zuletzt die erfassten Prävalenz- und Inzidenzzeiträume (vgl. hierzu Ihle u. Esser 2002).

Die *Inzidenz* ist ein Maß für die Häufigkeit des Neuauftretens einer Krankheit in einem bestimmten Zeitraum (z. B. in einem Jahr), und zwar unabhängig davon, ob die Krankheit zum Stichtag noch besteht oder nicht. Damit sind die kumulierte Lebenszeitinzidenz und die Lebenszeitprävalenz einer Störung identisch. Die Inzidenz kann nur mithilfe einer Längsschnittstudie erhoben werden, die mindestens zwei Messzeitpunkte umfasst. Sie ist vom Beobachtungszeitraum, von der Anzahl der Neuerkrankten, der Ausgangsstichprobe und dem Zeitpunkt des Krankheitsbeginns abhängig.

Analytische Epidemiologie

Wenn es gelungen ist, die Störungshäufigkeit zu bestimmen, kann man mithilfe von Methoden der analytischen Epidemiologie die Frage nach den *Ursachen der ermittelten Krankheitsverteilungen* beantworten. Im Grunde geht es dabei um das Erkennen von Risikofaktoren zur Aufklärung von Störungsursachen. Als *Risiko* wird dabei die

Tabelle 2.**2** Definitionen von Prävalenz und Inzidenz (nach Ihle et al. 2006)

Grundbegriff	Erläuterung
Prävalenz	Anzahl der Störungen im Verhältnis zur Gesamtzahl der Untersuchten
Punktprävalenz	Prävalenz zu einem genau festgelegten Zeitpunkt
Periodenprävalenz	Prävalenz in einem genau definierten Zeitraum (z. B. 6-Monats-Prävalenz)
Lebenszeitprävalenz	Prävalenz während des gesamten (bisherigen) Lebens
Inzidenz	Anzahl neu aufgetretener Störungsfälle in einem definierten Zeitraum im Verhältnis zur Gesamtzahl der Risikopersonen zu Beginn des definierten Zeitraums

Wahrscheinlichkeit bezeichnet, mit der eine Person innerhalb eines definierten Zeitraums an der zu untersuchenden Störung erkranken wird. Hierin zeigt sich, dass der Risikobegriff eng mit dem der Inzidenz verknüpft ist. Das Vorgehen bei der Bestimmung der Störungsursachen beruht im Wesentlichen auf einem Vergleich von Risiken. Im einfachsten Fall vergleicht man das Risiko von Personen, die einem Risikofaktor ausgesetzt sind oder waren (Exponierte) mit dem Risiko, das sich ohne Exposition ergibt. Rechnerisch lassen sich die Risikovergleiche in vergleichenden Maßzahlen abbilden, wobei *relatives Risiko* und *Odds Ratio* sowie *populationsattributables Risiko* in Forschungszusammenhängen am bedeutsamsten sind.

Das *relative Risiko* ist als das Verhältnis des Risikos bei den Exponierten zum Risiko bei den Nicht-Exponierten definiert. Es gibt den multiplikativen Faktor an, um den sich die Störungswahrscheinlichkeit erhöht, wenn die untersuchten Personen einer definierten Exposition ausgesetzt sind oder waren. Da es sich um einen Quotienten von Risiken handelt, wird er auch als *„Risk Ratio"* (RR) bezeichnet. Der resultierende Wert kann theoretisch zwischen Null und unendlich liegen. Ist das relative Risiko größer als Eins, dann wird davon ausgegangen, dass die Exposition die Störungswahrscheinlichkeit erhöht, sie folglich schädigende Auswirkungen hat. Erhielte man hingegen RR-Werte kleiner Eins, könnte man auf einen schützenden Einfluss der Exposition schließen. Ist das relative Risiko gleich Eins, hat die Exposition keinen Einfluss auf die Störungswahrscheinlichkeit.

Der *„Odds Ratio"* (OR) ist das am häufigsten berichtete Risikomaß. Anders als das relative Risiko bildet es den Faktor ab, um den die Chance der Entwicklung einer Störung steigt, wenn eine Exposition gegeben ist. Die Interpretation des numerischen Wertes hinsichtlich des Einflusses einer Exposition auf die Entstehung einer Störung ist der beim relativen Risiko adäquat. Relatives Risiko und Odds Ratio sind demnach Maße für die Stärke des Zusammenhangs zwischen Risikofaktoren und Störungshäufigkeit. Deshalb sind sie insbesondere für die Untersuchung ätiologischer bzw. kausaler Einflüsse von Bedeutung.

Schließlich kann man durch die Errechnung des *„populationsattributablen Risikos"* (PAR) ermitteln, wie stark eine Exposition das zusätzliche Risiko erhöht, wenn man davon ausgeht, dass eine Störung innerhalb der Bevölkerung auch ohne das Vorliegen des speziellen Risikoeinflusses auftritt. Damit spiegelt es den Anteil der Erkrankungsfälle wider, die durch ein Ausbleiben oder eine Verhinderung der Exposition vermieden werden könnten. Das populationsattributable Risiko kann Werte zwischen Null und Eins annehmen. Es bietet insgesamt eine gute Möglichkeit, die Bedeutung verschiedener Risikofaktoren im Hinblick auf eine interessierende Störung in der Bevölkerung miteinander zu vergleichen. Attributable Risiken zeigen demnach auch das Präventionspotenzial für den Fall auf, dass ein Risikofaktor beseitigt würde. Es hat aus diesem Grund vor allem große klinisch-praktische Bedeutung.

Fragestellungen der Entwicklungsepidemiologie

Wie häufig sind psychische Störungen im Kindes- und Jugendalter? Nach einer Übersichtsarbeit von Ihle und Esser (2002) liegt die 6-Monats-Prävalenz psychischer Störungen im Kindes- und Jugendalter zwischen 15% und 22%, bei einem Median von 18%. Konservative Schätzungen führen zu dem Ergebnis, dass ca. 5% aller Kinder und Jugendlichen dringend behandlungsbedürftig hinsichtlich psychischer Auffälligkeiten sind.

Welche spezifischen Störungen treten am häufigsten auf? In der Arbeit von Ihle und Esser (2002) wurden die wichtigsten epidemiologischen Studien aus Nordamerika, Neuseeland und Europa einbezogen, in denen eine kategoriale Falldefinition nach ICD- oder DSM-Kriterien verwendet wurde. Zusammenfassend kommen die Autoren zu dem Ergebnis, dass Kinder und Jugendliche bei einer durchschnittlichen 6-Monats-Prävalenz von 10,4% am häufigsten unter *Angststörungen* litten. Durchschnittlich 7,5% erfüllten innerhalb der letzten sechs Monate vor den einbezogenen Erhebungen die Kriterien einer aggressiv-dissozialen Störung, während depressive Störungen sowie hyperkinetische Störungen bei jeweils 4,4% der Untersuchten diagnostiziert wurden und damit an dritter Stelle rangierten. Eine Übersicht der *vier häufigsten Störungen* gibt Tabelle 2.**3**.

Wurden nur Kinder bis zum Alter von 13 Jahren einbezogen, konnten durchschnittliche Prävalenzraten von 7% für Angststörungen, 6,5% für dissoziale Störungen, 3,5% für hyperkinetische Störungen sowie 1,5% für depressive Störungen

Tabelle 2.**3** Durchschnittliche Prävalenzraten psychischer Störungen im Kindes- und Jugendalter nach Ihle und Esser (2002) sowie Ravens-Sieberer et al. (2006)

Störungsbild	Durchschnittliche 6-Monats-Prävalenzen bis zum Alter von 13 Jahren	Durchschnittliche 6-Monats-Prävalenzen im Kindes- und Jugendalter	Ergebnisse des Kinder- und Jugendgesundheitssurveys
Angststörungen	7%	10,4%	10,0%
Aggressiv-dissoziale Störungen	6,5%	7,5%	7,6%
Depressive Störungen	1,5%	4,4%	5,4%
Hyperkinetische Störungen	3,5%	4,4%	2,2%

ermittelt werden (vgl. Tab. 2.**3**). Eine Bestätigung dieser Ergebnisse hat die jüngst durchgeführte repräsentative Erhebung zur psychischen Gesundheit im Kindes- und Jugendalter des Robert-Koch-Institutes geliefert. Im Rahmen des Kindes- und Jungendgesundheitssurveys (KiGGS; Ravens-Sieberer et al. 2006) wurde eine Substichprobe von 4000 Kindern hinsichtlich der Häufigkeit psychischer Störungen untersucht. Lediglich im Bereich depressiver Symptome wurden höhere Morbiditätsraten gefunden, wonach diese Störung, in ihrer Auftretenshäufigkeit noch vor den Aufmerksamkeits-Hyperaktivitätsstörungen rangiert (vgl. Tab. 2.**3**).

Welche Störungen treten am häufigsten gemeinsam auf? Der Begriff der *Komorbidität* beschreibt das gleichzeitige Auftreten von zwei oder mehr Störungen bei einer Person. In Studien zu diesem Thema konnte wiederholt gezeigt werden, dass die Komorbidität im Kindes- und Jugendalter mit 45–50% vergleichbar hoch ist wie im Erwachsenenalter (Angold et al. 1999, Ihle u. Esser 2002). Dass psychisch auffällige Kinder und Jugendliche gleichzeitig unter komorbiden Störungen leiden, ist demnach eher die Regel als die Ausnahme. In Tabelle 2.**4** sind die durchschnittlichen Raten der häufigsten psychischen Störungen im Kindes- und Jugendalter zusammengefasst. Die Zahlen basieren auf einer Übersicht von 21 epidemiologischen Studien (Angold et al. 1999).

Bei der genaueren Betrachtung fällt auf, dass der Zusammenhang von *hyperkinetischen und aggressiven/dissozialen Symptomen* besonders stark ist. Ähnlich verhält es sich mit dem gemeinsamen Auftreten von *depressiven und Angststörungen.*

Der kategoriale Ansatz orientiert sich bei der Falldefinition an den diagnostischen Kriterien der Klassifikationssysteme ICD-10 (Dilling, Mombour u. Schmidt 1993) und DSM-IV (Saß, Wittchen u. Zaudig 1996). Dabei wird von kategorialen Unterschieden zwischen *Fällen* und *Nicht-Fällen* ausge-

Tabelle 2.**4** Komorbidität der häufigsten psychischen Störungen des Kindes- und Jugendalters (nach Angold et al. 1999)

	Depressive Störungen	Angststörungen	Aggressiv-dissoziale Störungen	Hyperkinetische Störungen
Depressive Störungen	–	38,9%	24,7%	13%
Angststörungen	17%	–	19,4%	4,7%
Aggressiv-dissoziale Störungen	15,3%	19,2%	–	8,3%
Hyperkinetische Störungen	9,1%	17,2%	46,9%	–

gangen. Das System der Störungsklassen entsteht, indem Symptome zu Syndromen gruppiert werden, die überzufällig häufig gemeinsam auftreten. Dahinter verbirgt sich die Annahme, dass sich aus der starken Verbindung eine gemeinsame Ätiologie ableiten lässt. Beim dimensionalen Ansatz werden dem Phänomen psychischer Störungen bestimmte empirisch gewonnene Dimensionen zu Grunde gelegt. Unterschieden wird dabei zwischen *internalisierenden Störungen* (Ängste, affektive Probleme, somatische Symptome) und *externalisierenden Störungen* (Aggressivität und Delinquenz, Hyperaktivität). Grundlegend ist hierbei das Postulat der Existenz unabhängiger Verhaltensdimensionen zwischen normalem und gestörtem Verhalten. Betrachtet man die Zahlen unter dem Blickwinkel des gängigen diagnostischen Vorgehens, dann fällt auf, dass im empirischen Raum auch Störungskategorien hoch komorbid zu sein scheinen, die an sich stark verschiedenen Kategorien bzw. entgegengesetzten Störungsdimensionen zugeordnet werden. Dieser in der Literatur mehrfach berichtete erwartungswidrige Zusammenhang von Symptomen und Symptomgruppen wird von Kovacs und Devlin (1998) als *konzeptuelles Dilemma* bezeichnet. Sie kommen in einer Übersicht empirischer Untersuchungen dieses Zusammenhangs im Kindes- und Jugendalter zu dem Ergebnis, dass bei Kindern depressive, ängstliche und externalisierende Symptome häufig gemeinsam auftreten.

Wie verändern sich Häufigkeiten und Erscheinungsformen psychischer Störungen in Abhängigkeit vom Geschlecht und im Verlauf der Entwicklung? Nach heutigen Erkenntnissen auf dem Gebiet der Altersunterschiede sind psychische Störungen bei Kindern und Jugendlichen etwa gleich häufig wie bei Erwachsenen. Bei einer Untersuchung der Inzidenzverläufe konnten Roberts et al. (1998) nachweisen, dass die Gesamtprävalenz psychischer Störungen vom Vorschul- über das Schulalter bis in das Jugendalter zunimmt.

Dabei treten im Jugendalter vor allem *internalisierende Störungen* (z. B. depressive und Essstörungen) in den Vordergrund. Demgegenüber nehmen Angststörungen von der Kindheit bis in die Pubertät in ihrer Auftretenshäufigkeit deutlich ab, was vor allem für Trennungsangst und Überängstlichkeit gilt. In der Zeit um die Pubertät ist jedoch ein erneuter Anstieg der internalisierenden Auffälligkeiten zu verzeichnen, der vor allem auf die Manifestation sozialer Phobien zurück geht. Nach der Pubertät treten dann verstärkt Panikstörungen und Agoraphobien auf (vgl. Ihle u. Esser 2002).

Anders verhält es sich mit den *externalisierenden Störungen*. Ihre Häufigkeit steigt von der Kindheit bis zur Pubertät an, danach ist die Rate wieder deutlich rückläufig. Dieser Entwicklungsverlauf tritt besonders bei Störungen des Sozialverhaltens und bei oppositionellem Verhalten auf. Bei den hyperkinetischen Störungen wird der Häufigkeitsgipfel bereits im Schulalter erreicht. Zwar wird auch für delinquentes Verhalten im Kindes- und Jugendalter sowie für Substanzmissbrauch ein Anstieg berichtet. Allerdings liegen für Störungen durch Substanzgebrauch bisher wenig zuverlässige Daten vor.

Interessante Ergebnisse liefert die epidemiologische Forschung zu *Geschlechtsunterschieden* der Entwicklungspsychopathologie. Ihle et al. (2000) fanden in ihrer Längsschnittstudie, dass Jungen bis zum Alter von 13 Jahren tendenziell höhere Gesamtprävalenzraten psychischer Störungen zeigen. Dies betrifft im Speziellen erhöhte Raten an externalisierender Devianz (vgl. hierzu Abb. 2.**5**).

Mit dem Eintreten in die Adoleszenz gleichen sich die Raten psychischer Auffälligkeit bei Jungen und Mädchen hingegen an. Zusammenfassend lässt sich festhalten, dass der Unterschied bei der geschlechtsspezifischen Verteilung einzelner Stö-

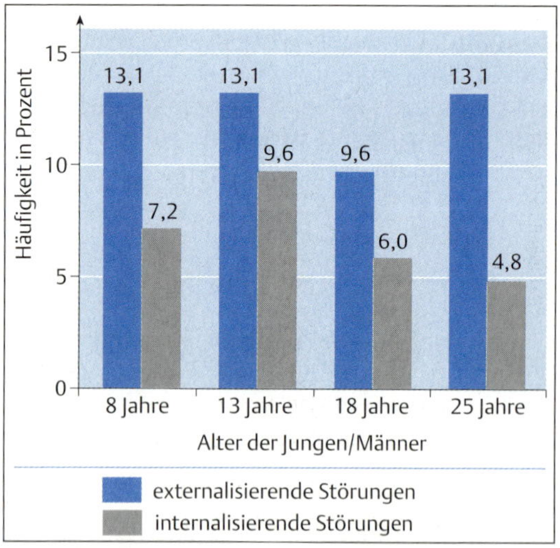

Abb. 2.**5** Prävalenzraten externalisierender und internalisierender Störungen bei Jungen im Alter von 8–25 Jahren.

rungsbilder mit steigendem Alter stärker wird. Während Jungen vor allem an externalisierenden Störungen und unter Problemen des Substanzgebrauchs leiden, sind bei Mädchen die Raten an Ess- sowie psychosomatischen Störungen erhöht.

Ergänzend berichten Ihle et al. (2000), dass die typische Häufung von depressiven und Angststörungen des Erwachsenenalters bei Frauen gegenüber Männern (im Verhältnis von 2:1) im Kindesalter noch nicht besteht. Der Geschlechtsunterschied bildet sich vielmehr erst im frühen Erwachsenenalter voll aus. Jungen zeigen im Alter von 13 Jahren noch etwas höhere Raten internalisierender Störungen als Mädchen. Allerdings sinkt der Anteil dieser Symptomgruppe stetig bis zum Erwachsenenalter, während sich gleichzeitig die Rate externalisierender Symptome erhöht. Gegenläufig ist der Trend bei den Mädchen. Bei ihnen nimmt die Häufigkeit externalisierender Devianz mit dem Alter ab, gleichzeitig bilden sie gehäuft internalisierende Störungen aus (vgl. Abb. 2.**6**).

Auch Angold und Costello (1995) fassen zusammen, dass sich die Raten der meisten psychischen Störungen mit dem Alter geschlechtsabhängig unterschiedlich verändern. Während Mädchen vor allem bei emotionalen Störungen (Angst und Depression) eine beachtliche Persistenz zeigen, findet man bei ihnen keine vergleichbare Beständigkeit von Verhaltensstörungen. Umgekehrt verhält es sich bei den Jungen. Wenn bei ihnen in der Kindheit Verhaltensstörungen diagnostiziert werden, ist die Wahrscheinlichkeit, dass sie auch in der Jugend vergleichbare Probleme haben werden, etwa um das Vierfache erhöht. Leiden Jungen in der Kindheit hingegen unter Angst- oder depressiven Störungen, dann erhöht sich die Wahrscheinlichkeit, dass sie im Jugendalter Verhaltensauffälligkeiten zeigen werden, fast um das Sechsfache. Dagegen sind emotionale Störungen bei ihnen wenig persistent. Die Autoren sprechen diesbezüglich von Kontinuität und Diskontinuität im Entwicklungsverlauf psychopathologischer Auffälligkeiten.

Ergänzend enthält Tabelle 2.**5** eine Übersicht zum Geschlechterverhältnis der wichtigsten psychischen Störungskategorien (vgl. hierzu Hartung

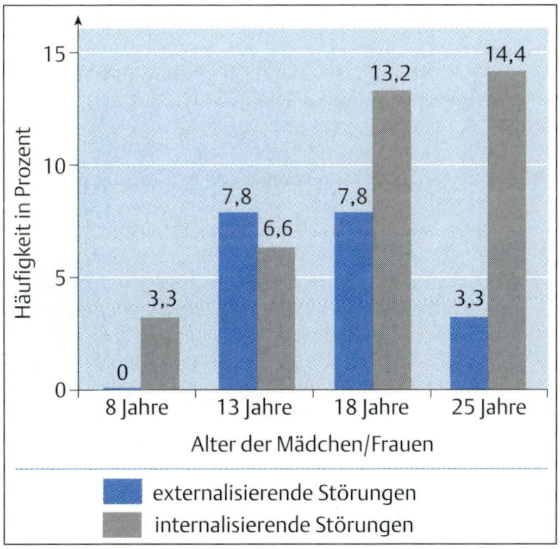

Abb. 2.**6** Prävalenzraten externalisierender und internalisierender Störungen bei Mädchen im Alter von 8–25 Jahren.

Tabelle 2.**5** Geschlechterverhältnis ausgewählter psychischer Auffälligkeiten (nach Ihle u. Esser 2002, Hartung u. Widiger 1998)

Störung	Verhältnis
	Jungen > Mädchen
Intelligenzminderung	1,6:1
Autismus	2,25–5:1
umschriebene Entwicklungsstörungen	2:1
Lernstörungen	2–2,5:1
hyperkinetische Störungen	3–9:1
Störungen des Sozialverhaltens	m>w
Störung mit oppositionellem Trotzverhalten	m>w
Delinquenz	6–9:1
Ausscheidungsstörungen (Enuresis, Enkopresis)	m>w
Störungen durch Substanzgebrauch	m>w
	Jungen < Mädchen
depressive Störungen	1:2 (ab Jugendalter)
Angststörungen	1:2 (ab Jugendalter)
Essstörungen	1:9
Somatisierungsstörungen	m<w

u. Widiger 1998, Ihle u. Esser 2002). Auch hier wird ersichtlich, dass Mädchen vor allem von internalisierenden Auffälligkeiten häufiger betroffen sind als Jungen. Neben den externalisierenden Störungen sind Jungen hingegen auch deutlich häufiger von Entwicklungsstörungen, Lernstörungen und Intelligenzminderungen betroffen.

Wie stabil sind Störungen in Kindheit und Jugend und im Übergang zum Erwachsenenalter? Die Persistenzrate psychischer Störungen beträgt im Kindes- und Jugendalter insgesamt etwa 50% (vgl. Esser et al. 2000). Wir haben es bei den meisten Störungen also nicht mit vorübergehenden, entwicklungsbezogenen Phänomenen, sondern mit ernst zu nehmenden Störungen zu tun. Dabei weisen insbesondere aggressiv-dissoziale und hyperkinetische Störungen ab dem Kindesalter sehr ungünstige Verläufe auf. Etwa 50% der 8-Jährigen mit dissozialen Störungen leiden 17 Jahre später noch an einer psychischen Auffälligkeit. 5% aller Kinder sind aufgrund besonders ungünstiger Entwicklungsverläufe chronisch psychisch beeinträchtigt. Insofern zusätzlich die Gesamtprävalenzraten in die Überlegungen einbezogen werden, ist ein wesentlicher Anteil der betroffenen Kinder und Jugendlichen der Gefahr ausgesetzt, eine sich fortsetzende Beeinträchtigung zu erleiden. Treten die Störungen überdauernd auf und sind davon kritische Phasen der Entwicklung betroffen, wird es mit hoher Wahrscheinlichkeit zu nachhaltigen Einbußen der Lebensqualität kommen. Tritt in der Sozialisations- und Entwicklungsphase der Kinder eine Störung auf, dann sind ihre Möglichkeiten des Erwerbs bewältigungsrelevanter und schützender Fähigkeiten und Fertigkeiten stark beschränkt. Damit ist die Wahrscheinlichkeit erhöht, dass sie im Laufe ihres Erwachsenenlebens nicht das durchschnittliche Funktionsniveau in den sozialen, partnerschaftlichen und beruflichen Lebensbereichen erlangen werden. In diesem Licht erscheint die Vermutung von Fachleuten, der zufolge davon ausgegangen werden muss, dass nur eine Minderheit der Kinder mit psychischen Störungen überhaupt Fachleuten vorgestellt wird, besonders alarmierend (vgl. Ihle et al. 2006).

Zusammenfassung

Eine zeitgemäße Klinische Psychologie/Psychotherapie des Kindes- und Jugendalters befasst sich mit der Entwicklung und Erprobung evidenzbasierter Präventions- und Interventionsansätze, die die negativen Folgen einer frühen Benachteiligung gefährdeter Kinder und Jugendlicher im besten Fall rechtzeitig abfangen können. Gelingt keine Prävention, kann auf der Grundlage des tieferen Verständnisses psychopathologischer Entwicklungsprozesse zielgerichteter und wirksamer eingegriffen werden, um zumindest die Rückkehr zu potenziell normaler Entwicklung möglich zu machen.

Psychopathologische Entwicklungsprozesse werden unter anderem mithilfe von Organisationsstrukturen, Entwicklungspfadmodellen und Entwicklungsmodellen dargestellt. Darüber hinaus werden Risiko- und Schutzfaktoren im Hinblick auf Kausalität untersucht.

Die deskriptive Epidemiologie liefert Erkenntnisse über Prävalenz und Inzidenz, während es die analytische Epidemiologie ermöglicht, Ursachen der ermittelten Krankheitsverteilungen zu ermitteln.

Aktuelle Fragestellungen der Entwicklungsepidemiologie befassen sich unter anderem mit Prävalenz, Komorbidität, Geschlechterunterschieden, Verlauf und Persistenz psychischer Störungen im Kindes- und Jugendalter.

Literatur

Angold A, Costello J. Developmental Epidemiology. Epidemiologic Reviews. 1995;17(1):74–82.

Angold A, Costello EJ, Erkanli A. Comorbidity. Journal of Child Psychology and Psychiatry. 1999;40:57–87.

Baumann U, Perrez M. Ätiologie/Bedingungsanalyse: Methodische Gesichtspunkte. In: Baumann U, Perrez M, eds. Lehrbuch Klinische Psychologie – Psychotherapie. Bern: Huber; 1998:135–148.

Bronfenbrenner U. Toward an experimental ecology of human development. American Psychologist. 1997;32(7):513–531.

Cicchetti D. Developmental Psychopathology: Reactions, reflections, and projections. Developmental Review. 1993;13, 471–502.

Cicchetti D, Tucker D. Development and self-regulatory structures of the mind. Development and Psychopathology. 1994;6(4):533–549.

Cicchetti D, Cohen DJ. Developmental Psychopathology. Vol. I: Theory and Methods. New York: Wiley; 1995.

Cicchetti D. Entwicklungspsychopathologie: Historische Grundlagen, konzeptuelle und methodische Fragen, Implikationen für Prävention und Intervention. In: Oerter R, von Hagen C, Röper G, Noam G. Klinische Entwicklungspsychologie. Ein Lehrbuch. Weinheim: Beltz PVU; 1999.

Dilling H, Mombour W, Schmidt MH. Internationale Klassifikation psychischer Störungen der Weltgesundheitsorganisation, ICD-10. Göttingen: Huber; 1993.

Esser G, Ihle W, Schmidt MH, Blanz B. Der Verlauf psychischer Störungen vom Kindes- zum Erwachsenenalter. Zeitschrift für Klinische Psychologie und Psychotherapie. 2000;29:276–283.

Fillip SH, ed. Kritische Lebensereignisse. München: PVU; 1990.

Gottlieb G. Experiential canalization of behavioral development: Theory. Developmental Psychology. 1991;27:4–13.

Gottlieb G. Individual development and evolution: The genesis of novel behavior. New York: Oxford University Press; 1992.

Hartung CM, Widiger TA. Gender differences in the diagnosis of mental disorders: Conclusions and controversies of the DSM-IV. Psychological Bulletin. 1998;123:260–278.

Ihle W, Esser G, Schmidt MH, Blanz B. Prävalenz, Komorbidität und Geschlechtsunterschiede psychischer Störungen vom Grundschul- bis ins frühe Erwachsenenalter. Zeitschrift für Klinische Psychologie und Psychotherapie. 2000;29:263–275.

Ihle W, Esser G. Epidemiologie psychischer Störungen im Kindes- und Jugendalter: Prävalenz, Verlauf, Komorbidität und Geschlechtsunterschiede. Psychologische Rundschau. 2002;53:159–169.

Ihle W, Esser G, Schmidt MH, Blanz B. Die Bedeutung von Risikofaktoren des Kindes- und Jugendalters für psychische Störungen von der Kindheit bis ins frühe Erwachsenenalter. Kindheit und Entwicklung. 2002;11:201–211.

Ihle W, Jahnke D, Esser G. Vulnerabilitäts-Stress-Modelle der Entstehung von Angst-, posttraumatischen Belastungs- und depressiven Störungen. In: Resch F, Schulte-Markwort E, eds. Kursbuch für integrative Kinder- und Jugendpsychotherapie. Weinheim: Beltz; 2005.

Ihle W, Frenzel T, Esser G. Epidemiologie und Verlauf psychischer Störungen im Kindes- und Jugendalter. In: Mattejat F, ed. Verhaltenstherapie mit Kindern, Jugendlichen und ihren Familien. München: CIP-Medien; 2006.

Jacobi C, Esser G. Zur Einteilung von Risikofaktoren bei psychischen Störungen. Zeitschrift für Klinische Psychologie und Psychotherapie. 2003;32:257–266.

Kovacs M, Devlin B. Internalizing disorders in childhood. Child Psychology and Psychiatry. 1998;39:47–63.

Kraemer HC, Kazdin AE, Offord DR, Kesseler RC, Jensen PS, Kupfer DJ. Coming to terms with the terms of risk. Archives of General Psychiatry. 1997;54(4):337–343.

Last JM ed. A Dictionary of Epidemiology. Oxford: University Press; 2001.

Laucht M, Esser G, Schmidt H. Wovor schützen Schutzfaktoren? Anmerkungen zu einem populären Konzept der Gesundheitsforschung. Zeitschrift für Entwicklungspsychologie und Pädagogische Psychologie. 1997;29(3):260–270.

Laucht M, Esser G, Schmidt MH. Externalisierende und internalisierende Störungen in der Kindheit: Untersuchungen zur Entwicklungspsychopathologie. Zeitschrift für Klinische Psychologie und Psychotherapie. 2000;29:284–29.

Laucht M, Schmidt MH, Esser G. Risiko- und Schutzfaktoren in der Entwicklung von Kindern und Jugendlichen. Frühförderung interdisziplinär. 2000; 19:97–108.

Oerter R, von Hagen C, Röper G, Noam G. Klinische Entwicklungspsychologie. Ein Lehrbuch. Weinheim: Beltz PVU; 1999.

Pasamanick B, Rogers ME, Lilienfeld AM. Pregnancy experience and the development of behavior disorder in children. American Journal of Psychiatry. 1956;112:613–617.

Pasamanick B, Knobloch H. Retrospective studies on the epidemiology of reproductive causality: Old and new. Merrill-Palmer Quarterly. 1966;12(1):7–26.

Petermann F, Kusch M, Niebank K. Entwicklungspsychopathologie. Ein Lehrbuch. Weinheim: Beltz PVU; 1998.

Rauh H. The meaning of risk and protective factors in infancy. European Journal of Education. 1989;4(2):161–173.

Ravens-Sieberer U, Wille N, Bettge S, Erhart M. Modul Psychische Gesundheit (Bella-Studie). Vortrag im Rahmen des Symposiums Studie zur Gesundheit von Kindern und Jugendlichen (KIGGS). in Deutschland: Erste Ergebnisse. Berlin, 25. September 2006.

Remschmidt MH. Child and adolescent psychiatry. Current needs and prospects. Bern: Hans Huber; 1989.

Resch F. Entwicklungspsychopathologie des Kindes- und Jugendalters. Weinheim: Beltz-PVU; 1996.

Roberts RE, Attkisson CC, Rosenblatt A. Prevalence of psychopathology among children and adolescents. American Journal of Psychiatry. 1998;155:715–725.

Rutter M. Studies of psychosocial risk: The power of longitudinal data. New York: Cambridge University Press; 1988.

Saß H, Wittchen HU, Zaudig M. Diagnostisches und Statistisches Manual psychischer Störungen, DSM-IV. Göttingen: Hogrefe; 1996.

Seiffge-Krenke I, Lohaus A. Stress und Stressbewältigung im Kindes- und Jugendalter. Göttingen: Hogrefe; 2007.

Sroufe LA, Rutter M. The domain of developmental psychopathology. Child Development. 1984;55(1):17–29.

Sroufe LA, Egeland B, Kreutzer T. The fate of early experience following developmental change: Longitudinal approaches to individual adaptation in childhood. Child Development. 1990;61:1363–1373.

Sroufe LA. Psychopathology as an outcome of development. Cambridge: University Press; 1997.

Sroufe LA, Rutter M. Developmental psychopathology: Concepts and challenges. Development and Psychopathology. 2000;12(3):265–296.

World Health Organization, ed. World Health Report 2001. Mental Health: New understanding, new hope. Genf: WHO; 2001.

Werner EE. Risk, resilience, and recovery: Perspectives from the Kauai longitudinal study. Development and Psychopathology. 1993;5:503–515.

Werner H. Comparative psychology of mental development. New York: International Universities Press; 1948.

Prüfungsfragen

1. Was sind die wesentlichen Ziele der Entwicklungspsychopathologie?
2. Welche Modelle psychopathologischer Entwicklung kennen Sie? Erläutern Sie eines davon ausführlich!
3. Stellen Sie die Unterschiede zwischen den Begriffen *Korrelat*, *Risikofaktor*, *Marker* und *kausaler Risikofaktor* differenziert dar.
4. Definieren Sie den Begriff *Schutzfaktoren/protektive Faktoren*.
5. Welche Phasen des Verlaufs psychischer Störungen werden von Baumann und Perrez unterschieden? Erläutern Sie diese!
6. Definieren Sie die Begriffe *Prävalenz* und *Inzidenz*, und beschreiben Sie den Zusammenhang zwischen beiden.
7. Von welchen Faktoren ist die Höhe der Prävalenz und der Inzidenz abhängig?
8. Warum unterscheiden sich wahre und administrative Prävalenzraten? Nennen Sie Störungsbilder, bei denen die Unterschiede groß bzw. klein sind!
9. Definieren Sie die Begriffe *relatives Risiko*, *Odds Ratio* und *populationsattributables Risiko*!
10. Welches sind die häufigsten Störungsbilder im Kindes- und Jugendalter?
11. Wie hoch ist die Stabilität psychischer Störungen im Kindes- und Jugendalter? Welche Störungen weisen die ungünstigsten Verläufe auf?
12. Erläutern Sie den Begriff der *Risikokumulation* anhand eines Beispiels!
13. Welche Störungen im Kindes- und Jugendalter treten häufig gemeinsam auf (Komorbidität)?
14. Beschreiben Sie den aktuellen Wissensstand hinsichtlich der Geschlechtsunterschiede psychischer Störungen im Kindes- und Jugendalter!
15. Beschreiben Sie die wichtigsten Erkenntnisse hinsichtlich der Altersunterschiede und der Häufigkeit psychischer Störungen im Kindes- und Jugendalter!

3 Probleme der diagnostischen Klassifikation im Kindes- und Jugendalter

M. H. Schmidt

Zur derzeitigen Situation

Die Argumente, die diagnostische Klassifikation von Störungen etikettiere Patienten, bedeute in jedem Falle Informationsverlust gegenüber der Vielfalt der psychopathologischen Phänomene und bestärke die Vorstellung von der Wirklichkeit künstlich geschaffener psychiatrischer Syndrome, die die Diskussion in den 60er- und 70er-Jahren beherrschten, sind heute weitgehend überwunden.

Seit Ende der 70er-Jahre hat die Klassifikation die klinische wie die wissenschaftliche Tätigkeit in der Kinder- und Jugendpsychiatrie nachhaltig positiv beeinflusst. Dabei wirkten mehrere Entwicklungen günstig zusammen: Der Schritt von ICD-8 nach ICD-9 brachte eine wesentliche *Differenzierung* auch kinder- und jugendpsychiatrischer Störungsbilder mit sich. Die von Rutter et al. 1969 erstmals vorgeschlagene *multiaxiale Klassifikation* war mit dem 5-axialen Schema im Wesentlichen anwendungsreif. Beide Schemata – ICD-9 und die 5-axiale Klassifikation – wurden *frühzeitig in deutschen Versionen* publiziert (Remschmidt u. Schmidt 1977).

Parallel verlief die *Ausarbeitung* des DSM-III über DSM-III-R und DSM-IV und DSM-IV-TR (deutsche Version von Saß et al. 2003) mittels zahlreicher Studien zur Abgrenzbarkeit und prädiktiven Validität diagnostischer Kriterien kinder- und jugendpsychiatrischer Störungen. Gleichzeitig erfolgte die *Weiterentwicklung* von ICD-9 zu ICD-10 (Schmidt 1987, Schmidt u. Moll 1992) und die *Erweiterung* des 5-axialen zu einem 6-axialen Schema.

Wesentliche Bedürfnisse der Klassifikation in der Kinder- und Jugendpsychiatrie waren damit gelöst, wenngleich die Klassifikation abnormer psychosozialer Umstände weiterhin Fragen offen lässt und die Differenzen über die Vorteile multipler Diagnosen gegenüber kombinierten Diagnosen, die ja auch DSM-IV und ICD-10 weiterhin trennen, nicht entschieden sind. Das hängt mit der Diskussion um unterscheidbare Formen von Komorbidität zusammen (Caron u. Rutter 1991).

Zumindest für klinische Belange und therapeutische Fragestellungen wird der Psychologe, der Kinder und Jugendliche untersucht und behandelt, dieses Schema übernehmen; ob er sich den gegenwärtig diskutierten Weiterungen im Hinblick auf Coping und Abwehrmechanismus anschließt, sei dahingestellt (Schulte-Markwort et al. 1998). Die Frage, ob Erweiterungen in den Bereich der Normvarianten hinein sinnvoll sind, d. h., ob solche Varianten hinreichend distinkt beschrieben werden können, kann hier außer Acht bleiben.

Dimensionale Diagnostik mag dem klinischen Psychologen aufgrund seiner Ausbildung näher liegen als dem eher nach kategorialer Zuordnung suchenden Psychiater, jedoch ist leicht erkennbar, dass das eine Vorgehen mehr *wissenschaftlichen* und das andere mehr *klinisch-praktischen* Erfordernissen nahe kommt. Selbst den genannten klinischen Fächern nahe stehende soziale Berufe müssen in Ermangelung anderer Systeme häufig auf Klassifikationen aus dem klinischen Bereich zurückgreifen, eben weil die Problemkonstellationen, mit denen sie befasst sind, ähnlich sind wie die, mit denen sich Kinder- und Jugendpsychiater oder klinische Psychologen beschäftigen; auch weil damit die Verständigung über klinische Sachverhalte erleichtert wird (Harnach-Beck 1995). Zu dem wesentlichen Ziel, Verständigung zu erleichtern, hat die multiaxiale Klassifikation für psychische Störungen bei Kindern und

Jugendlichen fraglos beigetragen (primäres Ziel einer solchen Klassifikation ist aber kein kommunikatives, sondern ist die Abgrenzung von Störungsbildern gegeneinander). Anders ist ihre weitgehende Einführung im deutschen Sprachraum nicht erklärbar.

Die Verständigung bezieht sich dabei auf das System gegeneinander abgrenzbarer Störungsbilder und deren diagnostischen Kriterien. Sie bezieht sich ausdrücklich nicht auf die Entstehung von Störungen, unterstellt aber spezifische Verläufe und hofft auf spezifische therapeutische Möglichkeiten für die beschriebenen Krankheitsklassen. In dieser *prognostischen Nutzbarkeit* liegt letztlich ihr klinischer Wert.

Ziele von Klassifikation und ihre Konsequenzen

Störungen oder Problemsituationen von Kindern und Jugendlichen zu erfassen, ist das *Ziel* von Klassifikationssystemen. Sie sollen klinisches Vorgehen und wissenschaftliche Verständigung und auch die Kommunikation zwischen diesen beiden Anwendungsbereichen erleichtern. Durch *Klassifikation* wird die Vielzahl klinischer Bilder auf eine überschaubare Menge typischer Symptomkonstellationen reduziert. *Kriterien* solcher Symptomkonstellationen sind durch ihre Zusammensetzung, ihre Entstehung – wenigstens aber ihre Vorgeschichte – ihren voraussehbaren Verlauf und ihre Behandelbarkeit, d.h. ihre Beeinflussbarkeit durch bestimmte therapeutische Vorgehensweisen, charakterisiert.

Notwendig ist dazu eine *Klassifikation*, die mehr auf Fakten als auf Konzepten beruht, wenngleich konzeptuelle Vorstellungen auch aus den heute gängigen, empirisch begründeten Klassifikationssystemen nicht völlig wegzudenken sind. Wesentliches Hintergrundkonzept heutiger Klassifikationssysteme ist aber, dass man aus gegenwärtigem Verhalten auf künftiges schließen kann. Das gilt nicht nur für die zeitliche Dauer einer Erkrankung, sondern auch für Wandlungen einer Störung im zeitlich weiträumigeren Verlauf der Entwicklung eines Kindes oder Jugendlichen. Klassifikation muss also den *Entwicklungsaspekt* berücksichtigen (Graham u. Skuse 1992). Diese Forderung erfüllt beispielsweise ICD-10 noch längst nicht vollständig; eklatantes Beispiel dafür ist, dass die in der Adoleszenz beginnenden Essstörungen nicht in die typischen Erkrankungen des Kindes- und Jugendalters eingeordnet wurden.

Dass Klassifikationssysteme zur Erfüllung dieses Ziels *reliabel* sein müssen, versteht sich von selbst, ebenso, dass sie – ähnlich wie andere Beurteilungsverfahren – *objektiv* zu sein haben. Beide Merkmale steigen mit operationalen Definitionen, die i.d.R. in *Glossaren* mitgeteilt werden. Die dort häufig vorgenommenen multiplen Qualifizierungen im Sinne polythetischer Konstrukte können allerdings Reliabilität auch beschränken. Bei der Diagnose von Persönlichkeitsstörungen gemäß ICD-10 (s.u.) wird beispielsweise i.d.R. das Zutreffen von drei aus sieben Kriterien verlangt, so dass zwei Patienten mit der gleichen Persönlichkeitsstörung zwei verschiedene, sich also nicht überschneidende Symptomstrukturen aufweisen können. Zur Reliabilität trägt bei, dass nach den gleichen, leicht beschaffbaren Informationen gesucht wird. Klassifikationssysteme müssen in diesem Sinne also auch *ökonomisch* sein.

Reliable Diagnosenklassen sind umso eher zu erreichen, je vollständiger das Feld der psychischen Störungen durch sie beschrieben wird. Dabei sollen Klassen von ähnlichem Differenzierungsgrad gebildet werden, die sich möglichst gegenseitig ausschließen. Das erfordert *logisch konsistente* Systeme.

In ihrer Feldstudie zur Übereinstimmungsreliabilität von ICD-10-Diagnosen erzielten Blanz und Schmidt (1994) für 4-stellig codierte psychiatrische Diagnosen eine Übereinstimmung mit einer vorgegebenen Standarddiagnose von 50,3%, für 3-stellig codierte eine von 60,6%; die Hinzunahme von Alternativdiagnosen erhöhte die Übereinstimmungsraten auf 57,9% bzw. 68,4%. Bei Orientierung an der von den meisten Ratern gewählten Diagnose (unabhängig von deren Zutreffen) wurden Übereinstimmungen von 60% für 4-stellig codierte und 71% für 3-stellig codierte ICD-10-Diagnosen erreicht. Das zeigt, dass die Rater ähnliche Entscheidungskriterien verwendeten und dass die Ausdifferenzierung der Diagnose i.d.R. mit differenzierteren Vorgaben mehr Einordnungsschwierigkeiten bringt. Maximale Übereinstimmung war bei monosymptomatischen Störungen zu erzielen wie z.B. dem elektiven Mutismus oder Ticstörungen. Schlechtere Übereinstimmungen wurden beispielsweise für Somatisierungsstörungen oder depressive Störungen erzielt, also für Diagnosenkategorien, die für das

Kindes- und Jugendalter nicht ausreichend spezifisch beschrieben sind, so dass die logische Konsistenz des Beurteilungssystems reduziert wird. Auch die Klassifikation psychischer Störungen bei Erwachsenen steht vor solchen Problemen, weil es Überlappungen zwischen unterschiedlichen psychischen Störungen ebenso gibt wie Übergänge zwischen Verhaltensweisen, die als psychische Störung oder als unauffällig eingeordnet werden. Außerdem ist das Symptomspektrum innerhalb einzelner Störungsklassen nicht uniform, sondern kann, wie unter dem Aspekt der Objektivität erörtert, recht heterogen sein.

Die bisher genannten Konsequenzen aus den Zielen von Klassifikationen sind Voraussetzung für die *Validität* diagnostischer Klassen. Während dimensionale Klassifikationssysteme (s. u.) dabei auf die sog. *Konstruktvalidität* zurückgreifen, indem sie angemessene statistische Kennwerte für empirisch abgeleitete Diagnosenklassen fordern, stützt sich der mit kategorialen Diagnosen arbeitende Kliniker für die Gültigkeit seiner Diagnosenklassen optimalerweise auf die *prädiktive Validität*, also auf die Voraussagekraft der gewählten Diagnose für den Verlauf einer beschriebenen Störung. Beispielsweise erhöht die Unterscheidung zwischen dissozialen Störungen mit und ohne soziale Bindungen (ICD-10, F 91.2 bzw. 91.1; Moffitt 1993) ebenso die Voraussagegenauigkeit für den Verlauf wie die Unterscheidung zwischen hyperkinetischen Störungen mit und ohne Störung des Sozialverhaltens (ICD-10, F 90.1 bzw. F 90.0; Mandel 1997).

Wie erwähnt sind die heute gängigen Klassifikationssysteme für psychische Störungen bei Kindern und Jugendlichen *mehrdimensional*; das trifft auch auf Klassifikationssysteme für Störungen Erwachsener zu. Sinn multiaxialer Klassifikationssysteme ist die möglichst vollständige Beschreibung des Störungsbildes einer Person mittels unterschiedlicher Beschreibungsdimensionen, so dass sich komplexe Begriffe, die etwa Art, Herleitung und Schweregrad einer Störung miteinander verbinden, erübrigen (z. B. die Diagnose einer „leichten erlebnisreaktiven Depression nach Trennung der Eltern"). Allein der Versuch einer ätiologischen Zuordnung kann bei einem solchen Vorgehen sowohl zufällig nebeneinander festgestellte als auch kausal miteinander verbundene Sachverhalte erfassen. Über Bedingungszusammenhänge ist aber i. d. R. wenig bekannt, so dass die multiaxiale Klassifikation eine Voraussetzung dafür ist, solche Zusammenhänge untersuchbar zu machen, indem etwa die Assoziationen zwischen bestimmten Störungsbildern und Umfeldfaktoren eines Kindes oder Jugendlichen geprüft werden. Es wird davon ausgegangen, dass die gewählten Dimensionen oder Achsen für ein Klassifikationssystem alle klinisch relevanten Informationen bereitstellen und so eine ausreichend erschöpfende Beschreibung des Zustandsbildes ermöglichen.

Derzeit benutzte multiaxiale kategoriale Klassifikationssysteme

Der Internationalen Klassifikation psychischer Störungen in ihrer zehnten Revision (ICD-10) der WHO (Dilling et al. 1993) folgt das *multiaxiale Klassifikationsschema für psychische Störungen des Kindes- und Jugendalters* in der 1994 herausgegebenen, dritten, revidierten Auflage (Remschmidt et al. 2001). Zur Beschreibung eines Störungsbildes gibt das Schema sechs Achsen vor:

- Achse 1: Klinisch psychiatrisches Syndrom
- Achse 2: Umschriebene Entwicklungsstörung
- Achse 3: Intelligenzniveau
- Achse 4: Körperliche Symptomatik
- Achse 5: Assoziierte aktuelle abnorme psychosoziale Umstände
- Achse 6: Globalbeurteilung der psychosozialen Anpassung.

Die in der 1. Achse enthaltenen Diagnosen entsprechen der mit dem Buchstaben F gekennzeichneten Sektion V des ICD-Schlüssels, ausgenommen Teile des Abschnitts F 8 und den Abschnitt F 7.

Aus dem Abschnitt F 8 werden die spezifischen Entwicklungsstörungen (umschriebene Entwicklungsstörungen gemäß F 80 bis F 83) der 2. Achse zugeordnet; die tiefgreifenden Entwicklungsstörungen gemäß F 84 wurden demgegenüber den psychiatrischen Syndromen zugeordnet, weil sie das gesamte Verhalten beeinflussende Entwicklungsstörungen darstellen.

Die Codierungen für Intelligenzminderungen finden sich – erweitert um Klassifikationen für durchschnittliche und höhere Intelligenz – auf der 3. Achse.

Auf der 4. Achse wird die ggf. vorliegende körperliche Symptomatik gemäß den Kategorien anderer Sektionen der ICD-10 klassifiziert, die zum Zeitpunkt der psychiatrischen Störung vorhanden sind. Auf die Klassifikation überstandener Störungen wird also ebenso verzichtet wie auf die Beschreibung vorübergegangener psychischer Störungen auf der 1. Achse. Für die Klassifikation ist, wie auf den Achsen 2 und 3, unerheblich, ob die vorhandenen somatischen Störungen mit der psychischen Störung als zusammenhängend angesehen werden oder nicht.

Auf der 5. Achse werden aktuelle – d. h. nicht länger als ein halbes Jahr zurückliegende – abnorme psychosoziale Umstände, also nicht sämtliche psychosozialen Umstände klassifiziert. Verzichtet wird damit auf frühere Belastungen. Auch hier ist für die Klassifikation der Zusammenhang mit der psychiatrischen Störung unerheblich. Die Reliabilität dieser Klassifikationen hat ähnliche Probleme wie die der 1. Achse, die unter anderem damit zusammenhängen, dass hier polythetische Konstrukte verwendet werden.

Die auf der 6. Achse vorgenommene Globalbeurteilung der psychosozialen Anpassung bezieht sich auf den Funktionszustand des Patienten zum Zeitpunkt der klinischen Untersuchung. Die Einschätzung soll das Funktionsniveau bzgl. der Beziehung zu Familienangehörigen, Gleichaltrigen und Erwachsenen außerhalb der Familie, die Bewältigung sozialer Situationen, vor allem lebenspraktische Fertigkeiten, die Anpassung in Schule und Beruf sowie bei den Interessen und Freizeitaktivitäten umfassen. Sie soll sich dabei auf den durch die Störung in den letzten drei Monaten erzeugten Zustand beziehen, bei akuten Störungen auch auf die letzten Tage oder Wochen vor der Untersuchung.

Erstmals 1997 hat die WHO eine *multiaxiale Klassifikation für den Gebrauch bei psychischen Störungen Erwachsener* vorgelegt (WHO 1997). Dieses System umfasst drei Achsen:

- Achse 1: Die klinische Diagnose
- Achse 2: Beeinträchtigung
- Achse 3: Kontextfaktoren.

Wie das multiaxiale System für Kinder und Jugendliche ist auch dieses System in Feldversuchen geprüft worden. Beurteilungen der Interrater-übereinstimmungen werden gemacht.

Die Diagnosen der psychiatrischen Syndrome auf Achse 1 richten sich nach den ICD-Ziffern des F-Kapitels der ICD-10, auf der gleichen Achse werden parallel vorhandene körperliche Erkrankungen und Symptome gemäß den Kapiteln A bis E und G bis Y klassifiziert. Grundsätzlich sind dabei in ICD-10 mehrere Diagnosen nebeneinander möglich. Die Hauptdiagnose wird den anderen vorangestellt. Die Auswahl weiterer psychiatrischer Diagnosen erfolgt hierarchisch dergestalt, dass die im F-Kapitel zuerst aufgeführten Diagnosen etwa eine psychische Störung bei einer hirnorganischen Erkrankung oder bei Substanzmissbrauch (F 0 bzw. F 1) vor affektiven Störungen (F 3), und diese wiederum vor Persönlichkeitsstörungen (F 6) genannt werden.

Die Klassifikation auf der 2. Achse folgt der ICIDH (International Classification of Impairments, Disabilities, and Handicaps; WHO 1980). Sie beschreibt Beeinträchtigung oder Verlustfunktion bzw. Behinderungen, die die Erfüllung alterstypischer Rollenerwartung nicht zulassen. Das geschieht für die Besorgung persönlicher Angelegenheiten wie Beschäftigung, Beziehung in Familie oder Haushalt und Funktionen in einem breiteren sozialen Kontext.

Da sowohl ICD-10 als auch DSM-IV (s. u.) wenig differenzierte Diagnosen für junge Kinder mitteilen, hat das National Center for Clinical Infant Programs die *„Zero-to-Three"-Klassifikation* für die Störungen 0–3-Jähriger entwickelt (National Center for Clinical Infant Programs 1994). Für die Klassifikation solcher Störungen sind fünf Achsen vorgesehen:

- Achse 1: Die Primärdiagnose (psychische Störung)
- Achse 2: Vorhandensein bzw. Art der Beziehungsstörung
- Achse 3: Körperliche und Entwicklungsstörungen bzw. -bedingungen
- Achse 4: Psychosoziale Stressoren
- Achse 5: Funktionsniveau der emotionalen Entwicklung.

Die primären Diagnosen beschreiben psychische Störungen wie Affektstörungen, Angststörungen, Fütterstörung usw. In ihrer Operationalisierung entsprechen diese den psychiatrischen Syndromen der o. g. Systeme.

Die 2. Achse beschreibt die Beziehungsqualität, ausgehend von der Vorstellung, dass die Beziehungen des jungen Kindes nicht nur Persönlichkeitsstrukturen und Abwehrmechanismen, sondern auch seine Erwartungen an andere bestimmen. Störungen junger Kinder existieren vorzugsweise im Kontext von Beziehungen, und in diesem Kontext gewinnen sie ihre Bedeutung, auf diesen Kontext bezieht sich häufig auch die Behandlung. Das Ausmaß der Intaktheit oder Störung von Beziehungen (Klassifikation auf Achse 2) ergibt sich aus der Anwendung der *Parent Infant Relationship Global Assessment Scale*, die analog der Achse 6 des o.g. multiaxialen Klassifikationsschemas für Kinder und Jugendliche aufgebaut ist. Hinzu tritt aber eine qualitative Charakterisierung der Beziehung als besonders eng oder locker, ängstlich-gespannt oder ärgerlich-feindselig, gemischt oder missbrauchend.

Achse 3 umfasst nicht nur körperliche Störungen oder Entwicklungsrückstände, sondern auch jenseits der Klassifikationssysteme für 0–3-Jährige definierte psychiatrische Diagnosen.

Auf Achse 4 werden psychosoziale Stressoren codiert, die entweder als vorwiegend akut oder vorwiegend überdauernd beschrieben werden. Sie sind aus einer Liste von 24 Beispielen auszuwählen bzw. zusätzlich zu benennen.

Die 5. Achse schließlich soll die Art beschreiben, in der ein Kleinkind seine Erfahrungen organisiert und in seiner Funktionsweise ausdrückt. Hier werden alters- bzw. entwicklungsbezogene Kategorien vorgegeben, beispielsweise das vor allem zwischen dem Alter von drei und sechs Monaten beobachtbare gegenseitige Engagement oder die Fähigkeit, komplexe „Als-ob-Spiele“ und symbolische Kommunikation durchzuführen, die im Alter von mehr als 42 Monaten erwartet wird. Die so angedeuteten Entwicklungsniveaus werden auf einer 5-stufigen Skala bzgl. ihrer Erreichung codiert.

ICD-10 legt zusätzlich zu den klinisch diagnostischen Leitlinien eine gesonderte Formulierung von *Forschungskriterien zum Kapitel F*, also zu den auf Achse 1 codierten psychischen Störungen vor, die engere Operationalisierungen als die klinischen Leitlinien enthalten, um möglichst enge und gleichartige Beschreibungen von Krankheitsbildern, die im Rahmen von Forschungsprojekten definiert werden, zu gewährleisten (Dilling et al. 1994).

Das *diagnostische und statistische Manual der Amerikanischen Gesellschaft für Psychiatrie* sieht für Kinder wie Erwachsene ein 5-axiales Schema vor:

- Achse 1: Klinische Syndrome und V-Codierungen
- Achse 2: Entwicklungs- und Persönlichkeitsstörung
- Achse 3: Körperliche Störung und Zustände
- Achse 4: Schweregrad psychosozialer Belastungsfaktoren
- Achse 5: Globale Beurteilung des psychosozialen Funktionsniveaus.

Bei Achse 1 werden die psychischen Störungen gemäß ICD-10 – ausgenommen Entwicklungs- und Persönlichkeitsstörungen – klassifiziert. Das geschieht unter Einschluss der Zustände des Abschnitts V, die nicht einer psychischen Störung zugeordnet werden können, aber Anlass zu Beobachtung oder Behandlung geben wie beispielsweise antisoziales Verhalten, Simulation oder Eltern-Kind-Probleme.

Achse 2 ist bei Kindern für umschriebene Entwicklungsstörungen und frühe Persönlichkeitsstörungen reserviert, bei älteren Jugendlichen und Erwachsenen für evtl. noch vorhandene Entwicklungsstörungen, vor allem aber für Persönlichkeitsstörungen, die also parallel zu den psychiatrischen Syndromen auf Achse 1 klassifiziert werden. DSM-IV erlaubt auf Achse 2 auch die Klassifikation spezifischer Persönlichkeitszüge oder bestimmter Abwehrmechanismen, ohne dass eine Persönlichkeitsstörung vorliegt, oder um die Diagnose einer Persönlichkeitsstörung zu ergänzen. Auf den beiden ersten Achsen sind Mehrfachdiagnosen möglich, die einer hierarchischen Ordnung folgen.

Auf der 3. Achse werden körperliche Störungen oder Zustände analog Achse 4 des multiaxialen Systems für Kinder- und Jugendliche beschrieben, unabhängig davon, ob sie für die psychische Störung von Bedeutung sind oder nicht.

Achse 4 fragt nach dem Schweregrad eines oder mehrerer psychosozialer Belastungsfaktoren, die im Jahr vor der Beurteilung entweder zum Ausbruch, zum Neuauftreten, zum Wiederauftreten einer früheren psychischen Störung oder zur Verschlimmerung einer bestehenden psychischen Störung beigetragen haben könnten. Hier wird also eine pathogenetische Verknüpfung vorausgesetzt. Unterschieden wird zwischen dem Überwiegen akuter Ereignisse und länger andauernder Lebensbedingungen, bei Kindern und Heranwachsenden also auch familiären Faktoren. Die Belastung wird auf einer Skala von 1 bis 6 klassifiziert.

Die 5. Achse ist der Globalbeurteilung des psychosozialen Funktionsniveaus vorbehalten. Auf einer Skala von 0–100 werden die psychosoziale und berufliche Leistungsfähigkeit des Patienten sowohl für den Zeitpunkt der Beurteilung als auch für den Zeitpunkt des höchsten sozialen Anpassungsniveaus vor der Erkrankung beurteilt.

Die *Unterschiede* zwischen DSM-IV und ICD-10 bestehen zum einen darin, dass der Krankheitsbegriff von DSM-IV Funktionsbeeinträchtigungen einschließt, während ICD-10 Funktionsbeeinträchtigungen und Störungsbild trennt und sich weitgehend auf die Abnormität von Verhaltensmustern (jenseits der Varianz der Norm) stützt. Der andere Unterschied ist die Nichtzulassung von Kombinationsdiagnosen bei DSM-IV (s. u.) zugunsten einer konsequenten aber auch exzessiven Beachtung des Komorbiditätsprinzips. Auf Operationalisierungsunterschiede bzgl. einzelner Störungen wird hier nicht weiter eingegangen.

Diagnostische Instrumente zur Klassifikation psychischer Störung im Kindes- und Jugendalter

Klassifikation muss ökonomisch im doppelten Sinne sein, sie muss sich auf erreichbare Informationen stützen und eine Balance zwischen wichtigen und nur durch unverhältnismäßig hohen Aufwand zu erhebenden – und deswegen i. d. R. lückenhaften – Daten schaffen. Andererseits garantiert Ökonomie im positiven Sinne eben die Sammlung der notwendigen Daten. Damit ist Klassifikation von den zur Verfügung stehenden *Informationsinstrumenten abhängig* (Overmeyer et al. 1993). Der Effekt der verwendeten Instrumente wiederum ist *informantenabhängig*.

Kinder und Jugendliche, ihre Eltern und ihre Lehrer machen für eine diagnostische Klassifikation unterschiedlich verwertbare Angaben. *Kinder* berichten i. d. R. zu wenig externalisierende Symptome, sie sind aber eine verlässliche Quelle für Angaben über ihre Befindlichkeit, die anderen Beobachtern häufig verschlossen sind. *Jugendliche* sind besser zur Information über externalisierende Symptome in der Lage als ihre Eltern, weil diesen teilweise Einblick in das Verhalten der Jugendlichen fehlt; das gilt auch für Angaben über Substanzgebrauch und Sexualverhalten. Bis auf die genannten Ausnahmen sind *Eltern* i. d. R. die besten Informanten. Im Alter von acht Jahren sind Kinder mit durchgehender Verlässlichkeit befragbar, sofern man bei ihnen kognitive Voraussetzungen für das Verständnis einschlägiger Fragen unterstellen kann. Ab dem Alter von zwölf Jahren sollten Diagnosen nicht allein auf die Angaben von Eltern gestützt werden. *Lehrer* überschätzen externalisierende Symptome und unterschätzen internalisierende. Bei der Verwertung von Informationen sind diese Informantenbesonderheiten zu berücksichtigen.

Für epidemiologische Studien stellt nach der Frage bzgl. des Vorliegens oder Nichtvorliegens einer behandlungsbedürftigen Störung (vgl. „Klassifikation und Falldefinition" weiter unten) die diagnostische Zuordnung das wichtigste Problem dar. Neben der Interviewerauswahl kommt deswegen der *Methodenauswahl* große Bedeutung zu, und mehrstufige Verfahren sind sicherer als lediglich auf Fragebogen gestützte. Da aber *Fragebogen* weitgehend, zumindest in einer ersten Untersuchungsstufe, zum Einsatz kommen, muss auf die *Geschlechtsabhängigkeit* von Prävalenzraten psychischer Störungen hingewiesen werden. Dementsprechend sind ggf. bestimmte Fragenkomplexe geschlechtsspezifisch zu erweitern, zumindest aber die Informationen für weibliche und männliche Probanden getrennt auszuwerten.

Auf den begrenzten Informationswert von *Fragebogenverfahren*, die kein Nachfragen erlauben, wird anhand der CBCL (Achenbach u. Edelbrock 1983) weiter unten (in „Komorbidität und dimensionale Diagnostik") eingegangen. Analoge Verfahren sind die *Revised Behavior Problem Checklist* (RBPC) von Quay und Peterson (1987) und die *Revised Ontario Child Health Study Scales* (OCHS, Boyle et al. 1993), die beide zu Operationalisierungen gemäß DSM-III-R führen. Bei Jugendlichen benutzt wurde auch die für Erwachsene entworfene *Symptom Check List* 90 R (SCL-90-R) von Derogatis (1977), die zu neun Syndromdiagnosen führt. Die *Revised Behavior Problem Check List* führt zu insgesamt acht Dimensionen, die *Ontario-Scales* decken häufige Syndrome ab. Sie wurden für epidemiologische Zwecke entwickelt. Sie ist bei sachgerechter Anwendung als Screeninginstrument oder zur ergänzenden Informationsabfrage neben einem mündlichen Interview anwendbar. Andere Fragebogen beziehen sich noch weniger als die hier genannten auf die Gesamtheit psychischer Störungen, sondern sind für Teilbereiche konzipiert und bleiben deswegen unerwähnt.

Strukturierte Interviews haben vor allem für Untersuchungen, die über das klinische Ziel einer Behandlung hinausgehen, Bedeutung, weil sie einheitlich ein festgelegtes Informationsspektrum absuchen. Auch nur *halbstrukturierte Interviews* führen i.d.R. zu einer relativ strengen Formalisierung des diagnostischen Prozesses anhand von Entscheidungsregeln und stützen sich häufig auf feste Algorithmen. Diese Algorithmen greifen nicht nur auf das Vorhandensein eines Symptoms und seiner Ausprägung zurück, sondern auch auf seine Bestehensdauer, prüfen auch den Ausschluss anderer Symptome bzw. Störungen und nähern sich damit Klassifikationssystemen wie DSM-IV, an deren Regeln angepasste Diagnosen sie liefern wollen. Zudem werden oft Zeiten, während derer ein Symptom aufgetreten sein muss, vorgegeben. Natürlich differiert die Extensität, mit der Symptome bzw. Symptombereiche abgefragt werden. Hier bestehen aber bei Interviews durch das Einbauen von Sprungmöglichkeiten wesentlich größere Anpassungsmöglichkeiten an das Symptomspektrum des Befragten als bei Fragebögen.

Der *Trainingsaufwand* für die Benutzung solcher Instrumente darf nicht unterschätzt werden, auch wenn einige von ihnen für den Gebrauch von Nichtpsychiatern in epidemiologischen Studien konzipiert wurden, so das *Diagnostic Interview for Children and Adolescents* von Herjanic und Campbell (1977) und die *Diagnostic Interview Schedule for Children* von Costello et al. (1987). Da gerade erfahrene Kliniker mit halbstrukturierten Interviews entsprechend ihrem Vorwissen flexibler umgehen, sind bei wissenschaftlichen Untersuchungen, die sich auf entsprechend erstellte Diagnosen stützen, Reliabilitätsprüfungen unerlässlich. Dennoch kann wegen der Möglichkeit des Nachfragens der Wert von Interviews gegenüber Fragebogenmethoden nicht hoch genug eingeschätzt werden. Deutsche Versionen bestehen von der *Diagnostic Interview Schedule for Children* (DISC) und vom *Composite International Diagnostic Interview* (CIDI), das um auf das Kindesalter bezogene Diagnosen erweitert wurde, vom *Structured Clinical Interview for* DSM-III-R (SCID) und von der Schedules for *Clinical Assessment in Neuropsychiatry* (SCAN). Für deutsche epidemiologische Studien entwickelt wurden das *Mannheimer Eltern Interview* (MEI, Esser et al. 1989).

Nicht alle Syndrome deckt das *Diagnostik-System für psychische Störungen im Kindes- und Jugendalter nach* ICD-10 *und* DSM-IV ab (Döpfner u. Lehmkuhl 1998), das eine kategoriale Klassifikation mit dimensionaler Beschreibung der untersuchten Störungen verbindet. Schmaler ist das Diagnosenspektrum, das das *Diagnostische Interview bei Psychischen Störungen für Kinder* abdeckt (Kinder-DIPS, Unnewehr et al. 1995). Die damit erhobenen Diagnosen können in ICD-10- und DSM-IV-Diagnosen überführt werden und bieten gleichzeitig klinisch relevante Informationen zur Therapieplanung, nämlich zu Entstehung und Verlauf der Symptomatik, zu Einflussfaktoren auf sie sowie Symptomeinschätzungsskalen. Dieses Interview ermöglicht die Diagnostik aktueller und früherer psychischer Störungen bei Kindern und Jugendlichen.

Komorbidität und dimensionale Diagnostik

DSM-IV und ICD-10 unterscheiden sich unter anderem dadurch, dass Erstere keine kombinierten Diagnosen zulässt, sondern die Aufzählung verschiedener Diagnosen nebeneinander verlangt, beispielsweise die Diagnose einer Aufmerksamkeitsstörung mit Hyperkinese und einer Störung des Sozialverhaltens. ICD-10 dagegen sieht neben einer reinen Aufmerksamkeits- und Hyperaktivitätsstörung eine kombinierte „hyperkinetische Störung des Sozialverhaltens" vor. Das beruht auf dem Befund, dass solche kombinierten Störungen ungünstiger verlaufen als einfache, ja sogar ungünstiger als alleinige Störungen des Sozialverhaltens (z.B. Mandel 1997). Die kombinierte Diagnose von ICD-10 geht davon aus, dass parallel bestehende Störungen überzufällig häufig auftreten, also häufiger sind, als es der Wahrscheinlichkeit des gemeinsamen Auftretens anhand der Basisraten der Einzelstörungen entspricht. Verschiedene *Mechanismen* für das Zustandekommen solch überzufälligen gemeinsamen Auftretens von Störungen sind beschrieben worden, nämlich:

- Bedingtheit zweier psychischer Störungen aufgrund einer Risikokonstellation, etwa Depressionen und Störungen des Sozialverhaltens auf der Basis vernachlässigender und inkonsistenter Erziehung.
- Beitrag einer Risikokonstellation zu zwei unterschiedlichen und jeweils noch anders bedingten Syndromen, d.h., eine Unreife des Zentralnervensystems begünstigt hyperkinetische Syndrome, und dissoziale Modelle in der Familie begünstigen Störungen des Sozialverhaltens, eine vernachlässigende und inkonsistente Erziehung trägt zu beiden Störungen bei, so dass sie mit

einer gewissen Wahrscheinlichkeit miteinander verbunden auftreten.
- Zwei häufig nebeneinander auftretende Risikokonstellationen, von denen eine zu zwei Störungsbildern beiträgt, erzeugen eine parallele Störung: Die Erfahrung traumatischer Lebensereignisse und Vermeidungsverhalten kommen gehäuft nebeneinander vor. Traumatische Lebensereignisse können Mutismus begünstigen, Vermeidungsverhalten ebenfalls; Vermeidungsverhalten begünstigt aber auch soziale Phobien, was das Nebeneinander von Mutismus und sozialen Phobien erklärt.
- Schließlich kann eine Störung mit einer gewissen Regelhaftigkeit eine andere nach sich ziehen: Übermäßig enge Bindungen begünstigen Trennungsangststörungen, Trennungsangststörungen führen zu Leistungsabfall, Leistungsabfall zieht Schulangst als spezifische Phobie nach sich.

Aus klinischen Populationen ist bekannt, dass etwa ein Drittel der Jugendlichen mit Störungen des Sozialverhaltens depressive Störungen aufweist. Dem entspricht die Diagnose einer Störung des Sozialverhaltens und der Emotionen (ICD-10, F 92). Bei Kindern mit hyperkinetischen Störungen werden bei 40% oppositionelle oder dissoziale Störungen gesehen, was zur Diagnose der hyperkinetischen Störung des Sozialverhaltens führte (ICD-10 F 90.1). Patienten mit Anorexia nervosa zeigen häufig parallel bestehende depressive Störungen. Naab (1995) hat in einer repräsentativen Stichprobe bei einem Viertel aller psychisch auffälligen Kinder das Bestehen zweier Diagnosen nachgewiesen, bei 5% das Vorkommen von drei Diagnosen. In Inanspruchnahmepopulationen haben etwa 58% eine Diagnose, 23% zwei und 19% drei oder mehr Diagnosen. Der Anteil komorbider Störungen wird künstlich erhöht, wenn man Störungen weitgehend differenziert oder Früh- und Spätmanifestation der gleichen Störung unterschiedliche Diagnosen zuschreibt. Das extensive Aufzählen unterschiedlicher Diagnosen nebeneinander berücksichtigt zudem die Bedeutung ihrer möglichen Verknüpfung für die Behandlung nicht. Umgekehrt ist die Hierarchisierung von Diagnosen – z.B. wenn eine Psychose diagnostiziert wird, kann nicht gleichzeitig eine Angststörung bestehen – geeignet, wirklich komorbide Störungen zu übersehen und wurde deswegen aufgegeben.

Diese Schwierigkeiten haben dazu geführt, kategoriale Diagnosen grundsätzlich in Frage zu stellen und *dimensionale Beschreibungen von Krankheitsbildern* zu bevorzugen. Das kann das Ausmaß von Hyperaktivität und gestörtem Sozialverhalten nebeneinander sein, das Ausmaß von Depressivität und Angst, das von Anorexie und Zwangsstörung und anderer vergleichbarer Erscheinungen. Dimensionale Diagnosen erlauben zudem eine engere Orientierung am beobachtbaren Symptom, dann nämlich, wenn Symptomausprägungen als Ausgangsbasis für Diagnosen benutzt werden. Fragebogenverfahren wie die *Child Behavior Check List* sind auf dieser Basis konstruiert. Etwa 100 Einzelsymptome werden – beim Kind/Jugendlichen bzw. seinen Eltern oder dem Lehrer – abgefragt.

Aufgrund der Korrelationen der Symptome miteinander werden *Syndromcluster* gebildet. Im Falle der CBCL sind es acht, nämlich sozialer Rückzug, körperliche Beschwerden, Angst/Depressivität, soziale Probleme, schizoid/zwanghaft, Aufmerksamkeitsstörung, delinquentes Verhalten, aggressives Verhalten. Mittels Faktorenanalyse lassen sich daraus Faktoren höherer Ordnung extrahieren, die teilweise der häufig gefundenen Dichotomie internalisierender und externalisierender Störungen entsprechen. Es ist leicht ersichtlich, dass entsprechende Syndromausprägungen quantifiziert werden müssen, will man nicht doch bei einer quasi kategorialen Diagnose enden, und dass damit ein derartiges diagnostisches Vorgehen in der Praxis kompliziert wird, während es für therapeutische Zwecke (Veränderungsbeurteilung von Symptomen unter Behandlung) und wissenschaftliche Zielsetzungen ausgesprochen reizvoll ist.

Auch hat die Suche nach überlappenden Syndromen zu vielfältigen Überlegungen Anlass gegeben. Rasmussen und Eisen (1992) haben auf das Syndromumfeld von Zwangsstörungen hingewiesen und in diesem Umfeld unter anderem Dysmorphophobie, Hypochondrie, paranoide Eifersucht, Tourette-Syndrom, Trichotillomanie, Impulskontrollstörungen und Essstörungen erkannt. Auf ein anderes Syndromspektrum, das er als impulsives Spektrum bezeichnet, hat Hollander (1998) aufmerksam gemacht. Er ordnet ihm unter anderem intermittierende explosive Störung, Kleptomanie, Pyromanie, pathologisches Spielen und Substanzmissbrauch zu. Von Frank et al. (1998) stammt das Spektrumsmodell für Befindensstörungen, dem Panik, Agoraphobie, Wahn, Bulimie, Anorexie und soziale Phobie zugeordnet werden, teilweise auch Trennungsangst. Davon zu unterscheiden sind Cluster, die entstehen, weil bestimmte Störungen im Laufe der individuellen Entwicklung sukzessiv zusätzlich auftreten, etwa nach hyperkinetischer Symptomatik eine Ticstörung und zusätzlich zu dieser eine Zwangsstörung. Solche Versuche geben zu interessanten Spekulationen Anlass und haben auch zur Hypothesenbildung in der ätiologischen Forschung beigetragen. In der Praxis ist der Wert solcher Ansätze begrenzt, weil die erhaltenen Cluster von den angewandten statistischen Prozeduren abhängen. Trotz einer Vielzahl abgefragter Symptome kommen die Symptome seltener Störungen in Fragebögen kaum vor, weswegen etwa autistische Syndrome nur mit geringem Sicherheitsgrad diagnostiziert werden können.

Angesichts der Probleme des kategorialen Ansatzes haben First et al. (2002) Überlegungen für die dimensionale Diagnose von Persönlichkeitsstörungen angestellt, da diese gerade im Stadium ihrer Entstehung in der Frühadoleszenz für Compliance und Behandlung relevant sein können.

Klassifikation und Falldefinition

DSM-III (1980) hat psychische Störungen dadurch definiert, dass sie auffallendes Verhalten oder ein Merkmalsmuster bei einer Person zeigen, die für diese Person unangenehm erlebte Symptome oder Leistungseinschränkungen in einem oder in mehreren Funktionsbereichen bedeuten. Heute wäre man geneigt, sogar statt eines „Oders" ein „Nebeneinander" von Symptomatik und Leistungseinschränkungen zu erwarten bzw. eine *Und-oder-Verbindung* zwischen den beiden vorzusehen. Auch bei ausgeprägter Symptomatik müssen psychische Störungen die Alltagsfunktionen des betroffenen Individuums bei Kindern und Jugendlichen, also Familie, Schule, Ausbildung, Freizeit und außerfamiliäre Beziehungen sowie eine altersentsprechende Autonomie nicht beeinträchtigen. Beispiel wäre eine ausgeprägte passagere Ticstörung. Wenig Funktionsbeeinträchtigungen sind auch von einem nächtlichen Einnässen zu erwarten. Umgekehrt kann sich eine soziale Phobie auf sehr viele Bereiche des täglichen Lebens erstrecken und die Funktionen eines Patienten weitgehend einschränken.

Um wenigstens auf die Notwendigkeit dieser Betrachtung hinzuweisen hat das DSM schon längere Zeit eine 5. Achse. Aus dem gleichen Grund wurde die multiaxiale Klassifikation psychischer Störungen für Kinder und Jugendliche 1993 um eine 6. Achse erweitert, die das Funktionsniveau beschreibt. Das kann für den Behandlungsbeginn geschehen; dann besteht die Möglichkeit, aus der Differenz zu einer zweiten Einschätzung bei Behandlungsende die Besserung des Funktionsniveaus abzuleiten. Andere beschreiben das vor der Erkrankung zuletzt erreichte Funktionsniveau; damit kann die bei optimalem Therapieerfolg erreichbare Situation charakterisiert werden.

Das Ausmaß solcher Funktionsbeeinträchtigungen bei auffälligen Kindern, deren Symptomspektrum *nicht zu einer kategorialen Diagnose* führte, haben Angold et al. (1999) untersucht. Von ihnen zeigten 9,4% beeinträchtigte Funktionen. Besonders häufig war diese Konstellation, wenn nicht näher spezifizierbare kategoriale Diagnosen in Frage gekommen wären. Ausgangspunkt der Studie war die Beobachtung, dass 50% der Inanspruchnehmer eines psychiatrischen Dienstes keine kategoriale Diagnose zugeordnet werden konnte. Als Hintergrund für diese Konstellation ist vorstellbar, dass schon gering ausgeprägte Symptome eine deutliche Alltagsbeeinträchtigung hervorrufen. Eine Erweiterung der Falldefinition um das Funktionsniveau gibt oft erst Auskunft über die Behandlungsbedürftigkeit einer Störung.

Die geringe Symptomatik kann auch dadurch von Bedeutung sein, dass sie *noch gering ausgeprägt* ist und im Laufe der weiteren Entwicklung *zunimmt*. Unter diesem Gesichtspunkt untersuchten Costello et al. (1999) die Entwicklung von Individuen im Jugendalter, die – unabhängig von der Funktionsbeeinträchtigung – zwar Symptome aufgewiesen hatten, deren Ausprägung aber für eine kategoriale Diagnose nicht genügte. Die Autoren fanden fünf bis sieben Jahre nach der Erstuntersuchung eine beachtenswerte Kontinuität in der Psychopathologie der Betroffenen, insbesondere wenn gleichzeitig eine Funktionsbeeinträchtigung diagnostiziert worden war. Dieser Effekt kann durch das Klassifikationssystem, aber auch durch die mangelnde Qualifikation der Interviewer bedingt sein. Darauf, dass Ersteres zutrifft, verweisen zwei Umstände: Ernstere emotionale Störungen nach vorher unterschwelligen Symptomen kamen besonders bei jenen Patienten vor, die schon im Kindesalter unter einer Funktionsbeeinträchtigung litten. Außerdem waren die späten emotionalen Störungen bei jenen Kindern, die schon vorher überschwellige Werte, also DSM-Diagnosen, aufgewiesen hatten, von der Höhe der Ausgangssymptomatik abhängig. Die Behandlung solcher unterschwelliger Symptome ist präventiv wirksam, wie verschiedene Untersuchungen zeigen, die sich mit der Frühidentifikation von Störungssymptomen befassen (z.B. Ihle u. Herrle 2003).

Jensen und Watanabe (1999) weisen in einem anderen Zusammenhang darauf hin, dass Patienten mit Symptomspektren, die für eine kategoriale Diagnose *nicht ausreichen*, sogar einzelne *sehr hohe Symptomwerte* aufweisen können. In einer entsprechenden Untersuchung mit der CBCL kamen sie zu dem Schluss, dass Kinder oder Jugendliche mit ausgeprägten Symptomen, aber ohne kategoriale Diagnose, nicht als falsch positiv identifiziert bezeichnet werden sollten, sondern dass vielmehr der Bedeutung unterschiedlicher Informationsquellen nachgegangen werden müsste.

Die Beurteilung von Symptomausprägungen kann mit *diagnostischen Gewohnheiten* zusammenhängen. Transkulturelle Studien belegen die unterschiedliche Bewertung einzelner Symptome durch Diagnostiker anhand unterschiedlicher Prävalenzziffern für hyperkinetische Störungen, unabhängig davon, wie störend Steuerungsdefizite von Kindern in unterschiedlichen Gesellschaften erlebt werden. Die Diagnosenreliabilität in einem Internationalen Klassifikationssystem hängt davon ab, will man nicht – wie Jensen et al. (2006) vorgeschlagen haben – kulturspezifische Operationalisierungen einführen. Bedeutsam sind solche Phänomene im nationalen Rahmen bei der Beurteilung der Psychopathologie von ausländischen Kindern und Jugendlichen, erst recht im Rahmen forensischer Diagnostik.

Stadienspezifische Klassifikation

Heutige Klassifikationssysteme nehmen teilweise auf Erkrankungen mit *phasen- oder schubweisem Verlauf* Rücksicht. So kann bei schizophrenen Erkrankungen in ICD-10 etwa ein stabiles Residuum, ein episodisch remittierender Verlauf oder eine unvollständige, bzw. vollständige Remission, auch eine postschizophrene Depression, diagnostiziert werden. Bei bipolaren affektiven Störungen kann eine gegenwärtige manische oder depressive Episode codiert werden. Auch bei rezidivierenden depressiven Störungen ist die Angabe der gegenwärtigen Episode oder der Remission möglich. Das ist sinnvoll, da nicht in allen Stadien einer Erkrankung die gleiche Behandlung optimal ist.

Psychiatrische Diagnosen beziehen sich überwiegend dort auf Krankheitsstadien, wo sich im Rahmen chronischer Verläufe *typische Verlaufsgestalten* abzeichnen. Oft zeigt der Blick auch auf die ambulante ärztliche oder psychotherapeutische Tätigkeit erst die volle Breite von Verlaufsstadien. Dabei begegnet der Kliniker frühen Stadien etwa von Mutismus, Zwangsstörung oder Tourette-Syndrom, die für das Verständnis der Entwicklung der Störung bedeutsam sind, in seiner Arbeit kaum. Besonders gering ausgeprägt ist das Denken in Krankheitsstadien bei Störungsbildern, die vorzugsweise als psychogene Störungen angesehen werden und eine hauptsächlich psychische Symptomatik haben; ihre etwaigen körperlichen Symptome werden lediglich als Komplikation oder Folgesymptomatik aufgefasst.

Beispielhaft dafür sind die Essstörungen. Schon in der Krankheitsdefinition der Anorexia nervosa ist neben den Kernsymptomen von Gewichtsverlust und Gewichtsphobie die Störung der Hypothalamus-Hypophysen-Gonadenachse genannt. Sie wird als Sekundärsymptomatik angesehen, und mit ihrer Rückbildung bei erfolgreicher Psychotherapie wird gerechnet. Je ausgeprägter aber eine Essstörung ist, umso weniger ist diese Betrachtung zutreffend. Sie entstammt dem Verständnis der Anorexia nervosa als einer in allen Stadien psychogenen und insoweit reversiblen Störung. Übersehen wird dabei, dass die anfängliche Gewichtsphobie zunehmend in eine Essstörung und diese im weiteren Verlauf in eine Gewichtsregulationsstörung übergeht. Die Krankheit wird autonom, und bei ihrem weiteren Fortschreiten werden als gemeinsame Endstrecke häufig Depressionen gesehen, die mit hochgradigen Einengungen des Denkens und bestimmten zerebralen Begleiterscheinungen einhergehen. Solche Komplikationen bilden sich mit der Gewichtssteigerung nur verzögert und keineswegs automatisch zurück. Die heutige Behandlung der Anorexia nervosa ist diesem Stadienverlauf angepasst. Sie beginnt mit der Psychotherapie der Selbstwertproblematik, konzentriert sich dann mittels Verhaltenstherapie auf die Essstörung, später auf die diätetische und ggf. psychopharmakologische Behandlung der Gewichtsregulationsstörung.

Stadienspezifische Betrachtung von Störungen ist also behandlungsrelevant. Für die Entwicklung mutistischer Störung oder sozialer Phobien, von Zwangserkrankungen, Bulimien, hyperkinetischen Störungen oder Schlafstörungen ließen sich ähnliche Verläufe zeichnen. Besseres Verständnis der Krankheitsentwicklung führt i. d. R. auch zu gezielteren Interventionen. Nicht selten fällt im Zuge der Kindheits- und Adoleszenzentwicklung das Auftreten spezifischer Stadien einer Störung mit deren Entwicklung über verschiedene Altersstufen zusammen, so dass sich Stadien- und Altersspezifität überlappen. Als Beispiel sei das Vorkommen hyperkinetischer Störungen im Vorfeld vieler chronisch motorischer Ticstörungen genannt, zu denen sich im weiteren Alter Symptome einer Zwangsstörung einstellen können. Bei einer solchen Betrachtung überlappen sich die Entwicklung von Störungen mit der Altersspezifität bestimmter Phänomene.

Wegen dieser *sukzessiven oder vertikalen Komorbidität* lehnen Jensen et al. die Anwendung des Komorbiditätsprinzips des DSM auf Kinder und Jugendliche ab. Ein Grund für die *Sonderstellung* der Diagnosen psychischer Störungen im Kindes- und Jugendalter ist, dass verschiedene Störungen offensichtlich früher beginnen als aus retrospektiven Untersuchungen abzuleiten ist (Lewinsohn et al. 2000, Pine et al. 1998).

Optionen für die Weiterentwicklung der Klassifikationssysteme

In den Vorbereitungen für DSM-V und ICD-11, die eine weitere Annäherung bringen sollen, haben Kupfer et al. (2002) sowie Jensen et al. (2006) unterschiedlich radikale Vorschläge gemacht. Alle im Kindes- und Jugendalter beginnenden Störungen sollen möglichst *in einheitlichen Abschnitten* des Kapitels F der ICD-10 zusammengeführt werden. Ein weiteres dringliches Anliegen ist die *Einbeziehung von psychischen Störungen des Vorschulalters* (Pine et al. 2002). Dafür verweist er auf die Zero-to-Three-Klassifikation (s. o.) und die *Primary Care Child and Adolescent Version* des DSM (Wolraich et al. 1996). Die Autoren verweisen außerdem auf die Notwendigkeit der *Klassifikation subklinischer Zustände* oder *Frühformen psychischer Störungen* bei Kindern und Jugendlichen, mit deren Hilfe Präventionsprogramme in Gang gebracht werden.

First et al. (2002) begründen, warum *Beziehungsstörungen* nicht nur als soziale Belastungen gemäß der Achse IV des DSM oder Achse V der Multiaxialen Klassifikation psychischer Störungen von Kindern und Jugendlichen nach ICD betrachtet, sondern als Störungen eigener Art auf der ersten Achse klassifizierbar sein sollen. Sie begründen das mit den häufigen psychischen Folgeschäden, typischen Komorbiditäten, einer genetischen Komponente und der Persistenz solcher Störungen, der Möglichkeit der Diagnostik auch von Frühsymptomen und nachweisbarer Therapie- und Präventionsmöglichkeiten. Sie nennen als Beispiele Kindesmisshandlung, Fütterstörungen im frühen Kindesalter und bestimmte Formen der Störung des Sozialverhaltens. Remschmidt und Schmidt (2001) haben eine solche Kategorie entwicklungsabhängiger Interaktionsstörungen vorgeschlagen, unter der im Lehrbuch von Blanz et al. (2006) außerdem induzierte Schlafstörungen, reaktive Bindungsstörungen, Geschwisterrivalität, Trennungsangststörung, das Münchhausen-Stellvertreter-Syndrom, induzierter Wahn und schulbezogene Angststörungen aufgenommen worden sind. Solche Störungen sind durch die Asymmetrie der Beziehung von Minderjährigen zu Erwachsenen gekennzeichnet, manifestieren sich im Zusammenhang mit gesellschaftlich vorgegebenen Entwicklungsaufgaben (wobei pathogenes Verhalten Erwachsener beteiligt sein kann) und erfordern Interventionen bei allen Beteiligten.

Die Ergebnisse neurowissenschaftlicher Forschung ermuntern außerdem zur *Suche nach Endophänotypen*, bei denen bei gleicher Symptomatik unterschiedliche genetische Bedingungen und Genexpressionen zu typischen neurophysiologischen oder neuropsychologischen Mustern führen, die bestimmten psychopathologischen Bildern unterlegt sind. Rein phänomenologisch definierte Krankheitsbilder wie die Aktivitäts- und Aufmerksamkeitsstörungen dürften sich auf diese Weise aufgliedern lassen. Bei vorhandener therapeutischer Relevanz ist das wünschenswert. Wegen der Multikausalität psychischer Störungen werden solche Befunde deskriptiv orientierte Klassifikationsansätze nicht verdrängen. Die Einführung zusätzlicher Codierungspositionen für biologische Befunde wird aber bei einer der künftigen Revisionen der Klassifikationssysteme notwendig werden.

Zusammenfassung

Multiaxiale Klassifikation psychischer Störungen von Kindern und Jugendlichen hat sich in den meisten Berufsgruppen durchgesetzt. Sie erfolgt für klinische Zwecke vorzugsweise kategorial nach ICD-10 oder DSM-IV, für jüngere Kinder nach der Zero-to-Three-Klassifikation. Für wissenschaftliche Zwecke erfolgt sie teilweise dimensional. Symptomprofil, Entstehung, Behandelbarkeit und Verlauf sind Klassifikationskriterien, letztere auch bzgl. der längerfristigen Entwicklung. Objektivität, Reliabilität, logische Konsistenz, Validität und Ökonomie sind dabei zu gewährleisten. Klassifikationsurteile sind abhängig von Informanten, der Art (Interview oder Fragebogen) und Spezifität der verwendeten Instrumente und dem Übungsgrad der Untersuchergruppe. Gängige Klassifikationsschemata unterscheiden sich besonders hinsichtlich Altersfenster, Umgang mit Komorbidität und Subgliederungsgrad der Diagnosen.

Die Validität von Diagnosen hängt vor allem von der angewendeten Falldefinition ab: Symptome müssen nicht unbedingt Funktionseinschränkungen nach sich ziehen, nicht diagnosenrelevante Symptome können auch bei funktionsbeeinträchtigten Patienten vorkommen, die psychiatrische Dienste berechtigterweise in Anspruch nehmen. Das zwingt zur Berücksichtigung sowohl von Symptomen unterhalb der Diagnosenschwelle als auch zur Einbeziehung des Funktionsniveaus in die Klassifikation. Künftige Aufgaben der Klassifikationsentwicklung ist die Berücksichtigung des – durchaus behandlungsrelevanten – jeweiligen Stadiums einer Erkrankung, die Frage der Einbeziehung protektiver oder kompensatorischer Bedingungen und von Coping- und Abwehrmechanismen und schließlich die Verbesserung der dimensionalen Diagnostik auf der Basis des Studiums überlappender Syndrome.

Literatur

Achenbach TM, Edelbrock C. Manual for the Child Behavior Checklist and Revised Child Behavior Profile. Burlington: University of Vermont Department of Psychiatry; 1983.

American Psychiatric Association. Diagnostic and statistical manual of mental disorders, DSM-III. 3 rd ed. Washington DC: American Psychiatric Association; 1980.

American Psychiatric Association. Diagnostic and statistical manual of mental disorders, DSM-IV. 4 th ed. Washington: American Psychiatric Association; 1994.

Angold A, Costello EJ, Farmer EMZ, Burns BJ, Erkanli A. Impaired but undiagnosed. J Am Acad Child Adolesc Psychiatry. 1999;38(2):129–37.

Blanz B, Schmidt MH. Ergebnisse der Mannheimer ICD-10-Feldstudie. In: Dilling H, Schulte-Markwort E, Freyberger HJ, eds. Von der ICD-9 zur ICD-10. Bern: Huber; 1994.

Blanz B, Remschmidt H, Schmidt MH, Warnke A. Psychische Störungen im Kindes- und Jugendalter. Stuttgart: Schattauer; 2006.

Boyle MH, Offord DR, Racine Y, Fleming JE, Szatmari P, Sandford M. Evaluation of the Revised Ontario Child Health Study Scales. Child Psychol Psychiat. 1993;34:189–213.

Caron C, Rutter M. Comorbidity in child psychopathology. Concepts, issues and research strategies. J Child Psychol Psychiatry. 1991;32(7):1036–80.

Costello EJ, Edelbrock C, Dulcan MK, Kalas R, Klaric S. The Diagnostic Interview Schedule for Children (DISC). Pittsburgh: University of Pittsburgh; 1987.

Costello EJ, Angold A, Keeler GP. Adolescent outcomes of childhood disorders: The consequences of severity and impairment. J Am Acad Child Adolesc Psychiatry. 1999;38(2):121–8.

Derogatis LR. The SCL-90 Manual. Baltimore: Johns-Hopkins University School of Medicine; 1977.

Dilling H, Mombour W, Schmidt MH. Internationale Klassifikation psychischer Störungen. ICD-10, Kapitel V (F). Klinisch-diagnostische Leitlinien. 2. Aufl. Bern: Huber; 1993.

Dilling H, Mombour W, Schmidt MH, Schulte-Markwort E. Internationale Klassifikation psychischer Störungen. ICD-10, Kapitel V (F). Forschungskriterien. Bern: Huber; 1994.

Döpfner M, Lehmkuhl G. Diagnostik-System für Psychische Störungen im Kindes- und Jugendalter nach ICD-10 und DSM-IV. Bern: Huber; 1998.

Esser G, Blanz B, Geisel B, Laucht M. Mannheimer Elterninterview – Strukturiertes Interview zur Erfassung von kinderpsychiatrischen Auffälligkeiten. Weinheim: Beltz; 1989.

First MB, Bell CC, Cuthbert B, Krystal JH, Malison R, Offord DR, Reiss D, Tracie Shea M, Widinger T, Wisner KL. Personality disorders and relational disorders: A research agenda for addressing crucial gaps in DSM. In: Kupfer DJ, First MB, Regier DA, eds. A research agenda for DSM-V. Washington D.C.: American Psychiatric Association; 2002:123–199.

Frank E, Cassano GB, Shear MK, Rotondo A, Dell'Osso L, Mauri M, Maser J, Grochocinski V. The Spectrum Model: A more coherent approach to the complexity of psychiatric symptomatology. CNS Spectrums. Int J Neuropsychiatric Med. 1998;3:4.

Graham P, Skuse D. The developmental perspective in classification. In: Remschmidt H, Schmidt MH, eds. Developmental Psychology, 1–6. Toronto: Hogrefe and Huber Publishers; 1992.

Harnach-Beck V. Psychosoziale Diagnostik in der Jugendhilfe. Weinheim: Juventa; 1995.

Herjanic B, Campbell W. Differentiating psychiatrically disturbed children on the basis of a structured interview. J Abnorm Child Psychol. 1977;5:127–34.

Hollander E. Redefining the spectrum approach. CNS Spectrums. Int J Neuropsychiatric Med. 1998;3:4.

Ihle W, Herrle J: Stimmungsprobleme bewältigen. Tübingen: DGVT; 2003.

Jensen PS, Watanabe H. Sherlock Holmes and child psychopathology assessment approaches: The case of the false-positive. J Am Acad Child Adolesc Psychiatry. 1999;38:138–46.

Jensen PS, Knapp P, Mrazek DA. Toward a new diagnostic system for child psychopathology. Moving beyond the DSM. New York: The Guilford Press; 2006.

Kupfer DJ, First MB, Regier DA, eds. A research agenda for DSM-V. Washington D.C.: American Psychiatric Association; 2002.

Lewinsohn PM, Rohde P, Seely JR: Natural course of adolescent major depressive disorder in a community sample: Predictors of recurrence in young adults. Am J Psychiatry. 2000;157:1584–91.

Mandel HP. Conduct disorder and underachievement. Risk factors, assessment, treatment, and prevention. New York, Chichester: John Wiley and Sons; 1997.

Moffitt TE. Adolescence-limited and life-course-persistent, antisocial behavior: A developmental taxonomy. Psychol Rev. 1993;4:674–701.

Naab S. Komorbidität kinder- und jugendpsychiatrischer Störungen. Ein Vergleich des Ausmaßes von Überschneidungen kinder- und jugendpsychiatrischer Störungen innerhalb einer Bevölkerungsstichprobe und einer Inanspruchnahmepopulation von Kindern und Jugendlichen [Dissertation]. Heidelberg: Universität Heidelberg; 1995.

National Center for Clinical Infant Programs: Zero-to-Three/0–3. Diagnostic Classification of Mental Health and Developmental Disorders of Infancy and Early Childhood. Arlington: National Center for Clinical Infant Programs; 1994.

National Center for Clinical Infant Programs: Zero-to-Three/0–3. Diagnostic Classification of Mental Health and Developmental Disorders of Infancy and Early Childhood. Arlington: National Center for Clinical Infant Programs; 1994 (deutsch: Diagnostische Klassifikation: 0–3. Seelische Gesundheit und entwicklungsbedingte Störungen bei Säuglingen und Kleinkindern. Wien: Springer; 1999).

Overmeyer S, Blanz B, Schmidt MH. Die Diagnostik belastender Lebensereignisse in der klinischen Routine mittels eines (halb-) standardisierten Interviews. Z Kinder Jugendpsychiatr Psychother. 1993;21:5–13.

Pine DS, Cohen P, Gurley D. The risk for early adulthood anxiety and depressive disorders in adolescents with anxiety and depressive disorders. Arch Gen Psychiatry. 1998;55:56–66.

Pine DS, Alegria M, Cook jr EH, Costello EJ, Dahl RE, Koretz D, Merikangas KR, Reiss AL, Vitiello B: Advances in developmental science and DSM-V. In: Kupfer DJ, First MB, Regier DA, eds. Research agenda for DSM-V. Washington D.C.: American Psychiatric Association; 2002:85–122.

Quay HC, Peterson DR. Manual for the Revised Behavior Problem Checklist. Miami: Authors; 1987.

Rasmussen SA, Eisen JL. The epidemiology and differential diagnosis of obsessive compulsive disorder. J Clin Psychiatry. 1992;53:suppl. 4–10.

Remschmidt H, Schmidt M. Multiaxiales Klassifikationsschema für psychiatrische Erkrankungen im Kindes- und Jugendalter nach Rutter, Shaffer und Sturge. Bern: Huber; 1977.

Remschmidt H, Schmidt MH, Poustka F, Hrsg. Multiaxiales Klassifikationsschema für psychische Störungen des Kindes- und Jugendalters nach ICD-10 der WHO. 4. Aufl. Bern: Huber; 2001.

Rutter M, Shaffer D, Shepherd M. A tri-axial classification of mental disorders in childhood. J Child Psychol Psychiatry. 1969;10:41–61.

Saß H, Wittchen H-U, Zaudig M. Diagnostisches und statistisches Manual psychischer Störungen DSM-IV, Göttingen: Hogrefe; 1998.

Saß H, Wittchen H-U, Zaudig M, Houben I. Diagnostisches und statistisches Manual psychischer Störungen – Textrevision (DSM-IV-TR) (dt. Bearbeitung). Göttingen: Hogrefe; 2003.

Schmidt MH. Klassifikation kinder- und jugendpsychiatrischer Störungsbilder in der ICD-10 – Zum Stand der Diskussion. Z Kinder Jugendpsychiatr Psychother. 1987:15;208–23.

Schmidt MH, Moll GH. Differenzen in der Klassifikation psychiatrischer und kinderpsychiatrischer Störungen nach ICD-10 und DSM-III-R. Z Kinder Jugendpsychiatr Psychother. 1992;20:266–72.

Schulte-Markwort M, Wilke O, Janssen PL. Wie ist psychodynamische Diagnostik im Kindes- und Jugendalter operationalisierbar? Z Kinder Jugendpsychiatr Psychother. 1998;26:211–20.

Unnewehr S. Diagnostik psychischer Störungen bei Kindern und Jugendlichen mit Hilfe strukturierter Interviews. Z Kinder Jugendpsychiatr Psychother. 1995;23:121–32.

Wolraich ML: Diagnostic and Statistical Manual for Primary Care (DSM-PC) – Child and Adolescent Version: Design, intent, and hopes for the future. J Dev Behav Pediatr. 1997;18(3):171–2.

World Health Organization. International Classification of Impairments, Disabilities, and Handicaps. Geneva: WHO; 1980.

World Health Organization. Multiaxial Presentation of the ICD-10 for Use in Adult Psychiatry. Cambridge: University Press; 1997.

Prüfungsfragen

1. Was erfassen die sechs Achsen der „Multiaxialen Klassifikation des Kindes- und Jugendalters“?
2. Welches ist derzeit die schwächste Achse dieser Klassifikation?
3. Welche zusätzliche Achse hält die Klassifikation Zero-to-Three zur Beschreibung der psychischen Störung sehr junger Kinder bereit?
4. Warum ist die Beschreibung des Funktionsniveaus bei der Klassifikation psychischer Störungen unter Umständen entscheidend?
5. Unter welchen Umständen liefern Fragebogen in der psychiatrischen Klassifikation die unsichersten Urteile?
6. Von welchen beiden Faktoren hängt die Qualität der aus psychiatrischen Interviews abgeleiteten Diagnose ab?
7. Nennen Sie zwei wichtige Beispiele kombinierter Diagnosen nach ICD-10!
8. Was bedeutet „stadiengerechte Klassifikation psychischer Störungen“?
9. Wie beschreiben gängige Klassifikationssysteme Coping- und Abwehrmechanismen?
10. Welchen Kriterien sollten Krankheitsdiagnosen idealerweise entsprechen?
11. Was bedeutet „logische Konsistenz des Klassifikationssystems“?
12. Welche psychisch gestörten Kinder und Jugendlichen sind zur Erfüllung alterstypischer Entwicklungsaufgaben am besten befähigt?

II Klinische Diagnostik

4 Multimethodale Diagnostik

G. Esser

Im Kindes- und Jugendalter umfasst das diagnostische Vorgehen im Vergleich zum Erwachsenenalter eine ungleich *größere Zahl von Schritten*, die von der Anmeldung des Kindes oder Jugendlichen durch seine Eltern unter Einbezug weiterer wichtiger Bezugspersonen (z.B. der Lehrer) bis zur Therapieplanung reichen.

Im Einzelnen sind in Anlehnung an Cantwell (1988) folgende Fragen durch das *diagnostische Prozedere* zu beantworten:

- Hat das Kind bzw. der Jugendliche eine psychische Störung?
- Welche Diagnose ist ggf. zu stellen?
- Welche intrapsychischen, familiären, soziokulturellen und biologischen Faktoren sind an der Entstehung der Störung in welchem Ausmaß beteiligt?
- Welche Faktoren halten die Störung aufrecht?
- Über welche Kompetenzen (protektive Faktoren, Stärken) verfügen das Kind und seine Familie?
- Wie ist die Prognose der kindlichen Störung ohne Intervention bzw. Therapie zu beurteilen?
- Ist eine Intervention bzw. Therapie notwendig?
- Welche Intervention bzw. Therapie ist in diesem Fall am effektivsten?

Der diagnostische Prozess ist als *hypothesenprüfendes Verfahren* zu beschreiben. Dies gilt für die diagnostische Einordnung des Problemverhaltens genauso wie für seine Ätiologie und die aufrechterhaltenden Bedingungen. Besonderes Gewicht wird auf den Vorstellungsgrund gelegt. Aus epidemiologischen Untersuchungen (Costello 1989, Esser et al. 1986, Rutter et al. 1970) ist bekannt, dass nur ein Bruchteil der psychisch auffälligen Kinder einem Psychologen oder Psychiater vorgestellt wird.

Am Anfang steht die Identifikation eines kindlichen Verhaltens als Problem durch die Eltern oder andere Bezugspersonen. Dabei sind es meist einzelne markante Ereignisse (z.B. ein Suizidversuch, Weglaufen von zu Hause, das Unterschreiten eines bestimmten Gewichts, die Verletzung eines Kameraden, ein Diebstahl), die die Schwelle zur subjektiven Auffälligkeit markieren. In den meisten Fällen besteht das Problemverhalten jedoch schon sehr viel länger. Ein wesentlicher, die Vorstellung beeinflussender Faktor ist die Einstellung der Familie zu psychologischer Beratung und Behandlung. Nicht selten bestehen in der Familie diesbezüglich unterschiedliche Einstellungen, vor allem Väter zeigen hier stärkere Vorbehalte. Vor eine schwierige Situation wird der Diagnostiker gestellt, wenn mit der Inanspruchnahme psychologischer Diagnostik und Behandlung das Ziel verfolgt wird, einen Sorgerechtsprozess zu beeinflussen oder den Jugendlichen vor einer Strafverfolgung oder Ausschulung zu bewahren. In diesem Zusammenhang wurde die Vorstellung des Kindes oder Jugendlichen nicht selten von außen angeregt, was die Behandlungsmotivation der Familie in Frage stellen kann. In jedem Fall muss sich der Behandler über den sozialen Kontext der Vorstellung Klarheit verschaffen, die Frage beantworten: Wer leidet warum und warum gerade jetzt unter dem Problemverhalten des Kindes?

Voraussetzung für eine korrekte Beurteilung kindlichen Problemverhaltens sind *fundierte Kenntnisse* des Diagnostikers auf dem Gebiet der Entwicklungspsychologie (Cox 1994). Das gleiche Verhalten (z.B. motorische Unruhe, Trennungsangst, Einnässen) hat in Abhängigkeit vom Alter des Kindes eine völlig unterschiedliche Bedeutung. Dies gilt sowohl für die aktuelle Problematik als auch für die Beurteilung ihres Entstehungszeitpunkts und früherer Auffälligkeiten.

Erst das präzise Wissen über die normale Entwicklung ermöglicht eine Abgrenzung gegen klinisch relevante Störungen (Rutter 1989). Für die Einschätzung von belastenden Lebensereignissen ist nach der Unterscheidung zwischen *normativen* Ereignissen (wie Einschulung, Umschulung etc.) und *nicht normativen* Ereignissen ausreichendes Wissen über die *gewöhnlichen Anpassungsreaktionen* von Kindern auf normative Ereignisse erforderlich.

Aus epidemiologischen Untersuchungen (Achenbach et al. 1987, Esser et al. 1990, 1992, Offord u. Fleming 1991, Rutter et al. 1976, Verhulst et al. 1987) ist bekannt, dass die *Informantenübereinstimmung* bzgl. der Symptomatik eines Kindes relativ niedrig ist. Dies trifft genauso zu für den Vergleich von Kindern und Eltern wie von Eltern und Lehrern. Die geringe Übereinstimmung ist in dem unterschiedlichen Informationszugang, einer unterschiedlichen Wahrnehmung und Bewertung durch die Informanten sowie in der Situationsspezifität des Verhaltens begründet. Zahlreiche Informationen über Symptome sind nur der Introspektion bzw. dem subjektiven Erleben zugänglich. Eltern sind demnach beispielsweise bei Ängsten und Depressionen auf die Informationen ihres Kindes angewiesen. Dies impliziert, dass das Kind seine Gefühle beschreiben kann und willens ist, sie den Eltern mitzuteilen. Insbesondere expansives Verhalten wird von den Eltern oder Lehrern als sehr viel auffälliger und störender wahrgenommen und bewertet als vom Kind selbst. Die Situationsspezifität des Problemverhaltens unterstreicht die Notwendigkeit eines multi-informanten-diagnostischen Zugangs. Ein solcher Zugang ist wegen der höheren Validität und Reliabilität von multimethodaler wiederholter Messung auch testtheoretisch zu begründen. Schließlich eröffnet die Berücksichtigung verschiedener Informanten den Blick auf die interaktionellen Aspekte des Problemverhaltens.

Beispielhaft sei im Folgenden das diagnostische Vorgehen einer psychologisch-psychotherapeutischen Ambulanz für Kinder und Jugendliche aufgezeigt.

Nach der telefonischen Aufnahme des Vorstellungsgrundes wird den Eltern (ggf. auch dem Jugendlichen) ein Fragebogen zur Symptomatik (z.B. die CBCL von Achenbach oder der Mannheimer Elternfragebogen) und ein biografischer Anamnesebogen zugesandt, die zum Erstgespräch ausgefüllt mitzubringen sind. Als Beispiel für einen Fragebogen zur Erfassung der Symptomatik ist in Abb. 4.1 der Mannheimer Elternfragebogen (Esser, in Vorbereitung), für den auch eine Jugendlichenversion existiert, abgedruckt.

Die Anamnese umfasst
- den familiären Hintergrund einschließlich soziodemografischer Daten, psychosoziale und organische Aspekte der Schwangerschaft, Geburt und frühkindlichen Entwicklung,
- Temperamentsauffälligkeiten des Kindes,
- den Kindergartenbesuch,
- die Beziehung zu Gleichaltrigen und Geschwistern,
- die Entwicklung psychischer Probleme,
- die Einschulung und den bisherigen Schulbesuch mit eventuellen Auffälligkeiten,
- akute Lebensereignisse (Umzüge, Trennung von Bezugspersonen etc.) und
- chronische Belastungen (psychische oder organische Erkrankungen von anderen Familienmitgliedern, Arbeitslosigkeit, ständige Auseinandersetzung zwischen den Eltern, beengte Wohnverhältnisse, finanzielle Schwierigkeiten, berufliche Belastungen etc.).

Im Erstgespräch erfolgt zunächst eine Exploration des *Vorstellungsgrundes* und der *Gesamtsymptomatik*. Hierbei werden im freien Gespräch und mithilfe von standardisierten Interviewverfahren (z.B. DIPS in der Eltern- oder Kinderversion, Unnewehr et al. 1995 oder *Mannheimer Elterninterview*, Esser et al. 1989) die im Fragebogen genannten Symptome exploriert. Nach Erfassen der Gesamtsymptomatik werden sowohl die Eltern als auch das Kind um eine erste Einschätzung der Wichtigkeit und Schwere der einzelnen Probleme gebeten. Dies erfolgt in einer Rangreihe von „stark belastend" bis „kaum belastend".

Nach Identifizierung der wichtigsten Problembereiche wird die *Änderungsmotivation* des Kindes und seiner Eltern erfasst. Hierbei sollen die Beteiligten angeben, welche Ziele und Erwartungen sie mit einer eventuellen Behandlung des Problems verknüpfen und wie sie sich ihre persönliche Situation nach einer erfolgreichen Therapie vorstellen. Für die wichtigsten Symptome erfolgt sodann eine *Analyse* der auslösenden Situationen, der Wahrnehmung dieser Faktoren durch die Betroffenen, ihre Interpretation und Bewertung dieser Situation, das kindliche Problemverhalten und seine Konsequenzen. Im *retrospektiven Längsschnitt* sind darüber hinaus der bisherige Umgang

Günter Esser

Mannheimer Elternfragebogen MEF für 6- bis 13-Jährige

Name des Kindes: .... Alter: .... ausgefüllt von: ....

ANLEITUNG ZUM AUSFÜLLEN

Kreuzen Sie bitte an, ob die unten aufgeführten Probleme bei Ihrem Kind *in den letzten 6 Monaten* aufgetreten sind. Machen Sie bitte nur **ein** Kreuz in jeder Zeile, setzen Sie die Kreuze nur auf die Kreise, nicht in die Zwischenräume und lassen Sie bitte keine Frage aus. Sollte Ihr Kind zur Zeit Medikamente erhalten, die sein Verhalten verändern, beantworten Sie bitte die Fragen so, wie sich Ihr Kind verhält, wenn es keine Medikamente erhält.

	Mein Kind ...	**stimmt**	**stimmt nicht**	
1.	hat Migräne	●	●	Kopf 5
2.	musste wegen Kopfschmerzen zum Arzt	●	●	Kopf 5
3.	leidet unter asthmatischen Beschwerden oder einer chronischen Bronchitis	●	●	Atem 7
4.	will bei jeder „Kleinigkeit" den Arzt aufsuchen	●	●	Hypoch 8
5.	hat manchmal nervöse Zuckungen (z.B. Blinzeltic, Zwinkertic, Räuspertic)	●	●	Tic 8
6.	weigert sich meistens auch tagsüber, bei Freunden/Verwandten zu bleiben	●	●	
7.	schläft nachts mit im Elternbett, obwohl ich das nicht gern sehe	●	●	Trenn 9
8.	kann schlecht einschlafen (d.h. liegt **mehr als eine Stunde** wach)	●	●	Eschlaf 10
9.	wacht häufig nachts auf und kann nur schlecht wieder einschlafen (liegt **mindestens eine Stunde** wach)	●	●	Dschlaf 10
10.	stottert	●	●	Sprach 11
11.	lispelt	●	●	Sprach 11
12.	hat mindestens zweimal im letzten halben Jahr das Bett oder die Hose nass gemacht	●	●	Enur 11
13.	hat im letzten halben Jahr mindestens einmal eingekotet	●	●	Enko 12
14.	hat meistens nur wenig Appetit	●	●	Eß 13
15.	ist extrem wählerisch beim Essen	●	●	Eß 13
16.	hat ständig Angst, zu dick zu werden	●	●	Eß 13
17.	hat aufgrund seines Essverhaltens mind. 7 kg abgenommen und ist untergewichtig	●	●	Eß 13
18.	hat mindestens 10 kg Übergewicht	●	●	Fett 14
19.	wird wegen seines Übergewichts gehänselt	●	●	Fett 14
20.	ist die meiste Zeit aufsässig und ungehorsam	●	●	
21.	ist aufsässiger und ungehorsamer als andere Kinder seines Alters	●	●	
22.	wurde wegen seines Verhaltens schon einmal vom Schulbesuch, einem Ausflug oder Landheimaufenthalt ausgeschlossen	●	●	Diszi 16
23.	schwänzt manchmal die Schule	●	●	Schw 16
24.	hat starke Angst davor zur Schule zu gehen	●	●	Schang 17
25.	streitet sich fast jeden Tag mit seinen Geschwistern	●	●	Rival 18
	– dabei kommt es auch zu ernsthaften Verletzungen, Quälereien oder Drohungen	●	●	Rival 18
26.	wird von anderen Kindern häufig geärgert, gehänselt, verprügelt	●	●	Kontakt 19
27.	hat Angst vor anderen Kindern	●	●	Kontakt 19
28.	hat überhaupt keinen Kontakt zu Gleichaltrigen	●	●	Kontakt 19
29.	prügelt sich häufig mit anderen Kindern	●	●	Kontakt 19
	– dabei ist es auch schon mal zu ernsthaften Verletzungen gekommen	●	●	Kontakt 19
30.	wechselt häufig seine Freunde	●	●	Kontakt 19

	Mein Kind ...	**stimmt**	**stimmt nicht**	
31.	ist in der Schule leicht ablenkbar und unkonzentriert	●	●	Ablenk 20
	– ist bei den Hausaufgaben sehr leicht ablenkbar und unkonzentriert	●	●	Ablenk 20
	– ist bei Regelspielen (Karten- oder Brettspiele) sehr leicht ablenkbar und unkonzentriert	●	●	Ablenk 20
32.	ist in der Schule sehr unruhig, zappelig, kann nicht stillsitzen	●	●	Hypkin 21
	– ist bei den Hausaufgaben sehr unruhig, zappelig, kann nicht stillsitzen	●	●	Hypkin 21
	– ist bei Regelspielen (Karten- oder Brettspiele) sehr unruhig, zappelig, kann nicht stillsitzen	●	●	Hypkin 21
33.	ist im Straßenverkehr sehr unüberlegt, vorschnell, unvorsichtig und riskant in seinem Verhalten	●	●	Impuls 21
	– ist draußen beim Spielen sehr unüberlegt, vorschnell, unvorsichtig und riskant in seinem Verhalten	●	●	Impuls 21
	– ist beim Lösen von Aufgaben in der Schule oder zu Hause sehr unüberlegt und vorschnell	●	●	Impuls 21
34.	hat täglich einen Wutanfall	●	●	Labil 21
35.	ist überängstlich, macht sich viele Sorgen über zukünftige Ereignisse (z.B. Klassenarbeiten, unangenehme Aufgaben)	●	●	PathAngst
	wird dann manchmal vor lauter Aufregung „krank"	●	●	PathAngst
36.	hat **panische** Angst			
	– vor Spinnen, Mäusen, Hunden oder Ratten	●	●	Phob 22
	– alleine zu Hause zu bleiben	●	●	Phob 22
	– vor fremden Menschen (z.B. bei einer Einladung)	●	●	Phob 22
	– vor Blitz, Donner oder Dunkelheit	●	●	Phob 22
	– vor dem Zahnarzt, Spritzen, Blut oder Verletzungen	●	●	Phob 22
37.	ist übertrieben ordentlich	●	●	Zwang 23
38.	wäscht sich oft die Hände, obwohl sie längst sauber sind	●	●	Zwang 23
39.	kontrolliert bestimmte Dinge mehrmals hintereinander innerhalb weniger Minuten nach (z.B. dass Türen oder Fenster verschlossen sind, die Schultasche gepackt ist)	●	●	Zwang 23
40.	kaut oder reißt so stark die Fingernägel, dass es häufiger zu blutenden Verletzungen kommt oder das Nagelbett bereits teilweise freiliegt	●	●	Nägel 24
41.	weigert sich oft, mit fremden Erwachsenen zu sprechen, auch wenn es etwas gefragt wird	●	●	Mutis 25
42.	ist mindestens einmal pro Woche für mindestens drei Stunden traurig oder niedergeschlagen	●	●	Depr 25
	diese Stimmung steht meist in keinem Verhältnis zum auslösenden Ereignis	●	●	Depr 25
43.	war mindestens 2 Wochen traurig oder niedergeschlagen	●	●	Depr 25
44.	ist nur schwer auf andere Gedanken zu bringen, wenn es traurig ist	●	●	Depr 25
45.	hat schon einmal ernsthaft gesagt, dass es sich umbringen will	●	●	Suiz 26
46.	hat schon gelegentlich geraucht	●	●	Niko 27
47.	hat schon hin und wieder Alkohol getrunken	●	●	Alk 28
48.	macht uns Probleme, weil es so oft lügt	●	●	Lüg 29
49.	hat zu Hause oder außerhalb schon einmal etwas Wertvolleres (Wert größer € 25) gestohlen	●	●	
50.	hat schon mindestens fünfmal weniger wertvolle Dinge entwendet	●	●	Stehl 30
51.	hat schon einmal mit Absicht Dinge, die nicht ihm gehören, zerstört oder beschädigt	●	●	Zerst 31
	– dabei ist ein Schaden von mindestens € 25 entstanden	●	●	Zerst 31
52.	ist schon von zu Hause weggelaufen	●	●	Weg 31
53.	zeigt folgende, oben nicht genannte, auffällige Verhaltensweisen:			

Abb. 4.1 Mannheimer Elternfragebogen.

mit dem Problemverhalten, frühere Behandlungsversuche sowie Zeiten, in denen das Problemverhalten nicht auftrat, zu explorieren. Parallel dazu werden *weitere psychodiagnostische Verfahren* eingesetzt. Dazu zählen stets Testverfahren zur Erfassung der allgemeinen Intelligenz und spezifischer Teilleistungen, ggf. zusätzliche spezifische Fragebogenverfahren zur Erfassung umschriebener Störungsbilder wie z. B. hyperkinetischer Störung, Essstörung, Depression, Angst oder Störung des Selbstbildes.

Insbesondere wenn über das Erleben des Kindes nur schwer im Gespräch oder mit Fragebogenverfahren Informationen gesammelt werden können, sind auch projektive Testverfahren im Sinne einer Explorationshilfe zur Hypothesengenerierung einsetzbar. Dieses Verfahren sollte Ausgangspunkt für eine erneute Diskussion der Erlebnisinhalte des Kindes mit allen Beteiligten werden.

Ergänzende medizinische Untersuchungen sind vor allem bei funktionellen Beschwerden wie Einnässen, Schlafstörungen, Essstörungen, Kopf- und Bauchschmerzen sowie körperlichen Begleiterscheinungen der psychischen Problematik wie chronischen Krankheiten (z. B. Diabetes mellitus, Asthma bronchiale, Epilepsie) oder Behinderungen unumgänglich. Sofern eine sorgfältige organische Abklärung bislang nicht erfolgte bzw. aus den anzufragenden Befundberichten nicht zu entnehmen ist, muss eine Rücküberweisung an den entsprechenden Arzt oder Kinderarzt erfolgen. Die richtige Einschätzung der Notwendigkeit einer organischen Abklärung setzt ein fundiertes medizinisches Wissen über mögliche organische Ursachen und Begleiterscheinungen psychischer Störungen aufseiten des Psychologen bzw. Psychotherapeuten voraus. Das Übersehen organischer Einflussfaktoren kann ebenso den Therapieerfolg beeinträchtigen wie eine vorschnelle Überweisung an den Facharzt, die Patienten mit schwankender Therapiemotivation demonstrieren könnte, dass ihre Problematik allein mit Mitteln der Organmedizin gelöst werden kann. Bei ausbleibendem Erfolg einer Psychotherapie ist zudem die Frage zu stellen, ob eine Begleitbehandlung mit Psychopharmaka (z. B. Methylphenidat bei hyperkinetischen Störungen, Antidepressiva bei depressiven Erkrankungen) indiziert ist.

Diagnostik psychischer Störungen durch Interviews mit Eltern und Kindern

Der Interviewstil

Im Rahmen einer multimethodalen Diagnostik stellen Interviewverfahren das umfassendste und vielfältigste Instrument der Psychodiagnostik dar. Ziele von Interviewverfahren sind vor allem das aktuelle Problemverhalten, die Vorgeschichte und die sozialen Beziehungen. Das Interview bereitet darüber hinaus eine evtl. notwendige Therapie vor. Über die angemessene Interviewtechnik wurde lange und intensiv gestritten. *Nicht-direktive* Techniken stehen Techniken mit *direkten und gezielten Fragen* gegenüber. Nichtdirektiven Techniken werden Vorteile beim Aufbau einer therapeutischen Beziehung (der Klient fühlt sich eher verstanden) zugeschrieben, den direktiveren Verfahren Vorteile bei der systematischen Erfassung von Information. Cox et al. (1981 a, b, c) untersuchten vier von Rutter und Cox (1981) unterschiedene *Interviewstile*:

1. den streng nicht-direktiven *Resonanzstil*, der sich auf das nicht-interpretative Spiegeln der Äußerungen der Mutter beschränkt und keine aktiven Bemühungen des Interviewers erkennen lässt, Fakten oder Gefühle zu explorieren (Stil 1),
2. den aktiven *Psychotherapiestil*, bei dem zusätzlich Gefühle exploriert und Interpretationen gegeben werden (Stil 2),
3. den *strukturierten Stil*, bei dem systematisch die vom Klienten gegebenen Informationen weiter exploriert werden, ohne gleichfalls aktiv die Gefühle zu erfragen oder zu interpretieren (Stil 3) und
4. die *Kombination von strukturiertem Stil und aktiv-psychotherapeutischem Stil* als das systematische Explorieren von Fakten und Gefühlen mit entsprechenden Interpretationen des Untersuchers (Stil 4).

Alle Mütter wurden 2-mal (mit jeweils unterschiedlicher Technik) exploriert. In der Akzeptanz der Interviewstile ergaben sich keine Unterschiede. Nur wenige Mütter zeigten eindeutige Präferenzen für einen nicht-direktiven oder direktiven Interviewstil. Auch die Messung der Menge und Art der durch die Mütter geäußerten Gefühle im Interview unterschieden sich nicht. Auch ein direktiver Interviewstil führt somit nicht zu einer Reduktion der Affektresonanz beim Interviewten. Bezüglich der Kernsymptomatik und der familiären Situation waren alle Verfahren auch in ihrer Informationsausschöpfung vergleichbar. Die Stile 3 und 4, die aktiv Fakten sammelten, führten allerdings zu detaillierteren und umfassenderen Beschreibungen der Gesamtsymptomatik des Kindes und waren somit den Ansätzen 1 und 2 überlegen. Die Tatsache, dass auch mit unstrukturierten Verfahren die Kernsymptomatik und die familiären Probleme reliabel erfasst werden können, unterstützt die Empfehlung, Eltern zu Beginn des Erstgespräches zunächst frei erzählen zu lassen, bevor mit strukturierten Verfahren die erhaltene Information ergänzt wird.

Das Interviewsetting

Kontroverse Auffassungen bestehen darüber, ob im Erstgespräch Eltern und Kind gemeinsam oder getrennt befragt werden sollen (Cox 1994 b, Poustka 1988). Als Vorzüge der *gemeinsamen Befragung* werden Informationen über die Interaktion zwischen Eltern und Kind, die „offizielle Sichtweise des Problemverhaltens in der Familie" sowie die sofortige Gegenüberstellung der verschiedenen Auffassungen der Familienmitglieder genannt. Darüber hinaus wird durch das gemeinsame Gespräch eine gemeinsame Plattform für den Vorstellungsgrund geschaffen, die es allen Beteiligten ermöglicht, sich am weiteren diagnostischen und therapeutischen Vorgehen zu beteiligen.

Befürworter einer *getrennten Befragung* gehen von einer offeneren Beschreibung des Problemverhaltens durch Eltern und Kind aus und befürchten bei einer gemeinsamen Befragung eine Stigmatisierung und somit schwere seelische Belastung des Kindes.

Die einzige systematische Untersuchung des Informationsgewinns bei getrennter und gemeinsamer Befragung von Jugendlichen und ihren Eltern (Eminson 1988, zit. nach Cox 1994 a) erbrachte keine Unterschiede bzgl. der Gesamtsymptomatik, jedoch leichte Vorteile der getrennten Befragung für die Exploration der Genese der Störung des Jugendlichen.

Ob und welche Unterschiede sich in der Informationsgewinnung in anderen Altersgruppen zeigen und wie sich die unterschiedlichen Interviewsettings auf die Vertrauensbasis zwischen Therapeut, Kind und Eltern auswirken, bleibt offen. Die Entscheidung über das erste Interviewsetting sollte vom Alter des Kindes abhängig gemacht werden. Bei sehr jungen Kindern (bis zur Einschulung) kann es vorteilhaft sein, zuerst nur die Eltern zu befragen. In allen übrigen Fällen ist ein erster gemeinsamer Kontakt aufgrund der einfacher herzustellenden Vertrauensbasis vorzuziehen. Im Anschluss an das Erstgespräch sollte sowohl den Eltern als auch dem Kind Gelegenheit gegeben werden, mit dem Untersucher allein zu sprechen.

Eltern- und Kinderinformationen

Wie oben dargelegt, stimmen die Informationen von Eltern und Kindern nur mäßig überein. Im Einzelfall steht der Untersucher vor der Entscheidung, *welcher Informationsquelle* er eine größere Validität zuschreiben soll. Neben individuellen Merkmalen wie Sensibilität und Reflexivität der Informanten steigt die Bedeutung der vom Kind gewonnenen Informationen mit seinem Alter an. Der Diagnostiker muss sich jedoch darüber im Klaren sein, dass die subjektive Sicht auch eines Kindes im Grundschulalter nicht mit den objektiven Gegebenheiten übereinstimmen muss. Bei 8–10-jährigen Kindern einer kinderpsychiatrischen Klinikpopulation konnte gezeigt werden, dass die Informationen aus einem ausführlichen und strukturierten Kinderinterview (Schwarzbach 1978) bei gleichzeitig vorliegendem ausführlichem und strukturiertem Elterninterview (Poustka 1977) keinen wesentlichen zusätzlichen Beitrag zur Diagnosestellung leisten (Kawetzki u. Kirchner 1979, Will 1979). In der gleichen Altersgruppe führen Kinderangaben allein nicht zu einer verlässlichen Aussage darüber, ob überhaupt eine psychische Störung vorliegt (Berg u. Fielding 1979, Rutter u. Graham 1968). Insbesondere emotionale und Somatisierungssymptome sind allein aufgrund von Kinderangaben verlässlich frühestens ab zwölf Jahren erfassbar (Poustka 1988). In der Mannheimer Risikokinderstudie erwiesen sich bei 8-Jährigen in Vorversuchen 15 der insgesamt 39 im Elterninterview erfassten Symptome als aussichtsreich, auch im Kinderinterview zu validen Informationen beizutragen (Hösch et al. 1994). Gemessen an dem symptombezogenen klinischen Gesamturteil wiesen alle 15 ausgewählten Symptome eine gute bis sehr gute Spezifität auf. Die Sensitivität schwankte stark (zwischen 0% und 100%)

und war insbesondere bei expansiven Symptomen (destruktives Verhalten, Stehlen, oppositionelles Verhalten) sehr niedrig (< 40%), suizidale Gedanken, Trennungsangst, Schulangst, Adipositas und Substanzgebrauch wiesen jeweils eine Sensitivität von >70% auf, im mittleren Bereich (40–70%) bewegten sich Schulschwänzen, Phobien, depressive Verstimmungen, Geschwisterrivalität, Schüchternheit, Aggressivität und generalisierte Angst.

Trotz dieser Einschränkung ist eine *getrennte Befragung* des Kindes zur Erfassung seiner Sichtweise und Gefühle unerlässlich. Dies gilt auch für externalisierende Störungen, die zwar besser von „außen" durch Eltern und Lehrer beurteilt werden können, zu denen das Kind jedoch neben seinen Beweggründen auch weitere, bisher nicht bekannt gewordene Auffälligkeiten beitragen kann. Internalisierende Störungen definieren sich allein über die Gefühlswelt des Kindes. Eltern und andere Bezugspersonen sind in ihrer Beurteilung auf ihre Beobachtungen und Interpretationen des kindlichen Verhaltens bzw. die Mitteilungen des Kindes angewiesen.

Trotz ihres prinzipiellen Nachteils in der Informationsgewinnung sind die meisten Eltern auch bei internalisierenden Störungen wegen ihrer stabileren Urteilsstruktur bis zur Adoleszenz die verlässlicheren Informanten, denn Kinder lassen sich viel stärker von momentanen Erlebnissen und Befindlichkeiten beeinflussen.

Strukturierte Interviews

Die ersten epidemiologischen Untersuchungen über psychische Störungen im Kindes- und Jugendalter von Rutter et al. Ende der 60er-Jahre waren der Anlass, die geringe Übereinstimmung klinischer Urteile und Diagnosen kritisch zu reflektieren. Kappa-Koeffizienten zwischen 0,02 und 0,56 (Schmidt 1978) unterstrichen die geringe Zuverlässigkeit und Objektivität von klinischen Diagnosen. Für die unzureichende Güte der Diagnosen waren nicht nur ihre unzureichenden Definitionen in den damaligen Klassifikationssystemen (ICD-8 und DSM-II) verantwortlich, sondern auch die unterschiedliche Datenerhebung seitens des Diagnostikers. Auch mit den ersten, noch halbstrukturierten Interviews (Graham u. Rutter 1968, Rutter u. Graham 1968) konnten bereits deutliche Verbesserungen der Beurteilerübereinstimmung erzielt werden. Dies galt sowohl für klinisch unerfahrene Studenten als auch für erfahrene Psychologen und Ärzte in einer kinderpsychiatrischen Klinik (Will 1979). Für Novizen stellen strukturierte Interviews eine gute Anleitung zum Erlernen der Untersuchungstechnik dar (Poustka 1988).

Aus den halbstrukturierten Verfahren der 60er- und 70er-Jahre sind im englischen Sprachraum hochstrukturierte und vollstrukturierte (standardisierte) Interviews für den Kindes- und Jugendbereich entwickelt worden. *Hochstrukturierte Interviews* erfassen anhand vorgegebener Fragen und Sprungregeln alle notwendigen Informationen, um bestimmte Symptomausprägungen oder Diagnosen zu erfassen. Sie sind, obwohl die Fragen wörtlich an den Patienten gerichtet werden können (und sollten) letztlich Fragen an den Untersucher, der versuchen muss, vom Patienten alle relevanten Informationen einzuholen, um die entsprechenden Fragen zu beantworten.

Trotz hohem Strukturierungsgrad bleibt dem Untersucher ein gewisser Spielraum erhalten, um Zusatzinformationen und Beobachtungen einfließen zu lassen. Der Untersucher korrigiert zudem offensichtlich falsche Angaben des Patienten (wenn dieser z.B. Alkoholkonsum völlig verneint, aber deutlich nach Alkohol riecht).

Vollstrukturierte bzw. standardisierte Interviews verlangen eine wörtliche Vorgabe der Fragen und eine Codierung der wörtlich gegebenen Antwort des Patienten. Damit weisen diese Verfahren eine maximale Durchführungs- und Auswertungsobjektivität auf. Die Diagnosenstellung erfolgt meist mithilfe von Computeralgorithmen, so dass auch die Interpretationsobjektivtät maximiert ist. Die Minimierung der Fehler des Untersuchers führt auf der anderen Seite zu einer Maximierung der Fehler des Patienten: Tendenzen der Simulation und Dissimulation, falsches Fragenverständnis, fehlerhafte subjektive Urteilsanker (trotz vorgegebener Skalierung), z.B. durch Überbewertung von Verhalten in einzelnen Situationen, wirken sich ungefiltert bzw. unkorrigiert bis auf die Diagnosenstellung aus.

Für den klinischen Einsatz sind deshalb strukturierte Verfahren den standardisierten Verfahren vorzuziehen. Standardisierte Interviews sind überall dort, wo informierte Laien die Untersuchung durchführen (z.B. in groß angelegten Feldstudien) erste Wahl. Auch strukturierte Verfahren werden in der klinischen Praxis trotz ihrer eindeutigen Vorteile gegenüber einem unstrukturierten Vorgehen selten eingesetzt. Die Argumente hoher Durchführungsaufwand und geringe Flexibilität in der Anwendung (Döpfner et al. 2000) sind in der Praxis jedoch nicht haltbar. Durch strukturierte Interviews wird wesentlich ökonomischer als mit weniger strukturierten Verfahren die Gesamtheit der Symptomatik erfasst. Strukturierte Verfahren ermöglichen bei entsprechender Routine des Interviewers einen sehr flexiblen Untersuchungsablauf, in dem der Interviewer die Reihenfolge der Fragenkomplexe dem vom Patienten spontan genannten Symptombereich anpasst. Erfahrene Untersucher benötigen häufig lediglich eine Symptomcheckliste zur Durchführung des Interviews.

Im angloamerikanischen Sprachbereich haben folgende standardisierte Verfahren Verbreitung gefunden: *Diagnostic Interview for Children and Adolescents – revised* (DICA-R, Welner et al. 1987) und das *Diagnostic Interview Schedule for Children* (DISC-IV, Shaffer et al. 1996). Beide Verfahren liegen für 6–18-Jährige in einer Eltern- und einer Kindversion vor und decken das gesamte Störungsspektrum ab. Sie erlauben Diagnosen nach DSM-III-R (DICA) bzw. DSM-IV (DISC).

Als strukturierte Interviews stehen weitere fünf Verfahren zur Verfügung:

- Das *Schedule for Affective Disorders and Schizophrenia in school-age children – revised* (Kiddy-SADS, Ambrosini et al. 1989). Neben den ursprünglich ausschließlich erfassten affektiven Störungen und Schizophrenien wurde das Instrument inzwischen durch die meisten übrigen Störungsbilder ergänzt, so dass zwischen 6 und 18 Jahren DSM-III-Diagnosen aus Eltern- und Kindversion gestellt werden können.
- Das *Anxiety Disorders Interview Schedule – revised* (ADISC-R, Silverman et al. 1991) war ursprünglich nur für Angststörungen konzipiert, hat aber ebenso wie das Kiddy-SADS eine entsprechende Erweiterung erfahren.
- Die *Child Assessment Schedule* (CAS, Hodges et al. 1982) ist als Kinderinterview für einen Altersbereich von sieben bis zwölf Jahren vorgesehen und orientiert sich am DSM-III. Reliabilität und Validität erwiesen sich für emotionale Symptome bzw. Syndrome als nicht befriedigend.
- Das *Interview Schedule for Children* (ISC, Kovacs 1985) wird als halbstrukturiertes Interview mit Eltern und Kind durchgeführt. Der Altersbereich umfasst 8–17 Jahre, der diagnostische Schwerpunkt liegt auf depressiven und Angststörungen. Die Testgütekriterien waren für depressive Störungen gut. Das diagnostische Bezugssystem ist auch hier das DSM-III.
- Das *Child and Adolescents Psychiatric Assessment* (CAPA, Angold et al. 1995) liegt für 6–18-Jährige als reines Kinderinterview vor und erlaubt Diagnosen nach DSM-III-R.

Im deutschen Sprachraum existieren bislang lediglich zwei strukturierte Interviews zur Erfassung psychischer Störungen im Kindes- und Jugendalter: das *Mannheimer Elterninterview* (MEI, Esser et al. 1989) und das *Diagnostische Interview bei psychischen Störungen im Kindes- und Jugendalter* (Kinder-DIPS, Unnewehr et al.1995).

Das *Mannheimer Elterninterview* wurde im Rahmen der Mannheimer Kurpfalzerhebung entwickelt und sowohl in mehreren Untersuchungswellen in Feldstudien wie auch an klinischen Fällen evaluiert. Neben der publizierten Form, die auf Untersuchungswellen von 8–18 Jahren basiert, existieren aus den Mannheimer Längsschnittstudien (vgl. Esser et al. 2000, Laucht et al. 2000) zahlreiche Forschungsversionen des MEI für das Säuglingsalter (3 Monate), Kleinkindalter (2 Jahre), Kindergartenalter (4 Jahre), Grundschulalter (8 Jahre), die Adoleszenz (11 und 13 Jahre) und das Erwachsenenalter (18 und 25 Jahre). Ab dem Alter von acht Jahren liegen jeweils sowohl eine Kinder- als auch eine Elternversion vor, für das Säuglings- bis Kindergartenalter gibt es nur Elternversionen.

Das MEI gliedert sich in sechs Teile und umfasst:

- soziodemografische Angaben,
- die kinder- und jugendpsychiatrische Symptomatik,
- frühere Behandlungsepisoden,
- die Partnerbeziehung,
- seelische Gesundheit der Eltern,
- akute Lebensereignisse und chronische Belastungen.

Kernstück ist die kinder- und jugendpsychiatrische Symptomatik, die ca. 60 % des Fragenumfangs ausmacht; mit den übrigen Fragenteilen werden relevante Risikofaktoren in der Familie erfasst.

Die kinderpsychiatrischen Störungen werden über 40 Einzelsymptome erfragt, die jeweils als eigener Fragenkomplex exakt operationalisiert sind und als nicht vorhanden (0), mäßig (1) und stark ausgeprägt (2) beurteilt werden. Stark ausgeprägte Symptome erfüllen dabei i. d. R. die Kriterien für die entsprechende ICD-10-Diagnose (Naab 1994). Als Beispiel ist die Erfassung von Phobien dargestellt (Abb. 4.**2 a**, 4.**2 b**).

KINDER- UND JUGENDPSYCHIATRISCHE SYMPTOMATIK		DEFINITION
Pathologische Ängste		
Ist X Allgemeinen überängstlich, macht sich viele Sorgen über zukünftige Ereignisse wie Prüfungen oder unangenehme Aufgaben? Wie zeigt sich die Angst bei X (Schweißausbrüche, Durchfall, Schlafstörungen, Zittern)?	☐ Nein ☐ Ja	(1) Eine mäßig ausgeprägte allgemeine Überängstlichkeit liegt vor, wenn X sich viele Sorgen über zukünftige Ereignisse macht, stark an seinen eigenen Fähigkeiten zweifelt, sehr aufgeregt ist, wenn er einen Termin hat und sich diese Angst in physiologischen Reaktionen wie Schweißausbrüchen, Zittern, Durchfall oder Schlafstörungen äußert. Diese Reaktionen treten bei X bereits bei kleineren Anlässen auf, die Gleichaltrige im Allgemeinen gut verkraften. Die Symptombewertung wird vorgenommen, wenn X mindestens 1-mal in der Woche in der beschriebenen Weise reagiert.
Wird X vor lauter Aufregung so „krank", dass er den bevorstehenden Termin nicht mehr wahrnehmen kann? Wie oft kommt es vor, dass X solche Ängste vor zukünftigen Ereignissen hat?	☐ Nein ☐ Ja	
Symptombeurteilung durch Interviewer	☐ 0 = nicht vorhanden 1 = mäßig ausgeprägt 2 = stark ausgeprägt	
Dauer der Symptomatik seit	☐☐ Jahre ☐☐ Monate	(2) X reagiert in der unter (1) beschriebenen Weise mindestens jeden zweiten Tag, d. h. hat fast ständig Befürchtungen bezüglich künftiger Ereignisse oder reagiert seltener (mind. 1x/Monat) so heftig vor derartigen Ereignissen, dass er krank wird oder die ganze Nacht nicht schlafen kann und deshalb den Termin nicht wahrnehmen kann.
Phobien		
Ich zeige Ihnen nun eine Liste, in der Situationen und Dinge aufgeführt sind, vor denen Kinder und Jugendliche (und auch Erwachsene) Angst haben können. Bitte kreuzen Sie immer an, wovor und wie sehr X sich ängstigt. Angstliste vorgeben!		Eine phobische Symptomatik liegt dann vor, wenn X die Angst erregende Situation systematisch meidet und dies zu deutlichen oder schweren Beeinträchtigungen im Alltag führt. Bei deutlichen Beeinträchtigungen wird das Symptom als mäßig, bei schweren Beeinträchtigungen als stark ausgeprägt beurteilt. Da die Symptombeurteilung in Abhängigkeit vom Angstinhalt erfolgen muss, können nur Anker für den Symptomschweregrad gegeben werden.
Was ist von den Dingen, die Sie angekreuzt haben, für X im Alltag das größte Problem? Bestimme die vier X am meisten ängstigenden Situationen (Fragenummern aus Liste eintragen!)	1 2 3 4 ☐☐☐☐	
Schildern Sie bitte die näheren Umstände der Ängste von X zu 1. ______ zu 2. ______ zu 3. ______ zu 4. ______		(1) X hat Angst vor dem Zahnarzt, sodass er/sie Termine verschiebt, sich weigert zum Zahnarzt zu gehen, den Zahnarzt nur aufsucht, wenn er/sie starke Schmerzen verspürt. X hat Angst, in einem Geschäft nach etwas zu fragen, er/sie geht nur widerwillig in Geschäfte mit Bedienung, lässt sich auch für den Kauf wichtige Dinge nicht erklären, fragt nicht nach Alternativen, kauft nur subjektiv sehr wichtige Dinge in Geschäften mit Bedienung.
Wie versucht X den Angst erregenden Situationen aus dem Weg zu gehen? zu 1. ______ zu 2. ______ zu 3. ______ zu 4. ______		(2) X hat Angst vor dem Zahnarzt, lässt seine/ihre Zähne verfaulen, geht auch nicht bei merklichen Schmerzen zum Zahnarzt, ist nur in Ausnahmefällen und mit viel Aufwand dazu zu bringen, doch den Zahnarzt aufzusuchen.
Wie sehr ist X durch seine Ängste im Alltag beeinträchtigt? An welchen Aktivitäten kann er beispielsweise nicht teilnehmen, welche Interessen nicht verfolgen? Notiere: ______		
Symptombeurteilung durch Interviewer	☐ 0 = nicht vorhanden 1 = mäßig ausgeprägt 2 = stark ausgeprägt	X hat Angst, in Geschäften nach etwas zu fragen, X kauft grundsätzlich nur in Selbstbedienungsläden oder kauft gar nichts ein, verzichtet lieber auf subjektiv wichtige Dinge, als in Geschäften danach zu fragen.
Dauer der Symptomatik seit	☐☐ Jahre ☐☐ Monate	

Abb. 4.**2 a** Mannheimer Elterninterview (Seite 22, Phobien).

KINDER- UND JUGENDPSYCHIATRISCHE SYMPTOMATIK

Mein Kind hat Angst vor (davor) ...	**stark**	**ziemlich**	**etwas**	**gar nicht**
1. Auto, Bus oder Bahn fahren	4	3	2	1
2. Karussell oder Fahrstuhl fahren	4	3	2	1
3. Menschenansammlungen auf der Straße, in Geschäften, im Kino, im Theater, in der Kirche usw.	4	3	2	1
4. alleine wegzugehen oder alleine zu Hause zu bleiben	4	3	2	1
5. geschlossenen Räumen (Telefonzelle, Fahrstuhl, Tunnel, unter der Friseurhaube usw.)	4	3	2	1
6. über freie Plätze oder Brücken zu gehen	4	3	2	1
7. fremden Menschen, z.B. einer Einladung	4	3	2	1
8. in der Öffentlichkeit zu sprechen, zu essen, in einem Geschäft nach etwas zu fragen	4	3	2	1
9. Spinnen, Mäusen, Hunden, Ratten oder anderen Tieren	4	3	2	1
10. Blitz, Donner oder Dunkelheit	4	3	2	1
11. großen Höhen	4	3	2	1
12. dem Zahnarzt, Spritzen, Blut oder Verletzungen	4	3	2	1
13. anderem	4	3	2	1

Abb. 4.**2 b** Mannheimer Elterninterview (Seite 22 a, Phobien).

Das Interview liefert alle wesentlichen Informationen zur Vergabe einer Diagnose nach ICD-10, die jedoch von einem erfahrenen Kliniker gefällt werden muss. Für einen informierten Laien ist es möglich, mithilfe des Interviews festzustellen, ob bedeutende Symptome vorliegen, die eine psychische Störung wahrscheinlich machen. Darüber hinaus kann er eine grobdiagnostische Einordnung dieser Störung aufgrund von Hilfstabellen vornehmen, die für jeden Symptomschweregrad die Basisrate, die Wahrscheinlichkeit für eine psychische Störung und die Wahrscheinlichkeit für eine von vier diagnostischen Gruppen (emotionale Störung, hyperkinetische Störung, Störung des Sozialverhaltens, spezifische Symptome und Syndrome) anzeigen. Das Interview weist eine befriedigende bis gute Interraterreliabilität (auf Symptomebene Kappa = 0,77, Übereinstimmungsprozent = 96, auf der Ebene Fall/Nicht-Fall Kappa = 0,79, Übereinstimmungsprozent = 91, auf Diagnosenebene Kappa = 0,71,Übereinstimmungsprozent = 79),Validität (Fall/Nicht-Fall Übereinstimmungsprozent = 88, Diagnose Übereinstimmungsprozent = 81 für Experten, = 42 für Novizen) und Ökonomie (40–50 Minuten für den Symptomteil) auf.

Das Kinder-DIPS wurde als Kinder- und Elterninterview konstruiert und leitet die Fragen der identischen Parallelversionen, wobei in der Kindversion z.T. kindgerechtere Formulierungen gewählt wurden, aus den Forschungskriterien der ICD-10 und dem DSM-III-R ab.

In einer Überarbeitung wurden die Kriterien an DSM-IV adaptiert. Insgesamt werden 17 diagnostische Bereiche differenziert erfasst, zu zwei weiteren (Substanzmissbrauch und Schizophrenie) werden Screeningfragen gestellt. Nicht berücksichtigt werden die somatoformen und hypochondrischen Störungen, Schlafstörungen, Ticstörungen, Mutismus, stereotype Bewegungsstörungen, Geschwisterrivalität, Autismus und aus dem Bereich des Substanzmissbrauchs der Tabakkonsum. Als Beispiel sind auch hier die spezifischen Phobien dargestellt (Abb. 4.**3**).

Die Testgütekriterien wurden an einer überwiegend stationären kinderpsychiatrischen Stichprobe mit erheblichem Chronifizierungsgrad (durchschnittlich 27 Monate Klinikaufenthalt) überprüft. Dabei zeigten sich bei Bildung von sechs diagnostischen Oberklassen überwiegend befriedigende bis gute Retestreliabilitäten (Kinderversion Kappa = 0,51–1,0, Übereinstimmungsprozent 75–100, Elternversion Kappa = 0,37–1,0, Übereinstimmungsprozent 89–100). Wegen geringer Zellenbesetzung konnten differenzierte Übereinstimmungen auf Diagnosen- oder Symptomebene nicht interpretiert werden. Die gefundenen Zusammenhänge waren insgesamt jedoch ermutigend. Als wichtigste Fehlerquellen erwiesen sich abweichende Angaben der Informanten beim zweiten Interviewtermin sowie Fehler bei der Symptomgewichtung, die durch ein intensiviertes Interviewertraining verbessert werden können.

Zur Validierung wurden nicht die klinischen Diagnosen, sondern standardisierte Fragebogenverfahren (CBCL, YSR, DIKJ, State-Trait Angstinventar für Kinder, Fragebogen zum Essverhalten) verwendet. Erwartungsgemäß zeigten alle spezifischen Störungsgruppen in den störungsspezifischen Fragebögen höhere Werte als die Vergleichsgruppen, wobei unklar bleibt, welche CBCL- und YSR-Subskalen wirklich verwendet wurden und wie in Ermangelung von essgestörten Kindern in der Stichprobe die Unterschiede bzgl. des Essstörungsfragebogens zustande kamen.

Die Durchführung sieht ein getrenntes Interview mit dem Kind und mit mindestens einem Elternteil vor, es können sodann getrennte und eine gemeinsame Diagnose auf der Basis beider Interviews gestellt werden. Die Regeln für die Diagnosestellung sind dem Manual zu entnehmen. Bei dem Versuch, die Kindversion in der Mannheimer Risikokinderstudie einzusetzen, erwiesen sich für viele Kinder unter zehn Jahren die Fragen als zu schwierig.

Obwohl MEI und Kinder-DIPS auf den ersten Blick das gleiche Ziel verfolgen, sind sie jedoch relativ verschieden. Das Kinder-DIPS ist streng an DSM-IV und ICD-10 orientiert und bemüht, auch wenn einige Störungsbilder fehlen, exakte feingegliederte Diagnosen, z.B. im Angst- und Depressionsbereich, zu stellen. Dies erweckt manchmal zwar den Eindruck, als habe jemand die DSM-IV- oder ICD-10-Kriterien einfach als Frage formuliert, erfüllt jedoch das gesteckte Ziel zumindest bei den Eltern und bei Jugendlichen; für viele Kinder unter zehn Jahren sind die gestellten Fragen jedoch nicht ausreichend verständlich. Darüber hinaus sind aus dem Kinder-DIPS auch Therapiehinweise ableitbar.

Das MEI stammt aus der epidemiologischen Forschung. Obwohl es die Informationen für die meisten ICD-10-Diagnosen bereitstellt, werden nicht alle Kriterien für feingliedrige Diagnosen erfragt, so dass hierfür zusätzliche klinische Kenntnisse notwendig sind. Das MEI versteht sich in ers-

Spezifische Phobie

1. Fürchtest du dich vor Dingen oder Situationen wie ...

Schätzen Sie nachfolgend das Ausmaß von Angst und Vermeidung auf einer Skala von 0 – 4 ein:

0	1	2	3	4
gar nicht/ vermeidet nie	ein wenig/ vermeidet selten	mäßig/ vermeidet gelegentlich	schwer/ vermeidet häufig	sehr schwer/ vermeidet immer

	Angst	Vermeidung
Höhen	....	....
mit dem Flugzeug fliegen	....	....
Auto fahren	....	....
bestimmten Tieren (wenn ja, welche?)	....	....
Blut oder Verletzungen bei dir selbst	....	....
Blut oder Verletzungen bei anderen	....	....
Untersuchungen beim Arzt/Zahnarzt	....	....
Spritzen	....	....
Dunkelheit oder Geister	....	....
Wasser (z.B. Seen, Meer)	....	....
Unwetter (z.B. Gewitter, Stürme)	....	....
Schule	....	....
Sonstiges (wenn ja, was?)	....	....
falls gegenwärtig **Nein**: früher?	....	....

falls **Nein**, weiter zu Sozialphobie

falls unter Frage 1 nur Angst oder Vermeidung des Schulbesuchs angegeben wird, weiter mit Frage 2; falls Angst oder Vermeidung vor anderen Dingen, weiter mit Frage 4

2. Hast du Angst oder gehst du nicht mehr in die Schule ...

2.1 ... weil du dort vor bestimmten Dingen Angst hast?	Ja	Nein ....
2.2 ... weil du keine Lust hast?	Ja	Nein ....
2.3 ... weil du Angst vor einer Trennung von deinen Eltern (sonstigen Bezugspersonen) hast?	Ja	Nein ....

falls Vermeidung des Schulbesuchs ausschließlich wegen **Ja** bei 2.2 und 2.3 und keine Angst vor weiteren Situationen besteht, weiter zu Sozialphobie

Hinweis: falls ausschließlich Angst wegen Trennung von Erziehungspersonen, sollte Vorliegen einer Störung mit Trennungsangst geprüft werden

3. Warum hast du solche Angst vor der Schule? Hast du Angst ...

... vor einem bestimmten Lehrer/bestimmten Lehrerin?	Ja	Nein ....
... vor bestimmten KLassenkameraden?	Ja	Nein ....
... davor, dich im Unterricht zu melden oder vor der Klasse was sagen zu müssen? *(Sozialphobie abklären)*	Ja	Nein ....
... Sonstiges? *(beschreiben)*	Ja	Nein ....

4. Hast du fast immer Angst, wenn du (...) begegnest?	Ja	Nein ....
5. Meinst du, dass deine Angst vor (...) übertrieben ist und du eigentlich gar nicht so viel Angst haben müsstest?	Ja	Nein ....
6. Seit wann hast du diese Angst vor (...)? *(beschreiben)*		
6.1 Gab es ein bestimmtes Ereignis, nach dem diese Angst bei dir aufgetreten ist? *(beschreiben)*	Ja	Nein ....

Hinweis: falls hier Hinweise auf Drogen- oder Medikamentenmissbrauch auftauchen, sollte die Diagnose „substanzinduzierte Angststörung“ in Erwägung gezogen werden

7. Wie stark fühlst du dich durch diese Angst in deinem Leben, in der Schule, in der Freizeit, im Umgang mit Freunden usw. beeinträchtigt?
(Schätzen Sie die Beeinträchtigung auf einer Skala von 0 – 4 ein:)

0	1	2	3	4
gar nicht	ein wenig	mäßig	schwer	sehr schwer/ massiv beeinträchtigt

Abb. 4.**3** Kinder-DIPS, Spezifische Phobien (Seite 25, Seite 26).

ter Linie als Instrument zur Erfassung einer klinisch relevanten psychischen Störung mit gleichzeitiger Zuordnung zu einer Diagnosegruppe. Das MEI gibt keine Therapiehinweise und orientiert sich in seinen Fragestellungen vor allem an den Wahrscheinlichkeiten des Auftretens psychischer Störungen.

Die von beiden Interviews gewählten Untertitel: Diagnostisches Interview *bei* psychischen *Störungen* im Kindes- und Jugendalter (Kinder-DIPS) vs. Strukturiertes Interview *zur Erfassung* kinderpsychiatrischen *Auffälligkeiten* (MEI) zeigt deutlich die Unterschiede in Zielrichtung und Einsatzbereich. Während das DIPS Vorteile in klinischen Stichproben zur Feindifferenzierung der Störung und Therapieplanung besitzt, hat das MEI Vorteile in der Primärversorgung (z. B. in der Kinderarztpraxis) sowie in kinderpsychiatrischen Risikostichproben (z. B. in Beratungsstellen und Sozialpädiatrischen Zentren).

Zusammenfassung

Interviewverfahren stellen das umfassendste und vielfältigste Instrument der Psychodiagnostik dar. Techniken mit gezielten Fragen führen zu einer besseren Informationsausschöpfung, insbesondere der Gesamtsymptomatik. Im Hinblick auf den Vorstellungsgrund und familiäre Probleme ergeben sich keine Vorteile gegenüber nicht-direktiven Verfahren.
Im Erstgespräch steht eine gemeinsame Befragung von Eltern und Kind einer getrennten Befragung gleich.
Die Übereinstimmung der Angaben von Eltern und Kind ist mäßig. Auch wenn die Befragung des Kindes für die Diagnostik unerlässlich ist, ist allein auf ihrer Grundlage keine Diagnosestellung möglich. Bis zur Adoleszenz bleiben die Eltern die wichtigeren Informanten.
Durch strukturierte Interviews können Informationen umfassender, objektiver und reliabler erfasst werden. Die Verwendung von strukturierten Interviews erhöht die Zuverlässigkeit von Diagnosen. Für das Kindes- und Jugendalter liegen im deutschen Sprachraum das Kinder-DIPS als Eltern- und Kinderinterview und das MEI als Elterninterview vor.

Literatur

Achenbach TM, McConaughty SH, Howell CT. Child-adolescent behavioral and emotional problems. Implications of cross informant correlations for situation specifity. Psychol Bull. 1987;101:213–32.

Ambrosini PJ, Metz C, Prabucki K, Lee CJ. Videotape reliability of the third revised edition of the KSADS. J Am Acad Child Adol Psychiat. 1989;28:723–8.

Angold A, Prendergast M, Cox A, Harrington R, Simonoff E, Rutter M. The Child and Adolescent Psychiatric Assessment (CAPA). Psychological Medicine. 1995;25:739–53.

Berg I, Fielding D. An interview with a child to assess psychiatric disturbance. J Child Psychol. 1979;1:83–96.

Cantwell DP. DSM-III studies. In: Rutter M, Tuma AH, Lann IS, eds. Assessment and diagnosis in child psychopathology. London: Fulton; 1988: 3–36.

Costello EJ. Developments in child psychiatric epidemiology. J Am Acad Child Adol Psychiat. 1989; 28:836–41.

Cox A, Hopkinson KF, Rutter M. Psychiatric interview techniques. II. Naturalistic study: Eliciting factual information. Br J Psychiat. 1981 a;138:283–90.

Cox A, Rutter M, Holbrook D. Psychiatric interviewing techniques V. Experimental study: Eliciting factural information. Br J Psychiat. 1981 b;139:29–38.

Cox A, Holbrook D, Rutter M. Psychiatric interviewing techniques VI. Experimental study: Eliciting feelings. Br J Psychiat. 1981 c;139:144–53.

Cox A. Classification in child psychiatry: A critique of approaches based on parental questionnaires. In: Schmidt MH, Remschmidt H, eds. Needs and prospects of child and adolescent psychiatry. Toronto: Hogrefe and Huber; 1994:93–7.

Cox AD. Diagnostic approisal. In: Rutter M, Taylor E, Herrov L, eds. Child and adolescent psychiatry. Oxford: Blackwell; 1994 a.

Cox AD. Interviews with parents. In: Rutter M, Taylor E, Herrov L, eds. Child and adolescent psychiatry. Oxford: Blackwell; 1994 b.

Döpfner M, Lehmkuhl G, Petermann F, Scheithauer H. Diagnostik psychischer Störungen. In: Petermann F, Hrsg. Lehrbuch der klinischen Kinderpsychologie und -psychotherapie. Göttingen: Hogrefe; 2000.

Esser G, Lahnert B, Schmidt MH. Determinanten der Inanspruchnahme kinderpsychiatrisch/-psychologischer Behandlung und ihr Erfolg. Z Kinder-Jugendpsychiat. 1986;14:228–44.

Esser G, Blanz B, Geisel B, Laucht M. Mannheimer Elterninterview. Strukturiertes Interview zur Erfassung von kinderpsychiatrischen Auffälligkeiten. Weinheim: Beltz; 1989.

Esser G, Schmidt MH, Woerner W. Epidemiology and course of psychiatric disorders in school-age children. Results of a longitudinal study. J Child Psychol Psychiat. 1990;31:243–63.

Esser G, Schmidt MH, Blanz B, Fätkenheuer B, Fritz A, Koppe T, Laucht M, Rensch B, Rothenberger W. Prävalenz und Verlauf psychischer Störungen im Kindes- und Jugendalter. Z Kinder-Jugendpsychiat. 1992;20:232–42.

Esser G, Ihle W, Schmidt MH, Blanz B. Die Kurpfalzerhebung – Ziele, Methoden und bisherige Ergebnisse. Z Klin Psychol Psychother. 2000;29:234–46.

Esser G. Der Mannheimer Elternfragebogen – Elternversion und Jugendlichenversion (in Vorbereitung).

Graham P, Rutter M. The reliability and validity of the psychiatric assessment of the child: II. Interview with the parents. British J Psychiat. 1968;114:581–97.
Hodges K, Line J, Stern L, Cytryn L, McKnew D. The development of a child assessment interview for research and clinical use. J Abnorm Child Psychol. 1982;10;173–89.
Hösch J, Laucht M, Esser G. Mannheimer Elterninterview für das Grundschulalter – Kindversion. Mannheim: Zentralinstitut für Seelische Gesundheit; 1994.
Kawetzki F, Kirchner P. Die psychiatrische Beurteilung 8- bis 10-Jähriger mittels strukturierter Kinder- und Elterninterviews durch Geübte und Ungeübte [Dissertation]. Heidelberg: Universität Heidelberg; 1979.
Kovacs, M. The interview schedule for children (ISC). Psychopharmacol. 1985;21:991–4.
Laucht M, Esser G, Schmidt MH. Längsschnittforschung zur Entwicklungsepidemiologie psychischer Störungen: Zielsetzung, Konzeption und zentrale Befunde der Mannheimer Risikokinderstudie. Z Klin Psychol Psychother. 2000;29;247 63.
Naab S. Komorbidität kinder- und jugendpsychiatrischer Störungen [Dissertation]. Heidelberg: Universität Heidelberg; 1994.
Offord DR, Fleming JE. Epidemiology. In: Lewis M, ed. Child and adolescent psychiatry: A comprehensive textbook. Baltimore: Williams and Wilkins; 1991:1156–68.
Poustka F, Schwarzbach H, Hennicke K. Mannheimer epidemiologisches Elterninterview/Kinderinterview [unveröffentlicht]. Mannheim; 1977.
Poustka F. Kinderpsychiatrische Untersuchungen: In: Remschmidt H, Schmidt MH, eds. Kinder- und Jugendpsychiatrie in Klinik und Praxis. Bd. I. Stuttgart: Thieme; 1988.
Rutter M, Graham P. The reliability and validity of the psychiatric assessment of the child: I, Interview with the child. Br J Psychiat. 1968;114:563–80.
Rutter M, Tizard J, Whitmore K, eds. Education, health and behavior. London: Longmans; 1970 (reprinted 1981, Krieger, Lebourne, Fl.).
Rutter M, Graham P, Chadwick D, Yule W. Adolescent turmoil: Fact or fiction? J Child Psychol Psychiat. 1976;17:35–56.
Rutter M, Cox A. Psychiatric interviewing techniques: I. Methods and measures. British Journal of Psychiatry. 1981;138:273–82.
Rutter M. Pathways from childhood to adult life. J Child Psychol Psychiat. 1989;30:23–51.
Schmidt LR. Klassifikationssysteme und -probleme. In: Schmidt LR, ed. Lehrbuch der klinischen Psychologie. Stuttgart: Enke; 1978.
Schwarzbach H. Zur Güte und Praktikabilität eines strukturierten kinderpsychiatrischen Interviews. Z Kinder- Jugendpsychiat. 1978;6:18–27.
Shaffer D, Fisher P, Dulcan MK, Davies M, Piacentini J, Schwab-Stone M, Lahey BB, Bourdon K, Jensen PS, Bird H, Canino G, Regier DA. The NIMH Diagnostic Interview Schedule for Children Version 2.3 (DISC-2-3): Description, acceptability, prevalence rates, and performance in the MECA study. J Am Acad Child Adol Psychiat. 1996;35:865–77.
Silverman WK. Anxiety Disorders Interview Schedule for Children – Revised. Albany: Graywind Publication; 1991.
Unnewehr S, Schneider S, Margraf J, Hrsg. Kinder-DIPS, Diagnostisches Interview bei psychischen Störungen im Kindes- und Jugendalter. Berlin: Springer; 1995.
Verhulst FC, Althaus M, Berden GEMG. The child assessment schedule: parent-child agreement and validity measures. J Child Psychol Psychiat. 1987;28:455–66.
Welner Z, Reich W, Herjanic B, Jung KG, Amado H. Reliability, validity, and parent-child agreement studies of the Diagnostic Interview for Children (DICA). J Am Acad Child Adol Psychiat. 1987;26: 649–53.
Will G. Zur psychiatrischen Einschätzung auffälliger Kinder mithilfe strukturierter Eltern- und Kinderinterviews [Dissertation]. Heidelberg: Universität Heidelberg; 1979.

Prüfungsfragen

1. Welche Ziele verfolgen Interviewverfahren im diagnostischen Prozess?
2. Welche Interviewtechnik ist im Sinne einer optimalen Informationsausschöpfung vorzuziehen?
3. Welche Gefahren ergeben sich aus einem strukturierten Interviewstil?
4. Welche Argumente sprechen für eine gemeinsame Befragung von Eltern und Kind im Erstgespräch?
5. Wie hoch ist in aller Regel die Übereinstimmung zwischen Eltern- und Kindangaben?
6. Welche Informationen sind in aller Regel valider?
7. Welche Vorteile haben strukturierte Interviews im Vergleich mit unstrukturierten Untersuchungsmethoden?
8. Was unterscheidet strukturierte von standardisierten Interviews?
9. Nennen Sie zwei standardisierte Interviewverfahren aus dem angloamerikanischen Sprachraum!
10. Welche strukturierten Interviewverfahren existieren im deutschsprachigen Bereich?
11. Bei welchen Fragestellungen ist welchem der Interviews der Vorzug zu geben?

5 Leistungsdiagnostik auf verschiedenen Altersstufen

G. Esser und K. Ballaschk

Allgemeine Leitlinien

Eine moderne Leistungsdiagnostik in der klinischen Kinder- und Jugendpsychologie muss sich neben den *klassischen Testgütekriterien* (Validität, Reliabilität und Objektivität) an *zusätzlichen klinischen Erfordernissen* messen. Dazu zählt in erster Linie die Frage, ob die angewandten Verfahren einen substanziellen Beitrag zur Diagnosestellung leisten. Im Bereich von Leistungsstörungen sind allgemeine Intelligenzdefizite (ICD F 7), umschriebene Entwicklungsstörungen (ICD F 80-F 82) und Aufmerksamkeitsstörungen (ICD F 90) zu nennen. Eine zuverlässige Diagnostik dieser Leistungsdefizite setzt Testverfahren voraus, die neben ihrer klaren Orientierung an den Störungsbildern im unteren Bereich des Leistungsspektrums ihr Differenzierungsoptimum aufweisen. Dies bedeutet, dass der Test genügend leichte Aufgaben für die in Frage stehende Altersgruppe enthalten muss. Somit sind unter den Verfahren, die eine größere Altersspanne abdecken, diejenigen zu bevorzugen, die sich am oberen Ende ihres Altersgeltungsbereichs befinden.

Die Messung von niedrigen und sehr niedrigen Leistungen setzt außerdem eine *ausreichend große Normierungsstichprobe* voraus. 40–80 Kinder in einer Altersgruppe wie z.B. im Altersbereich von 4–4½ oder 4½–5 Jahren für die *Hannover Wechsler Intelligenzskala des Vorschulalters*, für den *Heidelberger Sprachentwicklungstest* oder für den *French Bilder Intelligenztest* genügen den Ansprüchen nicht.

Die *Repräsentativität* der Normierungsstichprobe ist ein weiterer, häufig unterschätzter Gesichtspunkt, der im klinischen Alltag zu fatalen Fehlentscheidungen führen kann. Hiervon besonders betroffen sind Testverfahren, die hauptsächlich an kleinen klinischen Stichproben normiert wurden. Ein besonders krasses Beispiel in diesem Zusammenhang ist der *Göttinger Formreproduktionstest* (Schlange et al. 1977), in dem von einer echten Zufallsstichprobe 8-Jähriger 47% der Kinder Fehlerzahlen erzielten, die über dem Prozentrang 98 der Gruppe „kein Hirnschaden" lagen (Esser u. Schmidt 1987). Die Verwendung der Normen des genannten Verfahrens führt zu einer drastischen Überschätzung von Störungen. Säkulare Trends bzgl. spezifischer kindlicher Leistungen lassen insbesondere Verfahren mit einer älteren Normierung problematisch erscheinen. So steigen die Leistungen im abstrakt-logischen Denken nahezu kontinuierlich über die Zeit. Davon sind insbesondere die *Intelligenztests* betroffen. Erinnert sei an die grobe Überschätzung der kindlichen Leistungsfähigkeit in den 70er-Jahren durch die alten *HAWIK-Normen*, die zahlreiche, nicht erkannte schulische Überforderungen zur Folge hatte, oder die Normierungsprobleme des *Prüfsystems für Schul- und Bildungsberatung* von Horn (1969). Auf der anderen Seite sind die Leistungen im Rechtschreiben, Rechnen und der Konzentration gegenüber den 60er- und 70er-Jahren deutlich gesunken.

Bei jungen Kindern können Abweichungen der Normierungsprozedur vom klinischen Vorgehen zu deutlichen *Verzerrungen* führen. Wird z.B. die Normierung eines Tests für 2-jährige Kinder, deren Kooperationsbereitschaft grundsätzlich schwierig herzustellen ist, in der Art einer Reihenuntersuchung durchgeführt, in der klinischen Anwendung jedoch stets ein optimaler Kooperationsstatus abgewartet bzw. herbeigeführt, so wird die Verwendung der Normen die Leistungen der Kinder stets deutlich überschätzen, weil im klinischen Alltag die Untersuchung unter viel günstigeren Bedingungen durchgeführt werden kann.

In Zeiten begrenzter Ressourcen spielt die *Ökonomie* eines Testverfahrens eine bedeutende Rolle. Die Messung des Generalfaktors der Intelligenz kann je nach verwendetem Verfahren 20–90 Minuten erfordern. Eine längere Durchführungszeit ist nur dann zu rechtfertigen, wenn das Verfahren eindeutige Hypothesen für eine weitergehende Diagnostik z. B. von umschriebenen Entwicklungsstörungen ermöglicht. Verfahren mit einer faktoriellen Struktur (z. B. den Primär-Faktoren von Thurstone) sind hierbei meist eklektischen Verfahren vorzuziehen. Bei älteren Kindern stellt die Verwendung als *Gruppentest*, sofern nicht die Verhaltensbeobachtung des einzelnen Kindes prioritär ist, eine wesentliche Erleichterung dar.

Die folgende Darstellung von Testverfahren erhebt keinen Anspruch auf Vollständigkeit, der Leser wird viele bekannte Verfahren vermissen. Umfassende Auflistungen sind den aktuellen Testkatalogen der Testzentrale zu entnehmen. Wir beschränken uns im Wesentlichen auf Testverfahren, die durch die Arbeitsgruppe Neuropsychologie des Kindes- und Jugendalters am Zentralinstitut für Seelische Gesundheit in Mannheim für epidemiologische Untersuchungen ausgewählt und in ihnen überprüft wurden.

Leistungsdiagnostik im Säuglings- und Kleinkindalter

Die Leistungsdiagnostik im Säuglings- und Kleinkindalter stellt ungleich *höhere Anforderungen* an den Untersucher als z. B. die Leistungsdiagnostik im Schulalter.

Große Erfahrungen im Umgang mit Kindern der entsprechenden Altersgruppe und die perfekte Beherrschung des Untersuchungsmaterials und -ablaufs sind unabdingbare Voraussetzungen, die Untersucher in die Lage zu versetzen, das Kind optimal auf die Untersuchungen vorzubereiten, die Reihenfolge der Items flexibel dem emotionalen Zustand und der Reaktion des Kindes anzupassen und damit auch schwierige Untersuchungssituationen mit schwankender Kooperationsbereitschaft des Kindes erfolgreich zu meistern. Auch die richtige Bewertung der Testergebnisse (als gültig oder eingeschränkt gültig) bedarf einer großen Erfahrung. Aus den genannten Gründen sind eine hohe Durchführungs- und Auswertungsobjektivität im frühesten Kindesalter nur mit großem Aufwand zu erzielen. Zu beachten ist darüber hinaus die deutlich höhere Interkorrelation der Entwicklungsbereiche „Wahrnehmung", „Kognition", „Motorik" und „soziale Fertigkeiten". Entsprechend schwieriger gestaltet sich die Diagnostik umschriebener Entwicklungsverzögerungen.

Drei große *Entwicklungstests* sind im Säuglings- und Kleinkindalter verfügbar: Die *Bayley Scales of Infant Development* II (Bayley 1993), die *Griffith-Entwicklungsskalen* in der deutschen Bearbeitung von Brandt (2001) und die *Münchner Funktionelle Entwicklungsdiagnostik* von Hellbrügge (1994).

Bayley Scales

Die *Bayley Scales* sind das jüngste publizierte Verfahren, was sich in einem verbesserten Testmaterial dokumentiert. Der Anwendungsbereich von 0–42 Monaten ist der breiteste unter den genannten Verfahren. Leider liegen bis heute kein deutsches Manual und keine deutschen Normen vor. Die Durchführungsdauer beträgt 45–60 Minuten. Es werden der kognitive und der motorische Entwicklungsstand bestimmt, daneben werden mithilfe des *Infant Behavior Record* Verhaltensprobleme bzw. Temperamentsauffälligkeiten erfasst. Für ältere Kinder ist zur Durchführung der motorischen Skala z. T. sehr aufwändiges Testmaterial (Treppe und Balancierbalken) zusätzlich herzustellen.

Griffith-Skalen

Die *Griffith-Skalen* verfügen über ein deutsches Handbuch und erfassen in 20–45 Minuten fünf Entwicklungsbereiche: Motorik, Persönlichkeit und Sozialverhalten, Hören und Sprache, Auge und Hand sowie Kognition und erlauben die Erstellung eines Entwicklungsprofils. Der Anwendungsbereich liegt zwischen 0–24 Monaten.

Münchner Funktionelle Entwicklungsdiagnostik

Die *Münchner Funktionelle Entwicklungsdiagnostik* reicht von 0–36 Monate und erfasst im ersten Lebensjahr vier motorische Bereiche (Krabbeln, Sitzen, Laufen, Greifen) sowie Perzeption, Sprache (rezeptiv und expressiv) und Sozialverhalten. Im zweiten und dritten Lebensjahr werden Motorik (Statomotorik und Handmotorik), Wahrnehmungsverarbeitung, Sprache (rezeptiv und expressiv) sowie Selbstständigkeit und Sozialverhalten geprüft. Hervorzuheben ist das besonders robuste Testmaterial. Auf einen Gesamtentwicklungsquotienten wird verzichtet, die Itemkonstruktion ist defizitorientiert und entspricht nicht den testtheoretischen Gepflogenheiten.

In der Vorbereitungsphase der Mannheimer Risikokinderstudie wurden die drei genannten Verfahren einer Prüfung im Sinne der allgemeinen Leitlinien unterzogen. Im Gesamtergebnis erwiesen sich dabei die *Bayley Scales* den übrigen Verfahren leicht überlegen. Dies gilt jedoch nur für Forschungszwecke und dort nur uneingeschränkt im ersten Lebensjahr. Im zweiten und dritten Lebensjahr stehen zu wenig Items zur rezeptiven und expressiven Sprache zur Verfügung. Darüber hinaus ergaben sich z.T. deutliche Abweichungen von den Normen des Manuals. Im Alter von drei Monaten lag in einer repräsentativen Stichprobe der Mittelwert für den Motor-Index bei 105 und für den Mental-Index bei 110, im Alter von zwei Jahren lagen die entsprechenden Werte für den Motor-Index bei 111 und für den Mental-Index bei 118.

Im klinischen Alltag sind insbesondere wegen der deutschen Normen die *Münchner Funktionelle Entwicklungsdiagnostik* und die *Griffith-Skalen* den *Bayley Scales* vorzuziehen. Als Screening sind mit Einschränkungen (Probleme in der Normierung) das *Entwicklungsgitter* von Kiphard (1996) und die *Denver Entwicklungsskalen* (DES, Flehming et al. 1973) anwendbar.

Weitere Testverfahren

Als besonders viel versprechendes Testverfahren liegt jetzt der *Sprachentwicklungstest für zweijährige Kinder* (SETK-2) von Grimm (2000) vor. In vier Untertests werden mit kindgerechtem Material die rezeptiven und expressiven Sprachleistungen erfasst. Neben der ökonomischen Gesamtform (25 Minuten Durchführungsdauer) existiert eine Kurzform, die sich als Screeninginstrument auch in der Primärversorgung (Kinderärzte) eignet. Mit dem SETK-2 ist endlich in Deutschland ein normierter Sprachtest vorgelegt worden, der eine rechtzeitige Erfassung von Sprachrückständen ermöglicht. Die Differenzierungsfähigkeit und prognostische Validität des Testverfahrens wurde in mehreren Untersuchungen belegt. Die klinische Bewährung des SETK-2 steht noch aus. Wünschenswert sind eine größere Normierungsstichprobe (zzt. n = 296) und angesichts der sehr jungen Altersgruppe eine feinere Altersstaffelung der Normen (Quartale statt der vorliegenden Halbjahre).

Leistungsdiagnostik im Kindergarten- und Vorschulalter

Während im Kleinkindalter eine zuverlässige Diagnostik von umschriebenen Entwicklungsstörungen noch nicht zufriedenstellend gelingt, sind die Voraussetzungen hierfür im Alter von vier Jahren deutlich günstiger. Auch wenn Vorschulkinder wesentlich leichter als Kleinkinder zur Mitarbeit zu bewegen sind, ist ihre Motivation größeren Schwankungen unterworfen als die von Schulkindern. Auch die Aufmerksamkeitsspanne erreicht noch nicht das Ausmaß derjenigen älterer Kinder. Um sicher zu stellen, dass auch am Ende der Testung noch die intendierten Leistungsbereiche und nicht lediglich Ausdauer und Motivation gemessen werden, sollte auch bei interaktiv vorgegebenen abwechslungsreichen Testverfahren die Durchführungsdauer auf 30 Minuten begrenzt werden. Das Warming-up kann durch eine durchdachte Testabfolge – zu Beginn nur Verfahren, die keine verbalen Reaktionen des Kindes erfordern – ersetzt werden.

Obwohl die Früherkennung von allgemeinen und partiellen Entwicklungsrückständen eines der dringenden Probleme klinischer Psychodiagnostik ist, ist es erstaunlich, wie wenig adäquate Verfahren für die Altersgruppe von 4–6 Jahren zur Verfügung stehen. Insofern ist verständlich, wie vor über 15 Jahren geradezu enthusiastisch das Erscheinen der *Kaufman Assessment Battery for Children* begrüßt wurde. Neben diesem in der deutschen Bearbeitung von Melchers und Preuß (1994) vorliegenden Verfahren ist der etwas in die Jahre gekommene *Psycholinguistische Entwicklungstest* von Angermaier (1977) das einzige Verfahren, das einen relativ breiten Merkmalsbereich erfasst.

Kaufman Assessment Battery for Children

Die K-ABC ist in vielen Dingen dem HAWIK ähnlich, bietet aber doch in weiten Bereichen neue Ansätze. Neu ist vor allem der Anwendungsbereich (2½–12½ Jahre), eine Alterspanne, die nicht ohne weiteres mit einem einzigen Testverfahren erfassbar ist. Dem trugen die Autoren durch die Verwendung verschiedener altersspezifischer Verfahren Rechnung.

Neu ist auch das dem Test zugrunde liegende *Intelligenzkonzept*, das einen neuropsychologischen und kognitionspsychologischen Ansatz beansprucht und den Verarbeitungsprozess über die entsprechenden Verarbeitungsinhalte stellt. Schließlich erfolgte eine Trennung zwischen grundlegenden Fähigkeiten (Intelligenz) und erlernten Fertigkeiten. Im Bereich grundlegender Fähigkeiten werden die sprachlichen Anforderungen so gering wie möglich gehalten. Die grundlegenden Fähigkeiten werden in einzelheitliches und ganzheitliches Denken unterteilt, wobei sich hinter dem Begriff *einzelheitliches Denken* verschiedene Formen des Kurzzeitgedächtnisses bzw. Working Memory System verbergen und der Begriff *einzelheitliches Denken* von daher als irreführend bezeichnet werden muss. Die Subskala „ganzheitliches Denken“ erfasst überwiegend Wahrnehmungs-, Gedächtnis- und Denkfunktion im visuell-figuralen Bereich. Sprachliche Leistungen werden nur im Bereich der Fertigkeiten erfasst. Dadurch wird die Frage der sprachlichen Kompetenz und des sprachgebundenen Denkens in der K-ABC kaum berücksichtigt, und damit fehlt ein zentraler Gesichtspunkt der Intelligenzentwicklung.

Die verschiedenen Aspekte des Working Memory System (einzelheitliches Denken) erlauben Rückschlüsse auf die Informationsverarbeitung des Kindes und somit auf neuropsychologische Korrelate von Teilleistungsstörungen. Dabei sind auch Skalen des ganzheitlichen Denkens, wie das räumliche Gedächtnis, unter dem Konstrukt „Kurzzeitgedächtnis“ zu fassen.

Das Testmaterial der K-ABC ist ansprechend und abwechslungsreich, die Ringbücher weisen jedoch eine geringe Haltbarkeit auf, und das Handbuch ist weitgehend unübersichtlich. Die Testdurchführung hingegen ist einfach und für die Testleiter rasch zu erlernen. Die Dauer des Testverfahrens ist mit 90 Minuten eher lang, wobei je nach Fragestellung auch eine Auswahl der Testverfahren getroffen werden kann.

Die Testauswertung per Hand erweist sich als komplex und umständlich. Getrübt wird das Bild vor allem durch die Verwendung von drei verschiedenen statistischen Skalentypen (SW, SK und PR), die stets eine Umrechnung der Skalen erfordert. Ein großer Vorteil des Verfahrens sind seine relativ neuen Normen, wobei sich die Autoren bzgl. der Selektion bzw. der Selektionskriterien der Normierungsstichprobe sehr bedeckt halten. Sie sprechen immer nur von einer Zufallsauswahl bzw. Zufallsstichprobe, was offensichtlich nicht richtig ist; denn es handelt sich allenfalls um eine Gelegenheitsstichprobe, womit ihre Repräsentativität nicht zweifelsfrei gewährleistet ist. Für die schulrelevanten Leistungen Rechnen und Lesen liegen lediglich Altersnormen, aber keine Klassennormen vor. Dies ergibt besonders bei früh eingeschulten oder verspätet eingeschulten Kindern ein Missverhältnis zur tatsächlichen Leistung. Die Differenzierung im unteren Leistungsbereich ist bis 4½ Jahre für viele Untertests sehr gering. Dies gilt vor allem für „Dreiecke“, „Wortreihen“, „Rechnen“, „Gesichter und Orte“, aber auch „Rätsel“. Trotz der hier besonders in den Vordergrund gerückten Kritikpunkte an der *Kaufman-ABC* muss betont werden, dass es sich hierbei um ein gut konstruiertes, klinisch sinnvolles Verfahren handelt, das zu Recht eine weite Verbreitung gefunden hat.

Psycholinguistischer Entwicklungstest

Der *Psycholinguistische Entwicklungstest* (Altersbereich 3;0–9;11 Jahre) folgt dem Modell der Kommunikationsprozesse von Osgood und stellt die deutsche Adaptation des *Illinois Test of Psycholinguistic Abilities* von Kirk et al. (1971) dar. Das Osgood’sche Modell ist wiederholt kritisiert worden. Auch ist seine Umsetzung im Psycholinguistischen Entwicklungstest unvollständig, und trotzdem stellt der PET einige Untertests zur Verfügung, die wichtige Hinweise auf umschriebene Entwicklungsstörungen oder ihre neuropsychologischen Grundprozesse ermöglichen.

Hervorzuheben sind Untertests wie das „Lauteverbinden“, ein Verfahren zur Lautverschmelzung bzw. auditiven Seriation und Integration, das als eine der Grundfunktionen des Lesens und Schreibens betrachtet werden kann. Verfahren zur Erfassung der expressiven („Grammatiktest“) und rezeptiven Sprache („Wortverständnis“ und „Wörter ergänzen“) sowie zum auditiven („Zahlenfolgengedächtnis“) und visuellen Kurzzeitgedächtnis („Symbolfolgengedächtnis“) sowie zum sprachlich-schlussfolgernden Denken („Sätze ergänzen“) haben sich als überaus nützlich erwiesen. Weniger gelungen sind die aus dem amerikanischen Original übernommenen Untertests „Bilder deuten", „Bilder zuordnen" sowie „Gegenstände handhaben". Die Normen sind an einer großen Stichprobe (n = 150 pro Dritteljahr), immerhin 3150 Kinder für sieben Jahrgänge, gewonnen worden. Allerdings ergaben sich insbesondere im Grundschulalter Hinweise darauf, dass die Normen, die Anfang der 70er-Jahre entstanden, sich in einigen Teilbereichen verändert haben.

Der PET ist vor allem im Vorschulbereich und dort vor allem für die Messung von sprachabhängigen Leistungen besonders zu empfehlen. Hier konnten die Normen des Manuals bestätigt werden.

Basisdiagnostik für umschriebene Entwicklungsstörungen im Vorschulalter

Noch vor Erscheinen der *Kaufman-ABC* wurde im Auftrag der Kassenärztlichen Bundesvereinigung die *Basisdiagnostik für umschriebene Entwicklungsstörungen im Vorschulalter* (BUEVA, Esser 2002) entwickelt. Ziel dieser Testbatterie ist es, den Besonderheiten der Kinder dieser Altersgruppe und der Untersuchung allgemeiner und umschriebener Entwicklungsstörungen Rechnung zu tragen. So werden mit Ausnahme der Ganzkörperkoordination alle umschriebenen Entwicklungsstörungen berücksichtigt, sofern sie auf der entsprechenden Altersstufe erfassbar sind. Die Testbatterie hat ihr Differenzierungsoptimum im subnormalen Leistungsbereich und erfasst aufgrund spezifischer Abbruchkriterien in den meisten Teilbereichen maximal gut durchschnittliche Leistungen. Zur Diagnostik überdurchschnittlicher Leistungen oder von Hochbegabung ist sie daher nicht geeignet.

Die Testbatterie weist eine hohe Durchführungsökonomie (20 Minuten für 4-Jährige, 25 Minuten für 5-Jährige) auf. Normen liegen für 4-Jährige, 5-Jährige und Kinder zum Zeitpunkt der Einschulungsuntersuchung vor. Die Testbatterie besteht aus fünf bzw. sieben zum überwiegenden Teil bekannten Verfahren und erfasst bei 4-Jährigen neben der nonverbalen Intelligenz die expressive und rezeptive Sprache sowie die Visuomotorik und die Artikulation. Bei 5-Jährigen wird zusätzlich die Aufmerksamkeitsleistung mit zwei weiteren Verfahren gemessen. Tabelle 5.**1** zeigt die erfassten Konstrukte und die verwendeten Testverfahren.

Die Testbatterie hat, obwohl viele Jahre unveröffentlicht, eine sehr große Verbreitung in der Früherkennung von Leistungsstörungen und in der Schuleingangsuntersuchung gefunden. So wurden große Teile der *Basisdiagnostik umschriebener Entwicklungsstörungen* in die Schuleingangsuntersuchung des standardisierten Untersuchungs- und Dokumentationsprogramms „Sophia" in Niedersachsen aufgenommen und konnten die Aussagekraft der Schulempfehlung deutlich verbessern. In der praktischen Durchführung erwies sich das Verfahren als unproblematisch und zeiteffizient. Die Normierung erwies sich im Rahmen der Mannheimer Risikokinderstudie als sehr zeitstabil. Die Vorhersage von späteren Schulleis-

Tabelle 5.**1** Basisdiagnostik von umschriebenen Entwicklungsstörungen und Aufmerksamkeitsdefiziten im Vorschulalter

	Konstrukt	Verfahren
1.	Nonverbale Intelligenz	Columbia Mental Maturity Scale von Burgemeister, Blum und Lorge
2.	Teilleistungen	
2.1	Einfache Artikulation	Möhring-Test (Kurzform)
2.2	Expressive Sprache	Grammatiktest aus dem PET von Angermaier
2.3	Rezeptive Sprache	Wörter ergänzen aus PET von Angermaier
2.4	Sensumotorik	Visuomotorik aus FEW von Lockowandt
3.	Aufmerksamkeit	Modifizierter Frankfurter Test für 5-Jährige
4.	Konzentration	Zahlenfolgengedächtnis aus dem PET von Angermaier

PET = Psycholinguistischer Entwicklungstest
FEW = Frostigs Entwicklungstest der visuellen Wahrnehmung

tungsproblemen gelang mit der BUEVA im Alter von 4½ Jahren bereits gut. Dies galt sowohl für die Leistungen im Rechtschreiben wie auch im Rechnen. In Bezug auf die Rechtschreibleistung entsprach die Vorhersage von Leistungsproblemen der durch das *Bielefelder Screening* erzielten Werte. Für Leseschwierigkeiten erwies sich das *Bielefelder Screening* als treffsicherer. Das Ergebnis ist insgesamt trotzdem sehr bemerkenswert, da der Vorhersagezeitraum (3½ Jahre) größer war als in der Untersuchung mit dem BISC (2 Jahre).

Bielefelder Screening zur Früherkennung von Lese- und Rechtschreibschwierigkeiten

Mit dem *Bielefelder Screening zur Früherkennung von Lese-Rechtschreib-Schwierigkeiten* (BISC, Jansen et al. 1999) wurde ein Testverfahren vorgelegt, das mithilfe von vier Untertests zur phonologischen Bewusstheit und vier Untertests zu Aufmerksamkeit und Gedächtnis im letzten Kindergartenjahr die Einschätzung des Risikos zur Ausbildung einer Lese-Rechtschreib-Schwäche im frühen Grundschulalter erlaubt.

Insgesamt wurden 1120 Vorschulkinder zehn und vier Monate vor der Einschulung mit dem Verfahren untersucht, um damit Lese- und Rechtschreib-Probleme am Ende der zweiten Klasse vorherzusagen. Die Prädiktion ist sowohl für Lese- als auch für Rechtschreib-Probleme gut, wobei auch in diesem Testverfahren nicht zwischen umschriebenen lese- und rechtschreibschwachen und allgemein leistungsschwachen Schülern unterschieden wird. Welche Rolle somit die in dem Test enthaltenen verbalen Intelligenzanteile spielen, bleibt offen. In der Durchführung des Verfahrens (20–30 Minuten) erwies sich die Vorgabe der Testitems mittels Kassettenrecorder als gewöhnungsbedürftig. Bei vier Untertests mindert die hohe Zufallsquote (50%) richtiger Antworten die Reliabilität und Validität des Verfahrens.

Motoriktest für vier- bis sechsjährige Kinder

Zur Erfassung der Ganzkörperkoordination ist der *Motoriktest für vier- bis sechsjährige Kinder* (MOT 4–6) von Zimmer und Volkamer (1987) zu empfehlen.

In der Mannheimer Risikokinderstudie erwies sich das Testverfahren als weitgehend unkompliziert in der Durchführung. Die gestellten Aufgaben haben einen hohen Aufforderungscharakter. Die Inhaltsvalidität ist insgesamt überzeugend, wobei die Verwendung von zwei Aufgaben zur Feinmotorik (Punktieren und Streichhölzer einsammeln) auf der einen Seite nicht ausreicht, um dieses Konstrukt separat zu erfassen, auf der anderen Seite nicht dem Konstrukt der übrigen 15 Aufgaben zur Ganzkörperkoordination zuzuordnen ist. In der Durchführung des Verfahrens (ca. 30–40 Minuten) erwies sich die Reihenfolge der Aufgaben weder in Einklang mit ihrer Schwierigkeit, noch optimal im Sinn der Durchführungsökonomie. Bei einigen Aufgaben sind die nachzuahmenden Bewegungsabläufe so komplex, dass neben der Körperkoordination hohe Anforderungen an die Aufmerksamkeit und Erfassung des Bewegungsablaufs gestellt werden.

Leistungsdiagnostik im Grundschulalter

Neben der *Kaufman Assessment Battery for Children* haben weitere drei Verfahren zur Messung der allgemeinen Intelligenz große Verbreitung gefunden: der *Hamburg-Wechsler-Intelligenztest für Kinder* (HAWIK), der *Grundintelligenztest Skala 1* (CFT-1, Cattell et al. 1997) und die *Coloured Progressive Matrices* (CPM, Raven 1980; dt. Bearbeitung von Bulheller u. Häcker 2002).

Hamburg-Wechsler-Intelligenztest für Kinder

Das immer noch am häufigsten verwendete Verfahren ist der HAWIK, der kürzlich als HAWIK-IV mit einer Normierung und Validierung für die deutschsprachigen Länder erschienen ist (Petermann u. Petermann, 2007). Mit dem HAWIK kann die kognitive Entwicklung von Kindern und Jugendlichen im Alter von 6;0–16;11 Jahren im Einzeltestverfahren abgeklärt werden. Der HAWIK-IV setzt sich aus fünf neuen Subtests und zehn Subtests aus dem HAWIK-III (Tewes et al. 2000) zusammen. In der Weiterentwicklung des Verfahrens hat eine deutliche Neuorientierung und -strukturierung stattgefunden, wobei das Generalfaktorenmodell beibehalten wurde.

Die Gruppierungsebene Verbal- und Handlungsteil entfällt. Eine differenzierte Auswertung findet nur noch auf Index- und Untertestebene statt. Zunehmend stärker in den Vordergrund treten kognitive Funktionen wie fluides logisches Denken, die Kapazität des Arbeitsgedächtnisses oder die Geschwindigkeit von Informationsverarbeitungsprozessen (Petermann 2006). Die Vorteile des HAWIK liegen in der interaktiven Vorgabe, dem relativ abwechslungsreichen Testmaterial und seiner weiten Verbreitung. Die Kritik am HAWIK-III galt insbesondere der langen Durchführungsdauer und der Normierungsstichprobe, die mit 1600 Kindern für die über 30 Altersgruppen als relativ klein einzustufen ist. Die Differenzierungsstärke des Verfahrens liegt im mittleren Leistungsbereich. So ergeben sich in den Extrembereichen der kognitiven Leistungsfähigkeit Boden- und Deckeneffekte. Als Nachteil sind ebenfalls das veraltete Intelligenzkonzept, die in Anbetracht des großen Altersranges teilweise geringe Itemzahl pro Untertest und die sehr lange Durchführungszeit (60–90 Minuten) zu nennen. Das Verfahren beinhaltet keine Aussagen zur prognostischen Validität. Amerikanische Studien zum WISC-III zeigen eine eingeschränkte prognostische Validität auf (Hale et al. 2001). Die Zusammenhänge zwischen den Testergebnissen und Schulleistungen fallen gering aus. Daher sollten schulische Platzierungsentscheidungen nicht ausschließlich auf Grundlage des HAWIK erfolgen. In der klinischen Praxis entstand der Eindruck, dass der Verbalfaktor die Leistungen des Kindes deutlich überschätzt. Nach Auswertung mehrerer klinischer Stichproben zeigte sich entgegen der Erwartung und früherer Ergebnisse mit dem HAWIK-R (Tewes 1985), dass der Verbal-IQ stets besser ausfällt als der Handlungs-IQ. Der HAWIK-IV erscheint in vielerlei Hinsicht gegenüber dem HAWIK-III verbessert (s.o.). Die Praxisbewährung steht verständlicherweise noch aus.

Basisdiagnostik Umschriebener Entwicklungsstörungen im Grundschulalter

Ziel der *Basisdiagnostik Umschriebener Entwicklungsstörungen im Grundschulalter* (BUEGA, Esser et al. 2007) ist es, ein Verfahren zur Verfügung zu stellen, mit dessen Hilfe umschriebene Entwicklungsstörungen sowie Aufmerksamkeitsstörungen ökonomisch erfasst werden können. Die vorliegende Grundschultestbatterie eignet sich insbesondere für die Eingangsdiagnostik zur Abklärung von Leistungsstörungen im Grundschulalter. Mit der BUEGA lassen sich folgende Leistungsbereiche prüfen: Verbale Intelligenz, nonverbale Intelligenz, expressive Sprache, Lesen, Rechtschreibung, Rechnen und Aufmerksamkeit. Aus den Testergebnissen wird ein Gesamtwert gebildet, der aufgrund seiner hohen Korrelation (.76) mit dem Lehrerurteil für die Schullaufbahnberatung herangezogen werden kann. Der Geltungsbereich des Verfahrens erstreckt sich auf die Klassen 1–5. Die Normierung erfolgte an einer für die Bundesrepublik repräsentativen Stichprobe von 2183 Grundschulkindern. Es liegen Klassennormen für beide Schulhalbjahre sowie Altersnormen in Halbjahren vor. Eine gute Differenzierung ist nicht nur im mittleren Leistungsbereich gewährleistet, sondern auch im unteren und oberen Leistungsbereich. Ein großer Vorteil der BUEGA besteht darin, dass alle Teilleistungen an der selben Stichprobe normiert wurden, so dass Diskrepanzen zwischen den Teilleistungen nicht durch stichprobenbedingte Unterschiede verzerrt oder verwischt werden. Die Durchführung dieses Individualtests beansprucht in Abhängigkeit vom Alter sowie der Leistungsfähigkeit des Kindes zwischen 40 und 60 Minuten. Im Manual finden sich ausführliche Angaben zur Normierung und Validität sowie zu Itemkennwerten. Tabelle 5.**2** zeigt die erfassten Konstrukte und die verwendeten Testverfahren.

Lese- und Rechtsschreibtests

Im deutschen Sprachraum stehen deutlich mehr Verfahren zur Erfassung von Rechtschreibleistungen als von Leseleistungen zu Verfügung. Die überwiegende Anzahl der Lesetests wurde in den 70er- und frühen 80er-Jahren entwickelt und in vielen Fällen an kleinen und nicht repräsentativen Stichproben standardisiert (Hemminger et al. 2000).

Der *Zürcher Lesetest* (ZLT, Linder u. Grissemann 2000) ist ein in der Praxis häufig angewandtes Verfahren und kann zur Einstufung der Lesefähigkeit ab Beginn der 2.–6. Klasse Anwendung finden. Lesezeit und -fehler können in Prozentrangstufen dargestellt werden. Für die 4. Klasse liegen nur wenig differenzierte Tabellen mit den Prozentrangstufen vor. Ein Nachteil des Verfahrens stellt die veraltete Eichstichprobe dar. Zudem liegen

Tabelle 5.**2** Verfahren zur Erfassung von Leistungsstörungen im Grundschulalter

Konstrukt	Verfahren
1. Verbale Intelligenz	„Analogien“ aus dem Potsdam-Illinois Test of Psycholinguistic Abilities (P-ITPA) von Esser und Wyschkon (in Vorb.)
2. Nonverbale Intelligenz	„Matrizen“ aus dem Potsdamer Intelligenztest (PIT) von Esser und Ballaschk (in Vorb.)
3. Expressive Sprache	„Grammatik“ aus dem P-ITPA von Esser und Wyschkon (in Vorb.)
4. Lesen	Lesekärtchen 1 und 2 aus dem P-ITPA von Esser und Wyschkon (in Vorb.)
5. Rechtschreibung	„Rechtschreibung“ aus dem P-ITPA von Esser und Wyschkon (in Vorb.)
6. Rechnen	Untertest speziell für diese Batterie entwickelt
7. Aufmerksamkeit	bp-Test von Esser und Geisel (1978)

für Deutschland keine Normen vor. Im Hinblick auf die Gütekriterien finden sich hohe Retestreliabilitäten. Auf weitere Testanalysen wurde jedoch verzichtet.

Die *Würzburger Leise Leseprobe* (WLLP, Küspert u. Schneider 1998) erfasst von der 1.–4. Klasse die Dekodier(= Lese-)geschwindigkeit, indem geschriebenen Wörtern jeweils vier Bildalternativen gegenübergestellt sind und das korrespondierende Bild anzustreichen ist. Die Durchführung des Verfahrens ist ausgesprochen ökonomisch. Die Gütekriterien erfüllen die Ansprüche für ein reliables und valides Instrument. Es liegen Normen von 2820 Kindern aus sieben deutschen und einem österreichischen Bundesland vor.

Ziel der *Knuspels Leseaufgaben* (KNUSPEL-L, Marx 1998) ist die Prüfung grundlegender Lesefertigkeiten wie Rekodieren und Dekodieren, das zum Lesenlernen unverzichtbare Hörverstehen und das Leseverstehen von der 1.–4. Klasse. Die Leseleistung wird in Prozenträngen und T-Werten dargestellt, und die Auswertung kann quantitativ wie auch qualitativ erfolgen. Die Eichstichprobe setzt sich insgesamt aus 4746 Grundschülern zusammen. Mit dem Knuspel-Wesen als Leitfigur wird eine kindgerechte Testatmosphäre geschaffen. Ein Nachteil des Verfahrens stellt die hohe Bearbeitungsdauer von 50 Minuten dar.

Das *Salzburger Lese-Screening* liegt für die Klassenstufen 1–4 (SLS 1–4, Mayringer u. Wimmer 2003) sowie für die 5.–8. Klassenstufe (SLS 5–8, Auer et al. 2005) vor. Eine Liste inhaltlich einfacher Sätze muss möglichst schnell gelesen und der Wahrheitsgehalt jedes Satzes beurteilt werden. ELFE 1–6 (Lenhard u. Schneider 2006) stellt ebenfalls einen Leseverständnistest dar, der in den ersten sechs Schulklassen Anwendung finden kann.

Der *Salzburger Lese- und Rechtschreibtest* (SLRT, Landerl et al. 1997) eignet sich für Kinder, die bereits auffällig im Bereich Lesen und Rechtschreiben geworden sind. Der *Lesetest* (SLRT-LT) erfasst sowohl Fertigkeiten des synthetischen, lautierenden Lesens als auch Defizite in der automatischen, direkten Worterkennung. Zusätzlich werden den Kindern Texte zum Lesen vorgelegt. Nach Landerl et al. (1997) fällt die Fehlerzahl der Kinder so gering aus, dass eine detaillierte Umrechnung der Fehlerzahl in Prozentränge nicht sinnvoll erscheint. Zur Bewertung der Fehleranzahl wird daher ein kritischer Wert angegeben. Das Hauptkriterium der Bewertung der Leseleistung bildet die Lesezeit, die über Normtabellen in Prozentrangplätze übertragen werden kann. Der *Rechtschreibtest* (SLRT-RT) erlaubt eine differenzierte Diagnose individueller Schwächen beim Erlernen des Rechtschreibens. Die Schüler erhalten einen Bogen mit Lückensätzen, in die sie die Testwörter nach Diktat eintragen. Die Normstichprobe von insgesamt 2800 Grundschülern des SLRT ist ausschließlich aus Kindern österreichischer Bundesländer zusammengesetzt.

Durch ihre weit reichende Differenzierung im untersten Leistungsbereich empfiehlt sich die *Hamburger Schreibprobe* (HSP, May 2002) für Diagnostik und Therapiekontrolle. Die HSP zählt zu den neueren Testverfahren und kann von der 1.–9. Klasse zum Einsatz kommen. Illustrationen veranschaulichen die zu schreibenden Wörter und Sätze, die vom Testleiter vorgelesen werden. Der

Aufforderungscharakter des Testverfahrens ist für einen Rechtschreibtest außergewöhnlich hoch, die Durchführung ökonomisch. Die Auswertung erfolgt auf Wort- und Graphemebene. Neben dem Niveau der Rechtschreibleistung erlaubt die HSP eine Analyse spezifischer Rechtschreibstrategien, wobei zwischen der orthografischen, morphematischen und alphabetischen Strategie unterschieden wird.

Weitere geeignete Verfahren zur Erfassung von Rechtschreibleistungen im Grundschulalter sind der *Diagnostische Rechtschreibtest* für die 1.–5. Klasse (DRT 1, 2, 3, Müller 2003, DRT 4, 5, Grund et al. 2003) sowie die *Weingartener Grundwortschatz Rechtschreib-Tests* (WRT 1+2, 2+3, 3+4, Birkel, 2007), die von der 1.–4. Klasse Anwendung finden. In beiden Verfahren werden Wörter nach Diktat in Lückentexte eingefügt. Neben der quantitativen Auswertung ist auch eine qualitative Fehleranalyse möglich, die bestimmte Fehlerschwerpunkte identifiziert. Die Neunormierung des WRT beruht auf der Leistung von bundesweit jeweils zwischen 1200 und über 2000 Schülern. Die *Deutschen Rechtschreibtests* (DERET 1–2+, DERET 3–4+, Stock u. Schneider, in Vorb.) prüfen die Rechtschreibleistungen von der 1.–4. Klasse anhand eines Fließtextes sowie eines Lückentests. Durch einfaches Auszählen der Fehler wird der Gesamtfehlerwert bestimmt. Zusätzlich kann durch die Erfassung der Häufigkeiten verschiedener Fehlerarten ein Fehlerprofil erstellt werden, das Hinweise auf mögliche Problembereiche liefert.

Die gängigen Rechtschreibtests erweisen sich im Rahmen der Diagnostik entsprechender umschriebener Entwicklungsstörungen als völlig ausreichend, genügen jedoch oft nicht den Ansprüchen an eine Verlaufskontrolle der Effekte von spezifischen Förderungsmaßnahmen. Insbesondere der anfängliche Therapieerfolg von Kindern mit ausgeprägten Störungen des Rechtschreibens kann durch die Gesamtfehlerzahl von den gängigen Verfahren nicht dokumentiert werden. In den Fördergruppen unserer Ambulanz finden sich häufig Kinder, die vor Therapiebeginn durchschnittlich 3–4 Grapheme pro Wort falsch schreiben und auch dann keinen „zählbaren" Therapieerfolg zeigen, wenn ihre durchschnittliche Fehlerzahl pro Wort auf 1,5 gesunken ist. Daher empfiehlt es sich, Verfahren den Vorrang zu geben, die eine detaillierte Fehleranalyse auf Graphemebene ermöglichen.

Rechentests

In den letzten Jahren zeigt sich erfreulicherweise eine Zunahme von Verfahren zur Erfassung von Rechenstörungen, die zurzeit in der Praxis erprobt werden. Ein geeignetes Verfahren zur Erfassung von Rechenleistungen stellt die *Neuropsychologische Testbatterie für Zahlenverarbeitung und Rechnen bei Kindern* (ZAREKI-R, von Aster 2006) dar. Ziel des Verfahrens ist eine neuropsychologisch begründete differenzielle Diagnostik zur qualitativen und quantitativen Prüfung von Zahlenverarbeitung und Rechenfertigkeiten. Die revidierte Form der ZAREKI verfügt über neue Normen aus Deutschland, längere und messgenauere Untertests sowie über einen zusätzlichen Subtest zur Prüfung des Arbeitsgedächtnisses. Es liegen Normen von 764 Grundschülern der 1.–4. Klasse aus Deutschland und der Schweiz vor. Insgesamt ist die Anwendung des Verfahrens sehr empfehlenswert, da gute Rückschlüsse auf die individuellen Schwierigkeiten des Kindes gewonnen werden können, was die Planung von Interventionen deutlich erleichtert. Kritisch muss jedoch die von der ICD-10 abweichende Empfehlung für die Diagnose einer Dyskalkulie angemerkt werden, da kein Bezug zur Intelligenz des Kindes hergestellt wird.

Die Herausgeber der Reihe *„Deutsche Schultests"* haben mit der Serie *Deutscher Mathematiktest* (DEMAT 1+, 2+, 3+, 4; Gölitz et al. 2006, Krajewski et al. 2002, 2004, Roick et al. 2004) ein Verfahren zur ökonomischen Erfassung der Rechenleistungen von der 1.–4. Klasse entwickelt. Ziel des DEMAT ist die Überprüfung der mathematischen Kompetenz in Bezug auf die Inhalte der Mathematiklehrpläne deutscher Bundesländer sowie die Diagnose einer Rechenstörung. Der DEMAT ist als Gruppentest mit je zwei Parallelformen konzipiert. Die Durchführungszeit beträgt durchschnittlich eine Schulstunde.

Mit Unterstützung des *Osnabrücker Tests* zur Zahlbegriffsentwicklung (OTZ, van Luit et al. 2001) lassen sich Fertigkeiten in der Zahlbegriffsentwicklung bei Kindern zwischen 4;6 und 7;0 Jahren einschätzen. Dabei werden acht Komponenten des frühen Zahlbegriffs unterschieden und in zwei Paralleltestversionen operationalisiert.

Der *Heidelberger Rechentest* (HRT 1–4, Haffner et al. 2005) ist zur Erfassung mathematischer Grundlagenkenntnisse als Gruppen- oder Einzeltest im Grundschulalter ab Ende der 1. Klasse bis

Anfang der 5. Klassenstufe zu jedem Zeitpunkt des Schuljahres anwendbar.

Zu den Neuerscheinungen gehören ebenfalls die *Eggenberger Rechentests* (ERT 1+, 2+, 3+, 4+, Schaupp et al. 2007). Sie eignen sich als Gruppentest und als Individualdiagnostikum zur Abklärung von Rechenstörungen. Die Verfahren decken den Zeitraum vom 1. Schuljahr bis zur Mitte des 5. Schuljahres ab.

Das *Rechenfertigkeiten- und Zahlenverarbeitungs-Diagnostikum für die 2. bis 6. Klasse* (RZD 2–6, Jacobs u. Petermann 2005) lässt sich ebenfalls zu aktuellen Verfahren zur Erfassung von Rechenleistungen im Grundschulalter zählen. Das RZD 2–6 ist ein individualdiagnostischer Rechentest mit einer hohen Differenzierungsfähigkeit im unteren Leistungsbereich. Bei der Auswertung erfolgt eine Unterscheidung zwischen der Bearbeitungsgüte und der Bearbeitungsgeschwindigkeit. Es liegen Klassennormen von 497 Kindern aus Bremen und Niedersachsen vor. Unsere klinische Erfahrung zeigt, dass die *Schweizer Rechentests* (Lobeck et al. 1987, 1990) für Kinder der entsprechenden Klassenstufe deutlich zu schwer sind.

Die klassischen Rechentests *Mathematiktest für 2. Klassen* (MT 2, Feller u. Hugow 1992) und *Diagnostischer Rechentest für 3. Klassen* (DRE 3, Samstag et al. 1992) geben kaum Hinweise auf spezifische Rechenschwierigkeiten des Kindes. Mit dem Untertest *„Rechnen"* aus der *Kaufman-ABC* oder dem *„Rechnerischen Denken"* aus dem HAWIK können wegen der geringen Itemzahl und der fehlenden Klassennormen allenfalls Annäherungswerte gewonnen werden.

Weitere Testverfahren

Zur weiteren Diagnostik und Ergänzung werden die *Coloured Progressive Matrices* zur Prüfung des abstrakt-logischen Denkens, der *Heidelberger Sprachentwicklungstest* (HSET, Grimm u. Schöler 1991) zur differenzierten Erfassung des Sprachentwicklungsstandes, der *Matching Familiar Figures Test* von Kagan (1971) zur Erfassung der kognitiven Impulsivität, das zurzeit leider nicht erhältliche *Konzentrations-Handlungsverfahren* (KHV, Koch u. Pleißner 1984) zur Feststellung von Aufmerksamkeitsdefiziten sowie der Körper-Koordinationstests für Kinder (KTK, Kiphard u. Schilling 1974) zur Prüfung des Entwicklungsstandes der Gesamtkörperbeherrschung und -kontrolle empfohlen.

Leistungsdiagnostik im späteren Kindes- und Jugendalter

Die Leistungsdiagnostik im späteren Kindes- und im Jugendalter erfolgt in den meisten Fällen unter der Fragestellung der Schullaufbahnberatung, also der Suche nach dem Leistungsniveau und -profil angemessenen Schultyp. Daneben ist unter den klinischen Gesichtspunkten die Frage des Under- und Overachievements diagnostisch bedeutsam. Im Altersbereich von 10–16 Jahren finden dabei besonders häufig der HAWIK-III, der PSB-R sowie der *Grundintelligenztest* Skala 2 (CFT 20) mit den Zusatzverfahren „Wortschatztest" und „Zahlenfolgentest" Anwendung.

Prüfsystem für Schul- und Bildungsberatung (PSB-R 4–6, PSB-R 6–13)

Das PSB-R ist als schulspezifisches Intelligenzdiagnostikum konzipiert und liegt in zwei altersspezifischen Varianten für jüngere Schüler der 4.–6. Klasse (PSB-R 4–6) und ältere Schüler der 6.–13. Klasse (PSB-R 6–13) vor (Neubearbeitung von H. Lukesch et al. 2003). Es knüpft am Konzept der "Primary Mental Abilities" von Thurstone an und verbindet dieses mit dem Intelligenzmodell von Jäger (1984). In der revidierten Form des PSB werden auch schulbezogene Wissensbereiche getestet. Aus den einzelnen Subtests lassen sich ein Verbal-, Reasoning- und Konzentrationsfaktor ermitteln. Für die Gesamtleistung kann ein IQ-Wert berechnet werden. Mittels der Auswertungsschablonen werden die Rohwerte ermittelt und anschließend testformspezifisch in Standardwerte umgewandelt. Ein Profilblatt ermöglicht die grafische Darstellung der Werte. Für das PSB-R 6–13 liegen Normen von 7373 bayrischen Schülern vor. Es stehen dabei Normen für Schulstufen und Schularten sowie vorläufige Normen für Erwachsene zur Verfügung. Für die 4.–6. Klasse stehen ebenfalls Schulstufen- und schulartspezifische Standard- und Prozentrangwerte von 1559 bayrischen Schülern zur Verfügung. Das Verfahren ist als Speedtest konzipiert, was eine genaue Instruktion und Zeiterfassung erfordert. Das PSB kann als Einzel- oder Gruppentest durchgeführt werden. Eine Parallelform liegt vor. Die Durchführungsdauer beträgt 45 Minuten. Bedenkt man den hohen Stellenwert und die weite Verbreitung des Verfahrens, so ist es sehr erfreulich, dass das PSB grundlegend überarbeitet und neu normiert wurde. Testentwicklung und Testanalysen nach klassischen Kriterien wurden sorgfältig durchgeführt. War einer der Hauptkritikpunkte am ursprünglichen PSB die fehlenden Item- und Testkennwerte sowie nicht ausgewiesene Validitätsstudien (Fay 1997), so finden sich im aktuellen Handbuch diesbezügliche Informationen. Durch hohe Korrelationen mit Schulleistungen (Esser 1995) ist das PSB besonders für den Einsatz in Schulen im Rahmen der Schul- und Bildungsberatung geeignet. Als besondere Stärke des Verfahrens gilt die Testökonomie (Durchführungs- und Auswertungszeit). Das eng bedruckte Testblatt der alten Version wurde durch ein übersichtliches Testheft ersetzt, in dem die Lösungen direkt angekreuzt werden. Die Darbietung der Testaufgaben stellt gegenüber der alten Version eine größere Benutzerfreundlichkeit dar. Nach klinischem Eindruck sind die Normen als sehr streng zu bewerten. Die Intelligenzleistungen der Schüler werden im PSB deutlich unterschätzt. Die Normen für Erwachsene sind ebenfalls mit Vorsicht zu interpretieren, da es sich bei der Stichprobe um 18–20-jährige Personen handelt. Die zum Teil kurzen Aufgabenbearbeitungszeiten machen den Test sehr sensibel für den Faktor Geschwindigkeit, was bei der Interpretation Beachtung finden sollte.

Grundintelligenztest Skala 2 (CFT 20)

Der *Grundintelligenztest* Skala 2 (CFT 20, Weiß 1998) erfasst den Generalfaktor der Intelligenz (General Fluid Intelligence sensu Cattell) mithilfe von vier jeweils 2-mal vorgegebenen nichtsprachlichen Aufgabentypen bei 9–18-Jährigen. Die ergänzenden Wortschatz- und Zahlenfolgenaufgaben sind bis 15 Jahre anwendbar. Für den CFT 20 sind ca. 45 Minuten (in der Kurzform ca. 25 Minuten) Bearbeitungszeit zu veranschlagen, für den Wortschatztest kommen weitere acht, für den Zahlenfolgentest weitere 20 Minuten hinzu. Wie der PSB ist auch der CFT 20 als Gruppentest durchführbar. Die Durchführung des Wortschatztests empfiehlt sich dringend wegen der im CFT 20 fehlenden sprachlichen Komponente, auf die Durchführung des Zahlenfolgentests kann aus Zeitgründen i. d. R. verzichtet werden, da die Aufgaben relativ hoch mit dem Ergebnis des CFT 20 korrelieren. Für die Diagnostik umschrieben rechenschwacher Kinder sind die Aufgaben des Zahlenfolgentests aufgrund ihres hohen Schwierigkeitsgrades nur beschränkt geeignet. Der CFT 20 erreicht mittlere Korrelationen mit den Schulleistungen. Die Normen des CFT 20 wurden in entsprechenden Kontrolluntersuchungen zuletzt 1996 überprüft und erwiesen sich als stabil (Weiß 1998).

Die Vorteile des PSB liegen in seiner hohen Aufgabenzahl, der faktoriellen Struktur, der hohen Korrelation mit Schulleistungen und seiner hohen Ökonomie. Nachteilig wirken sich die sehr strengen Normen sowie fehlende Altersnormen aus. Der CFT 20 mit Ergänzung durch den Wortschatztest erreicht zwar nicht die gleiche Differenzierung wie das PSB, ist ihm jedoch in Bezug auf die Normen überlegen. Der HAWIK-III erfasst weiterhin nicht gut isolierbare Einzelleistungen, die sich trotz hoher Untertestzahl allenfalls auf zwei Faktoren (letztlich jedoch nur auf dem Generalfaktor) abbilden lassen (Moosbrugger u. Schermellen-Engel 1997). Dadurch ist insbesondere eine Profilinterpretation fragwürdig. Seine Stärken sind der Aufforderungscharakter des Testmaterials und die Beobachtung des Lösungsverhaltens der Kinder. Dem steht eine geringe Ökonomie entgegen. Besonders empfehlenswert ist der Einsatz des HAWIK bei älteren Kindern und Jugendlichen im Bereich der Lernbehinderung.

Zusammenfassung

Leistungsdiagnostik in der klinischen Kinder- und Jugendpsychologie muss neben den klassischen Gütekriterien den Beitrag eines Testverfahrens zur Diagnosestellung, die Größe und Repräsentativität der Normstichprobe, seine Differenzierungsfähigkeit im unteren Leistungsbereich sowie die Ökonomie berücksichtigen. Im Säuglings- und Kleinkindalter sind insbesondere die Griffith-Skalen und die Münchener Funktionelle Entwicklungsdiagnostik zu empfehlen. Im Vorschulalter hat sich neben der Kaufman-ABC die Basisdiagnostik für umschriebene Entwicklungsstörungen bewährt. Auch im Grundschulalter sind Verfahren zu empfehlen, die gezielt spezifische Teilleistungen erfassen. Hierbei sind evtl. Normierungsprobleme zu beachten. Die Leistungsdiagnostik im späteren Kindes- und im Jugendalter steht unter der Fragestellung der Schullaufbahnberatung. Die Vor- und Nachteile des PSB, des HAWIK sowie des CFT 20 sind hierfür je nach Indikation sorgfältig gegeneinander abzuwägen.

Literatur

Angermaier MJW. Psycholinguistischer Entwicklungstest (PET). 2. Aufl. Göttingen, Bern: Hogrefe; 1977.

von Aster M. Testverfahren zur Dyskalkulie (ZAREKI-R). 2. Aufl. Lisse, Frankfurt: Swets und Zeitlinger; 2006.

von Aster M, Weinhold-Zulauf M, Horn R. Neuropsychologische Testbatterie für Zahlenverarbeitung und Rechnen bei Kindern, revidierte Version (ZAREKI-R), Frankfurt: Hartcourt Test Services; 2006.

Auer M, Gruber G, Mayringer H, Wimmer H. Salzburger Lese-Screening für die Klassenstufen 5–8. 1. Aufl. Göttingen: Hogrefe; 2005.

Bayley N. Bayley Scales of Infant Development. Göttingen, Bern: Hogrefe; 1993.

Birkel, P. Weingartener Grundwortschatz Rechtschreib-Test für 1. und 2. Klassen (WRT 1+). 2. Aufl. Göttingen: Hogrefe; 2007.

Birkel, P. Weingartener Grundwortschatz Rechtschreib-Test für 2. und 3. Klassen (WRT 2+). 2. Aufl. Göttingen: Hogrefe; 2007.

Birkel, P. Weingartener Grundwortschatz Rechtschreib-Test für 3. und 4. Klassen (WRT 3+). 2. Aufl. Göttingen: Hogrefe; 2007.

Brandt I. Griffiths-Entwicklungsskalen (GES). 2. Aufl. Göttingen: Hogrefe; 2001.

Bulheller S, Häcker: Dt. Bearbeitung von Raven J. Coloured Progressive Matrices (CPM). 3. Aufl. Göttingen, Bern: Hogrefe; 2002.

Cattell RB, Weiß RH, Osterland J. Grundintelligenztest Skala 1 (CFT 1). 5. Aufl. Göttingen, Bern: Hogrefe; 1997.

Eggert D. Hannover-Wechsler-Intelligenztest für das Vorschulalter (HAWIVA). Göttingen, Bern: Hogrefe; 1976.

Esser G, Geisel B. Test zur Erfassung der Konzentrationsfähigkeit für 8-jährige Kinder (bp-Test) [unveröffentlicht]. Mannheim; 1978.

Esser G, Schmidt MH. Minimale cerebrale Dysfunktion – Leerformel oder Syndrom? Stuttgart: Enke; 1987.

Esser G. Neuropsychologische Korrelate des Schulerfolgs. 24. Kongress der Deutschen Gesellschaft für Kinderpsychiatrie, Würzburg 30.4.–3.5.1995.

Esser G. Basisdiagnostik für umschriebene Entwicklungsstörungen im Vorschulalter. Göttingen, Bern: Hogrefe; 2002.

Esser G, Wyschkon A, Ballaschk K. Basisdiagnostik umschriebener Entwicklungsstörungen im Grundschulalter. Göttingen: Hogrefe; 2007.

Esser G, Ballaschk K. Potsdamer Intelligenztest (PIT). Göttingen: Hogrefe. [In Vorb.].

Esser G, Wyschkon A. Potsdam-Illinois Test of Psycholinguistic Abilities (P-ITPA). Göttingen: Hogrefe. [In Vorb.].

Fay E. Testrezension zum Prüfsystem für Schul- und Bildungsberatung (PSB). Z Diff Diagn Psychol. 1997;1/2:36–8.

Feller G, Hugow K. Mathematiktest für 2. Klassen (MT 2). 2. Aufl. Göttingen, Bern: Hogrefe; 1992.

Flehmig I, Schloon M, Uhde J, von Bernuth H. Denver Entwicklungsskalen (DES). Hamburg: Harburger Spastikerverein; 1973.

Gölitz D, Roick T, Hasselhorn H, Hasselhorn M, Marx H, Schneider W. Deutscher Mathematiktest für vierte Klassen (Demat 4). 1. Aufl. Göttingen: Beltz Deutsche Schultests; 2006.

Grimm H, Schöler H. Heidelberger Sprachentwicklungstest (HSET). 2. Aufl. Göttingen, Bern: Hogrefe; 1991.

Grimm H. Sprachentwicklungtest für zweijährige Kinder (SETK-2). Göttingen, Bern: Hogrefe; 2000.

Grund M, Haug G, Naumann CL, Hasselhorn M, Marx H, Schneider W. Diagnostischer Rechtschreibtest für 4. Klassen (DRT 4). 2. Aufl. Weinheim: Beltz; 2003.

Grund M, Haug G, Naumann CL, Hasselhorn M, Marx H, Schneider W. Diagnostischer Rechtschreibtest für 5. Klassen (DRT 5). 2. Aufl. Weinheim: Beltz; 2003.

Haffner J, Baro K, Parzer P, Resch F. Heidelberger Rechentest (HRT 1–4). 1. Aufl. Göttingen: Hogrefe; 2005.

Hale JB, Fiorello CA, Kavanagh JA, Hoeppner JAB. Gaither RA. WISC-III predictors of academic achievement for children with learning disabilities. School Psychology Quarterly. 2001;16:31–55.

Hellbrügge T. Münchener Funktionelle Entwicklungsdiagnostik (MFED). 4. Aufl. Göttingen, Bern: Hogrefe; 1994.

Hemminger U, Roth E, Schneck S, Jans T, Warnke A. Testdiagnostische Verfahren zur Überprüfung der Fertigkeiten im Lesen, Rechtschreiben und Rechnen. Eine kritische Übersicht. Zeitschrift für Kinder- und Jugendpsychiatrie und Psychotherapie. 2000;28(3):188–201.

Horn W. Prüfsystem für Schul- und Bildungsberatung (PSB). Göttingen, Bern: Hogrefe; 1969.

Horn W. Leistungsprüfsystem (LPS). 2. Aufl. Göttingen, Bern: Hogrefe; 1983.

Jacobs C, Petermann F. Rechenfertigkeiten- und Zahlenverarbeitungs-Diagnostikum für die 2. bis 6. Klasse (RZD 2–6). 1. Aufl. Göttingen: Hogrefe; 2005.

Jäger AO. Intelligenzforschung: Konkurrierende Modelle, neue Entwicklungen, Perspektiven. Psychologische Rundschau. 1984;35:21–35.

Jansen H, Mannhaupt G, Marx H, Skowronek H. Bielefelder Screening zur Früherkennung von Lese-Rechtschreibschwierigkeiten (BISC). 2. Aufl. Göttingen: Hogrefe; 2002.

Kagan J. Matching Familiar Figures Test. Göttingen, Bern: Hogrefe; 1971.

Kaufman AS, Kaufman NL. Dt. Bearbeitung von Melchers U, Preuß U. Kaufman Assessment Battery for Children (K-ABC), deutsche Version. 3. Aufl. Göttingen, Bern: Hogrefe; 1994.

Kiphard EJ, Schilling F. Körper-Koordinationstest für Kinder (KTK). Göttingen, Bern: Hogrefe; 1974.

Kiphard EJ. Wie weit ist ein Kind entwickelt? Göttingen, Bern: Hogrefe 1996.

Kirk SA, Kirk WD. Psycholinguistic learning disabilities: Diagnosis and remediation. Urbana: University of Illinois Press; 1971.

Koch I, Pleißner S. Konzentrations-Handlungsverfahren KHV. Berlin: Psychodiagnostisches Zentrum; 1984.

Krajewski K, Küspert P, Schneider W, Hasselhorn M, Marx H, Schneider W. Deutscher Mathematiktest für erste Klassen (Demat 1+). 1. Aufl. Göttingen: Beltz Deutsche Schultests; 2002.

Krajewski K, Liehm S, Schneider W, Hasselhorn M, Marx H, Schneider W. Deutscher Mathematiktest für zweite Klassen (Demat 2+). 1. Aufl. Göttingen: Beltz Deutsche Schultests; 2004.

Küspert P, Schneider W. Würzburger Leise Leseprobe (WLLP): Ein Gruppenlesetest für die Grundschule. 1. Aufl. Göttingen: Hogrefe; 1998.

Landerl K, Wimmer H, Moser E. Salzburger Lese- und Rechtschreibtest (SLRT). 1. Aufl. Bern: Huber; 1997.

Lenhard W, Schneider W. ELFE 1–6. Ein Leseverständnistest für Erst- bis Sechstklässler. Göttingen: Hogrefe; 2006.

Linder M, Grissemann H. Zürcher Lesetest (ZLT). 6. Aufl. Huber: Bern; 2000.

Lobeck A, Frei M. Schweizer Rechentests 1.–3. Klasse. Basel: Beltz; 1987.

Lobeck A, Frei M, Blöchinger R. Schweizer Rechentests 4.–6. Klasse. Basel: Beltz; 1990.

van Luit JEH, van de Rijt BAM, Hasemann K. Osnabrücker Test zur Zahlbegriffsentwicklung (OTZ). Göttingen: Hogrefe; 2001.

Lukesch H, Kormann A, Mayrhofer S. Prüfsystem für Schul- und Bildungsberatung für 4. bis 6. Klassen – revidierte Fassung (PSB-R 4–6) von Horn. Göttingen: Hogrefe; 2003.

Lukesch H, Kormann A, Mayrhofer S. Prüfsystem für Schul- und Bildungsberatung für 6. bis 13. Klassen – revidierte Fassung (PSB-R 6–13) von Horn. Göttingen: Hogrefe; 2003.

Marx H. Knuspels Leseaufgaben (Knuspel-L). 1. Aufl. Göttingen: Hogrefe; 1998.

May P. Hamburger Schreibprobe (HSP). 6. Aufl. Hamburg: Verlag für Pädagogische Medien; 2002.

Mayringer H, Wimmer H. Salzburger Lese-Screening für die Klassenstufen 1–4. 1. Aufl. Göttingen: Hogrefe; 2003.

Melchers U, Preuß U. Kaufman Assessment Battery for Children (K-ABC), deutsche Version. 3. Aufl. Göttingen, Bern: Hogrefe; 1994.

Moosbrugger H, Schermellen-Engel K. Buchbesprechung „Handbuch Quantitative Methoden“. Diagnostica. 1997;43(3):285–7.

Müller R, ed. Hasselhorn M, Marx H, Schneider W. Diagnostischer Rechtschreibtest für 1. Klassen (DRT 1). 2. Aufl. Weinheim: Beltz; 2003.

Müller R, ed. Hasselhorn M, Marx H, Schneider W. Diagnostischer Rechtschreibtest für 2. Klassen (DRT 2). 4. Aufl. Weinheim: Beltz; 2003.

Müller R, ed. Hasselhorn M, Marx H, Schneider W. Diagnostischer Rechtschreibtest für 3. Klassen (DRT 3). 4. Aufl. Weinheim: Beltz; 2003.

Petermann F. Themenschwerpunkt „Intelligenzdiagnostik“. Kindheit und Entwicklung. 2006;15(2):71–5.

Petermann F, Petermann U, eds. Hamburg-Wechsler-Intelligenztest für Kinder (HAWIK-IV). Bern: Huber; 2007.

Roick T, Gölitz D, Hasselhorn H. Deutscher Mathematiktest für dritte Klassen (Demat 3+). 1. Aufl. Göttingen: Beltz Deutsche Schultests; 2004.

Samstag K, Sander A, Schmidt R, Ingenkamp K. Diagnostischer Rechentest für 3. Klassen (DRE 3). 2. Aufl. Göttingen: Hogrefe; 1992.

Schaupp H, Holzer N, Lenhart F. Eggenberger Rechentests für das Ende der 1. Schulstufe bis zur Mitte der 2. Schulstufe (ERT 1+). 1. Aufl. Göttingen: Hogrefe; 2007.

Schaupp H, Holzer N, Lenhart F. Eggenberger Rechentests für das Ende der 2. Schulstufe bis zur Mitte der 3. Schulstufe (ERT 2+). 1. Aufl. Göttingen: Hogrefe; 2007.

Schaupp H, Holzer N, Lenhart F. Eggenberger Rechentests für das Ende der 3. Schulstufe bis zur Mitte der 4. Schulstufe (ERT 3+). 1. Aufl. Göttingen: Hogrefe; 2007.

Schaupp H, Holzer N, Lenhart F. Eggenberger Rechentests für das Ende der 4. Schulstufe bis zur Mitte der 5. Schulstufe (ERT 4+). 1. Aufl. Göttingen: Hogrefe; 2007.

Schlange H, Stein B, Boetticher I, Taneli S. Göttinger Formreproduktions-Test (GFT). 3. Aufl. Göttingen: Hogrefe; 1977.

Stock C, Schneider W. Deutscher Rechtschreibtest (DERET 1–2+). 1. Aufl. Göttingen: Hogrefe. [In Vorb.].

Stock C, Schneider W. Deutscher Rechtschreibtest (DERET 3–4+) 1. Aufl. Göttingen: Hogrefe. [In Vorb.].

Tewes U, ed. Hamburg-Wechsler-Intelligenztest für Kinder – Revision 1983 (HAWIK-R). 3. Aufl. Göttingen: Hogrefe; 1985.

Tewes U, Schallberger U, Rossmann K, eds. Hamburger-Wechsler-Intelligenztest für Kinder III (HAWIK-III). Göttingen: Hogrefe; 2000.

Weiß RH. Grundintelligenztest Skala 2 (CFT 20) mit Wortschatztest (WS) und Zahlenfolgentest (ZF). 4. Aufl. Göttingen, Bern: Hogrefe; 1998.

Zimmer R, Volkamer M. Motoriktest für vier- bis sechsjährige Kinder (MOT 4–6). 2. Aufl. Göttingen: Hogrefe; 1987.

Prüfungsfragen

1. Warum sollten Testverfahren im klinischen Einsatz insbesondere im unteren Bereich des Leistungsspektrums differenzieren?
2. Warum sind die Normen älterer Testverfahren mit Vorsicht zu betrachten?
3. Wie kann eine testpsychologische Leistungsdiagnostik ökonomisiert werden?
4. In welcher Altersgruppe stellen Testdurchführungen besonders hohe Anforderungen an den Untersucher?
5. Nennen Sie die drei großen Entwicklungstests des Säuglings- und Kleinkindalters!
6. Welches von ihnen empfehlen Sie für den klinischen Einsatz?
7. Mit welchen Testverfahren sind die Sprachleistungen 2-jähriger Kinder zu erfassen?
8. Welche Vorkehrungen sollte der Diagnostiker treffen, um valide Testergebnisse bei Vorschulkindern zu erzielen?
9. Nennen Sie die Vor- und Nachteile der Kaufman-ABC!
10. Welche Teilleistungen erfasst die BUEVA?
11. Welches Testverfahren ermöglicht eine Früherkennung von Lese-Rechtschreib-Schwäche?
12. Nennen Sie die Vor- und Nachteile des HAWIK-III!
13. Welche Testverfahren eignen sich für eine umfassende Leistungsdiagnostik im Grundschulalter?
14. Welche Testverfahren weisen in diesem Altersbereich besondere Normierungsprobleme auf?
15. Diskutieren Sie die Vor- und Nachteile von PSB, HAWIK und CFT 20!

6 Projektive Testverfahren

G. Esser

Problemdarstellung

Projektive Testverfahren sind in der klinischen Psychologie überaus umstritten. Obwohl keinerlei Einigkeit darüber besteht, was unter dem Begriff *Projektion* zu verstehen ist, ist man sich einig darüber, welche Verfahren als projektiv zu bezeichnen sind. Projektive Verfahren folgen der Grundannahme, dass ein weitgehend unbestimmtes oder vieldeutiges Testmaterial nach der Theorie der sozialen Wahrnehmung dazu führt, dass die Persönlichkeit des Probanden zum einzigen oder wichtigsten Faktor seines Testverhaltens wird. In ihrer Ausschließlichkeit erwies sich diese Position zumindest für den *Thematischen Apperzeptionstest* von Murray, aber auch für den *Formdeuteversuch* nach Rorschach als nicht haltbar (Hörmann 1982).

In den 30er- bis 50er-Jahren erlebten projektive Testverfahren eine Blütezeit, und man schrieb ihnen beinahe unumschränkte Potenzen zu (Schaipp u. Plaum 1995). Eine kritische Prüfung der projektiven Testverfahren in den 60er- und 70er-Jahren fand nur wenig Belege für ihre Validität (Hörmann 1982). Erst ab 1980 begann eine vorsichtige Reintegration der Verfahren.

Kritiker und Befürworter projektiver Testverfahren stimmen darin überein, dass sie die Gütemaßstäbe klassischer Testtheorie i.d.R. nicht erfüllen (Brickenkamp 1997, Petermann 1997, Schaipp u. Plaum 1995). Sie sollten daher nur mit größter Vorsicht eingesetzt werden. Nach einer Untersuchung von Schorr (1995) gehören projektive Testverfahren weiterhin zu den am häufigsten eingesetzten diagnostischen Instrumenten, wobei auch für diejenigen, die projektive Tests nicht verwenden, die methodischen Schwächen der Verfahren als untergeordneter Grund gelten (Schorr 1993).

Als explorative Techniken können diese Testverfahren jedoch weiter wichtige Informationen über die Vorstellungswelt von Kindern liefern. Dabei darf allerdings nicht versäumt werden, die Ergebnisse mit anderen Informationsquellen, insbesondere der Exploration, Anamnese und Verhaltensanalyse, in Verbindung zu setzen (Döpfner et al. 2000).

Im Kindes- und Jugendalter werden vor allem der *Scenotest*, der Test *„Familie in Tieren"*, der *Familien-Beziehungs-Test*, der *Thematische Apperzeptionstest* und der *Rosenzweig-Picture-Frustration-Test* eingesetzt.

Darstellung der Testverfahren

Scenotest

Der *Scenotest* (von Staabs 1991, Bearbeitung von Ermert 1997) besteht aus einem Holzkasten mit vielfältigem, nach tiefenpsychologischen Gesichtspunkten ausgewähltem Spielmaterial (Bausteinen, Gegenständen des täglichen Lebens, Pflanzen, Tieren, Menschen), aus dem das Kind eine Szene aufbauen soll. Durch die Art der Gestaltung sollen Einblicke in die Erlebniswelt des Kindes möglich werden, die sich einer direkten Befragung nicht erschließen. Der *Scenotest* kann nach Auffassung der Autoren auch als therapeutisches Mittel eingesetzt werden, um eine Distanzierung von inneren Problemen zu ermöglichen. Das Verfahren ist von Rollett (1997) sehr kritisch gewürdigt worden und erweist sich in der klinischen Praxis als nur schwer interpretierbar.

Auch unter dem Gesichtspunkt, dass von den meisten jüngeren Kindern, bei denen das Testverfahren eingesetzt wird, mit anderen diagnostischen Mitteln nur schwer Informationen über intrapsychische Prozesse zu erlangen sind, ist die Aussagekraft des *Scenotests* als gering einzuschätzen. Sein Einsatz ist allenfalls zur Kontaktaufnahme, als Warming-up, sinnvoll.

Der „Familie in Tieren"-Test

Beim *„Familie in Tieren"-Test* (Brem-Gräser 1995) wird das Kind aufgefordert, alle Familienmitglieder als Tiere zu zeichnen. Die Darstellung und eine anschließende Befragung des Kindes sollen Rückschlüsse auf die Familienstruktur aus der Sicht des Kindes zulassen. Aufgrund der einfachen Durchführung und der „vermeintlich offensichtlichen Validität" (Petermann 1997) gehört der *„Familie in Tieren"-Test* zu den am häufigsten verwendeten Testverfahren; auch in psychologischen Gutachten für Sorgerechtsentscheidungen wird das Verfahren regelmäßig eingesetzt. Dadurch kann ihm im Einzelfall, bei entsprechend unklarer Richtung der übrigen verwendeten diagnostischen Verfahren, durchaus eine Schlüsselrolle bei Entscheidungen von großer Tragweite zufallen.

Die wenigen empirischen Untersuchungen zur Validität des *„Familie in Tieren"-Tests* erfüllen fast ausnahmslos nicht die Kriterien einer methodisch sauberen Prüfung. Petermann (1997) hält den „Einsatz der Familie-in-Tieren als Test (für) nicht verantwortbar und als Explorationshilfe (für) spekulativ" (S. 92).

In einer neueren Validierungsstudie (Wartemann 1998) im Rahmen einer großen Längsschnittuntersuchung zeigten sich einzelne signifikante Zusammenhänge. So stellten sich Kinder, die von ihren Eltern häufig gelobt wurden, als geborgener dar, Kinder mit depressiven Symptomen stellten sich weniger in den Mittelpunkt der Familie, aggressive Kinder stellten das Machterleben stärker in den Vordergrund. Kinder, die der Testanforderung des *„Familie in Tieren"-Tests* nicht nachkamen, hatten in der Mehrzahl eine problembelastete Familie und psychische Auffälligkeiten. Insgesamt waren die gefundenen Beziehungen zu heterogen und zu widersprüchlich, als dass wesentliche Konstrukte des Testverfahrens als validiert gelten könnten. Der Anspruch des Verfahrens als in einigen Fällen sinnvolle Explorationshilfe wird durch die genannte Untersuchung allerdings gestützt.

Das Verfahren kann klinisch bei Kindern in der Altersgruppe von 7–12 Jahren angewandt werden. Jüngere Kinder verfügen häufig noch nicht über ausreichende zeichnerische Ausdrucksmittel, ältere Kinder fühlen sich von der Aufgabenstellung nicht mehr angesprochen.

Allein im Sinne des genannten explorativen Vorgehens sind die nachfolgenden Auswertungshinweise zu sehen, die als Hypothesen in einer ausführlichen Nachexploration des Kindes und seiner Eltern bestätigt oder verworfen werden müssen. Die Auswertung berücksichtigt:

- die Reihenfolge der gezeichneten Familienmitglieder – wobei zuerst gezeichnete als subjektiv bedeutend eingeschätzt werden,
- die Wahl der Tiere – positiv bzw. negativ besetzte Arten,
- die Größe der Tiere – je größer, desto bedeutender,
- das Ausdrucksgebaren der Tiere,
- die räumliche Nähe oder Ferne der Familienmitglieder,
- weitere Besonderheiten wie Differenzierung, verwendete Farben, Strichführung, fehlende bzw. zusätzliche Familienmitglieder.

Interpretationshilfe zu Abbildung 6.1

Die 9-jährige Sandra lebt seit vier Monaten in einem Heim, weil ihrer Mutter das Aufenthaltsbestimmungsrecht zeitweise wegen Vernachlässigung des Kindes entzogen wurde.

In der Familie lebt noch der Stiefvater des Kindes, der die Mutter deutlich dominiert und Sandra stark ablehnt. Die Mutter hat Sandra in der Vergangenheit 2-mal über Wochen sich alleine überlassen, um Beziehungen zu Männern zu unterhalten.

Die Zeichnung dokumentiert die Existenz anderer wichtiger Bezugspersonen (erste Zeichnung: Elefant, ein Mann), die Schuldzuweisung gegenüber dem Stiefvater („Rabenschuld"), die Unfähigkeit der Mutter (Kobold, „die Krüppel da") sowie ihre Schuld an den aktuellen Problemen des Kindes.

Thematischer Apperzeptionstest

Der *Thematische Apperzeptionstest* (TAT) nach Murray (Revers 1979) besteht aus einer nach Geschlecht und Alter spezifischen Serie von jeweils 20 mehrdeutigen Bildern, zu denen sich die Pro-

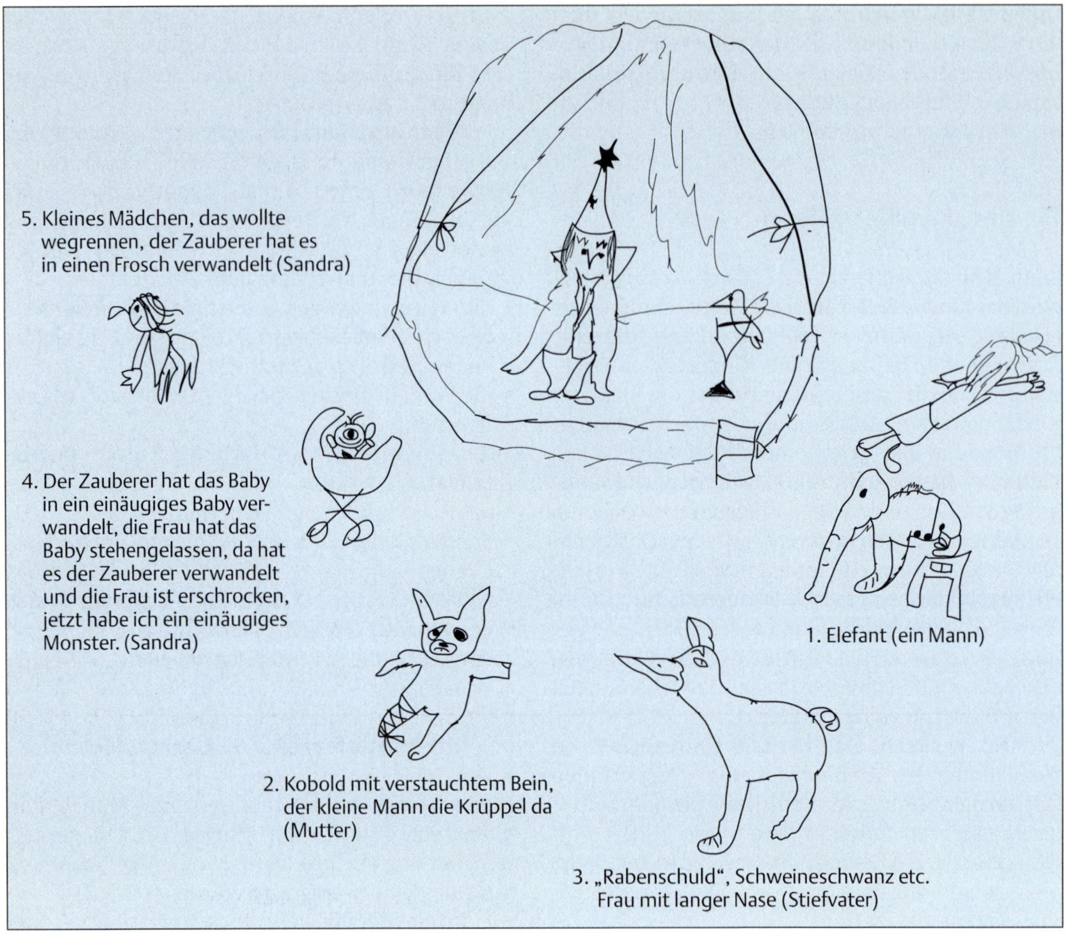

Abb. 6.**1** Familie-in-Tieren-Test, Mädchen, 9 Jahre alt.

banden eine möglichst dramatische Geschichte ausdenken sollen. Ziel des Verfahrens ist es, Einblicke in die Erlebnis- und Fantasiewelt des Kindes oder Jugendlichen zu erhalten, um damit Ergebnisse der Exploration und Anamnese besser zu verstehen. Die Geschichten können von den Klienten niedergeschrieben oder erzählt werden.

Vor einem Entwicklungsalter von sieben Jahren ist auch dieses Verfahren nicht sinnvoll einsetzbar, vor dem Alter von zehn Jahren ist die schriftliche Ausarbeitung der Geschichten nicht zu fordern, sodass die mündlich erbrachten Leistungen vom Untersucher wörtlich protokolliert werden müssen. Jenseits des zehnten Lebensjahres kann zwischen mündlicher und schriftlicher Produktion gewählt werden, wobei die mündliche Version die Spontaneität unterstützt, während die schriftliche Version anonymer ist und den Probanden zu stärkerer Strukturierung veranlasst.

In der Regel wird nur eine Auswahl von 10–12 Tafeln vorgegeben. Besonders häufig werden die Tafeln 1, 2, 3 (BM, GF), 4, 5, 6 (BM, GF), 7 (BM, GF), 8 (BM), 9 (BM, GF), 10, 13 (B, MF), 17 (GF) und 18 (GF) verwendet.

Auch beim TAT können durch eine Nachbefragung im Sinne von „hast du so etwas wie in dieser Geschichte schon einmal erlebt; warum ist dir diese Geschichte so eingefallen?" wertvolle Hinweise auf die Bedeutung der Inhalte gewonnen werden.

In der Testrezension erwies sich auch der TAT als nicht ausreichend validiert. Die Interpretation muss daher mit der gleichen Vorsicht erfolgen wie beim *„Familie in Tieren"-Test*, trotz einer im Vergleich zum FIT deutlich breiteren Datenbasis (ca. 10 Erzählungen vs. 1 Zeichnung).

Die Auswertung umfasst:

- den Differenzierungsgrad und Umfang der Erzählungen,
- die Frage, ob die Inhalte altersgemäß sind,
- die Angemessenheit des emotionalen Gehalts der Erzählungen,
- die Stärke des Ich-Bezugs,
- das Verhältnis zwischen vorgegebener Thematik und der gewählten Erzählinhalte und
- die Frage, ob bestimmte zentrale Themen immer wiederkehren.

Die nachstehenden Interpretationshilfen für ausgewählte Tafeln zum TAT nach Murray sind als Anregung für den Diagnostiker zu verstehen, Bezeichnungen wie „Besonderheit" oder „auffällig" charakterisieren einen bestimmten Erzählinhalt und nicht Persönlichkeitsmerkmale des Kindes oder seiner personalen Umgebung (Beispiel 8/BM).

Interpretationshilfen

für ausgewählte Tafeln des *Thematischen Apperzeptionstests* nach Murray

Tafel 1

Thema: Leistungsanforderungen, Leistungsmotivation
Besonderheiten: Entscheidend ist, wie das Leistungsproblem, die Schwierigkeiten der Anforderung bewältigt werden. Verzagen, Flucht bzw. die Verhinderung der Anforderungen durch eine zerbrochene Geige sind als Probleme in der Auseinandersetzung mit Leistungsanforderungen zu werten.

Tafel 2

Thema: Beziehung zur Herkunftsfamilie, Generationenkonflikt
Besonderheiten: Hauptperson ist das Mädchen im Vordergrund. Eine stark abwertende Darstellung der übrigen beiden Personen kann als Konflikt mit der Herkunftsfamilie interpretiert werden.

Tafeln 3 GF und 3 BM

Thema: Depressive Verstimmungen, traurig sein, niedergeschlagen sein
Besonderheiten: Welcher Anlass und welcher Vorgang wird mit dem Thema verknüpft, wird das Thema aufgenommen oder abgewehrt? Beispiele dafür sind: das Mädchen hat sich den Kopf gestoßen (3GF), die Person auf 3 BM ist gefallen. Bei 3 BM sind unter Umständen auch suizidale Tendenzen zu erkennen, dann nämlich, wenn der Gegenstand rechts neben der hockenden Figur als Pistole interpretiert wird, mit der sich die Person erschießen möchte.

Tafel 4

Thema: Bei Kindern: Elternbeziehung; bei Jugendlichen und Erwachsenen: Beziehung zwischen Mann und Frau; die leicht bekleidete Frau im Hintergrund regt das Thema Eifersucht an.
Besonderheiten: Als sehr konflikthaltig ist das Eifersuchtsthema zu bewerten; eher positiv, dass die Frau den Mann vor einer Dummheit bewahren will; dies insbesondere, wenn sie dabei erfolgreich ist.

Tafel 5

Thema: Beziehung zur Mutterfigur
Besonderheiten: Abwehr des Mutterthemas (Haushälterin, fremde Frau); auffällig sind negative Charakterisierungen der Mutterfigur; das Kind, das weggelaufen ist; kontrollierende vs. versorgende Funktion der Mutterfigur.

Tafel 6 BM

Thema: Beziehung zwischen Sohn und Mutter
Besonderheiten: stark abweisendes Verhalten der Mutter, Missetaten des Sohnes.

Tafel 6 GF

Thema: Beziehung zwischen Tochter und Vater
Besonderheiten: Das Tochter-Vater-Verhältnis wird nicht durchgängig aufgenommen; häufig wird eine Beziehung zwischen Mann und Frau geschildert, ohne dass daraus ödipale Tendenzen

ableitbar wären. Bedeutsamer sind Gefühle des Erschreckens, der Gefahr bzw. eine negative Schilderung der Vaterfigur.

Tafel 7 BM

Thema: Beziehung zwischen Vater und Sohn
Besonderheiten: gemeinsame Vorhaben, wohlwollender Rat des Vaters vs. selbstwerterniedrigende Kritik; fehlende Bereitschaft des Sohnes, den Rat des Vaters anzunehmen.

Tafel 7 GF

Thema: Beziehung zwischen Mutter und Tochter mit möglichem Geschwisterkonflikt
Besonderheiten: Eifersucht des Mädchens auf den Säugling, Abwertung der Mutterfigur.

Tafel 8 BM

Thema: Aggressivität
Besonderheiten: Hauptfigur ist stets der Junge im Vordergrund; als sublimiert gilt die Aggressivität, wenn es sich hierbei um eine Operation oder einen anderen medizinischen Eingriff handelt. Mordszenen gelten als Hinweis auf aggressive Fantasien. Bedeutsam ist unter Umständen, gegen wen sich diese Aggressivität richtet (Opfer).

Tafel 9 BM

Thema: Beziehung zu Gleichaltrigen
Besonderheiten: Art der Peergroup (Ganoven vs. Arbeiter, Cowboys); Beziehung der Person links im Vordergrund zu den Übrigen, insbesondere, wenn dieser die Gruppe bestiehlt, belauscht, verrät.

Tafel 9 GF

Thema: Beziehung zur Freundin, gleichaltrigen Schwester
Besonderheiten: insbesondere, wenn starke Rivalität zwischen den beiden Figuren zum Ausdruck gebracht wird; Hauptfigur ist die Frau hinter dem Baum.

Tafel 10

Thema: Zuneigung und Zärtlichkeit
Besonderheiten: Welche Personen (gleichgeschlechtlich, Partnerbeziehung, Mutter-Sohn, Vater-Tochter) zeigen Zuneigung und aus welchem Anlass?

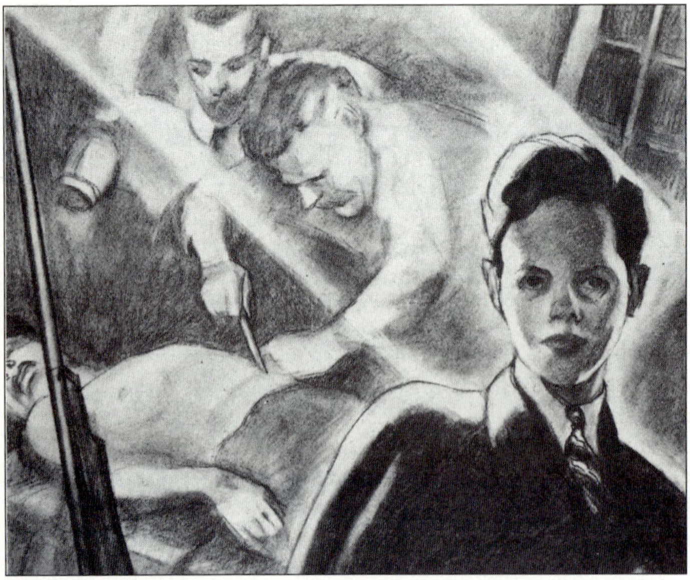

Abb. 6.**2** TAT-Tafel, 8 BM.

Tafel 13 B

Thema: Reminiszenzen an die eigene Kindheit
Besonderheiten: Gefühl des Verlassenseins von den Eltern bzw. den Gleichaltrigen, Armut, Hunger.

Tafel 13 MF

Thema: Sexualität
Besonderheiten: Verknüpfung von Sexualität und Gewalt, Thematisierung des sexuellen Inhalts bzw. Abwehr.

Tafel 14

Thema: Licht und Dunkel
Besonderheiten: suizidale Tendenzen (die Person stürzt sich aus dem Fenster), Einbruchsszenen.

Tafel 17 GF

Thema: Suizidalität
Besonderheiten: Suizidalität wird aufgegriffen.

Tafel 18 GF

Thema: Sorge, Trauer vs. Aggressivität
Besonderheiten: Aggressives Handeln (Würgen) wird auch auf weibliche Personen generalisiert. Unter Umständen kann bei Kindern auch die Beziehung zur Mutterfigur thematisiert werden.

Familien-Beziehungs-Test

Der *Familien-Beziehungs-Test* (FBT) von Howells und Lickorish (1975) verwendet ähnlich dem TAT geschlechtsspezifisch jeweils 24 Bilder, die Situationen aus dem Familienalltag darstellen, wobei alle Personen einen unklaren emotionalen Gesichtsausdruck zeigen. Ziele des Verfahrens sind Aufschlüsse über die Gefühle und Einstellungen des Erzählers gegenüber den anderen Familienmitgliedern und deren Beziehung zueinander. Im Unterschied zum TAT werden keine Erzählungen verlangt. Das Kind soll lediglich wiedergeben, was die Personen auf den Bildern tun oder sagen. Das Gesagte wird wörtlich protokolliert. Die Antworten werden sodann in sog. Informationseinheiten aufgeteilt. Diese Informationseinheiten werden Kategorien zugeordnet, die Beschreibungen, Interaktionen und Merkmale der Personen umfassen. Interaktionen und Persönlichkeitsmerkmale werden anschließend in ein Beziehungsmuster übertragen. Die Interpretation fußt auf der Häufigkeit und Art der Beziehungen und Persönlichkeitsmerkmale. Auch für dieses Testverfahren sind dem Autor keine methodisch sauberen Validierungsstudien bekannt, dementsprechend ist auch bei seiner Interpretation größte Vorsicht geboten.

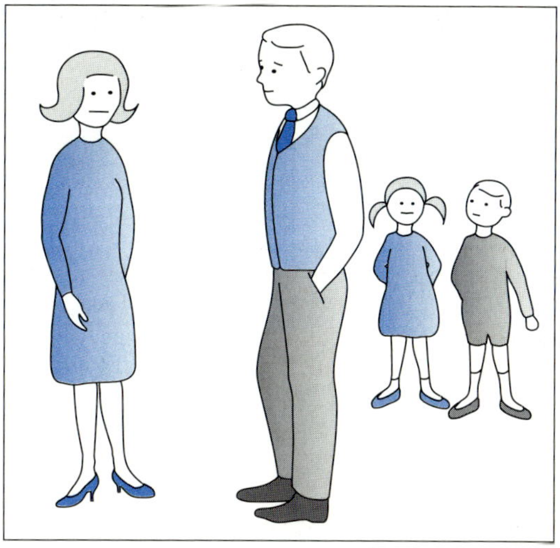

Abb. 6.3 Familien-Beziehungs-Test, E 1.

Der Vorteil dieses Verfahrens liegt in seiner klaren Zentrierung auf Familienbeziehungen und seinem Versuch einer Quantifizierung der Beziehungsqualitäten und zugeschriebenen Persönlichkeitsmerkmale. Als Ausgangspunkt für eine Thematisierung familiärer Probleme hat es sich in der Praxis durchaus bewährt.

Rosenzweig-Picture-Frustration-Test für Kinder

Der *Rosenzweig-Picture-Frustration-Test für Kinder* (Duhm u. Hansen 1957) dient der Untersuchung der Frustrationstoleranz, d.h. der sozialen Belastbarkeit eines Kindes in sozialen Konfliktsituationen. Der Test besteht aus 24 skizzenhaft gezeichneten sozialen Situationen, in denen es aufgrund der Äußerungen oder Reaktionen der

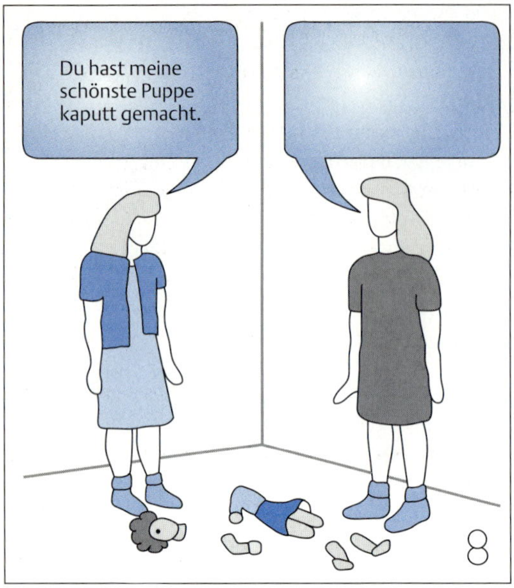

Abb. 6.4 Rosenzweig-P-Test, Bild 8.

Interaktionspartner zu einer frustrierenden Situation für die Hauptperson kommt. Die Kinder sollen die Antwort der Hauptperson in eine Sprechblase schreiben. Aufgrund einer umfangreichen Beispielsammlung von typischen Äußerungen zu jeder Szene lassen sich die erforderlichen Signierungen zuverlässig treffen. Ein 2-dimensionales Auswertungssystem unterscheidet zwischen Reaktionstyp und der Aggressionsrichtung. In Bezug auf den Reaktionstyp werden zwischen Betonung der vereitelnden Umstände (obstacle-dominance), der Betroffenheit der eigenen Person (ego-defense) und dem Streben nach Lösungen (need-persistence) unterschieden. Die Aggressionsrichtung unterscheidet zwischen extrapunitiven, d. h., auf das Gegenüber gerichteten, intrapunitiven, d. h., gegen sich selbst gerichteten Schuldzuweisungen sowie impunitiven, d. h., der Schuldfrage ausweichenden Reaktionen, die vor allem den frustrierenden Interaktionspartner von aller Schuld freisprechen. Das Testverfahren bietet im Originalmanual die Mediane und Quartile von 320 Kindern als Vergleichsgruppe an; von Rauchfleisch wurde 1993 eine neue Normierung vorgelegt, die auf einer Stichprobe von 950 7–14-Jährigen basiert. Damit bleibt der R-PF auch weiterhin das einzige normierte projektive Testverfahren.

Zusammenfassung

Projektive Testverfahren folgen der Grundannahme, dass ein möglichst vieldeutiges Testmaterial nach der Theorie der sozialen Wahrnehmung dazu führt, dass die Persönlichkeit des Probanden zum wichtigsten Faktor seines Testverhaltens wird. Projektive Testverfahren erfüllen im Allgemeinen die Gütekriterien der klassischen Testtheorie nicht. Sie sind daher allenfalls als explorative Techniken vertretbar. Der Familie-in-Tieren-Test soll Rückschlüsse auf die Familienstruktur aus der Sicht des Kindes geben. Einblicke in die Erlebniswelt des Kindes verspricht der Thematische Apperzeptionstest nach Murray. Auf die Familienbeziehungen zentriert ist der Familien-Beziehungs-Test von Howells und Lickorisch. Die Reaktionen der Versuchspersonen in frustrierenden Belastungssituationen versucht das einzige normierte projektive Testverfahren, der Rosenzweig-Picture-Frustration-Test, zu objektivieren. Der Scenotest hat zum Ziel, mit standardisiertem Spielmaterial Einblicke in die Erlebniswelt des Kindes zu gewinnen, die sich der direkten Befragung verschließen.

Literatur

Brem-Gräser L. Familie in Tieren. Die Familiensituation im Spiegel der Kinderzeichnung. 7. Aufl. München: Reinhardt; 1995.

Brickenkamp R ed. Handbuch psychologischer und pädagogischer Tests. 2. Aufl. Göttingen: Hogrefe; 1997.

Döpfner M, Lehmkuhl G, Petermann G, Scheithauer. Klassifikation und Epidemiologie psychischer Störungen. In: Petermann G, ed. Lehrbuch der Klinischen Kinderpsychologie und -psychotherapie. 4. Aufl. Göttingen: Hogrefe; 2000.

Duhm E, Hansen I. Der Rosenzweig P-F Test (PFT) Form für Kinder. Göttingen: Hogrefe; 1957.

Ermert C. Spielverhalten im Scenotest. Bern: Huber; 1997.

Hörmann H. Theoretische Grundlagen der projektiven Verfahren. In: Graumann CF, Herrmann T, Irle M, Thomae H, Weinert F, eds. Enzyklopädie der Psychologie. Themenbereich B: Methodologie und Methoden. Serie II: Psychologische Diagnostik, Bd. 3: Persönlichkeitsdiagnostik. Göttingen: Hogrefe; 1982.

Howells JG, Lickorish JR. Familien-Beziehungs-Test (F.B.T.). München: Reinhardt; 1975.

Petermann F. Familie in Tieren – Die Familiensituation im Spiegel der Kinderzeichnung. In: Kubinger K, ed. Testrezensionen: 25 einschlägige Verfahren. Z Diff Diagn Psych. 1997;18:1–2,90–2.

Rauchfleisch U. Handbuch zum Rosenzweig Picture-Frustration Test (PFT). Bern: Huber; 1993.

Revers WJ. Der thematische Apperzeptionstest (TAT). Bern: Huber; 1979.

Rollett B. Testrezension zu Scenotest. Z Diff Diagn Psych. 1997;18:102–4.

Schaipp C, Plaum E. Projektive Techniken: Unseriöse Tests oder wertvolle qualitative Methoden? Bonn: Deutscher Psychologen Verlag; 1995.

Schorr A. Projective testing in behavior therapy. Eur J Psychol Assessm. 1993;9:213–21.

Schorr A. Stand und Perspektiven diagnostischer Verfahren in der Praxis. Ergebnisse einer repräsentativen Befragung westdeutscher Psychologen. Diagnostica. 1995;41:3–20.

Staabs G von. Der Scenotest. Göttingen: Hogrefe; 1991.

Wartemann U. Der Familie-in-Tieren-Test. Zur Validität von Kinderzeichnungen als Instrumente psychologischer Diagnostik [unveröffentliche Diplomarbeit]. Potsdam: Universität Potsdam Diplomarbeit; 1998.

Prüfungsfragen

1. Warum sind projektive Testverfahren so umstritten?
2. Welche Kriterien sind bei der Auswertung des Familie-in-Tieren-Tests zu berücksichtigen?
3. Wie ist die Validität des TAT einzuschätzen?
4. Welche Besonderheiten sind bei den Tafeln 3 BM und 3 GF des TAT zu berücksichtigen?
5. Beschreiben Sie das zweidimensionale Auswertungssystem des Rosenzweig-PF-Tests!
6. Was versteht man unter einer „impunitiven Aggressionsrichtung“?
7. Welche Kriterien sind bei der Auswertung des TAT zu berücksichtigen?
8. In welche Kategorien werden die Antworten im FBT eingeteilt?

7 Fragebogen zur Erfassung psychischer Auffälligkeiten

G. Esser

Fragebogenverfahren

Fragebogenverfahren haben in einer multimethodalen Diagnostik ihren festen Platz, obwohl ihre Grenzen stets beachtet werden müssen. Fragebogenverfahren stellen im diagnostischen Prozess eine einfache und ökonomische Variante der standardisierten Datenerhebung dar (Fombonne 1991). Mit ihrer Hilfe können kostengünstig parallel Informationen zu identischen Problembereichen von verschiedenen Informanten (Lehrern, Eltern, Jugendlichen) eingeholt werden (Esser u. Wyschkon 2004). Ein isolierter Einsatz von Fragebogenverfahren birgt jedoch stets die Gefahr grober Fehler (Fisseni 1991, Merten 1999). Somit sind individuelle Diagnosen, die allein auf Fragebogenverfahren beruhen, als im hohen Maße unzuverlässig einzustufen (Esser et al. 2006). Als Vorauswahlverfahren sind Fragebogenverfahren dagegen durchaus nützlich (Merten 1999). Ihr Vorteil für Forschung und Praxis ist, dass sie „... leicht kommunizierbare, replizierbare, mathematisch zu verarbeitende Ergebnisse liefern" (S. 160). Mithilfe von Fragebogenverfahren kann z.B. ökonomisch erfasst werden, ob überhaupt eine psychische Störung vorliegt, die dann genauer untersucht werden kann (Poustka 1988). Fragebogenverfahren ergänzen somit Interviewverfahren und machen deren Einsatz wirkungsvoller. Die klinische Diagnostik hat daher großen Bedarf an validierten Fragebogenverfahren, deren Zahl sich in den letzten zehn Jahren deutlich vergrößert hat.

Die verfügbaren Verfahren lassen sich in eindimensionale bzw. störungsspezifische und mehrdimensionale, multiple Störungen erfassende Fragebogen unterteilen. Eine Auflistung der mehrdimensionalen Verfahren findet sich in Tabelle 7.**1**.

Von den dort genannten Verfahren ist für das Kindergartenalter der *Verhaltensbeurteilungsbogen* (VBV) von Döpfner et al. (1993) zu empfehlen. Durch die beiden vorliegenden Formen für Eltern und Erzieher können bei gleichzeitiger Anwendung Hinweise auf die Situationsstabilität des kindlichen Problemverhaltens gewonnen werden. Das Verfahren wird sowohl als klinisches Instrument in Verbindung mit Symptomlisten zur Therapieplanung und -kontrolle als auch als Screeningverfahren von den Autoren empfohlen. Für ein Screeningverfahren ist es jedoch vor allem in der Erzieherinnenversion mit einer Beurteilungszeit von etwa 30–40 Minuten relativ aufwändig, so dass das Hauptanwendungsgebiet die standardisierte Ergänzung der in der klinischen Exploration gewonnenen Informationen darstellen sollte.

Als besonders ökonomisches Screeningverfahren hat sich der *Mannheimer Elternfragebogen* (MEF) für die U7 a (Esser u. Laucht 2006) erwiesen, der mit 23 Fragen die alterstypischen Verhaltensauffälligkeiten von 3-Jährigen im Rahmen der kinderärztlichen Vorsorgeuntersuchung U7 a erfasst. Ergänzt wird dieser Fragebogen durch die Handanweisung für Kinder- und Jugendärzte zum MEF (Esser u. Ballaschk 2006), die in Form eines standardisierten Interviews die Validierung der im Fragebogen positiv beantworteten Items ermöglicht. Im Kindergartenalter ebenfalls bereits anwendbar ist die *Child Behavior Check List* CBCL 4–18 (Arbeitsgruppe Deutsche CBCL 1998 a), die ihr Anwendungsoptimum jedoch erst ab dem Grundschulalter erreicht. Für Vorschulkinder sind viele der gestellten Fragen entwicklungspsychopathologisch noch unangemessen. Ab dem Schulalter ist die CBCL als Elternfragebogen mit ihren zusätzlichen Versionen für Lehrer (TRF) und Jugendliche (YSR) das am meisten verwendete Fra-

Tabelle 7.1 Mehrdimensionale, multiple Störungen erfassende Fragebogen

Verfahren	Autoren	Altersbereich	Informant	Störungsbereich/Skalen	Testgütekriterien	Anmerkungen
Child Behavior Check List 2–3 CBCL 2–3	AG Deutsche Child Behavior Check List (CBCL) (1993 b)	2–3 Jahre	Eltern	sozialer Rückzug, körperliche Beschwerden, destruktives Verhalten, aggressives Verhalten, Schlafprobleme	normiert, keine Angaben zur Validität	deutsche Version der CBCL/2–3 von Achenbach (1992)
Verhaltensbeurteilungsbogen für Vorschulkinder VBV	Döpfner et al. (1993)	3–6 Jahre	Eltern, Erzieher	sozial-emotionale Kompetenzen, oppositionelle, hyperaktive und emotionale Störungen	normiert, validiert durch Gruppenvergleich	Es liegen getrennte Varianten für Eltern und Erzieher vor.
Child Behavior Check List 4–18 CBCL/4–18	AG Deutsche CBCL (1998 a)	4–18 Jahre	Eltern	externalisierend, internalisierend sowie 8 Störungsbereiche	normiert, zahlreiche Validitätsstudien	deutsche Version der CBCL/4–18 von Achenbach (1991 a)
Marburger Verhaltensliste MVL	Ehlers et al. (1978)	6–12 Jahre	Eltern	emotionale Labilität, Kontaktangst, Selbstkonzept, Sozialverhalten, Leistungsverhalten	Normen für Gesamtwert, Reliabilität geprüft	
Mannheimer Elternfragebogen MEF	Esser (2006)	6–16 Jahre	Eltern, Jugendliche	52 Einzelsymptome, 22 davon diagnosekonstituierend	validiert an klinischer und Feldstichprobe, ROC-Analyse, AUC = 0,800, die Hälfte der Symptome geeignet für Diagnose	entwickelt aus Mannheimer Eltern-Interview (Esser et al. 1989), verschiedene Formen für 2-, 3-, 4-, 6–13 und 12–16-jährige vorhanden
Childrens Behaviour Questionnaire	Rutter (1967, 1970)	Schulalter	Lehrer, Eltern	neurotische Störungen, Störungen des Sozialverhaltens, gemischte Störungen	Retestreliabilität, Cut-Off-Bestimmung in klinischer und Feldstichprobe	Instrument der Isle of Wight Study, deutsche Version von Poustka et al. (1978)
Conners Teacher and Parent Questionnaire TPQ	Conners (1969, 1973)	Schulalter	Lehrer, Eltern	Hyperaktivität, Sozialverhalten, Angst, emotionale Labilität	Interrater- und Retestreliabilität, Normen vorhanden	deutsche Version s. Geisel et al. (1982)
Teacher's Report Form TRF	AG Deutsche CBCL (1993 a)	6–18 Jahre	Lehrer	externalisierend, internalisierend, 8 Problemskalen	normiert, zahlreiche Validitätsstudien	deutsche Version der TRF von Achenbach (1991 b)
Hamburger Verhaltensliste HAVEL	Wagner (1981)	7–14 Jahre	Eltern	Dominanz, vegetative Labilität, Gewissenhaftigkeit, Arbeitshaltung	Reliabilität und Validität geprüft, Altersnormen	Verwendung vor allem in der Erziehungsberatung und Schulpsychologie
Parent Questionnaire PQ	Steinhausen (1996)	nicht bekannt	Eltern	Verhaltensprobleme, Hyperaktivität, Angst, psychosomatische Beschwerden	nicht bekannt	
Problemfragebogen 11- bis 14-Jährige (PF 11–14)	Westhoff et al. (1981)	11–14 Jahre	Kinder	Über mich, meine Familie, ich und andere, meine Schule, allgemein	Normen vorhanden, Retestreliabilität geprüft	Verwendung vor allem in der Erziehungsberatung und Schulpsychologie
Youth Self Report YSR	AG Deutsche CBCL (1998 b)	11–18 Jahre	Jugendliche	2 Kompetenzskalen, 8 Problemskalen	normiert, Validitätsstudien liegen vor.	deutsche Version der YSR von Achenbach (1991 c)

gebogenverfahren zur Erfassung von psychischen Auffälligkeiten. Die CBCL wurde in zahlreichen Forschungsprojekten eingesetzt und gilt als absolutes Standardverfahren. Bereits 1998 erreichte die Bibliografie von Brown und Achenbach (1998) 2400 Publikationen über oder mit der CBCL. Die CBCL wurde für verschiedene Länder und Sprachen validiert. Es wurden kulturvergleichende Studien durchgeführt, die bis zu zwölf Nationen umfassten (Achenbach 1999, Biederman et al. 1993).

CBCL, TRF und YSR enthalten einen gemeinsamen Kern von 85 Fragen zu psychischen Auffälligkeiten, die sich nach Achenbach (1991 a) aufgrund von faktorenanalytischen Untersuchungen in

- sozialer Rückzug,
- körperliche Beschwerden,
- ängstlich/depressiv,
- dissoziales Verhalten,
- aggressives Verhalten,
- soziale Probleme,
- schizoid/zwanghaft,
- Aufmerksamkeitsprobleme.

untergliedern lassen (vgl. zur Struktur des Bogens Abb. 7.**1**).

Als Faktoren zweiter Ordnung ließen sich 1–3 zu internalisierenden sowie 4–5 zu externalisierenden Auffälligkeiten zusammenfassen. Die Primärfaktoren 6–8 ließen sich in der Faktorenanalyse zweiter Ordnung nicht abbilden. In einer groß angelegten Studie in sieben Ländern (Griechenland, Portugal, Türkei, Norwegen, Niederlande, Israel und USA) mit über 10 000 Versuchspersonen konnten Hartmann et al. (1999) die faktorielle Struktur der CBCL und der TRF in einem Cross-informant-Modell mithilfe von konfirmatorischen Faktorenanalysen nicht bestätigen. Es konnte gezeigt werden, dass die Lösungen durch einen Einzelfaktor dominiert werden und dass bereits die Differenzierung in internalisierende und externalisierende Störungen keine nennenswerte Verbesserung der verschiedenen Goodness-of-Fit-Maße erbrachte. Die Autoren unterstreichen, dass der – im Übrigen von Achenbach (1995) niemals intendierte – Ersatz klinischer Diagnosen durch die CBCL unzulässig ist.

Die genannten Probleme sind jedoch nicht für die CBCL spezifisch, auch in der Mannheimer Kurpfalz-Erhebung scheiterten Versuche, die auf Eltern- und Jugendlicheninterviews basierenden Symptome in einem Cross-informant-Modell stabil zu faktorisieren. Schon Esser (1980) stellte fest, dass sich die Symptomfragebögen stabil nur in expansive und introversive Störungen unterteilen lassen und dass eine solche Unterteilung nur unter großen Informationsverlusten (geringe aufgeklärte Varianz) zu erzielen ist.

Aus dem *Mannheimer Elterninterview* (Esser et al. 1989) wurde 1995 der *Mannheimer Elternfragebogen* (MEF) (Esser 2006) entwickelt. (Der Bogen ist beispielhaft auf S. 49 im Kapitel 4 „Multimethodale Diagnostik“ abgebildet). Der Fragebogen enthält 68 Fragen zu 52 Symptomen. Die Fragen sind so konstruiert, dass aufgrund einer Zustimmung seitens der Eltern bereits vom Vorliegen des Symptoms in erheblicher Ausprägung ausgegangen werden kann. Von den erfassten Symptomen erfüllen 23 die Voraussetzungen für eine Diagnose nach ICD-10. In zwei Validierungsstudien (Borys 2000, Guldner 1995) konnte gezeigt werden, dass sich das Instrument in einer Feldstichprobe ($n = 348$) sehr gut als Screeningverfahren eignet. In einer Receiving-Operator-Characteristic-(ROC-) Analyse war die Area under Curve (AUC) mit 0,800 hoch bedeutsam. Zusätzlich konnte der Hauptstörungsbereich der psychischen Auffälligkeit bestimmt werden. Eine direkte Diagnosenstellung aus dem Fragebogen ist in einer Feldstichprobe nicht möglich. In einer Inanspruchnahmestichprobe ($n = 80$) ergab sich eine gute Übereinstimmung zwischen den Angaben im Elternfragebogen und den entsprechenden klinischen Diagnosen bzw. der Symptomatik. Über die Hälfte der Fragebogenitems war in der Lage, die klinische Diagnose bzw. Symptomatik hinreichend ($SMC > 0{,}80$ und $Kappa > 0{,}60$) vorherzusagen. Der MEF trägt somit effektiv zur Verkürzung des diagnostischen Prozesses bei. Er ist überall dort einsetzbar, wo ein schneller Überblick über mögliche psychische Auffälligkeiten erforderlich ist (Borys 2000). Er hat daher zwischenzeitlich Eingang gefunden in das Gesundheitscheckheft für Kinder- und Jugendliche des Berufsverbandes der Kinder- und Jugendärzte. Neben der oben zitierten Form für 3-Jährige existieren zusätzliche Versionen für die Eltern von 6–13-Jährigen, für die Vorsorgeuntersuchungen U 10 und U 11 (Esser 2006, Esser u. Ballaschk 2006) sowie für Jugendliche von 12–16 Jahren (MJF, Esser 2006, Esser u. Ballaschk 2006) zur Vorsorgeuntersuchung J 2.

Von den eindimensionalen, störungsspezifischen Fragebögen können nachdrücklich die in den *Diagnose- und Symptomchecklisten zur Er-*

0 = nicht zutreffend (soweit bekannt) | **1 = etwas oder manchmal zutreffend** | **2 = genau oder häufig zutreffend**

57. Greift andere körperlich an 0 1 2
58. Bohrt in der Nase, zupft oder kratzt sich an Körperstellen; bitte beschreiben: ________ 0 1 2
59. Spielt in der Öffentlichkeit an den eigenen Geschlechtsteilen 0 1 2
60. Spielt zu viel an den eigenen Geschlechtsteilen 0 1 2
61. Ist schlecht in der Schule 0 1 2
62. Ist körperlich unbeholfen und ungeschickt ... 0 1 2
63. Ist lieber mit älteren Kindern oder Jugendlichen als mit Gleichaltrigen zusammen 0 1 2
64. Ist lieber mit Jüngeren als mit Gleichaltrigen zusammen 0 1 2
65. Weigert sich zu sprechen 0 1 2
66. Tut bestimmte Dinge immer und immer wieder, wie unter einem Zwang; bitte beschreiben: ________ 0 1 2
67. Läuft von zu Hause weg 0 1 2
68. Schreit viel 0 1 2
69. Ist verschlossen, behält Dinge für sich 0 1 2
70. Sieht Dinge, die nicht da sind; bitte beschreiben: ________ 0 1 2
71. Ist befangen oder wird leicht verlegen 0 1 2
72. Zündelt gerne oder hat schon Feuer gelegt ... 0 1 2
73. Hat sexuelle Probleme; bitte beschreiben: ________ 0 1 2
74. Produziert sich gern oder spielt den Clown ... 0 1 2
75. Ist schüchtern oder zaghaft 0 1 2
76. Schläft weniger als die meisten Gleichaltrigen 0 1 2
77. Schläft tagsüber und/oder nachts mehr als die meisten Gleichaltrigen; bitte beschreiben: ________ 0 1 2
78. Schmiert oder spielt mit Kot 0 1 2
79. Hat Schwierigkeiten beim Sprechen; bitte beschreiben: ________ 0 1 2
80. Starrt ins Leere 0 1 2
81. Stiehlt zu Hause 0 1 2
82. Stiehlt anderswo 0 1 2
83. Hortet Dinge, die er/sie nicht braucht; bitte beschreiben: ________ 0 1 2
84. Verhält sich seltsam oder eigenartig; bitte beschreiben: ________ 0 1 2
85. Hat seltsame Gedanken oder Ideen; bitte beschreiben: ________ 0 1 2
86. Ist störrisch, mürrisch oder reizbar 0 1 2
87. Zeigt plötzliche Stimmungs- und oder Gemütswechsel 0 1 2
88. Schmollt viel oder ist leicht eingeschnappt ... 0 1 2
89. Ist misstrauisch 0 1 2
90. Flucht oder gebraucht obszöne (schmutzige) Wörter 0 1 2
91. Spricht davon, sich umzubringen 0 1 2
92. Redet oder wandelt im Schlaf; bitte beschreiben: ________ 0 1 2
93. Redet zu viel 0 1 2
94. Hänselt andere gern 0 1 2
95. Hat Wutausbrüche oder hitziges Temperament 0 1 2
96. Denkt zu viel an Sex 0 1 2
97. Bedroht andere 0 1 2
98. Lutscht am Daumen 0 1 2
99. Ist zu sehr auf Ordentlichkeit oder Sauberkeit bedacht 0 1 2
100. Hat Schwierigkeiten mit dem Schlafen; bitte beschreiben: ________ 0 1 2
101. Schwänzt die Schule (auch einzelne Schulstunden) 0 1 2
102. Zeigt zu wenig Aktivität; ist zu langsam oder träge 0 1 2
103. Ist unglücklich, traurig oder niedergeschlagen 0 1 2
104. Ist ungewöhnlich laut 0 1 2
105. Trinkt Alkohol, nimmt Drogen oder missbraucht Medikamente; bitte beschreiben: ________ 0 1 2
106. Richtet mutwillig Zerstörungen an 0 1 2
107. Nässt bei Tag ein 0 1 2
108. Nässt im Schlaf ein 0 1 2
109. Quengelt oder jammert 0 1 2
110. Bei Jungen: Möchte lieber ein Mädchen sein Bei Mädchen: Möchte lieber ein Junge sein .. 0 1 2
111. Zieht sich zurück, nimmt keinen Kontakt zu anderen auf 0 1 2
112. Macht sich zu viel Sorgen 0 1 2
113. Bitte beschreiben Sie hier Probleme Ihres Kindes, die bisher noch nicht erwähnt wurden:
________ 0 1 2
________ 0 1 2
________ 0 1 2
________ 0 1 2

→ Bitte überprüfen Sie, ob Sie alle Fragen beantwortet haben.
→ Unterstreichen Sie bitte diejenigen Probleme, die Ihnen Sorgen machen.

Vielen Dank!

Abb. 7.**1** Child Behavior Check List CBCL (Ausschnitt).

Tabelle 7.2 Eindimensionale, störungsspezifische Fragebogen

Verfahren	Autoren	Altersbereich	Informant	Störungsbereich/Skalen	Testgütekriterien	Anmerkungen
Conners-Skala	Conners (1973)	Schulalter	Lehrer, Eltern	hyperkinetische Störungen	Cut-Off für Auffälligkeiten	Kurzinstrument mit 10 Fragen
FBB/SBB-HKS	Döpfner u. Lehmkuhl (2000)	nicht festgelegt	Eltern, Lehrer, Kind, (Jugendliche)	hyperkinetische Störungen	inhaltliche Validität	Test des DISYPS-KJ Döpfner u. Lehmkuhl (2000)
Erfassungsbogen für aggressives Verhalten in konkreten Situationen EAS	Petermann u. Petermann (2000)	9–12 Jahre	Kind	Aggressivität	Zuverlässigkeit und Gültigkeit geprüft	4. überarbeitete und neunormierte Auflage
FBB/SBB-SSV	Döpfner u. Lehmkuhl (2000)	nicht festgelegt	Eltern, Lehrer, Kind, (Jugendliche)	Störung des Sozialverhaltens	inhaltliche Validität	Teil des DISYPS-KJ Döpfner u. Lehmkuhl (2000)
Kinder-Angst-Test II KAT	Thurner u. Tewes (2000)	9–15 Jahre	Kind	Angst (State- und Trait-Angst)	Reliabilität und Konstruktvalidität geprüft, Normen	völlig überarbeitete Neuauflage
Angstfragebogen für Schüler AFS	Wieczerkowski et al. (1981)	9–17 Jahre	Kind, (Jugendliche)	Prüfungsangst, allgemeine Angst, Schulunlust	Reliabilität und Validität geprüft, Normen	
FBB/SBB-ANG	Döpfner u. Lehmkuhl (2000)	nicht festgelegt	Eltern, Lehrer, Kind, (Jugendliche)	Trennungsangst, generalisierte Angst, soziale Angst, spezifische Phobie	inhaltliche Validität	Teil des DISYPS-KJ Döpfner u. Lehmkuhl (2000)
Phobiefragebogen für Kinder PHOKI	Döpfner et al. (2006)	8–18 Jahre	Kind, (Jugendliche)	Gesamtskala und 7 themenbezogene Einzelskalen	interne Konsistenz und Validität geprüft, Normen	deutsche Überarbeitung der Fear Survey Schedule for Children (FSSC-R)
Depressionsinventar für Kinder und Jugendliche DIKJ	Stiensmeier-Pelster et al. (2000)	8–16 Jahre	Kind, (Jugendliche)	Depression	Reliabilität und Validität geprüft, Normen	2. überarbeitete und neunormierte Auflage
Depressionstest für Kinder DTK	Rossmann (1993)	9–14 Jahre	Kind	dysphorische Stimmung, agitiertes Verhalten, psychosomatische Beschwerden	Reliabilität und Validität geprüft, Normen	

Verfahren	Autoren	Altersbereich	Informant	Störungsbereich/Skalen	Testgütekriterien	Anmerkungen
FBB/SBB-DES	Döpfner u. Lehmkuhl (2000)	nicht festgelegt	Eltern, Kind, (Jugendliche)	depressive Symptome, somatische Beschwerden, Dysthymie	inhaltliche Validität	Teil des DISYPS-KJ Döpfner u. Lehmkuhl (2000)
Eating Attitude Test EAT	Garner u. Garfinkel (1979)	ab 12 Jahre	Jugendliche	Essstörungen: 3 Faktoren	Validität wurde in zahlreichen Studien nachgewiesen.	deutsche Überarbeitung von Steinhausen, vgl. Steinhausen (1999)
Anorexia-nervosa-Inventar zur Selbstbeurteilung	Fichter u. Keeser (1980)	nicht festgelegt	Jugendliche	Essstörungen: 6 Faktoren	Validität und Reliabilität sind nachgewiesen.	
Eating Disorders Inventory EDI-2	Paul u. Thiel (2004)	ab Jugendalter	Jugendliche	Essstörungen: 11 Skalen	Validität und Reliabilität sind nachgewiesen.	deutsche Version von Steinhausen (1999)
FBB-TES	Döpfner u. Lehmkuhl (2000)	nicht festgelegt	Eltern, Lehrer	tiefgreifende Entwicklungsstörungen	inhaltliche Validität	Teil des DISYPS-KJ Döpfner u. Lehmkuhl (2000)
Leyton-Fragebogen	Berg et al. (1988)	13–18 Jahre	Jugendliche	Zwangsstörungen	Reliabilität im Jugendalter ist nachgewiesen.	deutsche Bearbeitung von Döpfner (1999), Kurzform des Leyton Obsessional Inventory
Sozialphobie-und-angst-Inventar für Kinder	Melfsen et al. (2001)	8–16 Jahre	Kind	soziale Phobien	Reliabilität und Validität sind nachgewiesen.	
Borderline Persönlichkeitsinventar BPI	Leichsenring (1997)	Erwachsene	Patient	Borderline Persönlichkeitsstörung	Reliabilität und Konstruktvalidität sind nachgewiesen.	auch bei Jugendlichen anwendbar
Strukturiertes Inventar für Anorektische und Bulimische Essstörungen SIAB	Fichter u. Quadflieg (1991)	Jugendliche und Erwachsene	Patient	Essstörungen	Interraterreliabilität und Validität sind nachgewiesen.	Interviewversion (SIAB-Ex) und Fragebogenversion (SIAB-S) liegen vor

fassung psychischer Störungen im Kindes- und Jugendalter (DISYPS-KJ) von Döpfner und Lehmkuhl (2000) enthaltenen Verfahren empfohlen werden. Erfasst werden hyperkinetische Störungen, Störungen des Sozialverhaltens, Angststörungen, depressive Störungen und tiefgreifende Entwicklungsstörungen. Mit Ausnahme der tiefgreifenden Entwicklungsstörungen, für die ein Selbstrating wenig sinnvoll wäre, liegen für alle Störungsbereiche Fremd- (für Eltern, Lehrer oder Erzieher) und ab elf Jahren auch Selbstbeurteilungsbogen vor. Die Fragebögen sind eingebunden in Diagnosechecklisten für ICD-10 und DSM-IV und sammeln gezielt Informationen zur Diagnosestellung. Die Fragebögen eignen sich darüber hinaus auch zur Therapieverlaufskontrolle.

Für hyperkinetische Störungen sind die sehr einfachen, ökonomischen und in vielen Studien erprobten *Conners-Skalen* (Abb. 7.**2**) durchaus weiterhin zu empfehlen.

Das nur elf 4-stufige Items umfassende Kurzinstrument ist für häufige Wiederholungsmessung in Therapiestudien wie auch in der Diagnostik als erster Eindruck verschiedener Beurteiler (Vater, Mutter, Erzieher, Lehrer, Stationspersonal) durchaus geeignet. Die Empfehlungen für einen klinisch bedeutsamen Summenwert über die ersten zehn Items schwanken hierbei zwischen 15 und 20 Punkten. Im Sinne einer eher zurückhaltenden Vergabe der Diagnose „hyperkinetische Störung" sollte der Cut-Off am oberen Ende dieses Wertebereichs liegen.

Für Diagnostik und Therapiekontrolle von Angststörungen im Sinne generalisierter Angst kann der *Kinderangsttest II* (Thurner u. Tewes 2000), der zwischen State- und Trait-Angst unterscheidet, empfohlen werden. Die deutsche Bearbeitung der revidierten *Fear Survey Schedule for Children* (FSSC-R) durch Döpfner et al. (2006) (PHOKI) lässt mit sieben Subskalen Aufschlüsse über themenbezogene Ängste (Angst vor Gefahren und Tod, Trennungsangst, Sozialangst, Angst vor Bedrohlichem und Unheimlichem, vor Tieren, medizinischen Eingriffen sowie Schul- und Leistungsängsten) erwarten. Soziale Phobien werden spezifisch mit dem *Sozialphobie- und -angstinventar für Kinder* (Melfsen et al. 2001) erhoben. Als deutschsprachige Adaptation des *Social Anxiety Inventory for Children* ist der SPAIK für den Altersbereich von 8–16 Jahren vorgesehen, wobei wie auch bei anderen Fragebogenverfahren die Anwendbarkeit bei den jüngeren Altersgruppen deutlich erschwert ist. Insgesamt hat sich das Verfahren jedoch sehr rasch im klinischen Alltag bewährt und etabliert.

Für die Diagnostik und Therapie von depressiven Störungen empfiehlt sich das *Depressionsinventar für Kinder und Jugendliche* (DIKJ) von Stiensmeier-Pelster et al. (2000). Das DIKJ stellt eine deutsche Bearbeitung des *Childrens Depression Inventory* (CDI) von Kovacs (1985) dar, welches seinerseits das *Beck Depressions Inventar* zum Vorbild hatte. Sein Anwendungsbereich soll das Alter von 8–17 Jahren umfassen. Eigene Untersuchungen (Mannheimer Risikokinderstudie) zeigten jedoch, dass 8-Jährige mit der Itemvorgabe (je Item müssen drei schriftlich vorgegebene Aussagen verglichen und bzgl. des Zutreffens für die eigene Person bewertet werden) deutlich überfordert sind. Die Eichstichprobe des Tests umfasst im Übrigen weder 8-jährige noch 9-jährige Kinder. Die faktorielle Struktur des DIKJ ist inkonsistent. Eine Unterscheidung zwischen Kardinalsymptomen (A-Kriterien) und akzessorischen (B-Kriterien, somatischen Beschwerden) erfolgt nicht. Damit können Kinder ohne depressive Verstimmung und Interessenverlust auffällige Gesamtwerte erzielen.

Der *Depressionstest für Kinder* von Rossmann (1993) ist eine genuin deutschsprachige Konstruktion und enthält 55 Fragen im Ja/Nein-Format, die drei getrennten Skalen zugeordnet sind: dysphorische Stimmung, agitiertes Verhalten, Müdigkeit/autonome Reaktionen. Damit wird eine klare Trennung zwischen obligatorischen, im engeren Sinne depressiven Symptomen, und den im Kindes- und Jugendalter z.T. zusätzlichen Symptomen agitiertes Verhalten und psychosomatische Beschwerden vollzogen. Die hohe Korrelation (0,59–0,67) der Skala agitiertes Verhalten mit externalisierenden Störungen aus der YSR (Rossmann 1993) unterstreicht die Notwendigkeit der Abgrenzung.

Zur Erfassung von Essstörungen liegen im deutschen Sprachraum insgesamt drei gut evaluierte Verfahren vor (Steinhausen 1999). Zwei von ihnen sind Übersetzungen angloamerikanischer Verfahren (EAT und EDI), eines ist im deutschsprachigen Raum entwickelt worden ANIS). Der *Eating Attitude Test* von Garner und Garfinkel (1979) wurde von Steinhausen übersetzt und enthält 40 Fragen, die auf einer 6-stufigen Likert-Skala beantwortet werden und auf drei Faktoren laden: einem sehr starken Faktor „Diät", einem zweiten „Bulimie und Beschäftigung mit Nahrung" sowie einem dritten Faktor mit der Bezeichnung „orale

Conners Lehrer-Eltern-Fragebogen

Name des Kindes: ....

Name des Beurteilers: ....

geb.: ....

Schule: ....

Datum: ....

Sie finden unten einige Feststellungen über problematisches Verhalten, das Kinder manchmal zeigen. Streichen Sie an, was für das Kind zutrifft. Lassen Sie bitte keine Feststellung aus.
Vielen Dank für Ihre Mühe!

		überhaupt nicht	ein wenig	ziemlich	sehr viel
1.	unruhig, dauernd in Bewegung	0	1	2	3
2.	erregbar, impulsiv	0	1	2	3
3.	stört andere Kinder	0	1	2	3
4.	beendet angefangene Aufgaben nicht (kurze Aufmerksamkeitsspanne)	0	1	2	3
5.	zappelig	0	1	2	3
6.	unaufmerksam, ablenkbar	0	1	2	3
7.	seinen Forderungen muss sofort nachgekommen werden, kann nicht warten, rasch enttäuscht.	0	1	2	3
8.	weint schnell	0	1	2	3
9.	abrupte Stimmungsschwankungen	0	1	2	3
10.	Qualität der Arbeit ist sehr unterschiedlich (z.B. sorgfältig – unordentlich)	0	1	2	3
11.	für wie problematisch halten Sie zurzeit das Verhalten des Kindes?	0	1	2	3

Andere Auffälligkeiten (z.B. sozial isoliert, arbeitet langsam usw.) bitte auf der Rückseite angeben!

Abb. 7.**2** Conners Lehrer-Eltern-Fragebogen.

Kontrolle". Der Faktor Diät unterscheidet schlecht zwischen adipösen und anorektischen Personen. Der EAT wurde in vielen Forschungsprojekten als Screeningverfahren eingesetzt. Das *Eating Disorder Inventory* (EDI-2, Paul u. Thiel 2004) verfolgt das Ziel, nicht nur Symptome der Anorexie, sondern auch typische Abweichungen von Essstörungen zu erfassen. Das EDI besteht aus elf Skalen:

- Schlankseinsstreben,
- Bulimie,
- Unzufriedenheit mit dem Körper,
- Ineffektivität – Gefühle der Unzulänglichkeit und der mangelnder Kontrolle des eigenen Lebens,
- Perfektionismus,
- Misstrauen,
- interozeptive Wahrnehmung,
- Angst vor dem Erwachsenwerden,
- Askese,
- Impulsregulation,
- soziale Unsicherheit.

Der Fragebogen, dessen faktorielle Struktur in Deutschland bestätigt werden konnte (Thiel u. Paul 1988) ist neben der Diskrimination von Essgestörten von Normalpersonen in der Lage, auch verschiedene Typen von Essgestörten (z.B. bulimischer und restriktiver Typ) zu differenzieren.

Das *Anorexia nervosa Inventar zur Selbstbeurteilung* (ANIS, Fichter u. Keeser 1980) besteht aus 32 Items, die auf einer 6-stufigen Likert-Skala eingeschätzt werden und sechs stabile Faktoren abbilden:

- Figurbewusstsein,
- Überforderung,
- Anankasmus,
- negative Auswirkungen des Essens,
- sexuelle Ängste,
- Bulimie.

Die ersten beiden Faktoren gehen auf die von Bruch (1995) entworfenen Konzepte Körperschemastörung und Gefühl von Ineffektivität zurück. Wie EAT und EDI verfügt auch das ANIS über eine befriedigende Validität, interne Konsistenz und Veränderungssensibilität (Steinhausen 1999).

Als Screeningverfahren zur Erfassung von Zwangsstörungen bzw. zwanghaftem Verhalten wurde eine Kurzform des *Leyton Obsessional Inventory* von Berg et al. (1988) für Kinder entwickelt. Die deutsche Bearbeitung erfolgte durch Döpfner (1999). Der aus 20 Items bestehende Fragebogen konnte bei Jugendlichen (nicht bei Kindern) eine ausreichende Reliabilität aufweisen. Die Validität war durch einen hohen Anteil falsch Positiver gemindert (Berg 1989). Dies weist auf die Schwierigkeiten hin, mithilfe von Fragebögen zwischen sorgfältigem, gewissenhaftem Verhalten und Zwangssymptomen zu unterscheiden.

Zur Unterstützung der Diagnose einer Borderline-Persönlichkeitsstörung ist das *Borderline Persönlichkeitsinventar* (BPI) von Leichsenring (1997) zu empfehlen, das 53 Items vier Skalen zuordnet: Entfremdungserlebnisse und Identitäts-Diffusion, Primitive Abwehrmechanismen und Objektbeziehungen, Mangelhafte Realitätsprüfung und Angst vor Nähe. Die Differenzialdiagnostik des gesamten Spektrums der Essstörungen ermöglicht das *Strukturierte Inventar für Anorektische und Bulimische Essstörungen nach DSM IV und ICD-10* (SIAB) von Fichter und Quadflieg (1999), das sowohl als ausführliches Interview (SIAB-Ex) als auch als Fragebogen (SIAB-S) vorliegt.

Zusammenfassung

Als ökonomische standardisierte Messinstrumente ergänzen Fragebögen die übrigen Verfahren der klinischen Diagnostik. Aufgrund von Fragebögen allein sind klinische Diagnosen nicht zu stellen. Die verfügbaren Verfahren sind in eindimensionale und mehrdimensionale Fragebogen zu untergliedern. Unter den mehrdimensionalen Verfahren sind der VBV, die CBCL (mit TRF und YSR) sowie der MEF besonders hervorzuheben. Unter den eindimensionalen Verfahren haben sich die Fragebögen aus dem DISYPS-KJ für 5 verschiedene Störungsbereiche bewährt. Für hyperkinetische Störungen ist zudem die Conners-Skala zu empfehlen, im Bereich von Angststörungen der neue KAT II sowie die PHOKI. Für depressive Störungen können das DIKJ und der DTK, für Essstörungen der EAT und das EDI sowie das ANIS empfohlen werden.

Literatur

Achenbach TM. Manual for the Child Behavior Checklist/4–18 and 1991 profile. Burlington: University of Vermont, Department of Psychiatry; 1991 a.

Achenbach TM. Manual for the Teacher's Report Form and 1991 profile. Burlington: University of Vermont, Department of Psychiatry; 1991 b.

Achenbach TM. Manual for the Youth Self-Report Form and 1991 Profile. Burlington: University of Vermont, Department of Psychiatry; 1991 c.

Achenbach TM. Manual for the Child Behavior Checklist/2-3 and 1991 profile. Burlington: University of Vermont, Department of Psychiatry 1992.

Achenbach TM, Edelbrock CS. Empirical based taxonomy: How to use syndromes and profile types derived from the CBCL/4-18, TRF and YSR. Burlington: University of Vermont, Department of Psychiatry; 1993.

Achenbach TM. Empirically based assessment and taxonomy: Applications to clinical research. Psychol Assessm. 1995;7:261-74.

Achenbach TM, Crijnen AAM, Verhulst FC. Problems reported by parents of children in multiple cultures: The Child Behavior Checklist syndrome constructs. Am J Psychiat. 1999;156:569-74.

Arbeitsgruppe Deutsche Child Behavior Checklist: Lehrerfragebogen über das Verhalten von Kindern und Jugendlichen; deutsche Bearbeitung der Teacher's Report Form der Child Behavior Checklist (TRF). Einführung und Anleitung zur Handauswertung. Köln: Arbeitsgruppe Kinder-, Jugend- und Familiendiagnostik (KJFD); 1993 a.

Arbeitsgruppe Deutsche Child Behavior Checklist: Elternfragebogen über das Verhalten von Kleinkindern (CBCL/2-3). Köln: Arbeitsgruppe Kinder-, Jugend- und Familiendiagnostik (KJFD); 1993 b.

Arbeitsgruppe Deutsche Child Behavior Checklist: Elternfragebogen über das Verhalten von Kindern und Jugendlichen; deutsche Bearbeitung der Child Behavior Checklist (CBCL/4-18). Einführung und Anleitung zur Handauswertung. Köln: Arbeitsgruppe Kinder-, Jugend- und Familiendiagnostik (KJFD); 1998 a.

Arbeitsgruppe Deutsche Child Behavior Checklist: Fragebogen für Jugendliche; deutsche Bearbeitung der Youth Self-Report Form der Child Behavior Checklist (YSR). Einführung und Anleitung zur Handauswertung. 2. Aufl. Köln: Arbeitsgruppe Kinder-, Jugend- und Familiendiagnostik (KJFD); 1998 b.

Berg CZ, Whitaker A, Davies M, Flament M, Rapoport JL. The survey form from the Leyton Obsessional Inventory - Child Version: Norms from an epidemiological study. J Am Acad Child Psychiat. 1988;27:759-63.

Berg CZ. Behavioral assessment techniques for childhood obsessive-compulsive disorder. In: Rapoport JL, ed. Obsessive compulsive disorder in children and adolescents. Washington: American Psychiatric Press; 1989:41-70.

Biedermann J, Faraone SV, Doyle A, Krifcher-Lehmann B, Kraus I, Perrin J, Tsuang MT. Convergence of the Child Behavior Checklist with structured interview-based psychiatric diagnoses of ADHD children with and without comorbidity. J Child Psychol Psychiat All Disc. 1993;34:1241-51.

Borys C. Evaluation des Mannheimer Elternfragebogens. Selektion und diagnostische Zuordnung von psychisch auffälligen Kindern und Jugendlichen auf der Basis von Elternurteilen [unveröffentlichte Diplomarbeit]. Potsdam: Universität Potsdam; 2000.

Brown JS, Achenbach TM. Bibliography of published studies using the Child Behavior Checklist and related materials. Burlington: University of Vermont; 1998.

Bruch H. Der goldene Käfig. Frankfurt: Fischer Taschenbuch; 1995.

Conners CK. A teacher rating scale for use in drug studies with children. Am J Psychiat. 1969;126:884-8.

Conners CK. Rating scales for use in drug studies with children. Psychopharmacol Bull Spec Issue. 1973:22-84.

Döpfner M, Berner W, Fleischmann T, Schmidt MH. Verhaltensberurteilungsbogen für Vorschulkinder (VBV). Weinheim: Beltz; 1993.

Döpfner M. Zwangsstörungen. In: Steinhausen HC, von Aster M, eds. Verhaltenstherapie und Verhaltensmedizin bei Kindern und Jugendlichen. Weinheim: PVU; 1999.

Döpfner M, Lehmkuhl G. Diagnose- und Symptomchecklisten zur Erfassung psychischer Störungen im Kindes- und Jugendalter nach ICD-10 und DSM-IV (DISYPS-KJ). 2. Aufl. Bern: Huber; 2000.

Döpfner M, Schnaberl M, Ollendick T. Phobiefragebogen für Kinder und Jugendliche. Göttingen: Hogrefe: 2006.

Ehlers B, Ehlers T, Makus H. Marburger Verhaltensliste (MVL). Göttingen: Hogrefe; 1978.

Esser G. Über den Zusammenhang von Verhaltens- und Leistungsstörungen im Vorschulalter (und Grundschulalter) [Dissertation]. Mannheim: Universität Mannheim; 1980.

Esser G, Blanz B, Geisel B, Laucht M. Mannheimer Elterninterview. Weinheim: Beltz Test; 1989.

Esser G, Wyschkon A. Diagnostik bei Kindern und Jugendlichen. In: Hiller W, Leibing E, Leichsenring F, Sulz SKD, eds. Lehrbuch der Psychotherapie. Bd. I. München: CIP-Medien; 2004.

Esser G. Mannheimer Elternfragebogen zur U 10 und U 11. In: BVKJ, ed. Gesundheitscheckheft des BVKJ. Köln: BVKJ; 2006.

Esser G. Mannheimer Jugendlichenfragebogen (MJF) für 12-16-Jährige zur J 2. In: BVKJ, ed. Gesundheitscheckheft des BVKJ. Köln: BVJK; 2006.

Esser G, Ballaschk K. Handanweisung für Kinder- und Jugendärzte zum Mannheimer Elternfragebogen MEF (für die U 7 und U 7 a). In: BVKj, ed. Manual zum Umgang mit dem Gesundheitscheckheft des BVKJ. Köln: BVKJ; 2006.

Esser G, Ballaschk K. Handanweisung für Kinder- und Jugendärzte zum Mannheimer Elternfragebogen MEF 6-13 (für die U 10 und U 11). In: BVKJ, ed. Manual zum Umgang mit dem Gesundheitscheckheft des BVKJ. Köln: BVKJ; 2006.

Esser G, Ballaschk K. Handanweisung für Kinder- und Jugendärzte zum Mannheimer Jugendlichenfragebogen MJF für die J 1 und J 2. In: BVKJ, ed. Manual zum Umgang mit dem Gesundheitscheckheft des BVKJ. Köln: BVKJ; 2006.

Esser G, Laucht M. Mannheimer Elternfragebogen MEF für die U 7 a. In: BVKJ, ed. Gesundheitscheckheft für Kinder- und Jugendliche. Köln: BVKJ; 2006.

Esser G, Wyschkon A, Lange S. Bausteine der Diagnostik-Multimethodale Diagnostik. In: Mattejat F, ed. Lehrbuch der Psychotherapie. Bd. IV. München: CIP-Medien; 2006.
Fichter MM, Keeser W. Das Anorexia-nervosa-Inventar zur Selbstbeurteilung (ANIS). Arch Psychiat Nervenkrankh. 1980;228:67–89.
Fichter M, Quadflieg N. Strukturiertes Inventar für Anorektische und Bulimische Essstörungen nach DSM-IV und ICD-10. Göttingen: Hogrefe; 1999.
Fisseni HJ. Lehrbuch der psychologischen Diagnostik. Göttingen: Hogrefe; 1991.
Fombonne E. The use of questionnaires in child psychiatry research: Measuring their performance and choosing an optimal cut-off. J Child Psychol Psychiat Allied Discipl. 1991;32:677–93.
Garner DM, Garfinkel PE. The Eating Attitude Test: An index of the symptoms of anorexia nervosa. Psychol Med. 1979;9:273–9.
Garner DM, Olmsted MP, Polivy I. The Eating Disorder Inventory: A measure of cognitive behavioral dimensions of anorexia nervosa and bulimia. In: Garfinkel P, Garner D, eds. Anorexia nervosa: Recent development in research. New York: Liss; 1983.
Geisel B, Eidert HG, Schmidt MH, Schwarzbach H. Entwicklung und Erprobung eines Screeningverfahrens für kinderpsychiatrisch auffällige Achtjährige (SKA 8). Prax Kinderpsychol Kinderpsychiat. 1982;31:173 ff.
Guldner D. Lassen sich kinderpsychiatrische Diagnosen durch einen Elternfragebogen erfassen? Validierung des Mannheimer Elternfragebogens [unveröffentlichte Diplomarbeit]. Saarbrücken: Universität des Saarlandes; 1995.
Hartmann CA, Hox J, Auerbach J et al. Syndrome dimensions of the Child Behavior Checklist and the Teacher Report Form: A critical empirical evaluation. J Child Psychol Psychiat. 1999;40(7):1095–116.
Kovacs M. The Children's Depression Inventory (CDI). Psychopharmacol Bull. 1985;21:995–9.
Leichsenring F. Borderline-Persönlichkeits-Inventar Göttingen: Hogrefe; 1997.
Melfsen S, Florin I, Warnke A. Sozialphobie- und -angstinventar für Kinder. Göttingen: Hogrefe; 2001.
Merten T. Über den Sinn und Unsinn der Verwendung von Screening-Instrumenten in der neuropsychologischen Diagnostik. Diagnostika. 1999;45:154–62.
Paul T, Thiel A. Eating Disorder Inventory-2. Göttingen: Hogrefe; 2004.
Petermann F, Petermann U. Erfassungsbogen für aggressives Verhalten in konkreten Situationen (EAS-I/EAS-M). 4. Aufl. Göttingen: Hogrefe; 2000.
Poustka F, Schwarzbach H, Hennicke K. Mannheimer epidemiologisches Elterninterview. Mannheim: Zentralinstitut für Seelische Gesundheit; 1978.
Poustka F. Kinderpsychiatrische Untersuchungen: In: Remschmidt H, Schmidt MH, eds. Kinder- und Jugendpsychiatrie in Klinik und Praxis. Bd. I. Stuttgart: Thieme; 1988.
Richman N, Graham P. A behavioural screening questionnaire for use with three-year old children: Preliminary findings. J Child Psychol Psychiat. 1971;12:5–33.
Richman N. Is a behaviour checklist for preschool children useful? In: Graham PJ, ed. Epidemiological approaches in child psychiatry. London: Academic Press; 1977.
Rossmann P. Depressionstest für Kinder. Göttingen: Hogrefe; 1993.
Rutter M. A children's behaviour questionnaire for completion by teachers: Prelimary findings. J Child Psychol Psychiat. 1967;8:1.
Rutter M. A children's behaviour questionnaire for completion by parents. In: Rutter M, Tizard J, Whitmore K, eds. Education, health and behavior. London: Longman; 1970.
Steinhausen HC. Psychische Störungen bei Kindern und Jugendlichen. Lehrbuch der Kinder- und Jugendpsychiatrie. München: Urban und Schwarzenberg; 1996.
Steinhausen HC. Anorexia und Bulimia nervosa. In: Steinhausen HC, von Aster M, eds. Verhaltenstherapie und Verhaltensmedizin bei Kindern und Jugendlichen. 2. Aufl. Weinheim: Beltz; 1999.
Stiensmeier-Pelster J, Schürmann M, Duda K. Depressionsinventar für Kinder und Jugendliche (DIKJ). 2. Aufl. Göttingen: Hogrefe; 2000.
Thiel A, Paul T. Entwicklung einer deutschsprachigen Version des Eating-Disorder-Inventory (EDI). Z Different Diagn Psychol. 1988;9:267–78.
Thurner F, Tewes U. Der Kinder-Angst-Test II (KAT-II). Göttingen: Hogrefe; 2000.
Wagner H. Hamburger Verhaltensbeurteilungsliste (HAVEL). Göttingen: Hogrefe; 1981.
Westhoff K, Geusen-Asenbaum C, Leutner D, Schmidt M. Problemfragebogen für 11–14-Jährige (PF 11–14). Göttingen: Hogrefe; 1981.
Wieczerkowski W, Nickel H, Janowski A, Fittkau B, Rauer W. Angstfragebogen für Schüler (AFS). Braunschweig: Westermann; 1981.

Prüfungsfragen

1. Welche Vorzüge haben Fragebogenverfahren im Rahmen einer multimethodalen Diagnostik?
2. Wo liegen die Grenzen von Fragebogenverfahren?
3. Was wird unter „mehrdimensionalen Fragebögen zur Erfassung psychischer Störungen" verstanden?
4. Welche Parallelformen der CBCL existieren?
5. Für welchen Einsatz ist die Kurzform der Conners-Skala vorzusehen?
6. Diskutieren Sie die Vorzüge von DIKJ und DTK!

8 Verhaltensdiagnostik

G. Esser

Grundlagen der Verhaltensdiagnostik

Unter Verhaltensdiagnostik versteht man ein *Bündel diagnostischer Instrumente*, die darauf abzielen, die *Änderungsmöglichkeiten von Problemverhalten* zu eruieren. Verhaltensdiagnostik ist das klassische diagnostische Vorgehen der Verhaltenstherapie. Ausgehend von einer Analyse des Problemverhaltens und der Bedingungen seines Auftretens werden durch verschiedene Techniken Hinweise zu seiner Genese und seiner Aufrechterhaltung erwartet. Vertreter der Verhaltensdiagnostik sehen sie als Alternative und im Gegensatz zur klassischen Eigenschaftsdiagnostik (Reinecker-Hecht u. Baumann 1998), zu der die Ergebnisse aus psychologischen Testverfahren zur Erfassung von Intelligenzleistungen und Persönlichkeitsmerkmalen ebenso zählen wie die diagnostischen Klassifikationssysteme (z. B. ICD-10 oder DSM-IV).

Die Verhaltensdiagnostik versteht sich als *funktional* (auf die Therapie ausgerichtet) und *problemorientiert* (Kanfer et al. 1996). Als Hauptkritikpunkt an der Eigenschaftsdiagnostik werden herausgestellt: Der in der Eigenschaftsdiagnostik verwendete Diagnosebegriff beschreibe eine zeitlich stabile, vom Setting und von der Situation unabhängige Störung, der eine spezifische Ätiologie und Prognose unterstellt werde. Die auf der Diagnose aufbauende Therapie sei lediglich auf die Person (den Patienten) ausgerichtet und beabsichtige die Beseitigung der den Problemen zugrunde liegenden Ursachen.

Im Gegensatz dazu sei die Verhaltensdiagnose dynamisch, sie verändere sich im Verlauf der Diagnostik und Therapie und beziehe sich stets auf das spezifische Setting. Das Problemverhalten sei stets im Kontext und als Resultat der individuellen Lebenserfahrung des Klienten zu sehen. Die Therapie variiere mit jedem Patienten und sei somit absolut individuell. Ziel der Therapie sei nicht Heilung, sondern das Wohlbefinden des Patienten. Die Behandlung beziehe stets alle Komponenten eines gestörten Systems (soziale, biologische und Verhaltensebene) mit ein.

Ausgangspunkt der Verhaltensdiagnostik war die *Verhaltensformel* von Kanfer und Saslow (1965): S – O – R – K – C.

„S" steht hierbei für die *Stimulusbedingungen*. Sie werden unterteilt in Stimuli oder situative Bedingungen (S_d), die mit hoher Wahrscheinlichkeit ein bestimmtes Problemverhalten („R" für *Reaktion*) hervorrufen, und situative Bedingungen (S_{Δ};), unter denen das Problemverhalten mit hoher Wahrscheinlichkeit nicht auftritt. „O" steht für *Organismus* und beschreibt stabile, aber auch veränderliche Zustände der Person, die die Auftretenswahrscheinlichkeit des Problemverhaltens beeinflussen. Körperliche Krankheiten und Behinderungen sind unter stabilen organismischen Zuständen genauso zu subsumieren wie chronische psychische Beeinträchtigungen (z. B. erhöhte allgemeine Ängstlichkeit oder Lese-Rechtschreib-Störung). Veränderliche organismische Zustände beinhalten z. B. Müdigkeit, Hypoglykämie, Erschöpfung, sexuelle Deprivation oder eine herabgesetzte Steuerungsfähigkeit nach Alkoholkonsum.

Die *Kontingenz* (K) beschreibt den Verknüpfungsmodus zwischen *Reaktion* (R) und den auf sie folgenden *Konsequenzen* (C). Unterschieden werden eine unmittelbare vs. verzögerte sowie eine stetige vs. intermittierende Kontingenz. Aufgrund der Lerngesetze sind die unmittelbaren Konsequenzen wirkungsvoller als verzögerte Konsequenzen. Eine stetige Verstärkung (Konsequenz) bewirkt einen rascheren Verhaltensaufbau, intermittierende Verstärkung macht das Verhalten weitgehend löschungsresistent.

Die Konsequenzen werden unterteilt in positive (C+, Verstärker) und negative (C−, Strafen). Die Beendigung eines positiven Zustandes (z. B. Game-Boy-Spielen) stellt ebenfalls eine negative Konsequenz ($\not{C}$+) dar, während die Beendigung eines unangenehmen Zustandes (z. B. Hausarrest, Angst, Tadel) als negative Verstärkung ($\not{C}$−) bezeichnet wird.

Fallvignette

Beispiel für Verhaltensformel

Michael wird körperlich aggressiv (R) gegen seine Mitschüler in der Schule, wenn ihn Jungen auf sein leichtes Übergewicht oder seine schlechten Schulleistungen ansprechen (S_d). Dieses Verhalten zeigt er außerhalb der Schule und gegenüber Mädchen nicht (S_Δ). Michael wiegt 37 kg bei 130 cm Körpergröße und leidet unter einer Lese-Rechtschreib-Störung (O). Wegen seines Verhaltens wird Michael von der Lehrerin getadelt (C−), die ihn jedoch nur manchmal erwischt (K intermittierend, unmittelbar). Die Jungen stellen das Hänseln von Michael sofort ein, wenn dieser auf sie einschlägt ($\not{C}$-, unmittelbar, stetig). Michaels Anspannung (Ärger) lässt im Anschluss an das Schlagen nach ($\not{C}$−). Michael wird aufgrund seines aggressiven Verhaltens von anderen Kindern gefürchtet und geachtet (C+, verzögert). Die Lehrerin berichtet Michaels Mutter von seinem Verhalten, worauf die Mutter Michael Hausarrest erteilt (C−, verzögert, intermittierend). Der Vater ist stolz auf Michael, weil dieser sich von anderen nichts gefallen lässt (C+, verzögert, stetig).

In neueren Ansätzen wurde die klassische Verhaltensformel von Kanfer und Saslow in ein *Dynamisches Selbstregulationsmodell* (vgl. Reinecker 1997) überführt.

Im Gegensatz zur klassischen Formel berücksichtigt das Dynamische Selbstregulationsmodell auch Rückkopplungen zwischen den beteiligten Variablenblöcken. In Anlehnung an Karoly (1993) werden S, R und C unterteilt in

- α: externe, behaviorale Variablen und situative Einflüsse bzw. beobachtbares Verhalten,
- β: innere, psychologische Variablen, wie Gedanken, Erwartungen und Einstellungen sowie die individuelle Lerngeschichte,
- γ: biologische, physiologische Variablen.

Für die Organismusvariable entfallen die externen, behavioralen Komponenten (α), es werden somit Gedanken und Erwartungen (β) und physiologische Zustände (γ) unterschieden. Die Übertragung des Beispiels für die klassische Verhaltensformel (linker Kasten) zeigt klar (vgl. Kasten unten) die Vorzüge des Dynamischen Selbstregulationsmodells, jedoch auch einige Nachteile: Fehlen der Unterscheidung von S_d und S_Δ und die Nichtberücksichtigung der Kontingenz. Das Dynamische Selbstregulationsmodell muss daher als wichtige Ergänzung, jedoch nicht als vollständiger Ersatz der klassischen Verhaltensformel angesehen werden.

Das Schema der Verhaltensanalyse wurde vor allem von Schulte (1974 u. 1996) weiterentwickelt. Neben die horizontale Verhaltensanalyse, die mit den Mitteln der klassischen Verhaltens-

Fallvignette

Beispiel für das Dynamische Selbstregulationsmodell

Michael denkt, „euch geb' ich es, ihr haltet jetzt sofort den Mund" (R_β), er ist sehr erregt, sein Herz schlägt bis zum Hals (R_γ), und er schlägt auf seine Mitschüler ein (R_α). Andere Jungen sprechen ihn auf seine schlechten Leistungen oder sein Übergewicht an (S_α). Michael hat sich schon vorher gedacht, „wenn ich heute vorlesen muss, werden die anderen gleich wieder dumme Bemerkungen machen" (S_β). Michael wiegt 37 kg bei 130 cm Körpergröße (O_γ) und leidet unter einer Lese-Rechtschreib-Störung (O_β). Wegen seines Verhaltens wird Michael von seiner Lehrerin getadelt ($C-_\alpha$), die Jungen stellen ihr Hänseln sofort ein ($\not{C}_\alpha-$), Michael denkt, „denen hab ich es gegeben, die halten jetzt den Mund" ($C_{\beta+}$), Michaels Anspannung (Ärger) lässt nach ($\not{C}_\gamma-$), Michael denkt, „ich bin der Stärkste, die anderen haben Angst vor mir" ($C_{\beta+}$). Die Mutter erteilt Michael Hausarrest ($C_{\alpha-}$), der Vater ist stolz auf Michael ($C_{\alpha+}$), Michael denkt, „ich bin ein ganzer Kerl, ich lasse mir nichts gefallen, Papa hat mich lieb" ($C_{\beta+}$). Wenn Michael Hausarrest erhält, ärgert er sich so, dass er sich weigert, die zusätzlichen Lese-Rechtschreib-Übungen zu absolvieren, dadurch vergrößert sich sein Leistungsabstand zu seinen Klassenkameraden (O_β), er hat mehr Misserfolge in der Schule (S_α), läuft häufiger Gefahr, gehänselt zu werden (S_α), hat ein schlechteres Selbstbild (O_β), erwartet, noch stärker provoziert zu werden (S_β) und so weiter.

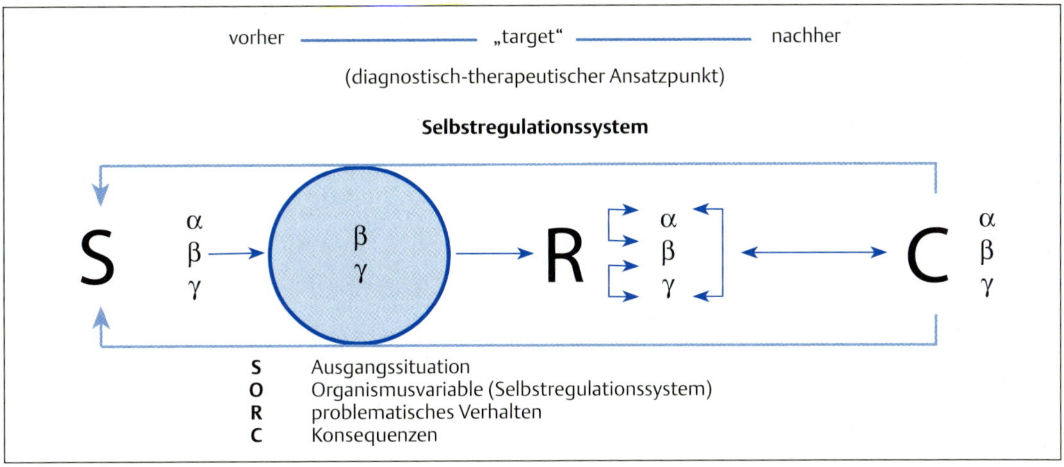

Abb. 8.**1** Dynamische Selbstregulation.

formel oder der dynamischen Selbstregulation beschrieben werden kann und die somit ein aktuelles Verhalten als Funktion der vorausgehenden und nachfolgenden Bedingungen erfasst, traten die *vertikale Verhaltensanalyse*, auch *Plananalyse* genannt, und die *Systemanalyse*.

Unter der *vertikalen Verhaltensanalyse* oder *Plananalyse* (Caspar 1989) versteht man das Eruieren der übergeordneten Ziele und Pläne eines Individuums, die für ein Problemverhalten Bedeutung besitzen. Teilweise sind die übergeordneten Ziele (z.B. von allen geliebt zu werden oder ein erfolgreicher Geschäftsmann zu sein) dem Patienten nicht bewusst. Sie müssen dann mithilfe des Therapeuten aus dem konkreten Verhalten des Patienten induktiv geschlossen werden. In anderen Fällen sind die Ziele und Pläne des Patienten direkt zu erfragen. Dann können aus ihnen deduktiv bestimmte Verhaltensweisen abgeleitet werden. Neben der Aufdeckung von Plänen und

Fallvignette

Plananalyse

Das Beispiel in Abb. 8.**2** zeigt einen Ausschnitt der Plananalyse für die 15-jährige Marianne, die unter bulimischen Attacken leidet. Marianne ist eine sehr gute Leichtathletin (Weitsprung und Hürdensprint) und hat sich das Ziel gesetzt, bei den Landesmeisterschaften den Endlauf bzw. Endkampf zu erreichen. Mit ihren Zielen in Einklang trainiert sie 5-mal pro Woche drei Stunden, raucht nicht und trinkt keinen Alkohol. Entgegen ihrer Zielsetzung hat sie in den letzten zwei Monaten insgesamt 4-mal das Training geschwänzt und stattdessen gefaulenzt und ferngesehen. Durchschnittlich 2-mal pro Woche, meist am Abend, kommt es zu Essattacken, bei denen Marianne durchschnittlich zwei Liter Eiscreme und vier bis sechs Fruchtjoghurt oder Schokoladenpudding verschlingt, um anschließend alles wieder zu erbrechen. An den Tagen nach den Essattacken fühlt sich Marianne im Training nicht so leistungsfähig wie an den anderen Tagen. Im letzten Vierteljahr hat Marianne insgesamt 3-mal an Partys teilgenommen, ist spät nach Hause gekommen und hat die beiden letzten Male auch Ecstasy konsumiert.

Marianne bewundert ihren Vater, einen sehr erfolgreichen Architekten, der nach Mariannes Einschätzung an ihr besonders die guten Schulleistungen und ihr gutes Aussehen schätzt, während er ihre sportlichen Ambitionen nicht besonders unterstützt. Um dem Vater zu gefallen, lernt Marianne täglich zusätzlich eine Stunde und versucht ihre gute Figur durch Sport und bewusste Ernährung zu erhalten, denn sie neigt nach eigener Auffassung zum Dickwerden. Eine seit wenigen Wochen bestehende sexuelle Beziehung zu einem 17-jährigen Jungen verheimlicht Marianne vor ihrem Vater ebenso wie ihre Essattacken, da sie fürchtet, der Vater könne sich wegen des Erbrechens vor ihr ekeln.

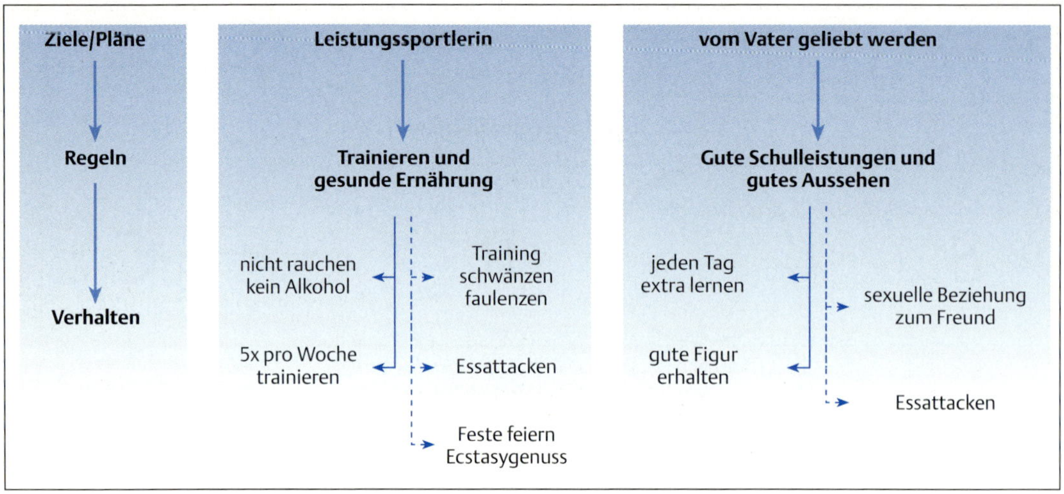

Abb. 8.**2** Plananalyse für ein 15-jähriges Mädchen mit Bulimie.

den sich aus ihnen ableitenden Regeln, die ihrerseits konkrete Verhaltensweisen bedingen, ist es ein Ziel der vertikalen Verhaltensanalyse, Bruchstellen im Plansystem aufzufinden. Diese Bruchstellen ergeben sich überall dort, wo das konkrete Verhalten nicht mit den Plänen und den sich aus ihnen ableitenden Regeln übereinstimmen.

Diese Inkongruenzen zwischen Zielen und Verhalten sind nicht selten eine Hauptursache für die gestörte Befindlichkeit des Patienten. Dabei sind im einzelnen Hypothesen darüber aufzustellen, ob für die Inkongruenzen vor allem unrealistische Pläne oder aber Verhaltensdefizite verantwortlich sind. Die Plananalyse gibt somit wichtige Hinweise darauf, ob das Problemverhalten eher mit Mitteln der Verhaltensmodifikation oder mit kognitiven Verfahren behandelt werden sollte (vgl. Beispiel in Abb. 8.**2**). Nach Reinecker (1997) ist die vertikale Verhaltensanalyse eine differenzierte Ausgestaltung der Variablen O aus dem Dynamischen Selbstregulationsmodell.

Da das menschliche Verhalten, insbesondere auch das Problemverhalten, eingebettet ist in eine Struktur des wechselseitigen Austauschs mit anderen Personen und deren Problemen, ist zum besseren Verständnis der problem- und systemstabilisierenden Faktoren eine *Systemanalyse* nützlich (Bartling et al. 1992, Kanfer et al. 1996). In einer Systemanalyse, die versucht, die interdependenten Zusammenhänge auf einer mittleren Abstraktionsebene zu beschreiben, wird das Problemverhalten als Funktion der Systembedingungen begriffen, ohne seinen eigenen Einfluss auf das System zu übersehen. Abbildung 8.**3** zeigt beispielhaft die Systemanalyse für einen 10-jährigen Jungen mit Störungen des Sozialverhaltens. Das dargestellte Modell ist bewusst auf die wesentlichen Einflussgrößen reduziert, da „vollständige Modelle" mit einer großen Zahl von Einzelfaktoren und deren Interdependenzen in der Praxis nur schwierig zu handhaben sind und damit wenig Auswirkung auf die Therapieplanung haben.

Methoden der Verhaltensdiagnostik

Exploration

Die Exploration verfolgt neben dem Erstellen einer Verhaltensdiagnose auch eine motivierende und therapeutische Funktion. Motivierend sollen die Transparenz der Therapie und die Aussicht auf Erfolg wirken. Therapeutische Aspekte der Exploration sind in dem Beziehungsaufbau zwischen Therapeut und Patient zu sehen. Außerdem tragen bereits durch den diagnostischen Prozess angeregte neue Sichtweisen der Problematik durch den Patienten zu einer Neubewertung des Problems bei, was im Einzelfall als wichtiger therapeutischer Schritt bezeichnet werden muss.

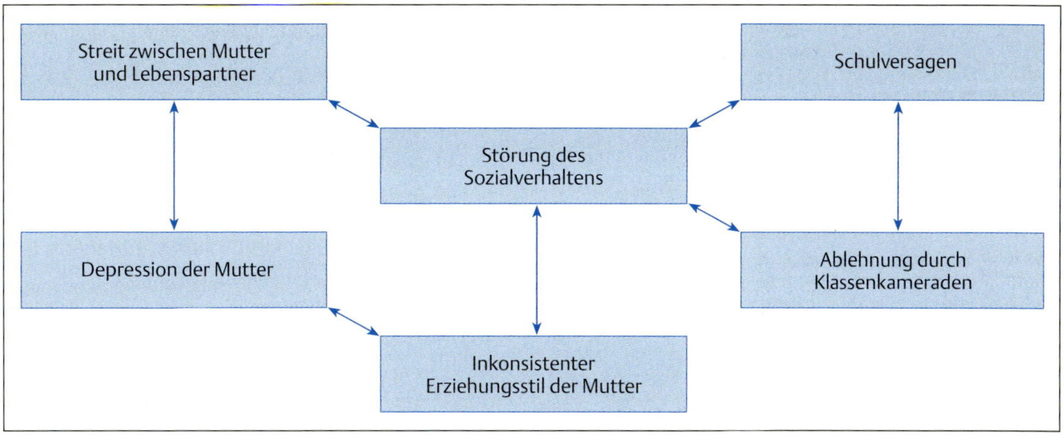

Abb. 8.**3** Systemmodell für einen 10-jährigen Jungen mit Störung des Sozialverhaltens.

Fallvignette

Störungen des Sozialverhaltens

Im dargestellten Beispiel ist Jochens Störung des Sozialverhaltens eng mit dem inkonsistenten Erziehungsstil der Mutter verknüpft und letztlich durch ihn ausgelöst worden. Auf der anderen Seite fällt es der Mutter besonders dann schwer, ein konsistentes Steuerungsverhalten zu zeigen, wenn Jochen sich sehr aufsässig verhält. Auch in ihren depressiven Phasen hat die Mutter Schwierigkeiten, ein angemessenes Steuerungsverhalten zu zeigen. Die depressiven Verstimmungen der Mutter werden durch die häufigen Auseinandersetzungen mit ihrem Lebensgefährten verstärkt. Jochens Verhaltensprobleme sind auf der anderen Seite ein wichtiges Streitthema zwischen Mutter und Stiefvater.

Daneben trägt der Bereich Schule ebenfalls zur Verfestigung der Verhaltensprobleme bei. Schlechte Schulleistungen und die erfahrene Ablehnung durch die Klassenkameraden bedingen das Problemverhalten und werden ihrerseits durch das Problemverhalten bedingt.

Ziel der verhaltensdiagnostischen Exploration ist das Erstellen der horizontalen und vertikalen Verhaltensanalyse sowie eines Systemmodells. Das SORKC-Modell und das Modell der dynamischen Selbstregulation geben mit ihren Faktoren das Explorationsraster vor. Das Verfahren kann somit als halbstandardisiertes Interview beschrieben werden, dessen Ziel es ist, möglichst konkrete, operationalisierbare Verhaltens- und Erlebnisqualitäten entlang der horizontalen Verhaltensanalyse zu erfassen. Die vertikale Verhaltensanalyse sowie das Systemmodell werden mit niedriger strukturierten Explorationstechniken erfasst.

Verhaltensbeobachtung

Können mit den Mitteln der Exploration die Häufigkeiten, Auslöser oder Konsequenzen eines Problemverhaltens nicht zuverlässig erfasst werden, sind Registrierverfahren angezeigt, die eine regelmäßige und präzise Aufzeichnung von Komponenten der Verhaltensanalyse möglich machen. Hierzu zählen Verfahren wie die Kontrolle der Einnässmenge (anhand der Größe des Flecks) zu festgesetzten Zeiten durch die Mutter oder die Bestimmung der Häufigkeit von Wutanfällen eines Kindergartenkindes durch die Erzieherin. Die Registrierung des eigenen Verhaltens durch das betroffene Kind kann z.B. mithilfe der *Detektivbögen* von Petermann u. Petermann (1997) erfolgen (Abb. 8.**4**).

Neben Registrierverfahren, die von dem Kind oder den Bezugspersonen erstellt werden, stehen *Verhaltensbeobachtungen* seitens des Diagnostikers, die sich in freie vs. systematische, teilnehmende vs. nichtteilnehmende Beobachtungen sowie strukturierte vs. nichtstrukturierte Situationen aufgliedern lassen.

Freie Beobachtungen sind stets explorativ, sie dienen der Eingrenzung eines Problemverhaltens (z.B. der Frage, ob das Verhalten des Kindes autis-

Ich, *Stephan*,
bin mein eigener Detektiv:
Was habe ich diese Woche alles geschafft?

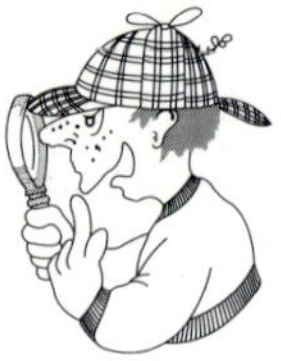

	1. Beweis: *In der Deutschstunde bin ich heute auf meinem Platz sitzen geblieben*		2. Beweis: *Ich habe meine Schultasche für morgen gepackt*	
Montag *20.2.*	Nein ☹	Ja ○	Nein ○	Ja ☺
Dienstag *21.2.*	Nein ○	Ja ☺	Nein ○	Ja ☺
Mittwoch *22.2.*	Nein ○	Ja ☺	Nein ○	Ja ☺
Donnerstag *23.2.*	Nein ○	Ja ☺	Nein ☹	Ja ○
Freitag *24.2.*	Nein ☹	Ja ○	Nein ○	Ja ☺
Samstag *25.2.*	Nein ☹	Ja ○	Nein ○	Ja ○
Sonntag *26.2.*	Nein ○	Ja ○	Nein ☹	Ja ○

Zusatzbeweis: *keinen*

Abb. 8.**4** Detektivbogen (aus: Petermann F, Petermann U. Training mit aggressiven Kindern. 8. Aufl. Weinheim: PVU; 1997).

tische Züge trägt). *Systematische Beobachtungen* erfassen die Häufigkeit, Antezedenzien oder Konsequenzen eines exakt definierten Problemverhaltens (z.B. Stören des Unterrichts durch Aufstehen und Hereinrufen).

Bei *teilnehmender Beobachtung* befindet sich der Diagnostiker im gleichen Raum oder sogar in Interaktion mit dem Kind, dessen Verhalten eingeschätzt werden soll. Je höher der Grad der Teilnahme, desto höher sind auch die durch sie bedingten Fehleranteile. Während beispielsweise die Teilnahme des Beobachters am Unterricht in der Schule eine vergleichsweise geringe Beeinflussung des kindlichen Verhaltens darstellt, sind Beobachtungen aus Testsituationen in hohem Maße durch die Interaktionsqualität von Untersucher und Kind bestimmt. Durch Videoaufzeichnungen sind systematische Beobachtungen auch *ohne Teilnahme* des Untersuchers sowohl in dessen Praxis als auch in der häuslichen Situation möglich.

Der *Strukturierungsgrad* der Situation ist eng mit der Validität und Reliabilität der aus ihr gewonnenen Ergebnisse verknüpft. Hochstrukturierte Situationen (wie z.B. eine vorgegebene Hausaufgabensituation oder die testpsychologische Untersuchung) sind immer dann niedriger strukturierten Situationen überlegen, wenn sie einen repräsentativen Verhaltensausschnitt (z.B. Mutter-Kind-Interaktion während der Hausaufgaben) erfassen. Höher strukturierte Situationen erleichtern das Erstellen und Interpretieren des verwendeten Kategoriensystems. Sie sind immer dann niedriger strukturierten Verfahren (z.B. einer Beobachtung des freien Spiels) vorzuziehen, wenn klare Hypothesen über die auslösende Situation bestehen und sich diese Situationen entweder leicht experimentell herstellen lassen oder einer Beobachtung im natürlichen Umfeld (z.B. im Schulunterricht) zugänglich sind. Den höher strukturierten Beobachtungssituationen ist auch der *Situations-Verhaltens-Test* zuzuordnen. Hier wird zu diagnostischen Zwecken eine Verhaltensprobe durchgeführt, die das symptomatische Verhalten unmittelbar beobachtet und registriert (Fliegel u. Heyden 1994). Dieses im Bereich der Erwachsenenverhaltenstherapie vor allem bei Angst- und Zwangsstörungen zur Erfassung des Vermeidungsverhaltens eingesetzte Verfahren wird im Kindesalter vielfältig vor allem zur Erfassung von expansiven Verhaltensweisen (z.B. Beobachtung der Hausaufgabensituation, des Verhaltens im Unterricht, beim Regelspiel mit Gleichaltrigen) realisiert.

Das verwendete Kategoriensystem sollte sich auf einfaches, gut beobachtbares und operationalisierbares Verhalten beziehen (z.B. Verlassen des Schreibtisches bei den Hausaufgaben) und wenn möglich (z.B. auf dem Spielplatz oder im Klassenzimmer) vergleichende Bewertungen des Verhaltens anderer Kinder mit umfassen. Bewährt haben sich Verfahren, die während des Unterrichts ein Indexkind z.B. im Hinblick auf aufgabenbezogenes vs. nicht aufgabenbezogenes Verhalten in Intervallen von 30 Sekunden (20 s Beobachtungszeit, 10 s Zeit für die Registrierung) nacheinander mit allen Mitschülern vergleichen (T1: Indexkind, T2: Nachbar, T3: Indexkind, T4: nächster Nachbar, T5: Indexkind, T6: übernächster Nachbar usw.).

Zusammenfassung

Verhaltensdiagnostik ist das klassische diagnostische Vorgehen der Verhaltenstherapie. Die Verhaltensdiagnostik versteht sich als funktional problemorientiert. Ausgangspunkt ist die Verhaltensformel von Kanfer und Saslow. In neueren Ansätzen wurde die klassische Verhaltensformel in ein Dynamisches Selbstregulationsmodell überführt. Das Schema der Verhaltensanalyse wurde von Schulte weiterentwickelt. Neben die horizontale Verhaltensanalyse traten die vertikale Verhaltensanalyse und die Systemanalyse. Zu den Methoden der Verhaltensdiagnostik zählen die Exploration, die sich am Leitfaden der Verhaltensanalyse orientiert sowie Verfahren der Verhaltensbeobachtung, die in Registrierverfahren durch den Betroffenen, Bezugspersonen und den Diagnostiker unterteilt werden können. Verhaltensbeobachtungen unterteilen sich in freie vs. systematische, teilnehmende vs. nicht-teilnehmende Beobachtung sowie strukturierte vs. nicht-strukturierte Situationen.

Literatur

Bartling G, Echelmeyer L, Engberding M, Krause R. Problemanalyse im therapeutischen Prozess. Leitfaden für die Praxis. 3. Aufl. Stuttgart: Kohlhammer; 1992.

Caspar F. Beziehungen und Probleme verstehen. Eine Einführung in die psychotherapeutische Plananalyse. Bern: Huber; 1989.

Fliegel S, Heyden T. Verhaltenstherapeutische Diagnostik I: Problemanalyse und Methoden der Informationsgewinnung. Bd. 2. Tübingen: dgvt-Verlag; 1994.

Kanfer FH, Saslow G. Behavioral analysis: An alternative to diagnostic classification. Arch Gen Psychiat. 1965;12:529–38.

Kanfer FH, Reinecker H, Schmelzer D. Selbstmanagement-Therapie. Ein Lehrbuch für die klinische Praxis. 2. Aufl. Berlin: Springer; 1996.

Karoly P. Mechanisms of self-regulation: A systems view. Ann Rev Psychol. 1993;44:23–52.

Petermann F, Petermann U. Training mit aggressiven Kindern. 8. Aufl. Weinheim: PVU; 1997.

Reinecker H. Verhaltenstherapie. In: Senf W, Broda M, eds. Praxis der Psychotherapie. Theoretische Grundlagen von Psychoanalyse und Verhaltenstherapie. Studienausgabe. Stuttgart: Thieme; 1997.

Reinecker-Hecht C, Baumann U. Klinisch-psychologische Diagnostik: Allgemeine Gesichtspunkte. In: Baumann U, Perrez M, eds. Lehrbuch Klinische Psychologie – Psychotherapie. 2. Aufl. Bern: Huber; 1998.

Schulte D. Diagnostik in der Verhaltenstherapie. München: Urban und Schwarzenberg; 1974.

Schulte D. Therapieplanung. Göttingen: Hogrefe; 1996

Prüfungsfragen

1. Stellen Sie die Unterschiede zwischen Verhaltens- und Eigenschaftsdiagnostik heraus!
2. Beschreiben Sie die Bestimmungsstücke der klassischen Verhaltensformel von Kanfer und Saslow!
3. Beschreiben Sie nach der klassischen Verhaltensformel das Verhalten eines Rauchers!
4. Zeichnen Sie das Dynamische Selbstregulationsmodell mit seinen Bestimmungsgrößen.
5. Erläutern Sie das Dynamische Selbstregulationsmodell am Beispiel einer Essstörung!
6. Was versteht man unter einer „Plananalyse“? Geben Sie ein Beispiel aus dem Bereich von Angststörungen!
7. Was versteht man unter einer „Systemanalyse“?
8. Über welche Methoden verfügt die Verhaltensdiagnostik?
9. Beschreiben Sie unterschiedliche Strukturierungsgrade von Verhaltensbeobachtungen!
10. Beschreiben Sie unterschiedliche Grade der Teilnahme an Verhaltensbeobachtungen!

III Klinisch relevante Störungsbilder

9 Störungen des Säuglingsalters

M. Papoušek

Fallvignette

Vorstellungsgrund: Lisa wurde im Alter von sechs Monaten wegen Essunlust, Nahrungsverweigerung und 1-monatiger Gewichtsstagnation in der Sprechstunde für Schreibabys vorgestellt. Bereits seit Geburt habe sie nie Hunger signalisiert und sei beim Trinken von Anfang an extrem unruhig und ablenkbar gewesen. Seit drei Monaten wehre sie sich mit Schreien und Steifmachen gegen die Flasche, die sie nur noch im Halbschlaf, vor allem nachts, akzeptiere und nur so die vom Kinderarzt verordnete minimale tägliche Trinkmenge erreiche. Wiederholte Milchwechsel, Hospitalisation zum Ausschluss einer Eiweißunverträglichkeit und anderer organischer Ursachen, Füttern unter Reizabschirmung mit Druck oder Zwang waren sämtlich erfolglos.

Vorgeschichte: Lisa war seit den ersten Lebenswochen durch motorische Unruhe, grundloses unstillbares Schreien in den Abendstunden, Ablehnung horizontaler Körperlagen und körperlicher Einschränkungen aufgefallen. Lisa war das erste Kind, ein Wunschkind des noch jungen Elternpaares. Bereits die Schwangerschaft war durch körperliche Erkrankungen der Mutter mit wiederholter Hospitalisation und dadurch ausgelöste Ängste um Gesundheit und Gedeihen des Kindes belastet. Perinatal erlebte die Mutter einen Anfall von Erstickungs- und Todesangst. Kurz danach wurde Lisa beim ersten Anlegen an die Brust zyanotisch und wurde ohne weitere Erklärung abrupt von der Mutter getrennt und für eine Woche zur Beobachtung in die Kinderklinik verlegt. Die Mutter blieb mit panischen Ängsten und Fantasien zurück. Sie kam trotz Entwarnung der Ärzte auch nach der Entlassung zu Hause nicht zur Ruhe, zumal Lisa oft schrie bis sie erneut blau wurde. Aus lauter Angst wagte die Mutter nicht mehr zu stillen und wurde auch beim Füttern mit der Flasche die Sorge nicht los, Lisa könne etwas passieren. Die Paarbeziehung war gespannt. Sie fühlte sich hilflos, als Versagerin, angespannt und depressiv, und dies verstärkt, seit man Lisa aus der Kinderklinik ohne weitere Hilfe mit der lapidaren Feststellung einer Interaktionsstörung entlassen hatte.

Symptomatik: Mit sechs Monaten zeigte sich Lisa als ein neugieriges, an Sozialkontakt und Umwelt interessiertes, körperlich gesundes, altersgemäß entwickeltes Mädchen. Gewicht und Länge lagen auf der 25. Perzentile. Beim Füttern mit Flasche oder Löffel bändigte die Mutter Lisas motorische Unruhe durch geschicktes Halten, war jedoch äußerst angespannt und stumm. Lisa trank oder aß wenige Minuten lang konzentriert einen Bruchteil der vorgesehenen Nahrungsmenge, begann dann aber plötzlich durch Mundschließen, Abwenden, Aufbäumen und Schreien zu verweigern. Unter wachsender Anspannung suchte die geängstigte Mutter trotzdem für weitere 15 Minuten, Lisa den Rest der Nahrung einzuflößen, ohne Erfolg. Im Zwiegespräch und Spiel dagegen stimmte die Mutter ihre Anregungen intuitiv, spielerisch und kompetent auf Lisas Interessen und Bedürfnisse ab, die Stimmung war entspannt und vergnügt. Auch während des Gesprächs ging sie fürsorglich auf jedes Quengeln ein, das Lisa gezielt einzusetzen wusste, um herumgetragen und unterhalten zu werden.

Diagnostische Einschätzung: Die auf den Fütterkontext beschränkte Regulationsstörung hatte bereits seit Geburt bestanden, die ängstlich-überfürsorgliche Mutter war überfordert und auch die Partnerschaft zunehmend belastet. Die Belastung der Mutter-Kind-Beziehung wurde durch positive Erfahrungen in anderen Alltagskontexten ausreichend kompensiert.

An der Entstehung und Aufrechterhaltung der dysfunktionalen Fütterinteraktionen wirkten kindliche und mütterliche Faktoren zusammen. Fehlen von Hungersignalen, Hyperreaktivität und Zyanoseanfälle des Kindes bei den ersten Stillversuchen, die Todesangst der Mutter bei der Geburt und die abrupte Trennung lösten bei der Mutter Ängste um Lisas Gedeihen, Angst vor drohender Sondenernährung und Versagensängste aus. Die Mutter geriet durch die anhaltende Trinkunlust zunehmend unter Druck, so dass sie dazu überging, Lisa mit Zwang zu füttern, was Lisa mit Nahrungsverweigerung und Abwehr beantwortete. Unwillkürlich wiederholte die verzweifelte Mutter damit, was sie selbst als Jugendliche im lebensbedrohlichen Zustand einer durch extreme Abmagerungsdiät ausgelösten Essstörung erfahren hatte: ihr Vater hatte sie zum Essen gezwungen und ihr damit das Leben gerettet.

Therapie: In der ambulanten Behandlung ging es darum, bei der Mutter Zutrauen in Lisas Fähigkeit aufzubauen, ihren Nahrungsbedarf durch beobachtbare Hunger- und Sättigungssignale selbst zu steuern. Das Videofeedback der Fütterinteraktion erwies sich als wirksam, um Lisas Kompetenzen und Signale zu verdeutlichen, die Mutter in ihren erkennbaren intuitiven Kompetenzen zu bestärken und die durch Lisas Abwehr evozierten Ängste und bedrohlichen Erinnerungsbilder und Fantasien anzusprechen und zu bearbeiten. Innerhalb von drei Wochen wurden die Mahlzeiten schrittweise von der Nacht auf den Tag verlagert, die Mutter gewann an Selbstvertrauen, und die nunmehr wechselseitig abgestimmten Fütterinteraktionen entspannten sich rasch, ebenso wie die Mutter-Kind-Beziehung und die Paarbeziehung.

Einführung

Störungen der psychischen Entwicklung und Gesundheit lassen sich im Säuglingsalter besonders schwer definieren. Sie stellen keine abgrenzbaren Krankheitsbilder im medizinischen Sinne mit umschriebener Ätiologie und Symptomatologie dar und haben, von wenigen Ausnahmen abgesehen, bis heute in den internationalen Klassifikationssystemen ICD-10 und DSM-IV noch keinen Raum gefunden.

Von einer internationalen Expertengruppe wurde eigens für das Säuglings- und Kleinkindalter ein Diagnostisches Manual zur Klassifikation von Störungen der psychischen Gesundheit und Entwicklung vorgelegt und inzwischen überarbeitet (Zero-to-Three 2005). Es versucht, die Komplexität frühkindlicher Störungen in Form eines multiaxialen Systems mit folgenden fünf Achsen zu erfassen:

- Klinische Störung,
- Beziehungsklassifikation,
- körperliche Erkrankung/Entwicklungsstörung,
- psychosoziale Stressoren,
- emotional-soziales Funktionsniveau.

Speziell für das Säuglingsalter ist jedoch auch noch in der revidierten Fassung die diagnostische Abgrenzbarkeit der dem Kind zugeschriebenen Primärdiagnosen auf Achse I (*Posttraumatische Stressstörung, Affektstörung, Anpassungsstörung, Regulationsstörung der sensorischen Verarbeitung, Schlafverhaltensstörung, Essverhaltensstörung, pervasive Beziehungs- und Kommunikationsstörung*) mangels validierter und reliabel anwendbarer diagnostischer Kriterien problematisch. Zudem werden die häufigsten Verhaltensauffälligkeiten des ersten Lebensjahres wie die Schrei-, Schlaf- und Fütterstörungen ausgespart bzw. auf Teilgruppen eingeschränkt.

Im deutschsprachigen Raum hat in den letzten Jahren die Diagnose *frühkindliche Regulationsstörung* (Papoušek et al. 2004) als übergreifendes diagnostisches Konzept an Akzeptanz gewonnen, für die auch eigene diagnostische und therapeutische Leitlinien erstellt wurden (von Hofacker et al. 2006). Ausgehend von einem entwicklungsorientierten systemischen Ansatz versucht es, der Entwicklungsdynamik des Säuglingsalters mit seinen rasch ablaufenden Reifungs-, Anpassungs- und Lernprozessen im Entwicklungskontext der frühen sozialen Interaktionen gerecht zu werden, insbesondere den transaktionalen Wechselbeziehungen zwischen kindlichem und elterlichem Verhalten und Befinden in der vorsprachlichen Kommunikation, der engen Bezogenheit von kindlicher Entwicklung und Entwicklung der primären Bindungsbeziehungen und der Mehrgenerationen-Perspektive in Bezug auf den Säugling, seine Eltern und deren Herkunftsfamilien (Emde et al. 1993, Papoušek 1999).

Regulationsstörungen der frühen Kindheit wie Schrei-, Schlaf- und Fütterstörungen werden trotz ihrer hohen Prävalenzraten erst seit Beginn der 90er-Jahre als behandlungsbedürftige Störungsbilder und mögliche Vorboten späterer kinderpsychiatrischer Störungen systematisch erforscht (Benoit 2000, Papoušek u. Papoušek 1990, Papoušek et al. 1994, St. James-Roberts et al. 1993, Wolke et al. 1994). Sie werden in der Literatur in Bezug auf ihren Krankheitswert auffallend unterschiedlich eingeschätzt: als Extremvarianten normaler Verhaltensformen (Largo 1992), als kritische Belastung und Risikofaktor für die Eltern-Kind-Beziehungen (Papoušek u. von Hofacker 1998) oder als primär im Säugling verankerte psychopathologische Störung (Greenspan u. Wieder 1993). In Bezug auf ihre Genese liegt der Akzent einmal mehr auf den passageren Krisen und Turbulenzen der normalen Entwicklung (Barr 2000, Largo 1992), auf dispositionellen Faktoren im Sinne eines „schwierigen Temperamentes" (Carey u. Devitt 1995), auf Störungen der sensorischen Integration (Greenspan u. Wieder 1993), auf einem Mis-Fit von Disposition und Erwartungen der sozialen Umwelt (Largo u. Benz-Castellano 2004), oder auf Störungen der Mutter-Kind-Beziehung („Beziehungssyndrome", Anders 1989).

Jede der Forschungsperspektiven fokussiert auf wichtige ätiologische Teilaspekte. Nach dem gegenwärtigen Wissensstand ist jedoch eine reliable Abgrenzung von medizinischen, konstitutionellen, reifungsbedingten, interaktionellen oder psychosozial bedingten Ursachen ebenso wenig möglich wie eine prognostische Einschätzung. Vielmehr bedarf es eines Forschungsansatzes, der einseitige Ursachenzuschreibungen offen lässt, das Zusammenspiel kindlicher und elterlicher Faktoren im systemischen Kontext der Eltern-Kind-Beziehungen erfasst und den Fokus auf die Dynamik und Prozesse der Entwicklung lenkt.

Das vorliegende Kapitel fokussiert auf die im Säuglingsalter vorherrschenden Regulationsstörungen der frühen Kindheit: exzessives Schreien, Schlafstörungen und Fütterstörungen. Die interdisziplinäre empirische Datenbasis schließt die aktuelle Literatur aus Feldstudien, klinischen Untersuchungen und Risikolängsschnittstudien ebenso ein wie die langjährigen diagnostischen und therapeutischen Erfahrungen mit insgesamt 3500 regulationsgestörten Säuglingen und Kleinkindern und ihren Familien sowie Forschungsergebnisse aus einer umfangreichen klinischen Stichprobe von 700 Kindern, die in der Münchner Sprechstunde für Schreibabys untersucht und behandelt wurden (Papoušek et al. 2004).

Regulationsstörungen der frühen Kindheit

Erscheinungsbild und diagnostische Abgrenzung: Symptomtrias

Regulationsstörungen der frühen Kindheit sind im Erscheinungsbild, je nach Alter und Verhaltensdomäne, außerordentlich vielgestaltig, weisen jedoch in Bezug auf Entstehungsbedingungen, Verlauf und Prognose auffallende Gemeinsamkeiten auf, die sie von Störungen des späteren Kindesalters unterscheiden. Die Diagnose umfasst die häufigsten Verhaltensauffälligkeiten des Säuglings- und Kleinkindalters: exzessives Schreien, Schlafstörungen, Fütter- und Gedeihstörungen, exzessives Klammern, dysphorische Unruhe, Probleme der Aufmerksamkeitsregulation im Spiel, exzessives Trotzen und aggressiv-oppositionelles Verhalten (Papoušek et al. 2004). Bezogen auf den Schweregrad reicht die Bandbreite der Verhaltensauffälligkeiten von normalen passageren Krisen in einem isolierten Bereich (z.B. Nahrungsverweigerung bei der Einführung breiiger Kost) bis zu persistierenden, eskalierenden und pervasiven (mehrere Entwicklungsbereiche betreffenden) Störungen, die die Entwicklung von Bindung und Beziehung in Mitleidenschaft ziehen und das Kind im Bereich seiner emotionalen, sozialen, mentalen und/oder kommunikativen/sprachlichen Entwicklung beeinträchtigen.

Die Verhaltensauffälligkeiten konstituieren für sich genommen noch keine Pathologie. Sie stellen lediglich Extremvarianten normalen Verhaltens und harmloser alterstypischer Krisen dar (Fegert et al. 1997, Largo 1992). Zu einer klinisch relevanten Störung werden sie, wenn mindestens eine der folgenden Bedingungen eintritt:

- Persistenz, Eskalation und/oder Pervasivität der Probleme im Kontext kumulativer Risikobelastung,
- subjektive Überlastung der primären Bezugsperson(en) und Beeinträchtigung ihrer kommunikativen Kompetenzen,
- Versagen der gemeinsamen Bewältigung der anstehenden Entwicklungsaufgaben,
- aktuelle Beeinträchtigung von Bindungs- und Beziehungsentwicklung,
- aktuelle Beeinträchtigung der emotionalen, sozialen und/oder mentalen Entwicklung des Kindes.

Wie die Fallvignette einer einfachen, aber persistierenden Fütterstörung illustriert, umfasst das klinische Erscheinungsbild eine *Trias von Symptomen* (Papoušek 2004):

1. *Verhaltensauffälligkeiten* aufseiten des Säuglings in einem oder mehreren Entwicklungsbereichen,
2. ein *Überlastungssyndrom* der Mutter/beider Eltern im Sinne einer Anpassungsstörung beim Übergang zur Elternschaft und beim Umgang mit dem „schwierigen" Säugling,
3. *dysfunktionale Interaktionsmuster* in direktem Zusammenhang mit den kindlichen Verhaltensproblemen, die die Störung aufrecht erhalten bzw. eskalieren lassen und die Eltern-Kind-Beziehungen zunehmend belasten.

Frühkindliche Regulationsstörungen unterscheiden sich von Störungen des späteren Säuglingsalters dadurch, dass sie weder im Kind allein noch in der Mutter/den Eltern allein noch im psychosozialen Umfeld angesiedelt sind, sondern interindividuell in den alltäglichen Interaktionen und den in Entwicklung befindlichen Eltern-Kind-Beziehungen. Patient ist das Beziehungssystem (Anders 1989, Barth 1998, Fraiberg et al. 1975).

Diagnostisch haben Verhaltensbeobachtung und videogestützte Verhaltens- und Interaktionsanalysen einen zentralen Stellenwert, da Kommunikation und Beziehung sowie die innerpsychischen Prozesse des Säuglings (Integration von Erfahrungen, affektive Verhaltensregulation, emotionale Bindung) nur auf der Verhaltensebene zugänglich, hier aber am gesamten Verhalten des Organismus ablesbar sind. Aufgrund der engen Wechselbeziehungen zwischen somatischen und psychischen Aspekten der frühen Verhaltensregulation hat sich eine integrierte Zusammenarbeit von Psychologen, Pädiatern und Entwicklungsneurologen bewährt. Darüber hinaus verlangen Diagnostik und Behandlung die Ausrichtung auf zwei, nicht selten auch drei Generationen und setzen nicht nur eine detaillierte Kenntnis der frühkindlichen Entwicklungsprozesse voraus, sondern ebenso ein Verständnis des elterlichen Verhaltens, der psychischen Reorganisationsprozesse der Eltern beim Übergang von der Schwangerschaft zur Geburt und beginnenden Elternschaft und der innerpsychischen Repräsentanzen der Eltern (Stern 1998).

Genese

Die Entstehungsbedingungen der einzelnen Störungsbilder sind trotz ihrer phänomenologischen Vielfalt bemerkenswert ähnlich. Sie lassen sich i. d. R. weder einseitig auf eine pädiatrische Ursache, auf Unreife, Temperamentsmerkmale oder eine Wahrnehmungsstörung des Kindes noch auf mütterliches Versagen, Stressbelastung in der Schwangerschaft, Wochenbettdepression oder eine primäre Beziehungsstörung zurückführen. Vielmehr handelt es sich um das Zusammenwirken multipler, untereinander vernetzter organischer und psychosozialer Risikofaktoren aufseiten von Kind und Eltern (Anders et al. 2000, Benoit 2000, Papoušek u. von Hofacker 1995).

Die einzelnen Syndrome stehen zeitlich und inhaltlich in Zusammenhang mit alterstypischen regulatorischen Anpassungs- oder Entwicklungsaufgaben der frühen Kindheit (Papoušek 1999, 2004). Im ersten Trimenon werden die kindlichen Fähigkeiten zur Selbstregulation vor allem durch Reifungs- und Anpassungsprozesse in Bezug auf Nahrungsaufnahme und Verdauung, Immunabwehr, Thermoregulation und Schlaf-Wach-Organisation in Anspruch genommen. Mit dem ersten biopsychosozialen Entwicklungsschub im Alter von drei Monaten (Emde et al. 1976) erreicht der Säugling eine reifere Ebene der Selbstregulation mit neuen Entwicklungsaufgaben: der Regulation von konsolidiertem Nachtschlaf und von Aufmerksamkeit, Affekten, gerichteter Aktivität und sensorischer Erregbarkeit beim Integrieren neuer Erfahrungen. Im Zuge eines zweiten Entwicklungsschubs um die Mitte des zweiten Halbjahres entwickeln sich erste personenspezifische Bindungen, selbstständige Lokomotion, Fremdenfurcht und Trennungsängste. Damit rückt im Beziehungskontext die emotionale Regulation von Nähe und Distanz, von Bindungs- und Erkundungsbedürfnissen, von Verbundenheit und Lösung und von Trennungssituationen in den Mittelpunkt (Papoušek u. von Hofacker 2004). Dies setzt sich im zweiten Lebensjahr in der emotionalen Regulation von Abhängigkeits- und Autonomiebedürfnissen und im Austesten und Aushandeln von Regeln und Grenzen fort.

Angeborene, intuitiv gesteuerte kommunikative Kompetenzen befähigen die Eltern, anfängliche selbstregulatorische Schwierigkeiten des Säuglings in den Interaktionskontexten des Alltags wahrzunehmen und durch fein abgestimmte Regulationshilfen wirksam zu kompensieren

(Papoušek u. Papoušek 1987). Die Anpassungs- und Entwicklungsaufgaben werden somit im Sinne einer biologisch angelegten Co-Regulation von Kind und Eltern gemeinsam bewältigt, in den alltäglich sich wiederholenden Interaktionen beim Füttern, Beruhigen und Schlafen legen, im Zwiegespräch und Spiel, später auch in Trennungs-, Abgrenzungs- und Grenzsetzungssituationen. Dabei kommt es in der normalen Entwicklung gelegentlich zu vorübergehenden „Missverständnissen" oder krisenhaften Zuspitzungen mit vermehrtem Schreien, Unruhe, Schlaf- oder Fütterproblemen (Largo u. Benz-Castellano 2004).

Die kindlichen Regulationsfähigkeiten weisen im Säuglingsalter eine ausgeprägte individuelle Variabilität auf, die seit Jahrzehnten Gegenstand der Temperamentsforschung ist (Thomas u. Chess 1977, Zentner 1998). Anhand von elterlichen Verhaltenseinschätzungen wird die individuelle Variabilität in Bezug auf unterschiedliche faktorenanalytisch gewonnene Dimensionen erfasst:

- sensorische Erregbarkeit und Reaktionsintensität,
- Unruhe-Schwierigkeit,
- Tröstbarkeit,
- Annäherung oder Vermeidung in Bezug auf Unbekanntes,
- Voraussagbarkeit,
- positive bzw. negative Emotionalität,
- Aktivitätsniveau,
- Anpassungsfähigkeit,
- Ablenkbarkeit,
- Hartnäckigkeit.

Sie werden auf konstitutionell bedingte neurobiologische Dispositionen im Zusammenspiel von Exzitabilität und Reaktivität auf der einen und Erregungsmodulation auf der anderen Seite zurückgeführt (Rothbart et al. 1994). Extremausprägungen wird eine genetische Grundlage zugeschrieben; sie können aber auch unter dem Einfluss prä-, peri- oder postnataler Risikofaktoren erworben werden (z. B. unter pränataler Stressbelastung, Mangelernährung, Substanzmissbrauch; extremer Frühgeburtlichkeit, perinataler Asphyxie; Nahrungsmittelunverträglichkeiten) (Wolke et al. 2001, Wurmser et al. 2004).

Temperamentsmerkmale stehen unter den kindlichen Risikofaktoren bei allen klinischen Störungsbildern an erster Stelle (Anders et al. 2000, Carey u. McDevitt 1995, Chatoor et al. 2000, Lester et al. 1992, Zentner 1998). Die dadurch bedingten Beeinträchtigungen der kindlichen Selbstregulationsfähigkeiten können ihrerseits die Eltern mit ihren intuitiven Kommunikationsfähigkeiten und Regulationshilfen überfordern und die Bewältigung der regulatorischen Entwicklungsaufgaben erschweren.

Die typischen Verhaltensprobleme (Unstillbarkeit des Schreiens, Abwehr von körperlicher Nähe, Verweigerung von Brust oder Flasche, Kampf gegen das Einschlafen) geben der Mutter unweigerlich das Gefühl, in ihren genuin mütterlichen Aufgaben – Ernähren, Zufriedenstellen, Beruhigen, Schlafen legen – zu versagen, und lösen Krisen im Selbstwertgefühl der Mutter aus. Ausdruck der Überforderung sind physische Erschöpfung, psychische Überforderung und Depressivität der Mutter oder beider Eltern sowie Frustration, Verunsicherung, verletztes Selbstwertgefühl und Belastung der Partnerschaft (Papoušek 2004).

Vielen Eltern gelingt es dennoch dank ihrer intuitiven Kompetenzen, die regulatorischen Schwierigkeiten ihres Säuglings bei der Bewältigung der Entwicklungsaufgaben durch verstärkte Regulationshilfen erfolgreich zu kompensieren. Die dadurch ausgelösten positiven Veränderungen im Verhalten des Kindes werden als positive, die Eltern im Selbstvertrauen in ihre Kompetenzen bestärkendes Feedback wirksam; die krisenhaften Zuspitzungen der Interaktionen verkehren sich in „Engelskreise", die dank ihrer positiven Gegenseitigkeit zunehmend stabiler und krisenfester werden und in Anbetracht von Risikobelastungen als Schutzfaktor zu einer positiven Entwicklung beitragen können (Laucht et al. 1998, Papoušek u. Papoušek 1990).

Zum Versagen der elterlichen Co-Regulation tragen multiple prä-, peri- und postpartale somatische, psychosoziale und psychodynamische Belastungsfaktoren bei, indem sie die intuitiven kommunikativen Fähigkeiten hemmen, blockieren, überformen oder anderweitig außer Kraft setzen (z. B. In-vitro-Fertilisation, vorausgegangene Fehlgeburten, vorzeitige Wehen, pränataler Stress und Ängste, postpartale Depression, Substanzmissbrauch, aktualisierte Paarkonflikte, transgenerationale Konflikte mit den Herkunftsfamilien, soziale Isolation, belastete Kindheit der Mutter u. a.) (Wurmser u. Papoušek 2004). Die Risikobelastung verstärkt die Wirkung des anhaltend negativen Feedbacks vonseiten des Kindes. Auf Interaktionsebene entstehen dysfunktionale Kommunikationsmuster negativer Gegenseitigkeit („Teufelskreise"), die zur Eskalation und Persistenz der Regulationsprobleme und Verhaltensauffälligkeiten, ggf. auch zum Übergreifen auf weitere Entwicklungsbereiche (Pervasivität) beitragen und die Entwicklung der Eltern-Kind-Beziehungen zunehmend belasten (Papoušek 2004).

In der Interaktion mit dem eigenen Kind können Aussehen und Verhalten des Kindes unbewusste Beziehungsmuster, Affekte, emotionale Erfahrungen und Episoden einer belasteten oder traumatisierten Kindheit wieder beleben oder unbewältigte Konflikte mit den eigenen Eltern oder dem Partner aktualisieren. Unversehens fühlen sich die Eltern in der Kommunikation mit dem realen Baby von bedrohlichen Ängsten, Verlassenheitsgefühlen, Sehnsucht nach Bemuttertwerden oder sogar Wut und Hassgefühlen beherrscht. Fraiberg (1975) spricht von „Gespenstern im Kinderzimmer", die „als unerbetene Gäste aus der nicht bewusst erinnerten Vergangenheit" die Wahrnehmung des realen Babys verzerren, durch psychodynamische Abwehrmechanismen den Zugang zu den intuitiven Kompetenzen versperren und alte Beziehungsmuster erneut in Szene setzen (Barth 2004, Jacubeit 2004).

Zentraler Austragungsort der organischen und psychosozialen Risikobelastungen mit ihren kindlichen und elterlichen Beeinträchtigungen ist somit die Kommunikation zwischen Eltern und Säugling in den alltagstypischen Interaktionskontexten (Papoušek u. Papoušek 1990). Sie sind im Gesamtsystem die alltägliche Arena, in der kindliche Unreife, Temperament und organische Risikofaktoren ebenso wie mütterliche Befindlichkeit, Repräsentanzen, transgenerationale Transmission von Bindungserfahrungen oder „Gespenster im Kinderzimmer" wirksam werden und ihre störenden Einflüsse auf die selbstregulatorischen Kompetenzen des Säuglings bzw. die intuitiven elterlichen Kompetenzen erkennen lassen, wo der Kampf zwischen Ressourcen und Risikobelastungen ausgetragen wird und die Weichen in Richtung funktionaler oder dysfunktionaler Interaktionsmuster gestellt werden.

Prävalenz, Verlauf und Prognose

Die Regulationsstörungen des Säuglingsalters, Schrei-, Schlaf- und Fütterstörungen, sind epidemiologisch mit Prävalenzraten zwischen 15% und 30% aller gesunden Säuglinge bemerkenswert häufig (St. James-Roberts et al. 1993, Wolke et al. 1995, Wurmser et al. 2001).

Anders als in Feldstudien finden sich in klinischen Stichproben in der Mehrzahl der Fälle beim gleichen Kind mehrere der Störungsbilder gleichzeitig oder nacheinander bzw. ineinander übergehend (Wurmser u. Papoušek 2004). Bei 74% der Kinder, die in der Münchner Sprechstunde für Schreibabys erstmals nach dem sechsten Lebensmonat wegen Schlaf- oder Fütterstörungen, exzessivem Klammern oder Trotzen untersucht wurden, hatten die Regulationsprobleme zudem bereits in den ersten Lebenswochen mit dem typischen Erscheinungsbild des exzessiven Schreiens begonnen.

Prognostisch sind die Störungen trotz ihres nicht selten dramatischen Erscheinungsbildes in der Mehrzahl der Fälle harmlos, selbstlimitierend und leicht zu beeinflussen (Barr u. Gunnar 2000, St. James-Roberts u. Halil 1991). Mit einer günstigen Prognose ist zu rechnen, wenn die allgemeine Risikobelastung gering ist und Kind und/oder Eltern über ausreichende Ressourcen verfügen. Im Kontext multipler Risikobelastungen und geringer Ressourcen von Kind und/oder Eltern drohen die Probleme jedoch zu persistieren und in dysfunktionalen Interaktionsmustern zu exazerbieren. Wie die Auswertung klinischer Daten aus der Klientel der Münchner Sprechstunde zeigt, wird dabei die Mutter-Kind-Beziehung umso mehr belastet und gefährdet und die Prognose umso ungünstiger, je länger eine dysfunktionale Wechselseitigkeit bereits in einem Teufelskreis aufrecht erhalten wird, je generalisierter die Störung ist, je mehr Interaktionskontexte des Alltags dysfunktional entgleist sind und je mehr die Ressourcen auf beiden Seiten durch eine Kumulation von Belastungsfaktoren erschöpft sind (von Hofacker et al. 1996). Prospektive Längsschnittstudien von Säuglingen mit multiplen Regulationsproblemen (Laucht et al. 2004) und exzessivem Schreien (Desantis et al. 2004, Rautava et al. 1995, Wolke et al. 2002, Wurmser et al. 2004) zeigen gehäuft langfristige Gefährdungen oder Störungen der Eltern-Kind-Beziehungen und ein erhöhtes Risiko von internalisierenden und externalisierenden Verhaltensstörungen des späteren Kindesalters.

Eltern-Säuglings-Therapie

Die Literatur beschreibt eine Vielzahl unterschiedlicher Behandlungsansätze, von pädiatrischen Interventionen, Entwicklungsberatung und psychosozialen Unterstützungsmaßnahmen über verhaltenstherapeutische Techniken und Interaktionstraining bis hin zu psychoanalytischen Eltern-Säuglings-Psychotherapien. Die wenigen empirischen Wirksamkeitsstudien mit Kontrollgruppendesign lassen sich zwei Gruppen zuordnen:

1. rein verhaltenstherapeutische Interventionen bei umschriebenen Schrei-, Schlaf- oder Fütterproblemen und
2. randomisierte Vergleichsstudien unterschiedlicher Therapieformen bei komplexeren frühkindlichen Regulations- und Beziehungsstörungen.

Die erste Gruppe umfasst vor allem Studien zur *Verhaltenstherapie*, die die Wirksamkeit verschiedener Therapievarianten mithilfe von elterlichen Verhaltensprotokollen evaluiert haben und belegen konnten (Übersicht s. Sarimski 2004), allerdings bei insgesamt geringen Fallzahlen und bei den meisten Studien mit einer Besserungsrate von unter 75 % (Wolke 1999).

Die andere Gruppe von therapievergleichenden Wirksamkeitsstudien fokussiert weniger direkt auf die kindlichen Verhaltensauffälligkeiten, sondern auf die *emotionale Belastung* der Mutter-Kind-Interaktion und Beziehung. Verglichen werden unterschiedliche Therapiekonzepte und -methoden in Bezug auf ihre generelle und differenzielle Wirksamkeit auf die kindlichen Verhaltensprobleme, die psychische Befindlichkeit der Mutter und die Qualität der Mutter-Kind-Interaktion. Die Patienten (Mutter und Kind) wurden randomisiert einer psychoanalytischen oder einer interaktionszentrierten (interaction guidance) Mutter-Kleinkind-Psychotherapie (à 10 Termine) zugewiesen (Robert-Tissot et al. 1996), in einer weiteren Studie einer psychoanalytischen oder einer kind-geleiteten, bindungstheoretisch fundierten Mutter-Kleinkind-Psychotherapie („Watch, Wait, and Wonder") (Cohen et al. 2002). Trotz fundamentaler Unterschiede in theoretischen Konzepten, Behandlungsfokus und Behandlungstechniken wirken sich die Therapieformen abgesehen von geringen differenziellen Effekten zugunsten der interaktionszentrierten Therapien gleichermaßen positiv aus. Bis sechs Monate nach Behandlungsabschluss zeigt sich in beiden Gruppen eine Verbesserung der kindlichen Symptomatik, im beobachtbaren Interaktions- und Beziehungsverhalten und in Bezug auf Depressivität, Selbstvertrauen und Selbstwertgefühl der Mutter.

Das *integrative Mehrebenen-Konzept* der Münchner Sprechstunde für Schreibabys (Wollwerth u. Papoušek 2004) richtet sich vor allem auf die Kommunikation, die sowohl die Ebene der beobachtbaren Interaktion und Verhaltensauffälligkeiten als auch die Ebene der elterlichen Bindungs- und Beziehungsrepräsentationen einschließt. In einer Stichprobe von 700 Säuglingen und Kleinkindern mit frühkindlichen Regulationsstörungen wurde der Therapieerfolg zum Abschluss der Behandlung global in Bezug auf alle drei Bereiche der Symptomtrias eingeschätzt: Behebung der Verhaltensprobleme, Auflösung dysfunktionaler Kommunikationsmuster und Entlastung und Stärkung der Eltern in ihren intuitiven Kompetenzen. Nach einer durchschnittlichen Behandlungsdauer von vier Terminen fand sich bei 90 % eine vollständige oder überwiegende Besserung, bei 8 % eine geringe und bei 2 % keinerlei Besserung. Als prognostisch ungünstig in Bezug auf die erforderliche Behandlungsdauer und den Grad der erzielten Besserung erwiesen sich eine bereits bei Erstvorstellung manifeste Störung der Mutter-Kind-Beziehung, eine hoch belastete Kindheit der Mutter und das Ausmaß der kumulativen Risikobelastung von Mutter und Kind.

Die *integrative kommunikationszentrierte Eltern-Säuglings-Beratung und -Psychotherapie* (Papoušek 1998, 2006, Wollwerth u. Papoušek 2004) zielt auf eine rasche Auflösung dysfunktionaler Kommunikationsmuster und Ersatz durch beiderseits belohnende Kommunikations- und Beziehungserfahrungen ab. Unterschiedliche Techniken aus bewährten Therapieverfahren und Disziplinen werden in Abstimmung auf Störungsbild und individuelle Bedürfnisse von Kind, Eltern und Familie flexibel kombiniert und in den Behandlungsplan integriert. Dazu gehören i. d. R. drei Module – entsprechend der Symptomtrias – entlastende psychotherapeutische Gespräche, entwicklungsorientierte Beratung und videogestützte Kommunikationsanleitung. Je nach Bedarf kommen weitere Behandlungsmodule wie pädiatrische, ergo- oder physiotherapeutische Interventionen, Paarberatung oder tiefenpsychologisch fundierte Kommunikations- und Beziehungstherapie zum Einsatz. Wie in anderen Eltern-Säuglings-Therapien wird die Eltern-Therapeut-Beziehung als sichere Basis genutzt, die den Eltern die Chance einer korrektiven emotionalen Beziehungserfahrung ermöglichen soll.

Dezidierter als in anderen Therapien werden die systemimmanenten Ressourcen der vorsprachlichen Kommunikation genutzt, die intuitiven elterlichen Kompetenzen, das kindliche Entwicklungspotenzial, seine inneren Motivationen und seine in Entwicklung befindlichen Selbstregulationsfähigkeiten. Durch Aktivierung dieses Potenzials an Selbstheilungskräften kann das System auf der Ebene einer positiven Gegenseitigkeit neue Stabilität finden (Papoušek u. Papoušek 1990, 1996).

Exzessives Schreien der ersten Lebensmonate

Erscheinungsbild: Symptomtrias

1. Kernsymptom ist nicht das quantitative Ausmaß des Schreiens sondern das *unstillbare Schreien ohne erkennbaren Grund* (St. James-Roberts 2001), das bei sonst gesunden, wohl genährten Säuglingen typischerweise anfallsartig beginnt, nicht auf normale Beruhigungshilfen anspricht und in den Abendstunden kulminiert (Wessel et al. 1954). Die Begleitsymptome – geblähter Bauch, Anziehen der Beinchen im Wechsel mit Überstreckung von Kopf und Rumpf, hochrotes Hautkolorit und hohe Schreiintensität – erinnern an das Verhalten von Säuglingen mit akuten Schmerzen im Magen-Darm-Bereich (Lester et al. 1992), wobei die Suche nach organischen Ursachen i. d. R. erfolglos bleibt (Lehtonen et al. 2000). Die Wachphasen sind durch chronische motorische Unruhe, Schreckhaftigkeit, Hyperexzitabilität und Abwehr von horizontaler Lagerung gekennzeichnet. Ruhig-aufmerksame Wachphasen sind selten und kurz, eher reagieren die Kinder auf angebotene Stimulation mit heftiger Erregung (Hyperreaktivität), sind rasch überreizt, lernen aber, sich mithilfe eines ständigen Wechsels von Reizen und intensiven vestibulären Reizen eine Zeitlang in Balance zu halten. Durch heftiges Schaukeln oder maskierende Geräusche (Föhn, Staubsauger, Auto) lassen sich gelegentlich auch exzessive Schreizustände unterbrechen. Das Hauptproblem der Kinder liegt in ihrer mangelnden Tröstbarkeit und Unfähigkeit, in den Schlaf zu finden (Papoušek u. von Hofacker 1995, 1998).

Das exzessive Schreien geht einher mit generellen Problemen der Schlaf-Wach-Organisation bei tageszeitlicher Abhängigkeit der Verhaltensauffälligkeiten. Trotz Übermüdung finden die Säuglinge tagsüber nur selten in einen erholsamen Schlaf. Die über den Tag hin eskalierende Übermüdung kulminiert in den späten Nachmittags- und Abendstunden in stundenlangem Quengeln und Schreien („Kampf gegen das Einschlafen"). Erst gegen Mitternacht verfallen die Kinder in ruhigen Schlaf, der dann, nur von Fütterepisoden unterbrochen, bis in den Vormittag anhalten kann. Insgesamt schlafen exzessiv schreiende Säuglinge durchschnittlich 1½ Stunden weniger als Säuglinge ohne Schreiproblem (Papoušek u. Papoušek 1996).

2. Regelmäßig ist das exzessive Schreien aufseiten der Eltern mit einem *Überlastungssyndrom* assoziiert, das durch Erschöpfung, Übermüdung, erhöhte Erregbarkeit, Hilflosigkeit und Ängste, Depressivität, Frustration und Verletzbarkeit geprägt ist (Papoušek u. von Hofacker 1995, St. James-Roberts 2001, Ziegler et al. 2004). Meist ist die psychische Verfassung der Eltern nicht die Ursache, sondern die Folge der Daueralarmierung durch das unstillbare Schreien, der oft 24-stündigen Beanspruchung und der Vernachlässigung basaler eigener Bedürfnisse. Im Kern des mütterlichen Erlebens steht ihre faktische Unfähigkeit, ihr Baby zu beruhigen und zufrieden zu stellen, was in der Umbruchphase von Wochenbett und Übergang zur Elternschaft leicht Versagensgefühle und Selbstzweifel in Bezug auf die Mutterrolle auslöst und häufig zu postpartaler Depression, zu ohnmächtiger Wut auf Partner und Baby oder zu Ambivalenzkonflikten beiträgt (Ziegler et al. 2004).

3. Unter dem Einfluss der psychischen Verfassung können die intuitiven kommunikativen Kompetenzen der Eltern *dysfunktional oder außer Kraft* gesetzt werden. Unstillbares Schreien aktiviert aufseiten der Eltern zunächst ihr ganzes Repertoire intuitiver Beruhigungshilfen, die jedoch infolge ihrer Unwirksamkeit und der gleichzeitig ausgelösten affektiven Alarmierung zunehmend heftiger und abwechslungsreicher werden und im Sinne einer „negativen Gegenseitigkeit" zur wechselseitigen Eskalation von Erregung und Überreiztheit beitragen. In klinischen Stichproben sind dysfunktionale über- oder unterregulierende Interaktionsmuster darüber hinaus bei 34% der Mutter-Kind-Paare auch im Fütterkontext und bei 40% im Zwiegespräch von Mutter und Kind zu beobachten (Papoušek 1996, Ziegler et al. 2004).

In den Alltagsinteraktionen überwiegen stundenlanges Herumtragen und vergebliche Beruhigungsversuche. Der Säugling windet sich motorisch unruhig auf dem Arm, macht sich steif und neigt zu Überstreckung; die Eltern reagieren mit unsicherem Handling und häufigem Wechseln von zunehmend heftigeren vestibulären, akustischen oder intensiv ablenkenden Stimulationen. Statt zur Beruhigung tragen hier Körperkontakt und Interaktion zur wechselseitigen Eskalation von Anspannung, Alarmbereitschaft und Erregung bei, in seltenen Fällen – insbesondere bei impulsiven und durch eigene Gewalterfahrungen belasteten Eltern – gipfelt die Eskalation in Anschreien, riskantem Schütteln oder anderen Formen von körperlicher Misshandlung (Frodi 1985). Zu achten ist daher immer auf Zeichen einer manifesten oder drohenden Vernachlässigung oder Misshandlung, die Ursache, Folge oder Verstärkungsfaktor des exzessiven Schreiens darstellen.

Diagnostische Abgrenzung

Für die diagnostische Abgrenzung des exzessiven Schreiens (der sog. „3-Monats-Koliken", oder „colic") von normalem Schrei- und Quengelverhalten hat sich in der internationalen Literatur die sog. *„Dreier-Regel"* (Wessel et al. 1954) durchgesetzt: um die sechste Lebenswoche Schreien und Quengeln von mehr als *3 Stunden* täglich an mindestens *3 Tagen* der Woche über mindestens *3 Wochen.* Dauer und tageszeitliche Verteilung von Schreien, Quengeln, Schlafen, Füttern und elterlichen Interventionen können anhand eines mehrtägig von den Eltern ausgefüllten 24-Stunden-Verhaltensprotokolls ausreichend verlässlich erfasst werden.

Das exzessive Schreien der ersten Lebensmonate sollte von späteren Formen persistierenden Schreiens und chronischer Unzufriedenheit sowie Unruhe abgegrenzt werden. In den ersten Lebensmonaten ist das Schreien Ausdruck eines meist langsam an- und abschwellenden Verhaltens- und Befindlichkeitszustandes des gesamten Organismus (Wolff 1987). Im zweiten Halbjahr differenziert sich das Schreien in Bezug auf die emotionale Befindlichkeit vom anfänglich unspezifischen Ausdruck von Missbehagen zum Ausdruck von Ärger, Furcht, Protest, Trauer oder Frustration. In Bezug auf die Verhaltensregulation erfolgt die Entwicklung und Differenzierung vom unwillkürlichen Ausdruck eines Zustandes zu gerichteten und schließlich intentionalen kommunikativen Signalen spezifischer Bedürfnisse und Emotionen. Aus klinischer Sicht persistieren Quengeln und Schreien jenseits des ersten Halbjahres im Rahmen späterer phasentypischer Regulationsstörungen.

Prävalenz, Verlauf und Prognose

Feldstudien zufolge betrifft das exzessive Schreien, das die Kriterien der Dreier-Regel (Wessel et al. 1954) erfüllt, im Alter von sechs Wochen zwischen 15% und 29% aller reif geborenen, gesunden Säuglinge (St. James-Roberts u. Halil 1991, Wurmser et al. 2001). Die Verlaufsmerkmale machen eine enge zeitliche Bindung an postpartale Anpassungs- und Reorganisationsprozesse deutlich (Barr u. Gunnar 2000), die durch einen ersten Entwicklungsschub im Alter von drei Monaten mit einer neuen Ebene der Selbstregulation, verbesserter Schlaf-Wach-Organisation und neuen sozialen Kompetenzen abgelöst wird (Papoušek u. Papoušek 1990). Der Beginn liegt meist in der 2. Lebenswoche, seltener bei Geburt, bei Frühgeborenen in der zweiten Woche nach dem errechneten Geburtstermin. Das Schreien gipfelt in der sechsten Lebenswoche, lässt i. d. R. oft schlagartig im Alter von drei Monaten deutlich nach (Barr u. Gunnar 2000, St. James-Roberts u. Halil 1991, St. James-Roberts et al. 1998), neigt jedoch bei Säuglingen aus klinischen Stichproben dazu, über den dritten Monat hinaus zu persistieren (Papoušek u. von Hofacker 1995).

Prospektive Verlaufsstudien an repräsentativen Stichproben kommen übereinstimmend zu dem Ergebnis, dass das exzessive Schreien des frühen Säuglingsalters im Kontext ausreichender Ressourcen und ungestörter intuitiver Kompetenzen harmlos und selbstlimitierend ist (St. James-Roberts et al. 1998). Im Kontext multipler Belastungen und geringer Ressourcen führen die Probleme jedoch rasch zu Eskalation und Persistenz und zu anhaltenden Regulationsproblemen in anderen Entwicklungsbereichen (Wurmser u. Papoušek 2004). Im Alter von 30 Monaten unterscheiden sich die ehemals exzessiv schreienden Säuglinge von Säuglingen ohne frühe Schreiproblematik in den Temperamentsmerkmalen *Unruhe/Schwierigkeit*, *Hartnäckigkeit* und *mangelnde Anpassungsfähigkeit* sowie durch erhöhte Raten klinisch relevanter emotionaler Probleme oder Verhaltensauffälligkeiten (cut-off > 98%) auf drei der sechs Subskalen der *Achenbach-Checkliste*

CBCL/2–3 (*aggressives Verhalten, Angst/Depression* und *sozialer Rückzug*) sowie auf der Sekundärskala *internalisierendes Verhalten* (Wurmser et al. 2004). Im Alter von drei Jahren wurden ebenfalls auffällige Temperamentsmerkmale sowie Störungen von Eltern-Kind-Beziehungen und Familienklima beschrieben (Rautava et al. 1995). Im Schulalter zeigen sich erhöhte Risiken in Bezug auf ADHS und Störungen des Sozialverhaltens (Desantis et al. 2004, Wolke 2006, Wolke et al. 2002). In der Mannheimer Risiko-Längsschnittstudie wiesen die 3-monatigen Säuglinge mit multiplen Regulationsproblemen bis ins Schulalter erhöhte Prävalenzraten von internalisierenden und externalisierenden Verhaltensauffälligkeiten auf (Laucht et al. 2004). Als prognostisch ungünstig kommen Persistenz und Pervasivität der frühen Regulationsprobleme (Wolke et al. 2002), das Ausmaß dysphorischer Unruhe (fussing) (Desantis et al. 2004) ebenso wie das Ausmaß der postpartalen psychischen Belastung und Depressivität der Mutter (Maxted et al. 2005), der Belastungsgrad der Mutter-Kind-Beziehung sowie die Schwere der psychosozialen Risikobelastung in Betracht (Laucht et al. 2004, Wurmser et al. 2004).

Genese

Das exzessive Schreien der ersten Lebensmonate kulminiert in der Phase der postpartalen Anpassungs- und Reifungsprozesse. Funktional steht es mit Problemen der Schlaf-Wach-Organisation in Zusammenhang, die in den Nachmittags- und Abendstunden gipfeln und die soziale Umwelt zu intensiven Beruhigungs- und Einschlafhilfen herausfordern (Papoušek u. Papoušek 1996). Die proximale Ursache des scheinbar grundlosen Schreiens findet sich fast immer in Einschlafproblemen, Schlafdefizit, Übermüdung und Ankämpfen gegen das Einschlafen. Exzessives Schreien imponiert damit als Ausdruck einer Regulationsstörung der zirkadianen (etwa 24-stündigen), ultradianen (3–4-stündigen) und homöostatischen Schlaf-Wach-Organisation. Aufgrund neuerer polygrafischer Studien zur Schlafentwicklung wird vermutet, dass das Zusammenspiel der zirkadianen und homöostatischen Regulationsprozesse noch nicht ausreichend entwickelt ist (Jenni et al. 2004).

Das durch das unstillbare Schreien ausgelöste elterliche Überlastungssyndrom kann mit den intuitiven elterlichen Kompetenzen interferieren, mit der Folge, dass die Regulationshilfen dysfunktional werden oder ausbleiben und Unruhe und Schreien zunehmen. Der entstehende Teufelskreis dysfunktionaler Interaktionsmuster beim Beruhigen und Schlafen legen führt rasch zu wechselseitiger Eskalation.

Säuglinge mit exzessivem Schreien zeichnen sich durch Hyperexzitabilität, Hyperreaktivität, Probleme der Erregungsmodulation, mangelnde Tröstbarkeit und Rhythmizität aus, d.h. durch Extremausprägungen von Verhaltensdimensionen, die großen individuellen Schwankungen unterliegen und gemeinhin als konstitutionell bedingte Merkmale dem sog. „schwierigen Temperament" zugeordnet werden (Carey u. Devitt 1995, Lehtonen et al. 1994, Lester et al. 1992). Im frühen Säuglingsalter lassen sich die genannten Temperamentsmerkmale jedoch noch nicht von reifungsabhängigen Problemen der Erregungssteuerung und Schlaf-Wach-Organisation abgrenzen. So finden sich in der Klientel der Münchner Sprechstunde bei der Hälfte der exzessiv schreienden Säuglinge Zeichen einer passageren neuromotorischen Unreife in Form von Tonusregulationsstörungen, Opisthotonus, Aufrichtungsmangel und/oder Haltungsasymmetrien (Papoušek u. von Hofacker 1995, Ziegler et al. 2004).

Differenzialdiagnostisch ist immer eine kinderärztlich-entwicklungsneurologische Anamnese und Untersuchung zur Erfassung und Mitbehandlung umschriebener somatischer Störungen oder Begleiterkrankungen erforderlich. Dazu gehören Kuhmilcheiweiß-Intoleranz und andere Nahrungsmittelunverträglichkeiten, gastroösophageale Reflux (GÖR), neurologische Auffälligkeiten nach perinataler Hirnschädigung, schmerzhaften Verspannungen bei fixierter asymmetrischer Kopfhaltung und andere Störungen mit rezidivierenden Schmerz- und Unruhezuständen wie Mittelohrentzündung, Neurodermitis, unerkannte Frakturen u.a. (von Hofacker et al. 1999, Ziegler et al. 2004). Die genannten Störungen können exzessives Schreien bedingen, aufrecht erhalten oder verstärken, geben sich jedoch i.d.R. durch zusätzliche Symptome wie Erbrechen, Durchfall, fixierten Schiefhals u.a. zu erkennen. Umschriebene neuropädiatrische und pädiatrische Störungen, speziell im Bereich des Verdauungstraktes, finden sich nur ausnahmsweise, bei 5% bis maximal 10% der Säuglinge mit exzessivem Schreien.

In klinischen Stichproben sind die Familien von extrem schreienden Säuglingen vielmehr mit einer Kumulation organischer und psychosozialer Risikofaktoren belastet. Darunter sind Stress und Ängste in der Schwangerschaft (62%), schwere Paarkonflikte (59%) und psychische Störungen der Mutter (49%) am häufigsten (Papoušek u. von Hofacker 1998).

Syndromspezifische Beratung und Behandlung

Klinische Literatur und Elternratgeber überbieten sich in *Empfehlungen, Tipps und Tricks* zur Prävention und Behandlung von exzessivem Schreien und beschreiben eine verwirrende Vielfalt von nur teilweise überprüften medikamentösen, homöopathischen, diätetischen, manualtherapeutischen, verhaltenstherapeutischen und interaktionsorientierten Verhaltensformen (Übersicht s. Sarimski 2004, Wolke 1999, Ziegler et al. 2004). Ihre Wirksamkeit lässt sich aufgrund der hohen Spontanremissionsrate mit drei Monaten und der entlastenden Effekte von diagnostischen Maßnahmen methodisch nur schwer befriedigend überprüfen.

Der Einfluss spezieller, auch kommerziell vermarkteter *Beruhigungshilfen* wie Schaukeln (Lullababy, Breathing bear), Vibration (Sleeptight, Wasserbett), festes Wickeln, vermehrtes Herumtragen oder auditive Stimulation mit mütterlichem Herzschlag, intrauterinen Geräuschen, White Noise, Maschinengeräuschen oder Baby-CDs erweisen sich bei normal schreienden Säuglingen als wirksame Beruhigungsmittel, jedoch nicht bei exzessivem Schreien (Barr et al. 1991, Wolke 1999). Statt durch zusätzliche vestibuläre oder auditive Stimulation werden durch Reduktion von Überstimulation und Reizen bemerkenswerte Beruhigungseffekte erzielt (McKenzie 1991). Entwicklungsorientierte Interventionen auf der Interaktionsebene, die eine auf die kindlichen Signale abgestimmte, differenzierte Responsivität unterstützen, zeigen sich in Vergleichsstudien anderen Interventionsformen überlegen (Barth 2000, Taubman 1988) ebenso wie Empfehlungen zur Strukturierung des Tagesablaufs (Wolke 1999).

Im Rahmen der integrativen, kommunikationszentrierten Eltern-Säuglings-Beratung und -Psychotherapie zielt die entwicklungsorientierte Kommunikationsanleitung auf eine Verbesserung der Zustandsregulation im Wachzustand durch Unterstützung regelmäßiger Schlaf-Wach-Zyklen und Vermeidung von Überstimulation ab. Die Strukturierung des Tagesablaufs hat einen regelmäßigen zyklischen Wechsel von Füttern, ruhigen Wachzeiten und Schlaf zum Ziel. Dabei haben sich Reizreduktion zur Vermeidung von Überstimulation und Schlafinduktion und vermehrtes Ausnutzen der Wachzeiten zu ruhigen, beidseits belohnenden Zwiegesprächen bewährt. Wichtig ist dabei, für physische und psychische Entlastung der Mutter, ggf. beider Eltern Sorge zu tragen (z.B. Haushaltshilfe, verstärktes Einbeziehen des Partners, entlastende psychotherapeutische Gespräche) und das Vertrauen der Eltern in ihre intuitiven Kompetenzen zu stärken. Bei extrem dysregulierten Säuglingen und eskalierenden Interaktionen kann eine in sensorischer Integrationstherapie von Säuglingen erfahrene Ergotherapeutin zu verbessertem Handling und Beruhigungshilfen beitragen. Auch sind etwaige pädiatrische und neuropädiatrische Störungen als Ursache oder Begleiterkrankung vom Kinderarzt immer mit zu behandeln. Bei Störungen der emotionalen Bezogenheit von Mutter/Vater und Kind oder Wochenbettdepression der Mutter mit Blockaden der intuitiven elterlichen Kompetenzen sind kommunikations- und beziehungstherapeutische Interventionen im Kontext ruhiger Zwiegespräche indiziert, bei denen sich Videofeedback als besonders wirksam erwiesen hat.

Ein derart auf die individuellen Bedürfnisse von Kind und Eltern abgestimmtes Vorgehen führt meist innerhalb von wenigen Terminen zu deutlicher Reduktion von Schreien und Quengeln, vermehrtem Schlafen, gut regulierten Wachphasen, regelmäßigerem Rhythmus, gestärktem Selbstvertrauen der Eltern und entspannteren Beziehungserfahrungen (Ziegler et al. 2004).

Ein- und Durchschlafstörungen des Säuglingsalters

Symptomtrias der frühkindlichen Ein- und Durchschlafstörungen

1. Im Säuglings- und Kleinkindalter äußern sich Schlafstörungen überwiegend in der Schwierigkeit des Kindes, sich *ohne aufwändige Einschlafhilfen* der Eltern seinem Schlafbedürfnis anheim zu geben und/oder bei nächtlichem Erwachen wieder einzuschlafen (Ferber 1987, Richman 1981). Nicht das wiederholte physiologische Erwachen bei Schlafstadienübergängen ist das Problem, nicht

der Schlaf als solcher, sondern die mangelnde Erfahrung, ohne die assoziierten Hilfen eigenständig einzuschlafen. Die meisten Säuglinge erwerben im Laufe des ersten Lebensjahres die Fähigkeit, sich selbst zu beruhigen und den Übergang vom Wachen zum Schlaf selbst zu regulieren (Anders u. Keener 1985). Säuglinge mit Schlafproblemen dagegen fordern durch sofortiges Schreien und Rufen die bislang gewohnten Einschlafhilfen ein. Im Vergleich zu einer altersgleichen Kontrollgruppe schlafen Säuglinge und Kleinkinder mit Schlafstörungen signifikant um fast zwei Stunden weniger, wachen 4-mal so häufig auf, liegen 3-mal so lange im Elternbett und fallen tagsüber durch vermehrtes Schreien und Quengeln auf (Schieche et al. 2004).

2. Das *elterliche Überlastungssyndrom* ist durch kumulierendes Schlafdefizit, chronische Erschöpfung und abnorme emotionale Erregbarkeit gekennzeichnet. Häufig kommt es zu ambivalenten Gefühlen von Hilflosigkeit, Ängsten, Ärger, aggressiven Fantasien und Schuldgefühlen sowie zu Belastungen und Konflikten in der Paarbeziehung.

3. Typischerweise gehen die Schlafstörungen mit aufwändigen, zunehmend ritualisierten und oft bizarren *Beruhigungs- und Einschlafinteraktionen* einher (Fegert et al. 1997, Ferber 1987, Schieche et al. 2004). Anfangs noch akzeptable Einschlafhilfen können eskalieren und für die Eltern extrem belastende Formen annehmen: nächtliches Stillen im Stundentakt, langwieriges Danebenliegen beim Einschlafen, nächtliche Spielstunden, Gewöhnung an abnorme nächtliche Trinkmengen, Zwirbeln in den Haaren oder am Ohrläppchen der Mutter. Mindestens ein Elternteil gibt meist unter wachsender Anspannung, Wut oder Verängstigung nach, um das Schreien abzustellen. Das Kind beruhigt sich i.d.R. rasch, wenn sich seine Erwartung erfüllt, weigert sich aber vehement mit sofortigem Schreien, etwas von den vertrauten Einschlafhilfen aufzugeben.

Diagnostische Abgrenzung

Individuelle Variabilität und Altersabhängigkeit des Schlafverhaltens erschweren die Definition und diagnostische Abgrenzung von Schlafstörungen (Basler et al. 1980). Auch wenn nach Zero-to-Three (2005) die Diagnose einer Schlafverhaltensstörung ohnehin erst ab dem zweiten Lebensjahr gestellt werden sollte, ist die Diagnose klinischen Erfahrungen zufolge bereits im zweiten Halbjahr gerechtfertigt (Schieche et al. 2004). Ausschlaggebend sind auch hier die subjektive Belastung der Eltern und das Vorliegen dysfunktionaler, das Schlafproblem aufrecht erhaltender Bettzeitinteraktionen (Fegert et al. 1997, Minde et al. 1993). Objektive Kriterien haben sich in wissenschaftlichen Untersuchungen bisher nicht einheitlich durchgesetzt. Nach Richman (1981) und anderen Autoren (Minde et al. 1993, Schieche et al. 2004) liegt eine ausgeprägte Einschlafstörung vor, wenn das Kind mit Einschlafhilfen der Eltern länger als 30 Minuten zum Einschlafen benötigt. Von einer schweren Durchschlafstörung wird gesprochen, wenn das Kind seit drei Monaten mindestens 3-mal pro Nacht in mindestens fünf Nächten pro Woche mit Unruhe und Schreien aufwacht und/oder pro Aufwachperiode mindestens 20 Minuten wach liegt. Nicht maßgebend ist dagegen die Dauer des Gesamtschlafes, die zwar beim einzelnen Kind relativ stabil ist, aber großen interindividuellen Schwankungen unterliegt (im ersten Halbjahr zwischen 12,5 und 17,5 Std. pro 24 Std. (Basler et al. 1980), bei schlafgestörten Kindern durchschnittlich 11,3 Std. (Schieche et al. 2004)). Ob ein Kind ausreichend schläft, lässt sich indirekt an seiner Wachbefindlichkeit ablesen. Schlafmangel geht i.d.R. mit abnormer Schläfrigkeit, Quengeln und chronischer Unruhe in den Wachzeiten einher. Viele schlafgestörte Kinder sind jedoch „tagsüber das liebste Kind".

In der Diagnostik haben sich zur objektiven Erfassung des Schlafproblems vor allem zwei Verfahren bewährt, die *Videosomnografie*, die auch im häuslichen Milieu einsetzbar ist (Anders u. Keener 1985), und ein von den Eltern zu führendes *Schlaftagebuch*. Letzteres gibt bei Schlafstörungen ein reliables Abbild des Problems, während die Eltern bei guten Schläfern die eigentliche Schlafzeit überschätzen, indem sie Aufwachphasen mit Selbstberuhigung überschlafen. Die Videosomnografie hat den Vorteil, dass sie non-invasiv auch qualitative Merkmale des Schlafverhaltens, Schlafstadien und elterliche Interventionen und Bettzeitinteraktionen zu differenzieren erlaubt. Als ebenso aufschlussreich und weniger aufwändig empfiehlt sich ein Homevideo der Bettzeitinteraktionen. Invasivere Methoden wie polygrafische Schlafableitungen bleiben speziellen Indikationen zum Ausschluss von Schlafapnoe, SIDS-Gefährdung,

Anfallsleiden oder anderweitigen hirnorganischen Störungen vorbehalten.

Der Schweregrad der Schlafstörung lässt sich anhand eines Schlafscores erfassen, der sich aus Einschlafdauer, Anzahl und Dauer nächtlicher Aufwachepisoden, Gesamtschlaf, Anzahl gestörter Nächte, Anzahl elterlicher Einschlafhilfen und Wachbefindlichkeit des Kindes zusammensetzt (Schieche et al. 2004).

Unerlässlich ist eine genaue anamnestische Befragung in Bezug auf den gesamten 24-Stunden-Tag, Schlafgewohnheiten der Familie und räumliche Voraussetzungen, Stillen und nächtliches Füttern, Einschlafritual und Ablauf der Einschlafinterventionen und Bettzeitinteraktionen. Fragen nach Verhaltensauffälligkeiten in den Wachzeiten können Zusammenhänge mit exzessivem Klammern oder Grenzsetzungskonflikten aufzeigen. Akute und chronische Erkrankungen (z.B. chronische Neurodermitis) sind vom Kinderarzt abzuklären.

Abzugrenzen von den bisher genannten Schlafstörungen ist der Pavor nocturnus, der gelegentlich auch schon gegen Ende des ersten Lebensjahres auftritt. Typischerweise wacht das Kind in der ersten Nachthälfte aus dem Tiefschlaf heraus schreiend auf, ohne richtig zu sich zu kommen, schlägt um sich, wehrt sich gegen Beruhigungsversuche und schläft nach 10–15 Minuten problemlos wieder ein (Ferber 1987).

Prävalenz, Koinzidenz und Verlauf

Legt man die genannten strengen Kriterien zugrunde (Aufwachen > 3-mal pro Nacht in vier oder mehr Nächten pro Woche) (Anders u. Keener 1985, Richman 1981), so liegen die Prävalenzraten von ausgeprägten Ein- und Durchschlafstörungen im ersten und zweiten Lebensjahr zwischen 15% und 20%. Regelmäßiges nächtliches Aufwachen findet sich zwischen 22% (Wolke et al. 1994) und 29% (Laucht et al. 1992). Der jüngsten prospektiven Längsschnittstudie einer multizentrischen Geburtskohorte nach wecken im Alter von 6, 12, 18, 24 und 36 Monaten jeweils 40–43% der Kinder ihre Eltern regelmäßig mindestens einmal pro Nacht auf, die Hälfte von ihnen mehrmals pro Nacht (Fegert et al. 1997). Schlafstörungen sind insgesamt häufiger und persistieren länger bei Säuglingen, die lange gestillt werden und das Saugen als Einschlafhilfe benötigen, und/oder die mit den Eltern gemeinsam im Elternbett oder Elternschlafzimmer schlafen (Fegert et al. 1997, Wolke et al. 1994). Nur etwa die Hälfte der Eltern fühlt sich durch das nächtliche Aufwachen ihres Kindes gestört (Fegert et al. 1997, Wolke et al. 1994). Die subjektive Belastung steigt mit der Persistenz der Schlafstörungen, die bemerkenswert hoch ist. Bereits mit sechs Monaten scheinen die Weichen gestellt zu werden (Fegert et al.1997): Über die Hälfte der Kinder mit ausgeprägten Schlafstörungen wachen auch mit zwölf Monaten noch mehrmals pro Nacht auf, drei Viertel mindestens einmal. Von den 1-jährigen Schlechtschläfern persistieren die Probleme bei 86% bis zu 18 Monaten (Fegert et al. 1997), bei 50–70% bis ins dritte Lebensjahr, während Schlafstörungen der 3-jährigen bis ins Vorschulalter persistieren (Jenkins et al. 1980).

In der klinischen Stichprobe der Münchner Sprechstunde treten die Schlafstörungen bei den 7–24-monatigen Kindern (n = 393) nur selten isoliert auf (22,6%). Bei den übrigen Kindern bestehen Koinzidenzen mit Fütterstörungen (34%), exzessivem Klammern (17%), dysphorischer Unruhe (35%), exzessivem Trotzverhalten (27%) und aggressiven Verhaltensproblemen (7%) (Schieche et al. 2004).

Genese

Häufig sind Ein- und Durchschlafprobleme lediglich *Ausdruck mangelnder Kenntnisse und fehlgeleiteter Erwartungen* der Eltern in Bezug auf Schlafentwicklung und Schlafbedürfnis des Säuglings (Largo u. Hunziker 1984). Die häufigste Ursache liegt bei gesunden Säuglingen und Kleinkindern im Beibehalten von ursprünglich angemessenen elterlichen Einschlafhilfen (Wolke 1999). So entstehen drei Viertel der frühkindlichen Schlafstörungen in direkter Fortsetzung des exzessiven unstillbaren Schreiens (Schieche et al. 2004), der Rest in Zusammenhang mit Lebensereignissen, die eine Anpassung an unbekannte Situationen (Erkrankung, Schlafen in fremder Umgebung im Urlaub, nach Umzug, bei Verwandten) oder Trennungssituationen (z.B. Hospitalisation des Kindes oder der Mutter; Wiedereintritt der Mutter in das Berufsleben und damit verbundene Fremdbetreuung des Kindes) erfordern und deshalb von den Eltern zunächst zurecht mit fürsorglichen Einschlafhilfen beantwortet wurden (Anders et al. 2000).

Deutlich zeigen sich Zusammenhänge mit *alterstypischen Entwicklungsaufgaben*. In den physiologisch-chronobiologischen Regulationsprozessen kommt dem Strukturieren des Tagesablaufs als sozialem Zeitgeber und dem gemeinsamen Regulieren und Ritualisieren von Schlaf- und Einschlafgewohnheiten eine kritisch wichtige Rolle zu. Im zweiten bis vierten Halbjahr stehen oft Ablösungs- und Trennungsthemen im Vordergrund, im zweiten Lebensjahr Autonomie- und Wiederannäherungsbedürfnisse und im dritten und vierten Jahr die Bewältigung magischer Ängste und Angstträume (Largo u. Castellano 2004).

Auch bei Schlafstörungen finden sich gehäuft *Temperamentsmerkmale* wie *hohes Erregungs-* und *Aktivitätsniveau, Überängstlichkeit, mangelnde Anpassungsfähigkeit* und *Hartnäckigkeit* (Anders et al. 2000, Carey u. McDevitt 1995, Minde et al. 1993, Schieche et al. 2004). Diese Kinder tendieren dazu, in den Wachzeiten ein Übermaß an Eindrücken aufzunehmen, die nicht nur das Einschlafen erschweren, sondern auch zu unruhigem Schlaf und gehäuftem Aufwachen beitragen.

In klinischen Stichproben sind Schlafstörungen gehäuft mit multiplen *organischen und psychosozialen Belastungsfaktoren* assoziiert. Differenzialdiagnostisch sind in jedem Fall pädiatrische oder neuropädiatrische Grunderkrankungen durch den Kinderarzt auszuschließen bzw. mit zu behandeln (Schieche et al. 2004). Dazu gehören Nahrungsmittelunverträglichkeit/Allergien, atopisches Ekzem, gastroösophagealer Reflux, erschwerte Atmung durch Obstruktion der Atemwege (Adenoide, asthmatische Bronchitis), Schlafapnoe-Syndrom/Undine-Syndrom, hirnorganische Schädigungen mit fehlendem/desorganisiertem Schlaf-Wach-Rhythmus, hirnorganische Anfallsleiden und sonstige somatische Störungen, die mit rezidivierenden Schmerz- und Unruhezuständen einhergehen können. Unter den psychosozialen Faktoren sind Partnerschaftkonflikte, Konflikte mit den Herkunftsfamilien, Psychopathologie der Mutter oder alleinerziehender Elternteil besonders häufig.

Die Belastungsfaktoren finden ihren Niederschlag in den *dysfunktionalen Interaktionsmustern* beim Einschlafen und nächtlichen Aufwachen, die allgemeine Ablösungs-, Abgrenzungs- oder Grenzsetzungskonflikte widerspiegeln. Besonders häufig werden die Interaktionen zu Machtspielen, in denen es um Durchsetzung vertrauter Einschlafhilfen und Aushandeln von Regeln und Grenzen geht, und in denen die Eltern, um Konflikte zu vermeiden, dem schreiend protestierenden Kind zwangsläufig unterliegen.

Bei überfürsorglich-überängstlichen Eltern, nach elterlichen Verlusttraumen oder bei engen symbiotischen Beziehungen stehen *Trennungsängste und Ambivalenzkonflikte* in Bezug auf Bindung und Lösung im Mittelpunkt. Das nächtliche Rufen, Weinen oder Schreien des Babys kann aufseiten psychisch belasteter Eltern unbewusste Nähebedürfnisse, Verlust- und Verlassenheitsängste, episodische Erinnerungen an unbewältigte Verlust- und Trennungserfahrungen oder an leidvolle Erfahrungen bei eigenen Schlafstörungen auslösen (Barth 1999, 2004). Dies erschwert den Eltern, die Beibehaltung von nicht mehr erforderlichen Einschlafhilfen aufzugeben und dem Kind in der Einschlafsituation mit eindeutigen Botschaften Sicherheit und unmissverständliche Regeln zu vermitteln.

Bei schwelenden, nicht offen ausgetragenen Paarkonflikten der Eltern gewinnt eine hartnäckig aufrecht erhaltene Schlafstörung häufig eine Statthalterfunktion, indem das schlafgestörte Kind einen Elternteil aus dem gemeinsamen Schlafzimmer vertreibt (Anders et al. 1998).

Eher selten scheinen im Säuglingsalter primär kindliche *Trennungs- oder Verlassenheitsängste* die Ursache von Schlafstörungen zu sein, wenn nicht aktuelle Trennungserfahrungen vorliegen, die zudem von der Mutter konflikthaft erlebt werden (z.B. bei beginnender Berufstätigkeit der Mutter, Krippeneingliederung ohne ausreichende Eingewöhnungszeit). Bekommt ein Kind im Alltag zu wenig Aufmerksamkeit und emotionale Zuwendung (z.B. bei großer Kinderzahl, Überforderung der Mutter) oder bindungsrelevanten Ereignissen (Geburt eines Geschwisters, emotionaler Vernachlässigung, Bindungsunsicherheit, Bindungsstörung), holt es sich nachts die entbehrte Nähe.

Beratung und Therapie

Jeder Intervention sollte eine möglichst konkrete Abklärung mit *Schlafprotokoll* und Beschreibung der *Bettzeitinteraktionen* vorausgehen. Daraus ergeben sich häufig relativ einfache konkrete Beratungshilfen, vor allem in Bezug auf die Unterstützung eines regelmäßigen Schlaf-Wach-Zyklus. Stellt sich eine Diskrepanz zwischen Bettzeit und eigentlicher Schlafzeit heraus, zielt die Intervention darauf ab, falsche normorientierte Erwartungen der Eltern abzubauen und die Bettzeit an das Schlafbedürfnis anzupassen (Largo u. Hunziker 1984).

Medikamentöse Interventionen mit Beruhigungs- oder Schlafmitteln oder Neuroleptika sind noch immer verbreitet, haben sich aber außer in akuten Krisensituationen nicht bewährt (Wolke 1999), da sie die Entwicklung einer normalen Schlaforganisation und normalen Schlafverhaltens i.d.R. nicht fördern, sondern hinausschieben.

In der Behandlung von Ein- und Durchschlafstörungen stehen eine Reihe von evaluierten *verhaltenstherapeutische Techniken* im Vordergrund (Löschung, positive Verstärkung, schrittweises Shaping, Sanduhrmethode, vorzeitiges Wecken) (Übersicht s. Sarimski 2004, Wolke 1999). Darunter hat sich die von Richman et al. (1985) entwickelte Methode des „Checking" am raschesten durchgesetzt (Ferber 1987, Minde et al. 1993) und in den letzten Jahren auch in Deutschland verbreitet (Kast-Zahn u. Morgenroth 1994). Nach einem gemeinsamen Einschlafritual mit den Eltern mit viel körperlicher Nähe wird das Kind wach in das eigene Bett gelegt. Aufgabe der Eltern ist es, dem Kind beim Einschlafen und nächtlichen Aufwachen in kurzen regelmäßigen Abständen mit eindeutigen Botschaften das Gefühl von Sicherheit und Nähe zu vermitteln und ihm in den Intervallen Gelegenheit zu geben, sich selbst zu beruhigen und seinem Schlafbedürfnis anheim zu geben. Dabei werden die Einschlafhilfen auf die Mittel reduziert, die das Kind selbst kontrollieren kann (z.B. Schmusewindel).

Verhaltenstherapeutische Techniken reichen vor allem dann nicht aus, wenn die dysfunktionalen Einschlafinteraktionen mit ausgeprägten Regulationsstörungen in anderen Bereichen assoziiert sind oder durch langwierige Abstillprobleme, „Gespenster im Kinderzimmer" (Verlustängste der Mutter, generalisierte Grenzsetzungskonflikte), schwere Paarkonflikte (Barth 1998) oder durch eine schwere Störung der Eltern-Kind-Beziehungen, u.U. sogar mit manifester Vernachlässigung oder Misshandlung aufrecht erhalten werden.

Daher erfordert ein verhaltenstherapeutischer Beratungsansatz wie das Checking eine eingehende psychotherapeutische Vorbereitung und Kommunikationsanleitung möglichst beider Eltern. Zum einen gilt es dabei, mit den Eltern zwischen der Zumutbarkeit der Intervention für Kind und Eltern und der chronischen Erschöpfung mit ihren negativen Auswirkungen auf Eltern-Kind- und Paarbeziehung abzuwägen. Für ein Schlaftraining sprechen die nachgewiesenen raschen Erfolge mit positiven Rückwirkungen auf Tagesbefindlichkeit, Beziehung und Familienklima (Sarimski 2004).

Zum andern ist zu empfehlen, problematischen Faktoren vorab Rechnung zu tragen und in Abstimmung auf die individuelle Befundlage differenziert und gestuft vorzugehen (Schieche et al. 2004):

- bei ausgeprägten Temperamentsauffälligkeiten: ergänzende sensorische Integrationstherapie,
- bei exzessivem Klammern, extremer Mutterbezogenheit und Trennungsängsten: vorrangiges Einüben von Kommunikationsmustern im Umgang mit Nähe und Distanz, Abgrenzung und Trennung am Tag,
- bei bindungsrelevanten Ereignissen wie Geburt eines Geschwisterkindes, wiederholten Trennungserfahrungen, Krippeneingewöhnung oder bei Bindungsstörungen infolge wiederholter Beziehungsabbrüche oder emotionaler Vernachlässigung: vorrangige kommunikations- und beziehungstherapeutische Behandlung der Bindungsproblematik,
- bei exzessivem Trotzen: Unterstützung positiver Beziehungserfahrungen im Spiel sowie Einüben von Grenzen setzen und Umgang mit Trotzanfällen in typischen Alltagskontexten,
- bei Projektion elterlicher Verlassenheitsgefühle und Nähebedürfnisse auf das Kind: videogestützte tiefenpsychologisch fundierte Psychotherapie,
- bei offenen oder tabuisierten Paarkonflikten: paartherapeutische Gespräche.

Bei derart gestuftem Vorgehen hat sich das Checking im Rahmen einer integrativen Eltern-Säuglings-Beratung und Psychotherapie als wirksames Modul bewährt (Anders et al. 2000, Minde et al. 1993, Schieche et al. 2004, Wolke 1999). Wird das Schlaftraining erst dann begonnen, wenn die Eltern sich selbst und ihrem Kind die Bewältigung dieser Entwicklungsaufgabe zutrauen, lässt sich die Schlafproblematik erstaunlich rasch und anhaltend beheben.

Fütter- und Gedeihstörungen

Erscheinungsbild: Symptomtrias

Fütter- und Gedeihstörungen sind im Säuglingsalter im Erscheinungsbild – je nach Alter, Fütterungsweise, Nahrungsangebot und Entstehungsbedingungen – äußerst vielgestaltig und schließen ein breites Spektrum von passageren einfachen Verhaltensproblemen beim Essen bis zu selektiver oder vollständiger Nahrungsverweigerung und lebensbedrohlichen Gedeihstörungen ein.

1. Die unterschiedlichen *Probleme der Nahrungsaufnahme* haben gemeinsam, dass das Kind keine eindeutigen Hunger-, Durst- oder Sättigungssignale erkennen lässt. Die Probleme lassen sich eigenen Untersuchungen nach grob fünf Gruppen zuordnen:

- Ablehnung von Brust oder Flasche bei erhöhter Erregbarkeit, Ablenkbarkeit, motorischer Unruhe und exzessivem Schreien,
- angstgetönte bis panische Abwehr, unwillkürliches Würgen oder Erbrechen mit oder ohne Kombination mit anatomisch oder neurophysiologisch bedingten Saug-, Kau- oder Schluckproblemen,
- passive Vermeidung (Mund verschlossen halten, automatisches Mundöffnen, Horten der Nahrung im Mund oder Herauslaufen lassen),
- aktive Nahrungsverweigerung mit provokativer Abwehr, gezieltem Abwenden, Zusammenpressen der Lippen, Schreien beim Anblick der Nahrung, Ausspucken, Würgen, Wegstoßen oder Wegwerfen von Löffel oder Teller oder
- fehlender Appetit und scheinbare Essunlust bei gleichzeitigem „Erlebnishunger", „Spielen" mit dem Essen, automatischem Essen nur bei attraktiver Ablenkung, beim Herumlaufen, Spielen oder vor dem Fernseher.

Nicht selten richtet sich die Nahrungsverweigerung selektiv auf neue Fütterungsmodi (Stillen, Flasche, Löffelkost), neue Geschmacksrichtungen, Texturen oder Konsistenzen oder auf alles außer der bevorzugten Lieblingsspeise.

2. Die Mutter wird durch Essunlust und Nahrungsverweigerung ihres Babys in ihrer ureigenen *Rolle* als Ernährerin und Garantin von Leben und Gedeihen ihres Kindes *verunsichert*. Viele der betroffenen Mütter sehen sich unter erheblichem Druck vonseiten der sozialen Umwelt, von Kinderarzt oder Kinderschwestern, oder setzen sich selbst unter Druck, um das normative Soll an Trinkmenge oder Gewichtszunahme zu erreichen. Ihre psychische Verfassung kann aber auch durch tief greifende, oft irrationale Ängste um Überleben, Gedeihen und Verhungern des Kindes oder durch Trennungs-, Verlust- und Todesängste beherrscht werden (Jacubeit 2004). Die Abwehr des Kindes löst Versagensgefühle in der Mutterrolle, verletztes Selbstwertgefühl und depressive Verstimmungen aus, in anderen Fällen Ärger und Wut; seltener finden sich Ambivalenzen in der Beziehung zum Kind mit verdeckter oder offener Ablehnung des Kindes und starken Schuldgefühlen.

3. In den Fütterinteraktionen lassen sich i. d. R. *dysfunktionale Teufelskreise* erkennen, die durch negative Gegenseitigkeit aufrecht erhalten werden und das Problem eskalieren lassen (Papoušek 1999). Die Mutter kontrolliert die Nahrungszufuhr ohne Rücksicht auf die kindlichen Signale mit ängstlich-überfürsorglicher Zuwendung oder Ablenkstrategien oder mit aversivem Verhalten, Druck oder Zwangseinflößung der Nahrung. Umgekehrt steuert der Säugling das dysfunktionale Verhalten der Mutter, indem er die Nahrungsverweigerung instrumentalisiert, um etwas Angenehmes zu erreichen (attraktive Unterhaltung, Zuwendung/Fürsorglichkeit oder eine andere bevorzugte Nahrung) oder um etwas Unangenehmem zu entgehen (aversiven Sensationen im Mund-/Schlundbereich, Druck, Zwang und anderen emotional aversiven Erfahrungen im Fütterkontext) (von Hofacker et al. 2004). Die Folge sind abnorm lange und häufige Mahlzeiten, kontinuierliches Nahrungsangebot zwischen den Mahlzeiten, Füttern vor dem Fernseher oder beim Herumlaufen und Spielen. Die angebotene Nahrung ist häufig altersunangemessen und mangelhaft, insbesondere bei wählerischem Essverhalten (Benoit 2000, Chatoor et al. 1997, 1998).

Diagnostische Abgrenzung

Nach ICD-10 (F 98.2) wird die Diagnose *Fütterstörungen* im frühen Kindesalter auf eine anhaltende Unfähigkeit, adäquat zu essen, oder auf Rumination oder Regurgitation von Speisen in Kombination mit mangelnder Gewichtszunahme bei normalen Interaktionen eingeschränkt. Dem revidierten diagnostischen Manual DC:0–3R (Zero-to-Three 2005) zufolge ist eine Fütterstörung zu diagnostizieren, wenn das Kind mindestens einen Monat lang seine Nahrungsaufnahme nicht entsprechend seiner physiologischen Hunger- und Sättigungsgefühle reguliert. Die Abgrenzung in Bezug auf normale Anpassungsprobleme an neue Ernährungsmodi und Nahrungsmittel unbekannter Konsistenz, Geschmack oder Textur orientiert sich am Vorliegen dysfunktionaler Fütterinteraktionen, an der Dauer der Fütterprobleme (mindestens ein Monat), am Gedeihen des Säuglings, an der subjektiven Belastung der Mutter/Eltern und an der Beziehungsqualität (von Hofacker et al. 2004).

Diagnostisch ist in allen Fällen eine interdisziplinäre pädiatrisch-neurologisch-psychologische Anamnese und Befunderhebung unter Einschluss organischer und nicht organischer, kindlicher und elterlicher Faktoren unverzichtbar. Sie sollte eine genaue Still-/Ernährungsanamnese, anthropometrische Daten, Fütterprotokolle, Untersuchung von Mundmotorik und Sensorik sowie Verhaltensbeobachtungen im Fütterkontext und in anderen relevanten Kontexten einschließen (von Hofacker 1998). Als Grundlage für eine gezielte videogestützte Interaktionsanleitung haben sich in der Münchner Sprechstunde Einschätzungen und Analysen der individuellen Interaktionsmuster und Verhaltenskontingenzen im Fütterkontext bewährt (von Hofacker et al. 2004).

Fütterstörungen können, müssen aber nicht mit einer *Gedeihstörung* einhergehen. Gewicht und Größenwachstum weisen erhebliche individuelle Unterschiede auf, in Zusammenhang mit Konstitution, Gesundheitszustand, Ernährung, Lebensweise und emotionalem Stress (Benoit 2000). Das Vorliegen einer Gedeihstörung lässt sich anhand der jeweils aktuellen normalen Wachstums- und Gewichtskurven ermitteln. In Feldstudien beginnen sich folgende Kriterien einer Gedeihstörung durchzusetzen:

- Bei normalem Geburtsgewicht Gewichtsabfall durch Gewichtsstagnation oder -verlust über mindestens zwei Perzentilen oder unter die dritte Perzentile über einen Zeitraum von zwei (bei Säuglingen unter sechs Monaten) bzw. drei Monaten (bei Säuglingen über sechs Monaten).
- Bei einem Geburtsgewicht unter der dritten Perzentile ist jede fehlende Gewichtszunahme, die länger als einen Monat anhält, als Gedeihstörung zu werten.

Prävalenz, Verlauf und Prognose

Zur Epidemiologie und Ätiologie von Fütter- und Gedeihstörungen existiert eine reichhaltige Literatur, deren Ergebnisse jedoch wegen einer verwirrenden Vielfalt von diagnostischen Begriffen, Definitionen, Methoden sowie geringer Größe und Selektivität der Stichproben großenteils nicht generalisierbar sind. Die auf mütterlichen Angaben beruhenden Prävalenzraten von leichten bis mittelschweren Fütterstörungen erreichen in Feldstudien 25 % bei gesunden Säuglingen und 35 % bei Kindern mit Entwicklungsstörungen (Benoit 2000, Wolke et al. 1995). Schwere persistierende Fütterstörungen finden sich bei 3–10 % (Dahl et al. 1994). Gedeihstörungen sind mit 3–4 % vergleichsweise seltener (Drewett et al. 1999). In der klinischen Stichprobe der Münchner Sprechstunde betrug die Rate von Fütterstörungen je nach Alter zwischen 35 % und 50 %, die Rate von Gedeihstörungen 7 %. Bei 91 % der im Alter von 7–24 Monaten behandelten Kinder war die Fütterstörung in allen Altersstufen Teil einer pervasiven Regulationsstörung mit gleichzeitiger Schlafstörung, die darüber hinaus im ersten Halbjahr gehäuft mit exzessivem Schreien, im zweiten Halbjahr mit dysphorischer Unruhe und Klammern und im zweiten Lebensjahr mit exzessivem Trotzen und aggressiv-oppositionellem Verhalten assoziiert war (von Hofacker et al. 2004).

Gedeihstörungen neigen zu einer hohen Persistenz, wobei trotz Interventionen langfristig die somatische, kognitive und sozial-emotionale Entwicklung deutlich belastet ist (Benoit 2000, Drotar u. Sturm 1991). Darüber hinaus besteht ein erhöhtes Risiko für Kindesvernachlässigung und Misshandlung und Bindungsstörungen, das allerdings in der Literatur überschätzt wurde (Skuse et al. 1995). Fütterstörungen ohne Gedeihstörung weisen eine ebenso hohe Persistenz bis ins Schulalter auf, jedoch ohne die begleitenden Entwicklungsauffälligkeiten (Benoit 2000, Dahl et al. 1994).

Genese

Fütterstörungen ohne erkennbare organische Ursache entstehen überwiegend im Zusammenhang mit Problemen beim Bewältigen der *alterstypischen regulatorischen Anpassungen* an den zyklischen Wechsel von Hunger und Sättigung sowie an neue Fütterungsmodi, Nahrungskonsistenzen,

Geschmacksrichtungen und an selbstständiges Essen; sie werden durch dysfunktionale Interaktionsmuster aufrecht erhalten.

Auf kindlicher Seite finden sich gehäuft Merkmale eines schwierigen *Temperamentes* mit *Hyperreaktivität, Ablenkbarkeit, mangelnder Anpassungsfähigkeit an Unbekanntes* oder *Hartnäckigkeit* (Chatoor et al. 2000, von Hofacker et al. 2004). Bei einem Teil der Säuglinge bildet eine anfängliche leichte neuromotorische oder sensorische *Unreife* mit subtilen Beeinträchtigungen der Koordination von Saug-, Atem- und Schluckfunktionen und fehlenden Hungersignalen (*feeding skill disorder*) gelegentlich den Anfang langwieriger Fütter- und Gedeihstörungen (Ramsay et al. 1993). Ausgeprägte oropharyngeale Funktionsstörungen finden sich im Rahmen *neuromotorischer Entwicklungsstörungen*. Zu Fütter- und Gedeihstörungen kommt es auch bei genetisch bedingten *Stoffwechselstörungen* und allen *organischen Erkrankungen*, die mit chronischem Appetitverlust, Erbrechen und Verdauungsstörungen einhergehen (Benoit 2000). Bei den sog. *Posttraumatischen Fütterstörungen*, die auf der Verhaltensebene durch antizipatorische Angst vor jeder Stimulation im Mundbereich und phobische Vermeidungsreaktionen gekennzeichnet sind, lässt sich anamnestisch ein ursächlicher Zusammenhang mit vorausgegangenen aversiven Erfahrungen im Mund-Schlund-Oesophagus-Bereich (z.B. nach intensiv-medizinischer Behandlung mit Intubation, Absaugprozeduren und nasogastrischer Sondierung, Erstickungsanfällen, schwerer Refluxkrankheit, bei oralmotorischen und sensorischen Störungen sowie nach erzwungenem Einflößen der Nahrung) rekonstruieren (Benoit 2000, Benoit u. Coolbear 1998, von Hofacker et al. 2004, Ramsay et al. 1993).

Auf mütterlicher/elterlicher Seite stehen i.d.R. tiefgreifende *Ängste* um Überleben und Gedeihen des Kindes und *Versagensgefühle* in Bezug auf ihre biologische Rolle als Lebens- und Nahrungsspenderin im Mittelpunkt (von Hofacker et al. 2004). Die Mutter-Kind-Beziehung wird umso mehr in Mitleidenschaft gezogen, je mehr das Gedeihen objektiv gefährdet ist, die Sorge um Gewicht oder Trinkmenge zum alles beherrschenden Thema wird und weder Raum noch Zeit für positive Beziehungserfahrungen im Zwiegespräch und Spiel bleiben.

Die kumulative *psychosoziale Risikobelastung* (Paarkonflikte, Konflikte mit Herkunftsfamilien, soziale Isolation) ist im Vergleich zu anderen Regulationsstörungen besonders hoch und weist darüber hinaus gehäuft peripartale lebensbedrohliche Ereignisse auf kindlicher oder mütterlicher Seite auf (s. Fallvignette) sowie traumatische Trennungs- und Verlusterfahrungen in der Kindheit, unbewältigte und manifeste oder frühere Ess- und Ernährungsstörungen der Mutter in Kindheit, Adoleszenz oder Schwangerschaft sowie Ambivalenzkonflikte in der Beziehung zum Kind (Benoit 2000, Chatoor et al. 2000, von Hofacker et al. 2004). In klinischen Stichproben schwerer Gedeihstörungen finden sich gehäuft *sozial benachteiligte* Familien mit Armut, beengten Wohnverhältnissen, Arbeitslosigkeit, geringem Bildungsstand, psychischer Erkrankung, sozialer Isolation und gewaltbelasteten und emotional vernachlässigenden Interaktionsmustern (Benoit 2000). Die Rate unsicherer und desorganisierter *Bindungsmuster* bzw. ausgeprägter *Bindungsstörungen* schwankt in dieser Klientel zwischen 49% und 92% (Chatoor et al. 1998). Allerdings ist noch offen, in welchem Maße die Bindungsproblematik – wie in der älteren Literatur angenommen – Ursache der Gedeihstörung oder die Folge der Gedeihstörung und generell deprivierender Entwicklungsbedingungen ist.

Auf der Interaktionsebene stehen überwiegend allgemeine *Konflikte* um Autonomie und Abhängigkeit bzw. *Machtspiele* um Kontrolle und Selbstständigkeit im Vordergrund (Chatoor et al. 2000). Auf psychodynamischer Ebene können perinatale lebensbedrohliche Krisen, tiefgreifende Ambivalenzkonflikte in der Beziehung zum Kind, Verlusttraumen oder traumatisierende Kindheitserfahrungen der Mutter als „Gespenster" in der Füttersituation die Kommunikation mit dem Kind verzerren und die Beziehungsentwicklung gefährden (Fraiberg et al. 1975, Jacubeit 2004).

Syndromspezifische Beratung und Behandlung

Für die Behandlung von Fütter- und Gedeihstörungen werden in der Literatur unterschiedliche verhaltenstherapeutische Techniken sowie interaktionelle, familientherapeutische und tiefenpsychologische Interventionen beschrieben, die sich jedoch, gemessen an Häufigkeit und Schweregrad von Fütter- und Gedeihstörungen, im Allgemeinen noch wenig durchgesetzt haben (Benoit u. Coolbear 1998, Chatoor et al. 1997, Sarimski 2004, Wolke 1999).

Verhaltenstherapeutische Techniken unterscheiden sich grundsätzlich danach, ob die Interaktionsproblematik auf einer durch klassische Konditionierung erworbenen, angstgetönten Abwehr beruht oder durch instrumentelles Lernen erworben wurde. Während im ersten Fall systematische Desensibilisierung oder Flooding-Methoden eine höhere Erfolgsquote haben (Benoit u. Coolbear 1998), werden im zweiten Fall Aufmerksamkeitsentzug bei unerwünschtem Verhalten, Zuwendung und andere positive Verstärkung bei angemessener Essbereitschaft empfohlen (Sarimski 2004).

Besonders bewährt hat sich ein *integratives, multimodales*, auf die individuelle Symptomatik und Ätiologie *zugeschnittenes Vorgehen* in enger Zusammenarbeit mit dem Kinderarzt (von Hofacker et al. 2004). In der Münchner Sprechstunde ist es erklärtes Ziel der Behandlung, dem Kind statt der bisherigen Außensteuerung eine von Hunger und Appetit gesteuerte und zunehmend selbstständigere Nahrungsaufnahme zu ermöglichen (Papoušek 1998, 2006). Zum einen werden mit den Eltern Regeln für das Füttern und Essen erarbeitet:

- feste Mahlzeiten mit Nahrungskarenz zwischen den Mahlzeiten,
- Kontrolle eines altersadäquaten Nahrungsangebotes durch die Mutter und der Nahrungsmenge durch Hunger- und Sättigungssignale des Kindes (Chatoor et al. 1997, von Hofacker et al. 2004, Papoušek 2006),
- absolutes Vermeiden von dysfunktionalen Regulationshilfen wie Ablenkung, Druck oder Zwang,
- Unterstützen der aktiven Selbststeuerung des Kindes durch Nutzen der primären kindlichen Motivationen (Hunger und Durst, Neugier, Selbstwirksamkeitsbedürfnis/selber essen).

Zum andern gilt es einzuüben, provokative Abwehr, Ablenkung oder Vermeidung nicht zu beantworten, wohl aber auf jedes Zeichen von Interesse am Essen und aktiver Teilnahme an der Nahrungsaufnahme prompt zu reagieren.

Bei der Umsetzung der Essensregeln und beim Einüben funktionaler Fütterinteraktionen bietet das *Videofeedback* positiver und dysfunktionaler Interaktionsmuster eine wirksame Unterstützung. Es hat sich über die Kommunikationsanleitung hinaus auch im Rahmen tiefenpsychologisch fundierter psychotherapeutischer Interventionen bewährt, um über die beobachteten Interaktionen hinaus die elterlichen Wahrnehmungen und Interpretationen des kindlichen Verhaltens, das affektive Erleben der Füttersituation und die Ängste um Gedeihen und Überleben anzusprechen sowie mögliche Ambivalenzkonflikte in der Beziehung zum Kind oder transgenerationale Abhängigkeits-Autonomie-Konflikte, die sich auf der Ebene des Fütterns manifestieren, zu bearbeiten (von Hofacker et al. 2004, Jacubeit 2004). Der Erfolg kann bei konsequenter Durchführung, speziell im stationären Setting, überraschend schnell einsetzen, wenn keine tiefgreifende Beziehungsstörung im Rahmen einer psychischen Störung der Mutter vorliegt, die eine längerfristige, beziehungstherapeutische Arbeit erfordert. Ungleich langwieriger und schwieriger ist das Vorgehen bei Posttraumatischen Fütterstörungen, das, insbesondere bei sensomotorischen Beeinträchtigungen im Mundbereich und Vorliegen einer Gedeihstörung, im stationären Setting unter pädiatrischer Überwachung durchgeführt werden sollte (Benoit u. Coolbear 1998, von Hofacker et al. 2004).

Zusammenfassung

Störungen des Säuglingsalters manifestieren sich überwiegend in phasenspezifischen Problemen der Verhaltensregulation in Zusammenhang mit normalen Reifungs- und Anpassungsprozessen der frühen Kindheit. Als „Regulationsstörungen der frühen Kindheit" schließen sie das exzessive Schreien im ersten Trimenon, Schlafstörungen sowie Fütter- und Gedeihstörungen ein, die bisher in Feldstudien und klinischen Stichproben am besten untersucht wurden. Die je nach Alter und Funktionsbereich unterschiedlichen Erscheinungsbilder haben entwicklungspathogenetisch viele Gemeinsamkeiten. Sie betreffen fast ein Drittel aller gesunden Säuglinge, sind im Erscheinungsbild oft dramatisch, im Verlauf jedoch aufgrund einer deutlichen „Selbstheilungstendenz" i. d. R. harmlos. Sie treten einzeln, aufeinander folgend oder gleichzeitig mit Störungen in anderen Entwicklungsdomänen auf. Sie sind nicht im Kind angesiedelt, sondern in dysfunktionalen Interaktionsmustern beim Beruhigen, Schlafen legen, Füttern, Zwiegespräch oder Spiel und ziehen dadurch die in Entwicklung begriffenen Eltern-Kind-Beziehungen und das gesamte Familiensystem in Mitleidenschaft.
Regulationsstörungen der frühen Kindheit werden nicht als psychopathologische Syndrome, wohl aber als Risikofaktoren in Bezug auf Störungen der Eltern-Kind-Beziehungen und Verhaltensstörungen

des Kleinkind- und Vorschulalters bewertet. Das Langzeitrisiko wird unter dem kumulativen Einfluss organischer und/oder psychosozialer Risikofaktoren erhöht. Austragungsort der Belastungsfaktoren sind die alltäglichen Eltern-Kind-Interaktionen, in denen Regulationsprobleme durch Teufelskreise negativer Gegenseitigkeit entstehen, aufrecht erhalten werden, exazerbieren, chronifizieren oder generalisieren. Regulationsstörungen der frühen Kindheit stellen einzigartige Ansatzpunkte für die frühe Prävention von Verhaltens- und Beziehungsstörungen des späteren Kindesalters dar. Hierfür wurden spezielle Formen entwicklungsorientierter, kommunikationszentrierter Eltern-Säuglings-Beratung und -Psychotherapie entwickelt.

Literatur

Anders TF, Keener M. Developmental course of nighttime sleep-wake patterns in full-term and premature infants during the first year of life. I. Sleep. 1985;8:173–92.

Anders TF. Clinical syndromes, relationship disturbances, and their assessment. In: Sameroff AJ, Emde RN, eds. Relationship disturbances in early childhood. A developmental approach. New York: Basic Books; 1989.

Anders TF, Goodlin-Jones B, Sadeh A. Sleep disorders. In: Zeanah C, ed. Handbook of infant mental health. 2nd ed. New York: The Guilford Press; 2000:326–38.

Barr RG, McMullan SJ, Spiess H, Leduc DG, Yaremko J, Barfield R, Francoeur E, Hunziker UA. Carrying as colic "therapy": A randomized controlled trial. Pediatrics. 1991;87:623–30.

Barr RG, Gunnar M. Colic: The 'transient responsivity' hypothesis. In: Barr RG, Hopkins B, Green JA. Crying as a sign, a symptom and a signal. London: Mac Keith Press; 2000:41–66.

Barth R. Psychotherapie und Beratung im Säuglings- und Kleinkindalter. In: von Klitzing K, ed. Psychotherapie in der frühen Kindheit. Göttingen: Vandenhoeck und Ruprecht; 1998:72–87.

Barth R. Schlafstörungen im Kontext der Autonomieentwicklung. Monschr Kinderheilk. 1999;147:488–92.

Barth R. „Baby-Lese-Stunden" für Eltern mit exzessiv schreienden Säuglingen. Prax Kinderpsychol Kinderpsychiat. 2000;49:537–49.

Barth R. „Gespenster im Schlafzimmer". Psychodynamische Aspekte in der Behandlung von Schlafstörungen. In: Papoušek M, Schieche M, Wurmser H, eds. Regulationsstörungen der frühen Kindheit: Frühe Krisen und Hilfen im Entwicklungskontext der Eltern-Kind-Beziehungen. Bern: Huber; 2004:249–62.

Basler K, Largo RH, Molinari L. Die Entwicklung des Schlafverhaltens in den ersten Lebensjahren. Helv Paed Acta. 1980;35:211–23.

Benoit D, Coolbear J. Post-traumatic feeding disorders in infancy: Behaviors predicting treatment outcome. Inf Ment Health J. 1998;19:409–21.

Benoit D. Feeding disorders, failure to thrive, and obesity. In: Zeanah C, ed. Handbook of infant mental health. 2nd ed. New York: The Guilford Press; 2000:339–52.

Carey WB, McDevitt SC. Coping with children's temperament. New York: Basic Books; 1995.

Chatoor I, Hirsch R, Persinger M. Facilitating internal regulation of eating: A treatment model for infantile anorexia. Infants and Young Children. 1997;9:12–22.

Chatoor I, Ganiban J, Colin V, Plummer N, Harmon RJ. Attachment and feeding problems: A reexamination of nonorganic failure to thrive and attachment insecurity. J Am Acad Child Adolesc Psychiat. 1998;37:1217–24.

Chatoor I, Ganiban J, Hirsch R, Borman-Spurrell E, Mrazek DA. Maternal characteristics and toddler temperament in infantile anorexia. J Am Acad Child Adolesc Psychiat. 2000;39:743–51.

Cohen NJ, Lojkasek M, Muir E, Parker CJ. Six-month follow-up of two mother-infant psychotherapies: Convergence of therapeutic outcomes. Inf Ment Health J. 2002;23:361–80.

Dahl M, Rydell AM, Sundelin C. Children with early refusal to eat: Follow-up during primary school. Act Paediat. 1994;83:54–8.

Desantis A, Coster W, Bigsby R, Lester B. Colic and fussing in infancy, and sensory processing at 3 to 8 years of age. Inf Ment Health J. 2004;25:522–39.

Drewett RF, Corbett SS, Wright CM. Cognitive and educational attainments at school age of children who failed to thrive in infancy: A population-based study. J Child Psychol Psychiat Allied Discipl. 1999;40:551–61.

Drotar D, Sturm L. Psychosocial influences in the etiology, diagnosis, and prognosis of nonorganic failure to thrive. In: Fitzgerald HE, Lester BM, Yogman MW, eds. Theory and research of behavioral pediatrics. New York: Plenum Press; 1991:19–59.

Emde, RN, Gaensbauer, TJ, Harmon RJ. Emotional expression in infancy: A biobehavioral study. Psychol Issues. 1976;10, Monograph No. 37.

Emde RN, Bingham RD, Harmon RJ. Classification and the diagnostic process in infancy. In: Zeanah C, ed. Handbook of infant mental health. New York: The Guilford Press; 1993.

Esser G, Dinter R, Jörg M, Rose F, Villalba P, Laucht M, Schmidt MH. Bedeutung und Determinanten der frühen Mutter-Kind-Beziehung. Zeitschrift für psychosomatische Medizin. 1993;39:246–64.

Esser G, Laucht M, Schmidt MH. Der Einfluß von Risikofaktoren und der Mutter-Kind-Interaktion im Säuglingsalter auf die seelische Gesundheit des Vorschulkindes. Kindheit und Entwicklung. 1995;4:33–42.

Fegert JM, Schulz J, Bergmann R, Tacke U, Bergmann KE, Wahn U. Schlafverhalten in den ersten drei Lebensjahren. Prax Kinderpsychol Kinderpsychiat. 1997;46:69–91.

Ferber R. Sleeplessness, night awakening, and night crying in the infant and toddler. Pediat Review. 1987;9:69–82.

Fraiberg S, Adelson E, Shapiro V. Ghosts in the nursery: A psychoanalytic approach to the problem of impaired infant-mother relationships. J Am Acad Child Psychiat. 1975;14:387–422.

Frodi A. When empathy fails: Aversive infant crying and child abuse. In: Lester BM, Boukydis CF, eds. Infant Crying: Theoretical and Research Perspectives. New York: Plenum; 1985.

Greenspan SI, Wieder S. Regulatory disorders. In: Zeanah C, ed. Handbook of infant mental health. New York: The Guilford Press; 1993.

Von Hofacker N, Jacubeit T, Malinowski M, Papoušek M. Diagnostik von Beeinträchtigungen der Mutter-Kind-Beziehung bei frühkindlichen Störungen der Verhaltensregulation. Kindh Entwickl. 1996;5:160–7.

Von Hofacker N. Frühkindliche Störungen der Verhaltensregulation und der Eltern-Kind-Beziehungen. Zur differentiellen Diagnostik und Therapie psychosomatischer Probleme im Säuglingsalter. In: von Klitzing K, ed. Psychotherapie in der frühen Kindheit. Göttingen: Vandenhoeck und Ruprecht; 1998.

Von Hofacker N, Papoušek M. Disorders of excessive crying, feeding and sleeping: The Munich Interdisciplinary Research and Intervention Program. Inf Ment Health J. 1998;19:180–201.

Von Hofacker N, Papoušek M, Jacubeit T, Malinowski M. Rätsel der Säuglingskoliken: Ergebnisse, Erfahrungen und therapeutische Interventionen aus der „Münchner Sprechstunde für Schreibabies“. Monschr Kindheilk. 1999;147:244–53.

Von Hofacker N, Papoušek M, Wurmser H. Fütter- und Gedeihstörungen im Säuglings- und Kleinkindalter. In: Papoušek M, Schieche M, Wurmser H, eds. Regulationsstörungen der frühen Kindheit: Frühe Krisen und Hilfen im Entwicklungskontext der Eltern-Kind-Beziehungen. Bern: Huber; 2004:171–200.

Von Hofacker N, Lehmkuhl U, Resch F, Papoušek M, Barth R, Jacubeit T. Regulationsstörungen im Säuglings- und Kleinkindalter (0–3). Dt. Gesellschaft für Kinder- und Jugendpsychiatrie, Psychosomatik u. Psychotherapie (Hrsg.). Leitlinien zur Diagnostik und Therapie psychischer Störungen im Säuglings-, Kindes- und Jugendalter, 3. Aufl., Köln: Deutscher Ärzteverlag; 2006.

Jacubeit T. „Gespenster“ am Esstisch: Psychodynamische Aspekte in der Behandlung von Fütterstörungen. In: Papoušek M, Schieche M, Wurmser H, eds. Regulationsstörungen der frühen Kindheit: Frühe Krisen und Hilfen im Entwicklungskontext der Eltern-Kind-Beziehungen. Bern: Huber; 2004:263–80.

Jenkins S, Owen C, Bax M, Hart H. Continuities of common problems in preschool children. J Child Psychol Psychiat. 1980;25:75–80.

Jenni OG, Borbély AA, Achermann P. Development of the nocturnal sleep electroencephalogram in human infants. Am J Physiol Regul Integr Comp Physiol. 2004;286:R528–R538.

Kast-Zahn A, Morgenroth H. Jedes Kind kann schlafen lernen. Ratingen: Oberstebrink; 1994.

Largo RG, Hunziker H. A development approach in the management of children with sleep disturbances in the first three years of life. Europ J Ped. 1984;141:698–703.

Largo RH. Die normalen Krisen der kindlichen Entwicklung. Kindh Entw. 1992; 1:72–6.

Largo RH, Benz-Castellano C. Die ganz normalen Krisen – Fit und Misfit im Kleinkindesalter. In: Papoušek M, Schieche M, Wurmser H, eds. Regulationsstörungen der frühen Kindheit: Frühe Krisen und Hilfen im Entwicklungskontext der Eltern-Kind-Beziehungen. Bern: Huber; 2004:17–30.

Laucht M, Esser G, Schmidt MH. Verhaltensauffälligkeiten bei Säuglingen und Kleinkindern: Ein Beitrag zu einer Psychopathologie der frühen Kindheit. Z Kinder Jugendpsychiat. 1992;20:12–21.

Laucht M, Esser G, Schmidt MH. Frühe Mutter-Kind-Beziehung: Risiko- und Schutzfaktor für die Entwicklung von Kindern mit organischen und psychosozialen Risikobelastungen: Ergebnisse einer prospektiven Studie von der Geburt bis zum Schulalter. Vjahrschrift Heilpädagog Nachbargeb. 1998:4.

Laucht M, Schmidt MH, Esser G. Frühkindliche Regulationsprobleme: Vorläufer von Verhaltensauffälligkeiten des späteren Kindesalters? In: Papoušek M, Schieche M, Wurmser H, eds. Regulationsstörungen der frühen Kindheit: Frühe Krisen und Hilfen im Entwicklungskontext der Eltern-Kind-Beziehungen. Bern: Huber; 2004:339–56.

Lehtonen L, Korhonen T, Korvenranta H. Temperament and sleeping patterns in colicky infants during the first year of life. J Dev Behav Ped. 1994;15:416–20.

Lehtonen L, Gormally S, Barr RG. “Clinical pies” for etiology and outcome in infants presenting with early increased crying. In: Barr RG, Hopkins B, Green JA, eds. Crying as a sign, a symptom and a signal. London: Mac Keith Press; 2000:67–95.

Lester BM, Boukydis ZF, Garcia-Coll CT, Hole W, Peucker M. Infantile colic: Acoustic cry characteristics, maternal perception of cry, and temperament. Inf Behav Dev. 1992;15:15–26.

McKenzie SA. Troublesome crying in infants: Effect of advice to reduce stimulation. Arch Dis Childhood. 1991;66:1416–20.

Maxted AE, Dickstein S, Miller-Loncar C, High P, Spritz B, Liu J, Lester BM. Infant colic and maternal depression. Inf Ment Health J. 2005;26:56–68.

Minde K, Popiel K, Leos N, Falkner S, Parker K, Handley-Derry M. The evaluation and treatment of sleep disturbances in young children. J Child Psychol Psychiat. 1993;34:521–33.

Papoušek H, Papoušek M. Intuitive Parenting: A dialectic counterpart to the infant's integrative competence. In: Osofsky JD, ed. Handbook of Infant Development. 2nd ed. New York: Wiley; 1987:669–720.

Papoušek M, Papoušek H. Excessive infant crying and intuitive parental care: Buffering support and its failures in parent-infant interaction. Early Child Develop Care. 1990;65:117–26.

Papoušek M, von Hofacker N, Malinowski M, Jacubeit T, Cosmovici B. Münchner Sprechstunde für Schreibabies. Erste Ergebnisse zur Früherkennung und Prävention von Störungen der Verhaltensregulation und der Eltern-Kind-Beziehungen. Sozialpäd Pädiat. 1994;16:680–6.

Papoušek M, von Hofacker N. Persistent crying and parenting: Search for a butterfly in a dynamic system. Early Develop Parent. 1995;4:209–24.

Papoušek M. Die intuitive elterliche Kompetenz in der vorsprachlichen Kommunikation als Ansatz zur Diagnostik von präverbalen Beziehungsstörungen. Kindh Entwickl. 1996;5:140–6.

Papoušek M, Papoušek H. Infantile colic, state regulation, and interaction with parents: A systems approach. In: Bornstein MH, Genevro J, eds. Child development and behavioral pediatrics: Toward understanding children and health. Hillsdale, NJ: Lawrence Erlbaum; 1996:11–32.

Papoušek M. Das Münchner Modell einer interaktionszentrierten Säuglings-Eltern-Beratung und -Psychotherapie. In: von Klitzing K, ed. Psychotherapie in der frühen Kindheit. Göttingen: Vandenhoeck und Ruprecht; 1998:88–118.

Papoušek M, von Hofacker N. Persistent crying in early infancy: A non-trivial condition of risk for the developing mother-infant relationship. Child: Care, Health Develop. 1998;24:395–424.

Papoušek M. Regulationsstörungen der frühen Kindheit: Entstehungsbedingungen im Kontext der Eltern-Kind-Beziehungen. In: Oerter R, von Hagen C, Röper G, Noam G, eds. Lehrbuch der Klinischen Entwicklungspsychologie. Weinheim: PVU; 1999:148–69.

Papoušek M. Regulationsstörungen der frühen Kindheit: Klinische Evidenz für ein neues diagnostisches Konzept. In: Papoušek M, Schieche M, Wurmser H, eds. Regulationsstörungen der frühen Kindheit: Frühe Krisen und Hilfen im Entwicklungskontext der Eltern-Kind-Beziehungen. Bern: Huber; 2004:77–110.

Papoušek M, von Hofacker N. Klammern, Trotzen, Toben – Störungen der emotionalen Verhaltensregulation des späten Säuglingsalters und Kleinkindalters. In: Papoušek M, Schieche M, Wurmser H, eds. Regulationsstörungen der frühen Kindheit: Frühe Krisen und Hilfen im Entwicklungskontext der Eltern-Kind-Beziehungen. Bern: Huber; 2004:201–32.

Papoušek M, Schieche M, Wurmser H, eds. Regulationsstörungen der frühen Kindheit: Frühe Krisen und Hilfen im Entwicklungskontext der Eltern-Kind-Beziehungen. Bern: Huber; 2004.

Papoušek M. Frühkindliche Regulationsstörungen. In: Mattejat F, ed. Verhaltenstherapie mit Kindern und Jugendlichen und ihren Familien. München: CIP Medien; 2006:407–20.

Ramsay M, Gisel E, Boutry M. Non-organic failure to thrive: Growth failure secondary to feeding-skills disorder. Develop Med Child Neurol. 1993; 35:285–97.

Rautava P, Lehtonen L, Helenius H, Sillanpää M. Infantile colic: Child and family three years later. Pediatrics. 1995;96:43–7.

Richman N. A community survey of characteristics of one- to two-year-olds with sleep disruptions. J Am Acad Child Psychiat. 1981;20:281–91

Richman N, Douglas J, Hunt H, Lansdown R, Levere R. Behavioural methods in the treatment of sleep disorders. A pilot study. J Child Psychol Psychiat. 1985;26:581–90.

Robert-Tissot C, Cramer B, Stern D, Serpa SR, Bachmann JP, Palacio-Esposa D, Knauer D, De Muralt M, Merney, C, Mediguren, G. Outcome evaluation in brief mother-infant psychotherapies: 75 cases. Inf Ment Health J. 1996;17:97–114.

Rothbart MK, Derryberry D, Posner MI. A psychobiological approach to the development of temperament. In: Bates JE, Wachs TD, eds. Temperament: Individual differences at the interface of biology and behavior. Washington: American Psychological Association; 1994;83–116.

Sarimski K. Evaluation verhaltenstherapeutischer Interventionen bei Schrei-, Schlaf- und Fütterstörungen. In: Papoušek M, Schieche M, Wurmser H, eds. Regulationsstörungen der frühen Kindheit: Frühe Risiken und Hilfen im Entwicklungskontext der Eltern-Kind-Beziehungen. Bern: Huber; 2004:233–48.

Schieche M, Rupprecht C, Papoušek M. Schlafstörungen: Aktuelle Ergebnisse und klinische Erfahrungen. In: Papoušek M, Schieche M, Wurmser H, eds. Regulationsstörungen der frühen Kindheit: Frühe Risiken und Hilfen im Entwicklungskontext der Eltern-Kind-Beziehungen. Bern: Huber; 2004:145–71.

Skuse D, Wolke D, Reilly S, Chan I. Failure to thrive in human infants: The significance of maternal wellbeing and behaviour. In: Price C, Martin RP, Skuse D, eds. Motherhood in human and nonhuman primates: Biosocial determinants. Basel: Karger; 1995:162–70.

Stern DN. Die Mutterschaftskonstellation. Stuttgart: Klett-Cotta; 1998.

St. James-Roberts I, Halil T. Infant crying patterns in the first year: Normative and clinical findings. J Child Psychol Psychiat. 1991;32:951–68.

St. James-Roberts I, Harris G, Messer D, eds. Infant crying, feeding and sleeping: Development, problems and treatments. New York: Harvester/Wheatsheaf; 1993.

St. James-Roberts I, Conroy S, Wilsher C. Stability and outcome of persistent crying. Infant Behav Develop. 1998;21:411–36.

St. James-Roberts I. Infant crying and its impact on parents. In: Barr RG, St. James-Roberts I, Keefe MR, eds. New evidence on unexplained early infant crying: It's origins, nature and management. Johnson and Johnson Consumer Companies, Inc.: Johnson and Johnson Pediatric Round Table Series. 2001:5–24.

Taubman B. Parental counseling compared with elimination of cow's milk or soy milk protein for the treatment of infant colic syndrome: A randomized trial. Pediatrics. 1988;81:756–60.

Thomas A, Chess S. Temperament and development. New York: Bruner and Mazel; 1977.

Wessel MA, Cobb JC, Jackson EB, Harris GS, Detwiler AC. Paroxysmal fussing in infancy, sometimes called "colic". Pediatrics. 1954;14:421–34.

Wolff PH. The development of behavioral states and the expression of emotions in early infancy: New proposals for investigation. Chicago, London: The University of Chicago Press; 1987.

Wolke D, Meyer R, Ohrt B, Riegel K. Häufigkeit und Persistenz von Ein- und Durchschlafproblemen im Vorschulalter: Ergebnisse einer prospektiven Untersuchung an einer repräsentativen Stichprobe in Bayern. Prax Kinderpsychol Kinderpsychiat. 1994;43:331–9.

Wolke D, Meyer R, Ohrt B, Riegel K. Co-morbidity of crying and feeding problems with sleeping problems in infancy: Concurrent and predictive associations. Early Develop Parent. 1995;4:191–208.

Wolke D. Interventionen bei Regulationsstörungen. In: Oerter R, von Hagen C, Röper G, Noam G, eds. Lehrbuch der klinischen Entwicklungspsychologie. Weinheim: Beltz; 1999:350–80.

Wolke D, Schulz J, Meyer R. Entwicklungslangzeitfolgen bei ehemaligen, sehr unreifen Frühgeborenen. Monatsschr Kinderheilk. 2001;149(suppl.):553–61.

Wolke D, Rizzo P, Woods S. Persistent infant crying and hyperactivity problems in middle childhood. Pediatrics. 2002;109:1054–60.

Wolke D. Frühkindliche Regulationsstörungen und ihre Langzeitfolgen. Kinderärztl Prax. 2006;77:11–7.

Wollwerth R, Papoušek M. Das Münchner Konzept einer kommunikationszentrierten Eltern-Säugling-/Kleinkind-Beratung und -Psychotherapie. In: Papoušek M, Schieche M, Wurmser H, eds. Regulationsstörungen der frühen Kindheit. Frühe Risiken und Hilfen im Entwicklungskontext der Eltern-Kind-Beziehungen. Bern: Huber; 2004:281–309.

Wurmser H, Laubereau B, Hermann M, Papoušek M, von Kries R. Excessive infant crying: Often not confined to the first 3 months of age. Early Human Develop. 2001;64:1–6.

Wurmser H, Papoušek M. Zahlen und Fakten zu frühkindlichen Regulationsstörungen: Datenbasis aus der Münchner Spezialambulanz. In: Papoušek M, Schieche M, Wurmser H, eds. Regulationsstörungen der frühen Kindheit: Frühe Risiken und Hilfen im Entwicklungskontext der Eltern-Kind-Beziehungen. Bern: Huber; 2004:49–76.

Wurmser H, Papoušek M, von Hofacker N. Langzeitrisiken persistierenden exzessiven Säuglingsschreiens. In: Papoušek M, Schieche M, Wurmser H, eds. Regulationsstörungen der frühen Kindheit: Frühe Risiken und Hilfen im Entwicklungskontext der Eltern-Kind-Beziehungen. Bern: Huber; 2004:311–38.

Wurmser H. Einfluss der pränatalen Stressbelastung der Mutter auf die kindliche Verhaltensregulation im ersten Lebensjahr. In: Brisch KH, Hellbrügge T, eds. Die Anfänge der Eltern-Kind-Bindung. Stuttgart: Klett-Cotta; 2007;129–56.

Zentner MR. Die Wiederentdeckung des Temperaments. Frankfurt: Fischer; 1998.

Zero-to-Three: Diagnostic Classification of Mental Health and Developmental Disorders of Infancy and Early Childhood – Revised Edition (DC:0–3R). Washington, DC: Zero-to-Three Press; 2005.

Ziegler M, Wollwerth R, Papoušek M. Exzessives Schreien im frühen Säuglingsalter. In: Papoušek M, Schieche M, Wurmser H, eds. Regulationsstörungen der frühen Kindheit. Frühe Risiken und Hilfen im Entwicklungskontext der Eltern-Kind-Beziehungen. Bern: Huber; 2004:111–44.

Prüfungsfragen

1. Welche Faktoren tragen zur Genese des exzessiven Schreiens im frühen Säuglingsalter bei?
2. Welche Charakteristika haben die sog. 3-Monats-Koliken und Schlaf- und Fütterstörungen gemeinsam?
3. Worin unterscheiden sich Störungen des Säuglingsalters von Störungen des späteren Kindesalters?
4. Was gehört zur Symptomatologie des exzessiven Säuglingsschreiens?
5. Unter welchen Bedingungen wird exzessives Schreien zum Risikofaktor für die seelische Gesundheit des Kindes?
6. Was sind die Hauptursachen von Schlafstörungen im Säuglingsalter?
7. Wo setzt die Behandlung des exzessiven Säuglingsschreiens an?
8. Mit welchen zusätzlichen Verhaltensstörungen ist bei Schlafstörungen des Säuglingsalters zu rechnen?
9. Was versteht man unter „intuitiver elterlicher Kompetenz“?
10. Welche elterlichen Faktoren spielen in der Genese von Fütter- und Gedeihstörungen eine Rolle?
11. Welche Bedingungen erfordern ein gestuftes Vorgehen bei der Behandlung von Schlafstörungen?
12. Welche Grundregeln haben sich in der Behandlung von Fütter- und Gedeihstörungen bewährt?
13. Welche Rolle spielt die frühe Kommunikation zwischen Eltern und Kind in der Entwicklungspsychopathologie von Verhaltensstörungen des Vorschulalters?

10 Störungen des Kleinkind- und Vorschulalters

M. Laucht

Fallvignette

Symptomatik mit 2 Jahren

Als Kleinkind war Thomas sehr lebhaft und umtriebig, er kletterte auf alle für ihn erreichbaren Möbelstücke, war dabei waghalsig und furchtlos. Seine Aufmerksamkeit wechselte schnell von einer Beschäftigung zur nächsten, er hatte keine Ausdauer, ruhige Spiele waren ihm nicht möglich. Auch nachts beschäftigte er seine Eltern. Er wurde jede Nacht wach und verlangte Zuwendung. Die Essenssituation gestaltete sich schwierig, weil Thomas nicht sitzen bleiben konnte und sehr unregelmäßig Nahrung zu sich nahm. Gegenüber den Eltern war er häufig trotzig, er schrie laut und warf mit Gegenständen, er hielt sich nicht an Verbote und machte immer genau das, was er nicht tun sollte, und beharrte hartnäckig auf seinem Willen. Trennungen von den Eltern tolerierte er nur nach „großem Theater“. Mit seiner jüngeren Schwester (sechs Monate) ging er grob, aber nicht offen aggressiv um. Im Kontakt mit anderen Kindern gab es häufig Streit, weil Thomas Spielsachen wegnahm und sich mit körperlicher Aggressivität (Schlagen, Umstoßen) durchsetzte.

Anamnese

Thomas kam durch Notsectio vor der 32. SSW zur Welt. In der Postnatalzeit traten mehrere Komplikationen auf (Atemschwäche, Herzfunktionsstörung, Neugeborenen-Sepsis). Nach der Entlassung aus der Neonatalogie entwickelte sich Thomas positiv. Mit drei Monaten entsprach sein motorischer, geistiger und sozialer Entwicklungsstand der Altersnorm. Wegen weiter bestehender neurologischer Auffälligkeiten (Hypotonie der Bein- und Hypertonie der Rumpfmuskulatur) wurde er fünf Monate krankengymnastisch (nach Vojta) behandelt. Als Säugling verhielt sich Thomas im Kontakt aufgeschlossen und freundlich. In der Untersuchungssituation mit drei Monaten fiel er durch vermehrte motorische Unruhe auf. Die Eltern klagten über häufige Verdauungs- und Schlafprobleme (Thomas wachte mehrmals nachts auf und musste beruhigt werden). Mit zwei Jahren war er neurologisch unauffällig und in seinen motorischen, kognitiven und sprachlichen Fähigkeiten altersgemäß entwickelt.

Thomas war das erste Kind seiner Eltern. Seine Ankunft kam etwas überraschend, da die Partnerschaft erst kurze Zeit bestand. Die Eltern heirateten in der Schwangerschaft. Der Vater war als Jugendlicher durch mehrere Verkehrsdelikte, kleinere kriminelle Handlungen und durch Suizidversuche auffällig geworden. Er litt unter Alkoholproblemen. Die Mutter war in ihrem psychischen Erleben eher oberflächlich und labil, neigte zur Dramatisierung und zur Selbstdarstellung. Als Thomas zwei Jahre alt war, hatte sich die Beziehung der Eltern deutlich verschlechtert. Viele fruchtlose Auseinandersetzungen vergifteten das Klima, häufiger lauter Streit war an der Tagesordnung. Beide Eltern gingen sehr verwöhnend mit ihrem Sohn um. Seinem expansiven Verhalten setzten sie wenig entgegen. Grenzen konnten sie nicht konsistent durchhalten. Meistens verhielten sich die Eltern großzügig und gewähren lassend, nur in einigen wenigen Situationen gaben sie sich kompromisslos.

Verlauf bis ins Schulalter

Im Vorschulalter hatten sich die Verhaltensprobleme von Thomas verfestigt. Es zeigte sich eine ausgeprägte hyperkinetische Symptomatik mit Aufmerksamkeitsschwäche, Überaktivität und Impulsivität. Auch das nächtliche Durchschlafen und die Essenssituation waren weiterhin mit Schwierigkeiten verbunden. Verstärkt hatte sich das oppositionelle Verhalten, so dass Thomas nur sehr schwer durch die Eltern zu lenken war. Auch gegenüber seiner Schwester verhielt er sich vermehrt aggressiv. Im Kindergarten

fiel er durch Impulsivität, mangelnde Eigensteuerung und durch Streitlust auf.
Mit viereinhalb Jahren nässte Thomas noch ein. Die motorische Entwicklung war altersgemäß, und seine kognitiven Leistungen lagen im Normalbereich. Auffällig waren leichte Artikulationsprobleme und Störungen der visuomotorischen Koordination. Das elterliche Erziehungsverhalten war vonseiten der Mutter unverändert durch großzügiges Gewährenlassen und unwirksame Reglementierungen gekennzeichnet. Der Vater hatte sich inzwischen weitgehend aus der Erziehungsverantwortung zurückgezogen.
Als mit fast sechs Jahren die Einschulung bevorstand, gaben die Eltern dem Drängen des Kindergartens nach und stellten Thomas zur Behandlung vor. Während einer 1-jährigen verhaltenstherapeutischen Intervention gelang es jedoch nicht, eine entscheidende Verbesserung der Symptomatik zu erreichen. Als hinderlich erwies sich dabei die mangelnde Kooperation der Eltern, denen es meist nicht möglich war, vereinbarte Maßnahmen konsequent durchzuhalten.
Mit acht Jahren wurde die Diagnose einer „hyperkinetischen Störung des Sozialverhaltens" gestellt. Neben einer ausgeprägten hyperkinetischen Symptomatik fiel Thomas durch vermehrte dissoziale Verhaltensprobleme auf, die sich als Aggressivität gegenüber Mitschülern, Disziplinprobleme in der Schule, häufiges Lügen, Stehlen und destruktive Handlungen zeigten. Seine Leistungen in der ersten Schulklasse waren noch befriedigend, in Tests zur Erfassung von Rechtschreib- und Lesefertigkeiten schnitt er jedoch unterdurchschnittlich ab. Wegen der Schwere der Störung, der ungünstigen Prognose und dem wenig veränderungsfähigen familiären Umfeld wurde nunmehr eine stationäre Behandlung eingeleitet. Während eines 3-monatigen Aufenthaltes wurde eine Stimulanzientherapie begonnen und versucht, mithilfe verhaltenstherapeutischer Techniken die dissoziale Symptomatik abzubauen. Als weiterhin schwierig erwies sich die Übertragung entsprechender Maßnahmen auf das häusliche Umfeld. Dies gelang auch in einer anschließenden ambulanten Behandlung nur unzureichend, so dass die hyperkinetische Symptomatik durch die Stimulanzientherapie zwar gebessert werden konnte, die dissozialen Auffälligkeiten aber im Wesentlichen unverändert bis zum Ende des Katamnesezeitraums (frühe Adoleszenz) persistierten.

Einleitung

Im Kleinkind- und Vorschulalter werden die Grundlagen für die Persönlichkeitsentwicklung des Kindes gelegt. Im Altersabschnitt von zwei bis fünf Jahren löst sich das Kind aus der engen Abhängigkeit von den ersten Bezugspersonen und erweitert seine Erfahrungswelt über die Grenzen der Familie hinaus bis hin zu Kindergarten und Schule. Zu den wichtigen *Errungenschaften* dieser Entwicklungsphase zählen

1. die Anfänge selbstständigen Verhaltens,
2. die Ausbildung des Selbstkonzepts,
3. der Erwerb der Fähigkeit zur Impulskontrolle und Selbststeuerung,
4. die Entstehung erster Norm- und Moralvorstellungen,
5. die Entwicklung sozialer Rollenkonzepte (Geschlechtsrolle, Rolle als Mitglied der Familie und der Gleichaltrigengruppe).

Die Auseinandersetzung mit diesen *Entwicklungsaufgaben* und die jeweils individuellen Bewältigungsformen bilden die „Leitthemen" für die charakteristischen Probleme und Störungen der psychischen Entwicklung von Klein- und Vorschulkindern. Dass diese Lebensphase, insbesondere der Übergang zum Kleinkindalter, nicht nur den Kindern, sondern auch den Eltern große Anpassungsleistungen abverlangt, lässt sich an Bezeichnungen wie „*Trotzalter*" oder „*terrible twos*" ablesen, mit denen dieser Entwicklungsabschnitt in der einschlägigen Literatur häufig umschrieben wird. Auf der weiten Verbreitung von „Erziehungsproblemen" in dieser Entwicklungsperiode gründet sich die lange Zeit gültige Lehrmeinung, dass psychische Probleme des Klein- und Vorschulkindes ohne klinische und prognostische Bedeutung seien und im weiteren Verlauf der Entwicklung spontan remittieren würden. Erst die Ergebnisse neuerer wissenschaftlicher Untersuchungen haben inzwischen zu einem Umdenken geführt. Sie haben deutlich gemacht, dass sich psychische Auffälligkeiten von 2–5-Jährigen in ihrer Persistenz nur wenig von den Auffälligkeiten älterer Kinder unterscheiden und sich die Anfänge vieler Störungen bei Schulkindern, Jugendlichen und Erwachsenen bis in die frühe Kindheit zurückverfolgen lassen.

Erscheinungsformen

Psychische Auffälligkeiten des Kleinkind- und Vorschulalters werden mit den international gebräuchlichen Klassifikationssystemen psychischer Störungen ICD-10 und DSM-IV nur unzureichend erfasst. In diesen Manualen sind lediglich einige wenige, zumeist schwerwiegende und selten auftretende Krankheitsbilder der frühen Kindheit aufgeführt. Für andere, schon im Vorschulalter beginnende Störungen wie z. B. hyperkinetische oder depressive Störungen, fehlen altersspezifische Diagnosekriterien, so dass bei ihrer Einschätzung die gleichen Maßstäbe angelegt werden müssen wie für ältere Kinder. Werden entwicklungsspezifische Ausprägungen des Erscheinungsbildes einer Störung außer Acht gelassen, sind jedoch diagnostische Fehlentscheidungen unvermeidlich.

Zur Beseitigung dieser Mängel und zur Verbesserung der Frühdiagnostik wurden in jüngster Zeit verstärkte Anstrengungen unternommen. Eine Arbeitsgruppe der amerikanischen Gesellschaft für Kinder- und Jugendpsychiatrie hat Diagnosekriterien für die frühe Kindheit formuliert, mit denen eine altersspezifische Adaptation an das bestehende DSM-IV System erreicht werden soll (*Research Diagnostic Criteria – Preschool Age RDC-PA*, Task Force RDC-PA 2002). So wurden u. a. Kriterien für die Vorschuldiagnose einer Aufmerksamkeitsdefizit-/Hyperaktivitätsstörung (ADHS), von oppositionellen und Sozialverhaltensstörungen sowie von depressiven und Angststörungen ausgearbeitet. Die Autoren betonen die Verwendung dieser Kriterien in Forschungsstudien. Eine Bewährung in der Praxis steht noch aus. Einen anderen Weg beschritt die Arbeitsgruppe *„Zero-to-Three"*, die mit der *„Diagnostic Classification 0–3"* (revidierte Version DC:0–3R, Zero-to-Three 2005) ein multiaxiales Klassifikationsschema vorgelegt hat, das speziell für Störungen der psychischen Entwicklung in den ersten drei Lebensjahren und als Ergänzung zur DSM konzipiert wurde. Die Reliabilität und Validität der in diesem Katalog beschriebenen sieben Achse I Störungskategorien gilt jedoch als unzureichend gesichert (Dunst et al. 2006).

Die im Folgenden getroffene Auswahl psychischer Auffälligkeiten des Klein- und Vorschulkindes beruht zum einen auf der entwicklungspsychopathologischen Vorstellung, dass zwischen normaler und gestörter Entwicklung wie auch beim Übergang von einer Entwicklungsperiode in die andere Kontinuität besteht. Zum anderen gingen auch die Ergebnisse epidemiologischer Studien zur Häufigkeit und zum Verlauf psychischer Auffälligkeiten in der frühen Kindheit ein, aus denen sich Schlussfolgerungen über die klinische Relevanz einzelner Störungsbilder ableiten lassen. Drei Hauptgruppen von Störungen können danach unterschieden werden: Verhaltensauffälligkeiten, emotionale Auffälligkeiten und umschriebene Auffälligkeiten.

Verhaltensauffälligkeiten

Verhaltensprobleme machen die größte Gruppe psychischer Auffälligkeiten des Kleinkind- und Vorschulalters aus. Zu den typischen Schwierigkeiten zählen oppositionelles Verhalten mit Trotz- und Wutanfällen, aggressives und destruktives Verhalten im Kontakt mit Gleichaltrigen sowie ausgeprägte motorische Unruhe, Impulsivität und Ablenkbarkeit. Die häufigsten elterlichen Klagen beziehen sich auf *oppositionelle* Verhaltensprobleme des Kindes, die von heftigen Konflikten mit den Eltern begleitet sind. Das Kind weigert sich beharrlich, elterlichen Anforderungen nachzukommen und die von den Eltern gesetzten Grenzen (Verbote und Regeln) zu akzeptieren und einzuhalten. Bei Kleinkindern geht oppositionelles Verhalten oft mit heftigen Wutausbrüchen und mit sichtbaren körperlichen Reaktionen einher (Um-sich-Schlagen, Sich-auf-den-Boden-Werfen). Die im Alter zwischen zwei und vier Jahren ihren Höhepunkt erreichenden Trotzanfälle sind Ausdruck der in dieser Zeit beginnenden Selbstständigkeitsentwicklung des Kindes und nehmen danach typischerweise in ihrer Häufigkeit deutlich ab. Problematische Formen oppositionellen Verhaltens zeichnen sich dadurch aus, dass sie die Alltagskontakte zu den Bezugspersonen beherrschen, durch restriktive Erziehungsmaßnahmen (im Rahmen sog. *koersiver Interaktionsmuster*, bei denen Eltern und Kind in einen „Teufelskreis" geraten, s. auch unter Abschnitt „Genese") verstärkt und auf andere soziale Kontexte (z. B. Kindergarten) generalisiert werden.

Auch die verschiedenen Formen *aggressiven* Verhaltens gehören zu den entwicklungsspezifischen Auffälligkeiten, die in der Altersperiode zwischen zwei und fünf Jahren gehäuft auftreten. In ihrer Zunahme schlägt sich die gestiegene Bereitschaft und Fähigkeit zur Kontaktaufnahme und Interaktion mit anderen Kindern nieder, die auch die Zahl der Konflikte anwachsen lässt. In der Auseinandersetzung mit Gleichaltrigen lernt das Kind, eigene Bedürfnisse zu artikulieren und mit denjenigen anderer abzustimmen. Dieser Lernprozess kann durch regelmäßigen Kontakt mit Gleichaltrigen (Besuch des Kindergartens) gefördert werden. Das Arsenal aggressiver Verhaltensmuster umfasst zu Beginn des Kleinkindalters vor allem die verschiedenen Spielarten körperlicher Aggressivität wie Beißen, Kratzen, Schlagen und Umstoßen; im weiteren Verlauf der Entwicklung kommen verbale Aggressionen wie Schimpfen oder Drohen hinzu. Typische Auslöser für aggressive Auseinandersetzungen im Kleinkindalter sind Konflikte um die Verfügung über begehrte Spielobjekte.

Die Häufigkeit aggressiven Verhaltens weist eine beträchtliche interindividuelle Variabilität auf. Eine bedeutsame Rolle spielen dabei sowohl geschlechtsspezifische Faktoren (Jungen verhalten sich weitaus aggressiver) als auch die kindlichen Erfahrungen mit Konfliktlösungen im Elternhaus. Bereits im Vorschulalter werden Kinder, die sich vermehrt aggressiv in Szene setzen, von Gleichaltrigen abgelehnt und im Kontakt gemieden. Auf diese Weise entsteht ein Teufelskreis, der ein aggressives Kind in seiner Entwicklung sozialer Kompetenzen zunehmend in Rückstand geraten lässt.

Eine weitere Gruppe von Auffälligkeiten, die von Eltern und Erzieherinnen häufig im Zusammenhang mit den oben beschriebenen Verhaltensproblemen beobachtet werden, bezieht sich auf Verhaltensweisen, die als Symptome einer Aufmerksamkeitsdefizit-/Hyperaktivitätsstörung (ADHS) bzw. eines Hyperkinetischen Syndroms (HKS) gelten: eine verstärkte *motorische Unruhe*, vermehrte *Impulsivität* und erhöhte *Ablenkbarkeit*. Auch sie sind im Kleinkindalter zunächst einmal als Ausdruck der in diesem Alter wachsenden Mobilität und dem damit verbundenen steigenden Explorationsdrang des Kindes zu verstehen. Eine Abgrenzung zwischen einem „normalen“ und einem „pathologischen“ Aktivitätsniveau ist deshalb häufig schwierig vorzunehmen. Allerdings gilt auch hier, dass eine übermäßige, das in dieser Altersgruppe normalerweise zu erwartende Maß überschreitende Aktivität und Unaufmerksamkeit eine erhebliche Gefährdung für eine spätere Fehlentwicklung darstellen. So wird heute einvernehmlich gesehen, dass eine ADHS bzw. ein HKS, deren Vollbild sich erst im Grundschulalter manifestiert, bereits im Vorschulalter diagnostiziert werden kann (s. dazu das Fallbeispiel). Soll die Gefährdung eines Kindes im Hinblick auf die Entstehung einer hyperkinetischen Symptomatik eingeschätzt werden, sind neben der Intensität der beobachteten Auffälligkeiten auch ihre Pervasivität (Anzahl der betroffenen Kontexte) und ihre Komorbidität zu berücksichtigen (Häufigkeit des Zusammenvorkommens mit anderen, vor allem mit den oben dargestellten Verhaltensproblemen).

Emotionale Auffälligkeiten

An zweiter Stelle der Häufigkeitsskala stehen emotionale Auffälligkeiten bei den 2–5-Jährigen. Dabei nehmen kindliche Ängste eine wichtige Rolle ein. Regelmäßige Klagen der Eltern beziehen sich auf *Trennungsängste*, die an Häufigkeit, Intensität und Dauer über das für das jeweilige Alter zu erwartende Maß hinausgehen. Trennungsängstliche Kinder reagieren auf Situationen, die eine Isolation von ihrer Bezugsperson erfordern (Babysitting, Kindergartenbesuch), mit heftigem Schreien, Weinen und Anklammern, so dass eine Trennung häufig überhaupt nicht oder nur nach langen Auseinandersetzungen möglich ist. Auch das abendliche Zubettgehen und das nächtliche Alleinschlafen lassen sich den Trennungssituationen zurechnen. Deshalb können die bei Klein- und Vorschulkindern häufigen Schlafprobleme (s. u.) in vielen Fällen als spezifische Ausprägungen einer kindlichen Trennungsangst angesehen werden. Das Auftreten von Angst in Trennungssituationen ist eine typische entwicklungsspezifische Reaktion im Säuglings- und Kleinkindalter, die erstmals zwischen sechs und acht Monaten beobachtet wird („Fremdeln“), ihren Häufigkeitsgipfel mit 18 Monaten erreicht und danach bis zum Alter von drei Jahren deutlich abnimmt. Auffällige Formen von Trennungsangst unterscheiden sich von „normalen“ Ausprägungen sowohl durch ihre über die typische Altersstufe hinausgehende Dauer als auch durch die damit verknüpften sozialen Beeinträchtigungen (z. B. kein Kindergartenbesuch, starke Bindung der Bezugspersonen, heftige Auseinandersetzungen).

Eine Reihe weiterer *objekt- und situationsgebundener Ängste* tritt typischerweise im Kleinkind- und Vorschulalter auf. In ihnen spiegelt sich die fortschreitende Differenzierung der kognitiven Entwicklung des Kindes wider. So fürchten sich 2-Jährige vermehrt vor konkreten Objekten (Tiere), während bei den 3–5-Jährigen Ängste vor imaginären Gefahren im Vordergrund stehen (Angst vor Fantasiegestalten oder vor Dunkelheit). Angst als Gefahrensignal und als Vermeidungsreaktion gegenüber Bedrohung besitzt eine sinnvolle biologische Funktion. Sie bildet eine wichtige Basis für die emotionale Entwicklung des Kindes und ermöglicht den Erwerb grundlegender Fähigkeiten zur Bewältigung von Belastungssituationen. Wenn kindliche Ängste jedoch über einen längeren Zeitraum persistieren, sich auf für die jeweilige Entwicklungsphase atypische Objekte und Situationen beziehen oder so ausgeprägt sind, dass sie mit deutlichen sozialen Einschränkungen einhergehen (starkes Vermeidungsverhalten, unkontrollierbare Furchtreaktionen), wird man eine pathologische Ausprägung (Phobie) diagnostizieren.

Eine weitere Gruppe kindlicher Ängste betrifft *soziale* Situationen. Dabei ist die Bereitschaft und Fähigkeit des Kindes beeinträchtigt, Kontakt zu Gleichaltrigen oder Erwachsenen aufzunehmen. Kontaktängstliche Kinder meiden den Umgang mit fremden Personen, sind scheu und gehemmt in unvertrauten Situationen und isolieren sich in der Gruppe von Gleichaltrigen. Zumeist besteht eine enge Bindung an vertraute Personen, zu denen sich sozial ängstliche Kinder bei Konflikten Schutz suchend zurückziehen. In extremer Ausprägung ist die Kontaktverweigerung von einer Sprechverweigerung (Mutismus) begleitet. Ein gewisses Maß an Besorgnis und Unsicherheit gegenüber fremden Personen und neuen Situationen ist während der gesamten frühen Kindheit normal. Auffällig sind allein diejenigen Formen kontaktängstlichen Verhaltens, die zu erheblichen sozialen Beeinträchtigungen führen (soziale Isolierung in der Gruppe Gleichaltriger, häufig Opfer aggressiver Handlungen, ausgeprägte Unselbstständigkeit).

Ähnlich wie ältere Kinder und Erwachsene zeigen Klein- und Vorschulkinder klinische Zeichen einer *Depression*. Sie ist durch die typischen Symptome wie Traurigkeit, Irritierbarkeit oder Anhedonie gekennzeichnet, aber auch durch begleitende vegetative Auffälligkeiten wie Schlaf- oder Essstörungen. Die Diagnose einer depressiven Störung in dieser Entwicklungsphase galt lange Zeit als umstritten. Neuere Studien haben jedoch zahlreiche Belege dafür geliefert, dass depressive Symptome und Störungen gemäß den Kriterien der DSM auch bei Vorschulkindern diagnostiziert werden können (vgl. Luby et al. 2003). Nach Ergebnissen verschiedener Studien erfüllen bis zu 2% aller Kinder im Vorschulalter die Kriterien einer Major Depression nach DSM-IV (Egger u. Angold 2006).

Umschriebene Auffälligkeiten

Zu den – aus der Sicht der Eltern – häufigsten Problemen der ersten Lebensjahre gehören kindliche *Schlafstörungen*. Als schwierig beschrieben werden dabei sowohl das Zubettgehen und Einschlafen als auch das nächtliche Alleinsein und Durchschlafen. Unter einer Einschlafstörung versteht man häufige Konflikte beim abendlichen Zubettgehen, verbunden mit Weinen und mehrmaligem Verlassen des Bettes durch das Kind, sowie regelmäßiges Einschlafen im Elternbett. Eine Durchschlafstörung liegt vor, wenn das Kind regelmäßig nachts aufwacht und dies zu einer Störung der Eltern führt (nächtliches Weinen, Schlafen im Elternbett). Schlafprobleme spiegeln alterstypische Anpassungsprozesse an biologische und soziale Regulationsvorgänge wider (Schlaf-Wach-Rhythmus, familiäre Abläufe). Sie stehen meist in engem Zusammenhang mit erzieherischem Fehlverhalten der Eltern, das die Entstehung und die Aufrechterhaltung des problematischen Schlafverhaltens des Kindes begünstigt. In vielen Fällen bestehen Schlafprobleme auch im Rahmen einer umfassenderen Symptomatik, zumeist einer kindlichen Trennungsangst oder einer oppositionellen Störung. Eine weitere Gruppe von Durchschlafstörungen, die insgesamt selten, im Vorschulalter aber vermehrt auftreten und oft dramatisch ablaufen, stellen Alpträume (mit ausgeprägter Angstthematik) und Pavor nocturnus dar (panikartiges Aufwachen in Verbindung mit starker autonomer Erregung).

Essstörungen manifestieren sich im Kleinkind- und Vorschulalter durch Nahrungsverweigerung und durch extrem wählerisches Essen. Dabei wird die Essenssituation von Eltern und Kind als hochgradig konflikthaft erlebt. Die essgestörten Kinder verhalten sich während des Essens häufig gereizt oder apathisch zurückgezogen, während sich die Eltern durch die Verweigerungshaltung des Kindes abgelehnt und gekränkt fühlen. In vielen Fällen sind Essstörungen deshalb von Störungen der Eltern-Kind-Beziehung begleitet, die auch außerhalb der Essenssituation bestehen, so z.B.

im Rahmen einer oppositionellen Problematik. Da Essprobleme geringeren Ausmaßes in der frühen Kindheit weit verbreitet sind, wird man erst dann von einer Störung sprechen, wenn sie mit einer kontinuierlich unzureichenden Nahrungsaufnahme (ausbleibende Gewichtszunahme bzw. Gewichtsverlust) verbunden sind bzw. zu einer erheblichen, den Alltag beherrschenden Konfliktbelastung der Familie führen. Weitere Formen von Essstörungen des Kleinkindalters, die vergleichsweise selten und zumeist bei deutlich entwicklungsverzögerten Kindern vorkommen, sind *Pica*, das regelmäßige Essen von ungenießbaren Substanzen wie z.B. Schmutz oder Haare, und *Rumination*, das wiederholte Heraufwürgen und Wiederkäuen der Nahrung. Bei allen genannten Essstörungen muss eine organische Erkrankung als Ursache ausgeschlossen werden.

Störungen der Ausscheidung werden ab dem Erreichen eines Alters von vier Jahren (*Einkoten*) bzw. von fünf Jahren (*Einnässen*) diagnostiziert. Dabei ist zu berücksichtigen, dass der Erwerb der Kontrolle über die Ausscheidungsfunktionen eine hohe interindividuelle Variabilität aufweist. Vielen Kindern gelingt bereits im Verlauf des dritten Lebensjahres (in dem die Sauberkeitserziehung üblicherweise forciert wird) eine zufriedenstellende Stuhl- und Blasenkontrolle; bis zum Alter von vier Jahren haben die meisten Kinder diese Stufe der Selbstständigkeitsentwicklung erreicht. Dabei zeigt sich eine typische Abfolge: Während Stuhlkontinenz und Blasenkontrolle über Tag als erste beherrscht werden, kann nächtliches Bettnässen noch bis ins Schulalter vorkommen.

Eine Reihe weiterer Verhaltensauffälligkeiten, die typischerweise bei 2–5-Jährigen auftreten und von unklarer klinischer Relevanz sind, lässt sich unter der Rubrik *Stereotypien* zusammenfassen. Dazu zählen Bewegungsstereotypien mit und ohne Selbstschädigung (wie Körper- oder Kopfschaukeln, Haarezupfen, Ins-Gesicht-Schlagen oder In-die-Hände-Beißen), die eher selten und häufig in Verbindung mit einer schweren Entwicklungsverzögerung vorkommen. Darüber hinaus finden sich sog. nervöse Angewohnheiten wie Daumenlutschen, Nägelkauen oder Masturbation, die eine weite Verbreitung in dieser Altersgruppe aufweisen. Als problematisch beurteilt werden Stereotypien, wenn sie über längere Zeit (bis ins Schulalter) andauern, mit schweren und chronischen körperlichen Schädigungen einhergehen und die kindliche Entwicklung deutlich beeinträchtigen.

Epidemiologie

Da es lange Zeit sowohl an einvernehmlichen Kriterien zur Diagnostik als auch an hinreichend standardisierten und für die Altersgruppe der 2–5-Jährigen validierten Untersuchungsmethoden mangelte, sind Angaben zur Epidemiologie psychischer Störungen im Kleinkind- und Vorschulalter mit erheblichen Unsicherheiten belastet. Dies erklärt auch die in einigen Übersichtsarbeiten berichteten großen Schwankungen in den Häufigkeitsangaben. So ermittelte Kuschel (2001) bei Vorschulkindern, basierend auf den Ergebnissen von 20 zwischen 1971 und 1999 publizierten internationalen Studien, eine mittlere *Prävalenzrate* von 15,8% (Median 13,1%) bei einem Range von 4,0–50%.

Einer der ersten Versuche zur Bestimmung epidemiologischer Kennwerte mithilfe standardisierter Instrumente geht auf Richman et al. (1975) zurück. Unter Verwendung des *Behaviour Screening Questionnaire* BSQ, in dem zwölf Problembereiche aufgrund elterlicher Auskünfte von Experten eingeschätzt werden, wurden an einer großen Zufallsstichprobe von über 700 3-Jährigen eines Londoner Stadtbezirks 7% deutlich bis ausgeprägt auffällige und 15% leicht auffällige Kinder ermittelt. Vergleichbare Resultate erhielt man in einer Reihe weiterer Studien, in denen Fragebogeninstrumente zur Erfassung kindlicher Verhaltensauffälligkeiten verwendet wurden (Campbell 1995). Auch bei Einsatz der an das Kleinkind- und Vorschulalter angepassten Version der *Child Behavior Checklist* CBCL/2–3 bzw. ihrer Nachfolgeversionen CBCL/1½–5 für Eltern und C-TRF/1½–5 für Erzieher (Achenbach u. Rescorla 2000) gelangte man an verschiedenen Repräsentativstichproben zu Prävalenzschätzungen, die sich in einem vergleichbaren Rahmen bewegten (Denner u. Schmeck 2005, Fegert 1996). Stützte sich die Einschätzung der psychischen Auffälligkeit von 2–5-Jährigen in der Vergangenheit vornehmlich auf Fragebogen, so kommen in jüngster Zeit vermehrt standardisierte diagnostische Interviewverfahren zur Anwendung (Egger et al. 2006). In einer aktuellen Übersicht über die wenigen Prävalenzstudien, die sich an DSM-Kriterien orientieren, lag die mittlere Gesamtprävalenz bei 19,5% (Range 14–26,4%) (Egger u. Angold 2006). Betrachtet man die Prävalenzraten getrennt nach Störungsgruppen, so zeigt sich, dass Verhaltensstörungen gegenüber emotionalen Störungen überwiegen (Egger u. Angold

2006). Als häufigste Verhaltensstörungen wurden oppositionelle Störungen (4–16,8%), gefolgt von ADHS (2–5,7%) und Störungen des Sozialverhaltens (0–4,6%) ermittelt. Die Prävalenzraten von Angststörungen lagen bei 0–5% für Trennungsangst, 0,5–6,5% für Generalisierte Ängstlichkeit und 0–4,6% für Phobien. Deutlich niedriger war die Rate depressiver Störungen (0–2,1%).

Die für das Schulalter gut belegten *Geschlechtsunterschiede* bestehen bereits – wenngleich weniger markant – im Kleinkind- und Vorschulalter. Jungen weisen im Vergleich zu Mädchen eine um den Faktor 1,5–2 erhöhte Rate psychischer Störungen auf. Dabei ist das Übergewicht der Jungen bei den Verhaltensauffälligkeiten (Hyperaktivität, oppositionelles und aggressives Verhalten) am deutlichsten ausgeprägt, während beide Geschlechter sich hinsichtlich der Zahl emotionaler und umschriebener Auffälligkeiten nur wenig unterscheiden.

Entwicklungsverlauf und Prognose

Entgegen älterer Ansichten haben die Ergebnisse verschiedener Studien zum Verlauf und zur Prognose psychischer Störungen von Klein- und Vorschulkindern gezeigt, dass es sich bei vielen frühen Auffälligkeiten nicht um passagere Probleme handelt, denen keine prognostische Bedeutung zukommt. So wurden in der oben angeführten Studie von Richman et al. immerhin 63% der auffälligen 3-Jährigen auch mit vier Jahren als auffällig eingeschätzt, und in der Mannheimer Risikokinderstudie (Laucht et al. 1993) betrug die Störungspersistenz von zwei nach 4½ Jahren knapp 60% (s. Abb. 10.**1**).

Hohe Persistenzraten wurden auch für spätere Nachfolgeuntersuchungen im Alter von sechs und acht Jahren ermittelt (Campbell 1995, Laucht et al. 2000). Dabei überdauerte nicht nur das Ausmaß der Auffälligkeit eines Kindes vom Vorschul- zum Schulalter, Kontinuität bestand auch bzgl. der Art der jeweiligen Symptomatik. So ergaben sich Zusammenhänge zwischen dem Merkmal Hyperaktivität der 3-Jährigen und der Diagnose Verhaltensstörung mit acht Jahren sowie zwischen früher Ängstlichkeit und der späteren Diagnose emotionale Störung (Richman et al. 1984). Außerdem zeigte sich, dass Verhaltensstörungen ähnlich wie in der späteren Kindheit eine größere Stabilität besitzen als emotionale Auffälligkeiten (s. Abb. 10.**2**).

Neben der Art der Symptomatik erwies sich auch das Geschlecht als bedeutsam für die Persistenz von Auffälligkeiten: In der oben erwähnten

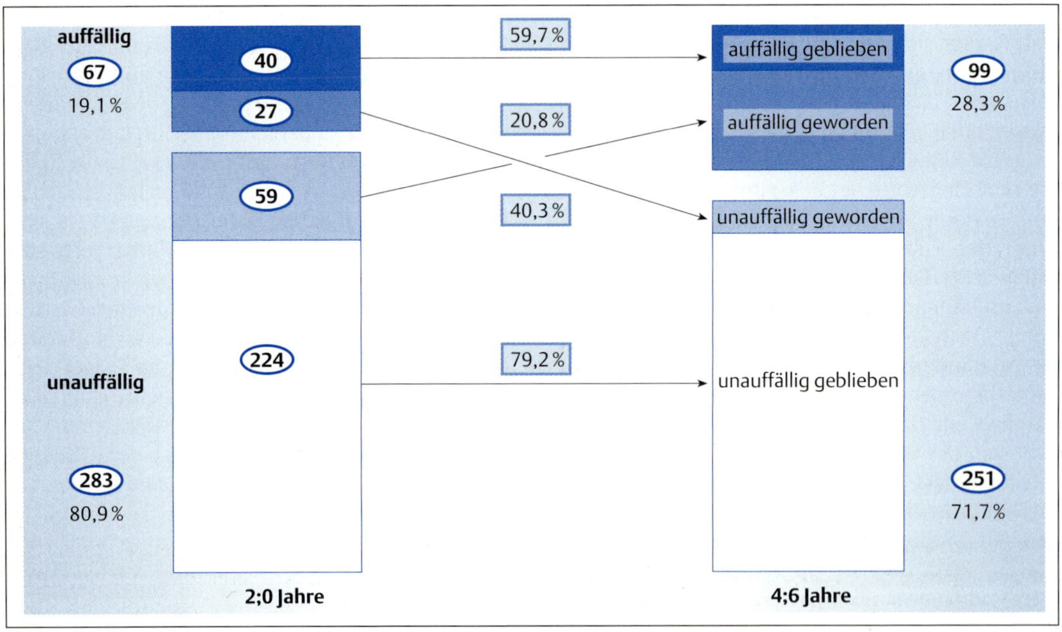

Abb. 10.**1** Verlauf psychischer Auffälligkeiten vom Kleinkind- zum Vorschulalter.

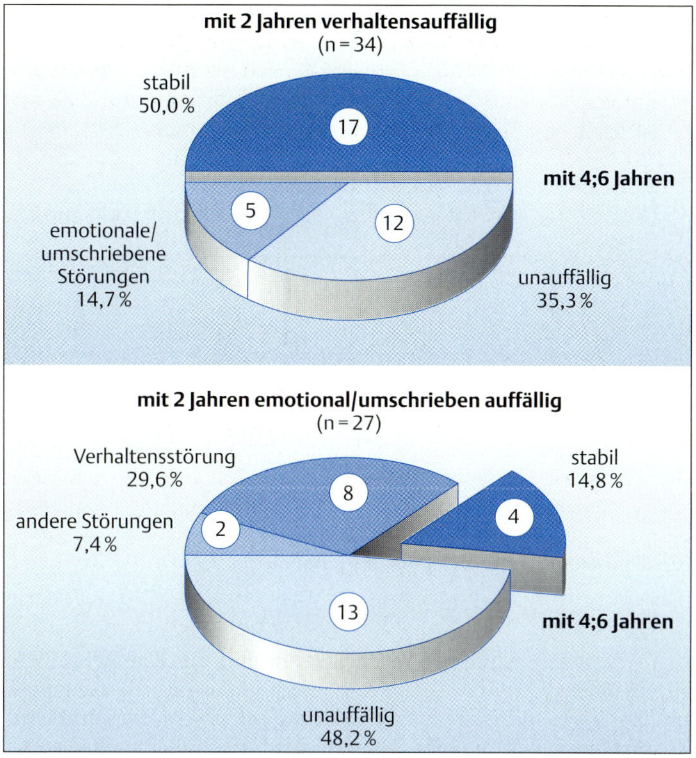

Abb. 10.**2** Störungsspezifischer Verlauf vom Kleinkind- zum Vorschulalter.

Längsschnittstudie von Richman et al. wurden 73% der 8-jährigen Jungen gegenüber 47% der Mädchen als weiterhin auffällig beurteilt (Richman et al. 1984). Die ungünstige Prognose früher Verhaltensstörungen bei Jungen wird auch durch die Studien von Campbell et al. (1995) unterstrichen, die zwei Kohorten erziehungsschwieriger (hyperaktiver und aggressiver) 3–4-Jähriger in ihrer Entwicklung bis in die Adoleszenz begleiteten. Bei mehr als der Hälfte der verhaltensauffälligen Jungen bestanden die anfänglichen Probleme bis zum Alter von 13 Jahren fort. In vielen Fällen hatte sich die Problematik durch zusätzliche Lern- und Schulschwierigkeiten verschärft. Ähnliche Befunde ergaben sich in einer Vielzahl neuerer Studien (vgl. Kim-Cohen et al. 2005, Shaw et al. 2003) und auch in der Mannheimer Risikokinderstudie. Von 16 Jungen im Alter von zwei Jahren mit Sozialverhaltensstörungen zeigten sieben (etwas weniger als die Hälfte) auch als 11-Jährige die gleiche Symptomatik (s. Abb. 10.**3**). Ein völlig anderer Verlauf fand sich bei den Mädchen: Hier hatten fast alle verhaltensauffälligen 2-Jährigen eine günstige Prognose (Laucht 2003).

Genese

Eine wichtige Rolle bei der Entstehung und dem Verlauf psychischer Störungen der frühen Kindheit spielen *entwicklungsspezifische* Faktoren. So resultieren viele Auffälligkeiten daraus, dass phasentypische Entwicklungsschritte nicht angemessen oder nicht zeitgerecht bewältigt werden. Dies gilt z.B. für persistierende kindliche Trennungsängste oder für anhaltendes Trotzverhalten. Derartige Verhaltensprobleme lassen sich als Verzögerungen der normalen Entwicklung interpretieren, die etwa durch eine verlangsamte zerebrale Reifung oder durch ein deprivierendes Milieu begründet sein können. Sie erhöhen die Vulnerabilität eines Kindes für weitere Entwicklungsabweichungen, indem sie mit den Anforderungen der sozialen Umgebung an das Kind in Konflikt geraten und zugleich den Entwicklungsfortschritt in anderen Funktionsbereichen beeinträchtigen. Ob Entwicklungsverzögerungen als Probleme fortbestehen oder sich zu gravierenden Auffälligkeiten auswachsen, wird deshalb wesentlich davon abhängen, wie Familie und Gleichaltrigengruppe damit

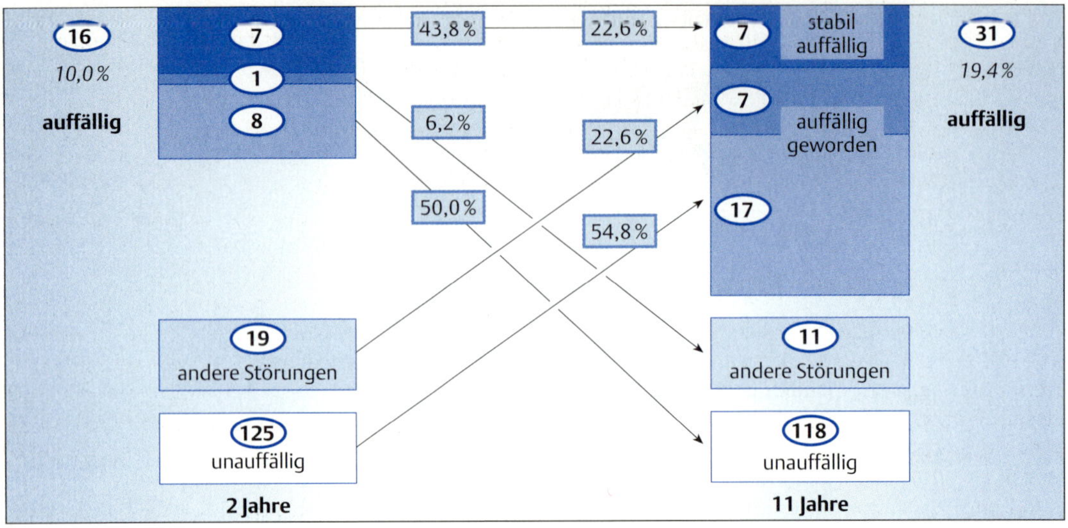

Abb. 10.3 Verlauf von Störungen des Sozialverhaltens von 2–11 Jahren bei Jungen.

umgehen. Ein Funktionsbereich, dem in diesem Zusammenhang eine große Bedeutung in dieser Altersgruppe zukommt, ist der Spracherwerb. Viele Untersuchungen zeigen, dass sprachentwicklungsverzögerte Kinder ein deutlich erhöhtes Risiko für psychische Störungen aufweisen (Esser 1991). Die meisten der oben beschriebenen emotionalen und Verhaltensauffälligkeiten besitzen eine hohe Komorbidität mit Störungen der Sprachentwicklung.

Eine zweite Gruppe von Faktoren, die für die Genese von psychischen Störungen bei 2–5-Jährigen bedeutsam ist, umfasst *biologische* Entwicklungsbedingungen. Bereits oben erwähnt wurde, dass ab dem Vorschulalter deutliche *Geschlechtsunterschiede* hinsichtlich des Vorkommens und des Verlaufs von Auffälligkeiten bestehen. So finden sich bei Jungen bis zu 2-mal höhere Gesamtauffälligkeitsraten, wobei einzelne Störungsbilder (z.B. hyperkinetische Symptome) ein noch weitaus deutlicheres Übergewicht der Jungen zeigen. Zudem besitzen psychische Probleme von Jungen eine stärkere Tendenz, bis ins Schulalter zu persistieren. Als Begründung werden neben Einflüssen geschlechtsspezifischer Sozialisation vor allem biologische Faktoren (wie z.B. ein unterschiedliches zerebrales Reifungstempo) angenommen.

Genetische Faktoren haben in jüngster Zeit als Erklärungsansätze für psychische Störungen zunehmende Bedeutung erlangt. Ausgangspunkt sind zum einen Erkenntnisse aus Familien-, Zwillings- und Adoptionsstudien, die überzeugende Belege für die Übertragung psychischer Probleme von einer Generation auf die andere geliefert haben, zum anderen der rasante Wissenszuwachs auf dem Gebiet der molekulargenetischen Forschung. Eindeutige Hinweise auf die Rolle einer genetischen Disposition gibt es inzwischen bei nahezu allen wichtigen psychischen Störungen des Vorschulalters, insbesondere bei der Aufmerksamkeitsdefizit-/Hyperaktivitätsstörung (Schimmelmann et al. 2006) und bei autistischen Störungen (Holtmann et al. 2006).

Als Ausdruck unterschiedlicher genetischer Dispositionen werden auch Merkmale des kindlichen *Temperaments* interpretiert, das bereits im Säuglingsalter erhebliche interindividuelle Differenzen erkennen lässt (Thomas et al. 1968). In verschiedenen Studien wurden Merkmale eines „schwierigen" Säuglingstemperaments isoliert (leicht irritierbar, häufiges Weinen, wenig belastbar), die als Vorläufer späterer Verhaltensauffälligkeiten im Kleinkind- und Vorschulalter angesehen werden.

Seit langem gelten *prä- und perinatale Komplikationen* als Risikofaktoren für eine gesunde Entwicklung von Klein- und Vorschulkindern (Werner u. Smith 1982). Zwar hat sich die Forschung überwiegend mit deren negativen Auswirkungen auf die motorische und kognitive Entwicklung befasst, doch berichten einige Untersucher auch über erhöhte Raten psychischer, insbesondere hyperkinetischer Auffälligkeiten bei frühgeborenen Vorschulkindern (Breslau et al. 1996, Laucht et al. 2001).

Unter dem Oberbegriff *psychosoziale* Faktoren wird eine dritte Gruppe die Genese psychischer Störungen beeinflussender Entwicklungsbedingungen zusammengefasst, die sich auf Merkmale der Familie (wie z.B. psychische Gesundheit der Eltern), auf Merkmale ihrer Lebenssituation (z.B. kritische Lebensereignisse) sowie auf Merkmale des weiteren sozialen Umfelds (z.B. Freundeskreis, Kindergarten, Schule) beziehen. Den von diesen Faktoren ausgehenden Belastungen wird in der Literatur zumeist die größte Bedeutung für Störungen der sozial-emotionalen Entwicklung von Klein- und Vorschulkindern zugeschrieben (Campbell et al. 2000). Dies bestätigen auch die Ergebnisse der Mannheimer Risikokinderstudie: Ab dem Alter von zwei Jahren besitzen psychosoziale Risikofaktoren den höchsten Erklärungswert für die Entstehung und den Verlauf von psychischen Problemen des Kindes (Laucht et al. 1996). Dabei stehen ungünstige familiäre Lebensbedingungen vor allem im Zusammenhang mit einer Zunahme von Verhaltensstörungen. So zeichnen sich 2–5-Jährige aus psychosozial belasteten Familien insbesondere durch ein höheres Maß an hyperkinetischem, oppositionellem und aggressivem Verhalten aus. In geringerem Maße ist bei ihnen auch die Zahl emotionaler Auffälligkeiten erhöht.

Zu den familiären Lebensumständen des Kindes, die mit einem erhöhten Risiko für eine psychische Störung verknüpft sind, zählen an erster Stelle Merkmale der Eltern wie psychische Auffälligkeit oder Delinquenz, niedriges Bildungsniveau, jugendliches Alter oder die Herkunft aus zerrütteten familiären Verhältnissen (*broken home*). So steigt beispielsweise das Risiko für eine psychische Störung um den Faktor 2–3 an, wenn ein Kind bei einem depressiven Elternteil aufwächst (Murray u. Cooper 1997). Höhere Auffälligkeitsraten werden auch für Kinder alleinstehender Eltern, nach Scheidung oder Trennung der Eltern oder aus chronisch disharmonischen Partnerschaften berichtet (Campbell 1995).

Unter den psychosozialen Entwicklungsbedingungen nimmt die Qualität der *Mutter-Kind-Beziehung* eine entscheidende Rolle ein. Zwei Dimensionen des mütterlichen Verhaltens im Umgang mit dem Kind kommen dabei in der frühen Kindheit besondere Bedeutung zu: zum einen der mütterlichen Wärme und einfühlsamen Responsivität für die Entwicklung einer sicheren emotionalen Bindung, zum anderen dem Setzen von Grenzen und dem mütterlichen Kontrollverhalten im Hinblick auf die kindliche Autonomieentwicklung. Nach den Studien von Ainsworth (1969) hat die Art und Weise des mütterlichen Fürsorgeverhaltens einen erheblichen Einfluss auf die Qualität der emotionalen Beziehung, die zwischen Mutter und Kleinkind entsteht. Die Sicherheit dieser als *Bindung* bezeichneten ersten sozialen Beziehung wird durch einen den Signalen des Kindes gegenüber feinfühligen, verlässlichen und akzeptierenden Umgang mit dem Kind gefördert. Ihr kommt nicht nur eine wichtige Schutzfunktion für das Kind zu, sie gilt auch als sichere Basis, von der aus das Kind seine Umwelt erkundet. Umgekehrt haben mangelnde Verfügbarkeit, Ablehnung und fehlende Reaktivität seitens der Mutter eine unsichere Bindung zur Folge. Unsicher gebundene Kinder erleben ihre Umwelt als wenig verlässlich und abweisend; das sich daraus entwickelnde Selbstkonzept ist durch die Vorstellung der eigenen Wertlosigkeit bestimmt. Im Kontakt mit anderen sind bindungsunsichere Kinder häufig gehemmt, leicht reizbar und unberechenbar. In Trennungs- und Belastungssituationen lehnen sie fremde Hilfe ab oder meiden den Kontakt zu Betreuungspersonen. Nach Ainsworth besteht ein Zusammenhang zwischen frühen Bindungserfahrungen und der Entwicklung späterer Verhaltensauffälligkeiten. Je nach Typ der jeweiligen Bindungsunsicherheit (vermeidend vs. ambivalent) sollen sich bindungsunsichere Säuglinge als Kleinkinder vermehrt oppositionell und aggressiv oder eher sozial unsicher und ängstlich verhalten. Die empirische Forschung konnte Ainsworths Hypothesen allerdings nur teilweise unterstützen. Offensichtlich ist mit einer gestörten Bindungsqualität lediglich eine erhöhte Vulnerabilität für spätere psychische Auffälligkeiten verbunden, die erst dann manifest wird, wenn weitere psychosoziale Belastungsfaktoren hinzutreten (Lyons-Ruth et al. 1993).

Als besonders problematisch für die kindliche Autonomieentwicklung und begünstigend für die Entstehung oppositionell-aggressiver Verhaltensstörungen gilt ein *inkonsequenter* elterlicher Umgang mit expansivem und störendem Verhalten des Kindes. Er ist durch einen Wechsel zwischen fehlender und übermäßiger Kontrolle gekennzeichnet: Einmal werden dem Kind zu wenig Grenzen gesetzt, ein anderes Mal wird es zu sehr reglementiert, ohne dass jedoch die Einhaltung von Grenzen überwacht wird. Auf diese Weise provozieren und verstärken die Eltern anfängliches Problemverhalten des Kindes (Trotz, Aggressivität und Unfolgsamkeit) und unterstützen damit die Ausbildung späterer ausgeprägter Verhaltensstörungen. Aus verschiedenen Längsschnittstudien ist bekannt (vgl. u.a. Moffitt 1993, Patterson 1995), dass schwere Störungen des Sozialverhaltens von Jugendlichen (mit ausgeprägter Dissozialität) in vielen Fällen ihren Ursprung im Vorschulalter haben. Am Beginn der Störung stand dabei häufig aufsässiges, trotziges oder unfolgsames Verhalten, das durch problematisches elterliches Kontrollverhalten begünstigt wurde. Ein Interaktionsmuster, dem bei der Entstehung und Aufrechterhaltung von Verhaltensstörungen im Vorschulalter große Bedeutung beigemessen wird, zeichnet sich dadurch aus, dass Eltern und Kind in einen Teufelskreis gegenseitig erzwingender Interaktionen verstrickt sind (*coercive interaction*, Patterson 1995). Dabei werden Aufforderungen und Grenzsetzungen der Eltern vom Kind überwiegend nicht befolgt. Nach mehrfacher Wiederholung der elterlichen Anforderungen und Nichtbeachtung durch das Kind kommt es zu einer Eskalation. Sie endet häufig damit, dass die Eltern nachgeben und auf die Befolgung verzichten (das oppositionelle Verhalten des Kindes wird negativ verstärkt) oder aber dass die Eltern heftig (körperlich oder verbal) aggressiv reagieren und die Befolgung erzwingen (das aggressive Verhalten der Eltern wird negativ verstärkt und zugleich zum Modell für das Kind). Die Kinder lernen auf diese Weise, andere Familienmitglieder (im weiteren Verlauf auch Gleichaltrige und andere Betreuungspersonen) durch oppositionell-aggressives Verhalten zu kontrollieren, nicht dagegen, wie Konflikte und Frustrationen sozial kompetent bewältigt werden.

Therapie

Wegen der nach älteren Auffassungen geringen klinischen Relevanz psychischer Probleme von Klein- und Vorschulkindern stand lange Zeit nur ein vergleichsweise schmales Spektrum an Behandlungsmöglichkeiten zur Verfügung. Erst in der jüngsten Vergangenheit hat sich das Angebot an standardisierter Therapie, das auf die Bedürfnisse dieser Altersgruppe zugeschnitten ist, deutlich verbessert. Allerdings fehlt in vielen Fällen noch eine ausreichende Evaluation. Im Vordergrund stehen dabei Behandlungsansätze, die sich auf die soziale Umgebung des Kindes konzentrieren (Eltern, Familie, Kindergarten), da die 2–5-Jährigen in ihrem Verhalten und Erleben noch in starkem Maße von ihrem Umfeld abhängig und zugleich in ihren Selbststeuerungsfähigkeiten eingeschränkt sind. Die Arbeit mit den Eltern oder im Kindergarten kann mit kind-zentrierten Interventionen (z.B. Programme zur Verbesserung der Spielfähigkeit, bei älteren Vorschulkindern auch Selbstmanagement-Techniken) kombiniert werden. Eine (noch) geringe Bedeutung kommt der medikamentösen Behandlung in dieser Altersgruppe zu. Kritisch diskutiert wird derzeit die Verschreibung von Psychostimulanzien (*Methylphenidat*) bei Vorschulkindern mit hyperkinetischer Symptomatik. Zwar wird von mehreren Studien, in denen diese Medikamente bei jüngeren Kindern eingesetzt wurden, eine vergleichbare (wenn auch etwas geringere) Wirkung wie bei älteren Kindern berichtet (Greenhill et al. 2006), doch fehlen bislang Untersuchungen über langfristige Aus- und Nebenwirkungen in dieser Altersgruppe.

Verhaltensauffälligkeiten

Zur Behandlung oppositionellen, hyperaktiven und aggressiven Verhaltens im Vorschulalter haben sich verhaltenstherapeutisch orientierte Elterntrainingsverfahren bewährt. Sie zielen darauf ab, die Interaktion zwischen Eltern und Kind direkt zu beeinflussen. Durch Methoden der Stimuluskontrolle und des Kontingenzmanagements sollen die Bedingungen in der Familie verändert werden, die an der Auslösung und Aufrechterhaltung der Symptomatik wesentlich beteiligt sind. Verhaltenstherapeutische Strategien, die dabei eingesetzt werden, zielen auf den Aufbau einer positiven Eltern-Kind-Beziehung, die effektive Anwendung positiver Verstärkung und den geplanten Einsatz negativer Konsequenzen. Das im deutschen Sprachraum bekannteste manualisierte Therapieprogramm zur Behandlung von Verhaltensstörungen im Vorschulalter, das *Therapieprogramm für Kinder mit hyperkinetischem und oppositionellem Problemverhalten* (THOP, Döpfner et al. 2002), enthält als wesentliche Bausteine eines Elterntrainings:

1. Maßnahmen zur Förderung positiver Eltern-Kind-Interaktionen: Eltern und Kind lernen, ihre Aufmerksamkeit auf positive Interaktionen zu lenken, Eltern zeigen Zuwendung bei positiven Verhaltensansätzen des Kindes, positiv erlebte Spielinteraktionen werden gefördert;
2. Interventionen zur Verminderung von impulsivem und oppositionell-aggressivem Verhalten: Eltern werden angeleitet, Erziehungspraktiken wirkungsvoll anzuwenden (Aufforderungen geben, Zuwendung bei angemessenem Verhalten und negative Konsequenzen bei Problemverhalten einsetzen);
3. Einübung operanter Methoden: Eltern lernen, bei hartnäckigen Problemen spezielle verhaltenstherapeutische Techniken wie z. B. *Token- und Response-Cost-Systeme* oder *Auszeit* erfolgreich anzuwenden;
4. Interventionen zur Verbesserung der kindlichen Spielfähigkeit: Eltern unterstützen das Kind dabei, intensiver und kreativer zu spielen.

Für spezifische Problemkonstellationen bei Vorschulkindern wurde ein ergänzendes Konzept erarbeitet. Es zielt darauf ab, die familiären Ressourcen (insbesondere der Mutter) zu fördern und problemstabilisierende familiäre Lebensbedingungen zu verändern. Bestandteile dieser Ergänzung sind u. a.:

1. Strukturierung des Tagesablaufs,
2. Einbau von Entlastungen der Mutter in den Alltag,
3. Inanspruchnahme von Stützsystemen und Delegation von Erziehungszeiten und -aufgaben,
4. Bearbeitung von Problemen mit den Ursprungsfamilien,
5. Planen einer eigenen, persönlichen Perspektive.

Diese Interventionen sollen zu einer psychischen Stabilisierung der Mutter beitragen und ihre Bereitschaft zur Veränderung ihres Erziehungsverhaltens erhöhen.

Neben familienzentrierten Bausteinen umfasst THOP auch *kind-zentrierte* Interaktionen, die vorwiegend mit älteren Kindern durchgeführt werden. Einzelne Interventionen können bereits im Kindergartenalter eingesetzt werden, wenn sie dem Entwicklungsstand des Kindes angepasst werden (z. B. *soziales Kompetenztraining, Selbstinstruktion, Ärgerkontrolltraining, Spieltraining*). Die Arbeit mit Eltern und Kind gewinnt an Effektivität, wenn das Elterntraining mit Interventionen im Kindergarten kombiniert wird. Dazu werden die oben beschriebenen verhaltenstherapeutischen Techniken auf den Kindergarten übertragen und von den Erzieherinnen in Absprache mit den Therapeuten angewendet.

Ein weiteres im deutschen Sprachraum verbreitetes Therapieprogramm, das von Petermann und Petermann (2001) entwickelte *Training mit aggressiven Kindern*, kann ebenfalls im Vorschulalter eingesetzt werden, ist jedoch durch seinen Schwerpunkt auf kind-zentrierte Interventionen (Einzel- und Gruppentrainings mit Kindern) vor allem auf Schulkinder zugeschnitten.

Die Wirksamkeit von Elterntrainings ist durch zahlreiche, vor allem im angelsächsischen Raum durchgeführte Evaluationsstudien belegt. Im deutschen Sprachraum gilt das *Therapieprogramm für Kinder mit hyperkinetischem und oppositionellem Problemverhalten* (THOP) als empirisch gut bewährt. Dass man allerdings die therapeutische Effizienz von Elterntrainings im Hinblick auf langfristige Verhaltensänderungen nicht überschätzen darf, ist ein weiteres Ergebnis der Evaluationsforschung. Wenn ungünstige familiäre Lebensbedingungen fortbestehen, steigt die Wahrscheinlichkeit für eine Chronifizierung früher Verhaltensstörungen. Sollen Behandlungseffekte stabilisiert werden, müssen Elterntrainings um *familien-zentrierte* Interventionen ergänzt werden, mit denen an der Bewältigung familiärer Belastungen und Probleme gearbeitet wird. Dazu zählt neben Maßnahmen zur Stützung der Familien auch die Behandlung von psychischen Erkrankungen der Eltern und von Partnerproblemen.

Als besonderer Vorteil dieser Interventionsform gilt, dass Eltern-Kind-Programme nicht nur kurativ, sondern auch zur *Prävention* (*selektiv:* bei psychosozialer Gefährdung des Kindes in Problemfamilien, oder *indiziert:* bei Kindern mit Frühzeichen einer Störung) eingesetzt werden können. Ein umfangreiches deutsches indiziertes Präventionsprogramm für 3–6-jährige Kinder mit expansivem Problemverhalten (PEP) befindet sich derzeit in der Evaluation (zu ersten Ergebnissen s. Hanisch et al. 2006). Darüber hinaus werden Elterntrainings auch zur *universellen* Prävention von Verhaltensstörungen verwendet (Petermann 2003). Wenn es darum geht, frühzeitig die Risiken für Fehlentwicklungen zu reduzieren, bietet sich das Vorschulalter in besonderem Maße als Interventionszeitraum an. Über die Wirksamkeit derartiger Programme, die in den letzten Jahren bei Vorschulkindern in Deutschland erprobt wurden, berichten Heinrichs et al. (2006) und Lösel et al. (2006).

Emotionale Auffälligkeiten

Zur Behandlung kindlicher Ängste stehen verschiedene verhaltenstherapeutische Methoden zur Verfügung, die aus der Angsttherapie bei älteren Kindern und Erwachsenen bekannt sind. Zur Anwendung bei Klein- und Vorschulkindern bedürfen sie einer besonderen Abstimmung auf deren entwicklungsbedingte Möglichkeiten und Grenzen. So sind jüngere Kinder durch das übliche Vorgehen bei der systematischen Desensibilisierung und durch Konfrontationstechniken überfordert. Eine wichtige Funktion kommt dagegen dem *Modellernen* in dieser Altersgruppe zu. Als besonders erfolgreich haben sich Methoden des „teilnehmenden" Modellernens erwiesen, die i.d.R. mit Verhaltensübungen und schrittweiser Annäherung an das angstmachende Objekt verbunden werden. Der größte therapeutische Effekt ließ sich erzielen, wenn gleichaltrige Kinder, die eigene Befürchtungen und ihr Bewältigungsverhalten bei der Annäherung an ein als bedrohlich erlebtes Objekt verbalisierten, als Modelle fungierten. *Verhaltensübungen* werden i.d.R. *in vivo*, bei älteren Vorschulkindern auch in Form von *Rollenspielen* durchgeführt. Therapeutisch wirksame Elemente sind dabei neben genauen Handlungsanweisungen und der Verhaltensrückmeldung auch Fremd- und Selbstverstärkung (Lob bei Fortschritten). *Operante Methoden* (positive Verstärkung) werden auch benutzt, um die Motivation des Kindes zur Angstbehandlung zu erhöhen und die erfolgreiche Bewältigung der ängstigenden Situation zu verstärken. Neben sozialen Verstärkern können auch *Token-(Münzverstärkungs-) Systeme* verwendet werden.

Auch *kognitive* Techniken können bei ängstlichen Vorschulkindern mit Erfolg eingesetzt werden. Dabei kommen im Wesentlichen drei Interventionsformen zur Anwendung:

1. Informationsvermittlung zur Wahrnehmungsdifferenzierung,
2. Selbstinstruktionstraining zur Reduzierung negativer und zum Aufbau positiver Selbstaussagen,
3. Problemlösetraining.

Mit Verhaltensübungen kombiniert, können kognitive Techniken die Wirksamkeit einer Behandlung erhöhen, während ihr therapeutischer Effekt, allein verwendet, bei jüngeren Kindern zumeist nur von kurzer Dauer ist.

Kognitive Interventionsmethoden haben ihr Haupteinsatzfeld bei der Behandlung sozialer Ängste. Sie finden sich als Bestandteile verschiedener in den USA entwickelter Trainingsprogramme zur Förderung sozialer Fertigkeiten, und sie sind Bausteine des im deutschen Sprachraum verbreiteten *Trainings mit sozial unsicheren Kindern*, das eine spezielle Differenzierung für das Vorschulalter besitzt. Das von Petermann und Petermann (2003) konzipierte Therapieprogramm besteht aus Einzel- und Gruppentrainings, die von einer Elternberatung begleitet werden. Die dabei verfolgten Ziele umfassen u.a. das Einüben kommunikativer Fertigkeiten und angemessener Selbstbehauptung, den Aufbau von Selbstkontroll- und Stressbewältigungsfähigkeiten und die Entwicklung sozialer Problemlösekompetenzen. Die Beratung der Eltern und anderer Bezugspersonen ist ein wichtiges Element der Behandlung, da diese oft unbeabsichtigt das ängstliche Verhalten des Kindes durch besondere Zuwendung, Förderung von Vermeidungsverhalten oder durch forcierte Konfrontation aufrecht erhalten und unterstützen.

Umschriebene Auffälligkeiten

Bei der Behandlung von *Schlafstörungen* bei 2–5-Jährigen weisen verhaltenstherapeutische Methoden die größte Wirksamkeit auf (vgl. Kast-Zahn u. Morgenroth 2004). Sie zielen vor allem auf eine Veränderung der Kontingenzen für das problematische Schlafverhalten ab. Während die Verstärkung von mit Schlaf inkompatiblem Verhalten entzogen wird, werden zugleich alle Verhaltensweisen unterstützt, die schlafvorbereitend und schlafförderlich sind. Zusätzlich werden allgemeine Prinzipien der Verhaltensregulation eingesetzt. Durch das Einführen von Signalreizen und den Entzug von Verstärkern für unangemessenes Verhalten soll das Kind Regeln lernen, die es zu einer internen Verhaltenskontrolle befähigen. In einem Verhaltensmanagement-Programm zur Behandlung von *Schlafproblemen* von Wolke (1994) werden folgende Maßnahmen empfohlen:

1. Aufbau eines geregelten Tagesablaufs (Einschlafzeiten, Tagesaktivitäten),

2. Einführung einer klaren Einschlafroutine,
3. Vermeidung von (vorabendlicher) Überstimulation,
4. abgestufte Löschung (*checking*) von unangemessenem Schlafverhalten (Schreien, Verlassen des Bettes).

Beim Checking kommt ein Elternteil (nach einer im Verlauf zunehmenden Wartezeit) an das Bett des Kindes bzw. bringt das Kind ins Bett zurück, das Kind erhält eine kurze verbale Versicherung der elterlichen Zuwendung, andere Verstärker (Körperkontakt, Aufnahme ins Elternbett, „Unterhaltungsprogramm") werden jedoch entzogen. Diese Maßnahmen sind sowohl bei Einschlaf- als auch bei Durchschlafproblemen wirksam. Schnellen Erfolg verspricht auch die Löschung störenden Schlafverhaltens, indem die Eltern auf das abendliche oder nächtliche Schreien des Kindes nicht reagieren. Wegen den damit verbundenen Belastungen für Eltern, Kind und Nachbarschaft ist diese Methode jedoch häufig nicht einsetzbar. Wichtige Voraussetzungen für die Anwendung von *Extinktionstechniken* sind eine emotional ungestörte Beziehung zwischen Eltern und Kind sowie die Fähigkeit der Eltern, ihre Zuneigung zum Kind bei erwünschtem Verhalten angemessen auszudrücken. Gehen die Schlafprobleme des Kindes mit umfassenderen Beeinträchtigungen des Kindes (ausgeprägte Trennungsangst, oppositionelles Verhalten) oder multiplen familiären Belastungen (Partnerprobleme, psychische Erkrankung eines Elternteils) einher, werden die beschriebenen Interventionstechniken zu keinem dauerhaften Erfolg führen. Hier ist eine Kombination mit therapeutischen Maßnahmen angezeigt, die weitere Problemfelder in die Behandlung einbeziehen.

Mehr noch als bei Schlafproblemen liegen *Essproblemen* im Kleinkind- und Vorschulalter Störungen der Eltern-Kind-Beziehung zugrunde, die auch unabhängig von der Essenssituation bestehen (Ablehnung, Überfürsorge) und einer therapeutischen Intervention bedürfen. Ihre Behandlung ist deshalb i. d. R. ungleich aufwändiger. Dazu gehört ferner, dass eine umfangreiche diagnostische Untersuchung erforderlich ist, die sowohl die Abklärung möglicher organischer Ursachen und Begleitumstände als auch ein Diättagebuch und Videoaufzeichnungen von Esssituationen (und ggf. auch von Spielsituationen) einschließt. Die Diagnostik ergibt Hinweise, ob eine Wachstumsstörung vorliegt bzw. eine Vernachlässigung oder ein Misshandlungsrisiko besteht. Als Bausteine einer verhaltenstherapeutischen Intervention bei *Essverweigerung* nennt Wolke (2000) folgende Elemente:

1. Schaffung förderlicher Umgebungsbedingungen (keine Ablenkungen),
2. Angebot einer breiten Palette von Nahrungsqualitäten (Herstellen von Akzeptanz gegenüber neuen und unvertrauten Nahrungsmitteln),
3. Desensibilierung im Mundbereich (Abbau von Aversionen),
4. Schaffung einer entspannten Eltern-Kind-Interaktion (Entlastung der Mutter),
5. eine Strukturierung des Tagesablaufs (geregelter Mahlzeitenplan).

Ebenso wie bei Schlafstörungen können essspezifische Interventionen mit weiteren Maßnahmen kombiniert werden, die auf Veränderungen in anderen Problembereichen abzielen, in die Essprobleme häufig eingebettet sind (z. B. oppositionelles Verhalten des Kindes).

Auf die Behandlung von *Störungen der Ausscheidung* bei jüngeren Kindern wird in den Kapiteln 22 und 23 näher eingegangen.

Zusammenfassung

In den letzten beiden Jahrzehnten hat das wissenschaftliche Interesse an der psychischen Entwicklung in der frühen Kindheit beträchtlich zugenommen. In den Vordergrund gerückt sind dabei nicht nur neue Theorien und Untersuchungsmethoden, Forschung und Praxis haben sich auch vermehrt mit den für diese Lebensphase charakteristischen Störungen der Entwicklung beschäftigt. Im Kontext entwicklungspsychopathologischer Konzepte wurde deutlich, dass psychische Probleme der frühen Kindheit nur auf dem Hintergrund der kindlichen Auseinandersetzung mit den für diesen Altersabschnitt charakteristischen „Entwicklungsaufgaben" zu verstehen sind. So resultieren viele Auffälligkeiten der frühen Kindheit daraus, dass phasentypische Entwicklungsschritte nicht angemessen oder nicht zeitgerecht bewältigt werden.

Lange Zeit ist die klinische Bedeutung früher Auffälligkeiten unterschätzt worden. Erst die Ergebnisse neuerer wissenschaftlicher Untersuchungen haben gezeigt, dass viele frühe Auffälligkeiten mehr sind als vorübergehende Entwicklungsprobleme und eine deutliche Tendenz zur Chronifizierung aufweisen. Vor diesem Hintergrund ist die Forderung nach einer möglichst frühzeitig einsetzenden Prävention in den letzten Jahren immer lauter geworden. Erste Ergebnisse zur Erprobung von Präventionsprogrammen im Vorschulalter liegen inzwischen auch für den deutschen Sprachraum vor.

Aufgrund der Ergebnisse epidemiologischer Untersuchungen lassen sich drei Hauptgruppen von Störungsbildern unterscheiden. Verhaltensprobleme stellen dabei die größte Gruppe dar. Zu den typischen Schwierigkeiten zählen oppositionelles Verhalten mit Trotz- und Wutanfällen, aggressives und destruktives Verhalten im Kontakt mit Gleichaltrigen sowie ausgeprägte motorische Unruhe, Impulsivität und Ablenkbarkeit. An zweiter Stelle der Häufigkeitsskala bei den 2–5-Jährigen stehen emotionale Auffälligkeiten. Eine wichtige Rolle nehmen dabei kindliche Ängste (Trennungsangst, phobische und soziale Ängste) ein. Eher selten, wenngleich häufiger als früher vermutet, treten dagegen depressive Auffälligkeiten im Vorschulalter auf.

Zu den – aus der Sicht der Eltern – häufigsten Problemen der ersten Lebensjahre gehört eine Reihe umschriebener Auffälligkeiten (wie z. B. Schlaf- und Essstörungen). Sie stehen meist in engem Zusammenhang mit erzieherischem Fehlverhalten der Eltern, das die Entstehung und Aufrechterhaltung des kindlichen Problemverhaltens begünstigt.

Neueren Studien zur Epidemiologie psychischer Störungen in der Allgemeinbevölkerung zufolge liegt die Prävalenz bei Klein- und Vorschulkindern zwischen 15 % und 20 % und damit kaum niedriger als bei älteren Kindern. Dabei zeigt sich, dass Verhaltensstörungen mit zunehmenden Alter gegenüber emotionalen und umschriebenen Störungen überwiegen. Die für das Schulalter gut belegten Geschlechtsunterschiede bestehen bereits – wenngleich weniger markant – im Kleinkind- und Vorschulalter. Am deutlichsten ausgeprägt ist das Übergewicht der Jungen bei Verhaltensauffälligkeiten, während sich beide Geschlechter hinsichtlich der Rate emotionaler und umschriebener Auffälligkeiten nur wenig unterscheiden.

Wie in späteren Entwicklungsabschnitten ist eine Vielzahl von (biologischen und psychosozialen) Faktoren an der Genese psychischer Störungen in der frühen Kindheit beteiligt. Eine wichtige Rolle spielen dabei entwicklungsspezifische Einflüsse sowie die Qualität der Eltern-Kind-Beziehung. Zahlreiche Untersuchungen zeigen, dass Störungen der frühen Mutter-Kind-Interaktion die gesunde psychische Entwicklung des Klein- und Vorschulkindes erheblich gefährden können, während umgekehrt eine sichere Bindung zwischen Mutter und Kind vor den negativen Auswirkungen eines belasteten psychosozialen Umfeldes schützen kann.

Wegen der geringen Bedeutung, die psychischen Problemen von Klein- und Vorschulkindern in der Vergangenheit zugemessen wurde, stehen erst seit kurzem standardisierte und evaluierte Therapieverfahren zur Verfügung, die auf die Bedürfnisse dieser Altersgruppe zugeschnitten sind. Da die 2–5-Jährigen in ihrem Verhalten und Erleben noch in starkem Maße von ihrem Umfeld abhängig und zugleich in ihren Selbststeuerungsfähigkeiten eingeschränkt sind, konzentrieren sich die Behandlungsansätze auf die soziale Umgebung des Kindes (Eltern, Familie, Kindergarten). Die Arbeit mit den Eltern oder im Kindergarten kann mit kind-zentrierten Interventionen (z. B. Programme zur Verbesserung der Spielfähigkeit, bei älteren Vorschulkindern auch Selbstmanagement-Techniken) kombiniert werden. In zunehmendem Maße werden Eltern-Kind-Programme auch präventiv eingesetzt. Zur frühzeitigen Verminderung von Risiken für Fehlentwicklungen bietet sich das Vorschulalter in besonderem Maße als Interventionszeitraum an.

Literatur

Achenbach TM, Rescorla LA. Manual for the ASEBA Preschool Forms and Profiles. An integrated system of multi-informant assessment. Burlington, VT: University of Vermont, Research Center for Children, Youth and Families; 2000.

Ainsworth MD. Object relations, dependency, and attachment: A theoretical review of the infant-mother relationship. Child Dev. 1969;40:969–1025.

Breslau N, Brown GG, DelDotto JE, Kumar S, Ezhuthachan S, Andreski P, Hufnagle KG. Psychiatric sequelae of low birth weight at 6 years of age. J Abnorm Child Psychol. 1996;24:385–400.

Campbell SB. Behavior problems in preschool children: A review of recent research. J Child Psychol Psychiatry. 1995;36:113–49.

Campbell SB, Shaw DS, Gilliom M. Early externalizing behavior problems: Toddlers and preschoolers at risk for later maladjustment. Dev Psychopathol. 2000;12:467–88.

Denner S, Schmeck K. Auffälligkeiten und Verhaltensstörungen im Vorschulalter. Z Kinder Jugendpsychiatr Psychother. 2005;33:307–17.

Döpfner M, Schürmann S, Frölich J. Therapieprogramm für Kinder mit hyperkinetischem und oppositionellem Problemverhalten. Weinheim: Beltz PVU; 2002.

Dunst CJ, Storck A, Snyder J. Identification of infant and toddler social-emotional disorders using the DC:0-3 Diagnostic Classification System. TRACE Cornerstones. 2006;2:1–21.

Egger HL, Angold A. Common emotional and behavioral disorders in preschool children: Presentation, nosology, and epidemiology. J Child Psychol Psychiatry. 2006;47:313–37.

Egger HL, Erkanli A, Keeler G, Potts E, Walter BK, Angold A. Test-retest reliability of the Preschool Age Psychiatric Assessment (PAPA). J Am Acad Child Adolesc Psychiatry. 2006;45:538–49.

Esser G. Was wird aus Kindern mit Teilleistungsschwächen? Stuttgart: Enke; 1991.

Fegert JM. Verhaltensdimensionen und Verhaltensprobleme bei zweieinhalbjährigen Kindern. Prax Kinderpsychol Kinderpsychiatr. 1996;45:83–94.

Greenhill L, Kollins S, Abikoff H, McCracken J, Riddle M, Swanson J, McGough J, Wigal S, Wigal T, Vitiello B, Skrobala A, Posner K, Ghuman J, Cunningham C, Davies M, Chuang S, Cooper T. Efficacy and safety of immediate-release methylphenidate treatment for preschoolers with ADHD. J Am Acad Child Adolesc Psychiatry. 2006;45:1284–93.

Hanisch C, Plück J, Meyer N, Brix G, Freund-Braier I, Hautmann C, Döpfner M. Kurzzeiteffekte des indizierten Präventionsprogramms für Expansives Problemverhalten (PEP) auf das elterliche Erziehungsverhalten und auf das kindliche Problemverhalten. Z Klin Psychol Psychother. 2006;35:117–26.

Heinrichs N, Hahlweg K, Bertram H, Kuschel A. Die langfristige Wirksamkeit eines Elterntrainings zur universellen Prävention kindlicher Verhaltensstörungen: Ergebnisse aus Sicht der Mütter und Väter. Z Klin Psychol Psychother. 2006;35:82–96.

Holtmann M, Bölte S, Poustka F. Genetik des Autismus. Medizinische Genetik. 2006;18:117–74.

Kast-Zahn A, Morgenroth H. Jedes Kind kann schlafen lernen. Ratingen: Oberstebrink; 2004.

Kim-Cohen J, Arseneault L, Caspi A, Tomas MP, Taylor A, Moffitt TE. Validity of DSM-IV conduct disorder in 4½–5-year-old children: A longitudinal epidemiological study. Am J Psychiatry. 2005;162:1108–17.

Kuschel A. Psychische Auffälligkeiten bei Braunschweiger Kindergartenkindern [Dissertation]. Braunschweig: TU Braunschweig; 2001.

Laucht M, Esser G, Schmidt MH. Psychische Auffälligkeiten im Kleinkind- und Vorschulalter. Kindheit und Entwicklung. 1993;2:143–9.

Laucht M, Esser G, Schmidt MH, Ihle W, Marcus A, Stöhr R-M, Weindrich D. Viereinhalb Jahre danach: Mannheimer Risikokinder im Vorschulalter. Z Kinder Jugendpsychiat. 1996;24:67–81.

Laucht M, Esser G, Schmidt MH. Externalisierende und internalisierende Störungen in der Kindheit: Untersuchungen zur Entwicklungspsychopathologie. Z Klin Psychol Psychother. 2000;29:284–92.

Laucht M, Esser G, Schmidt MH. Differential development of infants at risk for psychopathology: The moderating role of early maternal responsivity. Dev Med Child Neurol. 2001;43:292–300.

Laucht M. Aggressives und dissoziales Verhalten in der Prä-Adoleszenz: Entstehungsbedingungen und Vorläufer in der frühen Kindheit. In: Lehmkuhl U, ed. Aggressives Verhalten bei Kindern und Jugendlichen. Ursachen, Prävention, Behandlung. Göttingen: Vandenhoeck und Ruprecht; 2003:47–56.

Lösel F, Beelmann A, Stemmler M, Jaursch S. Prävention von Problemen des Sozialverhaltens im Vorschulalter: Evaluation des Eltern- und Kindertrainings EFFEKT. Z Klin Psychol Psychother. 2006;35:127–39.

Luby JL, Mrakotsky C, Heffelfinger A, Brown K, Hessler M, Spitznagel E. Modification of DSM-IV criteria for depressed preschool children. Am J Psychiatry. 2003;160:1169–72.

Lyons-Ruth K, Alpern L, Repacholi B. Disorganized infant attachment classification and maternal psychosocial problems as predictors of hostile-aggressive behavior in the preschool classroom. Child Dev. 1993;64:572–85.

Moffitt TE. Adolescence-limited and life-course-persistent antisocial behavior: A developmental taxonomy. Psychol Rev. 1993;100:674–701.

Murray L, Cooper PJ. Postpartum depression and child development. New York: Guilford Press; 1997.

Patterson GR. Coercion as a basis for early age of onset for arrest. In: McCord J, ed. Coercion and punishment in long-term perspectives. Cambridge: University Press; 1995.

Petermann F, Petermann U. Training mit aggressiven Kindern. Einzeltraining, Kindergruppe, Elternberatung. Weinheim: Beltz PVU; 2001.

Petermann F. Prävention von Verhaltensstörungen – Einführung in den Themenschwerpunkt. Kindheit und Entwicklung. 2003;12:65–70.

Petermann F, Petermann U. Training mit sozial unsicheren Kindern. Einzeltraining, Kindergruppen, Elternberatung. Weinheim: Beltz PVUnion; 2003.

Richman N, Stevenson JE, Graham PJ. Prevalence of behaviour problems in 3-year-old children: An epidemiological study in a London borough. J Child Psychol Psychiatry. 1975;16:277–87.

Richman N, Stevenson JE, Graham PJ. Sex-differences in outcome of preschool behavior problems. In: Nicol R, ed. Longitudinal studies in child psychology and psychiatry: Practical lessons from research experience. Chichester: Wiley; 1984.

Schimmelmann BG, Friedel S, Christiansen H, Dempfle A, Hinney A, Hebebrand J. Genetische Befunde bei der Aufmerksamkeitsdefizit- und Hyperaktivitätsstörung (ADHS). Z Kinder Jugendpsychiatr Psychother. 2006;34:425–33.

Shaw DS, Gilliom M, Ingoldsby EM, Nagin DS. Trajectories leading to school-age conduct problems. Dev Psychol. 2003;39:189–200.

Task Force RDC-PA. Rersearch diagnostic criteria – preschool age (RDC-PA). http://www.infantinstitute.com/WebRDC_PA.pdf; 2002.

Thomas A, Chess A, Birch HG. Temperament and behaviour disorders in children. New York: University Press; 1968.

Werner EE, Smith RS. Vulnerable but invincible: A study of resilient children. New York: McGraw Hill; 1982.

Wolke D. Die Entwicklung und Behandlung von Schlafproblemen und exzessivem Schreien im Vorschulalter. In: Petermann F, ed. Verhaltenstherapie mit Kindern. Baltmannsweiler: Röttger; 1994;154–208.

Wolke D. Fütterungsprobleme bei Säuglingen und Kleinkindern. Verhaltenstherapie. 2000;10:76–87.

Zero-to-Three. Diagnostic Classification of Mental Health and Developmental Disorders of Infancy and Early Childhood – Revised Edition. Washington: Zero-to-Three Press; 2005.

Weiterführende Literatur

Brandau H, Pretis M, Kaschnitz W. ADHS bei Klein- und Vorschulkindern. München: Reinhardt; 2003.

DelCarmen-Wiggins R, Carter A, eds. Handbook of infant, toddler, and preschool mental health assessment. New York: Oxford University Press; 2004.

Döpfner M, Schmidt MH. Kinderpsychiatrie: Vorschulalter. München: Quintessenz; 1993.

Gordon BN, Schroeder CS, Hawk B. Clinical problems of the preschool child. In: Walker CE, Roberts MC, eds. Handbook of clinical child psychology. New York: Wiley; 2001.

Keenan K, Wakschlag LS. More than the terrible twos: The nature and severity of behavior problems in clinic-referred preschool children. J Abnorm Child Psychol. 2000;28:33–46.

Luby JL, ed. Handbook of preschool mental health. New York: Guilford Press; 2006.

Lyons-Ruth K, Zeanah CH, Benoit D. Disorder and risk for disorder during infancy and toddlerhood. In: Mash EJ, Barkley RA, eds. Child psychopathology. New York: Guilford Press; 2003.

Olds DL, Sadler L, Kitzman H. Programs for parents of infants and toddlers: Recent evidence from randomized trials. J Child Psychol Psychiatry. 2007;48:355–91.

Richman N, Lansdown R. Problems of preschool children. London: Wiley; 1988.

Prüfungsfragen

1. Welche Gründe sprechen für eine Frühdiagnostik psychischer Probleme im Kleinkind- und Vorschulalter?
2. Was sind wichtige Entwicklungsaufgaben von Klein- und Vorschulkindern?
3. Was sind typische Erscheinungsformen von Verhaltensproblemen bei Klein- und Vorschulkindern?
4. Was sind typische Erscheinungsformen emotionaler Auffälligkeiten bei Klein- und Vorschulkindern?
5. Welche Bedeutung kommt psychosozialen Faktoren für die Entstehung und Aufrechterhaltung psychischer Auffälligkeiten im Kleinkind- und Vorschulalter zu?
6. Welche Rolle spielt die Bindungsqualität zwischen Mutter und Kind bei der Entstehung psychischer Probleme von Klein- und Vorschulkindern?
7. Welche Auswirkungen hat ein inkonsequentes elterliches Erziehungsverhalten im Umgang mit kindlichem Trotzverhalten?
8. Was sind wichtige Elemente eines Elterntrainings zum Abbau von hyperkinetischem und oppositionell-aggressivem Verhalten?
9. Welche Bausteine gehören zu einer Therapie frühkindlicher Schlafstörungen?
10. Welche Interventionstechniken haben sich zur Behandlung kindlicher Ängste bewährt?

11 Störungen der Intelligenzentwicklung

A. Marcus

Fallvignette

Zustand

Peter ist ein 12-jähriger Junge. Er wird vorgestellt, nachdem es zu Hause zu sehr schwerwiegenden selbstverletzenden Handlungen gekommen war.

In der Sprechstunde zeigt Peter keine Blickkontaktaufnahme, er sitzt auf dem Stuhl und bewegt den Oberkörper in stereotyper Weise vor und zurück (Jaktationen).

Bisweilen hebt er die rechte Hand vor seine Augen und führt die Hand mit gespreizten Fingern auf und ab. Eine verbale Kommunikation ist nicht möglich, bisweilen lallt Peter unverständliche Worte, und es tritt ein nicht situationsangemessenes Lachen auf.

Anamnese

Die Vorgeschichte, die mit den Eltern gemeinsam erhoben wurde, ergab Folgendes: Peter ist das mittlere von insgesamt drei Kindern (ein Bruder, Jürgen, 13 Jahre alt, zeigt ein gleiches Problemverhalten, eine Schwester Janina, acht Jahre alt, ist unauffällig im Verhalten), nicht blutsverwandter Eltern. Die Mutter ist jetzt 42 Jahre alt und Hausfrau, der Vater jetzt 55 Jahre und von Beruf Techniker.

Von der Persönlichkeit fällt der Vater durch eine etwas eigenartige Weise sich zu kleiden auf (etwa im Stil der 20er-Jahre); er wirkt etwas bizarr sowohl in seiner Gestik als auch in seiner Ausdrucksweise, die diagnostischen Kriterien einer Persönlichkeitsstörung werden aber nicht erfüllt. Die Mutter erscheint unauffällig.

Die Schwangerschaft sei komplikationslos verlaufen, die Geburt zum errechneten Termin problemlos erfolgt. Das Geburtsgewicht lag bei 3500 g. Der postpartale Verlauf sei unauffällig gewesen, die statomotorische Entwicklung verlief altersgemäß.

In seiner sozialen Interaktion sei der Junge im Säuglings- und frühen Kindesalter altersgemäß gewesen. Er habe Blickkontakt aufgenommen, gelächelt und auf Ansprache sich zu der entsprechenden Person hingewendet. Im Alter von zwölf Monaten habe er zu sprechen begonnen und eine zunächst unauffällige Sprachentwicklung gezeigt. Im Alter von zweieinhalb Jahren habe die Sprachentwicklung plötzlich sistiert, er habe sich im Sozialkontakt zurückgezogen, den Blickkontakt vermieden, plötzlich stereotype Verhaltensweisen gezeigt, und es sei fortschreitend zu einem Verlust der sprachlichen Interaktion gekommen. Schließlich sei die gesamte soziale Interaktion unmöglich geworden.

Die Untersuchungen zur Abklärung einer organischen Genese hätten keinerlei auffällige Befunde ergeben, auch hinsichtlich von Stoffwechselstörungen (keine pathologische Aminosäureausscheidungen im Urin, Liquoruntersuchungen unauffällig). Ein EEG einschließlich eines Langzeit-EEGs ergab eine unspezifische Allgemeinveränderung, computertomografische Untersuchungen sowie Kernspintomografie erbrachten einen unauffälligen Befund. Eine Untersuchung auf Chromosomenanomalien ergab keine Hinweise auf numerische oder strukturelle Chromosomenstörungen. Es wurde die Diagnose einer desintegrativen Psychose des Kindesalters gestellt. Die Diagnose wurde begründet mit der bis zum Alter von drei Jahren unauffälligen Entwicklung und dem Fehlen degenerativer Veränderungen oder von Stoffwechselstörungen als kausale Ursache der Intelligenzminderung des Jungen. Es liegt eine schwerste Intelligenzminderung mit einem IQ < 20 vor.

Zur Behandlung des selbstverletzenden Verhaltens wurden Neuroleptika eingesetzt sowie Morphin-Antagonisten. Letzteres brachte eine deutliche Reduktion des selbstverletzenden Verhaltens. Peter und sein älterer Bruder besuchen eine Schule für geistig behinderte Kinder.

Einleitung

In diesem Kapitel soll *Störungen der Intelligenzentwicklung* nachgegangen werden. Das heißt, dementive Prozesse, bei denen ein Abbau bereits vorhandener intellektueller Leistungen stattfindet, wären hiervon auszuschließen. Problematisch wird eine solche Abgrenzung bei Stoffwechselstörungen, die bereits während der Schwangerschaft und zum Zeitpunkt der Geburt zu einer Beeinträchtigung der Hirnentwicklung beitragen, deren Ausmaß aber erst mit der Reifung deutlicher wird. Daher sollen hier lediglich solche Prozesse ausgeschlossen werden, die im Erwachsenenalter beginnen wie beispielsweise die Alzheimer- oder die Creutzfeld-Jacob-Erkrankung. Vorübergehende kognitive Beeinträchtigungen im Rahmen organischer Erkrankungen sollen gleichfalls nicht behandelt werden. Die hier vorgenommene Gliederung der Störungen nach kausalen Zusammenhängen ist willkürlich, da beispielsweise Stoffwechselstörungen und Fehlbildungen des Zentralnervensystems ebenso eine genetische Basis haben wie die Fehlverteilungen von Chromosomen während der Reifeteilung. Häufige Ursachen von Störungen der Intelligenzentwicklung werden beispielhaft beschrieben. Eine Übersicht gibt die Tabelle 11.**1**.

Definition

Der Begriff der *geistigen Behinderung* taucht schon früh in der Menschheitsgeschichte auf. Der um 1500 v. Chr. in Theben verfasste therapeutische Papyrus schrieb geistige und körperliche Behinderungen traumatischen Schädigungen des Gehirns zu (Sheerenberger 1983). Der Begriff erfuhr in der Folge häufig neue Definitionen (eine gute Übersicht zur historischen Perspektive geben Biasini et al. 1999). Wollen wir uns relativ neutral mit Störungen der Intelligenzentwicklung auseinandersetzen, so muss zunächst der Begriff *Intelligenz* definiert werden (vgl. auch Kapitel 5). Verschiedene Autoren haben versucht, Intelligenz in einer mehrdimensionalen Betrachtung zu erfassen (Thurston u. Thurston 1941). Vereinfacht lässt sich mit Cattel (1971) eine *flüssige* (*fluid*) Komponente von einer *kristallisierten* (*cristallized*) unterscheiden.

Bei den flüssigen Intelligenzleistungen spielt die Geschwindigkeit der Informationsverarbeitungsprozesse eine wesentliche Rolle. Prüfungsverfahren, die speziell diese Komponente einschätzen sollen, werden auch als *Speed-Tests* bezeichnet. Hierbei wird nicht das erworbene Wissen abgerufen, welches milieu- und bildungsabhängig ist, sondern es werden die Fertigkeiten zur Aufnahme und Bearbeitung von Informationen verlangt. Dieser Anteil zeigt eine deutliche Beziehung zur Genetik.

Die über die Zeit und in Abhängigkeit von der spezifischen Förderung erworbenen Leistungen sollen die kristallisierte Komponente der Intelligenz ergeben. Es wurden verschiedene Prüfverfahren entwickelt, mit denen man glaubte, flüssige und kristallisierte Intelligenz getrennt und gemeinsam einschätzen zu können. Das Ergebnis einer so durchgeführten Intelligenzmessung wurde früher als *Intelligenzquotient* angegeben. Dieser gab das Verhältnis von Intelligenzalter zum Lebensalter (× 100) an. Heute wird darunter die Abweichung des Ergebnisses aus der individuellen Intelligenzmessung einer Person vom Mittelwert (üblicherweise 100) der Altersgruppe oder der gleichen Schulleistungsstufe (Schulstandardwerte) verstanden. In der Internationalen Klassifikation psychischer Störungen (ICD-10, WHO 1991) werden *vier Schweregrade geistiger Behinderung* überwiegend aufgrund des Intelligenzniveaus unterschieden, eingeschätzt mittels standardisierter Testverfahren (Tab. 11.**2**). Zur Einschätzung dient jeweils das aktuell erhobene Funktionsniveau.

Prävalenzraten für mentale Retardierungen

Die *Häufigkeitsangaben* über geistige Behinderungen schwanken. Unterschiede ließen sich zwischen ländlicher und städtischer Bevölkerung zeigen. In ländlichen Gebieten liegt die Rate leicht höher. Insgesamt beträgt der Anteil (IQ < 70) an der Gesamtbevölkerung zwischen 2% und 3%. Benassi et al. (1990) geben für Kinder mit stärkerer mentaler Retardierung, also mindestens mittelgradiger Intelligenzminderung (IQ < 50), in einer städtischen Region eine Häufigkeit von 0,3% an. In West-Australien liegt der Anteil bei 0,8% aller Lebendgeburten (Bower et al. 2000), identische Prävalenzraten scheinen für die USA zu gelten (Lee et al. 2001).

In der Häufigkeitsrate gibt es *Geschlechtsunterschiede*. Jungen sind häufiger betroffen, bei ihnen betrug die Rate solcher ausgeprägter In-

Tabelle 11.**1** Mögliche Ursachen geistiger Behinderung (nach Steinhausen 1993)

1. Pränatal entstandene Formen geistiger Behinderung

1.1 Genmutationen als Ursache geistiger Behinderung

- *X-chromosomal gebundene Störungen mit geistiger Behinderung*
- *X-chromosomal rezessiv vererbte Formen geistiger Behinderung*
- *X-chromosomal dominant vererbte Störungen mit geistiger Behinderung*
- *Dominant vererbte Genmutationen:*
  - Phakomatosen:
    - Neurofibromatose Typ 1 und 2
- *Stoffwechselstörungen:*
  - Phenylketonurie
  - Galaktosämie und Mukopolysaccharidosen
  - Sanfilippo-Syndrom
  - Lipidosen
  - Störung von Zellorganellen
  - hormonelle Störungen
  - Störungen des Kupferstoffwechsels
  - Störung des Purinstoffwechsels

1.2 Monogen und multifaktoriell bedingte Störungen als Ursache geistiger Behinderung (Fehlbildungs-Retardierungs-Syndrome)

- Alexander-Syndrom
- Cockayne-Syndrom
- Coffin-Lowry-Syndrom
- Cornelia-de-Lange-Syndrom
- Dubowitz-Syndrom
- Hallermann-Streiff-Syndrom
- Laurence-Moon/Biedl-Bardet-Syndrom
- Lenz-Mikrophthalmie-Syndrom
- Lowe-Syndrom
- Möbius-Syndrom
- Marinescu-Sjögren-Syndrom
- Noonan-Syndrom
- Prader-Willi-Syndrom
- Rubinstein-Taybi-Syndrom
- Smith-Lemli-Opitz-Syndrom
- Sjögren-Larsson-Syndrom
- Sotos-Syndrom
- Wiedemann-Beckwith-Syndrom
- Williams-(Beuren)-Syndrom

1.3 Fehlbildungen des Nervensystems

- *Dysrhaphische Fehlbildungen:*
  - Fehlbildungen der Holoprosenzephalie-Arrhinenzephalie-Gruppe
  - Porenzephalie
  - Megalenzephalie (Makrozephalie)
  - Mikrenzephalie und Mikrozephalie

1.4 Chromosomenanomalien

- *Trisomien:*
  - Down-Syndrom
  - andere Trisomien
- *Deletionen:*
  - Katzenschrei-Syndrom
  - Wolf-Hirschhorn-Syndrom
  - 18 p-Syndrom
  - 18 q-Syndrom
  - Ringchromosomen
- *Translokationen*
- *Gonosomale Aberrationen:*
  - X 0-Konstitution (Turner-Syndrom)
  - XXY-Konstitution (Klinefelter-Syndrom)
  - XYY-Konstitution
  - XXX-Konstitution

1.5 Exogen verursachte pränatale Entwicklungsstörungen

- Infektionen als exogene Ursache pränataler Schädigung:
  - Zytomegalie
  - HIV-Infektion
  - Röteln-Infektion
  - andere Virusinfektionen
  - konnatale Toxoplasmose
  - Lues
- Chemische Einflüsse auf die Entwicklung:
  - Alkohol
  - teratogene Wirkung von Medikamenten
- Strahlen
- Umweltbelastung:
  - chronische Bleiintoxikation

1.6 Idiopathische geistige Behinderung

2. Perinatale Komplikationen als Ursache geistiger Behinderung

- Hypoxisch-ischämische Enzephalopathie
- Frühgeburt
- Erkrankungen des Neugeborenen

3. Postnatale Ursachen geistiger Behinderung

- Entzündliche Erkrankungen des Zentralnervensystems
- Schädel-Hirn-Trauma
- Hirntumoren
- Hirnschädigung durch Intoxikationen, Hypoxie, Stoffwechselkrisen
- Psychiatrische Störungen:
  - tiefgreifende Entwicklungsstörungen

Tabelle 11.2 Einteilung und Klassifikation der Intelligenzminderungen (nach der 10. Revision der ICD (WHO 1992))

Intelligenzminderung	IQ-Bereich	Klassifikation
Leichte	50–70	F 70
Mittelgradige	35–49	F 71
Schwere	20–34	F 72
Schwerste	< 20	F 73

telligenzminderungen 0,4%, bei Mädchen nur 0,25%. Schwankungen in den Prävalenzangaben ergeben sich auch bei der Betrachtung verschiedener *Altersgruppen*. Da Kinder mit schwerer geistiger Behinderung oft begleitende körperliche und neurologische Erkrankungen haben, ist deren Lebenserwartung verkürzt. Das heißt, ihr Anteil an der Gesamtbevölkerung nimmt ab. Andererseits kommen mit zunehmendem Alter die erworbenen Intelligenzminderungen hinzu (degenerative Prozesse, psychiatrische Störungen, Schädel-Hirn-Verletzungen etc.) und erhöhen die Prävalenzrate. Kognitive Leistungen und soziale Anpassung lassen sich zwar durch Training verbessern, doch ist das Ausmaß der Veränderungen gering. Sie schlagen sich daher nicht in den Prävalenzraten nieder. Ungünstige soziale Bedingungen können andererseits zu einer Verschlechterung der Leistungen beitragen und lassen damit die Rate an schwer Intelligenzgeminderten ansteigen.

Diagnostik

Kognitive und sozialemotionale Entwicklung

Zur Einschätzung des Entwicklungsstandes können Screeningverfahren wie die *Denver Entwicklungsskalen* (Flehmig et al. 1973) oder die *Erweiterte Vorsorgeuntersuchung* (EVU, Melchers et al. 2003) mit relativ geringem Zeitaufwand eingesetzt werden. Komplexere Verfahren in Form allgemeiner Entwicklungstests sollen eine differenziertere Betrachtung des Spektrums kindlicher Entwicklung erlauben und lassen sich, wenn auch begrenzt, unter dem Aspekt spezifischer Förderung verwenden. Eine gute und sehr aktuelle Übersicht einsetzbarer Verfahren geben Sarimski und Steinhausen (2007).

Klinisch-medizinische Diagnostik

Pränatal

Ultraschalluntersuchungen (Sonografie) können während der Schwangerschaft ohne Risiko für das Ungeborene durchgeführt werden. Dieses bildgebende Verfahren ermöglicht es, durch 3-dimensionale Darstellung des Feten bereits früh Missbildungen zu erkennen und das Wachstum, insbesondere des Schädels, verfolgen zu können. Während der Schwangerschaft lassen sich mithilfe der *Fruchtwasseruntersuchung* (Amniozentese) Zellen aus dem Plazentagewebe (Chorionzotten) und der Amnionflüssigkeit (Amniozyten) gewinnen und kultivieren. An diesen Zellen können durch Chromosomenanalyse oder molekulargenetische Untersuchungen, basierend auf der Polymerase-Ketten-Reaktions-Technik (PCR), beispielsweise Mutationen und Prämutationen des fragilen X-Syndroms erfasst werden (u.a. Brown et al. 1996). In der Fruchtwasserflüssigkeit lässt sich das Vorhandensein oder Fehlen von Enzymen nachweisen, die mit dem Auftreten bestimmter Miss- oder Fehlbildungssyndrome einhergehen. Bei Verdacht auf eine Speicherkrankheit wie der zu den Sphingolipidosen gehörenden Metachromatischen Leukodystrophie MLD kann bereits aus Amnionzellen der Mangel des Enzyms Arylsulfatase A nachgewiesen werden. Die autosomal rezessiv vererbte Erkrankung (Genlocus: 22 q13.31-qter) hat ein Wiederholungsrisiko von 25% und tritt in mehreren Varianten auf. In ihrer juvenilen Form führt sie bereits im Kindesalter zu fortschreitenden neurologischen Ausfällen und zu einer Intelligenzminderung (eine gute Übersicht über Störungen mit genetischer Ursache findet sich in der Online-Datenbank OMIM – Online Mendelian Inheritance in Man).

Durch eine sorgfältig erhobene Anamnese müssen Umweltbelastungen (berufliche oder medizinische Exposition gegenüber Strahlen oder teratogenen Stoffen) und Infektionserkrankungen während der Schwangerschaft erfasst werden.

Postnatal

Treten unter der Geburt Komplikationen auf, so liefern *Ultraschalluntersuchungen* wertvolle Hinweise auf das Ausmaß einer Hirnschädigung. Diese Methode ist nicht invasiv und kostengünstig. Ohne apparativen Aufwand kann schon das *klinische Bild* – wie bei der Trisomie 21 (Mongolismus) – eine Diagnose ermöglichen. Bei mentaler Retardierung unklarer Genese sollten eine *Chromosomenanalyse* oder *molekulargenetische Untersuchungen* durchgeführt werden. Bei Speicherkrankheiten kann im *Serum* der Mangel der Enzyme nachgewiesen werden, die für die daraus resultierende Anhäufung von Zwischenprodukten des Stoffwechsels verantwortlich sind. Im *Urin* kann das Ausscheiden bestimmter Stoffwechselprodukte Hinweis auf eine angeborene Stoffwechselstörung mit mentaler Retardierung sein.

Die routinemäßige Untersuchung der *Zerebrospinalflüssigkeit* geistig behinderter Personen auf pathologisches Auftreten von Aminosäuren, Purinkörpern und Pyrimidinen hat nur einen sehr begrenzten Wert (Gerrits et al. 1993). Serologisch kann hingegen im Blut oder in der Zerebrospinalflüssigkeit der Nachweis geführt werden, ob eine Infektion stattgefunden hat.

Ursachen von Störungen der Intelligenzentwicklung

Bei mehr als der Hälfte aller Individuen ist die Ursache der Minderbegabung unbekannt. Neben den *zahlenmäßigen Abweichungen* von Chromosomen können mehr oder weniger ausgedehnte strukturelle *Chromosomenveränderungen* verantwortlich sein. Sie können zu Störungen der Hirnentwicklung oder von Stoffwechselfunktionen führen, die wiederum die Hirnreifung oder die Hirnleistungen beeinträchtigen. Daneben spielen *erworbene Schädigungen des Zentralnervensystems* eine Rolle. Weber (1994) hypothetisierte für den pathogenetischen Mechanismus ein einheitliches Schädigungsprinzip. Freie Radikale, die beispielsweise im Intermediärstoffwechsel entstanden sind, sollen die besonders empfindlichen Membranphospholipide oxidieren. Besonders empfindlich sind dabei Myelin-Hüllen. In der Folge kommt es zum Tod der Neuronen und der myelinbildenden Gliazellen. Insbesondere die Rolle der Gliazellen, und hier vor allem der Astrozyten, wird zumeist unterschätzt. Ihre Aufgaben gehen über die einfachen Stütz- und Ernährungsfunktionen hinaus. Interaktionen von Gliazellen und Neuronen werden zunehmend in Beziehung mit der sog. *neuronalen Plastizität* gebracht. Im Verlauf der Entwicklung wird, je nach neuronaler Aktivität, die zunächst unspezifische Ausbildung neuronaler Fortsätze (Dendriten) und Verbindungen zu anderen Neuronen (Synapsen) selektiver (Müller 1993), indem unter Beteiligung der Glia dysfunktionale Strukturen eliminiert werden. Tierexperimentelle Ergebnisse weisen auf eine Zunahme der synaptischen Effizienz hin; Frequenz und Amplitude elektrischer Erregungen an der Synapse nehmen in Anwesenheit von Gliazellen zu (Pfrieger et al. 1997).

Betrachtet man das sehr komplexe Gebilde der *Synapse*, also der Verbindungsstelle von Nervenzellen untereinander, oder deren Verknüpfung mit Muskel-, Drüsen- oder Muskelzellen, so werden noch andere mögliche Störmöglichkeiten in der Informationsverarbeitung denkbar. An der Entwicklung von Synapsen sind zahlreiche Eiweiße beteiligt, deren Bedeutung und Funktion derzeit erst ansatzweise verstanden werden.

Genetik

Zahlreiche Untersuchungen zeigen, dass unter den Nachkommen blutsverwandter Eltern die Rate an organischen Störungen höher ist und Minderbegabungen häufiger sind (Jain et al. 1993, Temtamy et al. 1994). Das kann als Hinweis auf die ätiologische Bedeutung *genetischer Faktoren* gewertet werden.

Zur Zeit wird davon ausgegangen, dass bei Kindern mit einer gestörten Intelligenzentwicklung (IQ < 70) in ca. 40% eine genetische Basis vorliegt (z. B. Wellesley et al. 1991). Generell kann jedoch die Genetik nicht allein für die Intelligenzentwicklung verantwortlich gemacht werden. Bildgebende Verfahren zeigten, dass hochbegabte Kinder eine deutlichere Dickenzunahme ihrer Hirnrinde (speziell des Frontalhirns) aufwiesen als Kinder mit niedrigerem Intelligenzniveau. Sie erreichten diese Dickenzunahme der Hirnrinde jedoch etwa zwei bis drei Jahre später. In der frühen Adoleszenz begann bei den hochbegabten Kindern, wie auch bei den anderen in gleicher Weise, die pubertätstypische Ausdünnung (*pruning*) nicht benutzter, synaptischer Verknüpfungen. Intelligentere Kinder besitzen offenbar eine (genetisch?) höhere Plastizität ihrer neuronalen Strukturen. Diese ermöglicht es ihrer Hirnrinde bei förderlicher Umgebung sich so eindrucksvoll zu entwickeln (McDaniel 2005, Passingham 2006, Shaw et al. 2006).

Numerische Chromosomenanomalien

Trisomie 21

Die häufigste Ursache von Chromosomenanomalien stellt die zahlenmäßige Abweichung des autosomalen Chromosoms 21 dar. Bei dieser Störung, dem *Down-Syndrom* (*Mongolismus*), liegt in der Mehrzahl der Fälle ein überzähliges Chromosom vor (das Chromosom 21 ist 3-fach im Zellkern vorhanden, daher auch Trisomie 21). Bei einer Untergruppe von Individuen kann das Erscheinungsbild aber auch durch die Anwesenheit der sog. *Down-Syndrom-Region* (21 q22) verursacht werden, ohne dass ein überzähliges Chromosom vorliegt (nichtbalancierte Translokation). Das Down-Syndrom kommt mit einer Häufigkeit von etwa 0,2% vor. Die Prävalenz ist bei Kindern jüngerer Mütter (0,06%) deutlich geringer als bei älteren Müttern (1% bei 40-Jährigen). Die Vervielfältigung der Gene des Chromosoms 21 ist vermutlich die Ursache der meisten ZNS-Störungen. Bei Individuen mit Down-Syndrom ist darüber hinaus das Vorkommen von klinischen Symptomen einer Alzheimer-Erkrankung deutlich erhöht. Als bedeutender Risikofaktor für eine Alzheimer-Erkrankung gilt allgemein das Auftreten der Epsilon-4-Isoform des Apolipoproteins E. Die Häufigkeit dieses Apolipoproteins ist aber bei Personen mit Down-Syndrom nicht erhöht und wohl nicht mit der Entwicklung der Alzheimer-Symptomatik bei diesen Individuen assoziiert (van Gool et al. 1995).

Klinisches Bild: Mongoloide Augenstellung, Epikanthus, große Zunge, Vierfinger-Furche.

Strukturelle Chromosomenanomalien

X-chromosomal assoziierte Störungen

Fragiles-X-mentale-Retardierung-Syndrom (Martin-Bell-Syndrom). Neben der Trisomie 21 ist das *Fragiles-X-Syndrom* (*Fra-X*) die häufigste genetische Ursache intellektueller Minderbegabung. In der Gesamtbevölkerung lässt sich bei etwa 1:2000–4000 männlichen und etwa 1:4000–6000 weiblichen Individuen ein Fragiles-X-Syndrom zytogenetisch nachweisen (u.a. Arvio et al. 1997, Turner et al. 1996). Möglicherweise liegt die tatsächliche Prävalenzrate deutlich höher. Unterschieden werden Träger für fragiles X (Prämutationen), die zwar den Defekt weitergeben können, aber noch keine Anzeichen des Syndroms aufweisen, und Personen mit der Vollmutation.

Es handelt sich um eine X-chromosomal vererbte Störung, bei der eine *mentale Retardierung* zu den wichtigsten Merkmalen gehört. Das Merkmal der Minderbegabung geht in die Nomenklatur für das verantwortliche Gen ein: FMR-Gen = **F**ragiles-X-**m**entale-**R**etardierung-Gen. Die brüchige (fragile) Stelle liegt bei Xq27.3. Das Fragiles-X-Syndrom ist die erste Störung, bei der eine sog. *dynamische Mutation* gefunden wurde. Bei diesem Vorgang werden instabile Abschnitte des Trägers der Erbinformation (Desoxyribonucleinsäure DNS) verlängert. Es kommt zu einer Vervielfältigung von CGG-Basentripletts innerhalb des ersten Exons des **F**ragiles-X-**m**entale-**R**etardierung-(FMR 1-)Gens, die von Generation zu Generation weitergegeben wird, ohne dass es zur Ausbildung des Phänotypes kommt. Die Häufigkeit eines solchen Trägerstatus wird, basierend auf den Daten einer kanadischen Untersuchung, auf 1:260 Frauen geschätzt (Boue u. Simon-Bouy 1997). Überschreitet der Abschnitt eine bestimmte Länge, dann kommt es offensichtlich wie bei einer Alles-oder-Nichts-Regel zur mentalen Retardierung. Es ließen sich nämlich bei Kindern mit einer Intelligenzminderung in den Bereich der so genannten Lernbehinderung, wie auch bei normal intelligenten Individuen, keine höheren Prävalenzraten für die Vollmutation des Fra-X zeigen (Mazzocco et al. 1997, O'Dwyer et al. 1997).

Klinisches Bild: Die Symptomatik variiert interindividuell sehr stark. Chudley und Hagerman (1987) geben als phänotypische Merkmale unter anderem ein langes, schmales Gesicht, große Ohren, vorgewölbte Stirn, vergröberte Gesichtszüge, Makrozephalie, Makroorchidie, Muskelhypotonie, überstreckbare Gelenke an. Die Merkmale sind beim Kleinkind noch nicht so ausgeprägt. Es imponiert aber die leichte bis schwere mentale Behinderung (vgl. von Gontard 1992).

Rett-Syndrom. Eine weitere X-chromosomal assoziierte Erkrankung, die mit mentaler Retardierung einhergeht, ist das *Rett-Syndrom*. Es handelt sich um eine Störung aus dem *Autismusspektrum*. Amir et al. (1999) gelang es, bei der Mehrzahl der Betroffenen als Ursache eine Mutation des Gens für das Enzym (MeCP2) an der Stelle q28 des X-Chromosoms nachzuweisen. Das Ausmaß der physiologischen Inaktivierung am betroffenen

X-Chromosom sowie Lage und Art der Mutation vermögen den Ausprägungsgrad zu beeinflussen (Amir et al. 2000, Cheadle et al. 2000).

Klinisches Bild: Beim klassischen Rett-Syndrom scheint die frühkindliche Entwicklung bis zum Alter von 6–18 Monaten unauffällig zu verlaufen. Dann gehen sukzessive die erworbenen kulturabhängigen Fertigkeiten (Sprache, sinnvoller Gebrauch der Hände) verloren, und die Betroffenen fallen durch zunehmend geringeren Gebrauch der Sprache, sporadisch auftretende Hyperventilationen, stereotype Handbewegungen (ähnlich Händewaschen), Verlust der wechselseitigen sozialen Interaktionen, Ataxien, zerebrale Anfälle und zu geringen Kopfumfang auf. Dieser Prozess kommt nach einiger Zeit zum Stillstand, die Betroffenen leben bis in das Erwachsenenalter.

Autosomal vererbte Störungen

Neurofibromatosen

Die Neurofibromatose des Typs 1 (von Recklinghausen) ist eine relativ häufige, autosomal dominant vererbte Erkrankung, deren Symptome das *Nervensystem* und die *Haut* betreffen. Die Prävalenz beträgt etwa 0,03 %, etwa die Hälfte der Neuerkrankungen sind Neumutationen. Unterdessen konnte das Gen (NF1 17 q11), welches mit der Erkrankung in Verbindung gebracht wird, ebenso wie dessen Genprodukt, identifiziert werden. Es handelt sich um das Protein Neurofibromin, das neben Tumorsuppressoreigenschaften weitere Aufgaben bei der Organentwicklung hat.

Klinisches Bild: Charakteristisch sind multiple Café-au-lait-Flecken, Neurofibrome (z.T. in sehr großer Ausdehnung und zur Entstellung führend), Lisch-Knötchen, Makrozephalus, Optikusgliome. Häufig ist eine Intelligenzminderung. Tumoren des VIII. Hirnnervs sind – ebenso wie intrakranielle und spinale Neubildungen – typische Merkmale beim Typ 2 des Von-Recklinghausen-Syndroms (codiert auf NF2 22 q12).

Williams-Syndrom (Williams-Beuren-Syndrom)

Beim Williams-Syndrom handelt es sich um eine vererbte Störung aus der Gruppe der sog. *angeborenen multiplen Fehlbildungs-Retardierungs-Syndrome.* Das Gen für das Williams-Syndrom wurde auf dem Chromosom 7 lokalisiert und dem Elastin-Gen zugeordnet (Gustafson u. Traub 1997).

Klinisches Bild: Charakterisiert ist die Störung durch mentale Retardierung, Gefäßanomalien und eine extreme Hyperakusis (Van Borsel et al. 1997). Bei relativ gut erhaltenen sprachlichen Fertigkeiten imponiert ein deutlich gestörtes optisch-räumliches Vorstellungsvermögen. Probleme kann auch die Nahrungsverweigerung der Betroffenen bereiten (Sarimski 1996).

Angeborene Stoffwechselstörungen

Im Stoffwechsel der Zelle kann in spezifischen Zellstrukturen (z.B. Lysosomen) ein für die Verarbeitung oder den Transport notwendiges Enzym fehlen oder eine zu geringe Aktivität besitzen. Dadurch kommt es zur Anhäufung von Zwischenprodukten des Zellstoffwechsels (Speicherkrankheit). Die Ablagerung erfolgt beispielsweise in den lysosomalen Speichern der Zelle. Die Konzentration der Zwischenprodukte kann Werte erreichen, die für die Zelle letal sind.

Speicherkrankheiten

Zu den häufigsten, mit mentaler Retardierung einhergehenden Speicherkrankheiten gehören die Glykoproteinosen Gaucher Typ II (akut-infantile oder akut-neuronopathische Form) und Typ III (juvenile oder subakut-neuronopathische Form) sowie Tay-Sachs.

Gaucher Typen II und III

In den Niederlanden wird ihre Häufigkeit mit 1,16 auf 100 000 Geburten angegeben (Porthuis et al. 1999). Die Störung in der Funktion der Glucocerebrosidase, deren Gen auf dem Chromosom 1 q21 lokalisiert ist, wird rezessiv vererbt. Trotz einem relativ einheitlichen Erscheinungsbild sind bis heute mehr als 100 unterschiedliche Mutationen des Gens bekannt. Eine enge Assoziation zwischen Art der Mutation und klinischer Symptomatik konnte bisher nicht gefunden werden (ausführliche Übersicht bei Stone et al. 2000).

Klinisches Bild: Neben der Intelligenzminderung fallen starke Vergrößerungen von Milz und

Leber sowie schmerzhafte kolbenförmige Auftreibungen des Oberschenkelschaftes auf.

Tay-Sachs- und Sandhoff-Krankheit (G_{M2}-Gangliosidosen)

Bei diesen autosomal rezessiv vererbten Störungen liegt ein Mangel in der Aktivität der β-Untereinheit (Tay-Sachs) oder beider α- und β-Untereinheiten der N-Acetylhexosaminidase vor. Es kommt zur exzessiven Speicherung des G_{M2}-Gangliosids in den Nervenzellen und zu deren Untergang. Die genetischen Analysen weisen auf eine große Heterogenität in den Mutationen hin. Mehr als 80 Varianten, die zum Teil endemisch besonders in der Gruppe der Ashkenazi-Juden auftreten (Frisch et al. 2004, Meyerowitz 1997), wurden bisher beschrieben.

Klinisches Bild: Neben dem kirschroten Fleck in der Makula der Netzhaut des Auges, der Sehnervenatrophie, Krampfanfällen und der mentalen Retardierung fällt eine Überempfindlichkeit gegen Geräusche auf.

Aspartylglukosaminurie

Eine ähnlich hohe Prävalenzrate unter mental retardierten Kindern (1:4000) wurde auch für die Aspartylglukosaminurie gefunden (Mononen et al. 1991). Ursache ist ein Defekt der Aspartylglucosylaminase.

Klinisches Bild: Es ist gekennzeichnet durch eine zunächst verlangsamte, aber erkennbare Entwicklung kognitiver Leistungen während der Kindheit, gefolgt von einem fortschreitenden Verlust bereits erworbener Fertigkeiten während der Pubertät und einem rapiden Abfall im jungen Erwachsenenalter (Arvio 1993). Zur Abklärung einer Stoffwechselstörung als Ursache einer mentalen Retardierung sollte – nicht nur bei der Aspartylglucosaminurie – ein entsprechendes Screening im Urin auf pathologische Aminosäureausscheidung erfolgen.

Phenylketonurie (PKU)

Unbehandelt stellt die **P**henyl**k**eton**u**rie (PKU) die häufigste auf metabolischer Grundlage basierende Ursache für Störungen der Intelligenzentwicklung dar. Der wichtige und hierbei defizitäre Stoffwechselschritt stellt die Umwandlung des mit der Nahrung aufgenommenen Phenylalanins in Tyrosin durch das Enzym Tyrosinhydroxylase dar. Die Behandlung besteht in einer phenylalaninarmen Diät. Dadurch kann das Ungleichgewicht zwischen der Konzentration an Phenylalanin und Tyrosin zwar vermindert, aber nicht ausgeglichen werden. In einer Längsschnittstudie zeigten Diamond et al. (1997), dass bereits eine geringe Senkung der Phenylkonzentration im Blut im Kleinkindalter zu einer besseren Leistung des Arbeitsgedächtnisses und der Fähigkeiten zur inhibitorischen Kontrolle führt. Die Defizite werden von ihnen auf die Beteiligung eines spezifischen neuronalen Systems zurückgeführt. Es sollen die präfrontal projezierenden dopaminergen Neurone involviert sein, die als besonders empfindlich für Schwankungen in der Tyrosinkonzentration gelten.

Kupferstoffwechselstörungen

Morbus Wilson. Kupfer ist ein wichtiges Spurenelement und notwendiger Bestandteil mehrerer Zellenzyme. In zu hoher Konzentration schädigt Kupfer andererseits die Zelle. Neben Leberparenchymzellen sind die Zellen des Zentralnervensystems von der Einlagerung des Kupfers betroffen.

Klinisches Bild: Bei der hepato-lentikulären Degeneration (Morbus Wilson) werden klinisch zwei Varianten unterschieden. Eine Form betrifft vorwiegend extrazerebrale Organsysteme (hepatischer Typ), der andere Verlaufstyp schädigt das Zentralnervensystem (zerebraler Typ). Bewegungsstörungen sind frühe Hinweise auf eine Beteiligung des Nervensystems. Die Lebenserwartung ist verkürzt. Eine mentale Retardierung kann auftreten und Folge der Kupferspeicherung im ZNS und der mangelnden Entgiftungsfunktion der geschädigten Leber sein.

Menkes- und Ehlers-Danlos-Syndrom. Da Kupfer andererseits wichtiger Bestandteil von Zellenzymen ist – beispielsweise bei der Kollagensynthese im Bindegewebe – treten beim Fehlen Mangelzustände auf. Beim Menkes- und Ehlers-Danlos-Syndrom werden niedrige Serumkonzentrationen an Kupfer und Coeruloplasmin, seinem Transporteiweiß, gefunden.

Klinisches Bild: Neben den körperlichen Merkmalen (Kinky Hair, überstreckbare Gelenke) kommt es zu einer mentalen Retardierung (Ozawa u. Aoki 1996).

Schilddrüsenunterfunktion (Hypothyreose)

Durch einen Mangel an Schilddrüsenhormonen kommt es bereits während der Embryonalentwicklung zu Wachstumsstörungen, von denen neben anderen Organsystemen auch das Zentralnervensystem betroffen ist (Kretinismus). Durch die Gabe von Schilddrüsenhormonen lassen sich postnatal die Symptome bessern. Bis zu welchem Zeitpunkt eine solche Behandlung noch sinnvoll erscheint, ist unklar. Eine eindrucksvolle Verbesserung der kognitiven Leistungen um zehn IQ-Punkte (von 68 auf 78) wurde bei einem jungen Mann, dessen Schilddrüsenstörung erstmals mit 17 Jahren diagnostiziert worden war (Chen et al. 1990), zwei Jahre nach begonnener Schilddrüsenhormonsubstitution beobachtet.

Eine weitere Ursache kann in der angeborenen Unempfindlichkeit der Bindungsstellen in den Zielgeweben gegenüber Schilddrüsenhormonen liegen. Es konnten Mutationen in der Schilddrüsen-b-Hormonrezeptor-Region der Betroffenen gefunden werden. Für die unterschiedlichen Ausprägungsgrade der dominant vererbten Störung werden Interaktionen zwischen mutierten und intakten Bindungsstellen vermutet (Refetoff 1994). Typisch ist – neben dem Erscheinungsbild – die mentale Retardierung.

Fehlbildungen des Zentralnervensystems

Diese Missbildungen entstehen überwiegend spontan, meist infolge der Einwirkung exogener Faktoren. Für einige Syndrome ließ sich unterdessen auch die genetische Ursache zeigen. Daher werden die Krankheitsbilder an dieser Stelle des Kapitels beschrieben.

Nach der Zellteilung in einem Gebiet um den Neuralkanal wandern die zukünftigen Nervenzellen an ihren späteren Bestimmungsort. Die Wanderung (Migration) erfolgt in sechs Wellen und geschieht in der ersten Hälfte der Schwangerschaft (Abb. 11.**1**).

Genetische Faktoren und potenziell schädigende Ereignisse vermögen einen negativen Einfluss auf die Migration zu nehmen. Die meisten Migrationsstörungen sind daher erworben und treten sporadisch auf. Bei Kindern mit Migrationsstörungen lassen sich in mehr als der Hälfte bedeutsame Traumata finden (Palmini et al. 1994). In einigen Fällen waren familiäre Häufungen mit möglichen rezessiven und dominanten Erbgängen zu verzeichnen. Bisher gelang es, ein Gen, welches für ein solches Missbildungssyndrom (Lissenzephalie) verantwortlich gemacht wird, dem Chromosom 17 p zuzuordnen (Aicardi 1994).

Klinisches Bild: Diffuse Migrationsstörungen gehen mit einer starken Häufung an geistigen Behinderungen und grobmotorischen Störungen einher. Bei den fokalen Migrationsanomalien überwiegt hingegen das Auftreten von Epilepsien (Aicardi 1994).

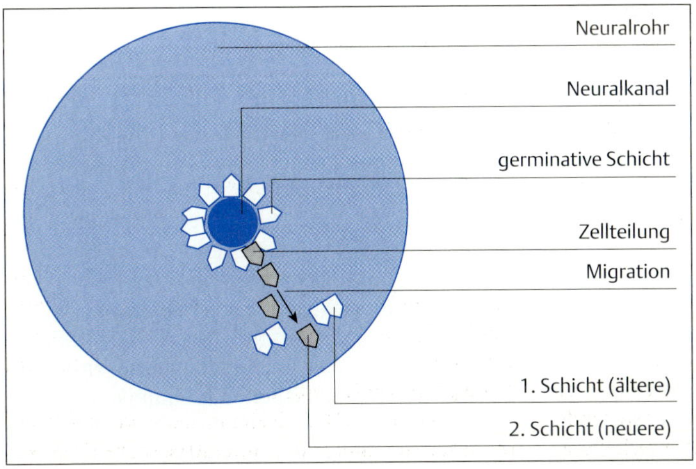

Abb. 11.**1** Zellteilung und Migration der noch undifferenzierten Nervenzellen zu ihrem zukünftigen Bestimmungsort.

Spaltbildungen der Mittellinie

Gaumenspalten

Geistige Behinderungen sind gehäuft bei Kindern mit Gaumenspalte und angeborenen Herzfehlern (velokardiofaziales Syndrom [VCFS]). Dieses Missbildungssyndrom geht oft mit einer Mikrodeletion am Chromosom 22 q11 einher. In einer dänischen Studie konnte die Herkunft von mütterlicher Seite gezeigt werden. Molekulargenetische Techniken zur Sicherung der genetischen Basis existieren und können zur Grundlage einer genetische Beratung herangezogen werden.

Pränatale Ursachen

Durchblutungsstörungen der Plazenta

Zur Versorgung des ungeborenen Kindes mit Nährstoffen und Sauerstoff, aber auch zur Entsorgung der Stoffwechselendprodukte bedarf es auf mütterlicher und fetaler Seite eines funktionsfähigen Kreislaufes. In den letzten beiden Dritteln der Schwangerschaft (zweites und drittes Trimenon) erfüllt die Plazenta diese Aufgabe. Der Stoffaustausch erfolgt über die dicht nebeneinander verlaufenden Kapillargefäße von mütterlichem und fetalem Kreislauf in den Zotten.

Entzündungen im Bereich der Zotten und der Amnionhöhle verschlechtern die Durchblutung in den Kapillaren (Chorangiosis) oder führen zu Gewebeschäden (Villitis) in der Plazenta. Zu einer weiteren Minderdurchblutung des fetalen Gehirns tragen möglicherweise die im Rahmen der Entzündung gebildeten Schadstoffe bei (Altshuler 1995). Aufgrund der Schädigung des sich entwickelnden Nervensystems (s. auch Migrationsstörungen) können unterschiedlich schwere mentale Retardierungen die Folge sein.

Frühgeburtlichkeit (insbesondere unreife Frühgeborene)

Durch Intensivierung und Fortschritte der Neonatologie konnte eine Verbesserung der Überlebenschancen extremer Frühgeborener (mit Geburtsgewichten zwischen 500 und 1250 g) erzielt werden. In zwei Kohortenstudien stieg beispielsweise die 1-Jahr-Überlebensrate von 36% in den Jahren 1978–79 auf 67% in den Jahren 1988–1989. Zu den häufigsten Komplikationen gehörte neben der Zerebralparese die mentale Retardierung (bei ca. 5% in der zweiten Kohorte). Auch dabei ist eine Abnahme der Häufigkeit beim Vergleich der ersten mit der zweiten Kohorte zu verzeichnen. Je niedriger das Geburtsgewicht ist, desto höher ist das Risiko einer Behinderung (Aziz et al. 1995, Robertson et al. 1992).

Traumata in peri- und postnataler Zeit

Bei der Geburt kann es, bedingt durch bestimmte widrige Umstände (protrahierter Verlauf, Nabelschnurumschlingung etc.), zu einem Sauerstoffmangel beim Neugeborenen kommen. Die schwerste Folge einer solchen Hypoxie ist die multizystische Enzephalomalazie (Enzephalopathie). Hierbei wird geschädigtes Hirngewebe durch Zysten unterschiedlicher Größe ersetzt. Zwillingsschwangerschaften und perinataler Sauerstoffmangel (Asphyxie) waren am häufigsten mit einer multizystischen Enzephalomalazie assoziiert. Mehr als die Hälfte der betroffenen Kinder waren mental retardiert (Orejon de Luna et al. 1997). In einer größeren kanadischen Untersuchung an allen Frühgeborenen eines Regierungsbezirkes ließ sich zeigen, dass isolierte intraventrikuläre Blutungen keinen Hinweis auf eine schlechte Prognose darstellen. Die Kombination mehrerer Läsionen – also eine zusätzliche Parenchymläsion – ergab hingegen eine sichere Vorhersage für eine schlechte Entwicklung (Aziz et al. 1995, Robertson et al. 1992).

Folgen oder Begleitung psychiatrischer Störungen

Tiefgreifende Entwicklungsstörungen (Störungen aus dem Autismusspektrum)

Im Kindesalter sind schizophrene Störungen die Ausnahme. Bei der – seltenen – desintegrativen Psychose, einer Erkrankung, die zu den Störungen des Autismus-Spektrums gerechnet wird (vgl. Rapin 1998), kommt es nach anfänglich unauffälliger Entwicklung bereits im Kleinkindalter zu einem Verlust der sprachlichen Kommunikation und der wechselseitigen Interaktion. Ohne Nachweis eines organischen Korrelates gehen die intellektuellen Leistungen verloren, die Kinder zeigen eine schwere mentale Retardierung. Es wird aber auch von Besserungen, jedoch ohne vollständige Wiederherstellung, berichtet.

Zu den – häufigeren – tiefgreifenden Entwicklungsstörungen gehört der frühkindliche Autismus (Kanner 1943). Im Gegensatz zum Asperger-Autismus (Asperger 1944) geht diese Störung mit einer schweren mentalen Retardierung einher. Mitunter kann die Abgrenzung gegenüber geistig behinderten Kindern, bei denen autistische Verhaltensweisen nicht selten sind, schwer fallen. Bei Kindern mit Autismus wurden strukturelle Auffälligkeiten des Kleinhirns im Bereich des Vermis cerebellaris (Courchesne et al. 1988, 1994) und gehäuft Migrationsstörungen gefunden. Diskutiert werden auch Zusammenhänge mit Infektionserkrankungen in der Pränatalzeit (Übersicht bei Rapin 1998). Bei Kindern mit autistischen Störungen ohne erkennbaren organpathologischen Befund wird – basierend auf Untersuchungen von Familien und Zwillingsstudien – eine polygenetische Ursache angenommen (Folstein u. Piven 1991, Freitag 2008, Rutter et al. 1997). Eine Assoziation zwischen einigen MHC-Genen auf dem kurzen Arm von Chromosom 6 mit Autismus wurde von Warren (Übersicht 1998) berichtet. Mit dem Begriff der ***M**ajor-**H**isto-**C**ompatibilität* (MHC) beschreibt man die für jedes Individuum typische Kennzeichnung seiner eigenen Zellen durch bestimmte Oberflächenmarker, um sie gegen fremde Zellen abzugrenzen. Das Rett-Syndrom wurde hier ausgenommen, da dessen vorrangig genetische Ursache unterdessen geklärt wurde (s. o.).

Klinisches Bild: Es imponiert die deutliche Beeinträchtigung in der sozialen Interaktion (Blickkontakt wird vermieden), das Kind bedient sich einer inadäquaten Sprache oder die Sprache fehlt, in seinen Interessen ist es eingeengt, und es fallen stereotype und repetitive Verhaltensweisen auf.

Eine genetische Basis konnte für das seltenere Rett-Syndrom, eine auf Mädchen beschränkte Erkrankung aus dem Autimusspektrum gefunden werden.

Exogene Einflüsse

Teratogene Wirkung von Arzneistoffen

Beispielsweise können Gaben von Antikoagulanzien (Cumarinderivate, Warfarin), welche mit der Wirkung von Vitamin K interferieren, Intelligenzminderungen begünstigen (Astedt 1995). Missbildungen werden auch häufiger bei Einnahme von Derivaten der Vitamin-A-Säure beobachtet. Maßgebend ist vor allem der Einnahmezeitpunkt während der Schwangerschaft, weniger die Substanz.

Strahlenexposition

Zur Röntgendiagnostik werden energiereiche Strahlen (Röntgenstrahlen) angewendet. Diese ionisierenden Strahlen können Zellen schädigen. Wenngleich ausgereifte Nervenzellen relativ unempfindlich gegenüber einer Strahlenexposition sind, gilt das nicht für die sich entwickelnde Zelle. Während der Embryonalentwicklung findet in den Zellschichten, welche das Neuralrohr umgeben, eine rasche Zellteilung statt. In dieser Entwicklungsphase sind die Zellen besonders strahlensensibel. Die Folgen für den Organismus sind abhängig von der Dosisleistung der Strahlung und vom Zeitpunkt der Strahlenexposition. Es wird eine Schwellendosis von 5 cGy für das sich entwickelnde Nervensystem diskutiert, von der an Schädigungen wahrscheinlich sind (Ogris 1997). Mit einer Beeinträchtigung der mentalen Entwicklung muss bei einer Strahlenexposition zwischen der 8. und 15. Schwangerschaftswoche gerechnet werden. Das unterstreichen auch die Ergebnisse von Untersuchungen an pränatal strahlenexponierten Personen. Linear zur absorbierten Dosis kam es zu fetalen Hirnschädigungen, die sich in schlechteren Schulleistungen äußerten. Dabei waren die Beeinträchtigungen der Leistungen in den ersten Schuljahren deutlicher als in den späteren (Yoshimaru et al. 1991).

Berufliche Exposition

Decoufle et al. (1993) beobachteten eine signifikante Assoziation zwischen mütterlicher Beschäftigung in der Textil- und Bekleidungsbranche und geistiger Behinderung bei deren Kindern. Deutlich geringer als den Erwartungen entsprechend waren die Zusammenhänge bei Lehrern und Mitarbeitern des Gesundheitswesens. Welche Risikofaktoren bei den Textilarbeitern vorliegen, ist nicht klar.

Chronische Bleiintoxikation

Anders sieht es mit der Exposition gegenüber Blei aus. Die als gesundheitsgefährdend angesehenen Grenzwerte wurden zwischen 1950 und 1990 ständig gesenkt. Im Serum waren es zunächst > 80 µg/dl, jetzt werden Blei-Konzentrationen von > 10 µg/dl als bedenklich angesehen (Berney 1993, Taylor et al. 1992). Bleiexposition gilt in den USA als eine weit verbreitete Gesundheitsgefährdung von Kindern.

Alkoholexposition

Fetales Alkoholsyndrom und Alkoholembryopathie

Das fetale Alkoholsyndrom (FAS) ist eine häufige Ursache mentaler Retardierung. In einer 10-Jahre-Follow-up-Studie fanden Spohr et al. (1993) bei Kindern mit sicherer Diagnose eines fetalen Alkoholsyndroms eine Besserung der typischen Missbildungszeichen im Bereich des Gesichts und des Schädels im Verlauf der Entwicklung. Eine hohe Persistenz hatten – bei den Jungen – die geringe Körpergröße, das Untergewicht und die Mikrozephalie. Keine Besserung zeigte sich auch beim Schweregrad der geistigen Behinderung. Andere Umgebungsbedingungen und besondere Fördermaßnahmen hatten keinen kompensatorischen Einfluss.

Klinisches Bild: Häufig sind geringe Kopfgröße (Mikrozephalie), tiefsitzende Ohren, Epikanthus, kleiner Unterkiefer, schmales Lippenrot, Anomalien der Handfurchen, Kleinwuchs, Untergewicht und mentale Retardierung zu finden (vgl. Majewski 1987).

Zerebrale Anfälle

Zerebrale Anfälle kommen bei geistig behinderten Personen häufiger vor. Krampfanfälle können Begleiterscheinung der zugrunde liegenden Hirnschädigung sein. Andererseits können Krampfanfälle zu Schädigungen des Gehirns führen. In medizinischen Spezialeinrichtungen zur Behandlung von Kindern mit Epilepsien findet man bei 20–30 % der Kinder eine mentale Retardierung. Andererseits ist die Rate an Kindern mit geistiger Behinderung, betrachtet man die gesamte Gruppe mit kindlichen Epilepsien, mit etwa 1,8 % nicht höher als in der Bevölkerung (Oka et al. 1997). Eine noch niedrigere Prävalenzrate von 1,7/1000 Kinder mit mentaler Retardierung bei gleichzeitig vorhandener Epilepsie beobachteten Sidenvall et al. (1996) an einer großen Stichprobe in Nordschweden.

Lennox-Gastaut-Syndrom

Zu den außerordentlich schwer zu behandelnden Epilepsien des Kindesalters gehört das Lennox-Gastaut-Syndrom (LGS). Es handelt sich um eine heterogene Störung unterschiedlicher Herkunft. Die Pathogenese der Störung ist bisher unbekannt. Sicher ist hingegen der Verlauf, der bisher meist in eine schwere mentale Retardierung mündet (Wheless u. Constantinou 1997). Neue antiepileptisch wirksame Medikamente lassen hier zukünftig Besserungen im Verlauf erwarten.

Klinisches Bild: Es besteht eine schwere mentale Retardierung. Besonders häufig treten tonische Anfälle, gefolgt von atypischen Absencen auf. Nicht selten kommt es zum Status epilepticus. Im Hirnstrombild zeigt sich eine diffuse Slow-Wave-Aktivität (Hirt 1996).

Matricardi et al. (1990) fanden bei einer kleinen Gruppe mittel bis schwer geistig behinderter Kinder mit ungenügend behandelbarer Epilepsie für jedes Kind typische visuelle Muster, mit denen es selbst Krampfanfälle auslösen konnte.

Infektionen prä-, perinatal, in früher Kindheit

Infektionen mit Beteiligung des Zentralnervensystems können zu einer Schädigung mit dauerhaften Beeinträchtigungen führen. Als Erreger kommen Viren, Prionen, Bakterien, Pilze und Einzeller in Frage. Die Läsionen im Zentralnervensystem können umschrieben oder diffus sein.

Therapie

Eine gesicherte ursächliche Behandlung lässt sich derzeit nur für einen kleinen Teil der Intelligenzminderungen angeben. Bei Stoffwechselstörungen, die auf eine diätetische Behandlung ansprechen, wie die Phenylketonurie (PKU) oder die Kupferstoffwechselstörung des Morbus Wilson, muss eine entsprechende Ernährung über einen definierten Entwicklungszeitraum eingehalten werden, und zwar bei der Phenylketonurie mindestens bis zum zwölften Lebensjahr Bis dahin wird eine 2-malige Kontrolle der Phenylalanin-Serumkonzentration im Monat empfohlen, anschließend etwa einmal monatlich (Rezani 2004). Nach den Empfehlungen der Arbeitsgemeinschaft für pädiatrische Stoffwechselstörungen (APS) gelten bis zum zehnten Lebensjahr 42–240 µmol/l (0,7–4 mg/dl), bis zum 16. Lebensjahr 42–900 µmol/l (0,7–15 mg/dl) und anschließend < 1200 µmol/l (< 20 mg/dl) als empfohlene Phenylalanin-Plasmaspiegel. Bei Frauen sollte im Falle einer Schwangerschaft von der achten bis zehnten Schwangerschaftswoche an ein Spiegel von < 600 µmol/l angestrebt werden (Platt et al. 2000). Im Tierversuch konnte bei der Maus eine Korrektur des Enzymdefekts mittels Gentherapie erzielt werden (Chen u. Woo 2005).

Selbst geistig behinderte Jugendliche mit unbehandelter Phenylketonurie profitieren von einer entsprechenden Diät und zeigen bessere Konzentration, ausgeglichenere Stimmung, und die soziale Anpassung gelingt besser. Beim Morbus Wilson muss die Diät lebenslang durchgeführt werden.

Eine antiepileptische Behandlung muss konsequent erfolgen und mit Wirkstoffen durchgeführt werden, die keine zusätzliche kognitive Beeinträchtigung verursachen.

Andere Interventionen gelten den oft begleitenden Verhaltensauffälligkeiten. Kinder mit niedriger Intelligenz und einer begleitenden hyperkinetischen Störung zeigen eine schlechtere Prognose hinsichtlich ihrer gesellschaftlichen Integration als normal intelligente Kinder mit einer hyperkinetischen Störung (Aman et al. 1996). Früh auftretende extroversive Sozialverhaltensstörungen haben, verglichen mit normal intelligenten Kindern und hyperkinetischen Störungen, eine besonders hohe Stabilität (Handen et al. 1994, 1997). Neben verhaltensmodifizierender Techniken kann auch bei intellektuell retardierten Kindern eine Methylphenidat-Medikation eingesetzt werden. Allerdings belegen bisherige Untersuchungen lediglich Verbesserungen in Teilbereichen schulischer Fertigkeiten. So ließ sich die Ausdauer bei der Erledigung von Aufgaben steigern, und bestimmte Funktionen, die Aufmerksamkeit erfordern, besserten sich. Keine Wirksamkeit zeigte die Pharmakotherapie bzgl. der kognitiven Leistungen und der sozialen Interaktionsprobleme (Handen et al. 1992). Im Gegensatz zu normal intelligenten Kindern scheint die Neigung, unter der Medikation motorische Tics und soziale Rückzugstendenzen zu entwickeln, deutlich stärker ausgeprägt zu sein (Handen et al. 1991). Impulsartig auftretendes aggressives und selbstschädigendes Verhalten spricht gut auf moderne sog. *atypische Neuroleptika* wie Risperidon an. Bei Unruhe und aggressivem Verhalten nach traumatischen Hirnschädigungen zeigten sich bisher β-Sympatholytika als anderen medikamentösen Interventionen überlegen (Fleminger et al. 2003). Die Medikation ist aber lediglich Teil eines individuell abgestimmten multimodalen Behandlungsplanes.

Zusammenfassung

Die Häufigkeitsangaben über geistige Behinderungen schwanken und lassen Unterschiede zwischen ländlichen und städtischen Regionen erkennen. In ländlichen Gebieten liegt die Rate leicht höher. Insgesamt beträgt der Anteil (IQ < 70) an der Gesamtbevölkerung zwischen 2 und 3 %. Benassi et al. (1990) geben für Kinder mit stärkerer mentaler Retardierung, also mindestens mittelgradiger Intelligenzminderung (IQ < 50), in einer städtischen Region eine Häufigkeit von 0,3 % an. In der Häufigkeitsrate gibt es Geschlechtsunterschiede, Jungen sind häufiger betroffen. Durch Training lassen sich die kognitiven Leistungen und die soziale Anpassung nur geringfügig verbessern. Zur Einschätzung der kognitiven Leistungsfähigkeit können je nach biologischem Alter verschiedene standardisierte Verfahren herangezogen werden. Als Ursache von Störungen der Intelligenzentwicklung werden genetische Faktoren, Infektionserkrankungen, prä-, peri-, und postnatale Traumata, Umweltbelastungen, psychiatrische Störungen und Hirnschäden infolge von häufig rezidivierenden zerebralen Anfällen diskutiert. Zur Diagnostik stehen bildgebende Verfahren wie Ultraschall, Computertomografie und Kernspin-Tomografie zur Verfügung. Zyto- und molekulargenetische Untersuchungen erlauben, auch schon pränatal, eine Abklärung genetischer Ursachen. Stoffwechselstörungen lassen sich durch Serum- oder Urinuntersuchungen nachweisen. Die Anamneseerhebung kann Aufschlüsse über Traumata, Umweltbelastungen, Infektionen oder Medikamenteneinnahmen während der Schwangerschaft geben.

Literatur

Aicardi J. The place of neuronal migration abnormalities in child neurology. Can J Neurol Sci. 1994;21:185–93.

Altshuler G. Placental insights into neurodevelopmental and other childhood diseases. Sem Pediat Neurol. 1995;2:90–9.

Aman MG, Pejeau C, Osborne P, Rojahn J, Handen B. Four-year-follow-up of children with low intelligence and ADHD. Res Devel Disab. 1996;17:417–32.

Amir RE, van den Veyver IB, Wan M, Tran CQ, Francke U, Zoghbi HY. Rett syndrome is caused by mutations in X-linked MECP2, encoding methyl-CpG-binding protein 2. Nat Genet. 1999;23:185–8.

Amir RE, van den Veyver IB, Schultz R, Malicki DM, Tran CQ, Dahle EJ, Philippi A, Timar L, Percy AK, Motil KJ, Lichtarge O, Smith EO, Glaze DG, Zoghbi HY. Effects of Rett syndrome mutations of the methyl-CpG binding domain of the transcriptional repressor MeCP2 on influence of mutation type and X chromosome inactivation on Rett syndrome phenotypes. Ann Neurol. 2000;47:670–9.

Arvio M. Follow-up in patients with aspartylglucosaminuria. Part I. The course of intellectual functions. Acta Paediat. 1993;82:469–71.

Arvio M, Peippo M, Simola KO. Applicability of a checklist for clinical screening of the fragile X syndrome. Clin Genet. 1997;52:211–5.

Asperger H. Die autistischen Psychopathen im Kindesalter. Arch Psychiat Nervenkrankh. 1944;117:76–136.

Astedt B. Antenatal drugs affecting vitamin K status of the fetus and the newborn. Sem Thromb Hemost. 1995;21:354–70.

Aziz K, Vickar DB, Sauve RS, Etches PC, Pain KS, Robertson CM. Province-based study of neurologic disability of children weighing 500 through 1249 grams at birth in relation to neonatal cerebral ultrasound findings. Pediatrics. 1995;95:837–44.

Benassi G, Guarino M, Cammarata S, Cristoni P, Fantini MP, Ancona A, Manfredini M, D'Alessandro R. An epidemiological study on severe mental retardation among schoolchildren in Bologna, Italy. Develop Med Child Neurol. 1990;32:895–901.

Berney B. Round and round it goes: The epidemiology of childhood lead poisoning, 1950–1990. Milbank Quart. 1993;71:3–39.

Biasini FJ, Gruppe L, Huffman L, Bray NW. Mental retardation: A symptom and a syndrome. In: Netherton S, Holmes D, Walker CE, eds. Child and adolescent disorders: A comprehensive textbook. Oxford: University Press; 1999.

Van Borsel J, Curfs LM, Fryns JP. Hyperacusis in Williams syndrome: A sample survey study. Genet Counsel. 1997;8:121–6.

Boue J, Simon-Bouy B. La genetique du syndrome de l'X fragile et sa prevention. J Gynec Obstet Biol Reprod. 1997;26:273–9.

Brondum-Nielsen K, Christensen K. Chromosome 22 q11 deletion and other chromosome aberrations in cases with cleft palate, congenital heart defects and/or mental disability. A survey based on the Danish Facial Cleft Register. Clin Genet. 1996;50:116–20.

Brown WT, Nolin S, Houck G Jr, Ding X, Glicksman A, Li SY, Stark-Houck S, Brophy P, Duncan C, Dobkin C, Jenkins E. Prenatal diagnosis and carrier screening for fragile X by PCR. Am J Med Genet. 1996;64:191–5.

Cattel RB. Abilities: Their structure, growth, and action. Boston: Houghton; 1971.

Cheadle JP, Gill H, Fleming N, Maynard J, Kerr A, Leonard H, Krawczak M, Cooper DN, Lynch S, Thomas N, Hughes H, Hulten M, Ravine D, Sampson JR, Clarke A. Long-read sequence analysis of the MECP2 gene in Rett syndrome patients: Correlation of disease severity with mutation type and location. Hum Molecul Genet. 2000;9:1119–29.

Chen GW, Huang HS, Wang PW, Lin JD, Huang BY, Huang MJ. Growth catch-up in the case of congenital hypothyroidism after delayed treatment. A case report. Chang Keng I Hsueh Chang Gung Med J. 1990;13:125–33.

Chen L, Woo SL. Complete and persistent phenotypic correction of phenylketonuria in mice by site-specific genome integration of murine phenylalanine hydroxylase cDNA. Proc Natl Acad Sci USA. 2005; 102:15581–6.

Chudley AE, Hagermann RJ. Fragile X syndrome. J Pediat. 1987;110:821–31.

Courchesne E, Yeung-Courchesne R, Press GA, Hesselink MD, Jernigan TL. Hypoplasia of cerebellar vermal lobules VI and VII in autism. New Engl J Med. 1988;318:1349–54.

Cruysberg JR, Wevers RA, van Engelen BG, Pinckers A, Spreeken A van, Tolboom JJ. Ocular and systemic manifestations of cerebrotendinous xanthomatosis. Am J Ophthal. 1995;120:597–604.

Decoufle P, Murphy CC, Drews CD, Yeargin-Allsopp M. Mental retardation in ten-year-old children in relation to their mothers' employment during pregnancy. Am J Indust Med. 1993;24:567–86.

Deimling A von, Krone W, Menon AG. Neurofibromatosis type 1: Pathology, clinical features and molecular genetics. Brain Pathol. 1995;5:153–62.

Diamond A, Prevor, MB, Callender G, Druin DP. Prefrontal cortex cognitive deficits in children treated early and continuously for PKU. Monographs of the Society for Research in Child Development. 1997;62:1–208.

Fitzgerald B, Morgan J, Keene N, Rollinson R, Hodgson A, Dalrymple-Smith J. An investigation into diet treatment for adults with previously untreated phenylketonuria and severe intellectual disability. J Intell Disab Res. 2000;44:53–9.

Flehmig I. Standardisierung der Denver Entwicklungsskalen (DES). In: Flehmig I, ed. Normale Entwicklung des Säuglings und ihre Abweichungen. Stuttgart: Thieme; 1979.

Fleminger S, Greenwood RJ, Oliver DL. Pharmacological management for agitation and aggression in people with acquired brain injury (Cochrane Review). In: The Cochrane Library. Issue 2. Oxford: Update Software Ltd.; 2003.

Folstein SE, Piven J. Etiology of autism: Genetic influences. Pediatrics. 1991;87:767–73.

Freitag C. Genetik autistischer Störungen. Z Kinder Jugendpsych. 2008;36:7–15.

Frisch A, Colombo R, Michaelovsky E, Karpati M, Goldman B, Pelog L. Origin and spread of the 1278 ins TATC mutation causino Tay-Sachs disease in Ashkenazi Jews: Genetic drift as a robust and parsimonious hypothesis. Hum Gen. 2004;114: 366–76.

Gerrits GP, Monnens LA, Gabreels FJ, de Abreu RA, Koster A, Trijbels JM. Cerebrospinal fluid amino acids, purines and pyrimidines as a tool in the study of metabolic brain diseases. J Inherit Metab Dis. 1993;16:670–5.

Von Gontard A, Hillig U, Herold D. Klinische und zytogenetische Probleme bei der Diagnose des Fragilen-X-Syndroms. Z Kinder Jugendpsych. 1992;20:113–20.

Van Gool WA, Evenhuis HM, van Duijn CM. A case-control study of apolipoprotein E genotypes in Alzheimer's disease associated with Down's syndrome. Dutch Study Group on Down's Syndrome and Ageing. Ann Neurol. 1995;38:225–30.

Gustafson R, Traub D. Williams syndrome: A guide to diagnosis and treatment. South Dakota J Med. 1997;50:89–91.

Handen BL, Feldman H, Gosling A, Breaux AM, McAuliffe S. Adverse side effects of methylphenidate among mentally retarded children with ADHD. J Am Acad Child Adoles Psychiat. 1991;30:241–5.

Handen BL, Breaux AM, Janosky J, McAuliffe S, Feldman H, Gosling A. Effects and noneffects of methylphenidate in children with mental retardation and ADHD. J Am Acad Child Adoles Psychiat. 1992;31:455–61.

Handen BL, Janosky J, McAuliffe S, Breaux AM, Feldman H. Prediction of response to methylphenidate among children with ADHD and mental retardation. J Am Acad Child Adoles Psychiat. 1994;33:1185–93.

Handen BL, Janosky J, McAuliffe S. Long-term follow-up of children with mental retardation/Borderline intellectual functioning and ADHD. J Abnorm Child Psychol. 1997;25:287–95.

Hirt HR. Zur Nosologie des Lennox-Gastaut-Syndroms. Nervenarzt. 1996;67:109–22.

Kanner L. Autistic disturbances of affective contact. Nerv Child. 1943;2:217–50.

Lee JH, Larson SA, Lakin KC, Anderson L, Lee NK, Anderson D. Prevalence of mental retardation and developmental disabilities: Estimates from the 1994/1995 National Health Interview Survey Disability Supplements. Am J Mental Ret. 2001;106:231–52.

McDaniel MA. Big-brained people are smarter: A metaanalysis of the relationship between in vivo brain volume and intelligence. Intelligence. 2005;33:337–46.

Majewski F. Die Alkoholembryopathie – eine häufige und vermeidbare Schädigung. In: Majewski F, ed. Die Alkohol-Embryopathie. Frankfurt/Main: Umwelt- und Medizinverlagsgesellschaft; 1987.

Matricardi M, Brinciotti M, Trasatti G, Porro G. Self-induced pattern-sensitive epilepsy in childhood. Acta Paed Scand. 1990;79:237–40.

Mazzocco MM, Sonna NL, Teisl JT, Pinit A, Shapiro BK, Shah N, Reiss AL. The FMR1 and FMR2 mutations are not common etiologies of academic difficulty among school-age children. Authors. J Develop Behav Pediat. 1997;18:392–8.

Melchers P, Floß S, Brandt I, Esser KJ, Lehmkuhl G, Rauh H, Sticker E. EVU: Erweiterte Vorsorgeuntersuchung. Leiden: PITS; 2003.

Mononen T, Mononen I, Matilainen R, Airaksinen E. High prevalence of aspartylglycosaminuria among schoolage children in eastern Finland. Hum Genet. 1991;87:266–8.

Müller CM. Glial cell functions and activity-dependent plasticity of the mammalian visual cortex. Perspect Develop Neurobiol. 1993;1:169–77.

Myerowitz R. Tay-Sachs disease-causing mutations and neutral polymorphisms in the Hex A gene. Hum Mutat. 1997;9:195–208.

O'Dea D, Parfrey PS, Harnett JD, Hefferton D, Cramer BC, Green J. The importance of renal impairment in the natural history of Bardet-Biedl syndrome. Am J Kidney Dis. 1996;27:776–83.

O'Dwyer J, Holmes J, Mueller R, Taylor G. The prevalence of fragile-X syndrome in an institution for people with learning disability. Psychiat Genet. 1997;7:115–9.

Ogris E. Exposition mit radioaktivem Jod in der Schwangerschaft: Bedeutung für Mutter und Kind. Acta Med Austriaca. 1997;24:150–3.

Oka E, Sanada S, Asano T, Ishida T. Mental deterioration in childhood epilepsy. Acta Med Okayama. 1997;51:173–8.

Orejon de Luna G, Mateos Beato F, Simon de las Heras R, Miralles Molina M. Encefalomalacia multiquistica. Revision de 19 casos, (Multicystic encephalomalacia. Review of 19 cases). Anal Espan Pediat. 1997;46:33–9.

Ozawa M, Aoki T. Inherited neurological disease-relationship between an essential trace elements and Wilson/Menkes disease. Nippon Rinsho. Jap J Clin Med. 1996;54:117–22.

Palmini A, Andermann E, Andermann F. Prenatal events and genetic factors in epileptic patients with neuronal migration disorders. Epilepsia. 1994;35:965–73.

Passingham R. Brain development and IQ. Nature. 2005; 440:619.

Pfrieger FW, Barres BA. Synaptic efficacy enhanced by glial cells in vitro. Science. 1997;277(5332):1684–7.

Platt LD, Koch R, Hanley WB, Levy HL, Matalon R, Rouse B, Trefz F, de la Cruz F, Guttler F, Azen C, Friedman EG. The international study of pregnancy outcome in women with maternal phenylketonuria: Report of a 12-year study. Am J Obstet Gynec. 2000;182:326–33.

Poorthuis BJ, Wevers RA, Kleijer WJ, Groener JE, de Jong JG, van Weely S, Niezen-Koning KE, van Diggelen OP. The frequency of lysosomal storage diseases in the Netherlands. Hum Genet. 1999;105:151–6.

Rapin I. Progress in the neurobiology of autism. CNS Spectrums. 1998;3:50–60.

Refetoff S. Resistance to thyroid hormone and its molecular basis. Acta Paediat Japon. 1994;36:1–15.

Rezani I. Phenylalanine section of defects in metabolism of amino acids. In: Behrman RE, Klingman RM, Jenson HB, eds. Textbook of Pediatrics. 17th ed. Chap. 74. Philadelphia: Saunders; 2004:398–402.

Robertson CM, Hrynchyshyn GJ, Etches PC, Pain KS. Population-based study of the incidence, complexity, and severity of neurologic disability among survivors weighing 500 through 1250 grams at birth: A comparison of two birth cohorts. Pediatrics. 1992;90:750–5.

Rutter M, Bailey A, Simonoff E, Pickles A. Genetic influences and autism. In: Cohen DJ, Volkmar FR, eds. Handbook of autism and pervasive developmental disorder. 2nd ed. New York: John Wiley and Sons; 1997.

Sarimski K. Specific eating and sleeping problems in Prader-Willi and Williams-Beuren syndrome. Child: Care Health Develop. 1996;22:143–50.

Sarimski K, Steinhausen HC. KIDS 2 – Geistige Behinderung und schwere Entwicklungsstörungen. KIDS Kinder-Diagnostik-System. Bd. 2. Göttingen: Hogrefe; 2007.

Shaw P, Greenstein D, Lerch J, Clasen L, Lenroot R, Gogtay N, Evans A, Rapoport J, Giedd J. Intellectual ability and cortical development in children and adolescents. Nature. 2005;440:676–9.

Sheerenberger RC. A history of mental retardation. Baltimore: Brooks Publishing Co; 1983.

Sidenvall R, Forsgren L, Heijbel J. Prevalence and characteristics of epilepsy in children in northern Sweden. Seizure. 1996;5:139–46.

Spohr HL, Willms J, Steinhausen HC. Prenatal alcohol exposure and long-term developmental consequences. Lancet. 1993;341:8850:907–10.

Steinhausen HC. Psychische Störungen bei Kindern. Lehrbuch der Kinder- und Jugendpsychiatrie. 3. Aufl. München: Urban und Schwarzenberg; 1993.

Stone DL, Tayebi N, Orvisky E, Stubblefield B, Madike V, Sidransky E. Glucocerebrosidase gene mutations in patients with type 2 Gaucher disease. Hum Mutat. 2000;15:181–8.

Thurston LL, Thurston TG. Factorial studies of intelligence. Psychomet Monogr. 1941;2.

Turner G, Webb T, Wake S, Robinson H. Prevalence of fragile X syndrome. Am J Med Genet. 1996;64:196–7.

De Vries BB, van den Ouweland AM, Mohkamsing S, Duivenvoorden HJ, Mol E, Gelsema K, van Rijn M, Halley DJ, Sandkuijl LA, Oostra BA, Tibben A, Niermeijer MF. Source screening and diagnosis for the fragile X syndrome among the mentally retarded: An epidemiological and psychological survey. Collaborative Fragile X Study Group. Authors. Am J Hum Genet. 1997;61:660–7.

Warren RP. An immunologic theory for the development of some cases of autism. CNS Spectrums. 1998;3:71–9.

Weber GF. The pathophysiology of reactive oxygen intermediates in the central nervous system. Med Hypothes. 1994;43:223–30.

Wheless JW, Constantinou JE. Lennox-Gastaut syndrome. Pediat Neurol. 1997;17:203–11.

Yoshimaru H, Otake M, Fujikoshi Y, Schull WJ. Effect on school performance of prenatal exposure to the Hiroshima atomic bomb. Nippon Eiseigaku Zasshi. Jap J Hyg. 1991;46:747–54.

Prüfungsfragen

1. Mit welchen Prävalenzraten muss insgesamt bei geistigen Behinderungen gerechnet werden? Wie hoch ist der Anteil mindestens mittelgradig Behinderter?
2. Welche diagnostischen Verfahren sind zur Einschätzung der kognitiven Leistungsfähigkeit geeignet?
3. Was sind die häufigsten Ursachen für mindestens mittelgradige Intelligenzänderungen?
4. Wie können eventuell vorliegende morphologische Veränderungen des Gehirns nachgewiesen werden?
5. Mit welchen Verfahren können genetische Ursachen bereits pränatal diagnostiziert werden?
6. Welche Rolle spielt die Anamnese bei der Ursachensuche?
7. Wie sieht eine Therapie der geistigen Behinderung aus? Geben Sie Beispiele für die Behandlung von bestimmten Grundstörungen.

12 Umschriebene Entwicklungsstörungen

G. Esser und A. Wyschkon

Fallvignette 1

Christian ist neun Jahre alt, besucht die dritte Klasse der Grundschule und wird wegen schlechter Noten in Deutsch (5) und Mathematik (4) sowie wegen Unaufmerksamkeit, Zappeligkeit und störenden Verhaltens in der Klasse vorgestellt. Ihm droht eine Versetzung in eine Förderschule. Zu Hause entzünden sich endlose Auseinandersetzungen an den Hausaufgaben, die die Mutter mit Christian während des gesamten Nachmittages macht.

Aus der Vorgeschichte ist, neben der Trennung der Eltern, als Christian acht Monate alt war, ein verspäteter Sprachbeginn – erste Worte mit 28 Monaten – erwähnenswert.

Heute lebt Christian mit Mutter (Hausfrau), Stiefvater (gelernter Schreiner, jetzt Fernfahrer) und dem 4-jährigen Halbbruder zusammen. Christians Beziehung zum Stiefvater ist relativ eng, die Beziehung zur Mutter durch die täglichen Auseinandersetzungen um die Hausaufgaben belastet. Das Verhältnis zum Halbbruder ist überwiegend positiv. Christian hat keine Freunde, er trifft sich nur selten mit einem 7-jährigen Jungen aus der Nachbarschaft. In der Schulklasse ist er wegen seines störenden Verhaltens Außenseiter.

Im CFT 1 zeigte Christian eine gut durchschnittliche nonverbale Intelligenz (IQ = 112), die sprachlichen Fertigkeiten (Verbalteil des HAWIK) sind deutlich schlechter (VIQ = 89). Auffällig sind sehr geringe Leistungen im Lesen (Züricher Lesetest Prozentrang < 1) und im Rechtschreiben (DRT 2 Prozentrang = 3), dagegen waren sein Ergebnis im Rechnen (aus dem Kaufman-ABC) durchschnittlich (SW = 105). Aufgrund der gezeigten Leistungen erfüllt Christian die Kriterien für eine umschriebene Entwicklungsstörung des Lesens und Rechtschreibens. Daneben wurde durch Eltern- und Lehrerbefragung sowie Verhaltensbeobachtungen in der Schule eine einfache Aktivitäts- und Aufmerksamkeitsstörung diagnostiziert.

Neben einer Beratung von Eltern und Lehrern sowie einer medikamentösen Therapie mit Methylphenidat nahm Christian 2-mal wöchentlich an einem neuropsychologisch fundierten Lese-Rechtschreib-Programm teil, das insbesondere seinen Schwierigkeiten in der Lautverschmelzung (T-Wert = 24 im Lauteverbinden aus dem PET) durch ein Silbentraining Rechnung trug, darüber hinaus aber auch Übungen zu Rechtschreibregeln und zu einem reflexiven Antwortstil enthielt. Nach 20-monatiger Behandlung waren Christians Rechtschreibleistungen (T = 44, WRT 4/5) und Leseleistungen (ZLT PR 25–50) durchschnittlich, die Deutschnote in der Schule bewegte sich zwischen 3 und 4. Das störende Verhalten war abgeklungen, die Beziehung zur Mutter und zu Gleichaltrigen hatte sich deutlich gebessert.

Fallvignette 2

Die 11-jährige Martina wurde wegen einer seit Schulbeginn bestehenden Schwäche im Rechnen und wegen Kontaktschwierigkeiten vorgestellt. Sie ist die mittlere von drei Töchtern eines 39-jährigen Bankkaufmanns und seiner 37-jährigen Frau. Die Familie lebt abgeschieden in einem Dorf. Auch die beiden Schwestern leiden unter einer Rechenschwäche und unter Kontaktproblemen. Diese werden dadurch verstärkt, dass alle drei Kinder eine konfessionelle Schule in der 15 Kilometer entfernten Großstadt besuchen und deshalb kaum außerschulischen Kontakt zu Klassenkameraden unterhalten können. Im Gegensatz zu ihren Schwestern ist bei Martina auch ein gemindertes Kontaktbedürfnis festzustellen. Sie beschäftigt

sich am liebsten allein und verlässt nur ungern das elterliche Grundstück.
Die Schwangerschaft mit Martina war durch eine EPH-Gestose kompliziert, die jedoch nicht medikamentös behandelt wurde. Die Geburt erfolgte zwar in der 35. Schwangerschaftswoche, mit 3030 Gramm war das Neugeborene jedoch reif. Laufen und Sprachbeginn erfolgten zeitgerecht mit zwölf Monaten. Im Kindergarten gab es massive Eingewöhnungsprobleme. Martina war überaus zurückgezogen. Die neurologische Untersuchung ergab keine Auffälligkeiten. Das Mädchen fiel lediglich durch Kontaktarmut auf, es vermied jede Blickaufnahme, antwortete in knappen Sätzen und nur, wenn es sich nicht vermeiden ließ. Während mehrerer Untersuchungstage lächelte es kein einziges Mal. Es hat große Angst vor Krankheiten und Verletzungen.
Martina ist durchschnittlich intelligent (IQ nach PSB = 93) bei inhomogenem Leistungsprofil. In den sprachlichen Aufgaben zeigte sie gut durchschnittliche bis überdurchschnittliche, in Aufgaben zum nonverbalen abstrakt-logischen Denken deutlich unterdurchschnittliche Leistungen. Im Rechentest für die 3. Klasse (sie besucht die 5. (!) Klasse) konnte Martina nur eine der 40 Aufgaben lösen. Besondere Probleme hatte sie mit der Reihenfolge der Ziffern; sie hatte keine Vorstellungen von den Begriffen „Hälfte“, „Drittel“ oder „Viertel“.
Martina erfüllt eindeutig die Kriterien für eine umschriebene Entwicklungsstörung des Rechnens, daneben weist sie im Kontaktverhalten deutlich autistische Züge auf, ohne jedoch die Diagnosekriterien für Autismus zu erfüllen. Neben einem besonderen Förderprogramm zur Behandlung der Rechenschwäche wurde bei Martina zunächst im Rahmen einer Einzeltherapie (in Anlehnung an das Programm von Petermann u. Petermann 1994) versucht, die soziale Kompetenz zu erhöhen. Die Behandlung musste jedoch wegen des Widerstands des Mädchens und wegen mangelnder Kooperation seiner Eltern abgebrochen werden.

Einleitung

Der Begriff *umschriebene Entwicklungsstörung* hat den im deutschen Sprachraum von Graichen (1973) geprägten Begriff der *Teilleistungsstörung* ersetzt, auch wenn die Begriffe heute noch weitgehend synonym gebraucht werden.

Aufgrund der häufig missbräuchlichen Verwendung des Begriffs *Teilleistungsstörung* – z.T. wurden darunter lern- und geistig behinderte Kinder, Kinder mit einer Zerebralparese oder auch mit einem hyperkinetischen Syndrom verstanden – war ein neuer, unbelasteter Begriff überfällig, um die Gruppe der wirklich betroffenen Kinder zu kennzeichnen.

Im Unterschied zum Begriff *Teilleistungsstörung* suggeriert der Begriff *umschriebene Entwicklungsstörung* allerdings, es handle sich um eine vorübergehende, im Entwicklungsverlauf passagere Störung mit insgesamt günstiger Prognose. Langzeitstudien aber zeigen im Gegenteil, dass viele Formen umschriebener Entwicklungsstörungen keinen günstigen Verlauf nehmen und dass bei einem vergleichsweise hohen Prozentsatz der Betroffenen mit dauernden Beeinträchtigungen zu rechnen ist.

Umschriebene Entwicklungsstörungen fassen eine Gruppe von *isolierten Leistungsstörungen* zusammen, die aufgrund von spezifischen *Störungen der Informationsverarbeitung und Handlungsorganisation* zustande kommen. Die Störungen der Informationsverarbeitung und Handlungsorganisation dürfen dabei nicht so umfassend sein, dass davon auch das abstraktlogische Denken in seiner Gesamtheit betroffen wäre, für Teile des abstraktlogischen Denkens (z.B. das sprachlich-schlussfolgernde Denken) kann dies allerdings durchaus zutreffen. Es handelt sich somit um Kinder, die trotz normaler Denkfähigkeit aufgrund von Informationsverarbeitungsdefiziten spezifische Leistungsstörungen (z.B. eine Lese-Rechtschreib-Schwäche) aufweisen. Die Definition schließt ein, dass die Leistungsstörung nicht Folge fehlender häuslicher oder schulischer Förderung bzw. mangelnder Motivation des Kindes ist. Da in der Praxis gerade diese Abgrenzung schwierig zu treffen ist, wurde der Rahmen für eine normale Förderung des Kindes weit gesteckt.

Letztlich fällt all das unter eine normale Förderung, was nicht durch Vernachlässigung, fehlende Anregung, z.B. durch geistig oder sinnesbehinderte Eltern, häufiges Versäumen des Schulunterrichts oder völlige Leistungsverweigerung gekennzeichnet ist.

Obwohl die Informationsverarbeitungsdefizite von umschrieben entwicklungsgestörten

Kindern eine neuropsychologische Grundlage haben sollen, sind Leistungsstörungen im Zuge von Sinnesschädigungen und neurologischen Erkrankungen wie z.B. einer Epilepsie oder Zerebralparese ausgeschlossen. Die Voraussetzungen – normale Intelligenz, fehlende Sinnesschädigung und fehlende neurologische Erkrankung sowie angemessene Förderung – grenzen die Kinder mit umschriebenen Entwicklungsstörungen von behinderten und deprivierten Kindern ab. Diese Forderungen werden unter dem Begriff der *Normalitätsannahme* zusammengefasst.

Die Abgrenzung von Kindern mit umschriebenen Entwicklungsstörungen gegen ungestörte Kinder bzw. solche mit leichten Auffälligkeiten erfolgt durch die sog. *Diskrepanzannahme*. Diese beinhaltet einerseits eine absolut niedrige Leistung in den gestörten Teilbereichen, z.B. Sprache, Lesen oder Rechnen, andererseits eine große Differenz zwischen gestörter Teilleistung und dem übrigen ungestörten Denkniveau. Die gestörte Teilleistung soll mindestens 1½ Standardabweichungen unter dem Mittelwert der Alters- oder Klassengruppe liegen – d.h., das Kind zählt mit seinen Leistungen zu den 7% Schlechtesten seiner Bezugsgruppe – und die Denkfähigkeit mindestens 1½ Standardabweichungen über der gestörten Teilleistung. Für Forschungsansätze werden von der ICD-10 jeweils 2 Standardabweichungen Differenz gefordert.

Die Festlegung benachteiligt sehr intelligente Kinder, bei denen die gestörte Teilleistung oft nicht 1½ Standardabweichungen unter dem Mittelwert der Altersgruppe liegt, obwohl die Teilleistung im Vergleich zum übrigen Leistungsniveau deutlich aus dem Rahmen fällt. Andererseits fällt es schwer, bei weniger gut begabten Kindern Tests zu finden, die so weit im unteren Leistungsbereich differenzieren, dass z.B. gestörte Teilleistungen, die 2½ oder 3 Standardabweichungen unter dem Mittelwert der Altersgruppe liegen, noch valide gemessen werden können. Letztlich kommen nach den Definitionskriterien nur Kinder in Frage, die mindestens durchschnittlich intelligent sind. Bei einigen lernbehinderten Kindern lassen sich trotzdem Teilleistungen, z.B. Rechtschreibleistungen, nachweisen, die so gering ausfallen, dass noch die nötige Diskrepanz zur niedrigen Intelligenz erreicht wird.

Das Gesamtniveau der Denkfähigkeit soll aus den von der gestörten Teilleistung unabhängigen Intelligenzbereichen bestimmt werden. Für Störungen der Sprache oder des Lesens und Rechtschreibens ist somit die nonverbale Intelligenz, für Störungen des Rechnens die verbale Intelligenz als Bezugspunkt zu wählen. In der ICD-10 werden unter F 80 umschriebene Entwicklungsstörungen des Sprechens und der Sprache, unter F 81 umschriebene Entwicklungsstörungen schulischer Fertigkeiten und unter F 82 umschriebene Entwicklungsstörungen motorischer Funktionen unterschieden (Tab. 12.**1**). Die Anwendung der genannten Kriterien auf eine Zufallsstichprobe 8-jähriger Kinder (Esser 1991, Esser u. Schmidt 1994) führt zu den in Tabelle 12.**2** aufgeführten Prävalenzraten.

Tabelle 12.**1** Klassifikation umschriebener Entwicklungsstörungen in der ICD-10

F 80	**Umschriebene Entwicklungsstörungen des Sprechens und der Sprache**
F 80.0	Artikulationsstörung
F 80.1	Expressive Sprachstörung
F 80.2	Rezeptive Sprachstörung
F 81	**Umschriebene Entwicklungsstörung schulischer Fertigkeiten**
F 81.0	Lese- und Rechtschreibstörung
F 81.1	Isolierte Rechtschreibstörung
F 81.2	Rechenstörung
F 81.3	Kombinierte Störung schulischer Fertigkeiten
F 82	**Umschriebene Entwicklungsstörung der motorischen Funktionen**
F 83	**Kombinierte umschriebene Entwicklungsstörungen**

Tabelle 12.**2** Prävalenzraten umschriebener Entwicklungsstörungen in der Kurpfalzerhebung

	Klinische Kriterien 1½ Standardabweichungen	**Forschungskriterien 2 Standardabweichungen**
F 80.0	5,6%	5,6%
F 80.1 + F 80.2	6,9%	4,6%
F 81.0 + F 81.1	5,6%	3,7%
F 81.2	nicht erhoben	nicht erhoben
F 82	3,2%	1,4%
Gesamt	17,6%	13,0%
darunter F 83	3,7%	2,3%

Die ermittelten Gesamtprävalenzraten zeigen, dass umschriebene Entwicklungsstörungen zu den häufigsten Störungsbildern zählen und dass die Definitionskriterien auf keinen Fall aufgeweicht werden dürfen. Die früher häufig verwendeten klinischen Definitionen mit nur je einer Standardabweichung Differenz führen zu einer Gesamtprävalenz von über 30%!

In der klinisch-psychologischen Arbeit mit Kindern und Jugendlichen sind insbesondere die umschriebenen Entwicklungsstörungen schulischer Fertigkeiten von großer Bedeutung. Aus diesem Grunde wird in der folgenden Darstellung mit diesen Störungsbildern begonnen.

Umschriebene Entwicklungsstörung des Lesens und Rechtschreibens

Erscheinungsbild und Diagnosestellung

In der Vorgeschichte fällt mehr als die Hälfte der betroffenen Kinder durch eine *verzögerte Sprachentwicklung* auf, z.B. verspäteten Sprachbeginn, geringen Wortschatz, Dysgrammatismus, Schwierigkeiten im Sprachverständnis (Bishop u. Snowling 2004, Klicpera u. Gasteiger-Klicpera 1995, Lyytinen et al. 2005, Warnke u. Roth 2002). Die schweren Formen manifestieren sich meist bereits in den ersten Monaten des Schulbesuchs durch große Probleme beim Erwerb des Lesens und Rechtschreibens. Beim Erlernen der Buchstaben werden zahlreiche Verwechslungen, insbesondere beim Benennen gestaltähnlicher oder visuomotorisch komplexer Grapheme, beobachtet. Beim Lesen kommt es zu Auslassungen, dem Ersetzen, Verdrehen oder Hinzufügen von Buchstaben, Wortteilen oder ganzen Wörtern. Die Lesegeschwindigkeit ist stark herabgesetzt, einige Kinder „verrutschen" in den Textzeilen. Aufgrund der erheblichen Probleme beim korrekten Vorlesen des Textes ist zwangsläufig die Möglichkeit, das Gelesene zu verstehen oder wiederzugeben, stark eingeschränkt.

Beim *Rechtschreiben* sind alle Fehlertypen gehäuft anzutreffen. Insofern gibt es *die* legastheniespezifischen Fehler nicht. Allerdings treten gewisse Fehlertypen (wie Verdrehungen von Buchstaben, z. B. b–d, u–n, Umstellungen, Auslassungen und Einfügungen von Buchstaben im Wort) in so hoher Zahl und noch zu so einem späten Zeitpunkt (z.B. noch in der vierten Klasse) auf, wie dies bei Kindern ohne Lese-Rechtschreib-Störung nicht beobachtet wird. An diesen klassenuntypischen Fehlern lassen sich Kinder mit einer Lese-Rechtschreib-Schwäche gut erkennen.

Zur Beurteilung weniger geeignet sind die sog. Regelfehler (Dehnungen, Schärfungen, Groß- und Kleinschreibung), die allerdings von Kindern mit Lese-Rechtschreib-Schwäche ebenfalls ungewöhnlich häufig begangen werden. Die große Unsicherheit im Rechtschreiben dokumentiert sich darin, dass dasselbe Wort im gleichen Text einmal richtig und einmal falsch oder unterschiedlich falsch geschrieben wird. Die phonologische Bewusstheit, d.h. die Erfassung der lautlichen Struktur von Sprache, ist bei Kindern mit Lese-Rechtschreib-Störung beeinträchtigt. Dies ist bei einem Teil der Kinder als Folge von Schwierigkeiten bei der Durchgliederung des Wortes bzw. bei der akustischen Reihenbildung (Seriation) anzusehen.

Intelligente und gut geförderte Kinder kompensieren ihre Lese-Rechtschreib-Störung anfangs durch Auswendiglernen und fallen erst in der dritten Klasse, wenn ungeübte Diktate geschrieben werden, auf. Drei Viertel bis vier Fünftel der lese-rechtschreib-schwachen Kinder sind Jungen.

In Tabelle 12.**3** ist aufgeführt, welche Maßnahmen zur *Diagnostik* einer Lese-Rechtschreib-Störung nach ICD-10 notwendig sind. Die aufgeführten speziellen Testverfahren sind als Empfehlungen, nicht jedoch als vollständige Liste aller möglichen Verfahren zu verstehen.

Erfüllt das Kind die Kriterien (T-Wert im Rechtschreib- und/oder Lesetest ≤ 35 und T-Wert im Intelligenztest mind. 15 Punkte höher) für eine umschriebene Entwicklungsstörung, folgt die Suche nach Störungen in der Informationsverarbeitung. Wertvolle Aufschlüsse ergibt dabei die Fehleranalyse des Lese- und Rechtschreib-Tests. Sie gibt immer auch Hinweise auf die erforderlichen Therapieschwerpunkte. Daneben können weitere neuropsychologische Funktionen wie die Sprache (z.B. mithilfe des *Heidelberger Sprachentwicklungstests*), Gedächtnisfunktionen (z.B. mithilfe der Skala *„Einzelheitliches Denken"* aus dem Kaufman-ABC), die Visuomotorik (z.B. Untertest *„Visuomotorik"* aus Frostigs *Entwicklungstest der visuellen Wahrnehmung, Göttinger Formreproduktions-Test*) sowie das visuelle Gliedern (z.B. Objekte finden aus dem *Psycholinguistischen Ent-*

Tabelle 12.3 Diagnostik einer Lese- und Rechtschreibstörung nach ICD-10

Notwendiger Schritt in der Diagnostik	Psychologische Testverfahren, deren Verwendung empfohlen wird
1. Ausschluss einer Sinnesschädigung	
2. Ausschluss einer neurologischen Erkrankung	
3. Ausschluss unangemessener Förderung	
4. Ausschluss einer Rechenstörung	vgl. Tabelle 12.4
5. Erfassung der Leseleistung	Zürcher Lesetest (Linder u. Grissemann 2000) Salzburger Lesetest (Landerl et al. 1997) BUEGA (Esser et al. 2008)
6. Erfassung der Rechtschreibleistung	Hamburger Schreibprobe (May 2002) DRT 1 bis DRT 5 BUEGA (Esser et al. 2008)
7. Erfassung der nonverbalen Intelligenz	CPM (Bulheller u. Häcker 2002) SON-R 5½–17 (Snijders et al. 1997) CFT 20-R (Weiß 2006) BUEGA (Esser et al. 2008)

wicklungstest) und Parameter der Aufmerksamkeit (z.B. KHV, bp-Test oder Test d2) untersucht werden. Eingeschränkt werden muss allerdings, dass diese weitergehende Diagnostik nicht in allen Fällen hilfreich ist, denn ein größerer Teil der betroffenen Kinder weist in keinem der genannten Bereiche Auffälligkeiten auf. Es muss bei diesen Kindern davon ausgegangen werden, dass die grundlegenderen Informationsverarbeitungsprozesse ungestört sind und dass lediglich die Kombination der verschiedenen Prozesskomponenten für das Lesen bzw. Rechtschreiben gestört ist.

In der ICD-10 findet sich neben der für die meisten Fälle zutreffenden Diagnosekategorie F 81.0 (Lese- und Rechtschreib-Störung) auch die Diagnose F 81.1: *isolierte Rechtschreibstörung*. Letztere ist in der Praxis sehr selten zu vergeben. Die betroffenen Kinder zeigen deutlich auffällige Rechtschreibleistungen bei durchschnittlichen Lesefertigkeiten. Voraussetzung für die Diagnosestellung ist, dass das Kind seit Schulbeginn *niemals* bedeutsame Leseschwierigkeiten gezeigt hat. Um diese Diagnose zu vergeben, muss also anamnestisch (durch Eltern- und Lehrerbefragung sowie Einsicht in Zeugnisse aus den ersten Schuljahren) abgesichert werden, dass die Leseleistungen nicht nur zum Testzeitpunkt unauffällig sind, sondern dies seit Beginn der Beschulung waren. Da sich die Leseleistungen von lese-rechtschreib-gestörten Kindern im Verlauf in aller Regel schneller verbessern als die Rechtschreibleistungen, findet man zwischen beiden Bereichen häufiger eine Diskrepanz, die jedoch für sich allein genommen die Diagnose einer isolierten Rechtschreibstörung nicht rechtfertigt.

Komorbidität und Verlauf

Erwartungsgemäß sind die Schulleistungen lese-rechtschreib-schwacher Kinder in hohem Maße gestört. Insgesamt machen sie im Grundschulalter knapp die Hälfte aller nicht intelligenzbedingten Schulleistungsstörungen aus. Jedoch nicht nur der *Schulerfolg im Grundschulalter*, sondern auch die *spätere Schulkarriere* ist bei Lese-Rechtschreib-Schwachen erheblich beeinträchtigt. Aufgrund einer eigenen epidemiologischen Untersuchung (Esser u. Schmidt 1994) konnte gezeigt werden, dass nur ca. 3% der Kinder mit einer Lese-Rechtschreib-Störung nach der Grundschule auf das Gymnasium wechseln, ein Viertel besucht die Realschule, während über die Hälfte auf der Hauptschule verbleibt und immerhin ein Sechstel der Kinder die Förderschule besuchen muss. Im weiteren Verlauf gelingt es zwar einigen, nach Abschluss der Realschule noch auf das Gymnasium zu wechseln, und die meisten Förderschüler erreichen noch den Hauptschulabschluss, insgesamt bleibt jedoch der endgültige Schulerfolg weit hinter dem normal begabter Kinder ohne umschriebene Entwicklungsstörung zurück und entspricht im Gesamtniveau exakt dem von minderbegabten Kindern (IQ-Bereich 70–85). Haffner et al. (1998) fanden unter im Erwachsenenalter diagnostizierten Personen mit Lese-Rechtschreibstörung niemanden, der einen Gymnasialabschluss erreicht hatte (im Vergleich zu 40% in der Gruppe ohne Lese-Rechtschreib-Störung), 7% (vs. 30%) konnten einen Realschulabschluss vorweisen, 79% (vs. 33%) hatten einen Hauptschulabschluss erreicht,

14% (vs. 1,3%) erhielten keinen Schulabschluss. Resultat des geringeren Schulerfolgs ist, dass im Alter von 18 Jahren mit einer um den Faktor 3 (12% vs. 4%) erhöhten Rate von Jugendarbeitslosigkeit zu rechnen ist. Der weitere Verlauf bis zum Alter von 25 Jahren (1995) zeigt darüber hinaus, dass in Zeiten zunehmender Probleme am Arbeitsmarkt lese-rechtschreib-schwache junge Erwachsene wesentlich härter von der Situation getroffen werden. In der Kurpfalz-Studie stieg die Zahl der Arbeitslosen unter denen ohne umschriebene Entwicklungsstörung zwischen 1989 und 1995 nicht an (verblieb also bei 4%), während sich die Rate unter den Lese-Rechtschreib-Gestörten von 12% auf immerhin 26% erhöhte (Esser et al. 2002) (Abb. 12.**1**).

Im Einklang mit den Arbeiten von Graichen (1979) und Strehlow et al. (1992) steht der Befund, dass ohne spezifische Therapie *nicht* mit einer *allgemeinen Verbesserung der Rechtschreibleistung* zu rechnen ist. Obwohl Kinder mit einer Lese-Rechtschreib-Störung im Vergleich zu ihren ungestörten Klassenkameraden in Bezug auf das Lesen und Schreiben zwar auch nicht zusätzlich an Boden verlieren, so können sie über einen Zeitraum von fünf Jahren allein unter den Bedingungen der schulischen Förderung den Abstand in der Lese-Rechtschreib-Leistung nicht vermindern (Esser u. Schmidt 1993). Aufgrund der der Lese-Rechtschreib-Störung zugrunde liegenden Informationsverarbeitungsdefizite könnte angenommen werden, dass im weiteren Verlauf auch die allgemeine Intelligenz der Kinder beeinträchtigt werde. Die Ergebnisse aus der Kurpfalz-Erhebung belegen aber, dass dies nicht der Fall ist. Die Intelligenz der lese-rechtschreib-schwachen Kinder blieb zwischen acht und 13 Jahren konstant.

Über 40% der Kinder mit Lese-Rechtschreib-Störung zeigen im Grundschulalter und der Frühadoleszenz *zusätzliche psychische Störungen* von klinischer Bedeutsamkeit (vgl. auch Heiervang et al. 2001). Nach Beendigung der Schule sinkt diese Rate um ca. 10% bei weiter fallender Tendenz. Im Alter von 25 Jahren war die Gesamtrate der psychischen Störungen unter den ehemals Lese-Rechtschreib-Schwachen nicht mehr signifikant erhöht. Die psychischen Störungen der Lese-Rechtschreib-Schwachen wiesen dabei aber im Durchschnitt einen höheren Schweregrad auf. Abbildung 12.**2** zeigt die signifikant erhöhte Summe *dissozialer Symptome* über den gesamten Beobachtungszeitraum mit einem besonders steilen Anstieg im Jugendalter in der Gruppe der Lese-Rechtschreib-Schwachen. Die signifikante Interaktion von Gruppe und Zeit unterstreicht die Bedeutung dieses Anstiegs und wirft die Frage nach der Beteiligung der Lese-Rechtschreib-Störung an der Entstehung dissozialer Störungen auf. Die drastisch angestiegene Symptomsumme dissozialen Verhaltens fand ihren Niederschlag auch in einer fast um den Faktor 5 erhöhten (25% vs. 5,3%) Jugenddelinquenz in der Gruppe der Lese-Rechtschreib-Gestörten. Gezählt wurden hierbei nur diejenigen, die zwischen 14 und 18 Jahren vor dem Jugendrichter standen und dort auch verurteilt wurden. Darüber hinaus zeigten die Lese-Rechtschreib-Gestörten im jungen Erwachsenenalter einen deutlich vermehrten Nikotin- und Alkoholabusus.

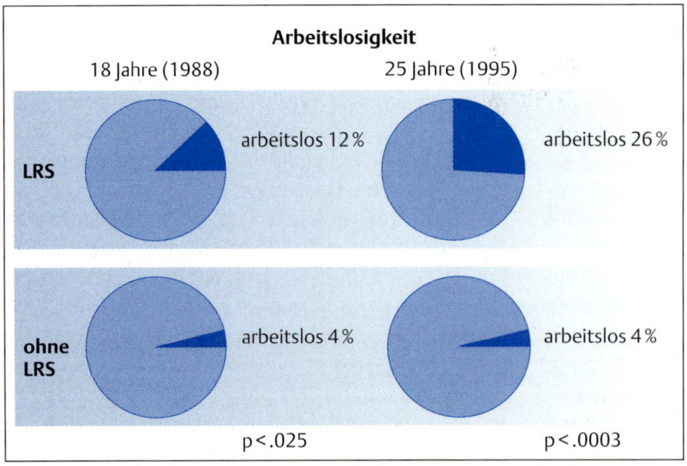

Abb. 12.**1** Der langfristige Verlauf von Lese-Rechtschreib-Störungen (LRS).

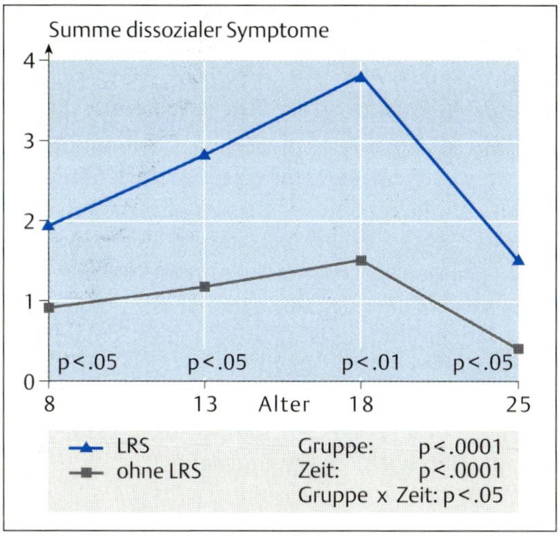

Abb. 12.**2** Dissoziale Auffälligkeiten bei Kindern mit und ohne LRS.

Neben den dissozialen Störungen finden sich bei Kindern mit Lese-Rechtschreib-Störung vor allem im Grundschulalter vermehrt *hyperkinetische Syndrome* mit Aufmerksamkeitsstörung und Hyperaktivität. Mit zunehmendem Alter ist die hyperkinetische Symptomatik bei Kindern mit einer Lese-Rechtschreib-Störung, wie im Übrigen auch bei hyperkinetischen Störungen ohne Lese-Rechtschreib-Störung, rückläufig.

Störungen aus dem *emotionalen Bereich* (Ängste, Depressionen, Kontaktstörungen) sind für Lese-Rechtschreib-Störungen nicht spezifisch. Dies liegt möglicherweise darin begründet, dass Jungen deutlich häufiger von Lese-Rechtschreib-Störungen betroffen sind als Mädchen. So berichten Heiervang et al. (2001) und Trzesniewski et al. (2006) über eine engere Beziehung zwischen dissozialem Verhalten und der Leseleistung für Jungen. Heiervang et al. (2001) kommen aus ihren Daten darüber hinausgehend zu der Vermutung, dass bei den von Lese-Rechtschreib-Störung betroffenen Mädchen vermehrt internalisierende Probleme auftreten.

Genese

Als Hauptursache für eine Lese-Rechtschreib-Störung werden *genetische Faktoren* angenommen (Childs u. Finucci 1984, Schulte-Körne et al. 1993, Stevenson et al. 1987, Warnke 1990). Diese Annahme beruht auf den erhöhten Konkordanzraten in Zwillingsuntersuchungen und auf beobachteten familiären Häufungen der Störung. Lyytinen et al. (2005) geben an, dass das Risiko eines Kindes mit mindestens einem von einer Lese-Rechtschreib-Störung betroffenen Elternteil bei etwa 40–50% liegt, selbst eine solche Störung zu entwickeln. Dieses Risiko erhöht sich noch, wenn das betreffende Kind im Alter von zwei Jahren einen Rückstand in der expressiven und rezeptiven Sprache aufweist. Zeigt ein Kind Rechtschreibstörungen, sind 52–62% der Geschwister gleichfalls davon betroffen (Schulte-Körne et al. 1996).

Im deutschen Sprachraum werden außerdem *prä- und perinatale Schädigungen* als Ursache diskutiert, eine Annahme, für die sich kaum eine empirische Basis finden lässt (Esser u. Schmidt 1994, Stewart 1984), solange die Lese-Rechtschreib-Schwäche tatsächlich als umschriebene Entwicklungsstörung definiert wird. Definitionsansätze, die das Intelligenzniveau unberücksichtigt lassen und somit allgemeine Entwicklungsrückstände beschreiben, finden entsprechende Zusammenhänge (Stewart 1984).

Ein geringeres Gewicht wird, von Ausnahmen abgesehen (Coles 1987, 1989), *psychosozialen Faktoren* eingeräumt. Störungen aufgrund schwerer Förderungsdefizite sind zudem per definitionem ausgeschlossen. Trotzdem finden sich in epidemiologischen Untersuchungen (z.B. Esser u. Schmidt 1994) durchaus enge Beziehungen zwischen psychosozialen Belastungen, z.B. der Anzahl der Stressoren in früher Kindheit oder dem Ausmaß widriger familiärer Bedingungen, und Lese-Rechtschreib-Störungen. Damit ist der ursächliche Zusammenhang zwischen psychosozialen Faktoren und Lese-Rechtschreib-Störungen jedoch nicht hinreichend belegt. Psychosoziale Risikofaktoren enthalten stets auch die Kovarianz mit genetischen Faktoren. Das Ausmaß dieser Kovarianz ist unbekannt. Theoretisch könnte der gesamte Zusammenhang zwischen psychosozialen Faktoren und Lese-Rechtschreib-Störung letztlich auf genetischen Einflüssen beruhen. Der Vergleich mit anderen umschriebenen Entwicklungsstörungen zeigt jedoch, dass gerade stark förderungsabhängige Formen (Lese-Rechtschreib-Störung, rezeptive und expressive Sprachstörung) mit psychosozialen Faktoren eng verknüpft sind, während dies für andere, z.B. motorische Störungen oder Artikulationsstörungen, nicht zutrifft (Esser 1991). Auf der anderen Seite ist unstrittig, dass auch unter günstigsten familiären und Förderbedingungen schwere Formen der Lese-Rechtschreib-Schwäche auftreten können.

Nach dem heutigen Wissensstand muss von einem *Vulnerabilitätsmodell* der Entstehung der Lese-Rechtschreib-Störung ausgegangen werden. Nach diesem Modell liegen genetisch bedingt unterschiedliche Grade von Informationsverarbeitungsdefiziten vor. Bei schwerer Ausprägung dieses Defizits wird sich auch bei guter Förderung eine klinisch relevante Lese-Rechtschreib-Schwäche ausbilden. Bei mittlerer oder nur leichter Ausprägung dieses Defizits sind die Lernbedingungen des Kindes jedoch von wesentlicher Bedeutung. Darunter ist nicht allein die häusliche Förderung zu verstehen, sondern ebenfalls das familiäre Klima, das das Kind in die Lage versetzt, die Stimuli aufzunehmen und umzusetzen. Zu den psychosozialen Einflussgrößen zählen schließlich auch die Qualität des schulischen Kurrikulums und die pädagogischen Fertigkeiten der Lehrperson. Dass auch insbesondere die frühe elterliche Stimulation eine Rolle spielt, konnte in einer eigenen Untersuchung zur Bedeutung der frühen Mutter-Kind-Interaktion gezeigt werden. Kinder, die später eine Lese-Rechtschreib-Störung entwickelten, erfuhren im Alter von zwei Jahren durch ihre Mütter weniger Stimulation und weniger supportive Steuerung.

Der gut dokumentierte Zusammenhang zwischen Lese-Rechtschreib-Störung und Dissozialität (Esser u. Schmidt 1993, 1994, Offord et al. 1978, Rutter et al. 1976, Spreen 1981) hat zu verschiedenen Hypothesen über die *Kausalitätsrichtung* geführt. Yule und Rutter (1976) fanden, dass Kinder, die sowohl eine Lese-Rechtschreib-Störung als auch eine dissoziale Störung aufweisen, denjenigen, die nur eine dissoziale Störung zeigen, ähnlicher sind als denjenigen, die nur eine Lese-Rechtschreib-Störung zeigen. Sie folgerten daraus, dass die Lese-Rechtschreib-Störung eher Ursache als Folge der Dissozialität ist. Demgegenüber fanden McGee et al. (1986), dass Kinder mit einer späteren Lese-Rechtschreib-Störung schon bei Schuleintritt bedeutende Verhaltensprobleme aufweisen. Sie folgerten daraus, dass beide Störungen durch einen gemeinsamen Faktor verursacht werden.

Mithilfe einer Pfadanalyse wurden beide Hypothesen anhand der Daten der Kurpfalz-Erhebung (Esser et al. 1994) geprüft. Abbildung 12.**3** zeigt, dass in Übereinstimmung mit McGee et al. (1986) sowohl dissoziale Störungen als auch Lese-Rechtschreib-Schwächen von psychosozialen Faktoren abhängen. In Übereinstimmung mit Rutter findet sich zusätzlich zur Stabilität dissozialer Störungen zwischen acht und 13 Jahren ein separater Einfluss der Lese-Rechtschreib-Störung auf das Ausmaß dissozialer Störungen. Dieser Einfluss ist geringer als die Stabilität dissozialen Verhaltens und kann über schulische Misserfolgserlebnisse oder mangelnde verbale Kommunikationsfähigkeiten erklärt werden.

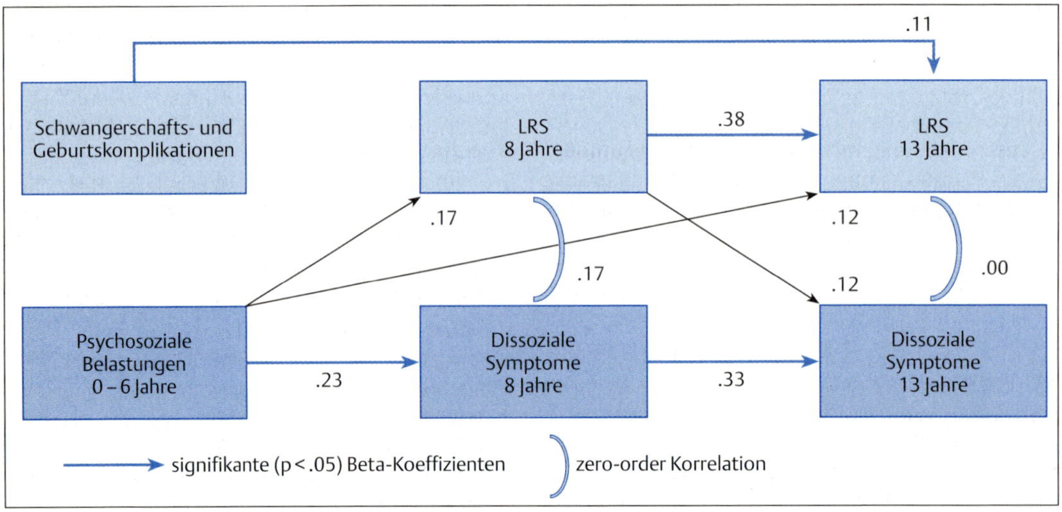

Abb. 12.**3** Die Entstehung von Lese-Rechtschreib-Schwäche und dissozialen Symptomen im Schulalter.

Darüber hinaus ist diskutiert worden, ob der Zusammenhang zwischen dissozialem Verhalten und Lese-Rechtschreib-Störung durch eine zusätzliche hyperkinetische Störung der Lese-Rechtschreib-Schwachen entsteht, da hyperkinetische Auffälligkeiten sowohl bei Lese-Rechtschreib-Schwäche als auch bei Störungen des Sozialverhaltens gehäuft zu finden sind. In der Untersuchung von Trzesniewski et al. (2006) blieb der Zusammenhang zwischen Leseleistung und dissozialem Verhalten aber auch bei Berechnungen ohne Kinder mit hyperkinetischen Störungen erhalten bei leichter Abnahme der absoluten Höhe der Korrelation.

Die Probleme bei der Informationsverarbeitung visuell oder akustisch dargebotenen verbalen Materials sind in zahlreichen Untersuchungen nachgewiesen worden, allerdings mit durchaus widersprüchlichen Ergebnissen. Insbesondere im visuellen Bereich sind die Probleme lese-rechtschreib-schwacher Kinder an die Nähe zur Schriftsprache gebunden, d. h., Unterschiede finden sich i. d. R. erst dann, wenn tatsächlich Lesen bei der Lösung der Aufgabe eine Rolle spielt (Warnke 1990). Insgesamt werden die *Störungen der Verarbeitung akustischer Reize* als häufiger und bedeutsamer für die Entstehung der Lese-Rechtschreib-Schwäche angesehen. Der engere Zusammenhang ergibt sich bereits durch die Überschneidung zwischen Lese-Rechtschreib-Störung und Sprachstörungen. In neueren Arbeiten wird immer wieder auf *Defizite in Funktionen des Arbeitsgedächtnisses* bei Kindern mit Lese-Rechtschreib-Schwäche hingewiesen. Auf anatomischer Ebene ergeben sich Hinweise auf eine fehlende Hemisphärenasymmetrie in der parieto-okzipitalen Region bei Dyslektikern, bei unauffälligen Personen ist die Region linkshemisphärisch größer als rechts. Diese Hinweise stehen in Zusammenhang mit einer fehlenden Asymmetrie des Planum temporale, was zu der Behauptung veranlasste, dass das linke Planum temporale im Vergleich zu anderen Hirnstrukturen bei Lese-Rechtschreib-Gestörten langsamer reife (Marx 1983). In Untersuchungen mit ereigniskorrelierten Potenzialen fanden sich linksparietal reduzierte Amplituden. Insgesamt scheint sich ein Defizit auf unterschiedliches Stimulationsmaterial links-zentral posterior am deutlichsten nachweisen zu lassen. Die Effekte treten vor allem dann zutage, wenn es sich um verbal sehr anspruchsvolle Aufgaben handelt. Daneben ergeben sich Hinweise darauf, dass die interhemisphärische Übertragung bei lese-rechtschreib-schwachen Erwachsenen langsamer als bei unauffälligen Erwachsenen erfolgt.

Zusammenfassend ist festzuhalten, dass heute von einem weit verzweigten, funktionalen System des Lesens und Rechtschreibens ausgegangen wird, so dass verschiedene zentralnervöse Entwicklungsdefizite für Lese-Rechtschreib-Störungen verantwortlich sein können. Auch bei eindeutigen morphologischen Änderungen bleibt immer die Frage offen, ob sie Ursache oder Folge der Lese-Rechtschreib-Störung sind. Ist also die entsprechende Hirnstruktur weniger gut ausgebildet, weil die schlechtere Informationsverarbeitung zu einer geringeren Erregung führt und damit die Entwicklung dieser Struktur verhindert, oder ist sie tatsächlich Ursache für die Informationsverarbeitungsdefizite?

Therapie

Eine erfolgreiche Therapie der Lese-Rechtschreib-Störung wird von vielen therapeutischen Richtungen beansprucht. Leider sind viele der angebotenen „Hilfen“ allenfalls im Sinne einer Verbesserung des Allgemeinbefindens unspezifisch wirksam. Eine erfolgreiche Therapie setzt zunächst eine ausführliche test- und neuropsychologische Diagnostik voraus. Daneben müssen die häufig komorbiden Verhaltensstörungen und hyperkinetischen Störungen beachtet werden. Schließlich ist zu berücksichtigen, inwieweit die Motivation des Kindes, die Interaktion mit den Eltern und die Beziehung zum Lehrer durch die Lese-Rechtschreib-Störung beeinträchtigt wurde. In Abhängigkeit von der Stärke der Beeinträchtigung in den verschiedenen Bereichen werden die Therapieziele formuliert.

Im Zentrum der Behandlung sollte ein spezifisches, auf die individuellen Informationsverarbeitungsdefizite abgestimmtes *Übungsprogramm* stehen. Dieses Übungsprogramm

- orientiert sich am Erstlese- und Erstrechtschreibprozess,
- benutzt computergesteuerte Rechtschreibprogramme genauso wie
- Papier- und Bleistiftverfahren,
- geht in kleinen Lernschritten voran,
- schafft viele Erfolgserlebnisse für das Kind (= Arbeiten an der Null-Fehler-Grenze),
- benutzt motivierende Lernmaterialien,

- verstärkt das Kind systematisch für alle richtigen Antworten,
- gliedert das Wahrnehmungsfeld sowohl visuell zur Erleichterung des Lesens als auch akustisch zur Erleichterung des Rechtschreibens,
- erleichtert durch Regeltraining das Durchschauen der Rechtschreibstrukturen,
- kontrolliert regelmäßig den Therapieerfolg (mindestens alle sechs Monate).

Die Behandlung von Kindern mit Lese-Rechtschreib-Störung muss am Symptom selbst, also am Lesen und Schreiben ansetzen. Für Kinder der unteren Klassenstufen mit gravierenden Schwierigkeiten im Lesen und lautgetreuen Schreiben hat sich der *Kieler Lese- und Rechtschreibaufbau* von Dummer-Smoch und Hackethal (1993 a, b) in der Praxis hervorragend bewährt. Das *Marburger Rechtschreibtraining* (Schulte-Körne u. Mathwig 2001) eignet sich für Kinder, die das lautgetreue Schreiben grundlegend beherrschen, aber gravierende Schwierigkeiten im Regelbereich zeigen.

Für die Wirksamkeit anderer Behandlungsformen wie beispielsweise das häufiger propagierte *auditive Wahrnehmungstraining* gibt es keine ausreichenden empirischen Belege (vgl. auch von Suchodoletz et al. 2004)

Übungsbehandlung

Aus ökonomischen und motivationalen Gründen wird die *Übungsbehandlung* in kleinen Gruppen (3–6 Kinder) durchgeführt. Der Erfolg stellt sich nur bei hoher Therapiefrequenz (2-mal pro Woche zwei Stunden) ein. Die Therapiedauer richtet sich nach dem Lernrückstand des Kindes. In der Regel ist von zwei Jahren Therapiedauer auszugehen. Die Therapie wird beendet, wenn das Kind in der Schule befriedigende bis ausreichende Leistungen im Lesen und Rechtschreiben zeigt. Eine erfolgreiche Übungsbehandlung reduziert häufig bereits die Verhaltensstörung des Kindes, wobei unklar ist, ob der Lernerfolg selbst oder das therapeutische Setting in der Kleingruppe zum Abbau dissozialen und zum Aufbau prosozialen Verhaltens führen.

Wenn die Verhaltensstörungen des Kindes allerdings so im Vordergrund stehen, dass die Teilnahme an der Übungsbehandlung unmöglich wird, muss zunächst eine Verhaltensmodifikation mit Verfahren wie *Response-Cost*, *Time-out* oder *Stressimpfung* erfolgen. Bei lese-rechtschreibschwachen Kindern mit gleichzeitigem hyperkinetischem Syndrom ist zur Behandlung der Aufmerksamkeitsdefizite der zur Übungsbehandlung parallele Einsatz von Psychostimulanzien (Methylphenidat) zur Schaffung günstiger Lernvoraussetzungen zu empfehlen. Ist das Kind trotz Medikamenten nicht in der Lage ist, seine Aufmerksamkeit in einer Kleingruppe angemessen zu steuern, muss der Übungsbehandlung für das Lesen und Schreiben ein Aufmerksamkeitstraining vorgeschaltet werden.

Die *Eltern* können die Leistungen ihrer lese-rechtschreib-schwachen Kinder aufgrund der normalen Intelligenz und der z.T. stark schwankenden Fehler nur schlecht einschätzen. Nicht selten werden diese Kinder daher überfordert oder ihre spezifische Leistungsschwäche mangelnder Anstrengungsbereitschaft zugeschrieben. Endlose Auseinandersetzungen um die Hausaufgaben und zusätzliche Übungen haben häufig die Qualität der Eltern-Kind-Interaktion beeinträchtigt. Eine intensive Beratung der Eltern und die Übertragung der Förderung auf eine andere Institution bewirken daher häufig eine Entlastung und eine Verbesserung der Eltern-Kind-Interaktion. Die seelische Gesundheit und Belastbarkeit der Mutter erwies sich nicht zuletzt deshalb als wichtiger protektiver Faktor zur Verhinderung sekundärer psychischer Störungen des Kindes. Eine supportive Erziehungshaltung und ein positives Familienklima sind daher Faktoren, die für einen günstigen Verlauf der Lese-Rechtschreib-Störung mit ursächlich sind.

In gleicher Weise ist der Therapieerfolg davon abhängig, inwieweit es gelingt, die *Schule* in die Behandlung einzubeziehen. Enge Absprachen mit den Lehrern helfen einer Überforderung des Kindes entgegenzuwirken und ihm auch im schulischen Kontext vermehrt Erfolgserlebnisse durch Aufgabenstellungen, die dem Leistungsstand des Kindes angemessen sind, zu vermitteln. Neben der besonders belastbaren Mutter erwies sich eine vertrauensvolle Beziehung zu seinem Lehrer als wichtiger protektiver Faktor für psychische Störungen des Kindes (Schmidt u. Esser 1993).

Über alle Bundesländer hinweg gilt, dass Kinder mit Lese-Rechtschreib-Störungen Anspruch auf eine besondere Förderung in der Schule haben, dass die Rechtschreibleistung dieser Kinder nicht ausschlaggebend für Entscheidungen zur Schullaufbahn (Versetzungen, Sonderschulen, weiterführende Schulen) sein soll und dass bei schriftlichen Arbeiten, in denen nicht die Rechtschreibfertigkeiten geprüft werden, die gemachten Fehler nicht in die Notenbewertung eingehen sollen. In der Mehrzahl der Bundesländer besteht die Möglichkeit, die Benotung der Rechtschreibleistungen für die betreffenden Schüler auszusetzen (Warnke u. Roth 2002). Statt dessen sollten die Kinder individuelle Kommentare des Lehrers erhalten, die sich auf ihren individuellen Lernfortschritt beziehen.

Der insgesamt häufig ungünstige Spontanverlauf führt zur Forderung nach einer *Früherkennung* der Lese-Rechtschreib-Störung. Mithilfe von Testverfahren zur Erfassung der Intelligenz, Sprachentwicklung und Visuomotorik sind bereits bei 4-Jährigen relativ verlässliche Prognosen über spätere Lernstörungen möglich (vgl. Kapitel über diagnostische Verfahren). In den letzten Jahren galt das von Jansen et al. (1999) entwickelte *Bielefelder Screening* (BISC), mit dessen Hilfe die phonologische Bewusstheit von Kindern im letzten Jahr vor der Einschulung untersucht wird, als herausragendes Verfahren zur Vorhersage von Kindern mit späteren Lese-Rechtschreib-Störungen. Neuere Untersuchungen kommen allerdings zu dem Ergebnis, dass das BISC als alleiniges Kriterium zur Auswahl von Risikokindern nicht zu empfehlen ist, da mindestens die Hälfte der Kinder mit späteren Schwierigkeiten im Lesen und Rechtschreiben auf diese Weise übersehen würden. Zudem wurden weniger als die Hälfte der durch den Test ermittelten Risikokinder im Schulalter tatsächlich auffällig (Marx u. Weber 2006). Zusätzlich zu den oben genannten Verfahren kann der Einsatz des BISC im Vorschulalter jedoch empfohlen werden. Eine rechtzeitige Sprachheilbehandlung, eine Therapie der Visuomotorik und Frühförderprogramme zur Verbesserung der phonologischen Bewusstheit (Küspert u. Schneider 2006) versprechen eine zumindest weniger gravierende Lese-Rechtschreib-Störung sowie die Verhinderung sekundärer Verhaltensprobleme.

Umschriebene Rechenstörung (F 81.2)

Erscheinungsbild und Diagnosestellung

Unter einer *umschriebenen Rechenstörung* wird eine *spezifische Schwäche im Rechnen* verstanden, die den allgemeinen Kriterien für eine umschriebene Entwicklungsstörung entspricht. Besonders hervorzuheben sind in der Vorgeschichte Raumorientierungsschwächen und Schwächen bei der Erkennung von Richtungen. Daneben fallen Schwierigkeiten bei der Erfassung von Größen und Mengen auf. Nach der Einschulung werden darüber hinaus Schwierigkeiten in den grundlegenden mathematischen Operationen Addition, Subtraktion, Multiplikation und Division beobachtet. Die Rechenhandlungen werden ohne Verständnis durchgeführt. Es kommt zum Verwechseln von Ziffern, die eindeutige Zuordnung von Menge, Zahlwort und Ziffer ist erschwert, teilweise kommt es zu Schwierigkeiten bei der Unterscheidung ähnlicher Zahlworte (z.B. 13 und 30), dementsprechend häufig zum Verwechseln der Ziffernreihenfolge. Die Bedeutung der Rechenoperationen wird häufig nicht verstanden, zum Rechnen werden meist die Finger benutzt, wobei es aufgrund fehlerhaften Zählbeginns bzw. -endes zum typischen Verrechnen um eins kommt.

In Tabelle 12.**4** ist aufgeführt, welche Maßnahmen zur Diagnostik einer Rechenstörung gemäß ICD-10 notwendig sind, wobei die aufgeführten speziellen Testverfahren als Empfehlungen, nicht jedoch als vollständige Liste aller möglichen

Tabelle 12.**4** Diagnostik einer Rechenstörung nach ICD-10 (F 81.2)

Notwendiger Schritt in der Diagnostik	**Psychologische Testverfahren, deren Verwendung empfohlen wird**
1. Ausschluss einer Sinnesschädigung	
2. Ausschluss einer neurologischen Erkrankung	
3. Ausschluss unangemessener Förderung	
4. Ausschluss einer Lese-Rechtschreibstörung	vgl. Tabelle 12.**3**
5. Erfassung der Rechenleistung	DEMAT 1+ bis DEMAT 4 ZAREKI-R (von Aster 2006) BUEGA (Esser et al. 2007)
6. Erfassung der verbalen Intelligenz	Verbal-IQ des HAWIK-III (Tewes et al. 2000) Verbalbereich des PSB-R 4–6 (Lukesch et al. 2002) BUEGA (Esser et al. 2007)

Verfahren zu verstehen sind. Wichtig ist, zur Erfassung der Rechenleistung Tests zu verwenden, die klassennormiert sind, da altersnormierte Tests bei zurückgestellten bzw. vorzeitig eingeschulten Kindern die wahre Leistungsfähigkeit des Kindes unter- bzw. überschätzen.

Erfüllt das Kind die Kriterien (Rechenleistung mindestens 1½ Standardabweichungen unter der Klassennorm, Intelligenzleistungen um mindestens 1½ Standardabweichungen besser als die Rechenleistung), muss eine umfassende neuropsychologische Diagnostik erfolgen, um die zugrunde liegenden Defizite der Informationsverarbeitung offen zu legen. Hierzu zählen Tests zur Erfassung des räumlichen Gedächtnisses (z.B. aus der K-ABC), zum nonverbalen abstrakt-logischen Denken (z.B. durch den CFT 20-R), des Kurzzeitgedächtnisses über entsprechende Verfahren zum Zahlennachsprechen sowie Verfahren, die die Reihenfolge von Symbolen berücksichtigen (z.B. *Symbolfolgengedächtnis* aus dem *Psycholinguistischen Entwicklungstest*), oder solche, die die Zuordnung von Zahlen zu Symbolen erfassen (wie der *Zahlen-Symbol-Test* aus dem HAWIK-III). Die Forschung über umschriebene Rechenstörungen befindet sich noch im „Säuglingsstadium" verglichen mit der Forschung über umschriebene Lese-Rechtschreib-Störungen (Semrud-Clikeman u. Hynd 1992). Erst in den letzten Jahren wurden neuere Ergebnisse vorgelegt.

Traditionell wird unterschieden zwischen rechenschwachen Kindern *mit zusätzlicher Lese-Rechtschreib-Störung* (F 81.3) und rechenschwachen Kindern *ohne Lese-Rechtschreib-Störung* (F 81.2). Insgesamt betrachtet werden reine Rechenstörungen bei Jungen und Mädchen etwa gleich häufig gefunden, z.T. wird von einem Überwiegen der Mädchen unter den betroffenen Kindern berichtet.

In den meisten Forschungsarbeiten wird das *doppelte Diskrepanzkriterium* von 1½ Standardabweichungen zur Definition von Rechenstörungen deutlich aufgeweicht. Schätzungen zur Prävalenz von Rechenstörungen fallen daher in Überblicksarbeiten mit 3–8% relativ hoch aus (Jacobs u. Petermann 2003, Hasselhorn u. Schuchardt 2006). Die Mehrzahl der Schätzungen bewegt sich zwischen 4% und 6%. Da Rechenleistungen und Intelligenz höher miteinander korrelieren als Intelligenzleistungen und Ergebnisse in Lese- und Rechtschreib-Tests und somit die Wahrscheinlichkeit für bedeutsame Diskrepanzen zwischen Rechnen und Intelligenz niedriger ist, wäre zu erwarten, dass die Prävalenzrate für Rechenstörungen unter der für Lese- und Rechtschreibstörungen liegt. In einer eigenen, im Jahre 2005 durchgeführten Untersuchung an einer großen repräsentativen Stichprobe von Grundschulkindern in Potsdam und Umgebung resultierte unter Verwendung des doppelten Diskrepanzkriteriums von 1½ Standardabweichungen eine Prävalenzrate von 1,8% für Rechenstörungen, während in 5,8% der Fälle beim gleichen Diskrepanzkriterium eine Lese- und Rechtschreib-Störung festgestellt wurde (Esser et al. 2007).

Komorbidität, Langzeitverlauf und Genese

Über die Genese von Rechenstörungen ist bisher fast nichts bekannt. Alarcón et al. (1997) zeigten in ihrer Zwillingsstudie, dass Rechenstörungen eine *genetische Basis* haben. Über die Genetik konnten etwa 40% der Rechenprobleme erklärt werden, was auf einen ebenfalls bedeutsamen Umwelteinfluss in der Genese von Rechenstörungen hindeutet.

In seiner Zusammenfassung bisheriger Forschungsbefunde kommt Geary (1993) zu dem Ergebnis, dass bei Kindern mit Rechenstörungen die folgenden drei basalen *kognitiven und neuropsychologischen Defizite* häufiger gefunden werden:

1. Sie verwenden unreife arithmetische Rechenprozeduren und begehen dabei eine hohe Zahl prozeduraler Fehler. Dies scheint zumindest teilweise auf Entwicklungsrückstände in der Aneignung von konzeptuellem Wissen zurückzugehen, möglicherweise auch auf schwache Arbeitsgedächtnisressourcen.
2. Einige Kinder haben grundlegende Schwierigkeiten in der Repräsentation und beim Wiederabruf arithmetischer Fakten (z.B. Malfolgen) aus dem semantischen Langzeitgedächtnis. Hier werden erbliche Einflüsse vermutet.
3. Einige Kinder zeigen eine mangelnde Fähigkeit zur visuoräumlichen Repräsentation numerischer Informationen (z.B. Verschiebungen beim Untereinanderschreiben von Zahlen beim Rechnen oder Zahlendreher, Falschbewertungen des Wertes von Ziffern innerhalb einer Zahl).

Davon ausgehend beschreibt Geary (1993) drei verschiedene Subtypen von Kindern mit Rechenstörungen.

Jacobs u. Petermann (2003) kommen nach Durchsicht der vorliegenden Literatur zur Dyskakulie zu dem Ergebnis, dass als ursächliche Faktoren genetische Dispositionen, Hirnreifungsstörungen und neuropsychologische Störungen, aber auch psychosoziale und didaktische Faktoren in Frage kommen.

Über den *Langzeitverlauf* der Problematik bei Kindern mit Rechenstörungen ist fast nichts bekannt. Shalev et al. (2005) berichteten über eine prospektive Längsschnittuntersuchung, in deren Rahmen Kinder mit Rechenstörungen in der fünften, achten und elften Klasse untersucht wurden. Hierbei ist jedoch zu berücksichtigen, dass die Mindestkriterien für die Diagnose einer Dyskalkulie lediglich einen Gesamt-IQ von 80 und ein Ergebnis im Rechentest forderten, welches zu den schwächsten 5% der Altersgruppe gehört. Im Extremfall bedeutet dies, dass zwischen Intelligenz und Rechenleistung nur ein Unterschied von drei T-Wert-Punkten besteht, die Rechenleistungen also nicht bedeutsam von der Begabung abweichen. Sie fanden, dass 95% der untersuchten 123 Kinder nach drei Jahren in ihren Rechenleistungen noch immer zum schwächsten Viertel ihrer Klassenstufe gehörten, knapp die Hälfte behielt die Diagnose einer Rechenstörung. Nach sechs Jahren gehörten 95% der ehemals rechenschwachen Fünftklässler weiterhin zum schlechtesten Viertel ihrer Klassenstufe, 40% erhielten auch zu diesem Zeitpunkt die Diagnose einer Rechenstörung wie oben beschrieben. Diese Ergebnisse liefern erste Hinweise darauf, dass es sich bei Rechenstörungen um anhaltende Schwierigkeiten der Kinder handelt. Zu den Folgen für den Schulabschluss, die spätere berufliche Anpassung bzw. zu psychischen Beeinträchtigungen liegen keine Ergebnisse aus prospektiven Längsschnittstudien vor.

Die häufigste *komorbide Diagnose* bei Rechenstörungen ist der Überblicksarbeit von Hasselhorn und Schuchardt (2006) folgend eine Lese-Rechtschreib-Störungen, wobei die Schätzungen zur Häufigkeit des gemeinsamen Auftretens in Abhängigkeit von den verschiedenen Stichproben und Definitionskriterien stark schwanken (zwischen 17% und 69%). Aus der Tatsache, dass beide Störungen häufiger komorbid auftreten, schlussfolgern Hasselhorn und Schuchardt, dass es sich dabei weniger um eine zufällige Addition zweier umschriebener Entwicklungsstörungen als vielmehr um eine funktional eigenständige Lernstörung handelt (vgl. auch Schwenck u. Schneider 2003). Geary (1993) vermutet, dass das den beiden Störungen gemeinsam zugrunde liegende Defizit aus Schwierigkeiten in der Repräsentation und beim Wiederabruf von Informationen aus dem semantischen Gedächtnis besteht.

Es gibt keine verlässlichen Angaben über die Häufigkeit und Art *weiterer Verhaltensauffälligkeiten*. Klinische Studien zeigen Tendenzen, dass Kinder mit einer umschriebenen Rechenstörung eher vermehrt emotionale Störungen (Angst, Depression, Kontaktstörung) aufweisen als expansive Störungen. Dies scheint nicht nur darauf zurückzuführen sein, dass sich unter den Kindern mit Rechenstörungen mehr Mädchen befinden. Von Aster (1996) berichtete über eine eigene Untersuchung, in der sich zeigte, dass auch die von Rechenstörungen betroffenen Jungen ein deutlich höheres Risiko für internalisierende Störungen zeigten als Jungen ohne umschriebene Entwicklungsstörungen.

Nach einer Untersuchung von Rourke (1985) werden Kinder mit umschriebenen Rechenstörungen meist erst in der frühen oder mittleren Adoleszenz diagnostiziert. Für eine erfolgreiche Behandlung ist jedoch eine frühe Identifikation dieser Kinder erforderlich. Eine intensivere Erforschung der Rechenstörung muss nachdrücklich gefordert werden.

Therapie

Für die Therapie von Rechenstörungen gelten die gleichen *allgemeinen Empfehlungen* wie für die Übungsbehandlung einer Lese-Rechtschreib-Störung. Vorgefertigte Therapieprogramme, ob computergestützt oder als Papier-und-Bleistift-Verfahren, sind praktisch nicht verfügbar. Anregungen lassen sich bei Lernhilfen der Schulbuchverlage finden (z. B. Dürr u. Kessler, Crüwell, Heinevetter, Schroedel u. Maier). Grissemann und Weber (1993) haben vier Stufen des *Behandlungsprozesses* definiert:

- Beachtung quantitativer Strukturen im konkreten Handlungsvollzug durch die Förderung anschaulich-praktischer Intelligenzleistungen, ein visuelles Wahrnehmungstraining, die Sicherung des Zahlbegriffs und die Förderung der Einsicht in das dekadische Positionssystem,
- Verstehen der bildlichen Darstellung von Operationen unter Vorstellung des Vollzuges (insbesondere Training des anschaulichen Gedächtnisses),

- Verstehen der Zifferngleichung unter Ausblendung der Vorstellung und Maßnahmen zur Festigung,
- Automatisierung arithmetischer Grundbeziehungen.

Das therapeutische Angebot ist bislang eher spärlich; viele betroffene Eltern müssen mit ihren Kindern in die wenigen privaten Therapiezentren reisen, die nicht ausnahmslos eine hohe Qualität der Förderung garantieren. Kinder mit einer umschriebenen Rechenstörung werden häufig immer noch als minderbegabt eingeschätzt, daher muss insbesondere in Schulen und im Elternhaus über diese Störung aufgeklärt werden. Die Therapiedauer wird wahrscheinlich ähnlich der Lese-Rechtschreib-Störung mindestens ein bis zwei Jahre erfordern.

Die zukünftigen Forschungsbemühungen sollten die Bedeutung der umschriebenen Rechenschwäche für die weitere schulische Entwicklung, die Komorbidität von Verhaltens- und emotionalen Störungen, neuropsychologische und neurophysiologische Korrelate sowie die Entwicklung von Therapieprogrammen in den Vordergrund stellen.

Expressive und rezeptive Sprachstörungen (F 80.1, F 80.2)

Erscheinungsbild und Diagnosestellung

Kinder mit *expressiven Sprachstörungen* fallen durch einen geringen Wortschatz, die Verwendung von sehr kurzen Sätzen und zahlreiche grammatikalische Fehler auf. Ihr Sprachverständnis geht über den eigenen Gebrauch von Sprache deutlich hinaus. Auffälligkeiten in der Artikulation können eine expressive Sprachstörung begleiten. Kinder mit *rezeptiven Sprachstörungen* sind in noch stärkerem Maße beeinträchtigt, da bei ihnen bereits das Verständnis gesprochener Sprache stark gestört ist. Da das Sprachverständnis eine bedeutsame Voraussetzung zur korrekten eigenständigen Verwendung von Sprache darstellt, besteht bei diesen Kindern in den meisten Fällen zusätzlich eine expressive Sprachstörung.

Erste Hinweise auf eine expressive oder rezeptive Sprachstörung ergeben sich oft schon im Alter von zwei Jahren, wenn bis dahin die Sprachproduktion völlig fehlt und das Sprachverständnis so gering ist, dass einfachste Anweisungen und Bezeichnungen ohne begleitende Gestik nicht verstanden werden. Lyytinen et al. (2005) fanden, dass ein später Sprachbeginn nur dann einen deutlichen Risikofaktor für die weitere Sprachentwicklung darstellt, wenn gleichzeitig Störungen des Sprachverständnisses vorliegen. Die betroffenen Kinder sind in ihrer Sprachentwicklung stets weit hinter ihrem Alter und ihrer nichtsprachlichen Intelligenz zurück. Diese *Sprachrückstände* dokumentieren sich im Einzelnen durch

- einen eingeschränkten aktiven und passiven Wortschatz,
- Schwierigkeiten in der Auswahl passender Begriffe,
- Verwechslung inhaltsähnlicher Begriffe,
- Schwierigkeiten beim Gebrauch und Verständnis grammatikalischer Strukturen (z. B. der Pluralbildung, der Auswahl von Pronomen und Präpositionen, der Bildung von Komparativ und Superlativ sowie der Zeiten),
- das mangelnde Verständnis der Prosodie (Sprachmelodie) für den Sinngehalt der Sprache.

Kinder mit rezeptiven und expressiven Sprachstörungen meiden das Sprechen, wirken z. T. mutistisch und ersetzen sprachliche Kommunikation häufig durch Gesten. Letzteres stellt ein Kriterium zur Abgrenzung von autistischem Verhalten dar.

Wegen der vielfältigen Ursachen von Sprachstörungen ist die konsequente Anwendung der Definitionskriterien für eine umschriebene Entwicklungsstörung dringend erforderlich. Die wichtigsten *Differenzialdiagnosen* sind:

- geistige Behinderung (wobei viele sprachbehinderte Kinder als geistig behindert verkannt werden),
- Taubheit bzw. Schwerhörigkeit (bei Verdacht auf das Vorliegen einer Sprachstörung muss immer eine Untersuchung der Hörfunktionen bei einem auf das Kindesalter spezialisierten Ohrenarzt oder Hörakustiker stattfinden),
- Autismus (die Abgrenzung ist immer dann besonders schwer, wenn sprachretardierte Kinder zudem leichte Formen von Kontaktstörungen und gewisse stereotype Verhaltensmuster aufweisen),
- Mutismus (hier ist die Unterscheidung nur anamnestisch möglich).

Die Diagnostik einer umschriebenen Entwicklungsstörung der rezeptiven oder expressiven Sprache verlangt also neben der Untersuchung der Sprachfunktionen mit standardisierten Testverfahren eine Erfassung der nichtsprachlichen Intelligenz, der Anamnese und weiterer psychischer Auffälligkeiten. In Tabelle 12.**5** sind die zur Diagnostik einer umschriebenen Entwicklungsstörung der expressiven bzw. rezeptiven Sprachstörung notwendigen Schritte dargestellt. Dort werden auch beispielhaft mögliche Testverfahren aufgeführt.

Für die Störungen des Sprechens und der Sprache gilt grundsätzlich, dass nur die *schwerwiegendste Diagnose* vergeben wird: Bestehen zusätzlich zur Störung der expressiven Sprache auch Auffälligkeiten in der Artikulation, wird nur ersteres in der Diagnose verschlüsselt, liegen rezeptive Sprachstörungen vor, wird nur diese Diagnose vergeben, unabhängig davon, ob zusätzliche Auffälligkeiten in der Artikulation und/oder der expressiven Sprache vorhanden sind.

Jungen sind deutlich häufiger von Sprachstörungen betroffen als Mädchen.

Tabelle 12.**5** Diagnostik einer expressiven bzw. rezeptiven Sprachstörung nach ICD-10 (F 80.1 bzw. F 80.2)

Notwendiger Schritt in der Diagnostik	Psychologische Testverfahren, deren Verwendung empfohlen wird
1. Ausschluss einer Hörschädigung	
2. Ausschluss einer neurologischen Erkrankung	
3. Ausschluss unangemessener Förderung	
4. Ausschluss psychologischer Ursachen (Autismus, Mutismus)	
5. Erfassung der expressiven und rezeptiven Sprache	SETK-2 (Grimm 2000) SETK 3–5 (Grimm 2001) HSET (Grimm u. Schöler 1991) BUEVA (Esser 2002) BUEGA (Esser et al. 2007)
6. Erfassung der nonverbalen Intelligenz	SON-R 2½–7 (Tellegen et al. 2007) BUEVA (Esser 2002) CPM (Bulheller u. Häcker 2002) BUEGA (Esser et al. 2007)

Komorbidität und Verlauf

Umschriebene rezeptive und expressive Sprachstörungen sind häufig mit *Schulleistungsproblemen* verknüpft (Schery 1985). Diese Verknüpfung ist wesentlich über die Komorbidität von umschriebenen Sprachentwicklungsstörungen und Lese-Rechtschreib-Störungen zu erklären (Cantwell u. Baker 1987). In der Kurpfalz-Erhebung zeigten 60% der sprachgestörten Kinder auch Lese-Rechtschreib-Schwächen. Zwischen 50% und 90% haben gravierende Schulleistungsprobleme (King et al. 1982, Aram et al. 1984, Esser 1991). Insgesamt besuchen bis zu 50% die Förderschule für Lernbehinderte, und nur ein geringer Prozentsatz erreicht die Gymnasialstufe. Für viele junge Menschen mit expressiven oder rezeptiven Sprachstörungen steht daher am Beginn der beruflichen Karriere der nachträgliche Erwerb eines qualifizierten Schulabschlusses. Nicht zuletzt deshalb sind die Zukunftsvorstellungen bzgl. des eigenen Berufs zunächst weniger konkret und weniger realistisch als in einer Kontrollgruppe ungestörter Kinder. Neben der definitionsgemäß hohen Differenz zwischen verbaler und nonverbaler Intelligenz – in der eigenen Untersuchung waren dies 24 IQ-Punkte zugunsten der nichtsprachlichen Anteile – ergeben sich weitere Leistungsprobleme im Bereich des Kurzzeitgedächtnisses, der Konzentrationsfähigkeit sowie im Lösungsverhalten. Mit Spontanremissionen von Sprachstörungen kann nicht gerechnet werden.

Bereits die Arbeitsgruppe um Cantwell und Baker (1987) berichtete von einer erhöhten Rate *psychischer Auffälligkeiten* bei sprachentwicklungsverzögerten Kindern. Nachuntersuchungen an epidemiologischen Stichproben (Stevenson et al. 1985, Esser 1991) zeigten, dass bis zu 60% der sprachentwicklungsgestörten Kinder psychische Auffälligkeiten aufweisen, wobei sich die diagnostischen Schwerpunkte im Bereich hyperkinetischer Störungen, Störungen des Sozialverhaltens sowie entwicklungsabhängiger Störungen, z.B. Einnässen, Essstörungen und Tics, finden. Während die Rückbildung entwicklungsabhängiger Störungen langsamer verläuft als bei Kindern ohne Sprachentwicklungsstörung, minderte sich die Rate hyperkinetischer Störungen deutlich. Bei der Gruppe der Kinder mit zusätzlicher Lese-Rechtschreib-Störung war vor allem im Jugendalter mit einer Verstärkung der Störungen des Sozialverhaltens zu rechnen. Im Erwachsenenalter (zwischen 18 und 25 Jahre) zeigten sich auch vermehrt Angst- und depressive Störungen.

Genese

Als Ursache für umschriebene Sprachentwicklungsstörungen werden überwiegend *genetische Faktoren* angenommen (Bishop 1987). Wegen der engen Verknüpfung zwischen Sprachentwicklungsstörungen und Lese-Rechtschreib-Störungen sind auch die genetischen Studien über Lese-Rechtschreib-Störungen als Belege für die genetische Verursachung von Sprachentwicklungsstörungen zu sehen. *Prä- und perinatale Komplikationen* sind für die Entstehung von Sprachstörungen nicht relevant (Bishop 1997). Obwohl Sprachentwicklungsstörungen eng mit *psychosozialen Faktoren* verknüpft sind und unstrittig viele sprachentwicklungsgestörte Kinder eine schlechtere Sprachanregung erfahren, wird davon ausgegangen (Paul 1992), dass Kinder ohne genetische Sprachentwicklungsstörung auch unter ungünstigen familiären Bedingungen ein normales Sprachverhalten entwickeln. Damit wird den Umgebungsfaktoren zwar eine Beteiligung am Ausmaß, jedoch nicht die Verursachung der Sprachentwicklungsstörung zugeschrieben. Dieses Erklärungsmodell ist kompatibel mit dem im Abschnitt Lese-Rechtschreib-Störung beschriebenen *Vulnerabilitätsmodell*, das auch für Sprachentwicklungsstörungen als gültig angesehen werden kann.

Therapie

Die z.T. schweren Beeinträchtigungen im schulischen Bereich und die hohe Rate zusätzlicher psychischer Störungen verlangen nach einer *frühzeitigen Behandlung* der betroffenen Kinder. Eine frühzeitige Behandlung der Sprachentwicklungsstörung kann unter Umständen die nachfolgende Lese-Rechtschreib-Störung verhindern bzw. mildern und insbesondere den vermehrten Verhaltensproblemen der Kinder vorbeugen.

Die *Grundprinzipien einer Sprachheilbehandlung* seien im Folgenden skizziert:

- Sprachheilbehandlungen folgen dem Ablauf der ontogenetischen Sprachentwicklung, aktive Sprache entsteht erst aufgrund von Sprachverständnis.
- Als besonders günstige Phase der Förderung gilt das Alter zwischen eineinhalb und vier Jahren.
- Eine vertrauensvolle Therapeut-Kind-Beziehung ist für den Erfolg unabdingbar.
- Die Kooperation zwischen Therapeut und Eltern muss sehr eng sein, damit das, was in den Therapiestunden geübt wurde, auch in den Alltag übertragen wird.
- Die Kinder müssen in der Therapie erfahren, dass der Gebrauch von Sprache das Leben erleichtert.

Grimm (1994) betont für die Eltern- und Erzieherarbeit die Tatsache, dass die Eltern und Erzieher von Kindern mit Sprachstörungen lernen müssen, die sprachlichen Defizite des Kindes von seinen sonstigen Fähigkeiten zu trennen, welche dem Alter und der Intelligenz des Kindes entsprechend gefördert werden müssen. Anlass dafür waren Beobachtungen von Mutter-Kind-Interaktionen, bei denen die Autorin feststellte, dass sich die Mütter der 4-jährigen Kinder mit expressiven Sprachstörungen in der Kommunikation mit ihren Kindern an deren produktive Sprachleistungen anpassten und im Hinblick auf die Komplexität ihrer Äußerungen etwa mit Müttern 2½-jähriger unauffälliger Kinder vergleichbar waren. Diese Anpassung an das kindliche Sprachniveau wirkt sich zwar günstig im Hinblick auf die Entwicklung der expressiven Sprache aus, allerdings werden die Kinder kognitiv nicht ihrem Entwicklungsstand entsprechend gefördert, was in der Folge zusätzliche kognitive Defizite nach sich ziehen könnte.

Die *Therapie* durchläuft folgende Schritte:

1. Der Therapeut begibt sich auf das Sprachniveau des Kindes, um dem Kind das Verständnis von Sprache zu erleichtern.
2. Der Therapeut initiiert bei stark retardierten Kindern eine Selbstnachahmung, indem er Äußerungen des Kindes in dessen Tonfall und Rhythmus wiederholt.
3. Der Therapeut verstärkt Versuche des Kindes, den Therapeuten nachzuahmen.
4. Der Therapeut kommentiert in einfachen Sätzen die Tätigkeiten des Kindes.

5. Der Therapeut kommentiert in einfachen Sätzen die Abläufe im Umfeld des Kindes, auf die das Kind gerade seine Aufmerksamkeit richtet.
6. Der Therapeut kommt nur noch sprachlich geäußerten Wünschen des Kindes nach.
7. Der Therapeut expandiert die sprachlichen Äußerungen des Kindes (Kind: „Mama Bett", Therapeut: „Die Mama liegt auf dem Bett.").
8. Das Kind wird für das Wiederholen der Expansion gelobt.
9. Der Therapeut erweitert die sprachlichen Äußerungen des Kindes semantisch (Kind: „Hund bellen", Therapeut: „Ja, aber er beißt nicht.").
10. Das Kind wird für das Wiederholen der semantischen Erweiterung gelobt.

Artikulationsstörung (F 80.0)

Erscheinungsbild und Diagnosestellung

Artikulationsfehler sind im Laufe der Entwicklung bei nahezu allen Kindern zu beobachten. Die Definition einer umschriebenen Entwicklungsstörung der Artikulation bedarf daher *strenger Kriterien*. Sie ist in aller Regel erst ab dem vollendeten vierten Lebensjahr zu stellen, wenn die meisten Kinder den Gesamtbestand mit Ausnahme einiger schwieriger Lautkombinationen beherrschen. Am häufigsten sind Artikulationsfehler im Bereich der Zischlaute (s, z, tz, sch, ch). Seltener und bedeutender sind fehlerhafte Artikulationen gebräuchlicher Lautkombinationen wie z. B. bl, fl, dr, br, kr, kn, nk. Eine umschriebene Artikulationsstörung setzt voraus, dass keine weiteren rezeptiven oder expressiven Sprachstörungen vorliegen, es sich also um eine rein artikulomotorische Störung handelt. Daraus folgt, dass die betroffenen Kinder sich ihrer Fehler bewusst sind, sie aber ohne fremde Hilfe nicht korrigieren können. Jungen sind unter den Kindern mit Artikulationsstörungen deutlich überrepräsentiert.

Neben einer Artikulationsstörung in Form einer umschriebenen Entwicklungsstörung sind Artikulationsstörungen auch im Zusammenhang mit anderen, vor allem *organischen Erkrankungen* zu beobachten, so insbesondere in Verbindung mit einer Kiefer-Gaumen-Spalte und anderen anatomischen Anomalitäten oder als Folge eines Hörverlustes. Die Diagnose darf nur dann gestellt werden, wenn derartige Grunderkrankungen ausgeschlossen wurden.

Die Artikulationsleistung des Kindes muss mithilfe *standardisierter Testverfahren* bestimmt werden. Für das Vorschulalter stehen dafür nur wenige Testverfahren zur Verfügung. Dazu gehören der Untertest *„Artikulation"* aus der BUEVA (Esser 2002) und der *Lautbildungstest* für Vorschulkinder (LBT) von Fried (1980). Der Schwerpunkt der Diagnostik liegt im Vorschulalter. Für das Grundschulalter ist davon auszugehen, dass eine Artikulationsstörung vorliegt, wenn das Kind durchgängig eine fehlerhafte Artikulation eines oder mehrerer Laute aufweist und gleichzeitig in seiner nonverbalen Intelligenz einen T-Wert von mindestens 45 (IQ = 93) erreicht.

Komorbidität und Verlauf

Im Gegensatz zu umschriebenen Sprachstörungen und umschriebenen Störungen schulischer Fertigkeiten sind umschriebene Artikulationsstörungen *nicht* mit vermehrten *Schulleistungsproblemen* verknüpft. In unserer eigenen Untersuchung (Esser 1991) besuchten immerhin 70 % der betroffenen Kinder das Gymnasium oder die Realschule und waren genauso erfolgreich wie Kinder ohne umschriebene Entwicklungsstörungen. Der günstige Verlauf ist nicht zuletzt darauf zurückzuführen, dass das Gros der betroffenen Kinder lediglich einen *Sigmatismus* aufwies. Darüber hinaus gehende Artikulationsstörungen sind ab dem Schulalter selten und zeigen womöglich einen ungünstigeren Verlauf. Die Besserungsrate der Kinder mit Sigmatismus lag zwischen acht und dreizehn Jahren immerhin bei 62 % und war damit deutlich günstiger als bei Kindern mit anderen umschriebenen Entwicklungsstörungen.

Mit Ausnahme einer geringfügig erniedrigten Konzentrationsleistung ergaben sich keine Hinweise auf eine gestörte Informationsverarbeitung. Eine gewisse Komorbidität war jedoch mit *hyperkinetischen Störungen* und den sog. *entwicklungsabhängigen Störungen*, vor allem Enuresis, Ess- oder Schlafstörungen, zeitweise zu beobachten. Im Schulalter wies ungefähr ein Drittel der artikulationsgestörten Kinder zusätzliche *psychische Störungen* auf. Diese Störungen bildeten sich zum größten Teil im Jugendalter zurück, so dass mit Beginn des Erwachsenenalters keine vermehrten psychischen Auffälligkeiten bei den ehemals Artikulationsgestörten vorlagen.

Genese

Obwohl umschriebene Artikulationsstörungen im Wesentlichen motorische Störungen sind, ließen sich im Rahmen unserer eigenen Untersuchung in der Vorgeschichte der Kinder keine vermehrten *prä- und perinatalen Belastungsfaktoren* nachweisen. Auch die Zahl *feinneurologischer Zeichen* war bei Kindern mit Artikulationsstörungen nicht erhöht. Damit ergeben sich keine Hinweise auf *frühkindliche Hirnschädigungen* als Ursache für Artikulationsstörungen. *Genetische Studien* über umschriebene Artikulationsstörungen liegen nicht vor, *psychosoziale Belastungsfaktoren* sind bei den betroffenen Kindern nicht häufiger zu beobachten als bei ihren normal entwickelten Altersgenossen. Somit ist die Genese umschriebener Artikulationsstörungen unbekannt. Aufgrund der Art der Störung ist am ehesten von einer eng umschriebenen, *motorischen Reifungsverzögerung* auszugehen.

Therapie

Der insgesamt eher günstige Verlauf von artikulationsgestörten Kindern ermöglicht den sehr gezielten Einsatz therapeutischer Interventionen. Eine unbedingte *Behandlungsindikation* besteht nur für diejenigen Kinder, die so starke Artikulationsstörungen aufweisen, dass sie von ihrer Umgebung nur schwer verstanden werden. Die Behandlung des einfachen Sigmatismus ist nur dann angezeigt, wenn das betroffene Kind einen entsprechenden Leidensdruck aufweist oder eine soziale Benachteiligung eingetreten oder zu befürchten ist. Der subjektive Wert kann dabei den objektiven Nutzen einer Behandlung weit übertreffen, somit kann eine Behandlung auch bei geringem Schweregrad der Störung im Sinne einer höheren Lebensqualität durchaus sinnvoll sein. Auf der anderen Seite relativieren sich therapeutische Versuche bei Kindern, die unter ihrer Störung nicht leiden. Eine Behandlung ist auch im späteren Grundschulalter oder in der Adoleszenz noch erfolgreich möglich. Sie zielt darauf, dem Kind durch neue Bewegungen und Stellungen der Artikulationsorgane (Lippen, Zunge, Gaumen) die *korrekte Lautbildung* zu ermöglichen. Dabei wird häufig der zu erlernende Ziellaut aus einem benachbarten Laut gebildet, z. B. das „S" aus dem „F". Durch vielfältige Übungen wird versucht, das Kind zu motivieren, möglichst viele Anstrengungen auf die korrekte Bildung des Ziellautes zu verwenden. Das *therapeutische Vorgehen* kann z. B. in sechs Schritte gegliedert werden:

1. Therapeut und Kind artikulieren abwechselnd den zu erlernenden Laut.
2. Das Kind versucht dabei, seine Artikulation möglichst genau der des Therapeuten anzugleichen.
3. Das Kind spricht eine Serie von Wörtern, in denen der Laut am Anfang, in der Wortmitte oder am Ende erscheint, und entscheidet selbst, welcher seiner Ausspracheversuche am besten war.
4. Das Kind benennt eine Reihe von Bildern mit Begriffen, die den betreffenden Laut enthalten und ordnet die Bildkarten den Kategorien „gute", „mittelmäßige" und „schlechte" Aussprache zu. Ein von dem Kind auf Band gesprochener Text wird durch das Kind selbst kontrolliert, indem es die Zahl der korrekt ausgesprochenen Ziellaute zählt.
5. In der Spontansprache des Kindes wird anfangs jede, später jede dritte oder fünfte korrekte Artikulation des Ziellautes durch die Vergabe von Tokens verstärkt.
6. Die Verstärkung korrekt ausgesprochener Ziellaute in der Spontansprache wird in der natürlichen Umgebung (z. B. durch die Eltern) systematisch unterstützt.

Umschriebene Entwicklungsstörung der motorischen Funktionen (F 82)

Erscheinungsbild und Diagnosestellung

Kinder mit einer umschriebenen Entwicklungsstörung der motorischen Funktionen fallen durch staksige, plumpe Bewegungen mit fehlender Geschmeidigkeit und mangelhaftem Gleichgewicht auf. Häufig war bereits das Erlernen des Laufens verzögert. Die Kinder lernen verspätet Rad fahren und schwimmen und haben extreme Schwierigkeiten beim Rollschuh bzw. Schlittschuh laufen. Sie gelten als unbeholfen und ungeschickt, sie können schlecht hüpfen, einen Ball werfen oder fangen, auch beim Anziehen oder Zeichnen haben sie erhebliche Schwierigkeiten. Aufgrund mangelnder Geschicklichkeit vermeiden viele dieser Kinder sportliche Aktivitäten und körperliche Anstrengungen, ein Teil der Kinder ist übergewichtig. Die körperliche Ungeschicklichkeit und die geringen Leistungen im Sportunterricht führen dazu, dass die Kinder häufig Opfer von Hänseleien werden.

Die Abgrenzung der Kinder mit einer umschriebenen Entwicklungsstörung der motorischen Funktionen von Kindern mit einer Zerebralparese oder einer anderen neurologischen Erkrankung mit Störungen des Bewegungsapparates ist, da die Übergänge fließend sind, nicht leicht zu treffen. Der Ausschluss der Kinder mit einer neurologischen Diagnose führt zu einer niedrigen Prävalenzrate der Kinder mit einer umschriebenen Entwicklungsstörung (vgl. Kap. 12.1). Obwohl sie keine neurologische Diagnose aufweisen dürfen, ist eine erhöhte Zahl sog. *weicher neurologischer Zeichen* (*soft signs*) zulässig, da diese Soft Signs Koordinationsstörungen erfassen, z. B. Ein-Bein-Stand, Seiltänzer- oder Hackengang rückwärts, die auch von jüngeren, normal entwickelten Kindern nicht bewältigt werden. Trotzdem ist eine Abgrenzung, insbesondere zwischen leichteren Formen der Zerebralparese und den sog. *ungeschickten Kindern* (*clumsy children*), nicht immer zuverlässig möglich. Ebenfalls muss eine allgemeine Retardierung ausgeschlossen werden, denn auch geistig behinderte Kinder bleiben motorisch hinter ihren Altersgenossen zurück. Das diagnostische Vorgehen schließt somit immer eine sorgfältige neurologische Untersuchung ein.

Im Bereich normaler Intelligenz korrelieren motorische Leistungen und Intelligenzleistungen nur sehr gering miteinander (Ahnert et al. 2003). Die Erfassung der motorischen Funktionen soll mithilfe eines standardisierten Testverfahrens erfolgen; hier bietet sich z. B. der *Körper-Koordinations-Test* von Kiphardt und Schilling an. Zur Problematik seiner Normen vergleiche Kapitel 4. Im Vorschulbereich ist der MOT 4–6 einsetzbar; feinmotorische Leistungen werden jedoch von beiden Verfahren nicht ausreichend berücksichtigt; hier erweist sich die *Lincoln-Oseretzky-Scale* als umfassender. Die Leistungen im *Motoriktest* sollen mindestens 1½ Standardabweichungen unter dem Erwartungswert für das Alter des Kindes sowie ebenfalls mindestens 1½ Standardabweichungen hinter der allgemeinen Intelligenz des Kindes zurückbleiben.

Komorbidität und Verlauf

Kinder mit umschriebenen motorischen Entwicklungsstörungen zeigen *keine schlechteren Schulleistungen* als Kinder ohne umschriebene Entwicklungsstörungen. Der von vielen Autoren konstruierte Zusammenhang zwischen motorischer Entwicklung und Schulleistungen trifft für umschriebene Entwicklungsstörungen nicht zu. Im Gegenteil, in der bereits mehrfach zitierten Kurpfalz-Erhebung, in der Kinder mit einem IQ < 70 ausgeschlossen waren, korrelierte die Leistung im KTK schwach negativ (–0,20) mit den erzielten Schulleistungen der Kinder. Auch weitere kognitive Defizite in Form von Konzentrationsstörungen, Störungen des Kurzzeitgedächtnisses und des kognitiven Lösungsstils lagen bei Kindern mit motorischen Entwicklungsstörungen nicht vor. Das Gleiche gilt für die verbale und nonverbale Intelligenz. Allerdings zeigen Kinder mit motorischen Entwicklungsstörungen vermehrt *psychische Auffälligkeiten*, die sich vor allem im Jugendalter verstärken. Die Störungen betreffen, anders als bei allen anderen umschriebenen Entwicklungsstörungen, vor allem den *emotionalen Bereich*, d. h., Kinder mit motorischen Entwicklungsstörungen sind ängstlicher und depressiver als andere Kinder und haben häufiger Kontaktstörungen (vgl. auch Skinner u. Piek 2001). Im weiteren Verlauf erweisen sich diese Kinder als unselbstständig mit geringerer sozialer Reife. Sie nehmen erheblich später eine Partnerbeziehung auf und lösen sich auch später vom Elternhaus als andere Kinder. Im Unterschied zu den eigenen Ergebnissen wird in anderen Untersuchungen für das Kindesalter häufiger eine Komorbidität zwischen motorischen Entwicklungsstörungen und hyperkinetischen Störungen festgestellt (Überblick bei Visser 2003). Allerdings wird eine einheitliche Interpretation der Ergebnisse durch stark variierende diagnostische Kriterien erschwert.

Genese

Motorische Entwicklungsstörungen werden weit überwiegend auf *frühkindliche Hirnschädigungen* zurückgeführt. Wir finden motorische Entwicklungsstörungen vor allem bei Kindern mit gravierenden Schwangerschafts- und Geburtskomplikationen, z. B. bei extremer Frühgeburtlichkeit (Holsti et al. 2002). Hinweise auf vermehrte psychosoziale Belastungen dieser Kinder ergaben sich nicht, das Erziehungsverhalten der Eltern ist jedoch häufiger durch *Überbehütung* geprägt. Das überbehütende Verhalten kann als Reaktion auf die motorische Ungeschicklichkeit des Kindes und die damit erhöhte Verletzungsgefahr verstanden werden. Sie führt jedoch nicht selten dazu, dass die Kinder in ihrer motorischen Entwicklung durch Übervorsicht zusätzlich gehemmt werden, so dass die motorische Ungeschicklichkeit durch fehlende motorische Übung noch verstärkt wird.

Therapie

Die Behandlung motorisch entwicklungsgestörter Kinder muss sich insbesondere auf die *sozialen Beeinträchtigungen* konzentrieren. In der Regel ist eine *Kombination* aus krankengymnastisch-mototherapeutisch übenden Verfahren und psychotherapeutischen Ansätzen, z.B. eines Selbstsicherheitstrainings (vgl. Petermann u. Petermann 1994), zu empfehlen. Krankengymnastische und mototherapeutische Ansätze versuchen, das Kind an eigene Bewegungsabläufe heranzuführen und ihm so Körpererfahrungen zu vermitteln. Die Auseinandersetzung mit den Bewegungen muss immer angstfrei erfolgen, um die Freude an der Bewegung zu stärken. Das Kind bestimmt daher selbst den Behandlungsfortschritt. Pless und Carlsson (2000) geben als Resultat ihrer Meta-Analyse zur motorischen Förderung der Kinder an, dass solche Interventionen besonders erfolgversprechend sind, wenn das Kind älter als fünf Jahre ist, spezifische Fähigkeiten trainiert werden (statt automatischen Transfer auf ähnliche Fertigkeiten zu erwarten), die Behandlung im Gruppen- oder häuslichen Setting stattfindet und die Intervention mindestens drei- bis fünfmal wöchentlich stattfindet. Das dritte Behandlungselement stellt eine intensive *Beratung der Eltern* dar, die lernen müssen, dass das Kind auch gewissen Risiken ausgesetzt werden muss, um eigene Erfahrungen sammeln zu können. Durch den Erwerb einer höheren motorischen Kompetenz wird es in die Lage versetzt, solche Risiken zu mindern.

Zusammenfassung

Umschriebene Entwicklungsstörungen fassen eine Gruppe isolierter Leistungsstörungen zusammen, die aufgrund von spezifischen Störungen der Informationsverarbeitung und Handlungsorganisation zu Stande kommen. Diese Störungen sind weder durch die allgemeine Intelligenz noch durch die Förderung der Kinder oder durch bestehende psychische Störungen zu erklären. Die Leistung im umschriebenen Störungsbereich soll mindestens 1½ Standardabweichungen unter dem Mittelwert der Altersgruppe und der individuellen Intelligenzleistung liegen. *Die ICD-10 unterscheidet umschriebene Entwicklungsstörungen des Sprechens und der Sprache, schulischer Fertigkeiten sowie der motorischen Funktionen.* Die Prävalenzraten für die einzelnen Untergruppen bewegen sich zwischen 1% und 7%. Mit besonders ungünstigen Verläufen ist bei Kindern mit einer Lese-Rechtschreib-Störung oder einer Sprachstörung zu rechnen. Beide Gruppen weisen extrem schlechte Schulleistungen, eine hohe Rate zusätzlicher psychischer Störungen sowie eine geringe Besserungsrate der Auffälligkeit auf. Einen günstigeren Verlauf zeigen Artikulationsstörungen und motorische Störungen. Letztere sind durch eher introversive psychische Probleme gekennzeichnet, während Sprach- und Lese-Rechtschreib-Störungen eine hohe Komorbidität mit expansiven Auffälligkeiten aufweisen. Relativ schlecht erforscht sind bislang umschriebene Rechenstörungen, bei denen als einzige das Geschlechterverhältnis ausgeglichen ist. Die Therapie umschriebener Entwicklungsstörungen muss sich streng an den ausführlich diagnostizierten Störungen der Informationsverarbeitung orientieren. Im Rahmen der neuropsychologischen Übungsbehandlung ist die Motivationslage der Kinder zu berücksichtigen, daneben sollte eine Beratung der Eltern und Lehrer erfolgen. Zusätzliche psychische Störungen können sich entweder im Zuge der Leistungsverbesserung zurückbilden oder bedürfen einer spezifischen zusätzlichen Therapie. Der ungünstige langfristige Spontanverlauf macht Früherkennung und rechtzeitigen Therapiebeginn erforderlich.

Literatur

Ahnert J, Bös K, Schneider W. Motorische und kognitive Entwicklung im Vorschul- und Schulalter: Befunde der Münchner Längsschnittstudie LOGIK. Zeitschrift für Entwicklungspsychologie und Pädagogische Psychologie. 2003;35:185–99.

Alarcón M, DeFries JC, Light JG, Pennington BF. A twin study of mathematics disability. Journal of Learning Disabilities. 1997;30:617–23.

Aram DM, Ekelman B, Nation JE. Preschooler with language disorders: 10 years later. J Speech Hearing Res. 1984;27:232–44.

Von Aster M. Psychopathologische Risiken bei Kindern mit umschriebenen schulischen Teilleistungsstörungen. Kindheit und Entwicklung. 1996;5:53–9.

Von Aster M. ZAREKI-R: Testverfahren zur Dyskalkulie. Göttingen: Hogrefe; 2006.

Bishop DVM. The causes of specific developmental language disorders ("developmental dysphasia"). J Child Psychol Psychiat. 1987;28:1–8.

Bishop DVM. Pre- and perinatal hazards and family background in children with specific language impairments: A study of twins. Brain and Language. 1997;56:1–26.

Bishop DVM, Snowling MJ. Developmental dyslexia and specific language impairment: Same or different? Psychological Bulletin 2004;130:858–86.

Bulheller S, Häcker H. Coloured Progressive Matrices (CPM). 3. Aufl. Göttingen: Hogrefe; 2002.

Cantwell DP, Baker L. Developmental speech and language disorders. New York: The Guilford Press; 1987.

Childs B, Finucci JM. Genetics, epidemiology and specific reading retardation. In: Rutter M, ed. Developmental neuropsychiatry. Edinburgh: Churchill Livingstone; 1984.

Coles GS. The learning mystique: A critical look at "learning disabilities". New York: Pantheon Books; 1987.

Coles GS. LD theory and tale from town of chelm. J Learn Disab. 1989;22:305–7.

Dummer-Smoch L. Hackethal R. Handbuch zum Kieler Leseaufbau. 3. Aufl. Kiel: Veris; 1993 a.

Dummer-Smoch L, Hackethal R. Handbuch zum Kieler Rechtschreibaufbau. 2. Aufl. Kiel: Veris; 1993 b.

Esser G. Was wird aus Kindern mit Teilleistungsschwächen? Stuttgart: Enke; 1991.

Esser G, Schmidt MH. Die langfristige Entwicklung von Kindern mit Lese-/Rechtschreibschwäche. Z Klin Psych. 1993;22:100–16.

Esser G, Schmidt MH. Teilleistungsstörungen und Depression. Kindh Entwickl. 1994;3.

Esser G. Basisdiagnostik für umschriebene Entwicklungsstörungen im Vorschulalter (BUEVA). Göttingen: Hogrefe; 2002.

Esser G, Wyschkon A, Schmidt MH. Was wird aus Achtjährigen mit einer Lese- und Rechtschreibstörung? Z Klin Psych Psychoth. 2002;31:235–42.

Esser G, Wyschkon A, Ballaschk K. Basisdiagnostik umschriebener Entwicklungsstörungen im Grundschulalter (BUEGA). Göttingen: Hogrefe; 2007.

Fried L. Lautbildungstest für Vorschulkinder. Göttingen: Hogrefe; 1980.

Geary DC. Mathematical disabilities: Cognitive, neuropsychological, and genetic components. Psychological Bulletin. 1993;114:345–62.

Graichen J. Teilleistungsschwächen, dargestellt an Beispielen aus dem Bereich der Sprachbenutzung. Z Kinder-Jugendpsych. 1973;1:113–43.

Graichen J. Zum Begriff der Teilleistungsstörungen. In: Lempp R, ed. Teilleistungsstörungen im Kindesalter. Bern: Huber; 1979.

Grimm H, Schöler H. Heidelberger Sprachentwicklungstest (HSET). 2. Aufl. Göttingen: Hogrefe; 1991.

Grimm H. Entwicklungskritische Dialogmerkmale in Mutter-Kind-Dyaden mit sprachgestörten und sprachunauffälligen Kindern. Zeitschrift für Entwicklungspsychologie und Pädagogische Psychologie. 1994;26:35–52.

Grimm H. Sprachentwicklungstest für zweijährige Kinder (SETK-2). Göttingen: Hogrefe; 2000.

Grimm H. Sprachentwicklungstest für drei- bis fünfjährige Kinder (SETK 3–5). Göttingen: Hogrefe; 2001.

Grissemann H, Weber A. Spezielle Rechenstörungen. Ursachen und Therapie. Bern: Huber; 1993.

HaffnerJ, Zerahn-Hartung C, Pfüller U, Parzer P, Strehlow U, Resch F. Auswirkungen und Bedeutung spezifischer Rechtschreibprobleme bei jungen Erwachsenen. Empirische Befunde in einer epidemiologischen Stichprobe. Zeitschrift für Kinder- und Jugendpsychiatrie und Psychotherapie. 1998;26:124–35.

Hasselhorn M, Schuchardt K. Lernstörungen: Eine kritische Skizze zur Epidemiologie. Kindheit und Entwicklung. 2006;15:208–15.

Heiervang E, Stevenson J, Lund A, Hugdahl K. Behaviour problems in children with dyslexia. Nord J Psychiatry. 2001;55:251–6.

Holsti L, Grunau RVE, Whitfield MF. Developmental coordination disorder in extremely low birth weight children at nine years. Developmental and Behavioral Pediatrics. 2002;23:9–15.

Jacobs C, Petermann F. Dyskalkulie – Forschungsstand und Perspektiven. Kindheit und Entwicklung. 2003;12:197–211.

Jansen H, Mannhaupt G, Marx H, Skowronek H. Bielefelder Screening zur Früherkennung von Lese-Rechtschreibschwierigkeiten (BISC). Göttingen: Hogrefe; 1999.

King R, Jones C, Lasky E. In retrospect a 15 year follow-up of speech-language-disordered children. Language Speech Hearing Services Schools. 1982;13:24–32.

Klicpera C, Gasteiger-Klicpera B. Psychologie der Lese- und Schreibschwierigkeiten. Weinheim: Beltz; 1995.

Küspert P, Schneider W. Hören, Lauschen, Lernen: Sprachspiele für Kinder im Vorschulalter. Würzburger Trainingsprogramm zur Vorbereitung auf den Erwerb der Schriftsprache. 5. Aufl. Göttingen: Vandenhoeck und Ruprecht; 2006.

Landerl K, Wimmer H, Moser E. Salzburger Lese- und Rechtschreibtest (SLRT). Göttingen: Hogrefe; 1997.

Linder M, Grissemann H. Zürcher Lesetest (ZLT). 6. Aufl. Göttingen: Hogrefe; 2000.

Lukesch H, Kormann A, Mayrhofer S. Prüfsystem für Schul- und Bildungsberatung für 4. bis 6. Klassen – revidierte Fassung (PSB-R 4–6). Göttingen: Hogrefe; 2002.

Lyytinen P, Eklund K, Lyytinen H. Language development and literacy skills in late-talking toddlers with and without familial risk for dyslexia. Annals of Dyslexia. 2005;55:166–92.

McGee R, Williams S, Share DL, Anderson J, Silva PhA. The relationship between specific reading retardation, general reading backwardness and behavioural problems in a large sample of Dunedin Boys: A longitudinal study from five to eleven years. J Child Psychol Psychiat. 1986;27:597–610.

Marx L. The two sides of the brain. Science. 1983;488–90.

Marx P, Weber J. Vorschulische Vorhersage von Lese- und Rechtschreibschwierigkeiten: Neue Befunde zur prognostischen Validität des Bielefelder Screenings (BISC). Zeitschrift für Pädagogische Psychologie. 2006;20:251–9.

May P. Hamburger Schreib-Probe (HSP). 6. Aufl. Göttingen: Hogrefe; 2002.

Offord DR, Poushinsky MF, Sullivan D. School performance, IQ and delinquency. Brit J Crim. 1978;18:110–27.

Paul R. Language and speech disorders. In: Hoope SR, Hynd GW, Mattison RE, eds. Developmental disorders: Diagnostic criteria and clinical assessment; 1992.

Petermann U, Petermann F. Training mit sozial unsicheren Kindern. Psychologie. 5. Aufl. Weinheim: PVU; 1994.

Pless M, Carlsson M. Effects of motor skill intervention on developmental coordination disorder: A meta-analysis. Adapted physical activity quarterly. 2000;17:381–401.

Rourke BP. Neuropsychology of learning disabilities. New York: The Guildford Press; 1985.

Rutter M, Graham P, Chadwick OFD, Yule W. Adolescent turmoil: Fact or fiction? J Child Psychol Psychiat. 1976;17:35–56.

Schery T. Correlates of language development in language disordered children. J Speech Hearing Disord. 1985;50:73–83.

Schmidt MH, Esser G. Determinanten des Verlaufs psychischer Störungen im Jugendalter [unveröffentlichter Abschlussbericht]. Mannheim; 1993.

Schulte-Körne G, Remschmidt H, Hebebrand J. Zur Genetik der Lese-/Rechtschreibschwäche. Z Kinder Jugendpsych. 1993;21:242–52.

Schulte-Körne G, Deimel W, Mülle K, Gutenbrunner C, Remschmidt H. Familial aggregation of spelling disability. J Child Psychol Psychiat. 1996;37:817–22.

Schulte-Körne G, Mathwig F. Das Marburger Rechtschreibtraining: Ein regelgeleitetes Rechtschreibtraining für rechtschreibschwache Kinder. Bochum: Winkler, 2001.

Schwenck C, Schneider W. Einflussfaktoren für den Zusammenhang von Rechen- und Schriftsprachleistungen im frühen Grundschulalter. Kindheit und Entwicklung. 2003;12:212–21.

Semrud-Clikeman M, Hynd GW. Developmental arithmetic disorders. In: Hooper SR, Hynd GW, Mattison RE, eds. Developmental disorders: Diagnostic criteria and clinical assessment; 1992.

Shalev RS, Manor O, Gross-Tsur V. Developmental dyscalculia: A prospective six-year follow-up. Developmental Medicine and Child Neurology. 2005:47:121–5.

Skinner RA, Piek JP. Psychosocial implications of poor motor coordination in children and adolescents. Human Movement Science. 2001;20:73–94.

Snijders JT, Tellegen PJ, Laros JA. Non-verbaler Intelligenztest (SON-R 5½–17). 2. Aufl. Göttingen: Hogrefe; 1997.

Spreen O. The relationsship between learning disabilities, neurological impairment and delinquency. Results of a follow-up study. J Nerv Ment Dis. 1981;169:791–9.

Stevenson J, Richman N, Graham P. Behaviour problems an language abilities at three years and behavioural deviance at eight years. J Child Psychol Psychiat. 1985;26:215–30.

Stevenson J, Graham P, Fredman G, McLoughlin V. A twin study of genetic influences on reading and spelling ability and disability. J Child Psychol Psychiat. 1987;28:229–47.

Stewart A. Severe perinatal hazards. In: Rutter M, ed. Developmental neuropsychiatry. Edinburgh: Churchill Livingstone; 1984.

Strehlow U, Kluge R, Möller H, Haffner J. Der langfristige Verlauf der Legasthenie über die Schulzeit hinaus: Katamnesen aus einer kinderpsychiatrischen Ambulanz. Z Kinder-Jugendpsych. 1992;20:254–65.

Von Suchodoletz W, Berwanger D, Mayer H. Die Bedeutung auditver Wahrnehmungsschwächen für die Pathogenese der Lese-Rechtschreibstörung. Z Kinder Jugendpsych. 2004;32:19–27.

Tellegen PJ, Winkel M, Laros JA. Non-verbaler Intelligenztest (SON-R 2½–7). Göttingen: Hogrefe; 2007.

Tewes U, Rossmann P, Schallberger U. Hamburg-Wechsler-Intelligenztest für Kinder III (HAWIK-III). Göttingen: Hogrefe; 2000.

Trzesniewski KH, Moffitt TE, Caspi A, Taylor A, Maughan B. Revisiting the association between reading achievement and antisocial behaviour: New evidence of an environmental explanation from a twin study. Child Development. 2006;77:72–88.

Visser J. Developmental coordination disorder: A review of research on subtypes and comorbidities. Human Movement Science. 2003;22:479–93.

Warnke A. Legasthenie und Hirnfunktion. Bern: Huber; 1990.

Warnke A, Roth E. Umschriebene Lese-Rechtschreibstörung. In: Petermann F, ed. Lehrbuch der klinischen Kinderpsychologie und -psychotherapie. Göttingen: Hogrefe; 2002.

Weiß RH. Grundintelligenztest Skala 2-Revision (CFT 20-R). Göttingen: Hogrefe; 2006.

Yule W, Rutter M. Epidemiological and social implications of specific reading retardation. In: Knights RM, Bakker DJ, eds. The neuropsychology of learning disorders: Theoretical approaches. Baltimore: University Park Press; 1976.

Prüfungsfragen

1. Was versteht man unter der „Normalitätsannahme bei umschriebenen Entwicklungsstörungen"?
2. Was versteht man unter der „Diskrepanzannahme bei umschriebenen Entwicklungsstörungen"?
3. Wie unterscheidet sich die klinische Definition von umschriebenen Entwicklungsstörungen von der Forschungsdefinition?
4. Wie ist der langfristige Schulerfolg von Kindern mit Lese-Rechtschreib-Störungen zu beurteilen?
5. Mit welchen zusätzlichen psychischen Störungen ist bei Lese-Rechtschreib-Störungen zu rechnen?
6. Wie ist die Genese von Lese-Rechtschreib- und Sprachstörungen zu erklären?
7. Welchen therapeutischen Prinzipien sollte eine Behandlung der Lese-Rechtschreib-Störung folgen?
8. Wovon ist der Therapieerfolg außerdem abhängig?
9. Beschreiben Sie die Diagnostik einer umschriebenen Entwicklungsstörung des Rechnens!
10. Was kennzeichnet eine expressive und eine rezeptive Sprachstörung?
11. Wie hoch ist die Rate psychischer Störungen bei expressiven und rezeptiven Sprachstörungen?
12. Welche Grundprinzipien gelten für eine Sprachheilbehandlung?
13. Wie fällt der Schulerfolg von artikulationsgestörten Kindern im Allgemeinen aus?
14. Wann ist eine Behandlung von Artikulationsstörungen notwendig?
15. Was mindert die Prävalenzrate der Kinder mit einer umschriebenen Entwicklungsstörung der motorischen Funktionen?
16. Wie ist der Schulerfolg von Kindern mit einer umschriebenen Entwicklungsstörung der motorischen Funktionen einzuschätzen?
17. Was sind die Hauptursachen für motorische Entwicklungsstörungen?
18. Mit welchen psychischen Störungen ist bei Kindern mit motorischen Entwicklungsstörungen zusätzlich zu rechnen?
19. Durch welches Erziehungsverhalten werden motorische Entwicklungsstörungen unter Umständen verstärkt?

13 Autistische Syndrome

H. Remschmidt und M. Martin

Fallvignette 1

Frühkindlicher Autismus (Kanner)

Die 16 Jahre alte Natalie wird wegen schwerwiegender Autoaggressionen und Fremdaggressionen vorgestellt. Sie lebte seit mehreren Monaten in einem Heim für lern- und geistig behinderte Kinder, um dort eine hauswirtschaftliche Ausbildung unter spezieller Berücksichtigung ihrer autistischen Behinderung zu machen. Zu dem jetzigen Zustand kam es, als man anlässlich einer Heimrenovierung das Zimmer der Patientin völlig ausräumte und ihre Sachen weggebracht wurden.

Aus der Vorgeschichte war zu erfahren, dass sie drei gesunde ältere Geschwister hat. Im zweiten Monat der Schwangerschaft kam es zur Exposition mit Rötelnviren, woran zwei Geschwister der Patientin erkrankt waren. Nach normaler Geburt wurde sie vier Monate gestillt, im vierten Monat kam es beim Umstellungsversuch auf Löffelnahrung zu einer auffällig hartnäckigen Verweigerung. Die Sprachentwicklung war extrem verzögert. Nach spezieller Sprachförderung begann sie mit sieben Jahren zu sprechen. Früh fielen Stereotypien und mangelnde Umweltbezogenheit auf. Das Laufen erlernte sie erst mit 22 Monaten. Um die Zeit des ersten Geburtstages fiel den Eltern ein zunehmend autistisches Verhalten auf: Vernachlässigung von altersgemäßem Spielzeug, Beschäftigung mit Fäden und Schnipseln, Verweigerung von Körper- und Blickkontakt, verminderte und zeitweilig fehlende Reaktion auf die Umwelt, keine Reaktion auf laute Geräusche. Mit drei Jahren ging sie zusammen mit den älteren Geschwistern in den Kindergarten, war dort autistisch zurückgezogen, spielte nicht mit den anderen Kindern. Sie wurde in eine Vorklasse der Sonderschule für Lernbehinderung mit fünf Jahren eingeschult. Dort wechselnde Zustände mit Angepasstheit, z. T. lautem Stören und autoaggressiven Handlungen, so dass sie aus der Schule herausgenommen wurde. Natalie wurde dann zwei Jahre zuhause mit einer Einzellehrerin beschult, machte dabei gute Fortschritte in Grundschulkenntnissen. Anschließend Wiedereinschulung in eine Schule für geistig Behinderte. Wegen der sich abzeichnenden positiven Entwicklung wurde dann die Fortsetzung der Förderung in einem Heim für geistig und Lernbehinderte empfohlen.

Die Behandlung erfolgte zunächst kombiniert mit neuroleptischer Medikation, verhaltenstherapeutischen Maßnahmen und mittels intensiver Zuwendung durch eine heilpädagogische Einzelbetreuung. Nach diesen Therapiemaßnahmen sistierten Auto- und Fremdaggressivität und es gelang, Natalie in eine andere Heimeinrichtung zu vermitteln, in der sie ihr hauswirtschaftliches Training fortsetzen konnte.

Fallvignette 2

Asperger-Autismus

Der 8-jährige Samuel wird vorgestellt, weil die heimatliche Grundschule sich nicht in der Lage sieht, ihn in die erste Schulklasse aufzunehmen. Zur Vorgeschichte ist zu erfahren, dass die ersten Probleme mit Samuel mit Eintritt in den Kindergarten auftraten. Er habe sich von Anfang an nicht für die anderen gleichaltrigen Kinder interessiert und habe auch nicht mit Kinderspielzeug spielen wollen. Er habe sich hauptsächlich für die Geschirrspülmaschine interessiert und sei immer aus dem Kindergarten ausgerissen, um in einem nahegelegenen Gebäude den Erwachsenen bei der Arbeit mit Computern und der Schreibmaschine zuzusehen. Während der ganzen Kindergartenzeit sei er vollständig isoliert gewesen. Zu Hause habe er sich nicht für sein Spielzeug interessiert, sondern sich auf das Sammeln von Staubsaugerdüsen spezialisiert. Wegen der Verhaltensstörungen wurde Samuel in die Vorschulklasse aufgenommen, aber auch hier konnte er nur stundenweise beschäftigt werden. Er lief ständig in der Klasse herum, wollte nicht sitzen bleiben, hielt der Klasse größere Vorträge, wenn er nicht gefragt war, fiel anderen Kindern ins Wort oder lief auch aus der Klasse weg. Er interessierte sich fast ausschließlich für Erwachsene, insbesondere für den Hausmeister, da dieser wegen des Umgangs mit technischen Geräten für ihn besonders interessant war. Es fiel auf, dass er an vielen Dingen schnüffelte, insbesondere an Waschmitteln, Lösungsmitteln und Klebstoff. Seine Tätigkeiten begleitete er mit stereotypen Lautäußerungen. Er zeigte ein großes Interesse an Plastikdinosauriern, wünschte sich ständig Bücher über Dinosaurier und verwendete lateinische und griechische Gattungsnamen.

Bei der neurologischen Untersuchung fielen Störungen in der Körperkoordination auf. In Frostigs Entwicklungstest der visuellen Wahrnehmung zeigte er gleichfalls unterdurchschnittliche Leistungen. Zur Überprüfung seiner intellektuellen Leistungsfähigkeit wurden verschiedene Verfahren eingesetzt. Er erreichte insgesamt (HAWIK-R) ein Gesamtergebnis an der unteren Normgrenze. Überragende Leistungen zeigte er in den Bereichen Wortschatz, sprachliches Ausdrucksvermögen und Faktenwissen. Es wurde die Diagnose Asperger-Syndrom gestellt. Während der stationären Therapie fielen wiederum seine Vorlieben für technisches Gerät auf. Klares Setzen von Regeln und Strukturen ermöglichte es Samuel, sich in eine Spielgruppe zu integrieren. Er lernte nach und nach, Einfälle und Impulse so zu steuern, so dass er zunehmend besser an gemeinsamen Unternehmungen und Aktivitäten teilnehmen konnte. Durch intensive Beschäftigung mit dem Patienten und vor allem in Form von Spielen und sportlichen Aktivitäten wie z. B. Schwimmen, gelang es, Samuels Sonderinteressen einzugrenzen. Um für die weitere Entwicklung des Jungen eine entsprechende Beschulung sowie eine heilpädagogische Förderung zu ermöglichen, schlugen wir im Anschluss als stationären Aufenthalt eine heilpädagogische Institution vor, die auch über eine Spezialbeschulungsmöglichkeit verfügte. Hier gelang es Samuel, den Hauptschulabschluss mit durchschnittlichen Leistungen zu erzielen.

Der Begriff Autismus

Der Begriff *Autismus* wurde von Eugen Bleuler (1911) eingeführt, der damit ein Grundsymptom der Schizophrenie beschrieb. Bleuler charakterisierte mit diesem Begriff das Verhalten schizophren Erkrankter, sich in eine gedankliche Binnenwelt zurückzuziehen und zunehmend weniger Kontakt zu Mitmenschen aufrechtzuerhalten. Diesen Begriff aufnehmend, beschrieben fast gleichzeitig der austroamerikanische Kinderpsychiater Leo Kanner (1943) und der österreichische Pädiater Hans Asperger (1944) autistische Störungsbilder bei Kindern. Da autistische Kinder sich aber nicht aktiv in eine Fantasiewelt zurückziehen, sondern primär unfähig bzw. eingeschränkt fähig sind, soziale Kontakte zu entwickeln, trifft die Bezeichnung in der ursprünglich von Bleuler definierten Form nicht auf sie zu. Verschiedene Autoren haben sich aber für die Beibehaltung des Begriffes ausgesprochen, weil er weltweit gebräuchlich ist (Weber 1985). Eine kurze Übersicht zum Autismus gibt Remschmidt (2005). Unter dem Begriff *Autismus-Spektrum-Störungen* werden insbesondere der frühkindliche Autismus, das Asperger-Syndrom und der atypische Autismus zusammengefasst. Bei diesem Konzept wird davon ausgegangen, dass verschiedene autistische Störungen sich nicht kategorial voneinander unterscheiden lassen, sondern auf einer Dimension anzuordnen sind. Das heißt, sie unterscheiden sich lediglich quantitativ, nicht jedoch qualitativ voneinander.

Frühkindlicher Autismus (Kanner)

Epidemiologie

Ging man früher davon aus, dass autistische Syndrome relativ selten vorkommen, so zeigen neuere Untersuchungen deutlich *höhere Prävalenzraten*. Die meisten epidemiologischen Studien liegen zum frühkindlichen Autismus vor, für den atypischen Autismus und das Asperger-Syndrom ist die Datenlage deutlich ungünstiger. Neuere Untersuchungen gehen von einer Prävalenz für den frühkindlichen Autismus von 11–18 autistische Kinder auf 10 000 Kinder und Jugendliche aus

(Fombonne 2003, Volkmar et al. 2004). Das *Verhältnis der Geschlechter* (männlich : weiblich) liegt bei ca. 3–4 : 1, wobei die autistische Störung bei betroffenen Mädchen meist mit einer deutlichen geistigen Retardierung einhergeht.

Definition und Klassifikation

Nach den Diagnoseschlüsseln ICD-10 und DSM-IV werden die beiden autistischen Syndrome *frühkindlicher Autismus* (*Kanner-Syndrom*) und *autistische Persönlichkeitsstörung* (*Asperger-Syndrom*) den tiefgreifenden Entwicklungsstörungen zugeordnet. Die ICD-10 Kategorie F 84 *tiefgreifende Entwicklungsstörungen* ist definiert als eine Gruppe von Störungen, die gekennzeichnet ist durch qualitative Beeinträchtigungen in den wechselseitigen sozialen Interaktionen und Kommunikationsmustern und durch ein eingeschränktes, stereotypes, sich wiederholendes Repertoire von Interessen und Aktivitäten. Diese qualitativen Auffälligkeiten sind in allen Situationen ein grundlegendes Funktionsmerkmal des Kindes. Neben dem frühkindlichen Autismus (ICD-10: F 84.0) und dem Asperger-Syndrom (ICD-10: F 84.5) wird der *atypische Autismus* abgegrenzt (ICD-10: F 84.1). Diese Form der tiefgreifenden Entwicklungsstörung unterscheidet sich vom frühkindlichen Autismus entweder durch das Alter bei Krankheitsbeginn oder dadurch, dass die diagnostischen Kriterien nicht in allen Bereichen erfüllt werden. Zu den tiefgreifenden Entwicklungsstörungen werden weiterhin das *Rett-Syndrom* (F 84.2), die *sonstigen desintegrativen Störungen des Kindesalters* (F 84.3) und die *überaktive Störung mit Intelligenzminderung und Bewegungsstereotypien* (F 84.4) gezählt.

Symptomatik

Der frühkindliche Autismus ist ein vom Verhalten her definiertes, d. h. ein psychopathologisches Syndrom, dessen Umgrenzung allerdings *nicht sicher geklärt* ist. Es gibt auch Kinder, die nicht alle charakteristischen Symptome zeigen, oder Kinder mit dem Kernsyndrom, aber einem späteren Entwicklungsalter (atypischer Autismus).

Die Hauptsymptome nach ICD-10 und DSM-IV, die für die Diagnosestellung vorhanden sein müssen, sind in Tabelle 13.**1** wiedergegeben.

Der frühkindliche Autismus manifestiert sich bereits vor dem dritten Lebensjahr. Charakteris-

Tabelle 13.**1** Diagnostische Leitlinien bzw. Kriterien für den frühkindlichen Autismus nach ICD-10 und DSM-IV (gekürzt und sinngemäß) (Weber u. Remschmidt 1999)

ICD-10	DSM-IV
1. Qualitative Beeinträchtigungen wechselseitiger sozialer Aktionen (z. B. unangemessene Einschätzung sozialer und emotionaler Signale; geringer Gebrauch sozialer Signale)	**1.** Qualitative Beeinträchtigung der sozialen Interaktion (z. B. bei nonverbalen Verhaltensweisen wie Blickkontakt etc.; Beziehungsaufnahme zu Gleichaltrigen; Ausdruck von Gefühlen)
2. Qualitative Beeinträchtigungen der Kommunikation (z. B. Fehlen eines sozialen Gebrauchs sprachlicher Fertigkeiten; Mangel an emotionaler Resonanz auf verbale und nonverbale Annäherungen durch andere Menschen; Veränderungen der Sprachmelodie)	**2.** Qualitative Beeinträchtigung der Kommunikation (z. B. verzögerte oder ausbleibende Sprachentwicklung, stereotyper oder repetitiver Gebrauch der Sprache; Fehlen von entwicklungsgemäßen Rollen- und Imitationsspielen)
3. Eingeschränkte Interessen und stereotype Verhaltensmuster (z. B. Starre und Routine hinsichtlich alltäglicher Beschäftigungen; Widerstand gegen Veränderungen)	**3.** Beschränkte repetitive und stereotype Verhaltensweisen, Interessen und Aktivitäten
4. Unspezifische Probleme wie Befürchtungen, Phobien, Schlaf- und Essstörungen, Wutausbrüche, Aggressionen, Selbstverletzungen	**4.** Beginn vor dem dritten Lebensjahr und Verzögerungen oder abnorme Funktionsfähigkeit
5. Manifestation vor dem dritten Lebensjahr	

tisch und für die Diagnose ausschlaggebend sind *Funktionsbeeinträchtigungen in drei Bereichen.*

Erstens besteht eine *schwerwiegende Störung in der wechselseitigen sozialen Interaktion*, auch mit den nächsten Bezugspersonen (Vater und Mutter). Diese Unfähigkeit, Beziehungen herzustellen, hat dem Syndrom seinen Namen (Autismus) gegeben. Bereits im Säuglingsalter nehmen die Kinder keinen Blickkontakt auf, die Lächelreaktion bei Zuwendung der Mutter bleibt aus, das Kind streckt die Arme nicht aus, um aufgenommen zu werden. Die Kinder sind meist ruhige, bequeme, unbeteiligte Säuglinge, Zärtlichkeiten gegenüber sind sie oft gleichgültig, oder sie wehren sie auch ab. Wenn sie älter werden, fällt auf, dass autistische Kinder ihre Eltern bei Abwesenheit nicht vermissen, sie zeigen keine Reaktion beim Wiedersehen mit ihnen. Es besteht eine Unfähigkeit, Beziehungen zu Gleichaltrigen aufzunehmen mit gemeinsamen Interessen, Aktivitäten und Gefühlen. Andererseits zeigen autistische Kinder vielfältige symbiotische Verhaltensweisen speziell im Umgang mit den Eltern, z.B. essen sie nur, wenn sie gefüttert werden, und geben auf diese Weise zu verstehen, dass sie umsorgt sein wollen. Überhaupt finden sie im Laufe der Entwicklung besser Kontakt zu Erwachsenen als zu Kindern, die von ihnen als uneinfühlsam und bedrängend erlebt werden. Die Beeinträchtigung der wechselseitigen sozialen Interaktion zeigt sich häufig auch in devianten Reaktionen auf die Emotionen anderer und in dem Mangel, spontan Freude, Interessen oder Tätigkeiten mit anderen zu teilen.

Zweites Hauptsymptom des frühkindlichen Autismus sind die *qualitativen Beeinträchtigungen der Kommunikation.* Diese manifestieren sich in einer Entwicklungsstörung der gesprochenen Sprache. Die Sprachentwicklung ist geprägt durch späteren Beginn, ein stark verlängertes echolalisches Stadium der Sprachentwicklung und die sog. pronominale Umkehr, d.h. die Verwendung des Wortes „du" statt des Wortes „ich" oder durch die Tatsache, dass das Kind, wenn es „ich" sagen will, seinen eigenen Vornamen verwendet. Diese pronominale Umkehr erklärt sich aus der Echolalie. Die Kinder haben eine auffällige Sprechstimme und Sprachmelodie, vor allen Dingen Besonderheiten der Stimmlage, der Betonung, der Stimmstärke und des Sprechrhythmus. Die Sprache ist gekennzeichnet durch stereotype und repetitive oder idiosynkratische Verwendung. 50% der Kinder entwickeln keine Sprache. Diese Kinder haben die deutlichsten Defizite auch im intellektuellen Bereich (etwa vergleichbar den Schweregraden einer mittleren bis schweren geistigen Behinderung), bei ihnen bleiben auch im Jugendlichen- und Erwachsenenalter Intelligenzminderungen, Stereotypien und fehlende Sprachentwicklung sowie zahlreiche andere Verhaltensauffälligkeiten bestehen.

Neben den Beeinträchtigungen wechselseitiger sozialer Interaktion und der qualitativen Beeinträchtigung der Kommunikation sind die *eingeschränkten Interessen* und *stereotypen, repetitiven Verhaltensmuster* der dritte diagnostisch relevante Bereich. Autistische Kinder zeigen ein begrenztes, stereotypes Verhaltensmuster. Dies beruht auf dem ängstlich-zwanghaften Bedürfnis nach Gleicherhaltung der dinglichen Umwelt. Dies auch als Veränderungsangst bezeichnete Verhalten ist auf die für das jeweilige Kind subjektiv wichtigen Gegebenheiten ausgerichtet. Die Veränderungsängste, die sich in regelrechten Panik- und Schreiattacken äußern können, können sich auf neue Spazierwege, neue Speisen, neue Kleider, Umstellungen in der Wohnung, auf Änderungen des Tagesablaufs beziehen. Nur mühevoll gelingt es, Neues zu lernen. Die Stereotypien betreffen auch Inhalte und Schwerpunkte ihrer Beschäftigungen, die oft abnorm und ungewöhnlich erscheinen. Es besteht eine zwanghafte Anhänglichkeit an spezifische, nicht funktionale Handlungen oder Rituale. Weiterhin fallen stereotype und repetitive motorische Manierismen mit Hand- und Fingerschlagen oder -verbiegungen oder komplexe Körperbewegungen auf sowie vorherrschende Beschäftigungen mit Teilobjekten oder nicht funktionalen Elementen des Spielmaterials (z.B. Geruch, Oberfläche, Geräusch, Vibration). Es fallen bei autistischen Kindern vielerlei Stereotypien auf, die als Selbststimulation von Sinnesbereichen zu deuten sind, z.B. Augenbohren, Fächerbewegungen der Hände vor den Augen, rasches Herumpendeln mit dem Kopf, Schlagen mit den Händen auf die Ohren. Zusätzliche mögliche Störungen sind das Auftreten verschiedener Verhaltensauffälligkeiten wie phobische Ängste, Schlaf- und Essstörungen, unmotiviert erscheinende Wutausbrüche, Aggressionen und Selbstverletzungen. Es besteht wohl immer eine panische Angst vor Hunden.

Weber (1985) hat darauf hingewiesen, dass manche Verhaltensweisen autistischer Kinder auch bei gesunden Kindern in einem Stadium ihrer Entwicklung zu beobachten sind, beim autistischen Kind jedoch *zeitlich verschoben*, was den

Zeitpunkt ihres Auftretens im Entwicklungsverlauf und die Dauer und Intensität des Auftretens betrifft. Dies betrifft die Echolalie, die Angst vor dem Ungewohnten, verschiedene stereotype Verhaltensweisen und rituelle Gewohnheitshandlungen, die Entwicklung von symbiotischen Beziehungsstrukturen, aber auch motorische Auffälligkeiten wie der Gang auf dem Vorderfuß.

Schließlich ist das Kanner-Syndrom geprägt durch eine außerordentlich *starke Variation des Intelligenzniveaus*. Die Intelligenz autistischer Kinder ist meist beeinträchtigt, ca. 60% sind geistig behindert, ca. 20% lernbehindert, bei ca. 17% liegt ein IQ im Grenzbereich, und bei ca. 3% im durchschnittlichen Bereich oder darüber. Hierfür hat sich der Begriff *High-functioning-Autismus* (HFA) eingebürgert. Dies führt zu Abgrenzungsschwierigkeiten gegenüber dem Asperger-Syndrom (Gillberg 1998).

Unter dem Gesichtspunkt der Entwicklung und der schulischen und beruflichen Integrationsmöglichkeit kann man den frühkindlichen Autismus nach dem im späteren Jugendalter erreichten Entwicklungsniveau unterteilen. Die Höhe dieses Niveaus wird durch Intelligenz und Sprachentwicklung, durch das Ausmaß des autistischen Verhaltens sowie durch das Vorhandensein besonderer Fertigkeiten bestimmt. Es lassen sich grundsätzlich *drei Stufen* differenzieren:

- *Autistische Menschen mit hohem Entwicklungsniveau:* Dies betrifft etwa 15–20% der autistischen Jugendlichen. Sie sind zurückgezogen, kontaktgestört und haben reduzierte soziale Fertigkeiten, besitzen aber leicht unterdurchschnittliche oder auch durchschnittliche intellektuelle und sprachliche Fähigkeiten. Sie können sich von den Kontaktstörungen etwas befreien, bleiben aber auffällig im sprachlichen Bereich, im Denken und im Sozialverhalten. Beispielsweise sprechen sie gestelzt und beachten gesellschaftliche Konventionen wenig.
- *Autistische Menschen mit mittlerem Entwicklungsniveau* sind in ihren Intelligenzleistungen oft eingeschränkt, haben i.d.R. die Schule für geistig Behinderte besucht, sie ziehen sich stärker zurück und sprechen entweder gar nicht oder sehr reduziert oder schwer verständlich. Sie zeigen auch später deutlichere emotionale Auffälligkeiten sowie vielfältige Stereotypien und zwanghaftes Verhalten. Was die Beschäftigung betrifft, sind sie auf die Tätigkeit in einer beschützenden Werkstatt angewiesen.
- *Autistische Menschen mit niedrigem Entwicklungsniveau* weisen ähnliche Merkmale auf wie die mittlere Gruppe, haben aber noch deutlichere Defizite im intellektuellen Bereich. Eine sprachliche Entwicklung hat oft nicht stattgefunden, das klinische Bild wird kompliziert durch multiple Verhaltensauffälligkeiten wie unmotiviertes Schreien, psychomotorische Unruhe, selbstverletzendes Verhalten und oft nicht vorhersehbare Aggressionszustände.

Diagnose und Differenzialdiagnose

Die Diagnose wird aufgrund der Anamnese und der klinischen Symptomatologie gestellt. Hierzu liegen mittlerweile eine Reihe von Interviews, Skalen und Beobachtungsverfahren vor, die für die Diagnostik des frühkindlichen Autismus geeignet sind. Zu den testtheoretisch am besten fundierten Instrumenten zur diagnostischen Einschätzung und Charakterisierung von Autismus-Spektrum-Störungen zählen das *Autism Diagnostic Interview – Revised* (ADI-R, Bölte et al. 2006) und die *Autism Diagnostic Observation Schedule – Generic* (ADOS-G, Rühl et al. 2004). Beide Instrumente verfügen über einen Algorithmus, der die diagnostischen Richtlinien der ICD-10 und des DSM-IV in operationalisierter Form berücksichtigt.

Die Stellung der Diagnose wird dadurch erschwert, dass sich das psychopathologische Bild des frühkindlichen Autismus ständig unter den Entwicklungsprozessen *wandelt* (Weber 1970). Beispielsweise treten die Veränderungsängste erst im Laufe des zweiten Lebensjahres auf, wenn die Beziehungen zur dinglichen Umwelt geknüpft werden. Nach dem sechsten Lebensjahr lassen, vor allem bei den weniger gestörten Kindern, viele Besonderheiten nach oder verschwinden auch ganz, und normale Entwicklungsprozesse setzen vermehrt ein. Weiterhin muss bei der Diagnostik berücksichtigt werden, dass Kinder zu finden sind, die einzelne, aber nicht alle Symptome zeigen (atypischer Autismus) und dass der Ausprägungsgrad der Störung sehr unterschiedlich sein kann.

Viele Symptome des frühkindlichen Autismus lassen sich *aus normalen Entwicklungsvorgängen ableiten*, verändert in Bezug auf den Zeitpunkt des Auftretens, die Intensität und die Dauer des Bestehens. Dies betrifft die Sprachauffälligkeiten, die Veränderungsängste, motorische Verhaltensweisen wie den Zehengang und die symbiotischen

Verhaltensweisen. *Differenzialdiagnostisch* müssen zunächst die beiden autistischen Syndrome voneinander abgegrenzt werden. Die Unterschiede zwischen frühkindlichem Autismus und autistischer Psychopathie liegen vor allem im Krankheitsbeginn, im sprachlichen und intellektuellen Bereich sowie in den motorischen Besonderheiten (Weber 1985). Bei Mädchen muss das Rett-Syndrom abgegrenzt werden. Differenzialdiagnostisch ist diese dementive Erkrankung durch zahlreiche neurologische Symptome sowie klassische Bewegungsstereotypien der Hände abgrenzbar. Differenzialdiagnostisch müssen weiterhin Intelligenzminderungen sowie andere Sinnesdefekte vom frühkindlichen Autismus abgegrenzt werden.

Im Allgemeinen zeigen Kinder mit Intelligenzminderung nicht das charakteristische Syndrom des frühkindlichen Autismus. Dies trifft auch auf blinde oder taube Kinder zu. Aufgrund der sprachlichen Besonderheiten muss auch eine Hörstummheit (Audimutitas) abgegrenzt werden, was bei diesen Kindern manchmal schwierig ist. Hörstumme Kinder können sich auch nonverbal, durch Gesten, Mimik und Gebärden verständigen, was autistischen Kindern nicht gelingt.

Schließlich muss der frühkindliche Autismus von den früh beginnenden kindlichen schizophrenen Erkrankungen abgegrenzt werden. Die schizophrene Erkrankung des Kindesalters ist ebenfalls durch eine schwere Beziehungsstörung geprägt. Während der frühkindliche Autismus jedoch meist von Geburt an besteht, beginnt die kindliche Schizophrenie akut oder schleichend erst im Entwicklungsverlauf. Die differenzialdiagnostische Abgrenzung beruht auf Unterschieden in der familiären Belastung, der Geschlechterverteilung, der Prognose und der Häufigkeit von zerebralorganischen Schäden sowie der Tatsache, dass der frühkindliche Autismus nicht in eine Schizophrenie des Erwachsenenalters übergeht (Weber 1985).

Ätiologie und Genese

Die Diskussionen zur Ätiologie und Genese des frühkindlichen Autismus haben sich, nachdem jahrzehntelang verschiedene Thesen zur Psychogenese dominierten, in den letzten Jahren wieder in Richtung ***biologischer Ursachen*** verlagert (ausführliche Übersicht bei Weber 1985). Dies geschah unter dem Eindruck einer ganzen Reihe neurobiologischer Besonderheiten, die für autistische Kinder typisch sind, die man aber bei gesunden Kindern nicht findet und auch bei geistig behinderten Kindern nicht in gleichem Maße. Folgende Faktoren sind an der Ätiologie und Genese des frühkindlichen Autismus beteiligt:

- genetische Einflüsse,
- Hirnschädigungen und Hirnfunktionsstörungen,
- biochemische Besonderheiten,
- Störungen kognitiver Prozesse,
- Störungen der Sprachentwicklung,
- Störungen der emotionalen Entwicklung.

Dabei muss mit einer Wechselwirkung der genannten Faktoren gerechnet werden (eine ausführliche Darstellung findet sich in Remschmidt u. Schulte-Körne 2004 sowie Remschmidt u. Kamp-Becker 2005).

Für die Wirksamkeit *genetischer Faktoren* in der Ätiologie des frühkindlichen Autismus sprechen Zwillingsstudien mit Konkordanzraten für monozygote Zwillinge zwischen 36% (Folstein u. Rutter 1977) und 95,7% (Ritvo et al. 1985). Bei den dizygoten Zwillingen variieren die Konkordanzraten zwischen 0% (Folstein u. Rutter 1977, Steffenburg et al. 1989) und 23,5% (Ritvo et al. 1985). Auch für kognitive Störungen, die mit dem Autismus assoziiert sind, ergeben sich zwischen eineiigen und zweieiigen Zwillingen deutliche Unterschiede (Steffenburg et al. 1989). In den Familienstudien finden sich Wiederholungsrisiken von ca. 3% bei Geschwistern von Betroffenen (Folstein u. Rutter 1988). Dieses Risiko ist ca. 50–100-mal höher als das Risiko in der allgemeinen Bevölkerung. Molekulargenetische Untersuchungen brachten die bisher signifikantesten Ergebnisse auf Chromosom 7 (International Moleculargenetic Study of Autism Consortium 1998, Übersicht bei Freitag 2007).

Die Bedeutsamkeit von *Hirnschädigungen und Hirnfunktionsstörungen* für die Ätiologie autistischer Störungen ist mittlerweile zweifelsfrei. Der frühkindliche Autismus kommt zusammen mit vielerlei ätiologisch unterschiedlichen Hirnschäden vor. Ein überzufällig häufiges Zusammentreffen ist für Rötelnembryopathie, die tuberöse Sklerose, die Epilepsie mit BNS-Krämpfen, die Phenylketonurie und das Marker-X-Syndrom anzunehmen. Die Beteiligung folgender Faktoren an der Ätiologie konnten wahrscheinlich gemacht werden: Störung früher kognitiver Prozesse (Martinius 1974, Rutter 1968), Störungen der zentralen Aktivierung und Wahrnehmungsstörungen (Ornitz u. Ritvo

1968, Weber 1970), Hirnschädigungen und neuropsychologische Ausfälle (De Long 1978, Weber 1970, 1985) sowie biochemische Besonderheiten (Todd et al. 1990).

Das Spezifische des psychopathologischen Bildes könnte erklärt werden aus Art, Ausmaß und Lokalisation der Schädigung des Gehirns, dem frühen Zeitpunkt der Schädigung, dem anlagemäßigen Potenzial der Primärpersönlichkeit und der Auseinandersetzung des geschädigten Kindes mit der Umwelt. Die Genese des Kanner-Syndroms wird noch lebhaft diskutiert; vielfältig sind die aus klinischen Befunden und subtilen Untersuchungen abgeleiteten Hypothesen. Es fehlen jedoch bedauerlicherweise systematische Untersuchungen und Beobachtungen autistischer Kinder aus den ersten beiden Lebensjahren, und zwar, weil die Diagnose (aus vielerlei Gründen) meist nicht so früh gestellt wird. Diese Entwicklungsspanne ist aber für Erkenntnisse über die Genese wahrscheinlich die wichtigste (Weber u. Remschmidt 1999).

Therapie

Vieles in Ätiologie und Genese des frühkindlichen Autismus muss als noch ungeklärt gelten. Unstrittig ist die Tatsache, dass genetische und hirnorganische Faktoren in der Genese und Ätiologie ausschlaggebend sind. Für die Therapie bedeutet dies, dass zur optimalen Förderung der Kinder mit dem Ziel wechselseitiger Adaptation zwischen dem Kind und seiner Umwelt *multimodale Behandlungsprogramme* am sinnvollsten sind, eingedenk der Tatsache, dass es weder eine Psychotherapie noch eine Somatotherapie gibt, mit der autistische Störungen geheilt werden können.

Als Leitlinien für die Therapie autistischer Störungen lassen sich folgende Prinzipien formulieren (Remschmidt 2005, Weber u. Remschmidt 1997).

- Stärker verhaltensorientierte, direkte und strukturierte Behandlungsmethoden haben größere Erfolge als solche, die Patienten zu sehr ihrem eigenen Entwicklungsgang überlassen (Schopler et al. 1971, Schopler 1989).
- Auch die Umgebung autistischer Kinder sollte eher eine strukturierte und organisierte als eine gewährend nachgiebige Ausrichtung haben (Bartak 1978, Schopler et al. 1971, Schopler 1989).
- Autistische Kinder mit einem niedrigen Entwicklungsstand lassen sich durch strukturierte Maßnahmen stärker fördern als solche mit einem höheren Entwicklungsniveau.
- Jede Behandlung muss vom individuellen Entwicklungsprofil des Kindes ausgehen und gezielt einzelne Bereiche in die Behandlung einbeziehen (z.B. Anbahnung der Entwicklungsstufen des Spielverhaltens, Sprachanbahnung, Förderung der Eigenaktivität, Abbau von Stereotypien und Autoaggressivität).
- Alle therapeutischen Vorgehensweisen sollen in ein Gesamtkonzept eingeordnet werden, welches an einem übergeordneten Therapieziel ausgerichtet ist.
- Jede Behandlung muss die Eltern und sonstigen Bezugspersonen einbeziehen.
- In der Adoleszenz sind die besonderen entwicklungstypischen Problemkreise zu berücksichtigen. Hier spielen Stimmungsschwankungen, aggressive Verhaltensweisen, sexuelle Triebimpulse, manchmal auch selbstverletzendes Verhalten, zerebrale organische Anfälle oder auch psychotische Phasen eine wichtige Rolle.

Schließlich ist zu berücksichtigen, dass nicht alle Maßnahmen unter dem Begriff *Therapie* subsumiert werden können, sondern dass autistische Kinder und Jugendliche auch der *Erziehung* bedürfen. Therapeutische und erzieherische Maßnahmen müssen im Sinne eines *Gesamtkonzeptes* aufeinander abgestimmt sein. Hierbei ist ein strukturierter Tagesablauf genauso wichtig wie das Gewähren von Freiräumen für eigene Aktivitäten.

Ein *möglichst früher Beginn* der therapeutischen Bemühungen ist von allergrößter Bedeutung für deren Erfolgsaussichten. Dies hat auch in der Hirnentwicklung seine Begründung. Um einer schwerwiegenden Behinderung vorzubeugen bzw. die Beeinträchtigung möglichst gering zu halten, sollten autistische Kinder frühzeitig entsprechenden Fördermaßnahmen zugeführt werden. Dies setzt voraus, dass die Diagnose abgesichert ist, was leider auch heute noch oft zu spät geschieht. Nach Diagnosestellung erfolgt die Aufklärung und Beratung der Eltern über die Natur der Störung und die Erarbeitung eines Förder- und Behandlungskonzeptes mit den Eltern. Hierbei ist es wichtig, von einem exakten Entwicklungsprofil des Kindes auszugehen und auch die Möglichkeiten der Eltern realistisch einzuschätzen. Einzubeziehen sind alle Personen und Institutionen, die mit dem Kind zu tun haben.

Verhaltenstherapeutische Ansätze

Das Vorgehen der Verhaltenstherapie bei autistischen Störungen ist nicht grundsätzlich anders als bei anderen Störungsbildern. Lovaas (1974), der als einer der Ersten verhaltenstherapeutische Methoden bei autistischen Störungen angewendet hat, geht bzgl. der Anwendung dieser Methode von *drei Grundannahmen* aus (Janetzke 1993):

- Autismus wird nicht primär als Beziehungsstörung angesehen, sondern als eine Störung der Perzeption und der Kognition.
- Obwohl Ätiologie und Genese des Autismus noch nicht bekannt sind, ist eine Modifikation des Verhaltens auch unabhängig von einer genauen Ursachenkenntnis möglich. Sie besteht im Aufbau erwünschten und im Abbau unerwünschten bzw. störenden Verhaltens.
- Verhaltenstherapeutische Maßnahmen können nicht nur von Experten, sondern auch von Eltern und anderen Bezugspersonen durchgeführt werden.

Auf der Grundlage dieser Überlegungen kann eine Vielzahl von verhaltenstherapeutischen Methoden angewendet werden: vom operanten Konditionieren unter Benutzung von Belohnern und aversiven Reizen bis zum Prompting (Geben von Hilfestellungen), Shaping (Verhaltensformung) und Fading (schrittweises Zurücknehmen der Hilfestellung).

Verhaltenstherapeutische Strategien können in drei Gruppen eingeteilt werden (Bregmann u. Gerdtz 1997):

Tabelle 13.2 Verhaltenstherapeutische Ansätze beim frühkindlichen Autismus (Weber u. Remschmidt 1997)

	Anwendungsbereich	Therapieziele	Verhaltenstherapeutische Methode
Aufbau von Verhaltensweisen	Sprachanbahnung und Förderung der sprachlichen Kommunikation	Nonverbale Imitation, sprachliche Äußerungen, kommunikative Nutzung der Sprache	Operantes Konditionieren, Diskriminationslernen, Prompting (Hilfestellung geben), Fading (schrittweise Rücknahme von Hilfestellungen)
	Förderung der sozialen Interaktion und Kommunikation	Wahrnehmen und Erkennen von Emotionen, angemessenes Sozialverhalten in natürlichen Situationen	Modelllernen, Regellernen unter Nutzung des operanten Konditionierens
Abbau von Verhaltensweisen	Reduktion von Selbststimulation, Stereotypien und selbstverletzendem Verhalten	Beeinflussung des jeweiligen „Störverhaltens“ in Einzel-, Gruppen- und anderen sozialen Situationen	Aversionsbehandlung, Kombination von Aversionstherapie (z. B. des selbstverletzenden Verhaltens) und Verstärkung alternativer Verhaltensweisen, sensorische Extinktionsprogramme, Kombination von Verhaltenstherapie und Pharmakotherapie
	Wutausbrüche und aggressives Verhalten	Versuch der Ursachenklärung, direkte Beeinflussung des Störverhaltens und der Rahmenbedingungen	Aversionsbehandlung, Kombination von Aversionstherapie (z. B. des selbstverletzenden Verhaltens) und Verstärkung alternativer Verhaltensweisen, sensorische Extinktionsprogramme, Kombination von Verhaltenstherapie und Pharmakotherapie, Vermeidung der für den jeweiligen Patienten typischen Auslösesituationen

- vorausgehende Interventionen; sie werden präventiv angewandt, also bevor ein erwartetes Verhalten auftritt,
- nachfolgende Interventionen, die nach dem Auftreten eines Zielverhaltens angewendet werden,
- Interventionen zur Entwicklung von Fähigkeiten.

Intensive verhaltenstherapeutische Programme

Lovaas (1974) entwickelte ein verhaltenstherapeutisches Programm, in dem autistische Vorschulkinder in einem häuslichen verhaltenstherapeutischen Programm über 40 Stunden pro Woche zwei Jahre oder länger behandelt wurden. Das Programm hat eine Verbesserung in verschiedenen Bereichen des Verhaltens hervorgebracht; gegenüber der Kontrollgruppe konnten Unterschiede z. B. im mittleren Intelligenzquotienten und in den sozialen Fertigkeiten aufgezeigt werden. Schopler et al. (1983, 1995) hat ein gut strukturiertes pädagogisches Programm für autistische Kinder beschrieben (TEACCH-Programm). Das Programm hat eine verhaltenstherapeutische Basis und hebt die Bedeutung des individuellen Lehrens und Lernens hervor ebenso wie die Einbeziehung anderer verhaltens- und kognitiver Zugänge. Es beinhaltet eine große Zahl an Berichten zur Effektivität dieses Vorgehens (Campbell et al. 1996).

Körperbezogene Therapieansätze

Körperbezogene Psychotherapieverfahren gehen von der Vorstellung aus, den Körper der Patienten in die Therapie einzubeziehen mit dem Ziel, auf diese Weise zu neuen positiven Verhaltensweisen anzuregen, um störende Verhaltensweisen abzubauen. Der bekannteste funktionelle Ansatz ist die *sensorische Integrationstherapie*, die von der Überlegung ausgeht, dass dem Störungsbild eine gestörte Wahrnehmungsverarbeitung zugrunde liegt. Das Therapieziel ist es, über eine Verknüpfung verschiedener Sinnesleistungen die Wahrnehmungen besser zu koordinieren, um auf diese Weise zu einer realistischeren Wahrnehmung der Umgebung und einer besseren Anpassung an diese zu führen.

Medikamentöse Maßnahmen

Psychopharmaka sind im derzeitigen Stadium der Erkenntnis keine kausalen Behandlungsmethoden bei autistischen Syndromen. Sie müssen nach Maßgabe von Zielsymptomen oder Zielsyndromen (Angst, Depression, Aggression, Selbstverletzung) verordnet werden. Sie sind notwendig im Rahmen der Kriseninterventionen. Das atypische Neuroleptikum Risperidon in einer Dosierung bis 3,5 mg/Tag erwies sich als wirksam auf aggressives und selbst verletzendes Verhalten (McCracken jr et al. 2002). Die Verordnung von Medikamenten muss in einen Therapieplan (umgebungsbezogene Maßnahmen, verhaltensbezogene Maßnahmen, familienbezogene Maßnahmen) eingebunden sein (Weber u. Remschmidt 1997).

Verlauf und Prognose

Die Prognose des Kanner-Syndroms lässt sich im Allgemeinen *vom sechsten Lebensjahr an* einschätzen, allerdings kann es bei einzelnen Kindern mit geringer ausgeprägter Störung noch nach dem sechsten Lebensjahr zu überraschenden Entwicklungsschüben kommen, und zwar auch ohne Therapie. Für die Beurteilung der Prognose haben sich der IQ (vor allem der Handlungs-IQ des HAWIK), der Entwicklungsstand der Sprache, insbesondere das Ausmaß der kommunikativen Sprachfunktion, die Dauer der Echolaliephase, der Entwicklungsstand des Spielverhaltens und der Schulerfolg als brauchbar erwiesen (Weber u. Remschmidt 1997).

Insgesamt ist die Prognose als *nicht sehr günstig* anzusehen; etwa die Hälfte der autistischen Patienten bleibt lebenslang stumm. Die Prognose kann im Jugendalter noch gedrückt werden durch das Auftreten von epileptischen Anfällen und durch die Zunahme aggressiver Durchbrüche, autoaggressiver Handlungen und ritualistischer Phänomene, die auch im Erwachsenenalter in vermehrter Heftigkeit fortbestehen können. Auch die wenigen Erwachsenen mit Autismus, die über eine durchschnittliche oder gar überdurchschnittliche Intelligenz verfügen, zeigen noch gewisse Auffälligkeiten. Am schwerwiegendsten für ihre Lebenssituation ist die Störung der sozialen Orientierung (Weber 1987).

In der Literatur finden sich nur wenige Angaben über Erwachsene mit frühkindlichem Autismus, die verheiratet sind oder mit Partnern zusammenleben.

Asperger-Syndrom

Seit der ersten Beschreibung dieses Syndroms durch Hans Asperger (1944) hat das Interesse an dieser Störung zugenommen, insbesondere seit Lorna Wing (1981) das Syndrom auch in der englischsprachigen Welt bekannt gemacht hat.

Sula Wolff (1995) wies auf eine frühere Veröffentlichung von Ssucharewa (1926) „Die schizoiden Psychopathen im Kindesalter" hin, in der eine ähnliche Störung bei sechs Jungen beschrieben wird. Dieses Syndrom scheint mit dem „schizoiden Charakter" verwandt, den Ernst Kretschmer zuerst in seinem berühmten Buch „Körperbau und Charakter" (1921) beschrieben hat. In neuerer Zeit ist der Aspekt aus Sicht der modernen Gewichtsregulationsforschung von Interesse, dass Kinder und Jugendliche mit Asperger-Syndrom und schizoider Persönlichkeit im Vergleich zu alterskorrigierten Kontrollpersonen ein niedrigeres Gewicht aufweisen (Hebebrand et al. 1997). Neueste Übersichtsarbeiten über das Asperger-Syndrom stammen von Klin und Volkmar (1997), von Gillberg (1998) und von Remschmidt und Kamp-Becker (2006).

Epidemiologie

Im Gegensatz zum frühkindlichen Autismus gibt es wenige epidemiologische Studien über das Asperger-Syndrom. Angaben zur Prävalenz jeder Störung hängen von der Definition ab. Da die Definitionen der verschiedenen Autoren sich unterscheiden, sind auch die Zahlenangaben der verschiedenen Untersuchungen uneinheitlich.

Eine der ersten epidemiologischen Untersuchungen wurde von Wing und Gould (1979) durchgeführt. Diese Studie bezog sich nicht speziell auf das Asperger-Syndrom, sondern insgesamt auf schwere Beeinträchtigungen des sozialen Kontaktverhaltens bei Kindern. Nach dieser Untersuchung besteht eine Prävalenz von 0,6–1,1% der Kinder unter 15 Jahren mit leichter geistiger Behinderung. Das Geschlechterverhältnis wurde in dieser Untersuchung mit 9:1 angegeben. Die Untersuchung von Wing (1981) hat ein Geschlechterverhältnis von 3:1. Gillberg und Gillberg (1989) gaben Prävalenzraten zwischen zehn und 26 pro 10 000 Kindern mit normaler Intelligenz und 0,4 pro 10 000 Kindern mit geistiger Behinderung an.

Die einzige auf die Allgemeinbevölkerung bezogene Studie wurde in Göteborg von Ehlers und Gillberg durchgeführt (1993). Sie fanden eine Prävalenzrate von 7,1 pro 1000 Kinder im Alter zwischen sieben und 16 Jahren. Wahrscheinlich wurden dabei Kinder mit einer wenig ausgeprägten Form des Syndroms ausgeschlossen.

Auf der Grundlage klinischer Stichproben schätzt Wolff (1995), dass 2% der Bevölkerung ein Asperger-Syndrom haben. Diese Schätzung schließt auch Kinder mit einer schizotypen Störung ein bzw. mit Asperger-Syndrom, die eine Disposition zur Schizophrenie haben.

Neuere Arbeiten kommen nach konservativer Schätzung aufgrund der vorhandenen Studien zu einer Prävalenz von 2–3,3 auf 10 000 Schulkinder (Fombonne 2003, 2005).

Definition und Klassifikation

In beiden heute gängigen Klassifikationssystemen (ICD-10 und DSM-IV) wird das Asperger-Syndrom unter die *tiefgreifenden Entwicklungsstörungen* eingeordnet. Während das Asperger-Syndrom nach ICD-10 eine eigene klassifikatorische Kategorie darstellt (F 84.5), gibt es keine eigene Kategorie im DSM-IV. Dort werden das Rett-Syndrom, andere tiefgreifende Entwicklungsstörungen und das Asperger-Syndrom in einer Kategorie zusammengefasst (299.80).

Anhand der diagnostischen Leitlinien ist eine Differenzierung zwischen Asperger-Syndrom, frühkindlichem Autismus (ICD-10: F 84.0) und autistischer Störung (DSM-IV: 299.0) möglich. Allerdings kann es schwierig sein, das Asperger-Syndrom vom „High-functioning"-Autismus zu differenzieren, insbesondere da ausdrückliche diagnostische Leitlinien für „High-functioning"-Autismus fehlen (Gillberg 1998). Nach Gillberg soll der „High-functioning"-Autismus nach den diagnostischen Leitlinien der ICD-10 für den kindlichen Autismus und/oder die Leitlinien des DSM-IV für die autistische Störung diagnostiziert werden. Die Leitlinien sollten angewandt werden, wenn der Gesamt-IQ über 65–70 liegt. Doch auch dann bleiben die diagnostischen Kriterien für das Asperger-Syndrom unklar.

Tabelle 13.**3** zeigt den Vergleich von klinischen Kriterien, die das Asperger-Syndrom de-

Tabelle 13.3 Vergleich von sieben verschiedenen, klinischen Kriterienbereiche zur Definition des Asperger-Syndroms (nach Klin u. Volkmar 1997)

Symptombereich	vorhandene Kriterien
Soziale Beeinträchtigung (eingeschränkte nonverbale Kommunikation, eingeschränkte Empathie, Unfähigkeit, Freundschaften zu erweitern)	7
Beeinträchtigung der Sprache/ Kommunikation	5 von 7
Motorische Ungeschicklichkeit	5 von 7
Sonderinteressen	5 von 7
Ausschluss von Autismus	3 von 7

1: Asperger (1944, 1979)
2: Wing (1981)
3: Gillberg und Gillberg (1989)
4: Tantam (1988 a) 7: ICD-10 (WHO 1992)
5: Szatmari et al. (1990)
6: DSM-IV (APA 1994)
7: ICD-10 (WHO 1992)

finieren (modifiziert nach Klin u. Volkmar 1997). Wie aus der Tabelle hervorgeht, stimmen alle Kriterien nur in Bezug auf die soziale Beeinträchtigung überein. Alle anderen Kriterien unterscheiden sich beträchtlich. Dies hängt möglicherweise mit der allgemeinen Schwierigkeit zusammen, das Asperger-Syndrom vom „High-functioning"-Autismus zu unterscheiden.

Wolff (1995) hat diagnostische Forschungskriterien vorgeschlagen, die beachtenswert sind. Zwei der Ausschlusskriterien für die Störung (Fehlen einer klinisch bedeutsamen rezeptiven oder expressiven Sprachstörung und Fehlen einer schizotypischen Störung) sollten aus der ICD-Definition gestrichen werden. Diese Argumentation basiert auf den Katamneseuntersuchungen von Wolff mit schizotypen Kindern bzw. mit Asperger-Syndrom, bei denen sie häufig eine spezifische Sprachentwicklungsstörung nachweisen konnte. Bei der Mehrzahl der betroffenen Kinder konnte eine schizotypische Störung diagnostiziert werden. Als weiteres positives diagnostisches Kriterium postuliert sie „ungewöhnliche Fantasien", da ein signifikanter diesbezüglicher Unterschied sowohl in der Kindheit als auch im Erwachsenenalter zwischen schizoiden Kindern und der Kontrollgruppe nachweisbar war.

Zusammenfassend kann gesagt werden, dass die diagnostischen Kriterien nicht ganz klar sind. Dem DSM-IV fehlt eine eigene diagnostische Kategorie für das Asperger-Syndrom, und die Frage der Differenzierung zwischen „High-functioning"-Autismus und Asperger-Syndrom bleibt offen. Das erfordert weitere Forschung auf diesem Gebiet.

Weiterhin ist zu fragen, ob der Autismus ein Kontinuum darstellt, welches den Kanner-Autismus, den Asperger-Autismus, den „High-functioning"-Autismus, das Rett-Syndrom, die desintegrative Psychose und den atypischen Autismus (*pervasive developmental disorder not otherwise specified*, PDDNOS) einschließt, wie dies von Wing und Gould (1979) vorgeschlagen wurde. Dabei ist der Begriff *Kontinuum* ein komplexes Konzept, das nicht auf die Dimension des Schweregrades (schwere bis leichte Beeinträchtigung) reduziert werden kann.

Im Gegensatz zu dieser Vorstellung eines Kontinuums basieren die Definitionen der tiefgreifenden Entwicklungsstörung sowohl in der ICD-10 als auch im DSM-IV auf der Annahme einer klassifikatorischen Validität aller unter der Überschrift „tiefgreifende Entwicklungsstörung" subsumierten Diagnosen (Tsay 1992).

Symptomatik

Das klinische Bild hat Weber (1988) eingehend beschrieben. Es besteht eine *Beziehungsstörung*, vor allem zur personalen, aber auch zur dinglichen Umwelt und zu sich selbst: Asperger-autistische Kinder sind nur zu begrenztem sozialem Kontakt fähig, es ist für sie schwierig, sich auf Personen und soziale Situationen einzustellen, und sie haben kein Gefühl für persönliche Distanz. Beim Durchsetzen ihrer Absichten und Wünsche verhalten sie sich rücksichtslos und zwanghaft.

Gelegentlich können sie ihre Schwierigkeiten verstandesmäßig erkennen. Häufig sehnen sie sich nach Kontakt, wissen aber nicht, wie sie Freundschaften gewinnen oder stabil erhalten sollen. Sie kommen besser mit Erwachsenen als mit Gleichaltrigen aus, sie nehmen Dinge oft nur ganz selektiv zur Kenntnis und haben häufig an einzelne Dinge absonderliche, z.T. fetischhafte Bindungen.

Im Allgemeinen entwickelt sich ihre *Sprache* frühzeitig, und es entsteht rasch eine in Grammatik und Wortwahl gute Sprache, oft mit originellen Wortschöpfungen. Doch die Sprache ist in ihrer kommunikativen Funktion gestört, die Kinder reden, wann es ihnen gefällt und über Themen, die sie interessieren, ohne Anpassung an die Zuhörer. Oft fällt auf, dass der Blickkontakt selten oder nur flüchtig ist.

Auch in der *Intelligenzstruktur* zeigen sich Besonderheiten, obwohl sie meist über eine gute bis überdurchschnittliche Intelligenz verfügen.

Es bestehen eine Reihe *ritualistischer Phänomene* und auch *Veränderungsängste*; beeindruckend sind oftmals die Heimwehreaktionen dieser Kinder.

Weiterhin finden sich eine Reihe *sensorieller Besonderheiten* mit Zu- und Abneigung auf dem Gebiet des Geschmacks-, aber auch des Geruchssinns sowie Abneigungen gegen bestimmte Berührungsempfindungen.

Ein besonders ins Auge fallendes Symptom ist die Entwicklung von *Sonderinteressen*: Viele Kinder haben ein eng umgrenztes, manchmal realitätsfernes und praktisch nicht brauchbares Sonderinteresse, das hypertrophisch entwickelt ist.

Schließlich fallen die Kinder durch eine betonte *motorische Ungeschicklichkeit* und vielfältig *dyspraktische Störungen* auf.

Trotz der guten Intelligenz kommt es zu Störungen im *schulischen Lernen*. Die Kinder sind sehr auf ihre Sonderinteressen fixiert und nur in begrenztem Maße zu motivieren. Sie zeigen eine Störung der aktiven Aufmerksamkeit, d.h., sie sind von innen her ablenkbar durch ihre eigenen Einfälle und Impulse und sind nicht geneigt, ihre Aufmerksamkeit auf das zu richten, was die Außenwelt von ihnen verlangt.

Kritik, Einschränkungen und Anforderungen können zu massiven *Wutanfällen* führen. Schließlich ist ein auffälliges Symptom die *Schadenfreude* der Kinder. Sie haben manchmal eine direkt übermäßige Freude am Ärger der anderen und versuchen, den Ärger gelegentlich durch eigene Aktivitäten zu schüren.

Diagnose und Differenzialdiagnose

Es gibt mehrere Störungen, die sowohl Ähnlichkeiten wie auch Unterschiede zum Asperger-Syndrom aufweisen, daher kann die Differenzialdiagnose schwierig sein, insbesondere da widersprüchliche und umstrittene diagnostische Fragen und Leitlinien eine Rolle spielen. Vor allem die Abgrenzung zum „High-functioning“-Autismus bereitet Schwierigkeiten. Wenn die Vorstellung Gillbergs (1998) zutrifft, dass es in manchen Fällen angemessen ist, zu einem Zeitpunkt Autismus und zu einem anderen Zeitpunkt Asperger-Syndrom zu diagnostizieren, ist eine klare Differenzialdiagnose unmöglich.

Andererseits haben Klin et al. (1995) gezeigt, dass die beiden Syndrome voneinander unterschieden werden können, indem neuropsychologische Profile verglichen werden, wobei die beiden Gruppen bzgl. Lebensalter und IQ vergleichbar sein sollten. In dieser Untersuchung unterscheiden sich die beiden Störungen in elf neuropsychologischen Bereichen signifikant. Diese elf Bereiche erstrecken sich auf nicht-verbale Lernstörungen. Von den elf Faktoren erwiesen sich sechs als gute Prädiktoren für die *Diagnose* eines Asperger-Syndroms (Defizite in der Feinmotorik, visuomotorische Integration, visuelle Raumwahrnehmung, verbale Konzeptbildung, Grobmotorik und visuelles Gedächtnis). Fünf Faktoren erwiesen sich als gute Prädiktoren für den *Ausschluss* eines Asperger-Syndroms in Zusammenhang mit „High-functioning“-Autismus (Störung der Artikulation, verbaler Ausdruck, auditorische Wahrnehmung, Wortschatz und verbales Gedächtnis).

Ozonoff et al. (1991) fanden, dass „High-functioning“-Autismus und Asperger-Syndrom anhand mehrerer neuropsychologischer Parameter empirisch unterscheidbar sind. Im Gegensatz zu diesen Ergebnissen fanden Szatmari et al. (1990) keine Unterschiede zwischen den beiden Gruppen, woraus sie die Schlussfolgerung zogen, dass Asperger-Syndrom und „High-functioning“-Autismus unter der allgemeineren Bezeichnung „tiefgreifende Entwicklungsstörung“ zusammengefasst werden können. Ungeachtet der Frage, ob Asperger-Syndrom und „High-functioning“-Autismus tatsächlich unterschiedliche diagnostische Entitäten darstellen, schlugen Klin et al. (1995) vor, dass die Behandlungsstrategien in beiden Gruppen je nach den vorliegenden Defiziten unterschiedlich sein sollten.

Weiterhin muss differenzialdiagnostisch die *schizoide Persönlichkeitsstörung* abgegrenzt werden. Die diagnostischen Leitlinien der ICD-10 für spezifische Persönlichkeitsstörungen (F 60) definieren eine spezifische Persönlichkeitsstörung als „eine schwere Störung der charakterlichen Konstitution und des Verhaltens, die mehrere Bereiche der Persönlichkeit betrifft“. Sie geht meist mit persönlichen und sozialen Beeinträchtigungen einher. Die Diagnose einer Persönlichkeitsstörung sollte nicht vor einem Lebensalter von 16 oder 17 gestellt werden. Die Diagnose einer schizoiden Persönlichkeitsstörung ist damit bei einem Lebensalter unter 16 Jahren nicht möglich, was allerdings angezweifelt werden muss. Ferner schließt die Diagnose einer schizoiden Persönlichkeitsstörung (F 61.1) ein Asperger-Syndrom aus. Andererseits schließt das Asperger-Syndrom (F 84.5) eine schizoide Störung des Kindesalters ein. Letztere wurde von Wolff et al. (Wolff u. Barlow 1979, Wolff u. Chick 1980, Wolff 1995) in Anlehnung an Kretschmers Konzept der Schizothymie (Kretschmer 1925) als eine Art der Persönlichkeitsstörung beschrieben. Eine katamnestische Untersuchung dieser Kinder (Wolff 1995) zeigte, dass in etwa 75 % der Fälle die Symptome persistierten und etwa 5 % der schizoiden (Asperger) Kinder später eine Schizophrenie entwickelten. Diese Rate ist etwa 12-mal höher als erwartet (Wolff 1995). Andererseits ist bekannt, dass Patienten mit Schizophrenie überdurchschnittlich häufig eine schizotypische oder schizoide Persönlichkeitsstörung hatten, bevor sie die Schizophrenie entwickelten (Foerster et al. 1991, McCreadie et al. 1994). Vergleicht man diese Ergebnisse mit denen von Langzeituntersuchungen an Kindern mit frühkindlichem Autismus, ist festzustellen, dass es bei frühkindlichem Autismus keinen Übergang zur Schizophrenie im späteren Verlauf gibt. Es gibt nur wenige Studien, die versuchen, die Merkmale des Asperger-Syndroms und der schizoiden Persönlichkeitsstörung im Kindesalter zu differenzieren (Tantam 1988, Nagy u. Szatmari 1986), so dass dieses Problem bisher als noch nicht gelöst betrachtet werden muss. Derzeit ist nicht klar, wie weit das Asperger-Syndrom und die schizoide Persönlichkeit im Kindesalter die gleiche Entität darstellen und in welcher Weise die beiden Syndrome sich voneinander unterscheiden.

Einige Patienten mit Asperger-Syndrom erfüllen die Kriterien für eine *Zwangserkrankung* oder eine *zwanghafte Persönlichkeitsstörung*. In den meisten Fällen einer Zwangsstörung ist eine zuverlässige Differenzialdiagnose möglich. Vielleicht gibt es einen konstitutionellen Zusammenhang von Patienten mit einer Zwangsstörung und Asperger-Syndrom bzw. einer schizoiden Persönlichkeitsstörung des Kindesalters.

Das Asperger-Syndrom geht in manchen Fällen mit einem *Tourette-Syndrom* einher. In einer epidemiologischen Studie zum Asperger-Syndrom fanden Ehlers und Gillberg (1993) bei einem von fünf Schulkindern mit Asperger-Syndrom zusätzlich ein Tourette-Syndrom und Tics bei weiteren drei von fünf Kindern.

Diese Befunde führen zu der Frage, ob das Tourette-Syndrom als komorbide Störung des Asperger-Syndroms aufgefasst werden kann oder ob beide Störungen die gleiche Grundlage haben. Sowohl Tics als auch das Tourette-Syndrom sind ebenfalls mit frühkindlichem Autismus beginnend festgestellt worden.

Das Konzept der *nonverbalen Lernstörung* (*nonverbal learning disability*, NLD, Myklebust 1975) umfasst verschiedene neuropsychologische Störungen (z. B. Defizite bei der Psychomotorik und Koordination, Tastsinn, nonverbale Problemlösefähigkeit, visuelle Raumwahrnehmung usw.), die ein Kind bei der Entwicklung seiner Lernfähigkeit und Persönlichkeitsentwicklung einschränken.

Man nimmt an, dass diese Defizite, die auch einen ungeschickten Sprachgebrauch sowie wesentliche Beeinträchtigungen der sozialen Wahrnehmung, sozialen Einschätzung und sozialen Interaktion umfassen (Klin u. Volkmar 1997) schließlich zu sozialem Rückzug, der Entwicklung affektiver Störungen und sogar zum Suizid führen können (Rourke et al. 1989). Klin und Volkmar (1997) haben darauf hingewiesen, dass diese Eigenschaften bei der nonverbalen Lernstörung als eine Art neurokognitives Modell für das Asperger-Syndrom aufgefasst werden können; das gilt jedoch nicht für den frühkindlichen Autismus.

Derzeit ist jedoch unklar, ob sich das Asperger-Syndrom und die nonverbale Lernstörung überlappen. Die Merkmale der nonverbalen Lernstörung sind offenbar mit einigen anderen Störungen verbunden (Klin et al. 1995). Daher bleibt die Abgrenzung dieser beiden Syndrome unklar. Die frühe Feststellung nonverbaler Lernstörungen bei Kindern und Verlaufsstudien bei ihnen könnten dazu beitragen, diese Fragen zu klären.

Gillberg (1998) hat darauf hingewiesen, dass bei der Diagnose eines Asperger-Syndroms verschiedene *andere Störungen* differenzialdiagnostisch in Betracht gezogen werden müssen. Die Ergebnisse mehrerer epidemiologischer Studien weisen darauf hin, dass einige psychiatrische Störungen zu einem relativ hohen Prozentsatz mit dem Asperger-Syndrom assoziiert sind. Eine epidemiologische Studie über die Anorexia nervosa zeigte, dass das Asperger-Syndrom in sechs von 51 Fällen im frühen Erwachsenenalter vorlag (Gillberg et al. 1994). In einer anderen Studie über Kinder mit Störungen der Aufmerksamkeit, Motorik und Wahrnehmung erfüllten drei von 14 alle Kriterien des Asperger-Syndroms (Gillberg u. Gillberg 1989).

Ähnliche Ergebnisse erfasste eine Studie an Kindern mit Asperger-Syndrom: Eines von fünf Schulkindern mit Asperger-Syndrom hatte auch ein Tourette-Syndrom (Ehlers u. Gillberg 1993).

Aus diesen Befunden schloss Gillberg, dass möglicherweise eine gemeinsame Hirnfunktionsstörung besteht oder zumindest eine funktionelle Variabilität, die das Kernsymptom ausmacht und nicht eine Anzahl verschiedener klinischer Syndrome, die sich bis zu einem gewissen Grade überlappen, aber dennoch in den meisten Fällen voneinander unterschieden werden können.

Gillberg ordnet einige dieser Störungen unter „Störung der Empathie“ ein, einschließlich Asperger-Syndrom, Autismus, einige Fälle von Tourette-Syndrom, Zwangsstörungen, Persönlichkeitsstörungen und auch Anorexia nervosa. Das Konzept der „Störung der Empathie“ umfasst eine Gruppe klinischer Syndrome, in denen die gegenseitige soziale Interaktion in realen Lebensbezügen schwer beeinträchtigt ist (Gillberg 1992).

Ätiologie und Genese

In vier Bereichen sind ätiologische Faktoren identifiziert worden: Genetik, Auffälligkeiten und funktionelle Defizite des Gehirns, neuropsychologische Dysfunktion und abnorme Gewichtsregulationen (Gillberg 1998, Klin u. Volkmar 1997).

Genetische Faktoren

Asperger (1944) fand, dass fast alle der 200 Kinder, die er untersucht hatte, mindestens einen Elternteil mit ähnlichen Persönlichkeitsmerkmalen hatten. Ferner fand er, dass die Väter der Kinder oft sehr intellektuell ausgerichtet waren. Wolff (1995) hat eine Stichprobe schizoider Kinder bzw. Kinder mit Asperger-Syndrom analysiert. Von den 32 Jungen, die sie untersucht hat, hatten zwölf Mütter und sieben Väter gesicherte schizoide Merkmale, verglichen mit einer Mutter und keinem Vater der 32 Jungen in der Kontrollgruppe. Bei den 33 Mädchen der Stichprobe fand sie eine Mutter und vier Väter mit eindeutigen schizoiden Merkmalen, verglichen mit zwei Müttern und zwei Vätern der Kontrollgruppe. Diese Befunde stimmen mit den Untersuchungsergebnissen Aspergers und anderer überein (Gillberg 1989, Wing 1981).

DeLong und Noria (1994) haben darauf hingewiesen, dass Kinder mit Asperger-Syndrom oder „High-functioning“-Autismus häufig nahe Verwandte haben, die an einer bipolaren oder unipolaren affektiven Störung leiden. Daraus ziehen sie den Schluss, dass „High-functioning“-Autismus bzw. Asperger-Syndrom möglicherweise in manchen Fällen die früheste Manifestation einer affektiven Störung sein kann. Bisher sind diese Befunde aber nicht repliziert worden. Allgemein herrscht die Vorstellung, dass die Störungen auf genetische Faktoren zurückzuführen sind, die durch Hirnschädigung und andere Umweltfaktoren modifiziert werden.

Dieses Modell wurde bereits von van Krevelen (1971) und auch schon von Asperger vorgeschlagen. Umfangreiche Familienuntersuchungen sind erforderlich, um die Hypothese einer genetischen Ursache zu überprüfen. Neuere Untersuchungsergebnisse, nach denen Autismus in Zusammenhang mit bestimmten chromosomalen Regionen zu sehen ist, werden möglicherweise erhebliche Auswirkungen auf das Verständnis des Asperger-Syndroms haben.

Schädigungen des Gehirns und Gehirnfunktionsstörungen

In mehreren Untersuchungen wird berichtet, dass Kinder mit Asperger-Syndrom zwischen 43 % (Gillberg 1989) und bis zu 67 % (Rickarby et al. 1991) prä- oder perinatale Komplikationen hatten. Insgesamt scheint die Häufigkeit zerebraler Dysfunktion nach prä- oder perinatalen Komplikationen bei Kindern mit Asperger-Syndrom niedriger zu sein als bei Kindern mit „High-functioning“-Autismus.

Weitere Untersuchungsergebnisse beziehen sich auf histologische Auffälligkeiten des Hippokampus oder auf neurophysiologische Auffälligkeiten des parietalen und frontalen Kortex. Aus diesen und anderen Defiziten (einschließlich neuropsychologischer Defizite) kann geschlossen werden, dass sowohl das Asperger-Syndrom als auch andere autistische Syndrome die Konsequenz einer Entwicklungsstörung neuronaler Vernetzung sind. Dies führt zu einer Störung der Verarbeitung komplexer Informationen. Diese Fehlentwicklung wird möglicherweise durch genetische Faktoren, Hirnschädigungen und/oder

Umwelteinflüsse mitbedingt. Die Untersuchungen von Patienten mit Asperger-Syndrom anhand moderner bildgebender Verfahren haben keine einheitlichen Befunde hervorgebracht, so dass auch keine übereinstimmenden Schlussfolgerungen aus diesen Untersuchungen gezogen werden konnten. Studien an jungen Männern mit Asperger-Syndrom ergaben Hinweise auf eine Dysfunktion des Frontallappens (Happé et al. 1996).

Neuropsychologische Defizite

Klin et al. (1995) haben sechs neuropsychologische Defizite beschrieben, die sich als gute Prädiktoren für das Asperger-Syndrom erwiesen. Diese Prädiktoren gehören in den Bereich der nonverbalen Lernbehinderung inklusive Feinmotorik, visuomotorische Integration, visuelle Raumwahrnehmung, nonverbale Konzeptbildung, Grobmotorik und visuelles Gedächtnis. Bezüglich des IQ stimmen mehrere Studien darin überein, dass der IQ beim Asperger-Syndrom i. d. R. höher ist als beim „High-functioning“-Autismus. Sprech- und Sprachstörungen kommen beim „High-functioning“-Autismus häufiger vor als beim Asperger-Syndrom.

Ein weiteres interessantes Konzept ist das der *Theory of Mind*. Dieser Begriff beschreibt die Fähigkeit, psychische Zustände (Gefühle und Gedanken) bei anderen Personen und bei sich selbst zu identifizieren.

Mehrere Studien haben gezeigt, dass Kinder mit einer autistischen Störung und „High-functioning“-Autismus Defizite in Bezug auf diese Funktion haben. Das Gleiche trifft auch auf Kinder mit Asperger-Syndrom zu (Frith 1991, Happé 1994). Die Fähigkeit von Patienten mit Asperger-Syndrom scheint sich aber mit zunehmendem Alter diesbezüglich zu verbessern (Bowler 1992, Happé et al. 1996).

Es gibt weitere Befunde bzgl. des Asperger-Syndroms und des „High-functioning“-Autismus in Bezug auf die visuelle Wahrnehmung, Wahrnehmung des Gesichtsausdrucks und der Wiedererkennung von Gesichtern (Kracke 1994).

Therapie

Derzeit gibt es keine wirksamen Therapiemethoden, mit denen die Ursachen der Störung behandelt werden könnten. Die Behandlung ist immer *unterstützender und symptomatischer Art*, und sie muss die jeweilige Altersstufe, den Entwicklungsstand und die individuellen Gegebenheiten des Einzelfalles berücksichtigen.

Die Grundprinzipien der Behandlung des Asperger-Syndroms und des „High-functioning“-Autismus sind in Tabelle 13.**4** zusammengefasst. Selbstverständlich gibt es verschiedene Vorgehensweisen zur Umsetzung der in der Tabelle aufgeführten Komponenten. Der für den einzelnen Patienten ausgewählte Behandlungszugang muss in ein umfassendes Behandlungskonzept integriert werden, das auf die Bedürfnisse des jeweiligen Patienten und seine Familie zugeschnitten ist. In manchen Fällen ist die Verlegung in eine Einrichtung (z. B. Psychotherapieheim, betreute Wohngruppe) unumgänglich.

Es gibt nur wenige Studien, die die aufgelisteten Komponenten untersucht haben (Übersicht Gillberg 1998, Klin u. Volkmar 1997, Mesibov 1992). Einige Prinzipien seien genannt, die wirksam zu sein scheinen und bei den meisten Patienten angewendet werden können:

Strukturierte Zugangsweisen sind auch hier wirksamer als eine Strategie des Laissez-faire. Pädagogische Maßnahmen wie das TEACCH-Pro-

Tabelle 13.**4** Behandlung beim Asperger-Syndrom und beim „High-Functioning“-Autismus (nach Mesibov 1992)

1. **Individuelle Behandlung**
   - Klärung der eigenen Perspektiven
   - Therapiebündnis aufbauen und Vertrauen entwickeln
   - Denken, Analysieren und Organisieren
   - Betonung der Wichtigkeit von Beziehungen
   - Bewältigung alltäglicher Probleme
2. **Training von sozialen Fertigkeiten in der Gruppe**
   - Erweckung von Interessen an sozialer Interaktion
   - Hilfen beim Verständnis sozialer Regeln
   - Soziale Erfahrung und Möglichkeiten anbieten
3. **Berufsfindung und berufliche Adaptation**
   - Besondere Fähigkeiten für die Berufstätigkeit einsetzen
   - An die individuellen Möglichkeiten angepasste Berufschancen bieten
   - Vermeidung von Arbeit mit intensivem Sozialkontakt
4. **Medikation**
   - Einsatz von Medikamenten aus Symptomatologie und Verhaltensstörung
   - Die Medikation muss immer Teil eines umfassenden Behandlungskonzeptes sein.

gramm können bei zahlreichen Patienten angewendet werden und scheinen hilfreich und wirksam zu sein (Schopler 1990).

Es hat sich bewährt, anfangs immer die besonderen Fähigkeiten des Patienten zu berücksichtigen und diese Fähigkeiten und Entwicklungsmöglichkeiten auf ein breiteres Aktivitätsspektrum hinzuführen und zu erweitern (van Bourgondien u. Woods 1992).

Es ist hilfreich, gesunde Gleichaltrige in den Lernprozess einzubeziehen, um dem Patienten soziale Verhaltensweisen nahezubringen (McHale et al. 1981, Wooten u. Mesibov 1986). Auch ist der Versuch unternommen worden, Jugendliche mit „High-functioning"-Autismus „Theory of Mind" zu lehren. Untersuchungen an diesen Patienten ergaben, dass die Intervention wirksam ist, doch die Befragung von Eltern und Lehrern erbrachte, dass keine Veränderung der sozialen Kompetenz eingetreten war (Ozonoff u. Miller 1995). Dieser Befund bestätigt die Ergebnisse mehrerer Therapiestudien, die zu dem Ergebnis kamen, dass keine wirkliche Generalisation aus der experimentellen Situation ins tägliche Leben stattfindet.

Es gibt nur wenige Studien zur medikamentösen Behandlung des Asperger-Syndroms und des „High-functioning"-Autismus. Dies steht in krassem Gegensatz zu der Tatsache, dass mehr als drei Viertel der autistischen Kinder und Jugendlichen Stimulanzien einnehmen und über ein Drittel andere Medikamente, einschließlich Neuroleptika und Antidepressiva verordnet bekommen (Klin u. Volkmar 1997). Es gibt positive Berichte in Bezug auf Clomipramin bei Zwangssymptomen und ritualisierten Handlungen (Gordon et al. 1993).

Ferner gibt es Hinweise darauf, dass Stimulanzien schwere Aufmerksamkeitsstörungen verbessern (Strayhorn 1989). Insgesamt sind die Behandlungsleitlinien von Rutter (1985) und Gillberg (1998) zu empfehlen.

Verlauf und Prognose

Bisher gibt es keine systematischen Verlaufsstudien auf der Grundlage standardisierter Definitionen des Syndroms. Die wenigen vorhandenen Studien beruhen auf unterschiedlichen Definitionen und erfassen infolgedessen unterschiedliche Schweregrade der Störung. So schloss die Studie von Tantam (1988 a, 1988 b, 1991) eher schwer gestörte Patienten mit Asperger-Syndrom und anderen Störungen ein, wobei die Kriterien von Wing zugrunde gelegt wurden. Infolgedessen erscheinen die Ergebnisse nicht sehr vielversprechend und weisen auf eine „lebenslange Absonderlichkeit und Isolation" hin. Von einer Gruppe von 60 Erwachsenen, die zu einem früheren Zeitpunkt psychiatrische Hilfe in Anspruch genommen hatten, erhielten 46 die Diagnose Autismus oder eine „dem Autismus verwandte Störung wie das Asperger-Syndrom", sechs erfüllten die ICD 9-Kriterien für eine schwere Persönlichkeitsstörung, und die verbliebenen acht zeigten Merkmale mehrerer anderer Persönlichkeitsstörungen.

Das Geschlechterverhältnis männlich/weiblich war 6 : 1, die meisten Patienten hatten eine normale Intelligenz. Alle waren dauerhaft schwer sozial beeinträchtigt, und fast die Hälfte zeigte antisoziales Verhalten. Mehr als die Hälfte der Gruppe lebte in Einrichtungen und nur zwei von 60 lebten allein. 48 % der Patienten hatten eine zweite psychiatrische Diagnose, davon 11,7 % eine Psychose. Die Ergebnisse dieser Studie ähneln denen, die eine Studie von Rumsey et al. (1985) in einer Verlaufsstudie von relativ wenig beeinträchtigten autistischen Kindern ergab.

Zu einer besseren prognostischen Einschätzung kommt Wolff (1991 a, b, c, 1995) in ihrer Studie an 32 schizoiden Kindern, die bis ins Erwachsenenalter regelmäßig nachuntersucht wurden (durchschnittliches Alter zum Zeitpunkt der Untersuchung: 27 Jahre). Diese Studie basierte auf schizoiden Kindern einschließlich Asperger-Syndrom und auch auf solchen Kindern, die von Cohen et al. (1986) und van der Gaag (1993) mit *multiplex developmental disorder* (MDD) beschrieben wurden.

Die Ergebnisse von Wolff zeigen, dass die Diagnose in der Mehrzahl der Fälle stabil war, doch der Verlauf viel besser als in den retrospektiven Studien von Tantam (1988 a, b, 1991). 14 von 32 schizoiden jungen Männern hatten eine Vollbeschäftigung zum Zeitpunkt der Nachuntersuchung gegenüber 16 von 32 Kontrollpersonen. Zwei der schizoiden jungen Erwachsenen hatten eine Schizophrenie entwickelt.

Es gab kein erhöhtes Risiko in der Gruppe Schizoidie/Asperger-Syndrom in Bezug auf Alkohol- und Drogenabusus sowie Delinquenz. Die Mädchen hatten häufiger eine psychiatrische Begleiterkrankung als die Jungen, insbesondere hinsichtlich der Störung des Sozialverhaltens. Der Anteil der Mädchen mit einer Entwicklungsstörung entsprach dem der Jungen, sie war jedoch höher als bei den Mädchen, die wegen anderer Diagnosen behandelt wurden. Die Gruppe umfasste insgesamt 33 schizoide Mädchen, von denen 25 nachuntersucht werden konnten (Wolff 1995).

Die Ergebnisse von Wolff stimmen eher mit Aspergers Erwartung überein, dass die Langzeitprognose relativ gut sei. Diese Einschätzung basiert auf ähnlichen Eigenschaften der Familienmitglieder von Kindern mit Asperger-Syndrom. Asperger glaubte, dass die Prognose dieser Kinder besser ist als die der Kinder mit Kanner-Autismus. Es ist auch zu berücksichtigen, dass alle bisher durchgeführten Verlaufsuntersuchungen an klinischen Stichproben durchgeführt wurden. Die Tatsache ist insofern wichtig, als etwa die Hälfte der Probanden mit Asperger-Syndrom aus der Bevölkerung im Schulalter nicht bei Ärzten oder Psychologen vorgestellt werden, auch wenn sie Probleme zeigen (Ehlers u. Gillberg 1993). Daher kann man annehmen, dass viele der Kinder und Jugendlichen mit Asperger-Syndrom undiagnostiziert bleiben und offenbar ohne ärztlich-psychologische Hilfe leben können.

Zusammenfassung

Die autistischen Syndrome frühkindlicher Autismus (Kanner) und das Asperger-Syndrom zählen (nach ICD-10 und DSM-IV) gemeinsam mit einer Reihe anderer Störungen zu den „tiefgreifenden Entwicklungsstörungen". Hauptsymptome des Kanner-Autismus sind eine schwerwiegende Beeinträchtigung der wechselseitigen sozialen Interaktion, qualitative Beeinträchtigungen der Kommunikation, die Neigung zu Stereotypien und zwanghaftem Verhalten. Das Kanner-Syndrom ist außerdem durch eine außerordentlich starke Variation des Intelligenzniveaus geprägt, wobei 60–70 % autistischer Kinder als geistig behindert gelten. Frühkindlicher Autismus bei Patienten mit normaler Intelligenz wird als „High-functioning"-Autismus bezeichnet. Hier bestehen differenzialdiagnostische Abgrenzungsschwierigkeiten gegenüber dem Asperger-Syndrom. In der Ätiologie spielen genetische Einflüsse, Hirnschädigungen und Hirnfunktionsstörungen, biochemische Besonderheiten, Störungen kognitiver Prozesse, der Sprachentwicklung und der emotionalen Entwicklung eine Rolle.

Bei der Therapie haben sich stärker verhaltensorientierte und strukturierte Behandlungsmethoden bewährt. In die Therapie muss die Umgebung mit einbezogen werden, jede therapeutische Maßnahme muss vom individuellen Entwicklungsprofil des Kindes ausgehen. Die Prognose lässt sich im Allgemeinen vom sechsten Lebensjahr an einschätzen.

In den letzten Jahren hat das Asperger-Syndrom in zunehmendem Maße wissenschaftliches Interesse erweckt. Das Asperger-Syndrom ist mit 4–7 pro 1000 Kinder häufiger als der frühkindliche Autismus. Es ist umstritten, ob das Asperger-Syndrom zuverlässig vom „High-functioning"-Autismus abgegrenzt werden kann, doch einige Untersuchungen weisen darauf hin, dass dies möglich ist. Eine weitere offene Frage ist, ob das Asperger-Syndrom und der „High-functioning"-Autismus lebenslänglich anhaltende, stabile Zustände darstellen oder ob es im Verlauf Übergänge von einer Störung zur anderen gibt.

Auch beim Asperger-Syndrom besteht eine Beziehungsstörung insbesondere zur personalen Umwelt. Die Sprachentwicklung setzt frühzeitig ein und ist häufig durch Neologismen gekennzeichnet. Es bestehen Besonderheiten in der Intelligenzstruktur, auch gibt es eine Reihe ritualistischer Phänomene und Veränderungsängste. Imponierend ist die Ausbildung von sog. Sonderinteressen.

Das Syndrom ist mit der Kategorie der schizoiden Störungen im Kindesalter verwandt, allerdings ist unklar, in welchem Maße sich beide Syndrome überschneiden. Differenzialdiagnostisch müssen ferner Störungsbilder wie die Schizophrenie, Zwangsstörungen, Tourette-Syndrom, nonverbale Lernstörung und verschiedene andere Störungen des Kindes- und Jugendalters in Erwägung gezogen werden. Hinsichtlich der Ätiologie gibt es überzeugende Hinweise auf eine genetische Grundlage sowie auf Hirnfunktionsstörungen und neuropsychologische Defizite. Die Behandlung schließt eine Vielfalt verschiedener Therapietechniken ein, wobei den Prinzipien moderner Verhaltenstherapie und Erziehungsprogramme eine besondere Bedeutung zukommt. In manchen Fällen ist eine zusätzliche Pharmakotherapie erforderlich.

Derzeit gibt es nicht viele Verlaufsstudien. Vorhandene Untersuchungen weisen auf eine bemerkenswerte Stabilität des Syndroms hin. Mit der Zeit stellt sich eine gewisse Verbesserung ein, in etwa 5 % der Fälle gibt es Übergänge zur Schizophrenie. Der Grad der sozialen Anpassung ist unterschiedlich, ein bedeutender Anteil der Patienten (etwa 50 %) ist nicht in der Lage, alleine zu leben.

In der Ätiologie spielen genetische Faktoren sowie Hirnfunktionsstörungen und neuropsychologische Defizite eine Rolle. Die Therapiemaßnahmen sind heilpädagogisch und verhaltenstherapeutisch. Die Prognose ist günstiger als die Prognose des Kanner-Syndroms.

Literatur

American Psychiatric Association. Diagnostic and Statistical Manual of Mental Disorders. 4 th ed. Washington: American Psychiatric Press; 1994.

Asperger H. Die „autistischen Psychopathen" im Kindesalter. Arch Psychiat Nervenkrankh. 1944;117:76–136.

Asperger H. Problems of infantile autism. Communication. 1979;13:45–52.

Bartak L. Educational approaches. In: Rutter M, Schopler E, eds. Autism, reappraisal of concepts and treatment. New York: Plenum Press; 1978.

Bleuler E. Dementia praecox oder Gruppe der Schizophrenen. In: Aschaffenburg G, ed. Handbuch der Psychiatrie, Abt. 4, Teil 1. Leipzig: Deuticke; 1911.

Bölte S, Rühl D, Schmötzer G, Poustka F. ADI-R. Diagnostisches Interview für Autismus – revidiert. Göttingen: Huber; 2006.

Van Bourgondien ME, Woods AV. Vocational possibilities for high-functioning adults with autism. In: Schopler E, Mesibov GB, eds. High-functioning individuals with autism. New York: Plenum Press; 1992.

Bowler DM. "Theory of mind" in Asperger's syndrome. J Child Psychol Psychiat. 1992;33:877–93.

Bregman JD, Gerdtz J. Behavioral Interventions. In: Cohen DJ, Volkmar FR, eds. Handbook of Autism and Developmental Disorders. 2 nd ed. New York: Wiley and Sons; 1997.

Campbell M, Schopler E, Cueva J, Hallin A. Treatment of autistic disorders. J Am Acad Child Adol Psychiat. 1996;35:134–43.

Cohen DJ, Paul R, Volkmar FR. Issues in the classification of pervasive developmental disorders: Toward DSM-IV. J Am Acad Child Adol Psychiat. 1986;25:213–20.

DeLong GR. A neuropsychological interpretation of infantile autism. In: Rutter M, Schopler E, eds. Autism. A reappraisal of concepts and treatment. New York: Plenum; 1978.

DeLong GR, Nohria C. Psychiatric family history and neurological disease in autism spectrum disorders. Devel Child Neurol. 1994;36:441–8.

Ehlers S, Gillberg C. The epidemiology of Asperger's syndrome: A total population study. J Child Psychol Psychiat. 1993;34:1327–50.

Foerster A, Lewis SW, Owen MJ, Murray RM. Premorbid adjustment and personality in the psychoses: Effects of sex and diagnosis. Brit J Psychiat. 1991;158:171–6.

Folstein S, Rutter M. Infantile autism: A genetic study of 21 twin pairs. J Child Psychol Psychiat. 1977;18:297–321.

Folstein S, Rutter M. Autism. Familian aggregation and genetic implications. J Autism Dev Disord. 1988;18:3–30.

Fombonne E. Epidemiological survey of autism and other pervasive developmental disorders. J Autism Dev Disord. 2003;33:365–82.

Fombonne E. Epidemiology of autistic disorder and other pervasive developmental disorders. J Clin Psychiatry. 2005;66:3–8.

Freitag CM: The genetics of autistic disorders and its clinical relevance: A review of the literature. Molecular Psychiatry. 2007;12:2–22.

Frith U, ed. Autism and Asperger's syndrome. Cambridge: Cambridge University Press; 1991.

Van der Gaag JR. Multiplex developmental disorder: An exploration of Borderlines on the autistic spectrum. Utrecht: MD-thesis, University of Utrecht; 1993.

Gillberg C. Asperger's syndrome in 23 Swedish children. Devel Med Child Neurol. 1989 a;31:520–31.

Gillberg C. The etiology of autism. In: Gillberg C, ed. Diagnosis and treatment of autism. New York: Plenum Press; 1989 b.

Gillberg IC, Gillberg C. Asperger's syndrome – some epidemiological considerations. A research note. J Child Psychol Psychiat. 1989 c;30:631–8.

Gillberg C. The Emmanuel Miller Memorial Lecture (99): Autism and autisticlike conditions: Subclasses among disorders of empathy. J Child Psychol Psychiat. 1992;33:813–42.

Gillberg C, Rastam M, Gillberg C. Anorexia nervosa outcome: Six year controlled longitudinal study of 51 cases including a population cohort. J Am Acad Child Adol Psychiat. 1994;33:729–39.

Gillberg C. Asperger's syndrome and high-functioning autism. Brit J Psychiat. 1998;172:200–9.

Gordon CD, State RC, Nelson JE, Hamburger SD et al. A double-blind comparison of clomipramine, desipramine, and placebo in the treatment of autistic disorder. Arch Gen Psychiat. 1993;50:441–7.

Happé F. Current psychological theories of autism: The "theory of mind" account and rival theories. J Child Psychol Psychiat. 1994;35:215–29.

Happé F, Ehlers S, Fletcher P, Frith U, Johansson M, Gillberg C, Dolan R, Frackowiak R, Frith C. "Theory of mind" in the brain. Evidence from a PET scan study of Asperger's syndrome. Neuroreport. 1996;8:197–201.

Hebebrand J, Remschmidt H. Anorexia nervosa viewed as an extreme weight condition: Genetic implications. Human Genetics. 1995;95:1–11.

Hebebrand J, Hennighausen K, Nau S, Himmelmann GW, Schulz E, Schäfer H, Remschmidt H. Low body weight in male children and adolescents with schizoid personality disorder or Asperger's disorder. Acta Psychiat Scand. 1997;96:64–7.

International Molecular Genetic Study of Autism Consortium. A full genome screen for autism with evidence for linkage to a region on chromosome 7 q. Hum Mol Genet. 1998;7:571–8.

Janetzke HRP. Stichwort Autismus. München: Heyne; 1993.

Kanner L. Autistic disturbances of affective contact. Nerv Child. 1943;2:217–50.

Klin A, Volkmar FR, Sparrow SS, Cicchetti DV, Rourke BP. Validity and neuropsychological characterization of Asperger's syndrome: Convergence with non-verbal learning disabilities syndrome. J Child Psychol Psychiat. 1995;36:1127–40.

Klin A, Volkmar FR. Asperger's syndrome. In: Cohen DJ, Volkmar FR, eds. Handbook of autism and pervasive developmental disorders. New York: Wiley; 1997:94–122.

Kracke I. Developmental prospagnosia in Asperger's syndrome: Presentation and discussion of an individual case. Develop Med Child Neurol. 1994;36:873–86.

Kretschmer E. Körperbau und Charakter. Berlin: Springer; 1921.

Kretschmer E. Physic and character. London: Kagan-Paul, Trench and Trubner; 1925.

Van Krevelen DA. Early infantile autism and autistic psychopathy. J Autism Childh Schizophr. 1971;1:82–6.

Lotter V. Epidemiology of autistic conditions in young children: II. Some chraracteristics of the parents and children. Social Psychiat. 1967;1:163–73.

Lotter V. Social adjustment and placement of autistic children in Middlesex: A follow-up study. J Autism Childh Schizophr. 1974;4:11–32.

Lovaas OI, Schreibman L, Koegel R. A behavior modification approach to the treatment of autistic children. J Autism Childh Schizophr. 1974;4:111–29.

McCracken jr et al. Risperidone in children with autism and serious behavioural problems. N Engl J Med. 2002;347:314–21.

McCreadie RG, Conolly MA, Williamson DJ, Athawes RWB, Tilak-Singh D. The Nithsdale schizophrenia surveys: XII. "Neurodevelopmental" schizophrenia: A search for clinical correlates and putative aetiological factors. Brit J Psychiat. 1994;165:340–6.

McHale SM, Olley JG, Marcus LN, Simeonsson RJ. The effectiveness of non-handicapped peers as tutors for autistic children. Except Children. 1981;48:263–4.

Martinius J. Der neuropsychologische Ansatz zum Verständnis des frühkindlichen Autismus. Z Kinder Jugendpsychiat. 1974;2:187–99.

Mesibov GB. Treatment issues with high-functioning adolescents and adults with autism. In: Schopler E, Mesibov GB, eds. High-functioning individuals with autism. Current issues in autism. New York: Plenum Press; 1992.

Minshew NJ. Neurological localization in autism. In: Schopler E, Mesibov GB, eds. High-functioning individuals with autism. Current issues in autism. New York: Plenum Press; 1992.

Myklebust HR. Non-verbal learning disabilities: Assessment and intervention. In: Myklebust HR, ed. Progress in learning disabilities. New York: Rune and Stratton; 1975.

Nagy J, Szatmari P. A chart review of schizotypical personality disorders in children. J Autism Develop Disord. 1986;16:351–67.

Ornitz EM, Ritvo ER. Perceptual inconstancy in early infantile autism. The syndrome of early infant autism and its variants including certain cases of childhood Schizophrenia. Arch Gener Psychiat. 1968;18:76–98.

Ozonoff S, Roge SJ, Pennington BF. Asperger's syndrome: Evidence of an empirical distinction from high-functioning autism. J Child Psychol Psychiat. 1991;32:1107–22.

Ozonoff S, Miller JN. Teaching theory of mind: A new approach to social skills training for individuals with autism. J Autism Develop Disord. 1995;25:415–33.

Remschmidt H. Psychotherapie im Kindes- und Jugendalter. Stuttgart: Thieme; 1997.

Remschmidt H. Was hat sich in der Therapie autistischer Störungen bewährt? Autismus. 1998;45:15–24.

Remschmidt H, Hebebrand J. Das Asperger Syndrom. Eine aktuelle Übersicht. Z Kinder Jugendpsychiat Psychother. 2001;29:59–69.

Remschmidt H, Schulte-Körner G. Neuropsychologie von tiefgreifenden Entwicklungsstörungen. In: Lautenbacher S, Gauggel S, eds. Neuropsychologie psychischer Störungen. Berlin: Springer; 2004:339–66.

Remschmidt H. Autismus. Erscheinungsformen, Ursachen, Hilfen. 3. Aufl. München: Beck; 2005.

Remschmidt H, Kamp-Becker I. Neuropsychologie autistischer Störungen. Fortschr Neurol Psychiatr. 2005;73:654–63.

Remschmidt H, Kamp-Becker I. Asperger Syndrom. Berlin: Springer; 2006.

Rickarby G, Carruthers A, Mitchell M. Brief report: Biological factors associated with Asperger's syndrome. J Autism Develop Disord. 1991;21:341–8.

Ritvo ER, Freeman BJ, Mason-Brothers A, Mo A, Ritvo AM. Concordance for the syndrome of autism in 40 pairs of afflictet twins. Am J Psychiat. 1985;142:74–7.

Rourke B, Young GC, Leenaars AA. A childhood learning disability that predisposes those afflicted to adolescent and adult depression and suicide risk. J Learn Disab. 1989;22:169–85.

Rühl D, Bölte S, Feineis-Matthews S, Poustka F. ADOS. Diagnostische Beobachtungsskala für autistische Störungen. Göttingen: Huber; 2004.

Rumsey JM, Rapoport JL, Screery WR. Autistic children as adults: Psychiatric, social, and behavioral outcomes. J Am Acad Child Psych. 1985;24:465–73.

Rumsey JM. Neuropsychological studies of high-level autism. In: Schopler E, Mesibov GB, eds. High-functioning individuals with autism. Current issues in autism. New York: Plenum Press; 1992.

Rutter M. Concepts of autism. A review of research. J Child Psychol Psychiat. 1968;9:1–25.

Rutter M. The treatment of autistic children. J Child Psychol Psychiat. 1985;26:192–214.

Schopler E, Brehm SS, Kinsbourne M, Reichler RJ. Effect of treatment structure of development in autistic children. Arch Gen Psychiat. 1971;24:415–21.

Schopler E. New developments in the definition and diagnosis of autism. In: Lahey BB, Kazdin AE, eds. Advances in clinical child psychology. Vol. 6. New York: Plenum; 1983.

Schopler E. Principles for directing both educational treatment and research. In: Gillberg C, ed. Diagnosis and treatment of autism. New York: Plenum Press; 1989.

Schopler E. Principles for directing both educational treatment and research. In: Gillberg C, ed. Diagnosis and treatment of autism. New York: Plenum Press; 1990.

Schopler E, Mesibov GB, Hearsey K. Structured teaching in the TEACCH system. In: Schopler E, Mesibov GB, eds. Learning and cognition in autism. Current issues in autism. New York: Plenum Press; 1995.

Ssucharewa GE. Die schizoiden Psychopathen im Kindesalter. MS Psych Neurol. 1926;60:235–61.
Steffenburg S, Gillberg C, Hellgren L, Andersson L, Gillberg C, Jakobsson G, Bohman M. A twin study of autism in Denmark, Finland, Iceland, Norway and Sweden. J Child Psychol Psychiat. 1989;30:405–16.
Strayhorn J. More on methylphenidate in autism (letter). J Am Acad Child Adol Psychiat. 1989;28:299.
Szatmari P, Tuff L, Finlayson MA, Bartolucci G. Asperger's syndrome and autism: Neurocognitive aspects. J Am Acad Child Adol Psychiat. 1990;29:130–6.
Tantam D. Life-long excentricity and social isolation: I. Psychiatric, social, and forensic aspects. Brit J Psychiat. 1988 a;153:777–82.
Tantam D. Life-long excentricity and social isolation: II. Asperger's syndrome or schizoid personality disorder? Brit J Psychiat. 1988 b;153:783–91.
Tantam D. Asperger's syndrome in adulthood. In: Frith U, ed. Autism and Asperger's syndrome. Cambridge: Cambridge University Press; 1991.
Todd RD, Aschauer-Treiber G, Sikich L. Neuroimmunologische Studien bei Autismus. In: Kaschka WP, Aschauer HN, eds. Psychoimmunologie. Stuttgart: Thieme; 1990.
Tsay LY. Diagnostic issues in high-functioning autism. In: Schopler E, Mesibov GB, eds. High-functioning individuals with autism. New York: Plenum Press; 1992.
Volkmar FR, Lord C, Bailey A, Schultz R, Klin A. Autism and pervasive developmental disorders. J Child Psychol Psychiatry. 2004;45:1:135–70.
Weber D. Der frühkindliche Autismus unter dem Aspekt der Entwicklung. Bern: Huber; 1970.
Weber D. Autistische Syndrome. In: Remschmidt H, Schmidt MH, eds. Kinder- und Jugendpsychiatrie in Klinik und Praxis. Bd. II. Stuttgart: Thieme: 1985:269–98.
Weber D. Zur Prognose frühkindlich-autistischer Kinder. In: Nissen G, ed. Prognose psychischer Erkrankungen im Kindes-und Jugendalter. Bern: Huber; 1987.
Weber D. Autistische Syndrome. In: Kisker KP, Later H, Meyer JE, Müller C, Strömgren E, eds. Psychiatrie der Gegenwart. Bd. 7: Kinder- und Jugendpsychiatrie. Berlin: Springer; 1988.
Weber D, Remschmidt H. Autismus. In: Remschmidt H, ed. Psychotherapie im Kindes- und Jugendalter. Stuttgart: Thieme; 1997.
Weber D, Remschmidt H. Autistische Syndrome. In: Remschmidt H, ed. Kinder- und Jugendpsychiatrie. Stuttgart: Thieme; 1999.
Wing L, Gould J. Severe impairments of social interaction and associated abnormalities in children: Epidemiology and classification. J Autism Develop Disord. 1979;9:11–29.
Wing L. Asperger's syndrome: A clinical account. Psychol Med. 1981;11:115–29.
Wolff S, Barlow A. Schizoid personality in childhood. A comparative study of schizoid, autistic and normal children. J Child Psychol Psychiat. 1979;20:19–46.
Wolff S, Chick J. Schizoid personality in childhood: A controlled follow-up study. Psychol Med. 1980;10:85–100.
Wolff S. "Schizoid" personality disorder in childhood and adult life: I. The varies and diagnostic labelling. Brit J Psychiat. 1991 a;159:615–20.
Wolff S, Townshend S, McGuire RJ, Weeks DJ. "Schizoid" personality in childhood and adult life: II: Adult adjustment and the continuity with schizotypical personality disorder. Brit J Psychiat. 1991 b;159:620–9.
Wolff S. "Schizoid" personality in childhood and adult life: III. The childhood picture. Brit J Psychiat. 1991 c;159:629–35.
Wolff S. Loners. The life path of unusual children. London: Routledge; 1995.
Wooten M, Mesibov GB. Social skills training for elementary school autistic children with normal peers. In: Schopler E, Mesibov GB, eds. Social behavior in autism. New York: Plenum Press; 1986.
World Health Organization. The ICD-10 classification of mental and behavioural disorders: Clinical descriptions and diagnostic guidelines. Genf: WHO; 1992.
World Health Organization. Pocket guide to the ICD-10 classification of mental behavioural disorders: With glossary and diagnostic criteria for research. Edinburgh: Churchill Livingstone; 1994.

Prüfungsfragen

1. Wie häufig sind die verschiedenen autistischen Syndrome?
2. Charakterisieren Sie die Symptomatologie des frühkindlichen Autismus und des Asperger-Autismus.
3. Welche Störungen sind beim Kanner-Syndrom bzw. beim Asperger-Syndrom differenzialdiagnostisch abzugrenzen?
4. Erläutern Sie den Begriff des „High-functioning"-Autismus.
5. Charakterisieren Sie verhaltenstherapeutische Strategien beim Kanner-Syndrom.
6. Welchen Stellenwert hat die Pharmakotherapie bei autistischen Syndromen?
7. Machen Sie Angaben zur Prognose des frühkindlichen Autismus und des Asperger-Syndroms.
8. Welche ätiologischen Faktoren konnten für das Kanner-Syndrom beschrieben werden?
9. Was versteht man unter einer „schizoiden Persönlichkeitsstörung"?
10. Erläutern Sie die Zusammenhänge von schizophrener Erkrankung, frühkindlichem Autismus und Asperger-Syndrom!

14 Hyperkinetische Störungen

M. Döpfner

Fallvignette

Die 9-jährige Britta wird von ihrer Mutter vorgestellt, weil sie in der Schule wie in der Familie ausgeprägt motorisch unruhig, ablenkbar und unkonzentriert sei. Ihr Unvermögen, bei der Sache zu bleiben, bringe es mit sich, dass Britta in der Schule weit unter ihrem Leistungsniveau bleibe. Zu Hause falle es ihr neben Zappeligkeit und Impulsivität schwer, Regeln und Anweisungen zu akzeptieren, die sie mit Verhaltensweisen wie Nörgeln, Trödeln und tränenreichen Wutausbrüchen zu umgehen versuche. Darüber hinaus könne Britta keine freundschaftlichen Kontakte zu anderen Kindern herstellen bzw. aufrecht erhalten. In Gleichaltrigengruppen befinde sie sich stets in einer Außenseiterposition.

Britta lebt als einziges Kind mit ihrer 39-jährigen Mutter und seit einigen Monaten mit deren neuem Lebensgefährten zusammen. Schwangerschaft und Geburt werden als unauffällig beschrieben. Laufen mit neun Monaten; altersgerechte Sprachentwicklung; keine ernsthaften Krankheiten. Britta besuchte mit 3;5 Jahren den Kindergarten und wurde mit sechs Jahren eingeschult. Bereits im Kleinkindalter sei Britta durch extreme Unruhe und Trotzverhalten aufgefallen. Die Mutter trennte sich von Brittas leiblichem Vater als die Tochter zwei Jahre alt war. Im Abstand von 2–3 Wochen besucht Britta ihren leiblichen Vater. Mutter und Lebensgefährte befinden sich zum Zeitpunkt der Vorstellung in einer ganztägigen beruflichen Umschulungsmaßnahme. Deshalb besucht Britta nach Beendigung der Schule (dritte Klasse Grundschule) nachmittags einen Kinderhort.

In einer ausführlichen klinischen Exploration von Brittas Mutter konnte anhand von Diagnose-Checklisten (DCL, Döpfner u. Lehmkuhl 1998 c) festgestellt werden, dass bei Britta die Kriterien für eine hyperkinetische Störung des Sozialverhaltens erfüllt waren. Mit der Klassenlehrerin wurde telefonisch ein klinisches Interview durchgeführt. Auf der Basis dieser Exploration ließ sich anhand der Diagnose-Checklisten die Diagnose einer hyperkinetischen Störung bestätigen; das oppositionelle Verhalten war in der Schule jedoch deutlich geringer ausgeprägt. Damit muss die hyperkinetische Symptomatik als eine situationsübergreifende Störung eingeschätzt werden, die sowohl in der Familie als auch in der Schule auftritt. Auch in der Untersuchungssituation ließ sich motorische Unruhe, impulsives Verhalten sowie eine leicht gestörte Aufmerksamkeit feststellen. Darüber hinaus beobachtete die Mutter bei Britta Stimmungsschwankungen zwischen gereizt-dysphorischer und depressiv-trauriger Verstimmung.

Im Elternfragebogen über das Verhalten von Kindern und Jugendlichen (CBCL 4–18, Arbeitsgruppe Deutsche Child Behavior Checklist 1998) beschreibt die Mutter auf den Skalen „Soziale Probleme“, „Aufmerksamkeitsstörungen“ und „Aggressives Verhalten“ überdurchschnittliche Auffälligkeiten. Im analog aufgebauten Lehrerfragebogen über das Verhalten von Kindern und Jugendlichen (TRF, Arbeitsgruppe Deutsche Child Behavior Checklist 1993) beschreibt die Lehrerin eine hohe Ablenkbarkeit und eine ausgeprägte motorische Unruhe sowie ausgeprägte Probleme, von Klassenkameradinnen akzeptiert zu werden (Skala „Soziale Probleme“).

Brittas Probleme, Aufforderungen, Anweisungen oder Regeln im familiären Rahmen zu befolgen, werden im Elternfragebogen zu Problemsituationen in der Familie (HSQ-D, Döpfner et al. 1997 a) überdeutlich. Brittas Mutter erlebt nur eine von 16 erfragten Situationen als nicht problematisch.

Im Rahmen der psychologischen Leistungsdiagnostik erreichte Britta im Grundintelligenztest (CFT 1) eine durchschnittliche Intelligenzleistung. Als unterdurchschnittlich kennzeichneten sich ihre Leistungen im Diagnostischen Rechtschreibtest (DRT 3). Während die neurologische Untersuchung ohne Befund blieb, zeigte das Hirnstrombild (EEG) leichte Auffälligkeiten.

Die Behandlung wurde nach dem Therapieprogramm für Kinder mit hyperkinetischem und oppositionellem Problemverhalten (THOP) durchgeführt. Nach einer allgemeinen Beratung und Aufklärung der Mutter, der Lehrerin und von Britta selbst wurden zunächst Interventionen zur Förderung einer positiven Eltern-Kind-Interaktion nach dem Therapieprogramm THOP durchgeführt. Da Britta teils noch eifersüchtig auf den neuen Partner der Mutter reagierte, wurde eine „Spaß- und Spielzeit" (Baustein F 06) ausschließlich zwischen Mutter und Tochter vereinbart. Die „Spaß- und Spielzeit" beinhaltete Spiele, auf die sich Mutter und Tochter zuvor geeinigt hatten. Sie wurde an drei Wochentagen jeweils 20 Minuten lang durchgeführt und auf einem Wochenplan eingetragen. Die Durchführung der Spielzeit brachte es mit sich, dass einerseits Brittas Motivation bzgl. der Veränderung problematischer Verhaltensweisen in der Familie stieg. Andererseits zeigte sich auch die Mutter durch die Intervention entlastet, da sie sich bisher immer vorgeworfen hatte, sich nicht genug um ihre Tochter zu kümmern.

Im zweiten Schritt wurde vor allem mit der Mutter und deren Partner erarbeitet, wie wirkungsvolle Aufforderungen (Baustein F 07 und F 08) gestellt werden können. In Gesprächen wurden die unterschiedlichen Erziehungsstile der erwachsenen Bezugspersonen herausgestellt und auf konkrete Situationen bezogen. Immer wieder wurden in diesem Zusammenhang die starken Schuldgefühle der Mutter („Ich habe zu wenig Zeit für mein Kind, kümmere mich nicht ausreichend") thematisiert, die zu einer inkonsequenten Haltung gegenüber Britta und teils zu einer unzureichenden Abgrenzung ihrer eigenen Bedürfnisse führten. Die Eltern wurden angeleitet, Aufforderungen so zu stellen, dass die Wahrscheinlichkeit einer Befolgung durch Britta ansteigt. Da Britta zudem noch explizit gelobt wurde, wenn sie einer Aufforderung spontan nachkam, reduzierte sich in der Eltern-Kind-Interaktion das belastende Erleben von ständigen Ermahnungen und Frustrationen, auch wenn die Problematik sich nicht vollständig auflöste.

Im nächsten Schritt wurden systematische positive Konsequenzen für angemessenes Verhalten und negative Konsequenzen für problematisches Verhalten entwickelt. Da sich durch diese pädagogisch-therapeutischen Interventionen die Verhaltensprobleme von Britta in der Familie zwar verminderten, aber nicht völlig abbauen ließen, wurde ein Token-System entwickelt. Britta erhielt täglich für angemessenes Verhalten in den definierten Situationen (morgens zügig anziehen, mittags Hausaufgaben zügig beginnen) Punkte, die gegen vorher definierte Belohnungen, in diesem Fall gemeinsame Freizeitaktivitäten, eingetauscht wurden.

Die verhaltenstherapeutischen Interventionen in der Schule wurden zeitlich etwas verschoben aufgegriffen. Da Britta bereits in der Familie Erfahrungen mit einem Belohnungssystem gesammelt hatte und hochmotiviert war, Punkte zu bekommen, wurde dasselbe Vorgehen auch für die Schule gewählt. Im Sinne einer Sensibilisierung des Kindes für die zu bearbeitenden Bereiche, hatte Britta zuerst zwei Wochen lang Gelegenheit, ihre Verhaltensprobleme, wie sie von der Lehrerin definiert wurden, selbst zu beobachten und einzuschätzen. Danach wurde die Punktevergabe an die Einschätzung der Lehrerin gekoppelt. Britta erhielt verschieden gewichtete Punkte, wenn sie alle erforderlichen Materialien für den jeweiligen Unterricht rechtzeitig auf dem Tisch hatte und wenn es ihr gelang, in zunehmend erweiterter Stundenzahl aktiv am Unterricht teilzunehmen. In Einzelstunden wurde mit Britta im Sinne eines Selbstmanagements erarbeitet, was „besser aufpassen" im Einzelnen bedeutet. Da sie positiv für eine aktive Teilnahme am Unterricht verstärkt wurde, bemühte sie sich stark, bei der Sache zu bleiben und konnte ihre geistige Abwesenheit und Verträumtheit erheblich vermindern. Bedingt durch eine gesteigerte Aufmerksamkeit während des Unterrichts verminderten sich gleichzeitig ihre Hausaufgabenprobleme, so dass Britta ihre Schularbeiten tatsächlich nachmittags im Hort vollständig bearbeitete und der Punkt in der Familie nicht mehr aufgegriffen werden musste. Da die Rechtschreibprobleme persistierten, wurde eine Nachhilfe empfohlen.

Anhand der Eltern- und der Lehrerbeurteilungen auf standardisierten Fragebögen konnte eine deutliche Verminderung der hyperkinetischen und der aggressiven Symptomatik beobachtet werden. Nach Beendigung der insgesamt 24-wöchigen Intensivphase mit einem wöchentlichen Kontakt wurde die Therapie in einem zunächst 14-tägigen, später monatlichen Rhythmus weitergeführt. Beim zweiten Nachuntersuchungszeitpunkt ein Jahr nach Beendigung der Intensivphase wird Britta von ihrem Lehrer auf der mittlerweile weiterführenden Realschule als gänzlich unauffällig beurteilt. Als persistierend zeigt sich im Elternurteil das oppositionelle Trotzverhalten des Kindes, welches mit Eintritt Brittas in die Pubertät in großen zeitlichen Abständen noch Beratungstermine notwendig machte.

persistieren : bestehen bleiben

Erscheinungsbild der Störung

Hyperkinetische Störungen stellen zusammen mit den aggressiven Verhaltensstörungen (Störungen des Sozialverhaltens) die *häufigsten psychischen Störungen im Kindesalter* dar. Sie sind durch eine Beeinträchtigung der Aufmerksamkeit (Aufmerksamkeitsstörung, Ablenkbarkeit), der Impulskontrolle (Impulsivität) und der Aktivität (Hyperaktivität) gekennzeichnet. Diese Auffälligkeiten treten bereits vor dem Alter von sechs Jahren auf und sind in mehreren Situationen und Lebensbereichen nachweisbar: in der Familie, im Kindergarten, in der Schule oder auch in der Untersuchungssituation (vgl. Barkley 2006, Döpfner 2008 a). Tabelle 14.**1** zeigt die Kriterien für die Diagnose dieser Störung, wie sie in den beiden derzeit gültigen internationalen Klassifikationssystemen ICD-10 (WHO 2004, 2005) und DSM-IV (Saß et al. 1996) definiert werden. Die Störungen der Aufmerksamkeit, der Aktivität und der Impulskontrolle müssen über einen Zeitraum von mindestens sechs Monaten in einem Ausmaß vorhanden sein, das zu einer Fehlanpassung führt und das dem Entwicklungsstand des Kindes nicht angemessen ist.

Beide Diagnosesysteme unterscheiden sich zwar nur unwesentlich in der Definition der einzelnen Kriterien, wohl aber in der Bestimmung der Anzahl und der Kombination dieser Kriterien, die

Tabelle 14.**1** Symptom-Kriterien der hyperkinetischen Störung nach ICD-10 (Forschungskriterien) und der Aufmerksamkeitsdefizit- bzw. Hyperaktivitätsstörung nach DSM-IV

A. Unaufmerksamkeit
1. Beachtet häufig Einzelheiten nicht oder macht Flüchtigkeitsfehler bei den Schularbeiten, bei der Arbeit oder bei anderen Tätigkeiten. **2.** Hat oft Schwierigkeiten, längere Zeit die Aufmerksamkeit bei Aufgaben oder Spielen aufrechtzuerhalten. **3.** Scheint häufig nicht zuzuhören, wenn andere sie/ihn ansprechen. **4.** Führt häufig Anweisungen anderer nicht vollständig durch, und kann Schularbeiten, andere Arbeiten oder Pflichten am Arbeitsplatz nicht zu Ende bringen (nicht aufgrund von oppositionellem Verhalten oder Verständnisschwierigkeiten). **5.** Hat häufig Schwierigkeiten, Aufgaben und Aktivitäten zu organisieren. **6.** Vermeidet häufig, hat eine Abneigung gegen oder beschäftigt sich häufig nur widerwillig mit Aufgaben, die länger andauernde geistige Anstrengungen erfordern (wie Mitarbeit im Unterricht oder Hausaufgaben). **7.** Verliert häufig Gegenstände, die er/sie für Aufgaben oder Aktivitäten benötigt (z.B. Spielsachen, Hausaufgabenhefte, Stifte, Bücher oder Werkzeug). **8.** Lässt sich oft durch äußere Reize leicht ablenken. **9.** Ist bei Alltagstätigkeiten häufig vergesslich.
B. Hyperaktivität
10. Zappelt häufig mit Händen oder Füßen oder rutscht auf dem Stuhl herum. **11.** Steht (häufig) in der Klasse oder in anderen Situationen auf, in denen Sitzenbleiben erwartet wird. **12.** Läuft häufig herum oder klettert exzessiv in Situationen, in denen dies unpassend ist (bei Jugendlichen oder Erwachsenen kann dies auf ein subjektives Unruhegefühl beschränkt bleiben). **13.** Hat häufig Schwierigkeiten, ruhig zu spielen oder sich mit Freizeitaktivitäten ruhig zu beschäftigen. **14.** Ist häufig „auf Achse" oder handelt oftmals, als wäre er/sie „getrieben".* Zeigt ein anhaltendes Muster exzessiver motorischer Aktivität, das durch die soziale Umgebung oder durch Aufforderungen nicht durchgreifend beeinflussbar ist.**
C. Impulsivität
1. Platzt häufig mit der Antwort heraus, bevor die Frage zu Ende gestellt ist. **2.** Kann häufig nur schwer warten, bis er/sie an der Reihe ist (bei Spielen oder in Gruppensituationen**). **3.** Unterbricht und stört andere häufig (platzt z. B. in Gespräche oder in Spiele anderer hinein). **4.** Redet häufig übermäßig viel (ohne angemessen auf soziale Beschränkungen zu reagieren.**) (Im DSM-IV unter Hyperaktivität subsumiert.*)

* = nur DSM-IV; ** = nur ICD-10

für die Diagnose einer hyperkinetischen Störung vorliegen müssen.

Wie Abbildung 14.**1** zeigt, fordert ICD-10, dass sowohl Störungen der Aufmerksamkeit als auch Störungen der Impulskontrolle und Störungen der Aktivität für die Diagnose einer Störung von Aktivität und Aufmerksamkeit (F 90.0) vorhanden sein müssen. Sind zusätzlich die Kriterien einer Störung des Sozialverhaltens erfüllt, dann wird eine hyperkinetische Störung des Sozialverhaltens (F 90.1) diagnostiziert.

Demgegenüber unterscheidet das DSM-IV zwischen:

- dem gemischten Subtypus der Aufmerksamkeitsdefizit- bzw. Hyperaktivitätsstörung, bei dem wie bei der ICD-10 alle Kernsymptome auftreten,
- dem vorherrschend unaufmerksamen Subtypus und
- dem vorherrschend hyperaktiv-impulsiven Subtypus.

Bei Jugendlichen, die nicht mehr alle für eine Diagnose notwendigen Symptome zeigen, kann nach DSM-IV die Diagnose durch den Zusatz „in partieller Remission" spezifiziert werden.

Differenzialdiagnostisch müssen hyperkinetische Störungen von folgenden Phänomenen und Störungen abgegrenzt werden (vgl. Döpfner et al. 2008 a):

Altersgemäße Verhaltensweisen bei aktiven Kindern: Vor allem bei jüngeren Kindern sind die Grenzen zwischen einem noch altersgemäßen Bewegungsdrang und hyperaktivem Verhalten

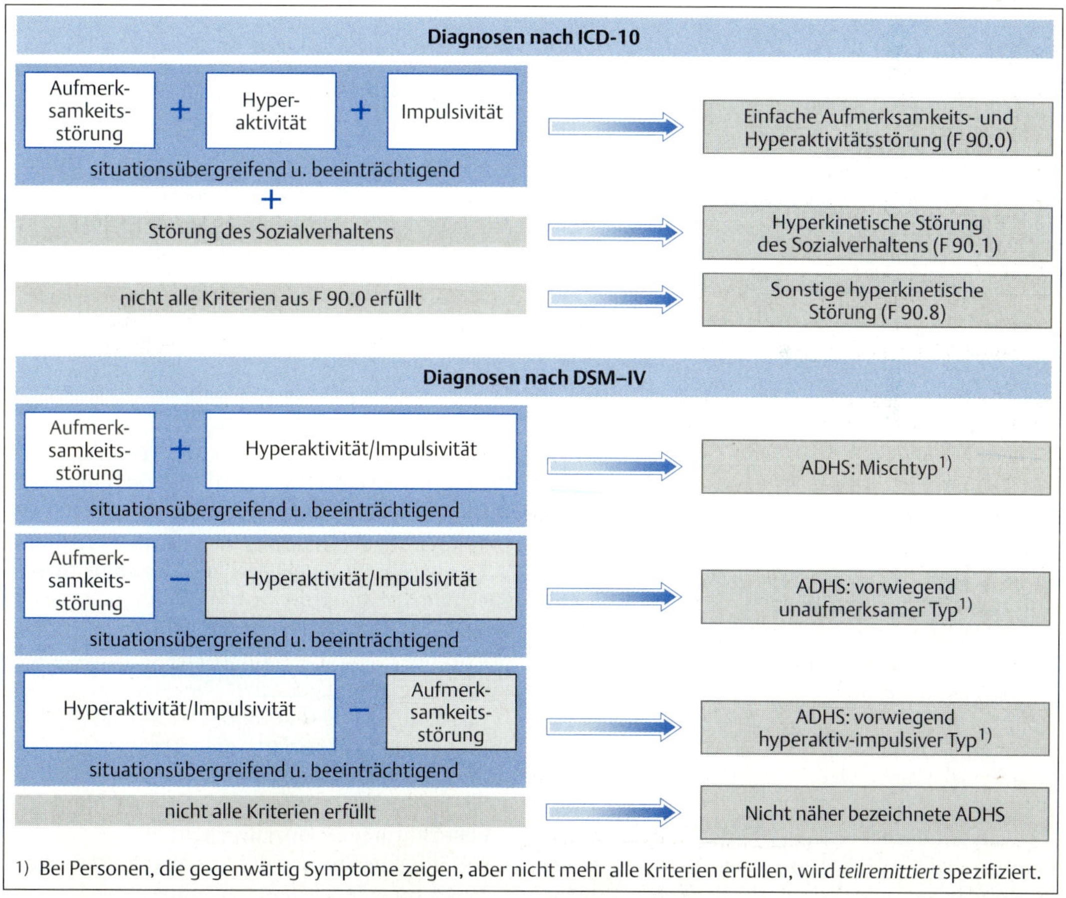

Abb. 14.**1** Kriterien für die Diagnose einer hyperkinetischen Störung nach ICD-10 und einer Aufmerksamkeitsdefizit- bzw. Hyperaktivitätsstörung nach DSM-IV (aus Döpfner et al. 2008 a).

oft nur schwer zu ziehen. In zunehmendem Maße wird jedoch akzeptiert, dass die hyperkinetische Störung keine diskrete, gut von der Normvariation abgrenzbare diagnostische Einheit darstellt, sondern dass eine dimensionale Betrachtung eher angemessen ist. Die Bestimmung von Grenzwerten für die Definition von Auffälligkeit muss unter diesem Gesichtspunkt immer fragwürdig bleiben (vgl. Döpfner u. Lehmkuhl 1997).

Durch Medikamente oder durch neurologische Störungen bedingte hyperkinetische Symptomatik: Hyperkinetische Symptome können durch bestimmte Medikamente (z.B. manche Antikonvulsiva) oder auch durch eindeutige neurologische Erkrankungen (z.B. Schädel-Hirn-Trauma) ausgelöst werden.

Hyperkinetische Symptome bei Intelligenzminderung: Vor allem Symptome der Aufmerksamkeitsschwächen, aber auch erhöhte Unruhe und Impulsivität treten bei Kindern mit Intelligenzminderung üblicherweise auf. Dennoch kann auch bei lernbehinderten Kindern eine hyperkinetische Störung diagnostiziert werden. Die Symptome müssen in diesen Fällen jedoch deutlich stärker ausgeprägt sein als bei Kindern gleicher Intelligenz.

Hyperkinetische Symptome bei schulischer Überforderung: Kinder, die schulisch überfordert sind, können im Unterricht als leicht ablenkbar, konzentrationsschwach und unruhig imponieren. Deshalb ist eine Intelligenzdiagnostik bei hyperkinetisch wirkenden Kindern mit Schulleistungsschwächen unabdingbar. Schulleistungsschwächen können aber auch als komorbide Störungen auftreten.

Hyperkinetische Symptome bei schulischer Unterforderung: Bei weit überdurchschnittlich begabten Schülern, die schulisch unterfordert sind, können Symptome einer hyperkinetischen Störung auftreten. Bei Steigerung der schulischen Anforderungen verschwinden diese Symptome jedoch rasch.

Hyperkinetische Symptome als Folge chaotischer psychosozialer Bedingungen: In extrem desorganisierten Familien können Kinder hyperkinetische Symptome entwickeln. Sie zeigen diese Symptomatik jedoch nicht, wenn sie sich in strukturierten Umgebungen aufhalten.

Oppositionelle Verhaltensweisen: Kinder mit oppositionellen Verhaltensauffälligkeiten können gegen Arbeiten oder schulische Aufgaben Widerstand leisten, die Anstrengung und Aufmerksamkeit verlangen, da sie nicht gewillt sind, sich den Forderungen anderer anzupassen. Oppositionelle Verhaltensweisen treten aber bei Kindern mit hyperkinetischen Störungen häufig auch als komorbide Störung auf.

Psychomotorische Erregung und Konzentrationsstörungen bei affektiven Störungen und Angststörungen: Diese Symptome lassen sich manchmal nur schwer von der Hyperaktivität und den Aufmerksamkeitsstörungen einer hyperkinetischen Störung unterscheiden. Ein Unterscheidungsmerkmal kann der Verlauf sein: Hyperkinetische Störungen haben einen kontinuierlichen Verlauf mit Beginn im Vorschulalter, affektive Störungen und Angststörungen treten meist später auf und verlaufen üblicherweise weniger kontinuierlich. Bei Angststörungen treten die Symptome i.d.R. ausschließlich in den ängstigenden Situationen auf.

Autismus, Schizophrenie und Manie: Bei autistischen Störungen sind häufig im Kindesalter auch hyperkinetische Symptome zu beobachten. Schizophrene Störungen und Manie treten fast ausschließlich im Jugendalter auf und gehen häufig auch mit Symptomen von Unruhe und Antriebssteigerung sowie Impulsivität und Aufmerksamkeitsstörungen einher. Werden diese Störungen diagnostiziert, die durch andere charakteristische Symptome gekennzeichnet sind, dann entfällt die Diagnose einer hyperkinetischen Störung.

Komorbidität

Hyperkinetische Störungen gehören zu jenen Störungsbildern, bei denen i.d.R. nicht ein einzelner, sondern mehrere Funktions- und Lebensbereiche beeinträchtigt sind. Neben den Kernsymptomen (Aufmerksamkeitsstörung, Impulsivität und Hyperaktivität), die in unterschiedlicher Intensität in verschiedenen Lebensbereichen (Familie, Schule, Gleichaltrigengruppe) auftreten können, liegen häufig komorbide Störungen vor. In klinischen Stichproben sind hyperkinetische Störungen ohne komorbide Störungen eher die Ausnahme – bei bis zu zwei Drittel aller Kinder werden komorbide Störungen diagnostiziert (Biederman et al. 1991, Jensen et al. 1997):

- bis zu 50% aller Kinder zeigen eine oppositionelle Störung des Sozialverhaltens,
- 30–50% eine Störung des Sozialverhaltens (ohne oppositionelle Verhaltensstörung),
- 15–20% zeigen affektive Störungen (vor allem depressive Störungen),

- 20–25 % zeigen Angststörungen,
- 10–25 % haben Lernstörungen,
- Ticstörungen sowie Sprech- und Sprachstörungen werden ebenfalls gehäuft beobachtet.

In epidemiologischen Studien mit repräsentativen Populationen sind die Komorbiditätsraten nicht wesentlich geringer, teilweise liegen sie sogar über den in klinischen Stichproben berichteten Komorbiditätsraten. Jensen et al. (1997) schlussfolgern nach einer Übersicht über entsprechende Studien, dass die Komorbiditätsraten in epidemiologischen Stichproben für Störungen des Sozialverhaltens einschließlich oppositioneller Verhaltensstörungen zwischen 43 % und 93 % liegen und für internalisierende Störungen (Angststörungen, depressive Störungen) zwischen 13 % und 51 %.

Mehrere Studien zeigen, dass komorbide aggressive Verhaltensstörungen bei Jungen häufiger auftreten als bei Mädchen und dass diese Gruppe, die nach ICD-10 die Diagnose einer hyperkinetischen Störung des Sozialverhaltens (F 90.1) erhalten würde, den ungünstigsten Verlauf mit einem hohen Risiko persistierender Störungen des Sozialverhaltens aufweist.

Neben komorbiden Störungen treten bei hyperkinetischen Kindern gehäuft zusätzliche Probleme und Belastungen auf. Hyperkinetisch gestörte Kinder wiederholen häufiger eine Klasse, haben schlechtere Schulnoten und erreichen geringere Leistungen in Sprach-, Lese-, Rechtschreib- und Rechentests. Die Beziehungen hyperkinetischer Kinder zu Gleichaltrigen, zu Eltern und zu Lehrern sind häufig extrem belastet. Die Kinder haben eine geringere soziometrische Position in der Gleichaltrigengruppe, und die Eltern-Kind- wie die Lehrer-Kind-Beziehungen sind durch ein hohes Maß an negativen, bestrafenden und kontrollierenden Interaktionen gekennzeichnet (vgl. Döpfner et al. 2008).

Prävalenz

In einer deutschen, bundesweit repräsentativen Stichprobe werden hyperkinetische Kernsymptome (Unruhe, Aufmerksamkeitsstörung, Impulsivität) im Urteil der Eltern bei 3 % bis knapp 10 % aller Kinder im Alter von 4–10 Jahren als deutlich ausgeprägt vorhanden eingeschätzt. (Lehmkuhl et al. 1998). In dem Altersbereich von 4–18 Jahren werden Jungen in allen Altersstufen im Vergleich zu Mädchen auf der Skala, die Aufmerksamkeitsprobleme, hyperkinetische Auffälligkeiten und verwandte Merkmale erfasst, von den Eltern als deutlich auffälliger eingeschätzt. Bei älteren Kindern und Jugendlichen sind diese Merkmale nach Einschätzung der Eltern geringer ausgeprägt als bei jüngeren Kindern. Im Selbsturteil von Jugendlichen sind ab dem Alter von elf Jahren allerdings weder eindeutige Alters- noch Geschlechtseffekte nachweisbar (Döpfner et al. 1997). Deutsche Eltern unterscheiden sich nicht von Eltern in den Niederlanden und in den USA in der Beurteilung hyperkinetischer Auffälligkeiten von Kindern und Jugendlichen (Döpfner et al. 1996 b).

Internationale Studien, die in mehreren neueren Publikationen zusammengefasst werden (Faraone et al. 2003, Polanczyk et al. 2007, Skounti et al. 2007), belegen ähnliche Prävalenzraten für verschiedene Länder und Kulturen. So zeigen nach Skounti et al. (2007) die Studien aus anderen europäischen Ländern bei Kindern Prävalenzraten zwischen 3,6 % und 6,7 %, während sie bei Jugendlichen geringer ausfallen und zwischen 2,2 % und 2,6 % liegen. Polanczyk et al. (2007) berechnen weltweit eine durchschnittliche Prävalenzrate von 5,3 %, wobei Europa (4,6 %) geringfügig unter und Nord-Amerika mit 6,6 % etwas über dem weltweiten Durchschnitt liegen (vgl. Döpfner 2007).

In Deutschland werden für Kinder im Alter von 3–6 Jahren Prävalenzraten auf der Basis der Elternangaben zwischen 9,9 % und 11,3 % ermittelt, wenn man die Kriterien von DSM-IV zugrunde legt (Breuer u. Döpfner 2006, Kuschel et al. 2006). Nach den Angaben der Erzieherinnen im Kindergarten werden die Kriterien von DSM-IV deutlich seltener erreicht, nämlich in 6,6 % der Fälle. Sowohl im Urteil der Eltern als auch der Erzieherinnen sind 4,2 % nach den Kriterien von DSM-IV auffällig. Die Prävalenzraten nach den schärferen ICD-10-Kriterien liegen mit 3,8 % im Elternurteil und mit 1,5 % im Erzieherurteil deutlich unter den Kriterien nach DSM-IV (Breuer u. Döpfner 2006).

Im Schulalter lassen sich Prävalenzraten nach DSM-IV (auf der Basis von Symptomkriterien) anhand von Elternangaben bei 5–9,3 % ermitteln (Döpfner et al. 2008 d, Görtz-Dorten u. Döpfner 2008). Die Prävalenzen vermindern sich deutlich mit dem Alter und sind bei Jungen 2–3-mal häufiger als bei Mädchen. Werden neben den Symptomkriterien auch noch weitere Diagnosekriterien berücksichtigt wie Funktionsbeeinträchtigung oder

Ausprägung der Symptomatik in mehreren Situationen, dann sinkt die Prävalenz noch einmal deutlich. Nach den wesentlich strengeren Diagnosekriterien von ICD-10 liegt die Prävalenz zwischen 1% und 3,4% (Döpfner et al. 2008 d, Görtz-Dorten u. Döpfner 2008).

Genese und Verlauf der Störung

Genese

Generell wird eine *multifaktorielle Genese* hyperkinetischer Störungen angenommen, wobei biologischen und konstitutionellen Merkmalen vermutlich eine entscheidende ursächliche Rolle zukommt, während psychosoziale Faktoren die Ausprägung und den Verlauf der Störung wesentlich beeinflussen können. Im Einzelnen werden folgende ätiologische Faktoren vermutet:

- strukturell bedingte Störungen der Hirnfunktionen,
- funktionelle, physiologische oder biochemische Faktoren,
- allergische Reaktionen,
- genetische Faktoren,
- psychosoziale Bedingungen.

Jahrzehntelang wurde angenommen, dass Kinder mit hyperkinetischen Störungen eine *strukturell bedingte Störung der Hirnfunktionen* aufgrund von Hirnschädigungen aufweisen, selbst dann, wenn klare Hinweiszeichen dafür fehlen. Der Begriff des *minimalen Hirnschadens* oder der *minimalen zerebralen Dysfunktion* (MCD, *minimal brain dysfunction*; Wender 1971) wurde dafür gewählt. Als Ursachen einer minimalen Hirnfunktionsstörung wurden prä-, peri- und postnatale Komplikationen betrachtet, die eine Verzögerung der frühkindlichen Entwicklung bewirken. Neben diesen anamnestischen Angaben wurden neurologische und neurophysiologische Auffälligkeiten, Teilleistungsschwächen bei zumindest durchschnittlicher Grundintelligenz und spezifische Verhaltensauffälligkeiten, unter anderem Konzentrationsschwächen, für die Diagnosestellung hinzugezogen (Lempp 1980). Viele Studien lassen diese Hypothese jedoch als nicht haltbar erscheinen. Im deutschen Sprachraum konnten Esser und Schmidt (1987) zeigen, dass zwischen den verschiedenen Hinweisen auf eine zerebrale Dysfunktion nur sehr geringe Überschneidungen vorhanden sind und keine eindeutigen Beziehungen zu hyperkinetischen Störungen vorliegen. Die Autoren schlussfolgern, dass die Diagnose einer MCD im bislang praktizierten Sinne klinisch unbedeutend und irreführend sei. Hauptproblem bei der Diagnose einer MCD ist vermutlich, dass dieses Konzept nicht hinreichend spezifisch ist. Vermutlich beeinflussen die Art und der Schweregrad der Noxe die Auftretenswahrscheinlichkeit hyperkinetischer Störungen. Neuere Studien zeigen ein erhöhtes Risiko zu ADHS bei Nikotingenuss und Alkoholkonsum während der Schwangerschaft, geringem Geburtsgewicht (Knopik et al. 2006, Linnet 2003, Mick et al. 2002 a,b, Milberger et al. 1997 b) und Hirnschädigungen nach der Geburt (Max et al. 1998). Bei 23% der Kinder mit sehr geringem Geburtsgewicht wird im Alter von zwölf Jahren eine ADHS diagnostiziert und damit fast 4-mal häufiger als bei Kindern mit normalem Geburtsgewicht (Botting et al. 1997).

Bildgebende Verfahren zur Untersuchung von Hirnstrukturen (Computertomografie, Magnetresonanztomografie) weisen relativ übereinstimmend auf strukturelle Veränderungen in einigen Hirnregionen hin, vor allem im präfrontalen Kortex, in den Basalganglien und im Corpus callosum (vgl. Tannock 1998). Die Ursachen dieser Veränderungen (Hirnschädigungen oder genetische Faktoren) sind jedoch nicht geklärt.

Funktionelle, physiologische oder biochemische Faktoren: Einige, jedoch nicht alle Studien mit funktionellen Verfahren (z.B. Positronenemissionstomografie, PET) konnten eine verminderte zerebrale Durchblutung des Frontalhirns bei hyperkinetisch auffälligen Kindern, Jugendlichen und Erwachsenen belegen (Bush et al. 2005). Elektrophysiologische Verfahren (EEG, evozierte Potenziale) weisen auf veränderte hirnelektrische Aktivität vor allem im Frontalkortex hin, wenn die Kinder während der Ableitung Aufgaben lösen müssen (vgl. Banaschewski u. Brandeis 2007).

Andere Studien weisen Auffälligkeiten im *Neurotransmittersystem* nach, wenngleich die Ergebnisse nicht einheitlich sind. Zametkin und Rapoport (1987) sowie Greenhill (1990) fassen die Literatur dazu zusammen und schlussfolgern, dass offensichtlich nicht ein Neurotransmittersystem alleine gestört ist, sondern es sich eher um eine Imbalance der Systeme handelt. Allerdings wird in letzter Zeit vor allem auch aufgrund genetischer Studien dem dopaminergen System eine zentrale Funktion zugeschrieben.

Allergische Reaktionen: In mehreren Untersuchungen wurde das gehäufte Auftreten von allergischen Reaktionen auf Milcheiweiß, Pollen, Staub, Lösungsmittel, Farb- und Aromastoffe bei hyperkinetischen Kindern beschrieben. Roth et al. (1991) und Egger et al. (1985) berichten von einer Häufung von atopischen Störungen (atopische Dermatitis, Heuschnupfen, Asthma) bei hyperkinetisch gestörten Kindern. Tryphonas und Trites (1979) stellten bei 47% der untersuchten hyperkinetisch gestörten Kinder eine Nahrungsmittelallergie auf zumindest ein Nahrungsmittel fest. In Studien von Egger et al. (1985), Trites et al. (1980) und Schmidt et al. (1997) konnten mittels spezifischer Diäten Verminderungen der hyperkinetischen Störungen erzielt werden. Diese Studien weisen allerdings mehrere methodische Schwächen auf (vgl. Marshall 1989). Vermutlich reagiert eine eher kleine Subgruppe positiv auf eine solche Diät. Methodisch besser fundierte Studien sind notwendig, um die Beziehung von Nahrungsmittelallergien und hyperkinetischen Störungen zu klären und die Wirksamkeit diätetischer Behandlungen zu überprüfen. Marshall (1989) legt ein neurochemisches Modell vor, in dem angenommen wird, dass allergische Reaktionen ein Ungleichgewicht im cholinergen bzw. adrenergenen System verursachen und dadurch hyperkinetische Störungen auslösen können.

In letzter Zeit rückten *genetische Faktoren* als Ursachen hyperkinetischer Störungen stärker in den Mittelpunkt des Interesses. In mehreren neueren Studien konnte eine erhöhte Rate an hyperkinetischen Störungen bei den erstgradig Verwandten hyperkinetisch gestörter Kinder festgestellt werden (vgl. Faraone u. Biederman 1994). Diese Befunde dürfen nur als relativ schwache Hinweise auf eine genetische Beteiligung an der Entwicklung der Störung gewertet werden, da eine familiäre Häufung auch durch psychosoziale Faktoren erklärbar ist. Eindeutigere Hinweise lassen sich aus Zwillingsstudien und aus molekulargenetischen Studien ableiten. In mehreren größeren Zwillingsstudien lagen die Konkordanzraten bei monozygoten (eineiigen) Zwillingen (mit identischer genetischer Ausstattung) bei 66% und damit wesentlich höher als bei dizygoten Zwillingen mit einer Konkordanzrate von 28% (vgl. Tannock 1998).

Neuere Zwillingsstudien untersuchten nicht die Übereinstimmung zwischen den diskreten Diagnosekategorien (hyperkinetische Störung versus keine Störung), sondern betrachten hyperkinetische Symptomatik entlang eines Kontinuums. Mithilfe von Regressionsanalysen kann die Heretabilität (der Varianzanteil des Merkmals, der genetisch bestimmt wird) berechnet werden. In diesen Studien, die Tannock (1998) zusammenfasst, liegen die Heretabilitäten zwischen 56% und 96%. In einer Meta-Analyse von 20 unabhängige Zwillingsstudien konnten Faraone et al. (2005) eine Heretabilität, d.h. den Anteil der Varianz der ADHS-Symptomatik, der durch genetische Variationen determiniert ist, von 76% bestimmen. Damit gehört ADHS zu am meisten von genetischen Faktoren beeinflussten psychischen Störungen des Kindes- und Jugendalters. Systematische Untersuchungen des menschlichen Genoms belegen die Komplexität der involvierten genetischen Prozesse, indem sie eine Assoziation von ADHS mit Bereichen auf mehreren Chromosomen belegen. Sieben Genpolymorphismen, die den dopaminergen und den sertonergen Stoffwechsel beeinflussen, zeigen in mehreren Studien signifikante Assoziationen mit ADHS (u.a. Dopamin-4 und -5 Rezeptorgene, das Dopamin-Transporter-Gen, das Enzym Dopamin-β-Hydroxylase, das Serotonin-Transporter-Gen, das Serotonin-1B-Rezeptor-Gen (Faraone et al. 2005). Molekulargenetische Studien konnten Zusammenhänge zwischen Dopamin-Rezeptor-Genen (DRD4 und DRD2) sowie Dopamin-Transporter-Genen (DAT) und hyperkinetischer Symptomatik nachweisen (Faraone et al. 2005), wenngleich die Befunde teilweise uneinheitlich sind.

Psychosoziale Bedingungen als primäre Ursachen hyperkinetischer Störungen wurden relativ selten untersucht. Eine Häufung hyperkinetischer Störungen in Familien mit geringerem sozioökonomischem Status wurde nur in einigen Studien nachgewiesen, andere konnten keinen Zusammenhang finden (z.B. Campbell et al. 1986 a, 1986 b, Scahill et al. 1999). Deutlichere Zusammenhänge konnten mit ungünstigen familiären Bedingungen, unter anderem unvollständigen Familien, überbelegten Wohnungen und einer psychischen Störung der Mutter, nachgewiesen werden (z.B. Barkley et al. 1993). Allerdings gehen ungünstige familiäre Bedingungen stärker mit aggressiven und dissozialen Verhaltensauffälligkeiten einher als mit hyperkinetischen Störungen. Längsschnittstudien zeigen jedoch auch, dass überwiegend negative Eltern-Kind-Interaktionen im Vorschulalter mit der Stabilität hyperkinetischer Auffälligkeiten korrelieren (Campbell 1990).

Insgesamt weisen die Studien zur Ätiologie hyperkinetischer Störungen darauf hin, dass sich diese Störungen mit großer Wahrscheinlichkeit überwiegend auf einer genetischen Grundlage entwickeln und dass funktionelle Auffälligkeiten vor allem im Bereich des Frontalhirns und der Basalganglien vorliegen und der Dopamin-Stoffwechsel eine bedeutende Rolle spielt. Wenngleich die Entwicklung hyperkinetischer Störungen vermutlich primär durch biologische Faktoren bestimmt wird, so wird ihr Verlauf wahrscheinlich durch psychosoziale Faktoren erheblich beeinflusst. Der Eltern-Kind-Interaktion muss dabei eine wichtige Bedeutung beigemessen werden.

In den letzten Jahrzehnten wurden verschiedene *psychologische Modelle* entwickelt, welche die komplexen Auffälligkeiten bei Kindern mit hyperkinetischen Störungen auf basale Störungen oder Defizite zurückführen. Die meisten dieser Modelle gehen in Übereinstimmung mit der empirischen Literatur davon aus, dass die basalen Störungen oder Defizite auf einer biologischen Grundlage entstehen. Besonders einflussreich war das von Douglas (1980, 1988) vorgelegte Störungsmodell, das die hyperkinetische Symptomatik als Störung der Selbstregulation interpretiert, die sich manifestiert in einer verminderten Fähigkeit, andauernd Aufmerksamkeit und Mühe in anfordernde Aufgaben zu investieren, sowie einer weitgehenden Unfähigkeit, impulsive Reaktionen zu hemmen. Außerdem gelingt es hyperkinetischen Kindern nicht, Aktivierung oder Wachheit den situativen Anforderungen jeweils anzupassen, und sie neigen dazu, ständig nach Stimulierung und unmittelbarer Belohnung zu suchen und auf hervorstechende Umgebungs- und Aufgabenmerkmale zu reagieren.

Barkley (1997) entwickelte ein *Modell der Störung des regelgeleiteten Verhaltens*, in dem er ebenfalls eine neuropsychologische Disposition als Grundlage der Störung annimmt. Das Modell geht davon aus, dass hyperkinetische Verhaltensstörungen unter einer starken Kontrolle von Umweltkontingenzen stehen müssen, weil sie sich in wechselnden Situationen dramatisch ändern können. Als grundlegende psychologische Defekte werden nicht Verhaltens- oder kognitive Defizite, sondern Störungen in der Beziehung von Umweltereignissen (Stimuli, Regeln, Konsequenzen) und dem Verhalten postuliert (s. Döpfner et al. 2008 a).

In neuester Zeit wird von verschiedenen Autoren der *Fähigkeit zur Hemmung exekutiver Funktionen* die zentrale Rolle bei der Entwicklung hyperkinetischer Störungen zugeschrieben. Diese Hemmung exekutiver Funktionen ist bei der Selbstregulation, der Planung und der Organisation von Verhaltensweisen von zentraler Bedeutung. Barkley (1997) legt ein Modell vor, in dem ein Defizit in der Fähigkeit zur Hemmung von Impulsen und Handlungsabläufen zu Störungen exekutiver Funktionen in vier Funktionsbereichen führt: im Bereich des Arbeitsgedächtnisses, im Bereich der Selbstregulation von Affekten, Motivation und der Aufmerksamkeit, im Bereich der Internalisierung und Automation von Sprache sowie im Bereich der Wiederherstellung und Entwicklung von Handlungssequenzen.

Empirische Studien, die von Willcutt et al. (2005) in einer Meta-Analyse zusammengefasst wurden, belegen bei Kindern mit ADHS Beeinträchtigungen in der Reaktionshemmung, der Vigilanz, dem Arbeitsgedächtnis und bei einigen Maßen, die Planungsprozesse erfassen. Allerdings zeigen nicht alle Kinder mit ADHS solche neuropsychologischen Auffälligkeiten, und die Störungsspezifität dieser Auffälligkeiten ist ebenfalls nicht gesichert (Döpfner u. Lehmkuhl 2006, Oosterlaan et al. 1998, 2001, Sergeant et al. 2002).

Die *Theorie der Verzögerungsaversion* (delay aversion) geht davon aus, dass die mangelnde Hemmung von Reaktionen nicht durch ein grundlegendes Defizit, sondern durch eine motivationale Störung bedingt ist. Es wird eine spezifisch erhöhte Abneigung gegen Belohnungsverzögerungen angenommen, die sich in den Versuchen der ADHS-Kinder manifestiert, Verzögerungen zu entfliehen oder sie zu vermeiden. So tendieren Kinder mit ADHS dazu, eine geringere Belohnung einer größeren vorzuziehen, wenn sie auf die geringere Belohnung eine kürzere Zeit warten müssen. Mehrere Studien belegen den Zusammenhang von Verzögerungsaversion und ADHS-Symptomatik (Sonuga-Barke 2002, 2005, Nigg et al. 2005). Sonuga-Barke (2002, 2005) schlägt ein *duales Modell inhibitorischer und motivationaler Dysfunktionen* vor, in dem die Modelle zur Verzögerungsaversion und zur mangelnden Reaktionsinhibition integriert sind. Dieses Modell geht von zwei unterschiedlichen Entstehungswegen der AHDS aus. Einmal folgt ADHS aus einer Dysregulation des Handelns und Denkens aufgrund einer verringerten Hemmungskontrolle, die mit dem meso-kortikalen Ast des Dopaminsystems verbunden ist, welcher in den präfrontalen Kortex projiziert wird. Beim zweiten Entstehungsweg wird ADHS als ein motivationaler Stil angesehen, der durch eine Abneigung gegen Belohnungsverzögerung gekennzeichnet ist, welcher mit dem meso-limbischen dopaminergen System und den Belohnungsregelkreisen (z. B. Nucleus accumbens) assoziiert ist.

Verlauf

Mittlerweile liegt eine größere Anzahl von Längsschnittstudien vor, die bei allen Unterschieden in Details ein relativ konsistentes Bild über den Verlauf hyperkinetischer Störungen bieten (vgl. Döpfner et al. 2008 a):

- *Säuglings- und Kleinkindalter:* Kleinkinder mit extrem hohem Aktivitätsniveau, die auch nur kurz auf Objekte reagieren, entwickeln vermutlich eher hyperkinetische Symptome (Hartsough u. Lambert 1985). Generell scheinen schwierige Temperamentsmerkmale, Schlafprobleme, Essschwierigkeiten und gereizte Stimmungslage im Kleinkind- und Vorschulalter ein Risikofaktor für die Entwicklung psychischer Auffälligkeiten im späteren Kindesalter zu sein (Nigg et al. 2004). Allerdings steigt das Risiko noch einmal erheblich, wenn neben diesen Temperamentsmerkmalen auch psychische Störungen der Eltern, Eheprobleme, feindselige Einstellung zum Kind sowie negative und überwiegend kritisierende Interaktionen der Mutter mit dem Kind berücksichtigt werden. Wenn es der Hauptbezugsperson nicht gelingt, die Belastungen zu bewältigen, die durch ungünstige Temperamentsmerkmale auftreten und sich eine angespannte, negative Eltern-Kind-Interaktion entwickelt, dann ist die Wahrscheinlichkeit zur Entwicklung psychischer Störungen im späteren Kindesalter und die Persistenz hyperkinetischer Symptomatik deutlich erhöht (Cameron 1977, 1978, Campbell 1990, Earls u. Young 1987).
- *Kindergarten- und Vorschulalter:* Die Mehrzahl der hyperkinetisch auffälligen Kinder fallen durch Überaktivität, eine geringe Aufmerksamkeitsspanne und oppositionelles Verhalten bereits im Alter von drei Jahren auf, wobei die Abgrenzung von einer noch altersgemäßen Aufmerksamkeitsspanne und motorischen Unruhe oft schwer fällt und viele unruhige 3-Jährige später keine hyperkinetische Störung entwickeln. Bei Kindern im Kindergarten- und Vorschulalter zeigen sich als deutlichste Merkmale allgemeine Anzeichen von motorischer Unruhe und extremer Umtriebigkeit. Die relativ hohe Stabilität der Symptomatik vom Vorschulalter bis ins Grundschulalter hinein ist in mehreren Studien nachgewiesen worden. Etwa die Hälfte der im Alter von drei Jahren auffälligen Kinder zeigen mit sechs Jahren weiterhin hyperkinetische Auffälligkeiten. Kinder mit stabilen Störungen unterscheiden sich im Alter von drei Jahren von jenen, deren hyperkinetische Störungen sich in den folgenden drei Jahren vermindern, durch eine stärker ausgeprägte Hyperaktivität und Aufmerksamkeitsschwäche, durch erhöhte Aggressivität und durch eine erhöhte Rate an negativ-kontrollierenden Eltern-Kind-Interaktionen (Campbell et al. 1986 a, 1986 b, Campbell 1990). Entwicklungsrückstände in der motorischen Entwicklung, der Sprachentwicklung und in der Entwicklung der visuellen Wahrnehmungsfähigkeit treten gehäuft auf (vgl. Barkley 1990).
- *Grundschulalter:* Durch den Schuleintritt steigern sich die Probleme hyperkinetischer Kinder häufig schlagartig, weil sie plötzlich mit Anforderungen konfrontiert werden, denen sie kaum gewachsen sind. Die größten Probleme im Grundschulalter betreffen die kurze Aufmerksamkeitsspanne, oppositionelles Verhalten sowie motorische Überaktivität, besonders in strukturierten und stärker fremdbestimmten Situationen (Unterricht!). In diesem Altersbereich treten häufig auch Störungen in den Beziehungen zu Gleichaltrigen auf (Pelham u. Bender 1982), relative Leistungsschwächen in der Schule, beginnende dissoziale Verhaltensweisen (Lügen, Stehlen), Wutausbrüche und – vor allem in den späteren Jahren – verminderte Selbstwertgefühle. In diesem Altersbereich liegt die Stabilität der Störung bei mindestens 60–70 %.
- *Jugendalter:* Viele Kinder mit hyperkinetischen Störungen zeigen auch im Jugendalter die Kernsymptome Hyperaktivität, Aufmerksamkeitsstörungen und Impulsivität, wobei sich die motorische Unruhe meist deutlich vermindert, während Aufmerksamkeitsstörungen eher persistieren. Allerdings führten verschiedene Studien zu sehr divergenten Ergebnissen, die Rate der weiterhin hyperkinetisch Auffälligen liegt zwischen 30 % (Gittelman et al. 1985) und 70 % (Barkley et al. 1990, Lambert et al. 1987). Der Anteil der Jugendlichen, die dissoziale Störungen

des Sozialverhaltens entwickeln, liegt auch in Deutschland bei etwa 40% (Schmidt et al. 1991); Studien aus den USA berichten teilweise von deutlich höheren Dissozialitätsraten (z.B. Barkley et al. 1990). Klassenwiederholungen, Sonderbeschulungen, Schulverweise und Schulabbrüche sind deutlich häufiger als bei unauffälligen Kindern zu beobachten, und die Schule wird häufiger mit einem niedrigeren Schulabschluss beendet (z.B. Barkley et al. 1990).

- *Erwachsenenalter:* Die beschriebenen Verhaltensformen können sich bis ins Erwachsenenalter hinein fortsetzen. In US-Studien liegt die Rate der Personen, die noch im Alter von 18–20 Jahren die Kriterien für ADHS erfüllen, bei rund 40%, wobei ein noch größerer Anteil weiterhin beeinträchtigende Symptome aufweist, ohne jedoch das Vollbild einer ADHS zu zeigen (Biederman et al. 2000).
- Die meisten Nachuntersuchungen an Erwachsenen, die im Kindesalter als hyperkinetisch auffällig diagnostiziert wurden, zeigen, dass die soziale Einbindung, das psychische Wohlbefinden und auch der Beschäftigungsstatus vermindert sind. Es gibt ein spezifisch erhöhtes Risiko zur Entwicklung einer antisozialen Persönlichkeitsstörung sowie zur Entwicklung von Alkoholismus, Drogenmissbrauch und interpersoneller Beziehungsstörungen (vgl. Barkley 2006).

Diese Entwicklung ist glücklicherweise nicht für alle Kinder mit hyperkinetischen Störungen vorgezeichnet. Längsschnittstudien haben verschiedene Risikofaktoren isolieren können, die mit einem ungünstigeren Verlauf der Symptomatik in Beziehung stehen. Dazu zählen vor allem geringere Intelligenz, aggressives und oppositionelles Verhalten im Kindesalter, schlechte Beziehungen zu Gleichaltrigen, emotionale Instabilität und das Ausmaß der psychischen Störungen bei den Eltern (u.a. Hechtman et al. 1984, Fischer et al. 1993). Eine intensive multimodale Langzeitbehandlung bis in die Adoleszenz hinein scheint den Verlauf der Störung günstig zu beeinflussen (Döpfner et al. 2007 a, Satterfield et al. 1987). Bei geringerer Behandlungsintensität konnten bislang keine eindeutigen Effekte auf den Verlauf im Jugend- und Erwachsenenalter nachgewiesen werden (Hechtman et al. 1984). Diese Ergebnisse legen es nahe, hyperkinetische Störungen als eine Entwicklungsstörung der Selbstkontrollprozesse und des Sozialverhaltens mit einem chronischen Verlauf und mit begrenzten Heilungschancen aufzufassen. In der Therapie steht deshalb die Bewältigung der Störung im Vordergrund.

Therapieansätze und Prognose

Übersicht über Therapieansätze und ihre Indikation

Aufgrund der vielfältigen Lebens- und Funktionsbereiche, die bei Kindern mit hyperkinetischen Störungen beeinträchtigt sind, verwundert es nicht, dass mit einem isolierten Behandlungsansatz häufig nicht die gewünschten Effekte erzielt werden, sondern eine *multimodale Therapie* notwendig ist. Entsprechend fordern Behandlungsleitlinien, die in letzter Zeit publiziert wurden (American Academy of Child and Adolescent Psychiatry 2007, Döpfner et al. 2008 a, Taylor et al. 2004) ein multimodales Vorgehen unter Einbeziehung von Psychotherapie, von psychosozialen Interventionen und von Pharmakotherapie.

Bei der *Planung* einer multimodalen Behandlung und der Auswahl der Interventionsformen sollte darauf geachtet werden, dass die Therapie dort ansetzt, wo die Probleme auftreten – beim Kind, in der Familie, in der Schule, bei den Aufmerksamkeitsschwächen, der Impulsivität, der Hyperaktivität oder der Aggressivität. Dieses Prinzip ist deshalb von außerordentlicher Bedeutung, weil eine Generalisierung von Therapieeffekten von einem Lebensbereich auf den anderen oder von einer Störungsform auf die andere bestenfalls unvollständig, häufig aber gar nicht gelingt. Abbildung 14.2 stellt einen *Entscheidungsbaum* zur Planung einer multimodalen Therapie bei Schulkindern mit hyperkinetischen Störungen dar (Döpfner et al. 2009 a).

Die *Psychoedukation (Aufklärung und Beratung)* der Eltern und auch des Kindes in altersangemessener Form ist Grundlage jeder therapeutischen Intervention. Informationen über das Störungsbild, die Diagnose, die möglichen Ursachen, den vermutlichen Verlauf und über die möglichen Behandlungsansätze werden gegeben. Die Beratung der Eltern bezieht sich auf allgemeine Strategien des Umgangs mit dem Kind und berücksichtigt dabei auch andere Belastungen in der Familie (z.B. Partnerschaftsprobleme). Hierzu können auch schriftliche Materialien eingesetzt werden (Döpfner et al. 2007 b).

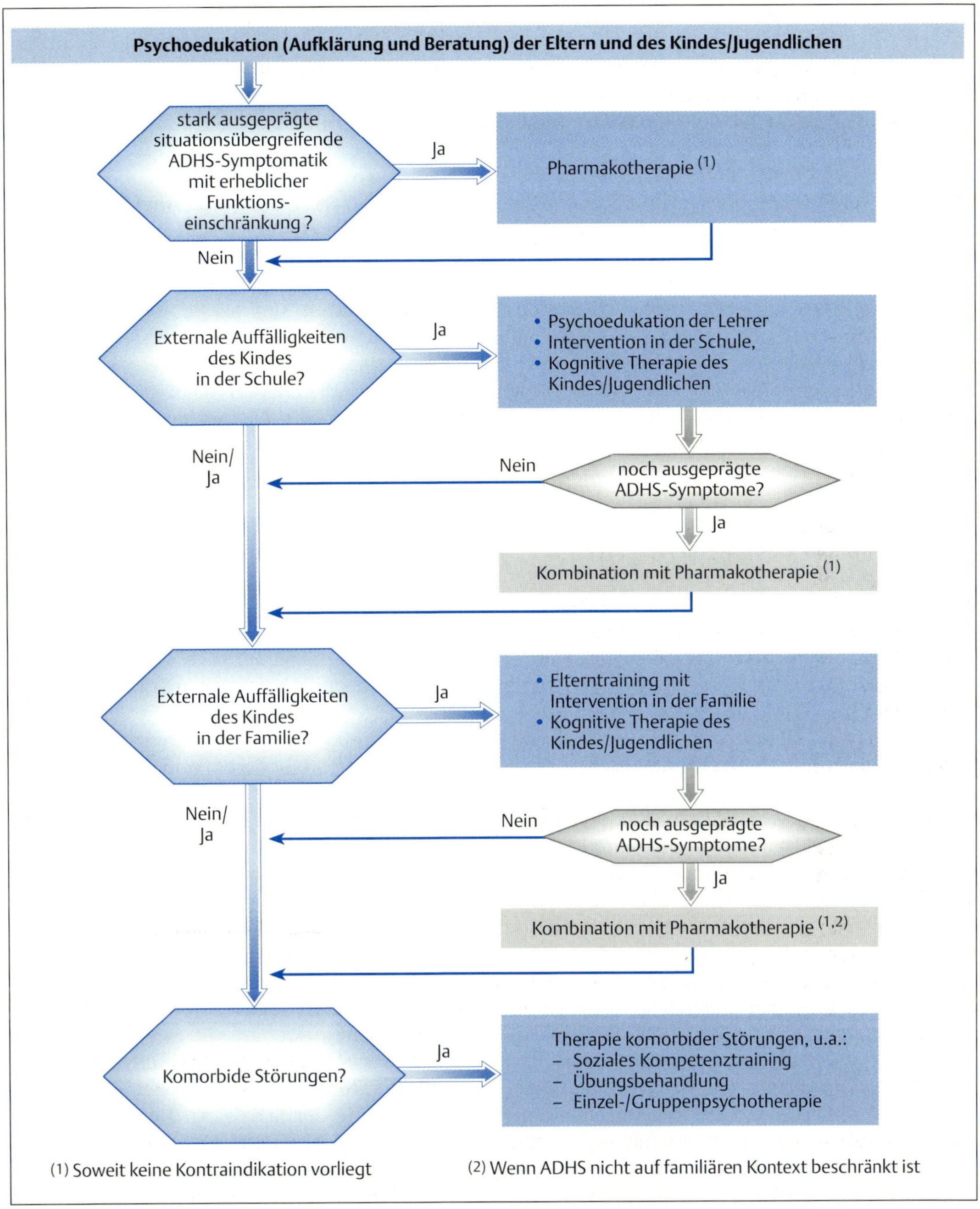

Abb. 14.**2** Entscheidungsbaum zur Planung einer multimodalen Therapie bei external auffälligen Schulkindern (aus Döpfner et al. 2008 a).

Eine *primäre medikamentöse Therapie* ist indiziert, wenn eine stark ausgeprägte und situationsübergreifende hyperkinetische Symptomatik (in der Familie, in der Schule und in der Untersuchungssituation beobachtbar) besteht, die zu einer erheblichen Funktionseinschränkung führt und wenn keine Kontraindikationen für eine Pharmakotherapie vorliegen. In einer solchen Situation ist typischerweise die weitere Beschulung des Kindes unmittelbar bedroht ist. Die Symptome sind also so massiv ausgeprägt, dass die Situation vom Klassenlehrer nicht mehr bewältigt werden kann; Hausaufgaben lassen sich in der Familie dann oft nur noch mit höchstem Aufwand bewältigen. Solche Situationen erfordern eine möglichst rasche Symptomminderung, die durch Pharmakotherapie am ehesten erreicht werden kann. Erfolge verhaltenstherapeutischer Interventionen erfordern Ressourcen bei den Beteiligten, sind mit einer größeren Zeitverzögerung verbunden und bei massiven Störungen meist schwerer zu erzielen.

Bei der Mehrzahl der Patienten liegt jedoch keine derart massive Symptomatik vor. Treten in solchen Fällen oder nach einer initialen Pharmakotherapie, unter der behandlungsbedürftige Symptome persistieren, hyperkinetische Symptome oder oppositionelle-aggressive (externale) Verhaltensstörungen im Unterricht auf, dann sind *verhaltenstherapeutische Interventionen in der Schule ggf. einschließlich kognitiver Therapie des Patienten* indiziert, die Psychoedukation, Interventionen im Unterricht und kognitive Interventionen beim Patienten umfassen können. Kognitive Interventionen in Form eines *Konzentrations- und Selbstinstruktionstrainings* sind in solchen Fällen dann indiziert, wenn ausgeprägte Aufmerksamkeitsstörungen und Impulsivität auch unter optimalen Arbeitsbedingungen in der Untersuchungssituation zu beobachten sind. Das Kind ist dann typischerweise nicht in der Lage, auch bei einem Angebot von attraktiven Belohnungen, Hausaufgaben über eine der Klassenstufe des Kindes angemessene Zeit mit angemessenem Arbeitstempo organisiert durchzuführen. Meist lassen sich diese Probleme bereits bei der Durchführung der Intelligenz- und Leistungstests beobachten. Zur Absicherung ist es jedoch sinnvoll, dass das Kind unter den genannten optimalen Rahmenbedingungen gemeinsam mit dem Therapeuten seine Hausaufgaben durchführt. Die klinische Wirksamkeit von Selbstinstruktionstrainings, die auf den Aufbau von reflexiven Arbeitsstrategien zielen, konnte in der Mehrzahl der Studien allerdings nicht eindeutig belegt werden. Nach den vorliegenden Ergebnissen kommt diesem Ansatz zwar keine zentrale Bedeutung in der multimodalen Behandlung zu, er kann aber eine ergänzende Rolle spielen. Da jedoch prinzipiell nicht von vornherein erwartet werden kann, dass sich die meisten Auffälligkeiten im realen Umfeld durch ein Selbstinstruktionstraining vermindern lassen, ist es grundsätzlich sinnvoll, parallel Interventionen in der Schule durchzuführen und nicht den Effekt eines isolierten Selbstinstruktionstrainings abzuwarten. Sind bei optimalen Arbeitsbedingungen in der Untersuchungssituation keine ausgeprägten ADHS-Symptome beobachtbar (was bei älteren Kinder eher die Regel ist), dann verfügt das Kind prinzipiell über entsprechende Selbststeuerungsfähigkeiten; ein Selbstinstruktionstraining ist daher auch nicht indiziert. In diesem Fall sind ausschließlich Interventionen angezeigt, die unmittelbar in dem Lebensbereich ansetzen, in dem die Probleme auftreten. Bei älteren Kindern und Jugendlichen sind Selbstmanagementverfahren indiziert, die dem Patienten helfen, eigene Ziele zu formulieren und schrittweise entsprechende Interventionen umzusetzen. Sind die verhaltenstherapeutischen Interventionen nicht oder nicht hinreichend erfolgreich, dann wird alternativ oder ergänzend medikamentös behandelt.

Liegen hyperkinetische Symptome oder oppositionelle-aggressive (externale) Auffälligkeiten des Kindes in der Familie vor, dann sind *Elterntrainings mit Interventionen in der Familie* indiziert, die durch kognitive Interventionen beim Patienten (Selbstinstruktion und Selbstmanagement) ergänzt werden können. Zeigt das Kind danach auch weiterhin eine ausgeprägte ADHS-Symptomatik in der Familie, kann die Kombination mit *Pharmakotherapie* indiziert sein.

Bei Kindern, die sowohl in der Familie als auch in der Schule behandlungsbedürftige Auffälligkeiten zeigen, sollten Interventionen in der Familie und in der Schule parallel durchgeführt werden, da Generalisierungen von einem Lebensbereich auf den anderen nicht von vornherein erwartet werden können. Schließlich können, wie Abbildung 14.**2** zeigt, *weitere Interventionen* indiziert sein, wenn komorbide Störungen weiterhin persistieren.

Die *multimodale Behandlung von Kindern im Vorschulalter* unterscheidet sich von den Interventionen im Schulalter erstens in der Indikation für Pharmakotherapie. Die Behandlungsrichtlinien empfehlen in erster Linie Elterntraining, flankierende Maßnahmen und Platzierung in speziellen Vorschuleinrichtungen. Eine medikamentöse Therapie sollte erst erwogen werden, wenn diese Interventionen nicht ausreichen. Die vorliegenden Studien lassen zudem den Schluss zu, dass Pharmakotherapie bei hyperkinetisch auffälligen Vorschulkindern weniger wirkungsvoll ist als im Schulalter. Außerdem liegt bei Vorschulkindern zwar häufiger eine ausgeprägte situationsübergreifende hyperkinetische Symptomatik vor als im Schulalter; eine krisenhafte Zuspitzung in der Schule und der Familie, wie sie bei Schulkindern typisch ist, lässt sich jedoch seltener beobachten. Dies liegt sicher daran, dass die Anforderungen und Erwartungen an das Vorschulkind hinsichtlich seiner Selbststeuerungsfähigkeit weitaus geringer sind als im Schulalter. Kindergärten können darüber hinaus i. d. R. flexibler auf die Probleme external auffälliger Kinder reagieren als Schulen.

Zudem können bestimmte Interventionen im Vorschulalter aufgrund des Entwicklungsstandes der Kinder nicht durchgeführt werden. Dies gilt vor allem für das Selbstinstruktionstraining. Sind ausgeprägte motorische Unruhe, Aufmerksamkeitsstörungen und Impulsivität auch in Spielsituationen mit dem Therapeuten zu beobachten, dann ist ein *Spieltraining* angezeigt, das darauf abzielt, intensiveres und ausdauernderes Spielverhalten aufzubauen. Am wichtigsten erscheinen jedoch verhaltenstherapeutische Interventionen in der Familie bzw. im Kindergarten. Sind diese Maßnahmen nicht hinreichend erfolgreich, dann kann die Kombination mit einer Stimulanzientherapie indiziert sein.

Pharmakotherapie

In der Pharmakotherapie haben sich vor allem zwei Wirkstoffgruppen als wirkungsvoll erwiesen: *Psychostimulanzien* (vor allem Methylphenidat und Amphetamin), die hauptsächlich die Dopamin-Wiederaufnahme hemmen, und *Atomoxetin*, das hauptsächlich die Noradrenalin-Wiederaufnahme hemmt. Die Wirksamkeit der *Stimulanzientherapie* ist von allen Therapieformen am besten belegt (vgl. Banaschweski et al. 2006, Döpfner et al. 2008 a, Faraone et al. 2006).

- Zwischen 70% und 90% der Kinder über dem Alter von vier Jahren sprechen auf die Behandlung positiv an (Responder). Bei Kindern unter fünf Jahren liegt die Responder-Rate darunter (ca. 50%). Der Anteil der Kinder, deren Verhalten sich im Unterricht *normalisiert*, liegt bei 50–70%. Die Haupteffekte beziehen sich auf eine Verbesserung der Konzentrationsfähigkeit und die Verminderung des hyperkinetischen, störenden, unangemessenen und impulsiven Verhaltens. Oppositionelles Verhalten gegenüber Erwachsenen vermindert sich, und die Beziehungen zu Gleichaltrigen können sich verbessern, hauptsächlich aufgrund der Verminderung der aggressiven Verhaltensauffälligkeiten. Außerdem hat die Verminderung der hyperkinetischen Symptomatik häufig auch eine Verbesserung der schulischen Leistungsfähigkeit zur Folge.
- Die Behandlung ist nur wirksam, solange sie durchgeführt wird. Positive Veränderungen nach Absetzen der Medikation konnten nicht nachgewiesen werden. Eine Langzeitbehandlung (meist über mehrere Jahre) ist deshalb notwendig, um die positiven Effekte aufrechtzuerhalten.
- Die Nebenwirkungen sind in der überwiegenden Zahl der Fälle gering, treten häufig vorübergehend auf und verschwinden mit Absetzen der Medikation. Die häufigsten Nebenwirkungen sind leichtere Durchschlafstörungen und eine Verminderung des Appetits. Nach Barkley (2006) sind ernsthafte Appetitminderungen bei 6–12% der Kinder und ernsthafte Schlafstörungen bei etwa 11% der Kinder zu beobachten. Einige Kinder reagieren anfangs mit Bauch- und Kopfschmerzen, die jedoch im Verlauf der Therapie i. d. R. verschwinden. In etwa 1–2% der Fälle treten motorische oder vokale Ticstörungen auf; wenn Ticstörungen bereits vor Beginn der Pharmakotherapie vorhanden sind, können sich diese verschlimmern. Obwohl die Literatur hierzu kontrovers ist, wird in solchen Fällen die Durchführung oder Fortsetzung einer Stimulanzientherapie nicht empfohlen. Gelegentlich sind leichte Steigerungen des Blutdrucks und der Herzfrequenz zu beobachten. Wachstumsverzögerungen bei Langzeitmedikation sind offenbar passager und lassen sich durch medikationsfreie Intervalle beheben.
- Dem eindeutigen empirischen Nachweis über die Kurzzeit-Wirksamkeit von Methylphenidat steht eine geringe Anzahl von Untersuchungen über Langzeiteffekte gegenüber, die eine bessere Prognose von ausschließlich mit Psychostimulanzien behandelten Kindern nach *Absetzen der Medikation* überwiegend nicht nachweisen konnten.

- Stimulanzien sind keine Wundermittel für Kinder mit hyperkinetischen Störungen. Durch Medikamente lernt das Kind nichts hinzu. Sie vermindern lediglich die Auftretenswahrscheinlichkeit problematischer Verhaltensweisen. Die vielfältigen Kompetenzdefizite von Kindern mit hyperkinetischen Störungen erfordern zusätzliche Interventionen. Die Medikation kann jedoch die Wirksamkeit anderer Interventionen steigern, weil sie dem Kind hilft, auf die Umwelt besser zu achten und erfolgreicher zu reagieren.

Weitere Hinweise zur Durchführung und Kontrolle einer Stimulanzientherapie geben Döpfner et al. (2008 a).

Verhaltenstherapie

Verhaltenstherapeutische Interventionen lassen sich danach unterscheiden, wer *im Mittelpunkt* der Intervention steht:

- *Patientenzentrierte Verfahren* setzen direkt beim hyperkinetischen Kind oder Jugendlichen an. Dazu zählen erstens Spieltrainings, die darauf abzielen, intensives und ausdauerndes Spielverhalten aufzubauen, zweitens Selbstinstruktionstrainings, durch die ein reflexives Arbeitsverhalten aufgebaut werden soll und drittens Selbstmanagement-Verfahren, mit denen ältere Kinder und Jugendliche zu einer eigenständigen Verhaltensänderung angeleitet werden sollen.
- *Eltern- und familienzentrierte Verfahren* wie Elterntrainings oder Eltern-Kind-Therapien zielen auf eine Verminderung problematischer Verhaltensweisen in der Familie durch Veränderung der Eltern-Kind-Interaktionen.
- *Kindergarten- und schulzentrierte Interventionen* versuchen, konkrete Verhaltensauffälligkeiten des Kindes oder Jugendlichen im Kindergarten oder in der Schule hauptsächlich durch operante Methoden zu vermindern.

Das *Therapieprogramm für Kinder mit hyperkinetischem und oppositionellem Problemverhalten* (THOP, Döpfner et al. 2007 a) ist ein multimodales Interventionsprogramm, in dem verhaltenstherapeutische Interventionen in der Familie, im Kindergarten bzw. in der Schule und beim Kind selbst mit medikamentösen Interventionen entsprechend der individuellen Problemkonstellation miteinander kombiniert werden können. Es kann zur Behandlung von Kindern im Alter von drei bis etwa zwölf Jahren eingesetzt werden. Das Programm wurde im Rahmen der Kölner Multimodalen Therapiestudie bei Kindern mit hyperkinetischen Störungen entwickelt. Das Programm ist allerdings auch bei Kindern mit ausschließlich oppositionellen Verhaltensstörungen einsetzbar. THOP besteht aus zwei *Teilprogrammen*:

- *dem Eltern-Kind-Programm*, das auf die Verminderung von hyperkinetischen und oppositionellen Verhaltensstörungen in der Familie abzielt und das Eltern und Kind anleitet, Problemsituationen in der Familie zu bewältigen;
- *den Interventionen im Kindergarten bzw. in der Schule*, die hyperkinetische und oppositionelle Verhaltensstörungen in diesen Lebensbereichen vermindern sollen.

Das *Eltern-Kind-Programm* besteht aus 21 Behandlungsbausteinen, in denen zwei Interventionsformen miteinander verknüpft sind: die familienzentrierten und die kindzentrierten Interventionen. Die kind- und die familienzentrierten Interventionen eines jeden Therapiebausteins sind aufeinander bezogen und werden miteinander kombiniert. Bei den familienzentrierten Interventionen steht die Arbeit mit den Eltern im Mittelpunkt, und das Kind wird je nach Behandlungsbaustein, Problematik und Alter unterschiedlich stark integriert. Bei den kindzentrierten Interventionen des Eltern-Kind-Programms steht die therapeutische Arbeit mit dem Kind im Mittelpunkt, die Eltern werden jedoch auch hier integriert. Die kindzentrierten Interventionen werden nicht unabhängig von den familienzentrierten Interventionen durchgeführt.

Ziel der Eltern-Kind-Programme sind Veränderungen der alltäglichen Eltern-Kind-Interaktionen auf der Mikroebene (Microteaching), die notwendig sind, um die Verhaltensprobleme des Kindes in der Familie zu vermindern. Das familiäre und psychosoziale Bedingungsgefüge (Makroebene), in dem diese Interaktionen stattfinden, darf jedoch dabei nicht übersehen werden. Erfolgreiche und vor allem stabile Veränderungen auf der Mikroebene lassen sich nur erreichen, wenn sie auf der Makroebene verankert sind. Ausgangspunkt der Therapie ist deshalb das familiäre Bedingungsgefüge, das gemeinsam mit den Eltern erarbeitet wird. Dabei werden neben den Eigenschaften, Temperamentsmerkmalen und Bedürfnissen des Kindes auch Eigenschaften, Temperamentsmerkmale, psychische Auffälligkeiten und Bedürfnisse der Eltern sowie familiäre Belastungen (z. B. durch Partnerschaftsprobleme, durch berufliche oder finanzielle Probleme) berücksichtigt.

Auf der Mikroebene ist der Ausgangspunkt des Eltern-Kind-Programms wie auch der Interventionen im Kindergarten bzw. in der Schule das in Abbildung 14.**3** dargestellte Modell der Interaktionen zwischen erwachsenen Bezugspersonen und hyperkinetisch oder oppositionell auffälligen Kindern (Döpfner et al. 2007 a).

Aufforderungen und Grenzsetzungen der Eltern, aber auch von anderen erwachsenen Bezugspersonen (Erziehern, Lehrern) werden von aufmerksamkeitsgestörten und impulsiven Kindern und auch von oppositionell auffälligen Kindern gehäuft nicht beachtet. Im Allgemeinen wiederholen Eltern ihre Aufforderungen dann mehrfach. Die Wahrscheinlichkeit, dass diese Kinder die Aufforderung wiederum nicht befolgen, ist erhöht. Kommt es aber einmal dazu, dass das Kind eine Aufforderung befolgt, dann beachten die Eltern dies nicht, entweder weil sie meinen, das folgsame Verhalten ihres Kindes sei schließlich mehr als selbstverständlich, oder weil sie endlich das tun wollen, was durch die Beschäftigung und Auseinandersetzung mit dem Kind liegengeblieben ist.

Auffälliges, nämlich nicht folgsames Verhalten des Kindes hat jedenfalls vermehrte, wenn auch negativ getönte Aufmerksamkeit zur Folge. Angemessenere Handlungen dagegen werden kaum beachtet. Die Spirale des familiären Konfliktes kann sich natürlich noch weiter drehen, und dies wird auch zunehmend häufiger geschehen: Eltern beginnen (meist sehr impulsiv) zu drohen, das Kind reagiert wieder nicht, sie werden schließlich ratlos und geben entweder nach oder sie werden ungezielt aggressiv. Beides hat zur Folge, dass mangelnde Regelbefolgung, impulsives, oppositionelles und aggressives Verhalten des Kindes eher noch zunehmen. Das Kind wird nämlich durch das Nachgeben der Eltern letztendlich für sein oppositionelles Verhalten belohnt (negativ verstärkt), oder es bekommt durch das Vorbild der Eltern am eigenen Leibe zu spüren, dass Aggressivität sich lohnt, zumindest dann, wenn der andere schwächer ist. Vielleicht wird es zuhause in besonders kritischen Situationen eher zum Nachgeben neigen; außerhalb der Familie, auf der Straße, wird es jedoch das in der Familie gelernte aggressive

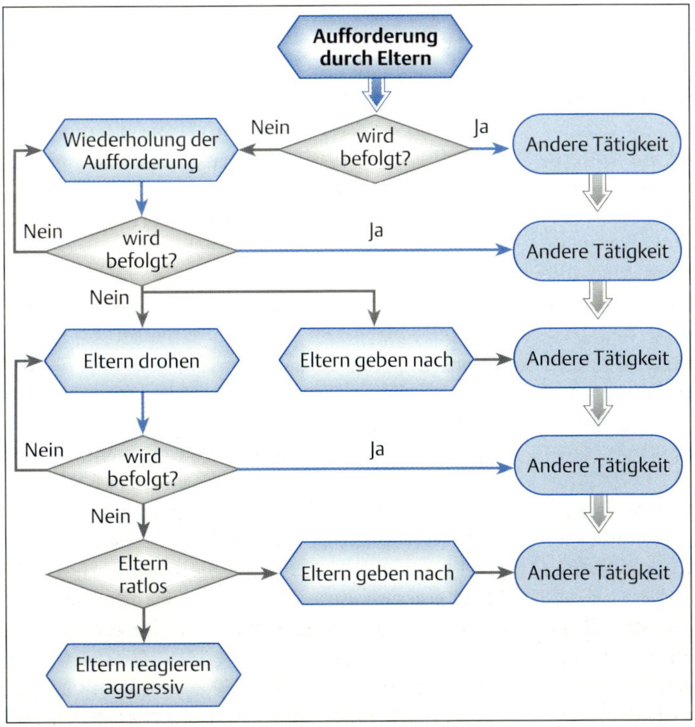

Abb. 14.**3** Entwicklung negativ kontrollierender Interaktionen mit external auffälligen Kindern (aus Döpfner et al. 2000 a).

Verhalten gegenüber Schwächeren häufiger einsetzen. In der Bilanz überwiegen die negativen Eltern-Kind-Interaktionen gegenüber positiven Interaktionen. Das Interaktionsschema verdeutlicht die Ansatzpunkte von Interventionen in der Familie, im Kindergarten oder in der Schule. Zur Unterbrechung der dysfunktionalen Interaktionsmuster werden im Wesentlichen drei *Strategien* eingesetzt:

- der Aufbau positiver Erzieher-/Lehrer-/Eltern-Kind-Interaktionen,
- die Anwendung positiver Verstärkung zur Verminderung umschriebener Verhaltensprobleme,
- der geplante Einsatz von negativen Konsequenzen, wenn positive Verstärkung nicht hinreichend erfolgreich ist.

Die 21 Therapiebausteine des Eltern-Kind-Programms sind in sechs *Themenkomplexe* gruppiert:

- Die ersten vier Einheiten werden immer durchgeführt. Sie dienen der *Problemdefinition*, der *Entwicklung eines Störungskonzeptes* und der *Behandlungsplanung*. Zunächst werden die Verhaltensprobleme des Kindes definiert, die Gegenstand der Therapie sein sollen. In den folgenden Bausteinen wird ein gemeinsames Störungskonzept erarbeitet, das neben den Verhaltensstörungen des Kindes familiäre Belastungen sowie psychische Probleme und Temperamentsmerkmale der Eltern berücksichtigt. Aus diesem Störungskonzept werden die Behandlungsziele abgeleitet, die sich nicht nur auf die Verhaltensprobleme des Kindes, sondern auch auf andere Probleme in der Familie oder einzelner Familienmitglieder beziehen können.
- Die Bausteine des zweiten Themenkomplexes dienen der *Förderung positiver Eltern-Kind-Interaktionen*. Sie sind indiziert, wenn in der Interaktion zwischen Eltern und Kind negativ-kontrollierende Elemente dominieren und die Eltern-Kind-Beziehung stark beeinträchtigt ist. Die Aufmerksamkeit von Eltern und Kind werden in diesen Einheiten auf positive Interaktionsanteile gelenkt, und durch spezielle Spielzeiten wird der Anteil der positiven Eltern-Kind-Interaktionen erhöht.
- Die Therapiebausteine des dritten Themenkomplexes sollen den Eltern helfen, impulsives und oppositionelles Verhalten durch *pädagogisch-therapeutische Interventionen* besser zu bewältigen. Die Eltern werden angeleitet, ihrem Kind wirkungsvolle Aufforderungen zu geben, sich bei angemessenem Verhalten des Kindes ihm positiv zuzuwenden, eine hinreichende Kontrolle über das Kind aufzubauen und bei problematischem Verhalten angemessene negative Konsequenzen zu setzen. Im Wesentlichen werden also allgemeine Erziehungspraktiken eingeübt und auf dem Hintergrund verhaltenstheoretischer Konzepte auf die spezifische Problematik angewandt.
- In den folgenden Einheiten werden *spezielle verhaltenstherapeutische Methoden*, insbesondere Token-Systeme (Münzverstärkungsprogramme), Response-Cost-Systeme (Verstärker-Entzug) und Time-out (Auszeit), eingeführt. Sie dienen der Verminderung von umschriebenen Verhaltensproblemen und zum Aufbau angemessener Verhaltensalternativen. Sie finden hauptsächlich bei Problemen Anwendung, die sich durch die pädagogisch-therapeutischen Interventionen nicht hinreichend vermindern ließen.
- *Interventionen zur Verminderung von spezifischen Verhaltensproblemen* werden im fünften Block zusammengefasst. Ein Spieltraining dient der Verbesserung von Spielintensität und Spielproduktivität hauptsächlich bei Vorschulkindern mit hyperkinetischen Störungen. Das Selbstinstruktionstraining ist für Kinder im Schulalter konzipiert und dient der Verbesserung von reflexivem, planvollem Arbeitsverhalten. Das umfassendste Selbstinstruktionstraining stellt das von Lauth und Schlottke (2002) vorgelegte Aufmerksamkeitstraining dar. Im Rahmen von THOP wird dieser Ansatz weniger stark betont und nur bei spezifischer Indikation eingesetzt.
- In einem weiteren Baustein (*Selbstmanagement*) werden mit dem Kind Möglichkeiten der Selbstbeobachtung und Selbstkontrolle erarbeitet, die ergänzend zu verschiedenen anderen familienzentrierten Interventionen eingesetzt werden können. Die Bausteine, die Spieltraining, Selbstinstruktionstraining und Selbstmanagement umfassen, führt der Therapeut zunächst mit dem Kind alleine durch. Später können die Eltern in diese Behandlung integriert werden. Weitere Bausteine dieses Themenkomplexes zielen auf die Verminderung von Problemen während der Hausaufgabenzeit und thematisieren die Übertragung der Interventionen auf außerfamiliäre Situationen. Schließlich wird in der letzten Einheit mit den Eltern erarbeitet, wie sie künftig Probleme eigenständig bewältigen können.

In einem Elternbuch, das sich an das Therapieprogramm für Kinder mit hyperkinetischem und oppositionellem Problemverhalten anlehnt, werden Eltern die wichtigsten Informationen zum Störungsbild vermittelt und konkrete Anleitungen zur Umsetzung von Interventionen in der Familie gegeben (Döpfner et al. 2006 a). Dieses Elternbuch kann von Eltern eigenständig oder mit therapeutischer Unterstützung bearbeitet werden.

Interventionen im Kindergarten bzw. in der Schule sind analog zum Eltern-Kind-Programm aufgebaut:

- Zunächst werden die therapierelevanten Verhaltensauffälligkeiten des Kindes im Kindergarten bzw. in der Schule gemeinsam mit den Erziehern bzw. Lehrern eingegrenzt und definiert. Danach werden Informationen zur Problematik des Kindes vermittelt, ein gemeinsames Störungskonzept aufgebaut und Interventionsstrategien abgeleitet.
- Anschließend werden pädagogisch-therapeutische Interventionen diskutiert und erarbeitet, die durch wirkungsvolle Aufforderungen, durch positive Aufmerksamkeit bei angemessenem Verhalten und durch negative Konsequenzen bei auffälligem Verhalten Verhaltensprobleme im Kindergarten bzw. in der Schule reduzieren sollen.
- Schließlich können spezielle verhaltenstherapeutische Techniken, vor allem Token-Systeme und Response-Cost-Verfahren eingesetzt werden, vor allem dann, wenn die Problematik sich durch pädagogisch-therapeutische Interventionen nicht hinreichend vermindern lässt.

Das *Präventionsprogramm für Expansives Problemverhalten* (PEP, Plück et al. 2006) wurde auf der Grundlage von THOP entwickelt und zielt auf die Prävention von ADHS und anderen expansiven Verhaltensauffälligkeiten vor allem im Kindergartenalter ab. PEP besteht aus einem Eltern- und einem Erzieherprogramm, das im Gruppenformat durchgeführt wird.

Das *Aufmerksamkeitstraining* von Lauth und Schlottke (2002) ist für 7–12-Jährige entwickelt worden und besteht aus einem Trainingsbaustein, der primär die Entwicklung und Differenzierung von Grundfertigkeiten fördert (genau hinhören, genau hinschauen, akustische Informationen entnehmen, Informationen verarbeiten) und die Selbststeuerung anregt (Reaktionstendenzen unterbrechen, innehalten, überprüfen) sowie einem zweiten Trainingsbaustein, der Planungsfertigkeiten und Selbstanweisungen vermittelt. Um das Verhalten der Kinder unter soziale Kontrolle zu bekommen, wird ein Token-System eingeführt. Die Selbststeuerungs- und Planungsfertigkeiten werden systematisch auf das Alltagsverhalten der Kinder übertragen. Eltern und Lehrer werden in geringem Umfang in das Training mit einbezogen.

Walter und Mitarbeiter (Walter et al. 2007, Walter u. Döpfner 2008) entwickelten das *Therapieprogramm für Jugendliche mit Selbstwert-, Leistungs- und Beziehungsstörungen* (SELBST), das den Selbstmanagement-Ansatz aufgreift und auch für Jugendliche mit ADHS anwendbar ist. Im Modul zu Leistungsstörungen (Walter u. Döpfner 2008) werden dysfunktionale leistungsbezogene Kognitionen und die sich daraus entwickelnde unzureichende Anstrengungsbereitschaft bearbeitet. Dem Jugendlichen werden außerdem planerische Fertigkeiten und Lernstrategien zur Verminderung von Problemen bei der Lernorganisation und dem Lernverhalten vermittelt. Zudem werden Interventionen zur Modifikation mangelnder schulischer Mitarbeit und von Störverhalten im Unterricht sowie Interventionen zur Verminderung fachbezogener Wissenslücken durchgeführt.

Wirksamkeit verhaltenstherapeutischer und multimodaler Interventionen

Die gut belegten Kurzzeiteffekte von Stimulanzientherapie wurden bereits zusammenfassend dargestellt.

Kindzentrierte verhaltenstherapeutische Interventionen: Die Wirksamkeit des Spieltrainings zum Aufbau intensiven und ausdauernden Spielverhaltens ist bislang noch nicht umfassend untersucht worden. Die Wirksamkeit einzelner Behandlungskomponenten, die beim Spieltraining eingesetzt werden, wurden allerdings in einem einzelfallanalytischen Design bei hyperkinetisch auffälligen Vorschulkindern belegt (Döpfner u. Sattel 1992).

Der anfängliche Enthusiasmus bzgl. des Stellenwertes von Selbstinstruktionstrainings bei hyperkinetisch gestörten Kindern ist im Lichte empirischer Untersuchungen verflogen. Insgesamt konnte die klinische Wirksamkeit nicht überzeugend nachgewiesen werden (vgl. Abikoff 1987). Ausgenommen gelegentlicher Belege über verbesserte Leistungen in Tests zur Erfassung visuomotorischer Fähigkeiten oder kognitiver Impulsivität liegen keine sicheren Hinweise dafür vor, dass kognitive Interventionen Aufmerksamkeits- oder Gedächtnisprozesse verbessern. Einige Studien zeigen, dass gezielte Verstärkungsprogramme eingesetzt werden müssen, um auch im Unterricht entsprechende Effekte zu erzielen. Lauth et al. (1996) können allerdings für ihr Aufmerksamkeitstraining auch Effekte bei der Veränderung von hyperkinetischem Verhalten in der Schule und in der Familie nachweisen. Dieses Trainingsprogramm enthält jedoch neben der Selbstinstruktion auch operante Techniken und Elternarbeit, so dass die Effekte möglicherweise hauptsächlich durch die begleitenden Interventionen erzielt wurden.

Lauth et al. (2005) verglichen die Effekte eines Aufmerksamkeitstrainings mit den Effekten von THOP und einer Kombinationsbehandlung aus beiden Ansätzen und konnten keine differenziellen Effekte dieser Ansätze nachweisen. Dreiskörner (2006) verglich ebenfalls das Aufmerksamkeitstraining mit dem THOP-Programm unter Routine-Anwendungsbedingungen und konnte nur geringe Effekte beim Aufmerksamkeitstraining und stärkere Effekte beim THOP-Programm belegen.

Die Effekte von Selbstmanagement in Verbindung mit Selbstinstruktion bei Kindern wurden im Rahmen einer Vorstudie zur der Kölner Multimodalen Therapiestudie bei Kindern mit hyperkinetischen Störungen überprüft (Froelich et al. 2002). Gegenüber der Wartezeit konnte mit dieser Intervention eine deutliche Verminderung der hyperkinetischen und der aggressiven Symptomatik sowohl im Urteil der Eltern als auch der Lehrer festgestellt werden.

Bei Jugendlichen wurde die Wirksamkeit des Selbstmanagement-Ansatzes im Modul zu Leistungsstörungen aus dem Therapieprogramm für Jugendliche mit Selbstwert-, Leistungs- und Beziehungsstörungen (SELBST) anhand von Einzelfallstudien illustriert (Walter u. Döpfner 2007) und in einem Eigenkontrollgruppen-Design bei zehn Jugendlichen (davon sechs mit der Diagnose ADHS) belegt (Walter u. Döpfner 2006).

Interventionen im Kindergarten und in der Schule: Viele Studien belegen, dass die positive Verstärkung von angemessenem Verhalten (durch soziale Verstärkung oder Token-Systeme) sowie die Anwendung von Response-Cost und negativen Konsequenzen bei unangemessenem Verhalten zumindest kurzfristig zu einer deutlichen Verminderung hyperkinetischer Verhaltensweisen führen kann (vgl. Pfiffner u. Barkley 1990, DuPaul u. Stoner 1994, Döpfner u. Lehmkuhl 2002).

Elterntrainings und Interventionen in der Familie: Mittlerweile liegt eine Vielzahl von Studien zur Wirksamkeit von eltern- und familienzentrierten sowie kindergarten- und schulzentrierten Interventionen vor. Pelham et al. (1998) und Pelham und Fabiano (2008) fassen die Literatur zur Wirksamkeit von psychosozialen Interventionen bei ADHS zusammen und können belegen, dass sowohl Elterntrainings als auch Interventionen im Kindergarten und in der Schule als gut etablierte Verfahren bewertet werden können und deutliche Effekte zeigen. Auch in der Multisite Treatment Study of ADHD (MTA) konnten im Verlauf der verhaltenstherapeutischen, familien-, schul- und patientenzentrierten Interventionen erhebliche Veränderungen sowohl der ADHS-Symptomatik als auch der komorbiden Symptome nachgewiesen werden (MTA Cooperative Group 1999 a, b). Im deutschen Sprachraum wurde das Therapieprogramm THOP in mehreren Studien auch von unabhängigen Forschergruppen sehr intensiv untersucht. Die Ergebnisse fassen Döpfner et al. (2007 a) zusammen. Danach konnten im Rahmen eine Studie zur adaptiven multimodalen Therapie von Kindern mit ADHS im Verlaufe der verhaltenstherapeutischen Interventionen nach dem Therapieprogramm THOP Verhaltensauffälligkeiten in der Familie und in der Schule deutlich reduziert werden. 50–60% der Kinder, die ausschließlich mit dem Therapieprogramm THOP behandelt wurden und bei denen keine medikamentöse Behandlung durchgeführt wurde, zeigen nach dem Urteil der Eltern bei Behandlungsende nur noch geringe Auffälligkeiten; im Urteil der Lehrer lag diese Normalisierungsrate bei 35–40%. 28% der Kinder, die initial mit VT behandelt wurden mussten aufgrund klinischer Kriterien ergänzend mit Stimulanzien behandelt werden. In dieser Gruppe der kombiniert behandelten Kinder zeigten sich noch deutlich stärkere Effekte (Döpfner et al. 2004).

Weitere Studien, in denen das Elterntraining von THOP im Gruppenformat durchgeführt wurde, zeigen ebenfalls deutliche Effekte (vgl. Döpfner et al. 2007 a). Kierfeld und Döpfner (2006) untersuchten Veränderungen der Symptomatik bei Kindern mit expansiven Verhaltensauffälligkeiten im Rahmen einer Eltern-Selbsthilfe-Intervention mit dem Elternbuch „Wackelpeter und Trotzkopf" (Döpfner et al. 2006) und konnten deutliche Veränderungen belegen. Diese Effekte konnten in einer randomisierten Kontrollgruppenstudie bestätigt werden (Kierfeld et al. 2008). Die Wirksamkeit des Präventionsprogramms PEP (Plück et al. 2006) wurde in mehreren kontrollierten Studien belegt. Hanisch et al. (2006) belegen in einer randomisierten Kontrollgruppenstudie, dass sich durch PEP das elterliche Erziehungsverhalten verbessern und das kindliche Problemverhalten nach Einschätzung der Mütter vermindern lässt. Hautmann et al. (2007) überprüften die Wirksamkeit des Elterntrainings von PEP in der Routineversorgung (59 Trainer aus 37 Einrichtungen) und konnten anhand eines Eigenkontrollgruppen-Designs bei 198 Kindern eine deutliche Verminderung der expansiven Verhaltensauffälligkeiten der Kinder und eine Verbesserung des Erziehungsverhaltens der Eltern nachweisen.

Froelich et al. (2002) belegen in der bereits zitierten Studie, dass durch die Ergänzung von Elterntraining zusätzlich zu Selbstinstruktion und Selbstmanagement die Verhaltensauffälligkeiten in der Familie noch einmal deutlich vermindert werden. Das Verhalten in der Schule änderte sich jedoch nicht im gleichen Maße. Dies lässt auf einen spezifischen, auf das Verhalten in der Familie begrenzten Effekt des Elterntrainings schließen, der auch aus anderen Studien mit Elterntrainings bei oppositionell auffälligen Kindern bekannt ist.

Multimodale Therapie: In mehreren Studien wurde die Wirksamkeit einer Kombination von Stimulanzienbehandlung mit verhaltenstherapeutischen Interventionen in der Familie und im Unterricht (u.a. Pelham et al. 1988, vgl. Döpfner u. Lehmkuhl 2002) oder mit kognitiven Trainings (z.B. Abikoff u. Gittelman 1985) oder durch eine Kombination aller drei Interventionsformen (Horn et al. 1991, Ialongo et al. 1993) untersucht. Die Mehrzahl dieser Untersuchungen weist auf eine gegenüber einer ausschließlichen Stimulanzientherapie geringfügig erhöhte unmittelbare Wirksamkeit multimodaler Interventionen hin.

Die Multisite Treatment Study of ADHD (MTA)-Studie zeigt, dass sich nach 14-monatiger Therapie die multimodale Verhaltenstherapie in ihrer Wirksamkeit auf 16 Ergebnisvariablen nicht von der medikamentösen Therapie unterscheidet. Die medikamentöse Therapie erweist sich lediglich bei Eltern- und Lehrerbeurteilungen von Unaufmerksamkeit und bei der Lehrerbeurteilung von Hyperaktivität im Vergleich zur Verhaltenstherapie als wirksamer (MTA Cooperative Group 1999 a ,b). In einer Analyse der Daten der MTA-Studie mit einem Gesamt-Erfolgsmaß erwies sich die kombinierte Therapie gegenüber der unimodalen Pharmakotherapie als signifikant überlegen (Conners et al. 2000). In einer Subgruppenanalyse der MTA-Studie konnte gezeigt werden, dass Verhaltenstherapie besonders wirkungsvoll bei Patienten mit komorbiden Angststörungen ist und die kombinierte Therapie hier auch der Pharmakotherapie überlegen ist (Jensen et al. 2001). Die Kölner KAMT-Studie zeigt, dass ein adaptives Vorgehen besonders günstig ist, bei dem zunächst mit Pharmako- oder Verhaltenstherapie begonnen wird und dann in Abhängigkeit von den erzielten Effekten eine Kombination nur dann erfolgt, wenn sich die Symptomatik noch nicht hinreichend vermindert hat (Döpfner et al. 2004).

Die Ergebnisse der 24-Monate-Nachuntersuchung zur MTA-Studie (MTA Study Group 2004 a, b) und zur 36-Monate-Nachuntersuchung (Jensen et al. 2007) zeigen generell eine Stabilisierung der Therapieeffekte, wobei die in der 14-Monate-Studie gefunden Unterschiede zwischen den Gruppen zunehmend verschwinden. Unterteilt man die Kinder in eine Gruppe, die zum Nachuntersuchungszeitpunkt noch pharmakologisch behandelt wurde, und in eine Gruppe ohne Pharmakotherapie, so lassen sich zu der 24-Monate-Nachuntersuchung noch Unterschiede finden, die jedoch 36 Monate nach Behandlungsbeginn völlig verschwunden sind. Die Autoren schlussfolgern, dass sich die Langzeitwirkungen der Pharmakotherapie und der Psychotherapie in diesen Ergebnissen nicht gut abbilden lassen.

Die Langzeitverläufe nach adaptiver multimodaler Therapie aus der KAMT-Studie zeigen 1½ Jahre nach Therapieende eine weitgehende Stabilisierung der Therapieeffekte sowohl im Urteil der Eltern als auch der Lehrer (Döpfner et al. 2008 b). In einer weiteren Nachuntersuchung 8½ Jahre nach Behandlungsende zeichnet sich ein überwiegend positives Bild ab mit einer weiteren Verminderung der Verhaltensprobleme in der Gesamtgruppe (Döpfner et al. 2008 c).

Zusammenfassung

Hyperkinetische Störungen sind durch eine Beeinträchtigung der Aufmerksamkeit (Aufmerksamkeitsstörung, Ablenkbarkeit), der Impulskontrolle (Impulsivität) und der Aktivität (Hyperaktivität) gekennzeichnet. Diese Auffälligkeiten treten bereits vor dem Alter von sechs Jahren auf und sind in mehreren Situationen und Lebensbereichen nachweisbar. In klinischen Stichproben werden bei bis zu zwei Dritteln aller Kinder komorbide Störungen diagnostiziert, vor allem Störungen des Sozialverhaltens (in mehr als der Hälfte der Fälle), aber auch Lernstörungen, Ticstörungen sowie depressive Störungen und Angststörungen (jeweils in etwa einem Viertel der Fälle oder weniger). Die Prävalenz situationsübergreifender hyperkinetischer Störungen wird auf 3–5% geschätzt. In Abhängigkeit von den Diagnosekriterien und den Beurteilern (Eltern oder Lehrern) wurden allerdings auch geringere, meist jedoch deutlich höherer Prävalenzraten ermittelt. Jungen sind gegenüber Mädchen mindestens 3-mal so häufig von der Symptomatik betroffen.

Generell wird eine multifaktorielle Genese hyperkinetischer Störungen angenommen, wobei biologischen und konstitutionellen Merkmalen vermutlich eine entscheidende ursächliche Rolle zukommt, während psychosoziale Faktoren die Ausprägung und den Verlauf der Störung wesentlich beeinflussen können. Das Konzept der minimalen zerebralen Dysfunktion als Folge von Schwangerschafts- und Geburtskomplikationen ist als generelle Ursache für die Entwicklung dieses Störungsbildes obsolet. Allerdings können Hirnschädigungen bei einzelnen Kindern für die Entwicklung einer hyperkinetischen Symptomatik von Bedeutung sein. Wichtiger sind jedoch genetische Faktoren, die wahrscheinlich am stärksten die Entwicklung einer solchen Störung beeinflussen. Vermutlich primär genetisch bedingte Auffälligkeiten des Neurotransmittersystems wurden mehrfach nachgewiesen. Typischerweise vermindert sich die motorische Unruhe im Jugendalter, während Symptome der Aufmerksamkeitsstörung und Impulsivität bis ins Erwachsenenalter hinein persistieren können.

In der Behandlung ist eine multimodale Therapie, die mehrere Komponenten miteinander kombiniert, die Methode der Wahl. Die generelle Nichtbeachtung der Pharmakotherapie (mit Psychostimulanzien) muss nach dem heutigen Stand der Erkenntnisse als Kunstfehler betrachtet werden. Allerdings ist bei einem großen Anteil der Kinder mit diesem Störungsbild auch eine verhaltenstherapeutische Behandlung wirkungsvoll. Dabei werden kindzentrierte Interventionen (z. B. Spieltraining, Selbstmanagement, Selbstinstruktionstraining) mit eltern- und familienzentrierten Interventionen (Eltern-Kind-Therapie zur Verminderung von problematischem Verhalten in der Familie) und kindergarten- bzw. schulzentrierten Interventionen kombiniert. Da die Störung im Kindesalter, oft auch im Jugendalter, chronisch verläuft, ist häufig eine langfristige Therapie indiziert.

Literatur

Abikoff H. An evaluation of cognitive behavior therapy for hyperactive children. In: Lahey BB, Kazdin AE, eds. Adv Clin Child Psychol. 1987;10:171–216.

American Academy of Child and Adolescent Psychiatry. Practice parameters for the assessment and treatment of children and adolescents with attention-deficit/hyperactivity disorder. J Am Acad Child Adolesc Psychiat. 2007;46:894–921.

Arbeitsgruppe Deutsche Child Behavior Checklist. Lehrerfragebogen über das Verhalten von Kindern und Jugendlichen. Dt. Bearbeitung der Teacher's Report Form der Child Behavior Checklist (TRF). Einführung und Anleitung zur Handauswertung. Bearbeitet von Döpfner M, Melchers P. Köln: Arbeitsgruppe Kinder-, Jugend- und Familiendiagnostik (KJFD); 1993.

Arbeitsgruppe Deutsche Child Behavior Checklist. Elternfragebogen über das Verhalten von Kindern und Jugendlichen. Dt. Bearbeitung der Child Behavior Checklist (CBCL/4–18). Einführung und Anleitung zur Handauswertung. 2. Aufl. m. dt. Normen. Bearbeitet von Döpfner M, Plück J, Bölte S, Lenz K, Melchers K, Heim K. Köln: Arbeitsgruppe Kinder-, Jugend- und Familiendiagnostik (KJFD); 1998.

Banaschewski T, Coghill D, Paramala S, Zuddas A, Asherson P, Buitelaar J, Danckaerts M, Döpfner M, Faraone SV, Rothenberger A, Sergeant J, Steinhausen HC, Sonuga-Barke EJS, Taylor E. Long-acting medications for the hyperkinetic disorders: A systematic review and European treatment guideline. Europ Child Adolesc Psychiat. 2006;15:476–95.

Banaschewski T, Brandeis D. Annotation: What electrical brain activity tells us about brain function that other techniques cannot tell us. A child psychiatric perspective. J Child Psychol Psychiat. 2007;48:415–35.

Barkley RA, Fischer M, Edelbrock CS, Smallish L. The adolescent outcome of hyperactive children diagnosed by research criteria: I. An 8-year prospective follow-up study. J Am Acad Child Adol Psych. 1990;29:546–57.

Barkley RA, Fischer M, Edelbrock C, Smallish L. The adolescent outcome of hyperactive children diagnosed by research criteria: III. Mother-child interactions, family conflicts and maternal psychopathology. J Child Psychol Psychiat. 1993;32:233–55.

Barkley RA. Behavioral inhibition, sustained attention, and executive functions: Constructing a unifying theory of ADHD. Psychol Bull. 1997;121:65–94.

Barkley RA. Attention-deficit/hyperactivity disorder: A handbook for diagnosis and treatment. 3rd ed. New York: Guilford; 2006.

Biederman J, Newcorn J, Sprich S. Comorbidity of attention-deficit/hyperactivity disorder with conduct, depressive, anxiety, and other disorders. Am J Psychiat. 1991;148:564–77.

Biederman J, Mick E, Faraone SV. Age-dependent decline of symptoms of attention-deficit/hyperactivity disorder: Impact of remission definition and symptom type. Am J Psychiat. 2000;157:816–8.

Botting N, Powls A, Cooke RW, Marlow N. Attention-deficit/hyperactivity disorders and other psychiatric outcomes in very low birthweight children at 12 years. J Child Psychol Psychiat. 1997;38:931–41.

Breuer D, Döpfner M. Aufmerksamkeitsdefizit-/Hyperaktivitätsstörungen bei Drei- bis Sechsjährigen in der ärztlichen Praxis – eine bundesweite Befragung. Z Kinder Jugendpsychiat Psychother. 2006;34:357–65.

Bush G, Valera EM, Seidman LJ. Functional neuroimaging of attention-deficit/hyperactivity disorder: A review and suggested future directions. Biol Psychiat. 2005;57:1273–84.

Cameron JR. Parental treatment, children's temperament, and the risk of childhood behavioral problems: I. Relationships between parental characteristics and changes in children's temperament over time. Am J Orthopsychiat. 1977;47:568–76.

Cameron JR. Parental treatment, children's temperament, and the risk of childhood behavioral problems: II. Initial temperament, parental attitudes and the incidence and form of behavioral problems. Am J Orthopsychiat. 1978;48:140–7.

Campbell SB, Breaux AM, Ewing LJ, Szumowski EK. Correlates and predictors of hyperactivity and aggression: A longitudinal study of parent-referred problem preschoolers. J Abnorm Child Psychol. 1986 a;14:217–34.

Campbell SB, Breaux AM, Ewing LJ, Szumowski EK, Pierce EW. Parent-identified problem preschoolers: Mother-child interaction during play at intake and 1-year follow-up. J Abnorm Child Psychol. 1986 b;14:425–40.

Campbell SB. Behavior problems in preschool children. New York: Guilford; 1990.

Conners CK, Epstein JN, March JS, Angold A, Wells KC, Klaric J, Swanson JM, Arnold LE, Abikoff HB, Elliott GR, Greenhill LL, Hechtman L, Hinshaw SP, Hoza B, Jensen PS, Kraemer HC, Newcorn JH, Pelham WE, Severe JB, Vitiello B, Wigal T. Multimodal treatment of ADHD in the MTA: An alternative outcome analysis. J Am Acad Child Adolesc Psychiat. 2001;40:159–67.

Dilling H, Mombour W, Schmidt MH, Schulte-Markwort E, eds. Internationale Klassifikation psychischer Störungen (ICD 10), Kapitel V (F): Forschungskriterien. Bern: Huber; 1994.

Döpfner M, Sattel H. Verhaltenstherapeutische Interventionen bei hyperkinetischen Störungen im Vorschulalter. Z Kinder-Jugendpsychiat. 1992;19: 254–62.

Döpfner M, Schmeck K, Poustka F, Berner W, Lehmkuhl G, Verhulst F. Verhaltensauffälligkeiten von Kindern und Jugendlichen in Deutschland, den Niederlanden und den USA. Eine kulturvergleichende Studie mit der Child Behavior Checklist. Nervenarzt. 1996 d;67:960–7.

Döpfner M, Plück J, Berner W, Fegert J, Huss M, Lenz K, Schmeck K, Lehmkuhl U, Poustka F, Lehmkuhl G. Psychische Auffälligkeiten von Kindern und Jugendlichen in Deutschland – Ergebnisse einer repräsentativen Studie: Methodik, Alters-, Geschlechts- und Beurteilereffekte. Z Kinder- Jugendpsychiat Psychother. 1997;25:218–33.

Döpfner M, Lehmkuhl G. Evidenzbasierte Therapie von Kindern und Jugendlichen mit Aufmerksamkeitsdefizit-/Hyperaktivitätsstörung (ADHS). Praxis der Kinderpsychologie und Kinderpsychiatrie. 2002;51:419–40.

Döpfner M, Breuer D, Schürmann S, Wolff Metternich T, Rademacher C, Lehmkuhl G. Effectiveness of an adaptive multimodal treatment in children with attention-deficit/hyperactivity disorder: Global outcome. Europ Child Adolesc Psychiat. 2004;13(supp.1):I/117-I/129.

Döpfner M, Lehmkuhl G. Aufmerksamkeitsdefizit-/Hyperaktivitätsstörungen – Neuropsychologie. In: Förstl H, Hautzinger M, Roth G, eds. Neurobiologie psychischer Störungen. Berlin: Springer; 2006:671–90.

Döpfner M, Schürmann S, Lehmkuhl G. Wackelpeter und Trotzkopf. Hilfen für Eltern bei hyperkinetischem und oppositionellem Verhalten. 3. Aufl. Weinheim: Beltz PVU; 2006 a.

Döpfner M, Lehmkuhl G, Steinhausen HC. Kinder-Diagnostik-System (KIDS). Bd. 1: Aufmerksamkeitsdefizit- und Hyperaktivitätsstörungen (ADHS). Göttingen: Hogrefe; 2006 b.

Döpfner M. ADHS im internationalen Vergleich: Störungsbild, Behandlungsoptionen und ethische Aspekte. In: Nationaler Ethikrat, ed. Tagungsdokumentation. Pillen fürs Glück? Über den Umgang mit Depression und Hyperaktivität. Berlin: Nationaler Ethikrat; 2007:13–28.

Döpfner M, Schürmann S, Frölich J. Therapieprogramm für Kinder mit hyperkinetischem und oppositionellem Problemverhalten (THOP). 4. Aufl. Weinheim: Beltz PVU; 2007 a.

Döpfner M, Frölich J, Wolff Metternich T. Ratgeber ADHS. Informationen für Betroffene, Eltern, Lehrer und Erzieher. Ratgeber Kinder- und Jugendpsychotherapie. 2. Aufl. Göttingen: Hogrefe; 2007 b.

Döpfner M, Lehmkuhl G, Schepker R, Frölich J. Hyperkinetische Störungen (F 90). In: Deutsche Gesellschaft für Kinder- und Jugendpsychiatrie Psychosomatik und Psychotherapie, Bundesarbeitsgemeinschaft Leitender Klinikärzte für Kinder- und Jugendpsychiatrie Psychosomatik und Psychotherapie,

Berufsverband der Ärzte für Kinder- und Jugendpsychiatrie Psychosomatik und Psychotherapie, eds. Leitlinien zur Diagnostik und Therapie von psychischen Störungen im Säuglings-, Kindes- und Jugendalter. 3. Aufl. Köln: Deutscher Ärzte-Verlag; 2007 c:239–54.

Döpfner M, Frölich J, Lehmkuhl G. Aufmerksamkeitsdefizit-/Hyperaktivitätsstörungen (ADHS). Leitfaden Kinder- und Jugendpsychotherapie. 2. Aufl. Göttingen: Hogrefe; 2008 a.

Döpfner M, Breuer D, Ravens-Sieberer U, Bella Study Group. ADHD as defined by DSM-IV and ICD-10 in the general population of German children and adolescents – results from the BELLA study. Europ Child Adolesc Psychiat. [In press].

Douglas V. Treatment and training approaches to hyperactivity: Establishing internal or external control. In: Wahlen CK, Henker B, eds. Hyperactive children. The social ecology of identification and treatment. New York: Academic Press; 1980:283–318.

Douglas V. Cognitive deficits in children with attention-deficit disorder with hyperactivity. In: Bloomingdale LM, Sergeant JA, eds. Attention-deficit disorder. Criteria, cognition, intervention. Oxford: Pergamon; 1988:65–82.

Dreiskörner T. Wirksamkeit verhaltenstherapeutischer Gruppenprogramme bei Kindern mit Aufmerksamkeitsdefizit-/Hyperaktivitätsstörungen(ADHS). Kindh Entwickl. 2006;15:255–66.

DuPaul GJ, Stoner G. ADHD in the schools. Assessment and intervention strategies. New York: Guilford; 1994.

Earls F, Young KG. Temperament and home environment characteristics as causal factors in the early development of childhood psychopathology. J Am Acad Child Adol Psych. 1987;26:491–8.

Egger J, Carter CM, Graham PJ, Gumley D, Soothill JF. Controlled trial of oligoantigenic treatment in the hypercinetic syndrome. Lancet I. 1985;540–55.

Esser G, Schmidt M. Minimale zerebrale Dysfunktion. Stuttgart: Enke; 1987.

Esser G, Schmidt M, Woerner W. Epidemiology and course of psychiatric disorders in school-age children – results of a longitudinal study. J Child Psychol Psychiat. 1990;31:243–63.

Faraone SV, Biederman J. Genetics of attention-deficit/hyperactivity disorder. In: Greenhill LL, ed. Child and adolescent psychiatric clinics of North America: Disruptive disorders. 1994;3:285–301.

Faraone SV, Sergeant J, Gillberg C, Biederman J. The worldwide prevalence of ADHD: Is it an American condition? World Psychiat. 2003;2:104–13.

Faraone SV, Perlis RH, Doyle AE, Smoller JW, Goralnick JJ, Holmgren MA, Sklar P. Molecular genetics of attention-deficit/hyperactivity disorder. Biol Psychiat. 2005;57:1313–23.

Faraone SV, Biederman J, Spencer TJ, Aleardi M. Comparing the efficacy of medications for ADHD using meta-analysis. Medscape General Medicine. 2006;8(4):4. Posted 10.05.2006.

Fischer M, Barkley RA, Fletcher KE, Smallish L. The adolescent outcome of hyperactive children: III. Predictors of psychiatric, academic, social, and emotional adjustment. J Acad Child Adol Psychiat. 1993;32:324–32.

Froelich J, Doepfner M, Lehmkuhl G. Effects of combined cognitive behavioural treatment with parent management training in ADHD. Behav Cog Psychother. 2002;30:111–5.

Gittelman R, Mannuzza S, Henker R, Bonagura N. Hyperactive boys almost grown up: I. Psychiatric status. Arch Gen Psychiat. 1985;42:937–47.

Görtz-Dorten A, Döpfner M. Aufmerksamkeitsdefizit-/Hyperaktivitätsstörungen von Kindern und Jugendlichen im Elternurteil – eine Analyse an einer Feldstichprobe mit dem Diagnostiksystem DISYPS-KJ 2. [In press].

Greenhill LL. Attention-deficit disorder in children. In: Garfinkel B, Carlson G, Weller E, eds. Psychiatric disorders in children and adolescents. Philadelphia: Saunders; 1990.

Hanisch C, Plück J, Meyer N, Brix G, Freund-Braier I, Hautmann C, Döpfner M. Kurzzeiteffekte des indizierten Präventionsprogramms für Expansives Problemverhalten (PEP) auf das elterliche Erziehungsverhalten und auf das kindliche Problemverhalten. Z Klin Psychol Psychother. 2006;35:117–26.

Hartsough CS, Lambert NM. Medical factors in hyperactive and normal children: Prenatal, developmental, and health history findings. Am J Orthopsychiat. 1985;55:190–201.

Hautmann C, Hanisch C, Hansen G, Mayer I, Plück J, Döpfner M. Effectiveness of the indicated Prevention Programme for Externalizing Problem Behavior (PEP). [In press].

Hechtman L, Weiss G, Perlman T. Young adult outcome of hyperactive children who received long-term stimulant treatment. J Am Acad Child Psychiat. 1984;23:261–9.

Jensen PS, Martin D, Cantwell DP. Comorbidity in ADHD: Implications for research, practice, and DSM-V. J Am Acad Child Adol Psych. 1997;36:1065–79.

Jensen PS, Hinshaw SP, Kraemer HC, Lenora N, Newcorn JH, Abikoff HB, March JS, Arnold LE, Cantwell DP, Conners CK, Elliott GR, Greenhill LL, Hechtman L, Hoza B, Pelham WE, Severe JB, Swanson JM, Wells KC, Wigal T, Vitiello B. ADHD comorbidity findings from the MTA study: Comparing comorbid subgroups. J Am Acad Child Adolesc Psychiat. 2001;40:147–58.

Kierfeld F, Döpfner M. Bibliotherapie als Behandlungsmöglichkeit bei Kindern mit externalen Verhaltensstörungen. Z Kinder Jugendpsychiat Psychother. 2006;34:377–86.

Kierfeld F, Hanisch C, Döpfner M. Bibliotherapy: Efficacy of a self help program for parents of hard to manage preschool children: A randomized control group trial. [In press].

Knopik VS, Heath AC, Jacob T, Slutske WS, Bucholz KK, Madden PA, Waldron M, Martin NG. Maternal alcohol use disorder and offspring ADHD: Disentangling genetic and environmental effects using a children-of-twins design. Psychol Med. 2006;36:1461–71.

Kuschel A, Ständer D, Bertram H, Heinrichs N, Naumann S, Hahlweg K. Prävalenz hyperkinetischer Symptome und Störungen im Vorschulalter – ein Vergleich zweier Diagnoseinstrumente. Z Kinder Jugendpsychiat Psychother. 2006;34:275–86.

Lambert NM, Hartsough CS, Sassone D, Sandoval J. Persistence of hyperactivity symptoms from childhood to adolescence and associated outcomes. Am J Orthopsychiat. 1987;57:22–32.

Lauth GW, Naumann K, Roggenkämper A, Heine A. Verhaltensmedizinische Indikation und Evaluation einer kognitiv-behavioralen Therapie mit aufmerksamkeitsgestörten/hyperaktiven Kindern. Z Kinder Jugendpsych Psychotherap. 1996;24:145–63.

Lauth GW, Schlottke PF. Training mit aufmerksamkeitsgestörten Kindern. 5. Aufl. Weinheim: Beltz PVU; 2002.

Lauth GW, Kausch TWE, Schlottke PF. Effekte von eltern- und kindzentrierten Interventionen bei hyperkinetischen Störungen. Z Klin Psychol Psychother. 2005;34:248–57.

Lehmkuhl G, Döpfner M, Plück J, Berner W, Fegert J, Huss M, Lenz K, Schmeck K, Lehmkuhl U, Poustka F. Häufigkeit psychischer Auffälligkeiten und somatischer Beschwerden bei vier- bis zehnjährigen Kindern in Deutschland im Urteil der Eltern – ein Vergleich normorientierter und kriterienorientierter Modelle. Z Kinder Jugendpsych Psychother. 1998;26:83–96.

Lempp R. Organische Psychosyndrome. In: Harbauer R, Lempp G, Nissen P, Strunk A, eds. Lehrbuch der speziellen Kinder- und Jugendpsychiatrie. 2. Aufl. Berlin: Springer; 1980.

Linnet KM, Dalsgaard S, Obel C, Wisborg K, Henriksen TB, Rodriguez A, Kotimaa A, Moilanen I, Thomsen PH, Olsen J, Jarvelin MR. Maternal lifestyle factors in pregnancy risk of attention-deficit/hyperactivity disorder and associated behaviors: Review of the current evidence. Am J Psychiat. 2003;160:1028–40.

Marshall P. Attention-deficit disorder and allergy: A neurochemical model of the relation between the illness. Psychol Bull. 1989;106:434–46.

Max JE, Arndt S, Castillo CS, Bokura H, Robin DA, Lindgren SD, Smith WL, Sato Y, Mattheis PJ. Attention-deficit/hyperactivity symptomatology after traumatic brain injury: A prospective study. J Am Acad Child Adolesc Psychiat. 1998;37:841–7.

Mick E, Biederman J, Faraone SV, Sayer J, Kleinman S. Case-control study of attention-deficit/hyperactivity disorder and maternal smoking, alcohol use, and drug use during pregnancy. J Am Acad Child Adolesc Psychiat. 2002 a;41:378–85.

Mick E, Biederman J, Prince J, Fischer MJ, Faraone SV. Impact of low birth weight on attention-deficit/hyperactivity disorder. J Dev Behav Pediat. 2002 b;23:16–22.

Milberger S, Biederman J, Faraone SV, Chen L, Jones J. ADHD is associated with early initiation of cigarette smoking in children and adolescents. J Am Acad Child Adolesc Psychiat. 1997 a;36:37–44.

Milberger S, Biederman J, Faraone SV, Guite J, Tsuang MT. Pregnancy, delivery and infancy complications and attention-deficit/hyperactivity disorder: Issues of gene-environment interaction. Biol Psychiat. 1997 b;41:65–75.

MTA Cooperative Group. A 14-month randomized clinical trial of treatment strategies for attention-deficit/hyperactivity disorder. Arch Gen Psychiat. 1999 a;56:1073–86.

MTA Cooperative Group. Moderators and mediators of treatment response for children with attention-deficit/hyperactivity disorder. Arch Gen Psychiat. 1999 b;56:1088–96.

MTA Study Group. National Institute of Mental Health Multimodal Treatment Study of ADHD follow-up: 24-month outcomes of treatment strategies for attention-deficit/hyperactivity disorder. Pediatrics. 2004 a;113:754–61.

MTA Study Group. National Institute of Mental Health Multimodal Treatment Study of ADHD follow-up: Changes in effectiveness and growth after the end of treatment. Pediatrics. 2004 b;113:762–9.

Nigg JT, Goldsmith HH, Sachek J. Temperament and attention-deficit/hyperactivity disorder: The development of a multiple pathway model. J Clin Child Adolesc Psychol. 2004;33:42–53.

Nigg JT, Willcutt EG, Doyle AE, Sonuga-Barke EJ. Causal heterogeneity in attention-deficit/hyperactivity disorder: Do we need neuropsychologically impaired subtypes? Biol Psychiat. 2005;57:1224–30.

Oosterlaan J, Logan GD, Sergeant JA. Response inhibition in AD/HD, CD, comorbid AD/HD+CD, anxious, and control children: A meta-analysis of studies with the stop task. J Child Psychol Psychiat. 1998;39:411–25.

Pelham WE, Wheeler T, Chronis A. Empirically supported psychosocial treatments for attention-deficit/hyperactivity disorder. J Clin Child Adolesc Psychol. 1998;27:190–205.

Pelham WE, Fabiano GA. Empirically supported treatments for ADHD. J Clin Child Adolesc Psychol. [In press].

Pfiffner LJ, Barkley RA. Educational placement and classroom management. In: Barkley RA, ed. Attention-deficit/hyperactivity disorder: A handbook for diagnosis and treatment. New York: Guilford; 1990.

Plück J, Wieczorrek E, Wolff Metternich T, Döpfner M. Präventionsprogramm für Expansives Problemverhalten (PEP). Ein Manual für Eltern- und Erziehergruppen. Göttingen: Hogrefe; 2006.

Polanczyk G, de Lima MS, Horta BL, Biederman J, Rohde LA. The worldwide prevalence of ADHD: A systematic review and metaregression analysis. Am J Psychiat. 2007;164:942–8.

Roth N, Beyreiss J, Schlenzka K, Beyer H. Coincidence of attention-deficit disorder and atopic disorders in children: Empirical findings and hypothetical background. J Abnorm Child Psychol. 1991;19:1–13.

Scahill L, Schwab-Stone M, Merikangas KR, Leckman JF, Zhang H, Kasl S. Psychosocial and clinical correlates of ADHD in a community sample of school-age children. J Am Acad Child Adolesc Psychiat. 1999;38:976–84.

Schmidt MH, Möcks P, Lay B, Eisert HG, Fojkar R, Fritz-Sigmund D, Marcus A, Musaeus B. Does oligoantigenic diet influence hyperactive/conduct-disordered children? A controlled trial. Eur Child Adoles Psychiat. 1997;6:88–95.
Sergeant JA, Geurts H, Oosterlaan J. How specific is a deficit of executive functioning for attention-deficit/hyperactivity disorder? Behav Brain Res. 2002;130:3–28.
Skounti M, Philalithis A, Galanakis E. Variations in prevalence of attention-deficit/hyperactivity disorder worldwide. Europ J Pediat. 2007;166:117–23.
Sonuga-Barke EJ. Psychological heterogeneity in AD/HD. A dual pathway model of behaviour and cognition. Behav Brain Res. 2002;130:29–36.
Sonuga-Barke EJ. Causal models of attention-deficit/hyperactivity disorder: From common simple deficits to multiple developmental pathways. Biol Psychiat. 2005;57:1231–8.
Tannock R. Attention-deficit/hyperactivity disorder: Advances in cognitive, neurobiological, and genetic research. J Child Psychol Psychiat. 1998;39:65–99.
Trites RL, Ferguson HB, Tryphonas H. Diet treatment for hyperactive children with food allergies. In: Knights RM, Bakken D, eds. The rehabilitation, treatment and management of learning disabilities. Baltimore: University Park Press; 1980.
Tryphonas H, Trites R. Food allergy in children with hyperactivity, learning disabilities and/or minimal brain dysfunction. Ann Allergy. 1979;42:22–7.
Walter D, Döpfner M. Die Behandlung von Jugendlichen mit Leistungsstörungen mit dem SELBST-Programm – Kurzzeiteffekte. Verhaltensther. 2006;16:257–65.
Walter D, Döpfner M. Die Behandlung von Jugendlichen mit Leistungsstörungen mit dem Therapieprogramm SELBST – Konzept und Einzelfallanalyse. Kindh Entwickl. 2007;16:163–70.
Walter D, Rademacher C, Schürmann S, Döpfner M. Grundlagen der Selbstmanagementtherapie bei Jugendlichen. Therapieprogramm für Jugendliche mit Selbstwert-, Leistungs- und Beziehungsstörungen (SELBST). Bd. 1. Göttingen: Hogrefe; 2007.
Walter D, Döpfner M. Leistungsprobleme im Jugendalter. Therapieprogramm für Jugendliche mit Selbstwert-, Leistungs- und Beziehungsstörungen (SELBST). Bd. 2. Göttingen: Hogrefe; 2008.
Weltgesundheitsorganisation. Internationale Klassifikation psychischer Störungen (ICD 10), Kapitel V (F): Diagnostische Kriterien für Forschung und Praxis. 3. Aufl. Bern: Huber; 2004.
Weltgesundheitsorganisation. Internationale Klassifikation psychischer Störungen (ICD 10), Kapitel V (F): Klinisch-diagnostische Leitlinien. 5. Aufl. Bern: Huber; 2005.
Wender PH. Minimal brain dysfunction in children. New York: Wiley; 1971.
Willcutt EG, Doyle AE, Nigg JT, Faraone SV, Pennington BF. Validity of the executive function theory of attention-deficit/hyperactivity disorder: A meta-analytic review. Biol Psychiat. 2005;57:1336–46.
Zametkin AJ, Rapoport JL. Neurobiology of attention-deficit disorder with hyperactivity: Where have we come in 50 years? J Am Acad Child Adol Psychiat. 1987;26:676–86.
Zametkin AJ, Liebenauer LL, Fitzgerald GA, King AC, Minkunas DV, Herscovitch P, Yamada EM, Cohen RM. Brain metabolism in teenagers with attention-deficit/hyperactivity disorder. Arch Gen Psychiat. 1993;50:333–40.

Prüfungsfragen

1. Welches sind die Kernsymptome einer hyperkinetischen Störung?
2. Wie häufig treten hyperkinetische Störungen auf?
3. Welches sind die häufigsten komorbiden Störungen bei Kindern und Jugendlichen mit hyperkinetischer Störung?
4. Von welchen anderen Störungen müssen hyperkinetische Störungen differenzialdiagnostisch abgegrenzt werden?
5. Welche Faktoren spielen bei der Entwicklung von hyperkinetischen Störungen vermutlich eine wichtige Rolle?
6. Beschreiben Sie die typischen Eltern-Kind- (oder auch Lehrer-Kind-) Interaktionsmuster!
7. Was versteht man unter einer „multimodalen Therapie hyperkinetischer Störungen"?
8. Welche Behandlungsansätze haben sich bei hyperkinetischen Störungen als wirkungsvoll erwiesen?
9. Wie ist die Wirksamkeit pharmakologischer Behandlung hyperkinetischer Störungen zu beurteilen?
10. Welche patientenzentrierten, verhaltenstherapeutischen Ansätze können in der Behandlung hilfreich sein?
11. Beschreiben Sie einige Interventionen, die im Rahmen verhaltenstherapeutischer Interventionen in der Familie und im Kindergarten bzw. in der Schule durchgeführt werden können.
12. Beschreiben Sie Kriterien für die Indikation einzelner Behandlungskomponenten einer multimodalen Therapie hyperkinetischer Störungen.

15 Störungen des Sozialverhaltens und Jugenddelinquenz

B. Blanz

Fallvignette

Die Vorstellung des 14-jährigen Volker, der zurzeit die achte Klasse der Hauptschule wiederholt, erfolgte wegen deutlich nachlassender Schulleistungen, Schuleschwänzens und stark ausgeprägten aggressiven Verhaltens in Form von körperlichen Übergriffen sowohl in der Familie als auch in der Schule. Bei Auseinandersetzungen zwischen den Eltern hatte sich Volker auf die Seite der Mutter gestellt und den Vater mehrfach körperlich angegriffen, wegen körperlicher Angriffe auf Lehrer und Mitschüler war die disziplinarische Schulentlassung angedroht worden. Die Ausprägung der Symptomatik und die krisenhafte Zuspitzung der familiären sowie der schulischen Situation machten eine stationäre Aufnahme unumgänglich.

Der Junge ist das ältere von zwei Geschwistern und lebt bei seinen leiblichen Eltern. Aggressives Verhalten zeigte sich erstmals im Alter von acht Jahren, Schuleschwänzen und Schulleistungsabfall begannen mit zwölf Jahren. Beim Vater besteht Alkoholabusus, deswegen kommt es zwischen den Eltern häufig zu Auseinandersetzungen. Der Erziehungsstil ist inkonsistent und unpädagogisch, d.h., auf Regelverletzungen erfolgen keine wirksamen, also für ihn spürbaren, pädagogischen Reaktionen.

Im HAWIK-R zeigte sich eine durchschnittlich ausgeprägte, kognitive Leistungsfähigkeit (108 IQ-Punkte). Seine Lese- (Zürcher Lesetest PR = 2–5 %) und Rechtschreibleistungen (WRT 6+ PR = 0,3 %) waren deutlich unterdurchschnittlich entwickelt, so dass zusätzlich eine Lese- und Rechtschreib-Störung vorliegt.

Unter verhaltenstherapeutischer Behandlung in Form von Kontingenzmanagement, bei der erwünschtes Verhalten positiv verstärkt wurde, kam es innerhalb von drei Wochen zu einer deutlichen Verbesserung des aggressiven Verhaltens. Während der stationären Behandlung besuchte er die Schule regelmäßig. 2-mal wöchentlich wurde ein neuropsychologisch fundiertes Übungsprogramm zur Verbesserung seiner Defizite im Lesen und Schreiben durchgeführt. Familiengespräche wurden wöchentlich mit dem Ziel angeboten, die chronische Streitbeziehung der Eltern zu bearbeiten und die Erziehungskompetenz zu verbessern.

Weil vom Vater die Teilnahme verweigert wurde und die Mutter nicht in der Lage war, pädagogisch sinnvolle Erziehungsstrukturen zu etablieren, wurde im Einvernehmen mit den Beteiligten und unter Einschaltung des Jugendamtes eine Fremdunterbringung des Jungen initiiert. Kurz vor der Aufnahme in ein geeignetes Kinderheim entschlossen sich die Eltern unverhofft und gegen ärztlichen Rat, den Jungen weiterhin in der Familie zu betreuen. Nach Entlassung aus der stationären Behandlung stellte sich die beschriebene Symptomatik ziemlich schnell wieder ein. Ein ambulantes Behandlungsangebot wurde nicht wahrgenommen.

Definition

In allen Gesellschaften wird das Sozialverhalten ihrer Mitglieder von *Normen* bestimmt; Verletzungen solcher Normen werden i.d.R. gesellschaftlich sanktioniert, auch von Kindern und Jugendlichen wird schon angemessenes Sozialverhalten erwartet.

Während *leichtere Regelverletzungen* wie Lügen, Stehlen geringwertiger Gegenstände, mildere Formen von Sachbeschädigung oder Fahren ohne Fahrschein im Kindes- und Jugendalter eher die Regel als die Ausnahme sind und deshalb häufig in den erweiterten Normbereich eingestuft werden, müssen *ausgeprägtere Formen der Dissozialität* insbesondere dann als krankheitswertig angesehen werden, wenn sie wiederholt vorkommen: In diesem Sinne sind Störungen des Sozialverhaltens durch ein sich wiederholendes bzw. andauerndes Muster dissozialen, aggressiven und aufsässigen Verhaltens gekennzeichnet, bei dem die grundlegenden Rechte anderer sowie wichtige altersentsprechende soziale Erwartungen verletzt werden. Solche Auffälligkeiten sind schwerwiegender als gewöhnlicher kindlicher Unfug oder jugendliche Aufmüpfigkeit. Weil Störungen des Sozialverhaltens ein durchgängiges Verhaltensmuster implizieren, bedingen isolierte dissoziale oder kriminelle Handlungen die Diagnose noch nicht.

Der Begriff *Delinquenz* bezeichnet im deutschen Sprachraum eine Gruppe bestimmter dissozialer Handlungen, die gegen geltendes Recht verstoßen und mit Strafe bedroht sind; im angelsächsischen Sprachgebrauch ist der Begriff weiter gefasst und schließt auch Handlungen ein, die zwar die gesellschaftliche Ordnung stören und deshalb von Kontrollinstanzen verfolgt werden, aber kein Verstoß gegen die Strafgesetzgebung sind wie z. B. das Schuleschwänzen.

Symptomatik

Die Variabilität der Symptomatik von Störungen des Sozialverhaltens ist außerordentlich groß. Bei ihrer Bewertung muss das Entwicklungsniveau des Betroffenen unbedingt berücksichtigt werden. So sind häufige Wutausbrüche bei einem Jugendlichen anders zu bewerten als bei einem Vorschulkind. Folgende Symptome treten bei Störungen des Sozialverhaltens einzeln oder in Kombination typischerweise auf:

- ausgeprägte Neigung zum Streiten oder Tyrannisieren,
- deutliches Maß an Ungehorsam,
- ungewöhnlich häufige und schwere Wutausbrüche,
- Aggressivität im Sinne von körperlichen Auseinandersetzungen bzw. körperlicher Grausamkeit,
- Tierquälerei,
- Beschädigung oder Zerstörung fremden Eigentums,
- Feuerlegen,
- Gebrauch von Waffen,
- Stehlen,
- Raub,
- Einbruch,
- häufiges Lügen,
- Schuleschwänzen,
- Weglaufen von zuhause,
- unerlaubtes Wegbleiben von zuhause über Nacht,
- sexuelle Nötigung.

Bei wiederholtem Auftreten reicht *jedes einzelne* der genannten Symptome aus, um eine Störung des Sozialverhaltens zu begründen.

Betroffene mit einer Störung des Sozialverhaltens zeigen i. d. R. eine geringe Frustrationstoleranz sowie Reizbarkeit mit Wutausbrüchen, außerdem nehmen sie kaum Rücksicht auf die Gefühle, Wünsche und das Wohlergehen anderer. Sie tendieren zu der Grundeinstellung, dass ihnen andere vorsätzlich schaden wollten und neigen deshalb dazu, sich auch in harmlosen Situationen bedroht zu fühlen. Sie reagieren dann mit aggressivem Verhalten, das sie als begründet und gerechtfertigt empfinden (Crick u. Dodge 1994, Stadler et al. 1997). Die Beziehungen zu Gleichaltrigen sind deshalb nicht selten gestört und von Ablehnung geprägt. Weil ihnen Schuldgefühle eher fremd sind, kann die Beurteilung reumütigen Verhaltens schwierig sein, denn die Betroffenen haben häufig aus der Erfahrung gelernt, dass durch das Eingeständnis von Schuld eine Strafe zumindest gemildert werden kann; außerdem neigen sie im Sinne von externaler Attribuierung dazu, anderen die Schuld für ihr eigenes Fehlverhalten zu geben. Bei gering ausgeprägtem Selbstwertgefühl verhalten sie sich gerne „hart" bzw. „cool".

Störungen des Sozialverhaltens sind häufig mit früh beginnenden sexuellen Aktivitäten, Alkohol- und Nikotinabusus, Drogengebrauch sowie rücksichtslosem und riskantem Verhalten assoziiert. Substanzmissbrauch wird umso wahrscheinlicher, je mehr aggressiv-dissoziale Symptome die Betroffenen aufweisen. Das Risiko für suizidale Handlungen ist ebenfalls erhöht. Schulleistungsstörungen, auch aufgrund umschriebener Entwicklungsstörungen wie z. B. einer Lese-Rechtschreib-Störung, sind in unterschiedlicher Ausprägung eher Regel als Ausnahme.

Diagnosekategorien

Nach der ICD-10 werden folgende Einzeldiagnosen unterschieden:

- *F 91.0 Auf den familiären Rahmen beschränkte Störung des Sozialverhaltens:* Hier ist das abnorme Verhalten völlig oder fast völlig auf den häuslichen Rahmen oder auf Interaktionen mit Mitgliedern der Kernfamilie beschränkt (z.B. Stehlen, Zerstören, Zündeln oder aggressive Übergriffe zuhause).

- *F 91.1 Störung des Sozialverhaltens bei fehlenden sozialen Bindungen:* Zusätzlich zu der Leitsymptomatik besteht eine deutliche und umfassende Beeinträchtigung der Beziehungen des betroffenen Kindes oder Jugendlichen zu anderen Gleichaltrigen, meist auch zu Erwachsenen. Beeinträchtigte Beziehungen zu Gleichaltrigen zeigen sich hauptsächlich in Isolation, Zurückweisung oder durch Unbeliebtheit bei anderen Kindern und durch das Fehlen enger Freunde sowie dauerhafter, einfühlender und wechselseitiger Beziehungen zu Gleichaltrigen. Gute Beziehungen zu einzelnen Erwachsenen schließen die Diagnose nicht aus.
- *F 91.2 Störung des Sozialverhaltens bei vorhandenen sozialen Bindungen:* Hier besteht die Leitsymptomatik bei überwiegend guter Einbindung in die Altersgruppe, wobei es sich häufig um dissoziale oder delinquente Gleichaltrige handelt; das betroffene Kind kann aber auch einer unauffälligen Gruppe Gleichaltriger angehören; dann tritt das dissoziale Verhalten außerhalb dieses Rahmens auf. Die Beziehungen zu Erwachsenen sind zwar ebenfalls häufig schlecht, gute Beziehungen zu einzelnen Erwachsenen schließen aber auch hier die Diagnose nicht aus.
- *F 91.3 Störung des Sozialverhaltens mit oppositionellem, aufsässigem Verhalten:* Diese Form der Störung tritt typischerweise bei Kindern unter zehn Jahren auf. Sie ist durch ein deutlich aufsässiges, ungehorsames und trotziges Verhalten gekennzeichnet; ausgeprägte dissoziale oder aggressive Handlungen fehlen aber. Bei niedriger Frustrationstoleranz sind Wutausbrüche häufig. Das dissoziale Verhalten richtet sich typischerweise gegen Erwachsene, nur selten gegen Gleichaltrige.
- *F 92 Kombinierte Störung des Sozialverhaltens und der Emotionen:* Bei dieser Störung müssen zusätzlich die Leitsymptome einer altersspezifischen emotionalen Störung (F 93), einer erwachsenentypischen neurotischen Störung (F 40–F 49) oder einer affektiven Störung (F 30–F 39) erfüllt sein. Am häufigsten ist eine begleitende depressive Störung (F 92.0).

Untergruppen

Alter

Wegen ihrer prognostischen Aussagekraft gewinnt die Subtypisierung, die das Alter bei Störungsbeginn berücksichtigt, an Bedeutung (Schmidt 1998).

- *Beginn in der Kindheit:* Die Störung beginnt vor dem zehnten Lebensjahr. Die Betroffenen sind meist Jungen. Im Vordergrund stehen körperliche Aggressionen und gestörte Beziehungen zu Gleichaltrigen. Das Risiko für einen chronifizierten Verlauf und die Entwicklung einer antisozialen Persönlichkeitsstörung ist hoch.
- *Beginn in der Adoleszenz:* Die Symptomatik beginnt erst nach dem zehnten Lebensjahr. Die Jungenwendigkeit und aggressive Verhaltensweisen sind geringer ausgeprägt. Zu Gleichaltrigen bestehen bessere Beziehungen. Insgesamt ist die Prognose günstiger.

Schweregrade

- *Leicht:* Zusätzlich zu den für die Diagnose erforderlichen Symptomen liegen nur wenige oder keine weiteren Symptome vor, der Schaden für Dritte ist vergleichsweise gering (z.B. Lügen, Schuleschwänzen, unerlaubtes Wegbleiben von zuhause).
- *Schwer:* Neben den für die Diagnose erforderlichen Symptomen treten eine Vielzahl von Problemen auf, der Schaden für Dritte ist beträchtlich (z.B. erzwungene sexuelle Handlungen, Körperverletzung, Waffengebrauch, Raub oder Einbruchsdelikte).

Komorbidität

Eine gleichzeitig bestehende hyperkinetische Störung (in 45–70 % der Fälle; Fergusson et al. 1991) führt zur Diagnose einer *hyperkinetischen Störung des Sozialverhaltens* (F 90.1). Störungen des Sozialverhaltens werden häufig von niedrigem Selbstwertgefühl und emotionalen Beeinträchtigungen begleitet, insbesondere von depressiven, Angst- und Zwangssymptomen (Hinshaw et al. 1993, Walker et al. 1991). Sind diese so ausgeprägt, dass sie die entsprechenden diagnostischen Kriterien erfüllen, muss die Gesamtsymptomatik unter der Diagnose einer *kombinierten Störung des Sozialverhaltens und der Emotionen* (F 92) subsumiert werden. Begleitender Substanzmissbrauch (F 1) ist insbesondere im Jugendalter relativ häufig (Milin et al. 1991).

Differenzialdiagnosen

Kinder mit einer *einfachen Aktivitäts- und Aufmerksamkeitsstörung* (F 90.0) zeigen häufig hyperaktive und impulsive Symptomatik, die ebenfalls sozial störend sein kann. Dieses Verhalten unterscheidet sich aber von einer Störung des Sozialverhaltens dadurch, dass altersentsprechende soziale Normen nicht verletzt werden. Bei älteren Jugendlichen kann delinquentes Verhalten auch im Rahmen einer *dissozialen Persönlichkeitsstörung* (F 60.2) auftreten; generell ist man aber im Jugendalter mit der Diagnose einer Persönlichkeitsstörung wegen der damit verbundenen Festschreibung von Persönlichkeitsmerkmalen unter Negierung des Entwicklungsaspekts zurückhaltend. Dissoziales oder delinquentes Verhalten im Rahmen einer Schizophrenie (F 20) oder einer manischen Episode (F 30) ist selten. Weitere mögliche Differenzialdiagnosen sind Intelligenzminderungen (F 7), autistische Syndrome (F 84), hirnorganische Psychosyndrome (F 07), Impulskontrollstörungen (F 63) sowie posttraumatische Belastungsstörungen (F 43.1) oder Anpassungsstörungen (F 43.2) z. B. nach sexuellem Missbrauch. Isolierte Diebstahlshandlungen können im Kontext von Substanzmissbrauch (F 1, Beschaffungskriminalität) und im Rahmen von Bulimia nervosa (F 50.2, Stehlen von Nahrungsmitteln) auftreten.

Epidemiologie

Die *Prävalenzraten* für Störungen des Sozialverhaltens weisen eine große Variabilität auf und sind von der untersuchten Population und den Erhebungsmethoden abhängig. Konservative Schätzungen nehmen für das Grundschulalter Prävalenzraten von 1–2 % an, für das Jugendalter zwischen 4–6 % (Blanz et al. 1990, Schmidt 1998). Die Raten sind in den letzten Jahrzehnten wahrscheinlich angestiegen und in Städten höher als auf dem Land. In klinischen Stichproben gehören die Störungen des Sozialverhaltens zu den häufigsten Diagnosen. Der Anteil von Störungen des Sozialverhaltens an der psychiatrischen Gesamtmorbidität beträgt in der späten Kindheit fast 50 % und im Jugendalter rund 40 % (Kazdin 1985, Schmidt 1998). Jungen sind 4–5-mal häufiger betroffen als Mädchen. In der Spätadoleszenz verschiebt sich das Geschlechterverhältnis noch weiter zum Nachteil der Jungen. Sie tendieren zu früherem Störungsbeginn sowie zu stärker ausgeprägten Störungsbildern (Boyle et al. 1992).

Von den Strafverfolgungsbehörden *registrierte delinquente Handlungen*, die nicht mit der Diagnose einer Störung des Sozialverhaltens gleichzusetzen sind, werden von weniger als 2 % der Kinder und von etwa 5 % der Jugendlichen begangen. Die Hälfte dieser Kinder und Jugendlichen wird mehrfach auffällig. Weil die Betroffenen im Verlauf der Störung nicht selten mit verschiedenen Diensten bzw. Institutionen, z. B. Familienberatungsstellen, schulpsychologischen Diensten, der Jugendhilfe, dem Gesundheitssystem, den Strafverfolgungsbehörden, mit den Gerichten oder dem Strafvollzug in Kontakt kommen, gehören Störungen des Sozialverhaltens zu der Gruppe der psychiatrischen Störungen, die die höchsten Kosten verursachen (Robins 1981).

Im Gegensatz zu den relativ niedrigen Raten registrierter delinquenter Handlungen zeigen Dunkelfelduntersuchungen, die mittels anonymisierter Befragungen von Kindern und Jugendlichen auch *unentdeckte delinquente Handlungen* erfassen, die weite Verbreitung delinquenten Verhaltens. So werden z. B. von fast allen 14-jährigen Jungen und Mädchen Handlungen eingeräumt, die gegen geltende Rechtsnormen verstoßen. Dabei sind Kinder aus der unteren Sozialschicht stärker betroffen, ebenso Jungen, die schwerwiegendere Delikte angeben. Mehrheitlich werden in Dunkelfelduntersuchungen aber leichtere Vergehen wie Schwarzfahren, Mundraub oder Sachbeschädigung angegeben, die im Rahmen der entwicklungsbedingten Auseinandersetzung mit sozialen Normen i. d. R. auf bestimmte Entwicklungsphasen beschränkt bleiben.

Genese

Psychosoziale, insbesondere familiäre Risikofaktoren wie chronische Streitbeziehungen, Partnerprobleme der Bezugspersonen, absolut dominantes Verhalten einer Bezugsperson, ablehnende oder inkonsistente Beziehungsmuster – Fehlen von Wärme, Akzeptanz und emotionaler Unterstützung –, *psychiatrisch auffällige Familienmitglieder*, insbesondere durch Delinquenz, Alkoholabhängigkeit, affektive Störungen, Schizophrenie oder in der Vorgeschichte durch einfache Aktivitäts- und Aufmerksamkeitsstörung, spielen in der Entstehungsgeschichte von Störungen des Sozialverhaltens eine führende Rolle (Steiner et al. 1997). In von solchen Bedingungen geprägten Familien werden gemeinsame Aktivitäten nur selten oder überhaupt nicht unternommen. Weitere ungünstige Konstellationen sind Kinderreichtum der Familien sowie beengte bzw. ungünstige Wohnverhältnisse.

Weil von diesen widrigen psychosozialen Umständen i.d.R. alle Familienmitglieder betroffen sind, reduzieren sich die Möglichkeiten, insbesondere der Bezugspersonen, mit den Alltagsbelastungen adäquat umzugehen. Es kann geradezu als Regel gelten, dass mit diesen Familienmerkmalen ein *defizitäres Erziehungsverhalten* verbunden ist, das in der Pathogenese von Störungen des Sozialverhaltens und von delinquentem Verhalten entscheidende Bedeutung hat. Zu diesen Erziehungsdefiziten gehören vor allem das Fehlen eindeutiger Regeln, unzureichende Information der Bezugspersonen über den Aufenthalt und das Verhalten des Kindes außerhalb der Familie (wobei auch die betroffenen Kinder und Jugendlichen davon ausgehen, dass die Bezugspersonen nichts wissen und deshalb Regelverletzungen unentdeckt bzw. ohne pädagogische Folgen bleiben), eine inkonsistente pädagogische Führung (fehlende, unangemessene oder unvorhersehbare Reaktionen auf erwünschtes bzw. unerwünschtes Verhalten) sowie die mangelnde Fähigkeit, mit familiären Konflikten adäquat umzugehen, so dass diese nicht zu Lösungen, sondern zu andauernden Spannungen und Streit führen (Frick 1998, Kazdin 1995). Aggressives Verhalten Erwachsener kann zusätzlich als *ungünstiges Modell* für Konfliktlösungsverhalten dienen. Insbesondere bei der auf den familiären Rahmen beschränkten Störung des Sozialverhaltens können Konflikte mit einem neu in die Familie aufgenommenen „Ersatzelternteil" von Bedeutung sein.

Familien-, Zwillings- und Adoptionsstudien verweisen auf eine vergleichsweise geringe Beteiligung *genetischer Faktoren* bei der Entstehungsgeschichte von Störungen des Sozialverhaltens und von delinquentem Verhalten (Blanz 1998 a, 1998 b, Rutter et al. 1990). Dies belegen vor allem die relativ hohen, jedoch kaum unterschiedlichen Konkordanzraten ein- und zweieiiger Zwillinge. Im Gegensatz dazu sprechen an Erwachsenen erhobene Befunde für eine stärkere Beteiligung genetischer Faktoren beim Auftreten von Delinquenz und bei dissozialen Persönlichkeitsstörungen jenseits des Jugendalters.

Interessanterweise unterliegen mildere Formen rezidivierender Delinquenz genetischen Einflüssen stärker als schwerwiegende Einzelstraftaten. Diese Befunde werden insgesamt als Hinweis darauf gewertet, dass delinquentes Verhalten im Jugendalter *genetisch anders determiniert* sein könnte als Delinquenz im Erwachsenenalter. Bisher ungeprüft ist die nahe liegende Hypothese, ob bei delinquentem Verhalten, das im Kindes- oder Jugendalter beginnt und bis ins Erwachsenenalter persistiert, genetische Faktoren eine größere Rolle spielen. In diese Richtung weist der Befund, dass der genetische Einfluss bei der hyperkinetischen Störung des Sozialverhaltens, die eine besonders ungünstige Prognose aufweist, höher ist als bei den reinen Formen.

Die Bedeutung *hirnorganischer Einflussfaktoren* ist wahrscheinlich ebenso gering wie die *isolierten aggressiven Verhaltens*. Als auf das Individuum bezogene *Risikofaktoren* persistierender Störungen des Sozialverhaltens bzw. der Delinquenz gelten dagegen der frühe Beginn, hyperaktives, impulsives und unaufmerksames Verhalten, eine reduzierte autonome Reagibilität auf Belastungen, die sich z.B. durch reduzierten Hautwiderstand, durch Puls und Blutdruck ausdrückt, sowie ausgeprägte Kontakt- und Schulleistungsstörungen. Wahrscheinlich erschweren oder behindern diese Merkmale das Erlernen prosozialen Verhaltens und/oder sie erhöhen die Vulnerabilität für psychosoziale Risikokonstellationen. Insgesamt wird das Risiko für die Persistenz von Störungen des Sozialverhaltens und von Delinquenz aber weniger durch spezifische Verhaltenscharakteristika bestimmt als vielmehr durch das *Zusammentreffen verschiedener Risikokonstellationen*; die Gefährdung ist dann am größten, wenn individuum- und familienbezogene Belastungsfaktoren in ungünstiger Weise zusammenwirken (Steiner et al. 1997).

Verlauf

Eine Störung des Sozialverhaltens kann zwar bereits im frühen Grundschulalter auftreten, üblicherweise entwickelt sich die typische Symptomatik jedoch im Altersbereich zwischen später Kindheit und frühem Jugendalter. Selten beginnt die Störung nach dem 16. Lebensjahr. Der *Verlauf* ist unterschiedlich, insgesamt ist die *Prognose* jedoch eher ungünstig: So erfüllen bis zu 50% der Betroffenen (Jungen deutlich häufiger als Mädchen) im Erwachsenenalter die Kriterien einer *dissozialen Persönlichkeitsstörung* (F 60.2). Auch die Resultate der Mannheimer Längsschnittstudie belegen die hohe zeitliche Stabilität der Störungen des Sozialverhaltens (Schmidt 1998).

Von den 8-Jährigen mit dissozialem Verhalten (ausschließlich Jungen) waren mit 13 Jahren noch 91% psychiatrisch auffällig, davon der größte Teil als dissozial; mit 18 bzw. 25 Jahren waren von ihnen jeweils noch 55% psychiatrisch auffällig, wiederum der größte Teil mit dissozialen Störungen. Von allen 13-jährigen Dissozialen der Studie waren im Alter von 18 Jahren noch 76% psychiatrisch auffällig, mit 25 Jahren noch 55%, jeweils überwiegend mit dissozialer Symptomatik. Umgekehrt wurden von den 25-Jährigen mit dissozialem Verhalten zwei Drittel schon im Alter von 18 Jahren als auffällig eingestuft, davon wiederum zwei Drittel mit dissozialen Bildern, ebenfalls zwei Drittel im Alter von 13 Jahren und immerhin 40% bereits als 8-Jährige.

Die Analyse der Vorhersage der psychischen Störungen im Alter von 25 Jahren aus häufigen Symptomen der 8-Jährigen ergab folgendes Bild: Führend unter den Symptomen waren Disziplinstörungen in der Schule, die das Risiko für Langzeitauffälligkeit vervierfachten; Schuleschwänzen in der zweiten Klasse versiebenfachte das Risiko, häufige Wutanfälle verdoppelten es zumindest. Diese drei Symptome der 8-Jährigen, mit denen sich die psychiatrische Symptomatik im Alter von 25 Jahren am besten voraussagen ließ, gehören ausnahmslos zum Bereich dissozialer Auffälligkeiten.

Aus anderen Verlaufsstudien ist bekannt, dass die Diagnose einer Störung des Sozialverhaltens im Kindes- und Jugendalter das *Risiko erhöht*, im Erwachsenenalter an einer Abhängigkeitsstörung, einer affektiven Störung, einer Angststörung oder einer somatoformen Störung zu erkranken. Früher Beginn, hoher Ausprägungsgrad, hohe Symptomzahl, eine breite Streuung der Symptome über verschiedene Bereiche, Aggressivität, fehlende soziale Bindungen, wiederholte Kontakte mit der Polizei und antisoziale Persönlichkeitsstörungen bei den Bezugspersonen verschlechtern die *Prognose;* Beginn im Jugendalter, geringer ausgeprägte Symptome und Beschränkung auf den familiären Kontext verbessern sie. Die Prognose der kombinierten hyperkinetischen Störung des Sozialverhaltens, die typischerweise relativ früh beginnt und teilweise schon im Vorschulalter erkennbar wird, ist ungünstiger als die der reinen Formen (Laucht et al. 1997, Taylor et al. 1991).

Typischerweise sind die Raten delinquenter Handlungen im frühen Erwachsenenalter deutlich rückläufig, insofern ist die spezifische Prognose für delinquentes Verhalten nicht so ungünstig. Dies gilt allerdings nicht für die Subgruppe delinquenter Jugendlicher, bei denen eine Störung des Sozialverhaltens vorliegt und deren Symptomatik bis ins Erwachsenenalter persistiert; bei ihnen bleiben die Raten delinquenter Handlungen stabil hoch.

Die Beeinträchtigungen von Kindern und Jugendlichen mit einer Störung des Sozialverhaltens, die im weiteren Verlauf auftreten können, gehen aber weit über das erhöhte psychiatrische Erkrankungsrisiko hinaus. Dies belegen z.B. die Ergebnisse einer Langzeit-Katamnese-Untersuchung von dissozialen und delinquenten Kindern einer Child Guidance Clinic in New York, die im Erwachsenenalter nachuntersucht wurden. Im Vergleich mit einer gesunden Kontrollgruppe hatten diese dissozialen Jungen ein sehr viel höheres Risiko, als Erwachsene mit dem gesamten Spektrum ungünstiger Lebensumstände konfrontiert zu werden. Sie wurden als Erwachsene 3-mal so häufig geschieden; ihr Risiko, arbeitslos zu werden, war auf das 10-fache erhöht; sie wechselten häufiger ihren Arbeitsplatz; die Wahrscheinlichkeit, eine ungelernte Tätigkeit auszuüben, war doppelt so hoch und um ein Vielfaches höher, im Erwachsenenalter keine zuverlässigen Freunde zu haben. Offensichtlich trugen bestimmte Eigenschaften bzw. Verhaltensweisen dieser dissozialen Jungen dazu bei, dass sie als Erwachsene in besonders ungünstige soziale und daher problemträchtige Situationen gerieten (Robins 1966).

Therapie

Therapeutische Grundregeln

Bei isolierten delinquenten Handlungen und ansonsten unauffälliger Entwicklung sind die *Beratung der Eltern* und die weitere *Beobachtung* i.d.R. ausreichend. Aus der generell unsicheren Prognose von Störungen des Sozialverhaltens und von rezidivierendem delinquentem Verhalten ergibt sich grundsätzlich *Behandlungsbedarf*, insbesondere bei frühem Beginn, hohem Ausprägungsgrad, fehlenden sozialen Bindungen und bei Begleitstörungen. Störungen des Sozialverhaltens sind durchgängig komplexe und tiefgreifende Störungsbilder. Aus diesem Grund und auch wegen der Tendenz, die betroffenen Kinder und Jugendlichen relativ spät vorzustellen, ist ihre Behandlung i. d. R. schwierig und langwierig.

Wegen der erforderlichen hohen fachlichen Kompetenz gehört die Behandlung immer in die Hand des *Spezialisten. Hauptziel* der Behandlung ist die Reduktion der dissozialen Symptomatik bzw. des delinquenten Verhaltens.

Ergänzende Behandlungsziele können sein (Schmidt 1993):

- die Verbesserung der Beziehungsfähigkeit und der sozialen Kompetenz,
- die Verbesserung der Strategien zur Konfliktbewältigung,
- die Entwicklung eines realistischen Selbstkonzeptes (insbesondere Bearbeitung der defizitären Ich-Entwicklung),
- die Bearbeitung von Bildungs- und Ausbildungsdefiziten,
- die adäquate Bewältigung alterstypischer Entwicklungsaufgaben,
- die Ablösung von dissozialen Gruppen und Integration in Gruppen mit normenkonformem Verhalten,
- die Verbesserung des familiären Beziehungs- und Kommunikationsmusters und der Aufbau eines angemessenen Erziehungsverhaltens, insbesondere eines pädagogisch-strukturierten Erziehungsstils.

Auch weil die erzielten Behandlungseffekte langfristig wirksam sein sollen, werden in der klinischen Praxis meist verhaltens- und familientherapeutische Interventionen kombiniert; sie können bei Bedarf durch supportive Psychotherapie sowie Übungsbehandlungen ergänzt werden. Die effektivsten *Behandlungsprogramme* orientieren sich an den *Theorien des sozialen Lernens* und berücksichtigen folgende Gesichtspunkte:

- Definition des problematischen Verhaltens,
- Definition der Behandlung als gemeinsame Aufgabe unter engagierter Beteiligung der Familie, mindestens aber der Bezugspersonen,
- Erfassen und Offenlegen (ggf. Bearbeitung) der familiären Kommunikationsstile und Beziehungsmuster,
- Erfassen der bisher praktizierten elterlichen Maßnahmen und deren Einfluss auf das Problemverhalten (z. B. willkürliche Reaktionen, körperliche Bestrafungsaktionen, Laissez-faire-Erziehung mit fehlenden Reaktionen),
- Erarbeiten wirksamer pädagogischer Interventionen mit klaren Regeln, effektivem Monitoring und vorab definierten, so weit wie möglich unmittelbaren elterlichen Reaktionen auf erwünschtes bzw. unerwünschtes Verhalten im Sinne von Verstärkung bzw. Sanktionierung; als Verstärker können Taschengeldzulagen, Privilegien bei der Freizeitgestaltung sowie Punkt- oder Token-Systeme, die später gegen eine Belohnung eintauschbar sind, eingesetzt werden; vermittelt werden muss auch, dass pädagogische Reaktionen grundsätzlich dem Bedürfnis der Betroffenen entsprechen, ernst genommen zu werden, während insuffiziente Interventionen ihre Infantilisierung verstärken,
- Verstärken prosozialen Verhaltens,
- Erarbeiten eines konstruktiven, konsistenten und respektvollen Umgangs der Familienmitglieder,
- Verbesserung der Selbst- und Handlungskontrolle der Bezugspersonen durch Selbstbeobachtung, Entspannung und kritisches Hinterfragen irrationaler Einstellungen und Erwartungen,
- Stabilisieren des Behandlungsergebnisses durch Aufzeigen der Verbesserungen und ihr Rückführen auf den Einsatz der Eltern.

Ein *Problem der Behandlung* kann darin bestehen, dass delinquentes Verhalten wie Diebstähle oder Sachbeschädigung häufig verdeckt und deshalb schwer kontrollierbar auftritt. Bei Delinquenz im Rahmen eines umfassenderen dissozialen Verhaltensmusters ist deshalb empfehlenswert, die therapeutischen Interventionen zunächst auf leichter zu kontrollierende Symptome wie Wutausbrüche oder Schuleschwänzen zu konzentrieren und das verdeckte delinquente Verhalten erst nach erfolgreicher Behandlung dieser Symptome einzubeziehen.

Generell ist von einer *längerfristigen Behandlungsdauer* auszugehen, da neben der Verbesserung der Zielsymptomatik die weiteren Behandlungsziele berücksichtigt und die Behandlungserfolge stabilisiert werden müssen. Erfolgsaussichten bestehen, wenn die Betroffenen in der Lage sind, ihre Probleme und Behandlungsziele eindeutig zu benennen. Sie verbessern sich durch die Einbeziehung der relevanten Bezugspersonen, wenn deren Fehlwahrnehmungen bearbeitet und alternative Verhaltens- und Erziehungsmuster sowie prosoziales Verhalten der Betroffenen aufgebaut werden können. Desolate familiäre Rahmenbedingungen können eine Fremdplatzierung z. B. in Form einer Heimunterbringung notwendig werden lassen.

Aussichtsreiche Therapieverfahren

In der Behandlung von Störungen des Sozialverhaltens werden in der Praxis *zahlreiche und sehr unterschiedliche Therapiemaßnahmen*, insbesondere Psychotherapie, Psychopharmakotherapie, ambulante, teil- und vollstationäre Behandlung, erlebnispädagogische Maßnahmen und Heimunterbringung, angewandt; allerdings wurde die überwiegende Mehrheit in Bezug auf Störungen des Sozialverhaltens entweder nie evaluiert, oder eine positive Beeinflussung dieser Störungen war nicht nachweisbar (Kazdin 1988, 1977). Von Therapieverfahren mit wissenschaftlich belegter Wirksamkeit ist zu fordern, dass sie nicht nur die Symptomatik reduzieren, sondern auch die der Störung zugrunde liegenden Defizite (z.B. intrapsychisch, familiär) fassbar modifizieren; weiterhin sollten die Veränderung der Symptomatik und die Verbesserung der zugrunde liegenden Defizite assoziiert sein. In diesem Sinn ist z.B. von einem familientherapeutischen Verfahren zu verlangen, dass die Modifikation familiärer Beziehungsmuster oder des pädagogischen Umgangs, also von Mechanismen, die für Störungen des Sozialverhaltens als maßgeblich angenommen werden, mit der Symptomreduzierung in Verbindung steht. Nach Kazdin (1997) erfüllen *nur vier Therapieverfahren*, die bei Störungen des Sozialverhaltens praktiziert werden, diese Kriterien, nämlich Training von Problemlöseverhalten, Elterntraining, funktionelle Familientherapie und multisystemische Therapie. Alle sind mehr oder weniger einem *kognitiv-verhaltenstherapeutischen Ansatz* verpflichtet.

Training von Problemlöseverhalten

Training von Problemlöseverhalten zielt auf die *Modifikation von Wahrnehmungen, Attribuierungen und Einstellungen* in Bezug auf *Konfliktsituationen*. So wird aggressives Verhalten nachhaltig davon beeinflusst, wie eine bestimmte Situation wahrgenommen wird, welche Absichten dem Gegenüber unterstellt, welche Reaktionen von ihm erwartet und wie eigene Reaktionen begründet werden. Wie oben ausgeführt tendieren aggressive Kinder und Jugendliche grundsätzlich dazu, anderen Feindseligkeit zu unterstellen, was eigenes aggressives Verhalten evoziert und rechtfertigt (Crick u. Dodge 1994, Shirk 1988). Mittels des *Trainings von Problemlöseverhalten* sollen die Betroffenen lernen, die verschiedenen Aspekte von Konfliktsituationen und die Konsequenzen des eigenen Verhaltens wahrzunehmen, ein alternatives Konfliktlösungsverhalten zu entwickeln sowie prosoziales Verhalten aufzubauen. Der Therapeut nimmt dabei eine aktive Rolle ein; er fungiert als Modell, initiiert Rollenspiele, gibt Feed-back und verstärkt erwünschtes Verhalten.

Interventionsstudien haben gezeigt, dass Training von Problemlöseverhalten dissoziales und aggressives Verhalten signifikant reduzieren kann (Kazdin 1993, 1997, Kendall 1991). Die Effekte blieben bis zu einem Jahr stabil. Reifungsbedingt sprechen Jugendliche besser an als Kinder (Durlak et al. 1991). Komorbidität, Schulleistungsstörungen, insbesondere Lese-Rechtschreib-Störungen, sowie Herkunft aus psychosozial hochbelasteten Familien reduzierten den Therapieerfolg (Kazdin 1995). Vorteilhaft für die Praxis ist, dass für das Training von Problemlöseverhalten Therapiemanuale zur Verfügung stehen (Finch et al. 1993).

Eltern-Training

Eltern-Training soll die *Bezugspersonen* in die Lage versetzen, das *Verhalten ihrer Kinder zu modifizieren*, also regelverletzendes Verhalten zu unterbinden und prosoziales Verhalten zu fördern. Dieses Therapieverfahren fußt auf der Annahme, dass Entwicklung und Fortbestehen dissozialen Verhaltens durch nachteilige Eltern-Kind-Interaktionen, z.B. Verstärken regelverletzenden Verhaltens durch Zuwendung, unwirksame Anweisungen, willkürliche pädagogische Reaktionen und unangemessene Bestrafung, begünstigt wird (Patterson 1982, Patterson et al. 1991, 1992); dabei ist zu berücksichtigen, dass solche Interaktionen nicht unidirektional von den Bezugspersonen ausgehen, sondern zumindest teilweise auch von den Kindern evoziert werden. Spezifisches Ziel des Eltern-Trainings ist deshalb, das *Interaktionsmuster* zwischen den Bezugspersonen und dem betroffenen Kind so zu modifizieren, dass erwünschtes Verhalten verstärkt und unerwünschtes unterdrückt wird. Aus diesem Grund fokussiert die Behandlung vor allem auf die Bezugspersonen, während direkte Interventionen des Therapeuten in Richtung des betroffenen Kindes Ausnahmen sind. Mittels eines strukturierten Vorgehens sollen die Bezugspersonen lernen, regelverletzendes bzw. erwünschtes Verhalten zu erkennen, zu bewerten und darauf adäquat sowie konsistent zu reagieren, z. B. mit milden Sanktionen (Entzug von Vergünstigungen) bzw. positiver Verstärkung. Dabei gilt es, die Bezugspersonen davon zu überzeugen, dass nicht, wie häufig angenommen, die „Härte" der Strafen, sondern die Konsistenz der Reaktionen auf regelverletzendes Verhalten das entscheidende verhaltensmodifizierende Element sind. Während zunächst der Schwerpunkt auf Verhaltensweisen liegt, die von den Bezugspersonen unmittelbar beobachtbar sind, werden im weiteren Verlauf unter Einbindung der Lehrer das Verhalten in der Schule sowie das außerhäusliche Freizeitverhalten einbezogen.

Eltern-Training gehört zu den am besten untersuchten Therapieverfahren in der Behandlung von Störungen des Sozialverhaltens (Kazdin 1993, Patterson et al. 1993). In Interventionsstudien zeigten sich Therapieeffekte auf verschiedenen Ebenen, u. a. in Eltern- und Lehrerbewertungen sowie bei direkten Beobachtungen zuhause und in der Schule. Sogar bei den *Geschwistern* der behandelten Kinder kam es zur Verbesserung von dissozialer Symptomatik, obwohl diese überhaupt nicht in die Behandlung einbezogen waren (Kazdin 1997; wegen der ausgeprägten familiären Häufung von Störungen des Sozialverhaltens sind nicht selten auch Geschwister gleichermaßen betroffen). Die ausgeprägtesten Effekte zeigten sich bei längerfristig angelegten Therapien (bis zu 60 Sitzungen), während Kurztherapien (weniger als 10 Sitzungen) in klinischen Populationen relativ unwirksam waren (Kazdin 1985). Erfahrene und in Bezug auf das Eltern-Training spezifisch ausgebildete Therapeuten haben wahrscheinlich die größeren und länger andauernden Erfolge, was allerdings noch nicht endgültig belegt ist. Psychosozial hochbelastete Familien profitieren vom Eltern-Training in geringerem Umfang (Dadds u. McHugh 1992); generell sind die Effekte bei Kindern ausgeprägter als bei Jugendlichen. Für die Effektivität des Eltern-Trainings und seine Einbettung in ein fundiertes Konzept spricht auch, dass die Symptomreduktion mit dem veränderten Verhalten der Bezugspersonen direkt korreliert ist. Weil die Hintergründe für bestimmtes Elternverhalten erfahrenen Therapeuten bekannt sind, kann meist sehr konkret interveniert werden, falls der therapeutische Prozess ins Stocken gerät. Die Verfügbarkeit von Therapiemanualen ist ein weiterer Vorteil. Insgesamt gehört Eltern-Training zu den *aussichtsreichsten Verfahren* in der Behandlung von Jugendlichen und insbesondere von Kindern mit einer Störung des Sozialverhaltens (Dishion u. Patterson 1992), weil die notwendigen Maßnahmen in der natürlichen Umgebung der Betroffenen ansetzen und von den primären Bezugspersonen ausgeführt werden, die wegen ihrer ständigen Verfügbarkeit die notwendigen Interventionen beherrschen und ausreichend lange durchführen können.

Funktionelle Familientherapie

Funktionelle Familientherapie fasst die dissoziale Symptomatik als ein Verhalten auf, das im Familiensystem eine bestimmte, meist systemstabilisierende *Funktion* hat und aus diesem Grund unterstützt wird (Alexander u. Parsons 1982). Ziel der funktionellen Familientherapie ist deshalb, das *Interaktions- und Kommunikationsmuster* der Familienmitglieder so zu *modifizieren*, dass die dissoziale Symptomatik als systemstabilisierendes Element überflüssig und dem betroffenen Kind oder Jugendlichen ein angepassteres bzw. regelkonformeres Verhalten möglich wird. Dieser therapeutische Ansatz schließt auch ein symptomorientiertes Vorgehen ein, bei dem das problematische Verhalten identifiziert und der adäquate Umgang der Bezugspersonen damit systematisch verstärkt werden. Zum Beispiel konnte gezeigt werden, dass im Kommunikationsmuster von Familien mit einem delinquenten Mitglied häufiger Vorwürfe und negative Attributionen vorkommen als in Kontrollfamilien (Kazdin 1997). Die Veränderung solcher Kommunikationsmuster ist ebenso Ziel der funktionellen Familientherapie wie der Aufbau einer positiven Einstellung der Familienmitglieder zueinander, die Etablierung eines unzweideutigen Kommunikationsstils, die Klärung von gegenseitigen Erwartungen, das Ermöglichen konstruktiven Streitens sowie die gemeinsame Suche nach Lösungen. Kommunikationsstil und Beziehungsmuster werden vom Therapeuten direkt modifiziert, z. B. durch Verstärken.

Bei delinquenten Jugendlichen erwies sich die funktionelle Familientherapie anderen Therapieverfahren (z. B. psychodynamisch orientierte Familientherapie, klientenzentrierte Familiengruppe) und unbehandelten Kontrollgruppen gegenüber eindeutig überlegen (Alexander et al. 1994). Sowohl die Symptomatik als auch die familiäre Kommunikation hatten sich gebessert. Die Effekte waren bis zu 2½ Jahren stabil. Die weitere Forschung konzentriert sich jetzt darauf, welche Kind-, Eltern- und Familiencharakteristika den Therapieerfolg beeinflussen.

Multisystemische Therapie

Auch die multisystemische Therapie ist einem *familienbezogenen Ansatz* verpflichtet (Henggeler u. Borduin 1990). Neben der Familie werden aber *weitere relevante Bezugssysteme* wie die Gleichaltrigengruppe, die Schule und die Nachbarschaft eingeschlossen. Deshalb werden familienbezogene durch solche Interventionen ergänzt, die sich z. B. auf das Kontakt- oder das Schulverhalten beziehen. Im Sinne eines Behandlungsprogramms werden unterschiedliche Therapiemethoden und -techniken so kombiniert, dass sie der spezifischen Problematik eines Behandlungsfalles gerecht werden. Die Stärke dieses Ansatzes liegt aber nicht in der Kombination verschiedener Techniken, sondern in der Berücksichtigung der verschiedenen Bezugssysteme und ihrer *Interdependenzen*; denn das auffällige Verhalten von Kindern und Jugendlichen mit Störungen des Sozialverhaltens führt in aller Regel nicht nur zu Beeinträchtigungen in verschiedenen Funktionsbereichen, z. B. innerhalb der Familie, in der Schule oder in der Gleichaltrigengruppe, sondern die Symptomatik wird meistens auch durch ungünstige Konstellationen und Einflüsse in den einzelnen Bereichen verschlimmert bzw. perpetuiert.

Die multisystemische Therapie geht konzeptionell davon aus, dass *alle Funktionsbereiche relevant* und deshalb therapeutisch zu berücksichtigen sind. Im Zentrum steht der familientherapeutische Ansatz, der sich ähnlicher Techniken wie bei der funktionellen Familientherapie bedient. Je nach Bedarf können Paartherapie, Elterntraining oder Training von Problemlöseverhalten eingesetzt werden, aber auch ausgesprochen direktive Interventionen wie ein Kontaktverbot mit einer Gruppe delinquenter Gleichaltriger.

Im Gegensatz zum klassischen familientherapeutischen Ansatz wird explizit davon ausgegangen, dass bestimmte Eigenschaften und Verhaltensstile der betroffenen Kinder und Jugendlichen dazu beitragen können, für sie ungünstige psychosoziale Bedingungen zu fördern. Bei entsprechendem Bedarf werden deshalb spezifische Interventionen im Rahmen einer *ergänzenden Einzelbehandlung* angeboten, um diese Eigenschaften und Verhaltensstile positiv zu beeinflussen (z. B. durch soziales Kompetenztraining zum Aufbau prosozialen Verhaltens oder durch Psychopharmakotherapie bei ausgeprägten Impulskontrollstörungen). Diese Einzelbehandlungen sind stets in das Gesamtkonzept integriert und berücksichtigen immer die Auswirkungen des symptomatischen Verhaltens in den verschiedenen Bezugssystemen. Ein Problem dieses Ansatzes kann darin bestehen, dass je nach Bedarf verschiedene therapeutische Techniken kompetent eingesetzt werden müssen, was an die Ausbildung der Therapeuten hohe Ansprüche stellt.

In Interventionsstudien mit besonders ausgeprägt delinquenten Jugendlichen hat sich die multisystemische Therapie anderen Maßnahmen (z. B. gerichtliche Auflagen, individuelle Beratung, Jugendhilfemaßnahmen) überlegen gezeigt, und zwar sowohl im Blick auf die Reinhaftierungsraten als auch auf das familiäre Kommunikations- und Beziehungsmuster (z. B. weniger Konflikte und Feindseligkeit, mehr prosoziale Verhaltensweisen; Borduin et al. 1995, Henggeler et al. 1992). Die Reduzierung der dissozialen Symptomatik war mit der Veränderung dieser Familienmerkmale direkt korreliert. Die Therapieeffekte erwiesen sich für die Dauer von bis zu fünf Jahren als stabil. Insgesamt ist die multisystemische Therapie ein Verfahren, das auch bei älteren Kindern und Jugendlichen mit ausgeprägten Störungen des Sozialverhaltens positive Effekte zeigt.

Auch wenn die Wirksamkeit dieser beschriebenen Therapieansätze belegt werden konnte, lassen sich die Resultate aus folgenden Gründen *nicht generalisieren*:

- Es wurden zwar signifikante Verbesserungen der Zielsymptomatik beschrieben, überwiegend wurde aber nicht auf deren klinische Relevanz eingegangen, also z. B. wie viele der Betroffenen nach der Behandlung symptomfrei waren.
- In der Regel wurde ausschließlich die Reduktion der Symptomatik als Wirksamkeitskriterium berücksichtigt, nicht aber die verschiedenen Funktionsbeeinträchtigungen, obwohl diese von hoher prognostischer Relevanz sind; es ist daher nicht auszuschließen, dass erhebliche Funktionsbeeinträchtigungen auch dann fortbestanden, wenn die Symptomatik deutlich reduziert werden konnte.

Weil Störungen des Sozialverhaltens generell eine ungünstige Prognose aufweisen, ist entscheidend, welche zeitliche Stabilität die erzielten Behandlungserfolge aufweisen, denn die unmittelbar am Behandlungsende effektivere Methode braucht nicht die auf Dauer wirksamere zu sein. Deshalb ist die Bedeutung der Resultate vergleichender Therapiestudien auch davon abhängig, ob und in welchem zeitlichen Abstand *Nachuntersuchungen* durchgeführt wurden. Die vorliegenden methodisch anspruchsvolleren Studien schlossen zwar Nachuntersuchungen ein, diese waren jedoch auf maximal zwölf Monate begrenzt, so dass die Angaben über die zeitliche Stabilität der Therapieergebnisse limitiert sind (Kazdin 1997). Außerdem sind viele Studien mit hohen Dropout-Raten belastet. Weil alle Studien zu Behandlungseffekten bei Störungen des Sozialverhaltens solche methodischen Probleme aufweisen, müssen ihre Resultate generell mit Zurückhaltung aufgenommen werden.

Kombinationsbehandlung

Wegen der ausgeprägten Funktionsbeeinträchtigungen, der häufigen familiären Konflikte, der ungünstigen Prognose und der begrenzten Wirksamkeit vieler Therapiemethoden werden in der klinischen Praxis häufig verschiedene Therapieverfahren *in Kombination* angewandt. Dies macht auch deshalb Sinn, weil an der Entwicklung von Störungen des Sozialverhaltens i. d. R. verschiedene Einflüsse in unterschiedlichen Konstellationen beteiligt sind, so dass singuläre Therapieansätze zu kurz greifen. Allerdings wird nicht selten davon ausgegangen, dass sich in Kombinationsbehandlung auch mit begrenzt wirksamen oder nicht evaluierten Therapieverfahren synergistische Effekte erzielen lassen; das ist zwar nahe liegend, jedoch keinesfalls empirisch belegt. Vielmehr hat sich herausgestellt, dass die *Wirksamkeit* kombinierter Therapieansätze in hohem Maße von der Wirksamkeit der einzelnen Verfahren, die in die Kombination eingehen, abhängt. In einzelnen Studien konnte sogar gezeigt werden, dass unwirksame Methoden die Effektivität erprobter Ansätze reduzieren können (Kazdin 1997). Außerdem konnte bisher noch nicht empirisch nachgewiesen werden, mit welcher Kombination von Einzelverfahren sich bei einer bestimmten Problemkonstellation positive Therapieeffekte erzielen lassen.

Andererseits sind aber wirksame Therapieansätze wie die funktionelle Familientherapie und die multisystemische Therapie kombinierte Verfahren. Dabei muss jedoch berücksichtigt werden, dass in diesen Fällen ausschließlich Methoden mit belegter Wirksamkeit kombiniert und die Kombinationsbehandlung als Gesamtpaket evaluiert wurde. Allerdings konnte bisher noch nicht belegt werden, dass die multisystemische Therapie als Kombinationsbehandlung dem wirksamsten Einzelverfahren innerhalb dieser Kombination wirklich überlegen ist.

Bei der Frage, welche Gruppe der betroffenen Kinder und Jugendlichen von einer adäquaten Behandlung am meisten profitiert, zeigt sich, dass der Behandlungserfolg von den *gleichen Risikofaktoren* beeinflusst wird wie Entstehung und Verlauf der Störung: Ungünstig sind früher Beginn, hohe Symptombelastung, ausgeprägte Schulleistungsstörungen, Begleitstörungen, Unterschichtzugehörigkeit, unvollständige Familien, belastende Lebensereignisse und Stress sowie eine Störung des Sozialverhaltens in der Vorgeschichte der Bezugspersonen (Kazdin 1997).

Unwirksame Methoden

Bei der Fülle der Therapiemethoden und -techniken, die in der Behandlung von Kindern und Jugendlichen mit psychiatrischen Störungen zur Anwendung kommen, wäre hilfreich zu wissen, welche Therapieverfahren bei Störungen des Sozialverhaltens entweder nur geringe oder überhaupt keine Wirkung entfalten.

Weil die meisten Therapieverfahren aber *nicht evaluiert* sind, können darüber keine gesicherten Angaben gemacht werden. Dies trifft auch auf häufig angewandte Methoden wie die psychodynamisch orientierte Therapie und die Spieltherapie zu. Wenn solche Methoden gelegentlich in Evaluationsstudien als Kontrollbedingung eingesetzt wurden, waren sie bzgl. ihrer Wirksamkeit den beschriebenen Verfahren unterlegen. Die empirische Basis ist aber zweifellos zu schmal, um diese Methoden definitiv als unwirksam zu bewerten. Bis zur Klärung sollte zur Sicherheit auf Methoden mit empirisch besser belegter Wirksamkeit zurückgegriffen werden. Dafür spricht auch, dass Störungen des Sozialverhaltens i. d. R. zu Beeinträchtigungen auf verschiedenen Funktionsebenen führen; deshalb sollten breiter angelegte Therapiekonzepte, die möglichst viele Problembereiche einbeziehen, solchen Verfahren überlegen sein, die lediglich auf Teilaspekte der Gesamtproblematik (z. B. psychische Konflikte) fokussieren.

Auf der Grundlage der vorliegenden Befunde gilt als relativ sicher, dass *Behandlung in Gruppen*, die sich ausschließlich aus Kindern und Jugendlichen mit einer Störung des Sozialverhaltens zusammensetzen, nicht nur unwirksam ist, sondern die Symptomatik verschlimmern kann; solche Gruppenbehandlungen sind deshalb kontraindiziert.

Zusammenfassung

Störungen des Sozialverhaltens sind durch ein sich wiederholendes bzw. andauerndes Muster dissozialen, aggressiven und aufsässigen Verhaltens gekennzeichnet, bei dem die grundlegenden Rechte anderer sowie wichtige altersentsprechende soziale Erwartungen verletzt werden. Der Begriff *Delinquenz* bezeichnet eine bestimmte Gruppe dissozialer Handlungen, die gegen geltendes Recht verstoßen und mit Strafe bedroht sind. Typische Symptome sind u.a. heftige Wutausbrüche, häufiges Lügen, Diebstähle, Beschädigung fremden Eigentums, Schuleschwänzen, Weglaufen bzw. unerlaubtes Wegbleiben von zuhause, Feuerlegen, Gebrauch von Waffen, Raub und sexuelle Nötigung. Begleitend treten häufig hyperkinetische und emotionale Störungen sowie Substanzmissbrauch auf. Die Prävalenz beträgt im Grundschulalter etwa 1–2%, im Jugendalter zwischen 4–6%, Jungen sind deutlich häufiger betroffen als Mädchen. Die Verlaufsprognose ist insbesondere bei frühem Beginn, hohem Ausprägungsgrad, hoher Symptombelastung, aggressivem Verhalten, fehlenden sozialen Bindungen oder bei gleichzeitig bestehender hyperkinetischer Störung ungünstig. In der Entstehungsgeschichte spielen psychosoziale, insbesondere familiäre Risikofaktoren eine entscheidende Rolle, weil sie das Erziehungsverhalten massiv beeinträchtigen; genetische (außer bei hyperkinetischen Störungen des Sozialverhaltens) und hirnorganische Faktoren sind dagegen nur von untergeordneter Bedeutung. Wegen der ungünstigen Prognose ist der Behandlungsbedarf hoch. Die Behandlung ist schwierig und langwierig, sie gehört in die Hand des Spezialisten.
Aussichtsreiche Therapieverfahren sind Training von Problemlöseverhalten, Eltern-Training, funktionelle Familientherapie und multisystemische Therapie. Lediglich psychodynamisch orientierte Therapieverfahren sind wahrscheinlich unwirksam. Behandlung in Gruppen, die sich ausschließlich aus Kindern und Jugendlichen mit einer Störung des Sozialverhaltens zusammensetzen, kann die Symptomatik verschlimmern und ist deshalb kontraindiziert.

Literatur

Alexander JF, Parsons BV. Functional family therapy. Monterey: Brooks/Cole; 1982.

Alexander JF, Holtzworth-Munroe A, Jameson PB. The process and outcome of marital and family therapy research: Review and evaluation. In: Bergin AE, Garfield SL, eds. Handbook of psychotherapy and behavior change. New York: John Willey; 1994.

Blanz B, Schmidt MH, Esser G. Conduct disorders (CD): The reliability and validity of the new ICD-10-categories. Acta Paedopsychiatrica. 1990;53:93–103.

Blanz B. Psychosoziale Faktoren und kindliche Entwicklung. Zum Stand der Forschung. Nervenheilkunde. 1998;17:75–9.

Blanz B. Biologische Korrelate aggressiven Verhaltens. Z Kinder-Jugendpsychiat Psychother. 1998;26:43–52.

Borduin CM, Mann BJ, Cone LT, Henggler SW, Fucci BR, Blaske DM, Williams RA. Multisystemic treatment of serious juvenile offenders: Longterm prevention of criminality and violence. J Consult Clin Psychol. 1995;63:569–78.

Boyle M, Offord D, Racine Y, Szatmari P, Fleming J, Links P. Predicting substance use in late adolescence: Results from the Ontario child health study follow-up. Am J Psychiat. 1992;149:761–7.

Crick NR, Dodge KA. A review and reformulation of social information processing mechanisms in children's social adjustment. Psychol Bull. 1994;115:74–101.

Dadds MR, McHugh TA. Social support and treatment outcome in behavioral family therapy for child conduct problems. J Consult Clin Psychol. 1992;60:252–9.

Dishion TJ, Patterson GR. Age effects in parent training outcomes. Behav Ther. 1992;23:719–29.

Durlak JA, Fuhrmann T, Lampmann C. Effectiveness of cognitive-behavioral therapy for maladapting children: A meta-analysis. Psycholog Bull. 1991;110:204–14.

Fergusson DM, Horwood LJ, Lloyd M. Confirmatory factor models of attention deficit and conduct disorder. J Child Psychol Psychiat. 1991;32:257–74.

Finch AJ Jr, Nelson WM, Ott ES. Cognitive-behavioral procedures with children and adolescents: A practical guide. Needham Heights: Allyn and Bacon; 1993.

Frick PJ. Conduct disorders and severe antisocial behavior. New York, London: Plenum Press; 1998.

Henggeler SW, Borduin CM. Family therapy and beyond: A multisystemic approach to teaching the behavior problems of children and adolescents. Pacific Grove: Brooks/Cole; 1990.

Henggeler SW, Melton GB, Smith LA. Family preservation using multisystemic therapy: An effective alternative to incarcerating serious juvenile offenders. J Consult Clin Psychol. 1992;60:953–61.

Hinshaw SP, Lahey BB, Hart EL. Issues of taxonomy and comorbidity in the development of conduct disorder. Devel Psychopathology. 1993;5:31–49.

Kazdin AE. Treatment of antisocial behavior in children and adolescents. Homewood: Dorsey Press; 1985.

Kazdin AE. Child psychotherapy: Developing and identifying effective treatments. Needham Hights: Allyn and Bacon; 1988.

Kazdin AE. Treatment of conduct disorders: Progress and directions in psychotherapy research. Devel Psychopathology. 1993;5:277–310.

Kazdin AE. Child, parent, and family dysfunction as predictors of outcome in cognitive-behavioral treatment of antisocial children. Behav Res Ther. 1995;33:271–81.

Kazdin AE. Practitioner review: Psychosocial treatments for conduct disorder in children. J Child Psychol Psychiat. 1997;38:161–78.

Kendall PC, ed. Child and adolescent therapy: Cognitive-behavioral procedures. New York: Guilford; 1991.

Laucht M, Esser G, Schmidt MH. Developmental outcome of infants born with biological and psychosocial risks. J Child Psychol Psychiat. 1997;38:453–63.

Milin R, Halikas J, Meller J, Morse C. Psychopathology among substance abusing juvenile offenders. J Am Acad Child Adol Psychiat. 1991;30:569–74.

Patterson GR. Coercive family process. Eugene: Castalia; 1982.

Patterson GR, Capaldi D, Bank L. An early starter model for predicting delinquency. In: Pepler DJ, Rubin KH, eds. The development and treatment of childhood aggression. Hillsdale: Earlbaum; 1991.

Patterson GR, Ried JB, Dishion TJ. Antisocial boys. Eugene: Castalia; 1992.

Patterson GR, Dishion TJ, Chamberlain P. Outcomes and methodological issues relating to treatment of antisocial children. In: Giles TR, ed. Handbook of effective psychotherapy. New York: Plenum; 1993.

Robins L. Deviant children grown up. Baltimore: Williams and Wilkins; 1966.

Robins LN. Epidemiological approaches to natural history research: Antisocial disorders in children. J Am Acad Child Psychiat. 1981;20:566–80.

Rutter M, Macdonald H, LeCouteur A, Harrington R, Bolton P, Bailey A. Genetic factors in child psychiatric disorders: II. Empirical findings. J Child Psychol Psychiat. 1990;31:39–83.

Schmidt MH. Kinder- und Jugendpsychiatrie. Köln: Deutscher Ärzte-Verlag; 1993.

Schmidt MH. Dissozialität und Aggressivität: Wissen, Handeln und Nichtwissen. Z Kinder- Jugendpsychiat Psychother. 1998;26:53–62.

Shirk SR, ed. Cognitive development and child psychotherapy. New York: Plenum; 1988.

Stadler C, Janke W, Schmidt-Atzert L. Der Einfluss der Intentionsattribuierung auf aggressives Verhalten im Vorschulalter. Z Entwicklungspsychol Päd Psychol. 1997;29: 43–61.

Steiner H, Williams SE, Benton-Hardy L, Kohler M, Duxbury E. Violent crime paths in incarcerated juveniles: Psychological, environmental, and biological factors. In: Raine A, Farrington D, Brennan P, Mednick SA, eds. Biosocial bases of violence. New York: Plenum; 1997.

Taylor E, Sandberg S, Thorley G, Giles S. The epidemiology of childhood hyperactivity. Maudsley Monographs 33. Oxford: Oxford University Press; 1991.

Walker JL, Lahey BB, Russo MF, Christ MAG, McBurnett K, Loeber R, Stouthamer-Loeber M, Green SM. Anxiety, inhibition, and conduct disorder in children: I. Relation to social impairment. J Am Acad Child Adolesc Psychiat. 1991;30:187–91.

Prüfungsfragen

1. Durch welches Muster sind Störungen des Sozialverhaltens gekennzeichnet?
2. Welche Handlungen werden mit dem Begriff *Delinquenz* bezeichnet?
3. Welche typischen Symptome treten bei Störungen des Sozialverhaltens auf?
4. Welche Einstellungen, Attribuierungen und Reaktionen werden bei Kindern und Jugendlichen mit einer Störung des Sozialverhaltens häufig gefunden?
5. Welche Diagnosekategorien unterscheidet ICD-10?
6. Welche weitere Untergruppierung ist prognostisch bedeutsam?
7. Was unterscheidet schwerere von leichter ausgeprägten Störungen?
8. Welche emotionalen Symptome treten bei Störungen des Sozialverhaltens häufig begleitend auf?
9. Nennen Sie die wichtigsten Differenzialdiagnosen!
10. Von welchen Prävalenzraten gehen konservative Schätzungen aus?
11. Wie hoch ist der Anteil von Störungen des Sozialverhaltens in klinischen Stichproben?
12. Wie ist die Geschlechterverteilung?
13. In welchem Altersbereich entwickelt sich i. d. R. die typische Symptomatik?
14. Wie ist die Verlaufsprognose generell? Welche Faktoren verschlechtern sie?
15. Ist die Prognose der hyperkinetischen Störung des Sozialverhaltens besser als die der reinen Formen?
16. Welche Rolle spielen familiäre Risikofaktoren in der Entstehungsgeschichte von Störungen des Sozialverhaltens?
17. Nennen Sie fünf solcher Familienmerkmale!
18. Welche Ziele hat eine adäquate Behandlung?
19. Welche Therapieverfahren sind aussichtsreich?
20. Welche Therapiemethoden sind unwirksam?

16 Ängste, Phobien und Kontaktstörungen

F. Mattejat, S. Eimecke und J. Pauschardt

Fallvignette

Trennungsangststörung/Schulphobie
Die 11-jährige Karin wurde uns in der Poliklinik vorgestellt, weil sie seit zwei Monaten nicht mehr zur Schule ging. Vorher war sie noch sporadisch in die Schule gegangen, jedoch mit häufigen Unterbrechungen, die durch körperliche Beschwerden begründet waren. Der Hausarzt hat Karin mehrfach für jeweils zwei Wochen „krank geschrieben". Frau E., Karins Mutter, hatte mehrfach versucht, ihre Tochter trotzdem in die Schule zu bringen; teilweise gelangten die beiden sogar bis in das Klassenzimmer. Karin konnte jedoch dort nicht bleiben, sondern verließ das Klassenzimmer wieder mit der Mutter. Da dies sich nun in den zwei vergangenen Monaten nicht gebessert, sondern eher verschlechtert habe, wurde von der Lehrerin eine Psychotherapie angeraten. Aus der Diagnostik können folgende Aspekte hervorgehoben werden:

- Karin ist Einzelkind. Zwischen Karin und ihrer Mutter besteht eine sehr enge Beziehung; der Vater ist nur am Wochenende zuhause; während der Woche ist er auf Montagearbeiten.
- Testpsychologisch ergaben sich Hinweise auf ausgeprägte schulbezogene Ängste; Karins intellektuelle Leistungsfähigkeit ist gut (Kaufmann-ABC: IQ = 114), ebenso wie ihre Schulnoten. Karin ist auch gut in die Klasse integriert (Freundinnen). Es ergaben sich keine Anhaltspunkte für reale schulbezogene Ängste und ebenso wenig Anhaltspunkte für dissoziale Tendenzen (Differenzialdiagnose: Schulschwänzen).
- Schon als Kleinkind zeigte Karin z.B. bei der Eingliederung in den Kindergarten erhebliche Trennungsprobleme. Abgesehen davon ergaben die Anamnese ebenso wie die körperliche Untersuchung keine schwerwiegenden psychischen oder körperlichen Auffälligkeiten oder Erkrankungen bei Karin.

Nach der ausführlichen Anfangsuntersuchung wurde die Diagnose „Trennungsangststörung/Schulphobie" gestellt. Karins Antworten im Satzergänzungstest (Abb. 16.**1**) sind hierfür ausgesprochen charakteristisch.

Zur Vorbereitung der Therapie wird mit Karin das „Angstthermometer" (das sie „weinerliches Angstthermometer" nennt) durchgesprochen. Bei der Dar-

Ich mag gern ...	*Pferde*
Die glücklichste Zeit ...	*bei meinen Eltern und bei Pferden*
Ich möchte wissen ...	*ob ich zu meinen Eltern immer kann*
Nach Hause zurück ...	*Zu meinen Eltern*
Ich bedaure ...	*Dass ich manchmal nicht nach Hause kann*
Wenn ich ins Bett gehe ...	*Heule ich*
Männer ...	*nichts*
Das Beste ...	*Wenn ich bei meinen Eltern bleiben kann*
Was mich ärgert ...	*Wenn ich nicht bei meinen Eltern bleiben kann*
Leute ...	*nichts*
Eine Mutter ...	*ist gut*
Ich fühle ...	*Dass ich zu Hause bleiben will*
Meine größte Furcht ...	*Wenn ich von zu Hause weg muss*
In der Schule ...	*bin ich die erste Zeit traurig*

Abb. 16.**1** Karins Antworten im Rotter-Satzergänzungstext.

stellung des subjektiven Angstverlaufes (s. Abb. 16.**2**) zeigt sich,

- dass der Angstgipfel bei der Abfahrt des Schulbusses liegt und
- dass die Angst danach wieder schnell abfällt; d.h. in der Schule selbst sinkt die Angst auf einen sehr geringen Wert.
- Die Angst steigt erst wieder im Verlauf des Nachmittags zum Abend hin an.

Die Mutter wollte diese Darstellung des Angstverlaufes zunächst gar nicht glauben, da sie davon überzeugt war, dass Karin in der Schule selbst schlimme Ängste auszustehen hatte. Durch die Diskussion dieses Angstverlaufes konnte die Mutter für unser Therapiekonzept der schnellen Rückgliederung in die Schule gewonnen werden. Mit Karin und ihrer Mutter wurden der dargestellte Vertrag vereinbart:
Nachdem wir mit der Lehrerin und dem Hausarzt telefoniert hatten, wurde der Vertrag in Kraft gesetzt, und Karin war in der Lage, sofort wieder die Schule vollständig zu besuchen (s. das Therapie-Protokoll für die erste Woche in Abb. 16.**4**). Im weiteren Verlauf der Therapie wurde zunächst versucht, die Fortschritte zu stabilisieren. Dabei zeigte sich, dass die Mutter und die Lehrerin größere Probleme mit diesem Therapieprogramm hatten (sie wollten z. B. nicht, dass Karin gezwungen wird, in die Schule zu gehen) als Karin, die gut damit zurechtkam und zur Therapeutin einen guten Kontakt entwickelte. Neben der festgelegten Registrierung brachte Karin auch freie Aufzeichnungen mit (s. Abb. 16.**5**).
In den weiteren Therapiesitzungen wurden neben Fragen von Karins Selbstständigkeit auch Trennungsprobleme und depressive Tendenzen der Mutter selbst thematisiert. Es gelang leider nicht, den Vater mit in die Therapie einzubeziehen. Nach insgesamt sieben ambulanten Sitzungen wurde die Therapie abgeschlossen; die katamnestische Befragung nach einem Jahr zeigte, dass der Therapieerfolg stabil blieb.

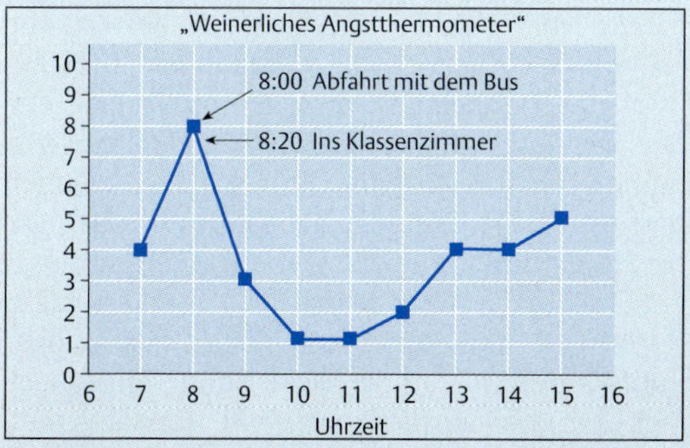

Abb. 16.**2** Angstverlauf bei Karin E. vor Beginn der Therapie.

1. Karin verpflichtet sich, jeden Tag wenigstens 1 Stunde in die Schule zu gehen.
2. Karin bemüht sich, die Stundenzahl zu steigern.
3. Karin führt selbst Protokoll über ihre Angst nach dem vorgegebenen Muster.
4. Frau E. erklärt das Programm der Lehrerin und bietet ihr und dem Hausarzt telefonische Rücksprache in der Poliklinik an.
5. Frau E. begleitet Karin nicht mehr zur Schule, sondern bleibt zu Hause, auch wenn Karin jammert und weint.
6. Wenn Karin nur an einem Tag nicht zur Schule geht, erfolgt die stationäre Aufnahme.

Unterschriften

(Karin E.) (Frau E.) (Dr. B.)

Abb. 16.**3** Therapievertrag für Karin E.

Angstwerte	**Wochentag**						
	Do.	Fr.	Sa.	So.	Mo.	Di.	Mi.
Morgens	6	7	1	0	4	5	3
Mittags	0	0	0	0	0	0	0
Abends	7	0	0	4	2	1	1
Schulstunden	5/5*	5/5	0/0	0/0	5/5	5/5	3/6

* bedeutet z.B. 5 Stunden teilgenommen von 5 Stunden insgesamt. Am Mittwoch wurden wegen der Therapie nur 3 von 6 Stunden besucht.

Abb. 16.**4** Therapieprotokoll von Karin E.

Der Freitag

Freitagmorgens und abends denke ich: Super jetzt ist Wochenende. Freitagmorgens denke ich, dass ich ja nur eine Stunde zu gehen brauche. Und weil ich auch zuhause bei meiner Mutter bleiben will. Passt das alles ganz gut zusammen. Aber meistens geht es sowieso nicht länger. Also komme ich nach 1, 2 oder 3 Stunden nach Hause. Und dann sind zwei Tage frei, und das ist schön. Schade, dass nicht jeder Tag Wochenende ist!

Abb. 16.**5** Freie Aufzeichnungen von Karin E.

Einführung

Begriffsbestimmung

Angst ist eine Grundform menschlichen Erlebens und Verhaltens. Sie gehört zum biologisch verankerten menschlichen Verhaltensrepertoire und hat für das einzelne Individuum eine bedeutsame *Schutzfunktion*: Angst entsteht, wenn sich das Individuum eingeengt, schutzlos oder bedroht fühlt; mit der Angst werden Vermeidungs- und Fluchtreaktionen aktiviert, die dazu dienen, der Bedrohung zu entrinnen. Im Bereich des normalen Verhaltensspektrums stellen somit die Angst und die mit ihr verbundenen Verhaltensweisen für das Individuum sinnvolle Reaktionen dar (vgl. auch Remschmidt 1992, 1997). Gleichzeitig ist die Angst ein *zentrales Phänomen* bei vielen psychischen Störungen.

Sowohl im normalen wie im psychopathologischen Bereich äußert sich Angst durch eine Vielzahl von einzelnen Merkmalen bzw. Symptomen, die auf drei unterschiedlichen *Ebenen* angeordnet werden können:

1. *Die Ebene des subjektiven Erlebens:* Hierzu gehören z. B. Sorgen und Befürchtungen, z. B. verletzt zu werden, Gedanken an Gefahren, Überlegungen zur Vermeidung oder Kontrolle von befürchteten Situationen.
2. *Die Ebene des beobachtbaren Verhaltens:* Hier zeigt sich die Angst bei Kindern z. B. durch Weinen, Schreien, Jammern, Nägelbeißen, Daumenlutschen, durch Vermeidungsverhalten, Weglaufen, Verstecken, Erstarrung oder durch Versuche, Schutz durch andere Menschen zu bekommen.
3. *Die Ebene der körperlichen Begleiterscheinungen und Symptome:* Hierzu gehören z. B. eine gesteigerte Aktivität des autonomen Nervensystems mit Beschleunigung der Puls- und Atemfrequenz, Schweißausbrüche, Zittern, diffuse Bauchschmerzen oder Unwohlsein, Übelkeit, Kopf- oder Brustschmerzen und Erröten.

Unterscheidung zwischen normaler und pathologischer Angst

Zwischen normaler Angst und pathologischer Angst bestehen fließende Übergänge; die *wichtigsten Kriterien* nach denen pathologische Ängste von normalen Ängsten unterschieden werden können, sind (nach Remschmidt 1992):

- übermäßig ausgeprägte Angstintensität (quantitativer Aspekt),
- ungewöhnliche Inhalte bzw. Objekte der Angst (qualitativer Aspekt),
- Unangemessenheit der Angstreaktion im Verhältnis zur Situation, in der sie auftritt,
- Chronifizierung der Angstreaktionen,
- Fehlen von Möglichkeiten des Individuums zur Reduktion bzw. Bewältigung der Angst,
- spürbare Beeinträchtigung der alterstypischen Lebensvollzüge durch den Angstzustand.

Entwicklungsmuster von Angstinhalten im Kindes- und Jugendalter

Die Äußerungsformen der Angst folgen einem *normalen Entwicklungsverlauf* (vgl. Schneider 2004 b): Im Säuglingsalter sind sensorische Erfahrungen die Hauptquelle von Angst, z. B. laute Geräusche oder der plötzliche Verlust von körperlichem Halt. In dem Maße, in dem die kognitive Entwicklung im ersten Lebensjahr fortschreitet und das Kind Objektkonstanz gewinnt und sich die Bindung zu seinen Bezugspersonen festigt, tauchen die Angst vor Fremden (*Fremdeln*) auf und Angst in Situationen, in denen sich die Bezugsperson entfernt (erste Äußerungsformen der Trennungsangst). Im Kleinkindalter zeigen sich wiederum neue Ängste, z. B. vor Tieren, vor der Dunkelheit und vor imaginären Lebewesen (Geister, Gespenster, Hexen). In der Grundschulzeit treten Ängste und Befürchtungen bzgl. der eigenen Leistungsfähigkeit auf, während sich interpersonale bzw. soziale Angst besonders deutlich in der Pubertät und Adoleszenz manifestieren. Der normale Entwicklungsverlauf kann somit auch dadurch charakterisiert werden, dass zunächst *globale, imaginäre Angstinhalte* vorherrschen, die sich z. B. auf unkontrollierbare Objekte oder Situationen beziehen (Monster, Dunkelheit); im weiteren Verlauf werden die Angstinhalte *spezifischer, differenzierter* und im Inhalt *realistischer* (z. B. soziale Akzeptanz und schulische Leistung; Kendall et al. 1991). Dabei ist allerdings zu bedenken, dass die skizzierte Entwicklung von Äußerungsformen und Inhalten der Angst individuell erheblichen Variationen unterworfen ist. Pathologische Ängste folgen vielfach dem *gleichen Altersmuster* wie altersangemessene Angstmanifestationen: Tierphobien haben z. B. häufig ihren Beginn in der früheren Kindheit, schwere Leistungsängste in der Grundschulzeit

Tabelle 16.**1** Entwicklungsphasentypische Ängste (stark gekürzt nach Schneider 2004 b, S. 10)

Alter	Angstquelle
0–6 Monate	intensive sensorische Reize Verlust von Zuwendung laute Geräusche
6–12 Monate	fremde Menschen Trennung
2–4 Jahre	Fantasiegestalten potenzielle Einbrecher Dunkelheit
5–7 Jahre	Naturkatastrophen (Feuer) Verletzungen Tiere medienbasierte Ängste
8–11 Jahre	schlechte schulische und sportliche Leistungen
12–18 Jahre	Ablehnung durch Gleichaltrige

und soziale Angst in der Adoleszenz. Häufig stellen sich psychopathologische Ängste zunächst als normale alterstypische Ängste dar, die erst durch ihre besondere Intensität und ihre Chronifizierung psychopathologische Wertigkeit gewinnen.

Diagnostische Klassifikation

Übersicht: Angststörungen in ICD und DSM

Pathologisch übersteigerte Ängste kommen bei sehr vielen psychiatrischen Erkrankungen vor. Bei einem Teil der psychischen Störungen stehen die Angst und das mit ihr assoziierte Vermeidungsverhalten als *Hauptsymptomatik* im Vordergrund. Diese Störungen können unter dem Oberbegriff „Angstsyndrome" zusammengefasst werden. Bei allen Angststörungen finden wir neben der subjektiv empfundenen Angst ein ausgeprägtes *Vermeidungsverhalten*. Dies zeigt sich besonders augenfällig in sozialen Situationen. Angst, Vermeidungsverhalten, soziale Unsicherheiten und Kontaktschwierigkeiten sind deshalb häufig miteinander *assoziiert*. Diese Assoziation muss aber nicht immer gegeben sein. Tabelle 16.**2** gibt eine Übersicht über die diagnostische Klassifikation der wichtigsten Angstsyndrome[1] entsprechend den beiden international gebräuchlichsten Klassifikationssystemen ICD und DSM. Bei allen in Tabelle 16.**2** angeführten Störungen stellt die pathologische Angst das Haupt- und Leitsymptom dar.

Aus der Tabelle ist ersichtlich, dass die beiden Klassifikationssysteme weitgehend übereinstimmen. In folgenden Bereichen zeigen sich allerdings Unterschiede:

1. Zu einigen Kategorien, die in der ICD unter der Rubrik F 93 „Emotionale Störungen des Kindesalters" auftauchen, finden sich im DSM keine Entsprechung. In diesem Bereich bietet die ICD *differenziertere Möglichkeiten* als das DSM. In der ICD sind diese zusätzlichen Kategorien aus zwei Gründen aufgeführt:
   - Zum einen soll die Möglichkeit geboten werden, psychopathologische Auffälligkeiten, die sich bei Kindern und Jugendlichen in anderer Weise zeigen als bei Erwachsenen, zu klassifizieren. So können z.B. manche Kinder, die nicht die Kriterien für eine „Generalisierte Angststörung" (F 41.1) erfüllen, unter der Diagnose „Generalisierte Angststörung des Kindesalters" („Störung mit Überängstlichkeit", F 93.80) eingeordnet werden.
   - Zum anderen können Störungen, die zunächst als normale alterstypische Angstäußerungen im Kindes- und Jugendalter beginnen, von den Störungen des Erwachsenenalters abgehoben werden. Dies gilt für die Diagnosen „Phobische Störung des Kindesalters" (F 93.1) und „Störung mit sozialer Ängstlichkeit des Kindesalters" (F 93.29).

2. Darüber hinaus besteht noch ein bedeutsamer inhaltlicher Unterschied bei der Diagnose „Störung mit Trennungsangst des Kindesalters" (F 93.0). Damit diese Störung in der ICD-10 diagnostiziert werden darf, wird verlangt, dass sie erstmals vor dem sechsten Lebensjahr aufgetreten ist. Das DSM dagegen ist weitaus weniger restriktiv: Die Störung kann diagnostiziert werden, wenn sie vor dem 18. Lebensjahr beginnt. Die restriktive Definition in der ICD (die übrigens auch noch bei der Kategorie F 93.2

[1] Manche Autoren fassen den Begriff der *Angststörungen* bzw. *Angstsyndrome* noch weiter und subsumieren z.B. auch die Zwangsstörungen unter diesen Oberbegriff. Das heißt, wir haben hier die Sammelkategorie „Angststörungen" noch relativ eng definiert.

Tabelle 16.2 Klassifikation der Angststörungen nach ICD-10 und DSM-IV. Eine vergleichende Übersicht

ICD-10 (vgl. MAS, Remschmidt et al. 2001)		DSM-IV (vgl. Saß et al. 1996)	
(F 40	***Phobische Störungen)***		
F 40.0	Agoraphobie (nicht weiter differenziert)	300.21	Panikstörung mit Agoraphobie
F 40.1	Soziale Phobien	300.22	Agoraphobie ohne Panikstörung
F 40.2	Spezifische (isolierte) Phobien	300.23	Soziale Phobie
		300.29	Spezifische Phobie
(F 41	***Sonstige Angststörungen)***		
F 41.0	Panikstörung (episodische paroxysmale Angst)	300.1	Panikstörung ohne Agoraphobie
F 41.1	Generalisierte Angststörung	300.02	Generalisierte Angststörung
F 41.2	Angst und depressive Störung, gemischt		– keine Entsprechung –
(F 43	***Reaktion auf schwere Belastung und Anpassungsstörung)***		
F 43.0	Akute Belastungsreaktion	308.3	Akute Belastungsstörung
F 43.1	Posttraumatische Belastungsstörung	309.81	Posttraumatische Belastungsstörung
F 43.22	Anpassungsstörungen – mit vorwiegender Beeinträchtigung anderer Gefühle (u. a. Angst)	309.24	Anpassungsstörung mit Angst
F 43.23	Anpassungsstörungen – Angst und depressive Reaktion gemischt	309.28	Anpassungsstörung mit Angst und depressiver Stimmung, gemischt
(F 93	***Emotionale Störungen des Kindesalters)***		
F 93.0	Störung mit Trennungsangst des Kindesalters	309.21	Störung mit Trennungsangst
F 93.1	Phobische Störung des Kindesalters		– keine Entsprechung –
F 93.2	Störung mit sozialer Ängstlichkeit des Kindesalters (Überempfindlichkeit)		– keine Entsprechung –
F 93.80	Generalisierte Angststörung des Kindesalters („Störung mit Überängstlichkeit")		– keine Entsprechung –
(F 93.8	Sonstige emotionale Störung des Kindesalters)		

verwendet wird) ist u. E. klinisch nicht sonderlich sinnvoll, denn wir haben in der Praxis echte Schwierigkeiten, Störungen mit Trennungsangst (und Schulphobien) zu verschlüsseln, da bei vielen dieser Störungen ein Beginn vor dem sechsten Lebensjahr nicht nachweisbar ist. In solchen Fällen muss die Störung – wenn man sich strikt an die Regeln der ICD-10 hält – in eine Kategorie eingeordnet werden, die sich nicht auf das Wesentliche der Störung, nämlich die Trennungsangst, bezieht.

Die Ausführungen im vorliegenden Artikel orientieren sich primär an der ICD-10 und am multiaxialen Klassifikationsschema (Remschmidt u. Schmidt 1994), das auf der ICD beruht. Wenn dies nicht hinreicht, können die ICD-10-Forschungskriterien zugrunde gelegt werden. Bei der Darstellung der diagnostischen Kriterien und der therapeutischen Hauptmethoden werden außerdem die DSM-Kriterien (Saß et al. 1996, Unnewehr et al. 1995) und die störungsspezifischen Leitlinien, die von der Deutschen Gesellschaft für Kinder- und Jugendpsychiatrie und Psychotherapie (DGKJPP) erarbeitet wurden (Deutsche Gesellschaft für Kinder- und Jugendpsychiatrie und Psychotherapie 2003, im Internet verfügbar unter der Adresse: http://www.uni-duesseldorf.de/WWW/AWMF/) berücksichtigt.

Bei der diagnostischen Klassifikation von Angststörungen ist zu beachten, dass in der Tabelle 16.**2** nicht alle Störungen, bei denen die Angst im Vordergrund steht, angeführt sind. Weitere psychische Störungen, bei denen die Angst das Hauptsymptom darstellt, sind z.B. Angststörungen mit einer *körperlichen Ursache* (ICD-Nr. F 06.4 „Organische Angststörung" bzw. DSM-Nr. 293.89). Darüber hinaus weisen psychische Störungen, bei denen *soziale Kontaktprobleme* im Vordergrund stehen, einen engen Bezug zu den Angststörungen auf. Zu diesen „verwandten" Auffälligkeiten zählen einige Störungen aus der ICD-Gruppe F 94 (Störungen sozialer Funktionen mit Beginn in der Kindheit und Jugend) wie z.B. der „elektive Mutismus" (F 94.0) und der gehemmte Typus der „reaktiven Bindungsstörung des Kindesalters" (F 94) (entsprechende DSM-Kategorien: 313.23 „Selektiver Mutismus"; 313.89 „Reaktive Bindungsstörung im Säuglingsalter oder in der frühen Kindheit".) Schließlich ist bei der Diagnostik von Angststörungen zu bedenken, dass frei flottierende Ängste, phobische Ängste und auch Panikattacken bei sehr vielen *weiteren psychischen Störungen* vorkommen können. Zu diesen Störungen zählen z.B. Alpträume bzw. Angstträume (F 51.5) und der „Pavor nocturnus" (F 51.4), der durch nächtliche Episoden äußerster Furcht und Panik mit heftigem Schreien und starker Erregung gekennzeichnet ist. Die betroffene Person setzt sich oder steht mit einem Panikschrei auf, manchmal stürzt sie zur Tür, wie um zu entfliehen, meist aber ohne den Raum zu verlassen. Nach dem Erwachen fehlt die Erinnerung an das Geschehen oder ist auf bruchstückhafte Vorstellungen begrenzt. Schwere Angstsymptome können sich darüber hinaus bei fast *allen bedeutsamen psychischen Störungen*, z.B. bei den Schizophrenien, schizotypen und affektiven Störungen (ICD-Kapitel F 2 und F 3) zeigen; Essstörungen sind sehr häufig mit einer „Gewichtsphobie" verbunden, und auch bei anderen neurotischen Störungen (z.B. F 42 „Zwangsstörungen", F 43 „Anpassungsreaktionen", F 44 „Dissoziative Störungen") können sich ausgeprägte Angstsymptome manifestieren. Weiterhin zeigt sich ausgeprägte Angst im Rahmen von Misshandlungssyndromen (T 74) oder in der Folge von sexuellem Missbrauch (Z 61.4-Z 61.6). Dabei ist es allerdings sehr wichtig, zu klären, ob es sich um eine *reale Angst* handelt, d.h. ob die Gefahr der Misshandlung noch besteht oder ob die Angst als psychopathologische Folge der *Traumatisierung* zu verstehen ist. Die Abgrenzung von normalen bzw. realen Ängsten ist im Übrigen bei der Diagnostik von Angststörungen immer von Bedeutung, d.h. es ist immer genau zu prüfen, ob die berichteten Ängste möglicherweise eine reale Grundlage haben. Häufig – z.B. bei Ängsten, die sich auf den Kontakt mit Gleichaltrigen und auf die Schulsituation beziehen – ist diese Abgrenzung nicht immer leicht, und manchmal sind psychopathologische Ängste mit realen Ängsten assoziiert, da gerade Kinder und Jugendliche mit psychischen Auffälligkeiten sowohl im häuslichen Milieu als auch unter Gleichaltrigen und in der Schule leicht zu Opfern von körperlichen oder seelischen Misshandlungen und Abwertungen werden können. Aus diesen Gründen sind bei der Diagnostik von Angststörungen die differenzialdiagnostischen Abgrenzungen und die Klärung der Frage, ob es sich um reale oder pathologische Ängste handelt, von besonderer Bedeutung.

Die diagnostische Klassifikation stellt sich darüber hinaus auch deshalb nicht immer einfach dar, weil Angststörungen eine *hohe Komorbidität* aufweisen und die *Zuverlässigkeit* der diagnostischen Klassifikation nicht bei allen Angststörungen von Kindern und Jugendlichen gut ist. Empirische Untersuchungen zur Reliabilität bei der Erfassung von Angststörungen (vgl. Klein 1994) ergaben gute bis akzeptable Werte für Trennungsangststörungen und auch für einfache Phobien. Die Reliabilität bei der Klassifikation der anderen Angststörungen, insbesondere der Generalisierten Angststörung und der sozialen Ängste, ist dagegen eher mäßig bis gering. Um einen komprimierten Überblick zu gewinnen und zum Zwecke der praktischen Orientierung, können die wichtigsten Angststörungen bei Kindern und Jugendlichen in fünf große Gruppen eingeteilt werden, die in Tabelle 16.**3** dargestellt sind. Diese fünf Gruppen bilden den *Kernbereich* der Angststörungen; sie werden im vorliegenden Artikel behandelt. Auf die anderen angesprochenen diagnostischen Gruppen wird hier hingegen nicht weiter eingegangen.

Umgrenzte Phobien

Die spezifischen Phobien beziehen sich immer auf *eindeutig identifizierbare Objekte oder Situationen.* Häufig sind Tierphobien (z.B. Angst vor Spinnen, Schlangen, Hunden, Insekten); weitere Beispiele

Tabelle 16.3 Einteilung der Angststörungen in Hauptgruppen

Hauptgruppen		Zugehörige ICD-Klassifikation	
1	Umgrenzte Phobien	F 40.2	Spezifische (isolierte) Phobien
		F 93.1	Phobische Störung des Kindesalters
2	Panikstörungen und Agoraphobien	F 41.0	Panikstörung
		F 40.0	Agoraphobie
3	Generalisierte Angststörungen	F 41.1	Generalisierte Angststörung
		F 93.80	Generalisierte Angststörung des Kindesalters (Überängstlichkeit)
4	Trennungsangst und Schulphobie	F 93.0	Störung mit Trennungsangst des Kindesalters
5	Soziale Ängste (Ängstlichkeit, Überempfindlichkeit und soziale Phobien)	F 40.1	Soziale Phobien
		F 93.2	Störung mit sozialer Ängstlichkeit des Kindesalters (Überempfindlichkeit)

Tabelle 16.4 F 40.2: Spezifische (isolierte) Phobien – Leitsymptome

- Abnorm gesteigerte oder objektiv unbegründete und anhaltende Angst, die durch die Konfrontation oder Erwartung bestimmter Objekte oder Situationen wie z. B. bestimmte Tiere, hohe Plätze, geschlossene Räume, Zahnarztbesuch, Anblick von Blut etc. hervorgerufen wird (ausgenommen Angst vor sozialen Situationen; s. hierzu F 40.1: Soziale Phobien).
- Bei Konfrontation oder Erwartung des phobischen Reizes tritt fast immer eine Angstreaktion auf, die sich in somatischen (z. B. Herzklopfen, Schwitzen), psychischen (z. B. Angstgefühl) oder behavioralen (z. B. Schreien, Flucht) Symptomen zeigt und sich bis zu einem Panikanfall steigern kann.
- Der phobische Reiz wird vermieden oder nur mit großem Unbehagen ertragen.
- Die Lebensführung oder die Entwicklungsmöglichkeiten sind deutlich beeinträchtigt, und/oder es besteht ein erheblicher Leidensdruck.

sind Ängste vor hohen Plätzen (Höhenphobie), vor Blut, vor der Dunkelheit (bei Kindern gehäuft), vor dem Fliegen, vor geschlossenen Räumen, Aufzügen, vor dem Genuss von Speisen. Die Angst ist anhaltend und der Patient erkennt, dass sie übertrieben bzw. unvernünftig ist. Bei Kindern allerdings kann diese Einsicht fehlen. Der phobische Reiz löst massive Angstreaktion und Vermeidungsverhalten aus.

Tabelle 16.5 F 93.1: Phobische Störung des Kindesalters – Leitsymptome

- Die Leitsymptome entsprechen den Leitsymptomen der spezifischen (isolierten) Phobien (F 40.2).
- Darüber hinaus muss die Störung einen entwicklungsphasenspezifischen Beginn aufweisen, d. h. die phobische Angst ist charakteristisch für den Entwicklungsstand des Kindes und tritt bei vielen Kindern dieser Altersstufe auf, allerdings in einem geringeren Ausprägungsgrad.
- (Ängste und Befürchtungen, die im Kindesalter auftreten und nicht Bestandteil der normalen Entwicklung sind (z. B. Agoraphobie) sind im Abschnitt F 4 zu klassifizieren.)

Panikstörungen und Agoraphobien

Hauptmerkmal der Panikstörungen ist die *plötzlich auftretende, schwere Panikattacke*, die *nicht* auf eine spezifische Situation oder auf besondere Umstände beschränkt ist und deshalb i. d. R. auch nicht vorhersehbar ist. Zu ihren Symptomen gehören Herzklopfen, Brustschmerzen, Erstickungsgefühle, Schwindel, Entfremdungsgefühle. Oft ist die Panikattacke verbunden mit der Angst vor Kontrollverlust oder der Angst, wahnsinnig zu werden oder zu sterben. Die Anfälle dauern häufig nur wenige Minuten und steigern sich innerhalb von kurzer Zeit bis auf ihren maximalen Angstgipfel. Ihre Häufigkeit ist sehr unterschiedlich, von mehreren Anfällen täglich bis zu Anfällen in Abständen von mehreren Wochen. Da die Anfälle nicht vorhersehbar sind, führen sie häufig zu einer tiefgreifenden Verunsicherung der Patienten und einer Veränderung der Lebensführung in dem Sinne, dass solche Situationen, in denen Panikattacken besonders unangenehm oder peinlich wären oder in denen sie schwer kontrollierbar wären, von den Patienten vermieden werden. Das heißt, infolge von Panikattacken können sich agoraphobische Tendenzen entwickeln. Dies muss aber nicht der Fall sein. Panikattacken und Agoraphobien können auch unabhängig voneinander auftreten. Unter *Agoraphobie* verstand man früher die Angst vor großen weiten Plätzen; heute wird eine weitere Definition verwendet. Man versteht unter Agoraphobie die Angst vor öffentlichen Plätzen und Menschenansammlungen und davor, sich zu weit von zuhause zu entfernen und alleine zu reisen. Schwere Agoraphobien können dazu führen, dass die betroffenen Personen das Haus überhaupt nicht mehr verlassen.

Tabelle 16.**6** F 41.0: Panikstörung – Leitsymptome

- Es treten wiederholt Angstattacken auf, die nicht auf bestimmte Objekte oder Situationen bezogen und nicht vorhersehbar sind und deshalb häufig zu Erwartungsängsten oder Sorgen über das Auftreten von weiteren Attacken oder zu deutlichen Verhaltensänderungen führen.
- Eine Panikattacke ist eine klar abgrenzbare Episode von intensiver Angst oder Unbehagen, die spontan und abrupt beginnt, innerhalb weniger Minuten ein Maximum erreicht und mindestens einige Minuten andauert.
- Die Panikattacken sind nicht verbunden mit besonderer Anstrengung bzw. gefährlichen oder lebensbedrohlichen Situationen.
- Zu einer Panikattacke gehören darüber hinaus mehrere körper- und gesundheitsbezogene Symptome wie z. B. Herzklopfen, Schwitzen, Atembeschwerden, Mundtrockenheit, Schwindelgefühl, Schwächegefühl, Derealisationsgefühle, Angst vor Kontrollverlust, Angst zu sterben.

Tabelle 16.**7** F 40.0: Agoraphobie – Leitsymptome

- Ausgeprägte und anhaltende Angst vor oder Vermeidung von Menschenmengen, öffentlichen Plätzen, alleine zu Reisen oder sich zu weit von zuhause zu entfernen.
- In den gefürchteten Situationen treten mehrere körper- und gesundheitsbezogene Symptome auf wie z. B. Herzklopfen, Schwitzen, Atembeschwerden, Mundtrockenheit, Schwindelgefühl, Schwächegefühl, Derealisationsgefühle, Angst vor Kontrollverlust, Angst zu sterben.
- Die gefürchteten Situationen werden vermieden oder mit deutlichem Unbehagen durchgestanden.
- Die Symptome beschränken sich auf die gefürchteten Situationen oder Gedanken an sie.
- Die Symptome verursachen eine deutliche emotionale Belastung und/oder Beeinträchtigungen im sozialen, schulisch-beruflichen und anderen wichtigen Funktionsbereichen.

Generalisierte Angststörungen

Diese Störung ist durch *exzessive Ängste und Sorgen* gekennzeichnet, die sich auf viele verschiedene vergangene, aktuelle oder zukünftige Ereignisse und Situationen beziehen. Die Störung ist nicht auf bestimmte Situationen oder Themen beschränkt, sondern persistiert als relativ dauerhafte Grundbefindlichkeit. Die Ängste und Befürchtungen treten nahezu täglich auf und können sich symptomatisch extrem unterschiedlich äußern. Sie beziehen sich z. B. auf frühere Interaktionen, in denen andere Menschen gekränkt oder verletzt wurden, auf aktuelle Umstände und Verhaltensweisen, durch die die eigene schulische Leistungsfähigkeit oder die sozialen Kontakte beeinträchtigt werden sowie auf zukünftige Ereignisse wie z. B. Urlaube oder Arztbesuche. Häufig zeigen sich zusätzlich somatische Beschwerden, Angst vor Beschämung und das Bedürfnis, von anderen beruhigt zu werden. Die Diagnose hat eine relativ *geringe Zuverlässigkeit*. Ein Grund hierfür liegt darin, dass die Abgrenzung zwischen klinisch auffälligen Sorgen und „normalen" Sorgen oft schwierig ist; ein weiterer Grund ist sicherlich die *hohe Komorbidität* mit anderen Angststörungen und affektiven Störungen. Manche Untersuchungen kommen zum Ergebnis, dass die überwiegende Mehrzahl der Patienten mit der primären Diagnose „Generalisierte Angststörung" eine weitere psychiatrische Störung aufweist.

Tabelle 16.**8** F 41.1: Generalisierte Angststörung – Leitsymptome

- Ausgeprägte Ängste oder Sorgen (ängstliche Erwartungen), die nicht in einzelnen paroxysmalen Episoden auftreten (wie bei Panikstörung) und sich nicht nur auf ein Thema, sondern auf mehrere Ereignisse, Situationen oder Tätigkeiten (z. B. Schulleistungen) beziehen.
- Ängste und Sorgen treten über eine Dauer von mindestens mehreren Wochen in der Mehrzahl der Tage auf.
- Die Ängste bzw. Sorgen sind mit mehreren verschiedenen Einzelsymptomen verbunden. Zu diesen gehören Befürchtungen (z. B. Sorge über Unglücke, Angst zu sterben), motorische Anspannung (z. B. körperliche Unruhe, Spannungskopfschmerz, Zittern, Unfähigkeit zur Entspannung) und insbesondere vegetative Symptome (z. B. erhöhte Herzfrequenz, Tremor, Mundtrockenheit, Schweißausbrüche, Schwindelgefühle). Bei Kindern zeigen sich oft psychosomatische Beschwerden und das Bedürfnis nach Beruhigung. (Bei Kindern, bei denen sich die typischen Symptome der Angststörung bei Erwachsenen nicht zeigen, wird die Kodierung F 93.80 vorgenommen.)
- Die Ängste bzw. Sorgen verursachen eine deutliche emotionale Belastung und/oder Beeinträchtigungen in sozialen, schulisch-beruflichen und anderen wichtigen Funktionsbereichen.

Tabelle 16.**9** F 93.80: Generalisierte Angststörung des Kindesalters („Störung mit Überängstlichkeit") – Leitsymptome

- Ausgeprägte Ängste oder Sorgen (ängstliche Erwartungen), die nicht in einzelnen paroxysmalen Episoden auftreten (wie bei Panikstörung) und sich nicht nur auf ein Thema, sondern auf mehrere Ereignisse, Situationen oder Tätigkeiten (z. B. Schulleistungen) beziehen.
- Die Ängste und Sorgen treten über eine Dauer von mindestens mehreren Wochen an der Mehrzahl der Tage auf.
- Kinder klagen weniger über die bei Erwachsenen typischen Beschwerden und vegetativen Angstsymptome, so dass sie deshalb die Kriterien der generalisierten Angststörung (F 41.1) nicht erfüllen. Eine generalisierte Angststörung des Kindesalters (F 93.80) liegt vor, wenn mehrere der folgenden Symptome beobachtbar sind: Ruhelosigkeit, Erschöpfungsgefühl, Konzentrationsprobleme, Reizbarkeit, Muskelverspannung, Schlafstörungen wegen Ängsten oder Sorgen.
- Die Ängste bzw. Sorgen verursachen eine deutliche emotionale Belastung und/oder Beeinträchtigungen in sozialen, schulisch-beruflichen und anderen wichtigen Funktionsbereichen.

Trennungsangststörungen

Trennungsangststörungen zeigen sich bei jüngeren Kindern typischerweise in der Form, dass sie mit *Angst und Widerstand* reagieren, wenn sie sich von ihrer Hauptbezugsperson (z. B. von der Mutter) oder von zuhause *trennen* sollen. Häufig führt schon die Drohung, dass eine Trennung bevorsteht, zu starker Angst, etwa wenn die Eltern abends ausgehen wollen. Häufig zeigt sich das Kind auch darüber besorgt, dass den Eltern etwas

Tabelle 16.**10** F 93.0: Störung mit Trennungsangst des Kindesalters – Leitsymptome

- Die Trennungsangststörung unterscheidet sich von der normalen Trennungsangst durch ihre abnorme Intensität und dadurch, dass sie über die alterstypische Stufe hinaus andauert.
- Die Trennungsangststörung ist charakterisiert durch mehrere (mindestens drei) der folgenden Symptome:
  - unrealistische und anhaltende Besorgnis über mögliches Unheil, dass der Hauptbezugsperson zustoßen könnte oder über den Verlust dieser Person,
  - Angst vor Trennung von der Hauptbezugsperson,
  - aufgrund dieser Angst andauernde Abneigung oder Weigerung, die Schule oder den Kindergarten zu besuchen,
  - Trennungsprobleme am Abend (z. B. Schwierigkeiten, ins Bett zu gehen oder häufiges Aufstehen nachts, Schwierigkeiten, auswärts zu Schlafen),
  - anhaltende und unangemessene Angst davor, alleine zuhause zu sein,
  - Alpträume mit Trennungsthemen,
  - wiederholtes Auftreten von körperlichen Symptomen (Übelkeit, Bauch- und Kopfschmerzen, Erbrechen) vor oder während einer Trennung bzw. wenn eine Trennung gefordert wird (z. B. Schulbesuch, Verlassen des Hauses),
  - extremes und wiederholtes Unbehagen bzw. Leiden in Situationen, in denen Trennungen erwartet oder befürchtet werden; dieses Unbehagen kann sich in Angst, Weinen, Schreien, Wutausbrüchen äußern.
- Durch die Störung wird das Funktionsniveau im schulischen, sozialen oder anderen Funktionsbereichen bedeutsam beeinträchtigt.
- Die Störung mit Trennungsangst soll nur diagnostiziert werden, wenn sie mehrere Wochen andauert und
  - wenn eine solche Störung erstmals in der frühen Kindheit vor dem Alter von sechs Jahren auftrat (ICD-10)
  - bzw. wenn die Störung vor der Vollendung des 18. Lebensjahres beginnt (DSM-IV).

zustoßen könnte oder dass sie selbst z.B. krank werden könnten. Das Kind versucht oft schon im Vorfeld, solche Trennungssituationen zu vermeiden, z.B. durch Schreien, Weinen, Betteln, verbale Drohungen und körperlichen Widerstand. Häufig verschwinden diese Symptome schnell, wenn das Kind nicht mehr unter der Forderung steht, sich von den Bezugspersonen zu trennen. Bei Schulkindern und Jugendlichen manifestiert sich die Trennungsangststörung als *Schulphobie*, d.h. sie zeigt sich, wenn das Kind in die Schule gehen soll. Die Schulphobie ist diagnostisch abzugrenzen von der *Schulangst*, bei der die Angst nicht durch die Trennung, sondern durch die Schulsituation ausgelöst wird, und vom *Schulschwänzen*. Das Schulschwänzen ist im Gegensatz zur Schulphobie nicht durch Angst motiviert.

Soziale Ängste

Kinder und Jugendliche mit diesen Störungen *fürchten und vermeiden soziale Kontakte*, insbesondere Kontakte zu Gleichaltrigen. Im Zentrum steht die Befürchtung, in sozial peinliche Situationen zu geraten, beschämt zu werden oder sich zu blamieren. Die Störung zeigt sich insbesondere im Zusammenhang mit der Schule und den dort geforderten Aktivitäten (z.B. sich melden, in der Klasse sprechen, Sportunterricht, an die Tafel treten, Ausflüge). Häufig machen sich diese Kinder auch Sorgen darüber, dass sie z.B. durch Erröten, ihre Kleidung oder ihr sonstiges Aussehen auffallen könnten. Auch hier zeigt sich hohe Komorbidität mit anderen Angststörungen; die Reliabilität der Diagnose ist problematisch.

Tabelle 16.**11** F 40.1: Soziale Phobien – Leitsymptome

- Ausgeprägte Furcht, im Zentrum der Aufmerksamkeit zu stehen bzw. sich peinlich oder beschämend bzw. erniedrigend zu verhalten oder deutliche Vermeidung von solchen Situationen.
- Die Ängste beziehen sich auf soziale Situationen wie z. B. Essen oder Sprechen in der Öffentlichkeit, Begegnung von Bekannten in der Öffentlichkeit, Hinzukommen zu Gruppen wie z. B. in Klassenräumen.
- Mindestens zwei Angstsymptome (so wie sie bei spezifischen Phobien beschrieben sind) sind aufgetreten sowie zusätzlich ein Symptom wie Erröten, Zittern, Angst zu erbrechen, Angst vor bzw. Drang zu Miktion bzw. Defäkation.
- Deutliche emotionale Belastung durch die Angstsymptome oder durch das Vermeidungsverhalten und Einsicht, dass die Symptome übertrieben oder unvernünftig sind.

Tabelle 16.**12** F 93.2: Störung mit sozialer Ängstlichkeit des Kindesalters (Überempfindlichkeit) – Leitsymptome

- Anhaltende Ängstlichkeit in sozialen Situationen gegenüber Fremden oder in neuen sozialen Situationen. Die Angst kann gegenüber Erwachsenen und/oder Gleichaltrigen auftreten.
- Die Angst äußert sich durch Befangenheit, Verlegenheit, übertriebene Sorge über die Angemessenheit des eigenen Verhaltens Fremden gegenüber oder in ausgeprägten Vermeidungstendenzen gegenüber neuen oder fremden sozialen Situationen.
- Die Furcht erreicht ein Ausmaß, das außerhalb der altersspezifischen üblichen Grenzen liegt und zu einem deutlichen Leiden und Unglücklichsein oder zu einer deutlichen sozialen Beeinträchtigung führt.
- Die Störung beginnt i. d. R. in der Entwicklungsphase, in der diese sozial ängstlichen Reaktionen als angemessen angesehen werden. Sie unterscheidet sich von alterstypischen Ängsten durch ihre abnorme Intensität und dadurch, dass sie über die alterstypische Stufe hinaus andauert.
- Die Beziehungen zu Familienangehörigen und Gleichaltrigen sind gut (normale selektive Bindung).
  Die Kategorie soll nur für Störungen verwendet werden, die vor dem sechsten Lebensjahr beginnen (ICD-10).

Epidemiologie und Verlauf

Prävalenz

Die Prävalenzraten für diagnostizierbare psychische Störungen liegen bei Kindern und Jugendlichen bei 15–20% (vgl. Bird et al. 1989, Costello 1989 a, Offord et al. 1989, Velez et al. 1989, Zill u. Schoenborn 1990; vgl. auch Remschmidt u. Walter 1990); wenn man ein strenges Kriterium zugrunde legt (behandlungsbedürftige Störungen), gelangt man zu Prävalenzraten von ca. 10%. Eine neue repräsentativen Erhebung (BELLA-Studie im Kinder- und Jugendgesundheitssurvey, Ravens-Sieberer et al. 2007) in Deutschland kommt zum Schluss, dass bei 9,7% der Kinder und Jugendlichen „wahrscheinlich" eine psychische Auffälligkeit vorliegt; bei weiteren 12,2 % ergaben sich zumindest Hinweise auf psychische Auffälligkeiten (erhoben mit dem *Strengths and Difficulties Questionnaire* (SDQ); Erhebungszeitraum: 6-Monats-Prävalenz bzw. im Follow-up 1-Monats-Prävalenz). Wenn die psychischen Auffälligkeiten nach den vier wichtigsten Störungstypen aufgeschlüsselt werden, so ergibt sich für Ängste die höchste Prävalenzziffer von 10,0% (Depressionen: 5,4%, ADHS: 2,2%, Störungen des Sozialverhaltens 7,6%).

Hieraus kann geschlossen werden, dass Angststörungen die *häufigsten psychischen Störungen* bei Kindern und Jugendlichen darstellen. Damit bestätigen sich Ergebnisse aus älteren Studien, in denen aufgezeigt wurde, dass emotionale Störungen mit ängstlich-gehemmten und depressiven Verhaltensweisen nahezu die Hälfte der Gesamtprävalenz bei psychischen Störungen im Kindesalter ausmachen (Esser et al. 1990, Rutter et al. 1970, Target u. Fonagy 1996, Yule 1981). Alle anderen Störungen haben geringere Prävalenzraten (Target u. Fonagy 1996). Bezüglich der *Geschlechtsunterschiede* ergaben sich in vielen Studien bei Mädchen höhere Raten von Angststörungen; dies gilt insbesondere für Phobien, posttraumatische Belastungsstörungen und Panikstörungen (Essau 2003, Essau et al. 2004). In manchen epidemiologischen Studien allerdings konnten die Geschlechtsunterschiede bei Angststörungen nicht bestätigt werden (vgl. Ravens-Sieberer et al. 2007).

Komorbidität

Klinische Studien haben eine *sehr hohe Komorbidität* zwischen den verschiedenen Angststörungen gezeigt: In manchen Studien ergeben sich Komorbiditätsraten bis zu 50%, d. h. die Hälfte der Angststörungen ist mit einer *weiteren Angststörung* assoziiert[2]. Auch in epidemiologischen Studien zeigte sich eine hohe Überschneidung zwischen den verschiedenen Angststörungen (Essau 2003, Lewinsohn et al. 1993, 1997). Darüber hinaus wurde in einigen klinischen Studien (mit Inanspruchnahmepopulationen) mit Kindern, die unter Angststörungen litten, eine sehr hohe Komorbidität mit *depressiven Erkrankungen* festgestellt (vgl. hierzu Klein 1994); dabei schwanken jedoch die Komorbiditätshäufigkeiten sehr stark (20–80%), so dass sich das Erkenntnisbild diesbezüglich noch etwas uneinheitlich darstellt. Wenn man dagegen in klinischen Studien von Kindern mit depressiven Störungen ausgeht, zeigen die vorhandenen Studien relativ konsistent eine hohe Komorbidität

[2] Bei solch hohen Komorbiditätsraten kann natürlich der Sinn einer so konzipierten diagnostischen Klassifikation in Zweifel gezogen werden. Wenn mehrere Angststörungen diagnostiziert werden, handelt es sich in vielen Fällen nicht um getrennte diagnostische Entitäten, sondern um eine Angststörung mit vielfältigen und weit generalisierten Äußerungsformen. Hier besteht sicherlich noch ein Bedarf, die vorhandenen Klassifikationsschemata weiter zu differenzieren, um zu klinisch sinnvolleren Klassifikationskonventionen zu gelangen.

Tabelle 16.**13** Häufigkeit von verschiedenen Angststörungen bei Kindern und Jugendlichen in drei verschiedenen Studien in Prozent (nach Essau et al. 2004, S. 96)

	Wittchen et al. (1998) Altersbereich: 14–24, 1-Jahres-Prävalenz	**Essau et al. (1998)** Altersbereich: 12–17, 1-Jahres-Prävalenz	**Federer et al. (2000)** Alter: 8-Jährige, 6-Monats-Prävalenz
Panikstörung	1,2	0,5	0,0
Agoraphobie	1,6	2,7	0,0
Spezifische Phobie	1,8	2,7	5,2
Soziale Phobie	2,6	1,4	0,4
Generalisierte Angststörung	0,5	0,2	1,4
Posttraumatische Belastungsstörung	0,7	1,0	0,1

mit Angststörungen. Insofern kann auf jeden Fall festgehalten werden, dass Angststörungen und depressive Störungen bei Kindern und Jugendlichen überzufällig miteinander zusammentreffen. Die Komorbidität zwischen kindlichen Angststörungen und Depressionen bei Kindern konnte auch in epidemiologischen Studien nachgewiesen werden; die Komorbiditätsrate liegt zwischen 10% und 30% (vgl. auch Essau et al. 2004).

Verlauf

Die vorhandenen empirischen Daten sprechen für eine *erhebliche Persistenz* psychischer Störungen auch bei Kindern und Jugendlichen (Target u. Fonagy 1996). In einer epidemiologischen Untersuchung von Esser et al. (1992) lag die Persistenzrate für psychische Störungen bei Kindern zwischen acht und 13 Jahren bei etwa 50%. Dabei zeigte sich allerdings – wie in vielen anderen Untersuchungen – eine deutliche Diskrepanz zwischen *introversiven* Störungen (ängstlich-gehemmte und depressive Verhaltensweisen), die zumindest im Kindesalter eine relativ günstige Prognose haben, und *extraversiven* Störungen mit einer ungünstigen Prognose bzw. mit einer höheren Stabilität. Diese Ergebnisse bedeuten aber nicht, dass Angststörungen überwiegend spontan remittieren. Mehrere Längsschnittstudien und retrospektive Studien deuten darauf hin, dass zumindest bei manchen introversiven Auffälligkeiten eine erhebliche Persistenz anzunehmen ist (Harrington et al. 1994). Klinische Untersuchungen zeigen, dass Angststörungen oft chronisch verlaufen können, und auch epidemiologische Längsschnittstudien belegen, dass Angststörungen zu einem erheblichen Prozentsatz (ca. 20–50%) über ein bis zwei Jahre persistieren (Essau 2003, S. 155 ff.). Darüber hinaus dürfen Angststörungen bei Kindern in ihren möglichen *negativen Auswirkungen* nicht unterschätzt werden. Dies wird unterstrichen durch Untersuchungen, in denen die Langzeitwirkung von Angststörungen auf die allgemeine Entwicklung analysiert wurde, mit dem Ergebnis, dass Kinder mit Angststörungen in allen Altersbereichen eine höhere Belastung mit anderen psychischen Störungen bzw. Auffälligkeiten aufweisen als Kinder ohne Angststörungen. Negative Auswirkungen von Angststörungen sind also durchgängig vorhanden und nehmen mit steigendem Alter sogar zu (Kashani u. Orvaschel 1990).

Bei der Abschätzung der *Prognose* ist außerdem zu berücksichtigen, dass verschiedene Angststörungen wahrscheinlich einen unterschiedlichen Verlauf haben (Agras et al. 1972, Francis u. Ollendick 1986, Ollendick u. King 1994); einige Angaben hierzu finden sich in Tabelle 16.**14**. Bei der Abschätzung der Prognose sind neben der Art der Störung auch Alter und Geschlecht des Kindes zu berücksichtigen: Die Ergebnisse von Esser et al. (1992) zeigen, dass emotionale Störungen zwar im Kindesalter eine gute Prognose haben, im Jugendalter ist die Prognose aber speziell bei Mädchen relativ ungünstig.

Zusammenfassend kann festgehalten werden, dass Angststörungen nicht unterschätzt werden dürfen, da durch sie die Entwicklung von Kindern und Jugendlichen erheblich beeinträchtigt werden kann. Ihr Verlauf ist zwar günstiger als der von extraversiven Störungen, diese allgemeine Aussage ist aber nach Störungstyp, Alter und Geschlecht des Kindes zu differenzieren, da sich die Prognose in Abhängigkeit von diesen Faktoren sehr unterschiedlich darstellt. Die bisher verfügbaren Informationen und Daten über den „natürlichen" Verlauf von emotionalen Störungen und speziell von Angststörungen sind im Vergleich zu anderen diagnostischen Gruppen noch unzureichend, und es besteht hier ein erheblicher Forschungsbedarf.

Genese: Bedingungsfaktoren und theoretische Modelle

Für die Erklärung von Angststörungen können wir auf eine Reihe von verschiedenen theoretischen Modellen zurückgreifen, die aus ganz *unterschiedlichen Traditionen* stammen: Zu den psychologischen Erklärungsmodellen zählen die psychodynamischen Theorien, die lerntheoretischen und die kognitiven Angstmodelle; die psychologischen Konzepte werden ergänzt durch biologische Erklärungskonzepte. Diese Modelle werden schließlich durch Studien ergänzt, in denen die Bedeutsamkeit von familiären und genetischen Faktoren aufgezeigt wird. Die psychologischen Modelle unterscheiden sich z.T. sehr stark hinsichtlich der Beschreibung der Prozesse, durch die Angst ausgelöst wird, aber sie stimmen darin überein, dass der pathologischen Angst ähnliche psychologische Mechanismen zugrunde liegen wie der normalen Angst. In allen diesen Modellen unterscheiden sich pathologische und normale Angstzustände nur in

Tabelle 16.**14** Hinweise zu Verlauf und Prognose verschiedener Angststörungen

1. Umgrenzte Phobien	Die Stabilität von einfachen Phobien ist eher gering. So sprechen einige Befunde dafür, dass frühe Kindheitsphobien einen relativ gutartigen Verlauf nehmen. Auch die Therapieprognose ist relativ günstig einzuschätzen: Durch verhaltenstherapeutische Methoden kann in relativ kurzer Zeit (2–10 Sitzungen) ein klinisch signifikanter Fortschritt erreicht werden. Stabile Erfolge können etwa bei 80 % erreicht werden.
2. Panikstörungen und Agoraphobien	Der Verlauf ist stark fluktuierend, d. h. Phasen mit hohen Symptombelastungen wechseln ab mit Phasen, in denen die Patienten relativ symptomfrei sind. Sowohl bei Panikattacken als auch noch mehr bei agoraphobischer Symptomatik besteht die Gefahr zur Chronifizierung, wenn keine Behandlung erfolgt. Außerdem haben beide Störungen schwerwiegende soziale Folgen. Es besteht darüber hinaus die Gefahr, dass die Patienten ihre Symptomatik durch Medikamenten- oder Alkoholeinnahme oder Alkoholgenuss kontrollieren bzw. zu vermindern versuchen mit dem Risiko einer Alkohol- oder Medikamentenabhängigkeit.
3. Generalisierte Angststörungen	Überängstlichkeit bzw. generalisierte Angststörungen haben tendenziell eine hohe Persistenz und sind in der Adoleszenz zusätzlich mit Depression (s. Husain u. Kashani 1992, Last et al. 1987) assoziiert. Eine Follow-up-Untersuchung fand heraus, dass 47 % von Kindern mit schwerer Überängstlichkeit die Störung auch noch 2,5 Jahre später hatten, fast alle in dem selben Schweregrad wie zuvor (Cantwell u. Baker 1989).
4. Trennungsangst und Schulphobie	Leichte Trennungsangststörungen im Kindesalter sind häufig passager und instabil. Schwere und chronische Trennungsangststörungen dagegen stehen im gesamten weiteren Leben mit Schwierigkeiten, sich zu trennen, in Zusammenhang (Target u. Fonagy 1996); außerdem gibt es Hinweise darauf, dass es eine spezifische Assoziation zwischen Trennungsangst bei Kindern und Panikstörungen bei Erwachsenen gibt (Klein 1994).
5. Soziale Ängste	Die Stabilität von sozialen Ängsten und Sozialphobien ist relativ hoch.

ihrem Schweregrad und in ihrer Realitätsangemessenheit, nicht aber in ihrer fundamentalen Qualität.

Psychodynamische Modelle

Es gibt nicht ein einziges psychodynamisches Modell der Angstentstehung, sondern eine ganze „Familie" von solchen Modellen, die sich auf die von Freud begründete, theoretische Tradition stützen. In einem der bekanntesten Fälle, über die Freud berichtet, wurde der 5-jährige „kleine Hans" wegen einer Pferdephobie behandelt[3]. Freud interpretierte diese Phobie als unbewusste (verdrängte) und auf Pferde verschobene Furcht vor dem Vater:

„Hinter der erst geäußerten Angst, das Pferd werde ihn beißen, ist die tiefer liegende Angst, die Pferde werden umfallen, aufgedeckt worden und beide, das beißende wie das fallende Pferd, sind der Vater, der ihn strafen wird, weil er so böse Wünsche gegen ihn hegt" (Freud 1941).

Diese Furcht vor dem Vater wiederum wurde als Ausdruck einer ödipalen Konfliktlage (libidinöse Wünsche gegenüber der Mutter, aggressive Impulse gegen den Vater) gedeutet: Das „Motiv seines Krankseins" liegt darin, dass der kleine Hans bei der Mutter sein will und mit ihr „schmeicheln"

[3] Freud berichtet in seiner erstmals 1909 erschienenen Arbeit „Analyse der Phobie eines fünfjährigen Knaben" (Freud 1909/1941) über die Behandlung des „kleinen Hans", den Freud allerdings nach seinen Angaben nur einmal gesehen hat. Freud regte seine Anhänger an, Beobachtungen „über das zumeist geschickt übersehene oder absichtlich verleugnete Sexualleben der Kinder" zu sammeln. Einer seiner Anhänger, der Vater des kleinen Hans, lieferte in diesem Zusammenhang ausführliche Notizen über die sexuelle Entwicklung seines Sohnes. Als Hans eine Pferdephobie entwickelt, liegen bereits viele Beobachtungen und Notizen vor, und Freud leitet den Vater bei der Analyse der Phobie an. Der Vater des kleinen Hans hat also die psychoanalytische Behandlung seines Sohnes selbst durchgeführt.

will, die „gesteigerte Zärtlichkeit für die Mutter ist es, die in Angst umschlägt". Hans ist „wirklich ein kleiner Ödipus, der den Vater ‚weg', beseitigt haben möchte, um mit der schönen Mutter allein zu sein, bei ihr zu schlafen" (Freud 1941). Andere psychodynamische Konzepte gehen davon aus, dass Ängste und Phobien dadurch entstehen, dass es in frühen Phasen der Entwicklung (z.B. aufgrund von traumatischen Erlebnissen) zu „Fixierungen" gekommen ist. Das heißt, Ängste, die sich in späteren Lebensphasen zeigen, können dadurch erklärt werden, dass frühere phasenspezifische Entwicklungen in unangemessener Weise oder unvollständig durchlaufen worden sind.

Psychodynamische Konzepte dieser Art waren in Fachkreisen weit verbreitet und prägen bis heute auch das öffentliche Bewusstsein und die Vorstellungen über psychische Störungen in der Allgemeinbevölkerung (z.B. die Annahme, dass Ängste unbewusste Ursachen haben, die in einer Therapie „aufgearbeitet" werden müssen). In neuerer Zeit ist ihre Bedeutung jedoch zumindest in Fachkreisen erheblich gesunken. Zum Teil ist dies darauf zurückzuführen, dass die empirische Fundierung dieser Theorien äußerst mangelhaft ist, zum Teil aber auch darauf, dass mittlerweile konkurrierende Theorien vorliegen, die besser empirisch gestützt sind und auf deren Grundlage effektive therapeutische Methoden entwickelt werden konnten.

Lerntheoretische Modelle

Klassisches Konditionieren

Watson und Rayner (1920) riefen bei dem elf Monate alten „kleinen Albert" eine Phobie nach dem Modell des klassischen Konditionierens hervor. Albert zeigte vor einer weißen Ratte keine Angst, reagierte aber erschrocken und ängstlich auf plötzliche laute Geräusche. Nachdem die Versuchsleiter in zwei Sitzungen Tier und Geräusch zusammen auftreten ließen, reagierte Albert schon auf die Ratte allein mit Weinen, heftiger Angst und Fluchtversuchen. Auch andere Reize wie z.B. ein Hund lösten ähnliche Angstreaktionen bei Albert aus[4]. Durch dieses Experiment konnte somit nachgewiesen werden, dass manche Phobien durch klassisches Konditionieren experimentell erzeugt und somit durch diesen plausiblen „Mechanismus" erklärt werden können. Gleichwohl ist die Erklärungskraft dieses Modells begrenzt, denn nicht alle wichtigen Aspekte von Phobien können durch das klassische Konditionieren erklärt werden:

1. Die „Fähigkeit" von Reizen, Angst auszulösen, ist bei verschiedenen Reizen sehr unterschiedlich. So können z.B. Schlangen leicht zu Angstreizen werden, nicht aber Bäume. Dies aber widerspricht dem Konzept der beliebigen Konditionierbarkeit.
2. Das Modell des klassischen Konditionierens erklärt nicht die Ängste, die ohne direkten Kontakt zum Angstobjekt entstehen.
3. Schließlich entwickeln viele Kinder Ängste vor Objekten, ohne dass diese mit einem traumatischen bzw. aversiven Reiz gekoppelt waren.

Operantes Konditionieren

Das Konzept besagt, dass solche Verhaltensweisen, die unmittelbar belohnt werden, aufrecht erhalten und verstärkt werden. Dieses Konzept ist gerade bei der Erklärung der Ängste von Kindern und Jugendlichen häufig sehr plausibel: Viele Eltern verstärken Angstreaktionen und Vermeidungsverhalten von Kindern, i.d.R. ohne dass die Eltern dies bewusst beabsichtigen. Die Verstärkung kann dabei in einer Reduktion der Anforderungen bestehen (= negative Verstärkung durch Aufhebung einer aversiven/gefürchteten Situation) oder in direkter Belohnung oder Zuwendung bei Angstreaktionen (= positive Verstärkung). Ähnlich wie das Modell des klassischen Konditionierens ist auch das Modell des operanten Konditionierens

[4] Ein solches Experiment ist – aus unserer heutigen Sichtweise – ethisch völlig inakzeptabel; offensichtlich hatte man aber damals eine andere Einstellung zu dieser Frage. Man kann Watson und Rayner zugutehalten, dass sie eine Behandlung des kleinen Albert nach dem Konfrontationsmodell („forced solution") in Erwägung zogen (evtl. kombiniert mit angenehmen Reizen), aber der kleine Albert kam nicht mehr in den Genuss dieses Programmes. Solche Therapiepläne wurden erst später unter Watsons Anleitung durchgeführt. M.C. Jones behandelte den kleinen Peter (Jones 1924, zit. n. Pongratz 1973, S. 295), der eine phobische Angst vor Kaninchen und ähnlichen Objekten hatte mit der Methode der sukzessiven Annäherung und der sozialen Nachahmung. Mit dieser Behandlung nahm Jones die von Wolpe entwickelte Methode der Desensibilisierung vorweg. Der kleine Peter ist nach Pongratz der erste Fall der Verhaltenstherapie, dessen Behandlungsgeschichte wir kennen (Pongratz 1973, S.296).

geeignet, einige Aspekte der Angstentstehung zu erklären; doch die oben angeführten Einschränkungen gelten auch hier in analoger Weise.

Zwei-Faktoren-Theorie und Annäherungs-Vermeidungs-Theorie

Mowrer (1960) hat in seiner „Zwei-Faktoren-Theorie" der Angst eine Kombination von klassischem und operantem Konditionieren angenommen: Ursprünglich wird die Angst durch klassische Konditionierung ausgelöst. Die Angst und die Vermeidungsreaktion werden durch eine negative Verstärkung aufrecht erhalten. Die negative Verstärkung ergibt sich einfach daraus, dass der angstauslösende Reiz vermieden wird („automatische" negative Verstärkung durch Vermeidung). In ähnlicher Weise wird in der „Annäherungs-Vermeidungs-Theorie" eine Kombination der schon genannten „Mechanismen" angenommen: Ängste entwickeln sich ursprünglich durch klassische Konditionierung. Sie werden dadurch aufrecht erhalten, dass das Individuum bedrohliche Bereiche vermeidet und gleichzeitig unbedrohliche, angenehmere Bereiche aufsucht. Das heißt, es geschieht beides gleichermaßen, die Vermeidung einer aversiven Situation (und hierdurch: negative Verstärkung) und die Annäherung bzw. Suche einer angenehmen und sicheren Situation, die bei Zielerreichung positiv verstärkt wird.

Kognitive Modelle

Mit der Verbreitung von kognitiven und kognitiv-behavioralen Ansätzen haben auch kognitive Modelle zur Erklärung von Ängsten an Popularität gewonnen. Als Beispiel sei hier das Konzept von Beck und Emery (1985) angeführt. Danach entwickeln Individuen aufgrund ihrer bisherigen Erfahrungen (z.B. mit unangenehmen bzw. traumatischen Situationen) kognitive Strukturen, d.h. Wahrnehmungs-, Interpretations- und Bewertungsmuster, die bei der Beurteilung von neuen Situationen oder Ereignissen aktiviert werden. Eine wichtige Rolle spielt dabei die Frage, ob Objekte und Situationen als bedrohlich oder nicht bedrohlich bewertet werden (primäre Bewertung) und wie das Individuum seine eigenen Möglichkeiten beurteilt, schwierige Situation zu meistern (sekundäre Bewertung). Diese Bewertungen sind häufig nicht bewusst, d.h. sie geschehen gleichsam „automatisch". Personen mit Angststörungen nehmen z.B. viele objektiv harmlose Situationen als bedrohlich wahr bzw. bewerten sie als gefährlich oder sie unterschätzen bzw. unterbewerten ihre eigenen Handlungsmöglichkeiten in solchen Situationen. Charakteristisch für Angststörungen sind „katastrophisierende" Interpretationen, rigide Denkschemata und ein geringes Selbstvertrauen bzgl. der eigenen Bewältigungsmöglichkeiten. Für die Therapie ergibt sich hieraus eine Strategie, in der zunächst diese „automatischen" Kognitionen identifiziert und an der Realität überprüft werden, um alternative kognitive Strategien zu entwickeln.

Für kognitive Therapieansätze ist ein von Clark (1986) entwickeltes Konzept zur Erklärung von Panikattacken besonders bedeutsam geworden. In diesem Konzept wird das Zusammenwirken von kognitiven und physiologischen Prozessen angenommen: Panikattacken entstehen dadurch, dass eigene Körperempfindungen (z.B. Herzrhythmus) in „katastrophisierender" Weise als hochgefährlich missinterpretiert werden. Diese Interpretation führt zu Angstreaktionen mit entsprechenden physiologischen Erscheinungen, durch die wiederum die Angst gesteigert wird. Die Panikattacke wird nach dieser Auffassung durch die kognitiven Fehlinterpretationen von Körperwahrnehmungen in Gang gesetzt und gesteigert[5] (vgl. hierzu Abb. 16.**6**). Für dieses Modell sprechen viele Therapieerfahrungen, die zeigen, dass durch eine Veränderung dieser Missinterpretationen Panikattacken gemildert oder vermieden werden können. Kognitive Erklärungs- und Therapiemodelle wurden unter Bezug auf erwachsene Patienten entwickelt; sie können aber auch gut auf Jugendliche angewandt werden. Auf Kinder sind diese kognitiven Modelle dagegen nicht uneinge-

[5] Das kognitiv-physiologische Modell des Paniksyndroms besagt somit, dass Panikattacken durch einen Aufschaukelungsprozess (Teufelskreis, Eskalation, positive Rückmeldung) zwischen körperlichen Symptomen, ihrer Interpretation als gefährlich und der darauffolgenden Angstreaktion entstehen: Innere Veränderungen (z.B. Herzklopfen) und/oder äußere Reize werden von der betroffenen Person als gefährlich wahrgenommen; dies führt zu Angstreaktionen mit entsprechenden sichtbaren Verhaltensweisen. Die Angstreaktion führt zu physiologischen Veränderungen sowie körperlichen oder kognitiven Symptomen (z.B. Erhöhung des Herzrhythmus, Schwitzen). Durch die Wahrnehmung dieser körperlichen Veränderung wird die Panikreaktion weiter gesteigert.

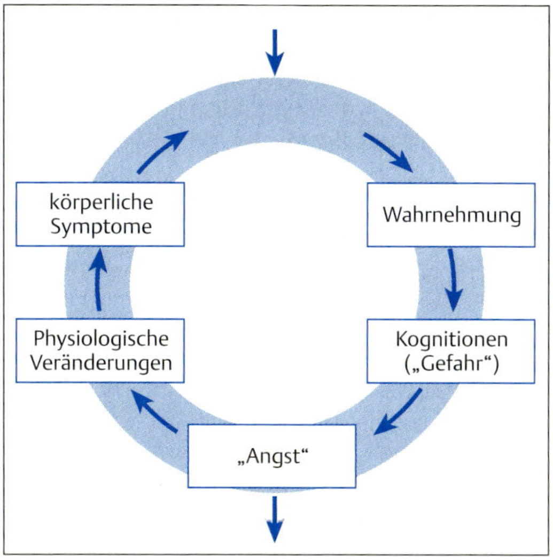

Abb. 16.**6** Modell der positiven Rückkoppelung bei Panikanfällen (allgemeines Schema nach Margraf u. Schneider 1989, 1996).

schränkt übertragbar, da die kognitiven Strukturen bei Kindern weniger differenziert sind; bei der Anwendung auf Kinder muss deshalb der jeweilige kognitive Entwicklungsstand berücksichtigt werden.

Kendall und Ronan (1990) haben ein spezielles Modell für Angststörungen bei Kindern entwickelt. Es geht davon aus, dass bei Kindern mit Angststörungen kognitive Defizite und Verzerrungen bestehen, die zu dysfunktionalen Verhaltensweisen führen. Weiterhin wird angenommen, dass bei diesen Kindern die kognitiven Schemata bzw. die „Informationsnetzwerke", die Bedrohungen oder Gefahren anzeigen, chronisch überaktiviert sind, was dazu führt, dass Kinder mit Angststörungen

- Gefahren höher bewerten,
- ihre eigenen Bewältigungs- und Kontrollmöglichkeiten eher unterschätzen und
- schneller und häufiger zu katastrophierenden Gedanken und negativen Selbstverbalisationen neigen (Schneider u. Blatter 2006).

Biologische Modelle

Ein biologisch fundiertes Modell, das zur Erklärung von Angstentstehung herangezogen werden kann, ist das von Seligman (1971) entwickelte „Konzept der Prädisposition" (*preparedness*). Es besagt, dass wir biologisch prädisponiert sind, bestimmte Reize eher zu fürchten als andere, da es in der menschlichen Evolution notwendig wurde, ganz spezifische Reize (z. B. gefährliche Schlangen) zu meiden. Durch dieses Konzept wird die Annahme der Lerntheorie zurückgewiesen, dass Reize jeweils die gleiche Potenz haben bzgl. ihrer Fähigkeiten, Angst hervorzurufen. Durch diese Theorie wird erklärt, warum es schwierig ist, Ängste auf manche Objekte (z.B. Einrichtungsgegenstände, technische Gegenstände) zu konditionieren, und warum es im Vergleich dazu leicht ist, z. B. Ängste auf Tiere zu konditionieren.

Andere biologische Modelle nehmen Bezug auf die *neurophysiologischen Prozesse*: So wurde darauf hingewiesen, dass Angstreaktionen das Ergebnis von Hyperventilation sein können. Symptome, die hieraus folgen (z. B. Benommenheit, erhöhte Herzschlagfrequenz), können wiederum zu Angstreaktionen führen bzw. eine bereits vorhandene Angstreaktion steigern. Auf das Zusammenwirken von kognitiven und physiologischen Prozessen beim Entstehen von Panikattacken wurde bereits verwiesen.

Wiederum andere Modelle der Angstregulation wurden durch die Entwicklung von *anxiolytischen Medikamenten*, insbesondere von *Benzodiazepinen*, angeregt. Einer ihrer Protagonisten, Gray (1987), hat ein Modell entwickelt, in dem ein neurophysiologisches System angenommen wird, das – wenn es aktiviert ist – subjektive Angst verursacht. Die verhaltensmäßigen Konsequenzen der Aktivierung dieses Systems bestehen darin, dass das motorische Verhalten reduziert wird und gleichzeitig die allgemeine Vigilanz und das Erregungsniveau erhöht werden. Anxiolytische Medikamente (z. B. Benzodiazepine) gewinnen nach diesem Modell ihren Effekt dadurch, dass dieses System gedämpft wird. Konfrontationstherapie ist danach durch den wohlbekannten Mechanismus der Habituation wirksam.

In Weiterführung der Untersuchungen von Gray wurden in den letzten beiden Jahrzehnten eine Fülle von empirischen Ergebnissen zu den biologischen Grundlagen von Angststörungen gewonnen (zu einem zusammenfassenden Überblick s. Sartory 2004). Dabei wurde aufgezeigt, dass mehrere *interagierende Hirnstrukturen* an der Entstehung von Angstreaktionen beteiligt sind. Zu ihnen zählen folgende *Regionen*:

- Durch Hirnstammkerne, insbesondere den Locus coeruleus, wird das Aktivierungsniveau gesteuert. Erhöhte Aktivierung wiederum ist ein wichtiger Faktor bei Angststörungen.

- Durch das limbischen System (Amygdala, Hippocampus, Septum und Hypothalamus) werden Gefühle und damit zusammenhängende Verhaltensreaktionen gesteuert. Insbesondere die Amygdala spielt eine wichtige Rolle bei der Entwicklung von konditionierten Angstreaktionen.
- Die präfrontalen Regionen des Frontallappens spielen eine wichtige Rolle für die exekutiven Funktionen; das bewusste Verstehen, die Verhaltensplanung und das Treffen von Entscheidungen werden durch diese Hirnregionen gesteuert. Von hier aus bestehen reziproke Interaktionen mit den beiden vorher genannten Regionen.

Integrierte Modelle und die Bedeutung verschiedener Risikofaktoren

Viele Familienstudien konnten zeigen, dass die Familienangehörigen von Patienten mit Angststörungen ebenfalls ein erhöhtes Risiko für Angststörungen haben (vgl. hierzu ausführlich Schneider 2004 c). Insbesondere wurden *familiäre Häufungen* bei Panikstörungen, bei einfachen Phobien, bei der Sozialphobie und bei der generalisierten Angststörung festgestellt. Um den Zusammenhang zwischen Angststörungen bei Kindern und ihren Eltern zu untersuchen, können zwei unterschiedliche Forschungsstrategien angewandt werden: Man kann von Kindern mit Angststörungen ausgehen und danach fragen, ob bei den Eltern dieser Kinder gehäuft Angsterkrankungen vorkommen (*Bottom-up-Strategie*); Ergebnisse solcher Studien zeigen einen sehr engen Zusammenhang: Manche Studien kamen zum Ergebnis, dass deutlich mehr als die Hälfte der Mütter von Kindern mit Angststörungen auch eine Angststörung aufwiesen. Der Prozentsatz war wesentlich höher als in den jeweiligen Kontrollgruppen. Die alternative Forschungsstrategie besteht darin, von Eltern mit Angststörungen auszugehen (*Top-down-Strategie*) und danach zu fragen, ob bei den Kindern Angststörungen vorliegen. Auch hier zeigten sich analoge Ergebnisse, die klar für eine familiäre Häufung von Angststörungen sprechen.

Dabei kann man davon ausgehen, dass sowohl *genetische* als auch *psychosoziale Transmissionsmechanismen* für die festgestellten Zusammenhänge verantwortlich sind. Auf dem heutigen Erkenntnisstand kann festgehalten werden, dass ein bedeutsamer Erbfaktor bei Angststörungen anzusetzen ist; allerdings liegt die Heritabilität (Vererblichkeit) von Angststörungen mit 30–40% (d.h. 30–40% der Gesamtvarianz sind auf den genetischen Faktor zurückzuführen) etwas niedriger als bei anderen psychischen Störungen (vgl. hierzu Hebebrand et al. 2006, S. 4 ff.). Wie spezifisch die gefundenen Zusammenhänge sind, wie sie zustande kommen und wie genetische und Umweltfaktoren dabei interagieren, ist bisher noch nicht hinreichend geklärt. Eine Zusammenstellung der Risikofaktoren für Angststörungen findet sich bei Schneider (2004 c); in der folgenden Tabelle sind die wichtigsten Faktoren aufgeführt.

Es wird die Aufgabe der zukünftigen Forschung sein, Modelle zu entwickeln, durch die das Zusammenwirken der verschiedenen Faktoren erklärt wird. Ein Ansatz hierzu ist z.B. das „integrierte Behavioral-Inhibition-Attachment-Modell" von Manassis und Bradley (vgl. Schneider u. Blatter 2006), in dem Angststörungen durch Bezug auf das Temperamentsmerkmal „Verhaltenshemmung" und einen unsicheren Bindungsstil erklärt werden.

Diagnostische Methoden

Zur Diagnostik von Angststörungen bei Kindern und Jugendlichen kann eine Vielfalt von Methoden eingesetzt werden (s. Tab. 16.**16**; bzgl. einer ausführlichen Darstellung vgl. auch Schneider 2004 a, Essau 2003, Essau et al. 2004). An erster Stelle steht das *Gespräch mit den Ratsuchenden*, d.h. die ausführliche Anamnesenerhebung mit den Eltern und die Exploration des Kindes bzw. Jugendlichen; diese Methoden können durch (teil-)standardisierte klinische Interviews ergänzt werden. Die Anamnesenerhebung und Exploration kann darüber hinaus durch einfache *Befragungsleitfäden* und *Checklisten* erleichtert und strukturiert werden, so wie sie z.B. in gebräuchlichen Basisdokumentationen vorkommen (vgl. z.B. Knölker et al. 1997). Zur Erleichterung der Diagnostik nach den gängigen Diagnose-Klassifikations-Schemata ICD und DSM sind außerdem *Interviews* und *Checklisten* verfügbar, z.B. die ICD-10-Checklisten ICDL (vgl. Hiller et al. 1995) oder das *strukturierte klinische Interview für* DSM-IV von Wittchen et al. (1997). Von Margraf (1994) wurde ein *diagnostisches Kurzinterview bei psychischen Störungen* (*Mini*-DIPS, *Margraf* 1994) vorgestellt, das in der klinischen

Tabelle 16.**15** Risikofaktoren für Angststörungen (im Anschluss an Schneider 2004 c)

Risikofaktoren	Erläuterung
Biologische Risikofaktoren	
Potenzierte Schreckreaktion	Kinder von Menschen mit Angststörungen zeigen im Vergleich zu Kindern von Kontrollpersonen einen verstärkten Schreckreflex auf. Eine verstärkte Schreckreaktion von Kindern (die schon im Alter von sechs Monaten gemessen werden kann), kann als Vulnerabilitätsfaktor für die Entwicklung von Angststörungen betrachtet werden.
Geschlecht	Mädchen weisen im Vergleich zu Jungen 2–4-fach erhöhte Raten von Angststörungen auf. Hierzu dürften sowohl genetische Faktoren wie auch Umweltfaktoren („weibliche Rolle") beitragen.
Temperamentseigenschaft: Behaviorale Inhibition	Temperamentseigenschaften können schon bei Kleinkindern festgestellt werden und bleiben im Lebensverlauf relativ stabil. Kinder mit der Temperamentseigenschaft „Verhaltenshemmung" haben im Vergleich zu Kontrollkindern ein erhöhtes Risiko, Angststörungen zu entwickeln.
Frühkindlicher Bindungsstil	Bei Kindern mit unsicherer Bindung ist die Wahrscheinlichkeit für eine Angststörung im Vergleich zu Kindern mit sicherer Bindung erhöht.
Elterlicher Erziehungsstil	Folgende Befunde sprechen dafür, dass der elterliche Erziehungsstil für die Entstehung von Angststörungen bedeutsam ist: • Eltern von Kindern mit Angststörungen zeigen in ihrem Verhalten gegenüber den Kindern ein höheres Maß an Kritikäußerungen und emotionalem Überengagement („expressed emotions") als Eltern der Kontrollgruppe. • Mütter mit Angststörungen zeigen gegenüber ihren Kindern mehr verbale Kontrolle und Kritik und weniger Feinfühligkeit als Kontrollpersonen.
Kognitive Risikofaktoren	
Kontrollerfahrungen in der Kindheit und Kontrollüberzeugungen	Frühe kindliche Erfahrungen, dass Situationen nicht kontrollierbar und nicht vorhersagbar sind, können zu einer verringerten Kontrollüberzeugung (Überzeugung, dass man wenig Einfluss auf Situationen hat) führen. Verringerte Kontrollüberzeugung wiederum kann als Vulnerabilitätsfaktor für Angststörungen betrachtet werden.
Angstsensitivität	Als Angstsensitivität wird die stabile Überzeugung verstanden, dass Angst und damit verbundene körperliche Symptome zu schädlichen Konsequenzen (z. B. Lebensgefahr) führen. Bei Menschen mit hoher Angstsensitivität ist die Wahrscheinlichkeit für Angststörungen erhöht.
Verzerrungen in der Informationsverarbeitung	Folgende Verzerrungen der Informationsverarbeitung können die Wahrscheinlichkeit von Angststörungen erhöhen: • Aufmerksamkeitskonzentration auf bedrohliche Reize („attention bias"), • Neigung, bestimmte Reize als bedrohlich zu bewerten („interpretation bias"), • Tendenz, sich an ängstigende Reize besser zu erinnern („memory bias").

Praxis wegen seiner Ökonomie gut einsetzbar ist. Speziell für Kinder wurde das *Kinder*-DIPS von Unnewehr et al. (1995) entwickelt, das auch in der klinischen Praxis nutzbringend eingesetzt werden kann.

Zur Diagnostik von Angststörungen gehören weiterhin eine *intern-neurologische Screening-Untersuchung*, um körperliche Ursachen auszuschließen, sowie eine *psychologische Standarduntersuchung*. Zu dieser psychologischen Untersuchung kann z.B. die Überprüfung der Intelligenz mit Intelligenztests oder von Teilleistungsschwächen

Tabelle 16.**16** Diagnostische Methoden bei Angststörungen

- Anamnese, Exploration, klinische Interviews,
- körperliche (intern-neurologische) und psychologische Standarduntersuchung,
- Fragebögen, insbes. Angstfragebogen und andere Selbstberichtsmethoden,
- Elternfragebögen und -Ratings,
- Lehrer-Fragebögen und -Ratings,
- familiendiagnostische Maße,
- verhaltensdiagnostische Methoden,
- psychophysiologische Maße.

gehören, um mögliche Ursachen realer Ängste (z.B. Überforderung) abzuklären. Weiterhin können bei Angststörungen projektive Verfahren wie z.B. der *Schweinchen-Schwarzfuß-Test* (Cormann 1977) eingesetzt werden, um die emotionale Erlebniswelt des Kindes genauer kennen zu lernen. Als nützlich haben sich auch einfache projektive Verfahren wie z.B. der *Satz-Ergänzungs-Test* nach Rotter erwiesen (vgl. hierzu das in diesem Beitrag dargestellte Beispiel).

Schließlich gehört zur psychologischen Standarddiagnostik bei Angststörungen auch die familien- und umfelddiagnostische Prüfung der Frage, welche möglichen *angstauslösenden Faktoren im Umfeld* des Kindes auszumachen sind, z.B. um reale Ursachen der Angst (z.B. Gewalttätigkeit, Misshandlung etc.) ausschließen zu können. Auf diese Abklärungen ist große Sorgfalt zu legen, da es ein schwerer Kunstfehler wäre, berichtete Ängste, die eine reale Ursache haben, fälschlicherweise als psychopathologisch zu interpretieren.

Die Fragebogenverfahren bzw. Selbstberichtsmethoden sind in Tabelle 16.**17** gesondert aufgeführt, da ihnen bei der Diagnostik von Angststörungen eine besondere Bedeutung zukommt. Angstbereitschaft, Ängstlichkeit und soziale Ängstlichkeit können mit Persönlichkeitsfragebogen wie z.B. dem deutschen HSPQ (*High School Personality Questionnaire*) von Schuhmacher und Cattell (1977) oder dem *Persönlichkeitsfragebogen für Kinder zwischen 9 und 14 Jahren* (PFK 9–14, Seitz u. Rausche 1992) erfasst werden. In diesem Verfahren sind z.B. die Skalen für „Zurückhaltung und Scheu im Sozialkontakt (VS4)" und „Selbsterleben von allgemeiner (existentieller) Angst (SB1)" im Hinblick auf Angststörungen von Bedeutung. Fragebogenverfahren, die speziell darauf abzielen, Angstbereitschaft und -zustände zu erfassen, sind z.B. das *Stait-Trait-Angst-Inventar* (STAI, Laux et al. 1981), das ab 15 Jahren einsetzbar ist. Das *differentielle Leistungs-Angst-Inventar* von Rost und Schermer (1997) erfasst leistungsbezogene Ängste bei Schülern; der *Fragebogen zu körperbezogenen Ängsten, Kognitionen und Vermeidung* (AKV, Ehlers et al. 1993) ist speziell für die Diagnostik bei Agoraphobien und Panikattacken konzipiert und primär für Erwachsene gedacht, aber auch bei Jugendlichen verwendbar. Zu den Angstfragebogen, die speziell für Kinder entwickelt wurden, zählen der *Kinder-Angst-Test* (Thurner u. Tewes 1975), der *Schulangst-Test* (Husslein 1978) und der *Angstfragebogen für Schüler* (AFS, Wieczerkowski et al. 1981). Der *Youth Self Report* (YSR, Remschmidt u. Walter 1990) schließlich ist ein Fragebogenverfahren für Jugendliche, in dem eine große Bandbreite von psychopathologischen Symptomen erfasst wird, unter anderem auch Angstsymptome. Entsprechende Angaben aus der Sicht der Eltern können mit der *Child Behavior Check List* (CBCL, Remschmidt u. Walter 1990) gewonnen werden. Mit der *Child Behavior Check List* ist auch der wichtigste und am häufigsten eingesetzte Elternfragebogen bei psychischen Störungen von Kindern und Jugendlichen genannt, der sich in der klinischen Praxis als nützliches und gut einsetzbares Instrument erwiesen hat. Zum CBCL gibt es schließlich auch eine Lehrer-Version, die aber bisher im deutschen Sprachraum noch nicht so ausführlich überprüft ist. Ein anderes Beispiel für einen Elternbogen ist der *Verhaltensbeurteilungsbogen für Vorschulkinder* (VBV 3–6) von Döpfner et al. (1995); allerdings erscheint dieser eher für ausagierende Störungen geeignet als für Kinder mit Angstsyndromen.

Tabelle 16.**17** Spezielle Verhaltensdiagnostische Methoden bei Angststörungen

- Verhaltensbeobachtung und -Rating (z.B. Verhalten in Trennungssituationen),
- Self-Monitoring: systematische Beobachtung und Registrierung des eigenen Verhaltens,
- Erfassung negativer Selbst-Statements und Registrierung von Kognitionen,
- Verhaltenstests (z.B. Behavioral-Approach-Test (BAT)),
- Rollenspiel-Tests (role-play-tests), lautes Denken u.ä., z.B. für soziales Assertivitätstraining oder soziale Kontaktübungen, ggf. mit Nutzung der Video-Technik.

Weiterhin ist es bei Angststörungen häufig sinnvoll, das *psychosoziale Umfeld* und die *Familienbeziehungen* des Patienten in systematischer Form zu erfassen; dies geschieht z.B. durch die Achse V des multiaxialen Klassifikationsschemas (Remschmidt u. Schmidt 1994). Häufig sind Ängste von Kindern oder Jugendlichen mit familiären Beziehungsstörungen verbunden; sehr häufig werden Angststörungen auch durch die Reaktionen der anderen Familienmitglieder aufrecht erhalten. In solchen Fällen ist es besonders wichtig, dass die Eltern intensiv in die Therapie mit einbezogen werden. Zur Diagnostik von familiären Beziehungen stehen uns eine ganze Reihe von Verfahren zur Verfügung (vgl. hierzu das Kapitel über Familientherapie in diesem Buch).

Im Hinblick auf die Therapie sind schließlich die *verhaltensdiagnostischen Methoden* von ganz besonderer Bedeutung. Hier ist zunächst einmal die *Beobachtung des Verhaltens* durch den Diagnostiker selbst oder durch andere Personen (z.B. klinisches Stationspersonal, Eltern) zu nennen. In unsystematischer Form gehört die Verhaltensbeobachtung (z.B. Verhalten bei Kontaktaufnahme, bei Trennung von den Eltern, bei schweren Testaufgaben etc.) zu den wichtigsten Informationsquellen; sie kann durch Verwendung von einfachen Protokollbögen, Ratingskalen oder Checklisten systematisiert werden. Genauso wichtig wie die Verhaltensbeobachtung sind die *Selbstbeobachtungsmethoden*, durch die das Kind bzw. der Jugendliche selbst sein eigenes Verhalten in systematischer Weise registriert. In der Regel werden dabei in der praktischen Arbeit keine vorgefertigten Bögen verwendet, sondern die Bögen werden individuell konzipiert und an die jeweilige Problemlage und die zu erfassende Symptomatik und weiterhin an die Bedürfnisse und den Entwicklungsstand des Kindes angepasst. Bezüglich kognitiver Therapieansätze ist die Erfassung negativer Selbst-Statements von Interesse. Im Englischen gibt es schon einige spezielle Instrumente zur Erfassung von solchen Selbstbewertungen (Eisen u. Kearney 1995). Speziell zur Diagnostik von Angststörungen konzipiert ist der *Behavioral Aviodance Test* (BAT) nach Lang und Lazovik (1963; zum BAT s. auch Schneider 1996). Bei diesem Verhaltenstest wird im typischen Fall das Kind dem phobischen Reiz ausgesetzt, z.B. in den Raum mit dem phobischen Stimulus geführt und es wird

- die Häufigkeit und Latenz des Annäherungsverhaltens,
- der räumliche Abstand zum phobischen Stimulus
- und die Zeitdauer, in der das Kind sich in der Nähe des phobischen Stimulus aufhält,

erfasst. Eisen und Kearney (1995) berichten darüber, dass sie in ihrer praktischen Arbeit mit dem BAT auch die Herzfrequenz der Kinder messen. Ansonsten werden psychophysiologische Maße in der klinischen Praxis bisher kaum angewandt; Kendall et al. (1991) aber plädieren zu Recht dafür, auch solche Maße in die praktische Versorgung einzuführen.

Therapie

Die wichtigsten Therapiemethoden und ihre Wirksamkeit

Für die Therapie von Angststörungen bei Kindern und Jugendlichen kommt ein *sehr breites Spektrum an Therapiemethoden* in Betracht: Behaviorale und kognitive Methoden, Methoden aus anderen psychotherapeutischen Traditionen, Elternarbeit und familientherapeutische Ansätze und schließlich die Pharmakotherapie.

In den letzten beiden Jahrzehnten hat sich erfreulicherweise das Wissen darüber, welche Therapieansätze wirksam sind, enorm erweitert, so dass heute konkrete Hinweise gegeben werden können, welche Methoden als evidenzbasiert gelten. In der Tabelle 16.**18** ist das Ergebnis einer Übersichtsarbeit (Weisz et al. 2004) tabellarisch dargestellt. In dieser Tabelle ist ersichtlich, dass für die kognitiv-behaviorale Therapie (in der i.d.R. mehrere Methoden eingesetzt werden) die umfangreichsten Wirksamkeitsnachweise vorliegen, gefolgt von den Methoden „Modelllernen", „Konfrontation/Expositionsbehandlung", „Systematische Desensibilisierung" und „soziales Kompetenztraining". Für alle anderen Methoden sind die Wirksamkeitsnachweise noch vergleichsweise spärlich. Unter den „anderen Therapien" sind die Ansätze von besonderem Interesse, in denen auf mehreren verschiedenen Systemebenen gearbeitet wird.

In eine neuere Meta-Analyse über die Psychotherapie von Angststörungen bei Kindern und Jugendlichen von In-Albon und Schneider (2007) wurden alle Therapiestudien aufgenommen, die die strengen CONSORT-Kriterien erfüllen (CONSORT = **Con**solidated **S**tandards **O**f **R**eporting **T**rials = gemeinsame Anforderungen bei der Berichterstattung klinischer Studien; vgl. Altman et al. 2001). Insgesamt 24 Kontrollgruppenstudien erfüllten die Aufnahmekriterien; in allen 24 Studien stellte die aktive Behandlungsbedingung eine kognitiv-behaviorale Behandlung dar. Das bedeutet, wenn man sehr strenge Kriterien anlegt, kann *nur die kognitiv-behaviorale Therapie* als empirisch gestützte Psychotherapie für Kinder und Jugendliche mit Ängsten bezeichnet werden. Die durchschnittliche Prä-Post-Effektstärke der kognitiv-behavioralen Therapien lag zwischen 0.83 und 1.00; im Vergleich dazu lag die Prä-Post-Effektstärke der Wartelisten-Kontrollgruppen bei 0.13 und die der Aufmerksamkeits-Placebo-Kontrollgruppen bei 0.58. Die durchschnittliche Kontrollgruppen-Effektstärke (Behandlungsgruppe vs. Kontrollgruppe) lag bei 0.66. Aus dieser Metaanalyse geht somit hervor, dass kognitiv-behaviorale Therapien bei Angststörungen wirksam sind und gute Effekte erreichen können. Die Effekte erweisen sich auch in Kurzzeit-Follow-up-Untersuchungen (durchschnittlicher Abstand: zehn Monate) als stabil.

Die bisher vorliegenden empirischen Befunde ebenso wie die klinischen Erfahrungen sprechen somit dafür, dass die in der Tabelle 16.**18** aufgeführten psychotherapeutischen Methoden bei Angststörungen von Kindern und Jugendlichen

Tabelle 16.**18** Evidenzbasierte Therapiemethoden für Angststörungen: Anzahl der Studien mit Wirksamkeitsnachweisen in randomisierten kontrollierten Studien (Grundlage: Tab. 1 in Weisz et al. 2004)

Therapiemethoden	Anzahl der Studien*	Wirksamkeitsnachweis für folgende Störungsgruppen
Patientenzentrierte Therapien		
Kognitiv-behaviorale Therapie	33	nahezu alle Angstformen
Modellernen	21	Spezifische Phobien, Soziale Ängste, Prüfungsangst
Konfrontation (Expositionsbehandlung)	11	Spezifische Phobien, Soziale Ängste, Prüfungsangst
Systematische Desensibilisierung	8	Spezifische Phobien, Soziale Ängste, Prüfungsangst
Soziales Kompetenztraining	5	Soziale Ängste, sozialer Rückzug
Rational-emotive Therapie	4	Prüfungsangst, soziale Ängste
Spieltherapie	3	Sozialer Rückzug, Trennungsangst
Klientzentrierte/nichtdirektive Therapie	2	Soziale Ängste
Entspannungstraining	2	Prüfungsangst
EMDR	2	PTSD, Spezifische Phobien
Tagtraumtechnik	1	Dunkelangst
Biofeedback	1	verschiedene Ängste
Selbst-Hypnose	1	Prüfungsangst
Eklektische Therapie	1	Sozialer Rückzug
Patientenzentrierte Therapien insgesamt	*95*	–
Andere Therapien		
Eltern-zentrierte Therapien	1	–
Familien-zentrierte Therapien	4	–
Therapien auf mehreren Systemebenen (Kinder/Eltern/Familie/Umfeld)	14	–
Andere Therapien insgesamt	*19*	–

*Anzahl der randomisierten Kontrollgruppenstudien, in denen ein bedeutsamer Effekt der Intervention nachgewiesen werden konnte.

im erwünschten Sinne wirksam sind, wobei die kognitiv-behavioralen Methoden die besten Effektivitätswerte aufweisen. Damit zeigt sich auch bei den Angststörungen ein Trend, der für nahezu alle psychischen Störungen gilt, dass nämlich die behavioral-kognitiven Methoden in Therapiestudien am besten abschneiden.

Hinsichtlich der pharmakotherapeutischen Behandlungsmöglichkeiten ist die Wirksamkeit von *pharmakologischen Behandlungen* bei Angststörungen von Kindern und Jugendlichen im engeren Sinne noch nicht hinreichend nachgewiesen. Es gibt allerdings Hinweise, dass selektive Serotonin-Wiederaufnahmehemmer bei schweren sozialen Ängsten positiv wirksam sein können[6] (vgl. Wolpert et al. 2006). Mit Benzodiazepinen, trizyklischen Antidepressiva und SSRI wurden aber klinische Erfahrungen gesammelt, die dafür sprechen, dass die Pharmakotherapie in manchen Fällen eine *wichtige Ergänzung* zur psychotherapeutischen Behandlung darstellen kann. Dennoch ist, bei empirisch kaum gesicherter Wirkung der Pharmakotherapie, Zurückhaltung beim Einsatz von Pharmaka in der Therapie kindlicher Angststörungen geboten, und die Indikation sollte eng gestellt werden (s. u. die Hinweise zur Indikation).

Wolpert et al. (2006, S. 16) kommen aufgrund der Erkenntnislage zu folgenden *Hauptempfehlungen* für die Praxis:

- Verhaltenstherapie bzw. kognitiv-behaviorale Therapie sollte als erste therapeutische Hauptoption für Kinder insbesondere mit spezifischen Phobien und generalisierten Angststörungen betrachtet werden.
- Eltern sollten in die kognitiv-behaviorale Therapie einbezogen werden, wenn das Kind unter elf Jahre alt ist oder wenn das elterliche Angstniveau hoch ist (Angststörungen bei den Eltern).

In der klinischen Praxis wird man nur sehr selten auf eine einzige Methode zurückgreifen; in der Regel besteht die Therapie aus einer *Kombination von mehreren methodischen Komponenten*, die durch eine differenzierte Indikationsstellung zu bestimmen sind. Die Effektivität der Behandlung wird unter anderem davon abhängen, ob die richtigen Methoden zum richtigen Zeitpunkt eingesetzt wurden, wie gut sie aufeinander abgestimmt wurden und von der Art und Weise, wie diese Methoden realisiert wurden. Welche Methodenkombination in einem individuellen Fall am günstigsten erscheint, ist von mehreren Faktoren abhängig. Zu ihnen zählen das Alter, der Entwicklungsstand, die Kontextbedingungen (Familie etc.), der Schweregrad der Störung und die Art der Angststörungen. Die Behandlung ist am ehesten erfolgversprechend, wenn sie störungsspezifisch und darüber hinaus auf die individuelle Problemkonstellation abgestimmt ist. Im Folgenden werden zunächst die wichtigsten Methoden erläutert, um abschließend einige kombinierte Behandlungsansätze exemplarisch darzustellen.

Systematische Desensibilisierung

Alle Behandlungsformen, bei denen der Patient angstauslösenden Reizen oder Situationen ausgesetzt wird, um die Angstreaktion auf diesen Reiz und die Vermeidungsreaktionen zu vermindern bzw. abzubauen, können als *Expositionsbehandlungen* im weiteren Sinne bezeichnet werden. Expositionsbehandlungen können sich auf äußere (externe) oder innere (interne) angstauslösende Stimuli beziehen. Sie können in der Vorstellung durchgeführt werden (*In-sensu-Behandlung*) oder sich auf den realen äußeren Reiz beziehen (*In-vivo-Behandlung*). Die Exposition kann schließlich graduell und verteilt oder plötzlich und massiert erfolgen. Anhand der zuletzt genannten Polaritäten können die beiden Grundformen der Expositionsbehandlung unterschieden werden: Die systematische Desensibilisierung und die massierte Konfrontation.

Bei der *systematischen Desensibilisierung* erfolgt die Annäherung an den angstauslösenden Reiz in kleinen Schritten (graduell und verteilt); darüber hinaus wird die angstauslösende Situation mit positiven Körperzuständen (meist: angenehme Entspannung) oder Reaktionen/Verhaltensweisen (z. B. essen) kombiniert, die mit der Angst inkompatibel sind. Die Annäherung in kleinen Schritten, verbunden mit der Entspannung (oder sonstige angst-antagonistische Reaktion), soll dazu führen, dass die *Angst nicht mehr oder in möglichst geringen Intensitätsgraden auftritt* und der Patient erfahren kann, dass er die gefürchteten Situationen ohne Angst erleben kann. Die systematische Desensibilisierung wird in drei Schritten durchgeführt:

[6] Anders ist die Erkenntnislage bei Zwangsstörungen (auf die hier nicht weiter eingegangen wird), bei denen die Wirksamkeit von Clomipramin und SSRIs nachgewiesen wurde.

1. Schritt: Entspannungstraining. Grundlage der Desensibilisierung ist das Entspannungstraining. Hierfür kommen verschiedene methodische Varianten in Betracht: Das *autogene Training* nach Schulz (1978), die *progressive Muskelentspannung* nach Jacobson (1938), Entspannungsformen, die auf *imaginative oder trancetherapeutische Methoden* (NLP) zurückgreifen, und es können schließlich auch die Methoden des *Biofeedback* genutzt werden. Bei der Einübung von Entspannungstechniken empfiehlt es sich, Instruktionen zu nutzen, die speziell für Kinder bzw. Jugendliche in altersgerechter Sprache formuliert sind.

2. Schritt: Erstellung einer Angsthierarchie und Vorbereitung der Desensibilisierung. Parallel zur Einübung der Entspannung (die i. d. R. mehrere Sitzungen dauert) wird gemeinsam mit dem Patienten eine Angsthierarchie erstellt, in der verschiedene Angstsituationen nach dem Schweregrad der Angst geordnet sind. Hierzu wird dem Patienten zunächst die Skalierung der subjektiv empfundenen Angst erläutert. In der Regel ist es sinnvoll eine 10-stufige Skala von „0 = überhaupt keine Angst" bis zu „10 = maximale Angst" vorzuschlagen. Manchmal ist es auch sinnvoller das „Angstthermometer" von 0–100 (100 = maximale Angst) zu skalieren.

3. Schritt: Verbindung der Entspannung mit den Items der Angsthierarchie. Im dritten und letzten Schritt, der Desensibilisierung im eigentlichen Sinne wird in den meisten Fällen zunächst eine Exposition in sensu durchgeführt. Das heißt, der Patient entspannt sich und stellt sich zuerst das Angstitem mit den geringsten Angstwerten vor. Falls keine Angst (bzw. Anspannung) auftritt bzw. sich die Angst nur geringfügig erhöht, kann zum nächsten Item weitergegangen werden. Sobald die Angst deutlich auftritt, wird die Prozedur unterbrochen, die Entspannung vertieft und in der Angsthierarchie zunächst wieder bei „leichteren" Items begonnen und langsam gesteigert.

Tabelle 16.**19** Beispiel für eine Angsthierarchie

Situation	Angstwert
in der Schule aufgerufen werden (wenn ich mich nicht gemeldet habe)	90
auf eine Feier mit Klassenkameraden gehen	88
den Klassenkameraden F. bei sich zuhause besuchen	75
Turnunterricht	70
ins Schwimmbad gehen	60
Pause auf dem Schulhof	30
in die Klasse gehen	15
im Restaurant etwas bestellen	10

Konfrontation

Der Grundmechanismus der *Konfrontation* (Synonym: *Exposition*) besteht darin, dass der Patient der ängstigenden Situation ausgesetzt wird, bis er sich „akklimatisiert" hat. Ähnlich wie bei der Desensibilisierung kann die Konfrontation prinzipiell in vivo oder in sensu durchgeführt werden; i. d. R. ist bei der massierten Konfrontation die In-vivo-Variante sinnvoller. Die Habituation an die angstauslösende Situation und die „Erschöpfung" der Angstreaktion sind die *grundlegenden Wirkmechanismen.* Damit diese Habituation eintreten kann, ist es in der Konfrontationsbehandlung erwünscht, dass die Angst *möglichst deutlich* auftritt und dass Flucht- oder Vermeidungsreaktionen unterbunden werden. Dabei wird gelernt, dass die befürchteten Ereignisse oder Konsequenzen nicht eintreten (z. B. jemand stirbt) und dass die Angst sich aushalten lässt und mit der Zeit abnimmt. Damit die Konfrontationsbehandlung im erwünschten Sinne wirksam werden kann, ist wesentlich, dass die Exposition *durchgehalten* und nicht abgebrochen wird. Dies setzt voraus, dass der Patient vom Behandlungskonzept überzeugt und entschlossen ist, die Behandlung durchzustehen, auch wenn sie unangenehm ist (Therapiemotivation); dies wiederum erfordert eine sehr intensive und ausführliche Vorbereitung, in der das Behandlungskonzept, der erwartete und tatsächliche Angstverlauf (s. Abb. 16.**7**) und mögliche Schwierigkeiten genau erläutert werden. Darüber hinaus ist die Beziehung zwischen Therapeut und Patient wichtig; je besser das Vertrauensverhältnis ist, um so eher kann die therapeutische Bindung zur Ermutigung und Stärkung der Durchhaltekraft des Patienten genutzt werden.

Voraussetzung dafür, dass eine massierte Konfrontationsbehandlung mit einem Kind oder Jugendlichen durchgeführt werden kann, ist eine sorgfältige Indikationsstellung. Einige *Regeln*, die dabei beachtet werden sollten, sind:

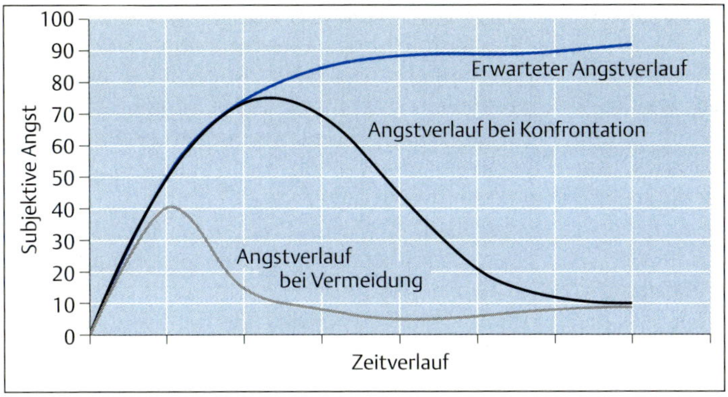

Abb. 16.**7** Erwarteter und tatsächlicher subjektiver Angstverlauf bei Konfrontation.

- Konfrontation soll nur in solchen Situationen durchgeführt werden, die nicht wirklich *gefährlich* sind, damit die befürchteten Konsequenzen nicht tatsächlich eintreten und zu einer weiteren Traumatisierung führen können. (Bei gefährlichen bzw. peinlichen Situationen ist die In-sensu-Variante vorzuziehen.)
- Auch dann, wenn nur ein mäßiges Risiko der weiteren Sensibilisierung besteht, sollte die Konfrontation bei Kindern nicht versucht werden.
- Je jünger das Kind ist, um so eher ist anstelle der massierten Konfrontation die schrittweise Desensibilisierung angemessen.
- Wenn die Angst sehr extrem ist, ist zumindest bei Kindern die schrittweise Annäherung i. d. R. sinnvoller.
- Wenn Expositionen bisher nicht erfolgreich waren und wenn die angstauslösenden Situationen breit gestreut sind (z. B. bei sozialen Ängsten oder generalisierten Angststörungen), sind anstelle von massierter Konfrontation oder systematischer Desensibilisierung andere Methoden (z. B. Kompetenztraining) vorzuziehen.

Die massierte Konfrontation erfolgt in folgenden Schritten:

1. sehr ausführliche Vorbereitung,
2. Auswahl der Reizsituation und Durchführung der Konfrontation,
3. Generalisierung auf Situationen des realen Lebens.

Eine spezielle Form der massierten Konfrontation ist die *interozeptive Exposition* bei Panikattacken ohne äußeren Auslöser. Hierzu werden unangenehme bzw. ängstigende Körperempfindungen (z. B. beschleunigter Puls) gezielt hervorgerufen (z. B. durch körperliche Anstrengung) bzw. provoziert, mit dem Ziel, eine Habituation nach dem Prinzip der Konfrontationsbehandlung zu erreichen. Auch hier ist vorher eine sehr ausführliche Vorbereitung notwendig, die i. d. R. auch eine kognitive Umstrukturierung beinhaltet. Das heißt, die „katastrophisierende" Bewertung der äußeren Reize und der inneren Körperwahrnehmung (z. B. als gefährlich) muss thematisiert, infrage gestellt, an der Erfahrung überprüft und durch andere Bewertungen ersetzt werden. Zur Vorbereitung gehört selbstverständlich auch eine ausführliche medizinische Untersuchung, so dass sichergestellt ist, dass der Patient den Belastungen gewachsen ist. Dieses Vorgehen, das sich bei Erwachsenen sehr bewährt hat, ist bei Kindern bisher noch kaum erprobt. Es ist aber für ältere Adoleszente, die unter intensiven physiologischen Angstsymptomen leiden, gut geeignet. Hierfür gibt es mehrere Gründe: Sie scheinen das Behandlungskonzept besser zu verstehen als jüngere Kinder, und sie leiden auch häufiger unter Panikattacken.

Modelllernen

Modelllernen ist *Lernen durch Beobachtung*, wie sich eine andere Person (das Modell) in einer bestimmten z. B. angstauslösenden Situation verhält. Prozesse des Modelllernens finden ständig statt, sie können z. B. in stationären Behandlungen, wenn die Patienten ihre Symptome voneinander übernehmen (z. B. Suiziddrohungen), von den Therapeuten als sehr störend erlebt werden. In gruppentherapeutischen Settings (mit Erwachsenen ebenso wie mit Kindern) können Prozesse des Modelllernens im positiven wie im negativen Sinne wirksam werden. Im Zentrum des therapeutischen Modelllernens steht die Beobachtung und Einübung eines positiven Bewältigungsverhaltens.

Besonders Kinder und Jugendliche sind darauf hin orientiert, durch Beobachtung von Vorbildern zu lernen (vgl. hierzu die Ausführungen im *Familien-Identifikations-Test* bei Remschmidt u. Mattejat 1999). Deshalb stellt das Modelllernen bei jungen Patienten eine sehr wichtige und effektive therapeutische Möglichkeit dar, die allerdings noch viel zu wenig in systematischer Weise genutzt wird. So können z.B. Desensibilisierung ebenso wie Konfrontationsbehandlung bei Kindern gut mit Modelllernen oder auch mit sozialer oder materieller Verstärkung kombiniert werden.

Beim *direkten Modelllernen* (auch *teilnehmendes Modelllernen*) wird in folgenden Schritten vorgegangen:

1. Darstellung des Modellverhaltens,
2. das Kind ahmt das gezeigte Verhalten nach,
3. andere (Therapeut, andere Kinder) vermitteln ein differenziertes Feedback; hierzu kann auch die Videotechnik gut genutzt werden,
4. das Kind erhält Instruktionen zur Übertragung des geübten Verhaltens auf reale Situationen.

Die verfügbaren empirischen Daten und klinischen Erfahrungen sprechen klar für eine gute Wirksamkeit von Ansätzen, in denen Modelllernen genutzt wird. Modelllernen ist sehr gut geeignet für spezifische Phobien und auf soziale Situationen bezogene Angststörungen und soziale Kontaktstörungen. In anderen Fällen (Panikstörungen, Trennungsangststörungen) kann es eine Ergänzung zur primären Strategie (Expositionsbehandlung) sein.

Kognitive Methoden

Kognitive Methoden sind Behandlungsformen, bei denen dysfunktionale kognitive Muster durch adaptive Kognitionen *ersetzt* werden. Beispiele für häufige *kognitive Verzerrungen* sind (vgl. Eisen u. Kearney 1995):

- *Polarisiertes Denken:* Dabei handelt es sich um eine Tendenz, Ereignisse und Situationen in polarisierender Weise zu interpretieren und zu bewerten (Schwarz-Weiß-Denken oder Alles-oder-Nichts-Denken).
- *Übergeneralisierung:* Einzelne Ereignisse und Situationen werden unbegründet verallgemeinert (… ist immer so; … alle sind so).
- *Arbiträre Schlussfolgerung:* Es werden negative Schlussfolgerungen gezogen, ohne dass tatsächliche Erfahrungen diese Folgerung stützen (negative Interpretationen ohne Datenbasis).
- *Selektiver Filter:* Negative Ereignisse werden besonders herausgehoben und betont, positive Gegenbeispiele dagegen werden ignoriert.
- *Personalisierung:* Tendenz, sich selbst als persönlich verantwortlich zu fühlen, obwohl die Daten dies nicht stützen.
- *Katastrophisieren:* Tendenz, die Bedeutung von negativen Ereignissen zu amplifizieren und übertrieben zu bewerten.

Bei der Therapie von Angstsyndromen umfassen *kognitive Techniken* (vgl. Tab. 16.**20**) mindestens folgende Schritte:

1. Der Therapeut leitet das Kind an, dysfunktionale Kognitionen zu identifizieren und ihren negativen Einfluss auf das Verhalten zu erkennen. Hierzu vermittelt er Informationen über Angstentstehung, analysiert die angstfördernden Gedanken mit dem Kind und überprüft gemeinsam mit ihm diese Gedanken an der Realität. Dysfunktionale kognitive Prozesse sind z.B. negative Glaubensüberzeugungen, Fehlwahrnehmungen (z.B. als bedrohlich oder gefährlich) und negative Selbstbewertungen.
2. Anleitung, wie diese schädlichen Gedankenmuster durch andere, angemessenere und nützlichere ersetzt werden können und Entwicklung von Gedanken, die realitätsangemessener sind und die einen angstfreien Umgang mit der Situation erlauben; Erlernen positiver Selbstinstruktionen.
3. Anleitung zu Realitätstests durch Exposition. In realen Situationen wird überprüft, ob die kognitiven Veränderungen tatsächlich eine bessere Bewältigung der angstbesetzten Situation ermöglichen. Dies dient dazu, das Erarbeitete durch die eigene Erfahrung zu bestätigen und führt außerdem zu einer positiven Verstärkung der neu entwickelten kognitiven Muster.

Operante Methoden

Angst und Vermeidungsreaktionen werden häufig durch die *Reaktionen der Umwelt* aufrecht erhalten und verstärkt; ängstliches Verhalten wird z.B. häufig durch elterliche Zuwendung verstärkt (C+); Vermeidungsverhalten (z.B. sich weigern, wei-

Tabelle 16.**20** Beispiel für kognitive Selbstkontrolle

Die FEAR-Methode (nach Kendall et al. 1991)	Deutsche Version
Feeling frightened? (recognizing physical symptoms of anxiety)	Zeichen von Angst?
Expecting bad things to happen? (recognizing self-talk and what you are worried about)	Erwartest Du, dass etwas Schlimmes passiert?
Actions and attitudes that will help (different behaviors and coping statements the child can use in the anxiety provoking situation based on problem-solving)	Handlungen und Einstellungen, die dir helfen (andere Verhaltensweisen und positive Sätze, die das Kind nutzen kann)
Results and rewards (self-evaluation and self-rewards)	Ergebnisse und Belohnung

nen) wird – wenn das Kind sich damit durchsetzt – durch eine Rücknahme der Forderung an das Kind (z.B. Forderung in die Schule zu gehen) negativ verstärkt (C−). Hier liegt der Ansatzpunkt für operante Techniken, die darauf abzielen, anstelle des symptomatischen Verhaltens *alternative Verhaltensweisen*, z.B. positive Bewältigungsstrategien, zu verstärken. Als *Verstärker* kommen bei Kindern sowohl materielle Verstärker (z.B. Spielsachen) als auch soziale Verstärker (Zuwendung, gemeinsame Aktivitäten) in Betracht. Solche operante Methoden können auch zu „Belohnerplänen" ausgearbeitet werden, bei denen die Verstärkung durch *chips* erfolgt die gesammelt und später in eine größere Belohnung eingetauscht werden können (*token economy*) oder bei denen die Verstärkung zunächst in einer Registrierung der Häufigkeit des erwünschten Verhaltens besteht, die später ausgewertet und in konkrete Belohnungen umgesetzt werden können. Häufig stellt die Registrierung positiven Verhaltens für das Kind schon ein Erfolgserlebnis und damit eine bedeutsame Verstärkung dar, so dass sich weitere Belohner erübrigen.

Eltern- und familienorientierte Ansätze

Die operanten Methoden können im stationären Setting eingesetzt werden; im ambulanten Bereich können sie im Rahmen der *Elternarbeit* genutzt werden (Eltern als Ko-Therapeuten). Grundlagen der Arbeit mit Eltern sind eine ausführliche gemeinsame Diagnostik und Beratung (Aufklärung der Eltern), die Analyse der Zusammenhänge zwischen elterlichen und kindlichem Verhalten und die Ermutigung der Eltern, ihre eigenen positiven Einflussmöglichkeiten nicht zu unterschätzen (vgl. Warnke 1997). In der weiteren Arbeit mit den Eltern können dann unterschiedliche Aspekte im Vordergrund stehen wie z.B.

- Verbesserung der elterlichen Aufmerksamkeit und Beobachtungsfähigkeiten,
- Training der Fähigkeiten, das Kind zu führen,
- differenzielle Verstärkung von angst-inkompatiblen Verhaltensweisen oder alternativem Verhalten, ggf. durch Verstärkerpläne,
- sukzessive Annäherung an ein erwünschtes Verhalten durch operante Konditionierung (*shaping*),
- Kommunikations-Training und gemeinsames Problemlöse-Training mit Eltern und Kind.

Schon im Schulkindalter können viele therapeutische Absprachen und Festlegungen auch in Form von *Familienverträgen* geschehen, die in gemeinsamen Familiensitzungen festgelegt werden. Eine möglichst enge Abstimmung mit den Eltern und ggf. weiteren Familienmitgliedern ist immer anzustreben; häufig wird eine *Einzeltherapie* für das Kind mit parallelen *familientherapeutischen Sitzungen kombiniert*, und in vielen Fällen können Angstsyndrome bei Kindern und Jugendlichen primär oder ausschließlich familientherapeutisch behandelt werden. Dies gilt insbesondere für Angstsyndrome, die mit Beziehungsproblemen assoziiert sind wie die Trennungsangst und die Schulphobie. Aber auch bei anderen Angstsyndromen können familientherapeutische Interventionen sehr hilfreich sein; dabei kann die ganze Palette der familientherapeutischen Interventionsmethoden genutzt werden (s. Kap. „Familientherapie" in diesem Buch;

dort finden sich auch Hinweise zu den Indikationskriterien). So ist z.B. die familientherapeutische Perspektive hilfreich, wenn erkennbar ist, dass die kindliche Angstsymptomatik von den Eltern direkt verstärkt wird oder wenn die Angst in ähnlicher Weise bei einem Elternteil vorkommt (Modelllernen). In manchen Fällen stehen Angstsymptome im Zusammenhang mit einem ängstlich-misstrauischen Familienklima oder mit Ablösungskonflikten (Probleme von Eltern, ihren heranwachsenden Kindern mehr Unabhängigkeit und Autonomie zuzugestehen; Angst von Eltern, wenn ihre Kinder sich verselbständigen). Schließlich ist immer auch zu bedenken, dass kindliche Ängste auch eine reale Grundlage haben können, z.B. bei Trennungsängsten die reale und möglicherweise begründete Angst davor, dass die Familie zerbricht.

Nichtbehaviorale Therapieformen: Spiel- oder Gesprächstherapie

Die bisher angeführten Therapiemöglichkeiten werden ergänzt durch die *klientzentrierte Gesprächstherapie* oder *Spieltherapie* (*nichtbehaviorale Therapieformen*). Angststörungen zählen zu den „klassischen" Indikationen der Spieltherapie, und einige empirischen Daten sprechen für die Wirksamkeit der klientzentrierten Spieltherapie.

Aufgrund der klinischen Erfahrungen kann vorläufig festgehalten werden, dass diese Therapieformen dann besonders in Erwägung zu ziehen sind, wenn die Symptomatik breit, unspezifisch, fluktuierend und schwer fassbar ist und die emotionale Ausdrucksfähigkeit und die Persönlichkeit insgesamt gefördert werden sollten. Wenn dagegen echte Kompetenzdefizite vorliegen oder wenn die Symptomatik klar umschreibbar und durch gezielte behavioral-kognitive Methoden gut behandelbar ist, sollten diese Methoden auch primär genutzt werden. Spiel- und gesprächstherapeutische Methoden können aber in solchen Fällen (ähnlich wie allgemeine Entspannungsmethoden) auch als sekundäre Maßnahmen, z.B. zur Entwicklung und Verbesserung der therapeutischen Beziehung, erwogen werden. Darüber hinaus können in der Spieltherapie und in der Gesprächstherapie nichtdirektive und direktive Aspekte in abgestufter Form genutzt werden und auf diese Weise sehr gut mit typischen verhaltenstherapeutischen Methoden kombiniert werden.

Pharmakotherapeutische Methoden

Pharmakotherapie bei Angststörungen von Kindern sollte *äußerst zurückhaltend* verwendet werden. Sie sollte nur von Kinder- und Jugendpsychiatern oder Ärzten, die eine vergleichbare Qualifikation im Hinblick auf psychisch gestörte Kinder Jugendliche haben, eingesetzt werden und sie ist nur indiziert *als Ergänzung* der psychotherapeutischen Interventionen, nicht aber als Hauptbehandlung. Schließlich sollte ihr Einsatz zeitlich möglichst umgrenzt sein. Konkret ist eine pharmakotherapeutische Behandlung in Erwägung zu ziehen,

- wenn der Patient hochgradig gequält ist, eine relativ schnelle Hilfe notwendig ist (z.B. bei Selbst- oder Fremdgefährdung) und durch psychologische Mittel nicht erreicht werden kann,
- um durch die Medikamentengabe die Angstsymptomatik so weit zu reduzieren, dass der Patient für eine Psychotherapie „erreichbar" ist, d.h. dass er in der Lage ist, in der Psychotherapie mitzuarbeiten und
- um Stockungen und Schwellensituationen in der Therapie zu überwinden.

Kombinierte Programme

In der klinischen Praxis werden sehr häufig mehrere Methoden miteinander kombiniert, um ein möglichst optimales Ergebnis erreichen zu können. Aus diesem Grunde sind Behandlungsmodelle, in denen *mehrere Komponenten* (Methoden etc.) zu einem störungsspezifischen Therapiekonzept integriert sind, für die praktische Arbeit von besonderem Interesse (Beispiele s. Boerner et al. 1997, Maercker 1997, Petermann 1986, Walter 1998). Solche Behandlungsmodelle können für die therapeutische Praxis als Vorbild und Anregung dienen, wobei das konkrete Behandlungsangebot natürlich immer auf den individuellen Patienten zugeschnitten sein sollte.

Ein Beispiel für ein kombiniertes Programm ist das von Kendall et al. (1991) entwickelte *Konzept zur Therapie von Angststörungen bei Kindern und Jugendlichen* (zu einem ähnlichen Programm vgl. Eisen u. Kearney 1995). Zu den *Komponenten* des von Kendall et al. entwickelten Therapieprogramms zählen:

- Modellernen von Bewältigungsstrategien (Therapeut als Modell),

- kognitive Techniken wie z.B. die Identifikation und Modifikation von ängstlichen Selbstgesprächen,
- Exposition mit angstauslösenden Situationen,
- Rollenspiel und kontingente Belohnungsprozeduren,
- Hausaufgaben („Zeigen, dass ich es kann"-Aufgaben) und
- Entspannungstechniken.

Das weltweit am häufigsten eingesetzte Programm zur Prävention und Therapie von Angstsymptomen ist das von Barrett et al. entwickelte FRIENDS-Programm (Barrett et al. 2000, 2006). Das Programm baut auf dem *Coping-Cat-Programm* von Kendall (2000) auf. Das FRIENDS-Programm wird i.d.R. als Gruppenprogramm durchgeführt; es umfasst zwölf Sitzungen zu jeweils 75 Minuten mit dem Kind und vier Sitzungen mit den Eltern, die parallel durchgeführt werden. Die Kindersitzungen beinhalten unter anderem die folgenden *Behandlungsmodule*:

- Entspannungstraining,
- kognitive Umstrukturierung,
- Aufmerksamkeitstraining,
- Expositionstraining,
- Unterstützung durch Eltern und Gleichaltrige.

Ein anderes Beispiel ist schließlich das von uns selbst entwickelte störungsspezifischen *Konzept zur Behandlung der Schulphobie* (Mattejat 1981, Remschmidt u. Mattejat 1990), dessen Zielsetzungen in Tabelle 16.**21** dargestellt sind.

Zusammenfassung

Nach einer einführenden Definition von Angststörungen und der Abgrenzung zwischen normaler und pathologischer Angst wird ausführlich auf die diagnostische Klassifikation der Angststörungen in ICD und DSM eingegangen. Die Angststörungen umfassen eine Gruppen von mehreren Störungen, die sich in ihrer Erscheinungsform recht deutlich unterscheiden und darüber hinaus noch unterschiedliche, altersspezifische Äußerungsformen im Kindes- und Erwachsenenalter aufweisen. Im zweiten Abschnitt wird auf die Epidemiologie und die Verlaufsprognose bei verschiedenen Angststörungen eingegangen. Während z. B. umgrenzte Phobien eher eine geringe Stabilität aufweisen, ist die Stabilität von generalisierten Angststörungen eher höher.

Der Verlauf bei Panikstörungen und Agoraphobien ist häufig stark fluktuierend mit der Gefahr zur Chronifizierung. Leichte Trennungsstörungen sind im Kindesalter häufig passager und instabil, schwere und chronische Angststörungen dagegen zeigen eine relativ hohe Persistenz.

In den weiteren Abschnitten wird auf die Genese (Bedingungsfaktoren und theoretische Modelle der Angststörungen) eingegangen. Es folgt ein Abschnitt über diagnostische Methoden. Schließlich werden die therapeutischen Methoden abgehandelt. Im Erwachsenenalter sind in den letzten Jahren die Konfrontationsmethoden und kognitiven Methoden neben die traditionelle Behandlungsmethode getreten. Im Kindes- und Jugendalter spielen darüber hinaus die systematische Desensibilisierung, das Modelllernen und operante Methoden eine wichtige Rolle.

Tabelle 16.**21** Die wichtigsten Behandlungsziele bei der Schulphobie

Bereiche	Therapieziele
Symptomatik des Patienten:	1. Stabiler Schulbesuch 2. Abbau psychosomatischer Symptome 3. Verminderung der Angstsymptomatik
Persönlichkeit und Sozialverhalten des Patienten:	1. Verminderung der Abhängigkeit von den Eltern und Erhöhung der Selbstständigkeit 2. Verminderung der allgemeinen sozialen Angst und Erhöhung der Durchsetzungsfähigkeit gegenüber Gleichaltrigen
Familieninteraktion und Einstellung der Eltern:	1. Verbesserung der emotionalen Abgrenzung zwischen Eltern und Kind; Abbau überprotektiv-symbiotischer Tendenzen der Eltern; Abbau von Ängsten und Trennungsproblemen der Eltern 2. Entwicklung klarer generationaler Grenzen in der Familie; Verbesserung der Durchsetzungs- und Führungsfähigkeit der Eltern gegenüber dem Patienten

Literatur

Agras WS, Chapin HH, Oliveau D. The natural history of phobias: Course and prognosis. Archives of General Psychiatry. 1972;26:315–7.

Altman DG, Schulz KF, Moher D, Egger M, Davidoff F, Elbourne D, Gotzsche PC, Lang T for the CONSORT Group. The revised CONSORT statement for reporting randomized trials: Explanation and elaboration. Annals of Internal Medicine. 2001;134:663–94.

Barrett PM, Lowry-Webster H, Turner C. Friends Program for Children. Brisbane: Australian Academic Press; 2000. (Deutsche Bearbeitung von Essau u. Conradt 2003).

Barrett PM, Farrell LJ, Ollendick TH, Dadds, M. Long-term outcome of an Australian universal prevention trial of anxiety and depressive symptoms in children and youth: An evaluation of the FRIENDS program. Journal of Clinical Child and Adolescent Psychology. 2006;35:403–11.

Beck AT, Emery E. Anxiety disorders and phobies: A cognitive perspective. New York: Basic; 1985.

Bird HR, Gould MS, Yager T, Staghezza B, Canino G. Risk factors for maladjustment in Puerto Rican children. Journal of the American Academy of Child and Adolescent Psychiatry. 1989;28:847–50.

Boerner RJ, Gülsdorff B, Margraf J, Osterheider M, Philipp M, Wittchen H-U. Die Panikstörung. Diagnose und Behandlung. Lenzhalde: Schattauer; 1997.

Cantwell DP, Baker L. Stability and natural history of DSM-III childhood diagnoses. Journal of the American Academy of Child and Adolescent Psychiatry. 1989;28:691–700.

Clark DM. A cognitive approach to panic. Behavior Research and Therapy. 1986;24:461–70.

Cormann J. Der Schwarzfuß-Test. München: Reinhardt; 1977.

Costello EJ. Child psychiatric disorders and their correlates: A primary care paediatric sample. Journal of the American Academy of Child and Adolescent Psychiatry. 1989 a;28:851–5.

Costello EJ. Development in child psychiatric epidemiology. Journal of the American Academy of Child and Adolescent Psychiatry. 1989 b;28:836–41.

Deutsche Gesellschaft für Kinder- und Jugendpsychiatrie und Psychotherapie: Leitlinien zur Diagnostik und Therapie von psychischen Störungen im Säuglings-, Kindes- und Jugendalter. 2. Aufl. Köln: Deutscher Ärzte-Verlag; 2003.

Döpfner M, Berner W, Fleischmann T, Schmidt M. Verhaltensbeurteilungsbogen für Vorschulkinder (VBV 3–6). Weinheim: Beltz; 1995.

Ehlers A, Margraf J, Chambless D. Fragebogen zu körperbezogenen Ängsten, Kognitionen und Vermeidung (AKV). Göttingen: Hogrefe; 1993.

Eisen AR, Kearney CA. Practitioner's guide to treating fear and anxiety in children and adolescents: A cognitive-behavioral approach (Child Therapy Series). London: Jason Aronson; 1995.

Essau CA, Karpinski NA, Petermann F, Conradt J. Häufigkeit und Komorbidität von Angststörungen bei Jugendlichen: Ergebnisse der Bremer Jugendstudie. Verhaltenstherapie. 1998;8:180–7.

Essau CA. Angst bei Kindern und Jugendlichen. München: Reinhardt; 2003.

Essau CA, Conradt J, Reiss B. Klassifikation, Epidemiologie und diagnostisches Vorgehen. In: Schneider S, ed. Angststörungen bei Kindern und Jugendlichen. Grundlagen und Behandlung. Berlin: Springer; 2004:79–104.

Esser G, Schmidt MH, Woerner W. Epidemiology and course of psychiatric disorders in school-age children. Journal of Child Psychology and Psychiatry. 1990;31:243–263.

Esser G, Schmidt MH, Blanz B, Fätkenheuer B, Fritz A, Koppe T, Laucht M, Rensch B, Rothenberger W. Prävalenz und Verlauf psychischer Störungen im Kindes- und Jugendalter. Ergebnisse einer prospektiven epidemiologischen Längsschnittstudie von 8 bis 18 Jahren. Zeitschrift für Kinder- und Jugendpsychiatrie. 1992;20:232–42.

Federer M, Margraf J, Schneider S. Leiden schon Achtjährige an Panik? Prävalenzuntersuchung mit Schwerpunkt Panikstörung und Agoraphobie. Zeitschrift für Kinder- und Jugendpsychiatrie und Psychotherapie. 2000;28:205–14.

Francis G, Ollendick TH. Anxiety disorders. In: Frame CL, Matson JL, eds. Handbook of assessment in child psychopathology: Applied issues in differential diagnosis and treatment evaluation. New York: Plenum Press; 1986.

Freud S. Analyse der Phobie eines fünfjährigen Knaben. In: Freud S, ed. Gesammelte Werke. Bd. VII (1906–1909). London: Imago Publ. Co.; 1941:241–377 [erstmals 1909 im „Jahrbuch für psychoanalytische und psychopathologische Forschungen", Bd. I, Leipzig, Wien: Deuticke, veröffentlicht].

Gray JA. The psychology of fear and stress. 2 nd ed. Cambridge: Cambridge University Press; 1987.

Harrington R, Bredenkamp D, Groothues C, Rutter M, Fudge H, Pickles A, Hill J. Adult outcomes of childhood and adolescent depressions: III. Links with suicidal behaviors. Journal of Psychology and Psychiatry. 1994;35:1309–19.

Hebebrand J, Reichwald K, Graf Schimmelmann B, Hinney A. Identifying genes underlying child and adolescent psychiatric disorders. In: Garalda ME, Flament M, eds. Working with children and adolescents. New York: Jason Aronson; 2006; 1–44.

Hiller W, Zaudig M, Mombour W. Internationale Diagnosen Checklisten für ICD 10 (IDCL für ICD-10). Göttingen: Hogrefe; 1995.

Husain SA, Kashani, JH. Anxiety disorders in children and adolescents. Washington, DC: American Psychiatric Press; 1992.

Husslein E. Der Schulangst-Test (SAT). Göttingen: Hogrefe; 1978.

In-Albon T, Schneider S. Psychotherapy of childhood anxiety disorders: A meta-analysis. Psychotherapy and Psychosomatics. 2007;76:15–24.

Jacobson E. Progressive relaxation. Chicago: University of Chicago Press; 1938.

Jones MC. A laboratory study of fear: The case of Peter. Pedagog. Sem. 1924;31:308–15 (zit. n. Pongratz 1973).

Kashani JH, Orvaschel H. A community study of anxiety in children and adolescents. American Journal of Psychiatry. 1990;147:313–8.

Kendall PC, Ronan K. Assessment of children´s fears and phobias: Cognitive-behavioral models and methods. In: Reynolds CR, Kamphaus RW, eds. Handbook of psychological and educational assessment of children. Vol. 2: Personality, behavior and context. New York: Guilford Press; 1990;223–44.

Kendall PC, Chansky TE, Freidman M, Kim R, Kortlander E, Sessa FM, Siqueland L. Treating anxiety disorders in children and adolescents. In: Kendall PC, ed. Child and adolescent therapy. Cognitive-behavioral procedures. New York, London: The Guilford Press; 1991;131–64.

Kendall PC. Cognitive-behavioral therapy for anxious children: Therapist manual. Workbook Publishing; 2000.

Klein RG. Anxiety disorders. In: Rutter M, Taylor E, Hersov L, eds. Child and adolescent psychiatry. 3rd ed. Oxford: Blackwell; 1994:351–74.

Knölker U, Mattejat F, Schulte-Markwort M. Kinder- und Jugendpsychiatrie systematisch. Bremen: Uni-med-Verlag; 1997.

Lang PJ, Lazovik AD. Experimental desensitization of phobias. Journal of Abnormal and Social Psychology. 1963;66:519–25.

Last CG, Hersen M, Kazdin AE et al. Comparison of DSM-III separation anxiety and overanxious disorders: Demografic characteristics and patterns of comorbidity. Journal of the American Academy of Child and Adolescent Psychiatry. 1987;26:527–31.

Laux L, Glanzmann P, Schaffner P, Spielberger CD. Das Stait-Trait-Angstinventar (STAI). Göttingen: Hogrefe; 1981.

Lewinsohn PM, Hops H, Roberts RE, Seely JR, Andrews JA. Adolescent psychopathology: I. Prevalence and incidence of depression and other DSM-III-R disorders in high school students. Journal of Abnormal Psychology. 1993;102:133–44.

Lewinsohn PM, Zinbarg R, Seeley JR, Lewinsohn M, Sack WH. Lifetime comorbidity among anxiety disorders and between anxiety disorders and other mental disorders in adolescence. Journal of Anxiety Disorders. 1997;11:377–94.

Maercker A, ed. Therapie der posttraumatischen Belastungsstörungen. Berlin: Springer; 1997.

Margraf J, Schneider S. Panik. Angstanfälle und ihre Behandlung. Berlin: Springer; 1989.

Margraf J. Mini-DIPS. Diagnostisches Kurzinterview bei psychischen Störungen. Berlin: Springer; 1994.

Margraf J, Schneider S. Paniksyndrom und Agoraphobie. In: Margraf J, ed. Lehrbuch der Verhaltenstherapie. Bd. 2. Berlin: Springer; 1996:1–28.

Mattejat F. Schulphobie: Klinik und Therapie. Praxis der Kinderpsychologie und Kinderpsychiatrie. 1981;30:286–97.

Mowrer OH. Learning theory and behavior. New York: Wiley; 1960.

Offord DR, Boyle MH, Racine Y. Ontario Child and Health Study: Correlates of disorder. Journal of the American Academy of Child and Adolescent Psychiatry. 1989;28: 856–60.

Ollendick TH, King NJ. Diagnosis, assessment, and treatment of internalizing problems in children: The role of longitudinal data. Journal of Consulting and Clinical Psychology. 1994;62:918–27.

Petermann U. Training mit sozial unsicheren Kindern. Einzeltraining, Kindergruppen, Elternberatung. 2. Aufl. Weinheim: PVU; 1986.

Pongratz L. Lehrbuch der Klinischen Psychologie. Psychologische Grundlagen der Psychotherapie. Göttingen: Hogrefe; 1973.

Ravens-Sieberer U, Will N, Bettge S, Erhart M. Psychische Gesundheit von Kindern und Jugendlichen in Deutschland. Ergebnisse aus der BELLA-Studie im Kinder- und Jugendgesundheitssurvey (KiGGS). Bundesgesundheitsblatt Gesundheitsforschung Gesundheitsschutz. 2007;5/6:871–7.

Remschmidt H, Mattejat F. Treatment of school phobia in children and adolescents. In: Chiland C, Young JG, eds. Why children reject school. New Haven: Yale University Press; 1990;123–44.

Remschmidt H, Walter R. Psychische Auffälligkeiten bei Schulkindern. Mit deutschen Normen für die Child Behavior Checklist. Göttingen: Hogrefe; 1990.

Remschmidt H. Psychiatrie der Adoleszenz. Stuttgart: Thieme; 1992.

Remschmidt H, Schmidt MH, eds. Multiaxiales Klassifikationsschema für psychische Störungen des Kindes- und Jugendalters nach ICD-10 der WHO. Mit einem synoptischen Vergleich von ICD-10 mit ICD-9 und DSM-III-R. 3. Aufl. Bern: Huber; 1994.

Remschmidt H. Angstsyndrome. In: Remschmidt H, ed. Psychotherapie im Kindes- und Jugendalter. Stuttgart: Thieme; 1997;198–219.

Remschmidt H, ed. Psychotherapie im Kindes- und Jugendalter. Stuttgart: Thieme; 1997.

Remschmidt H, Mattejat F. Der Familien-Identifikations-Test (FIT). Göttingen: Hogrefe; 1999.

Remschmidt H, Schmidt M, Poustka F, eds. Multiaxiales Klassifikationsschema für psychische Störungen des Kindes- und Jugendalters nach ICD-10 der WHO. 4. Aufl. Bern: Hans Huber; 2001.

Rost DH, Schermer FJ. Differentielles Leistungs-Angst-Inventar (DA). Frankfurt: Swets und Zeitlinger; 1997.

Rutter M, Tizard J, Whitmore K, eds. Education, health and behaviour. London: Longmans; 1970.

Sartory, G. Biologische Grundlagen der Angststörungen. In: Schneider S, eds. Angststörungen bei Kindern und Jugendlichen. Grundlagen und Behandlung. Berlin: Springer; 2004:17–41.

Saß H, Wittchen HU, Zaudig M, Houben I. Diagnostisches und Statistisches Manual psychischer Störungen (DSM-IV). Übersetzt nach der 4. Aufl. des DSM der American Psychiatric Association. Göttingen: Hogrefe; 1996.

Schneider S. Psychische Störungen im Kindes- und Jugendalter. In: Margraf J, ed. Lehrbuch der Verhaltenstherapie. Bd. 2. Berlin: Springer; 1996;337–62.

Schneider S, ed. Angststörungen bei Kindern und Jugendlichen. Grundlagen und Behandlung. Berlin: Springer; 2004 a:80–102.

Schneider S. Entwicklungspsychopathologische Grundlagen. In: Schneider S, ed. Angststörungen bei

Kindern und Jugendlichen. Grundlagen und Behandlung. Berlin: Springer; 2004 b:3–16.
Schneider S, ed. Risikofaktoren für die Entwicklung von Angststörungen. In: Schneider S, ed. Angststörungen bei Kindern und Jugendlichen. Grundlagen und Behandlung. Berlin: Springer; 2004 c, 56–77.
Schneider S, Blatter J. Angststörungen. In: Mattejat F, ed. Verhaltenstherapie mit Kindern, Jugendlichen und ihren Familien. München: CIP-Verlag; 2006;531–8.
Schuhmacher G, Cattell RB. Deutscher HSPQ (High School Personality Questionnaire). Göttingen: Hogrefe; 1977.
Schulz I. Das autogene Training. Stuttgart: Thieme; 1978.
1Seitz W, Rausche A. Persönlichkeitsfragebogen für Kinder zwischen 9 und 14 Jahren (PFK 9–14). 3. Aufl. Göttingen: Hogrefe; 1992.
Seligman MEP. Phobias and preparedness. Behavior Therapy. 1971;2:307–20.
Target M, Fonagy P. Psychological treatment of child and adolescent psychiatric disorders. In: Roth A, Fonagy P, eds. What works for whom? New York, London: The Guilford Press; 1996;263–320.
Thurner F, Tewes U. Der Kinder-Angst-Test (KAT). 3. Aufl. Göttingen: Hogrefe; 1975.
Unnewehr S, Schneider S, Margraf J, eds. Kinder-DIPS. Diagnostisches Interview bei psychischen Störungen im Kindes- und Jugendalter. Berlin: Springer; 1995.
Velez CN, Johnson J, Cohen P. Longitudinal analyses of selected risk factors for childhood psychopathology. Journal of the American Academy of Child and Adolescent Psychiatry. 1989;28:861–4.
Walter R. Psychotherapie bei Panikstörungen. In: Remschmidt H, ed. Praxis der Psychotherapie mit Kindern und Jugendlichen. Störungsspezifische Behandlungsformen und Qualitätssicherung. Köln: Deutscher Ärzte-Verlag; 1998.
Warnke A. Elterntraining. In: Remschmidt H, ed. Psychotherapie im Kindes- und Jugendalter. Stuttgart: Thieme; 1997:175–90.
Watson JB, Rayner R. Conditioned emotional reactions. Journal of Experimental Psychology. 1920;3:1–14.
Weisz JR, Hawlwy KM, Doss AJ. Empirically tested psychotherapies for youth internalizing and externalizing problems and disorders. Child and Adolescent Psychiatric Clinics of North America. 2004; 13:729–815.
Wieczerkowski W, Nickel H, Janowski A, Fittkau B, Rauer W. Angstfragebogen für Schüler (AFS). 6. Aufl. Göttingen: Hogrefe; 1981.
Wittchen HU, Zaudig M, Fydrich T. Strukturiertes Klinisches Interview für DSM-IV (SKID-I und SKID-II). Göttingen: Hogrefe; 1997.
Wittchen HU, Nelson CB, Lachner G. Prevalence of mental disorders and psychosocial impairments in adolescents and adults. Psychological Medicine. 1998; 28:109–26.
Wolpert M, Fuggle P, Cottrell D, Fonagy P, Philipps J, Pilling S, Stein S, Target M. Drawing on the evidence. Advice for mental health professionals working with children and adolescents. 2 nd ed. London: CAMHS Publications; 2006.
Yule W. The epidemiology of child psychopathology. In: Lahey BB, Kazin AE, eds. Advances in clinical child psychology. Vol. 4. New York: Plenum Press; 1981.
Zill N, Schoenborn CA. Developmental learning, and emotional problems: Health of our nation's children. United States 1988. Advance Data: National Center for Health Statistics; 1990; 190.

Prüfungsfragen

1. Auf welchen Ebenen manifestieren sich Angstsymptome?
2. Worin unterscheidet sich normale Angst von pathologischer Angst?
3. Nennen Sie einige Angststörungen, so wie sie im ICD oder DSM klassifiziert werden!
4. Was sind die Leitsymptome von spezifischen (isolierten) Phobien?
5. Was sind die Leitsymptome von Panikstörungen?
6. Was sind die Leitsymptome von generalisierten Angststörungen?
7. Was sind die Leitsymptome von Störungen mit Trennungsangst?
8. Was sind die Leitsymptome von sozialen Phobien?
9. Wie häufig kommen Angststörungen bei Kindern und Jugendlichen vor?
10. Was ist über den „natürlichen Verlauf" von Angststörungen bei Kindern und Jugendlichen bekannt?
11. Was sind die wichtigsten theoretischen Modellvorstellungen zur Erklärung von Angststörungen?
12. Welche diagnostischen Methoden sollten bei Angststörungen eingesetzt werden (Beispiele)?
13. Was sind die wichtigsten Therapiemethoden bei Angststörungen?
14. Was ist über deren Wirksamkeit bekannt?
15. Worin besteht der wesentliche Unterschied zwischen systematischer Desensibilisierung und massierter Konfrontation?
16. Was sind die Hauptschritte einer systematischen Desensibilisierung?
17. Welche Voraussetzungen sollten gegeben sein bzw. welche Regeln sollten beachtet werden, wenn man eine massierte Konfrontation mit Kindern durchführen will?
18. In welchen Abfolgeschritten kann Modelllernen in der Therapie realisiert werden?
19. Nennen Sie ein Beispiel für kognitive Methoden bzw. operante Methoden bei der Therapie von Angststörungen!

17 Zwangsstörungen

M. Döpfner

Fallvignette

Der neun Jahre alte Peter leidet seit etwa einem halben Jahr unter immer massiver werdenden Ängsten und Zwängen, die nach Einschätzung der Eltern das Familienleben sehr stark beeinträchtigen. Begonnen habe seine Problematik mit sehr quälenden sexuellen Gedanken, die sich Peter zu Beginn vor allem abends aufdrängten. Er habe dann seine Eltern über Stunden Fragen gestellt, wie „Jetzt habe ich gedacht, die Mama ist sexy, ist das schlimm?", „Heute in der Schule wollte ich mit meiner Lehrerin ‚ficken', ist das schlimm?"

Später habe Peter dann begonnen, seine Nachttischlampe immer an- und auszumachen, seinen Schreibtischstuhl immer wieder an den Tisch zu rücken, seine Zimmertür immer wieder möglichst weit aufzudrücken und die Kuscheltiere in seinem Bett immer wieder zurechtzurücken. Damit habe er seine „schlimmen Gedanken" vertreiben können. Heute müsse er diese Dinge auch ohne die „schlimmen Gedanken" tun, weil er sonst so ein „schlechtes Gefühl" habe. Seit etwa einem Monat habe sich zudem ein Waschzwang entwickelt. Peter wasche sich täglich etwa zwei bis drei Stunden nach einem bestimmten Ritual die Hände. Seine Ängste und Ekelgefühle bezögen sich in der Hauptsache auf seine Mutter.

Obwohl seine Zwangsstörung in der Hauptsache zuhause auftrete, fühle er sich im gemeinsamen Spiel mit anderen Kindern zunehmend mehr eingeschränkt, da er mittlerweile Berührungen generell „eklig" fände. Peter, der eigentlich ein sehr geselliges Kind sei, spiele in der letzen Zeit aus diesen Gründen weitgehend alleine. Die familiäre Situation wird bis zum Beginn der Symptomatik als recht harmonisch beschrieben. Seit etwa zwei Wochen jedoch sei es zuhause so weit eskaliert, dass Peter sich meistens bei seiner Großmutter aufhalte und auch übernachte, weil dort seine Zwänge nur in verminderter Form aufträten.

Konkrete Auslöser und spezifische biografische Hinweise für die Entwicklung der Zwangssymptomatik sind nicht zu eruieren.

Das entwicklungsphasentypische Aufkommen sexueller Impulse irritierte Peter möglicherweise; seine sexuellen Impulse lösten vermutlich Schamgefühle aus. Das kindliche Bedürfnis nach körperlicher Nähe vor allem zur Mutter und die sexuellen Impulse ließen ihn einen intrapsychischen Konflikt entwickeln. Durch das zwanghafte Fragen erfolgte ein kurzfristig wirkungsvoller Spannungsabbau (negative Verstärkung). Zusätzlich wird durch die Symptomatik die Zuwendung der Eltern vermehrt eingefordert (positive Verstärkung).

Aufgrund des geringen Chronifizierungsgrades der Symptomatik und weil die familiäre Interaktion vermutlich wesentlich zu ihrer Aufrechterhaltung beitrug, wurden zunächst familienzentrierte Interventionen zum Abbau der vermutlich aufrecht erhaltenden Bedingungen durchgeführt. Im Einzelgespräch konnte Peter zunächst nur zögerlich, später zunehmend besser über seine sexuellen Gefühle sprechen. Im gemeinsamen Gespräch mit Peter und den Eltern wurde erarbeitet, dass die beruhigenden Erklärungen der Eltern, die dem zwanghaften Fragen folgten, die Zwangssymptome stabilisierten.

Die Eltern und Peter konnten erkennen, dass das Nachgeben gegenüber den Zwängen eine Zunahme der Symptomatik bewirkt. Auf dieser Basis wurden die ersten Therapieziele festgelegt, die Peter als gut erreichbar einschätzte. Im Sinne einer graduierten Exposition und Reaktionsverhinderung wurden zunächst folgende Interventionen vereinbart und schriftlich fixiert:

Peter darf sich nur einmal im Beisein seiner Mutter zu jeder vollen Stunde eine Minute lang die Hände waschen. Dadurch sollte das Händewaschen unter eine externe Kontrolle (Zeitintervall) gebracht werden,

und Peter sollte erste Habituationserfahrungen machen.
Vor den Mahlzeiten sollte Peter sich selbst lediglich eine Gabel bzw. ein Messer aussuchen und diese nicht vor Gebrauch säubern. Falls Peter sich weigern sollte, danach mit dieser Gabel zu essen, sollte diese Mahlzeit für ihn vollständig ausfallen. Diese Übung wurde deshalb gewählt, weil Peter vor den Mahlzeiten fast alle Gabeln bzw. Messer aus dem Besteckkasten nahm, um sich „die saubersten" auszusuchen. Trotzdem wusch er sie vor Gebrauch mehrmals ab.
Peter sollte bereits sehr früh lernen, sich bewusst mit seinen Ängsten direkt auseinander zu setzen. Darum sollte er einmal täglich seine Mutter für etwa zehn Sekunden berühren und sich danach nicht die Hände waschen.
Die Eltern sollten auf die Einhaltung dieser Abmachungen achten und Peter unterstützen, diese Übungen zu bewältigen, ihn für jeden noch so kleinen Erfolg loben und ihn bei gescheiterten Übungen ermuntern, weiterzumachen. Peter sollte von diesem Tag an wieder regelmäßig zuhause übernachten.
In der ersten Woche konnte Peter relativ gut die vereinbarten Übungen umsetzen. Nach einer Woche berichteten beide Eltern, Peter verhalte sich zuhause „lockerer". Er bewege sich freier und habe die „Händewaschzeiten" nun akzeptiert. Peter berichtete, sein Drang, sich die Hände zu waschen, habe generell nachgelassen. Er habe seine Mutter jeden Tag im Rahmen der Übungen berühren können. Dies sei ihm nach eigenen Angaben von Mal zu Mal weniger schwer gefallen. Allerdings würden sich die Abende weiterhin hoch dramatisch gestalten. Die Mutter sitze mitunter bis zu einer Stunde an seinem Bett und beantworte alle seine Fragen, hauptsächlich über sexuelle Inhalte. Deshalb wurde die Reaktionsverhinderung intensiviert, indem mit Peter und der Mutter vereinbart wurde, dass er jeden Abend für zehn Minuten die Möglichkeit habe, seiner Mutter Fragen zu stellen, die sich ausschließlich dafür Zeit nehmen werde. Auf weiteres Rufen von Peter würde die Mutter keine Rücksicht nehmen. Auf zwanghaftes Fragen tagsüber sollte die Mutter nur einmal sagen, dass Peter ihre Antwort kenne.
Nach 4-wöchiger Behandlung berichtet die Mutter von einer 80-prozentigen Verbesserung. Das Händewaschen habe sich normalisiert. Peter sei ihr gegenüber deutlich anhänglicher geworden und empfinde Zärtlichkeiten wieder als angenehm. Er stelle kaum noch Fragen sexuellen Inhaltes. Peter meint, dass es ihm jetzt wieder gut gehe. Er wisse jetzt, dass er genau das machen müsse, wovon er die ganze Zeit über glaubte, es nicht zu können. Er spiele auch wieder mit anderen Kindern. Die Mutter bestätigte dies und meinte, dass der Familienalltag wieder normal sei. Weitere zwei Monate später sprachen beide Eltern von einer 99-prozentigen Symptomverbesserung.
Die Falldarstellung illustriert, wie im Kindes- und Jugendalter aktuelle Familienbeziehungen und -interaktionen zur Aufrechterhaltung von Zwangssymptomen beitragen können. In dem vorliegenden Fall konnte die Zwangssymptomatik durch die familienzentrierten Interventionen relativ rasch abgebaut werden. Dazu trug der geringe Chronifizierungsgrad der Störung, die gute Kooperationsfähigkeit der Eltern und des Patienten sowie die Tatsache bei, dass sowohl Peter als auch die Eltern keine weiteren psychischen Auffälligkeiten zeigten. Die Eltern und Peter konnten die Interventionen mit entsprechender therapeutischer Stützung gut umsetzen. Daher waren Expositionssitzungen im häuslichen Umfeld gemeinsam mit der Therapeutin nicht notwendig. Bei stärker chronifizierten Störungen und bei geringeren Ressourcen beim Patienten und in der Familie sind solche Expositionssitzungen jedoch meist indiziert.

[1] Nach Breuer u. Döpfner (1998); gekürzte Fassung

Erscheinungsbild der Störung

Hauptmerkmale einer Zwangsstörung sind immer wiederkehrende Zwangsgedanken oder Zwangshandlungen, die in den internationalen Klassifikationssystemen ICD-10 (Weltgesundheitsorganisation 2004, 2005) und DSM-IV (Saß et al. 2003) wie folgt definiert sind:

- *Zwangsgedanken* sind Ideen, Vorstellungen oder Impulse, die sich dem Betroffenen aufdrängen und ihn immer wieder stereotyp beschäftigen. Sie sind fast immer quälend, weil sie ängstigend sind, als sinnlos erlebt werden, weil der Betroffene erfolglos versucht, Widerstand zu leisten, oder weil sie einen gewalttätigen oder obszönen Inhalt haben. Die Person versucht, solche Gedanken zu ignorieren, zu unterdrücken oder sie mit Hilfe anderer Gedanken oder Handlungen auszuschalten. Sie werden jedoch als eigene Gedanken erlebt, selbst wenn sie als unwillkürlich oder abstoßend empfunden werden.

- *Zwangshandlungen* sind wiederholte, zweckmäßige und beabsichtigte Verhaltensweisen, die meist auf einen Zwangsgedanken hin nach bestimmten Regeln oder in stereotyper Form ausgeführt werden. Das Verhalten dient meist dazu, Unbehagen oder schreckliche Ereignisse bzw. Situationen unwirksam zu machen oder zu verhindern. Dem Verhalten liegt also häufig eine Furcht vor einer Gefahr zugrunde, die den Betroffenen bedroht oder die von ihm ausgeht. Die Handlung wird mit dem Gefühl des subjektiven Zwangs durchgeführt, wobei zumindest anfangs gleichzeitig der Wunsch vorhanden ist, Widerstand zu leisten. Die Person sieht im Allgemeinen ein, dass ihr Verhalten übertrieben oder unvernünftig ist. Die betroffene Person hat keine Freude am Ausführen der Handlung, obwohl sie zu einer Spannungsreduktion führt.

Zwangsstörungen von Krankheitswert sind so schwer, dass sie erhebliches Leiden verursachen, zeitraubend sind oder den normalen Tagesablauf, die schulischen und beruflichen Leistungen oder die sozialen Aktivitäten und Beziehungen beeinträchtigen. Zwangshandlungen können täglich stundenlang anhalten.

Die Diagnose einer Zwangsstörung kann nach ICD-10 entsprechend dem Vorherrschen von Zwangsgedanken oder Zwangshandlungen differenziert werden in Zwangsstörungen

- vorwiegend mit Zwangsgedanken oder Grübelzwang (F 42.0),
- vorwiegend mit Zwangshandlungen (F 42.1),
- oder Zwangsgedanken und -handlungen gemischt (F 42.2).

Von diesen Zwangsstörungen ist die *zwanghafte (anankastische) Persönlichkeitsstörung* (ICD-10: F 60.5) abzugrenzen. Sie zeichnet sich vor allem durch Unentschlossenheit, Zweifel und übermäßige Vorsicht und Perfektionismus, Bedürfnis nach ständiger Kontrolle und peinlich genaue Sorgfalt aus, wobei die beschriebenen Symptome charakteristische, dauerhafte, innere Erfahrungs- und Verhaltensmuster darstellen müssen, die insgesamt deutlich von kulturell erwarteten und akzeptierten Vorgaben abweichen; darüber hinaus ist der Nachweis zu erbringen, dass die Abweichung stabil und von langer Dauer ist und im späten Kindesalter oder in der Adoleszenz begonnen hat.

Zwangsgedanken *ohne* Zwangshandlungen sind bei Kindern und Jugendlichen eher *selten*. Noch seltener werden Zwangshandlungen *ohne* assoziierte Zwangsgedanken beschrieben. *Multiple Zwangshandlungen und -gedanken* sind dagegen eher die Regel (Flament et al. 1988: 70%). Die *häufigsten Zwangshandlungen* bei Kindern und Jugendlichen sind Waschzwänge (in etwa 85% aller Fälle), Kontrollzwänge, Wiederholungszwänge, Ordnungs- und Zählzwänge. Dagegen werden selten Berührungszwänge, zwanghafte Langsamkeit, Sammel-, Schreib- oder Bet-Zwänge beobachtet. Damit verteilen sich die im Kindes- und Jugendalter anzutreffenden Zwangshandlungen ähnlich wie im Erwachsenenalter. Zu den *häufigsten Zwangsgedanken* im Kindes- und Jugendalter zählen Angst vor Verschmutzung, Verseuchung oder Vergiftung; aggressive und gewalttätige Vorstellungen; Angst, sich selbst oder andere zu verletzen; auf den eigenen Körper bezogene Gedanken sowie religiöse oder sexuelle Inhalte (Geller et al. 1998, Jans et al. 2007, Swedo u. Rapoport 1989).

Etwa ein Drittel aller Kinder und Jugendlichen berichten, dass Zwangshandlungen *durch bestimmte Stimuli ausgelöst* werden (Swedo et al. 1989), z. B. Wiederholungszwänge beim Durchschreiten einer bestimmten Türe, Sammelzwänge, wenn bestimmte Materialien auf der Straße liegen. Meist versuchen die Patienten, diese spezifischen Stimuli zu *vermeiden* – das Haus wird durch eine andere Tür betreten, die Augen werden geschlossen, um nicht die Gegenstände zu sehen, die einen Sammelzwang auslösen.

Differenzialdiagnostische Abgrenzung

Differenzialdiagnostisch sind Zwangsstörungen von folgenden Störungen *abzugrenzen* (vgl. Döpfner 2000):

- *Depression:* Auch im Kindes- und Jugendalter zeigen Patienten mit Zwangsstörungen häufig zusätzlich depressive Störungen. Andererseits tendieren Patienten, die unter wiederholten depressiven Störungen leiden, häufig zu zwanghaftem Grübeln über mögliche unerfreuliche Umstände oder mögliche alternative Handlungen. Dabei werden die Gedanken allerdings im Gegensatz zu Zwangsstörungen nicht als sinnlos empfunden.

- *Anorexia nervosa* ist mit einer oft zwanghaft anmutenden Beschäftigung mit Essen, dem eigenen Körpergewicht und Möglichkeiten der Gewichtsreduktion verbunden. Jedoch werden auch hierbei die Gedanken und Handlungen nicht als unsinnig empfunden.
- *Wahn:* Im Gegensatz zur Gedankeneingebung im Rahmen einer psychotischen Störung erkennt die Person, dass die Zwangsgedanken von ihr selbst kommen und nicht von außen aufgezwungen werden. Manchmal kann der Zwangsgedanke jedoch zur überwertigen Idee werden, die sich von einem echten Wahn dadurch unterscheidet, dass der zwangsgestörte Patient nach einiger Diskussion die Möglichkeit anerkennt, dass der Glaube unbegründet ist. Allerdings können Zwangssymptome bei einer Schizophrenie auftreten.
- *Tics* beinhalten meist plötzliche und einfachere Bewegungsabläufe. Patienten mit einer Ticstörung berichten von sich aufbauenden Spannungen, die durch die Tics abgebaut werden. Zwangshandlungen sind intendierte Bewegungen, die meist dazu dienen, einen Gedanken zu neutralisieren oder Angst abzubauen; demgegenüber sind Tics nicht intendierte Bewegungen. Patienten mit Gilles-de-la-Tourette-Syndrom entwickeln jedoch häufig im Verlauf der Störung auch Zwänge.
- *Stereotypien*, wie sie vor allem bei autistischen oder geistig behinderten Kindern und Jugendlichen beobachtet werden, unterscheiden sich von Zwangshandlungen dadurch, dass sie normalerweise einfachere Bewegungsabläufe beinhalten und nicht ichdyston sind. Sie wirken meist lustbetont, Zwangshandlungen werden dagegen nie lustvoll erlebt.
- *Automutilative Handlungen* (z. B. Ritzen) muten häufig zwanghaft an, sie wirken aber wie Stereotypien eher lustbetont und dienen häufig dazu, Spannungen zu reduzieren. Sie werden jedoch nicht eingesetzt, um Ängste zu vermindern oder Gefahren abzuwenden, wie dies bei Zwängen der Fall ist.

Genese und Verlauf der Störung

Mehrere empirische Befunde weisen darauf hin, dass *genetische Einflüsse* eine wichtige Rolle bei der Entwicklung von Zwangsstörungen spielen. Zwangsstörungen sind in 25–30 % bei den Eltern zwangsgestörter Kinder und Jugendlicher nachweisbar (Lenane et al. 1990, Swedo et al. 1989). Bei den Vätern tritt die Störung fast 3-mal häufiger auf als bei den Müttern. Die Art der Zwangsstörung bei erstgradig Verwandten und dem Patienten differiert jedoch erheblich, so dass unmittelbare Modelllerneinflüsse offensichtlich keine bedeutende Rolle spielen. Die Häufung von Zwangsstörungen bei erstgradig Verwandten von Patienten mit Tourette-Syndrom wird ebenfalls als Hinweis auf genetische Einflüsse interpretiert (Pauls et al. 1986, 1991 a). Bei Erwachsenen weisen Zwillingsstudien übereinstimmend auf einen erheblichen genetischen Faktor bei der Entwicklung von Zwangsstörungen hin. Die Konkordanzrate bei eineiigen Zwillingen liegt im Durchschnitt bei 65 %, während sie bei dizygoten Zwillingen im Durchschnitt 15 % beträgt (vgl. Pauls et al. 1991 b). Die Zwillingsstudien zeigen aber ebenfalls, dass neben genetischen in erheblichem Maße auch andere Faktoren eine Rolle spielen müssen.

Neben genetischen Faktoren können auch andere *biologische Einflüsse* bei der Entwicklung von Zwangsstörungen bedeutsam sein. Sowohl umschriebene Hirnläsionen im Bereich der Basalganglien als auch bestimmte Formen von Streptokokken-Infektionen (PANDAS-Erkrankung) können zwanghaftes Verhalten auslösen (Hegerl u. Mavrogiorgou 1999, Swedo et al. 1998).

Neuroanatomische Studien fanden bei erwachsenen Patienten mit einer Zwangsstörung einen erhöhten Glukosemetabolismus in verschiedenen Hirnregionen, vor allem im Frontalkortex und im Nucleus caudatus und ein geringeres Volumen des Nucleus caudatus (vgl. March et al. 1995, Sallee u. Greenawald 1995). Mehrere Studien weisen auch auf neurophysiologische und biochemische Auffälligkeiten bei Patienten mit Zwangsstörungen hin. Dysregulationen des Serotoninstoffwechsels werden sowohl durch Therapiestudien mit Serotonin-Wiederaufnahmehemmern als auch durch experimentelle Studien mit Substanzen nahegelegt, die den Serotoninstoffwechsel beeinflussen; allerdings liegen dazu auch widersprüchliche Befunde vor (vgl. Abramowitz 2006, March et al. 1995).

Ein Drittel bis die Hälfte der erwachsenen Patienten mit einer Zwangsstörung berichten, dass die Störung *im Kindes- und Jugendalter begonnen* habe (Black 1978, Rasmussen u. Eisen 1990). Meist liegt der *Beginn in der Adoleszenz*, seltener beginnt diese Symptomatik in der Kindheit. Ritualistische und repetitive Verhaltensweisen und Spiele sowie abergläubisches Verhalten sind Bestandteil einer normalen kindlichen Entwicklung und treten in verschiedenen Entwicklungsphasen in unterschiedlicher Intensität auf. Möglicherweise sind jedoch ausgeprägte ritualistische und repetitive Verhaltensweisen im Kindesalter Vorläufer von Zwangssymptomen. Die Zusammenhänge sind jedoch eher schwach (Leonard et al. 1990).

Fast alle Patienten geben einen *plötzlichen* oder zumindest *deutlichen Beginn* der Zwangssymptomatik an; mehr als die Hälfte der Patienten bzw. ihrer Eltern beschreiben ein *auslösendes Ereignis*, das sie mit dem Auftreten der Symptomatik in Zusammenhang bringen. Die Ereignisse betreffen Krankheiten des Patienten oder nahe stehender Bezugspersonen, Todesfälle in der Familie, Ablösungs- und Trennungserfahrungen, Sexualität und Religion (Knölker 1987) sowie Medienereignisse wie Fernsehnachrichten oder Kinofilme (Rettew et al. 1992). In nahezu allen Fällen ist im Verlauf der Störung ein *Wechsel der Symptomatik* zu beobachten (Rettew et al. 1992, Swedo et al. 1989).

Die meisten Kinder oder Jugendlichen entwickeln zu Beginn einen *einzelnen Zwangsgedanken* oder eine *isolierte Zwangshandlung*. Meist dominiert ein spezifischer Zwang mehrere Monate oder Jahre lang und wird dann von einer anderen Zwangsstörung *abgelöst*. Mindestens 85 % aller Patienten entwickeln im Verlauf der Zwangsstörung einen *Waschzwang*. Zwangsgedanken mit sexuellen Inhalten treten häufiger in der Adoleszenz auf, verschwinden aber gewöhnlich im Alter von etwa 18 Jahren (Swedo et al. 1989). Die *Intensität* der Zwangsstörung kann erheblichen Fluktuationen ausgesetzt sein.

Insgesamt weisen die vorliegenden Studien darauf hin, dass von einer vermutlich *genetisch bedingten Vulnerabilität* als einer Grundlage für die Entwicklung von Zwangsstörungen auszugehen ist. Diese biologische Komponente kann in verhaltenstheoretische *Modelle* über die Entwicklung und Aufrechterhaltung von Zwangsstörungen integriert werden. Zwangsstörungen werden in diesen Modellvorstellungen auf der Basis von Mowrers „Zweifaktoren-Theorie" unter Zuhilfenahme *kognitiver Konzepte* erklärt (Abb. 17.**1**). Zwangsgedanken enthalten die Antizipation katastrophaler Konsequenzen einer Handlung oder einer Situation („Wenn ich das verseuchte Handtuch berühre, werde ich an Krebs sterben"). Dadurch werden Ängste ausgelöst, die durch Zwangshandlungen (Waschen) vermindert werden können. Die Angstreduktion wirkt als negative Verstärkung der Zwangshandlung und erhöht somit deren künftige Intensität oder Frequenz. Andererseits werden durch die Zwangshandlung die Konfrontation mit der angstauslösenden Situation und die Erfahrung vermieden, dass die antizipierten katastrophalen Konsequenzen nicht eintreten (fehlende Realitätstestung), was zur Persistenz der Zwangsgedanken beiträgt. Dieses Modell erklärt vor allem, warum Zwangsstörungen über die Zeit so stabil sind, die Entstehung der Symptomatik lässt sich damit jedoch kaum nachvollziehen.

Kognitive Erklärungsansätze, die auch auf die *Entstehung* der Symptomatik eingehen, wurden von Salkovskis (1985, 1989) sowie Foa und Kozak (1986) entwickelt. Eine zentrale Annahme dieser

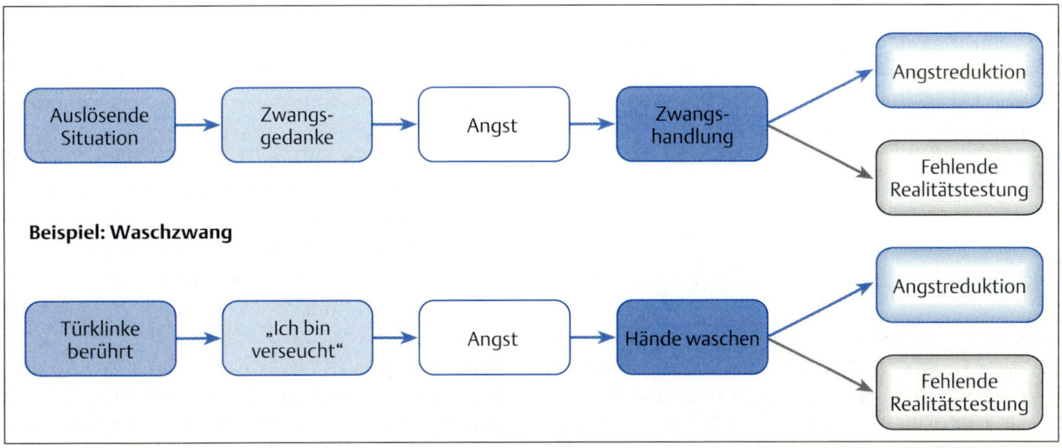

Abb. 17.**1** Behaviorales Modell zur Entwicklung von Zwangsstörungen (aus Döpfner u. Hastenrath 2000).

kognitiven Modelle besagt, dass aufdringliche Gedanken Bestandteil eines normalen Gedankenablaufs sind, der sich handlungsbegleitend annähernd automatisiert vollzieht. Diese Gedanken werden vom Individuum fortlaufend bewertet, damit wichtige Gedanken und Ideen aus dem Strom der Informationsverarbeitung herausgefiltert werden können. Wie Abbildung 17.**2** zeigt, entsteht eine Zwangssymptomatik dann, wenn aufdringliche Gedanken als negativ bewertet werden („Der Gedanke ist fürchterlich!" „So etwas darf ich gar nicht denken!") und dadurch Unruhe und Erregung auslösen, die wiederum dazu führen, dass der Betroffene versucht, sie zu neutralisieren. Die Neutralisierung erfolgt über gedankliche Rituale oder über Rituale des Verhaltens. Allerdings gelingt die Neutralisierung des Gedankens nur vorübergehend und nicht vollkommen, weil die Neutralisierungsaktivität einen weiteren Hinweis auf die Bedeutsamkeit des Gedankens darstellt, und sich Erregung und Unruhe dadurch wieder erhöhen. Dies ist ein erneuter Beleg für die Bedeutsamkeit des Gedankens, der durch stetige Beschäftigung mit ihm aus eigener Kraft immer bedrängender und intensiver wird.

Untersuchungen zum *mittel- und langfristigen Verlauf* (über 2–11,2 Jahre) zeigen, dass bei 30–70% der Patienten subklinische Zwangssymptome oder eine Zwangsstörung persistierten (vgl. Jans u. Wewetzer 2004) und gehäuft komorbide Störungen – in 20–96% der Fälle (mindestens eine Persönlichkeitsstörung bei 36–68%) – auftreten. Deutliche Beeinträchtigungen der Patienten werden in den Studien bzgl. der sozialen Beziehungen offensichtlich (vgl. Jans u. Wewetzer 2004).

Das *Chronifizierungsrisiko* von Zwangsstörungen, die nicht erfolgreich behandelt werden können, ist erheblich. In einer 10-Jahres-Katamnese an 20 Kindern und Jugendlichen mit Zwangsstörungen, die überwiegend stationär verhaltenstherapeutisch behandelt wurden, konnten Allsopp und Verduyn (1988) bei allen Patienten, deren Zustand sich während der Behandlung nicht besserte oder sogar verschlechterte, entweder eine Persistenz der Zwangsstörung oder die Entwicklung einer schizophrenen Störung (bei zwei von sechs Patienten) nachweisen. Demgegenüber zeigte keiner der Patienten mit einer kompletten Remission der Störung während der Behandlung zum Katamnesezeitpunkt eine Zwangssymptomatik. An vier von fünf Patienten, bei denen zwar keine Symptomfreiheit, wohl aber eine Symptomverminderung während der Behandlung erzielt werden konnte, wurde zum Katamnesezeitpunkt eine Zwangsstörung diagnostiziert, nur ein Patient war symptomfrei. In einer eigenen Studie (Döpfner et al. 2007) zeigten sich bei zehn bzw. neun Kindern und Jugendlichen im Alter von 9–19 Jahren nach einer verhaltenstherapeutischen Behandlung (durchschnittliche Dauer: ca. 15 Monate) deutliche Verbesserungen bzgl. ihrer Zwangssymptomatik, der komorbiden Störungen, der Belastungen in Familie, Schule und Freizeit sowie der sozialen Funktionsfähigkeit. Diese Effekte erwiesen sich überwiegend mehr als vier Jahre nach Behandlungsende als stabil.

Komorbidität

In klinischen Stichproben liegen die Komorbiditätsraten bei etwa 62–97% (Geller et al. 1996, Hanna 1995, Reddy et al. 2001, Riddle et al. 1990, Toro et al. 1992).

- *Angststörungen* und *Depression/Dysthymie* sind die häufigsten komorbiden Störungen (in der Mehrzahl der Studien bei 20–40%). Diese Störungen entwickeln sich etwa in der Hälfte der

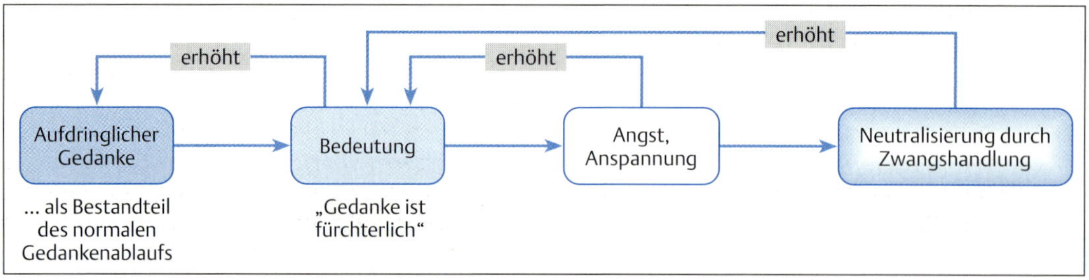

Abb. 17.**2** Kognitives Modell zur Entwicklung von Zwangsstörungen in Anlehnung an Salkovskis (1989) und Reinecker (1994) (aus Döpfner u. Hastenrath 2000).

Fälle vor Beginn der Zwangssymptomatik, während bei den restlichen Patienten Angst oder Depression erst nach der Zwangserkrankung auftreten (Swedo et al. 1989).

- *Aufmerksamkeitsstörungen* und *oppositionelle bzw. dissoziale Störungen* (einschließlich Alkohol- bzw. Medikamentenmissbrauch) sind eher selten (10–15%) und entwickelten sich ausnahmslos vor Beginn der Zwangssymptomatik (Swedo et al. 1989).
- *Ticstörungen* treten in 17–40% der Fälle auf, wobei in einigen Studien Patienten mit einer Tourette-Störung nicht in die Stichproben aufgenommen wurden.
- *Zwanghafte Persönlichkeitsstörungen* wurden in 11–14% der Fälle und damit wesentlich seltener als bei erwachsenen Patienten diagnostiziert.

Prävalenz

Im Jugendalter liegt die Häufigkeit von Zwangsstörungen zwischen 1% (Flament et al. 1988) und 3–3,5% (Apter et al. 1996, Valleni-Basile et al. 1994, Zohar et al. 1992, vgl. Döpfner u. Rothenberger 2007). Bei 18-Jährigen wurde eine Prävalenzrate von 4% nachgewiesen (Douglass et al. 1995). Die Prävalenzrate *im Jugendalter* liegt damit etwas *höher* als im Erwachsenenalter, für das Raten von 1,2–2,4% ermittelt wurden (Karno et al. 1988). In der epidemiologischen Studie von Flament et al. (1988) wird die Prävalenz zwanghafter Persönlichkeitsstörungen in der Adoleszenz mit 0,3% angegeben, wobei 17% der als zwangsgestört diagnostizierten Jugendlichen auch die Diagnose einer zwanghaften Persönlichkeitsstörung erhielten.

Die Mehrzahl der Studien weist auf eine erhöhte Rate von Zwangsstörungen bei *Jungen* hin (Geller et al. 1998, Swedo et al. 1989). Nach Swedo et al. (1989) liegt die Jungen-Mädchen-Relation bei 2 : 1, wobei Jungen eher früher erkranken.

Therapieansätze und Prognose

Übersicht über Therapieansätze und ihre Indikation

Die Therapie von Zwangsstörungen setzt eine differenzierte Diagnostik voraus. Das diagnostische Vorgehen und die spezifischen Verfahren der Diagnostik und Verlaufskontrolle sind an anderer Stelle ausführlich beschrieben worden (Döpfner 1999, 2000, Döpfner u. Hastenrath 2000, Goletz u. Döpfner 2007). In der Therapie lassen sich im Wesentlichen *drei Ansätze* voneinander abgrenzen:

- psychodynamische Ansätze,
- Pharmakotherapie,
- verhaltenstherapeutische Verfahren.

Psychodynamische Ansätze

Zentrale Faktoren bei der Entwicklung der Störung aus psychodynamischer Sicht, die lange Zeit in der Therapie psychischer Störungen dominierte, sind Fixierungen in der analen Stufe der psychosexuellen Entwicklung sowie ein strenger und moralisierender Erziehungsstil, der zum Aufbau eines besonders ausgeprägten Über-Ichs beiträgt. Die Therapie besteht hauptsächlich in einer aufdeckenden Arbeit an den daraus resultierenden, zentralen, intrapsychischen Konflikten. Die Prognose dieser Symptomatik galt als besonders ungünstig (vgl. Strunk 1985). Allerdings liegen mit Ausnahme einzelner Fallberichte keine systematischen Studien über die Wirksamkeit dieses Ansatzes vor. Insgesamt zählen heutzutage psychodynamische Therapien *nicht mehr zu den Behandlungsmethoden der ersten Wahl.* Wesentliche, von der psychodynamischen Theorie herausgearbeitete Aspekte wie der Einfluss von überzogenen internalisierten Normen und von Selbstbestrafungstendenzen werden auch weiterhin im Rahmen neuerer kognitiver Therapieansätze betont.

Pharmakotherapie

In der Behandlung von Zwangsstörungen im Kindes- und Jugendalter hat sich die pharmakologische Behandlung, die das serotonerge Neurotransmittersystem beeinflusst, als wirksam erwiesen. Lange Zeit dominierte die Behandlung mit *Clomipramin* (Anafranil), die sich in mehreren Studien auch im Kindes- und Jugendalter als wirkungsvoll erwiesen hat (z. B. DeVeaugh-Geiss et al. 1992). Die Rate der jugendlichen Patienten, die auf eine medikamentöse Therapie ansprechen (Leonard et al. 1990: 75% der Patienten zeigen eine mittlere bis starke Symptomreduktion) ist vergleichbar mit dem Prozentsatz der erwachsenen Patienten, die von Expositionsbehandlung plus

Reaktionsverhinderung profitieren (ca. 80%). Allerdings treten mit Beendigung der Therapie *Rezidive* bei bis zu 70% der erwachsenen Patienten auf (Ananth 1986). Außerdem berichtet ein nicht unerheblicher Anteil der jugendlichen Patienten von beeinträchtigenden *Nebenwirkungen*, vor allem von Benommenheit, Müdigkeit und Mundtrockenheit (DeVeaugh-Geiss et al. 1992). In den letzten Jahren werden zunehmend *selektive Serotonin-Wiederaufnahmehemmer* (z.B. Fluoxetin, Fluvoxamin) nicht nur bei Erwachsenen, sondern auch bei Jugendlichen eingesetzt. Die vorliegenden Studien zeigen, dass diese Substanzen ähnlich wirkungsvoll sind wie trizyklische Antidepressiva, wobei geringere Nebenwirkungen festgestellt werden (vgl. Döpfner u. Rothenberger 2007, Wewetzer 2004). Gelegentlich wird von *kombinierter Pharmako- und Verhaltenstherapie* berichtet, systematische Therapievergleichsstudien zur Wirksamkeit medikamentöser, verhaltenstherapeutischer und kombinierter Behandlungsansätze fehlen jedoch bislang.

Verhaltenstherapeutische Verfahren

Bei erwachsenen Patienten hat sich die *Expositionsbehandlung* (*Reizkonfrontation*) in Verbindung mit *Reaktionsverhinderung* als die wirkungsvollste verhaltenstherapeutische Intervention bei Zwangshandlungen bewährt. Auch im Kindes- und Jugendalter, für das insgesamt wesentlich weniger kontrollierte Therapiestudien vorliegen, konnte diese Methode erfolgreich eingesetzt werden. Außerdem haben sich *Interventionen in der Familie* – vor allem Veränderung der Reaktionen der Familienmitglieder auf die Symptomatik – als wirkungsvoll erwiesen. Besonders im Kindes- und im frühen Jugendalter scheinen Zwangssymptome häufig durch familiäre Interaktionsprozesse unterstützt und aufrecht erhalten zu werden. Deshalb stehen bei Patienten dieser Altersgruppe Interventionen im Vordergrund, die auf die Veränderung familiärer Interaktionsmuster zielen. Für die Behandlung von Patienten mit Zwangsgedanken ohne Zwangshandlungen wurden zusätzlich spezifische Interventionen entwickelt. Im Wesentlichen lassen sich also *drei Interventionsansätze* für die symptomzentrierte Behandlung voneinander abgrenzen, die sich jedoch nicht gegenseitig ausschließen, sondern häufig ergänzen:

- Familienzentrierte Interventionen zur Verminderung familiärer Bedingungen, welche die Symptomatik aufrecht erhalten,
- Expositionsbehandlung plus Reaktionsverhinderung,
- Interventionen zur Verminderung von Zwangsgedanken.

In der Regel ist eine *multimodale* verhaltenstherapeutische Behandlung indiziert. Allerdings müssen auch die Indikationen für eine Kombination mit einer pharmakologischen Therapie beachtet werden.

Indikationen

Abbildung 17.**3** zeigt einen *Entscheidungsbaum*, der die Indikationen für einzelne Interventionsverfahren verdeutlicht (vgl. Döpfner u. Hastenrath 2000). Liegen neben der Zwangssymptomatik weitere Störungen vor, so ist zu entscheiden, ob zunächst die Zwangssymptomatik oder die begleitenden Verhaltensstörungen im Zentrum der Behandlung stehen oder ob eine mehrgleisige Therapie indiziert ist. Werden andere Verhaltensauffälligkeiten in starkem Maße als Folgen der Zwangssymptomatik interpretiert, beispielsweise eine durch die Zwangsstörung bedingte soziale Isolation des Patienten, dann wird die Behandlung der Zwangsstörung eher im Vordergrund stehen; unterstützen dagegen andere Verhaltensprobleme die Entwicklung der Zwangssymptomatik (z.B. Depression), dann werden zunächst diese im Zentrum der Therapie stehen.

Wenn schulische oder familiäre Bedingungen vermutlich wesentlich zur Aufrechterhaltung der Zwangssymptomatik beitragen (z.B. starke schulische Überforderung; erhebliche Konflikte in der Familie), dann sollten Interventionen durchgeführt werden, die auf eine Verminderung dieser aufrecht erhaltenden Bedingungen abzielen. Sind die Zwangssymptome jedoch sehr stark ausgeprägt und besteht die Symptomatik über einen längeren Zeitraum (ein Jahr und länger), dann genügen solche Interventionen i.d.R. nicht und müssen durch Exposition mit Reaktionsverhinderung und bei Bedarf durch kognitive Interventionen ergänzt werden. Eine Ergänzung der Verhaltenstherapie durch eine medikamentöse Therapie sollte erwogen werden, falls sich die Exposition mit Reaktionsverhinderung als nicht hinreichend erfolgreich herausstellt.

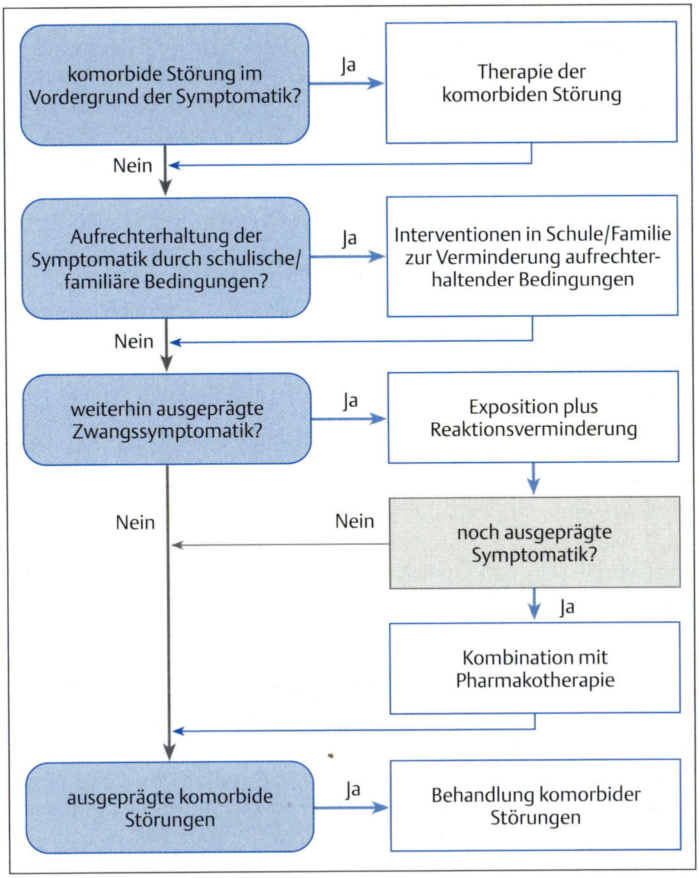

Abb. 17.3 Differenzialtherapeutischer Entscheidungsbaum für Zwangsstörungen im Kindes- und Jugendalter (modifiziert nach Döpfner u. Hastenrath 2000).

Nach Durchführung der symptomzentrierten Therapie wäre nochmals die *Indikation* zur Behandlung komorbider Störungen und Probleme zu überprüfen, da Folgestörungen wie sozialer Rückzug, Unselbstständigkeit oder Depressivität, insbesondere bei chronifizierten Zwangsstörungen, häufig persistieren und einer gezielten Therapie bedürfen.

Familienzentrierte Interventionen

Familienzentrierte Interventionen zielen auf *Veränderung familiärer Bedingungen*, die zur Aufrechterhaltung der Symptomatik beitragen (vgl. Döpfner 1997). Zu den familienzentrierten Interventionen bei Kindern und Jugendlichen mit Zwangsstörungen zählen (aus Döpfner 1997):

1. Familiengespräche über die Zwangsstörung und ihre Auswirkungen auf die Familie und Erfahrungen mit bisherigen Bewältigungsversuchen in der Familie.
2. Erarbeitung eines gemeinsamen angemessenen Störungs- und Interventionskonzeptes und Begründung von familienzentrierten Interventionen.
3. Bearbeitung von Konflikten in der Familie, die vermutlich zur Aufrechterhaltung der Zwangssymptomatik beitragen (z. B. Geschwisterrivalität, Partnerkonflikte der Eltern, Konflikte im Rahmen der Autonomie-Tendenzen des Jugendlichen).
4. Thematisierung von perfektionistischen Ansprüchen, zwanghaften Tendenzen oder manifesten Zwangsstörungen bei den Eltern, wenn vorhanden.
5. Aufbau von regelmäßigen gemeinsamen, angenehmen, familiären Interaktionen, die durch das Auftreten von Zwangssymptomen beendet werden.

6. Kontinuierliche Beobachtung und Aufzeichnung der Symptomatik durch den Patienten und evtl. auch durch Bezugspersonen.
7. Verminderung der elterlichen Unterstützung und Zuwendung bei der Durchführung von Zwangshandlungen.
8. Verminderung der elterlichen Unterstützung bei der Vermeidung von Situationen, welche die Zwangssymptomatik auslösen.
9. Positive Verstärkung von adäquaten Bewältigungsbemühungen des Patienten und von Symptomreduktion.

Zunächst werden die Probleme des Patienten und deren Auswirkungen auf die Familie aus der Perspektive der einzelnen Familienmitglieder in *Familiengesprächen* beleuchtet. Erfahrungen der einzelnen Familienmitglieder über verschiedene Formen des Umgangs mit der Problematik werden zusammengetragen. Danach kann der Versuch unternommen werden, ein *gemeinsames Störungskonzept* zu entwickeln. Der Therapeut versucht, ein Verständnis für die Symptomatik zu vermitteln und Fehlzuschreibungen abzubauen.

Konnten perfektionistische Ansprüche, zwanghafte Tendenzen oder sogar manifeste Zwangsstörungen bei den Eltern in der diagnostischen Phase identifiziert werden, dann werden diese Verhaltensweisen mit den Eltern thematisiert und die strukturellen Ähnlichkeiten zwischen ihrem Verhalten und der Zwangsstörung des Kindes erarbeitet, mit dem Ziel, *perfektionistische Ansprüche* und *zwanghafte Verhaltenstendenzen* zu *vermindern*. Liegen bei einem Elternteil manifeste Zwangsstörungen vor, dann ist i. d. R. eine getrennte Therapie des zwangsgestörten Elternteils erforderlich.

Häufig werden die Ressourcen der Familien so sehr durch die Zwangssymptomatik in Anspruch genommen, dass kaum noch Freiräume für gemeinsame angenehme Beschäftigungen und Aktivitäten verbleiben und das zwangsgestörte Kind allein durch seine Symptomatik Aufmerksamkeit und Zuwendung erreichen kann, die es dann auch oft mit Macht einfordert. Deshalb kann, vor allem bei Kindern und jüngeren Jugendlichen, die Einführung *regelmäßiger Beschäftigungen und Aktivitäten* mit dem Kind oder Jugendlichen hilfreich sein. Über die Zwangssymptomatik darf in dieser Zeit nicht gesprochen werden. Das Spiel wird abgebrochen, wenn Zwangssymptome auftreten.

Auf der Basis eines gemeinsamen Störungs- und Interventionskonzeptes wird schließlich die *elterliche Unterstützung* bei der Durchführung von Zwangshandlungen in Absprache mit dem Patienten schrittweise *vermindert*. Auch stellvertretende Zwangshandlungen durch andere Familienmitglieder (z. B. Kontrolle von Türen durch die Eltern) werden beendet. In einem weiteren Schritt wird auch die Unterstützung für die Tendenz des Patienten abgebaut, jene Situationen zu vermeiden, die Zwangssymptome auslösen: Türen, die man bisher immer offen stehen ließ, damit die „verseuchte“ Türklinke nicht benutzt werden musste, werden wieder geschlossen usw.

Um den Patienten nicht zu überfordern, ist eine *schrittweise* Verminderung der Einbindung der Familienmitglieder in die Zwangssymptomatik notwendig, die nach gemeinsamer Absprache mit dem Patienten durchgeführt wird. Der Patient sollte davon überzeugt sein, dass er auch den nächsten Schritt bewältigen kann; wenn nicht, dann sollten weitere Hilfestellungen (meist kleinere Schritte) überlegt werden. Wichtig ist, dass die Verminderung der Zuwendung bei der Ausführung der Zwangssymptomatik durch eine Erhöhung der Zuwendung in symptomfreien Situationen kompensiert wird, z. B. in gemeinsamem Spiel.

Die vermehrten Anstrengungen des Patienten bei der Bewältigung von Situationen sollten zusätzlich *gezielt verstärkt* werden. Neben Lob und Anerkennung durch die Eltern und den Therapeuten ist häufig ein Token-System hilfreich – der Patient wird durch Tokens verstärkt, wenn es ihm gelingt, die Hilfestellung der Eltern bei seinen Kontrollen nicht mehr einzufordern oder Wutausbrüche zur Erzwingung von solchen Hilfestellungen zu unterdrücken.

Bei Kindern und bei Jugendlichen mit weniger chronifizierten Zwangsstörungen können diese Maßnahmen eine deutliche Verminderung der Zwangssymptomatik bewirken, möglicherweise weil die Symptomatik in einem stärkeren Maße durch Interaktionsprozesse unterstützt und aufrecht erhalten wird als bei älteren Patienten mit ausgeprägter Symptomatik. Lassen sich jedoch innerhalb weniger Wochen allenfalls geringfügige Veränderungen erzielen oder erscheint die Symptomatik von Anfang an sehr verfestigt und chronifiziert oder sind die Kooperationsmöglichkeiten der Familie sehr begrenzt, dann sollte der Therapeut eine *Expositionsbehandlung mit Reaktionsverhinderung* beginnen.

Expositionsbehandlung und Reaktionsverhinderung

Einige der dargestellten familienzentrierten Interventionen enthalten Aspekte einer von den Eltern durchgeführten Expositionsbehandlung plus Reaktionsverhinderung. Durch eine hinreichend lange Konfrontation mit angst- und zwangsauslösenden Stimuli (Exposition) wird die Angst reduziert. Die Verhinderung von Zwangshandlungen (Reaktionsverhinderung) bewirkt eine Verlängerung der Exposition. Wird die Vermeidung der angstauslösenden Reizkonfiguration und die Angstreduktion durch Zwangshandlungen verhindert, dann erfährt der Patient, dass er die Situation bewältigen kann und das gefürchtete Ereignis nicht eintritt, wodurch sich die Angst vermindert.

Die Expositionsbehandlung kann graduiert (gestuft) erfolgen, indem der Patient schrittweise mit zunehmend intensiveren, zwangsauslösenden Reizbedingungen konfrontiert wird (*graduierte Exposition*), oder der Patient setzt sich sofort den intensivsten Reizen aus (*Reizüberflutung, flooding*). Beide Methoden haben sich in Therapievergleichsstudien bei erwachsenen Patienten als gleichermaßen wirkungsvoll erwiesen. Klinisch überwiegt der Eindruck, dass Reizüberflutung einem graduierten Vorgehen überlegen ist. Die *psychische Belastung* des Patienten ist bei der graduierten Exposition geringer. Deshalb sollte bei Kindern und jüngeren Jugendlichen der graduierten Exposition der Vorzug gegeben werden. Reizüberflutung sollte dann angewandt werden, wenn sich die graduierte Exposition nicht bewährt hat (für eine genauere Darstellung von Reizüberflutung s. Döpfner 1999).

Die Exposition kann *in vivo* oder auf der Vorstellungsebene (*in sensu*) durchgeführt werden. Die In-vivo-Exposition gilt als die wirkungsvollere Methode (Turner u. Beidel 1988). Die Exposition auf der Vorstellungsebene wird angewandt, wenn die zwangsauslösenden Reizbedingungen nicht beliebig häufig herstellbar sind. Eine *Kombination* beider Expositionsformen hat sich bei jenen Zwangsstörungen als wirkungsvoller erwiesen, bei denen Zwangsgedanken um künftige katastrophale Folgen (Tod, Vergiftung usw.) kreisen. Turner und Beidel (1988) beschreiben einige Fälle, bei denen In-vivo-Exposition nicht erfolgreich war, wohl aber Exposition auf der Vorstellungsebene, und sie vermuten, dass diese Patienten während der In-vivo-Exposition kognitive Vermeidungsstrategien entwickelt hatten, die bei der Exposition in sensu nicht angewendet werden konnten.

Die *Schritte einer graduierten In-vivo-Exposition mit Reaktionsverhinderung* sind im Folgenden dargestellt. Bei einer In-sensu-Exposition werden die gleichen Schritte eingehalten (genauere Darstellung s. Döpfner 1999).

- Überprüfung der Voraussetzungen für eine Expositionsbehandlung,
- Entscheidung über die Einbeziehung der Eltern in die Expositionsbehandlung,
- Aufbau einer therapeutischen Beziehung zum Patienten,
- Entwicklung einer Hierarchie von angst- und zwangsauslösenden Situationen,
- Erarbeitung eines Störungs- und Interventionskonzeptes,
- Behandlungskontrakt,
- Durchführung der Exposition in Anwesenheit des Therapeuten,
- Exposition ohne Anwesenheit des Therapeuten,
- Reaktionsverhinderung im natürlichen Umfeld.

Überprüfung der Voraussetzungen für eine Expositionsbehandlung

Bei der Durchführung der Expositionsbehandlung sollten folgende *Richtlinien* berücksichtigt werden:

- Bei Patienten mit einer Psychose ist die Expositionsbehandlung kontraindiziert. Manchmal können ausgeprägte Zwangsgedanken den Charakter von überwertigen Ideen annehmen, von denen der Patient sich kaum distanzieren kann. In diesen Fällen ist eine sorgfältige differenzialdiagnostische Untersuchung notwendig.
- Bei Patienten mit ausgeprägten Depressionen sollte zunächst die Depression behandelt werden, da eine Habituation während der Exposition bei ausgeprägter Depression oft nicht gelingt (vgl. Foa 1979). Bei verminderter Depressivität steigt darüber hinaus die Motivation der Patienten zur Konfrontation mit den angstauslösenden Reizbedingungen, und das Vertrauen des Patienten, die Situationen bewältigen zu können, verbessert sich.
- Bei Jugendlichen sollte der Alkoholkonsum auf ein Minimum reduziert werden. Falls anxiolytisch wirkende Medikamente eingenommen wurden, sollte die Therapie beendet werden, da die Exposition wirkungsvoller sein kann, wenn

die Angst pharmakologisch nicht blockiert wird. Falls bereits eine medikamentöse Behandlung mit trizyklischen Antidepressiva oder mit selektiven Serotonin-Wiederaufnahmehemmern durchgeführt wird, sollte die Dosierung während der Expositionsbehandlung nicht verändert werden, um Behandlungseffekte eindeutig zuordnen zu können.

- Körperliche Beschwerden, vor allem Herz-Kreislauf-Erkrankungen, Asthma oder Colitis ulcerosa können durch die psychische Belastung der Behandlung aggravieren. Diese Erkrankungen sollten deshalb entweder zuvor behandelt worden sein, und/oder eine graduierte Exposition sollte präferiert werden, bei der das Angstniveau besser dosiert werden kann.
- Der Patient muss bereit sein, über einen Zeitraum von einigen Wochen einen erheblichen zeitlichen Aufwand für die Behandlung in Kauf zu nehmen, und der Therapeut muss ebenfalls mit einem hohen Zeitaufwand rechnen. Der Therapeut sollte die ambulante Expositionsbehandlung am besten an zwei bis drei Tagen pro Woche durchführen. Bei graduierter Exposition im Therapieraum sollte pro Expositionssitzung zunächst ein Zeitraum von zwei bis drei Stunden gerechnet werden; bei Expositionssitzungen in der Familie sollte man mindestens einen halben Tag einplanen. Häufig gelingen aber auch Expositionen in kürzerer Zeit, was aber oft nicht vorhersehbar ist – mitunter sind jedoch auch längere Expositionssitzungen nötig. Einschließlich der Übungen, die der Patient eigenständig durchführt, sind je nach Vorgehen etwa fünf bis sechs Stunden täglich zu veranschlagen.
- Die Einbindung der Familienmitglieder in die Zwangsstörung sollte zu diesem Zeitpunkt schon deutlich vermindert sein. Wenn das bislang nicht gelungen ist, sollte die Exposition im häuslichen Umfeld durchgeführt werden. Die Generalisierungsübungen zuhause sollten i. d. R. von Eltern begleitet werden, wenn die Eltern-Kind-Beziehung hinreichend tragfähig ist. Eine Ausführung der häuslichen Übungen durch den Jugendlichen allein wird nur bei hochmotivierten Patienten gelingen können. Ist eine Unterstützung durch Bezugspersonen nicht möglich, dann ist entweder eine Durchführung der Expositionsbehandlung durch den Therapeuten im häuslichen Milieu angezeigt, oder eine stationäre Therapie ist indiziert.

Entscheidung über die Einbeziehung der Eltern in die Expositionsbehandlung

Die Behandlung sollte i. d. R. *unter Einbeziehung der Eltern* erfolgen. Die enge Einbindung der Eltern in die Behandlung bedarf allerdings einer *sorgfältigen Planung*. Sie setzt voraus, dass die Eltern die Symptomatik verstehen und sie nicht z. B. als aggressiven Akt fehldeuten. Darüber hinaus ist die Rolle der Eltern in Absprache mit dem Patienten eindeutig zu definieren. Vor allem dürfen die Eltern nicht für die Einhaltung der Behandlungsrichtlinien durch den Patienten oder für den Erfolg der Behandlung verantwortlich gemacht werden. Die Behandlung sollte als eine Angelegenheit des Patienten und des Therapeuten definiert werden.

Die *Rolle der Eltern* ist es, dem Patienten zusätzliche Hilfestellungen bei der Durchführung der einzelnen Behandlungskomponenten zu geben und das Verhalten des Patienten aufzuzeichnen, dadurch können Eltern-Kind-Konflikte, die durch die Intervention ausgelöst werden, minimiert werden.

Bei angespannter Eltern-Kind-Beziehung ist die Einbeziehung der Eltern meist *nicht sinnvoll*, weil die Beziehungsprobleme durch die Einbindung der Eltern in die Behandlung aggravieren. In diesen Fällen wird die Einbeziehung der Eltern i. d. R. vom Patienten auch abgelehnt. Wenn die Eltern in die Behandlung einbezogen werden, ist es wichtig, im Verlauf der Behandlung darauf zu achten, dass der Patient seine Probleme zunehmend eigenständig bewältigt.

Aufbau einer therapeutischen Beziehung zum Patienten

Die Entwicklung einer vertrauensvollen und tragfähigen *therapeutischen Beziehung* zum Patienten ist besonders wichtig, weil die Expositionsbehandlung nur bei *aktiver Mitarbeit* des Patienten gelingen kann und weil die Interventionen *emotional belastend* sein können. Der Therapeut sollte sich daher ausreichend Zeit lassen, um zu dem Patienten eine Beziehung aufzubauen. Dabei ist es hilfreich, nicht nur die Probleme zu thematisieren, sondern auch an den Ressourcen und Interessen des Patienten anzusetzen. Bei Kindern kann das Medium Spiel sehr hilfreich sein.

Entwicklung einer Hierarchie von angst- und zwangsauslösenden Situationen

Die Durchführung der graduierten Expositionsbehandlung setzt die Entwicklung einer *Hierarchie angst- und zwangsauslösender Situationen* voraus. Bei multiplen Zwängen (beispielsweise Wasch- und Kontrollzwängen) werden mit dem Patienten getrennte Hierarchien erarbeitet. Zur Erstellung einer Angsthierarchie wird ein *Angstthermometer* mit einer Skala von 0–100 benutzt (Döpfner 2000), wobei 100 die maximal gefürchtete, die am meisten belastende Situation darstellt.

Erarbeitung eines Störungs- und Interventionskonzeptes

Mit dem Patienten wird ein lerntheoretisch fundiertes *Erklärungsmodell* seiner Störung (entsprechend Abb. 17.**1**) erarbeitet (Störungskonzept), aus dem die einzelnen Therapieschritte abgeleitet werden können (Interventionskonzept). Zur Information des jugendlichen Patienten und der Eltern kann eine *Informationsbroschüre* (Döpfner u. Rothenberger 1997) eingesetzt werden, die von der Deutschen Gesellschaft für Zwangserkrankungen vertrieben wird (Adresse: Deutsche Gesellschaft für Zwangserkrankungen, Katharinenstr. 48, 49078 Osnabrück).

Meist lassen sich auch *konkrete Erfahrungen* der Patienten nutzen, z.B. die Erfahrung, dass die Problematik desto mehr zunimmt, je mehr man vor ihr zurückweicht, und dass die Ängste und Zwänge sich vermindern, wenn die Zwangshandlung nicht durchgeführt werden kann. Die Expositionsübungen und die Reaktionsverhinderung werden als Möglichkeit zur Angstbewältigung und -reduktion sowie als Mittel der Realitätstestung beschrieben. Die zu erwartende emotionale Belastung wird genauso klar herausgestellt wie die Freiheit des Patienten, in jeder Situation die Exposition bzw. Reaktionsverhinderung zu unterbrechen. Die *Information*, dass etwa 50–70% der Patienten von der Behandlung erheblich profitieren, kann die Behandlungsmotivation fördern. Am Ende dieser Behandlungsstufe sollte der Patient von dem Interventionskonzept möglichst weitgehend überzeugt sein. Die klinische Erfahrung zeigt, dass das Risiko eines Misserfolges in dem Maß steigt, in dem der Patient an dem Behandlungskonzept zweifelt.

Behandlungskontrakt

Wenn eine tragfähige therapeutische Beziehung zu einem Patienten aufgebaut und ein gemeinsames Störungs- und Interventionskonzept entwickelt werden konnte, wird mit dem Patienten ein *Behandlungskontrakt* geschlossen. In diesem Kontrakt werden *zentrale Modalitäten* der geplanten Behandlung spezifiziert: die geplante Zahl, Ort und Dauer der Sitzungen (z.B. zunächst sechs Sitzungen innerhalb der nächsten zwei Wochen, davon mindestens drei Sitzungen in der Familie), die Bereitschaft des Patienten zu einem graduierten Expositionsvorgehen in Verbindung mit Reaktionsverhinderung, das Recht des Patienten, nach einer entsprechenden Diskussion mit dem Therapeuten Expositionssitzungen zu beenden und die Funktion der Eltern in der Behandlung. Bei Patienten mit stark ausgeprägter Symptomatik und fraglicher Therapiemotivation können auch *Kriterien für die Überführung* der ambulanten in eine stationäre Therapie spezifiziert werden: wenn der Patient sich erstens nicht in der Lage sieht, die Behandlungsrichtlinien für Exposition und Reaktionsverhinderung umzusetzen und wenn zweitens im Zeitraum von einigen Behandlungswochen keine Symptomminderung eintritt.

Durchführung der Exposition in vivo in Anwesenheit des Therapeuten

Die Exposition mit dem Therapeuten kann *im Therapieraum* oder *im familiären Umfeld* durchgeführt werden. Die Exposition im Therapieraum ist zwar weniger zeitaufwändig, sie setzt aber voraus, dass auslösende Situationen im Therapieraum herstellbar sind. Bei massiv ausgeprägten Zwängen, bei ausgeprägter Einbindung von Bezugspersonen in die Zwänge und wenn Zwänge sehr stark an häusliche Situationen gekoppelt sind, sollte die Exposition auf jeden Fall im häuslichen Umfeld durchgeführt werden. Anderenfalls kann zunächst mit einer Exposition im Therapiezimmer begonnen und in Abhängigkeit vom Ausmaß, in dem sich Behandlungserfolge als auf das häusliche Umfeld übertragbar erweisen, kann von einer Exposition im häuslichen Umfeld abgesehen werden.

Für die *graduierte Exposition* im Therapiezimmer sollte der Therapeut zwei bis drei Stunden, für eine Exposition in der Familie einen halben Tag einplanen. Die Exposition sollte möglichst 2–3-

mal pro Woche durchgeführt werden. Eine *Verminderung der Ängste* muss bereits während der ersten Exposition erkennbar sein. Eine Langzeit-Anwendung der Expositionsbehandlung ist nicht indiziert. Tritt nach einigen Behandlungsstunden keine symptomreduzierende Wirkung ein, so können Motivationsprobleme des Patienten dafür ursächlich sein und Expositionsübungen die Funktion von Ersatzritualen übernehmen, oder aber eine psychophysiologische Habituation tritt trotz guter Kooperation des Patienten nicht ein. Bei den meisten Zwangsstörungen im Kindes- und Jugendalter genügt eine Intensivbehandlung von zwei bis sechs Wochen, an die aber i.d.R. noch eine weitere Behandlung mit regelmäßigen wöchentlichen Kontakten angeschlossen werden muss.

Bei der *graduierten In-vivo-Exposition* werden die Patienten mit den angsterzeugenden bzw. zwangsauslösenden Objekten oder Situationen in graduierter Form konfrontiert. Die Auswahl der Expositionssituationen trifft der Therapeut zusammen mit dem Patienten. Die erste Exposition beginnt i.d.R. mit Objekten bzw. Situationen, die einen mittleren Leidensdruck erzeugen (Angstgrad 50 auf dem Angstthermometer).

Zur *Erleichterung des Behandlungsbeginns* kann die erste Exposition auch mit weniger angstauslösenden Situationen beginnen. Wenn der Patient erlebt, dass er eine weniger angstinduzierende Situation durch die Exposition bewältigen kann, dann kann dies die Motivation zur Durchführung der Expositionsbehandlung auch bei stärker angstauslösenden Situationen deutlich erhöhen.

Wenn nötig, wird der Kontakt mit dem gefürchteten Objekt vom Therapeuten *modellhaft vorgeführt*. Der Therapeut ermuntert und unterstützt den Patienten, die aufkommende Angst auszuhalten. Der Patient soll sich auf die Angst konzentrieren und sie nicht durch ablenkende Tätigkeiten zu vermindern suchen. Alle fünf bis zehn Minuten soll der Patient sein Angstniveau anhand des Angstthermometers einschätzen, seine Gefühle, seine Gedanken und seine körperlichen Reaktionen beschreiben. Gedanken über potenzielle Gefahren (z.B. bei Kontrollzwängen) werden diskutiert und Risiken, dass die gefürchteten Ereignisse eintreten, eingeschätzt. Dabei besteht die Aufgabe darin, den Patienten in einem sokratischen Dialog zu einer realistischen Beurteilung der Situation zu führen, ohne ihn zu überreden.

Nach klinischer Erfahrung beginnt sich bei Kindern und Jugendlichen der Leidensdruck nach einer Expositionszeit von maximal 30–60 Minuten zu verringern, häufig auch schon früher. Die Exposition sollte nicht beendet werden, bevor der Patient eine *Angstverminderung* verspürt. Wenn der Patient die Exposition vorzeitig beenden möchte, sollte er durch Einschätzung des aktuellen Angstgrades, durch Identifikation angstauslösender Gedanken und deren kognitiver Bearbeitung sowie durch Hinweis auf das Interventionskonzept dazu bewogen werden, die Exposition fortzuführen. Der Wechsel zur nächst schwierigeren Situation kann erfolgen, wenn der Patient mit deutlicher Erleichterung einen Angstabfall signalisiert. Ziel ist, erst einmal eine Verminderung der Angst um etwa 50% zu erreichen.

Der Einsatz von *Entspannungsverfahren* während der Exposition wird kontrovers diskutiert. Manche Autoren bewerten solche Techniken als kontraindiziert, da die Expositionsbehandlung nicht auf dem Prinzip der Gegenkonditionierung, sondern auf einem Extinktions- oder Habituationsmodell basiert, nach dem ein verlängerter Kontakt mit dem angsterzeugenden Stimulus notwendig ist, damit die Angst sich vermindert. Andere Autoren (z.B. Steketee 1993) lassen Entspannungsverfahren zu, schätzen sie aber als wenig hilfreich ein. Die eigene klinische Erfahrung zeigt, dass diese Verfahren nicht notwendig sind. Um die Motivation zur Exposition zu fördern, sollte besonders bei jüngeren Patienten und bei Patienten, die durch die Symptomatik ein hohes Maß an Zuwendung erhalten haben, von Verstärkungsprogrammen intensiv Gebrauch gemacht werden. Dabei können auch Token-Systeme eingesetzt werden, bei denen der Patient beispielsweise für seinen Mut verstärkt wird, den er bei der Durchführung der Exposition aufbringen muss.

Wenn die Eltern in die Behandlung einbezogen werden können, dann ist deren Teilnahme an den Expositionssitzungen beim Therapeuten sinnvoll. Dadurch kann das Verständnis der Eltern für die Symptomatik vertieft, und genaue Anweisungen für die Exposition zuhause können entwickelt werden.

Exposition ohne Anwesenheit des Therapeuten

Gegen Ende jeder Expositionssitzung wird mit dem Patienten vereinbart, welche Expositionsübungen er *zuhause durchführen* kann. Der Patient setzt sich gezielt jenen Situationen aus, die in der Expositionssitzung mit dem Therapeuten Gegenstand der Exposition waren. Diese Expositionen können vom Patienten eigenständig oder mit Unterstützung der Eltern durchgeführt werden. Anhand eines Expositions-Tagebuches notiert der Patient den Beginn und das Ende der selbstgesteuerten Exposition zuhause sowie die Art der Exposition und die Stärke des empfundenen Leidensdruckes bei Expositionsbeginn und bei Expositionsende.

In der Regel sollten die Expositionsübungen täglich durchgeführt werden. Die Expositionsübungen können bis zu zwei Stunden pro Tag beanspruchen, manchmal auch mehr. Je langsamer der Patient in der Exposition mit dem Therapeuten habituiert, desto wichtiger sind diese Expositionen ohne Anwesenheit des Therapeuten.

Reaktionsverhinderung im natürlichen Umfeld

Die Reaktionsverhinderung kann als *vollständige* oder als *partielle* Reaktionsverhinderung durchgeführt werden. Ideal ist die *vollständige Reaktionsverhinderung*, bei der in jeder Situation, in der bisher die Zwangshandlung ausgeführt wurde, der Zwang völlig unterbleiben soll. Mit Patienten, die an einem Waschzwang leiden, wird beispielsweise vereinbart, dass jeder Kontakt mit Wasser und Reinigungsmitteln unterbleibt, ausgenommen ein 10-minütiges Duschen an jedem zweiten Tag. Patienten mit Kontrollzwängen dürfen in Situationen, in denen die meisten Menschen eine Kontrolle durchführen (z. B. Türkontrolle beim Verlassen des Hauses), einmal kontrollieren.

Eine vollständige Reaktionsverhinderung gilt generell zwar als optimale Behandlungsstrategie, doch kann auch eine *graduierte Reaktionsverhinderung* eingeführt werden: Die Intensität und Frequenz der Zwangshandlung wird zunächst lediglich begrenzt, ohne den Zwang völlig zu unterbinden (z. B. Händewaschen nur noch 4-mal täglich für fünf Minuten ohne Seife).

Die graduierte Reaktionsverhinderung wird die *Behandlungscompliance* bei vielen jugendlichen Patienten verbessern helfen, allerdings sind Therapieerfolge dann eher mühsam zu erreichen. Deshalb sollte das Ausmaß der Reaktionsverhinderung in kurzen Abständen zügig gesteigert werden.

Der Patient notiert täglich in einem *Selbstbeobachtungsbogen* die aufkommenden Zwangsgedanken und ausgeführte oder vermiedene Zwangshandlungen, die auslösenden Situationen, den dabei auftretenden Leidensdruck und die dafür benötigte Zeit.

Diese Selbstaufzeichnungen, vor allem Probleme bei der Einhaltung der Reaktionsverhinderung, werden möglichst häufig (anfangs täglich per Telefon) mit dem Therapeuten besprochen. Gelingt es dem Patienten, die Zwangshandlungen in dem vereinbarten Umfang zu verhindern, dann sollte eine deutliche *positive Verstärkung* in Form von sozialer Verstärkung, Aktivitätsverstärkung aber auch materieller Verstärkung erfolgen. Bei Kindern sind oft Token-Systeme hilfreich.

Die Reaktionsverhinderung kann *mit oder ohne Supervision durch die Eltern* durchgeführt werden. Können die Eltern zur Unterstützung der Behandlung eingesetzt werden, dann erhalten sie die Aufgabe, bei der Reaktionsverhinderung zu unterstützen, indem sie den Patienten ermutigen, mit der Behandlung fortzufahren und aufkommende Impulse zu bekämpfen, oder ihm helfen, sich in kritischen Situationen abzulenken. Außerdem sollten die Eltern auftretende Zwangshandlungen protokollieren. Eine körperliche Reaktionsverhinderung durch die Eltern ist nicht empfehlenswert.

Kognitive Interventionen

Die Behandlung der *Zwangsgedanken* erweist sich meist als schwieriger. Dabei ist zwischen angst-, scham- oder ekelauslösenden Zwangsgedanken (z. B. „Ich könnte jemanden mit meinen Bakterien anstecken") und kognitiven Ritualen, die der Reduktion dieser Affekte dienen, zu unterscheiden. *Gedanken, die Angst, Scham, Ekel oder Unruhe auslösen*, erfordern eine Konfrontation des Kindes oder Jugendlichen mit diesem Stimulus, damit eine Habituation und schließlich Verminderung der unangenehmen Emotionen erfolgen kann. Dies erfolgt i. d. R. durch eine *Exposition in sensu*. Für das Gelingen der Habituation scheint es erforderlich zu sein, dass die Gedanken häufig und völlig gleichartig dargeboten werden. Diesbezüglich hat es sich bewährt, dass die Gedanken vom Kind oder Jugendlichen mit ruhiger und konstanter Stimme auf ein Aufnahmegerät gesprochen und über einen längeren Zeitraum immer wieder angehört werden, bis sie kaum noch Angst, Scham, Ekel oder Unbehagen auslösen.

Die Behandlung der *kognitiven Rituale* erfordert die Verhinderung ihres Auftretens (Reaktionsverhinderung). Da die kognitiven Rituale meist durch andere Zwangsgedanken ausgelöst werden, wird eine *Exposition (in sensu) in Kombination mit Reaktionsverhinderung* eingesetzt. Dadurch, dass die kognitiven Rituale häufig vollkommen automatisiert ablaufen und von außen nicht beobachtet und kontrolliert werden können, erweist sich ihre Behandlung als ausgesprochen schwierig. Eine Möglichkeit besteht in *Strategien der Ablenkung bzw. Aufmerksamkeitsumlenkung*. Die *Technik des Gedankenstopps* (das gezielte Unterbrechen von Gedanken mittels eines lauten oder nach längerer Übung lautlosen „Stopps") ist aufgrund der fraglichen Wirksamkeit nicht zu empfehlen.

Zwangsstörungen entwickeln sich bei Kindern und Jugendlichen häufig vor dem Hintergrund von Fehlannahmen wie z. B. übersteigertes Verantwortlichkeitsgefühl, Überschätzung von Bedrohung, Perfektionismus (Libby et al. 2004). Diese werden im Rahmen der kognitiven Interventionen hinterfragt und durch angemessenere ersetzt.

Stabilisierung des Behandlungserfolges und Behandlung komorbider Störungen

Für eine *Stabilisierung des Therapieerfolges* sind vor allem drei Faktoren von Bedeutung:

- der Aufbau von Verhaltensalternativen zur Zwangssymptomatik,
- die Verminderung noch persistierender komorbider Störungen und Probleme,
- die langfristige Nachbetreuung mit Anleitung des Patienten zur selbstständigen Weiterführung der Interventionen.

Patienten mit ausgeprägten Zwangsstörungen sind durch ihre Erkrankung in vielen Lebensbereichen, vor allem in ihrem Freizeitverhalten, ihrer Integration in Gleichaltrigengruppen und in ihren schulischen oder beruflichen Funktionen deutlich behindert. Die Ausführung der Zwangssymptomatik beansprucht oft einen beträchtlichen Teil des Tages. Durch die Verminderung der Symptomatik werden *Freiräume* geschaffen, die es sinnvoll zu gestalten gilt. Im Verlauf einer erfolgreichen Therapie rückt die Ausgestaltung dieser Freiräume stärker in den Mittelpunkt der Therapie. Vor allem Methoden des *sozialen Kompetenztrainings* können hierbei hilfreich sein, aber auch – je nach Problematik – andere Formen der Einzel-, Gruppen- oder Familientherapie.

Die beste Rückfallprophylaxe besteht in einem weitestgehenden Abbau der Zwangssymptomatik. Bei Patienten, die durch eine Symptomminderung eine deutliche Entlastung erfahren haben, können *Motivationsprobleme* zu Weiterführung der Therapie bis zu weitgehender Symptomfreiheit auftreten. Bei allen Patienten sollte das *Rückfallrisiko* in psychisch belastenden Situationen angesprochen und Möglichkeiten zur eigenständigen Fortführung bzw. Wiederaufnahme der Interventionen, wenn Symptome (erneut) auftreten, erarbeitet werden. Auf jeden Fall ist nach Beendigung der Intensivbehandlung eine *Nachbetreuung* mit Kontakten in zunehmend größeren Zeitabständen über zwei Jahre hinweg angezeigt.

Wirksamkeit verhaltenstherapeutischer Interventionen

Die Wirksamkeit von Expositionsbehandlung und familienzentrierten Interventionen wurde in *Einzelfallstudien* (z. B. Breuer u. Döpfner 1998, Döpfner 1997), aber auch in *Gruppenstudien* untersucht. Döpfner und Rothenberger (2007) geben eine Übersicht über 13 Gruppenstudien zur Wirksamkeit sowohl kognitiv-verhaltenstherapeutischer Interventionen (insbesondere der Expositionstherapie) als auch über vier Studien, in denen die Wirksamkeit von Pharmako- und Verhaltenstherapie verglichen wurden. Die Studien zur Wirksamkeit von *Verhaltenstherapie als Einzeltherapie* belegen Reduktionen der Zwangssymptomatik von durchschnittlich 45–67 %. Studien, die das *Gruppenformat* untersuchten, wiesen nicht ganz so hohe Symptomreduktionen auf (durchschnittlich 32–25 %). Döpfner et al. (2007) konnten eine Langzeitstabilität der Therapieeffekte bzgl. der Zwangssymptomatik, komorbider Symptome und der aus der Symptomatik resultierenden Belastungen über einen Zeitraum von mehr als vier Jahren nachweisen.

Mehrere Studien verglichen zudem die *Effektivität von Verhaltenstherapie und Pharmakotherapie* sowie der *Kombination* beider Therapieformen. De Haan et al. (1998) zeigten, dass durch Verhaltenstherapie stärkere Effekte erzielt werden als durch die pharmakologische Behandlung mit Clomipramin. Nach Neziroglu et al. (2000) lassen sich durch eine Kombination aus Fluvoxamin und kognitiver Verhaltenstherapie stärkere Effekte als durch die ausschließliche Therapie mit Fluvoxamin erzielen. In der bislang größten Studie, der *Pediatric* OCD *Treatment Study* (POTS, POTS Team 2004) erwies sich die Kombinationsbehandlung von kognitiver Verhaltenstherapie mit Sertralin sowohl gegenüber ausschließlicher Verhaltenstherapie als auch gegenüber ausschließlicher Pharmakotherapie als überlegen.

Der Gedanke, der einer verhaltenstherapeutischen Behandlung zugrunde liegt, erscheint, wie Turner und Beidel (1988) betonen, recht simpel: Bringe den Patienten in Situationen, die Zwangssymptome auslösen und verhindere die Ausführung von Zwangshandlungen. Die Entwicklung individuell angemessener und wirksamer Interventionen erfordert jedoch nicht nur umfassende Kenntnisse der Psychopathologie von Zwangsstörungen und der theoretischen Grundlagen verhaltenstherapeutischer Strategien, sondern vor allem eine beträchtliche gedankliche Durchdringung der individuellen Problematik und möglichst viel Kreativität bei der Umsetzung der Grundstrategien.

Zusammenfassung

Hauptmerkmale einer Zwangsstörung sind immer wiederkehrende Zwangsgedanken oder Zwangshandlungen. Zwangsgedanken sind Ideen oder Vorstellungen, die sich dem Betroffenen aufdrängen und ihn immer wieder stereotyp beschäftigen. Zu den häufigsten Zwangsgedanken im Kindes- und Jugendalter zählen Angst vor Verschmutzung, Verseuchung oder Vergiftung sowie aggressive und gewalttätige Vorstellungen. Zwangshandlungen sind wiederholte und beabsichtigte Verhaltensweisen, die meist auf einen Zwangsgedanken hin nach bestimmten Regeln oder in stereotyper Form ausgeführt werden. Die häufigsten Zwangshandlungen bei Kindern und Jugendlichen sind Wasch-, Kontroll- und Wiederholungszwänge.

Bei bis zur Hälfte der erwachsenen Patienten mit einer Zwangsstörung beginnt die Störung im Kindes- und Jugendalter. Meist liegt der Beginn in der Adoleszenz, seltener beginnt die Symptomatik in der Kindheit. Im Jugendalter liegt die Häufigkeit von Zwangsstörungen zwischen 1 % und 3,5 %. Bei Jungen tritt die Störung häufiger auf. Das Chronifizierungsrisiko von Zwangsstörungen, die nicht erfolgreich behandelt werden können, ist erheblich. In klinischen Stichproben liegen die Komorbiditätsraten bei etwa 70 %, vor allem treten Angststörungen und Depression bzw. Dysthymie auf.

Genetische Einflüsse spielen vermutlich eine wichtige Rolle bei der Entwicklung von Zwangsstörungen. Die Störung geht mit Dysregulationen des Serotoninstoffwechsels einher. Verhaltenstheoretische Modelle betonen die angstreduzierende Funktion von Zwangshandlungen, die zur Persistenz der Störung beiträgt. Kognitive Erklärungsansätze sehen in der negativen Bewertung aufdringlicher Gedanken eine zentrale Ursache für die Entwicklung der Störung.

Verhaltenstherapeutische Verfahren mit familienzentrierten Interventionen zur Verminderung familiärer Bedingungen, welche die Symptomatik aufrecht erhalten und mit Exposition plus Reaktionsverhinderung stellen die wichtigsten Behandlungsverfahren im Kindes- und Jugendalter dar. Durch eine hinreichend lange Konfrontation mit angst- und zwangsauslösenden Stimuli (Exposition) wird die Angst reduziert. Die Verhinderung von Zwangshandlungen (Reaktionsverhinderung) bewirkt eine Verlängerung der Exposition. Der Patient erfährt, dass er die Situation bewältigen kann und das gefürchtete Ereignis nicht eintritt, wodurch sich die Angst vermindert. Neben der verhaltenstherapeutischen Behandlung ist die Pharmakotherapie mit trizyklischen Antidepressiva oder mit selektiven Serotonin-Wiederaufnahmehemmern von Bedeutung.

Literatur

Abramowitz JS. Obsessive-compulsive disorder. Advances in psychotherapy – evidenced-based practice. Vol. 3. Göttingen: Hogrefe; 2006.

Allsopp M, Verduyn C. A follow-up of adolescents with obsessive-compulsive disorder. Brit J Psychiat. 1988;154:829–34.

Ananth J. Clomipramine: An antiobsessive drug. Can J Psychiat. 1986;31:253–8.

Apter A, Fallon TJ, King RA, Ratzoni G, Zohar AH, Binder M, Weizman A, Leckman JF, Pauls DL, Kron S, Cohne D. Obsessive-compulsive characteristics: From symptoms to syndrome. J Am Acad Child Adol Psychiat. 1996;35:907–12.

Breuer B, Döpfner M. Die Behandlung von Zwangsstörungen bei Kindern und Jugendlichen – eine Fallbeschreibung. Psycho. 1998;24:43–5.

DeHaan E, Hoogduin KAL, Buitelaar JK, Keijsers GPJ. Behavior Therapy versus clomipramine for the treatment of obsessive-compulsive disorder in children and adolescents. J Am Acad Child Adolesc Psychiat. 1998;37:1022–9.

DeVeaugh-Geiss J, Moroz G, Biederman J, Cantwell D, Fontaine R, Greist JH, Reichler R, Katz R, Landau P. Clomipramine hydrochloride in childhood and adolescent obsessive-compulsive disorders – a multicenter trial. J Am Acad Child Adol Psychiat. 1992;31:45–9.

Döpfner M. Verhaltenstherapeutische Behandlung eines Jugendlichen mit Zwangsstörungen. Kindheit und Entwicklung. 1997;6:90–7.

Döpfner M, Rothenberger A. Zwangsstörungen bei Kindern und Jugendlichen – Fragen und Antworten. Eine Information für Betroffene und ihre Eltern. Osnabrück: Deutsche Gesellschaft Zwangserkrankungen e.V.; 1997.

Döpfner M. Zwangsstörungen. In: Steinhausen HC, von Aster M, eds. Handbuch Verhaltenstherapie und Verhaltensmedizin bei Kindern und Jugendlichen. 2. Aufl. Weinheim: Beltz PVU; 1999.

Döpfner M. Diagnostik und funktionelle Analyse von Angst- und Zwangsstörungen bei Kindern und Jugendlichen – ein Leitfaden. Kindh Entwickl. 2000:143–60.

Döpfner M, Hastenrath B. Zwangsstörungen. In: Petermann F, ed. Fallbuch der klinischen Kinderpsychologie. 2. Aufl. Göttingen: Hogrefe; 2000.

Döpfner M, Rothenberger A. Tic- und Zwangsstörungen. Kindh Entwick. 2007;16:75–95.

Döpfner M, Breuer U, Hastenrath B, Goletz H. Wirksamkeit und Langzeitstabilität von verhaltenstherapeutischen Interventionen bei Jugendlichen mit Zwangsstörungen. Kindh Entwick. 2007;16:129–38.

Douglass HM, Moffitt TE, Dar R, McGee R, Silva P. Obsessive-compulsive disorder in a birth cohort of 18 year-olds: Prevalence and predictors. J Am Acad Child Adol Psychiat. 1995;34:1424–31.

Flament MF, Whitaker A, Rapoport JL, Davies M, Berg CZ, Kalikow K, Sceery W. Obsessive-compulsive disorder in adolescence: An epidemiological study. J Am Acad Child Adol Psychiat. 1988;27:764–71.

Foa EB. Failure in treating obsessive-compulsives. Behav Res Ther. 1979;17:169–76.

Foa EB, Kozak MJ. Emotional processing of fear: Exposure to corrective information. Psychol Bull. 1986;99:20–35.

Geller DA, Biederman J, Griffin S, Jones J, Lefkowitz TR. Comorbidity of juvenile obsessive-compulsive disorder with disruptive behavior disorder. J Am Acad Child Adol Psychiat. 1996;35:1637–46.

Geller DA, Biederman J, Jones J, Shapiro S, Schwartz S, Park KS. Obsessive-compulsive disorder in children and adolescents: A review. Harvard Rev Psychiat. 1998;5:260–73.

Geller D, Biederman J, Jones J, Park K, Schwartz S, Shapiro S, Coffey B. Is juvenile obsessive-compulsive disorder a developmental subtype of the disorders? A review of pediatric literature. J Am Acad Child Adol Psychiat. 1998;37:420–7.

Goletz H, Döpfner M. Diagnostik von Zwangsstörungen im Kindes- und Jugendalter. Kindh Entwick. 2007;16:117–28.

Hanna GL. Demografic and clinical features of obsessive-compulsive disorder in children and adolescents. J Am Acad Child Adol Psychiat. 1995;34:19–27.

Hegerl U, Mavrogiorgou P. Die Zwangsstörung aus neurobiologischer Sicht. In: Reinecker H, Halla R, Rothenberger A, eds. Zwangsstörungen: Grundlagen, Zwänge bei Kindern, Psychotherapie. Lengerich: Pabst Science Publishers; 1999:24–36.

Jans T, Wewetzer C. Verlauf von Zwangsstörungen im Kindes- und Jugendalter. In: Wewetzer C, ed. Zwänge bei Kindern und Jugendlichen. Göttingen: Hogrefe; 2004:118–39.

Jans T, Wewetzer C, Klampfl K, Schulz E, Herpertz-Dahlmann B, Remschmidt H, Warnke A. Phänomenologie und Komorbidität der Zwangsstörung bei Kindern und Jugendlichen. Z Kinder Jugendpsychiat Psychother. 2007;35:41–50.

Karno M, Golding JM, Sorenson SB, Burnam MA. The epidemiology of obsessive-compulsive disorder in five US communities. Arch Gen Psychiat. 1988; 42:1094–9.

Knölker U. Zwangssyndrome im Kindes- und Jugendalter. Göttingen: Vandenhoeck und Ruprecht; 1987.

Lenane MC, Swedo SE, Leonard H, Pauls DL, Sceery W, Rapoport JL. Psychiatric disorders in first degree relatives of children and adolescents with obsessive-compulsive disorder. J Am Acad Child Adol Psychiat. 1990;29:407–12.

Leonard HL, Goldberger EL, Rapoport JL, Cheslow DL, Swedo SE. Childhood rituals: Normal development or obsessive-compulsive symptoms? J Am Acad Child Adol Psychiat. 1990;29:17–23.

Leonard HL, Swedo S, Rapoport JL. Diagnosis and treatment of obsessive-compulsive disorder in children and adolescents. In: Tortora M, Zohar J, eds. Current treatments of obsessive-compulsive disorder. Washington: American Psychiatric Press; 1991.

Libby S, Reynolds S, Derish J, Clark S. Cognitive appraisals in young people with obsessive-compulsive disorder. J Child Psychol Psychiat. 2004;45:1076–84.

March JS. Cognitive-behavioral psychotherapy for children and adolescents with OCD: A review and recommendations for treatment. J Am Acad Child Adol Psychiat. 1995;34:7–18.

March JS, Leonard HL, Swedo S. Obsessive-compulsive disorder. In: March JS, ed. Anxiety disorders in children and adolescents. New York: Guilford; 1995.

March JS, Leonard HL. Obsessive-compulsive disorder in children and adolescents: A review of the past 10 years. J Am Acad Child Adol Psychiat. 1996;35:1265–73.

Neziroglu F, Yaryura-Tobias JA, Walz J, McKay D. The effect of fluvoxamin and behavior therapy on children and adolescents with obsessive-compulsive disorder. J Child Adolesc Psychopharmacol. 2000;10:295–306.

Pauls D, Towbin K, Leckman JF, Zahner G. Gilles de la Tourette syndrome and obsessive-compulsive disorder: Evidence supporting a genetic relationship. Arch Gen Psychiat. 1986;43:1180–2.

Pauls D, Raymond C, Stevenson J. A family study of Gilles de la Tourette syndrome. Human Genetics. 1991 a;48:154–63.

Pauls D, Raymond C, Robertson J. The genetics of obsessive-compulsive disorder: A review. In: Hohar J, Insel T, Rasmussen S, eds. The psychobiology of obsessive-compulsive disorder. New York: Springer; 1991 b.

Pauls D, Aslobrook JP, Goodman W, Rasmussen S. A family study of obsessive-compulsive disorder. Am J Psychiat. 1995;152:76–84.

Pediatric OCD Treatment Study (POTS) Team. Cognitive-behavior therapy, sertraline, and their combination for children and adolescents with obsessive-compulsive disorder. The Pediatric OCD Treatment Study (POTS). Randomized controlled trial. JAMA. 2004;292:1969–76.

Rasmussen SA, Eisen JL. Epidemiology of obsessive-compulsive disorder. J Clin Psychol. 1990;56:11–6.

Reddy PS, Reddy YCJ, Srinath S, Khanna S, Sheshadri SP, Girimaji SR. A family study of juvenile obsessive-compulsive disorder. Canadian J Psychiat. 2001;46:346–51.

Reinecker HS. Zwänge. Diagnose, Theorien und Behandlung. 2. Aufl. Bern: Huber; 1994.

Rettew DC, Swedo S, Leonard HL, Lenane MC, Rapoport JL. Obsessions and compulsions across time in 79 children and adolescents with obsessive-compulsive disorder. J Am Acad Child Adol Psychiat. 1992;31:1050–6.

Riddle MA, Scahill L, King R, Hardin MT, Towbin KE, Ort SI, Leckman JF, Cohen DJ. Obsessive-compulsive disorder in children and adolescents: Phenomenology and familiy history. J Am Acad Child Adol Psychiat. 1990;29:766–72.

Salkovskis PM. Obsessional-compulsive problems: A cognitive-behavioural analysis. Behav Res Ther. 1985;23:571–83.

Salkovskis PM. Obsessions and compulsions. In: Scott J, Williams JM, Beck AT, eds. Cognitive therapy in clinical practice. An illustrative casebook. London: Rutledge; 1989.

Sallee R, Greenawald J. Neurobiology. In: March JS, ed. Anxiety disorders in children and adolescents. New York: Guilford; 1995.

Saß H, Wittchen HU, Zaudig M. Diagnostisches und statistisches Manual psychischer Störungen – Textrevision (DSM-IV-TR). Göttingen: Hogrefe; 2003.

Scahill L, Vitulano LA, Brenner EM, Lynch KA, King RA. Behavioral therapy in children and adolescents with obsessive-compulsive disorder: A pilot study. J Child Adol Psychopharm. 1996;6:191–202.

Steketee GS. Treatment of obsessive-compulsive disorder. New York: Guilford; 1993.

Strunk P. Zwangssyndrome. In: Remschmidt H, Schmidt MH, eds. Kinder- und Jugendpsychiatrie in Klinik und Praxis. Band III: Alterstypische, reaktive und neurotische Störungen. Stuttgart: Thieme; 1985.

Swedo S, Rapoport JL. Phenomenology and differential diagnosis of obsessive-compulsive disorder in children and adolescents. In: Rapoport JL, ed. Obsessive-compulsive disorder in children and adolescents. Washington: American Psychiatric Press; 1989.

Swedo S, Rapoport JL, Leonard H, Lenane M, Cheslow D. Obsessive-compulsive disorder in children and adolescents. Arch Gen Psychiat. 1989;46:335–41.

Swedo SE, Leonard HL, Garvey M, Mittleman B, Allen AJ, Perlmutter S, Dow S, Zamkoff J, Dubbert BK, Lougee L. Pediatric autoimmune neuropsychiatric disorders associated with streptococcal infections: Clinical description of the first 50 cases. Am J Psychiat. 1998;155:264–71.

Thomsen PH. Obsessive-compulsive disorder in children and adolescents: A study of parental psychopathology and precipitating events in 20 consecutive Danish cases. Psychopathology. 1995;28:161–7.

Toro J, Cervera M, Osejo E, Salamero M. Obsessive-compulsive disorder in childhood and adolescence: A clinical study. J Child Psychol Psychiat. 1992;33:1025–37.

Turner SM, Beidel D. Treating obsessive-compulsive disorder. New York: Pergamon; 1988.

Valleni-Basile LA, Garrison CZ, Jackson KL, Waller JL, McKeown RE, Addy CL, Cuffe SP. Frequency of obsessive-compulsive disorder in a community sample of young adolescents. J Am Acad Child Adol Psychiat. 1994;33:782–91.

Weltgesundheitsorganisation. Internationale Klassifikation psychischer Störungen (ICD-10), Kapitel V (F): Diagnostische Kriterien für Forschung und Praxis. 3. Aufl. Bern: Huber; 2004.

Weltgesundheitsorganisation. Internationale Klassifikation psychischer Störungen (ICD-10), Kapitel V (F): Klinisch-diagnostische Leitlinien. 5. Aufl. Bern: Huber; 2005.

Wewetzer C. Pharmakotherapie der Zwangsstörung bei Kindern und Jugendlichen. In: Wewetzer C, ed. Zwänge bei Kindern und Jugendlichen. Göttingen: Hogrefe, 2004:108–17.

Zohar AH, Ratzoni G, Pauls DL et al. An epidemiological study of obsessive-compulsive disorder and related disorders in Israeli adolescents. J Am Acad Child Adol Psychiat. 1992;31:1057–61.

Prüfungsfragen

1. Wie werden Zwangsgedanken definiert?
2. Wie werden Zwangshandlungen definiert?
3. Wie unterscheiden sich Zwangsstörungen von zwanghaften Persönlichkeitsstörungen?
4. Welche sind die häufigsten Zwangsgedanken und die häufigsten Zwangshandlungen im Kindes- und Jugendalter?
5. Wie lassen sich Zwangshandlungen differenzialdiagnostisch von Tics, Stereotypien und automutilativen Handlungen abgrenzen?
6. Wie lassen sich Zwangsgedanken differenzialdiagnostisch von Wahnphänomenen abgrenzen?
7. Welches sind die häufigsten komorbiden Störungen bei Kindern und Jugendlichen mit Zwangsstörungen?
8. Welche Befunde weisen auf biologische Faktoren bei der Entwicklung von Zwangsstörungen hin?
9. Wie wird die Entstehung und Aufrechterhaltung von Zwängen in verhaltenstheoretischen Modellen erklärt?
10. Welche Behandlungsansätze haben sich bei Zwangsstörungen als wirkungsvoll erwiesen?
11. Beschreiben Sie die wichtigsten familienzentrierten Interventionen zur Verminderung von Zwangsstörungen.
12. Was versteht man unter „Exposition plus Reaktionsverhinderung“?
13. Welche Effektivität haben verhaltenstherapeutische Verfahren bei der Behandlung von Zwangsstörungen?

18 Depressive Störungen

P. Rossmann

Fallvignette

Pia, zwölf Jahre, besucht die fünfte Schulstufe eines Gymnasiums. Ihre Mutter, eine 45-jährige, ausgebildete Krankenschwester, wandte sich an eine Psychologin, weil Pias Schulleistungen im laufenden Schuljahr sehr schlecht waren und sie im Halbjahreszeugnis in fast allen Fächern negativ beurteilt worden war. Die Mutter berichtete außerdem, dass Pia, die ihr einziges Kind sei, meist einen gedrückten, traurigen Eindruck mache, schlechten Appetit zeige und oft wegen geringfügiger Anlässe zu weinen beginne. Die Familie lebt in einem eigenen Einfamilienhaus am Rande einer größeren Stadt. Der Vater ist Techniker, die Mutter konnte seit mehr als vier Jahren keiner außerhäuslichen Berufstätigkeit nachgehen, weil sie ihren bettlägerigen Vater im Haus der Familie pflegt. Diese Aufgabe, so sagt sie, nehme sie sehr in Anspruch und bestimme ihren ganzen Tagesablauf. Sie sei sehr erschöpft und habe für andere Aspekte ihres Lebens keine Kraft mehr. Besonders nachts, wo die Atmung des alten Herrn erschreckend unregelmäßig sei, bestehe nach ihrer Einschätzung im Falle möglicher Komplikationen hohe Erstickungsgefahr, weshalb sie seit Jahren im Zimmer des Großvaters schlafe. Pia teile seitdem mit ihrem Vater das Ehebett. Ihr Mann sei beruflich sehr erfolgreich und verdiene gut, arbeite aber auch hart, weshalb er wenig Zeit für sie und die Familie habe. Pia habe wenig außerfamiliäre Kontakte und beschäftige sich lieber mit Fernsehen und Handarbeiten. Besondere Sorge machte der Mutter neben den schlechten Schulleistungen Pias offensichtlicher Appetitmangel. Ihre Tochter esse, abgesehen von einem morgendlichen Fläschchen mit Babynahrung, den ganzen Tag über praktisch nichts und sei erschreckend dünn. Im weiteren Verlauf der Gespräche berichtete sie von massiven ehelichen und familiären Beziehungsproblemen, die nie wirklich angesprochen oder gar ausgetragen worden waren, sowie von einer weitgehenden Infantilisierung Pias, die zuhause offensichtlich ihr Heil im möglichst langen Verbleib in der Kinderrolle suchte. Der Vater schließlich war von seinem Beruf viel zu sehr in Anspruch genommen, um sich mit Problemen dieser Art beschäftigen zu wollen. Er fand auch keine Zeit, je zur Beratung mitzukommen.

Im Gespräch mit der noch sehr kindlich wirkenden Pia wurden die Berichte der Mutter weitgehend bestätigt. Pia war in der Schule, abgesehen von ihren Schulleistungsproblemen, recht unauffällig. In der Klasse verhielt sie sich angepasst, still und zurückgezogen, hatte wenig Kontakt mit ihren Mitschülern und auch keine „beste Freundin". Sie sprach im Unterricht wenig, und wenn, dann nichts über sich selbst. Auffällig an ihrem Auftreten war ein etwas zu kindlicher Sprechstil, der sich aber recht gut in ihren kindlichen Gesamteindruck fügte. Ihr offensichtliches Bemühen, es möglichst allen recht zu machen, stand in einem merkwürdigen Gegensatz zu ihrer Unfähigkeit, die an sie gestellten schulischen Anforderungen zu bewältigen. Zuhause hatte sie weder einen fixen Arbeitsplatz noch geregelte Lernzeiten. Sie erzählte, dass sie zwar ein eigenes Zimmer habe, es aber praktisch nicht nütze, weil sie sich zu Hause ohnehin überall niederlassen könne. Durch die dauernden Misserfolge, so meinte sie, sei sie aber schon so entmutigt, dass sie sich beim Lernen gar nicht mehr richtig konzentrieren könne und sich selbst auch nichts mehr zutraue. Weder Mutter noch Vater kümmerten sich um ihre schulischen Belange. Wenn sie von der Schule nach Hause komme, fühle sie sich meist ausgesprochen müde und energielos. Freundinnen habe sie in der Gegend keine. Den Rest des Tages verbringe sie üblicherweise zu Hause, und zwar meist mit Fernsehen. Dies sei in den letzten Jahren im Wesentlichen immer so gewesen, es habe jedenfalls im Laufe der letzten Zeit keine berichtenswerte Veränderung ihres Befindens, Verhaltens oder sonstiger Aspekte ihres Lebens gegeben.

Diagnose: Dysthyme Störung. Depressionstest für Kinder (DTK): Skala „Dysphorie/Selbstwertprobleme“: Prozentrang 97; Skala „Agitiertes Verhalten“: Prozentrang 58; Skala „Müdigkeit/autonome Reaktionen“: Prozentrang 94.

Die Interventionen, die sich insgesamt über den Zeitraum von vier Monaten erstreckten, bestanden aus einer Kombination folgender **Maßnahmen und Empfehlungen:**

Für die Mutter: Regelmäßige Gespräche mit der Mutter zur Bearbeitung ihrer Probleme bzgl. ihrer Partnerschaft und ihres sozialen Lebens. Ermutigung zur Inanspruchnahme zweier professioneller Pflegepersonen, die den Nachtdienst und auch tagsüber die Betreuung des bettlägerigen Großvaters jeweils für die Hälfte des Tages übernahmen. Dies konnte, erleichtert durch das relativ hohe Familieneinkommen, in kurzer Zeit organisiert werden und führte zu einer massiven Entlastung der Mutter. Ermutigung zur Planung verstärkender Aktivitäten in den so plötzlich gewonnenen freien Zeiten, was zu Beginn der Beratung hauptsächlich auf die Planung von Erholungsaktivitäten hinauslief. Ermutigung zu jeder Art von sozialen und gemeinsamen familiären Aktivitäten. Angebot von Familien- und/oder Paartherapie, welches wegen der ablehnenden Haltung des Vaters vorerst nicht in Anspruch genommen wurde. Ermutigung der Mutter zur Rückkehr ins eheliche Schlafzimmer und Durchsetzung des Umzugs Pias in ihr eigenes Zimmer. Der Mutter wurde auch empfohlen, Pias morgendliches Fläschchen mit Babynahrung durch ein altersadäquates Frühstück zu ersetzen.

Für Pia: Systematische Lernhilfe durch eine Lernbetreuerin, wobei besonders auf den Aufbau von Lernkompetenzen und -strategien geachtet wurde. Dazu zählten auch die Schaffung von geeigneten Rahmenbedingungen in räumlicher, zeitlicher und organisatorischer Hinsicht und der Einsatz von Verstärkungsplänen zur Belohnung der Erreichung angestrebter Teilziele. Die anfängliche Fremdkontrolle wurde in einem systematischen Selbstkontrolltraining zunehmend Pia selbst übertragen. Kognitiv-behaviorale Interventionen: Die Inhalte der kindbezogenen Lektionen des Therapieprogramms von Stark et al. (1994) wurden mit Pia im Zeitraum von zwölf Wochen erarbeitet, wobei besonderer Wert auf die Vermittlung der Zusammenhänge zwischen Verhalten, Kognition und Befinden sowie auf den Erwerb altersadäquater sozialer Fertigkeiten gelegt wurde. Damit im Zusammenhang stand die Ermutigung zur Durchführung sozialer Aktivitäten (Einladen von Schulfreundinnen nach Hause, Annehmen von entsprechenden Gegeneinladungen, gemeinsamer Besuch von Konzerten beliebter Teenie-Bands).

Katamnese nach sechs Monaten: Deutliche Verbesserung der Schulleistungen Pias, lediglich eine Nachprüfung in Mathematik war nicht zu verhindern gewesen. Wesentliche Verbesserung ihres Befindens, DTK-Werte im Durchschnittsbereich. Außerdem deutliche Verbesserung des Aussehens, des Befindens und Veränderung des Lebensstils von Pias Mutter. Pias Vater vermied weiterhin jeden Kontakt zur Therapeutin.

Erscheinungsbild und Diagnostik

Die *Hauptsymptome* depressiver Störungen bei Kindern und Jugendlichen sind gedrückte oder gereizte Stimmung, Interessenverlust, Freudlosigkeit, Müdigkeit und Energiemangel. Oft treten auch Selbstwertprobleme, Schuldgefühle, Schlafstörungen, Konzentrationsprobleme, psychomotorische Unruhe oder Verlangsamung, verminderter oder gesteigerter Appetit, Gewichtsverlust oder Gewichtszunahme, Suizidgedanken und Suizidhandlungen auf.

Nach den derzeit gängigen psychiatrischen *Klassifikationssystemen* wird ein depressives Zustandsbild von hinreichender Schwere und mindestens 2-wöchiger Dauer als „depressive Episode“ (ICD-10) oder „Episode einer Major Depression“ (DSM-IV) betrachtet, wenn ausgeschlossen werden kann, dass die Symptome auf die direkte körperliche Wirkung einer Droge, auf eine organmedizinische Erkrankung, auf eine andere psychische Störung oder einfach auf Trauer zurückzuführen sind. Bei wiederholtem Auftreten depressiver Episoden wird von einer „rezidivierenden depressiven Störung“ (ICD-10) bzw. einer „Major Depression, rezidivierend“ (DSM-IV) gesprochen. Die verwendeten diagnostischen Kriterien sind für Kinder, Jugendliche und Erwachsene weitgehend gleich. Kleinere Unterschiede beziehen sich nur auf einige entwicklungsspezifische Besonderheiten.

In beiden Klassifikationssystemen ist eine Reihe von *Zusatzkodierungen* bzgl. des Schweregrades und der Zugehörigkeit zu Subtypen möglich. Neben diesen auf der Basis des Auftretens depressiver Episoden zu diagnostizierenden Störungen werden auch leichtere, dafür aber jahrelang (bei Kindern und Jugendlichen mindestens ein Jahr) anhaltende chronische Verstimmungszustände beschrieben, die als „Dysthymia" (ICD-10) bzw. als „dysthyme Störung" (DSM-IV) bezeichnet werden.

Manisch-depressive Störungsbilder, also solche, die auch Stimmungswechsel zur gehobenen Stimmung hin beinhalten, werden als „bipolare Störungen" bezeichnet und als eigene Kategorie affektiver Störungen betrachtet, die sich nicht nur im klinischen Bild, sondern auch im Hinblick auf epidemiologische, ätiologische und therapeutische Aspekte von den unipolaren depressiven Störungen unterscheidet (vgl. American Academy 2007). Auf bipolare Störungen wird in diesem Kapitel nicht eingegangen.

Die auf operationalen Diagnosekriterien beruhenden Klassifikationsansätze haben zu einem verstärkten Interesse an strukturierten klinischen *Interviewverfahren* geführt. Als Hilfsmittel zur kategorialen Diagnostik depressiver Störungen bei Kindern und Jugendlichen nach den Kriterien von ICD-10 und DSM-IV sind insbesondere das *Diagnostische Interview bei psychischen Störungen im Kindes und Jugendalter* (Kinder-DIPS) von Unnewehr et al. (1995), das *Psychopathologische Befund-System für Kinder und Jugendliche* (CASCAP-D) von Döpfner et al. (1999) sowie die entsprechenden Checklisten, Selbst- und Fremdbeurteilungsbögen aus dem *Diagnostiksystem für psychische Störungen im Kindes- und Jugendalter* (DISYPS-KJ) von Döpfner und Lehmkuhl (2000) zu nennen.

Zur testpsychologischen Beurteilung des Schweregrades depressiver Verstimmungszustände im Sinne einer dimensionalen Diagnostik liegen zwei normierte *Fragebogentests* vor, nämlich das *Depressionsinventar für Kinder und Jugendliche* (DIKJ) von Stiensmeier-Pelster et al. (2000) und der *Depressionstest für Kinder* (DTK) von Rossmann (2005). Bei Jugendlichen bietet sich auch die Anwendung diagnostischer Verfahren aus dem Erwachsenenbereich an.

Im Zusammenhang mit der Erfassung und Erforschung von Depressionen bei Kindern und Jugendlichen ist es durchaus diskutierenswert, ob ein kategorialer Ansatz oder eine dimensionale Betrachtungsweise dem Phänomen eher angemessen ist (vgl. Hankin et al. 2005). Unabhängig davon ist aber festzustellen, dass die *Übereinstimmung zwischen den Informationen*, die bei der getrennten Befragung von Kindern/Jugendlichen und ihren Eltern erhalten werden, in Bezug auf affektive Symptome ausgesprochen schwach ist. Offensichtlich können die Eltern die Befindlichkeit ihrer Kinder nur schwer einschätzen und unterschätzen i. d. R. die depressive Symptomatik ihrer Kinder. In Bezug auf konkrete Verhaltensauffälligkeiten dürften jedoch die Eltern und andere Bezugspersonen verlässlichere Informanten sein als die Kinder selbst. Umso wichtiger ist es, im diagnostischen Prozess sowohl die Selbstbeurteilungen der Kinder wie auch Fremdbeurteilungen durch andere zu berücksichtigen.

Prävalenz und Verlauf

Im *Kleinkind- und Vorschulalter* werden depressive Störungen sehr selten und meist nur bei extremer Milieubelastung im Zusammenhang mit Vernachlässigung und Kindesmisshandlung beobachtet. In unausgelesenen Stichproben liegen die Punktprävalenzen für eine Major Depression um 0,3 %, und auch in kinderpsychiatrischen Patientenkollektiven werden in dieser Altersgruppe Raten unter 1 % gefunden. Allerdings wird von Klinikern immer wieder darauf hingewiesen, dass sich die Symptome depressiver Störungen bei Kindern oft *in maskierter Form* zeigen (beispielsweise in Form von Kopfschmerzen, Bauchschmerzen, Einnässen, Einkoten, selbststimulierendem Verhalten wie Daumenlutschen und genitalen Manipulationen usw.), weshalb die Anwendung von diagnostischen Kriterien, die eigentlich für das Erwachsenenalter entwickelt wurden, zur Unterschätzung der Prävalenz führen könnte.

Im *Schulalter* werden in unausgelesenen Stichproben Punktprävalenzen von etwa 2 % für eine Major Depression und etwa 1 % für eine dysthyme Störung gefunden. Die Mädchen sind unter den depressiven Kindern dieser Altersgruppe noch nicht in der Überzahl, in einigen Studien wurde sogar ein Überwiegen der Jungen gefunden.

Im *Jugendalter* liegen die Punktprävalenzen für eine Major Depression in unausgelesenen Stichproben bereits um 5 % und für eine dysthyme Störung bei 3 %, womit sich die Raten nicht mehr von den im Erwachsenenalter gefundenen unterscheiden. In dieser Altersgruppe ist auch erstmalig das aus dem Erwachsenenbereich bekannte Überwiegen von Frauen unter Personen mit depressiven Störungen zu beobachten. Die Lebenszeitprävalenzen liegen gegen Ende der Adoleszenz bereits bei etwa 20%.

Einige der vorliegenden *epidemiologischen Daten* sprechen dafür, dass in westlichen Industrienationen in den heute jüngeren Geburtskohorten depressive Störungen mit höherer Lebenszeitprävalenz und mit einem früheren Erstmanifestationsalter auftreten als dies in älteren Geburtskohorten der Fall war (z.B. Kessler et al. 2001). Die Gründe dafür liegen noch weitgehend im Dunkeln. Zum Teil scheint dieser Effekt allerdings als Artefakt der retrospektiven Befragung unterschiedlicher Alterskohorten erklärbar zu sein (Costello et al. 2006).

Die mediane *Dauer einer Episode* einer Major Depression dürfte in der Kindheit mit etwa sechs Monaten etwas kürzer sein als im Erwachsenenalter. Bei 90% der Betroffenen kommt es innerhalb von zwei Jahren wenigstens einmal zu einer vollständigen Remission. Bei einer dysthymen Störung dauert es i.d.R. mehrere Jahre, bis ein symptomfreier Zeitraum erreicht ist. Depressive Störungen bei Kindern und Jugendlichen nehmen häufig einen *rezidivierenden Verlauf*. Bei fast drei Vierteln der betroffenen Kinder ist innerhalb von fünf Jahren bereits ein weiteres Mal eine depressive Störung festzustellen. Das Auftreten depressiver Störungen in der Kindheit erhöht die Wahrscheinlichkeit des Auftretens von Depressionen im Jugendalter, und dies steigert wiederum deutlich das Depressionsrisiko im Erwachsenenalter. Auch das Suizidrisiko der Betroffenen ist erhöht (vgl. Rossmann u. Reicher 2008).

Komorbidität

Zwischen 60% und 80% der depressiven Kinder und Jugendlichen erfüllen auch die Kriterien für mindestens eine weitere psychische Störung. Die am häufigsten auftretenden komorbiden Störungen sind *Angststörungen* einschließlich *Zwangsstörungen*. Fast gleich häufig finden sich auch expansive *Verhaltensstörungen*. Bei depressiven Kindern finden sich nicht selten auch hyperkinetische Störungen; bei depressiven Jugendlichen ist eine erhöhte Wahrscheinlichkeit für komorbide Alkohol- und Drogenprobleme sowie für *Essstörungen* festzustellen. Die Problematik depressiver Kinder und Jugendlicher kann durch das Vorliegen komorbider Störungen massiv verschärft werden. In der Mehrzahl der Fälle geht die komorbide Störung der Depression voraus. Dies trifft insbesondere für die Angststörungen zu, die somit auch als Risikofaktor für die Entstehung depressiver Störungen betrachtet werden müssen (vgl. Kessler et al. 2001).

Nicht selten erfüllt eine Person sowohl die Kriterien für eine Major Depression wie auch die Kriterien für eine dysthyme Störung. Wenn die dysthyme Störung vor der Major Depression bestanden hat, kann angenommen werden, dass die dysthyme Störung von einer Major Depression „überlagert" wird. In diesem Fall werden im Rahmen des kategorialen Ansatzes beide Diagnosen gestellt (*double depression*).

Genese

Die Genese depressiver Störungen wird als *multifaktorieller Prozess* betrachtet, an dem biologische und psychologische Vulnerabilitäten, Stressoren und protektive Faktoren beteiligt sind. Das komplexe Zusammenwirken dieser Faktoren, das im Übrigen noch keineswegs hinreichend erforscht ist, beeinflusst die Befindlichkeit und kann, so wird nach bio-psycho-sozialen Modellen der Depressionsgenese angenommen, über eine Beeinträchtigung psychobiologischer Regulationsmechanismen in eine gemeinsame Endstrecke klinisch depressiver Syndrome führen.

Eine einheitliche Theorie der Ätiologie depressiver Störungen liegt jedoch derzeit weder für das Erwachsenenalter noch für das Kindes- und Jugendalter vor. In weitgehender Übereinstimmung sind aber die Modelle zur Depressionsgenese als *Diathese-Stress-Modelle* formuliert (vgl. Ihle et al. 2005). Der Einfluss von Stressoren wird dabei nicht statisch gesehen, sondern als komplexe Interaktion mit Einflussgrößen, die die Wirkung der Stressoren verstärken oder abmildern können.

In der Folge sollen einige der Prädispositionen, Vulnerabilitäten, Umfeldbedingungen und protektiven Faktoren skizziert werden, die in diesem Zusammenhang im Rahmen der empirisch-psychologischen Forschung Beachtung gefunden haben (vgl. Garber 2006, Ihle et al. 2004).

Genetische Prädispositionen

In vielen Familienstudien wurde ein gehäuftes Auftreten depressiver Störungen bei Eltern und Verwandten von Kindern und Jugendlichen mit einer Major Depression festgestellt. Auch das erhöhte Depressionsrisiko von Kindern aus Familien mit depressiven Elternteilen ist durch viele empirische Arbeiten belegt. Durch Familienstudien ist allerdings das relative Gewicht genetischer Faktoren nicht genauer bestimmbar, da das Aufwachsen in einem psychopathologisch belasteten familiären Umfeld natürlich auch einen chronischen Belastungsfaktor darstellt und außerdem die Möglichkeit für eine „soziale Transmission" depressiven Verhaltens durch Erziehungs- und Lernprozesse besteht. Die in diesem Zusammenhang durchgeführten Zwillingsstudien erbrachten jedoch recht klare Hinweise darauf, dass das Auftreten einer depressiven Symptomatik im Kindes- und Jugendalter auch von genetischen Faktoren mitbestimmt wird (Thapar u. Rice 2006).

Neurobiologische Dysfunktionen

In einer Reihe von neurobiologischen Studien an depressiven Kindern und Jugendlichen wurden Ähnlichkeiten, aber auch deutliche Unterschiede zu den Verhältnissen bei Erwachsenen festgestellt. So konnten beispielsweise bei erwachsenen Depressiven *Dysregulationen* zentraler *adrenerger, cholinerger und serotonerger Transmittersysteme* gefunden werden. Depressive Kinder und Jugendliche zeigen hauptsächlich *serotonerge Auffälligkeiten*. In diesem Zusammenhang wird auch auf ihr relativ gutes Ansprechen auf die Verabreichung von selektiven Serotonin-Wiederaufnahmehemmern und die schlechte therapeutische Wirksamkeit von trizyklischen Antidepressiva hingewiesen.

Im Gegensatz zu der bei depressiven Erwachsenen gefundenen *Verminderung der Ausschüttung von Wachstumshormon* (GH) während der ersten Stunden des Nachtschlafes wurde bei depressiven Kindern und Jugendlichen eher eine Erhöhung der GH-Ausschüttung während der Nachtstunden beobachtet. Jedoch gibt es auch bei Kindern, ähnlich wie bei Erwachsenen, eine Reihe von pharmakologischen Provokationstests, mittels derer die GH-Ausschüttung bei Depressiven, nicht aber bei Kontrollpersonen unterdrückt werden kann. Bei Jugendlichen ist die Befundlage dagegen noch eher unklar.

Bei depressiven Erwachsenen wird oft eine im Vergleich zu Nichtdepressiven *erhöhte basale Cortisolsekretion* beobachtet, die auch durch die Gabe von Dexamethason kaum unterdrückt werden kann. Diesbezüglich zeigten sich bei Studien mit Kindern und Jugendlichen sehr inkonsistente Ergebnisse. Recht schwach fallen auch die Sensitivität und die Spezifität des Dexamethason-Suppressionstests aus.

Auch die in Schlaflaborstudien bei erwachsenen Depressiven relativ konsistent gefundenen, *polysomnografischen Auffälligkeiten* konnten bei depressiven Kindern und Jugendlichen nicht in konsistenter Weise beobachtet werden. Am ehesten zeichnet sich noch ein Trend zu einer Verkürzung der REM-Latenzen ab.

Insgesamt verdichten sich die Hinweise darauf, dass sich das depressive Geschehen im Laufe der Entwicklung auf sich verändernde Art und Weise neurobiologisch widerspiegelt. Dabei ist es schwer zu beurteilen, ob die jeweils festzustellenden *neurobiologischen Auffälligkeiten* als Ursache oder als Folge depressiver Störungen zu betrachten sind. Daher wird – auch mithilfe neuer bildgebender Verfahren und molekulargenetischer Methoden – nach biologischen *Trait Markern* für das Vorliegen einer Vulnerabilität gesucht. Darunter sind Auffälligkeiten zu verstehen, die bereits vor der Entwicklung einer depressiven Störung festgestellt werden können und die sich in prospektiven Untersuchungen als valide Prädiktoren erweisen (vgl. Zalsman et al. 2006).

Kognitive Dysfunktionen

Die Forschung zu kognitiven Dysfunktionen Depressiver wurde von der Annahme „kognitiver" Theoretiker angeregt, dass Prozesse der Wahrnehmung, des Denkens und Schlussfolgerns die Entstehung und Aufrechterhaltung von Depressionen bedingen oder mitbedingen können. Nach dem bekannten Ansatz von Beck et al. (vgl. Harrington 2001) wird angenommen, dass Depressive *ungünstige kognitive Schemata*, z.B. unhinterfragte Grundannahmen, aufweisen, welche speziell in Stresssituationen aktiviert werden und dann i.S. automatischer Gedanken zu einer ins Negative verzerrten Sicht der Welt, der eigenen Person und der Zukunft führen. Dies konnte in einer Reihe empirischer Arbeiten auch bei depressiven Kindern und Jugendlichen gezeigt werden (Kaslow et al. 2000). Noch keineswegs endgültig geklärt ist allerdings die Frage, ob die festgestellten Auffälligkeiten Ursache, Symptom oder Folge depressiver

Störungen sind und inwieweit sie auch bei anderen psychischen Störungen auftreten.

Auch im Rahmen der Weiterentwicklungen des *Konzeptes der gelernten Hilflosigkeit* werden kognitive Prozesse als an der Depressionsentstehung beteiligte Faktoren betrachtet (Seligman u. Peterson 1986). Wiederholtes Erleben von Hilflosigkeit, so wird dabei angenommen, also die Erfahrung, persönlich bedeutsame negative Ereignisse nicht durch das eigene Verhalten kontrollieren zu können, kann zur Entwicklung von Hoffnungslosigkeit und zu depressiven Zuständen führen, und zwar besonders dann, wenn die Betroffenen geneigt sind, sich die Schuld für das Auftreten der unerfreulichen Ereignisse selbst zuzuschreiben (internale Attribution) und allgemeine (globale Attribution) und in Bezug auf zukünftige Ereignisse zeitlich stabile Misserfolgserwartungen (stabile Attribution) zu entwickeln, was als depressiogener Explanationsstil betrachtet wird. In empirischen Studien zeigt sich relativ konsistent, dass depressive Kinder und Jugendliche bei der Erklärung des Zustandekommens negativer Ereignisse zu genau diesen Mustern tendieren (Kaslow et al. 2000). Allerdings kann auf der Basis solcher Querschnittdaten nicht geklärt werden, ob die beobachteten Auffälligkeiten Ursache oder Symptome depressiver Störungen sind. Die Ergebnisse einiger Längsschnittstudien in quasi-experimentellen Designs sprechen zwar für die ätiologische Signifikanz des Explanationsstils, es handelt sich dabei bislang aber hauptsächlich um Analogiestudien im subklinischen Bereich.

Defizite in Bezug auf Verhalten und Selbstkontrollprozesse

Verhaltenspsychologische Modelle der Entstehung depressiver Störungen (vgl. Lewinsohn u. Gotlib 1995) beruhen auf der Annahme, dass eine Depression gewisse Ähnlichkeiten mit den psychologischen Vorgängen bei der *Extinktion ursprünglich positiv verstärkten Verhaltens* aufweist. Eine reduzierte Rate oder reduzierte Wirksamkeit positiver Verstärker führt zu einer reduzierten Rate ursprünglich verstärkten Verhaltens und gleichzeitig auch zu spezifischen Beeinträchtigungen von Motivation und Stimmung. Die so bewirkte Verhaltensreduktion vermindert ihrerseits wieder die Wahrscheinlichkeit, positive Verstärker zu erlangen. Dies kann in einen Teufelskreis von Stimmungsbeeinträchtigung und weiterer Verhaltensreduktion führen, aus dem sich die Betroffenen nur noch schwer selbst befreien können. Die auftretende depressive Verstimmung kann durch kurzfristige Aufmerksamkeit und Zuwendung seitens wichtiger Kontaktpersonen noch zusätzlich verstärkt werden. Am Zustandekommen solcher Prozesse können sowohl ungünstige Umweltgegebenheiten wie auch ungünstige Verhaltensmerkmale der Betroffenen beteiligt sein. Verhaltensdefizite in Bezug auf soziale Fertigkeiten werden dabei als besonders wichtige Faktoren angesehen. Auch bei depressiven Kindern und Jugendlichen konnten in einer Reihe von empirischen Studien dysfunktionale Verhaltenstendenzen und problematische soziale Beziehungen mit Eltern, Geschwistern, Gleichaltrigen und Lehrern belegt werden. Einiges spricht dafür, dass zwischen sozialer Dysfunktion und depressiver Verstimmung kausale Zusammenhänge in beiden Richtungen bestehen.

Im *Selbstkontroll-Modell* von Rehm (1977) wird davon ausgegangen, dass bei der Entwicklung von depressiven Störungen Defizite der Betroffenen in Bezug auf Selbstbeobachtung, Selbstbewertung und Selbstverstärkung eine wichtige Rolle spielen. Depressive neigen demnach dazu, ihre Aufmerksamkeit selektiv auf ungünstige Ereignisse oder Leistungen zu lenken, sich an unangemessen strengen Standards zu messen und folglich wenig Selbstbelohnung, aber viel Selbstbestrafung zu zeigen.

Persönlichkeitsmerkmale

Bei der Suche nach psychologischen Vulnerabilitätsfaktoren für die Entwicklung depressiver Störungen haben auch Persönlichkeitsmerkmale, beispielsweise Neurotizismus, interpersonelle Dependenz oder Selbstwertschätzung, relativ große Aufmerksamkeit erhalten. Die Befundlage zeigt, dass auch bei Kindern und Jugendlichen Neurotizismus, Dependenz und Probleme der Selbstwertschätzung mit Depressivität korrelieren. Jedoch ist auch hier die Frage, ob es sich dabei um Antezedenzien, Symptome oder Folgen eines depressiven Zustandes handelt, noch nicht schlüssig zu beantworten. Auch die Frage nach der Spezifität einer eventuellen Prädisposition ist noch nicht hinreichend geklärt. Außerdem stammen die vergleichsweise wenigen einschlägigen empirischen Studien wiederum hauptsächlich aus dem subklinischen Bereich (z.B. Kuyken et al. 2006, Steinhausen et al. 2007).

Psychische Störungen der Eltern

In empirischen Arbeiten zeigt sich oft, dass das Auftreten depressiver Störungen bei Kindern mit dem Vorliegen psychischer Störungen bei den Eltern in einem Zusammenhang steht. Besonders Kinder aus Familien mit einem depressiven Elternteil weisen ein *vielfach erhöhtes Risiko* auf, ihrerseits bereits im Laufe ihrer Kindheit und Jugend depressive Störungen zu entwickeln (vgl. Mattejat 2002, Wolke u. Kurstjens 2002).

Neben dem Einfluss genetischer Effekte darf dabei nicht außer Acht gelassen werden, dass psychisch gestörte Eltern chronische Stressoren im Leben ihrer Kinder darstellen und sich sowohl im Erziehungsverhalten wie auch in ihrer Erziehungskompetenz von klinisch unauffälligen Eltern unterscheiden. Darüber hinaus ist eine psychische Störung eines Elternteils häufig mit weiteren psychosozialen Belastungsfaktoren verknüpft, die ihrerseits wieder als Risikofaktoren für die kindliche Entwicklung zu betrachten sind wie beispielsweise chronische Eheprobleme, beeinträchtigte familiäre Beziehungen, mangelhafte soziale Unterstützung, soziale Isolation und ungünstigere ökonomische Lebensbedingungen.

Auch in diesem Bereich herrscht keine strenge Spezifität in Bezug auf die Übereinstimmung zwischen den bei Eltern und Kindern auftretenden psychischen Störungen. So finden sich bei den Eltern depressiver Kinder zwar gehäuft affektive Störungen, doch treten auch andere psychische Störungen und Probleme überzufällig häufig auf. Umgekehrt ist für die Nachkommen depressiver Eltern zwar das Depressionsrisiko besonders hoch, aber auch das Risiko für das Auftreten anderer psychischer Störungen ist erhöht.

Beeinträchtigte familiäre Beziehungen und elterliche Zurückweisung

Es ist eine empirisch gut abgesicherte Tatsache, dass Eheprobleme der Eltern und chronische familiäre Konflikte das Risiko für das Auftreten psychopathologischer Auffälligkeiten bei den Kindern erhöhen. Aber auch beeinträchtigte Eltern-Kind-Beziehungen im Sinne von mangelnder Akzeptanz und emotionaler Wärme werden von depressiven Kindern und Jugendlichen *überzufällig häufig* berichtet (z.B. Steinhausen et al. 2007). Mangelnde Akzeptanz und wahrgenommene elterliche Zurückweisung stellen für die betroffenen Kinder ungünstige Bindungserfahrungen dar und destabilisieren ihren Selbstwert. Die aus der wiederholten Konfrontation mit chronischen familiären Konflikten resultierenden, emotionalen Spannungs- und Erregungszustände können das Erlernen einer adäquaten Emotionsregulation erschweren, wodurch sich die Wahrscheinlichkeit für das Auftreten emotionaler und behavioraler Dysregulation weiter erhöht. Zusätzlich bietet auffälliges Verhalten (z.B. Toben, Schreien, Weinen) den Kindern bisweilen auch eine Möglichkeit, die Eskalation der Auseinandersetzungen in der Familie wenigstens kurzfristig zu unterbrechen, was zum Aufbau von Verhaltensauffälligkeiten durch negative Verstärkung führen kann. Dass die Wirkung elterlicher Verhaltensmodelle ebenfalls ins Kalkül zu ziehen ist, versteht sich von selbst.

Kritische Lebensereignisse und Stressoren

In allen Modellen der Depressionsgenese wird dem Auftreten belastender Lebensereignisse im Vorfeld depressiver Störungen eine *wesentliche Mitbeteiligung* zuerkannt. Die Forschung an Erwachsenen zeigt, dass speziell interpersonelle Verlust- und Separationsereignisse, aber auch soziale Rang- und Rollenverluste das Risiko für das Auftreten depressiver Störungen erhöhen. Ereignisse dieser Art werden auch von depressiven Kindern und Jugendlichen mit erhöhter Wahrscheinlichkeit berichtet, am häufigsten der Verlust eines Elternteils durch Tod, Scheidung oder Trennung. Darüber hinaus stehen auch ganz alltägliche negative Ereignisse und Belastungen in einem relativ engen Zusammenhang mit Depressivität (Seiffge-Krenke 2000).

Allerdings muss darauf hingewiesen werden, dass ein bestimmter Stressor weder ganz spezifisch nur das Auftreten depressiver Störungen bewirkt noch bei allen exponierten Personen den gleichen ungünstigen Einfluss haben muss. Vielmehr scheinen Menschen ganz unterschiedlich auf Belastungen zu reagieren, und zwar teilweise wiederum in Abhängigkeit von bestimmten Person- und Umfeldmerkmalen, die bei ihnen vorliegen (McMahon et al. 2003).

Im Übrigen geben die dazu vorliegenden, empirischen Daten auch Hinweise darauf, dass zwischen Stressoren und psychopathologischen Symptomen eine dynamische und reziproke Beziehung besteht. Stressoren fördern das Auftreten psychopathologischer Symptome und dies wiederum erhöht die Wahrscheinlichkeit für das Auftreten weiterer Stressoren, insbesondere im interpersonellen Bereich (z.B. Konflikte, Beziehungsprobleme, Zurückweisungen, Trennungen).

Strategien zur Problembewältigung

Die Fähigkeit auf Stressoren adäquat zu reagieren, hat einen nicht unerheblichen Einfluss auf die Befindlichkeit. Empirische Studien haben gezeigt, dass die Symptombelastung von Jugendlichen sogar in stärkerem Ausmaß von ihren *Strategien der Stressbewältigung beeinflusst* wird als von den Stressoren selbst (z.B. Seiffge-Krenke 2000).

Einige dieser Strategien scheinen sich bzgl. der Aufrechterhaltung der psychischen Gesundheit eher günstig und andere eher ungünstig auszuwirken. Der Einsatz von *Bewältigungsstrategien* wie Problemlösung, Suche nach sozialer Unterstützung und Ablenkung steht in einschlägigen Studien meist mit guter psychologischer Anpassung in Beziehung, während Strategien wie Rückzug und Vermeidung, Selbstbeschuldigung, Resignation, Aggression und gedankliche Weiterbeschäftigung mit dem Auftreten von internalisierenden (und externalisierenden) Problemen in Zusammenhang stehen (z.B. Hampel u. Petermann 2006).

In Bezug auf die von Kindern und Jugendlichen bevorzugt eingesetzten Bewältigungsstrategien sind auch *Alters- und Geschlechtseffekte* festzustellen. Im Jugendalter scheinen einige der ungünstigen Copingstrategien mit zunehmender Häufigkeit eingesetzt zu werden, und Mädchen tendieren in höherem Ausmaß als Jungen zur Suche nach sozialer Unterstützung, aber auch zu vermeidendem Coping und zum ausführlichen Besprechen ihrer Probleme. Sie neigen damit zu einer grüblerisch-ruminativen gedanklichen Weiterbeschäftigung mit ihrer Situation, was die Gefahr erhöht, durch Zentrierung der Aufmerksamkeit auf die eigene Stimmung die Beeinträchtigung der Befindlichkeit weiter zu verstärken und aufrecht zu erhalten. Von einigen Forschern wird angenommen, dass dies eine der Ursachen für die höheren Prävalenzraten für depressive Störungen bei Frauen und für die ab dem Jugendalter festzustellende erhöhte Depressionsanfälligkeit der Mädchen sein könnte (vgl. Hankin u. Abramson 2001, Nummer u. Seiffge-Krenke 2001).

Therapieansätze und Prognose

Medikamentöse Interventionen

Wie bei Erwachsenen wurden auch zur Behandlung depressiver Kinder und Jugendlicher nicht selten *trizyklische Antidepressiva* eingesetzt. In placebokontrollierten Doppelblindstudien hat sich allerdings gezeigt, dass die Wirksamkeit trizyklischer Antidepressiva in dieser Altersgruppe nicht über jene eines Placebos hinausgeht. Außerdem ist bei der Verabreichung dieser Substanzen an Kinder und Jugendliche mit der Gefahr ernster kardiotoxischer Nebenwirkungen zu rechnen. Von Todesfällen bei therapeutischer Dosierung wurde berichtet (z.B. Varley u. McClellan 1997).

Hinsichtlich der Wirksamkeit *selektiver Serotonin-Wiederaufnahmehemmer* (SSRI) bei der Behandlung depressiver Kinder und Jugendlicher gibt es ermutigende Ergebnisse von randomisierten kontrollierten Studien, jedoch wird – mit Ausnahme des Wirkstoffs Fluoxetin – gleichzeitig vor einer Steigerung der Suizidalität der damit Behandelten gewarnt.

Für andere in diesem Zusammenhang diskutierte Substanzen (z.B. Serotonin-Noradrenalin-Wiederaufnahmehemmer, Noradrenalin-Dopamin-Wiederaufnahmehemmer, MAO-Hemmer, Johanniskrautextrakte u.a.) liegen zzt. entweder keine überzeugenden Nachweise ihrer Effektivität oder überhaupt keine randomisierten kontrollierten klinischen Studien vor (Pössel u. Hautzinger 2006).

Beim derzeitigen Stand der Dinge sollte der Einsatz antidepressiver Medikation primär bei jenen depressiven Kindern und Jugendlichen in Erwägung gezogen werden, bei denen sich eine psychologische Intervention als unwirksam oder undurchführbar erwiesen hat.

Psychologische Therapieansätze

Die Vorgehensweise bei der psychologischen Behandlung depressiver Kinder und Jugendlicher orientiert sich in ihren Grundzügen an den oben dargestellten theoretischen Ansätzen und Ergebnissen der ätiologischen Forschung. Als Antwort auf die multifaktoriell bedingte Störung werden daher i. d. R. *multimodal konzipierte Interventionen* eingesetzt, wobei versucht wird, die Balance zwischen Risikofaktoren und Ressourcen zugunsten letzterer zu verschieben, indem bei den betroffenen Kindern selbst über die Ebene ihrer Kognitionen und ihres Verhaltens ihre Affektlage positiv beeinflusst werden und der Einfluss von Stressoren minimiert werden soll.

Darüber hinaus soll auch eine evtl. vorliegende *psychische Störung der Eltern* behandelt und die Beeinträchtigung der familiären Beziehungen therapeutisch angegangen werden. In diesem Zusammenhang werden hauptsächlich kognitiv-verhaltenstherapeutische Interventionen, Interpersonale Psychotherapie und familientherapeutische Interventionen empfohlen und eingesetzt.

Kindbezogene Interventionen

Kognitiv-behaviorale Interventionen für depressive Kinder und Jugendliche haben im Wesentlichen drei *Ziele*:

- Aufbau angenehmer Aktivitäten,
- Beseitigung spezifischer Verhaltensdefizite bzw. ungünstiger Verhaltensweisen,
- Veränderung dysfunktionaler Kognitionen.

Hierfür sind i. d. R. etwa 10–16 1–2-stündige Einzel- oder Gruppensitzungen vorzusehen. Eine Übersicht über bewährte Behandlungsprogramme aus der internationalen Fachliteratur bieten Ihle et al. (2004); Therapiemanuale in deutscher Sprache wurden von Harrington (2001) und von Ihle und Herrle (2003) publiziert.

Die aus verstärkungspsychologischen Ansätzen abzuleitenden Interventionen, die auf eine gezielte Planung und Einbeziehung *angenehmer und zielgerichteter Aktivitäten* in den Tagesablauf der Betroffenen abzielen, haben gewöhnlich einen unmittelbar stimmungsaufhellenden Effekt. Sie sind daher schon in der ersten Phase der Akutbehandlung einsetzbar. Durch Einsicht in die Zusammenhänge zwischen Aktivität und Befindlichkeit, durch Identifizieren von infrage kommenden, günstigen Aktivitäten und durch Erarbeitung konkreter strukturierter Tagespläne wird eine sehr wirksame Strategie zur Bewältigung und Vorbeugung depressiver Verstimmungszustände vermittelt. Aufmerksamkeit soll in diesem Zusammenhang auch der Anleitung zu Aktivitäten geschenkt werden, deren Bewältigung für die Kinder einen positiven Wert darstellen, beispielsweise die Bewältigung schulischer Hausaufgaben. Besonders beim Vorliegen von komorbiden Angststörungen oder expansiven Verhaltensstörungen stellt darüber hinaus die Vermittlung von Strategien zur Bewältigung von Angst und von Ärger, wobei auch Entspannungstechniken eingesetzt werden, eine wichtige Grundlage für die weiteren Therapieschritte dar.

In Bezug auf die *Bearbeitung von Verhaltensdefiziten* sind Trainingsprogramme zur Vermittlung sozialer Fertigkeiten in fast allen Therapieansätzen zur Behandlung depressiver Kinder und Jugendlicher zu finden, da diesen Fertigkeiten für das Erlangen positiver Verstärker in sozialen Situationen zentrale Bedeutung zugeschrieben wird. Nach ausführlicher Diagnostik, anhand derer die Ursachen, Quellen und Folgen sozialer Verhaltensdefizite identifiziert werden, folgt die Vermittlung der fehlenden Fertigkeiten in konkreten Trainingsschritten. Auch die Interpersonale Psychotherapie (nach Mufson et al. 1993) konzentriert sich ganz wesentlich auf den Umgang mit zwischenmenschlichen Problemen und auf die Förderung sozialer Kompetenzen.

Die *Arbeit an dysfunktionalen Kognitionen* ist vom Ansatz her weitgehend vergleichbar mit dem kognitiven Restrukturieren, welches für die Therapie von Erwachsenen entwickelt wurde, aber in einem altersentsprechenden Setting und mit altersgemäßen Methoden durchgeführt wird (z. B. Harrington 2001). Anhand der Analyse und Bearbeitung automatischer Gedanken und unhinterfragter Überzeugungen werden ungünstige kognitive Schemata identifiziert und die betroffenen Kinder und Jugendlichen auf Fehler in ihrer Informationsverarbeitung aufmerksam gemacht. Altersgemäße Varianten einer Selbstkontrolltherapie nach Rehm et al. (1987) dienen dazu, ungünstige Prozesse bei der Selbstbeobachtung, Selbstbewertung und Selbstverstärkung aufzudecken und die Angemessenheit der Standards zu überprüfen, an denen die Betroffenen sich bei ihrer Selbstbewertung orientieren. In Problemlösetrainings sollen allgemeine Strategien vermittelt werden, die erfahrungsgemäß bei der Lösung auftauchender Probleme hilfreich sind.

Zur Überprüfung der Effizienz kognitiv-behavioraler Interventionen und des Einsatzes Interpersonaler Therapie bei depressiven Kindern und Jugendlichen liegt bereits eine Reihe kontrollierter Studien vor, die überwiegend positive Ergebnisse erbracht haben. Die längerfristigen Therapieeffekte sind weniger gut belegt. Für eine Übersicht siehe Pössel und Hautzinger (2006), aber auch Weisz et al. (2006).

Elternbezogene Interventionen

Da das familiäre Umfeld an der Entstehung und Aufrechterhaltung depressiver Störungen bei Kindern und Jugendlichen meist nicht unbeteiligt ist, wird auch der Arbeit mit den Eltern eine gewisse Bedeutung zugemessen. Je jünger das betroffene Kind, desto wichtiger wird i. d. R. der *Einbezug der Eltern* in das Therapieprogramm sein, insbesondere dann, wenn es Hinweise darauf gibt, dass die Symptome des Kindes als Reaktion auf problematische Bedingungen in seinem unmittelbaren Umfeld interpretiert werden könnten.

Einen großen Stellenwert nehmen Bemühungen zur *Bewältigung psychischer Störungen und/oder Partnerschaftsprobleme* der Eltern ein. Wenn schwerwiegende Probleme dieser Art das Familienleben nachhaltig beeinflussen, sollte nach dem Aufbau einer tragfähigen Beziehung mit der Familie schrittweise damit begonnen werden, den betroffenen Eltern Einsicht in ihre eigene Behandlungsbedürftigkeit zu vermitteln.

Der zweite Ansatzpunkt in der Arbeit mit den Eltern ist ihr *Erziehungsverhalten*. Dieser Teil des Therapieangebotes soll den Eltern ermöglichen, ihre volle erzieherische Handlungsfähigkeit zu erlangen oder wiederzugewinnen. In aufeinander abgestimmten Schritten sollen die Eltern darin trainiert werden, Lob und positive Verstärkung für erwünschtes Verhalten als hauptsächliche Erziehungsmittel im Umgang mit ihren Kindern einzusetzen und Strafen oder Zwangsmaßnahmen gezielt durch positive Strategien zu ersetzen. Besonderes Augenmerk soll auf die Beseitigung destruktiver Eltern-Kind-Interaktionen gelegt werden.

Zur Wirksamkeit elternbezogener Interventionen bei der Behandlung depressiver Kinder und Jugendlicher liegt derzeit allerdings nur wenig Information vor.

Familienbezogene Interventionen

Im weitesten Sinne familientherapeutische Interventionen, die mit dem betroffenen Kind, seinen Eltern und Geschwistern durchgeführt werden, sind ebenfalls in einigen multimodalen Programmen zur Behandlung depressiver Kinder und Jugendlicher vorgesehen. Unabhängig von der theoretischen Orientierung, der ein konkretes familientherapeutisches Vorgehen zuzuordnen ist, herrscht in diesen Ansätzen weitgehende Übereinstimmung in Bezug auf die *Annahme*, dass die Depression eines Familienmitgliedes (des „Symptomträgers") Ausdruck einer allgemeineren Dysfunktion der Familie ist und auch umgekehrt die familiären Beziehungen nachhaltig belastet. Eine effiziente Behandlung dieser Probleme sollte daher auch in dem Kontext stattfinden, in dem sie entstanden sind und möglicherweise weiter aufrecht erhalten werden.

Die *Interventionen* zielen im Allgemeinen darauf ab, die Kommunikation zwischen den Familienmitgliedern zu verbessern, dysfunktionale, aufeinander bezogene Verhaltensmuster der Familienmitglieder zu verändern und Allianzen zu bearbeiten, durch die die Familienstruktur insgesamt ungünstig beeinflusst wird. Familienbezogene Interventionen werden eingesetzt, um einen direkten, offenen und ehrlichen Kommunikationsstil zwischen den Familienmitgliedern zu fördern und allen Beteiligten konkrete Strategien zur Bewältigung alltäglicher familiärer Meinungsverschiedenheiten zu vermitteln. Die Bearbeitung chronischer Konflikte zwischen Familienmitgliedern nimmt erwartungsgemäß einen relativ breiten Raum ein. Interaktionsmuster, die geeignet sind, die Depression des Patienten zu verstärken oder aufrecht zu erhalten, sollen mit allen zur Verfügung stehenden psychotherapeutischen Mitteln einer Veränderung zugeführt werden.

Die Ergebnisse der wenigen bislang vorliegenden randomisierten kontrollierten Studien zur Wirksamkeit familientherapeutischer Interventionen bei der Behandlung depressiver Kinder und Jugendlicher sind vielversprechend (von Sydow et al. 2006).

Prävention

Die Ansätze und Programme zur Prävention depressiver Störungen bei Kindern und Jugendlichen beruhen im Wesentlichen auf derselben Grundlage wie die oben besprochenen Therapiekonzepte und ähneln diesen daher im Aufbau sehr stark (vgl. Garber 2006, Ihle u. Herrle 2003, Pössel u. Hautzinger 2003). Im deutschen Sprachraum sind in diesem Zusammenhang besonders die *Präventionsprogramme* GO! von Junge et al. (2002) sowie LARS und LISA von Pössel et al. (2004) zu erwähnen. Aber auch Programme zur Stressbewältigung wie das *Stresspräventionstraining für Kinder im Grundschulalter* von Klein-Heßling und Lohaus (2000) oder das *Anti-Stress-Training für Kinder* von Hampel und Petermann (2003) vermitteln einige, in Bezug auf Depressionsvorbeugung höchst relevante Strategien. Die Evaluation der Effekte der Programme ist im Gange, die bislang vorliegenden Ergebnisse sind durchaus ermutigend.

Zusammenfassung

Depressive Störungen in Kindheit und Jugend manifestieren sich durch gedrückte oder gereizte Stimmung, Interessenverlust, Freudlosigkeit, Müdigkeit und Energiemangel, Selbstwertprobleme, Schuldgefühle, gestörten Schlaf und Appetit, psychomotorische Unruhe oder Verlangsamung, Konzentrationsprobleme, Suizidgedanken und -handlungen. Zu den depressiven Störungen wird neben den episodischen und rezidivierenden Depressionen auch die dysthyme Störung gezählt. Bipolare Störungen werden hingegen klar davon abgegrenzt. Bei depressiven Kindern und Jugendlichen ist mit hoher Wahrscheinlichkeit komorbid mindestens eine weitere psychische Störung zu beobachten, wobei in erster Linie Angststörungen und expansive Verhaltensstörungen zu nennen sind.

Die Prävalenz depressiver Störungen nimmt in Kindheit und Jugend mit dem Alter deutlich zu. Ab der Pubertät sind Mädchen wesentlich häufiger betroffen als Jungen.

Depressive Störungen scheinen über die letzten Jahrzehnte in allen Altersgruppen häufiger geworden zu sein. Depressive Störungen mit Beginn in Kindheit und Jugend tendieren zu einem rezidivierenden Verlauf bis ins Erwachsenenalter. Die Genese depressiver Störungen wird als multifaktorieller Prozess betrachtet. In diesem Zusammenhang finden insbesondere genetische Prädispositionen, neurobiologische und kognitive Dysfunktionen, Verhaltensdefizite, Persönlichkeitsmerkmale, kritische Lebensereignisse, psychische Störungen der Eltern, beeinträchtigte familiäre Beziehungen und ungünstige Problembewältigungsstrategien Beachtung. Bei der medikamentösen Behandlung depressiver Kinder und Jugendlicher entfalten trizyklische Antidepressiva keine über ein Placebo hinausgehende therapeutische Wirkung. Die Wirksamkeit selektiver Serotonin-Wiederaufnahmehemmer ist gut belegt, jedoch wird ihre Anwendung bei depressiven Kindern und Jugendlichen wegen einer möglichen Steigerung der Suizidalität der Behandelten kontrovers diskutiert. Zur Wirksamkeit anderer Psychopharmaka ist bislang noch wenig Information aus kontrollierten Studien vorhanden. Im Rahmen der psychologischen Behandlung werden kindbezogene, elternbezogene und familienbezogene Interventionen durchgeführt. Die kindbezogenen Interventionen bezwecken in erster Linie den Aufbau verstärkender Aktivitäten, die Beseitigung sozialer Verhaltensdefizite und die Veränderung dysfunktionaler Kognitionen. Die elternbezogenen Interventionen haben die Bewältigung psychischer Störungen und Probleme der Eltern sowie die Förderung ihrer Erziehungskompetenz zum Ziel. Familienbezogene Interventionen sollen die Kommunikation zwischen den Familienmitgliedern verbessern und dysfunktionale familiäre Prozesse verändern. Kontrollierte Evaluationsstudien zur Wirksamkeit psychologischer Interventionen liegen für viele der genannten Komponenten und Therapiepakete bereits vor.

Literatur

American Academy of Child and Adolescent Psychiatry. Practice parameters for the assessment and treatment of children and adolescents with bipolar disorder. Journal of the American Academy of Child and Adolescent Psychiatry. 2007;46:107–25.

Costello EJ, Erkanli A, Angold A. Is there an epidemic of child and adolescent depression? Journal of Child Psychology and Psychiatry. 2006;47:1263–71.

Döpfner M, Berner W, Flechtner H, Lehmkuhl G, Steinhausen HC. Psychopathologisches Befund-System für Kinder und Jugendliche (CASCAP-D). Göttingen: Hogrefe; 1999.

Döpfner M, Lehmkuhl G. Diagnostik-System für psychische Störungen im Kindes- und Jugendalter nach ICD-10/DSM-IV (DISYPS-KJ). 2. Aufl. Göttingen: Hogrefe; 2000.

Garber J. Depression in children and adolescents: Linking risk research and prevention. American Journal of Preventive Medicine. 2006;31:104–25.

Hampel P, Petermann F. Anti-Stress-Training für Kinder. 2. Aufl. Weinheim: Beltz; 2003.

Hampel P, Petermann F. Perceived stress, coping, and adjustment in adolescents. Journal of Adolescent Health. 2006;38:409–15.

Hankin BL, Abramson LY. Development of gender differences in depression: An elaborated cognitive vulnerability-transactional stress theory. Psychological Bulletin. 2001;127:773–96.
Hankin BL, Fraley RC, Lahey BB. Is depression best viewed as a continuum or discrete category? A taxometric analysis of childhood and adolescent depression in a population-based sample. Journal of Abnormal Psychology. 2005;114:96–110.
Harrington RC. Kognitive Verhaltenstherapie bei depressiven Kindern und Jugendlichen. Göttingen: Hogrefe; 2001.
Ihle W, Herrle J. Stimmungsprobleme bewältigen. Ein kognitiv-verhaltenstherapeutisches Gruppenprogramm zur Prävention, Behandlung und Rückfallprophylaxe depressiver Störungen im Jugendalter nach Clarke, Lewinsohn und Hops. Tübingen: dgvt-Verlag; 2003.
Ihle W, Ahle ME, Jahnke D, Esser G. Leitlinien zur Diagnostik und Psychotherapie von depressiven Störungen im Kindes- und Jugendalter: Ein evidenzbasierter Diskussionsvorschlag. Kindheit und Entwicklung. 2004;13:64–79.
Ihle W, Jahnke D, Esser G. Vulnerabilitäts-Stress-Modelle der Entstehung von Angst-, posttraumatischen Belastungs- und depressiven Störungen. In: Resch F, Schulte-Markwort M, eds. Kursbuch für integrative Kinder- und Jugendpsychotherapie. Weinheim: Beltz; 2005;104–14.
Junge J, Neumer SP, Manz R, Margraf J. Gesundheit und Optimismus. GO! Trainingsprogramm für Jugendliche. Weinheim: Beltz; 2002.
Kaslow NJ, Adamson LB, Collins MH. A developmental psychopathology perspective on the cognitive components of child and adolescent depression. In: Sameroff AJ, Lewis M, Miller SM, eds. Handbook of developmental psychopathology. New York: Plenum; 2000;491–510.
Kessler RC, Avenevoli S, Merikangas KR. Mood disorders in children and adolescents: An epidemiologic perspective. Biological Psychiatry. 2001;49:1002–14.
Klein-Heßling J, Lohaus A. Stresspräventionstraining für Kinder im Grundschulalter. 2. Aufl. Göttingen: Hogrefe; 2000.
Kuyken W, Watkins E, Holden E, Cook W. Rumination in adolescents at risk for depression. Journal of Affective Disorders. 2006;96:39–47.
Lewinsohn PM, Gotlib IH. Behavioral theory and treatment of depression. In: Beckham EE, Leber WR, eds. Handbook of depression. 2 nd ed. New York: Guilford Press; 1995;352–75.
McMahon SD, Grant KE, Compas, BE, Thurm, AE, Ey S. Stress and psychopathology in children and adolescents: Is there evidence of specificity? Journal of Child Psychology and Psychiatry. 2003;44:107–33.
Mattejat F. Kinder depressiver Eltern. In: Braun-Scharm H, ed. Depressionen und komorbide Störungen bei Kindern und Jugendlichen. Stuttgart: Wissenschaftliche Verlagsgesellschaft; 2002:231–45.
Mufson L, Moreau D, Weissman MM, Klerman GL. Interpersonal psychotherapy for depressed adolescents. New York: Guilford; 1993.
Nummer G, Seiffge-Krenke I. Können Unterschiede in Stresswahrnehmung und -bewältigung Geschlechtsunterschiede in der depressiven Symptombelastung bei Jugendlichen erklären? Zeitschrift für Kinder- und Jugendpsychiatrie und Psychotherapie. 2001;29:89–97.
Pössel P, Hautzinger M. Prävention von Depression bei Kindern und Jugendlichen. Kindheit und Entwicklung. 2003;12:154–63.
Pössel P, Horn AB, Seemann S, Hautzinger M. Trainingsprogramm zur Prävention von Depressionen bei Jugendlichen. LARS und LISA: Lust An Realistischer Sicht und Leichtigkeit Im Sozialen Alltag. Hogrefe: Göttingen; 2004.
Pössel P, Hautzinger M. Effekte pharmakologischer und psychotherapeutischer Interventionen auf Depressionen bei Kindern und Jugendlichen. Zeitschrift für Kinder- und Jugendpsychiatrie und Psychotherapie. 2006;34:243–55.
Rehm LP. A self-control model of depression. Behavior Therapy. 1977;8:787–804.
Rehm LP, Kaslow NJ, Rabin A. Cognitive and behavioral targets in a self-control therapy program for depression. Journal of Consulting and Clinical Psychology. 1987;55:60–7.
Rossmann P. Depressionstest für Kinder (DTK). 2. Aufl. Bern: Huber; 2005.
Rossmann P, Reicher H. Suizidales Verhalten. In: Gasteiger-Klicpera B, Julius H, Klicpera C, eds. Sonderpädagogik der sozialen und emotionalen Entwicklung. Göttingen: Hogrefe; 2008;276–90.
Seiffge-Krenke I. Causal links between stressful events, coping style, and adolescent symptomatology. Journal of Adolescence. 2000;23:675–91.
Seligman MEP, Peterson C. A learned helplessness perspective on childhood depression: Theory and research. In: Rutter M, Izard CE, Read PB, eds. Depression in young people: Developmental and clinical perspectives. New York: Guilford Press; 1986;223–49.
Stark KD, Rouse LW, Kurowski C. Psychological treatment approaches for depression in children. In: Reynolds WM, Johnston HF, eds. Handbook of depression in children and adolescents. New York: Plenum; 1994;275–307.
Steinhausen HC, Haslimeier C, Winkler-Metzke C. Psychosocial factors in adolescent and young adult self-reported depressive symptoms: Causal or correlational associations. Journal of Youth and Adolescence. 2007;36:89–100.
Stiensmeier-Pelster J, Schürmann M, Duda K. Depressions-Inventar für Kinder und Jugendliche (DIKJ). 2. Aufl. Göttingen: Hogrefe; 2000.
Von Sydow K, Beher S, Schweitzer-Rothers J, Retzlaff R. Systemische Familientherapie bei Störungen des Kindes- und Jugendalters. Eine Metainhaltsanalyse von 47 randomisierten Primärstudien. Psychotherapeut. 2006;51:107–43.
Thapar A, Rice F. Twin studies in pediatric depression. Child and Adolescent Psychiatric Clinics of North America. 2006;15:869–81.
Unnewehr S, Schneider S, Margraf J. Diagnostisches Interview bei psychischen Störungen im Kindes-

und Jugendalter (Kinder-DIPS). Berlin: Springer; 1995.

Varley CK, McClellan J. Case study: Two additional sudden deaths with tricyclic antidepressants. Journal of the American Academy of Child and Adolescent Psychiatry. 1997;36:390–4.

Weisz JR, McCarty CA, Valeri SM. Effects of psychotherapy for depression in children and adolescents: A meta-analysis. Psychological Bulletin 2006;132:132–49.

Wolke D, Kurstjens S. Mütterliche Depression und ihre Auswirkungen auf die Entwicklung des Kindes. In: Rollett B, Wernek H, eds. Klinische Entwicklungspsychologie der Familie. Göttingen: Hogrefe; 2002;220–42.

Zalsman G, Oquendo MA, Greenhill L, Goldberg PH, Kamali M, Martin A, Mann JJ. Neurobiology of depression in children and adolescents. Child and Adolescent Psychiatric Clinics of North America. 2006;15:843–68.

Prüfungsfragen

1. Welche Symptome treten im Rahmen depressiver Störungen auf?
2. Welche komorbiden Störungen sind bei depressiven Kindern und Jugendlichen häufig zu beobachten?
3. Welche Prävalenzraten werden für depressive Störungen in Kindheit und Jugend berichtet?
4. Welche Faktoren sind vermutlich an der Depressionsgenese beteiligt?
5. Welche neurobiologischen Auffälligkeiten wurden bei depressiven Kindern und Jugendlichen gefunden?
6. Skizzieren Sie kognitive Modelle der Entstehung depressiver Störungen!
7. Skizzieren Sie ein verhaltenspsychologisches Modell der Entstehung depressiver Störungen!
8. Welche chronischen Belastungsfaktoren sind bei depressiven Kindern häufig zu beobachten?
9. Welche Rolle spielen Bewältigungsstrategien bei der Depressionsgenese?
10. Was ist über die Wirksamkeit von Medikamenten bei der Behandlung depressiver Kinder und Jugendlicher bekannt?
11. Skizzieren Sie kognitiv-behaviorale Interventionen zur Behandlung depressiver Kinder und Jugendlicher!
12. Beschreiben Sie Grundzüge und Ziele der therapeutischen Arbeit mit den Eltern und Familien depressiver Kinder und Jugendlicher!

19 Suizidalität

A. Schmidtke und S. Schaller

Fallvignette

Erwin, ein 15-jähriger Realschüler, schluckte 40, in verschiedenen Apotheken besorgte Schlaftabletten an einer entlegenen, normalerweise menschenleeren Stelle außerhalb seines Wohnorts. Als Anlass für den Suizidversuch nennt er Schwierigkeiten in der Schule: Seit einigen Wochen habe er öfter in der Schule gefehlt und auch keine Hausaufgaben gemacht, worauf ihm die Schule einen Verweis angedroht habe. Als er am Tag vor dem Suizidversuch erneut zu spät gekommen sei, habe er daher einen Arztbesuch vorgetäuscht und eine Entschuldigung gefälscht. Als der Lehrer ein Attest verlangte, sei er nicht zur Schule gegangen, sondern habe stattdessen die Tabletten eingenommen. Wie er ins Krankenhaus gekommen sei, wisse er nicht, aber er sei traurig, dass es nicht geklappt habe, und würde es wieder tun.

Vor dem Suizidversuch habe er mit niemandem geredet. Mit der Mutter habe er früher zwar häufig über Suizidabsichten geredet, diese habe seine Andeutungen aber nicht ernst genommen.

In letzter Zeit sei die Beziehung zu den Eltern eher gleichgültig, feindlich und distanziert. Auch der Kontakt zu den Mitschülern habe sich in letzter Zeit verschlechtert.

Erwin berichtet über häufige Einsamkeitsgefühle, Schüchternheit und Angst vor Menschen, Empfindlichkeit bei Misserfolgen, Entschlusslosigkeit, häufig auftretende Stimmungslabilität und Niedergeschlagenheit. An körperlichen Symptomen fielen ihm eine vermehrte Unruhe, Schlaflosigkeit und schnelle Ermüdbarkeit auf. Seit zwei Jahren habe er häufig Selbstmordgedanken, die vor allem dann aufgetreten seien, wenn ihn sein Vater geschlagen habe oder wenn es Schwierigkeiten in der Schule gegeben habe. Medikamenten- oder Rauschmittelgebrauch verneint er.

An diagnostischen Maßnahmen ist vor allem die Abklärung einer depressiven Störung indiziert, die medikamentös behandelt werden muss. Außerdem sollten die Bedingungen für die Schulschwierigkeiten (situationale Bedingungen wie Schulfach, Lehrpersonen, Noten, oder personale Bedingungen, z. B. Leistungsvermögen, Überforderung, Motivation) und die Interaktionsprobleme in der Schule (Position in der Gleichaltrigengruppe, Liebeskummer) und der Familie genauer erfasst werden. Psychotherapeutische Maßnahmen können sich entsprechend auf eine Verbesserung der Kommunikations- und Problemlösefähigkeit in Konfliktsituationen (anstelle der bisherigen Vermeidungsreaktionen), ein Selbstsicherheitstraining (soziale Angst) und eine Verbesserung der emotionalen Regulationsfähigkeit (Stimmungslabilität) beziehen.

Phänomenologie

Suizide und Suizidversuche bei Kindern und Jugendlichen werden in vielen europäischen und außereuropäischen Ländern als besorgniserregendes Problem angesehen. Suizide sind bei Jugendlichen und jungen Erwachsenen nach Verkehrsunfällen die *zweithäufigste Todesursache.*

Suizide und Suizidversuche werden weder in der ICD-10 noch in DSM-IV als eigene nosologische Entität aufgeführt. Suizidversuche werden als Symptome meist bei affektiven, Sucht- und einigen Persönlichkeitsstörungen aufgeführt.

Als *Suizid* wird eine Handlung definiert, die vom Individuum im Bewusstsein des letalen Ausgangs eingeleitet wird und die zum Tod (der als unabänderliche Größe verstanden werden muss) führt (WHO/EURO 1986, vgl. O'Carroll et al. 1996). Es ist daher umstritten, ab welchem Alter man von Suizid sprechen kann. Die meisten Suizidforscher sind der Meinung, dass man dies erst ab der Frühpubertät tun könne.

Ein *Suizidversuch* bzw. eine *parasuizidale Handlung* wird laut WHO definiert als „eine Handlung mit nichttödlichem Ausgang, bei der ein Individuum absichtlich ein nicht-habituelles Verhalten beginnt, das ohne Intervention von dritter Seite eine Selbstschädigung bewirken würde oder absichtlich eine Substanz in einer Dosis einnimmt, die über die verschriebene oder im Allgemeinen als therapeutisch angesehene Dosis hinausgeht und die zum Ziel hat, durch die aktuellen oder erwarteten Konsequenzen Veränderungen zu bewirken" (WHO/EURO 1986, vgl. Schmidtke et al. 2004).

Die *Suizidmethoden* werden in der ICD-10 unter den X-Codes (X60–X84) aufgeführt. Es wird dabei zwischen vorsätzlicher Selbstvergiftung durch Einnahme oder Exposition gegenüber verschiedenen Substanzen (X60–X69) und vorsätzlicher Selbstbeschädigung (X70–X84, z.B. Erhängen, Ertränken, Erschießen, Sturz aus der Höhe oder willentlich herbeigeführte Unfälle) unterschieden.

Im Gegensatz zu den Befunden bei Erwachsenen fehlt *im Kindes- und* Jugendalter der enge Zusammenhang zwischen Suizidalität und spezifischer psychiatrischer Diagnose (vgl. auch Baving 2004). In einer Metaanalyse von 13 englischsprachigen Arbeiten über die Komorbidität psychischer Störungen und vollendeten Suiziden bei Jugendlichen und jungen Erwachsenen fanden Fleischmann et al. (2005) in 88,6% mindestens eine psychiatrische Diagnose. Am häufigsten fanden sich affektive Störungen (42,1%), gefolgt von Suchtverhalten (40,8%) und Störungen des Sozialverhaltens (20,8%). In einer ab 1989 durchgeführten repräsentativen multizentrischen WHO Studie (vgl. Schmidtke et al. 2004, 2006) wurde bei männlichen Jugendlichen nach Suizidversuch(en) in 24% der Fälle eine affektive Psychose und in 53% der Fälle eine akute Belastungsreaktion diagnostiziert.

In einer unausgelesenen, repräsentativen Münchener Stichprobe von Jugendlichen und jungen Erwachsenen zwischen 14 und 24 Jahren (Wunderlich et al. 1998, 2001) wiesen bereits 49,2% der Gesamtstichprobe mindestens eine psychiatrische Diagnose auf. Probanden mit einem selbstberichteten Suizidversuch in der Vergangenheit wiesen in 91,6% mindestens eine und in 79,2% mehr als eine DSM-IV-Lebenszeitdiagnose auf. Dabei stieg das Suizidversuchsrisiko (OR) mit der Anzahl der Diagnosen vom 3,5-fachen bei zwei Diagnosen auf das 18,4-fache Risiko bei vier und mehr Diagnosen. Angststörungen scheinen vor allem bei weiblichen Jugendlichen mit einem hohen Risiko einherzugehen. Bei Jugendlichen kovariiert suizidales Verhalten auch häufig mit externalisierenden Symptomen wie Ärger, Aggressivität, Dissozialität und Impulsivität. Schulkinder mit Mobbing-Erfahrungen haben sowohl als Opfer wie als Täter ein erhöhtes Risiko für Suizidversuche (Klomek et al. 2007). Vor allem weibliche „mobbende" Jugendliche (weibliche Täter) hatten ein 8,9-fach erhöhtes Risiko für einen Suizidversuch im Vergleich zu Jugendlichen, die noch nie in derartige Handlungen involviert waren (weibliche Opfer: 4,98; männliche Täter: 2,07; männliche Opfer: 2,7).

Prävalenz

Bis zum Alter von zehn Jahren sind Suizide *sehr selten*. Gelegentlich wird sogar generell bezweifelt, ob Kinder vor der Entwicklung eines Todeskonzepts überhaupt Suizid im eigentlichen Sinne begehen können (Nissen u. Trott 1995). Bei den 10–14-jährigen, männlichen Jugendlichen liegt die Suizidrate (Anzahl der Suizide auf 100 000 Personen der gleichen Altersgruppe) im Jahr 2005 bei 0,85, bei den gleichaltrigen weiblichen Jugendlichen bei 0,35. Für die Altersgruppe der 15–19-Jährigen erhöht sie sich auf 6,73 (männliche Jugendliche) bzw. 1,99 (weibliche Jugendliche). Die Entwicklung der Suizidziffern ist jedoch in den verschiedenen europäischen Ländern uneinheitlich. *Männliche* Jugendliche begehen häufiger vollendete Suizide als *weibliche* Jugendliche, was auf die unterschiedliche Intention der suizidalen Handlung und damit auf eine höhere Wahrscheinlichkeit der Wahl letaler Methoden durch männliche Jugendliche zurückgeführt werden kann. „Erhängen" steht mit 49% der Fälle bei den männlichen Jugendlicher an erster Stelle (bei den weiblichen Jugendlichen: 25%). Vergiftungen nahmen dagegen in den letzten 30 Jahren ab.

Die auf der Basis der WHO-Multicentre-Studie (Schmidtke et al. 2004, 2006) geschätzten *Suizidversuchsraten* für Deutschland lagen bei den männlichen Jugendlichen der Altersgruppe 15–19 Jahre im Jahr 2004 bei 88, bei den weiblichen Jugendlichen bei 241. Die Raten scheinen zu sinken. Als Methoden dominierten Vergiftungen bei den weiblichen und Schneiden und Stechen bei den männlichen Jugendlichen.

Suizidgedanken sind bei Jugendlichen recht häufig zu finden. In der bereits erwähnten Münchener Stichprobe von Wunderlich et al. (1998) berichteten 10,2% der befragten Jugendlichen von Suizidideen, 4,3% von konkreten Suizidplänen, und 6,8% von einem längere Zeit anhaltenden Wunsch zu sterben.

Ursachen

Neuere verhaltenstheoretische Modellvorstellungen selbstschädigenden und suizidalen Verhaltens rekurrieren auf *transaktionale Verhaltens- und Persönlichkeitstheorien*, in denen eine vielfache, gegenseitige Abhängigkeit von biologischen, psychologischen und sozialen Faktoren angenommen wird (Schmidtke u. Schaller 2002). Suizidales und selbstschädigendes Verhalten wird in diesen Modellen als subjektiv sinnvolle *Problemlösestrategie* angesehen, wenn der Jugendliche sich in einer Situation befindet, in der Auslösebedingungen, Reaktionsalternativen und (mögliche) Konsequenzen der Handlungen nur noch selektiv wahrgenommen werden. Selbstschädigendes oder suizidales Verhalten scheint dann die einzige (plausible) Handlungsalternative zur Modifikation dieser aversiven Situation zu sein (i.S. einer „Belastungsregulation"). Hohe Akzeptanz suizidalen Handelns erhöhte in einer US-amerikanischen Studie das Suizidrisiko von Jugendlichen um das 14-fache (Joe, Romer u. Jamieson 2007). Männliche wie weibliche Jugendliche mit selbstschädigendem Verhalten scheinen auf Probleme eher mit *Vermeidung* als mit aktiven Problemlösungsstrategien zu reagieren. Vor allem weibliche Personen mit selbstschädigendem Verhalten scheinen außerdem seltener soziale Unterstützung bei Problemen zu suchen (Andover, Pepper u. Gibb 2007). Suizidales Verhalten von Jugendlichen kann daher auch nicht ohne die Einbeziehung von *normativen Entwicklungsprozessen* und Bewältigung von *Entwicklungsaufgaben* erklärt werden. Die oft als Ursache zitierten Auswirkungen biografischer Einflüsse (z.B. Scheidung bzw. Tod oder psychiatrische Erkrankung eines Elternteils) werden hingegen kontrovers diskutiert, und es wird dem familiären Funktionsniveau eine bedeutsamere Rolle zugeschrieben als strukturellen Merkmalen (Baving 2004, Wunderlich 2004, vgl. zusammenfassend Schaller u. Schmidtke 1991).

Zu den intrapersonalen Bedingungen, die suizidales Verhalten auf *kognitiver Ebene* beeinflussen, werden im Allgemeinen negative selbstbezogene Kognitionen, eingeschränkte oder mangelnde kognitive Problemlösefähigkeit und kognitive Rigidität, dichotomes Denken, inadäquate Zeitperspektive, insbesondere eine negative Zukunftsperspektive, Dissimulationstendenzen, Feldabhängigkeit, egozentrisches und idiosynkratisches Denken sowie eine reduzierte Fähigkeit, positive Gedächtnisinhalte aufzurufen, gezählt (vgl. zusammenfassend Schaller u. Schmidtke 2007). Wesentliche, suizidfördernde Variablen auf der *emotionalen Ebene* sind Depressivität, Angst, Ärger sowie vor allem Impulsivität und mangelnde emotionale Regulationsfähigkeit (Brent u. Mann 2006). *Hoffnungslosigkeit* scheint, im Gegensatz zu den Befunden bei Erwachsenen, bei Jugendlichen ein weniger bedeutsamer Faktor für suizidales Verhalten zu sein (vgl. Goldston et al. 2001) und generell mit einer Vielzahl dysfunktionaler Kognitionen und Verhaltensweisen zusammenzuhängen (Fritsch et al. 2000). Als bedeutende Moderatorvariablen für die Entwicklung depressiven Verhaltens bei Jugendlichen wurde in den letzten Jahren *Scham* und *Erniedrigung* diskutiert (Åslund et al. 2007). Scham und Furcht vor Stigmatisierung scheint auch das Hilfesuchverhalten von Jugendlichen negativ zu beeinflussen (Moskos et al. 2007).

Bei Kindern und Jugendlichen spielt auch *Imitationsverhalten* eine wesentliche Rolle. Im Vergleich zu Erwachsenen werden häufiger Suizidversuchs- bzw. Suizidcluster und Nachahmungen suizidaler Modelle in Musik, Film, TV und Presse berichtet, insbesondere wenn die Modelle „bekannt" und im Alter den potenziellen Nachahmern ähnlich waren (Schmidtke u. Schaller 2000). Auch einschlägige „Suizidforen" können bei gefährdeten Jugendlichen suizidales Verhalten verstärken, weil sie durch die meist sehr emotionalen Beiträge von eher unspezifischen „Modellen" eine breite Identifikationsbasis bilden (Schmidtke et al. 2003).

Therapie und Prognose

Suizidhandlungen in der Vergangenheit sind in den meisten Kulturen der sicherste *Prädiktor* für eine Suizidhandlung (vgl. Colucci u. Martin 2007).

Bei Jugendlichen scheint auch die Letalität des Versuchs bzw. Intensität der Krise mit der Anzahl der fehlgeschlagenen Suizidversuche zu kovariieren. Hinsichtlich der Dauer der Krisen finden sich dagegen keine Unterschiede (Joiner et al. 2000).

Ähnlich dem von Ringel bei Erwachsenen beschriebenen präsuizidalen Syndrom definierte Löchel (1983) ein *präsuizidales Syndrom* bei Jugendlichen mit zunehmender Einengung im Denken, Fühlen und Handeln, Aggressionsstau und Aggressionsumkehr gegen die eigene Person, Suizidfantasien und psychosomatischen Beschwerden.

Wie bei der Therapie erwachsener Suizidenten muss auch bei Jugendlichen zwischen Krisenmanagement und Therapie unterschieden werden. Bei der *Therapie* ist „therapeutischer Aktivismus" erforderlich, der folgende Schritte beinhaltet:

- Bei der Therapiestrukturierung und -planung sollte man von der „Kommstruktur" abgehen. Patienten, die nicht zu vereinbarten Sitzungen erscheinen, sollten aktiv *aufgesucht* werden – das erhöht einerseits die Sicherheit des Patienten, dass er nicht durch Untätigkeit von der Therapie ausgeschlossen wird, gibt ihm aber auch das Gefühl der Wertschätzung – er ist bedeutend genug, dass man sich bei Abwesenheit um ihn kümmert.
- Die Patienten müssen klare Anweisungen und Informationen erhalten, wie und wann der Therapeut *erreichbar* ist. Der Therapeut muss nicht jederzeit verfügbar sein, es sollte jedoch sichergestellt werden, dass Patienten bei dringendem Bedarf auch bei Abwesenheit des Therapeuten therapeutische Hilfe erhalten können, z. B. indem Adressen und Telefonnummern von psychiatrischen Ambulanzen, Beratungsstellen oder einer therapeutischen Vertretung auf „Notfallkarten" ausgehändigt und die „Zugangswege" besprochen werden. Dabei sollte mehr als eine Kontaktmöglichkeit angegeben werden. Zwischen den Therapiesitzungen sollte, z. B. über vereinbarte Telefongespräche, Kontakt gehalten werden. Es sollte auch vorher vereinbart werden, wie bei Nichterscheinen des Patienten zu einem vereinbarten Termin Kontakt aufgenommen werden soll. Die telefonischen Kontakte können in späteren Abschnitten der Therapie auch dazu dienen, dem Patienten häufige und kontingente Rückmeldung über seine Fortschritte zu geben.
- Es sollten *„Hausaufgaben"* vereinbart werden, die der Strukturierung des Patienten dienen: *Strukturierung* des alltäglichen Lebens (z. B. Zeiten des Aufstehens und Zubettgehens, Essenszeiten, Arbeitszeiten), Zeitstrukturierung bei aversiv empfundenen Tätigkeiten (z. B. Zimmer aufräumen, solange Lieblings-CD läuft), Vereinbarung von Tätigkeiten, die inkompatibel mit suizidalen oder selbstschädigenden Handlungen sind (z. B. Joggen zur Aggressionsabfuhr, Entspannungsübungen, Besuch von Freunden).
- Mit dem Patienten sollte vereinbart werden, dass suizidale Handlungen während einer vorher definierten Zeitspanne unterlassen werden (*Nicht-Suizid-Pakt*). Dabei sollte betont werden, dass im Gegensatz zur Irreversibilität des Suizids ein „Aufschub" einer suizidalen Handlung während der therapeutischen Arbeit weniger schwerwiegend ist. Dieser Pakt sollte sich flexibel den momentanen Möglichkeiten des Patienten anpassen und als Möglichkeit gesehen werden, die eingeschränkte Zeitperspektive des Patienten sukzessive zu erweitern. Dabei ist jedoch zu bedenken, dass diese „Verträge" den Therapeuten unter juristischen Gesichtspunkten nicht „schützen" und bei Suizidgefährdung auch kustodiale Maßnahmen eingeleitet werden müssen.
- Der Therapeut sollte schon präventive Maßnahmen zur *Beseitigung der Auslösebedingungen* einleiten, wenn in der Bedingungsanalyse Situationen ermittelt wurden, bei oder in denen suizidales Verhalten verstärkt auftritt (z. B. Langeweile am Abend; kein Besuch von Freund oder Freundin usw.). Konkret sollten mit dem Patienten in einem solchen Fall Aktivitäten geplant werden, deren Ausführung kontrolliert wird (z. B. Planung des Wochenendes, evtl. zusätzlicher kurzer telefonischer Kontakt zu einer festgelegten Zeit während des Wochenendes). Damit wird verhindert, dass erst auf suizidales Verhalten mit Zuwendung reagiert wird. Bei gefährdeten Jugendlichen sollte auch der Zugang zum Internet und entsprechenden Foren kontrolliert und ggf. eingeschränkt werden (Becker et al. 2004, Schmidtke et al. 2003).
- Ein *Kontakt zum Arzt* des Patienten ist wegen der Gefahr der Verschreibung von Suizidmitteln notwendig. Da sich bei depressiven Jugendlichen mit Suizidintention eine Kombination aus medikamentösen und kognitiv-verhaltenstherapeutischen Methoden als wirksam erwiesen hat

(Emslie et al. 2006), muss bei entsprechender Medikation Sorge getragen werden, dass die dem Jugendlichen zur Verfügung stehende Dosis nicht letal ist. Vorhandene Suizidmittel sollen dem Patienten, wenn nötig auch unter Mithilfe der Familie, weggenommen, oder es sollte der Zugang erschwert werden.

- Da suizidale Handlungen Jugendlicher oft durch interpersonale Konflikte (bei mangelnder emotionaler Kontrolle) bedingt sind, sollten spezifische *Problemlöse- und Kommunikationstechniken* eingeübt werden – zumal suizidale Jugendliche weniger aktiv Lösungen oder Hilfe suchen (Andover et al. 2007). Bestandteile des therapeutischen Vorgehens sind daher die adäquate Identifizierung und Prioritätensetzung der Probleme, Auswahl realitätsnaher, konkreter Ziele, Umsetzung in handlungsbezogene Schritte und Strategien, den persönlichen Erfolg zu bestimmen und zu überwachen. Bei neu auftretenden Konfliktsituationen sollen dem Patienten dann adäquate Problembewältigungsstrategien zur Verfügung stehen, so dass auch aus seiner Sicht kein Rückgriff auf „Strategien" wie selbstschädigende Handlungen und Suizidversuche mehr nötig ist. Zur Verbesserung sozialer Fertigkeiten kann z. B. auf Elemente einschlägiger Trainingsprogramme zurückgegriffen werden, die ggf. patientenspezifisch modifiziert werden (Hinsch u. Pfingsten 2007). Als hilfreich haben sich auch *Selbstkontrolltechniken* wie z. B. Techniken des inneren Sprechens (Meichenbaum 1977) oder Selbstbelohnungsstrategien erwiesen. Generell können solche „problemzentrierten" Techniken mit dem vorrangigen Ziel, dem Patienten Fähigkeiten zu vermitteln, die Konfliktsituationen zu ändern oder zu bewältigen, Stress beim Patienten reduzieren.
- Gleichzeitig muss eine *kognitive Restrukturierung* der Denkstile erfolgen, die die Anwendung adäquater Problemlösungsstrategien behindern und suizidales Verhalten auslösen. Hierzu gehören im kognitiven Bereich vor allem Methoden, wie sie etwa von Beck (1976) und Meichenbaum (1977) entwickelt wurden, die von Ellis (1977) propagierte Rational-Emotive Therapie oder Verfahren, die sich bei Zwangspatienten als erfolgreich erwiesen haben. Mithilfe dieser Verfahren sollen vor allem die Kognitionen und Idiosynkrasien der Patienten modifiziert und z. B. „Irrtümer" im Denken verändert werden. Gedanken, die Hoffnungslosigkeit, negative Selbstbewertungen und negative Zukunftsperspektiven ausdrücken, sollen in positiveres Denken umgewandelt werden. Dabei ist darauf zu achten, dass der Patient nicht bloß ermutigt wird, sondern z. B. Stärken des Patienten erarbeitet und kurzfristig erreichbare Ziele definiert werden. Negative Gedanken können durch Gedanken-Stopp-Techniken reduziert oder, wenn die Gedanken zwanghaften Charakter haben, sollte die Zeit, die auf negative oder grüblerische Gedanken verwendet wird, sukzessiv verringert werden.
- Bei Jugendlichen sind vor allem das Training *emotionaler Regulation* (vor allem Umgang mit Ärger und Aggression) und eine Erhöhung der Frustrationstoleranz wichtig. Die Techniken beinhalten kognitive Kontrolle (adäquate Erkennung, Benennung und Verstehen der Gefühle, Vorbereiten von Statements bei der Konfrontation mit emotionalen Stimuli, z. B. auch i. S. eines „Realitätstrainings"), emotionale Kontrolle mit Entspannung und Humor, Verhaltenskontrolle mit effektiver Kommunikation, Problemlösen und Selbstsicherheitstraining. Die Neigung zu impulsivem Verhalten muss durch ein Einüben reflexiveren Verhaltens, also Denken vor der Tat, ersetzt werden. Ziel ist eher, dem Patienten zu vermitteln, wie er Traumen akzeptiert und emotionalen Stress aushält, als ihn aus den Krisen selbst herauszunehmen bzw. zu versuchen, sie für den Patienten zu lösen. Auf der DBT von Linehan (1996) aufbauende Module für Jugendliche erwiesen sich in bisherigen Pilotstudien als vielversprechend (Fleischhaker et al. 2005, Katz et al. 2004).
- „Skilltrainingsteil" und „emotionaler" Teil der Therapie sollten klar voneinander *getrennt* werden. Dies geschieht in optimaler Weise, wenn zwei Therapeuten zur Verfügung stehen, die in enger Kooperation den jeweiligen Part übernehmen können (z. B. bei stationärer Therapie). In ambulanter Therapie, wo dies im Allgemeinen nicht möglich ist, sollte eine klare zeitliche Trennung dieser Therapieteile erfolgen (z. B. ⅓ „emotionaler" Part, ⅓ „Skilltraining", ⅓ Sonstiges wie z. B. Besprechen der Hausaufgaben, Vor- und Nachbereitung der Therapiesitzung mit dem Patienten).
- Der *Einbezug von Familie und Freunden* in die Therapie hat sich im Allgemeinen als vorteilhaft erwiesen, auch wenn mancher Patient dies zunächst ablehnt. Bei intakter Familie kann sie als wichtige Ressource zur Verhütung weiterer

Suizidhandlungen angesehen werden (Cheng u. Chan 2007). Bei dysfunktionalen Familien liegt eine wesentliche Ursache für Suizidhandlungen in der Familie, und es muss versucht werden, diese Bedingungen zu verändern. Unter Umständen ist dann auch die Herausnahme aus der Familie angezeigt.

- Trotz der Imitationsgefahr wird von einigen Autoren auch *Gruppentherapie* bei suizidalen Jugendlichen eingesetzt, die Indikation sollte jedoch eng gefasst werden. Voraussetzungen beim Patienten sind das Bedürfnis nach sozialem Kontakt und die Fähigkeit, eigene Bedürfnisse, z. B. jederzeit über sein Problem und sich selbst zu reden, zurückstellen zu können. Kontraindikationen sind extreme Depressivität, schwere Impulsivität, destruktive Handlungen sowie Sucht oder Psychosen. Es wird empfohlen, die Gruppe durch einen männlichen und einen weiblichen Therapeuten leiten zu lassen, um eine Familienatmosphäre zu schaffen, adäquate Rollenmodelle zu bieten und um Modelle in der adäquaten Diskussion und Behandlung von Differenzen zu bieten.

Die Anzahl der Studien zu Intervention und Prävention suizidalen Verhaltens bei Jugendlichen ist noch sehr gering (vgl. auch van Engeland 2004). Zur Effektivität verhaltenstherapeutischer Therapiestrategien im engeren Sinn liegen bisher bei Jugendlichen – außer Einzelfalluntersuchungen – keine kontrollierten Studien vor. Auch für kognitiv-therapeutische Strategien bei Jugendlichen fehlen bisher noch Belege für die Effektivität. Dies korrespondiert mit Ergebnissen aus Therapiestudien bei erwachsenen Suizidenten, bei denen sich weniger die Änderung kognitiver Strukturen und Einstellungen als die Reduzierung der Impulsivität als relevant erwies (Linehan et al. 1991, Schmidtke 1992).

Da zum jetzigen Zeitpunkt noch keine gesicherten Aussagen über die Effektivität einzelner Behandlungsansätze bei suizidalem und selbstschädigendem Verhalten vorliegen, sind „standardisierte" Therapieempfehlungen nicht möglich. Aufgrund des vorgeschlagenen transaktionalen Modells und ausgehend von der Funktionalität der suizidalen bzw. selbstschädigenden Handlung sind daher *individualisierte, multimodale und multimethodale Behandlungsstrategien* zu verfolgen.

Prävention

Suizidpräventionsprogramme wurden bisher überwiegend in den USA durchgeführt. Programme zur Erkennung suizidaler Risikofaktoren durch professionelle Behandler mit anschließenden Interventionsmaßnahmen bei suizidalen Schülern („Screening"-Programme; Friedman 2006) oder entsprechende Trainingsprogramme für Lehrer bzw. Eltern („Gatekeeper"-Trainings; Chagnon et al. 2007) scheinen nach den bisherigen Befunden am wirksamsten zu sein. Die Vermittlung von Kenntnissen über suizidales Verhalten zur Erhöhung der Aufmerksamkeit („Awareness"-Programme) schien zwar das Wissen der Schüler zu verbessern, defizitäre Bewältigungsstile in Krisen oder Hoffnungslosigkeit wurden jedoch nicht beeinflusst. Für Europa liegen bisher noch keine Evaluationsstudien vor. In einer multizentrischen Studie soll daher die suizidpräventive Wirksamkeit eines allgemeinen Programms zur Förderung der Selbsteffizienz von Schülern durch allgemein verbessertes, gesundheitsbewusstes Verhalten mit einem Programm zur Schulung von Lehrern, Beratern und Eltern in der Erkennung von Risikofaktoren für suizidales Verhalten bei Schülern sowie einem Programm zur Erkennung und Behandlung suizidaler Schüler durch klinische Psychologen und Psychiater verglichen werden (SAYLE 2007).

Neben diesen Präventivprogrammen für den schulischen Bereich werden allgemeine Maßnahmen empfohlen. Um Imitationshandlungen zu reduzieren, sollte z.B. besonderer Wert auf die schulische Aufarbeitung von Suizidhandlungen innerhalb der Schule, die Reintegration eines Schülers nach einem Suizidversuch und die Arbeit mit sog. „Survivors", d.h. den Bezugspersonen (Mitschülern, Freunden) eines Suizidenten gelegt werden (vgl. Berman u. Jobes 1991). Nach dem Suizid populärer Modelle wird auch die Einrichtung von *Telefon-Hotlines* empfohlen. Nach dem Suizid von Kurt Cobain stiegen z.B. die Anrufe mit Suizidinhalten bei Krisenzentren signifikant. Durch die Präventionsmaßnahmen der involvierten Krisenzentren (z.B. Einrichtung spezieller Hotlines, Einblendung der Telefonnummern in den TV-Programmen, Beachtung von Medienrichtlinien bei der Berichterstattung) konnte jedoch anscheinend ein Ansteigen der Suizidrate bei Jugendlichen verhindert werden (Jobes et al. 1996).

Zusammenfassung

Suizidale Handlungen sind bis zum Alter von zehn Jahren sehr selten. Bei Jugendlichen und jungen Erwachsenen sind Suizide hingegen die zweithäufigste Todesursache.

Suizidale Handlungen werden in neueren verhaltenstheoretischen Modellvorstellungen (Transaktionsmodell) auf sich gegenseitig beeinflussende, biologische, psychologische und soziale Bedingungen zurückgeführt. Sie werden als subjektiv sinnvolle Problemlösestrategie i. S. einer „Belastungsregulation" aufgefasst. Ein besonders großer Stellenwert bei suizidalen Handlungen Jugendlicher kommt der Einstellung zu suizidalen Handlungen und der Nachahmung suizidaler Modelle in Musik, Film, TV und Presse zu.

Diagnostische Hinweise für ein erhöhtes Suizidrisiko sind vor allem „Brüche" in den Lebensumständen des Jugendlichen: plötzlicher Leistungsabfall, Aufgabe von Hobbys und Freundeskreis, Disziplinprobleme, erhöhte Aggressivität, zunehmende Einengung im Denken, Fühlen und Handeln, psychosomatische Beschwerden und Suizidfantasien. Das Risiko für eine suizidale Handlung erhöht sich bei Vorliegen einer psychiatrischen Störung, auch wenn ein enger Zusammenhang zwischen Suizidalität und psychiatrischer Erkrankung bei Jugendlichen im Gegensatz zu Erwachsenen nicht feststellbar ist.

Bei der Therapie ist „therapeutischer Aktivismus" erforderlich, der aktives Handeln des Therapeuten, z. B. Kontaktieren des Patienten bei Nichterscheinen, Strukturierung, Anti-Suizid-Pakt, Präventivmaßnahmen für potenzielle Krisensituationen, Beschränkung der Verfügbarkeit von Suizidmitteln sowie Regeln für Kontaktaufnahmen bei dringendem Bedarf beinhalten sollte. Spezifische therapeutische Maßnahmen beziehen sich auf die Emotionsregulation, Selbstkontrolltechniken, Stressimpfungsprogramme, Problemlösetechniken, Modifikation dysfunktionaler Denkstile sowie Kommunikationstechniken und Training sozialer Fertigkeiten. Als vorbeugende Maßnahmen scheinen vor allem die frühzeitige Erkennung von Risikogruppen durch Screening-Maßnahmen und Schulung von Bezugspersonen erfolgreich zu sein. Als effektiv haben sich auch Präventionsprogramme mit Betroffenen („Survivors") nach dem Suizid eines Jugendlichen erwiesen, z. B. Präventivarbeit mit Klassenkameraden nach dem Tod eines Mitschülers, Einrichten von Hotlines nach dem Suizid populärer „Modelle", um die Gefahr von Nachfolgesuiziden zu reduzieren.

Literatur

Andover MS, Pepper CM, Gibb BE. Self-mutilation and coping strategies in a college sample. Suicide and Self-Threatening Behavior. 2007;37:238–43.

Åslund C, Nilsson KW, Starrin B, Sjöberg RL. Shaming experiences and the association between adolescent depression and psychosocial risk factors. Eur Child Adolesc Psychiatry. 2007; DOI 10.1007/s00787-006-0564-1.

Baving L. Parasuizide bei Kindern und Jugendlichen. Kindheit und Entwicklung. 2004;13:5–13.

Beck AT. Cognitive therapy and the emotional disorders. New York: International Universities Press; 1976.

Becker K, Schmidt MH. Internet chat rooms and suicide. Journal of the American Academy of Child and Adolescent Psychiatry. 2004;43:246.

Becker K, El-Faddagh M, Schmidt, MH. Cybersuizid oder Werther-Effekt online: Suizidchatrooms und -foren im Internet. Kindheit und Entwicklung. 2004;13:14–25.

Berman AL, Jobes DA. Adolescent suicide: Assessment and intervention. Washington, DC: American Psychological Association; 1991.

Brent DA, Mann JJ. Familial pathways to suicidal behaviour: Understanding and preventing suicide among adolescents. New England Journal of Medicine. 2006;355(26):2719–21.

Chagnon F, Houle J, Marcoux I, Renaud J. Control-group study of an intervention training program for youth suicide prevention. Suicide and Self-Threatening Behavior. 2007;37:135–44.

Cheng ST, Chan ACM. Multiple pathways from stress to suicidality and the protective effect of social support in Hong Kong adolescents. Suicide and Self-Threatening Behavior. 2007;37:187–96.

Colucci E, Martin G. Ethnocultural aspects of suicide in young people: A systematic literature review, part 2: Risk factors, precipitating agents, and attitudes toward suicide. Suicide and Self-Threatening Behavior. 2007;37:222–37.

Ellis A. Die rational-emotive Therapie. München: Pfeiffer; 1977.

Emslie G, Kratochvil C, McNulty S, Silva S et al. Treatment for adolescents with depression study (TADS): Safety results. J Am Acad Child Adolesc Psychiatry. 2006;45(12):1440–55.

Van Engeland H. Prävention parasuizidalen Verhaltens in der Adoleszenz: Möglichkeiten und Grenzen. Kindheit und Entwicklung. 2004;13:38–46.

Fleischhaker C, Böhme R, Sixt B, Schulz E. Suizidalität, Parasuizidalität und selbstverletzende Verhaltensweisen von Patientinnen mit Symptomen einer Borderline-Störung. Kindheit und Entwicklung. 2005;14:112–27.

Fleischmann A, Bertolote JM, Belfer M, Beautrais A. Complete suicide and psychiatric diagnoses in young people: A critical examination of the evidence. American Journal of Orthopsychiatry. 2005;75:676–83.

Friedman RA. Uncovering an epidemic-screening for mental illness in teens. New England Journal of Medicine. 2006;355(26):2717–9.

Fritsch S, Donaldson D, Spirito A, Plummer B. Personality characteristics of adolescent suicide attempters. Child Psychiatry and Human Development. 2000;30:219–35.

Goldston DB, Daniel SS, Reboussin BA, Reboussin DM, Frazier PH, Harris AE. Cognitive risk factors and suicide attempts among formerly hospitalized adolescents: A prospective naturalistic study. Journal of the American Academy of Child and Adolescent Psychiatry. 2001;40:91–9.

Hinsch R, Pfingsten U. Gruppentraining sozialer Kompetenzen. Weinheim: Beltz PVU; 2007.

Jobes DA, Berman AL, O'Carroll PW, Eastgard S, Knickmeyer S. The Kurt Cobain suicide crisis: Perspectives from research, public health, and the news media. Suicide and Life-Threatening Behavior. 1996;26:260–9.

Joe S, Romer D, Jamieson PE. Suicide acceptability is related to suicide planning in U.S. adolescents and young adults. Suicide and Life-Threatening Behavior. 2007;37:165–78.

Joiner TE, Rudd MD, Rouleau MR, Wagner KD. Parameters of suicide crises vary as a function of previous suicide attempts in youth. Journal of the American Academy of Child and Adolescence Psychiatry. 2000;39:876–80.

Katz LY, Cox BJ, Gunasekara S, Miller AL. Feasibility of dialectical behavior therapy for suicidal adolescent inpatients. Journal of the American Academy of Child and Adolescent Psychiatry. 2004;43:276–82.

Klomek AB, Marrocco F, Kleinman M, Schonfeld IS, Gould MS. Bullying, depression, and suicidality in adolescents. Journal of the American Academy of Child and Adolescent Psychiatry. 2007;46:40–9.

Linehan MM, Heard HL, Armstrong HE. Naturalistic follow-up of a behavioral treatment for chronically parasuicidal Borderline patients. Archives of General Psychiatry. 1991;50:971–4.

Löchel M. Die präsuizidale Symptomatik bei Kindern und Jugendlichen – ein Beitrag zur Früherkennung der Selbstmordgefährdung. In: Jochmus I, Förster E, eds. Suizid bei Kindern und Jugendlichen. Stuttgart: Enke; 1983;61–5.

Meichenbaum D. Cognitive-behavioral modification. New York: Plenum; 1977.

Nissen G, Trott GE. Psychische Störungen im Kindes- und Jugendalter. 3. Aufl. Berlin: Springer; 1995.

Moskos MA, Olson L, Halbern SR, Gray D. Utah Youth Suicide Study: Barriers to mental health treatment for adolescents. Suicide and Self-Threatening Behavior. 2007;37:179–86.

O'Carroll PW, Berman AL, Maris RW, Moscicki EK, Tanney BL, Silverman M. Beyond the tower of Babel. Suicide and Life-Threatening Behaviour. 1996;26:237–52.

SAYLE. Saving young lives in Europe: Promoting health through the prevention of risk-taking and self-destructive behaviours (Coordinator: Wasserman D). 2007.

Schaller S, Schmidtke A. Strukturell und funktional abweichende Familienverhältnisse und suizidales Verhalten. In: Felber W, Reimer C, eds. Klinische Suizidologie – Praxis und Forschung. Berlin: Springer; 1991:61–82.

Schaller S, Schmidtke A. Suizidalität. In: Röhrle B, Caspar F, Schlottke P, eds. Lehrbuch der klinisch-psychologischen Diagnostik. Stuttgart: Kohlhammer; 2007. [In press].

Schmidtke A. Struktur und Invarianz kognitiver Stile und ihre Abhängigkeit von emotionalen und motivationalen Faktoren während depressiver Symptomatik und suizidaler Krisen [Habilitationsschrift]. Würzburg: Universität Würzburg; 1992.

Schmidtke A, Schaller S. The role of mass media in suicide prevention. In: Hawton K, van Heeringen K, eds. The international handbook of suicide and attempted suicide. Chichester: Wiley; 2000;675–97.

Schmidtke A, Schaller S. Verhaltenstheoretische Erklärungsmodelle. In: Bronisch T, Götze P, Schmidtke A, Wolfersdorf M, eds. Suizidalität. Ursachen, Warnsignale, therapeutische Ansätze. Stuttgart: Schattauer; 2002:87–99.

Schmidtke A, Schaller S, Kruse A. Ansteckungsphänomene bei den neuen Medien. Fördert das Internet Doppelsuizide und Suizidcluster? In: Etzersdorfer E, Fiedler G, Witte M, eds. Neue Medien und Suizidalität. Göttingen: Vandenhoeck und Ruprecht; 2003;150–66.

Schmidtke A, Bille-Brahe U, DeLeo D, Kerkhof A. The WHO/EURO Multicentre Study on Suicidal Behaviour. History and aims of the study. In: Schmidtke A, Bille-Brahe U, DeLeo D, Kerkhof A, eds. Suicidal behaviour in Europe. Göttingen: Hogrefe und Huber; 2004:7–10.

Schmidtke A, Wassermann D, Löhr C, DeLeo D et al. Suicide attempts in Europe. Paper presented at the 12th AEP Congress. Madrid; 2006.

World Health Organization. Summary report: Working group on preventive practices in suicide and attempted suicide. Copenhagen: WHO Regional Office for Europe; 1986.

Wunderlich U, Bronisch T, Wittchen HU. Comorbidity patterns in adolescents and young adults with suicide attempts. European Archives of Psychiatry and Clinical Neuroscience. 1998;248:87–95.

Wunderlich U, Bronisch T, Wittchen HU, Carter R. Gender differences in adolescents and young adults with suicidal behaviour. Acta Psychiatrica Scandinavica. 2001;104:332–9.

Wunderlich U. Suizidales Verhalten im Jugendalter. Theorien, Erklärungsmodelle und Risikofaktoren. Göttingen: Hogrefe; 2004.

Prüfungsfragen

1. Welcher Zusammenhang besteht zwischen Suizidalität im Kindes- und Jugendalter und psychiatrischen Erkrankungen?
2. Können schon im frühen Kindesalter suizidale Handlungen auftreten?
3. Welche Verhaltensweisen weisen im Kindes- und Jugendalter auf suizidale Tendenzen hin?
4. Wie ist das Verhältnis Jungen zu Mädchen bei Suiziden bzw. Suizidversuchen?
5. Was sind die bevorzugten Suizid- und Suizidversuchsmethoden bei männlichen und weiblichen Jugendlichen?
6. Wie wird suizidales Verhalten in neueren verhaltenstheoretischen Modellvorstellungen erklärt?
7. Welche intrapersonalen Bedingungen spielen bei suizidalem Verhalten von Kindern und Jugendlichen eine Rolle?
8. Welche Prädiktoren für suizidales Verhalten gibt es bei Jugendlichen?
9. Was ist unter „therapeutischem Aktivismus" bei der Behandlung suizidalen Verhaltens von Kindern und Jugendlichen zu verstehen?
10. Was verstehen Sie unter einem „Nicht-Suizid-Pakt"?
11. Welche präventiven Maßnahmen zur Verhinderung eines Suizids sind sinnvoll und möglich?
12. Welche Punkte sind beim Einsatz von Präventionsprogrammen für Jugendliche zu beachten?
13. Welche Rolle spielen Imitationseffekte bei suizidalen Handlungen von Kindern und Jugendlichen?
14. Welche soziodemografischen Variablen sind bei Kindern und Jugendlichen mit suizidalem Verhalten häufig zu finden?

20 Mutismus

H. Remschmidt

Fallvignette

Der 9-jährige Hermann kam in Begleitung seiner Eltern zur stationären Aufnahme, weil er vor zehn Monaten das Sprechen völlig eingestellt hatte und sich seit einigen Wochen weigerte, die Schule zu besuchen. Seit Einsetzen des mutistischen Verhaltens habe er weder mit Mitgliedern seiner Familie, noch mit Freunden, noch in der Schule gesprochen. Im Zusammenhang mit dem Einstellen sprachlicher Äußerungen habe er vermehrt über Bauchschmerzen geklagt, was zur Vorstellung in einer Kinderklinik führte, wo kein pathologischer Befund erhoben werden konnte. Im weiteren Verlauf habe er sich zunehmend von sozialen Kontakten zurückgezogen und habe unter Appetitlosigkeit, Gewichtsverlust und Schlafstörungen gelitten. Vor Eintreten der Symptomatik habe er noch an einer Klassenfahrt teilgenommen, die ihn aufgrund einer abwertenden Äußerung einer Lehrerin sehr belastet habe. Auch während dieser Fahrt habe er unter Bauchschmerzen gelitten.

Aus der **Vorgeschichte** ist erwähnenswert, dass Hermann, der durch Sectio geboren wurde, in der fünften Lebenswoche im Rahmen eines respiratorischen Infektes einen Atem- bzw. Herzstillstand erlitten hatte und wiederbelebt werden musste. Damals sei auch einmalig ein Krampfanfall aufgetreten, der als hypoxisch bedingt angesehen wurde. Die frühkindliche motorische Entwicklung sei insgesamt verzögert verlaufen, die Sprachentwicklung jedoch zeitgerecht.

Nach problemlosem Besuch des Kindergartens sei der Junge im sechsten Lebensjahr eingeschult worden. Die schulische Entwicklung verlief zunächst regelrecht, bis dann vor Eintreten der mutistischen Symptomatik erste psychosomatische Beschwerden, hauptsächlich Bauchschmerzen, aufgetreten seien. Das Verhältnis zu seinen beiden Geschwistern, einer 13-jährigen Schwester und einem 10-jährigen Bruder, wurde von den Eltern als unauffällig geschildert.

Die Eltern berichteten über Hermann, dass sie ihn aufgrund seiner Entwicklungsstörungen sehr behütet und verwöhnt hätten, weshalb er in einigen Bereichen noch relativ unselbstständig sei.

Bei der **Untersuchung** des körperlich zarten und hinsichtlich Größe und Gewicht in den unteren Perzentilenrängen liegenden Jungen ergab sich eine deutliche Störung der Grob- und Feinmotorik ohne pathologische Reflexauffälligkeiten. Sämtliche Laborparameter bewegten sich im Normbereich. Bei der psychologischen Untersuchung erzielte er im sprachfreien Intelligenztest CFT-20 ein durchschnittliches Ergebnis (IQ = 104). Die Auswertung des GFT ergab einen extrem hohen, nicht mehr austabellierten Prozentrang von über 96,7, der auf eine Störung der visuomotorischen Koordination hinweist.

Nach dem Ergebnis des Angstfragebogens für Schüler litt Hermann unter einer extrem hohen Prüfungsangst und Schulunlust. Im Merkmal „manifeste Angst" erreichte er ebenfalls einen Maximalwert.

Im HANES fand sich ein weit überdurchschnittlicher Neurotizismuswert; die Werte der übrigen Skalen (E und L) lagen im Normbereich. Der Persönlichkeitsfragebogen für Kinder (PFK 9–14) konnte nicht ausgewertet werden, da der Patient fast alle Fragen mit „ja" beantwortet hatte.

Auf projektiver Ebene (Familie in Tieren, Satzergänzungstest, Düss-Fabeln) fanden sich deutliche Hinweise darauf, dass Hermann lebhafte aggressive Fantasien hat, die auf der Verhaltensebene offensichtlich nicht zum Vorschein kommen, wenn man von einer einschlägigen Deutung des mutistischen Verhaltens absieht.

Charakteristisch für Hermann waren ferner seine ausgeprägten existenziellen Ängste, die dazu führten, dass er sich ständig bedroht fühlte. Beispielsweise lehnte er es ab, sich im Fantasiespiel in Tiere, Bäume oder Pflanzen verwandeln zu lassen, mit der Begründung, dass diese Lebewesen keine Waffen tragen könnten. Als Wunsch gab er an, ein „stahlharter Mensch" werden zu wollen, weil sein Berufsziel Polizist sei. Im Satzergänzungstest (Rotter) problematisierte Hermann vor allem den Schulbesuch. Er äußerte Gefühle von Angst und gab an, unter Bauchschmerzen zu leiden. Insgesamt wurde eine resignativ-depressive Grundstimmung deutlich.

Therapie und Verlauf

Nach anfänglich starker Heimwehreaktion lebte sich Hermann gut auf der Station ein. Er nahm zunächst nur Blickkontakt auf, vermied aber jegliche mimische oder gestische Kommunikation und hielt den Mund fest verschlossen. Im Einzelkontakt mit der Bezugsbetreuerin und in den Therapiestunden (Spieltherapie kombiniert mit Verhaltenstherapie) vermochte sich Hermann in kleinen Schritten auf eine Wiederaufnahme der Kommunikation, zunächst schriftlich, dann mimisch und gestisch und zuletzt auch in Form von Lautäußerungen einzulassen. Als Hauptbelastungsfaktor äußerte er schriftlich wiederholt seine große Angst vor der Institution Schule. Diese äußerte sich in starken Angstreaktionen beim ersten Schulbesuch in der Klinik sowie in Form von Bauchbeschwerden. Nachdem der Schulbesuch mit steigender Stundenzahl und „Ausschleichen" der Begleitung durch die Einzelbetreuerin zunehmend angstfrei gelang, begann Hermann, wiederum begleitet von starken Angstreaktionen, zu sprechen, wobei er zunächst keinerlei Blickkontakt aufnahm.

In der Spieltherapie sowie in Spielsituationen mit anderen Mitpatienten und durch Beurlaubungen nach Hause stark motiviert, stellte sich dann relativ schnell wieder ein normales Kommunikationsverhalten ein. Auffällig war dabei, dass Hermann in Phasen starker emotionaler Beteiligung größere Schwierigkeiten in der Sprachmotorik hatte als in entspannten Phasen. Während der krankengymnastischen Betreuung wurde beobachtet, dass Hermann sich jeweils entweder auf die Sprache oder auf die Körpermotorik konzentrierte, beides jedoch nicht adäquat koordinieren konnte. Dadurch traten die Schwierigkeiten in dem jeweils vernachlässigten Bereich deutlicher zu Tage.

Im gesamten Verlauf war eine deutliche Verbesserung der Stimmungslage zu beobachten. Rückzugstendenzen, Klammern an Betreuer und somatische Beschwerden nahmen ab, so dass der Junge nach 9-wöchiger stationärer Therapie, unterbrochen durch Beurlaubungen, nach Hause entlassen werden konnte. Um eine Wiederholung der als Überforderung erlebten Schulsituation zu vermeiden, wurde mit den Eltern ein Schulwechsel auf eine andere Schule vereinbart.

Einleitung

Unter Mutismus verstehen wir *Nicht-Sprechen bei erhaltenem Sprachvermögen*. Mutistisches Verhalten kommt vorwiegend bei Kindern und Jugendlichen vor, ist aber auch bei Erwachsenen zu beobachten.

Nicht-Sprechen kann aus sehr verschiedenen *Ursachen* resultieren:

- aus einem reduzierten Sprechantrieb,
- aus Angst,
- als Reaktion auf Konflikte,
- als Trotz und Kommunikationsverweigerung, aber auch
- aus organischen Gründen oder
- im Rahmen von Psychosen.

Manche Autoren haben daher vorgeschlagen, die Bezeichnung „Mutismus" auf *alle* Zustände des Nicht-Sprechens bei erhaltenem Sprachvermögen auszudehnen.

In der ICD-10 ist mutistisches Verhalten unter der Überschrift „Störungen sozialer Funktionen mit Beginn in Kindheit und Jugend" (F 94) zusammengefasst. Diese Störungen werden als eine heterogene Gruppe aufgefasst mit Auffälligkeiten in den sozialen Funktionen, die sich, im Gegensatz zu den tiefgreifenden Entwicklungsstörungen, nicht primär durch eine konstitutionelle soziale Beeinträchtigung oder ein generelles Defizit in allen Bereichen sozialer Funktionen charakterisieren lassen. Bei diesen Störungen wird vielmehr angenommen, dass Milieufaktoren oder Deprivationen eine wichtige Rolle spielen.

In der ICD-10 werden folgende *Störungen sozialer Funktionen* mit Beginn in Kindheit und Jugend (F 94) unterschieden:

- F 94.0 elektiver Mutismus
- F 94.1 reaktive Bindungsstörung des Kindesalters
- F 94.2 Bindungsstörung des Kindesalters mit Enthemmung.

Die bedeutsamste dieser Störungen ist der *elektive Mutismus*, auf den hier ausführlich eingegangen wird. Die beiden anderen Störungen wurden nicht berücksichtigt.

Man unterscheidet einen *elektiven Mutismus* vom *totalen Mutismus*. In ersterem Falle spricht die betroffene Person elektiv mit bestimmten Menschen und mit anderen nicht, während beim totalen Mutismus der sprachliche Kontakt zu allen Personen eingestellt wird.

Der elektive Mutismus tritt meist in der frühen Kindheit erstmals auf und ist bei Jungen und Mädchen gleich häufig. Das mutistische Verhalten findet sich meist bei sozial ängstlichen, empfindsamen und scheuen Kindern, die typischerweise in der vertrauten Umgebung (z.B. innerhalb der Familie oder mit Freunden) sprechen, im Kindergarten, in der Schule oder in fremden Situationen jedoch nicht.

Die diagnostischen Leitlinien nach der ICD-10 stützen sich auf folgende *Kriterien*:

- normales oder nahezu normales Sprachverständnis,
- eine für die soziale Kommunikation ausreichende sprachliche Kompetenz,
- klare Hinweise darauf, dass die betroffene Person in einigen Situationen normal oder fast normal sprechen kann.

Für die Diagnose ist ferner erforderlich, dass eine gewisse Konstanz und Persistenz der Symptomatik vorliegt. Obwohl in der ICD-10 keine genaue Zeitdauer vorgegeben ist, ist die Störung dadurch gekennzeichnet, dass sie mindestens mehrere Monate anhält und dass eine Voraussage möglich ist für Situationen, in denen das Kind spricht und für solche, in denen es nicht spricht.

Die Bezeichnung *elektiver Mutismus* wurde von Tramer (1934) für solche Kinder geprägt, bei denen sich der sprachliche Kontakt nur auf einen „ausgewählten, umschriebenen Kreis von Personen" bezieht; die Bezeichnung *Mutismus* als solche geht auf Kußmaul zurück (1977).

Erscheinungsbild und Diagnosestellung

Mutistisches Verhalten kann entweder die Kommunikation mit *allen Menschen* berühren (totaler Mutismus) oder mit einer *bestimmten Gruppe* von Menschen (elektiver Mutismus). Je nach Beginn der Störung kann man von einem *plötzlich einsetzenden traumatischen Mutismus* sprechen oder von einem, der sich eher *kontinuierlich entwickelt*. In die zuletzt genannte Kategorie gehört meist der elektive Mutismus. Ein plötzlicher Eintritt der Symptomatik ist häufig durch dramatische und belastende Ereignisse bedingt. Das allmähliche Auftreten des Syndroms findet man meist bei Kindern und Jugendlichen, die sich zunächst annähernd normal entwickeln, auch in ihrer Sprachentwicklung nicht unbedingt verzögert sind, deren Persönlichkeit aber durch Scheu, Zurückhaltung, Ängstlichkeit, starke Gehemmtheit, Antriebsarmut, in manchen Fällen auch durch Entwicklungsverzögerungen, gekennzeichnet ist. Eine genauere Untersuchung der Kinder und/oder Jugendlichen zeigt, dass sie vielfach auch noch andere Verhaltensauffälligkeiten aufweisen und dass man in der Familie elektiv mutistischer Patienten auch häufig ähnliche Persönlichkeitszüge findet oder auch eine Häufung psychiatrischer Erkrankungen (Steinhausen u. Juzi 1996).

Nach Kolvin und Fundudis (1981) sind mutistische Kinder durch folgende *Eigenschaften* gekennzeichnet:

- Entwicklungsverzögerung, speziell im sprachlichen Bereich, häufiges Vorkommen von Sprech- und Sprachanomalien,
- eine höhere Quote an Verhaltensauffälligkeiten (z.B. Enuresis, Enkopresis),
- Vorliegen bestimmter prämorbider Persönlichkeitszüge wie extreme Scheu und Gehemmtheit, die bis in die ersten Lebensjahre zurückreichen,
- leicht erniedrigte Intelligenz im Vergleich zu gesunden Kontrollkindern und
- eine hohe Quote psychiatrischer Auffälligkeiten innerhalb der Familie, unter denen hauptsächlich Persönlichkeitsstörungen i.S. extremer Zurückgezogenheit oder auch aggressives Verhalten dominieren.

Die Diagnose wird durch die Anamnese und die direkte Beobachtung gestellt, wobei die o.g. Kriterien gegeben sein müssen.

Differenzialdiagnostisch ist mutistisches Verhalten von folgenden anderen Störungen *abzugrenzen*:

- *Sprachverlustsyndrome* aufgrund hirnorganischer Schädigungen: Hier sind vor allem die Aphasien zu bedenken, bei denen der Sprachverlust stets aufgrund einer hirnorganischen Schädigung (Entzündung, Trauma, Tumor) zustande kommt. Die differenzialdiagnostische Abgrenzung ist i.d.R. nicht schwierig.
- *Hörstummheit (Audimutitas):* Sie kann vom Mutismus dadurch unterschieden werden, dass

mutistische Kinder im Allgemeinen vor Eintritt der Störung normal gesprochen haben, selbst wenn ihre Sprachentwicklung etwas verzögert war. Kinder und Jugendliche mit Hörstummheit (wird oft auch als Entwicklungsaphasie bezeichnet) haben jedoch nie flüssig gesprochen, so dass dadurch eine Abgrenzung im Allgemeinen möglich ist. Im Übrigen findet man bei sorgfältiger neuropsychologischer Untersuchung bei der Audimutitas meist noch eine organische oder funktionelle Ursache der Störung.

- *Schizophrene Psychosen:* Ihre Abgrenzung vom elektiven Mutismus erfolgt durch das Vorliegen zusätzlicher und für die Schizophrenie typischer Symptome, wobei auch die Antriebsseite zu berücksichtigen ist. Ein schwerer Antriebsmangel im Rahmen einer Depression kann ebenfalls für mutistisches Verhalten verantwortlich sein.
- *Taubheit oder eingeschränkte Hörfähigkeit:* Auch bei Taubheit oder eingeschränkter Hörfähigkeit kann mutistisches Verhalten auftreten. Es lässt sich durch eine sorgfältige Prüfung des Gehörs oder neuropsychologische Zusatzuntersuchungen abgrenzen.

Epidemiologie

Beim elektiven Mutismus handelt es sich um eine *seltene Störung.* Sie tritt am häufigsten im Kindesalter auf (meistens zwischen fünf und neun Jahren), in seltenen Fällen wird Mutismus erst in der Adoleszenz beobachtet. Bei einer sehr engen Definition des Syndroms fanden Fundudis et al. (1979) eine Rate von 0,8 auf 1000 bei 7-jährigen Kindern. Nach Salfield (1950) liegt die Rate von elektivem Mutismus in der Inanspruchnahmepopulation einer Erziehungsberatungsstelle bei 0,4%. Eine Erhebung zur Häufigkeit des elektiven Mutismus in Kindergärten und Grundschulen in einem großen Schuldistrikt in den USA unter Anwendung der DSM-IV-Kriterien ergab eine Prävalenzrate von 0,75% (Bergman et al. 2002). Im Hinblick auf den Zeitpunkt des Auftretens weisen manche Autoren darauf hin, dass die Erstmanifestation überwiegend *im Vorschulalter* festzustellen ist. So berichtet Hayden (1980), dass 79% aller Fälle im Vorschulalter beginnen, und Wright (1968) stellte ein mittleres Erstmanifestationsalter von 3,6 Jahren fest. Trotz dieses frühen Erstmanifestationsalters vergehen aber oft Jahre, bis fachkundige Hilfe gesucht wird.

Genese

Nach neueren Erkenntnissen kann nicht mehr davon ausgegangen werden, dass es sich beim Mutismus um eine ausschließlich psychogene Störung handelt. Die Bedingungsfaktoren lassen sich in *drei Bereichen* finden:

- *Entwicklungsverzögerungen:* Ein Großteil der mutistischen Kinder und Jugendlichen zeigt deutliche Entwicklungsverzögerungen, besonders im sprachlichen Bereich. Die Patienten haben meist verspätet sprechen gelernt, auch die Reinlichkeitsentwicklung war häufig verzögert. Einnässen und Einkoten kommt bei mutistischen Kindern deutlich häufiger vor als bei psychisch nicht auffälligen gleichaltrigen Kindern und Jugendlichen. Auch aus EEG-Untersuchungen ist bekannt, dass unter mutistischen Kindern die Quote solcher mit einem „unreifen EEG-Muster" höher ist (Kolvin u. Fundudis 1981).
- *Persönlichkeitsstruktur und Temperamentseigenschaften:* Aus mehreren Untersuchungen geht hervor, dass elektiv mutistische Kinder auch vor Einsetzen ihrer Störung auffällig scheu, zurückgezogen, empfindsam und ängstlich waren. Manche Autoren sehen den elektiven Mutismus als eine Extremvariante der sozialen Phobie an und fanden in deren Familien auch vermehrt sozial-phobische Verhaltensweisen (Black u. Uhde 1995). Sie haben meist eine übermäßig starke Bindung an ihre Mutter und sind demgemäß auch ausgesprochen trennungsängstlich (Rutter 1977). Trotz dieser Persönlichkeitszüge unterscheiden sich mutistische Kinder von solchen mit einer schizoiden Persönlichkeit. Letztere kommt häufiger bei Jungen vor und ist i.d.R. nicht mit mutistischem Verhalten vergesellschaftet (Wolff u. Barlow 1979).
- *Familienpathologie:* In Familien mit mutistischen Kindern und Jugendlichen findet man gehäuft Persönlichkeitsstörungen und psychiatrische Erkrankungen der Eltern sowie eine hohe Rate an Disharmonie, Auseinandersetzungen und gegenseitiger Ablehnung und Feindseligkeit (Steinhausen u. Adamek 1997).

Die Ergebnisse empirischer Untersuchungen legen folgende Hypothese zur *Erklärung mutistischen Verhaltens* nahe: Durch die Entwicklungsverzögerungen, die prämorbiden Persönlichkeitsauffälligkeiten und die Familienpathologie werden die Voraussetzungen für mutistisches Verhalten geschaffen, welches bei Hinzutreten äußerer Belastungserlebnisse ausgelöst wird. Dabei wird auf ein Reaktionsmuster zurückgegriffen, das einerseits beim betroffenen Kind oder Jugendlichen bereitliegt (verzögerte Sprachentwicklung, Auffälligkeiten im sprachlichen Bereich, Ängstlichkeit und Scheu) und das darüber hinaus durch die häufig pathologische Familiensituation (intrafamiliäre Kommunikationsstörungen) nahe gelegt wird. Diese Vorstellung von der Genese mutistischen Verhaltens lässt sich auch mit anderen Erklärungsansätzen in Einklang bringen.

Komorbidität und Verlauf

In der Literatur wurde immer wieder diskutiert, ob es sich beim Mutismus eher um ein negativistisch-oppositionelles Verhalten handelt oder ob die Einstellung der sprachlichen Kommunikation eher mit Angst, Furchtsamkeit und Scheu zusammenhängt (Hayden 1980, Kolvin u. Fundudis 1981, Wergeland 1979). Möglicherweise existieren fallbezogen beide Zusammenhänge. Dementsprechend werden als *komorbide Störungen* häufig Angststörungen, insbesondere soziale Phobie (Black u. Uhde 1995), und depressive Störungen berichtet (Wilkins 1985), aber auch zwanghaftes Verhalten (Hayden 1980, Kolvin u. Fundudis 1981) sowie hysterische Verhaltensweisen (Lowenstein 1979). Darüber hinaus wird eine Assoziation mutistischen Verhaltens mit Sprachentwicklungsstörungen beschrieben in einer Häufigkeit bis zu 50% (Kolvin u. Fundudis 1981, Kristensen 2000).

Die wenigen bislang vorliegenden *Verlaufsuntersuchungen* erbrachten zusammengefasst folgende Ergebnisse: Zwischen 30% und 50% der mutistischen Kinder und Jugendlichen zeigen in einem Katamneseintervall von 5–10 Jahren ein normales Sprechverhalten und eine relativ gute psychosoziale Anpassung. In diese Gruppe gehören auch die Spontanremissionen (Friedman u. Karagan 1973). Die übrigen Patienten zeigen meist deutliche Besserungen im Sprechverhalten, weisen aber auch noch nach vielen Jahren Kommunikationsstörungen auf, die durch Sprechscheu, Rückzugstendenzen und Angst vor zwischenmenschlichen Kontakten gekennzeichnet sind. Dies zeigt sich z. B. auch daran, dass sie bereits Telefongespräche als eine starke Belastung empfinden und diese lieber Familienangehörigen überlassen.

Als Prädiktor für eine *ungünstige Prognose* erwies sich in einer Studie die Sprechverweigerung innerhalb der eigenen Kernfamilie (Poller 1989, Remschmidt et al. 2001). Ein wichtiges Merkmal für den *Langzeitverlauf* scheint auch die Zeitdauer mutistischen Verhaltens zu sein. So stellten Kolvin und Fundudis (1981) fest, dass die Kinder, deren Symptomatik mehrere Jahre bestand und die bis zum zehnten Lebensjahr keine Besserung aufwiesen, auch 5–10 Jahre später noch mutistisches Verhalten zeigten. In einer Katamneseuntersuchung an 45 Patienten über einen Zeitraum von fünf Jahren zeigten ein Drittel der Patienten eine komplette Remission (Remschmidt et al. 2001).

Therapie

Zur Behandlung des Mutismus im Kindes- und Jugendalter wurden verschiedene Methoden angewandt. Die bisherigen Schilderungen bewegen sich meist auf kasuistischer Ebene; umfangreichere Behandlungsprogramme sind aufgrund der Seltenheit der Störung bislang kaum durchgeführt worden. Die Kasuistiken sind wiederum nicht ohne Weiteres vergleichbar, da schon die Definition mutistischer Störungen sehr unterschiedlich ist und demgemäß auch die Therapieerfolge nicht ohne Weiteres verglichen werden können. Übereinstimmung herrscht heute jedoch darüber, dass alle Formen der Behandlung *mehrdimensional* sein müssen, d. h. sie müssen verschiedene Behandlungselemente umfassen. Zumindest ist eine individuelle Behandlung des einzelnen Patienten erforderlich, kombiniert mit entsprechenden Behandlungsmaßnahmen, die auch seine Umgebung einbeziehen.

Unter Berücksichtigung dieser allgemeinen Prinzipien wurden folgende *Therapieelemente bzw. -methoden* erfolgreich angewandt.

Verhaltenstherapie

Nach der erstmaligen Anwendung des operanten Konditionierens auf die Behandlung mutistischen Verhaltens durch Reed (1963) ist dieser Ansatz recht erfolgreich praktiziert worden. Allgemeines Prinzip ist, Sprechen mit Erwachsenen und Therapeuten operant zu verstärken, um allmählich eine Generalisierung aufzubauen. Dabei wird zunächst mit einer Förderung des nonverbalen Kommunikationsverhaltens begonnen (Augenkontakt, Kommunikation durch schriftliche oder zeichnerische Verständigungsmöglichkeiten, Förderung der mimischen und gestischen Kommunikation). Im nächsten Schritt wird dann das sprachliche Verhalten systematisch gefördert und belohnt. Dabei werden verschiedene verhaltenstherapeutische Techniken eingesetzt wie Verstärkung, Kontingenzmanagement und Selbstkontrollverfahren unter Einsatz der Videotechnik (Giddan et al. 1997, Holmbeck u. Lavigne 1992, Kehle 1998).

In den letzten Jahren wurden vermehrt kognitive Elemente i. S. der kognitiven Verhaltenstherapie einbezogen, wobei von der Grundthese ausgegangen wird, dass die Ängstlichkeit des Kindes für das Nicht-Sprechen verantwortlich ist und dass das Nicht-Sprechen eine Art Angstreduktionsmechanismus verkörpert (Black u. Uhde 1992, 1995). Unter dieser Prämisse bieten sich zwei Strategien an: einerseits *angstmildernde Maßnahmen*, die dem Kind die Angst vor dem Sprechen nehmen, und zum anderen eine *positive Verstärkung* aller sprachlichen Äußerungen. Diese Prinzipien müssen in einen auf das einzelne Kind zugeschnittenen Behandlungsplan integriert werden, wobei der Aufbau einer vertrauensvollen Beziehung zum jeweiligen Therapeuten eine entscheidende Rolle spielt. Erst wenn eine gewisse Vertrauensbasis aufgebaut ist, kann mit der Strategie der Sprechanbahnung begonnen werden.

Von ebenso entscheidender Bedeutung ist die Einbeziehung der *Familie*, mit der auch darüber gesprochen werden muss, welche Verhaltensweisen der Erwachsenen das mutistische Verhalten möglicherweise aufrecht erhalten oder gar verstärken.

Psychodynamische Behandlungsansätze

Diese gehen davon aus, dass das Symptom Ausdruck eines intrapsychischen Konfliktes ist, der in einer Regression auf frühere Entwicklungsstadien, z. B. auf die orale Phase, seinen Ausdruck findet. Generell wird heute davon ausgegangen, dass ein verhaltenstherapeutischer Zugang unter Einbeziehung der Familie effektiver ist als eine psychodynamische Vorgehensweise (Leonard u. Dow 1995, Wright 1985).

Familientherapeutische Maßnahmen

Da familiäre Einflüsse bei der Auslösung und Verursachung mutistischen Verhaltens eine wesentliche Rolle spielen, ist die Einbeziehung der Familie von großer Bedeutung. Der familientherapeutische Zugang versucht zunächst, jene Einflüsse und Bedingungen ausfindig zu machen, die die Störung verursacht oder ausgelöst haben oder sie aufrecht erhalten. Freilich kann bei der Behandlung des Mutismus die Familientherapie nicht den Schwerpunkt darstellen, schon deshalb, weil der Patient in dieser Situation i. d. R. hartnäckig schweigt. Dementsprechend ist die empirische Literatur zur Familientherapie des elektiven Mutismus auch spärlich (Krysanski 2003). Es empfiehlt sich eine Kombination von Einzeltherapie und Familienberatung. Entscheidend ist, dass neben den individuellen Maßnahmen auch Gruppenaktivitäten stattfinden und man alle Ebenen der Kommunikation (besonders auch die nicht-sprachlichen) nutzt.

Psychosoziale Interventionen

Unter diesem Gesichtspunkt werden alle Maßnahmen zusammengefasst, die das jeweilige Lebensumfeld des Kindes einbeziehen. Es geht dabei neben der Familie um die jeweilige Bezugsgruppe (Kindergarten, Schule), die Freizeitaktivitäten, die Gruppen Gleichaltriger, es geht im klinischen Setting auch um die Einbeziehung des jeweiligen Patienten in kreative Einzel- und Gruppenaktivitäten, um körperliche Betätigung und Sport, also um die Herstellung eines normalen kommunikativen Verhaltens auf allen altersgemäßen sozialen Ebenen.

Psychopharmaka

Entsprechend der von vielen Klinikern geteilten Auffassung, wonach sich mutistisches Verhalten im Assoziationsdreieck von Angst (soziale Phobie), Zwang und Depression bewegt, wurden auch einschlägige Medikamente angewandt, wobei vorerst die kasuistischen Berichte überwiegen. Diese erstrecken sich auf den in Deutschland nicht verfügbaren MAO-Hemmer Phenelzin (Golwyn u. Weinstock 1990) sowie auf den selektiven Serotonin-Reuptake-Hemmer Fluoxetin (Black u. Uhde 1992, 1994). Während für Phenelzin, das wegen der notwendigen Diäteinschränkungen nicht empfohlen werden kann, nur kasuistische Erfahrungen vorliegen, existieren für Fluoxetin auch offene (Dummit et al. 1993, Dummit et al. 1996) und kontrollierte Studien (Black u. Uhde 1994), die zu positiven Ergebnissen geführt haben. Insofern kann Fluoxetin als eine wirksame Komponente im Behandlungsprogramm mutistischen Verhaltens angesehen werden, nicht jedoch als einzige oder dominierende Behandlungsmaßnahme.

Zusammenfassung

Unter Mutismus verstehen wir Nichtsprechen bei erhaltenem Sprachvermögen, wobei die Ursachen hierfür verschieden sein können. Man unterscheidet den elektiven Mutismus, bei dem nur mit bestimmten Personen gesprochen wird, vom totalen Mutismus, bei dem der sprachliche Kontakt zu allen Personen eingestellt wird.

Je nach Beginn der Störung kann man von einem plötzlich einsetzenden traumatischen Mutismus sprechen oder von einem eher kontinuierlich sich entwickelnden. Die Diagnose wird gestellt durch die direkte Beobachtung und eine eingehende kinder- und jugendpsychiatrische und psychologische Untersuchung.

Die Störung tritt am häufigsten im Kindesalter auf (deutlich unter 1 %) bei 7–8-jährigen Kindern. Die Ätiologie wird heute mehrdimensional gesehen, wobei Entwicklungsverzögerungen, Persönlichkeitseigenschaften und die Familienpathologie eine wichtige Rolle spielen. Manche Autoren sehen im Mutismus eine Variante der sozialen Phobie. Die Behandlung umfasst verhaltens- und familientherapeutische Maßnahmen, psychosoziale Interventionen, die das außerfamiliäre Umfeld einbeziehen, und (nicht immer) eine unterstützende Behandlung mit Psychopharmaka, wobei – nicht zuletzt aufgrund der hohen Komorbidität mit Zwängen und Depressionen – die modernen selektiven Serotonin-Wiederaufnahmehemmer im Vordergrund stehen.

Verlaufsuntersuchungen zeigen, dass zwischen 30 % und 50 % der mutistischen Kinder und Jugendlichen nach fünf Jahren ein normales Sprechverhalten zeigen; die übrigen Patienten weisen eine deutliche Besserung im Sprechverhalten auf, neigen aber noch nach Jahren zu Ängsten vor zwischenmenschlichen Kontakten, einer gewissen Sprechscheu und Rückzugstendenzen.

Literatur

Bergman RL, Piacentini J, McCracken JT. Prevalence and description of selective mutism in a school-based sample. J Am Acad Child Adol Psychiat. 2002;41:938–46.

Black B, Uhde TW. Elective mutism as a variant of social phobia. J Am Acad Child Adol Psychiat. 1992;31:1090–4.

Black B, Uhde TW. The treatment of elective mutism with fluoxetin: A double-blind placebo-controlled study. J Am Acad Child Adol Psychiat. 1994;33:1000–6.

Black B, Uhde TW. Psychiatric characteristics of children with selective mutism: A pilot study. J Am Acad Child Adol Psychiat. 1995;34:847–55.

Dummit ES, Tänzer N, Klein RG. Systematic assessment and fluoxetin treatment of children with elective mutism. In: Scientific Proceedings of the 40 th Annual Meeting of the American Academy of Child and Adolescent Psychiatry. Vol. IX. 1993:NR-160.

Dummit ES, Klein RG, Taencer NK, Asche B, Martin J. Fluoxetine treatment of children with selective mutism: An open trial. J Am Acad Child Adol Psychiat. 1996;35:615–21.

Friedman R, Karagan N. Characteristics and management of elective mutism in children. Psychol Schools. 1973;10:249–54.

Fundudis T, Kolvin I, Garside RF. Speech retarded and deaf children. Their psychological development. London: Academic Press; 1979.

Giddan JJ, Ross GJ, Sechler LL, Becker BR. Selective mutism in elementary school: Multidisciplinary interventions. Language, Speech, and Hearing Services in Schools. 1997;28:127–33.

Golwyn DH, Weinstock RC. Phenelzine treatment of elective mutism: A case report. J Clin Psychiat. 1990;51:384–5.

Hayden TL. The classification of elective mutism. J Am Acad Child Psychiat. 1980;19:118–33.

Holmbeck GN, Lavigne JV. Combining self-modelling and stimulus-fading in the treatment of an electively mute child. Psychotherapy. 1992; 29:661–7.

Leonard H, Dow S. Selective mutism. In: March JS, ed. Anxiety disorders in children and adolescents. New York, London: Guilford Press; 1995.

Lowenstein LF. The result of 21 elective mute cases. Acta Paedopsychiat. 1979;45:17–23.

Kehle TJ, Madaus MR, Baraata VS, Bray MA. Augmented self-modelling as a treatment for children with selective mutism. J School Psychol. 1998;36:247–60.

Kolvin I, Fundudis T. Elective mute children: Psychological development and background factors. J Child Psychol Psychiat. 1981;22:219–32.

Kristensen H. Selective mutism and comorbidity with developmental disorder/delay, anxiety disorder, and elimination disorder. J Am Acad Child Adol Psychiat. 2000;39:249–56.

Krohn DD, Weckstein SN, Wright HL. A study of the effectiveness of a specific treatment for elective mutism. J Am Acad Child Adol Psychiat. 1992;31:711–8.

Krysanski VL. A brief review of selective mutism literature. J Psychol. 2003;137:29–40.
Kußmaul, A. Die Störungen der Sprache. Leipzig: Vogel; 1977.
Poller M. Mutismus bei Kindern und Jugendlichen. Eine katamnestische Untersuchung [Dissertation]. Marburg: Universität Marburg; 1989.
Reed GF. Elective mutism in children: A re-appraisal. J Child Psychol Psychiat. 1963;4:99–107.
Remschmidt H, Poller M, Herpertz-Dahlmann B, Henninghausen M, Gutenbrunner C. A follow-up study of 45 patients with elective mutism. Eur Arch Psychiatry Clin Neurosci. 2001;251(6):284–96.
Rutter M. Speech delay. In: Rutter M, Hersov L, eds. Child psychiatry. Modern approaches. Oxford: Blackwell; 1977.
Salfield DJ. Observations on elective mutism children. J Mental Science. 1950;96:1024–32.
Steinhausen HC, Juzi C. Elective mutism: An analysis of 100 cases. J Am Acad Child Adol Psychiat. 1996;35:606–14.
Steinhausen HC, Adamek R. The family history of children with elective mutism: A research report. Eur Child Adol Psychiat. 1997;6:107–11.
Tramer M. Elektiver Mutismus bei Kindern. Z Kinderpsychiat. 1934;1:30–5.
Wergeland H. Elective mutism. Acta Psychiat Scand. 1979;59:218–28.
Wilkins R. A comparison of elective mutism and emotional disorders in children. Brit J Psychiat. 1985;146:198–203.
Wolff S, Barlow A. Schizoid personality in childhood. A comparative study of schizoid, autistic, and normal children. J Child Psychol Psychiat. 1979;20:29–46.
Wright HH. Early identification and intervention with children who refuse to speak. J Am Acad Child Adol Psychiat. 1985;24:739–46.
Wright HL. A clinical study of children who refuse to talk in school. J Am Acad Child Psychiat. 1968;7:603–17.

Prüfungsfragen

1. Wie kann man „Mutismus“ bzw. „mutistisches Verhalten“ definieren und von anderen verwandten Störungen abgrenzen?
2. Mit welchen anderen Störungen geht Mutismus häufig einher (Komorbidität)?
3. Wie lauten die diagnostischen Leitlinien nach ICD-10 für die Diagnose des elektiven Mutismus?
4. Wie häufig kommt elektiver Mutismus vor, und was ist das mittlere Erstmanifestationsalter?
5. Welche Thesen werden im Hinblick auf Ätiologie und Genese mutistischen Verhaltens in der Literatur vertreten?
6. Welche Kenntnisse liegen über den Verlauf mutistischen Verhaltens vor?
7. Welches sind die wichtigsten Behandlungsprinzipien (Elemente) beim elektiven Mutismus?
8. Welche Rolle spielt die Psychopharmakotherapie in der Behandlung?
9. Welche Gesichtspunkte spielen bei der Beratung der Familie eines mutistischen Kindes eine Rolle?
10. Welche Hinweise kann man Lehrern und Betreuern eines mutistischen Kindes im Hinblick auf die pädagogische Betreuung geben?

21 Tic-Störungen

V. Roessner, T. Banaschewski und A. Rothenberger

Fallvignette 1

Entspannungstraining und Reaktionsumkehr
Ein 13-jähriges Mädchen, das im Alter von zehn Jahren einfache motorische Tics (Augenblinzeln, Augenrollen, Kopfschütteln), zwei Jahre später zusätzlich vokale Tics (kurze Schreie, Koprolalie) entwickelt hatte, zeigte unter medikamentöser Behandlung mit Tiaprid Nebenwirkungen in Form von Galaktorrhö bzw. Lustlosigkeit, so dass über die Dauer von vier Wochen mittels einer Kombination von Risperidon (2,5 mg/d) und verhaltenstherapeutischer Verfahren (progressive Muskelrelaxation (20 min/d), Training der Reaktionsumkehr (10 min/d) behandelt wurde. Unter der Behandlung reduzierte sich die Häufigkeit der Tics nach der Yale-Global-Tourette-Syndrom-Symptomliste um 60 %. Aufgrund mangelnder Compliance konnte jedoch kein dauerhafter Behandlungserfolg erzielt werden.

Fallvignette 2

Selbstbeobachtung und Reaktionsumkehr
Ein 16-jähriger Junge, der seit dem fünften Lebensjahr an einem Tourette-Syndrom erkrankt war, konnte aufgrund der Verschlechterung der Symptomatik im Jugendalter schließlich die Schule nicht mehr besuchen und musste über 16 Wochen stationär behandelt werden. Neben motorischen und vokalen Tics (Kopfwerfen, Hand an den Kopf schlagen, Koprolalie) bestanden ausgeprägte soziale Ängste und eine depressive Symptomatik. Unter multimodaler Therapie mit einer medikamentösen Kombinationstherapie (Tiaprid u. Fluvoxamin), Selbstbeobachtung, einem Training der Reaktionsumkehr und stützenden Einzelgesprächen (2-mal 45 min wöchentlich) konnte bis zum Behandlungsende eine deutliche Besserung der Symptomatik (Reduktion der Tics nach der Tourette-Syndrom-Symptomliste um 75 %) und eine Wiedereingliederung in die Schule erreicht werden.

Definition und klinisches Bild

Tics sind plötzliche, unwillkürliche *Bewegungen und/oder Lautäußerungen*, bei denen funktionell zusammenhängende Skelettmuskelgruppen in einem oder mehreren Körperbereichen gleichzeitig oder nacheinander einbezogen sind. Sie stellen Fragmente normaler Bewegungen dar. Sie sind typischerweise schnell, abrupt einschießend und kurz andauernd, wobei sie sich oft in kurzen Serien stereotyp wiederholen, aber nicht-rhythmisch sind (Rothenberger 1991, 1995 a, Rothenberger et al. 2007 a). Tics zeigen in ihrer Erscheinungsform eine weite Spannbreite; sie lassen sich nach ihrer *Qualität* (motorisch/vokal) und ihrem *Komplexitätsgrad* unterscheiden (Tab. 21.**1**).

Tabelle 21.**1** Einteilung der Tics

	Motorisch	**Vokal**
Einfach	z. B. Blinzeln, Schulterzucken, Kopfrucken	z. B. Räuspern, Pfeifen, Husten, Schnüffeln
Komplex	z. B. Hüpfen, Klatschen, Berühren	z. B. Wörter, Sätze, Kurzaussagen
Besonderheiten	Echopraxie, Kopropraxie	Palilalie, Echolalie, Koprolalie

Motorische Tics variieren von einfachen abrupten Bewegungen zu komplexeren Verhaltensweisen. Im Extremfall können sie obszön (*Kopropraxie*) oder selbstverletzend sein. *Vokale Tics* reichen vom einfachen Räuspern und Schniefen bis zum Auftreten von Sprachfragmenten, Silben, Worten oder Wortabfolgen (obszöne Inhalte: *Koprolalie*). Einige Tourette-Patienten wiederholen unwillkürlich und unabsichtlich Bewegungen (*Echopraxie*) und Gesprochenes (*Echolalie*) anderer Menschen oder die eigenen Worte (*Palilalie*; „vor-sich-hin-sprechen").

Die Tic-Störungen werden aufgrund des vorliegenden Chronifizierungsgrades und des isolierten bzw. gemeinsamen Auftretens von motorischen und/oder vokalen Tics anhand der üblichen, empirisch entwickelten Klassifikationssysteme ICD-10 (WHO 1991) und DSM-IV (APA 1994) eingeteilt (Tab. 21.**2**).

Mittlerweile werden die Tic-Störungen als ein *Störungskontinuum* betrachtet, das von den vorübergehenden Tics des Kindesalters über chronisch motorische oder chronisch vokale Tic-Störung bis zu den Varianten eines Tourette-Syndroms (TS) reichen kann (Rothenberger et al. 2007 a). Die Einteilungen nach gängigen klinischen Klassifikationsmerkmalen erscheint dennoch sinnvoll, da sich die Tic-Störungen im Querschnitt gut abgrenzen lassen und sich verschiedene medizinische und/oder psychologische Behandlungsindikationen ergeben.

Das Alter bei *Erstmanifestation* der Tic-Störung liegt i. d. R. zwischen zwei und 15 Jahren, mit einem Median von sieben Jahren. Zu Beginn der Erkrankung treten oft Tics im Gesichtsbereich auf, die auch später häufiger sind als Tics in anderen Körperregionen. Im weiteren Verlauf breiten sie sich typischerweise vom Kopf-Schulter-Bereich zu den Extremitäten aus. Der Beginn vokaler Tics erfolgt zumeist zwei bis vier Jahre, der von Koprophänomenen etwa fünf Jahre später (diese treten aber nur bei 20% auf) und stellt einen qualitativen Sprung dar (Rothenberger et al. 2007 a).

Zu Erkrankungsbeginn besitzen die meisten Kinder keine Kontrolle über die Tics und bemerken häufig auch nicht, wann ihre Tics auftreten. Im Verlauf von Monaten bis Jahren lernen viele Betroffene zunehmend, das Auftreten der Tics bewusst wahrzunehmen. Im Alter von etwa zehn bis elf Jahren berichten viele Kinder über *sensorische Vorgefühle* (z. B. Kitzeln, Stechen, Jucken, Verspannen), die den Tics vorausgehen und die durch das Ausführen der Tics vorübergehend erleichtert werden (Banaschewski et al. 2003, Rothenberger 1991). Gelegentlich werden diese Vorgefühle auch als eine erhöhte diffuse innere Anspannung und Unruhe beschrieben, die in Form einer erhöhten Sensitivität, einer Irritation, eines inneren Drang-, Enge- oder Druckgefühles erlebt werden. Oft werden sie auch fokal in einem umschriebenen Gelenk-, Haut- oder Muskelbereich wahrgenommen (Rothenberger 2007 a).

Ältere Kinder können das Ausführen der Tics häufig für einen gewissen Zeitraum, Minuten bis Stunden, bewusst und willkürlich *verzögern oder unterdrücken*. Dies führt vielfach zu einer Verstärkung der inneren Anspannung und des Unwohlseins, gefolgt von einem kompensatorischen Anstieg der Tic-Frequenz, wenn der Betroffene sich wieder unbeobachtet weiß oder in vertrauter Umgebung befindet. Einige ältere Jugendliche und junge Erwachsene entwickeln ein Schamgefühl, da sie die Tics zwar aufschieben können und ihnen diese als grundsätzlich kontrollierbar erscheinen,

Tabelle 21.**2** Klassifikation der Tic-Störungen

Diagnose	**Wichtigste Kriterien**	**ICD-10-Ziffer**
Vorübergehende Tic-Störung des Kindesalters	vollständiges und endgültiges Verschwinden der meist nur motorischen Tics nach spätestens einem Jahr	F 95.0
Chronische Tic-Störung	mehr als ein Jahr dauernde, chronische motorische oder chronische vokale Tics	F 95.1
Tourette-Syndrom	mehr als ein Jahr dauernde motorische und vokale Tics	F 95.2
Andere bzw. nicht näher bezeichnete Tic-Störung	Sie erfüllt nicht die Kriterien der vorgenannten Störungen wie z. B. Dauer mehr als vier Wochen, Beginn der Tics vor dem 18. Lebensjahr.	F 95.8/95.9

es ihnen aber nicht gelingt, diese vollständig zu unterdrücken.

Bisweilen vollführen die Patienten das Bewegungsmuster eines Tics mehrfach willentlich, bis es „richtig“ ausgeführt ist, wobei dies mit Ärger, Wut, Unruhe, Resignation und dem kurzfristigen Gefühl der Entlastung von innerer Anspannung verbunden sein kann (Rothenberger 2007 a).

Die Tic-Symptomatik kann hinsichtlich Komplexität, Art, Intensität und Häufigkeit der Tics im zeitlichen Verlauf der Erkrankung unregelmäßig, oft über einen Zeitraum von sechs bis zwölf Wochen, meist *spontan schwanken* (Bornstein et al. 1990, Dure u. Tucker 1997). Die Symptome können auch unter emotionaler Beteiligung (z.B. Angst, Ärger, Freude), Stress und Ermüdung zunehmen und lassen oft unter Konzentration, bei Ablenkung, Entspannung sowie im Liegen nach; sie interferieren kaum mit intendierten Bewegungen und kommen seltener und abgemildert im Schlaf vor (Drake et al. 1992, Kirov et al. 2007, Kostanekka-Endress et al. 2000, Rothenberger et al. 2001).

Nach einer präpubertären Verschlechterung erfolgt im weiteren *Krankheitsverlauf* während der Spätadoleszenz und im frühen Erwachsenenalter eher eine Eingrenzung des Tic-Spektrums und Abmilderung der Symptomatik, eine bessere soziale Anpassung und ein wirkungsvollerer Einsatz von Selbstkontroll- und Bewältigungsstrategien (Cohen u. Leckman 1994, Peterson 1996). Trotz der psychopathologischen Belastung durch die Tic-Symptomatik und die assoziierten psychischen Auffälligkeiten kommt es nur in einem Teil der Fälle zu wesentlichen Beeinträchtigungen der schulischen, beruflichen und sozialen Entwicklung und nur bei einer Minderheit der Patienten zu einer Verschlechterung der Symptomatik im Erwachsenenalter.

Als *prognostisch ungünstig* zu werten sind eine familiäre Disposition, das Vorliegen vokaler oder komplexer Tics (im Vergleich zum Vorliegen motorischer Tics), eine begleitende Hyperkinetische Störung, ein zunehmendes Auftreten von Zwangssymptomen und das Hinzutreten von Fremd- und Selbstaggression. Die Schwere der Tic-Symptomatik während der Kindheit hat nur einen eingeschränkten Voraussagewert für den weiteren Krankheitsverlauf. Etwa zwei Drittel der Kinder mit nur mäßigen Tics zeigen auch als Erwachsene lediglich leicht ausgeprägte Tics. 80% derjenigen mit schweren Tics leiden als Erwachsene unter mittelgradigen oder schweren Tics, von denen sich etwa ein Drittel dadurch schwer beeinträchtigt fühlt. Bei etwa der Hälfte der Patienten ist auch im Erwachsenenalter eine weitere pharmakologische Behandlung erforderlich (Peterson 1996).

Eine *günstige Prognose* hinsichtlich des zukünftigen schulischen und sozialen Erfolges der Kinder und ihres späteren emotionalen Wohlbefindens hängt jedoch nicht allein von der Stärke, Häufigkeit und Komplexität der Tics sowie eventueller Komorbiditäten ab, sondern wird vor allem bestimmt vom Ausmaß der interpersonalen Beziehungsfähigkeit und der sozialen Eingebundenheit in Freundschaften mit Gleichaltrigen, der Impulskontrolle und der Affektregulation, der kognitiven Fähigkeiten, der Fähigkeiten zur Krankheitsbewältigung und der familiären und schulischen Unterstützung (Cohen u. Leckman 1994, Peterson 1996).

Prävalenz

Nach den vorliegenden Prävalenzschätzungen treten Tic-Störungen bei 4–12% der Kinder im Grundschulalter auf; für das TS wird eine Prävalenz von etwa 1% geschätzt (Rothenberger et al. 2007 a). Kinder und Jugendliche erkranken etwa 10-fach häufiger als Erwachsene (Kerbeshian u. Burt 1992), was auf die Tendenz zur Spontanremission der Symptomatik im Entwicklungsverlauf hinweist. Die *Spontanremissionsraten* für einfache/multiple Tics liegen bei 50–70%, für das TS zwischen 3% und 40% (Erenberg et al. 1986, Golden 1987, Rothenberger 1997). Tic-Störungen finden sich bevorzugt beim männlichen Geschlecht (im Verhältnis von etwa 3:1) und familiär gehäuft.

Pathogenese

Der typische Verlauf und die charakteristische Psychopathologie der Tic-Störungen (u.a. Erkrankungsbeginn, Geschlechterunterschiede, anatomische Verteilung der motorischen Tics und der dranghaften Vorgefühle, Komorbidität mit HKS und Zwangsstörungen, Einflüsse zentralnervöser Zustände wie Müdigkeit, Entspannung, Schlaf) werden durch *vielfältige Wechselwirkungen* genetischer, neurobiologischer, psychologischer Faktoren und Umwelteinflüsse bestimmt (Leckman et al. 1997).

Zwillings- und Familienuntersuchungen zeigen die Bedeutung *genetischer Faktoren* bei etwa

30–50% der Betroffenen. Das TS, die chronische multiple Tic-Störung und die Zwangsstörung werden als alternative Manifestationen dieser genetischen Disposition diskutiert (Pauls et al. 1990, Singer u. Walkup 1991). Allerdings zeigt sich im klinischen Erscheinungsbild der Nachkommen eine große Bandbreite von zumeist leichten, seltener schweren Fällen. Art und Schwere des klinischen Phänotyps werden auch durch *nichtgenetische Faktoren* mitbestimmt (Leckman et al. 1997). Als Risikofaktoren gelten verschiedene unspezifische Schwangerschafts- (z.B. schwerer Schwindel und Erbrechen, mütterlicher Stress) und Geburtskomplikationen (z.B. perinatale Hypoxie), ein niedriges Geburtsgewicht und Streptokokken-Infektionen (vermutet wird, dass Anti-Streptokokken-Antikörper mit Neuronen des Putamens und Caudatums kreuzreagieren).

Im Hinblick auf den *neurobiologischen Hintergrund* der Pathogenese der Tic-Störung wird davon ausgegangen, dass die Basalganglien, der Thalamus und der motorische Kortex betroffen sind (Blanz u. Rothenberger 2000, Leckman et al. 1997, 2006, Ziemann et al. 1997). Auf der Neurotransmitterebene werden neben einer Überaktivität des dopaminergen Systems im Bereich der Basalganglien auch Störungen des serotonergen Transmittersystems, die die Aktivität kortiko-striato-pallido-thalamiko-kortikaler Regelkreise beeinflussen und auch bei Zwangsstörungen beteiligt sein sollen, vermutet (Campbell u. Cueva 1995, Leckman et al. 1997). Zwischen einerseits der Höhe der Dopamin-Spiegel und der Dichte der D1/D2-Rezeptoren in den Basalganglien, die während des Schulkindalters am höchsten ist, sowie der Schwere der Tic-Symptomatik andererseits bestehen enge Zusammenhänge, so dass die Entwicklung und Reifung des dopaminergen Systems auch den Verlauf der Tic-Störungen erklären könnte (Leckman et al. 1997, Müller-Vahl et al. 2000, Seeman et al. 1987). Dagegen sind die mit Frontalhirnleistungen und Selbstregulationsvorgängen verbundenen exekutiven Funktionen sowie die frontalhirnbezogene hirnelektrische Aktivität nicht grundsätzlich gestört (Roessner et al. 2007 a, Rothenberger 1996 a, Pennington u. Ozonoff 1996).

Ein von Rothenberger (1991, Rothenberger et al. 2007 a) entwickeltes Modell der Pathogenese der Tic-Störung (Leckman et al. 2006) postuliert ein Funktionsdefizit im Bereich der Basalganglien als Störung der subkortikalen Eigenhemmung aufgrund einer Überempfindlichkeit der Dopamin-Rezeptoren, so dass es zu einem unwillkürlichen Ingangsetzen motorischer Subroutineprogramme kommt. Die mangelnde Eigenhemmung der subkortikalen neuronale Entladungen setzt eine thalamokortikale neuronale Dysrhythmie in Gang und muss dann durch andere (frontokortikale) Kontrollinstanzen kompensiert werden, wenn es nicht zu Tics kommen soll.

Komorbidität

Tics treten isoliert, häufig aber *in Kombination* mit vielfältigen sensomotorischen, kognitiven, emotionalen und/oder sozialen Verhaltensauffälligkeiten auf (Rothenberger et al. 2007 a). Die Beachtung der Komorbidität der Tic-Störungen spielt daher im Rahmen der kinder- und jugendpsychiatrischen Diagnostik und Behandlung eine große Rolle. Insbesondere ist familienanamnestisch auf das Vorliegen einer Hyperkinetischen Störung, von Zwangsphänomenen und/oder depressiver „Merkmale" zu achten. Aber auch ggf. vorliegende Teilleistungsstörungen, die intellektuelle Leistungsfähigkeit und die familiären Bedingungen und Beziehungen müssen eingeschätzt werden, da sie als zusätzliche Belastungs- und/oder Bewältigungsfaktoren Symptomatik und Behandlung beeinflussen können (Banaschewski u. Rothenberger 1997, 1998, Rothenberger u. Banaschewski 2005).

Bei etwa der Hälfte der Kinder, die aufgrund chronischer Tics oder eines TS behandelt werden, besteht eine *Hyperkinetische Störung* (HKS). Bisher sprechen die Befunde aber gegen eine gemeinsame genetische Disposition für die HKS und die Tic-Störung. Die HKS-Symptomatik läuft der Tic-Symptomatik im Durchschnitt etwa zwei bis drei Jahre voraus, verschlechtert sich mitunter mit der Entwicklung der Tic-Symptomatik (Cohen u. Leckman 1994). Häufig sind die Patienten durch die komorbid vorliegenden Aufmerksamkeitsprobleme deutlich stärker beeinträchtigt als durch die Tics (Roessner et al. 2007 b). Je stärker die HKS-Symptomatik ausgeprägt ist, desto deutlicher treten die psychischen Auffälligkeiten der Tic-Kinder hervor. Oft sind es die impulsiven und aggressiven Verhaltensauffälligkeiten im Rahmen des HKS, die zur klinischen Vorstellung führen (Rothenberger et al. 2007 b).

Phänomenologisch, genetisch und epidemiologisch besteht ein enger Zusammenhang zwischen *Zwangsstörungen* und Tic-Störungen (Roessner et al. 2006, 2007 a). Zwischen 30% und 60% der Tourette-Patienten leiden unter Zwangsgedanken und -handlungen. Zwangsphänomene entwickeln sich gewöhnlich mehrere Jahre nach Beginn der motorischen Tics und liegen vor allem im Jugendalter vor. Mitunter kann es schwierig sein, zwischen Zwangshandlungen und motorischen Tics zu unterscheiden, z.B. dann, wenn das Verhalten in wiederholtem Antippen, Berühren, Reiben von Gegenständen, Personen und des eigenen Körpers besteht. Hierbei bleibt häufig nach einem Tic ein unangenehm drängendes Körpergefühl, welches nach willentlicher Wiederholung des Tics verlangt, damit man sensomotorisch wieder „im Lot" ist und der Tic „genau richtig" durchgeführt worden ist. Manche Patienten beschreiben einen starken Drang, Körperbewegungen auf beiden Körperseiten so auszuführen, dass sich das Gefühl von Symmetrie der Körperempfindungen „genau richtig" einstellt. Wenngleich bei einem großen Teil der TS-Patienten Zwangssymptome in Form von Ansteckungs- und Verschmutzungsbefürchtungen und in Form von Kontroll- und Waschhandlungen vorliegen können, scheinen Zwangssymptome beim TS häufiger sexuelle und aggressive Handlungsimpulse zu beinhalten und in Form von Zählen, Abmessen, Berühren oder in Handlungen, die ausgeführt werden, um „die innere Melodie herzustellen", vorzuliegen.

Auch *emotionale Störungen*, vor allem depressive Merkmale (Niedergeschlagenheit, Selbstwertprobleme, Rückzugsverhalten, Somatisierungsneigung), ebenso wie Ängstlichkeit, Panikattacken und Phobien finden sich gehäuft und nehmen im Jugendalter eher zu (Roessner et al. 2007 b).

Weiterhin werden selbstverletzendes und fremdaggressives Verhalten und im Jugend- und Erwachsenenalter auch autistische und schizoide Persönlichkeitsmerkmale beschrieben. Soziale und/oder emotionale Auffälligkeiten sind bei TS-Patienten 5–20-mal so häufig wie in Kontrollgruppen und bestehen zumeist schon früh im Krankheitsverlauf, wobei ihr Ausmaß mit der Zeit zunehmend durch die Schwere der Symptomatik beeinflusst wird (Rosenberg et al. 1995).

Schlafstörungen (Einschlafschwierigkeiten, nächtliches Erwachen, Somnambulismus, Parasomnien, Albträume etc.) sind bei 12–44% der TS-Patienten vorhanden und am ehesten mit hyperkinetischen Merkmalen verbunden (Kirov et al. 2007, Rothenberger et al. 2001).

Trotz normaler Intelligenz zeigen 36–60% der Kinder mit einem TS *leichte neurologische Auffälligkeiten, neuropsychologische Defizite* und *Lernschwierigkeiten* (Bloch et al. 2006, Davidovicz 1984, Dure u. Tucker 1997). Beschrieben sind Beeinträchtigungen der visuellen Perzeption, der Feinmotorik und der Sprachrezeption und -flüssigkeit, Legasthenie und Dyskalkulie. Auch hier ist an den Zusammenhang mit einer HKS zu denken (Rothenberger et al. 2007 b).

Sekundäre Abweichungen der Eltern-Kind-Beziehung finden sich in den betroffenen Familien häufig (Bunk et al. 1988, Cohen et al. 1988, Roessner 2007 a), wobei i.d.R. die Mütter über eine besondere Sensibilität für die Störung des Kindes verfügen und Probleme mit der Krankheitsbewältigung haben. Familiäre Konflikte, Spannungen und Beziehungsprobleme können sich in Form von Überbehütung aber auch häufiger elterlicher Kritik an misslungenen Kontrollversuchen des Kindes, beständigen Moralisierungen und Schuldzuweisungen, Zuschreibung negativer Rollen, latenter oder offener Feindseligkeit oder gar überstrenger Disziplinierungen äußern. Die Krankheitssymptome werden dann zumeist als Disziplinlosigkeit, Boshaftigkeit oder als „Charakterdefizit" interpretiert.

Derart negativ getönte Interaktionsmuster, bei vorauslaufender hyperkinetischer Symptomatik umso wahrscheinlicher, können ebenso wie Überbehütung, Schonung und Entlastung sekundäre emotionale Störungen und psychopathologisch auffällige Verarbeitungsformen mitbedingen, die im weiteren Krankheitsverlauf u.U. fälschlicherweise als primäre Ursache der Tic-Symptomatik interpretiert werden und die Kompensationsfähigkeiten des Patienten im Umgang mit sozialen Stressoren weiter reduzieren (Banaschewski u. Rothenberger 1997, 1998). Zudem muss man auch damit rechnen, dass ein Tic-Patient (am ehesten Jugendliche) seine Bewegungsstörung i.S. eines sekundären Krankheitsgewinns einsetzt, um Anforderungen zu vermeiden (z.B. Schularbeiten).

Therapie

Die Ausprägung der Tics und der begleitenden neuropsychiatrischen Symptomatik im psychosozialen Kontext, d.h. das Ausmaß der Beeinträchtigung der alltäglichen Funktionsfähigkeit, der psychosozialen Entwicklung, der zwischenmenschlichen Beziehungen und des emotionalen Wohlbefindens sowie das Fehlen hinreichender Selbstkontroll- und Bewältigungsmechanismen gibt Gesichtspunkte für die Überlegungen zu einer *Behandlungsindikation*, wobei stets mit Patient und Eltern eine fallbezogene Entscheidung erarbeitet werden sollte. Zu berücksichtigen ist dabei auch die Erwartung bzgl. des natürlichen Verlaufs der Erkrankung und des bestehenden Ausmaßes der familiären und sozialen Unterstützung.

Fachliche Information, *Beratung* und Schulung des Patienten und seiner Familie über den Verlauf der Erkrankung und die damit verbundenen Probleme und Hilfsmöglichkeiten reichen als Hilfestellung häufig aus. Zumeist genügt eine ambulante Therapie. Bei Notwendigkeit einer komplexen Diagnostik, bei starker Ausprägung der Symptome oder bestehenden assoziierten Störungen kann aber, insbesondere um eine optimale medikamentöse Einstellung zu erzielen und/oder die Nützlichkeit einer verhaltenstherapeutischen Behandlung zu prüfen, eine stationäre Behandlung indiziert sein (s. Banaschewski u. Rothenberger 1997, 1998, Rothenberger 1991, 1996 a).

Neben der medikamentösen Behandlung sollten sowohl bei „reinen" Tic-Störungen als auch bei Tic-Störungen mit assoziierten neuropsychiatrischen Erkrankungen psychotherapeutische Interventionen in die Überlegungen mit einbezogen werden.

Die *tiefenpsychologische Psychotherapie* kann aber ausdrücklich nicht als primäre Methode zur Behandlung der Tics empfohlen werden (Singer u. Walkup 1991). Stehen sekundäre emotionale Störungen des Kindes ohne unmittelbaren interaktionellen Bezug (z. B. Depressivität, erhöhte Ängstlichkeit, sozialer Rückzug, negatives Selbstbild, mangelndes Selbstvertrauen, niedriges Selbstwertgefühl und Selbstbehauptungsprobleme) im Vordergrund, die die Krankheitsbewältigung und den subjektiven Leidensdruck oft stärker als die objektive Symptombelastung durch die unmittelbare Tic-Störung bedingen, sind mitunter bei Jugendlichen auch tiefenpsychologische und gesprächstherapeutische Verfahren, die die Selbstwahrnehmung, Selbstakzeptanz und emotionale Ausdrucksfähigkeit verbessern können, indiziert (Wolff 1988).

Verhaltenstherapeutische Verfahren (z. B. Reaktionsumkehr, kognitive Umstrukturierung) sind nicht nur für die symptomzentrierte Behandlung von Tics angezeigt, sondern auch für die Therapie evtl. begleitender Probleme im Bereich der komorbid auftretenden emotionalen Störungen und Verhaltensauffälligkeiten (Zwangssymptome, Aufmerksamkeitsstörungen, Frustrationsintoleranz, Depressivität) und der sekundären psychopathologischen Verarbeitungsmechanismen geeignet (Döpfner u. Rothenberger 2007).

Da bei ausgeprägter Tic-Symptomatik aber i. d. R. die Compliance des Patienten und seiner Bezugspersonen für verhaltenstherapeutische Interventionen zur Tic-Behandlung, die i. d. R. sehr aufwändig sind, sinkt, ist deren exploratorischer Einsatz vor allem dann sinnvoll und aussichtsreich, wenn oligosymptomatische Tics vorliegen. Kriterien der relativen Indikation von Verhaltenstherapie und Psychopharmakotherapie bei Tic-Störungen wurden an anderer Stelle ausführlich erörtert (Banaschewski u. Rothenberger 1997, 1998, Roessner et al. 2006).

Bei ausgeprägten familiären Interaktionsstörungen ist u. U. neben der Eltern- und Familienberatung auch die Indikation einer strukturierten *Familientherapie* gegeben. Weitere Interventionen können erforderlich sein, wenn eine mögliche, durch die Tic-Erkrankung bedingte Beeinträchtigung der Kompensationsmöglichkeiten oder Außenkontakte von Angehörigen (z. B. durch Schuld- und Schamgefühle der Eltern, Eifersucht der Geschwister) in Erscheinung tritt.

Auch *Selbsthilfegruppen* spielen eine bedeutende Rolle, um den Patienten und den Familien im Umgang mit chronischen Erkrankungen zu helfen. Für Patienten mit TS und ihre Angehörigen gibt es in Deutschland mittlerweile ein Netz von Selbsthilfegruppen. Oft hilft ein persönlicher Austausch und eine gegenseitige Unterstützung, die eigene Isolation zu überwinden, Fachinformationen zu erhalten und ohne die zusätzliche Hilfe von Professionellen selbstverantwortlich Lösungsmöglichkeiten für verschiedene, mit der Krankheit verbundene Probleme zu entwickeln (Internet: z. B. www.tourettegesellschaft-deutschland.de).

Medikation

Vor Beginn der medikamentösen Behandlung sollten Art und Ausmaß der *Zielsymptomatik* (Tics, komorbide Symptome) und die voraussichtliche *Zeitdauer* der Behandlung spezifiziert werden. Denn die Verbesserung der Tic-Symptomatik hat mitunter wenig Wirkung auf das Ausmaß der mit der komorbiden Symptomatik assoziierten Probleme. Ist ein pharmakologischer Behandlungsversuch indiziert, so sollte, abhängig vom Alter und der Wirksamkeit der Medikation, diese über einen Zeitraum von einem Jahr gegeben werden, ehe über eine Fortsetzung der Medikamentengabe entschieden wird. Bei gutem Erfolg ist spätestens nach der Adoleszenz ein langsames Ausschleichen der Medikation zu empfehlen, um zu überprüfen, ob eine weitere medikamentöse Behandlung überhaupt noch nötig ist.

Ziel ist, ein individuell optimales Gleichgewicht von Wirkungen und Nebenwirkungen zu erreichen, nicht aber das Auftreten von Tics vollständig zu unterdrücken. Daher sollte die Aufdosierung der Medikation langsam erfolgen (Kurlan 1997).

Aufgrund des häufig stark schwankenden Verlaufs der Erkrankung sind während kurzzeitiger Verschlechterungen der Symptomatik, die häufig in Zeiten besonderer Anspannung oder Veränderung (z. B. Prüfungen, Beginn des Schuljahres, der Schulferien) eintreten, für gewöhnlich unterstützende und *beruhigende Gespräche* ausreichend. Kurzfristige Dosisanpassungen sind zu vermeiden. Nur wenn die Symptomverschlechterung über einen Zeitraum von mehreren Wochen bestehen bleibt und die Tics eine deutliche Zunahme der Beeinträchtigung verursachen, ist eine Änderung der medikamentösen Therapie angezeigt. Eine Missachtung dieses Prinzips kann die Einschätzbarkeit der Wirksamkeit der Medikation erschweren und zu einer unnötig hohen Dosierung führen (Peterson 1996, Roessner et al. 2004).

In der Therapie ist die pharmakologische Intervention mit D 2-Rezeptor-Antagonisten (z. B. Tiaprid, Sulpirid) primär. Sulpirid und Tiaprid zeigen weniger extrapyramidale Nebenwirkungen und ein geringeres Risiko von Spätdyskinesien als Neuroleptika der Butyrophenon- oder der Phenothiazingruppe. Mittlerweile werden auch atypische Neuroleptika (vor allem Risperidon) gegeben.

Bei bestehender Komorbidität von Tics und HKS-Merkmalen ist bei geringer Ausprägung die Gabe von Tiaprid empfehlenswert, bei mittlerer Ausprägung der HKS kann eine kombinierte Behandlung von Tiaprid und Methylphenidat sinnvoll sein; bei stark ausgeprägtem HKS mit leichten begleitenden Tics muss nicht auf die Erstgabe von Methylphenidat verzichtet werden, obwohl die Tic-Symptomatik unter Stimulanzien bei einigen Kindern exazerbieren kann. In diesem Fall sollte der Einsatz von Tiaprid bzw. Risperidon erwogen werden.

Bei der Kombination von Zwangsphänomenen mit einer Tic-Störung sollte primär an Sulpirid, danach an eine Kombinationsbehandlung von „Risperidon plus Serotonin-Wiederaufnahmehemmer“ oder „Risperidon plus Clomipramin“ oder auch „Tiaprid plus Clomipramin“ gedacht werden (Banaschewski u. Rothenberger 1997, 1998, Roessner et al. 2004).

Verhaltenstherapie

„Jeder Bewegung gehen bestimmte sensorische Signale voraus. Jede Bewegung gibt ein wenig Erleichterung, wenngleich keine muskuläre Bewegung den Drang jemals komplett befriedigt“ (Bliss 1980).

Tic-Patienten verwenden spontan verschiedene Strategien, um ihre Tic-Symptomatik willkürlich zu beeinflussen und im Alltag ein gewisses Maß an Selbstkontrolle zu erlangen. Eine entscheidende Voraussetzung für die Möglichkeit, Eigenkontrolle über die Tics zu erlangen, besteht in der Fähigkeit, möglichst frühzeitig vorauslaufende sensomotorische Signale zu erkennen und auch zu unterdrücken (Banaschewski et al. 2003, Bliss 1980, Rothenberger 1991). Gelingt eine komplette Unterdrückung des Tics nicht, versuchen die Patienten auch, das Auftreten der Tics durch deren Einbau in sozial unauffälligeres Verhalten zu maskieren. Ziel der verschiedenen verhaltenstherapeutischen Verfahren ist es, von den Patienten spontan angewandte Selbstregulationsmechanismen als Ansatzpunkt für das Erlernen erfolgreicher *Selbstkontrollstrategien* aufzugreifen und zu systematisieren.

Zur direkten Behandlung und Reduktion der Tic-Symptomatik werden verschiedene Techniken, nämlich Kontingenzmanagement (Belohnungen für das Unterlassen von Tics), massierte Übungen (willkürliches Ausführen der Tic-Bewegung über einen bestimmten Zeitraum), Entspannungstraining (Muskelrelaxation, Atemübungen, katathymes Bilderleben), Selbst-Beobachtung (tägliches Protokollieren der Tics), Reaktionsumkehr (z. B. isometrisches Anspannen der den Tic-Bewegungen entgegengesetzten Muskelgruppen) und die Modifikation sensomotorischer Vorgefühle (z. B. spezifische Muskelrelaxation) verwandt. Übersichtsarbeiten (s. Döpfner u. Rothenberger 2007) unterstreichen allerdings diverse methodologische Unzulänglichkeiten vieler bisheriger Evaluationsstudien, die häufig eine objektive Beurteilung der Behandlungserfolge ausschließen (Banaschewski u. Rothenberger 1997, 1998, Döpfner 1999).

Die Basis der verhaltenstherapeutischen Therapieplanung ist die *funktionale Verhaltensanalyse* (Kanfer u. Saslow 1996), die ein hypothetisches Bedingungsmodell der Tic-Symptomatik liefert; dies wurde an anderer Stelle ausführlich beschrieben (Banaschewski u. Rothenberger 1997, 1998).

Neben der möglichst umfassenden Beschreibung der aktuellen Tic-Symptomatik gilt es, die unmittelbar vorausgehenden und begleitenden Gedanken, emotionalen Befindlichkeiten und physiologischen Empfindungen zu erheben. Ein Teil der Patienten, insbesondere Erwachsene, kann im Vorfeld des ausgelösten Tics spezifische Frühwarnzeichen, etwa in Form sensomotorischer, emotionaler oder kognitiver Vorboten, wahrnehmen, was eine günstige und u. U. notwendige Voraussetzung der Entwicklung und Anwendung von Selbstkontrollstrategien zu sein scheint. Anamnestisch sollte auch die bisherige Entwicklung der Tic-Symptomatik (Spontanschwankungen, Symptomwechsel, Chronifizierungsgrad) erfragt werden. Situationale Bedingungen, die das Auftreten der Tics beeinflussen können (z. B. familiäre Stresssituationen, spezifische überdauernde Gestimmtheiten, Lebensereignisse) sollten erfasst und wenn möglich in ihrer Bedeutung als Auslösefaktoren ergründet werden. Auch die verschiedenen Aspekte der Konsequenzen müssen möglichst genau exploriert werden.

Als Folge des Tics können unmittelbar ein Gefühl der Entlastung, aber auch (reaktiv) Scham oder Schuld erlebt werden und negative soziale Rückmeldungen erfolgen. Längerfristig können negative Selbstkognitionen, ein spezielles Krankheitsverhalten und weitere Sekundärfolgen den weiteren Verlauf der Erkrankung beeinflussen und die Manifestationsbedingungen der Symptomatik (z. B. erhöhter Stress) modifizieren. Außerdem sollten bisherige Selbstkontrollstrategien und Behandlungsversuche, das Selbstbild und das subjektive Krankheitsmodell mit entsprechenden Kausal- und Kontrollattributionen erhoben werden (Abb. 21.**1**).

Spezifische verhaltenstherapeutische Verfahren

Um die Selbstwahrnehmung des Patienten hinsichtlich der Tic-Symptomatik zu verbessern, wurde von Azrin und Nunn (1973) ein systematisiertes, aus fünf Komponenten bestehendes *Wahrnehmungstraining* entwickelt. Neben der Analyse von Topografie und Häufigkeit der Tics wird deren detaillierte Beschreibung, die frühzeitige Reaktionserkennung, die Wahrnehmung vorauslaufender sensomotorischer Anzeichen und

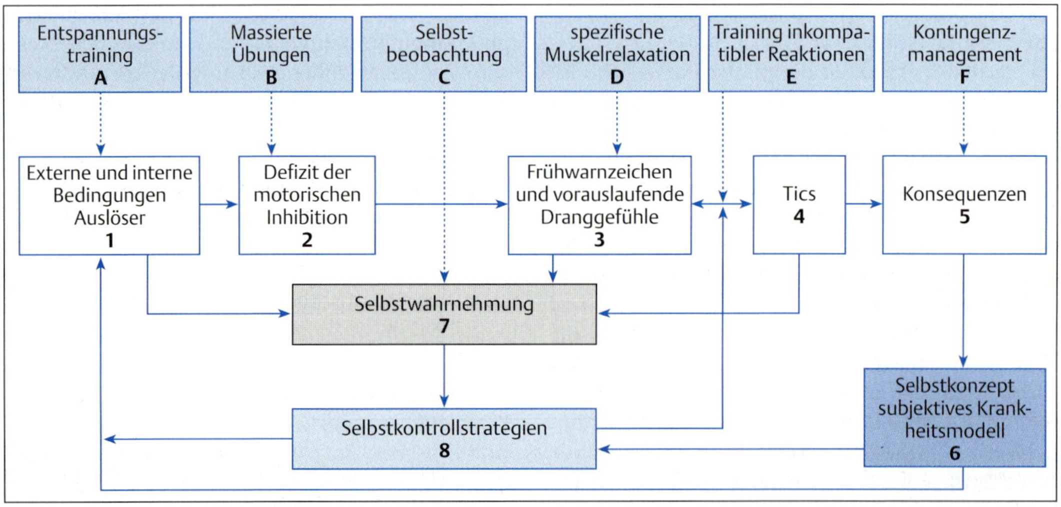

Abb. 21.**1** Zusammenhänge zwischen Tic-relevanten Variablen (1–8); hypothetische Ansatzpunkte verhaltenstherapeutischer Techniken (A–F) (modifiziert nach Banaschewski u. Rothenberger 1997).

die Wahrnehmung situativer Einflüsse auf das Ausmaß der Tic-Symptomatik trainiert, damit der Patient lernt, sich schon möglichst frühzeitig auf Situationen, in denen die Symptomatik besonders ausgeprägt auftritt, einzustellen. Die Technik des Wahrnehmungstrainings kann zu einer gewissen Symptomreduktion führen, die aber oft zeitlich begrenzt bleibt (Turpin 1983). Allerdings kann sich die Intensität und Frequenz der Tics durch die Fokussierung der Aufmerksamkeit auf die Symptomatik unter Selbstbeobachtung auch verstärken (Burd u. Kerbeshian 1987), wobei dies zumeist ein vorübergehender Effekt zu sein scheint. Insgesamt kann das Verfahren aufgrund seiner Ökonomie empfohlen werden.

Kontingenzmanagementtechniken stellen weitere Möglichkeiten verhaltenstherapeutischer Interventionen dar (vgl. dazu Banaschewski u. Rothenberger 1997, 1998). Zumeist ist eine gleichzeitige medikamentöse Behandlung Voraussetzung. Auch ist erforderlich, dass alle Beteiligten die weitgehende Unwillkürlichkeit der Tics akzeptiert haben, um nicht in ungünstige Interaktionsmuster zu geraten („der kann ja, wenn er nur will"). Am ehesten können Selbstverstärkungsprozeduren benutzt werden, wobei die unangenehmen Aspekte der Tic-Symptomatik und die positiven Aspekte einer Symptomverminderung verdeutlicht werden; aversive Konsequenzen erweisen sich dagegen gerade für Kinder mit Tic-Störungen, die oft starke negative Reaktionen der Umwelt erfahren haben und deren Selbstwerterleben häufig massiv beeinträchtigt ist, als wenig hilfreich. Spezifische positive Effekte des Kontingenzmanagements sind bislang nicht belegt, so dass es u.U. im Rahmen von Mehrkomponentenbehandlungsprogrammen eingesetzt werden kann.

Die *Technik der massierten oder negativen Übung* basiert darauf, dass das exzessive Ausführen der Tics eine kurzfristige Entlastung von weiteren Tic-Impulsen darstellen kann (Yates 1970). Entsprechend muss der Patient die Tic-Bewegung in Anwesenheit des Therapeuten, meist vor dem Spiegel, über einen längeren Zeitraum (z.B. 6 Blöcke à 4 min Übung, 1 min Pause) so schnell, genau und kräftig wie möglich willentlich ausführen. Gerade Kinder reagieren wegen der massiven Konfrontation mit der eigenen Symptomatik oft abwehrend auf diese Behandlungsform (Döpfner 1999). Da längerfristige Interventionseffekte nicht gesichert werden konnten und in mehreren Studien gar über eine Verschlechterung berichtet wurde, können massierte Übungen insgesamt nur in Ausnahmefällen und eher zur kurzfristigen situativen Entlastung empfohlen werden (Banaschewski u. Rothenberger 1997, 1998, Peterson et al. 1994).

Entspannungstechniken werden isoliert oder als Teil multimodaler verhaltenstherapeutischer Behandlungsprogramme eingesetzt, um die Coping-Fähigkeiten im aktuellen Umgang mit situationsspezifischer Ängstlichkeit, Stress, Anspannung und begleitender physiologischer Erregung zu verbessern. Am häufigsten wird die progressive Muskelrelaxation (Jacobson 1938), daneben aber auch Atemtechniken (Cappo u. Holmes 1984), imaginative Verfahren (Suinn 1975) und das autogene Training (Schultz 1978) angewandt. Wichtig ist es, die Techniken, die ihre volle Wirksamkeit oft erst nach etwa zwei Wochen Übung entfalten, mindestens einmal täglich einzuüben. Die Effektivität des Entspannungstrainings zur Reduktion der Tic-Symptomatik ist bisher nur in wenigen Studien isoliert untersucht worden. Die Wirkungen sind zumeist kurzfristig und nur schwer auf Alltagssituationen zu generalisieren. Entspannungsverfahren können aber, gezielt eingesetzt, hilfreich genutzt werden, um kritische Alltagssituationen (z.B. vor einer Prüfung) zu bewältigen und eine sinnvolle Ergänzung der Behandlung darstellen.

Die bislang erfolgversprechendste verhaltenstherapeutische Vorgehensweise zur Tic-Behandlung ist das Training einer willentlichen motorischen Gegenantwort, das die Hauptkomponente des von Azrin und Nunn (1973) entwickelten Multikomponentenprogramms der Reaktionsumkehr (Tab. 21.**3**) darstellt (Azrin u. Peterson 1990). Im Anschluss an das bereits skizzierte Wahrneh-

Tabelle 21.**3** Training der motorischen Gegenregulation und Reaktionsumkehr nach Azrin und Nunn (1973; vgl. Döpfner 1993, 1996, Banaschewski u. Rothenberger 1997, 1998)

1. Wahrnehmungstraining
   a) Selbstbeobachtung
   b) Beschreibung der Tic-Reaktionen
   c) Training der Reaktionserkennung
   d) Training der Wahrnehmung früher Zeichen einer Tic-Reaktion
   e) Training der Wahrnehmung situativer Einflüsse
2. Training motorisch inkompatibler Reaktionen
3. Generalisierungstraining
4. Entspannungsverfahren
5. Kontingenzmanagement

mungstraining werden mit den Tic-Bewegungen *motorisch inkompatible Reaktionen erlernt*, die bei motorischen Tics in der isometrischen Kontraktion antagonistischer Muskelgruppen, bei vokalen Tics in der Kontraktion funktional antagonistischer Muskulatur (z.B. Verschluss der Glottis) oder einer bestimmten Atemtechnik, bei Blinzel-Tics in einer bestimmten Blinzeltechnik bestehen können. Wichtig ist es, für alle einzelnen Tics spezifische und im sozialen Kontext möglichst unauffällige Gegenregulationsreaktionen zu entwickeln. Entscheidend für deren gezielten frühzeitigen Einsatz ist die Vorfeldwahrnehmung der sich anbahnenden Tic-Reaktion. Auf detaillierte praktische Übersichten sei verwiesen (Azrin u. Peterson 1988 a, 1988 b, 1990, Carr 1995, Döpfner 1999). Anschließend wird im *Generalisierungstraining* die Anwendung in kritischen Alltagssituationen schrittweise eingeübt. Begleitend werden ein Entspannungstraining zur Stressreduktion und ein Kontingenzmanagement zur Förderung der Motivation durchgeführt (Banaschewski u. Rothenberger 1997, 1998, Döpfner 1996, Döpfner u. Reister 1997).

Das Verfahren der Reaktionsumkehr wurde in einer Reihe von Studien evaluiert (s. Döpfner u. Rothenberger 2007), wobei die Tic-Häufigkeit insgesamt deutlich reduziert werden konnte. Erfolge sind stark von der Mitarbeit der Patienten, hoher Eigenmotivation und Selbstkontrollfähigkeit abhängig. Vereinfachte Behandlungsversionen wurden erprobt (Woods et al. 1996). Hinsichtlich der Langzeitwirksamkeit sind aber weitere Studien wünschenswert.

Eine verhaltenstherapeutische Behandlung der Tics durch die *Modifikation sensomotorischer Vorgefühle mit ticspezifischer Muskelrelaxation* wird von Evers und van de Wetering (1994) postuliert. Ausgehend von der Hypothese, dass bei einem Teil der Patienten verschiedene sensorische Phänomene den Tics vorausgehen, die aus einer erhöhten Anspannung spezifischer Muskelgruppen stammen und z.T. nur nicht bewusst erlebt werden, betrachten sie Tics als über negative Verstärkung operant konditionierte Reaktionen, die zur Reduktion dieser unangenehmen Körperempfindungen führen. Im Rahmen der Behandlung wird geübt, die spezifischen sensomotorischen Vorläufer und die erhöhte Anspannung der an den Tics beteiligten Muskelgruppen genau wahrzunehmen und – basierend auf Übungen der progressiven Muskelrelaxation nach Jacobson (1938) – alternative, sozial akzeptablere Reaktionen einzusetzen, um die Anspannung abzubauen. Im Gegensatz zum Verfahren der Reaktionsumkehr (Azrin u. Nunn 1973), in dem den Tics motorisch gegenreguliert wird, setzt die hier beschriebene Technik schon an den vorauslaufenden sensomotorischen Stimuli an, so dass das alternative Verhalten subtiler und diskreter sein kann. Unseres Erachtens ist allerdings noch zweifelhaft, ob wirklich allen motorischen Tics sensomotorische Stimuli vorauslaufen oder ob einige Tics nicht eher als bloßer Ausdruck neuronaler Spontanentladungen in motorischen Regelkreisen, die motorische Routineprogramme in Gang setzen, zu verstehen sind. Evaluationsstudien stehen derzeit noch aus.

Verhaltenstherapie bei zusätzlicher komorbider Symptomatik

Bei Vorliegen einer *komorbiden hyperkinetischen Symptomatik* sind die Erfolgsaussichten verhaltenstherapeutischer Techniken oft aufgrund erhöhter Impulsivität, herabgesetzter Konzentrationsfähigkeit, geringer Toleranz gegenüber Belohnungsaufschub und Frustration oder eingeschränkter Fähigkeit zur adäquaten Selbstwahrnehmung und Einschätzung sozialer Situationen beeinträchtigt (Döpfner u. Rothenberger 2007).

Bei *komorbider Zwangssymptomatik* empfiehlt sich das Training der Selbstwahrnehmung, da es sowohl für die Diagnostik und Therapie der Tic-Störungen als auch bei Zwangsstörungen einsetzbar ist; allerdings kann sich bei einigen Patienten die Zwangssymptomatik durch Aufmerksamkeitsfokussierung auch verstärken und bei diesen Patienten Ablenkung hilfreicher als Selbstbeobachtung sein. Nützlich sind weiterhin Entspannungstechniken und das Verfahren der inkompatiblen Gegenreaktion, wobei Letzteres auf einem ähnlichen Wirkprinzip wie die Techniken der Reizexposition und der Reaktionsverhinderung (bei Tics auch einsetzbar) bei der Behandlung von Zwangsstörungen beruht.

Finden sich zusätzlich behandlungsrelevante *depressive Symptome*, ist die Indikation verhaltenstherapeutischer Verfahren zur primären Behandlung der Tics besonders kritisch zu prüfen; denn insbesondere Entspannungsübungen und Selbstbeobachtung können auch die Intensität depressiver und ängstlicher Affekte steigern (vgl. dazu Banaschewski u. Rothenberger 1997, 1998).

Zusammenfassung

Tic-Störungen sind durch Muskelzuckungen (motorische Tics) und Lautäußerungen (vokale Tics) charakterisiert. Sie beginnen zumeist in der Kindheit und bilden ein Kontinuum, das von den vorübergehenden Tics des Kindesalters über die chronisch motorische oder vokale Tic-Störung bis zu den Varianten eines Tourette-Syndroms (TS) reichen kann.

Die Tic-Symptomatik kann in Art und Ausmaß während des Krankheitsverlaufes vielfach wechseln und spontan schwanken. Viele Tic-Patienten nehmen sensomotorische Vorgefühle wahr und verwenden spontan verschiedene Strategien, um ihre Tic-Symptomatik willkürlich zu beeinflussen und im Alltag ein gewisses Maß an Selbstkontrolle zu erlangen. Bei insgesamt günstiger Prognose wird das Ausmaß der psychosozialen Beeinträchtigung wesentlich durch das Ausmaß komorbid bestehender neuropsychiatrischer Symptomatik (HKS, Zwangsstörungen, emotionale Beeinträchtigungen, Persönlichkeitsstörungen, Teilleistungsstörungen) mitbestimmt.

Neben der ätiologischen Bedeutung genetischer Faktoren konnten auch nicht-genetische Faktoren identifiziert werden. Auf neurobiologischer Ebene wird ein inhibitorisches Defizit im Bereich der Basalganglien und des Motorkortex (bei Vorliegen einer Überaktivität des dopaminergen Systems) angenommen. In der Therapie ist daher die pharmakologische Behandlung von Tic-Störungen mit D2-Rezeptor-Antagonisten primär. Bei gut erhaltenen Frontalhirnressourcen haben aber auch verschiedene verhaltenstherapeutische Verfahren (Wahrnehmungstraining, Entspannungstechniken, Training inkompatibler Reaktionen) evtl. in Kombination mit medikamentöser Behandlung im Rahmen eines multimodalen Therapiekonzeptes, das der bio-psycho-sozialen Gesamtsituation des Patienten Rechnung trägt, ihren Stellenwert.

Ziel verhaltenstherapeutischer Techniken ist vorrangig, von den Patienten spontan angewandte Selbstregulationsmechanismen als Ansatzpunkt für das Erlernen erfolgreicher Selbstkontrollstrategien aufzugreifen und zu systematisieren.

Wesentlich für die Anwendung selbstgesteuerter Gegenregulationen erscheint die Möglichkeit der Wahrnehmung sensomotorischer, emotionaler und kognitiver Vorsignale/Nachsignale zu sein. Von verhaltenstherapeutischen Techniken scheinen insbesondere solche Patienten zu profitieren, die über eine hohe Motivation, über ein gewisses Maß an Selbstbeobachtungsfähigkeit sowie kognitiver und emotionaler Steuerungsfähigkeit verfügen und wenig komorbide Symptomatik aufweisen.

Literatur

American Psychiatric Association: Diagnostic and Statistical Manual of Mental Disorders. DSM-IV. 4 th ed. Washington; 1994.

Azrin NH, Nunn RG. Habit-reversal: A method of eliminating nervous habits and tics. Behav Res Ther. 1973;11:619–28.

Azrin NH, Peterson AL. Behavior therapy for Tourette's syndrome and tic disorders. In: Cohen DJ, Bruun RD, Leckman JF, eds. Tourette's syndrome and tic disorders. New York: Wiley; 1988 a.

Azrin NH, Peterson AL. Habit reversal for the treatment of the Tourette syndrome. Behav Res Ther. 1988 b;26:347–51.

Azrin NH, Peterson AL. Treatment of Tourette syndrome by habit reversal. Behav Ther. 1990;21:305–18.

Banaschewski T, Rothenberger A. Verhaltenstherapie bei Tic-Störungen. In: Petermann F, ed. Kinderverhaltenstherapie. Baltmannsweiler: Schneider; 1997.

Banaschewski T, Rothenberger A. Diagnostische Leitlinien und verhaltenstherapeutische Verfahren bei Tic-Störungen. Kindh Entwickl. 1998;7:99–111.

Banaschewski T, Woerner W, Rothenberger A. Premonitory sensory phenomena and suppressibility of tics in Tourette syndrome: Developmental aspects in children and adolescents. Dev Med Child Neurol. 2003;45:700–03.

Blanz B, Rothenberger A. Kinder- und Jugendpsychiatrie. In: Hentschel F, Stoppe G, Munz DL, eds. Bildgebende Verfahren in der Psychiatrie. Stuttgart: Thieme; 2000:179–84.

Bliss J. Sensory experiences of Gilles de la Tourette syndrome. Arch Gen Psychiat. 1980;37:1343–7.

Bloch MH, Sukhodolsky DG, Leckman JF, Schultz RT. Fine-motor skill deficits in childhood predict adulthood tic severity and global psychosocial functioning in Tourette's syndrome. J Child Psychol Psychiatry. 2006; 47:551–9.

Bornstein RA, Stefl ME, Hammond L. A survey of Tourette syndrome patients and their families: The 1987 Ohio Tourette survey. J Neuropsychiat. 1990;2:275–81.

Bunk D, Rothenberger A, Eggers C. Familiäre Interaktion und Beziehungsmuster bei Kindern mit chronischen multiplen Tics. Acta Paedopsychiat. 1988;51:156–63.

Burd L, Kerbeshian J. Treatment-generated problems associated with behavior modification in Tourette disorder. Developm Med Child Neurol. 1987;29:831–3.

Campbell M, Cueva JE. Psychopharmacology in child and adolescent psychiatry: A review of the past seven years. Part I. J Am Acad Child Adol Psychiat. 1995;34:1124–32.

Cappo BM, Holmes DS. The utility of prolonged respiratory exhalation for reducing physiological and psychological arousal in non-threatening and threatening situations. J Psychosom Res. 1984;28:265–73.

Carr JE. Competing responses for the treatment of Tourette syndrome and tic disorders. Beh Res Therapy. 1995;33:455–6.

Cohen DJ, Ort SI, Leckman JF, Riddle MA, Hardin MT. Familiy functioning and Tourette's syndrome. In: Cohen DJ, Bruun RD, Leckman JF, eds. Tourette's syndrome and tic disorders. New York: John Wiley; 1988.

Cohen DJ, Leckman JF. Developmental psychopathology and neurobiology of Tourette's syndrome. J Am Acad Child Adol Psychiat. 1994;33:2–15.

Davidovicz H. Learning problems and the TS child. Tourette Syndrome Association Newsletter; 1984.

Döpfner M. Behandlung eines Jugendlichen mit Tourette-Syndrom durch Reaktionsumkehr (habit reversal) und Verstärkerrückgabe (response-cost). Kindh Entwickl. 1996;5:189–96.

Döpfner M, Reister C. Tic-Störungen. In: Petermann F, ed. Fallbuch der klinischen Kinderpsychologie. Göttingen: Hogrefe; 1997.

Döpfner M. Tics. In: Steinhausen HC, von Aster M, eds. Verhaltenstherapie und Verhaltensmedizin bei Kindern und Jugendlichen. 2. Aufl. Weinheim: PVU; 1999.

Döpfner M, Rothenberger A. Diagnose und Therapie von Tic- und Zwangsstörungen: Gemeinsamkeiten und Unterschiede. Kindheit und Entwicklung. [In press].

Drake ME, Hietter SA, Bogner JE, Andrews JM. Cassette EEG sleep recordings in Gilles de la Tourette syndrome. Clin Electroencephalogr. 1992;23:142–6.

Dure LS, Tucker DM. Tourette syndrome. Current Opinion in Neurology. 1997;10:153–9.

Erenberg G, Cruse RP, Rothner AD. Tourette syndrome: An analysis of 200 pediatric and adolescent cases. Clevel Clin J Med. 1986;53:127–31.

Evers RAF, Wetering, BJM van de. A treatment model for motor tics based on a specific tension-reduction technique. J Beh Ther Exper Psychiat. 1994;25:255–60.

Golden GS. Tic disorders in childhood. Pediat Rev. 1987;8:229–34.

Jacobson E. Progressive relaxation. Chicago: University of Chicago Press; 1938.

Kerbeshian J, Burd L. The North Dakota prevalence studies of Tourette syndrome, and other developmental disorders. In: Chase TN, Friedhoff AJ, Cohen DJ, eds. Tourette syndrome: Genetics, neurobiology and treatment, advances in neurology. Vol. 58. New York: New Raven Press; 1992.

Kirov R, Kinkelbur J, Banaschewski T, Rothenberger A. Sleep patterns in children with hyperkinetic disorders. J Child Psychol Psychiatry. [In press].

Kostanecka-Endress T, Woerner W, Hajak G, Rothenberger A. Tag und Nacht in Bewegung? Schlafverhalten bei hypermotorischen Kindern. Mschr Kinderheilk. 2000;148:1113–28.

Kurlan R. Treatment of tics. Neurol Clin North Am. 1997;15:403–9.

Leckmann JF, Bradley S, Peterson GM, Anderson AFT, Arnsten DL, Pauls DL, Cohen DJ. Pathogenesis of Tourette's Syndrome. J Child Psychol Psychiat. 1997;38:119–42.

Leckman JF; Vaccarino FM, Kalanithi PS, Rothenberger A. Annotation: Tourette syndrome: A relentless drumbeat – driven by misguided brain oscialations. J Child Psychol Psychiatr. 2006;47:537–50.

Müller-Vahl KR, Berding G, Kolbe H, Meyer GJ, Hundeshagen H, Dengler R, Knapp WH, Emrich HM. Dopamine D2 receptor imaging in Gilles de la Tourette syndrome. Acta Neurol Scand. 2000;101:165–71.

Pauls DL, Pakstis AJ, Kurlan R, Kidd KK, Leckman JF, Cohen DJ, Kidd JR, Como P, Sparkes R. Segregation and linkage analysis of Tourette's syndrome and related disorders. J Am Acad Child Adol Psychiat. 1990;29:195–203.

Pennington BF, Ozonoff S. Executive functions and developmental psychopathology. J Child Psychol Psychiat. 1996;37:51–87.

Peterson AL, Campise RL, Azrin NH. Behavioral and pharmacological treatments for tic and habit disorders: A review. Developm Behav Pediat. 1994;15:430–41.

Peterson BS. Considerations of natural history and pathophysiology in the psychopharmacology of Tourette's syndrome. J Clin Psychiat. 1996;57:24–34.

Roessner V, Banaschewski T, Rothenberger A. Therapie der Tic-Störungen. Z Kinder Jugendpsychiatr Psychother. 2004,32:245–63.

Roessner V, Banaschewski T, Rothenberger A. Verhaltenstherapie der Tic-Störungen. In: Mattejat F, ed. Lehrbuch der Psychotherapie. Bd 4: Verhaltenstherapie mit Kindern und Jugendlichen. München: CIP-Medien; 2006:549–61.

Roessner V, Becker A, Banaschewski T, Rothenberger A. Executive functions in children with chronic tic disorders and/or ADHD – new insights. Eur Child Adolesc Psychiatry. 2007;1:136–44.

Roessner V, Becker A, Banaschewski T, Rothenberger A. Psychopathological profile in children with chronic tic disorder and co-existing ADHD. Additive effects. J Abnorm Child Psychol. 2007 b;35:79–85.

Rosenberg LA, Brown J, Singer HS. Behavior problems and severity of tics. J Clin Psychology. 1995;51: 760–7.

Rothenberger A. Wenn Kinder Tics entwickeln. Stuttgart: Fischer; 1991.

Rothenberger A. Was ist ein Tourette-Syndrom? In: Hartung S, ed. Leben mit dem Tourette-Syndrom. Hamburg: Rasch und Röhring; 1995 a.

Rothenberger A. Tics und Zwänge – eine enge Nachbarschaft. In: Nissen G, ed. Zwangskrankheiten – Prävention und Therapie. Bern: Huber; 1996 a.

Rothenberger A. Sensory aspects in tic-disorders. Bib Psychiat. 1997;167:244–6.

Rothenberger A, Kostanecka T, Kinkelbur J, Cohrs S, Woerner W, Hajak G. Sleep and Tourette's syndrome. In: Cohen DJ, Jankovic J, Goetz C, eds. Tourette Syndrome. Advances in Neurology. Vol. 85. Philadelphia: Lippincott Williams and Wilkins; 2001:245–59.

Rothenberger A, Banaschewski T. Tic-Störungen. In: Schlottke et al., eds. Enzyklopädie der Psychologie. Bd. 5: Störungen im Kindes- und Jugendalter. Göttingen: Hogrefe; 2005:761–96.

Rothenberger A., Banaschewski T, Roessner V. Tic-Störungen. In: Herpertz-Dahlmann B, Resch F,

Schulte-Markwaort M, Warnke A. Entwicklungspsychiatrie. Stuttgart: Schattauer. 2008;694–718.

Rothenberger A, Roessner V, Banaschewski T, Leckman J. Co-existence of tic disorders (TIC) and ADHD – recent advances. Eur Child Psychol Psychiatry. 2007;1:1–4.

Schultz H. Das autogene Training. Stuttgart: Thieme; 1978.

Seeman P, Bzowej NH, Guan HC, Bergeron C, Becker LE, Reynolds GP, Bird ED, Riederer P, Jellinger K, Watanabe S, Tourtelotte WW. Human brain dopamine receptors in children and aging adults. Synapse. 1987;1:399–404.

Singer HS, Walkup JT. Tourette syndrome and other tic disorders. Medicine. 1991;70:15–32.

Suinn RM. Anxiety management training for general anxiety. In: Suinn RM, Weigel RG, eds. The innovative psychological therapies: Critical and creative contributions. New York: Harper and Row; 1975.

Turpin G. The behavioral management of tic disorders: A critical review. Adv Behav Res Ther. 1983;5:203–45.

Weltgesundheitsorganisation (WHO). Internationale Klassifikation psychischer Störungen (ICD-10). Göttingen: Huber; 1991.

Wolff EC. Psychotherapeutic interventions with Tourette's syndrome. In: Cohen DJ, Bruun RD, Leckman JF, eds. Tourette's syndrome and other tic disorders. New York: Wiley; 1988.

Woods DW, Miltenberger RG, Lumley VA. Sequential application of major habit-reversal components to treat motor tics in children. J App Beh Analys. 1996;29:483–93.

Yates AJ. Behavior therapy. New York: Wiley; 1970.

Ziemann U, Paulus W, Rothenberger A. Decreased motor inhibition in Tourette's disorder: Evidence from transcranial magnetic stimulation. Am J Psychiat. 1997;154:1277–84.

Prüfungsfragen

1. Wodurch sind Tics typischerweise charakterisiert?
2. In welchem Alter, an welchen Körperregionen und unter welchen Bedingungen treten Tics vor allem auf?
3. Wie häufig sind Tic-Erkrankungen, und wie häufig kommt es zu Spontanremissionen?
4. Was versteht man unter „sensomotorischen Vorgefühlen/Nachgefühlen", und welche Bedeutung besitzen diese?
5. Welchen Einfluss besitzen genetische Faktoren für die Tic-Störung und das Auftreten komorbider Störungen?
6. Wodurch ist der Spontanverlauf der Tic-Störungen gekennzeichnet?
7. Wovon hängen die prognostischen Einschätzungen hinsichtlich des Fortbestehens der Tic-Symptomatik und des Auftretens psychosozialer Beeinträchtigungen ab?
8. Welche neuroanatomischen Strukturen und welche Neurotransmittersysteme scheinen insbesondere an der Pathogenese beteiligt zu sein?
9. Welche Bedeutung besitzt eine komorbid bestehende, hyperkinetische Störung, und wann tritt sie zumeist auf?
10. Wie unterscheiden sich Zwangssymptome bei Tourette-Patienten von „klassischen" Zwangssymptomen?
11. Welche emotionalen Störungen liegen bei Tourette-Patienten gehäuft vor?
12. Wovon hängt die Behandlungsindikation bei Tic-Störungen ab, und welche Behandlungsverfahren werden bevorzugt eingesetzt?
13. Welche Prinzipien sollten bei der medikamentösen Behandlung beachtet werden?
14. Welches sind die Voraussetzungen und Ziele verhaltenstherapeutischer Verfahren, und welchen Stellenwert hat die funktionale Verhaltensanalyse?
15. Aus welchen Komponenten besteht das Wahrnehmungstraining nach Azrin und Nunn?
16. Welchen Stellenwert haben Entspannungstechniken, Kontingenzmanagementtechniken und massierte Übungen?
17. Was ist unter dem „Training der motorischen Gegenregulation" zu verstehen, und woraus besteht die Behandlung der Reaktionsumkehr?
18. Welche verhaltenstherapeutischen Verfahren sind besonders zu empfehlen, und welche Patienten können besonders profitieren?
19. Was muss bei Vorliegen zusätzlich bestehender, komorbider Symptomatik beim Einsatz verhaltenstherapeutischer Verfahren besonders beachtet werden?
20. Welcher Umgang mit Tic-Kindern ist Eltern und Lehrern zu empfehlen?

22 Enuresis

A. Wyschkon und G. Esser

Fallvignette

Christian, ein 9;5-jähriger Viertklässler, wurde wegen nächtlichen Einnässens vorgestellt. Er sei noch nie trocken gewesen und nässte am Behandlungsbeginn nahezu jede Nacht ein, in etwa 50% der Fälle 2-mal innerhalb einer Nacht. Während oder nach dem Einnässen erwachte er meist nicht, sondern registrierte das nasse Bett erst nach dem Aufwachen. Die Eltern führten das Einnässen des Jungen auf ein zu geringes Blasenvolumen und zu hohe Schlaftiefe zurück. Der Kindesvater berichtete, selbst bis zum Alter von acht Jahren nachts eingenässt zu haben und deshalb nicht sonderlich besorgt zu sein, sondern darauf zu vertrauen, dass sich das Einnässen schon geben werde. Den größten Leidensdruck zeigte die Kindesmutter, welche die Wäsche wusch, die nassen Laken abzog und das Bett neu herrichtete. Die Eltern hatten es sich angewöhnt, Christian zu wecken, bevor sie selbst schlafen gingen. Die Mutter stand über Jahre hinweg nachts gegen 3 Uhr nochmals auf, um ihren Sohn zu wecken und zur Toilette zu schicken. Christian selbst störte, dass er nicht bei Freunden übernachten könne und für eine Klassenfahrt besondere Vorkehrungen getroffen werden müssten (Windelhosen).

Die Familie habe vor ca. dreieinhalb Jahren bereits einen Behandlungsversuch mit einem Alarmgerät durchgeführt, hierbei jedoch keinerlei Betreuung und Beratung erhalten und die Behandlung nach anfänglichen Misserfolgen abgebrochen. Bei der ärztlichen Untersuchung wurden keine Auffälligkeiten festgestellt.

Zu Beginn der Behandlung wurden die Eltern gebeten, das nächtliche Wecken des Jungen zu unterlassen und einen Protokollbogen zur Erhebung der Baseline zu führen. Die Familie stand der Therapie aufgrund der vorangegangenen gescheiterten Behandlungsversuche insgesamt skeptisch gegenüber. Unter Berücksichtigung des Erklärungsmodells der Familie für das Einnässen (zu geringe Blasenkapazität) und zur Schaffung eines möglichst raschen Anfangserfolges wurde mit einem Retention-Control-Training (RCT) begonnen. Nach eineinhalb Monaten war Christian in der Lage, die Entleerung der Blase nach dem ersten Auftreten von Harndrang noch 45 Minuten hinauszuzögern. Die Motivation, an der Behandlung teilzunehmen, war durch die gut sichtbaren Anfangserfolge bei Kind und Familie deutlich angestiegen. Noch vor Beendigung des RCT wurde parallel dazu ein Einnässkalender eingeführt, der an externe Verstärker gekoppelt wurde. Da Christian große Schwierigkeiten hatte, nachts aufzuwachen, wurde neben der Sonne für eine trockene Nacht und der Wolke für das Einnässen ein drittes Symbol eingeführt, das immer dann eingezeichnet werden sollte, wenn der Junge während des Einnässens erwacht war und den Rest der Blase auf der Toilette entleert hatte. Dadurch sollten auch kleinere Erfolge besonders sichtbar gemacht werden, auch wenn er noch nicht völlig trocken geblieben war. Auf diese Weise konnte innerhalb von kurzer Zeit erreicht werden, dass er regelmäßig zumindest während des Einnässens aufwachte und die Blase nicht mehr vollständig ins Bett entleerte. Außerdem nässte er jetzt stabil maximal einmal pro Nacht ein. Allerdings erfolgte dann ein Einbruch, Christian nässte wieder häufiger ein, teilweise auch 2-mal pro Nacht. Die Kindesmutter führte dies auf vermehrten familiären Stress durch besondere berufliche Belastungen zurück. Außerdem hatte die Motivation des Jungen nachgelassen und seine Mutter nahm ihm sämtliche Verpflichtungen wieder ab, die im Laufe der Behandlung eingeführt worden waren (die Mutter führte seinen Kalender und bezog auch wieder selbst das Bett neu, nachdem der Junge eingenässt hatte). Dadurch verstärkte sich der Leidensdruck der Mutter, während der des Jungen schwand. Daraufhin wurde mit der Familie ausführlich besprochen, wer wofür die

Verantwortung übernimmt bzw. übernehmen sollte, und es wurde schriftlich vereinbart, dass Christian in Zukunft sein Bett wieder selbst beziehen und auch die Protokollbögen selbstständig führen solle. Zusätzlich wurde mit der Familie über den Einsatz eines Alarmgerätes gesprochen und nach möglichen Ursachen für den früheren Misserfolg mit dem Weckgerät gesucht. Außerdem wurden alle Beteiligten detailliert über Funktionsweise und Erfolgsaussichten bei der Behandlung mit einem Alarmgerät informiert, und es wurde genau besprochen, was von wem zu tun ist, wenn das Gerät klingelt. Trockene Nächte sind nach einem vereinbarten Verstärkerplan belohnt worden. Nach drei Wochen waren deutliche Verbesserungen der Symptomatik zu verzeichnen. In sieben von 14 Nächten blieb er trocken, das Einnässen bestand in drei Viertel der Fälle nun lediglich darin, dass die Hose feucht war. Nach drei Monaten war das nächtliche Einnässen gänzlich beseitigt. Auch unter erhöhter Flüssigkeitszufuhr (Überlernen) erwies sich der Erfolg als stabil.

Erscheinungsbild der Störung

Die meisten Kinder werden mit 2–4 Jahren am Tage und in der Nacht trocken. Gemäß den klinisch-diagnostischen Leitlinien der ICD-10 (WHO 1993) spricht man von einer *Enuresis*, wenn es am Tag oder in der Nacht zu einem Entleeren der Blase in die Kleidung bzw. das Bett kommt, was relativ zum geistigen Entwicklungsstand der Person abnorm ist und nicht auf organische Ursachen zurückgeführt werden kann. Die Störungen der Blasenkontrolle dürfen nicht als Folge einer neurologischen Erkrankung, epileptischer Anfälle oder einer strukturellen Anomalie der ableitenden Harnwege auftreten. Gemäß den Forschungskriterien der ICD-10 (WHO 1994) muss das einnässende Kind nach seinem Lebens- und geistigen Alter mindestens fünf Jahre alt sein, um von einer *nichtorganischen Enuresis* (F 98.0) zu sprechen (in den klinisch-diagnostischen Leitlinien wird ein geistiger Entwicklungsstand gefordert, der mindestens dem eines 4-Jährigen entspricht). Um die Diagnose zu erhalten, müssen Kinder unter sieben Jahren zumindest 2-mal monatlich, 7-jährige oder ältere Kinder wenigstens einmal im Monat einnässen. Die Symptomdauer sollte mindestens drei Monate betragen. In der Literatur wird synonym zum Begriff der *nichtorganischen Enuresis* häufig die Bezeichnung *funktionelle Enuresis* verwendet.

Auch nach dem DSM-IV (Saß et al. 1996) sollten die Kinder für die Diagnose einer Enuresis (307.6) zumindest ein Entwicklungsalter von fünf Jahren aufweisen, und die Symptomatik muss wenigstens seit drei Monaten bestehen. Im Unterschied zur ICD-10 wird das Einnässen erst dann als klinisch bedeutsam beurteilt, wenn es mindestens 2-mal wöchentlich auftritt. Ist dies nicht gegeben, kann die Diagnose dennoch gestellt werden, wenn durch das Einnässen klinisch bedeutsames Leiden hervorgerufen wird oder Beeinträchtigungen in sozialen, schulischen (beruflichen) oder anderen wichtigen Funktionsbereichen entstehen. Die Forderung eines 2-mal wöchentlichen Einnässens erscheint deutlich *zu streng*, während das ein- bzw. 2-malige Einnässen pro Monat ein *sehr weiches* Kriterium darstellt. Von Gontard (1998 b) empfiehlt, Einnässen dann als klinisch bedeutsam einzuschätzen, wenn dies mindestens einmal wöchentlich auftritt.

Primäre versus sekundäre Enuresis

Hinsichtlich des Störungsverlaufs können die *primäre* und die *sekundäre Enuresis* voneinander abgegrenzt werden. Allerdings fehlt sowohl in der ICD-10 als auch im DSM-IV eine Angabe des Zeitraumes, den die Blasenkontrolle mindestens bestanden haben muss, um von sekundärer Enuresis zu sprechen. Eine *primäre Enuresis* besteht von Geburt an, d.h., die betreffende Person war zu keinem Zeitpunkt ihres Lebens in der Lage, über längere Zeit hinweg eine stabile Blasenkontrolle zu erlangen (von Gontard u. Lehmkuhl 1997 a, Ronen u. Abraham 1996). Für die Diagnose einer *sekundären Enuresis* wird in der Literatur häufig ein trockenes Intervall von mindestens sechs Monaten verlangt (Eggers 1993, von Gontard 1998 b, Grosse 1999, Richter u. Goldschmidt 1999, Ronen u. Abraham 1996, Schmidt u. Esser 1981). Die sekundäre Enuresis beginnt i.d.R. zwischen dem fünften und achten Lebensjahr, kann aber prinzipiell zu jedem Zeitpunkt auftreten (Saß et al. 1996). Ein Beginn nach dem Alter von elf Jahren ist allerdings sehr ungewöhnlich (Shaffer 1994).

Enuresis nocturna versus Enuresis diurna

In Abhängigkeit vom Zeitpunkt des Urinabganges wird zwischen Personen unterschieden, die lediglich nachts während des Schlafens einnässen (*Enuresis nocturna*), solchen, die ausschließlich am Tage im Wachzustand einnässen (*Enuresis diurna*), und Individuen, bei denen unkontrollierte Blasenentleerungen sowohl im Wachzustand als auch während des Schlafes auftreten (*Enuresis nocturna et diurna*).

Enuresis nocturna

Olbing et al. (1993) beschreiben eine typische Anamnese für eine primäre isolierte Enuresis nocturna folgendermaßen: Seit der Geburt nässt das Kind jede Nacht ein, wobei das Bett „schwimmt". Die Person erwacht weder durch Harndrang oder Harnabgang noch durch ein nasses oder kaltes Bett. Der Betreffende ist durch Geräusche oder Berührung nur schwer erweckbar. Die Kinder sind tagsüber trocken, die Miktionsabstände und -abläufe sind normal, es treten keine pathologischen Drangsymptome oder Haltemanöver auf.

Enuresis diurna

Kinder, die tagsüber einnässen, bilden eine sehr heterogene Gruppe mit verschiedenen Syndromen. Von Gontard und Lehmkuhl (1997 b) beschreiben folgende *drei Formen* der funktionellen Harninkontinenz als die wichtigsten:

- idiopathische Dranginkontinenz,
- Harninkontinenz bei Miktionsaufschub,
- Detrusor-Sphinkter-Dyskoordination.

Idiopathische Dranginkontinenz: Diese wahrscheinlich häufigste Form des Einnässens tagsüber zeigt sich im Einnässen mit plötzlichem, von Beginn an überstarkem Harndruck, einer häufigen Entleerung kleiner Harnmengen (mehr als sieben Entleerungen täglich sind auffällig), einer verminderten Blasenkapazität und dem Einsatz von Haltemanövern (z.B. Anspannung der Beckenbodenmuskulatur, Aneinanderpressen der Oberschenkel, von einem Bein auf das andere hüpfen, Hockstellung, Fersensitz), um eine drohende Blasenentleerung zu verhindern. Bei diesen Kindern, insbesondere bei Mädchen, kommt es häufig zu Harnwegsinfekten (von Gontard u. Lehmkuhl 1997 a, 1997 b, Meadow 1990, Olbing 1993 a). Mädchen sind im Vergleich zu Jungen bis zu 10-mal häufiger von Dranginkontinenz betroffen (Meadow 1990). Wenn nachts eingenässt wird, erwachen die Betroffenen häufig während oder nach dem Einnässen. Meist sind die Urinmengen gering, und relativ zu Patienten mit Enuresis nocturna sind diese Personen leichter erweckbar (von Gontard u. Lehmkuhl 1997 b, Olbing 1993 a). Nach Olbing (1993 a) ist eine Dranginkontinenz dann mit Sicherheit pathologisch, wenn das Kind mindestens fünf Jahre alt ist und aktuell keine Harnwegsinfektion aufweist. Im Vergleich zur Enuresis nocturna ist die familiäre Belastung deutlich geringer (Olbing 1993 a).

Harninkontinenz bei Miktionsaufschub: Dies ist die sog. „klassische" Form der Enuresis. Hier wird von den betroffenen Kindern die Miktion so lange hinausgezögert, dass es trotz Haltemanövern, die immer intensiver werden, zum Einnässen am Tage kommt (von Gontard u. Lehmkuhl 1997 a, b, Olbing 1993 b). Meist tritt eine solche Harninkontinenz in Situationen auf, in denen ein Aufschub des Toilettenganges dem Kind die Weiterführung einer angenehmen Tätigkeit ermöglicht bzw. ihm die Vermeidung eines unangenehmen Ereignisses gestattet (von Gontard u. Lehmkuhl 1997 a, Olbing 1993 b). *Typische Situationen*, in denen die Miktion aufgeschoben wird, sind nach Olbing (1993 b):

- Heimweg nach der Schule,
- Ekel vor dem Toilettenraum,
- Angst vor Störung auf der Toilette,
- Scheu, während der Unterrichtsstunde vor der Klasse um Erlaubnis für den Toilettengang zu bitten,
- weit entfernte Lage der Toilette,
- Angst, etwas Spannendes beim Spiel, Fernsehen oder Lesen zu verpassen.

Bei diesen Kindern liegen keine urodynamischen Auffälligkeiten vor. Der Harndrang weist zunächst eine normale Stärke auf (von Gontard u. Lehmkuhl 1997 b, Olbing 1993 b), zusätzlich besteht gehäuft eine sekundäre Enuresis nocturna (Olbing 1993 b). Oft wird von einem fehlenden bzw. sehr geringen Leidensdruck berichtet, der eine geringe Kooperationsbereitschaft bei der Behandlung nach sich zieht. Bei diesen Kindern wurden erhöhte Raten von Störungen des Sozialverhaltens und des Hyperkinetischen Syndroms gefunden (von Gontard u. Lehmkuhl 1997 b).

Detrusor-Sphinkter-Dyskoordination: Hier liegen eine fehlende Relaxation und unkoordinierte Kontraktion des Sphinkter externus während des Harnlassens vor. Die Miktionszeit ist verlängert, die maximale Harnflussrate ist verringert, es kommt zu ausgeprägten Kontraktionen des Beckenbodens und zu stakkatoartigen oder unterbrochenen Miktionen mit unvollständiger Blasenentleerung. Zu Beginn des Wasserlassens wird häufig stark gepresst (von Gontard u. Lehmkuhl 1997 a, Olbing 1993 c). Hinman (1986) sieht dies als gelerntes Verhalten, i.S. einer schlechten Angewohnheit, an. Oft werden zusätzlich Harnwegsinfekte, Obstipation und Enkopresis festgestellt (von Gontard u. Lehmkuhl 1997 b).

Bei Kindern, die am Tage einnässen, sollten gemäß den Empfehlungen von von Gontard und Lehmkuhl (1997 b) unbedingt die folgenden *diagnostischen Maßnahmen* durchgeführt werden:

- genaue Anamnese,
- körperliche Untersuchung,
- Urinstatus, bei Auffälligkeiten Bakteriologie,
- 24-Stunden-Miktionsprotokoll,
- Sonografie mit Resturinbestimmung und Uroflowmetrie, möglichst mit Beckenboden-EMG,
- ein Screening für psychische Symptome.

Komorbidität

Zur Komorbidität bei Enuresis finden sich in der Literatur sehr verschiedene Angaben. Grundsätzlich sollte zwischen Kindern mit primärer bzw. sekundärer Enuresis sowie solchen mit Enuresis nocturna bzw. Enuresis diurna unterschieden werden. In der Regel werden bei primärer Enuresis und nächtlichem Einnässen weniger zusätzliche Verhaltensauffälligkeiten gefunden als bei Kindern, die am Tage einnässen bzw. eine sekundäre Enuresis zeigen.

Von Gontard et al. (1997) berichteten, dass die Rate von *zusätzlichen Verhaltensproblemen* bei primärer monosymptomatischer Enuresis nocturna der in der Allgemeinbevölkerung entspricht (vgl. auch Friman et al. 1998, Hirasing et al. 1997).

Demgegenüber fanden Kaffman und Elizur (1977) bei ihren Untersuchungen in Kibbuzim, dass die Erzieherinnen der 4-jährigen Bettnässer relativ zu trockenen Gleichaltrigen signifikant häufiger über das Vorhandensein eines oder mehrerer zusätzlicher Verhaltensauffälligkeiten berichteten. Friman et al. (1998) kommen zu dem Ergebnis, dass Kinder mit primärem Bettnässen in der Zahl berichteter Verhaltensprobleme nicht von unauffälligen Kindern abweichen, dass jedoch der Mittelwert der Intensität von Problemverhalten signifikant über dem der Kontrollgruppe liegt. Verglichen mit Kindern, die wegen anderer Verhaltensauffälligkeiten vorgestellt worden waren, blieben die Bettnässer sowohl hinsichtlich der Zahl der Probleme wie auch in Bezug auf deren Intensität bedeutsam zurück.

Bei Kindern mit sekundärer Enuresis nocturna wurde relativ zu solchen mit primärer Enuresis nocturna eine fast 4-mal höhere Rate (75% vs. 19,5%) von zusätzlichen kinderpsychiatrischen Störungen gefunden (von Gontard et al. 1997). Bei primärer Enuresis lagen überwiegend expansive Störungen (hyperkinetische Störungen und Störungen des Sozialverhaltens) vor (vgl. auch Kaffman u. Elizur 1977), während bei den sekundären Enuretikern emotionale Störungen signifikant häufiger auftraten (von Gontard 1998 b). Im Unterschied dazu konnten Hirasing et al. (1997) keine Unterschiede zwischen primären und sekundären Bettnässern im Hinblick auf Verhaltens- und emotionale Probleme feststellen.

Kinder, die tagsüber einnässen, zeigen häufiger psychiatrische Auffälligkeiten als solche, die ausschließlich nachts einnässen (Fielding u. Doleys 1988, Meadow 1990). Für Kindern mit Enuresis diurna berichten Joinson et al. (2006) auf der Grundlage einer großen epidemiologischen Untersuchung im Alter von etwa 7½ Jahren, dass mit Ausnahme von sozialen Ängsten alle erfassten internalisierenden und externalisierenden Verhaltensauffälligkeiten (Trennungsangst, generalisierte Ängste, Depression, hyperkinetische Auffälligkeiten, oppositionelles Verhalten und Störungen des Sozialverhaltens) von den Müttern der tagsüber einnässenden Kinder häufiger berichtet wurden als von den Müttern tagsüber trockener Kinder. Dies gilt insbesondere für externalisierende Verhaltensauffälligkeiten, welche bei den tageinnässenden Kindern etwa doppelt so häufig berichtet wurden wie bei den tagsüber trockenen Kindern. Innerhalb der Kinder mit Enuresis diurna waren jene, die mindestens 2-mal wöchentlich einnässten, stärker von externalisierenden Verhaltensauffälligkeiten betroffen als seltener einnässende Kinder. Weiterhin berichten Joinson et al. (2006), dass etwa ein Drittel der Tagnässer zusätzlich einkotet, wobei Jungen eine höhere Wahrscheinlichkeit für eine solche Komorbidität aufweisen. In dieser Gruppe wurde auch eine erhöhte Rate externalisierender und internalisierender Verhaltensprobleme festgestellt.

Ungeklärt ist, inwieweit Verhaltensprobleme, die neben dem Einnässen bestehen, Ursache oder Folge der Enuresis sind oder ob beide, Verhaltensprobleme und Einnässen, auf das Wirken einer bzw. mehrerer weiterer Variablen zurückgehen.

Prävalenz

Trockenheit am Tage wird früher erreicht als in der Nacht. *Bettnässen* stellt mit etwa 70–90% der betroffenen Kinder die bei weitem häufigste Form des Einnässens dar (Eggers 1993, Grosse 1999). Von den enuretischen Kindern nässen etwa 20–30% tagsüber ein, wobei die Enuresis diurna sehr selten allein auftritt (ca. 5%), sondern häufiger in Kombination mit der Enuresis nocturna zu beobachten ist (15–20%) (Eggers 1993, Grosse 1999). Eine Enuresis nocturna wird häufiger bei Jungen als bei Mädchen beobachtet (Spee v. d. Wekke et al. 1998); Einnässen am Tage tritt häufiger bei Mädchen als bei Jungen auf (Meadow 1990, Grosse 1999).

Kinder mit *primärem nächtlichem Einnässen ohne Verhaltensstörungen* bilden die größte Gruppe (Ronen u. Abraham 1996). Die primäre Enuresis tritt relativ zur sekundären Form 2–5-mal häufiger auf (Eggers 1993, Fergusson et al. 1986, Grosse 1999, Houts et al. 1994, Spee v. d. Wekke et al. 1998).

Einnässen wird insbesondere bei geistig retardierten Kindern, aber auch bei solchen, die Spezialschulen für Verhaltensauffälligkeiten besuchen, häufiger beobachtet als bei Kindern aus Regelschulen (Spee v. d. Wekke et al. 1998).

In Tabelle 22.**1** sind Prävalenzangaben zum Einnässen zu finden. Zum Teil gelten die Angaben lediglich für die Enuresis nocturna, häufig werden jedoch tag- und nachtnässende Kinder zusammengefasst.

Bei Betrachtung der Prävalenzraten in den verschiedenen Altersgruppen wird erwartungsgemäß deutlich, dass der *Anteil* enuretischer Kinder bzw. Jugendlicher über die Zeit deutlich abnimmt. Shaffer (1994) berichtete über einen geringen Anstieg der Auftretenshäufigkeit von Enuresis zwischen dem Alter von vier und sieben Jahren, da Kinder hinzukamen, die zunächst trocken geworden waren, dann aber eine sekundäre Enuresis zeigten. Fergusson et al. (1990) gaben folgende *Rückfallraten* für Enuresis nocturna bei den Kindern ihrer Längsschnittuntersuchung an, die bereits mindestens ein Jahr lang trocken gewesen waren:

- bis zum Alter von fünf Jahren: 3,3%
- bis sechs Jahre: 4,7%
- bis sieben Jahre: 6,2%
- bis acht Jahre: 7,0%
- bis neun Jahre: 7,5%
- bis zehn Jahre: 7,9%.

Der deutlichste Anstieg findet danach zwischen fünf und sieben Jahren statt.

Genese der Störung

Bezüglich der Genese enuretischen Verhaltens wird eine Vielzahl möglicher Ursachen in Betracht gezogen. Im Folgenden soll ein Überblick über häufig diskutierte Variablen gegeben werden.

Genetik

Bei 60–80% der einnässenden Kinder lassen sich betroffene Verwandte ersten Grades finden. Bei einem Elternteil mit Enuresis liegt das Wiederholungsrisiko bei 44%, wenn beide Eltern Enuretiker waren bei 77% (Bakwin 1973). Die Konkordanzraten für eineiige Zwillinge liegen deutlich über denen bei zweieiigen Zwillingen (68% vs. 36%) (Bakwin 1973). Für eine erbliche Bedingtheit sprechen daneben die von Kaffman und Elizur (1977) an Geschwistern in Kibbuzim gefundenen Ergebnisse: 67% der bettnässenden 4-Jährigen hatten mindestens ein älteres Geschwisterkind, welches ebenfalls enuretisch war, im Vergleich zu 22% der Kinder, die im Alter von vier Jahren trocken waren. Bei Kindern in Kibbuzim wird das Sauberkeitstraining für jedes Geschwisterkind durch eine andere Pflegeperson in verschiedenen Häusern durchgeführt, ohne direktes elterliches Eingreifen. Fergusson et al. (1986) fanden, dass Kinder mit zwei Verwandten ersten Grades, welche von einer Enuresis betroffen waren, eine perfekte Blasenkontrolle im Durchschnitt eineinhalb Jahre später erreichten als Kinder ohne betroffene Verwandte.

Es konnten keine Unterschiede in den Raten betroffener Verwandter bei allen Formen der Enuresis nocturna (primäre monosymtomatische, primäre nicht-monosymtomatische sowie pri-

Tabelle 22.1 Prävalenzraten für das Einnässen

Alter	Autoren	Form der Enuresis	Kriterium	Prävalenz
5 Jahre	Fergusson et al. (1986)	Enuresis nocturna	Mutter: Kind ist nicht jede Nacht trocken	gesamt: 15,7 %
	Saß et al. (1996)	Enuresis	2× wöchentlich	Jungen: 7 % Mädchen: 3 %
6 Jahre	Fergusson et al. (1986)	Enuresis nocturna	Mutter: Kind ist nicht jede Nacht trocken	gesamt: 13,1 %
	Spee v. d. Wekke et al. (1998)	Enuresis nocturna	2× monatlich 2× wöchentlich	gesamt: 14,7 % gesamt: 11,1 %
7 Jahre	Rutter et al. (1973)	Enuresis	1× wöchentlich	Jungen: 6,7 % Mädchen: 3,3 %
	Fergusson et al. (1986)	Enuresis nocturna	Mutter: Kind ist nicht jede Nacht trocken	gesamt: 10,3 %
	Joinson et al. (2006)	Enuresis diurna	Mutter: Kind nässt ein 2× wöchentlich	gesamt: 7,8 % gesamt: 1,0 %
8 Jahre	Fergusson et al. (1986)	Enuresis nocturna	Mutter: Kind ist nicht jede Nacht trocken	gesamt: 7,4 %
	Esser et al. (1990)	Enuresis	3× monatlich	Jungen: 2,8 % Mädchen: 4,6 %
	Spee v. d. Wekke et al. (1998)	Enuresis nocturna	1× monatlich 2× wöchentlich	gesamt: 8,0 % gesamt: 3,8 %
9/10 Jahre	Rutter et al. (1973)	Enuresis	1× wöchentlich	Jungen: 2,9 % Mädchen: 2,2 %
	Saß et al. (1996)	Enuresis	2× wöchentlich	Jungen: 3 % Mädchen: 2 %
11 Jahre	Essen u. Peckham (1976)	Enuresis nocturna	1× monatlich	Jungen: 6 % Mädchen: 3,5 %
	Spee v. d. Wekke et al. (1998)	Enuresis nocturna	1× monatlich 2× wöchentlich	gesamt: 4,6 % gesamt: 1,4 %
13 Jahre	Esser et al. (1990)	Enuresis	3× monatlich	Jungen: 1 % Mädchen: 5 %
14 Jahre	Rutter et al. (1973)	Enuresis	1× wöchentlich	Jungen: 1,1 % Mädchen: 0,5 %
	Spee v. d. Wekke et al. (1998)	Enuresis nocturna	1× monatlich 2× wöchentlich	gesamt: 1,3 % gesamt: 0,2 %
18 Jahre	Saß et al. (1996)	Enuresis	2× wöchentlich	Männer: 1 % Frauen: < 1 %

märe und sekundäre Enuresis noctuna) nachgewiesen werden (von Gontard et al. 1997, von Gontard 1998 b). Dies bedeutet, dass es eine gemeinsame genetische Ätiologie bei der primären und sekundären Enuresis nocturna geben muss (von Gontard 1998 a). Mit der Enuresis nocturna werden die Chromosomen 8, 12 und 13 in Zusammenhang gebracht, wobei das Produkt dieser Gene unbekannt ist (von Gontard et al. 1997, von Gontard 1998 b).

Möglicherweise beeinflusst die genetische Basis das Alter, in dem bei primärem Bettnässen Trockenheit erreicht wird, und bildet eine Prädisposition zum Rückfall in das Einnässen (Fergusson et al. 1990, von Gontard et al. 1997). Fergusson et al. (1990) fanden in ihrer Längsschnittuntersuchung, dass Kinder, die relativ spät eine stabile Blasenkontrolle erlangten, mit höherer Wahrscheinlichkeit eine sekundäre Enuresis nocturna entwickelten. Relativ zu Kindern, die vor dem Alter von drei Jahren eine stabile Blasenkontrolle erreicht hatten, war das Risiko für sekundäres Einnässen bei Kindern, welche erst mit fünf Jahren oder später trocken wurden, um den Faktor 3,4 erhöht.

Veränderungen der zirkadianen Rhythmik der ADH-Sekretion

Das antidiuretische Hormon (ADH) bewirkt eine Wasserretention an der Niere sowie eine Erhöhung der Harnkonzentration. In den Untersuchungen von Nørgaard et al. (1985) sowie von Rittig et al. (1989) wurden bei Patienten mit Enuresis keine Unterschiede im ADH-Spiegel zwischen Tag und Nacht festgestellt, während nichteinnässende Kontrollpersonen eine zirkadiane Rhythmik im ADH-Spiegel aufwiesen, wobei die Werte in der Nacht höher lagen.

Polyuria

Unter Polyuria versteht man eine erhöhte Urinproduktion. Auch diese wurde für Enuresis nocturna als Ursache in Betracht gezogen. Allerdings erklärt die Polyurie-Theorie nicht, warum die Kinder nicht aufwachen, wenn die Blase voll ist.

Schlaf

Viele Eltern enuretischer Kinder äußern den Eindruck, dass das Kind zu tief schlafe. Tatsächlich wurde mittels Fragebogenuntersuchungen festgestellt, dass enuretische Kinder schwerer erweckbar sind als ihre nicht einnässenden Altersgenossen (Nevéus et al. 1998, Wille 1994). Kaffman und Elizur (1977) fanden im Unterschied dazu keine bedeutsame Beziehung zwischen Schlaftiefe und primärem Bettnässen.

Es konnte wiederholt gezeigt werden, dass die Schlafarchitektur bei Enuresis nocturna unauffällig ist, dass in jedem der Schlafstadien Einnässen auftreten kann und dass dem Einnässen keine spezifischen EEG-Muster vorausgehen. In den ersten Schlafstunden kommt es zu einer Häufung des Einnässens (von Gontard 1998 b).

Sozioökonomische Faktoren

Von Gontard u. Lehmkuhl (1997 c) berichten, dass Kinder aus höheren Schichten schneller trocken werden als Kinder aus niedrigeren Schichten (vgl. auch Essen u. Peckham 1976). In der Untersuchung von Fergusson et al. (1986) konnte demgegenüber kein Zusammenhang zwischen dem Alter beim Erreichen der Blasenkontrolle und dem sozioökonomischen Status gefunden werden. Auch Rutter et al. (1973) berichten lediglich über eine schwache und inkonsistente Beziehung zwischen Enuresis und dem elterlichen Beschäftigungsstatus im Alter von 9–10 Jahren, während mit 14 Jahren keine Zusammenhänge gefunden wurden. Die Autoren vermuten, dass die soziale Schicht lediglich dann mit Enuresis in Zusammenhang steht, wenn die Divergenzen im Beschäftigungsstatus der Eltern von Unterschieden in der Häufigkeit kritischer Lebensereignisse begleitet werden.

Kinder mit primärer und sekundärer Enuresis nocturna unterscheiden sich nicht bedeutsam hinsichtlich soziodemografischer Variablen wie Alter, väterlicher Schichtzugehörigkeit und Nationalität (von Gontard et al. 1997).

Kritische Lebensereignisse

Bei Kindern mit Enuresis wurde eine höhere Rate gewichteter *Life Events* relativ zur Kontrollgruppe gefunden, wobei die Trennung der Eltern das wichtigste kritische Lebensereignis darstellte (Järvelin et al. 1990). Außerdem fanden Järvelin et al. (1990) bei den sekundären Bettnässern im Jahr vor dem Wiederbeginn des Einnässens eine vermehrte Zahl gewichteter kritischer Lebensereignisse.

Kritische Lebensereignisse scheinen insbesondere für das Auftreten einer sekundären Enuresis (i. S. einer regressiven Reaktion) von Bedeutung zu sein, während sich kaum Zusammenhänge zwischen dem Vorhandensein kritischer Lebensereignisse und dem Alter beim ersten Erreichen der

Blasenkontrolle nachweisen lassen (AACAP 2004, Fergusson et al. 1986, Kaffman u. Elizur 1977). Die Eltern von Kindern mit sekundärem Bettnässen berichten im Vergleich zu Eltern primärer Einnässer vermehrt über eine Vielzahl von Problemen wie Scheidung, Geburt eines Geschwisters, Eintritt in den Kindergarten und Schulschwierigkeiten (von Gontard et al. 1997). Fergusson et al. (1990) geben an, dass sich das Risiko für das Auftreten einer sekundären Enuresis für Kinder, die vier oder mehr Lebensereignissen innerhalb eines Jahres ausgesetzt waren, in diesem Jahr um den Faktor 2,6 erhöhte. Kinder, die erst mit fünf Jahren oder später trocken wurden und mindestens vier Lebensereignissen in einem bestimmten Jahr ausgesetzt waren, hatten in diesem Jahr ein mehr als 8-faches Risiko für die Entwicklung einer sekundären Enuresis verglichen mit Kindern, die bis zum Alter von drei Jahren trocken geworden waren und kein kritisches Ereignis erlebt hatten. Die Autoren gehen davon aus, dass das Alter, in dem ein Kind die Trockenheit erreicht, einen Vulnerabilitätsfaktor darstellt und dass Stress in Form von Lebensereignissen als provozierender Faktor wirkt, der bei vulnerablen Kindern eine Enuresis hervorruft.

Enuresis als „Hilferuf"

Bei Durchsicht der Literatur zum Thema Enuresis stößt man auch auf die Annahme, dass das Einnässen einen Versuch darstellt, Belastungen im Alltag zu bewältigen. Eine herausragende Vertreterin dieser These im deutschsprachigen Raum ist Haug-Schnabel (1990, 1991, Haug 1980). Enuresis wird als Signal gedeutet, dass dem Kind Kontaktmöglichkeiten, die ihm Sicherheit geben sowie Unterstützung und Aufmunterung fehlen (Einnässen als Mittel, um Zuwendung zu erhalten). Haug (1981) fand bei zehn Bettnässern, die über einen Zeitraum von 334 bis 551 Tagen beobachtet wurden, signifikante Zusammenhänge zwischen belastenden Tagesereignissen und Einnässen in der unmittelbar darauffolgenden Nacht. Eine Medikamentengabe konnte die erhöhte Einnässhäufigkeit nach Belastungstagen nicht oder nur unwesentlich beeinflussen. Die Behandlungsempfehlung lautet, keine symptomorientierten Therapieversuche zu unternehmen, da diese nach Ansicht der Autorin meist Bestrafungscharakter haben, sondern sich statt dessen darauf zu konzentrieren, dem Kind bei der Alltagsbewältigung zu helfen. Wenn eine Enuresis tatsächlich ausschließlich Ausdruck von Schwierigkeiten bei der Alltagsbewältigung sowie ein Zeichen mangelnder Zuwendung und Aufmerksamkeit durch die Betreuungspersonen ist, wäre zu erwarten, dass es nach einer Beseitigung des Einnässens durch Konditionierungsmethoden zu sog. *Symptomverschiebungen* kommt, da die wirkliche „Ursache" nicht angegangen wurde. In seiner Überblicksarbeit berichtete Lovibond (1964) jedoch, dass es nach der Anwendung von Konditionierungsmethoden in keinem Falle zu einer Symptomverschiebung kam (vgl. auch Baker 1969).

Derzeit wird davon ausgegangen, dass es sich bei der Enuresis nocturna um eine *Reifungs- und Funktionsstörung des zentralen Nervensystems* handelt (von Gontard 1998 b). So konnten Zusammenhänge zwischen Enuresis nocturna und Entwicklungsverzögerungen im sprachlichen und motorischen Bereich nachgewiesen werden (Essen u. Peckham 1976, Fergusson et al. 1986).

Therapieansätze und Prognose

Therapieempfehlungen Enuresis nocturna

Als Kriterium eines Therapieerfolges wird in der Literatur häufig gefordert, dass das Kind 14 trockene Nächte in Folge erreichen muss (Grosse 1999). Wenn für die Enuresis die Definition der Forschungskriterien der ICD-10 für Kinder angelegt wird, die älter als sieben Jahre sind, nach denen bereits bei Kindern, die einmal monatlich einnässen, von Enuresis gesprochen wird, bedeutet dies, dass unter Umständen gar keine Veränderung stattgefunden hat, da das Kind die meiste Zeit ohnehin trocken ist. Daher sollten mindestens vier Wochen als Kriterium angesetzt werden. Bei Kindern, die so selten einnässen wie der eben genannte Extremfall, sollten noch deutlich längere Intervalle (3–4 Monate) als Kriterium gewählt werden.

Zur Einleitung einer geeigneten Therapie sowie zu deren Evaluation ist eine umfassende Diagnostik notwendig, in deren Rahmen neben der medizinischen Untersuchung, der Erhebung der Baseline, der Dauer des Einnässens, des Verlaufes, vorangegangener Therapieversuche und der Hypothesen von Eltern und Kind zur Entstehung und Aufrechterhaltung des Einnässens auch weitere Verhaltens- und emotionale Probleme erfasst werden müssen (Grosse 1999). Außerdem sollten die Einstellungen der Bezugspersonen sowie des Kindes selbst zum Einnässen erfragt werden. Dies liefert wichtige Informationen zur Therapiemotivation sowie Hinweise dafür, welche Therapiemethoden von der Familie wahrscheinlich am besten akzeptiert werden können.

Bei der Erfassung des derzeitigen Einnässverhaltens (Baseline) müssen die Eltern angewiesen werden, alle Maßnahmen zur Verhinderung des Einnässens (z. B. Windeln, Flüssigkeitsreduktion, Belohnungen, Bestrafungen) einzustellen. Eine den Eltern vorgeschlagene Therapie muss mit den Einstellungen und Ursachenerklärungen der Eltern in Übereinstimmung zu bringen sein, im anderen Fall kann keine Compliance erwartet werden. Negative Einstellungen von Familienmitgliedern des Kindes senken die Erfolgsaussichten der Behandlung (Grosse 1999). Die Belastbarkeit der Mutter, welche i. d. R. die Hauptlast bei einer ambulanten Therapie zu tragen hat, erwies sich als wichtiges Kriterium, das bei der Methodenwahl zu berücksichtigen ist (Grosse 1999).

Bevor mit der eigentlichen Therapie begonnen wird, sollten Kind und Eltern über Nieren- und Blasenfunktionen aufgeklärt werden (AACAP 2004, Brünger 1994). Zudem ist es ratsam, den Familien Informationen bzgl. der Prävalenzraten zu geben, was in aller Regel entlastend und entmystifizierend wirkt.

Wenn im Laufe der Diagnostik organische Beeinträchtigungen gefunden werden, sind zunächst medizinische Maßnahmen angezeigt, um sicherzustellen, dass das urogenitale System funktionstüchtig ist (Grosse 1999). Dem Trockenwerden darf also aus medizinischer Sicht nichts Wesentliches im Wege stehen.

Bei der Besprechung der Therapiefortschritte mit den Eltern sowie dem Kind selbst ist es wichtig, auch kleinere Verbesserungen hervorzuheben, um die Therapiemotivation zu stärken und aufrecht zu erhalten. Nach Grosse (1999) sollten folgende Merkmale beachtet werden, die Hinweise auf einen Therapieerfolg geben:

- Abnahme der Miktionsfrequenz,
- Verschieben der Einnässzeit zum Aufstehen hin (Kind kann den Urin jetzt länger anhalten),
- Abnahme der Einnässmenge,
- Zunahme der freiwilligen Miktionen,
- schnelleres Wachwerden auf das Signal hin,
- Serie von mehreren trockenen Nächten.

Bei den Rückmeldungen ist es wichtig, Verhaltensmerkmale zu betonen, die prognostisch wichtig zur Stabilisierung des Erfolges erscheinen (Grosse 1999). Kinder, bei denen bisher noch keine freiwilligen Toilettengänge beobachtet wurden, sollten anfangs für nächtliches Aufstehen besonders gelobt werden. Allerdings sollte das Kind im weiteren Verlauf lernen, möglichst trocken durchzuschlafen, da Kinder, die ihr Trockenwerden dadurch erreichen, dass sie nachts öfter freiwillig auf Toilette gehen, besonders rückfallgefährdet sind (Grosse 1999).

Operante Methoden

Hierbei ist es bedeutsam, für das betreffende Kind geeignete Verstärker zu finden. Bei enuretischen Kindern scheinen vor allem emotionale Verstärker (z. B. Lob, positiver Körperkontakt) wirksam zu sein. Bestrafungen in Form von Beschämung, Zurückweisung oder Schlagen führen zu einer Beeinträchtigung der Lernvorgänge (Grosse 1999) und sollten nicht eingesetzt werden.

Oft werden das Führen eines Kalenders durch das Kind und spezifisch auf das Kind zugeschnittene Belohnungsprogramme als Behandlungsmethoden entweder allein oder in Kombination mit weiteren Verfahren verwendet.

Im Kalender soll das Kind für trockene und nasse Nächte vorher abgesprochene Symbole einzeichnen oder einkleben. Der Kalender soll deutlich sichtbar über dem Bett des Kindes aufgehängt und von diesem selbstständig geführt werden. Natürlich können auch weitere Abstufungen erfolgen, z. B. mit dem Ziel, insbesondere zu Beginn der Behandlung möglichst schnell Anfangserfolge sichtbar machen zu können. So wäre beispielsweise beim Bettnässen ein drittes Symbol denkbar, wenn das Kind zwar eingenässt hat, davon aber (anders als bisher) erwacht ist und den Rest freiwillig auf der Toilette entleeren konnte. Allerdings sollten nicht mehr als drei Symbole verwendet werden, um sicherzustellen, dass die Kinder die Bedeutung der Symbole genau verstehen und um die Differenzierungsfähigkeit der Kinder nicht zu überfordern. Die Bedeutung jedes Symbols sollte detailliert an Beispielen besprochen werden und den Kindern möglichst auch schriftlich mitgegeben werden.

Zusätzlich zum Führen eines Kalenders besteht die Möglichkeit, das Kind beim Erreichen vorher festgelegter Ziele mit ebenfalls zuvor benannten materiellen Belohnungen zu verstärken. Dies könnten beispielsweise Süßigkeiten, kleinere Geldbeträge oder bestimmte Spielsachen sein, ebenso wie Aktivitäten, die das Kind gerne durchführen würde (z. B. Zoobesuch, gemeinsames Spiel mit den Eltern, Einladung von Freunden, Übernachtung bei Freunden oder Verwandten).

Bestrafung sollte möglichst nicht, und wenn ihr Einsatz unbedingt notwendig erscheint, nur in Kombination mit konsequenter Verstärkung eingesetzt werden (Grosse 1999). Nach Grosse (1999) sind Bestrafungen dann wirksam und indiziert, wenn sie dazu beitragen, den Leidensdruck des Kindes zu erhöhen, indem dem Kind die negativen Effekte aus dem Einnässen demonstriert werden (z. B. Kind muss sein Bett selbst neu beziehen). Auf diese Weise kann eine z. T. nicht oder nicht ausreichend vorhandene Veränderungsmotivation aufgebaut werden.

Retention-Control-Training (Blasentraining)

Viele Kinder mit Enuresis weisen relativ zu Gleichaltrigen ohne Enuresis eine geringere Blasenkapazität auf. Eine kleinere Blase ist schneller gefüllt, und es ist schwieriger, ihre Signale wahrzunehmen (Ronen u. Abraham 1996). Durch das *Retention-Control-Training* (RCT) sollen die Kinder lernen, Kontrolle über die Muskeln auszuüben, sie sollen sensibel für den Füllungsstand der Blase werden, und die Blasenkapazität soll gesteigert werden (Grosse 1999, Ronen u. Abraham 1996).

Das Training verläuft folgendermaßen: Das Kind wird angewiesen, beim Auftreten von Harndruck die Miktion noch eine bestimmte Zeit zurückzuhalten. Die Zeitspanne des Aufschiebens des Harnlassens wird schrittweise verlängert, angefangen von drei Minuten bis hin zu 45 Minuten (Grosse 1991). Ist das Kind in der Lage, das Urinieren an zwei hintereinander liegenden Tagen hinauszuzögern, wird die Einhaltezeit um weitere drei Minuten erhöht usw. Das Kind soll zu Beginn möglichst unter erhöhter Flüssigkeitszufuhr trainieren, um eine hohe Zahl an Trainingsdurchgängen zu erreichen. Das Gelingen oder Misslingen des Einhaltens soll detailliert protokolliert werden, je nach Alter des Kindes mit oder ohne Hilfestellung der Eltern.

RCT ist sicher nicht bei jeder Form der Enuresis effektiv. So ist kaum anzunehmen, dass Kinder, die lediglich einmal monatlich einnässen, ein zu geringes Blasenvolumen bzw. eine zu geringe Sensitivität für interne Reize aufweisen. Gleiches gilt für Kinder mit sekundärer Enuresis (Ronen u. Abraham 1996). Ronen und Abraham (1996) konnten zeigen, dass sich nach einem 4-wöchigen RCT die Blasenkapazität von enuretischen Kindern signifikant erhöht hatte. Shaffer (1994) berichtet jedoch auch von Studien mit gegenteiligen Ergebnissen, in denen nicht nachgewiesen werden konnte, dass RCT das Blasenvolumen steigert. Außerdem könne es zusammen mit einem Alarmgerät angewendet keine zusätzlichen Verbesserungen erbringen, verglichen mit der alleinigen Verwendung des Alarmgerätes. Einigkeit besteht dahingehend, dass RCT keinesfalls für eine vollständige Heilung der Enuresis ausreicht (Doleys 1977, Grosse 1999, Ronen u. Abraham 1996, Shaffer 1994). RCT kann jedoch einen bedeutsamen ersten Schritt bilden, der die Effektivität nachfolgender Interventionen erhöht. Eigene Erfahrungen zeigen, dass das Blasentraining von Eltern und Kindern gut angenommen wird, da etwas Konkretes unternommen wird und zugleich rasche Erfolge sichtbar werden.

Eine weitere Form des Blasentrainings ist das *Unterbrechertraining*. Wichtigstes Ziel hierbei ist, dass das Kind lernt, das Urinieren willkürlich und beliebig oft zu unterbrechen. In der Nacht soll dann das Austreten von kleinen Urinmengen eine Kontraktion des Schließmuskels nach sich ziehen (Grosse 1999).

Bettnässer-Alarmgerät

Mowrer und Mowrer entwickelten 1938 das erste Alarmgerät. Durch das Auftreffen von Urin auf dem Alarmgerät wird ein Stromkreis geschlossen, wodurch ein Signal (akustisch oder Vibrationen) ausgelöst wird, von dem das Kind erwacht. Wichtig ist, dass zwischen dem Beginn des Einnässens und dem Anspringen des Alarmgerätes möglichst wenig Zeit vergeht (Doleys 1977), damit eine Assoziation zwischen der (noch) gut gefüllten Blase und dem Aufwachen erfolgen kann.

Ob es sich tatsächlich (wie von Mowrer u. Mowrer angenommen), um eine klassische Konditionierung handelt oder ob hier insbesondere instrumentelle Lernvorgänge (Weckreiz als Strafreiz) bedeutsam sind, ist bis heute strittig. Sicher ist jedoch die gute Wirksamkeit. In seinem Überblicksartikel berichtet Doleys (1977), dass in den verschiedenen Untersuchungen über einen Zeitraum von 5–12 Wochen etwa 75% der Kinder trocken wurden (vgl. auch Fincham u. Spettell 1984). Davon erlitten ca. 41% der Kinder Rückfälle, wobei die meisten dieser Rückfälle innerhalb von sechs Monaten erfolgten. Von den erneut einnässenden Kindern, die einer wiederholten Behandlung mit dem Bettnässer-Alarmgerät unterzogen wurden, erreichten gut zwei Drittel das Therapieziel, in der Untersuchung von Houts et al. (1986) waren es 44%.

Um die hohe Rückfallgefahr einzudämmen, wird eine enge Supervision der Eltern und das Überlernen (gesteigerte Flüssigkeitszufuhr vor dem Schlafengehen) empfohlen (AACAP 2004, Doleys 1977, Houts et al. 1986, Lovibond 1964). Beim Überlernen wird die direkt vor dem Schlafengehen zusätzlich zu trinkende Flüssigkeit über etwa vier Wochen wöchentlich erhöht (häufig beginnend mit kleinen Mengen von ca. 100–150 ml). Der bedeutsamste Effekt eines erfolgreichen Überlernens besteht vermutlich in einer Stärkung der Kontrollüberzeugung des Kindes („Wenn ich auch unter so schwierigen Bedingungen trocken bleiben kann, schaffe ich es in Zukunft unter normalen Bedingungen immer").

In der Literatur werden zudem häufiger *intermittierende Weckpläne* (das Alarmgerät springt nur bei einem Teil der Einnässereignisse an) empfohlen, um die Rückfallgefahr zu verringern. Dies würde jedoch im Modell des instrumentellen Konditionierens bedeuten, dass ein Teil der Einnässereignisse negativ verstärkt würde (unangenehmer Weckreiz bleibt aus), was theoretisch eine Festigung des Problemverhaltens nach sich zieht. Shaffer (1994) berichtet, dass es keine überzeugenden Hinweise dafür gibt, dass diese Methode tatsächlich effektiv ist.

In ihrer Metaanalyse fanden Houts et al. (1994), dass alle Methoden, die ein Klingelgerät mit einbezogen im Vergleich zu Therapien ohne Gerät die besten Ergebnisse erbrachten. Im Hinblick auf den Langzeiterfolg waren Kinder, die mit einem Alarmgerät behandelt wurden, etwa 2-mal so häufig trocken wie Kinder, die andere Behandlungen erhalten hatten. Je länger ein Kind mit einem Alarmgerät behandelt wurde, desto höher waren die Raten der trockenen Kinder. Für den Therapieerfolg beim Einsatz von Alarmgeräten scheint es unerheblich zu sein, ob eine primäre und sekundäre Enuresis vorliegt und ob Verwandte des Kindes ebenfalls an einer Enuresis gelitten haben oder nicht (Shaffer 1994). Heilungen und bedeutsame Verbesserungen wurden auch für retardierte Kinder berichtet, wobei diese häufig über einen längeren Zeitraum hinweg behandelt werden müssen (Shaffer 1994).

Wenn innerhalb von 4–8 Wochen keine erkennbaren Fortschritte eingetreten sind, sollten zusätzlich zum Alarmgerät spezifische Behandlungsmaßnahmen ergriffen werden (Grosse 1991).

Mögliche Ursachen von nicht erfolgreichen Therapien bzw. Therapieabbrüchen sind schlechte häusliche und Schlafbedingungen, Trennungen in der Familie, das Nichterwachen des Kindes vom Alarm, Ängste des Kindes vor dem Gerät sowie unsachgemäße Handhabung des Gerätes aus Unkenntnis (Doleys 1977). Hat das Kind Schwierigkeiten, auf das Signal hin zu erwachen, empfiehlt es sich, zu Beginn der Behandlung bereits das Aufwachen als solches zu verstärken.

Es kann zwischen einer Klingelmatte, die unter das Bettlaken des Kindes gelegt wird, und einer Klingelhose, welche das Kind anzieht, gewählt werden. Die Matte ist von Nachteil, wenn das Kind extrem unruhig schläft und somit die Gefahr besteht, dass es häufig neben die Matte nässt. Eine Klingelhose wird erfahrungsgemäß von Kindern in oder kurz vor der Pubertät aufgrund von Schamgefühlen häufiger abgelehnt.

Geräte, die dem Kind beim Einnässen einen milden Elektroschock verabreichen, sind für die Familie nicht nur weniger akzeptabel, sie scheinen auch nicht effektiver zu sein als solche mit akustischem Signal (Shaffer 1994).

Dry-bed-Training

Das *Dry-bed-Training* (DBT) ist ein Therapieprogramm, welches aus verschiedenen Einzeltechniken zusammengesetzt ist. Das Training wurde von der Arbeitsgruppe um Azrin ursprünglich für die Behandlung von retardierten, institutionalisierten bettnässenden Erwachsenen entwickelt und dann für die Anwendung mit Kindern adaptiert. Das Training besteht aus einer Intensivnacht und einer darauf folgenden Posttrainingsphase.

Das Vorgehen in der *Intensivnacht* beschreiben Azrin et al. (1974) folgendermaßen: Eine Stunde vor dem Schlafengehen wird das Kind über alle Phasen der Trainingsprozedur informiert, und am Bett wird ein Alarmgerät installiert. Dann folgen 20 Durchgänge des sog. „Toilettentrainings". Das Kind liegt hierbei zunächst im Bett und zählt bis 50. Dann geht es zur Toilette, versucht dort zu urinieren und begibt sich danach wieder zu Bett. Damit soll beim Kind die Gewohnheit etabliert werden, aufzustehen und sich auf der Toilette korrekt zu verhalten. Zur Schlafenszeit soll das Kind von seinem Lieblingsgetränk soviel wie möglich trinken, außerdem soll es die Trainingsinstruktionen für die kommende Nacht wiederholen, um Verständnisprobleme aus dem Weg zu räumen. Das Kind wird dann stündlich durch den Trainer geweckt. Wichtig ist hierbei, dass der Trainer nur das Mindestmaß an notwendigen Weckreizen einsetzt. Das Kind soll dann sofort ins Bad gehen. Dort wird es gefragt, ob es jetzt urinieren müsse oder eine weitere Stunde durchhalten könne. Wenn das Kind nicht mehr warten kann, benutzt es die Toilette, wird dafür vom Trainer gelobt und wieder ins Bett geschickt. Im anderen Falle lobt der Trainer das Kind für sein Aushalten und schickt es wieder ins Bett. Dort soll das Kind die Bettwäsche anfassen und deren Trockenheit registrieren, gefolgt vom Lob des Trainers für das trockene Bett. Anschließend bekommt das Kind wieder zu trinken und schläft weiter. Wenn es während der Schlafenszeiten einnässt, springt das Alarmgerät an, der Trainer weckt das Kind sofort und rügt es für das Einnässen. Das Kind wird ins Badezimmer geschickt, wo es das Urinieren beenden soll, im Anschluss daran wird das sog. „Sauberkeitstraining" durchgeführt. Dieses besteht darin, dass das Kind sein Nachtzeug auszieht, die nasse Bettwäsche abzieht und zur schmutzigen Wäsche bringt sowie das Bett neu herrichtet. Dann wird das Kind informiert, dass sein Einnässen darauf hindeutet, dass es mehr Übung im Auf-die-Toilette-Gehen benötigt, um in Zukunft trocken zu bleiben, und es schließen sich 20 Durchgänge des Toilettentrainings an. Wenn in der Nacht eingenässt wurde, müssen am Abend vor der nächsten Nacht 20 weitere Durchgänge des Toilettentrainings absolviert werden.

Das Vorgehen in der *Posttrainingsphase* wird von Azrin et al. (1974) folgendermaßen beschrieben: Vor dem Schlafengehen wird das Alarmgerät installiert. Wenn in der vorausgegangenen Nacht eingenässt wurde, ist das Toilettentraining zu absolvieren, das Kind wird daran erinnert, dass bei Einnässen in der folgenden Nacht Sauberkeits- und Toilettentraining notwendig werden, und das Instruktionsverständnis wird geprüft. Wenn die Eltern zu Bett gehen, wecken sie das Kind und schicken es zur Toilette. Nach jeder trockenen Nacht wird das Kind 30 Minuten früher geweckt, so lange, bis der Abstand vom Schlafengehen des Kindes bis zum Wecken weniger als eine Stunde betragen würde. Nach einer trockenen Nacht loben beide Eltern das Kind. Im Laufe des Tages soll das Kind mindestens fünf weitere Male durch die Eltern gelobt werden. Vom Kind bevorzugte Personen aus dem Verwandtenkreis werden ebenfalls dazu angehalten, das Kind besonders zu loben. Nach sieben trockenen Nächten in Folge wird die Posttrainingsphase beendet. Kommt danach Bettnässen vor, wird das Kind morgens durch die Eltern angehalten, das Bett wieder neu zu beziehen und es muss vor der darauffolgenden Nacht wieder das Toilettentraining absolvieren. Passiert das Bettnässen nach Abschluss der Posttrainingsphase an zwei Nächten innerhalb einer Woche, wird erneut die Posttrainingsphase eingesetzt, bis wieder sieben trockene Nächte in Folge erreicht werden.

Azrin et al. (1974) behandelten insgesamt 26 Kinder, die im Mittel acht Jahre alt waren und mit Ausnahme von zwei Kindern seit dem Kleinkindalter jede Nacht einnässten. 13 dieser Kinder erhielten eine herkömmliche Behandlung mit einem Alarmgerät, die andere Hälfte bekam das DBT. In der Kontrollgruppe sank die Häufigkeit des Bettnässens innerhalb der ersten Woche von sieben auf sechs und während der zweiten Woche auf fünf Ereignisse. Nach der Intensivnacht des DBT lag der Median des Einnässens in der ersten und zweiten Woche lediglich bei einem Ereignis, nach der dritten Woche bis zum Ende des 6-Monats-Intervalls bei keinem Ereignis. Dieser Unterschied in der Zahl der Einnässereignisse konnte statistisch abgesichert werden. Keines der mit dem DBT behandelten Kinder erlitt während der folgenden sechs Monate einen Rückfall auf das Niveau des Bettnässens vor Beginn des Trainings. Bollard (1982) beobachtete erfolgreich behandelte Kinder über einen 2-Jahres-Zeitraum. Hierbei stellte sich heraus, dass 39% der mit dem DBT behandelten Kinder innerhalb dieser Zeit einen Rückfall (in einem Monat wird mehr als einmal wöchentlich eingenässt) erlitten, verglichen mit 41% aus der Gruppe, die lediglich mit einem Alarmgerät behandelt wurde, ein Unterschied, der statistisch nicht bedeutsam ist. In der Untersuchung von Bollard et al. (1982) erlitten innerhalb von drei Monaten zehn von 29 Kindern (34%) einen Rückfall.

Shaffer (1994) und Grosse (1999) berichteten, das bei einer Durchführung des DBT ohne Verwendung eines Alarmgerätes keine durchschlagenden Erfolge erreicht werden können (vgl. auch Bollard et al. 1982). In der Untersuchung von Fincham und Spettell (1984) erreichten 41% der Kinder, die mit DBT ohne Alarmgerät behandelt wurden, innerhalb von acht Wochen das Kriterium von 14 trockenen Nächten, verglichen mit drei Viertel der Gruppe, die ein Alarmgerät erhielt. Die Eltern aus dieser Untersuchung bewerteten den Einsatz eines Alarmgerätes als akzeptabler verglichen mit dem DBT. In der DBT-Gruppe wurde häufiger über Schwierigkeiten bei der Anwendung des Programms berichtet, die insbesondere darin bestanden, dass die Kinder die Teilnahme verweigerten oder dass die Eltern bestimmte Prozeduren als Überforderung empfanden (z.B. Überwachung des Toilettentrainings). Nawaz et al. (2002) versuchten die Akzeptanz des DBT durch eine Verringerung der Übungsdurchgänge für das Toilettentraining von 20 auf drei und eine Verkürzung des Zeitraumes zwischen den Durchgängen (Kind zählt bis 20 statt bis 50) zu erhöhen. Zusätzlich erhielten die Eltern ein schriftliches Manual und ein Video zum Vorgehen beim Training. Verglichen mit der einfachen Anwendung eines Alarmgerätes wurden innerhalb von 16 Wochen mehr Kinder aus der DBT-Gruppe trocken (67% vs. 25%), sechs Monate nach Beendigung der Intervention waren 88% der DBT-Gruppe und 67% der Kinder aus der Gruppe, die ein Alarmgerät erhalten hatte, weiter trocken. In keiner der beiden Interventionsgruppen kam es zu vorzeitigen Therapieabbrüchen. Einschränkend ist die geringe Probandenzahl in jeder Gruppe (n = 12) zu berücksichtigen. Wirksame Einzeltechniken des DBT sind die Intensivnacht, das Toiletten- und das Sauberkeitstraining (Grosse 1999).

Full-Spectrum Home Training

Dieses Training wurde von Houts et al. (1983) mit dem Ziel entwickelt, die Erfolgsrate zu maximieren, die Kooperation der Eltern und Kinder zu erhöhen, Rückfällen vorzubeugen und die Kosten möglichst gering zu halten. Es setzt sich aus *4 Bausteinen* zusammen (Whelan u. Houts 1990):
- Klingelapparat,
- Sauberkeitstraining,
- RCT,
- Überlernen.

Hiermit konnten 81,4% (Houts et al. 1983) bzw. 75,6% (Whelan u. Houts 1990) der Kinder erfolgreich behandelt werden. Innerhalb eines Jahres erlitten 24% (Houts et al. 1983) bzw. 21% (Whelan u. Houts 1990) einen Rückfall. Vier der sechs Kinder mit einem Rückfall blieben nach einer erneuten Behandlung mit dem *Full-Spectrum Home Training* im darauffolgenden Jahr trocken (Whelan u. Houts 1990). Whelan und Houts (1990) fanden, dass die zusätzliche Einführung eines Weckplanes analog zum DBT keinen Einfluss auf den Therapieerfolg hatte. Die Gruppen mit und ohne Weckplan unterschieden sich nicht hinsichtlich der Dauer bis zum Erreichen des Erfolgskriteriums (14 trockene Nächte in Folge), der Zahl erfolgreich behandelter Kinder sowie bzgl. der Rückfallraten.

Mehrstufige verhaltenstherapeutische Behandlung

Schmidt und Esser (1981) erprobten an insgesamt 47 Kindern im Alter zwischen fünf und 15 Jahren (AM = 8;10 Jahre, SD = 2;9 Jahre) ein schrittweises Vorgehen bei der Behandlung der Enuresis nocturna. Alle 38 Kinder, deren Eltern die Behandlung nicht abbrachen, erreichten damit das Therapieziel der Trockenheit für mindestens vier Wochen. Insgesamt beinhaltete das Vorgehen drei Stufen, die nacheinander vorgegeben wurden, bis ein Erfolg erzielt wurde. Nach vier Wochen, in denen sich auf der entsprechenden Stufe kein Erfolg einstellte, wurde zur nächsten übergegangen. Im Folgenden sollen die *drei Stufen* kurz beschrieben werden.
- *Stufe 1: Schaffung günstiger, klientenzentrierter Bedingungen:* Auf dieser Stufe werden Informationslücken geschlossen und Fehlinformationen korrigiert. Die Eltern werden in Gegenwart des Kindes detailliert über die Grundsätze der Therapie aufgeklärt. Die Kinder sollen in Wochenplänen markieren, ob sie trocken geblieben sind oder nass waren, was von den Eltern zu kontrollieren ist. Die Eltern werden angewiesen, negative Erziehungspraktiken (z.B. Windeln, Bestrafungen, Flüssigkeitsreduktionen) zu unterlassen und ihrem Kind am Morgen nach trockenen Nächten sehr viel Zuwendung, nach nassen Nächten wenig Zuwendung entgegen zu bringen. Insgesamt soll eine zielorientierte, hoffnungsfrohe Atmosphäre geschaffen werden.
- *Stufe 2: Einsatz von zusätzlichen Verstärkern:* Für trockene Nächte werden neben der vermehrten

Zuwendung durch die Eltern und der Kennzeichnung im Wochenkalender zusätzliche Verstärker eingeführt. Der erstellte Verstärkerplan wird in einem schriftlichen Vertag festgehalten.
- *Stufe 3: Anwendung des Bettnässeralarmgerätes:* Wichtig für den Erfolg dieser Maßnahme ist die sorgfältige und kontrollierende Begleitung durch den Therapeuten.

Auf Stufe 1 erreichten bereits 27,7% der Kinder das Kriterium der 4-wöchigen Trockenheit. Auf Stufe 2 kamen weitere 12,8% hinzu und 40,4% auf Stufe 3. Die übrigen 19,9% hatten die Therapie abgebrochen.

Nächtliches Wecken durch die Eltern, Flüssigkeitseinschränkung und Windeln des Kindes sind Maßnahmen, die häufig von Eltern ergriffen werden. Diese Methoden verhindern jedoch letztlich, dass das Kind Gelegenheit erhält, die Organfunktionen unter natürlichen Bedingungen wahrzunehmen und Organfunktionen und Verhaltensabläufe zu trainieren (Grosse 1991).

Medikamentöse Behandlung

Von Gontard und Lehmkuhl (1996, 1997 a) halten eine Pharmakotherapie bei Enuresis nocturna unter folgenden *Bedingungen* für indiziert:
- Therapieresistenz gegenüber anderen Methoden,
- Kombination mit nicht-pharmakologischen Methoden,
- bei familiären und sonstigen Belastungen, die eine aufwändige Behandlung nicht erlauben,
- andere spezifische Indikationen, z.B. Notwendigkeit von kurzfristigem Trockenwerden vor Schulausflügen.

Desmopressin (Minirin): Desmopressin (abgekürzt DDAVP) ist ein synthetisches Analogon des antidiuretischen Hormons (ADH). Bei Personen mit Enuresis nocturna ist wiederholt festgestellt worden, dass ADH in den frühen Abendstunden in geringerer Menge ausgeschüttet wird als bei Personen ohne Einnässen (von Gontard u. Lehmkuhl 1996). Desmopressin wurde in der Studie von Bath et al. (1996) bei 26 Kindern zwischen sieben und 15 Jahren eingesetzt. Hier gab es eine hohe Rate an Non-Respondern (62%), also Kindern, bei denen innerhalb eines Zeitraums von vier Monaten auch in hoher Dosierung nicht erreicht wurde, dass sie 14 trockene Nächte in Folge zeigten. Von den zehn Kindern, die nach fünf Monaten zumindest 14 trockene Nächte hintereinander erreicht hatten, erlitten 80% innerhalb von zwei Monaten nach Absetzen der Medikation einen Rückfall, in der Untersuchung von Terho (1991) waren es sogar 90% der Kinder. Es gibt Hinweise darauf, dass Kinder, die älter als neun Jahre sind und Personen mit geringerer Einnässfrequenz besser auf das Medikament ansprechen. Das Geschlecht scheint nicht bedeutsam zu sein (von Gontard u. Lehmkuhl 1996). Hogg und Husmann (1993) fanden bei Kindern mit positiver familiärer Belastung ein deutlich besseres Ansprechen auf Desmopressin (91%) als bei solchen ohne familiäre Belastung (7%).

Die bei Enuresis nocturna empfohlene Dosis liegt bei 20–40 µg/die (von Gontard u. Lehmkuhl 1996). Minirin wird am günstigsten intranasal mit einem Dosierspray verabreicht. Die antidiuretische Wirkdauer liegt bei 6–26 Stunden, im Mittel bei zehn Stunden (von Gontard u. Lehmkuhl 1996). Die wichtigste Nebenwirkung, welche jedoch sehr selten auftritt, ist Hyponatriämie und Wasserintoxikation (von Gontard u. Lehmkuhl 1996). Wenn mit Desmopressin nur eine kurzzeitige Trockenheit erreicht werden soll (z.B. Klassenfahrt), muss rechtzeitig begonnen werden, um ggf. die Dosis noch erhöhen zu können. Wird das Kind unter der Behandlung trocken, sollte das Medikament in der niedrigstmöglichen Dosierung für insgesamt acht Wochen verabreicht werden. Nur in Ausnahmefällen sollte eine mehrmonatige Behandlung durchgeführt werden (von Gontard u. Lehmkuhl 1996).

Imipramin (Tofranil) und Desipramin (Pertofran): Imipramin und Desipramin gehören zur Gruppe der trizyklischen Antidepressiva. Der Wirkmechanismus bei Enuresis ist bisher noch nicht bekannt (von Gontard u. Lehmkuhl 1996).

Imipramin sollte ausschließlich bei Enuresis nocturna gegeben werden, unabhängig vom Schweregrad des Einnässens und der Tatsache, ob es sich um eine primäre oder sekundäre Enuresis handelt (von Gontard u. Lehmkuhl 1996). Mögliche Nebenwirkungen bei der Behandlung mit Imipramin umfassen: Mund- und Schleimhauttrockenheit, Pupillenerweiterung, Akkomodationsschwäche, Schwitzen, Ostipation, Appetitlosigkeit, Schwindelgefühl, Schlafstörungen, Steigerung des Augeninnendrucks bei Glaukom, Miktionsstörungen, motorische Unruhe, Angst, Hypomanie und Manie, zerebrale Anfälle durch Erniedrigung der Krampfschwelle und Blutbildveränderungen (von Gontard u. Lehmkuhl 1996). Aufgrund kardialer Nebenwirkungen traten vier Todesfälle unter Desipramin auf, seitdem wird das Medikament wegen der Intoxikationsgefahr und der hohen Rückfallquote seltener verordnet (von Gontard u. Lehmkuhl 1996).

In ihrer Analyse zahlreicher Arbeiten zur Behandlung der Enuresis fanden Houts et al. (1994), dass 40% der mit Trizyklika behandelten Kinder am Behandlungsende trocken waren, nach Absetzen des Medikaments waren zum Follow-up jedoch lediglich 17% trocken. Shaffer (1994) berichtet, dass etwa 85% der Bettnässer die Häufigkeit des Einnässens reduzieren und bei ca. 30% vollständige Trockenheit beobachtet wird. Innerhalb von drei Monaten nach Absetzen der Behandlung mit Imipramin nässen nahezu alle Kinder wieder ein und zwar auf oder nahe an ihrem früheren Häufigkeitsniveau. Die Art, in der das Medikament abgesetzt wird (schrittweise vs. abrupt), scheint die Rückfallrate nicht zu beeinflussen (Shaffer 1994).

Vor der Behandlung mit trizyklischen Antidepressiva sind die Durchführung eines EKGs, einer kardiologischen Untersuchung sowie das Erheben des Blutbildes notwendig (von Gontard u. Lehmkuhl 1996). Es sollte mit einer niedrigen Dosierung begonnen werden (1 mg pro kg), die – falls erforderlich – alle 4–5 Tage um 20–30% gesteigert wird bis auf maximal 3,5 mg pro kg (von Gontard u. Lehmkuhl 1996). Unter der Voraussetzung, dass die Dosis angemessen ist, wird der Effekt nahezu immer innerhalb einer Woche nach Beginn oder Veränderung der Behandlung beobachtet (Shaffer 1994). Von Gontard und Lehmkuhl (1996) nennen folgende Indikationsbereiche für die Gabe von Imipramin: Resistenz gegenüber anderen Methoden sowie Komorbidität von Enuresis nocturna und anderen psychiatrischen Störungen, insbesondere Depression und Hyperkinetisches Syndrom.

Therapieempfehlungen Enuresis diurna

Allgemeine Therapieempfehlungen

Operante Methoden

Zunächst sollten Zeiten identifiziert werden, zu denen das Tagnässen gewöhnlich auftritt. Dann erfolgen Belohnungen für das vorsorgliche Auf-die-Toilette-Gehen (Shaffer 1994). Im nächsten Schritt werden dann trockene Tage bzw. eine Folge trockener Tage belohnt.

Alarmgeräte

Es gibt tragbare Alarmgeräte mit einem Sensor, der in der Unterhose plaziert wird. Halliday et al. (1987) fanden, dass damit etwa zwei Drittel der Tagnässer erfolgreich behandelt werden konnten und dass die große Mehrheit dieser Kinder (82%) in den folgenden zwei Jahren trocken blieb. Zwei verschiedene Varianten sind getestet worden: Erste Variante: Das Signal ertönt, nachdem das Einnässen stattgefunden hat. Zweite Variante: Das Signal ertönt in zuvor festgelegten Zeitabständen. Das Kind wird instruiert, beim Klingeln die Toilette aufzusuchen und seine Blase zu entleeren. Es wurden keine bedeutsamen Unterschiede im Erfolg beider Varianten festgestellt. Nach Ansicht der Autoren ist Letztere zu bevorzugen, da sie die Unannehmlichkeit eines Sensors erspart und dem Kind die Peinlichkeit, wenn das Gerät nach dem Einnässen in der Schule klingelt (vgl. auch Meadow 1990). Einfache Armbanduhren mit einer Klingelfunktion in einstellbaren Intervallen genügen hierfür. Meadow (1990) empfiehlt, ein festes Intervall von 90 Minuten zu wählen. Innerhalb von 4–8 Wochen erwerben viele Kinder so die Gewohnheit, in regelmäßigen Abständen die Toilette zu besuchen und werden auf diese Weise trocken. Wenn mit dem 90-Minuten-Intervall keine Trockenheit erreicht werden kann, soll das Intervall verkürzt werden.

Therapieempfehlungen für die verschiedenen Formen des Tagnässens

Idiopathische Dranginkontinenz

Als Therapieziel beschreiben von Gontard und Lehmkuhl (1997 b) die zentrale Kontrolle der Drangsymptome, wobei auf motorische Haltemanöver verzichtet werden kann. Die Kinder sollen lernen, den Harndrang wahrzunehmen, daraufhin sofort eine Toilette aufzusuchen und motorische Haltemanöver zu unterlassen. Dazu werden Kalender geführt, in denen Harnlassen mit bzw. ohne Einnässen durch verschiedene Symbole dargestellt wird, wobei zusätzliche Verstärker eingeführt werden können. Meadow (1990) empfiehlt zur Behandlung von Kindern mit Dranginkontinenz Geräte, die in festen Zeitabständen klingeln und das Kind so an den Toilettengang erinnern.

Oxybutinin (Dridase) kann zur medikamentösen Behandlung verwendet werden. Dieses Medikament ist ausschließlich bei der idiopathischen Dranginkontinenz indiziert (von Gontard u. Lehmkuhl 1996, Olbing 1993 a). Bei einer primären Enuresis nocturna zeigt es keine positiven, sondern lediglich Nebenwirkungen. Von Gontard und Lehmkuhl (1996) gehen davon aus, dass die Behandlungsdauer mindestens acht Wochen betragen sollte, wobei eine längere Einnahme vermutlich effektiver ist. Das Absetzen soll langsam erfolgen. Die Autoren empfehlen bei idiopathischer Dranginkontinenz folgendes *Vorgehen*:

- mindestens vier Wochen verhaltenstherapeutische Behandlung,
- falls kein Erfolg: mindestens vier Wochen 0,3 mg/kg Oxybutinin unter Fortsetzung der Verhaltenstherapie (langsames Einschleichen 2–3 Dosen/die),
- bei ungenügender Wirkung: Steigerung auf maximal 0,6 mg/kg Oxybutinin.

Mögliche Nebenwirkungen des Medikamentes sind: Mundtrockenheit, fleckige Hautrötung und Akkomodationsstörungen, Abnahme der Schweißdrüsensekretion, Glaukomauslösung, Tachykardie, Miktionsstörung, Müdigkeit, Schwindel und Übelkeit (von Gontard u. Lehmkuhl 1996, Olbing 1993 a).

Harninkontinenz bei Miktionsaufschub

Zunächst sollen die Eltern entlastet sowie Eltern und Kind die Zusammenhänge zwischen Einnässen und Aufschieben des Harnlassens erklärt werden (von Gontard u. Lehmkuhl 1997 b, Olbing 1993 b). Wenn beim Harnlassen Begleitumstände vorhanden sind, die das Kind als unangenehm empfindet, sollten diese möglichst beseitigt werden (Olbing 1993 b). Die Anwendung verhaltenstherapeutischer Maßnahmen (z.B. Kalenderführung mit regelmäßigen Schickzeiten) wird empfohlen (von Gontard u. Lehmkuhl 1997 b). Bewährt hat sich die Einführung einer Digitaluhr, bei der alle 3–4 Stunden das Angehen eines Alarms eingestellt wird, um das Kind an den Toilettengang zu erinnern (Hallidey et al. 1987, Meadow 1990).

Detrusor-Sphinkter-Dyskoordination

Die Therapie findet häufig im stationären Setting statt. Es werden kognitive und verhaltenstherapeutische Trainingselemente durchgeführt, verbunden mit Motivationsaufbau. Ein *Biofeedbacktraining* (*Uroflow-Biofeedback*) wird als das entscheidende und effektivste Element der Therapie angesehen (von Gontard u. Lehmkuhl 1997 b, Olbing 1993 c). Ein solches Training kann bei normal entwickelten Kindern ab einem Alter von 5–6 Jahren erfolgreich durchgeführt werden (Olbing 1993 c). Bei Rückfällen ist in den meisten Fällen eine Wiederholung des Trainings zielführend (Kjølseth et al. 1993). Daneben wird in der Literatur von erfolgreichen Therapien durch Hypnose berichtet (Hinman 1986, Kjølseth et al. 1993).

Die Prognose der primären Enuresis ist günstiger als die der sekundären. Bei beiden Formen finden jedoch in der Pubertät häufig Spontanremissionen statt (Brünger 1994). Die Spontanremissionsraten für Enuresis nocturna sowie Enuresis nocturna et diurna sind nach den Ergebnissen von Forsythe und Redmond (1974) sehr ähnlich, sie liegen im Alter von 5–9 Jahren durchschnittlich bei 14% jährlich und zwischen zehn und 19 Jahren bei etwa16% pro Jahr (vgl. auch Grosse 1999). Etwas geringere Raten werden im DSM-IV angegeben. Danach erleben nach dem fünften Lebensjahr jährlich zwischen 5% und 10% der Enuretiker ein spontanes Verschwinden der Symptomatik (Saß et al. 1996, vgl. auch Kaffman u. Elizur 1977). Grosse (1999) betont jedoch, dass die relativ hohe Rate spontaner Besserungen nicht dazu verleiten sollte, mit Therapiebemühungen so lange wie möglich zu warten, da aufgrund der sozialen Ächtung und des persönlichen Leidensdrucks die Ausbildung von Sekundärproblemen wahrscheinlich ist. An einer Gruppe erfolgreich behandelter Bettnässer konnten relativ zur Untersuchung vor Beginn der Therapie signifikante Verbesserungen im Selbstkonzept nachgewiesen werden (Moffatt et al. 1987). Eine Behandlung der Enuresis ist gleichzeitig Prävention für sekundäre Störungen (Brünger 1994).

Houts et al. (1994) fanden in ihrer Metaanalyse, dass Kinder, die zu Beginn der Therapie seltener einnässten, und solche, die ausschließlich nachts einnässten, also Kinder mit einem geringeren Schweregrad der Störung, erwartungsgemäß die bessere Prognose aufwiesen. Auch Eggers (1993) sieht in der Einnässhäufigkeit einen prognostisch bedeutsamen Faktor. Knapp 95% der 5-Jährigen, die lediglich intermittierend einnässen, sind mit neun Jahren trocken. Dem stehen lediglich 56 % der 5-jährigen Kinder gegenüber, welche jede Nacht einnässen.

Für die Effizienz der Behandlung sowie die Rückfallgefährdung sind weder das Alter, das Geschlecht noch die Art der Enuresis (primär vs. sekundär) von Bedeutung (Bollard 1982, Houts et al. 1994).

Zusammenfassung

Eine Enuresis liegt vor, wenn eine Person, die nach ihrem Lebens- und geistigen Alter mindestens fünf Jahre alt ist, ihre Blase am Tag oder in der Nacht in die Kleidung bzw. das Bett entleert, ohne dass organische Auffälligkeiten vorliegen, die ein solches Verhalten hinreichend erklären. In Abhängigkeit davon, ob seit dem Kleinkindalter durchweg eingenässt wird oder ob zwischenzeitlich eine stabile Blasenkontrolle erreicht wurde, kann zwischen primärer und sekundärer Enuresis unterschieden werden. Beim Einnässen am Tage lassen sich die idiopathische Dranginkontinenz, die Harninkontinenz bei Miktionsaufschub und die Detrusor-Sphinkter-Dyskoordination voneinander differenzieren. Zur Komorbidität bei Enuresis liegen widersprüchliche Ergebnisse vor. Gesichert scheint, dass Kinder, die tagsüber einnässen, häufiger psychiatrische Auffälligkeiten zeigen als Kinder, die unter einer Enuresis nocturna leiden. Bettnässen stellt die häufigste Form des Einnässens dar, eine Enuresis diurna wird nur sehr selten allein beobachtet (ca. 5 % der Fälle), sondern häufiger in Kombination mit dem nächtlichen Einnässen (ca. 15–20 %). Mit fünf Jahren nässen etwa 7 % der Jungen und 3 % der Mädchen mindestens 2-mal wöchentlich ein. Bis zum Alter von 18 Jahren reduziert sich dies auf ca. 1 % bei den Männern und weniger als 1 % bei den Frauen. Mit der Entstehung einer Enuresis werden insbesondere folgende Faktoren in Zusammenhang gebracht: Genetik, Veränderungen der zirkadianen Rhythmik der ADH-Sekretion, Polyuria, Schlaftiefe, sozioökonomische Faktoren, kritische Lebensereignisse und Schwierigkeiten bei der Alltagsbewältigung. Bei der Therapie der Enuresis kommen vor allem verhaltenstherapeutische Verfahren (operante Methoden, Retention-Control-Training, Bettnässer-Alarmgerät, Dry-bed-Training, Full-Spectrum Home Training) und medikamentöse Behandlungsansätze zum Einsatz. Letztere führen jedoch bei der Mehrzahl der Kinder nach Absetzen des Medikaments zum Rückfall.

Literatur

AACAP. Practice parameters for the assessment and treatment of children and adolescents with enuresis. Journal of the American Academy of Child and Adolescent Psychiatry. 2004;43:1540–50.

Azrin NH, Sneed TJ, Fox RM. Dry-bed training: Rapid elimination of childhood enuresis. Behavior Research and Therapy. 1974;12:147–56.

Baker BL. Symptom treatment and symptom substitution in enuresis. Journal of Abnormal Psychology. 1969;74:42–9.

Bakwin H. The genetics of enuresis. In: Kolvin I, Mac Keith R, Meadow SR, eds. Bladder control in enuresis. London: Heinemann; 1973:73–7.

Barth R, Morton R, Uing A, Williams C. Nocturnal enuresis and the use of desmopressin: Is it helpful? Child: Care, Health and Development. 1996;22:73–84.

Bollard J. A 2-year follow-up of bedwetters treated by dry-bed training and standard conditioning. Behavior Research and Therapy. 1982;20:571–80.

Bollard J, Nettelbeck T, Roxbee L. Dry-bed training for childhood bedwetting: A comparison of group with individually administered parent instruction. Behavior Research and Therapy. 1982;20:209–17.

Brünger M. Enuresis. In: Mark N, Bischoff C, eds. Psychosomatische Grundversorgung. Köln: Deutscher Ärzte-Verlag; 1994:225–7.

Doleys DM. Behavioral treatments for nocturnal enuresis in children: A review of the recent literature. Psychological Bulletin. 1977;84:30–54.

Eggers C. Psychologisch-psychiatrische Aspekte der Enuresis im Kindes- und Jugendalter. In: Olbing H, ed. Enuresis und Harninkontinenz bei Kindern. München: Hans Marseille; 1993:93–104.

Esser G, Schmidt MH, Woerner W. Epidemiology and course of psychiatric disorders in school-age children. Results of a longitudinal study. Journal of Child Psychology and Psychiatry. 1990;31:243–63.

Essen J, Peckham C. Nocturnal enuresis in childhood. Developmental Medicine and Child Neurology. 1976;18:577–89.

Fergusson DM, Horwood LJ, Shannon FT. Factors related to the age of attainment of nocturnal bladder control: An 8-year longitudinal study. Pediatrics. 1986; 78:884–90.

Fergusson DM, Horwood LJ, Shannon FT. Secondary enuresis in a birth cohort of New Zealand children. Paediatric and Perinatal Epidemiology. 1990;4:53–63.

Fielding DM, Doleys DM. Elimination problems: Enuresis and encopresis. In: Mash EJ, Terdal LG, eds. Behavioral assessment of childhood disorders. 2 nd ed. New York: Guilford; 1988:586–623.

Fincham FD, Spettell C. The acceptability of dry bed training and urine alarm training as treatments of nocturnal enuresis. Behavior Therapy. 1984;15:388–94.

Forsythe WI, Redmond A. Enuresis and spontaneous cure rate: Study of 1129 enuretics. Archives of Disease in Childhood. 1974;49:259–63.

Friman PC, Handwerk ML, Swearer SM, McGinnis JC, Warzak WJ. Do children with primary nocturnal enuresis have clinically significant behavior problems? Archives of Pediatrics and Adolescent Medicine. 1998;152:537–9.

Von Gontard A, Lehmkuhl G. Pharmakotherapie der Enuresis. Zeitschrift für Kinder- und Jugendpsychiatrie und Psychotherapie. 1996;24:18–33.

Von Gontard A, Hollmann E, Eiberg H, Benden B, Rittig S, Lehmkuhl G. Clinical enuresis phenotypes in familial nocturnal enuresis. Scandinavian Journal of Urology and Nephrology. 1997;183:11–6.

Von Gontard A, Lehmkuhl G. Differentielle Therapie der Enuresis im Kindesalter. In: Mundt C, Linden M, Barnett W, eds. Psychotherapie in der Psychiatrie. Wien: Springer; 1997 a:341–9.

Von Gontard A, Lehmkuhl G. „Enuresis diurna" ist keine Diagnose – neue Ergebnisse zur Klassifikation, Pathogenese und Therapie der funktionellen Harninkontinenz im Kindesalter. Praxis der Kinderpsychologie und Kinderpsychiatrie. 1997 b;46:92–112.

Von Gontard A, Lehmkuhl G. Enuresis nocturna – neue Ergebnisse zu genetischen, pathophysiologischen und psychiatrischen Zusammenhängen. Praxis der Kinderpsychologie und Kinderpsychiatrie. 1997 c;46:709–26.

Von Gontard A. Annotation: Day and night wetting in children – a paediatric and child psychiatric perspective. Journal of Child Psychology and Psychiatry. 1998 a;39:439–51.

Von Gontard A. Gibt es einen Verhaltensphänotyp der Enuresis nocturna? Kindheit und Entwicklung. 1998 b;7:70–8.

Grosse S. Bettnässen: Diagnostik und Therapie. 2. Aufl. München: Beltz; 1991.

Grosse S. Enuresis. In: Steinhausen HD, von Aster M, eds. Verhaltenstherapie und Verhaltensmedizin bei Kindern und Jugendlichen. 2. Aufl. Weinheim: Beltz; 1999:439–67.

Halliday S, Meadow SR, Berg I. Successful management of daytime enuresis using alarm procedures: A randomly controlled trial. Archives of Disease in Childhood. 1987;62:132–7.

Haug G. Enuresis in langfristiger Familienbeobachtung. Praxis der Kinderpsychologie und Kinderpsychiatrie. 1980;3:90–4.

Haug G. Alltagsbelastung und Einnässverhalten: Eine verhaltensbiologische Untersuchung an Enuretikerkindern. Der Kinderarzt. 1981;11:1607–18.

Haug-Schnabel G. Die Sauberkeitserziehung: Lernen oder Reifen? Eine biologische Herausforderung an die Sozialpädiatrie und die Elternbildung. Prävention. 1990;13:35–40.

Haug-Schnabel G. Das erste große Erziehungsziel: Das saubere Kind. Kindergarten heute. 1991;21:36–43.

Hinman F. Nonneurogenic neurogenic bladder (the Hinman syndrome) – 15 years later. The Journal of Urology. 1986;136:769–77.

Hirasing RA, van Leerdam F, Bolk-Bennink LB, Bosch JD. Bedwetting and behavioural and/or emotional problems. Acta Paediatrica. 1997;86:1131–4.

Hogg RJ, Husmann D. The role of family history in predicting response to desmopressin in nocturnal enuresis. The Journal of Urology. 1993;150:444–5.

Houts AC, Liebert RM, Padawer W. A delivery system for the treatment of primary enuresis. Journal of Abnormal Child Psychology. 1983;11:513–20.

Houts AC, Peterson JK, Whelan JP. Prevention of relapse in full-spectrum home training for primary enuresis: A component analysis. Behavior Therapy. 1986;17:462–9.

Houts AC, Berman JS, Abramson H. Effectiveness of psychological and pharmacological treatments for nocturnal enuresis. Journal of Consulting and Clinical Psychology. 1994;62:737–45.

Järvelin MR, Moilanan I, Vikeväinen-Tervonen L, Huttunen NP. Life changes and protective capacities in enuretic and non-enuretic children. Journal of Child Psychology and Psychiatry. 1990;31:763–74.

Joinson C, Heron J, von Gontard A, ALSPAC Study Team. Psychological problems in children with daytime wetting. Pediatrics. 2006;118:1985–93.

Kaffman M, Elizur E. Infants who become enuretics: A longitudinal study of 161 kibbutz children. Monographs of the Society for research in child development; 1997; 42 (Serial No. 170).

Kjølseth D, Knudsen LM, Madsen B, Nørgaard JP, Djurhuus JC. Urodynamic biofeedback training for children with bladder-sphincter dyscoordination during voiding. Neurology and Urodynamics. 1993;12:211–21.

Lovibond SH. Conditioning and Enuresis. Oxford: Pergamon Press; 1964.

Meadow SR. Day wetting. Pediatric Nephrology. 1990;4:178–84.

Moffatt MEK, Kato C, Pless IB. Improvements in self-concept after treatment of nocturnal enuresis: Randomized controlled trial. The Journal of Pediatrics. 1987;110:647–52.

Nawaz S, Griffiths P, Tappin D. Parent-administered modified dry-bed training for childhood nocturnal enuresis: Evidence for superiority over urine-alarm conditioning when delivery factors are controlled. Behavioral Interventions. 2002;17:247–60.

Nevéus T, Läckgren G, Stenberg A, Tuvemo T, Hetta J. Sleep and night-time behaviour of enuretics and non-enuretics. British Journal of Urology. 1998;81:67–71.

Nørgaard JP, Pedersen EB, Djurhuus JC. Diurnal anti-diuretic-hormone levels in enuretics. Journal of Urology. 1985;134:1029–31.

Olbing H, Nørgaard JP, Djurhuus JC. Primäre isolierte Enuresis nocturna. In: Olbing H, ed. Enuresis und Harninkontinenz bei Kindern. München: Hans Marseille; 1993:9–19.

Olbing H. Idiopathische Dranginkontinenz (Detrusorinstabilität). In: Olbing H, ed. Enuresis und Harninkontinenz bei Kindern. München: Hans Marseille; 1993 a:21–44.

Olbing H. Harninkontinenz bei Miktionsaufschub. In: Olbing H, ed. Enuresis und Harninkontinenz bei Kindern. München: Hans Marseille; 1993 b:51–58.

Olbing H. Harninkontinenz bei Stakkatomiktion (Detrusor-Sphinkter-Dyskoordination). In: Olbing H, ed. Enuresis und Harninkontinenz bei Kindern. München: Hans Marseille; 1993 c:59–71.

Richter D, Goldschmidt H. Enuresis – Diagnose und Therapie in der stationären Rehabilitation. In: Petermann F, Warschburger P, eds. Kinderrehabilitation. Göttingen: Hogrefe; 1999:205–21.

Rittig S, Knudsen B, Nørgaard JP, Pedersen EB, Djurhuus JC. Abnormal diurnal rhythm of plasma vasopressin and urinary output in patients with enuresis. American Journal of Physiology. 1989;256:F664-F671.

Ronen T, Abraham Y. Retention control training in the treatment of younger versus older enuretic children. Nursing Research. 1996;45:78–82.

Rutter M, Yule W, Graham P. Enuresis and behavioral deviance: Some epidemiological considerations. In: Kolvin I, MacKeith RC, Meadow SR, eds. Bladder control and enuresis. London: Heinemann. 1973:137–47.

Saß H, Wittchen HU, Zaudig M. Diagnostisches und statistisches Manual psychischer Störungen (DSM-IV). Göttingen: Hogrefe; 1996.

Schmidt NJ, Esser G. Einflüsse auf die Effizienz der verhaltenstherapeutischen Behandlung der Enuresis: Eine klinische Studie an 47 Fällen. Zeitschrift für Kinder- und Jugendpsychiatrie und Psychotherapie. 1981;9:217–32.

Shaffer D. Enuresis. In: Rutter M, Taylor E, Hersov L, eds. Child and adolescent psychiatry: Modern approaches. 3 rd ed. Oxford: Blackwell Science; 1994:505–19.

Spee van der Wekke J, Hirasing RA, Meulmeester JF, Radder JJ. Childhood nocturnal enuresis in the Netherlands. Pediatric Urology. 1998;51:1022–6.

Terho P. Desmopressin in nocturnal enuresis. The Journal of Urology. 1991;145:818–20.

Whelan JP, Houts AC. Effects of a waking schedule on primary enuretic children treated with full-spectrum home training. Health Psychology. 1990; 9:164–76.

WHO. Internationale Klassifikation psychischer Störungen (ICD-10): Klinisch-diagnostische Leitlinien. Bern: Huber; 1993.

WHO. Internationale Klassifikation psychischer Störungen (ICD-10): Forschungskriterien. Bern: Huber; 1994.

Wille S. Nocturnal enuresis: Sleep disturbance and behavioral patterns. Acta Paediatrica. 1994; 83:772–4.

Prüfungsfragen

1. Welche Kriterien müssen für die Diagnose einer funktionellen Enuresis erfüllt sein?
2. Welche beiden Formen der Enuresis werden in Abhängigkeit vom Störungsverlauf unterschieden?
3. Welche Faktoren werden mit der Entstehung einer Enuresis in Zusammenhang gebracht?
4. Nennen Sie Indikatoren für einen Therapieerfolg!
5. Mit welchem Ziel wird das RCT in der Enuresisbehandlung eingesetzt? Beschreiben Sie den Ablauf eines RCT!
6. Wie funktioniert ein Bettnässer-Alarmgerät?
7. Was kann getan werden, um die Gefahr eines Rückfalls nach der Behandlung mit einem Alarmgerät zu verringern?
8. Erläutern Sie das Vorgehen beim DBT!
9. Wann ist eine medikamentöse Behandlung der Enuresis nocturna indiziert?
10. Welche Medikamente werden zur Behandlung der Enuresis nocturna eingesetzt?
11. Welche Methoden eignen sich nicht zur erfolgreichen Behandlung der Enuresis nocturna? Begründen Sie Ihre Antwort!
12. Nennen Sie wirksame Behandlungsmethoden, die bei den verschiedenen Formen der Enuresis diurna eingesetzt werden können!
13. Wie hoch sind die Spontanremissionsraten bei einer Enuresis?

23 Enkopresis

A. Warnke, C. Wewetzer und C. Mehler-Wex

Fallvignette

Manuel, zehn Jahre alt, ist Schüler der vierten Klasse einer Hauptschule mit anfangs mittleren, zuletzt jedoch nur ausreichenden bis mangelhaften Leistungen. Anlass zur stationären Behandlung waren neben den schulischen Lern- bzw. Leistungsschwierigkeiten ein mehrmaliges tägliches Einkoten sowie ein zunehmend aggressives, aber auch autoaggressives Verhalten. Das Einkoten begann allmählich nach der Einschulung und verstärkte sich akut im Alter von neun Jahren im Zusammenhang mit dem Auszug des Stiefvaters aus der gemeinsamen elterlichen Wohnung.

Manuel war seit dem vierten Lebensjahr bis zur Einschulung im Alter von sechs Jahren tags und nachts sauber und trocken gewesen.

Aus der Vorgeschichte ist zu entnehmen, dass mit der Einschulung motorische Unruhe, Ablenkbarkeit und soziale Integrationsprobleme beklagt wurden. Manuel lebt mit der Mutter zusammen, er kennt seinen leiblichen Vater nicht, da sich die leiblichen Eltern bereits im ersten Lebensjahr des Kindes trennten. Die Trennung vom Stiefvater hatte Manuel reaktiv depressiv und aggressiv reagieren lassen.

Psychopathologisch war Manuel zum Untersuchungszeitpunkt motorisch sehr unruhig und emotional deutlich bedrückt. Bezüglich des Einkotens zeigte er große Scham und starken Leidensdruck. Er wirkte sozial unsicher und war kritikempfindlich.

Psychodiagnostisch wurde die Intelligenz im Normbereich gemessen; die Leistungen waren im Verbalteil des HAWIK-R deutlich schlechter (V-IQ 87) als im Handlungsteil (IQ 107). Es bestanden eine Lese-Rechtschreib-Schwäche, Leistungsunsicherheit und Misserfolgsorientierung.

Die körperlich-neurologische Entwicklung war altersgemäß, das EEG war normal. Das Magnetresonanztomogramm des Beckenbodens ergab einen regelrechten Verlauf des Analkanals, normale Beckenbodenmuskulatur, jedoch meteoristische Überblähungen in Rektum und Sigma. Die Sphinktermanometrie zeigte eine normale willkürliche Kontraktion der Schließmuskeln, während die Entspannung unzureichend erschien. Übrige Labor- und apparative Befunde waren unauffällig.

Therapeutisch brachte die stationäre Aufnahme eine deutliche Entlastung von der familiären Konfliktsituation. Die Hyperaktivität wurde sehr deutlich. Im heilpädagogisch konzipierten stationären Rahmen und mit der Tagesdosierung von 25 Milligramm Methylphenidat wurde die hyperkinetische Symptomatik zufriedenstellend behandelt. Das Toilettentraining erfolgte 3-mal täglich. Die erfolgreichen „sauberen Tage“ wurden dokumentiert und mit kleinen Belohnungen verstärkt. Innerhalb der ersten drei Wochen wurde das Einkoten seltener, vorübergehend schmierte der Junge ein, nach der fünften Woche bestand bis auf einen einmaligen Rückfall in der sechsten Woche Symptomfreiheit. Im schulischen Unterricht kam es unter der Methylphenidat-Medikation zu einer deutlichen Verbesserung des Leistungsverhaltens, der Konzentration und der Ausdauer. Zur Aufhebung der schulischen Überforderung wurde eine Wiederholung der vierten Klasse empfohlen. Manuel erhielt Einzel- und Gruppentermine in der Beschäftigungstherapie. Er nahm an der Hausaufgaben- und Malgruppe und den milieutherapeutischen Aktivitäten der Station teil. Ab der vierten Woche konnte er am Wochenende regelmäßig nach Hause beurlaubt und die Übertragung des Sauberkeitstrainings in dem familiären Rahmen erprobt werden. Die Beurlaubungen wurden durch Beratungsgespräche mit der Mutter, die Anleitungen zur Sauberkeitserziehung enthielten, vorbereitet.

Eine Beratung der Mutter erfolgte auch hinsichtlich der Konsequenzen aus der elterlichen Trennung und der damit verbundenen Umorientierung der Mutter im Blick auf Wohnung und Beruf sowie der aus dieser Situation folgenden innerfamiliären Konflikte. Zur nachstationären Unterstützung wurde eine sozialpädagogische Familienhilfe eingeleitet und die nachschulische Betreuung Manuels in einer heilpädagogischen Tagesstätte sichergestellt. Die Entlassung erfolgte mit der Empfehlung, unter hausärztlicher Kontrolle das Toilettentraining 3-mal täglich für die Dauer eines Vierteljahres konsequent fortzuführen und die Stimulanzienmedikation zu belassen.

Erscheinungsbild und Diagnostik

Enkopresis (Synonym: „funktionelle Stuhlinkontinenz") bezeichnet das wiederholte unwillkürliche oder willkürliche *Absetzen von Stuhl* in die Kleidung oder an dafür nicht vorgesehene Stellen. Definitorisch wird ein Entwicklungsalter von mindestens vier Jahren vorausgesetzt. Das Einkoten sollte mindestens einmal pro Monat über die Dauer eines halben Jahres aufgetreten sein (ICD-10: F 98.0; WHO).

Das Einkoten bei Enkopresis ist nicht Folge einer organischen Erkrankung wie z.B. dem Megacolon congenitum (aufgrund fehlender Innervation eines Dickdarmabschnittes fällt die Peristaltik aus, und es kommt zur Ausweitung des Dickdarmabschnittes) oder Spina bifida (Rückenmarksfehlbildung mit Auswirkung auf die Innervation der Ausscheidungsorgane). Abzugrenzen ist auch die *Überlaufenkopresis*, wobei es durch die Stuhlverhaltung im Rahmen einer Obstipation (Verstopfung) zum „überdruckbedingten" Austreten von Stuhl kommt.

Die Enkopresis wird *primär* benannt, wenn das Kind den Stuhlgang zuvor niemals länger als ein Jahr kontrollieren konnte, als *sekundär*, wenn das Kind bereits länger als ein Jahr sauber war. Die Enkopresis kommt meistens während des Tages vor. Aus therapeutischer Sicht sind wichtigste Subformen die *Enkopresis mit* und *ohne Obstipation* und die Stuhlretention mit *Überlaufinkontinenz* zu unterscheiden (von Gontard 2004, von Gontard u. Néveus 2006).

Die *Symptomatik* kann unterschiedlich sein. Meistens wird tagsüber „eingeschmiert". Gelegentlich ist die Beschmutzung der Wäsche nur so gering, dass die Eltern glauben, die Symptomatik sei ein mangelhaftes hygienisches Verhalten. In den schwereren Fällen werden größere Mengen geformten Stuhls in die Wäsche entleert. Manche Kinder geben dazu an, dass sie selbst das Einkoten zunächst nicht wahrnehmen, sondern erst durch den Geruch darauf aufmerksam werden. In besonderen Fällen wird der Kot an Wände oder an Mobiliar geschmiert. Die meisten Kinder leiden erheblich unter der Symptomatik, und sie versuchen schamhaft, die verschmutzte Wäsche zu verstecken und das Geschehen zu verleugnen. Ein kleinerer Teil der Kinder erweckt den Eindruck, dass sie das Einkoten emotional unberührt lässt.

Enkopresis mit Obstipation ist gekennzeichnet durch seltenen Stuhlgang, große Stuhlmengen nicht normaler Konsistenz, tastbare harte Kotballen und Schmerzen beim Stuhlgang, eine psychische Komorbidität ist häufig. Ohne Obstipation ist das Einkoten meist seltener, die Stuhlmengen sind kleiner und von normaler Konsistenz.

Die *Diagnosestellung* setzt eine multiaxiale Diagnostik (Remschmidt, Schmidt u. Poustka 2001) und damit immer auch eine ärztliche Untersuchung voraus. Die allgemeine Diagnostik beinhaltet Anamnese, Exploration, Erhebung des psychopathologischen Befundes, eine Psychodiagnostik, neurologische und internistische Untersuchungen einschließlich der Ableitung eines EEGs (s. Leitlinien: von Gontard 2007). Die spezielle symptombezogene Enkopresisdiagnostik erfasst die störungsspezifische Entwicklungsgeschichte und die Symptombeschreibung. Dabei ist zu bedenken, dass es für die Patienten und Angehörigen häufig sehr belastend und schambesetzt ist, die Symptomatik zu schildern. Insbesondere ältere Kinder und Jugendliche sind versucht, die Symptomatik zu verbergen und auch in der Untersuchungssituation zu leugnen. Eine vertrauensbildende Zuwendung und Versachlichung sind daher für eine hinreichende *Informationserhebung* wichtig. Diese beinhaltet:

- Fragen nach Beginn und Form des Sauberkeitstrainings,
- Feststellung der bisherigen symptomfreien Intervalle und der Rückfälle,
- Ermittlung von Leidensdruck der verschiedenen beteiligten Personen,
- Ermittlung des Krankheitskonzepts der Betroffenen,

- Feststellung der bisherigen Therapieversuche und ihres Erfolges.

Die aktuelle Symptomatik ist mit folgenden *Merkmalen* zu beschreiben (spezieller Fragebogen zur Einkotproblematik in: von Gontard 2004):

1. Tageszeit des Einkotens,
2. situative Zusammenhänge (Nur zuhause oder auch in Kindergarten und Schule? Nur im Zusammenhang mit bestimmten erzieherischen Konflikten und Misserfolgserlebnissen?),
3. Dauer des sauberen Intervalls,
4. Häufigkeit des Einkotens,
5. Menge und Konsistenz,
6. Stuhlverschmieren,
7. Trink- und Essverhalten, Diät,
8. Einnässen,
9. Wohnungssituation (z.B. Erreichbarkeit der Toilette, altersangemessene Toilette, ausreichende Beleuchtung und Beheizung),
10. Frage des Umgangs des Kindes mit der Symptomatik (Hygiene, Säuberung der Wäsche, Leidensdruck, Wahrnehmung des Einkotens),
11. Frage des erzieherischen Umgangs der Angehörigen nach Auftreten der Symptomatik (Windeln, Behandlungsversuche, Strafen),
12. soziale Folgen (Hänseleien, Ausschluss vom Kindergartenbesuch),
13. Begleitstörungen.

Der psychopathologische Befund dient dazu, ergänzend zu Anamnese, Exploration und apparativer Labor- und Testdiagnostik psychopathologische Entwicklungen (wie z.B. Aufmerksamkeitsstörung, Depression) auszuschließen bzw. zu ermitteln.

Die *spezielle organische ärztliche Diagnostik* ist unerlässlich. Sie beinhaltet die internistische und neurologische Untersuchung. Mit Palpation des Abdomens können Stuhlverhärtungen ermittelt werden. Die Inspektion der analen Region gibt Aufschluss darüber, ob schmerzhafte Fissuren oder Entzündungen vorliegen, und die rektale Untersuchung lässt den Füllungszustand des Rektums erkennen. Dringend empfiehlt sich eine Sonografie von Blase und retrovesikulärem Raum (Resturin? Rektumerweiterung?). Das Reflexverhalten der Analmuskulatur (Internusrelaxation) lässt sich prüfen. Kommt es nach konsequenter Behandlung über ein Vierteljahr hinweg nicht zur Symptombesserung, so ist eine Sphinktermanometrie angezeigt. Mit der Perfusionsmanometrie können die Sphinkterkoordination, die Wahrnehmungsfähigkeit, der Ruhetonus der Sphinktermuskulatur und die aktive Reserve (der maximal mögliche willkürliche Sphinkterdruck) gemessen werden. Im Einzelfall kann eine kernspintomografische Untersuchung des Beckenbodens hilfreich sein, um Klarheit über das Ausmaß der Obstipation und die anatomischen Verhältnisse (Rektumerweiterung, Ausdehnung des Rektum-Sigma-Winkels, Verkürzung der Mm. sphincter interni et externi, Verdickung der Harnblasenwand) zu gewinnen.

Die *Psychodiagnostik* beinhaltet Entwicklungs- bzw. Leistungsdiagnostik, Persönlichkeitsdiagnostik und Interaktionsdiagnostik. Unerlässlich ist die Prüfung der allgemeinen Intelligenzentwicklung, die Untersuchung im Hinblick auf Entwicklungsstörungen der Sprache, der Motorik und der schulischen Fertigkeiten (Lesen, Rechtschreiben und Rechnen). Bei kinder- und jugendpsychiatrischen Patienten sind Begleitstörungen häufig, insbesondere ist die Aufmerksamkeitsdefizit-/Hyperaktivitätsstörung zu beachten. Die familiendiagnostischen Bemühungen zielen darauf, den erzieherischen Umgang mit der Symptomatik zu ermitteln und die Funktion der Symptomatik im familiären Beziehungsgefüge festzustellen. Die Ressourcen der Familie für eine Therapie sind zu bestimmen. Differenzialdiagnostisch sind *auszuschließen*:

- Unzureichendes Toilettentraining,
- nicht hinreichendes Entwicklungsalter (z.B. geistige Behinderung),
- eine primäre erklärungsrelevante andere psychiatrische Erkrankung,
- internistische und neurologische Erkrankungen als Ursache.

Komorbidität und Verlauf

Psychische Begleitstörungen sind *häufig*; sie sind *unspezifisch*. Die meisten Kinder und Jugendlichen haben deutliche Scham- und Insuffizienzgefühle und sind hinsichtlich der Symptomatik resigniert. Kinder- und jugendpsychiatrische Patienten mit Enkopresis sind häufig dysphorisch, manchmal depressiv, ängstlich, stimmungslabil und frustrationsintolerant. Nicht selten ist ein oppositionelles Verhalten, so dass Widerstand gegen eine Behandlung besteht. In einer kinder- und jugendpsychiatrischen Inanspruchnahmepopulation fanden sich bei 55% der Patienten mit Enkopresis zusätzlich Einnässen tagsüber, bei 34% eine spezifische emotionale Störung (Angst, Depression), 17% litten unter einem Hyperkinetischen Syndrom, und 7% hatten Störungen im Sozialverhalten (Trott et al. 1994). In klinischer Inanspruchnahmepopulation fanden sich 32% mit Hyperkinetischem Syndrom und 21% mit emotionaler Störung (Mehler-Wex et al. 2005, vgl. auch Benninga et al. 1994). Oft bestehen insbesondere bei längerem Verlauf hochgradige soziale Beeinträchtigungen (Fraser et al. 1986). Auch ist in Einzelfällen an sexuellen Missbrauch zu denken (Morrow et al. 1997). Die Mehrzahl der Kinder hat jedoch keine zusätzliche psychische Störung.

Zur Beurteilung des *Verlaufs* ist zunächst epidemiologisch zu beachten, dass die Inzidenz der Enkopresis altersabhängig ist, so dass es mit Älterwerden zu einer Spontanremission kommt. Bei 7–8-jährigen Schulkindern koten 1,5–3,1% ein. Bei den 10-Jährigen koten nur noch etwa 1,2% der Jungen und 0,3% der Mädchen ein. Ein mehrfaches Einkoten pro Woche findet sich bei 8-Jährigen in etwa 0,3%, gelegentliches Einkoten von weniger als einmal pro Woche bei etwa 3,5% (zur Übersicht: von Gontard u. Néveus 2006, S. 220). Bei der Verlaufsbeurteilung ist auch zu beachten, dass die Diagnose der Enkopresis häufiger bei Kindern aus niedrigeren sozialen Schichten gestellt wird. In kinder- und jugendpsychiatrischen Inanspruchnahmepopulationen ist die Häufigkeit der Enkopresis mit bis zu 5,7% höher als in der Allgemeinbevölkerung (Wille 1984).

Untersuchungen über den *Langzeitverlauf* zeigten, dass Kinder mit Enkopresis nach einem mittleren Zeitraum von 53 Monaten nach Erkrankungsbeginn zu 58% remittierten, bei 29% Verbesserungen vorlagen und nur bei 13% die Symptomatik unverändert war. *Ungünstige prognostische Faktoren* sind niedrige Intelligenz, fehlende Stuhlregulation, fehlendes Toilettentraining, psychiatrische Zusatzdiagnosen vor allem Enuresis und Störungen des Sozialverhaltens (Mehler-Wex et al. 2005) sowie Patienten, die schon vermehrt vorbehandelt eine chronifizierte Symptomatik haben (Steinmüller 1990). *Günstige Prognosefaktoren* sind unauffällige psychosoziale Bedingungen, höhere Intelligenz, stuhlregulierende Maßnahmen und gering ausgeprägte begleitende Verhaltensstörungen (Mehler-Wex et al. 2005, Steinmüller 1990). Bei Patienten, die noch nach sieben Jahren unter der Enkopresissymptomatik leiden, ist bei der Mehrzahl mit Angststörungen, Lern- und Leistungsstörungen sowie Kontaktstörungen zu rechnen (Wille 1984).

Die Nachuntersuchung von 35 stationär kinderpsychiatrisch behandelten Patienten ergab nach einem Katamnesezeitraum von durchschnittlich 5,5 Jahren, dass 22% unmittelbar nach stationärer Therapie völlig symptomfrei waren, zum Katamnesezeitpunkt 40%. Konsequente Therapie der Begleitstörungen, insbesondere von Obstipation und Hyperkinetischem Syndrom, begünstigte signifikant eine gute Prognose (Mehler-Wex et al. 2005).

Genese

Ausscheidungsfunktionen sind komplexe Abläufe sensomotorischer Koordination und störungsempfindlich. Sie sind von neurobiologischen Reifungsvorgängen und erzieherischen Lernerfahrungen abhängig (Loening-Baucke 1987). Daher ist es nicht verwunderlich, dass sich auf *physiologischer Ebene* Störungen der Defäkationssteuerung nachweisen ließen (Menzel et al. 1992, Loening-Baucke 1992). Hinzu kommen *körperlich begründete Risikofaktoren*. Im Kleinkindesalter gehören dazu Verstopfung und Essstörungen, im Vorschul- und Grundschulalter schmerzhafter Stuhlgang, Entzündungen im Bereich des Magen-Darm-Traktes und Nahrungsunverträglichkeiten. *Psychosoziale Risikofaktoren* sind eine übermäßige oder umgekehrt vernachlässigte Sauberkeitserziehung und psychosoziale bzw. emotionale chronische Belastungssituationen. *Situative Schwierigkeiten* wie etwa der umständliche Besuch der Toilette im Schulbereich und die Scheu des Kindergartenkindes, nach der Toilette zu fragen, können symptomanstoßend wirken.

Funktionelle Störungen des rektoanalen Sphinkterapparates sind auszuschließen bzw. zu erfassen.

Relativ häufig haben auch die *Eltern* von Kindern mit Enkopresis in ihrer Kindheit unter Ausscheidungsstörungen gelitten (Schaefer 1993). Genetische Zusammenhänge sind allerdings bis heute nicht nachgewiesen.

Emotionale Störungen können von Enkopresis begleitet sein. Zweifellos spielen belastende Lebensereignisse für die Genese und auch den Verlauf insbesondere der sekundären Enkopresis eine wichtige Rolle. Neben den bereits genannten Faktoren sind auch Störungen der Eltern-Kind-Beziehung und allgemeine familiäre Konfliktsituationen zu beachten. Generalisierende psychoanalytische

Erklärungsansätze, die von einer Abnormität der psychosexuellen Entwicklung ausgehen, sind überholt. Das Augenmerk wird heute vielmehr auf *Störungen des Lernprozesses* gelegt und die Möglichkeit der *Entwicklungsstörung* verstärkt ins Auge gefasst (Cox et al. 1998, von Gontard u. Néveus 2006, Lancioni et al. 2001).

Therapie

Die Behandlung der Enkopresis lässt sich in vier Phasen gliedern. Organische, psychische und psychosoziale Symptombereiche werden berücksichtigt. Grundannahme der *integrierten Therapie* ist es, dass die Ausscheidungskontrolle erlernt werden muss. Verhaltenstherapeutische und medikamentöse Ansätze sind – bei Obstipation immer – zu kombinieren. Eine Kooperation mit der Familie ist notwendig.

Die Stufen der Enkopresistherapie sind in Tabelle 23.**1** zusammengefasst:

1. Phase: Diagnostik und die Erklärung der Diagnose stehen am Anfang. Scham und Schuldgefühle sowie Ratlosigkeit in der Erklärung und erzieherischen Handhabung der Enkopresis herrschen bei Kind und Eltern vor. Eine Beratung zu adäquatem Trink- und Essverhalten ist grundlegend. Das versachlichende Erklären der Ausscheidungsvorgänge und die Entlastung sind im ersten Schritt der Behandlung notwendig. Entängstigung und Motivierung des Kindes zur Behandlung gehen ihr voraus. Dazu hilft die Erklärung des Behandlungsplanes und der dazu notwendigen diagnostischen Maßnahmen.

2. Phase: Die Reinigung und die therapeutische Führung sind der zweite Schritt. Bei Obstipation ist eine Entleerung des Dickdarms durch abführende Maßnahmen der Anfang der symptomorientierten Behandlung. Abführende Maßnahmen werden bei ausgeprägter Obstipation 2–3-mal wöchentlich durch Einlauf (Klistiere) durchgeführt. Der Stuhlgang kann im Einzelfall zusätzlich durch osmotische Abführmittel (z. B. Polyethylenglykol, Lactulose) unterstützt werden, so dass eine schmerzfreie Defäkation sichergestellt ist (von Gontard et al. 2006, von Gontard 2007). Erst wenn der Dickdarm auf ein normales Niveau entleert ist, empfiehlt sich eine peristaltikfördernde, ballaststoffreiche Kost. Vor Behebung der Obstipation ist die ballaststoffreiche Kost kontraindizert.

Verhaltenstherapeutische Maßnahmen unterstützen die Reinigungsmaßnahme durch Toilettentraining. Zu festgesetzten Tageszeitpunkten erfolgen drei 5–10-minütige Toilettengänge. Dies ist i. d. R. die Zeit nach den Mahlzeiten, nach dem Frühstück, nach der Mittags- und nach der Abendmahlzeit. Erfolgreiche Toilettengänge werden im Rahmen eines Belohnerplanes positiv verstärkt. Mit dem Kind und den Eltern muss vereinbart werden, wie mit der verschmutzten Kleidung umzugehen ist.

Tabelle 23.**1** Enkopresistherapie (s. Leitlinien: von Gontard 2007)

1. Phase	Diagnostik sowie Aufklärung (Psychoedukation)	Aufklärung über das Krankheitsbild; Aufbau eines therapeutischen Bündnisses mit Patient und Eltern; Basisdiagnostik; Eruierung der Sorgen, Ziele und Klärung der Übernahme von Verantwortung; Erklärung des Behandlungsplanes; Elternberatung
2. Phase	Reinigung und Verhaltensführung, Stuhltraining (Basistherapie)	Bei Obstipation: abführende Maßnahmen; Laxantiengabe bei Obstipation: Diätänderungen; Toilettentraining; Selbstmanagement; emotionale Unterstützung; Belohnerplan; Relaxations- und Kontraktionsübungen
3. Phase	ergänzende psychotherapeutische Behandlung und integrative Maßnahmen	Einzelpsychotherapie; Elternberatung/Elterntraining; Absprachen mit Kindergarten/Schule; weiterführende Diagnostik; Therapie der Begleitstörungen (Hyperkinetisches Syndrom; oppositionelles Verhalten bei sozialen Defiziten; Eltern-Kind-Konflikte; bei schulischer Überforderung Schulwechsel)
4. Phase	Abschluss der Behandlung (Erhaltungstherapie)	Schrittweise Zurücknahme der medikamentösen Hilfe, der Verstärkerpläne und der Übungseinheiten. Bei Obstipation fortgesetzte Behandlung mit oralen Laxantien, monatliche Nachkontrolle über mindestens sechs Monate.

Je nach dem Grad der Fähigkeit des Kindes, hygienische Aufgaben eigenständig zu regeln, wird es bei der Beseitigung und Reinigung der Wäsche und bei der eigenen Körperhygiene aktiv einbezogen. Dieses Verhalten zum „Selbstmanagement" gilt es wiederum im Rahmen des Belohnerplanes zu stärken.

Auf der Toilette ist für eine bequeme Sitzposition des Kindes zu sorgen, um die Beckenbodenmuskulatur zu entlasten. Dies kann z.B. bei kleineren Kindern durch ein Stühlchen vor der Toilette, welches das Abstützen der Füße erlaubt, geschehen.

3. Phase: Die Therapiemaßnahmen sind von den verantwortlichen Bezugspersonen in den Tagesablauf des Kindes einzuflechten. So ist etwa beim Kindergartenkind eine Absprache mit den Kindergärtnerinnen erforderlich, wenn während der Kindergartenzeit ein Toilettengang notwendig wird. Sollte ein Schulkind auch eine Nachmittagsbeschulung erfahren, so sind Regelungen für das Toilettenverhalten im Schulbereich zu treffen.

Wenn die beschriebenen Therapieschritte ambulant nicht zum Erfolg geführt haben, so sind kinder- und jugendpsychiatrische teilstationäre oder stationäre Maßnahmen indiziert. Ein intensives Training lässt sich gut im teilstationären und stationären Rahmen durchführen. Das Kind wird verstärkt darin trainiert, die körperlichen Vorgänge zur Defäkation wahrzunehmen und durch eine Beckenbodengymnastik die muskuläre Koordination einzuüben (Brooks et al. 2000, Cox et al. 1998, Loening-Baucke 1996, 2002, Mikelsen 2001).

Die symptomorientierten Behandlungsmaßnahmen sind ggf. durch eine Psychotherapie bzw. Pharmakotherapie der Begleitstörungen zu ergänzen. Bei hyperkinetischem Syndrom kann die Stimulanzienbehandlung eine entscheidende Hilfe darstellen. Der Therapie des Einnässens, wenn es Begleitstörung ist, sollte zunächst eine Behandlung der Obstipation vorausgehen.

Alle beschriebenen Behandlungsmaßnahmen werden systematisch dokumentiert. Dies gilt insbesondere für erfolgreiche Toilettengänge und adäquate Reinigungsmaßnahmen. Die Erfolge sind nicht nur dem Kind, sondern auch den Eltern deutlich zu machen.

4. Phase: Die Behandlung wird schrittweise beendet. Dabei sind jeweils das Defäkationsverhalten und das Reinigungsverhalten und die psychosozialen Begleitumstände gesondert zu beachten. Hat sich der Stuhlgang normalisiert, so können die Einläufe durch orale Gabe eines abführenden Mittels (erstrangig: Polyethylenglykol) ersetzt werden. Tritt keine Verschmutzung der Kleidung mehr auf, lassen sich die medikamentösen Abführhilfen beenden, und der differenzierte Einsatz der Verstärkerpläne kann aufgehoben werden.

Eine Kontrolle nach Abschluss der Behandlung ist monatlich für einen Zeitraum von 6–24 Monaten zu empfehlen. Insbesondere ist auf die konsequente Durchführung der Behandlungsmaßnahmen im natürlichen Lebensumfeld des Kindes hinzuwirken. Eine erneute Obstipation gilt es zu verhindern. Bei Rückfall in die Symptomatik kann eine kurzfristige Wiederholung der Übungsbehandlung indiziert sein.

Zusammenfassung

Enkopresis bezeichnet das Absetzen von Stuhl in die Kleidung oder an dafür nicht vorgesehene Stellen, das nach einem Entwicklungsalter von mindestens vier Jahren mindestens einmal monatlich über die Dauer eines halben Jahres auftritt. Die Diagnostik beinhaltet Leistungs- und Persönlichkeitsdiagnostik und immer eine neurologische und internistische Untersuchung. Stuhlverhärtungen, Entzündungen im Rektalbereich und Dysfunktionen der anorektalen Schließmuskulatur sind auszuschließen. Wichtig ist die Feststellung, ob eine Obstipation vorliegt oder nicht. Auf die häufigen psychischen Begleitstörungen ist zu achten.

Differenzialdiagnostisch sind eine unzureichende Sauberkeitserziehung, ein nicht hinreichendes Entwicklungsalter (z. B. geistige Behinderung), eine primäre psychiatrische Erkrankung sowie internistische und neurologische Erkrankungen auszuschließen. Von den 7–8-jährigen Schulkindern koten 1,5–3,1 % ein, Jungen häufiger als Mädchen. Ungünstige prognostische Faktoren sind vor allem Intelligenzminderung, fehlende Stuhlregulation und eine chronifizierte Symptomatik. Bei der Genese spielen neurobiologische und psychosoziale Faktoren eine Rolle. Die Therapie beinhaltet die Reinigung des Enddarmes (bei Obstipation primär und unerlässlich), ein Toilettentraining, eine Behandlung der Begleitstörungen und eine Erziehungsberatung. Ein integriertes Vorgehen verbindet medikamentöse, diätetische, verhaltenstherapeutische und immer familienorientierte Interventionen.

Literatur

Benninga MA, Voskuijl WP, Akkerhuis GW, Taminiau JA, Buller HA. Colonic transic times and behaviour profiles in children with defecation disorders. Arch Dis Child. 2004;89:13–16.

Brooks RC, Copen RM, Cox DJ. Review of the treatment literature for encopresis, functional constipation and stool-toileting refusal. Ann Behav Med. 2000;22:260–7.

Cox DJ, Sutphen J, Borowitz S, Kovatchev B, Ling W. Contribution of behaviour therapy and biofeedback to laxative therapy in the treatment of pediatric encopresis. Ann Behav Med. 1998;20:70–6.

Dilling H, Mombour W, Schmidt MH, eds. Internationale Klassifikation psychischer Störungen nach ICD-10 Kapitel V (F): Klinisch-diagnostische Leitlinien der WHO. 3. Aufl. Bern: Huber; 1999.

Esser G. Diagnostik und Therapie der funktionellen Enkopresis. Kinderärztl Prax. 1993;63(3):104–7.

Fraser A, Taylor D. Childhood encopresis extended into adult life. Br J Psychiat. 1986;149:370–1.

Von Gontard A. Enkopresis: Erscheinungsformen, Diagnostik, Therapie. Stuttgart: Kohlhammer; 2004.

Von Gontard A, Néveus T. Management of disorders of bladder and bowel control in childhood. London: Mac Keith Press; 2006.

Von Gontard A. Enkopresis. In: Deutsche Gesellschaft für Kinder- und Jugendpsychiatrie, Psychosomatik und Psychotherapie et al. Leitlinien zu Diagnostik und Therapie von psychischen Störungen im Säuglings-, Kindes- und Jugendalter. 3. Aufl. Köln: Deutscher Ärzte-Verlag; 2007.

Koletzko S. Enkopresis im Kindesalter. Kontinenz. 1993;2:162–8.

Lancioni GE, O'Reilly MF, Basili G. Treating encopresis in people with intellectual disabilities: A literature review. J Appl Res Intellect Disabil. 2001;14:47–63.

Loening-Baucke V. Factors responsible for persistence of childhood constipation. J Pediatr Gastroenterol Nutrit. 1987;6:915–22.

Loening-Baucke V. Elimination disorders. In: Greydanus D, Wolraich M, eds. Behavioral pediatrics. New York: Springer; 1992.

Loening-Baucke V. Biofeedback training in children with functional constipation. A critical review. Digestive Dis Sciences. 1996;41(1):65–71.

Loening-Baucke V. Encopresis. Curr Opin Pediatr. 2002;14:570–5.

Mehler-Wex C, Scheuerpflug P, Peschke N, Roth M, Reitzel K, Warnke A. Enkopresis: Prognosefaktoren und Langzeitverlauf. Zeitschrift für Kinder- und Jugendpsychiatrie und Psychotherapie. 2005; 33(4):285–93.

Menzel M, Nissen G, Trott GE, Friese HJ. Enuresis und Enkopresis: Organspezifisches Training führt zum Erfolg. Therapiewoche. 1992;42(11):630–8.

Mikkelsen EJ. Enuresis and encopresis: Ten years of progress. J Am Child Adolesc Psychiatry. 2001;40:1146–58.

Morrow J, Yeager CA, Lewis DO. Encopresis and sexual abuse in a sample of boys in residential treatment. Child Abuse Negl. 1996;21:11–18.

Peschke N, Roth M, Reitzle K, Warnke A. Encopresis: A review of the literature (1988–98). Z Kinder- und Jugendpsychiatrie und Psychotherapie. 1999; 27(4):267–76.

Remschmidt H, Schmidt M , Poustka F, eds. Multiaxiales Klassifikationsschema für psychische Störungen des Kindes- und Jugendalters nach ICD-10 der WHO. 5. Aufl. Bern: Huber; 2005.

Schaefer E. Childhood encopresis and enuresis. Northvale/NJ.: Jason Aronson; 1993.

Steinmüller A, Steinhausen HC. Der Verlauf der Enkopresis im Kindesalter. Prax Kinderpsychol Kinderpsychiatrie. 1990;39:74–9.

Wille A. Die Enkopresis im Kindes- und Jugendalter. Berlin: Springer; 1984.

Prüfungsfragen

1. Welches ist die Definition der Störung „Enkopresis“?
2. Beschreiben Sie die Diagnostik bei Enkopresis!
3. Welche Merkmale beschreiben die aktuelle Symptomatik der Enkopresis?
4. Welche Defizite bzw. Störungen sind differenzialdiagnostisch bei Enkopresis zu beachten?
5. Nennen Sie Beispiele psychischer Begleitstörungen bei Enkopresis!
6. Welches sind ungünstige prognostische Faktoren im Langzeitverlauf der Enkopresis?
7. Nennen Sie mögliche „Ursachen“ für die Genese der Enkopresis!
8. Was sind die wichtigsten inhaltlichen Merkmale des ersten Schrittes (1. Phase) in der Therapie der Enkopresis?
9. Welche therapeutischen Maßnahmen beinhaltet die Behandlung der Enkopresis mit Obstipation?
10. Was ist in der Nachbehandlung zu beachten?

24 Substanzmissbrauch und -abhängigkeit

W. Ihle

Fallvignette

Der 19-jährige P.G. wird zur langfristigen Entwöhnungsbehandlung in eine stationäre Therapieeinrichtung überwiesen. P.G. leidet unter Hepatitis A und B und wurde vor drei Monaten wegen mehrfachen schweren Diebstahls zu 46 Monaten Haft verurteilt. In der Justizvollzugsanstalt wurde auch die Entgiftung durchgeführt. Beide Elternteile waren alkoholabhängig und sind verstorben.

Der Vater wurde in stark betrunkenem Zustand nachts von einem LKW überfahren, als P.G. elf Jahre alt war, die Mutter verstarb an Leberzirrhose drei Jahre später.

P. G. hat insgesamt sieben Geschwister, von denen zunächst ein Bruder, später die Schwester die Vormundschaft erhielten. Im Alter von 15 Jahren kam der Patient in ein Heim, da die Geschwister nicht in der Lage waren, die Erziehungsfunktion zu erfüllen. P.G. verließ die Hauptschule im Alter von 16 Jahren ohne Abschluss, was vor allem auf sein ständiges Schuleschwänzen zurückzuführen war. Im Heim begann er eine Autolackiererlehre. Als er nach anderthalb Jahren das Heim auf eigenen Wunsch verließ, fand er in der neuen Stadt keine Anschlusswerkstatt und brach die Lehre ab. Die danach begonnene Lehre als Maler schmiss er alsbald wieder. Seit dem 17. Lebensjahr ist P.G. arbeitslos, lebt von Sozialhilfe und wohnt zusammen mit zwei seiner Brüder in einer gemeinsamen Wohnung. Eine weitere Lehre strebt er nicht mehr an, er will endlich Geld verdienen.

Viel Zeit verbringt er zu Hause vor der „Glotze", bei Freunden, im Jugendtreff oder in verschiedenen Kneipen und Diskos. Er lebt über seine Verhältnisse, trinkt und raucht viel und spielt viel an Geldautomaten.

P.G. hat immer eine Vielzahl von „Kumpels", bei denen er sich auch Geld leiht. Er bekommt immer mehr Probleme, da er die Schulden nicht zurückzahlen kann.

Freundinnen hatte er schon mehrere, auch längerfristige Beziehungen. Diese sind aber meistens wegen seiner eigenen Untreue gescheitert. Zu drei Geschwistern hat er heute noch Kontakt, der häufigste (Brief-)Kontakt besteht derzeit zum jüngsten Bruder, der gegenwärtig ebenfalls inhaftiert ist.

P.G. stellt sich in der Exploration sehr zurückhaltend und unsicher dar, vor allem wenn es um emotionale Inhalte geht. Er hinterlässt einen distanzierten Eindruck, beantwortet die Fragen sehr knapp, wie unter Zeitdruck. Als Kind sei P.G. eher zurückhaltend gewesen, als jüngstes von acht Geschwistern habe er sich jedoch immer durchsetzen müssen. In der Schule habe er von Beginn an zu den schwächsten Schülern gehört, auch häufig die Schule geschwänzt und mehrfach Schlägereien angefangen. Nach einem blauen Brief in der dritten Klasse sei er von zu Hause weggelaufen und von der Polizei zwei Wochen später im Bahnhofsviertel einer 100 Kilometer entfernten Großstadt aufgegriffen worden.

Die spezifische Anamnese zum Missbrauch von Alkohol, Nikotin und illegalen Drogen ergab, dass der Patient bereits im Alter von elf Jahren regelmäßig geraucht und ab dem zwölften Lebensjahr auch jede Gelegenheit genutzt habe, um Alkohol zu konsumieren. Den ersten Joint habe er mit 13 Jahren geraucht, seit seinem Heimaufenthalt habe er regelmäßig Cannabis konsumiert. Im Heim sei er auch mit anderen illegalen Drogen (Schnüffelstoffe, LSD) in Kontakt gekommen. Diese hätten ihm aber nicht „sehr viel gebracht". Im Lauf der Jahre hätte er fast alles mal ausprobiert, und mit 17 Jahren habe er dann zum ersten Mal von neugewonnenen Freunden Heroin erhalten. Das hätte ihm zunächst sehr viel gegeben, und er hätte das Gefühl gehabt, persönlich weiterzukommen. Er hätte das Gefühl erhalten, auf diese Weise in eine ganz neue, besonders „coole Szene" Eingang zu finden. Aus heutiger Sicht hätte er sich aber „total in die Scheiße hineingeritten". Drogenabhängigkeit, schwere gesundheitliche Probleme, totale Verschuldung und soziale Isolation seien die Folgen gewesen. Als er sich nicht mehr zu helfen wusste, habe er sich eine Pistole besorgt und begonnen, Ladendiebstähle zu begehen. Das sei „echt leicht" gewesen, da er sich vor allem ältere Einzelhändler für seine Überfälle ausgesucht habe. Aber als eine alte Frau sich gewehrt habe, sei er ausgeflippt, habe durch die Gegend geschossen und sei weinend auf dem Boden liegend von der Polizei aufgegriffen worden.

Einleitung

Störungen durch Substanzgebrauch gehören neben Krebs und Herz-Kreislauf-Erkrankungen zu den häufigsten und schwerwiegendsten Erkrankungen überhaupt. Damit verbunden sind enorme Folgekosten als Ergebnis individuellen Leids und materieller volkswirtschaftlicher Ausgaben. Gemessen an diesen Tatsachen ist das bisherige Wissen bzw. der erreichte Forschungsstand zu diesem Thema bislang unzureichend. Dies erklärt sich unter anderem durch die Vernachlässigung dieses Gebiets in der ärztlichen und der psychologischen Ausbildung. Allerdings hat in den letzten Jahren hier eine Trendwende eingesetzt, und erste Erfolge in der epidemiologischen, der Interventions- und der Präventionsforschung werden sichtbar.

Prävalenz von Substanzgebrauch

Im Folgenden soll zunächst auf die *aktuellen Zahlen* in Deutschland eingegangen und diese mit den vorliegenden Daten anderer EU-Staaten verglichen werden. Dabei wird sowohl auf illegale Drogen (z.B. Cannabis, Heroin) als auch auf legale Drogen (z.B. Alkohol, Tabak) eingegangen. Dabei sollte davon ausgegangen werden, dass illegale Drogenkonsummuster häufig auch legale Substanzen wie Alkohol, Tabak oder legale Psychopharmaka einschließen. Als *Datenbasis* dienen vor allem

- eine vom Bundesministerium für Gesundheit in Auftrag gegebene Repräsentativerhebung zum Drogenkonsum von 18–59-jährigen Erwachsenen in Deutschland im Jahr 1997 (BMGS 2004) und
- die von der Bundeszentrale für gesundheitliche Aufklärung durchgeführte Drogenaffinitätsstudie zum Konsum von Tabak, Alkohol und illegalen Drogen von 12–25-Jährigen (Bundeszentrale für gesundheitliche Aufklärung 2004) sowie
- die europäische Schülerstudie ESPAD zum Alkohol- und Drogenkonsum von 15–16-Jährigen (Kraus et al. 2004).

Die methodischen Probleme der bisher vorliegenden Repräsentativerhebungen werden eingehend von Perkonigg (1996) und anderen diskutiert.

Illegale Drogen

Von den befragten Jugendlichen der ESPAD-Studie gaben 33% an, bereits einmal in ihrem Leben irgendeine illegale Droge konsumiert zu haben. Die am häufigsten konsumierte illegale Droge ist *Cannabis*. 31% der Befragten haben die Substanz im Laufe ihres Lebens mindestens einmal probiert, mit 34% mehr Jungen als Mädchen (27%). Der häufige Konsum von Cannabis ist im Vergleich dazu wesentlich seltener. 8% der befragten Jugendlichen haben innerhalb der letzten 30 Tage bis zu 5-mal Cannabis konsumiert. Andere illegale Substanzen sind weitaus weniger verbreitet. Erfahrungen mit anderen illegalen Drogen hatten insgesamt 10% der Befragten. Am häufigsten wurden Amphetamine (5%), Ecstasy (4%) und LSD (3%) probiert, die meisten nicht häufiger als 5-mal (Kraus et al. 2004). Die Drogenaffinitätsstudie 2004 stellt dar, dass in der Altersgruppe der 12–15-Jährigen 8% der Befragten, bei den 16–19-Jährigen 36% und bei den 20–25-Jährigen 44% über Erfahrungen mit Drogen berichten. Die mit Abstand am häufigsten konsumierte Substanz ist Cannabis. 24% der 12–25-Jährigen haben Cannabisprodukte genommen, wohingegen andere psychoaktive illegale Drogen von insgesamt 8% der Befragten konsumiert wurden.

Alkohol

Hochgerechnet weisen 12% der 18–59-Jährigen in Deutschland einen riskanten Alkoholkonsum (Grenzwert von 20 Gramm Reinalkohol pro Tag für Frauen bzw. 40 Gramm für Männer) auf. Dabei sind Männer (3,8 Mio.) weitaus häufiger betroffen als Frauen (1,7 Mio.) (Bundesministerium für Gesundheit und Soziale Sicherung 2004).

Nach der neusten Wiederholungsbefragung der Drogenaffinitätsstudie (BZgA 2004) ist Alkohol von allen Substanzen bei den 12–25-Jährigen *am weitesten verbreitet*. 86% der Befragten gaben an, in den letzten zwölf Monaten Alkohol getrunken zu haben. Durchschnittlich probierten die Jugendlichen ihr erstes Glas Alkohol im Alter von 14 Jahren. In der Altersgruppe der 16–19-Jährigen ist der Alkoholkonsum am höchsten. 73% der Befragten dieser Altersgruppe hatten bereits mindestens einen Alkoholrausch, in der Altersgruppe der 20–25-Jährigen nimmt der Alkoholkonsum wieder etwas ab (BZgA 2004). Langfristig lässt sich ein Rückgang des Alkoholkonsums beobachten: Seit 1970 nahm der regelmäßige Konsum von Bier, Wein und Spirituosen von Jugendlichen ab. Nach der neuesten Befragung der BZgA hat allerdings der regelmäßige Alkoholkonsum unter Jugendlichen zwischen 2001 und 2004 erstmals seit den 70er-Jahren wieder zugenommen. Dies ist vor allem auf die Einführung der *Alkopops* (fertig gemixte alkoholhaltige Getränke) zurückzuführen (BZgA 2004). Die Einführung der Alkopopsteuer hat laut BZgA im Jahr 2005 zu einem signifikanten Rückgang der Konsumraten dieser spirituosenhaltigen Getränke geführt. Ein Indikator für ein riskantes Konsummuster ist das Rauschtrinken (*binge drinking*). Nach der Drogenaffinitätsstudie beträgt das Durchschnittsalter bei der ersten Rauscherfahrung 15,1 Jahre. Während das Rauschtrinken (Konsum von fünf oder mehr Gläsern Alkohol bei einer Trinkgelegenheit) in der Altersgruppe der 12–15-Jährigen bei 12% verbreitet ist, kommt es bei 46% der 16–19-Jährigen vor. In der Altersgruppe der 16–19-Jährigen ist auch die durchschnittliche Trinkmenge höher als bei den 20–25-Jährigen.

Auch die Ergebnisse der ESPAD-Studie weisen auf eine weite Verbreitung des Alkoholkonsums unter Jugendlichen hin. Lediglich 3% der 15–16-jährigen Schüler gaben an, noch nie Alkohol getrunken zu haben. Die Hälfte der Befragten hatte bereits vor dem Alter von zwölf Jahren Alkohol konsumiert. Übereinstimmend mit der Drogenaffinitätsstudie zeigt auch die ESPAD-Studie die führende Rolle der Alkopops bei den alkoholischen Getränken, gefolgt von Bier, Spirituosen, Wein und Sekt. 13% der befragten Jugendlichen berichten über einen häufigen Alkoholkonsum (10-mal oder öfter) innerhalb der letzten 30 Tage. Dabei handelt es sich häufiger um Jungen (18%) als um Mädchen (9%) (Kraus et al. 2004).

Tabak

Regelmäßiger Tabakkonsum findet erstmals im Alter von 13–18 Jahren statt (Nelson u. Wittchen 1998). 78% der im Rahmen der ESPAD-Studie befragten Jugendlichen gaben an, jemals in ihrem Leben geraucht zu haben. 42% der befragten Schüler hatten bereits im Alter von zwölf Jahren oder früher erstmals eine Zigarette probiert (Kraus et al. 2004). Die Drogenaffinitätsstudie der Bundeszentrale für gesundheitliche Aufklärung (BZgA) von 2001 zeigt, dass die *Raucherquote* unter Jugendlichen über den Zeitraum von 1973–2001 betrachtet insgesamt rückläufig ist. Jedoch weisen die regelmäßigen Befragungen der BZgA auf eine seit 1993 relativ stabile Raucherquote mit einem steigenden Nichtraucheranteil und einer verringerten Zahl von Ex-Rauchern hin. Während bei den 18–25-Jährigen ein Rückgang der Raucherquote zu verzeichnen ist, ist der Anteil rauchender jüngerer Jugendlicher in der Altersgruppe der 12–17-Jährigen zwischen 1993 und 1997 von 20% auf 28% gestiegen und hatte zunächst auch nicht wieder abgenommen (BZgA 2001). In der Drogenaffinitätsstudie 2004 konnte jedoch wieder ein Rückgang auf 23% beobachtet werden, welcher durch weitere BZgA-Repräsentativerhebungen aus den Jahren 2003 und 2005 bestätigt wird.

Klassifikation und Diagnostik

Klassifikation

Unter den Überschriften „Psychische und Verhaltensstörungen durch psychotrope Substanzen" im Abschnitt F1 des Kapitels V der ICD-10 (Dilling et al. 1993) bzw. „Störungen im Zusammenhang mit psychotropen Substanzen" im DSM-IV (Sass et al. 1996) wird ein breites Spektrum von Störungen zusammengefasst, deren Schweregrad von einer unkomplizierten Intoxikation und schädlichem Gebrauch bis zu eindeutig psychotischen und hirnorganischen Störungen reicht. Allen diesen Störungen gemeinsam ist der *Gebrauch einer oder mehrerer psychotroper Substanzen*.

Verursachende Substanzen

Die verursachende Substanz wird durch die dritte Stelle des ICD-10-Klassifikationssschlüssels gekennzeichnet. Folgende substanzspezifische Subtypen werden erfasst:
- Störungen durch Alkohol (F 10),
- Störung durch Opioide (F 11),
- Störungen durch Cannabinoide (F 12),
- Störungen durch Sedativa oder Hypnotika (F 13),
- Störungen durch Kokain (F 14),
- Störungen durch sonstige Stimulanzien einschließlich Koffein (F 15),
- Störungen durch Halluzinogene (F 16),
- Störungen durch Tabak (F 17),
- Störungen durch flüchtige Lösungsmittel (F 18) und
- Störungen durch multiplen Substanzgebrauch und Konsum sonstiger psychotroper Substanzen (F 19).

Die Kodierung F 19 soll nur gewählt werden, wenn die Substanzaufnahme chaotisch und wahllos verläuft oder wenn Bestandteile verschiedener Substanzen untrennbar vermischt sind. Eine ausführliche Beschreibung aller in Europa gängiger Substanzen und deren Wirkungen findet sich bei Parnefjord (1999) und in komprimierter Form bei Jahnke und Ihle (2006).

Klinische Erscheinungsbilder

Psychische und Verhaltensstörungen durch psychotrope Substanzen lassen sich in *zwei Gruppen* aufteilen:
- Substanzinduzierte Störungen (F1 x.0 = akute Intoxikation, F1 x.3 = Entzugssyndrom, F1 x.4 = Entzugssyndrom mit Delir, F1 x.5 = psychotische Störung, F1 x.6 = amnestisches Syndrom und F1 x.7 = Restzustand und verzögert auftretende psychotische Störung) und
- Störungen durch Substanzkonsum (F1 x.1 = schädlicher Gebrauch und F1 x.2 = Abhängigkeitssyndom).

Substanzinduzierte Störungen

Wir gehen an dieser Stelle nicht weiter auf das Entzugssyndrom mit Delir, das amnestische Syndrom und den Restzustand ein, da diese klinischen Störungsbilder bei Kindern und Jugendlichen aufgrund der kurzen Missbrauchsgeschichte i. d. R. nicht vorkommen.

Akute Intoxikation (F 1 x.0)

Unter der akuten Intoxikation wird ein vorübergehendes Zustandsbild nach Aufnahme von Alkohol oder anderen psychotropen Substanzen verstanden, das mit Störungen des Bewusstseins, kognitiver Funktionen, der Wahrnehmung, des Affektes, des Verhaltens oder anderer psychophysiologischer Funktionen und Reaktionen einhergeht. Das klinische Bild unterscheidet sich stark in Abhängigkeit von der betroffenen Person und hängt von der Art der Substanz, der Dosierung, der individuellen Toleranz für die Substanz, der Zeitspanne seit der letzten Einnahme und weiteren personalen und Umgebungsvariablen ab. In der Regel verschwinden die Symptome nach einiger Zeit vollständig, falls es nicht zur Gewebeschädigung oder anderen Komplikationen gekommen ist. Der Übergang von der Berauschung zur Intoxikation vollzieht sich bei jüngeren Jugendlichen bzw. Kindern sehr viel schneller als bei Erwachsenen (Deutsche Gesellschaft für Kinder- und Jugendpsychiatrie und Psychotherapie 2000).

Entzugssyndrom (ICD-10: F 1 x.3)

Das Hauptmerkmal des Entzugssyndroms ist die Entwicklung substanzspezifischer fehlangepasster Verhaltensweisen mit physiologischen und kognitiven Begleiterscheinungen, die auf die Beendigung oder Reduktion eines langandauernden oder schweren Substanzkonsums zurückzuführen sind. Bei Jugendlichen und Adoleszenten läuft die Entzugssymptomatik i. d. R. milder ab als bei den Erwachsenen, da die Zeit des Suchtmittelmissbrauches deutlich geringer war. Die körperlichen Symptome sind je nach verwendeter Substanz unterschiedlich. Neben Symptomen wie Gespanntheit, Unruhe, vegetativer Symptomatik und Kreislaufbeschwerden kommen häufig psychische Probleme wie Schlafstörungen und depressive Verstimmungen vor. Jugendliche reagieren stärker als Erwachsene ängstlich auf die Entzugserscheinungen, was zu einer ausgeprägten Verstärkung der Symptomatik beiträgt. Beginn und Verlauf des Entzugsyndroms sind zeitlich begrenzt und abhängig von der Substanzart und der Dosis, die unmittelbar vor dem Absetzen verwendet worden ist. Das Entzugssyndrom kann durch Krampfanfälle kompliziert werden. In sehr abgeschwächter Form kann die Entzugssymptomatik noch 3–4 Monate fortbestehen, z. B. in Form von innerer Unruhe, leichten Schlafstörungen oder Appetenz auf Suchtmittel.

Psychotische Störung (F 1 x.5)

Psychotische Störungen können nach dem derzeitigen Wissensstand im Zusammenhang mit einer Intoxikation durch folgende psychotrope Substanzen verursacht werden: Alkohol, Amphetamin und verwandte Substanzen, Cannabis, Kokain, Halluzinogene, Inhalanzien, Opiate (Meperidin), Phencyclidin (PCP) und verwandte Substanzen, Sedativa, Hypnotika und Anxiolytika (Sass et al. 1996). Lebhafte Halluzinationen, Personenverkennungen, Wahn- und Beziehungsideen treten i. d. R. während oder unmittelbar nach dem Substanzgebrauch auf. Psychomotorische Störungen wie Erregung oder Stupor sowie ein abnormer Affekt, der von intensiver Angst bis zur Ekstase reicht, treten auf. Die Art der verwendeten Substanz und Persönlichkeitsunterschiede des Konsumenten werden für die sehr unterschiedlichen Symptommuster und die starke zeitliche Variation des Eintretens der Symptomatik verantwortlich gemacht. Die Störung geht typischerweise innerhalb eines Monats mindestens teilweise, innerhalb von sechs Monaten vollständig zurück. Insbesondere bei polytoxischem Gebrauch, z. B. gleichzeitiger Einnahme von trizyklischen Antidepressiva und Ecstasy, Cannabis oder Kokain, besteht die erhöhte Gefahr einer psychotischen Störung.

Störungen durch Substanzkonsum

Schädlicher Gebrauch (F 1 x.1). Nach ICD-10 bezeichnet man als schädlichen Gebrauch ein seit mindestens einem Monat bestehendes oder in den letzten zwölf Monaten wiederholt auftretendes Konsummuster psychotroper Substanzen, das zu einer Gesundheitsschädigung führt. Die Art der Schädigung sollte klar bezeichnet werden können. Es kann sich dabei um eine körperliche Störung, etwa in Form einer Hepatitis durch Selbstinjektion von Substanzen, oder um eine psychische Störung, z. B. eine depressive Episode nach massivem Alkoholkonsum, handeln. Bei Vorhandensein eines Abhängigkeitssyndroms (F 1 x.2), einer psychotischen Störung (F 1 x.5) oder bei anderen substanzbedingten Störungen wird die Diagnose schädlicher Gebrauch nicht vergeben. Die Definition für Substanzmissbrauch nach DSM-IV ist wesentlich präziser und ausführlicher und daher besser geeignet, gefährdete Personen diagnostizieren zu können. Substanzmissbrauch liegt nach DSM-IV vor, wenn ein unangepasstes Muster von Substanzgebrauch in klinisch bedeutsamer Weise zu Beeinträchtigungen oder Leiden führt, die Kriterien für Substanzabhängigkeit nicht erfüllt sind und mindestens eines der folgenden *Kriterien für Substanzmissbrauch* nach DSM-IV innerhalb der letzten zwölf Monate auftrat (Tab. 24.**1**).

Abhängigkeitssyndrom (F 1 x.2). Ein entscheidendes Charakteristikum der Abhängigkeit ist der oft starke, gelegentlich übermächtige Wunsch, Substanzen oder Medikamente (ärztlich verordnet oder nicht), Alkohol oder Tabak zu konsumieren. Gemäß ICD-10 soll die Diagnose „Abhängigkeit“ nur gestellt werden, wenn drei oder mehr der folgenden *Kriterien für das Abhängigkeitssyndrom* zusammen mindestens einen Monat lang bestanden haben oder während der letzten zwölf Monate für eine kürzere Zeit wiederholt vorhanden waren (Tab. 24.**2**).

Tabelle 24.**1** Kriterien für Substanzmissbrauch nach DSU-IV

1. wiederholter Substanzgebrauch, der zu einem Versagen bei der Erfüllung wichtiger Verpflichtungen bei der Arbeit, in der Schule oder zu Hause führt (z. B. Schulschwänzen),
2. wiederholter Substanzgebrauch in Situationen, in denen es aufgrund des Konsums zu einer körperlichen Gefährdung kommen kann (z. B. Substanzgebrauch beim Führen eines Fahrzeugs im Straßenverkehr oder bei der Bedienung einer Maschine),
3. wiederkehrende Probleme mit dem Gesetz in Zusammenhang mit dem Substanzgebrauch (z. B. Führerscheinentzug wegen Trunkenheit am Steuer),
4. fortgesetzter Substanzgebrauch trotz ständiger oder wiederholter sozialer oder zwischenmenschlicher Probleme, die durch die Substanzwirkungen verursacht oder verstärkt werden (z. B. Streit mit Eltern oder Freund/in über die Folgen der Intoxikation).

Tabelle 24.**2** Kriterien für Abhängigkeitssyndrom nach ICD-10

1. ein starkes Verlangen oder eine Art Zwang, psychotrope Substanzen zu konsumieren,
2. verminderte Kontrollfähigkeit bzgl. des Beginns, der Beendigung und der Menge des Konsums,
3. ein körperliches Entzugssyndrom bei Beendigung oder Reduktion des Konsums, nachgewiesen durch die substanzspezifischen Entzugssymptome oder durch die Aufnahme der gleichen oder einer nahe verwandten Substanz, um Entzugssymptome zu mildern oder zu vermeiden,
4. Nachweis einer Toleranzentwicklung gegenüber den Substanzeffekten; um die ursprünglich durch niedrigere Dosen erreichten Wirkungen der psychotropen Substanz hervorzurufen, sind zunehmend höhere Dosen erforderlich,
5. fortschreitende Vernachlässigung anderer Vergnügen oder Interessenbereiche zugunsten des Substanzkonsums oder erhöhter Zeitaufwand, um die Substanz zu beschaffen, zu konsumieren oder sich von den Folgen zu erholen,
6. anhaltender Substanzkonsum trotz Nachweises eindeutig schädlicher Folgen; die schädlichen Folgen können körperlicher Art sein wie z. B. Leberschädigung, oder sozialer Art wie Schul- bzw. Arbeitsplatzverlust durch substanzbedingte Leistungseinbuße, oder psychisch wie bei depressiven Zuständen nach massivem Substanzkonsum.

Diese Kriterien entsprechen weitgehend den Kriterien für Substanzabhängigkeit im DSM-IV. Lindenmeyer (1999) betont zu Recht, dass die Heterogenität der Diagnosekriterien nach ICD-10 und DSM-IV für den klinischen Alltag nicht voll befriedigend ist und schlägt eine einfach zu handhabende *Faustregel* vor: Abhängig ist entweder, wer den Substanzkonsum nicht beenden kann, ohne dass unangenehme Zustände körperlicher oder psychischer Art auftreten, oder wer nicht mit dem Konsum aufhören kann, obwohl er sich oder anderen immer wieder schweren Schaden zufügt.

Diagnostik

Die Klassifikation eines schädlichen Gebrauchs oder einer Abhängigkeit ist im klinischen Einzelfall nicht einfach zu treffen (Küfner 1995). Fehlende Krankheitseinsicht und die Angst vor strafrechtlicher Verfolgung tragen dazu bei, den diagnostischen Prozess zu erschweren. Während die Diagnose eines Abhängigkeitssyndroms objektiv über das Auftreten von Entzugserscheinungen bzw. einen pharmakologischen Toleranztest gestellt werden kann, muss bei der Diagnose eines schädlichen Gebrauchs auf anamnestische *Selbst-* und vor allem *Fremdbeurteilungsinformationen* zurückgegriffen werden. Neben der Exploration und ausführlichen Diagnostik des Patienten steht daher die Exploration der Eltern und (mit Einverständnis der Eltern) die Informationsgewinnung in der Schule und anderen Institutionen (Jugendamt, Beratungsstellen) im Vordergrund. Die Erfassung von allen wichtigen körperlichen, psychischen und sozialen Symptomen stellt die Voraussetzung für eine gut geplante Intervention dar. In den folgenden Ausführungen stützen wir uns vor allem auf die Leitlinien der Deutschen Gesellschaft für Kinder- und Jugendpsychiatrie und -psychotherapie (2000). Die wichtigsten zu erfassenden Daten für die Diagnostik betreffen (vgl. hierzu Tab. 24.**3**):

- Die Suchtanamnese (z.B. Beginn des Substanzkonsums, Substanzwechsel, Konsumfrequenz und -muster, Verlauf des Missbrauchs, körperliche Entgiftungen und Entwöhnungen, Abstinenzphasen, Vernachlässigung früherer Hobbies und Freunde zugunsten der Substanzbeschaffung und des Substanzkonsums, bisherige negative Konsequenzen des Substanzkonsums, kriminelle Aktivitäten, bisherige Strafen wegen

Tabelle 24.**3** Mindestanforderungen an die Diagnostik bei Störungen durch Substanzgebrauch

Informationsquellen
Patient, Eltern, Schule und andere Institutionen (z. B. Jugendamt, Beratungsstellen)

Exploration und Interview
- ausführliche Suchtanamnese,
- psychopathologischer Befund/Komorbidität,
- ausführliche Problemanalyse,
- schulische/berufliche Anamnese,
- Freizeitverhalten und Sozialkontakte,
- Familienanamnese,
- Behandlungsmotivation.

Körperliche Untersuchung
- Gesundheitszustand,
- neurologische Untersuchung.

Apparative, Labor- und Testdiagnostik
- kontrollierte Urin- und Blutproben für Substanznachweis,
- Blutbild und -chemie, HIV-Test,
- Leber-, Pankreas- und Magen-Darm-Trakt-Diagnostik,
- EEG.

Verstoßes gegen das Betäubungsmittelgesetz, Eigentumsdelikte oder aggressive Gewalthandlungen im Zusammenhang mit Drogenkonsum, Auswirkungen auf die Interaktionen in der Familie, in der Gleichaltrigengruppe und auf die schulisch-berufliche Leistung),

- den psychopathologischen Befund einschließlich des Schweregrads der Sucht und die Abklärung komorbider Störungen (z. B. Störungen des Sozialverhaltens, hyperkinetische Störungen, Suizidalität),
- die detaillierte Problemanalyse (z.B. Erfassung der häufigsten Konsumsituationen, Erfassung der Situationsmerkmale, die eng mit dem Wunsch bzw. dem Verlangen nach Substanzkonsum zusammenhängen, Erhebung der Gefühle, Gedanken und Wirkungserwartungen, die dem Konsum vorausgehen, Erfassung der kurzfristig angenehmen Wirkung des Substanzkonsums),
- die schulische bzw. berufliche Anamnese (z.B. aktueller Leistungsstand, Verlauf der Leistungen, Leistungsknick, schulisches und berufliches Versagen, Schuleschwänzen, auffälliges Verhalten in der Schule),
- das Freizeitverhalten und die Sozialkontakte (z. B. Rückzug aus bisherigen sozialen Kontakten, problematische Peergroup, drogenkonsumierende Cliquen, psychosexuelle Gefährdung wie Promiskuität, Frühschwangerschaft und Prostitution),
- die Familienanamnese (z. B. Umgang mit Suchtmitteln, Substanzmissbrauch und -abhängigkeit in der Familie),
- die körperliche Untersuchung (z. B. Zeichen von Verwahrlosung, Zahnstatus, Einstichstellen, gerötete Augen, vegetative Funktionen, gesundheitliche Schäden wie Hepatitis oder HIV),
- die neurologische Untersuchung (z. B. bei Opiatintoxikation: Myosis, Bewusstseinsstörung, Atemdepression, Schläfrigkeit, verwaschene Sprache, Einstichstellen (Arme und Beine), Spritzenabszesse, z. B. bei Kokainintoxikation: Tachykardie, kardiale Arrhythmie, Hypertonie, Pupillenerweiterung) und
- die apparative, Labor- und Testdiagnostik (Alkohol wird über die Atemalkoholkonzentration und die Blutalkoholkonzentration; illegale Drogen wie Opiate, Methadon, Kokain, Cannabinoide, Amphetamine (z.B. Ecstasy) und Beruhigungsmittel (z.B. Benzodiazepine, Barbiturate) werden üblicherweise im Urin nachgewiesen). So sind z. B. Opiate, Kokain und Barbiturate drei Tage, Amphetamine vier Tage, Benzodiazepine bis zu zwei Wochen und Cannabinoide bei chronischem Gebrauch bis zu 30 Tage im Urin nachweisbar. In Ausnahmefällen können diese Stoffe im Serum, Schweiß oder über Haaranalysen nachgewiesen werden. Einsatz finden diese Methoden hauptsächlich bei gutachterlichen Fragestellungen. Die Höhe der Medikamenten- oder Drogenspiegel geben nur ungefähre Hinweise auf die Dauer und Höhe des Konsums.

Für den Bereich des *Alkoholmissbrauchs* liegen mehrere deutschsprachige Fragebögen für Screeningzwecke vor (vgl. Küfner u. Bühringer 1997). Ein geeignetes Verfahren ist vor allem der häufig eingesetzte *Münchner Alkoholismustest* (MALT, Feuerlein et al. 1979), der eine Kombination aus Selbst- und Fremdrating darstellt.

Von Rumpf, Hapke und John (2001) wurde mit dem LAST ebenfalls ein ökonomisches Screeninginstrument zur Diagnostik von Alkoholabhängigkeit und -missbrauch sowie Risikokonsum vorgelegt. Dieses ist vor allem im Rahmen täglicher Routinediagnostik in der medizinischen Versorgung (Allgemeinkrankenhäuser und Arztpraxen) einsetzbar.

Zur Diagnostik der *Nikotinabhängigkeit* kann der Einsatz des *Fagerström-Tests für Nikotinabhängigkeit* (Bleich, Havemann-Reinecke u. Kornhuber 2002) empfohlen werden. Der FTNA ist eine Weiterentwicklung des *Fagerström Tolerance Questionnaire* und erfasst nikotinrelevante Suchtkriterien. Die Selbstbeurteilungsskala ermöglicht auf ökonomische Weise (sechs Items) die Diagnosestellung und Graduierung der Nikotinabhängigkeit, z. B. zur Indikationsstellung für eine Suchttherapie.

Für den Bereich des *Drogenmissbrauchs* gibt es bisher so gut wie keine deutschsprachigen Instrumente (vgl. Küfner u. Bühringer 1997). Ein empfehlenswertes Interview stellt die deutsche Version des *Addiction Severity Index* (ASI) von Gsellhofer et al. (1999) dar. Dieses ermöglicht einen raschen Überblick über die Suchtproblematik eines Patienten und ihrer sozialen und psychischen Folgen. Zur Komorbiditäts- und Differenzialdiagnostik empfiehlt sich die Anwendung eines der etablierten strukturierten oder standardisierten Interviews wie z.B. des SKID-I (Wittchen et al. 1997). Diese müssen unbedingt durch fremdanamnestische Angaben bzw. durch Elterninterviews ergänzt werden.

Prävalenz, Komorbidität und Verlauf von Störungen durch Substanzgebrauch

Prävalenz

Störungen durch Substanzgebrauch gehören zu den am weitesten verbreiteten psychischen Störungen in der Allgemeinbevölkerung (DSM-IV). Die bisherige Datenlage hinsichtlich methodisch befriedigender Prävalenzangaben zu klinisch relevanten Störungen durch Substanzgebrauch ist unzureichend (Perkonigg et al. 1996). So stellt die EDSP-Studie (*Early Developmental Stages of Psychopathology*; Holly et al. 1997, Perkonigg et al. 1997, Wittchen et al. 1998 a) die erste Studie in Deutschland dar, anhand derer eine spezifische Schätzung der Prävalenz von Substanzmissbrauch und -abhängigkeit bei Jugendlichen möglich ist. Bei den befragten 3021 14–24-Jährigen ergaben sich Lebenszeitprävalenzraten (DSM-IV-Diagnosen) von 9,7 % für Alkoholmissbrauch (Männer: 15,1 %, Frauen: 4,5 %, Männer-Frauen-Verhältnis: 3,4:1), 6,2 % für Alkoholabhängigkeit (Männer: 10 %, Frauen: 2,5 %, Männer-Frauen-Verhältnis: 4:1), 2,9 % für Missbrauch illegaler Substanzen (Männer: 4,1 %, Frauen: 1,8 %, Männer-Frauen-Verhältnis: 2,3:1) und 2,0 % für Abhängigkeit von illegalen Substanzen (Männer: 2,5 %, Frauen: 1,6 %, Männer-Frauen-Verhältnis: 1,6:1). Die ermittelte Lebenszeitprävalenz von 15,9 % für Alkoholmissbrauch und -abhängigkeit bzw. von 4,9 % für Missbrauch und Abhängigkeit von illegalen Substanzen ist wesentlich höher, als bisher für diese Altersgruppe geschätzt wurde. Für die 15–24-Jährigen im National Comorbidity Survey in den USA (Kessler et al. 1994) ergaben sich für Alkoholmissbrauch und -abhängigkeit bei den Männern vergleichbare Lebenszeitprävalenzraten (DSM-III-R-Diagnosen) von 25,5 %, für die Frauen hingegen mit 14,6 % wesentlich höhere Raten als in Deutschland. Die Gesamtprävalenz für Missbrauch und Abhängigkeit von illegalen Substanzen fiel in dieser US-Stichprobe mit 7,3 % ebenfalls höher aus als in Deutschland (Warner et al. 1995). Bereits 2,4 % der untersuchten 14–15-Jährigen der EDSP-Studie waren von Störungen durch Alkohol, 1,8 % von Störungen durch illegale Substanzen betroffen. Es zeigte sich auch, dass Jugendliche mit einer Abhängigkeitsdiagnose zwar mehr und öfter Alkohol konsumieren als die Gesamtgruppe der Jugendlichen, dass es aber auch eine Subgruppe von Jugendlichen gibt, die eine DSM-IV-Abhängigkeitsdiagnose bei relativ geringen Trinkmengen erfüllen. Die Autoren schließen aus von ihnen durchgeführten Analysen der Alterskohorten auf eine Zunahme von Alkoholstörungen im frühen Jugendalter. Dabei stellen die Toleranzentwicklung und der Konsum von Alkohol in Situationen mit Gefährdungspotenzial die als erstes auftretenden Auffälligkeiten dar. Essau et al. (1998) berichten in einer vor kurzem vorgestellten Studie bei durchschnittlich 14,3 Jahre alten Bremer Schülern eine sehr hohe Lebenszeitprävalenz von 12,3 % Störungen durch Substanzkonsum. Bei den befragten 1035 12–17-Jährigen ergaben sich Lebenszeitprävalenzraten (DSM-IV-Diagnosen) von 9,3 % für Störungen durch Alkoholkonsum (Jungen: 12,8 %, Mädchen: 6,8 %, Jungen-Mädchen-Verhältnis: 1,9:1), und von 6,4 % für Störungen durch Cannabiskonsum (Jungen: 10,5 %, Mädchen: 3,6 %, Jungen-Mädchen-Verhältnis: 2,9:1). Im Rahmen einer von 1978–1995 durchgeführten prospektiven Längsschnittstudie vom Grundschul- zum frühen Erwachsenenalter mit vier Untersuchungswellen im Alter von 8, 13, 18 und 25 Jahren ergab sich bis zum Alter von 25 Jahren eine Lebenszeitprävalenzrate (ICD-10) von 7,5 % für Störungen durch Substanzkonsum (Ihle et al. 2000) und damit wesentlich niedrigere Raten als in den oben dargestellten Studien jüngerer Alterskohorten. Wie in der EDSP-Studie von Wittchen et al. (1998 b) wurde auch in der Bremer Jugendstudie von Essau et al. (1998 a,b) die Diagnostik mit vollstandardisierten Interviews von Beurteilern mit geringer klinischer Erfahrung durchgeführt, und die Interviewergebnisse wurden keiner klinischen Fallkonferenz zugeführt. Dies und die Erhebung der Lebenszeitprävalenz zu einem Untersuchungszeitpunkt könnten zu einer Überschätzung der wahren Prävalenz der Störungen beitragen. Die Frage einer Zunahme von Störungen durch illegale Substanzen kann daher trotz der belegten Zunahme des Gebrauchs illegaler Drogen anhand der vorliegenden Befunde bisher nur mit Einschränkung beantwortet werden.

Einstiegsalter, Komorbidität und Verlauf

Einige Studien konnten zeigen, dass das *Einstiegsalter* für Substanzgebrauch von entscheidender Bedeutung für den weiteren Verlauf, d.h. für die Persistenz des Substanzgebrauchs (Robins u. Przybeck 1985) und auch für spätere höhere Raten von Substanzgebrauch ist. So konnten Anthony und Petronis (1995) zeigen, dass ein früher Beginn des Substanzgebrauchs (vor dem 13. Lebensjahr) im Vergleich mit einem späteren Beginn (nach dem 17. Lebensjahr) das Risiko für Störungen durch Substanzgebrauch im Erwachsenenalter verdoppelte. Vergleichbare Befunde fanden auch Fleming et al. (1982), Patterson (1992) und Tubman et al. (1990). Robins und McEvoy (1990) leiteten hieraus ab, dass die Verzögerung des Einstiegs in den Substanzkonsum („Just say later") eine wichtige Präventionsstrategie sein könnte. Unabhängig vom Zeitpunkt des Einstiegsalters liegen durchschnittlich 4 Jahre zwischen dem Beginn des Substanzkonsums und dem Störungsbeginn (Anthony u. Petronis 1995).

Andere Studien betonen die entscheidende Bedeutung des Vorhandenseins anderer psychischer Störungen (*Komorbidität*) für den weiteren Verlauf. Die häufigsten komorbiden Störungen sind vor allem Störungen des Sozialverhaltens, hyperkinetische Störungen, Delinquenz, Suizidalität oder parasuizidale Verhaltensweisen, Angststörungen und depressive Störungen (Bukstein et al. 1989, Lewinsohn et al. 1993). Rohde et al. (1996) fanden einen geschlechtsspezifischen Effekt der zeitlichen Abfolge bei depressiven Störungen und Angststörungen. Während diese Störungen bei den Frauen häufiger den Störungen durch Substanzgebrauch vorausgingen, war bei den Männern ihrer Stichprobe die umgekehrte Abfolge häufiger. Längsschnittstudien belegen, dass verschiedene Probleme wie schlechte Schulleistungen und der Abbruch der Schullaufbahn oder auch aggressives und delinquentes Verhalten vor dem Auftreten von Störungen durch Substanzgebrauch gehäuft auftreten (vgl. u.a. Boyle u. Offord 1991, Fergusson et al. 1993). Bei Jugendlichen treten Verhaltensstörungen und wiederholtes antisoziales Verhalten oft zusammen mit Störungen durch psychotrope Substanzen auf (DSM-IV).

Der *Beginn* anderer psychischer Störungen geht dabei meist dem Beginn von Störungen durch Substanzgebrauch voraus. Dies ist vor allem für dissoziale Störungen belegt (vgl. u.a. Elliott et al. 1989, van Kammen u. Loeber 1994), wobei die meisten Studien bisher nur mit männlichen Probanden durchgeführt wurden. Loeber (1988) konnte zeigen, dass die zeitliche Abfolge des Beginns delinquenten Verhaltens vor dem Beginn von Störungen durch Substanzgebrauch doppelt so häufig vorkommt wie die umgekehrte Abfolge. Loeber (1988) nimmt daher an, dass sich der prognostische Effekt des frühen Einstiegsalters vor allem durch ein frühes Einstiegsalter von Kindern und Jugendlichen mit dissozialen Störungen erklären lässt. Daraus lässt sich als besonders wirksame Präventionsstrategie die frühe Intervention bei dissozialen Störungen ableiten. Da Alkohol- und Substanzmissbrauch bei Jugendlichen also im häufigsten Falle als Bestandteil einer bereits bestehenden dissozialen Symptomatik auftreten, ist aufgrund der ungünstigen Prognose beider Symptomkomplexe und der hohen Komorbidität mit weiteren psychischen Störungen und familiären Konflikten eine qualifizierte Diagnostik und Therapie zum frühestmöglichen Zeitpunkt anzustreben, um gravierende, z.T. unumkehrbare Fehlentwicklungen (Schulausschluss, Abgang ohne Abschluss, Kriminalität, Vorstrafen) zu verhindern. Zahlreiche Studienbefunde sprechen für eine zeitliche Entwicklung des Drogenkonsums beginnend mit dem Konsum legaler Drogen, gefolgt von Cannabis und schließlich harten Drogen (Kraus et al. 1998), ohne dass es sich dabei um einen zwangsläufigen Ablauf handelt. Allerdings endet der problematische Alkohol- und Drogenkonsum bei den meisten Jugendlichen beim Übergang ins frühe Erwachsenenalter (Silbereisen 1995). Mit der Bewältigung jugendlicher Entwicklungsaufgaben kommt es häufig zu einem veränderten Konsumverhalten, zur Reduktion oder zur Einstellung des Konsums. Franzkowiak (1996) sieht demnach das Erlernen des verantwortungsvollen Umgangs mit Alkohol und anderen psychoaktiven Substanzen als eine der Aufgaben an, die im Jugendalter bewältigt werden müssen.

Risiko- und Schutzfaktoren

Nach den bisherigen Forschungsbefunden stellt sich riskantes Konsumverhalten als mögliches Ergebnis einer Vielzahl von Einflussfaktoren dar (Hawkins et al. 1992). Zur Erklärung des Substanzmissbrauchs werden biologische, soziale und individuumbezogene Risikofaktoren herangezogen (Dierker et al. 1996, Hawkins et al. 1992). Unter *Risikofaktoren* verstehen wir Vorboten von Alkohol- und Drogenproblemen. Diese treten vor Auftreten der Störung auf und sind statistisch mit einer erhöhten Wahrscheinlichkeit des Missbrauchs im Vergleich zu einer unbelasteten Kontrollgruppe verbunden. Im Folgenden werden wir eine Übersicht über die bisher zum Thema durchgeführten Studien und ihrer Ergebnisse geben. Zu den bedeutsamsten *Risikofaktoren für Substanzmissbrauch* und -abhängigkeit zählen (Tab. 24.**4**).

Dabei ist darauf hinzuweisen, dass es bisher nur wenige gesicherte Erkenntnisse hinsichtlich der relativen Wichtigkeit, der Spezifität und der Interaktion von verschiedenen Risikofaktoren bei der Entstehung von Störungen durch Substanzgebrauch gibt. Außerdem ist darauf hinzuweisen, dass nicht nur Ergebnisse dargestellt sind, die einer stringenten und methodisch sauberen Definition von Risikofaktoren Genüge tun (vgl. hierzu z. B. Kazdin et al. 1997). Im vorliegenden Überblick werden daher Korrelate, Marker und (kausale) Risikofaktoren unter dem Begriff *Risikofaktoren* subsumiert. Es ist davon auszugehen, dass einzelne Faktoren nicht isoliert wirksam werden, sondern dass die Risikokumulation von entscheidender Bedeutung ist (Hawkins et al. 1992).

Biologische Risikofaktoren

Zwillings- und Adoptionsstudien neueren Datums konnten zeigen, dass *genetische Faktoren* vor allem bei Alkoholabhängigkeit (vgl. u. a. Pickens et al. 1991) signifikant zur Varianzaufklärung beitragen. Die Wahrscheinlichkeit, dass ein Familienangehöriger einer alkoholabhängigen Person selbst eine Alkoholabhängigkeit entwickelt, ist mehr als 3-mal so hoch wie das Risiko eines unbelasteten Familienmitglieds (Lachner u. Wittchen 1995, Maier et al. 1994, Merikangas et al. 1994). Dabei sind verschiedene Wirkungsmechanismen denkbar. Kinder können mit ihrer biologischen Ausstattung gewisse Faktoren erben, die sie direkt (z. B. Drogenstoffwechsel) oder indirekt (Temperament, psychische Störung) für den Substanzmissbrauch prädisponieren.

Tabelle 24.**4** Risikofaktoren für Substanzmissbrauch und -abhängigkeit

- **Biologische Faktoren**
  - genetische Faktoren,
  - Verringerung der P 300-Amplitude im EEG,
  - Verringerung des Monoaminoxidase-B-Aktivitätsniveaus.
- **Soziale und umweltbezogene Faktoren**
  - Substanzgebrauch durch Eltern/Geschwister,
  - gestörte Eltern-Kind-Beziehung/geringe Bindung,
  - Scheidung der Eltern/familiäre Konflikte,
  - psychische Störungen der Eltern,
  - fehlende soziale Kontrolle,
  - Substanzgebrauch durch Freunde,
  - sozialer Kontext: Verfügbarkeit von Drogen, Gesetze und Normen.
- **Individuumbezogene Faktoren**
  - geringes Selbstwertgefühl,
  - Mangel an Problemlösefähigkeiten,
  - emotionale Labilität, Impulsivität, geringe Frustrationstoleranz,
  - psychische Störungen als Vorläufer,
  - frühes Einstiegsalter in Substanzkonsum,
  - individuelle Einstellungen: Nonkonformität, Rebellion, Hedonismus.

Als derzeit wichtigste Forschungsstrategien bei der Suche nach genetischen Markern seien an dieser Stelle die Kopplungs- oder Linkage-Studien (z. B. Greenspan et al. 1995) und die Assoziationsstudien (z. B. Devor 1994) genannt. Die Wirkungsweise der Übertragung von Substanzgebrauch innerhalb der Familie ist bisher jedoch ungeklärt (Merikangas 1990). Alle wichtigen Zwillings- und Adoptionsstudien stimmen jedoch darin überein, dass *Umweltfaktoren* ebenfalls eine große Rolle spielen.

In einer Vielzahl von EEG-Studien wurden verringerte *P 300-Amplituden* (eine als endogene Komponente bekannte Reizantwort im evozierten EEG-Potenzial) bei chronisch Alkoholabhängigen und auch deren nicht erkrankten Kindern gefunden (Begleiter et al. 1984, Steinhauer u. Hill 1993). Die Ergebnisse einer Metaanalyse von 22 Studien (Polich et al. 1994) sprechen dafür, dass die Variation der P 300-Amplitude interindividuelle Unterschiede kognitiver und psychopathologischer Faktoren abbildet, die genetisch determiniert sein könnten (vgl. hierzu auch Porjesz u. Begleiter 1991). Allerdings ist bisher noch unklar, ob diejenigen Risikopersonen, die reduzierte Amplituden aufweisen, auch tatsächlich Störungen entwickeln. Auch weisen die Ergebnisse von Polich et al. (1994) auf die fehlende Spezifität dieses Befundes hin.

Als eines der möglichen *Kandidatengene* für Alkoholismus wurde die Monoaminoxidase-B-(MAOB)-Aktivität, ein Enzym, das eine wichtige Rolle im Metabolismus verschiedener Gehirnneurotransmitterstoffe spielt, identifiziert (Devor 1994). Mehrere Untersuchungen an Alkoholabhängigen sowie deren Kindern fanden zumindest tendenziell ein geringeres Aktivitätsniveau der MAOB. Ein abweichendes Aktivitätsniveau der MAOB tritt jedoch nicht nur bei Alkoholstörungen, sondern auch bei verschiedenen anderen psychischen Störungen auf (Buchsbaum et al. 1976, Tarter et al. 1985), so dass die Spezifität dieses Maßes ebenfalls zu bezweifeln ist.

Soziale und umweltbezogene Risikofaktoren

Die familiale Umwelt kann das Verhalten entweder direkt (Modell für Substanzgebrauch und -missbrauch) oder indirekt (Streit in der Ehe der Eltern oder Scheidung, Gewalterlebnisse) beeinflussen. Diese Faktoren können die Vulnerabilität für Substanzmissbrauch erhöhen. Über den Einfluss *elterlichen Konsumverhaltens* liegt eine Reihe von Studien vor. Alkoholabhängigkeit und der Gebrauch illegaler Drogen bei den Eltern erhöht das Risiko für Störungen durch Substanzgebrauch bei den Kindern (vgl. u. a. Duncan et al. 1998). Auch zwischen dem elterlichen Marihuanakonsum und dem Gebrauch von illegalen Drogen bei deren Kindern gibt es eine positive Beziehung (Hops et al. 1996).

Die Wahrscheinlichkeit, dass das Kind später einmal Drogen nimmt, steigt mit der Anzahl von Alkohol- und Drogenkonsumenten in der Familie. Raucht ein Mitglied des Haushaltes, so verdoppelt sich die Wahrscheinlichkeit, dass das Kind ebenfalls rauchen wird. Auch *ältere Geschwister* spielen eine große Rolle. Needle et al. (1986) fanden, dass ältere Geschwister als Modell für Drogenmissbrauch einen stärkeren Einfluss als elterliche Modelle hatten.

Auch die *Qualität der Eltern-Kind-Beziehung* und *familienstrukturelle Merkmale* können den Substanzgebrauch Jugendlicher direkt oder indirekt beeinflussen (vgl. u. a. Hoffmann 1993, 1995). So kann durch Faktoren wie die Scheidung der Eltern oder ein geringes Ausmaß an Eltern-Kind-Bindung die Wahrscheinlichkeit des Kontaktes mit drogenkonsumierenden Gleichaltrigen und des initialen oder fortgesetzten Konsums von Cannabis erhöht werden. Mangelnde Wärme zusammen mit überbehütend-kontrollierendem Verhalten der Eltern gilt ebenfalls als Risikofaktor für jugendlichen Alkohol- und Marihuanakonsum (Johnson u. Pandina 1991).

Ein weiterer bedeutsamer Risikofaktor ist die *elterliche Psychopathologie*. So fanden Wittchen et al., dass elterliche Angststörungen mit einem 3–4-fachen Risiko, elterliche depressive Störungen mit einem etwa 2-fachen Risiko zur Entwicklung von Alkoholabhängigkeit bei Kindern assoziiert sind.

Andere Forscher berichten, dass der Substanzmissbrauch vor allem mit *fehlender sozialer Kontrolle* einhergeht (Elliott et al. 1989, Jessor u. Jessor 1977). So fanden z. B. Block et al. (1988), dass ein elterlicher Laissez-faire-Erziehungsstil ein signifikanter Prädiktor für den Drogenkonsum jugendlicher Mädchen ist. In der Studie von Johnson und Pandina (1991) zeigte sich ein höherer Alkohol- und Marihuanagebrauch bei fehlender elterlicher Kontrolle, aber auch bei einer zu strengen und inkonsistenten Bestrafung, die eine Orientierung auf andere Bezugsgruppen bewirkt.

In der Adoleszenz gewinnt die *Gleichaltrigengruppe* gegenüber den Eltern deutlich an Einfluss. Ein zunehmender Wunsch nach Autonomie und Selbstbestimmung ist für dieses Entwicklungsstadium charakteristisch (Simmons u. Blyth 1987). Gleichaltrige stellen wichtige emotionale und funktionale Unterstützungsquellen dar, können aber auch eine entscheidende Rolle bei der Entwicklung von Devianz und Drogenmissbrauch spielen (Kandel 1980). Der Anschluss an eine alkohol- und drogenkonsumierende Gleichaltrigengruppe gilt als einer der am besten belegten Prädiktoren für Drogenkonsum (Hoffmann 1993, Hundleby u. Mercer 1987, Kandel 1980). Gleichaltrige fungieren vor allem dann als Verhaltensmodell, wenn die Eltern keine Alkohol- und Drogenkonsumenten sind (Quine u. Stephenson 1990). Die Aufnahme des Konsums von legalen und illegalen Drogen findet überwiegend in der Gleichaltrigengruppe statt (Lachnit u. Kampe 1996, Silbereisen 1995). Dabei können Selektionsprozesse wirksam werden, aufgrund derer sich häufig Jugendliche zusammenfinden, die ohnehin schon durch eine hohe Risikobelastung, beispielsweise durch eigene Verhaltensprobleme oder eine geringe familiäre Bindung gefährdet sind. Erst dann kommt der Drogen- und Alkoholkonsum als weitere Normüberschreitung hinzu (Kandel 1985).

Als weitere Risikofaktoren werden *Gesetze und Normen*, die Suchtverhalten begünstigen, die Verfügbarkeit von Substanzen sowie der sozioökonomische Status diskutiert und erforscht. Cook und Tauchen (1982) konnten zeigen, dass die Erhöhung der Alkoholsteuer zu einer sofortigen und jähen Abnahme des Alkoholverbrauchs und der leberzirrhosebedingten Sterberate führte. Ein Absenken des Mindestalters für legalen Alkoholkonsum führte hingegen zu einer Zunahme jugendlichen Trinkens in Verbindung mit Autofahren und Verkehrsunfällen Jugendlicher, während eine Erhöhung zur Abnahme des Fahrens in alkoholisiertem Zustand und dadurch herbeigeführten Todesfällen führte (Cook u. Tauchen 1984, Saffer u. Grossmann 1987).

Einige Studien beschäftigten sich mit der *Verfügbarkeit von Substanzen.* So konnten Gorsuch und Butler (1976) zeigen, dass mit der Verfügbarkeit von Alkohol der Verbrauch, die konsumierte Alkoholmenge und der Missbrauch ansteigen. Maddahian et al. (1988) zeigten, dass durch die Verfügbarkeit von Alkohol, Zigaretten und illegalen Drogen der Verbrauch dieser Substanzen bei Jugendlichen ansteigt, sogar nachdem die Geldmenge kontrolliert wurde, die den Probanden zur Verfügung stand. Dembo et al. (1985) zeigten jedoch, dass die Verfügbarkeit kein hinreichender Prädiktor für Substanzmissbrauch ist. Der Einfluss der Verfügbarkeit ist abhängig von anderen Umgebungsvariablen, besonders von Substanzmissbrauch in der Gleichaltrigengruppe.

Hinsichtlich der Bedeutung des *sozioökonomischen Status* liegen widersprüchliche Ergebnisse vor. Während z.B. Kleiber und Soellner (1998) oder Bachman et al. (1981) eine leichte positive Korrelation zwischen elterlichem Bildungsstand und Cannabiskonsum fanden, berichten z.B. Höfler et al. (1999) oder Wills et al. (1995), dass ein niedrigerer sozioökonomischer Status mit einer höheren Konsumrate zusammenhängt. Nur wenn die Armut extrem ist und im Zusammenhang mit Verhaltensproblemen in der Kindheit erscheint, zeigt sich ein ansteigendes Risiko für späteren Alkoholismus und für Drogenprobleme.

Personbezogene Risikofaktoren

Jugendliche mit einem *geringen Selbstwertgefühl* sind einem bedeutend höheren Risiko ausgesetzt, Substanzen zu gebrauchen (Höfler et al. 1999, Kaplan 1980). Auf die Bedeutung von Selbstwirksamkeit und Bewältigungskompetenzen wird im wegweisenden Modell des Rückfallprozesses von Marlatt und Gordon (1985) eingegangen. Eine geringe Selbstwirksamkeit geht demnach mit Rückfällen und eine hohe Selbstwirksamkeit mit Abstinenz einher. Auch *emotionale Labilität, Impulsivität, geringe Frustrationstoleranz* sowie *Aggressivität* während der Kindheit sind als Risiken für den Missbrauch von Alkohol im Jugendalter bekannt (Block et al. 1988, Kellam et al. 1983, Pulkkinen u. Pithauen 1994). Ebenso gebrauchen Jugendliche mehr Alkohol und Drogen, die ein hohes *Bedürfnis nach Stimulation* gepaart mit geringer Angstvermeidung aufweisen (Zuckerman 1994, Cloninger et al. 1988). Weitere Studien zeigten, dass *mangelnde Problemlösefertigkeiten* mit Substanzkonsum zusammenhängen (Kandel 1980, Lachnit u. Kampe 1992). Andererseits sind jedoch auch ängstlich-verschlossene und sensitive leicht verletzliche Persönlichkeiten mit geringer Frustrationstoleranz häufig unter den Drogenkonsumenten zu finden (Steinhausen 2000).

Oft stellt der Substanzkonsum einen *Versuch der Selbstbehandlung* von Angst, Hemmung, Kontaktschwäche, Stimmungslabilität und vereinzelt auch von Psychosen dar (Steinhausen 2000, Walter et al. 1991). Es existieren zahlreiche Studien, die einen Zusammenhang von Substanzmissbrauch und anderen psychischen Störungen fanden (vgl. u.a. Anthony u. Helzer 1991, Bukstein et al. 1989, Kleiber u. Kovar 1998). In zahlreichen Studien konnte die große prädiktive Bedeutung von *Störungen des Sozialverhaltens* (Robins u. McEvoy 1990, Windle 1993) sowie *Aufmerksamkeits- und Hyperaktivitätsstörungen* (Wilens u. Biedermann 1993, Windle 1993, Mannuzza et al. 1991) für problematischen Substanzgebrauch im Jugendalter nachgewiesen werden. Dabei gibt es zahlreiche Belege dafür, dass die meisten hyperaktiven Kinder, die später Drogen missbrauchen, entweder vor oder zusammenfallend mit dem Beginn des Substanzmissbrauchs eine Verhaltens- bzw. oppositionelle Störung aufwiesen (Gittelman et al. 1985).

Merkmale wie *mangelnde Leistungsorientierung* und *mangelndes akademisches Interesse* sowie *Schulleistungsschwächen* werden immer wieder im Zusammenhang mit Drogenkonsum diskutiert (Hurrelmann 1995). Dabei ist beim derzeitigen Wissensstand davon auszugehen, dass diese Probleme eher als komorbide Probleme bei vorhandenen Störungen des Sozialverhaltens (zusammen mit Schuleschwänzen und nächtlichem Wegbleiben) auftreten, als dass sie einen eigenständigen Erklärungswert für Störungen durch Substanzgebrauch aufweisen. Personen, die auch noch im Erwachsenenalter Schwierigkeiten mit dem Umgang mit Substanzen haben, zeigten bereits während der Kindheit Anpassungsstörungen und dissoziales Verhalten (Moffitt 1993). Ein anderer Transmissionspfad führt von depressiven Störungen und

Angststörungen der Eltern über zeitlich vorangehende Angstsyndrome der Kinder zur Entwicklung von Substanzmissbrauch und -abhängigkeit (Merikangas et al. 1992, Wesner 1990).

Knop et al. (1993) zeigten in einer prospektiven Längsschnittstudie über 30 Jahre eine spezifische Verbindung zwischen Angst in der Kindheit und der späteren Entwicklung von Alkoholismus. In einer Studie von Lewinsohn et al. (1995) erhöhten neben den externalisierenden Störungen auch internalisierende Störungen (v.a. bei Mädchen) das Risiko für spätere Störungen durch Substanzkonsum. Höfler et al. (1999) berichten eine erhöhte Auftretenswahrscheinlichkeit gewohnheitsmäßigen Cannabiskonsums bei Vorhandensein von affektiven Störungen.

Der *frühe Einstieg* in den Konsum und der *Beikonsum* anderer Drogen sind bedeutsame Prädiktoren für chronischen Substanzkonsum und Substanzmissbrauch bzw. -abhängigkeit (Höfler et al. 1999, Hurrelmann 1995, Lachnit u. Kampe 1996). Ein Einstieg in den Drogenkonsum vor dem 15. Lebensjahr erhöht die Wahrscheinlichkeit für spätere schwere Drogenprobleme. Ebenso korreliert früher Drogenkonsum mit späterer Alkoholabhängigkeit und antisozialer Persönlichkeitsstörung (Robins u. Przybeck 1985).

Die Diskussion über personale Einflussfaktoren auf den Konsum illegaler Substanzen bezieht auch den *Bereich individueller Einstellungen* wie Nonkonformität, Rebellion und Unabhängigkeit ein (z.B. Kleiber u. Soellner 1998, Steinhausen 2000), wobei aufgrund der querschnittlichen Studienbefunde die Frage nach Ursache und Wirkung offen bleibt. So fanden z.B. Jessor et al. (1986) einen positiven Zusammenhang von Marihuanakonsum mit Merkmalen wie einer geringen Bindung an Schule und Kirche, einer kritischen Haltung gegenüber der Gesellschaft und einer größeren Toleranz gegenüber Normverletzungen. Hedonistische Orientierungen wie z.B. der Wunsch, Spaß zu erleben bzw. nach jugendtypischer Ungebundenheit zeigten sich ebenfalls als Prädiktor einer erhöhten Suchtgefährdung (Kleiber u. Soellner 1998, Lachnit u. Kampe 1996).

Schutzfaktoren

Bei der längsschnittlichen Untersuchung von Risikopopulationen konnten immer wieder Subgruppen identifiziert werden, die trotz extremer Risikobelastung einen günstigen Entwicklungsverlauf nahmen, d.h. keine Störungen entwickelten (z.B. Werner u. Smith 1982). Es wird angenommen, dass es Merkmale gibt, die die Effekte des vorhandenen Risikos moderieren und dadurch bei Risikopersonen die Verletzlichkeit (Vulnerabilität) reduzieren, die Widerstandsfähigkeit (Resilienz) steigern und sie vor Entwicklungsstörungen schützen. Diese Faktoren bezeichnet man als *protektive* oder auch *Schutzfaktoren*. Sie lassen sich in Merkmale des Kindes (z.B. positive Temperamentsmerkmale, positives Selbstwertgefühl), Merkmale der Familie (z.B. Modelle positiver Bewältigung), Merkmale der Eltern-Kind-Beziehung (z.B. besonders gute emotionale Beziehung, besonders hohes väterliches Engagement) und Merkmale des Umfelds (positive Freundschaftsbeziehungen, positive Kindergarten- und Schulerfahrungen) einteilen.

Die Probleme der Definition von Schutzfaktoren und der Abgrenzung von Risikofaktoren werden ausführlich von Laucht et al. (1997) diskutiert. Es ist nicht verwunderlich, dass auch für den Bereich des Substanzkonsums nach Faktoren geforscht wird, die Risikokinder vor Drogenproblemen schützen. So fanden Brook et al. (1996) *zwei Mechanismen*, durch die protektive Faktoren das Risiko für den Drogengebrauch von Heranwachsenden reduzieren können. Beim ersten Mechanismus werden Risikofaktoren durch protektive Faktoren in ihren Auswirkungen moderiert. So wird beispielsweise der Risikofaktor der Angehörigkeit zu einer drogenkonsumierenden Gleichaltrigengruppe durch eine besonders starke Bindung zwischen Eltern und Kind moderiert. Beim zweiten Mechanismus potenziert ein protektiver Faktor einen anderen und stärkt dadurch dessen Effekt. So konnte durch eine besonders enge Vater-Kind-Bindung der Effekt der Faktoren eheliche Harmonie und positive mütterliche Charakteristiken noch gesteigert werden. Weitere Befunde zeigten, dass Kinder mit hoher Stressbelastung durch chaotische Familienverhältnisse mithilfe eines externen, unterstützenden Systems gestärkt werden konnten. Widerstandsfähige Kinder entwickeln dabei ein großes Repertoire an Problemlösungsstrategien und glauben an ihre Selbstwirksamkeit. Nach neueren systemischen Familientheorien werden eine hohe emotionale Verbundenheit und zugleich hohe Autonomie unter Familienmitgliedern als zentrale Variablen günstiger Entwicklung angesehen.

Die wichtigsten bisher diskutierten *Schutzfaktoren* für Substanzmissbrauch und -abhängigkeit sind (Tab. 24.**5**).

Die bisherigen Ergebnisse in Bezug auf Schutzfaktoren vor Störungen durch Substanzgebrauch geben wichtige erste Anhaltspunkte, welche Faktoren beim Kind, der Familie und beim außerfamiliären Unterstützungssystem besonders vielversprechende Ansatzpunkte für präventive Bemühungen darstellen.

Prävention und Behandlung von Störungen durch Substanzgebrauch

Bisheriger Schwerpunkt der Forschung und Arbeit an dem Drogenproblem war die Entwicklung und Erprobung von verschiedenen Formen der Behandlung von bereits Abhängigen. Es zeigte sich, dass es viele Methoden gibt, mit denen Abstinenz erreicht werden kann. Das größte Problem und die größte Herausforderung ist jedoch die dauerhafte Aufrechterhaltung der Abstinenz. In den letzten Jahren hat sich daher ein verstärktes Bemühen um primärpräventive Strategien entwickelt (Schmitt-Rodermund 1999). Angesichts der vorhandenen Enttäuschung über mangelnde Langzeiteffekte von Behandlungen, dem zunehmenden Bewusstwerden für hohe Kosten im Gesundheitsbereich und der geringen Kapazität der bestehenden Behandlungsangebote sind diese Bemühungen uneingeschränkt zu begrüßen. Die primäre Prävention sollte als Interventionsstrategie die erste Präferenz erhalten.

Tabelle 24.**5** Schutzfaktoren für Substanzmissbrauch und -abhängigkeit

- **Soziale und umweltbezogene Faktoren**
  - gutes Verhältnis zu den Eltern (Vertrauen, Unterstützung in schwierigen Situationen),
  - Freundschaften zu Gleichaltrigen (Vertrauen, emotionale Unterstützung, positive Modelle),
  - geringe Belastungen/Stress durch die schulische Umwelt (gutes Schul- und Klassenklima, vertrauensvolle und mitmenschliche Beziehungen zu den Lehrern).
- **Individuumbezogene Faktoren**
  - hohes Maß an Selbstwertgefühl („sich so annehmen wie man ist"),
  - hohes Maß an Eigenaktivität („sich selbst beschäftigen können"),
  - realistische Selbsteinschätzung („positive Seiten und Grenzen erkennen"),
  - Verfügbarkeit eines flexiblen Bewältigungsrepertoires (Stress- und Alltagssituationen),
  - gute Beziehungs- und Konfliktfähigkeit.

Prävention

Die Identifikation protektiver Prozesse hat unmittelbare Relevanz für risikobezogene Drogenprävention. Zielsetzungen der risikobezogenen Prävention können durch die Verbindung von Risikoreduktion und die Steigerung protektiver Faktoren erreicht werden. Daher sollte Prävention nicht nur darauf abzielen, Risikofaktoren zu minimieren, sondern immer versuchen, die Aufmerksamkeit auch auf protektive Faktoren zu richten und dadurch positive Effekte zu steigern. Um besonders wirksam zu sein, muss eine Präventionsstrategie daher bei den Faktoren ansetzen, die an der Entstehung von Drogenmissbrauch beteiligt sind. Es ist heute unstrittig, dass der Prävention die zentrale Rolle bei der Bekämpfung des Suchtmittelkonsums zukommen muss. Die Prävention ist im allgemeinen auf die Verhütung jedweden Drogenkonsums – ob illegal oder legal – gerichtet.

Man ist sich heute einig, dass eine umfassende Suchtprävention bei Kindern und Jugendlichen sowohl Maßnahmen zur *Förderung von Lebenskompetenzen* als auch Maßnahmen zur *Steigerung des Gesundheitsbewusstseins* als wirksames Gewicht gegen die Gefahr des Drogenkonsums beinhalten sollte (Bundesministerium für Gesundheit 2000).

Suchtprävention ist eine Aufgabe, der sich Familien, Eltern, Kindergärten und -tagesstätten und Schulen stellen müssen. Für eine wirkungsvolle Prävention bedarf es einer konstruktiven Zusammenarbeit zwischen Gesundheitswesen, Sozialhilfe, Bildungswesen und Justiz auf kommunaler, regionaler, nationaler und (zumindest) europäischer Ebene.

Auf eine Darstellung des programmatischen und konzeptionellen Handlungsrahmens in Deutschland (z.B. Nationaler Rauschgiftbekämpfungsplan, Leitlinien für die Prävention von Missbrauchsverhalten, Prinzipien der primären Suchtprävention) und der Strukturen der Suchtprävention (Bundes-, Länder- und EU-Ebene) wird an dieser Stelle verzichtet. Eine aktuelle Kurzübersicht hierzu findet sich bei Nöcker und Grundmann (1999).

Im Folgenden möchten wir auf *aktuelle Präventionsansätze im Vorschulalter* eingehen. Dabei orientieren wir uns unter anderem an der Übersichtsarbeit von Hawkins et al. (1992).

Wenn Drogenmissbrauch und die damit verbundenen sozialen und gesundheitlichen Probleme bei Kindern mit hohem Risiko verhindert werden sollen, scheint es demnach wichtig, Präventionsstrategien anzuwenden, die auf Risikofaktoren abzielen, die bereits in der frühen Kindheit auftreten und verschiedene Präventionsstrategien kombinieren.

Suchtprävention im Kindesalter

Mit der zunehmenden Ausrichtung auf primärpräventive Strategien rücken zunehmend Kinder – bereits im Vorschulalter – in den Blickpunkt der Maßnahmeplanungen (Nöcker u. Grundmann 1999). Die inhaltliche Ausrichtung dieser Maßnahmen ist dabei auf das *Lernen allgemein gesundheitsfördernder Verhaltensweisen* und die *Entwicklung von psychischer Stärke* ausgerichtet. Einen Überblick über die in Deutschland durchgeführten Maßnahmen gibt Kammerer (1999). In den USA wurden hingegen auch Risikopopulationen in Präventionsprogrammen berücksichtigt (Hawkins et al. 1992). Die Nützlichkeit vieler dieser Ansätze ergibt sich daraus, dass sie auf Risikofaktoren abzielen, die bei verschiedenen Störungen wie Drogenmissbrauch, Störungen des Sozialverhaltens und Delinquenz von prädiktiver Bedeutung sind. In einigen der Studien gelang es, zusätzlich protektive Faktoren in Risikopopulationen zu erhöhen. Die meisten dieser Ansätze beruhen auf dem *sozialen Entwicklungsmodell* (Farrington u. Hawkins 1991). Dieses Modell betont die Rolle von sozialen Bindungen an Familie, Kindergarten, Schule und Gleichaltrigengruppe als Schutz gegen die Entwicklung von Problemverhalten und Drogenmissbrauch. Nach dem sozialen Entwicklungsmodell kann die Bindung an eine soziale Einheit dadurch gestärkt werden, dass dem Heranwachsenden die Gelegenheit zur Beteiligung an dieser Einheit geboten wird und er von ihr Bestätigung erfährt. Dieser Interventionsansatz kann in jeder sozialen Einheit Anwendung finden, an der das Kind beteiligt ist. Um bei schon von Kindheit an Auffälligen Primärprävention gegen den Missbrauch von Substanzen betreiben zu können, muss bereits zu einem sehr frühen Zeitpunkt begonnen werden (Moffitt 1993, Shedler u. Block 1990).

Suchtprävention im Jugendalter

Die Schule ist nach wie vor der wichtigste Ort für Präventivmaßnahmen, um die Mehrheit der Kinder zu erreichen (Hansen 1992, Montagne u. Scott 1993). Eine entsprechende Ausbildung der Lehrer und die Einbindung der Eltern sind hier besonders zu fordern und zu fördern (EMCDDA 1999).

Primärprävention des Missbrauchs von Alkohol und Drogen bei Jugendlichen mit normaler Risikobelastung richtet sich auf das *Hinauszögern des Beginns* bzw. auf die *vollständige Vermeidung* (Schmitt-Rodermund 1999).

Im Fall von Alkohol geht es um den *verantwortungsvollen Umgang* damit (Botvin 1996, Hamburg 1997). Wirksame Maßnahmen bestehen in der Verringerung von Risiken bzw. im Aufbau eines wirksamen Schutzes, der selbst in Anwesenheit von Risiken den Missbrauch verhindern könnte. Präventionsprogramme sollten Jugendlichen Werkzeuge in die Hand geben, mit deren Hilfe sie ihre Entwicklungsaufgaben leichter bewältigen können.

Einige der bisher erfolgreichsten Präventionsansätze wurden im schulischen Kontext durchgeführt, so z. B. das *Training der sozialen Kompetenz bei sozial abgelehnten bzw. bei aggressiven Kindern*. Diese Methode wurde bei verschiedenen Populationen in unterschiedlichen Versionen von unterschiedlicher Dauer angewandt.

Viele Studien fanden positive Wirkungen auf das interpersonelle Verhalten, eine große Auswirkung auf die Bereitschaft, in Problemsituationen nicht zur Droge zu greifen und auf die Stabilität der Intention, keine Drogen mehr zu nehmen. Vergleichsstudien zeigen, dass sich ein 9-wöchiges Training in der vierten Klasse signifikant auf einen geringeren Drogengebrauch in den Klassen 5–12 auswirkt (Kim et al. 1989).

Ein weiterer Ansatzpunkt ist die *Unterstützung der akademischen Leistungsfähigkeit* bei Problemverhalten in der Schule und geringer Schulbindung.

Die *Veränderung der Unterrichtsmethoden* zu interaktivem, kooperativen Unterricht führte zu besseren Schulleistungen, einer höheren Bindung an Schule und Mitschüler und zu weniger Schulausschlüssen (Hawkins u. Lam 1987).

Inwiefern die starken Auswirkungen auf die Risikofaktoren den Drogenmissbrauch beeinflussen ist bisher jedoch noch nicht belegt und bedarf weiterer Untersuchungen. Die eindrucksvollsten

Effekte erzielten bisher Präventionsprogramme, die *auf mehreren Interventionsebenen* durchgeführt wurden.

Ein Beispiel für ein solches Programm ist der auf die *Gemeinde* ausgedehnte Ansatz von Pentz et al. (1989). Hier konnte nach einer 2-jährigen Intervention der Gebrauch von Alkohol, Zigaretten und Marihuana auch bei Risikopersonen deutlich gesenkt werden.

Einen besonders vielversprechenden und mehrmals erfolgreich evaluierten Ansatz stellen die *Life-Skills-Programme* dar (vgl. u.a. Botvin et al. 1990). Ein solches Programm enthält i.d.R. zwei übergreifende Programmpunkte: einerseits die Erweiterung und Verbesserung persönlicher Fertigkeiten, die nicht mit dem Gebrauch von Drogen verbunden sind (z.B. Verbesserung der Kommunikations- und Problemlösekompetenz) und andererseits die Verbesserung von Fähigkeiten, die speziell mit dem Gebrauch von Substanzen zusammenhängen (Kompetenzen, die sich direkt auf Wissen und Einstellungen gegenüber Alkohol und Drogen beziehen oder auch dem Druck von Gleichaltrigen widerstehen können). In den bisher vorliegenden deutschen Untersuchungen konnten jedoch die Befunde von Botvin et al. (1990) nicht in der erwarteten Form repliziert werden (Kröger u. Hanewinkel 1996, Leppin et al., 1994, Petermann et al. 1997). Vieles spricht dafür, dass in den bisherigen Studien mit der Intervention zu spät begonnen wurde. So war ein Interventionsbeginn bei jüngeren Teilnehmern (ca. fünfte Klasse) bedeutend erfolgreicher als bei älteren (Leppin et al. 1994).

Als besonders vielversprechend werden derzeit *Peer-to-Peer-Ansätze* angesehen (Bundesministerium für Gesundheit 2000, EMCDDA 1999), wie sie z.B. im Bereich der Technoszene existieren. Die derzeit in Deutschland initiierten Projekte haben ganz unterschiedliche Herangehensweisen. So steht z.B. beim Projekt „eve and rave“ in Köln der „safer use“ im Vordergrund, wohingegen das Projekt „mind zone“ in Bayern eine klare „Clean-Botschaft“ vermitteln möchte (Nöcker u. Grundmann 1999). Eine Übersicht über internationale Ansätze der Suchtprävention findet sich unter anderem bei Kolip (1999). Der aktuelle Wissensstand ist in der Expertise von Bühler und Kröger (2006) dargestellt.

Allgemeine Behandlungsprinzipien

Die Behandlung und Rehabilitation richtet sich auf die Schäden, die durch den Substanzkonsum selbst verursacht sind, die Entzugssymptome, die psychische Abhängigkeit und die primären Ursachen bzw. Begleitstörungen und Lebenskonflikte des Patienten (Warnke 1997). Die Behandlung muss *individuell* erfolgen, d.h., sie muss auf die spezifische Problemlage und deren Schweregrad zugeschnitten sein.

Vor Einleitung einer psychotherapeutischen Maßnahme ist in jedem Falle zunächst abzuklären, ob die Sicherung des Überlebens, die Verhinderung schwerer körperlicher Folgeschäden, die Sicherung der sozialen Umgebung gegen Beeinträchtigungen bzw. die Verhinderung sozialer Desintegration einer *vorrangigen Intervention* bedürfen (Lindenmeyer 1999). Zur Klärung der Notwendigkeit einer primären medizinischen Versorgung sollte der Patient zunächst einem Arzt vorgestellt werden. Bei akuter Suizidalität oder substanzinduzierten Psychosen ist eine Überweisung in eine psychiatrische Behandlung indiziert. Neben dem System der medizinischen Überlebenshilfen muss ein *integriertes Versorgungssystem* auch psychosoziale Überlebenshilfen enthalten (Steinhausen 2000). Hierzu zählen die Vermittlung von Wohn- und Schlafplätzen, die der individuellen Belastbarkeit angepasste Arbeitsvermittlung oder auch die mit den AIDS-Erkrankungen verbundene Hygiene- und Sexualberatung. An dieser Stelle muss darauf hingewiesen werden, dass sich aufgrund der spezifischen Substanzwirkungen, der Eigenschaften der konsumierenden Personen und der gesellschaftlichen Rahmenbedingungen *wichtige Unterschiede* in der Behandlung der verschiedenen Abhängigkeitsformen ergeben, auf die in der vorliegenden Arbeit nicht ausführlich eingegangen werden kann (Vollmer u. Krauth 2000). Als weiterführende Literatur kann unter anderem Mann und Buchkremer (1996), Thomasius (2000) sowie Watzl und Rockstroh (1997) empfohlen werden.

Strukturelle Elemente der Behandlung

Die Behandlung und Rehabilitation von Drogenabhängigen erfordert ein wirkungsvolles Ineinandergreifen von Maßnahmen der Jugendhilfe, der Drogenhilfe, der Kinder- und Jugendlichenpsychotherapie sowie der Kinder- und Jugendpsychiatrie (Deutsche Gesellschaft für Kinder- und Jugendpsychiatrie und Psychotherapie 2000). Wichtig ist hierbei eine *sorgfältige Behandlungsplanung*, worunter z.B. die richtige Methodenwahl und eine genaue Zieldefinition unter Einbeziehung der Familie, der Schule, der behandelnden Ärzte und ggf. des Gerichts zu verstehen sind (Farrell u. Taylor 1994). Dabei stellt die gründliche Beratung und Stützung der *Eltern* in ihren Erziehungsfunktionen einen ganz wesentlichen Teil der Therapie dar. Unverzichtbares Element einer stabilisierenden Entwicklung ist eine *tragfähige Beziehung* zwischen Patient und Behandler. Eine einseitige Identifikation des Behandlers mit den Eltern oder mit dem Jugendlichen selbst ist kontraproduktiv.

Im Folgenden soll auf spezielle Aspekte der Motivations-, der Entgiftungs-, der Entwöhnungs- und der Nachsorgephase kurz eingegangen werden. Dabei orientieren wir uns unter anderem an Warnke (1997) und der Deutschen Gesellschaft für Kinder- und Jugendpsychiatrie und Psychotherapie (2000).

Motivationsphase

Die Motivationsarbeit ist ein zentraler Baustein im Behandlungsprozess und in allen Therapiephasen von Bedeutung. *Hauptaufgabe* ist es, den Patienten und seine Familie über die Störung zu informieren und Einsicht in die Krankheit zu vermitteln, für eine Behandlung oder eine Wiederbehandlung zu motivieren und die verschiedenen Behandlungsmöglichkeiten aufzuzeigen.

Dabei ist zu berücksichtigen, dass Abhängige sich hinsichtlich ihres Problembewusstseins, ihrer Bereitschaft zur Abstinenz und zur Therapie deutlich unterscheiden können. Prochaska und DiClemente (1986) und Prochaska et al. (1992) beschreiben ein sehr gut verständliches *Modell der Veränderungsmotivation*. Sie unterscheiden in ihrem Modell zwischen vier Veränderungsphasen *(precontemplation, contemplation, action* und *maintenance*) in der Suchtbehandlung, bei deren Übergang jeweils unterschiedliche Motivationshürden zu überwinden sind. Diese erfordern ein entsprechendes phasengerichtetes Therapeutenverhalten und spezifische Interventionsformen (Lindenmeyer 1999).

Eine standardisierte Methode stellt die *motivierende Gesprächsführung* (Miller u. Rollnick 2002) dar. Durch diese nichtkonfrontative Gesprächstechnik wird der Patient motiviert, positive und negative Aspekte des Substanzmissbrauchs zu formulieren und gegeneinander abzuwägen, konkrete Änderungsziele zu benennen und das Vorgehen zur Zielerreichung zu planen und durchzuführen. Ziel ist es, dass der Patient das Überwiegen der langfristigen negativen Konsequenzen über die kurzfristigen positiven und negativen Verstärkungen seines Substanzgebrauchs realisiert.

Entgiftung

Indikation zur körperlichen Entgiftung ist die primäre Abhängigkeitsentwicklung mit hohem und regelmäßigem Substanzkonsum (Deutsche Gesellschaft für Kinder- und Jugendpsychiatrie und Psychotherapie 2000). Während der Entgiftungsphase werden auch die körperlichen Entzugssymptome sowie Begleiterkrankungen behandelt. Die Entgiftung kann in Einzelfällen ambulant stattfinden. Meist ist jedoch aufgrund der sozialen Konfliktlage, der sozialen Isolation und der Verstrickung in das Drogenmilieu eine stationäre Entgiftungsbehandlung indiziert. Der körperliche Entzug bei Missbrauch psychotroper Substanzen von Jugendlichen tritt überwiegend beim *Konsum illegaler Drogen* auf. Aufgrund der spezifischen Substanz-Konsummuster bei Jugendlichen, der hohen Komorbidität mit kinder- und jugendpsychiatrischen Störungen und der erheblichen Bedeutung familientherapeutischer und schulischer Interventionen ist i.d.R. die qualifizierte Entgiftung in einer dafür geeigneten kinder- und jugendpsychiatrischen Station oder einer Suchtklinik vorzunehmen. Neben der rein körperlichen Entgiftung erfolgt dort bereits eine ausführliche *Auseinandersetzung* mit der Erkrankung mithilfe psychoedukativer Informationsgruppen, durch Einzelgespräche, Gruppenvisiten, die Einbeziehung der Angehörigen und die Motivierung für eine Entwöhnungsbehandlung. Die Entzugsbehandlung dauert je nach Substanz i.d.R. 5–21 Tage und wird ggf. mit medikamentöser Unterstützung durchgeführt. Der substitutionsgestützte Entzug ist insbesondere bei längerem Methadonkonsum angezeigt und dauert länger als zwei Wochen. Bei Kindern und Jugendlichen mit einem Alkoholabhängigkeitssyndrom treten i.d.R. nur leichte Entzugssymptome auf. Die Wirksamkeit angewandter

Interventionen muss regelmäßig durch objektive Befunde (z. B. Urinkontrollen) überprüft werden.

Entwöhnung

Die Entwöhnungsbehandlung ist indiziert, wenn eine akute Entwicklungsgefährdung des Jugendlichen vorliegt und dieser nicht eigenständig die Fähigkeit gewinnt, abstinent zu leben. Sie schließt möglichst eng an die vorausgegangene Entzugsbehandlung an und kann ambulant, teilstationär oder stationär, i. d. R. in einer Suchtfachklinik oder auch einer Fachambulanz durchgeführt werden. Dem zunehmenden Trend zum Mischkonsum wird auch im therapeutischen Bereich Rechnung getragen, indem mehr und mehr die Behandlung von Drogen-, Alkohol- und Medikamentenproblemen zusammenfasst wird.

Der Vorteil einer *ambulanten Behandlung* liegt in der Niedrigschwelligkeit des Angebots, der leichteren Einbeziehungsmöglichkeit von Bezugspersonen und in den geringeren Behandlungskosten (Lindenmeyer 1999). Eine ambulante Behandlung erscheint besonders geeignet, wenn der Patient sozial gut integriert ist, die Fähigkeit zumindest zur kurzfristigen Abstinenz vor Beginn der Behandlung vorhanden ist oder es sich um eine Rückfälligkeit bei Patienten mit Therapieerfahrung handelt. Der Patient muss eine Mitwirkungsbereitschaft in der Behandlung zeigen. Dennoch ist gerade bei Drogenabhängigen eine gewisse Unregelmäßigkeit festzustellen, die aber nicht zu einem vorzeitigen Behandlungsabbruch verleiten darf. Ergänzend zur ambulanten Behandlung ist die Einbindung in tagesstrukturierende Maßnahmen sinnvoll und hilfreich.

Interventionen im Rahmen einer ambulanten Behandlung erfordern einen konkreten *Behandlungsplan* und eine verbindliche Absprache mit dem Patienten. Darin müssen bereits Behandlungsperspektiven für den Fall aufgezeigt sein, dass das vereinbarte Setting nicht trägt.

Stationäre Behandlungen bieten im Allgemeinen ein umfassenderes und intensiveres Therapieprogramm als ambulante Therapien und ermöglichen eine stärkere Entlastung von Alltagsproblemen (Lindenmeyer 1999). Eine stationäre Entwöhnungsbehandlung ist insbesondere angezeigt bei behandlungsbedürftigen körperlichen Folgeerkrankungen, wiederholten Rückfällen bei ambulanten Behandlungsmaßnahmen, Delinquenz, Vorhandensein komorbider Störungen, fehlendem sozialen Stützungssystem und schwerer kognitiver Beeinträchtigung.

Die *langfristige* (über 6-monatige) *Entwöhnungsbehandlung* wird immer in Fachkrankenhäusern durchgeführt. Wichtigstes therapeutisches Ziel ist die Festigung des Abstinenzwunsches. In der Regel werden eklektische Therapien durchgeführt, die ein breites Spektrum von Verfahren wie Einzel- und Gruppenpsychotherapien, ergotherapeutische, gestaltungs- und soziotherapeutische Behandlungen, Entspannungsverfahren und freizeitpädagogische Aktivitäten umfassen. Da Rückfälle auch während einer Behandlung auftreten können, ist dieses Thema, soweit möglich, in den Rahmen der Therapie zu integrieren und zu bearbeiten. Die Behandlungsprogramme dauern i. d. R. über ein Jahr und sind zunehmend direkt auf den jeweiligen Patienten abgestimmt.

Die besten Erfolge für jugendliche Drogenabhängige werden in hochstrukturierten Behandlungssettings mit dem Schwerpunkt der persönlichen Verantwortlichkeit erreicht. Aus diesem Grund beinhalten viele Therapieprogramme ein *Token-System*, das zunehmende persönliche Freiheit und Verantwortung als Belohnung einsetzt (Brown et al. 1992).

Jarvis (1995) teilt die Behandlung in *drei Phasen* ein:

- Die *erste Phase* beinhaltet den Motivationsaufbau und die Festlegung von anzustrebenden Zielen hinsichtlich der persönlichen Entwicklung und des zukünftigen Substanzgebrauchs.
- In der *zweiten Phase* wird mit intra- und interpersonalen Konflikten umgegangen, indem beispielsweise stressreduzierende Methoden oder Kommunikations- und Problemlösefertigkeiten geübt werden. Diese Konflikte können sowohl Ursache als auch Folge des Substanzgebrauchs sein.
- In der *dritten Phase* wird ein Notfallplan entwickelt, der dabei helfen soll, die Behandlungsziele zu erhalten und einen Rückfall in den Alkohol- oder Drogenmissbrauch (z. B. Rückfallwarnzeichen erkennen) zu verhindern.

Die häufigsten *Ursachen für Rückfälle* von Jugendlichen liegen im sozialen Bereich, während Erwachsene Rückfälle mehr durch negative emotionale Zustände oder interpersonelle Konflikte erleiden (Brown et al. 1992). Für den weiteren Verlauf zu einer dauerhaften alkohol- und drogenfreien Alltagsgestaltung ist daher die Entwicklung von psychosozialen Kompetenzen und die Steigerung von Selbstwertgefühl und Selbstwirksamkeit (sich selbst besser fühlen, positive Lösungen für Konflikte suchen) von entscheidender Bedeutung.

Therapieerfolg

Durchaus umstritten ist die Definition des Therapieerfolges (Polansky u. Horan 1993). Das Ziel der Behandlung von Substanzabhängigkeit ist sicher i.d.R. die *Abstinenz*, d.h. die völlige Aufgabe des Substanzkonsums.

Abstinenz ist zumindest bei den abhängigen Konsumenten eine notwendige Voraussetzung für die Erreichung der wichtigsten allgemeinen Therapieziele in der Suchtbehandlung. Nach Feuerlein (1989) sind dies die Reduktion der substanzbedingten Probleme, die Entwicklung psychosozialer Kompetenz in Beruf, Freizeit und interpersonalen Beziehungen sowie die Gestaltung des Lebens in freier persönlicher Entscheidung.

Absolute Abstinenz ist jedoch nicht immer erreichbar bzw. nicht immer dauerhaft aufrechtzuerhalten. Bei der Behandlung von schädlichem Gebrauch bzw. Missbrauch kann daher unter Umständen auch der *kontrollierte Gebrauch*, d.h. die Reduktion der Häufigkeit und der Menge des Substanzkonsums als Erfolg einer Interventionsmaßnahme angesehen werden. Dies ist insbesondere dann der Fall, wenn auf diese Weise Patienten, die sonst für eine Therapie unerreichbar gewesen wären, für umfassendere Behandlungsmaßnahmen gewonnen werden können (Beck et al. 1997).

Therapieformen

Die Therapieziele der sozialen Verselbstständigung und der eigenständigen Lebensführung erfordern einen Therapieansatz, der medikamentöse, soziotherapeutische und psychotherapeutische Vorgehensweisen kombiniert.

Medikamentöse Ansätze

Bei Substanzmissbrauch und -abhängigkeit im Jugendalter wird die Pharmakotherapie *selten* verwandt, da ein Missbrauch dieser Medikation oder ein zukünftiger Substanzgebrauch bzw. -missbrauch befürchtet wird (Bukstein 1995). Mögliche Einsatzbereiche der Pharmakotherapie sind die Behandlung von Entzugserscheinungen, die Behandlung von Substanzabhängigkeit durch Verwendung von Drogenersatz (z.B. die Methadon-Substitutionsbehandlung) sowie die Behandlung von komorbiden psychischen Störungen (Steinhausen 2000). Um substanzabhängige Jugendliche vor einem Missbrauch der Medikation zu schützen, ist eine sorgfältige Supervision erforderlich (Deutsche Gesellschaft für Kinder- und Jugendpsychiatrie und Psychotherapie 2000). Die Pharmakotherapie sollte i.d.R. *nur als Ergänzung* der Behandlung eingesetzt werden.

Soziotherapeutische Ansätze

Zu den wichtigsten soziotherapeutischen Ansätzen bei der Behandlung und Rehabilitation von Alkohol- und Drogenabhängigen gehören die *Ergotherapie* und die *Sozialarbeit*. An dieser Stelle ist außerdem die Arbeit von *Selbsthilfe- und Angehörigengruppen* hervorzuheben, die einen besonders wichtigen Beitrag zur langfristigen Rehabilitation leisten. Einen guten Überblick über Ansätze der Angehörigenarbeit und der Sucht-Selbsthilfe geben Kolitzus (1999) und Körtel und Janßen (1999).

Psychotherapeutische Ansätze

In der Behandlung und Rehabilitation von Alkohol- und Drogenabhängigen werden verschiedene psychotherapeutische Ansätze wie Familientherapie, Verhaltenstherapie, Gesprächs- und Gestalttherapie sowie Psychodrama und andere tiefenpsychologisch fundierte Gruppentherapien eingesetzt (Steinhausen 2000). Im Vordergrund der derzeitigen therapeutischen Versorgung stehen *eklektische Ansätze*, ohne dass es dafür eine theoretische oder empirische Grundlage gäbe (Bühringer u. Ferstl 1998). Bühringer und Ferstl (1998) weisen darauf hin, dass vor allem für die Therapieziele der Änderung der Lebensgestaltung, der Selbstbehauptung und der Ablehnung von Drogenangeboten die verhaltenstherapeutischen Programme zum gegenwärtigen Zeitpunkt die vielversprechendsten Perspektiven bieten. Vor allem im Bereich der Behandlung der Alkoholabhängigkeit existieren hierzu im deutschsprachigen Raum inzwischen hervorragende Therapiemanuale (Beck et al. 1997, Lindenmeyer 1999, Petry 1996). Dabei hat sich als *therapeutische Grundstrategie* eine Kombination von Maßnahmen, die sich auf die Einschränkung des Drogenverhaltens beziehen, mit solchen Maßnahmen bewährt, die zum Aufbau alternativer Stressbewältigungsfähigkeiten führen (Petry 2000). Die wichtigsten verhaltenstherapeutischen Verfahren der Suchtbehandlung sind (Tab. 24.**6**).

Maßnahmen zum Aufbau alternativer Stressbewältigungsfähigkeiten

Umfassende Programme zum Aufbau sozialer und Problemlösungskompetenz sind eine gute Wahl zur Prävention und Rückfallprophylaxe von Störungen durch Substanzgebrauch bei Jugendlichen. In den USA wurden verschiedene gut dokumentierte und positiv evaluierte Trainingsprogramme entwickelt (vgl. u.a. Botvin 1996, Holden et al. 1990, Jarvis et al. 1995) Die Programme umfassen i.d.R. die *Bausteine* Problemlösetraining, Training individueller Stressbewältigungsfertigkeiten und interpersonaler Kommunikationsfertigkeiten sowie gesundheits- und lebensstilunterstützende Strategien. Die Jugendlichen werden dabei unterstützt, eine generelle Verbesserung der allgemeinen Problemlösefertigkeiten zu entwickeln, mit deren Hilfe der Alkohol- und Drogenkonsum aktiv verändert werden kann. Beim *sozialen Kompetenztraining* werden unter anderem die Techniken Modelllernen, Verstärkung und Selbstkontrolle eingesetzt. Den Jugendlichen werden unter anderem Fertigkeiten beigebracht, die erforderlich sind, um den Substanzgebrauch auf den Level zu reduzieren, der nur minimale gesundheitliche Risiken und soziale Probleme mit sich bringt (Jarvis et al. 1995).

Tabelle 24.**6** Verhaltenstherapeutische Ansätze der Suchtbehandlung

Maßnahmen zum Aufbau alternativer Stressbewältigungsfähigkeiten
- soziales Kompetenztraining,
- Problemlösetraining,
- Entspannungstraining.

Maßnahmen zur Einschränkung des Drogenverhaltens
- Ablehnungstraining,
- kognitive Therapie,
- Reizkonfrontation mit Reaktionsverhinderung.

Dabei werden Techniken der Selbstbeobachtung und -modifikation eingesetzt. Die wichtigsten Programme zum Aufbau sozialer Kompetenz im deutschsprachigen Raum stammen von Hinsch und Pfingsten (1998) und Ullrich und de Muynck (2000). Einen guten Überblick der Herangehensweise beim *Problemlösetraining* gibt Liebeck (2000). Eine gute Einführung in *Entspannungsverfahren* bei Kindern und Jugendlichen findet sich in Kapitel 39.

Ablehnungstraining

„Neinsagen-Können" – auch unter Peerdruck – ist eine Bewältigungsfähigkeit, die erlernt werden kann. Der Kernpunkt des Ablehnungstrainings ist es, den Jugendlichen zu vermitteln, wie man Angebote, mitzutrinken bzw. Drogen zu nehmen, in angemessener Art und Weise ablehnen kann. Dabei ist ein *ressourcenorientierter Ansatz* zu wählen, was bedeutet, dass auf vorhandene Stärken des Patienten zurückgegriffen werden sollte (z.B. fester Blickkontakt, kräftige Stimme, klare Gestik). Die Übung von Ablehnungsstrategien erfolgt im Rollenspiel, wobei die Rollen auch gewechselt werden (Ablehner/Anbieter). Ausführliche Darstellungen des vor allem für die Rückfallprophylaxe bedeutsamen Ablehnungstrainings sind bei Lindenmeyer (1999) und Monti et al. (1989) zu finden.

Kognitiv-verhaltenstherapeutische Ansätze

Seit der Publikation von Beck et al. (1997) kommt die kognitive Verhaltenstherapie immer häufiger in der Suchtbehandlung zur Anwendung. Der therapeutische Ansatz zielt darauf ab, den Drang zum Substanzkonsum zu mindern, indem die Grundannahmen, die das Verlangen und den Drang auslösen, hinterfragt werden und den Patienten verschiedene Strategien der Kontrolle vermittelt werden. Für eine erfolgreiche Suchttherapie wird eine Modifizierung grundlegender kognitiver Denkfehler, irrationaler Lebenseinstellungen und übergeordneter Verhaltenspläne als grundlegend angesehen. Wie die kognitive Therapie anderer psychischer Störungen, lässt sich auch die kognitive Therapie der Sucht anhand folgender *Prinzipien* beschreiben:
- Sie basiert auf einer engen Therapeuten-Klienten-Kooperation,
- sie ist aktiv,

- sie basiert auf der Technik des geleiteten Entdeckens und der empirischen Überprüfung von Grundannahmen,
- sie ist hochstrukturiert und problemorientiert und
- sieht das Drogen- und Alkoholproblem als technisches Problem an, das gelöst werden kann (Beck et al. 1997).

Reizkonfrontation mit Reaktionsverhinderung

In letzter Zeit hat in der Suchtbehandlung die Reizkonfrontation mit äußeren (Risikosituationen) und inneren (Verlangen nach der Substanz) Auslösereizen, verbunden mit der Reaktionsverhinderung, vermehrt Beachtung gefunden, wobei eine *Kombination* mit dem Verfahren des Gedanken-Stopps vorgeschlagen wird (Petry 2000). ***Exposition in vivo*** wird vor allem zur Rückfallprävention eingesetzt. Als mögliche Wirkmechanismen von Expositionsübungen werden die Dekonditionierung der klassisch konditionierten Reaktionen, die Unterbrechung von automatisierten Verhaltensketten, die Widerlegung der Kontrollverlust-Erwartung des Patienten, die Stärkung von Selbstwirksamkeitsüberzeugungen durch Erfolgserlebnisse und das Training spezifischer Bewältigungsstrategien diskutiert (Lindenmeyer 1999). Eine praxisorientierte Darstellung des Vorgehens findet sich unter anderem bei Lindenmeyer (1999).

Empfohlene Therapiematerialien

Als hilfreiche Therapiematerialen empfehlen wir Beck et al. (1997), Demmel (2005), Lindenmeyer (2005), Monti et al., (1989), Petry (1996) und Wilcken und Rochow (2000), die allerdings allesamt ursprünglich für Erwachsene konzipiert sind. Von Kramer und Ihle (2007) wurde ein Manual zur Rückfallprophylaxe bei drogenkonsumierenden Jugendlichen vorgestellt, das auf den o.g. Manualen aufbaut. Neben der Wissensvermittlung wird in dem in bestehende Therapiesettings integrierbaren 12-Sitzungs-Manual vor allem das Erlernen und praktische Erproben von Strategien zur Rückfallvermeidung fokussiert.

Zusammenfassung

Unter den Überschriften „Psychische und Verhaltensstörungen durch psychotrope Substanzen" im Abschnitt F 1 des Kapitels V der ICD-10 bzw. „Störungen im Zusammenhang mit psychotropen Substanzen" im DSM-IV wird ein breites Spektrum von substanzinduzierten Störungen und Störungen durch Substanzkonsum zusammengefasst. Nach ICD-10 bezeichnet man als schädlichen Gebrauch ein seit mindestens einem Monat bestehendes oder in den letzten zwölf Monaten wiederholt auftretendes Konsummuster psychotroper Substanzen, das zu einer Gesundheitsschädigung führt. Substanzabhängig ist entweder, wer den Substanzkonsum nicht beenden kann, ohne dass unangenehme Zustände körperlicher oder psychischer Art auftreten, oder wer nicht mit dem Konsum aufhören kann, obwohl er sich oder anderen immer wieder schweren Schaden zufügt. Als verursachende Substanzen kommen dabei Alkohol, Opioide, Cannabinoide, Sedativa und Hypnotika, Kokain und sonstige Stimulanzien, Halluzinogene, Nikotin und flüchtige Lösungsmittel in Betracht. Die Klassifikation eines Missbrauchs oder einer Abhängigkeit ist im klinischen Einzelfall nicht immer einfach zu treffen. Neben der Exploration und ausführlichen Diagnostik des Patienten stehen daher die Exploration der Eltern und die Informationsgewinnung in der Schule und anderen Institutionen im Vordergrund. Die Erfassung von allen wichtigen körperlichen, psychischen und sozialen Symptomen stellt die Voraussetzung für eine gut geplante Intervention dar. Störungen durch Substanzgebrauch gehören zu den am weitesten verbreiteten psychischen Störungen in der Allgemeinbevölkerung, wobei Störungen durch den Konsum von Alkohol häufiger sind als Störungen durch den Konsum illegaler Substanzen. Dies trifft auch für Jugendliche und junge Erwachsene zu, wobei junge Männer vor allem bei Alkohol, aber auch bei illegalen Drogen höhere Raten problematischer Konsummuster aufweisen. Eine Vielzahl empirischer Studien belegt, dass das Einstiegsalter für Substanzgebrauch von entscheidender Bedeutung für den weiteren Verlauf, d. h. für die Persistenz des Substanzgebrauchs und auch für spätere höhere Raten von Störungen durch Substanzgebrauch ist. Die häufigsten komorbiden Störungen sind Störungen des Sozialverhaltens, hyperkinetische Störungen und Delinquenz, wobei der Beginn anderer psychischer Störungen meist dem Beginn von Störungen durch Substanzgebrauch vorausgeht.

Eine frühe Intervention zur Vermeidung unumkehrbarer Fehlentwicklungen ist anzustreben. Zahlreiche

Studienbefunde sprechen für eine zeitliche Entwicklung des Drogenkonsums, der mit dem Konsum legaler Drogen beginnt, gefolgt von Cannabis und schließlich harten Drogen, ohne dass es sich dabei um einen zwangsläufigen Ablauf handelt. Nach den bisherigen Forschungsbefunden stellt sich riskantes Konsumverhalten als mögliches Ergebnis einer Vielzahl von Einflussfaktoren dar. Zur Erklärung werden biologische, soziale und individuelle Risikofaktoren herangezogen. Ausgehend von den Prinzipien des Abbaus von Risikofaktoren und des Aufbaus von Schutzfaktoren sollte die primäre Prävention die Interventionsstrategie erster Wahl sein. Hier bieten sich Interventionen in Kindertageseinrichtungen und Schulen besonders an, wobei hierfür eine konstruktive Zusammenarbeit zwischen Gesundheitswesen, Sozialhilfe, Bildungswesen und Justiz erforderlich ist.

Die Behandlung und Rehabilitation von Substanzabhängigen erfordert ebenfalls eine enge Verzahnung von Maßnahmen der Jugendhilfe, der Drogenhilfe, der Kinder- und Jugendlichenpsychotherapie sowie der Kinder- und Jugendpsychiatrie. Dabei ist die Motivationsarbeit ein wesentlicher Bestandteil des Behandlungsprozesses und in allen Therapiephasen von Bedeutung. Die Therapieziele der sozialen Verselbstständigung und der eigenständigen Lebensführung erfordern einen Therapieansatz, der medikamentöse, soziotherapeutische und psychotherapeutische Vorgehensweisen kombiniert. In der Behandlung und Rehabilitation von Alkohol- und Drogenabhängigen werden verschiedene psychotherapeutische Ansätze wie Familientherapie, Verhaltenstherapie, Gesprächs- und Gestalttherapie sowie Psychodrama und andere tiefenpsychologisch fundierte Gruppentherapien eingesetzt.

Im Vordergrund der derzeitigen therapeutischen Versorgung stehen eklektische Ansätze, ohne dass es dafür eine theoretische oder empirische Grundlage gäbe. Für die Therapieziele der Änderung der Lebensgestaltung, der Selbstbehauptung und der Ablehnung von Drogenangeboten bieten sich verhaltenstherapeutische Ansätze an. Diese sollten Maßnahmen, die sich auf die Einschränkung des Drogenverhaltens beziehen (Ablehnungstraining, kognitive Verhaltenstherapie nach Beck, Reizkonfrontation mit Reaktionsverhinderung) mit solchen Maßnahmen kombinieren, die zum Aufbau alternativer Stressbewältigungsfähigkeiten (Training sozialer Kompetenz, Training der Problemlösungsfähigkeiten, Entspannungstraining) führen.

Literatur

Anthony JC, Helzer JE. Syndromes of drug abuse and dependence. In: Robins LN, Regier DA, eds. The Epidemiological Catchment Area Study. New York: Maxwell MacMillan International; 1991.

Anthony JC, Petronis KR. Early-onset drug use and risk for later drug problems. Drug Alcoh Depend. 1995;40:9–15.

Bachman JG, Lloyd DJ, O'Malley PM. Smoking, drinking, and drug use among American high school students: Correlates and trends, 1975–1979. Am J Pub Health. 1981;71:59–69.

Beck AT, Wright FD, Newman CF, Liese BS. Kognitive Therapie der Sucht. Weinheim: PVU; 1997.

Begleiter H, Porjesz B, Bihari B, Kissin B. Eventrelated brain potentials in boys at risk for alcoholism. Science. 1984;225:1493–6.

Bleich S, Havemann-Reinecke U, Kornhuber J. Fagerström-Test für Nikotinabhängigkeit. Weinheim: Beltz; 2002.

Block J, Block JH, Keyes S. Longitudinally foretelling drug usage in adolescence: Early childhood personality and environmental precursors. Child Develop. 1988;59:336–55.

Botvin GJ, Baker E, Filazzola, AD, Botvin EM. A cognitive-behavioral approach to substance abuse prevention. Addict Behav. 1990;15:47–63.

Botvin GJ. Substance use prevention through life skills training. In: Peters RD, McMahon RJ, eds. Preventing childhood disorders, substance abuse, and delinquency. Thousand Oaks: Sage Publications; 1996.

Boyle, MH, Offord, DR. Psychiatric disorder and substance use in adolescence. Can J Psych. 1991; 36:699–705.

Brook JS, Whiteman M, Finch S, Cohen P. Young adult drug use and delinquency: Childhood antecedents and adolescent mediators. J Am Acad Child Adol Psychiat. 1996;35:1584–92.

Brown SA, Mott MA, Stewart MA. Adolescent alcohol and drug abuse. In: Walker CE, Roberts MC, eds. Handbook of clinical child psychology. New York: Wiley; 1992.

Buchsbaum MS, Coursey RD, Murphy DL. The biochemical high-risk paradigm: Behavioral and familial correlates of low platelet mnoamine oxidase activity. Science. 1976;194:339–41.

Bühler A, Kröger C. Expertise zur Prävention des Substanzmissbrauchs. Köln: BZgA; 2006.

Bühringer G, Ferstl R. Störungen durch psychotrope Substanzen: Intervention. In: Baumann U, Perrez M, eds. Lehrbuch Klinische Psychologie – Psychotherapie. Bern: Huber; 1998.

Bukstein OG, Brent DA, Kamier Y. Comorbidity of substance abuse and other psychiatric disorders in adolescents. Am J Psychiat. 1989;146:1131–41.

Bukstein OG. Adolescent substance abuse: Assessment, prevention, and treatment. New York: Wiley; 1995.

Bundesministerium für Gesundheit, ed. Drogen- und Suchtbericht 1999. Bonn/Berlin: Bundesministerium für Gesundheit; 2000.

Bundesministerium für Gesundheit und soziale Sicherung, ed. Drogen- und Suchtbericht April 2004. Berlin: BMGS; 2004.
Bundeszentrale für gesundheitliche Aufklärung (BzgA). Die Drogenaffinität Jugendlicher in der Bundesrepublik Deutschland. Wiederholungsbefragung 2004. Köln: BzgA; 2004.
Cloninger CR, Sigvardsson S, Bohman M. Childhood personality predicts alcohol abuse in young adults. Alcoholism. 1988;12:494–503.
Cook PJ, Tauchen G. The effect of liquor taxes on heavy drinking. Bell J Econ. 1982;13:379–90.
Cook PJ, Tauchen G. The effect of minimum drinking age legislation on youthful auto fatalities, 1970–1977. J Legal Stud. 1984;13:169–90.
Dembo R, Allan N, Farrow D, Schmeidler J, Burgos W. A causal analysis of early drug involvement in three inner-city neighborhood settings. Int J Addict. 1985;20:1213–37.
Demmel R. Motivational Interviewing. Göttingen: Hogrefe; 2005.
Deutsche Gesellschaft für Kinder- und Jugendpsychiatrie und Psychotherapie et al., eds. Leitlinien zur Diagnostik und Therapie von psychischen Störungen im Säuglings-, Kindes- und Jugendalter. Köln: Deutscher Ärzte-Verlag; 2000.
Devor EJ. A developmental-genetic model of alcoholism: Implications for genetic research. J Consult Clin Psychol. 1994;62:1108–15.
Dierker L, Merikangas KR, Essau CA. Substance use disorders. In: Essau CA, Petermann F, eds. Developmental psychopathology. Epidemiology, diagnostics and treatment. Amsterdam: Harwood; 1997:311–49.
Dilling H, Mombour W, Schmidt MH. Internationale Klassifikation psychischer Störungen. ICD-10 Kapitel V (F). Klinisch-diagnostische Leitlinien. Bern: Huber; 1993.
Duncan SC, Duncan TE, Hops H. Progressions of alcohol, cigarette and marijuna use in adolescence. J Behav Med. 1998;21:375–88.
Elliott DS, Huizinga D, Menard S. Multiple problem youth: Delinquency, substance use and mental health problems. New York: Springer; 1989.
Essau CA, Karpinski NA, Petermann F, Conradt J. Häufigkeit und Komorbidität psychischer Störungen bei Jugendlichen: Ergebnisse der Bremer Jugendstudie. Z Klin Psych Psychiat Psychother. 1998 a;49:105–24.
Essau CA, Karpinski NA, Petermann F, Conradt J. Störungen durch Substanzkonsum bei Jugendlichen. Kindh Entwickl. 1998 b; 7:199–207.
Farrell M, Taylor E. Drug and alcohol use and misuse. In: Rutter M, Taylor E, Hersov L, eds. Child and adolescent psychiatry. Modern approaches. 3rd ed. Oxford: Blackwell; 1994.
Farrington DP, Hawkins JD. Predicting participation, early onset, and later persistence in officially recorded offending. Crim Behav Ment Health. 1991;1:1–33.
Fergusson DM, Horwood LJ, Lynskey MT. Prevalence and comorbidity of DSM-III-R diagnoses in a birth cohort of 15 year olds. J Am Acad Child Adol Psychiat. 1993;32:1127–34.
Feuerlein W, Küfner H, Ringer C, Antons K. Münchner Alkoholismustest. Weinheim: Beltz; 1979.
Feuerlein W. Alkoholismus: Missbrauch und Abhängigkeit. Entstehung, Folgen, Therapie. Stuttgart: Thieme; 1989.
Fleming JP, Kellam SG, Brown CH. Early predictors of age at first use of alcohol, marijuana and cigarettes. Drug Alcoh Depend. 1982;9:285–303.
Franzkowiak P. Risikokompetenz – eine neue Leitorientierung für die primäre Suchtprävention? Neue Praxis. 1996;5:409–25.
Gittelman RS, Mannuzza RS, Bonagura N. Hyperactive boys almost grown up: I. Psychiatric status. Arch Gen Psychiat. 1985;42:937–47.
Gorsuch RL, Butler MC. Initial drug abuse: A review of predisposing social psychological factors. Psychol Bull. 1976;83:120–37.
Greenspan R, Kandel ER, Jessel TM. Gene und Verhalten. In: Kandel ER, Schwartz JH, Jessel TM, eds. Neurowissenschaften. Heidelberg: Spektrum; 1995.
Gsellhofer B, Küfner H, Vogt M, Weiler D. European Addiction Severity Index. EuropASI. Manual für Training und Durchführung. Baltmannsweiler: Schneider; 1999.
Hamburg DA. Toward a strategy for healthy adolescent development. Am J Psychiat. 1997;154:7–12.
Hansen WB. School-based substance abuse prevention: A review of the state of the art in curriculum, 1980–1990. Health Educ Res. 1992;7:403–30.
Hawkins JD, Lam T. Teacher practices, social development, and delinquency. In: Burchard JD, Burchard N, eds. The prevention of delinquent behavior. Newbury Park: Sage; 1987.
Hawkins JD, Catalano RF, Miller JY. Risk and protective factors for alcohol and other drug problems in adolescence and early adulthood: Implications for substance abuse prevention. Psychol Bull. 1992;112:64–105.
Hinsch R, Pfingsten U, eds. Gruppentraining sozialer Kompetenzen (GSK). Weinheim: PVU; 1998.
Höfler M, Lieb R, Perkonigg A, Schuster P, Sonntag H, Wittchen HU. Covariates of cannabis use progression in a representative population sample of adolescents: A prospective examination of vulnerability and risk factors. Addiction. 1999;94:1679–94.
Hoffmann JP. Exploring the direct and indirect family effects on adolescent drug use. J Drug Iss. 1993;23:535–57.
Hoffmann JP. The effects of family structure and family relations on adolescent marijuana use. Int J Addict. 1995;30:1207–41.
Holden GW, Moncher MS, Schinke SP. Substance abuse. In: Bellack AS, Hersen M, Kazdin AE, eds. International handbook of behavior modification and therapy. New York: Plenum Press; 1990.
Holly A, Türk D, Nelson CB, Pfister H, Wittchen HU. Prävalenz von Alkoholkonsum, Alkoholmissbrauch und -abhängigkeit bei Jugendlichen und jungen Erwachsenen. Z Klin Psychol. 1997;26:171–8.
Hops H, Duncan TE, Duncan SC, Stoolmiller M. Parent substance use as a predictor of adolescent use: A six-year lagged analysis. Ann Behav Med. 1996;18:157–64.

Hundleby JD, Mercer GW. Family and friends as social environments and their relationship to young adolescent's use of alcohol, tobacco, and marijuana. J Clin Psychol. 1987;44:125–34.
Hurrelmann K. Lebensphase Jugend. Eine Einführung in die sozialwissenschaftliche Jugendforschung. 4. Aufl. Weinheim: Juventa; 1995.
Ihle W, Esser G, Schmidt MH, Blanz B. Prävalenz, Komorbidität und Geschlechtsunterschiede psychischer Störungen vom Grundschul- bis ins frühe Erwachsenenalter. Z Klin Psychol Psychother. 2000;29:263–75.
Jahnke D, Ihle W. Substanzmissbrauch und -abhängigkeit. In: Mattejat F, ed. Lehrbuch der Psychotherapie. Bd. 4: Verhaltenstherapie mit Kindern, Jugendlichen und ihren Familien. München: CIP-Medien; 2006:517–30.
Jarvis TJ, Tebbutt J, Mattick RP. Treatment approaches for alcohol and drug dependence: An introductory guide. Chichester: Wiley; 1995.
Jessor R, Jessor SL. Problem behavior and psychosocial development: A longitudinal study of youth. San Diego: Academic Press; 1977.
Jessor R, Donovan JE, Costa F. Psychosocial correlates of marijuana use in young adulthood: The past as prologue. Alcoh Drugs Driv. 1986;2:31–49.
Johnson V, Pandina RJ. Effects of the family environment on adolescent substance use, delinquency, and coping styles. Am J Drug Alcoh Abuse. 1991;17:71–88.
Van Kammen WB, Loeber R. Are fluctuations in delinquent activities related to the onset and offset in juvenile illegal drug use and drug dealing? J Drug Iss. 1994;24:9–24.
Kammerer B, ed. Suchtprävention im Vorschulalter. Konzepte und Projekte. Nürnberg: emwe-Verlag; 1999.
Kandel DB. Developmental stages in adolescent drug involvement. In: Lettiere DI, ed. Theories on drug abuse. Rockville: NIDA Research Monograf, 1980.
Kandel DB. On processes of peer influences in adolescent drug use: A developmental perspective. Alcoh Subst Abuse Adolesc. 1985;4:139–63.
Kaplan HB. Deviant behavior in defense of self. New York: Academic Press, 1980.
Kazdin AE, Kraemer HC, Kessler RC, Kupfer DJ, Offord DR. Contributions of risk-factor research to developmental psychopathology. Clin Psychol Rev. 1997;17:375–406.
Kellam SG, Brown CH, Rubin BR, Ensmiger ME. Paths leading to teenage psychiatric symptoms and substance use: Developmental epidemiologic studies in Woodlawn. In: Guze SB, Earls FJ, Barrett JE, eds. Childhood psychopathology and development. New York: Raven; 1983.
Kessler RC, McConagle KA, Zhao S, Nelson CB, Hughes M, Eshleman S, Wittchen HU, Kendler KS. Lifetime and 12-month prevalence of DSM-III-R psychiatric disorders in the United States: Results from the National Comorbidity Survey. Arch Gen Psychiat. 1994;51:8–19.
Kim S, McLeod J, Palmgren CL. The impact of the „I'm special" program on student substance abuse and other related student problem behavior. J Drug Educ. 1989;19:83–95.
Kleiber D, Kovar KA. Auswirkungen des Cannabiskonsums. Eine Expertise zu pharmakologischen und psychosozialen Konsequenzen. Stuttgart: Wissenschaftliche Verlagsgesellschaft; 1998.
Kleiber D, Soellner R. Cannabiskonsum: Entwicklungstendenzen, Konsummuster, Risiken. Weinheim: Juventa; 1998.
Knop J, Goodwin DW, Jensen P, Penick E, Pollock V, Gabrielli W, Teasdale TW, Mednick SA. A 30-year follow-up study of the sons of alcoholic men. Acta Psychiat Scand. 1993;370:48–53.
Körtel K, Janßen HJ. Neue Wege in der Selbsthilfe für Suchtkranke. Modellprojekte der fünf Abstinenz- und Selbsthilfeverbände in der DHS. Geesthacht: Neuland; 1999.
Kolip P, ed. Programme gegen Sucht. Internationale Ansätze zur Suchtprävention im Jugendalter. Weinheim: Juventa; 1999.
Kolitzus H. Angehörige von Suchtkranken. Eine Problemanzeige. Geesthacht: Neuland: 1999.
Kramer T, Ihle W. Rückfallprophylaxe bei drogenkonsumierenden Jugendlichen. Potsdam: Unveröffentlichtes Manuskript; 2007.
Kraus L, Bauernfeind R. Repräsentativerhebung zum Gebrauch psychoaktiver Substanzen bei jungen Erwachsenen in Deutschland. Schriftliche Erhebung 1997. Bonn: Bundesministerium für Gesundheit; 1998.
Kraus L, Heppekausen K, Barrera A, Orth B. Die europäische Schülerstudie zu Alkohol und anderen Drogen (ESPAD): Befragung von Schülerinnen und Schülern der 9. und 10. Klasse in Bayern, Berlin, Brandenburg, Hessen, Mecklenburg-Vorpommern und Thüringen. IFT-Berichte, Bd. 141. München; 2004.
Kröger C, Hanewinkel R. Prävention des Rauchens in der Schule. Praxis Klin Verhaltensmed Rehab. 1996;9:134–9.
Küfner H. Behandlungsfaktoren bei Alkohol- und Drogenabhängigen. Z Klein Psychol. 1995;24:170–83.
Küfner H, Bühringer G. Alkoholismus. In: Hahlweg K, Ehlers A, eds. Enzyklopädie der Psychologie. Klinische Psychologie. Bd. 2: Psychische Störungen und ihre Behandlung. Göttingen: Hogrefe; 1997.
Lachner G, Wittchen HU. Familiär übertragene Vulnerabilitätsmerkmale für Alkoholmissbrauch und -abhängigkeit. Z Klein Psychol. 1995;24:118–46.
Lachnit G, Kampe H. Konsumorientierung und Suchtgefährdung. Sucht. 1996;42:6–19.
Laucht M, Esser G, Schmidt MH. Wovor schützen Schutzfaktoren? Anmerkungen zu einem populären Konzept der modernen Gesundheitsforschung. Z Entwicklungspsychol Päd Psychol. 1997;29:260–70.
Leppin A, Hurrelmann K, Freitag M. Schulische Gesundheitsförderung im Kontext von Klassenklima und sozialem Rückhalt durch die Lehrer. Z Päd. 1994;40:871–99.
Lewinsohn PM, Hops H, Roberts RE, Seeley JR, Andrews JA. Adolescent psychopathology: I. Prevalence and incidence of depression and other DSM-III-R dis-

orders in high school students. J Abnorm Psychol. 1993;102:133–44.
Lewinsohn PM, Rohde P, Seeley JR. Adolescent psychopathology: III. The clinical consequences of comorbidity. J Am Acad Child Adol Psychiat. 1995;34:510–9.
Liebeck H. Problemlösetraining. In: Linden M, Hautzinger M, eds. Verhaltenstherapiemanual. Techniken, Einzelverfahren und Behandlungsanleitungen. 4. Aufl. Berlin: Springer; 2000.
Lindenmeyer J. Alkoholabhängigkeit. Göttingen: Hogrefe; 1999.
Lindenmeyer J. Lieber schlau als blau. 7. Aufl. Weinheim: Beltz PVU; 2005.
Loeber R. Natural histories of conduct problems, delinquency, and associated substance use: Evidence for developmental progressions. In: Lahey BB, Kazdin AE, eds. Advances in clinical child psychology. Vol. 11. New York: Plenum Press; 1988.
Maddahian E, Newcomb MD, Bentler PM. Adolescent drug use and intention to use drugs: Concurrent and longitudinal analyses of four ethnic groups. Addict Behav. 1988;13:191–5.
Maier W, Lichtermann D, Minges J. The relationship between alcoholism and unipolar depression – a controlled family study. J Psych Res. 1994;28:303–17.
Mann K, Buchkremer G. Sucht. Grundlagen, Diagnostik, Therapie. Stuttgart: Fischer; 1996.
Mannuzza S, Klein RG, Bonagura N, Malloy P, Giampino TL, Addalli KA. Hyperactive boys almost grown up: V. Replication of psychiatric status. Arch Gen Psychiat. 1991;48:77–83.
Marlatt G A, Gordon JR. Relapse prevention: Maintenance strategies in the treatment of addictive behaviors. New York: Guilford Press; 1985.
Merikangas KR. The genetic epidemiology of alcoholism. Psychol Med. 1990;20:11–22.
Merikangas KR, Rounsaville BJ, Prusoff BA. Familial factors in vulnerability to substance abuse. In: Glantz MD, Pickens R, eds. Vulnerability to drug abuse. Washington: American Psychological Association; 1992.
Merikangas KR, Risch NJ, Weissman MM. Comorbidity and co-transmission of alcoholism, anxiety and depression. Psychol Med. 1994;24:69–80.
Miller WR, Rollnick S, eds. Motivational Interviewing: Preparing people to change behaviors. 2nd ed. New York: Guilford Press; 2002.
Moffitt TE. Adolescence-limited and life-course-persistent antisocial behavior: A developmental taxonomy. Psychol Rev. 1993;100:674–701.
Montagne M, Scott DM. Prevention of substance use problems: Models, factors, and processes. Int J Addict. 1993;28:1177–1208.
Monti PM, Abrams DB, Kadden RM, Cooney NL. Treating alcohol dependence: A coping skills training guide. New York: Guilford Press; 1989.
Needle R, McCubbin H, Wilson M, Reineck R, Lazar A. Interpersonal influence in adolescent drug use: The role of older siblings, parents and peers. Int J Addict. 1986;21:739–66.
Nöcker G, Grundmann D. Suchtprävention in Deutschland. Konzepte, Organisationsstruktur, Maßnahmen. In: Deutsche Hauptstelle gegen die Suchtgefahren, ed. Jahrbuch Sucht 2000. Geesthacht: Neuland; 1999.
Parnefjord R. Das Drogentaschenbuch. Stuttgart: Thieme; 1999.
Patterson GR. Developmental changes in antisocial behavior. In: Peters RD, McMahon RJ, Quinsey VL, eds. Aggression and violence throughout the lifespan. Hillsdale: Erlbaum; 1992.
Pentz MA, Dwyer JH, MacKinnon DP, Flay BR, Hansen WB, Wang EYI, Johnson CA. A multi-community trial for primary prevention of adolescent drug abuse: Effects on drug use prevalence. J Am Med Ass. 1989;261:3259–66.
Perkonigg A, Wittchen HU, Lachner G. Wie häufig sind Substanzmissbrauch und -abhängigkeit? Ein methodenkritischer Überblick. Z Klin Psych. 1996;25:280–95.
Perkonigg A, Beloch E, Garzynski E, Nelson CB, Pfister H, Wittchen HU. Prävalenz von Drogenmissbrauch und -abhängigkeit bei Jugendlichen und jungen Erwachsenen: Gebrauch, Diagnosen und Auftreten erster Mißbrauchs- und Abhängigkeitsmerkmale. Z Klin Psych. 1997;26:247–57.
Petermann H, Müller H, Kersch B, Röhr M. Erwachsen werden ohne Drogen. Ergebnisse schulischer Drogenprävention. Weinheim: Juventa; 1997.
Petry J. Alkoholismustherapie: Gruppentherapeutische Motivierungsprogramme. 3. Aufl. Weinheim: PVU; 1996.
Petry J. Alkoholismus. In: Linden M, Hautzinger M, eds. Verhaltenstherapiemanual. Techniken, Einzelverfahren und Behandlungsanleitungen. 4. Aufl. Berlin: Springer; 2000.
Pickens RW, Svikis DS, McGue M, Lykken DT, Heston LL, Clayton PJ. Heterogeneity of inheritance of alcoholism. Arch Gen Psychiat. 1991;48:19–28.
Polansky J, Horan, JJ. Psychoactive substance use in adolescents. In: Ammermann RT, Hersen M, eds. Handbook of behaviour therapy with children and adolescents. A developmental and longitudinal perspective. Boston: Allyn and Bacon; 1993.
Polich J, Pollock VE, Bloom FE. Meta-analysis of P300 amplitude from males at risk for alcoholism. Psychol Bull. 1994;115:55–73.
Porjesz B, Begleiter H. Neurophysiological factors in individuals at risk for alcoholism. Rec Develop Alcohol. 1991;9:53–67.
Prochaska JO, DiClemente CC. Towars a comprehensive model of change. In: Miller WR, Heather N, eds. Treating addictive behaviors: Processes of change. New York: Plenum; 1986.
Prochaska JO, DiClemente CC, Norcross JC. In search of how people change: Applications to addictive behaviors. Am Psychol. 1992;47:1102–14.
Pulkkinen L, Pithauen T. A prospective study of the precursors to problem drinking in young adulthood. J Stud Alcohol. 1994;55:578–87.
Quine S, Stephenson JA. Predicting smoking intentions and behavior of pre-adolescents: the influence of parents, siblings and peers. Fam Syst Med. 1990;8:191–200.

Robins L, McEvoy L. Conduct problems as predictors of substance abuse. In: Robins L, Rutter M, eds. Traight and devious pathways from childhood to adulthood. Cambridge: Cambridge University Press; 1990.

Robins LN, Przybeck TR. Age of onset of drug use as a factor in drug and other disorders. In: Jones CL, Battjes RJ, eds. Etiology of drug abuse: Implications for prevention. E.S. Washington: Government Pinting Office; 1985.

Robins LN, Regier DA, eds. Psychiatric disorders in America. The Epidemiological Catchment Area Study. New York: Maxwell MacMillan International; 1991.

Rohde P, Lewinsohn PM, Seeley JR. Psychiatric comorbidity in problematic alcohol use in high school students. J Am Acad Child Adol Psychiat. 1996;35:101–9.

Rumpf HJ, Hapke U, John U. Lübecker Alkoholabhängigkeits- und Missbrauchs-Screening-Test. Göttingen: Hogrefe; 2001.

Saffer H, Grossmann M. Beer taxes, the legal drinking age, and youth motor vehicle fatalities. J Leg Stud. 1987;16:351–74.

Saß H, Wittchen HU, Zaudig M, eds. Diagnostisches und statistisches Manual psychischer Störungen. Göttingen: Hogrefe; 1996.

Schmitt-Rodermund E. Entwicklungsorientierte Prävention am Beispiel des Drogengebrauchs im Jugendalter. In: Oerter R, von Hagen C, Röper G, Noam G, eds. Klinische Entwicklungspsychologie. Weinheim: PVU; 1999.

Shedler J, Block J. Adolescent drug use and psychological health: A longitudinal inquiry. Am Psychol. 1990;45:612–30.

Silbereisen RK. Entwicklungspsychologische Aspekte von Alkohol- und Drogengebrauch. In: Oerter R, Montada L, eds. Entwicklungspsychologie. Ein Lehrbuch. Weinheim: PVU; 1995.

Simmons RG, Blyth DA, eds. Moving into adolescence. The impact of pubertal change and school context. Hawthorne: De Gruyter; 1987.

Steinhauer SR, Hill SY. Auditory event-related potentials in children at high risk for alcoholism. J Stud Alcohol. 1993;54:408–21.

Steinhausen HC. Psychische Störungen bei Kindern und Jugendlichen. Lehrbuch der Kinder- und Jugendpsychiatrie. 4. Aufl. München: Urban und Fischer; 2000.

Tarter RE, Alterman AI, Edwards KL. Vulnerability to alcoholism in men: A behavior-genetic perspective. J Stud Alcohol. 1985;46:329–56.

Thomasius R, ed. Psychotherapie der Suchtkrankheiten. Stuttgart: Thieme; 2000.

Tubman JG, Vicary JR, von Eye A, Lerner JV. Longitudinal substance use and adult adjustment. J Substance Abuse. 1990;2:317–34.

Ullrich R, de Muynck R. Aufbau sozialer Kompetenz: Selbstsicherheitstraining, Assertiveness-Training. In: Linden M, Hautzinger M, eds. Verhaltenstherapiemanual. Techniken, Einzelverfahren und Behandlungsanleitungen. 4. Aufl. Berlin: Springer; 2000.

Vollmer HC, Krauth J. Verhaltenstherapie bei Suchtkrankheiten. In: Thomasius R, ed. Psychotherapie der Suchtkrankheiten. Stuttgart: Thieme; 2000.

Walter HJ, Vaughan RD, Cohall AT. Risk factors for substance use among high school students: Implications for prevention. J Am Acad Child Adol Psychiat. 1991;30:556–62.

Warner LA, Kessler RC, Hughes M, Anthony JC, Nelson CB. Prevalence and correlates of drug use and dependence in the United States. Arch Gen Psychiat. 1995;52:219–29.

Warnke A. Drogenmissbrauch und Sucht. In: Remschmidt H, ed. Psychotherapie im Kindes- und Jugendalter. Stuttgart: Thieme; 1997.

Watzl H, Rockstroh B. Abhängigkeit und Missbrauch von Alkohol und Drogen. Göttingen: Hogrefe; 1997.

Werner EE, Smith RS. Vulnerable but invincible. New York: McGraw-Hill; 1982.

Wesner RB. Alcohol use and abuse secondary to anxiety. Psychiat Clin North Am. 1990;13:699–713.

Wilcken S, Rochow M. Rückfallprävention bei Alkoholismus. Bern: Huber; 2000.

Wilens TE, Biederman J. Psychopathology in preadolescent children at high risk for substance abuse: A review of the literature. Harvard Review Psychiatry. 1993;1:207–18.

Wills TA, McNamara G, Vaccaro D. Parental education related to adolescent stress-coping and substance abuse: Development of a mediational model. Health Psychol. 1995;14:464–78.

Windle M. A retrospective measure of childhood behavior problems and its use in predicting adolescent problem behaviors. J Stud Alcohol. 1993;54:422–31.

Wittchen HU, Wunderlich U, Gruschwitz S, Zaudig M. SKID-I. Strukturiertes Klinisches Interview für DSM-IV. Achse I: Psychische Störungen. Interviewheft. Göttingen: Hogrefe; 1997.

Wittchen HU, Höfler M, Perkonigg A, Sonntag H, Lieb R. Wie stabil sind Drogenkonsum und das Auftreten klinisch-diagnostischer Missbrauchs- und Abhängigkeitsstadien bei Jugendlichen? Eine epidemiologische Studie am Beispiel von Cannabis. Kindh Entwickl. 1998 a;7:188–98.

Wittchen HU, Nelson CB, Lachner G. Prevalence of mental disorders and psychosocial impairments in adolescents and young adults. Psychol Med. 1998 b;28:109–26.

Zuckerman M. Behavioral expressions and biosocial bases of sensation seeking. New York: Cambridge University Press; 1994.

Prüfungsfragen

1. Welche Altersgruppe weist die höchsten Lebenszeitprävalenzraten beim Konsum illegaler Drogen auf?
2. Welche illegalen Substanzen werden am häufigsten von Jugendlichen konsumiert?
3. Hat sich das Alter bei Erstkonsumenten illegaler Drogen in den letzten Jahren verringert?
4. Welche substanzindizierten Störungen bzw. Störungen durch Substanzkonsum werden in der ICD-10 unterschieden?
5. Wie unterscheidet sich in der ICD-10 die Definition von schädlichem Gebrauch und Abhängigkeitssyndrom?
6. Welche Mindestanforderungen sind an die Diagnostik bei Störungen durch Substanzgebrauch zu stellen?
7. Wie hoch ist die Prävalenz von Störungen durch Substanzgebrauch in Deutschland?
8. Gibt es Geschlechtsunterschiede bei der Prävalenz von Störungen durch Substanzgebrauch?
9. Welche Bedeutung hat das Einstiegsalter für den Verlauf des Substanzkonsums?
10. Welche komorbiden Störungen treten hauptsächlich bei Störungen durch Substanzgebrauch auf?
11. Welches sind die bedeutendsten Komplikationen eines problematischen Substanzgebrauchs?
12. Welche biologischen Risikofaktoren werden in Bezug auf Störungen durch Substanzgebrauch diskutiert?
13. Welche sozialen und umweltbezogenen Risikofaktoren werden in Bezug auf Störungen durch Substanzgebrauch diskutiert?
14. Welche personenbezogenen Risikofaktoren werden in Bezug auf Störungen durch Substanzgebrauch diskutiert?
15. Welches sind die wichtigsten Schutzfaktoren gegen Störungen durch Substanzgebrauch, und was lässt sich daraus für die Prävention ableiten?
16. Welche wichtigen Präventionsstrategien werden eingesetzt?
17. Wann sind ambulante, wann stationäre Behandlungen bei Störungen durch Substanzgebrauch indiziert?
18. Was ist bei der Behandlung von Störungen durch Substanzgebrauch als Therapieerfolg anzusehen?
19. In welchen Fällen ist Pharmakotherapie bei der Behandlung von Störungen durch Substanzgebrauch indiziert?
20. Welche sind die wichtigsten Therapieverfahren bei der Behandlung von Störungen durch Substanzgebrauch?

25 Anorexia und Bulimia nervosa

B. Herpertz-Dahlmann

Fallvignette 1

Ute

Ute ist 15 Jahre alt und besucht derzeit die neunte Klasse des Gymnasiums. Grund der Vorstellung in der Poliklinik ist eine rapide Gewichtsabnahme von 50 kg auf 35 kg bei einer Körperlänge von 1,60 m. Die Patientin berichtet, dass sie sich mit 50 kg zu dick gefühlt habe und ihre schlanken und selbstsicheren Freundinnen immer beneidete.

Vor ungefähr zwei Jahren habe sie angefangen, weniger zu essen, habe zuerst das Abendessen weggelassen, später auch das Frühstück und dann das Mittagessen. Obwohl es immer mehr Ärger beim Essen gab, war Ute nicht dazu zu bewegen, mehr zu essen. Ein halbes Jahr nach Beginn der Essstörung starb die Mutter der Patientin an einer bösartigen Erkrankung. Ute weigerte sich, das Grab der Mutter aufzusuchen, mied aber auch zunehmend den Kontakt mit ihren Freundinnen. Stattdessen arbeitete sie immer mehr für die Schule und wurde schließlich Klassenbeste. Nebenbei betrieb sie viel Sport, versuchte, täglich mindestens eine Stunde Fahrrad zu fahren und half dem Vater im Haushalt, indem sie schon vor der Schule die Wohnung putzte. Obwohl Ute mehrfach von ihrer Hausärztin auf die Gefährlichkeit der Gewichtsabnahme hingewiesen wurde, klagte sie immer noch darüber, dass ihre Oberschenkel hässlich und dick seien.

Der Vorgeschichte war zu entnehmen, dass Ute in der Kleinkindzeit auf die Abwesenheit der Mutter mit Nahrungsverweigerung reagiert hatte. Als sie in den Kindergarten kam, traten schwere Trennungsängste auf, so dass die Mutter über drei Monate mit Ute gemeinsam den Kindergarten besuchen musste. Bei der Erfragung der Familienanamnese gab der Vater an, dass auch die Mutter auf Stress- und Konfliktsituationen mit Appetitmangel und Gewichtsabnahme reagiert hätte.

Die körperliche Untersuchung von Ute ergab eine trockene Haut, kalte, bläulich verfärbte Extremitäten, einen sehr langsamen Herzschlag, die Laboruntersuchung zeigte eine Verminderung der weißen Blutkörperchen. Auf Nachfrage gab Ute zu, dass die Menstruation bereits vor einem Jahr sistiert habe. Ute konnte die Notwendigkeit der stationären Behandlung nicht einsehen. Im Gespräch mit der Therapeutin gab sie an, immer noch viel zu dick zu sein, vor allem störe sie ein hervorstehender Bauch. Sie äußerte Gefühle der Hoffnungslosigkeit und wünschte, weiter abnehmen zu wollen, um von ihren Freundinnen anerkannt zu werden.

Fallvignette 2

Susanne

Die 16-jährige Susanne bat selbst um einen Vorstellungstermin in der kinder- und jugendpsychiatrischen Ambulanz, da sie mehrfach am Tage Heißhungerattacken habe und im Anschluss daran erbreche. Sie berichtete, dass ihre Probleme vor ungefähr zwei Jahren begonnen hätten. Einige Klassenkameraden hätten sie wegen ihres pummeligen Aussehens aufgezogen, in der Disko habe sich niemand für sie interessiert, und sie hätte sich selbst aufgrund ihres Aussehens verachtet. Damals wog Susanne 65 kg bei einer Größe von 1,70 m. Zusammen mit einer Freundin habe sie nach Anweisungen einer Zeitschrift eine Diät begonnen. Während die Freundin schon nach kurzer Zeit die Diät abbrach, habe sie immer weiter gemacht und einige Kilogramm abgenommen. Ihre Umwelt habe sehr positiv darauf reagiert und sie in ihrem Vorhaben bestätigt. Susanne verzichtete auf alle Süßigkeiten, aß keinen Kuchen mehr, ließ die Butter auf dem Brot weg und ernährte sich vorwiegend von Milchprodukten und Obst. Während des Tages erlaubte sie sich nur morgens und mittags einen kleinen Imbiss, während sie abends eine normale Portion zu sich nahm. Susanne erzählte, dass das Hungergefühl über Tag immer mehr zugenommen hätte. Eines Tages sei sie am frühen Nachmittag an einer Bäckerei vorbeigegangen und habe sich mehrere Kuchenteilchen und ein belegtes Brot mit Schinken gekauft, obwohl sie Vegetarierin war. Sie konnte nicht anders als alles mit Heißhunger in sich hineinzustopfen. Nach dem Essen verspürte sie ein extrem schlechtes Gewissen und versuchte, auf der Toilette die ganze Mahlzeit zu erbrechen. So – berichtete Susanne – entwickelte sie einen Reflex. Sie erlaubte sich, alles zu essen, worauf sie Hunger hatte, um hinterher zu erbrechen. Auf diese Art und Weise konnte Susanne ihr Gewicht halten, verspürte aber immer wieder ein schlechtes Gewissen, wenn sie Heißhungerattacken hatte. Bei manchen Attacken aß sie so viel, dass das anschließende Erbrechen nicht mehr ausreichte und Susanne sich zusätzlich Abführmittel besorgte. Außerdem trieb sie täglich Sport, um auch dadurch zur Gewichtsabnahme beizutragen. Schließlich wurde Susannes ganzer Tagesablauf durch das Essen bestimmt. Morgens ging sie zwar noch zur Schule, mittags bereitete sie ihre opulenten Mahlzeiten zu, die sie anschließend wieder erbrach. Nachmittags ging sie für den nächsten Tag einkaufen oder wurde von Gewissensbissen geplagt. Zuhause gab es zunehmend Ärger, weil Susanne immer wieder die Kühlschrankvorräte der Familie plünderte. Mithilfe der jugendpsychiatrischen Ambulanz konnte der Kontakt zu einer Ernährungsberaterin hergestellt werden, die Susanne bei der Ausarbeitung eines Essensplanes unterstützte. Susanne gelang es weitgehend, sich an den Essensplan zu halten, die Heißhungerattacken traten seltener auf. Gleichzeitig wurden mit der Therapeutin „Notfallmaßnahmen“ (z. B. das Anrufen einer Freundin) besprochen, die Susanne bei dem Wunsch nach Heißhungerattacken und Erbrechen ergreifen konnte. In einer Gruppentherapie mit gleichaltrigen essgestörten Patienten gelang es Susanne, die Bedeutung von Figur und Gewicht für ihr Selbstwertgefühl zu hinterfragen. Sie schloss sich einer Theatergruppe an und hatte dort viel Erfolg, der sie bestätigte und selbstbewusster werden ließ. Nach 1,5-jähriger Therapie war es Susanne gelungen, bis auf gelegentliche Attacken, die vor allem bei Langeweile oder Frustrationen auftraten, ihre Symptomatik zu überwinden.

Einleitung

Die Essstörungen Anorexia und Bulimia nervosa, die vornehmlich das *weibliche Geschlecht* betreffen, gehören zu den *häufigsten jugendpsychiatrischen Erkrankungen*. Dabei ist die Bezeichnung „Anorexia nervosa“ („nervöse Appetitlosigkeit“) irreführend, da die Patienten zumeist zu Beginn der Erkrankung nicht an Appetitmangel leiden, sondern die Nahrungsaufnahme aktiv verweigern. Charakteristisch ist der Begriff *Pubertätsmagersucht*, da er das tief verwurzelte Verlangen nach Schlankheit hervorhebt und die Erkrankung typischerweise in der Adoleszenz beginnt. Obwohl die beiden Essstörungen Anorexie und Bulimie häufig als neue moderne Erkrankungen angesehen werden, gibt es bereits Überlieferungen aus dem Mittelalter, die das typische Verhalten anorektischer Patienten schildern (z. B. Briefe der heiligen Katharina von Siena). Die Erstbeschreibung der Anorexia nervosa erfolgte unabhängig voneinander im Jahre 1873 durch Gull und Lasègue, während der Begriff der Bulimia nervosa erst 1979 durch Russell geprägt wurde.

Die *Anorexia nervosa* oder Pubertätsmagersucht ist gekennzeichnet durch einen selbstverursachten, bedeutsamen Gewichtsverlust oder eine unzureichende altersentsprechende Gewichtszunahme, die mit der tief verwurzelten Überzeugung einhergeht, trotz Untergewicht zu dick zu sein. Bei Mädchen oder jungen Frauen mit Anorexia nervosa, die keine Hormonsubstitution durchführen, ist die Erkrankung von einer Amenorrhö begleitet.

Die nosologische Beziehung zwischen der Anorexie und Bulimie wird durch das gemeinsame Adjektiv „nervosa“ deutlich gemacht. Charakteristisch für die *Bulimie* sind häufig auftretende Essattacken, die von Verhaltensweisen gefolgt sind, die einer Gewichtszunahme entgegenwirken, z. B. Erbrechen, Abführmittelmissbrauch, Fastenepisoden etc. Wie die Magersucht ist auch die Bulimie durch die krankhafte Furcht, zu dick zu werden, gekennzeichnet.

Nach ICD-10 werden folgende anorektische und bulimische Essstörungen unterschieden:

- F 50.0 Anorexia nervosa
- F 50.1 atypische Anorexia nervosa
- F 50.2 Bulimia nervosa
- F 50.3 atypische Bulimia nervosa.

Die Diagnose der atypischen Störungen soll für solche Formen verwandt werden, bei denen eine oder mehrere Kernmerkmale des Vollbildes fehlen.

Erscheinungsbild der Störung und Diagnosestellung

Der folgende Brief schildert die Not einer betroffenen 14-jährigen Patientin:

„Liebe Mama, lieber Papa, nun ist der Zeitpunkt erreicht, an dem ich nicht mehr weiter weiß. Ich kann kaum noch richtig denken. Die Ferien mit euch waren für mich das Schönste, das ich in diesem Jahr erlebt habe. Ich weiß, dass ich auf der Reise zu wenig gegessen habe. Ich habe mich wieder selbst belogen, aber ich konnte nicht anders. Ich dachte, es reicht aus, wenn ich irgendetwas anderes für den vereinbarten Essensplan zu mir nehme. Am Donnerstagmorgen habe ich mich heimlich gewogen (33 kg bei 1,70 m). Ich bekam Angst, wusste nicht, wie ich reagieren sollte, und gleichzeitig fühlte ich mich aber nicht schlecht oder schlapp. Ich möchte gerne wieder wie andere sein. Manchmal sehe ich, dass ich viel zu dünn bin, und ich verstehe mich auch nicht, weshalb ich mich nicht überwinden kann, einfach drauflos zu essen. Ich könnte außerdem viel mehr machen, wenn ich mehr Kraft hätte. Ich möchte mich ändern. Andererseits möchte ich so bleiben, weiß aber, dass ich mir damit unheimlich schade. Ich nehme mir ja immer wieder vor, mehr zu essen, aber alleine schaffe ich das nicht, weil ich mich dann selbst belüge. Ich habe auch unheimliche Angst davor, wieder dick zu werden. …“

Die *Pubertätsmagersucht* beginnt im Allgemeinen damit, dass die Betroffenen hochkalorische Speisen (z. B. Kuchen, Süßigkeiten oder fettreiche Produkte) vermeiden und sich auf spezifische Lebensmittel, die vielfach als besonders gesund und hochwertig gelten, beschränken. Nicht selten stellen Patienten zu Beginn der Erkrankung ihre gemischte Ernährung auf ausschließlich vegetarische Kost um. Im Verlauf wird die täglich „erlaubte“ Nahrungsmenge immer weiter reduziert. Einige Patienten mit schwerer Ausprägung der Störung nehmen schließlich nur noch trockene Stücke Brot und Obst zu sich, wobei viele Patienten den Zeitpunkt des Essens auf den Abend verlegen. Die Betroffene fällt bei Familienmahlzeiten durch ein sehr langsames Essverhalten auf; häufig werden Rituale beobachtet. So essen manche Patienten ihre geringe Speisemenge nur in einer ganz bestimmten Reihenfolge oder zelebrieren die einzige Mahlzeit am Tage durch besonderes Schmücken des Tisches und Kerzenlicht. Angehörige berichten nicht selten, dass von den Patienten gehortete Lebensmittel – oft schon in verdorbenem Zustand – gefunden werden.

Die Mehrzahl der Patienten unterstützt die Gewichtsabnahme durch eine *übertriebene körperliche Aktivität*, die auch eine Folge des Hungerns ist. Neue Forschungsergebnisse machen deutlich, dass die körperliche Hyperaktivität essgestörter Patienten nicht vollständig der kognitiven Kontrolle unterliegt. Vielmehr scheint ein direkter Zusammenhang mit niedrigen Serumspiegeln eines Hormons, des Leptins, vorzuliegen, das bei der Regelung von Appetit, Sättigung, Energiehaushalt sowie der Anpassung des Organismus an Fastenzustände eine wichtige Rolle spielt (Holtkamp et al. 2006).

Einige Betroffene erbrechen die Mahlzeit oder provozieren den Gewichtsverlust durch den Missbrauch von Abführmitteln oder anderer Substanzen (z. B. Diuretika, Schilddrüsenpräparate). Tabelle 25.**1** zeigt ein typisches Essensprotokoll einer magersüchtigen Patientin.

Mehrfach täglich werden das Aussehen im Spiegel und die Kilogramm auf der Waage kontrolliert. Als besonders problematisch werden Oberschenkel, Hüfte und Bauch angesehen. Jeder noch so kleinen Gewichtszunahme wird mit großer Angst begegnet („Gewichtsphobie“).

Das für eine Magersucht kritische Gewicht wird heute im Allgemeinen mithilfe des *Body-*

Tabelle 25.**1** Essensprotokoll einer magersüchtigen Patientin

Montag	8.00 Uhr	½ trockenes Brötchen
	12.00 Uhr	4 Blätter Salat und 10 Nudeln
	18.00 Uhr	1 Brot mit Marmelade und Tee
Dienstag	8.00 Uhr	½ trockenes Brötchen, 1 Apfel
	13.00 Uhr	2 Löffel Blumenkohlsalat
	20.00 Uhr	1 Scheibe Brot mit Frischkäse (ganz dünn)
Mittwoch	8.00 Uhr	½ Scheibe Schwarzbrot, trocken
	12.30 Uhr	¼ Maultasche, 2 Blätter Salat
	20.00 Uhr	1 Brot mit Marmelade
Donnerstag	8.00 Uhr	½ trockenes Brötchen
	12.00 Uhr	2 Löffel Hühnersuppe
	20.00 Uhr	1 Magerjogurt

Mass-Index (BMI) berechnet. Der BMI ist definiert als Körpergewicht (kg) dividiert durch das Quadrat der Körperlänge (m^2). In Feldstudien zur Adipositas- und Anorexieforschung hat sich bewährt, dass die Korrelation zum Körpergewicht relativ hoch (0,6–0,8), die Korrelation zur Körperhöhe hingegen relativ niedrig ist (–0,15) (Hebebrand et al. 1994). Nach den diagnostischen Leitlinien der ICD-10 für Anorexia nervosa ist das Gewichtskriterium durch einen BMI von $\leq$ 17,5 kg/m^2 erfüllt. Bei Mädchen in der Präpubertät und Pubertät ist jedoch ein BMI von 17,5 kg/m^2 vergleichsweise zu hoch angesetzt. Hier empfiehlt es sich, die jeweiligen Altersperzentilen zur Beurteilung der Ausprägung des Untergewichtes eines Patienten heranzuziehen, wobei die 10. Altersperzentile als kritische Grenze gewertet werden sollte (Deutsche Gesellschaft für Kinder- und Jugendpsychiatrie, Psychosomatik und Psychotherapie et al. 2007). Eine Berechnung kann über das Internet (www.mybmi.de) erfolgen.

Bei dem *Krankheitsbild* der Anorexia nervosa werden im Allgemeinen drei Subtypen unterschieden:

- *Die restriktive Form der Anorexia nervosa*, bei der ein Gewichtsverlust ausschließlich durch Einschränkung der Nahrungszufuhr und/oder eine verstärkte körperliche Aktivität erreicht wird.
- *Die Anorexia nervosa mit zusätzlichen Methoden der Gewichtsreduktion*, wo neben strengem Fasten eine Gewichtsabnahme durch selbstinduziertes Erbrechen, Laxanzienabusus oder andere Medikamente erreicht wird.
- *Die Anorexia nervosa mit bulimischen Attacken*. Neben der oben beschriebenen, typisch anorektischen Symptomatik kommt es zu Heißhungerattacken, die durch den Konsum von hochkalorischer Nahrung in kurzer Zeit gekennzeichnet sind. Eine Gewichtszunahme wird vielfach ebenfalls durch verstärkte körperliche Aktivität, Erbrechen oder Abführmittelmissbrauch verhindert. Bei dieser Erkrankungsform erfolgt die Klassifikation nach ICD-10 sowohl für die Anorexia nervosa (F 50.0) als auch für die Bulimia nervosa (F 50.2).

Die beiden letzten Subtypen beinhalten die Gefahr häufiger medizinischer Komplikationen und eine schlechtere Prognose als der ausschließlich restriktive Typus.

Von der pubertären Form der Erkrankung und der junger Erwachsener muss die *kindliche Form* unterschieden werden. Sie kann vor Eintritt der Pubertät (*präpuberale Form*) oder vor Eintritt der

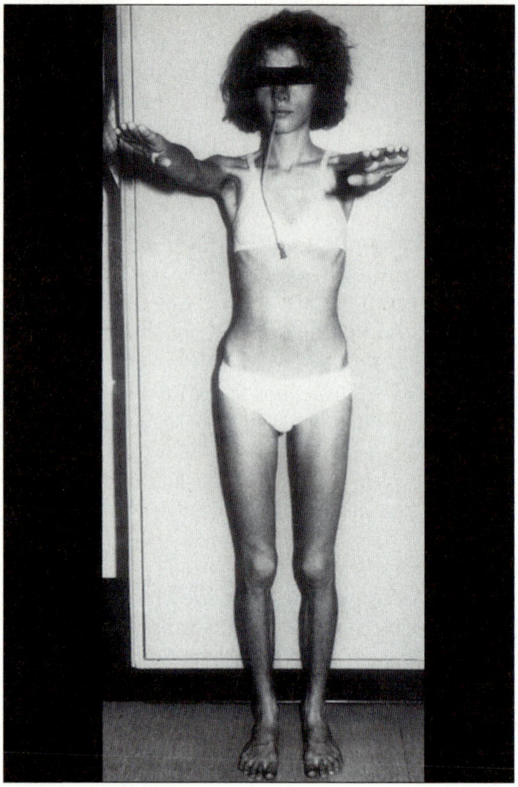

Abb. 25.**1** Kachexie einer 15-jährigen Patientin (1,63 m; 34 kg).

Menarche (*prämenarchale Form*) beginnen. Im Vergleich zum Erwachsenen oder Jugendlichen verfügt das Kind über eine bedeutend geringere Fettmasse, so dass die somatischen Folgen des Hungerns bei der frühen Form meist gravierender sind. So geht die kindliche Anorexia nervosa häufig mit einem Stillstand oder einer Verzögerung der pubertären Entwicklung und/oder des Wachstums einher.

Patienten mit Anorexia nervosa haben in der Mehrzahl eine gut durchschnittliche oder hohe *Intelligenz*, obwohl in Einzelfällen auch Patienten mit Intelligenzminderung (z. B. Morbus Down) beschrieben wurden. Sie zeigen im Allgemeinen einen hohen schulischen Ehrgeiz und gehören nicht selten zu den Klassenbesten. Allerdings isolieren sie sich von den typischen Aktivitäten Gleichaltriger und führen ein sehr zurückgezogenes Dasein. Ein großer Teil der Patientinnen wird perfektionistisch und rigide.

Heißhungerattacken sind pathognomonisch für das Krankheitsbild der *Bulimia nervosa*. Sie zeichnen sich durch ein hastiges Hinunterschlingen von großen Mengen hochkalorischer, weicher und damit wenig zu kauender Nahrung aus, die meist keiner besonderen Zubereitung bedarf. Die bei einer Heißhungerattacke aufgenommene Kalorienmenge kann bis zu 11 000 kcal pro Attacke betragen. Die Dauer einer Essattacke ist unterschiedlich und liegt zwischen einer Viertelstunde und acht Stunden. Ein Teil der Patienten berichtet, sich während einer Heißhungerattacke in einem Zustand verminderter Bewusstseinskontrolle zu befinden und den Ablauf und die Beendigung einer solchen Attacke nicht steuern zu können. Die am häufigsten einer Heißhungerattacke folgende Form der Gewichtsreduktion ist das Erbrechen. Andere Betroffene betreiben zusätzlich oder ausschließlich Abführmittelmissbrauch und/oder nehmen Diuretika, Appetitzügler oder Hormonpräparate ein (s. o.). Zwischen den Heißhungerattacken führen viele Patienten eine Dauerdiät durch, bei der die meisten Speisen, die während einer Heißhungerattacke verzehrt werden, „verboten" sind. So ist das bulimische Essverhalten durch einen Teufelskreis gekennzeichnet: Das ständige Einhalten einer kalorienreduzierten Diät führt zu einem heftigen Hungergefühl, welches die nächste Essattacke provoziert. Während die Heißhungerattacken zu Beginn der Erkrankung vielfach durch emotionalen Stress provoziert werden, werden sie im Verlauf der Erkrankung zu einem habitualisierten Verhalten, ein Aspekt, der bei der Therapie besonders berücksichtigt werden muss.

Patienten mit Bulimia nervosa haben im Allgemeinen ein normales oder allenfalls leicht reduziertes *Körpergewicht*. Viele von ihnen leiden – wie anorektische Patienten – an einer Störung des eigenen Körperbildes mit einer Überschätzung der Körperproportionen.

Auch bei Patientinnen mit Bulimia nervosa, insbesondere solchen mit ausgeprägten Gewichtsschwankungen, können Zyklusstörungen auftreten. Im Gegensatz zu anorektischen Patienten sind bulimische Patienten weniger sthenisch und kontrolliert, sexuell aktiver und extrovertierter.

Komorbidität

Anhaltende Hungerzustände, Gewichtsverlust und/oder Heißhungerattacken haben somatische Veränderungen zur Folge, deren Schweregrad von der Höhe und Geschwindigkeit des Gewichtsverlustes, den Methoden der Gewichtsreduktion (Erbrechen, Abführmittelmissbrauch) sowie der Frequenz der Essattacken abhängt. Weiterhin lässt sich eine psychiatrische Komorbidität nachweisen, wobei ein Teil dieser Störungen ebenfalls als Folge des gestörten Essverhaltens anzusehen ist.

Die für die Essstörungen typischen *körperlichen Veränderungen* sind (nach Herpertz-Dahlmann u. Remschmidt 1994, Hebebrand 2007; Symptome, die sich ausschließlich auf eines der beiden Krankheitsbilder beziehen, sind mit dem jeweiligen Buchstaben (A oder B) gekennzeichnet):

Inspektion

- trockene, schuppige Epidermis (A*),
- Lanugobehaarung,
- Akrozyanose, Cutis marmorata (A),
- Haarausfall,
- Speicheldrüsenschwellung,
- ausgeprägte Karies (B),
- Schwielen an den Fingern oder Läsionen am Handrücken (durch wiederholtes manuelles Auslösen des Würgereflexes),
- Minderwuchs und verzögerte Pubertätsentwicklung (A).

Labor

- Blutbildveränderungen (Leukopenie, Anämie und Thrombozytopenie) (A),
- Elektrolytstörungen,
- Erhöhung von Transaminasen, Amylase und harnpflichtigen Substanzen,
- Veränderungen im Lipidstoffwechsel,
- Erniedrigung von Gesamteiweiß und Albumin,
- Erniedrigung des Blutzuckers.

Endokrinologie

- Störung der Hypothalamus-Hypophysen
- -Nebennierenrinden-Achse,
- -Schilddrüsen-Achse,
- -Gonaden-Achse,
- Erhöhung des Wachstumshormons,
- Erniedrigung von Leptin.

Übrige

- CT-, MRT-Veränderungen (Pseudoatrophia cerebri),
- Ösophagitis,
- EKG-Veränderungen,
- niedriger Blutdruck,
- durch Laxanzienabusus induzierte Komplikationen (z. B. Osteomalazie, Malabsorptions-Syndrome, schwere Obstipation),
- Osteoporose.

---

* Die mit A gekennzeichneten Symptome treten vorwiegend bei Anorexia nervosa, die mit B gekennzeichneten bei Bulimia nervosa auf.

Körperliche Veränderungen

Ungefähr ein Drittel anorektischer Patienten weist eine Osteoporose auf, wobei Patienten mit Erbrechen und Laxanzienabusus besonders betroffen sind. Weitere Risikofaktoren für eine Osteoporose bei Essstörungen sind eine lang ausgeprägte Kachexie, lange Dauer der Amenorrhoe, ein Beginn der Essstörung in der Adoleszenz oder Präpubertät, eine relative körperliche Inaktivität sowie ein ausgeprägter Hyperkortisolismus. Eine hormonelle Behandlung ist aufgrund mangelnder Wirksamkeit nicht empfehlenswert.

Psychiatrische Komorbidität

Die *Anorexia nervosa* weist eine hohe Komorbidität mit *affektiven Erkrankungen*, insbesondere Depressionen sowie Angst- und Zwangserkrankungen auf (Abb. 25.**2**).

Anorektische Patienten leiden sehr oft an *depressiven Verstimmungen*. Etwa 20–60% erfüllen die Zusatzdiagnose einer sog. Major Depressive Disorder. Bei einem großen Teil der Patienten bildet sich die depressive Symptomatik im Laufe des Heilungsprozesses zurück, so dass die Gewichtszunahme als wirksames Antidepressivum angesehen werden muss. Bei einem, wenn auch geringeren Teil der Patienten bleibt die Depression jedoch auch über die Gewichtsnormalisierung hinaus bestehen und erfordert zusätzliche Interventionen (Psychotherapie, manchmal medikamentöse Behandlung).

Auch *Zwangsphänomene* werden häufig im Kontext von Essstörungen beobachtet. Diese können sich einerseits auf die Essstörung selbst (Essensrituale, „zwanghafte" Gewichtskontrolle) beziehen, andererseits unabhängig von der Essstörungssymptomatik auftreten (Waschzwänge, Kontrollzwänge). Zwangssymptome können ebenfalls durch den Starvationsprozess verstärkt werden, so dass der positive Effekt einer Gewichtszunahme abgewartet werden sollte. Allerdings weisen auch viele geheilte anorektische Patienten perfektionistische Züge auf; einige Patienten entwickeln eine Zwangserkrankung in späteren Lebensepisoden nach Bewältigung der Magersucht (s. u.).

Bei einigen anorektischen Patienten wird *Alkohol- oder Drogenmissbrauch* beobachtet, wobei dieser vornehmlich bei der *bulimischen Form* der Essstörung auftritt. Weitere *Störungen der Impulskontrolle* sind ebenfalls eher typisch für

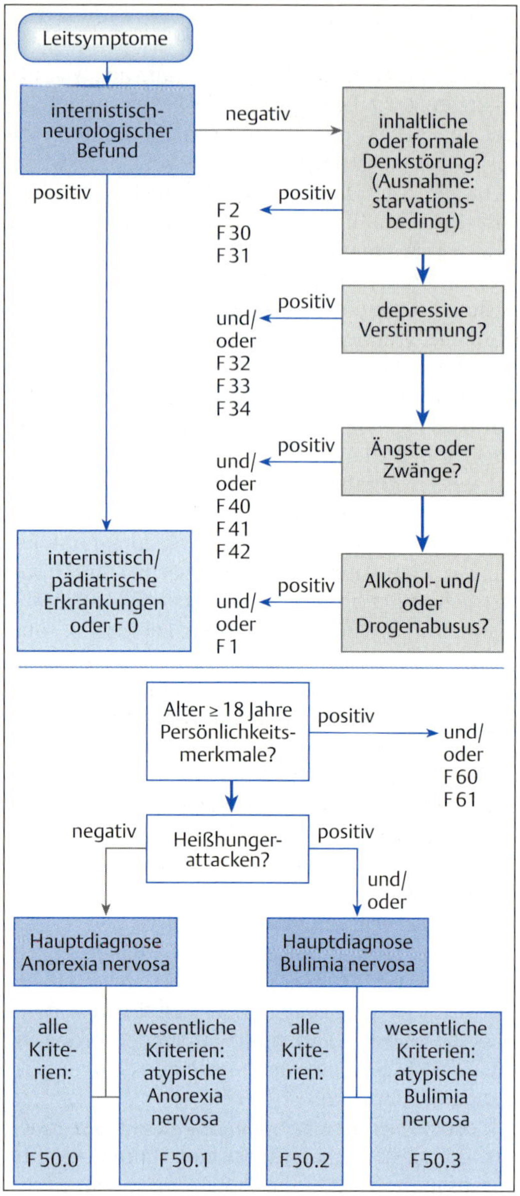

Abb. 25.**2** Anorexia und Bulimia nervosa, Differenzialdiagnose und Komorbidität nach ICD-10.

bulimische Patienten, z. B. Ladendiebstähle, unkontrollierte Geldausgaben, selbstverletzendes Verhalten sowie eine Borderline-Persönlichkeitsstörung. *Affektive Störungen*, insbesondere depressive Symptome, finden sich ebenfalls häufig im Kontext bulimischer Essstörungen.

Epidemiologie

Die *Prävalenzrate der Magersucht* für adoleszente Mädchen liegt bei 0,3–1 %, die Lebenszeitprävalenz für 30-jährige Frauen bei 1,6 %. Die Inzidenz der Magersucht (Neuerkrankungen) pro Jahr beträgt 19 : 100 000 junge Frauen. Die Anorexia nervosa hat jeweils einen Erkrankungsgipfel bei 14 und 18 Jahren.

Die höchste Inzidenz findet sich unverändert in der Gruppe der 15–19-jährigen Mädchen. Eine kindliche Anorexia nervosa tritt etwa bei 5 % aller erkrankten Patientinnen auf. Neuere Untersuchungen sprechen dafür, dass die Prävalenz und Inzidenz der Anorexia nervosa weitgehend konstant geblieben ist (Currin et al. 2005). Das Verhältnis von Männern zu Frauen in Feldstudien beträgt 1 : 10. Eine Veränderung dieses Verhältnisses während der letzten Jahrzehnte wurde nicht beobachtet.

Die *Prävalenz der Bulimia nervosa* liegt bei ungefähr 2–3 %. Da das Krankheitsbild der Bulimia nervosa erst 1979 von Russell definiert wurde und im Jahr 1980 Eingang in das amerikanische Klassifikationssystem fand, lassen sich kaum verlässliche Aussagen über Veränderungen der Inzidenz bulimischer Essstörungen machen. Während sich in den ersten Jahren nach Aufnahme in das DSM-III ein deutlicher Anstieg beobachten ließ, scheint die Prävalenz der Bulimie in den letzten Jahren eher konstant zu bleiben oder abzunehmen (Currin et al. 2005).

Genese der Störung

Die Genese der Essstörung ist nicht als monokausales Geschehen anzusehen, sondern als ein Zusammenwirken unterschiedlicher ätiologischer Faktoren. Nach den heutigen Erkenntnissen spielen biologische, soziokulturelle, familiäre und intrapsychische Ursachen eine Rolle, wobei die Bedeutung der einzelnen Faktoren für jedes Individuum unterschiedlich ist (s. auch Herpertz-Dahlmann u. Hebebrand 2007).

Biologische Faktoren

Biologische Ansätze machen unter anderem verständlich, warum Essstörungen beim weiblichen Geschlecht eine wesentlich höhere Prävalenz aufweisen als beim männlichen. Nur bei Frauen kommt es während der Pubertät zu einem Anstieg des prozentualen *Anteils der Fettmasse* um fast 50 % mit einem typischen gluteofemoralen Fettverteilungsmuster. Dies führt dazu, dass die Fettmasse bei Frauen größeren Schwankungen unterworfen ist und zu extremeren Formen einer Essstörung (sowohl Magersucht als auch Adipositas) führen kann (Hebebrand et al. 1994). Darüber hinaus wird durch Diätmaßnahmen die Verfügbarkeit von Tryptophan als Aminosäurenvorstufe des Neurotransmitters Serotonin bei Frauen stärker reduziert als bei Männern. Serotonin ist unter anderem für die Appetitregulation verantwortlich; nach heutigen Kenntnissen stehen Störungen dieser Neurotransmitterfunktion auch in Zusammenhang mit der Genese von depressiven Erkrankungen und Zwangserkrankungen.

Zwillings- und Familienstudien sprechen für eine bedeutsame Rolle genetischer Faktoren. Das Wiederholungsrisiko für weibliche Angehörige einer anorektischen Patientin beträgt ca. 5–10 %, ist jedoch nicht spezifisch für die Anorexia nervosa, sondern betrifft alle Essstörungen. Ein spezifischer Genombefund konnte bisher nicht repliziert werden (s. auch Herpertz-Dahlmann u. Hebebrand 2007). Bei den Verwandten bulimischer Patienten und in deren Vorgeschichte findet sich nicht selten eine Adipositas.

Soziokulturelle Einflüsse

Für den Einfluss soziokultureller Faktoren sprechen die hohe Prävalenz der Essstörungen in der westlichen Welt gegenüber anderen Kulturkreisen, das erhöhte Auftreten bei Einwanderern in diese Länder gegenüber ihren Landsleuten in den Heimatregionen, die Zunahme in der zweiten Hälfte des 20. Jahrhunderts und die immer noch vorhandene höhere Prävalenz in Mittel- und Oberschicht sowie bei Risikogruppen (Sportler, Models). Schon bei Kindern hat das Diätverhalten zugenommen.

Eine gesunde normalgewichtige junge Frau mit normalem Gewicht verfügt über 22–25 % Fettmasse, während das geläufige *westliche Schönheitsideal* lediglich eine Körperfettmasse von 10–15 % erlaubt. Dementsprechend erfüllen viele der sog. „Top-Models" das Gewichtskriterium für Anorexia nervosa. Mädchen und Frauen unterliegen dem Druck des Schlankheitsideals wesentlich mehr als ihre männlichen Altersgenossen, eine weitere Erklärung dafür, dass Essstörungen bevorzugt beim weiblichen Geschlecht auftreten.

In *östlichen Kulturkreisen* ist bis auf Japan die Prävalenz von Essstörungen niedriger als bei uns. In einer chinesischen Studie lag die Prävalenz für das gesamte Essstörungsspektrum bei weiblichen jungen Erwachsenen unter 0,5% (Lee 1993), wobei in den letzten Jahren auch hier ein Anstieg zu beobachten ist. In einer großen Untersuchung auf der karibischen Insel Curaçao gehörten alle an Magersucht erkrankten Mädchen und jungen Frauen einer höheren Bildungsschicht an und hatten zahlreiche Berührungspunkte mit westlicher Kultur, während es bei der schwarzen Bevölkerung der Insel fast keine Betroffenen gab (Hoek et al. 2005).

Familiäre Faktoren

Noch bis vor einigen Jahren wurden familiäre Faktoren als wesentliches ätiologisches Moment für die Essstörungen diskutiert. Der These einer familiären Genese der Erkrankung lag die vor allem von den Gruppen um Selvini-Palazzoli, Minuchin und Stierlin formulierte Annahme zugrunde, dass in den Familien essgestörter Patienten emotionale Probleme in somatische transformiert würden. Minuchin et al. (1978) postulierten typische Transaktionsmuster in anorektischen Familien: Verschmelzung, Rigidität, Überbehütung und Konfliktvermeidung. Empirische Untersuchungen, die das Konzept überprüften, ergaben, dass sich nur in wenigen Familien solche Transaktionsmuster nachweisen ließen. In einigen fanden sich sogar entgegengesetzte Verhaltensweisen (Kog et al. 1987). Darüber hinaus bleibt zu bedenken, dass ein ausgeprägtes Harmoniebedürfnis und mangelnde Autonomie typische Persönlichkeitsmerkmale anorektischer Patienten sind (s. u.), die ihrerseits Einfluss auf das familiäre Interaktionsmuster nehmen. Aber auch der Nachweis einer gestörten Interaktion in der Familie lässt keine Rückschlüsse auf einen spezifischen kausalen Faktor zu; insbesondere stellt sich die Frage, ob die beschriebenen familiären Verhaltensmuster bereits vor der Erkrankung des Patienten bestanden oder eine Folge der Erkrankung darstellen. In jedem Fall wird der individuelle Krankheitsverlauf durch *dysfunktionale familiäre Interaktionsmuster* negativ beeinflusst, so dass eine Familientherapie oder -beratung vielfach notwendig erscheint.

Familienuntersuchungen bei Familien bulimischer Patienten ergaben, dass auch hier – ähnlich wie bei den „anorektischen" Familien – erhebliche Unterschiede im Funktionsniveau der einzelnen Familien nachzuweisen sind. So ließ sich bei einigen Familien ein sehr hohes Funktionsniveau beobachten, wohingegen ein kleinerer Anteil größere Probleme aufwies (Übersicht u. a. bei Woodside et al. 1995). Zusammenfassend können gering ausgeprägte Beziehungen zwischen Eltern und Kind, Eheprobleme der Eltern sowie überprotektives Verhalten (vor allem bei Magersucht) die Entwicklung einer Essstörung begünstigen. Auch häufiges Diäthalten in der Familie sowie Kritik an Essverhalten, Figur und Gewicht durch Familienangehörige müssen als Risikofaktoren angesehen werden (Fairburn u. Harrison 2003).

Ein *sexueller Missbrauch* in der Lebensgeschichte der Betroffenen, insbesondere bei Patientinnen mit Bulimie, ist als weiterer – eher unspezifischer – Risikofaktor anzusehen, der sich auch bei anderen psychischen Störungen findet. Er ist mit einer ungünstigeren Prognose verbunden.

Individuelle prädisponierende Faktoren

Viele anorektische Patienten weisen übereinstimmende *Persönlichkeitsmerkmale* auf im Sinne von Sthenizität, Perfektionismus, hohem Ehrgeiz sowie eine mangelnde Fähigkeit, die eigene Befindlichkeit wahrzunehmen. Typisch sind ein überwältigendes Gefühl der eigenen Ineffektivität und eine (möglicherweise hieraus resultierende) Störung des Selbstwertgefühls. Sie haben eine hohe Konfliktvermeidungstendenz, ein großes Harmoniebedürfnis sowie eine unzureichende Kompetenz bei der Bewältigung alterstypischer Aufgaben. Im Gegensatz zu der von Hilde Bruch vertretenen These einer durch Unauffälligkeit auffälligen Kindheit weisen viele Untersuchungen darauf hin, dass viele anorektische Patienten bereits in Kindheit und Präpubertät eine Häufung *introversiver Störungen* zeigen. Hierzu gehören insbesondere Trennungsangst, soziale Überempfindlichkeit sowie phobische und depressive Störungen.

Biologische Studien deuten darauf hin, dass die neuronale *Serotonin*-Aktivität bei anorektischen Patienten nach Gewichtsnormalisierung gegenüber gesunden Kontrollpersonen gestört ist. Dieses Ergebnis ordnet sich in ein Konzept ein, das dem serotoninergen System innerhalb der Neurotransmitter kontrollierend-einschränkende Funktionen für Appetit, aggressive Reaktionen und Sexualverhalten zuordnet und explorativ-experimentelles Verhalten hemmt. Funktionsstörungen des serotoninergen Systems scheinen darüber hinaus eine Rolle bei der Genese von Angst- und Zwangserkrankungen zu spielen, die in der Vorgeschichte (s. o.) und im späteren Verlauf anorektischer Erkrankungen häufig zu beobachten sind. Möglicherweise kann man bei der Genese der Anorexia nervosa von einer primären oder sekundären Vulnerabilität des serotoninergen Systems ausgehen, die bei Einfluss entsprechender Noxen (Umweltfaktoren) Krankheitswert entwickelt.

Bulimische Patienten sind weniger kontrolliert und aggressionsgehemmt, impulsiver und experimentierfreudiger als anorektische Patienten. Neurotransmitterstudien weisen auf eine verminderte zentrale Serotoninaktivität bei Patienten mit Bulimie hin, wobei nicht geklärt ist, ob dies eine Ursache oder Folge der Essstörung ist.

Therapie

Nachdem die Diagnose gestellt ist, muss entschieden werden, ob ambulante oder stationäre Therapiemaßnahmen angemessen sind. Häufig sind mehrere ambulante Termine im Sinne einer sog. *Vorschaltambulanz* erforderlich, um Patienten und Eltern von der Notwendigkeit einer stationären Behandlung zu überzeugen. Empfehlenswert ist ein offenes Gespräch über Folgen und Komplikationen der Essstörungen sowie die Gefahr der Chronifizierung. *Kriterien für ein stationäres Interventionssetting* sind:

Medizinische Kriterien
- kritisches Untergewicht oder Gewichtsverlust bei Anorexia nervosa,
- hohe Heißhungerattackenfrequenz bei Bulimie,
- ausgeprägte Körperschemastörung und Habitualisierungstendenzen,
- somatische Komplikationen,
- Suizidgefahr,
- Komorbidität mit schwerwiegenden anderen psychiatrischen Erkrankungen.

Psychosoziale und psychotherapeutische Kriterien
- festgefahrene familiäre Interaktion,
- soziale Isolation,
- Scheitern ambulanter Behandlungsversuche.

Die einzelnen *Phasen der stationären Behandlung* von jugendlichen Patienten mit Magersucht gehen beispielhaft aus Tabelle 25.**2** hervor.

Psychotherapeutische Maßnahmen

Die Therapie der Essstörungen sollte grundsätzlich die folgenden Ziele beinhalten (u. a. APA 2000):
- Gewichtsrehabilitation mit Erreichen des Gewichtes, bei dem die Menstruation wieder eintritt (Anorexia nervosa),
- eine Normalisierung des Essverhaltens,
- die Behandlung körperlicher Komplikationen,
- die Veränderung dysfunktionaler Gedanken und Gefühle, die zur Aufrechterhaltung der Essstörung beitragen,
- eine Verbesserung von Defiziten im Affektverhalten, die dazu führen, in schwierigen Situationen mit Störungen des Essverhaltens und einer Gewichtsabnahme zu reagieren,
- Verbesserung der die Essstörung begleitenden psychischen Probleme, z. B. Depressionen, Ängste, Zwänge,
- Einbeziehung der Familie,
- Verhinderung des Rückfalls.

Um einen optimalen Behandlungserfolg zu erzielen, empfiehlt sich die Kombination unterschiedlicher psychotherapeutischer Methoden. Es hat sich vielfach gezeigt, dass psychotherapeutische Interventionen nur von begrenztem Nutzen sind, wenn sie in einem Zustand der Kachexie durchgeführt werden. In einer jüngeren randomisierten Studie wurden kognitiv-behaviorale und interpersonale Therapie miteinander und mit sog. *Clinical Management*, das am ehesten dem stationären Setting in einer kinder- und jugendpsychiatrischen Klinik in Deutschland entspricht, verglichen. Das Clinical Management, welches sich vor allem durch stützende therapeutische Gespräche und Ernährungstherapie auszeichnete, war den beiden übrigen Therapieformen überlegen. Demnach darf die Behandlung der Kernsymptomatik bei Anorexia nervosa (Gewichtsnormalisierung) keineswegs vernachlässigt werden (McIntosh et al. 2005, 2006).

Tabelle 25.2 Stationäre Behandlung von Anorexia und Bulimia nervosa

1. Phase	*Diagnostik- und Beobachtungsphase*	• Ernährungsprotokoll (Eigen- und Fremdbeobachtung), • psychoedukative Maßnahmen (Aufklärung über körperliche und psychische Folgen der Essstörung).
2. Phase	*Anhebung des Körpergewichts (Anorexia nervosa) und Fremdsteuerung der Nahrungsaufnahme*	• Ernährungsberatung, • Essensplan, • kontrollierte Hilfestellung durch Betreuer, • körperbezogene Therapien, • kreative Therapien, • stützende psychotherapeutische Gespräche, später zunehmend problemorientiert, • Beratung der Eltern.
3. Phase	*Einbeziehung der Familie*	• Selbststeuerung der Nahrungsaufnahme, • Ernährungsberatung (Einkaufen von Lebensmitteln, Kochgruppen), • problemorientierte Psychotherapie, • strukturierende oder beziehungsorientierte Familienarbeit.
4. Phase	*Vorbereitung auf die Entlassung*	• Reintegration in alle Lebensbereiche (z. B. externer Schulbesuch, Wochenendurlaub nach Hause), • soziales Kompetenztraining.
5. Phase	*ambulante Nachbehandlung*	

Die Zeichnung eines 14-jährigen anorektischen Mädchens macht ihre Not deutlich, ihre Probleme in der Therapie anzusprechen.

Bei der Gewichtsnormalisierung haben sich *verhaltenstherapeutische Programme* bewährt: Mithilfe der sog. *Gewichtstreppe* wird eine Gewichtszunahme in der Form verstärkt, dass mit einer bestimmten Gewichtsmarke eine Erweiterung des Aktivitätsradius verbunden ist, z. B. Besuch der Klinikschule, Stadtbesuche, Besuch von Freunden und Wochenendbesuche zuhause. Auch im ambulanten Rahmen können Verstärker berücksichtigt werden wie z. B. der Besuch der Schule, die Teilnahme am Schul- und Freizeitsport usw. Die Gewichtszunahme sollte kontinuierlich und nicht zu schnell erfolgen. Im Zustand extremer Kachexie und bei drohenden körperlichen Komplikationen ist manchmal eine Ernährung mit hochkalorischer flüssiger Kost durch eine Magensonde erforderlich. Im Rahmen einer stationären Behandlung ist eine wöchentliche Gewichtszunahme zwischen 0,5 kg und 1 kg erstrebenswert. Bei Stagnation des Gewichts kann eine zeitlich begrenzte Bettruhe im Anschluss an die Mahlzeiten zu empfehlen sein; hierbei ist jedoch immer die Gefahr der Osteoporose in Betracht zu ziehen. Als Zielgewicht wird ein Body-Mass-Index oberhalb der 10. Altersperzentile definiert, wobei der optimale Bereich um die 25. Altersperzentile liegt.

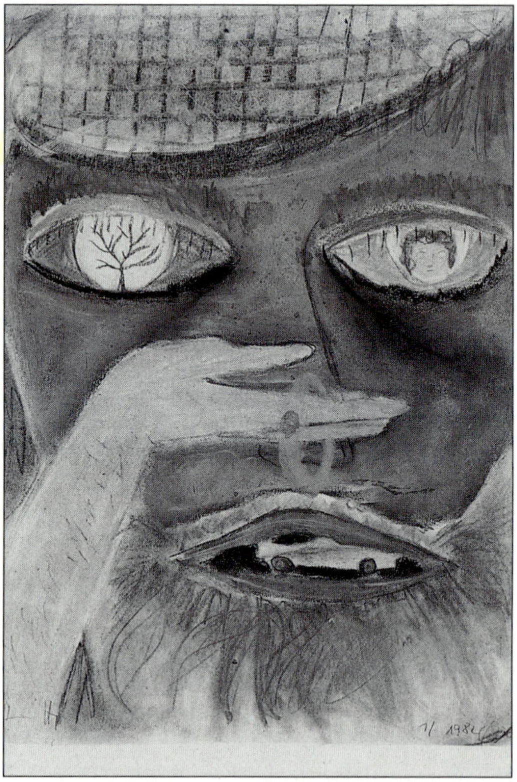

Abb. 25.3 Zeichnung einer 14-jährigen anorektischen Patientin.

Bei Kindern und jugendlichen Patienten darf nicht vergessen werden, das Zielgewicht an die Wachstumskurve bei wiederholter Körperlängenbestimmung anzupassen.

Die Gewichtsrehabilitation magersüchtiger Patienten impliziert eine *Auseinandersetzung mit Ernährung und Essverhalten*, die für die Behandlung der Bulimie ebenfalls eine große Rolle spielt.

Im Gegensatz zu der landläufigen Meinung, dass essgestörte Patienten über Ernährungsrichtlinien gut Bescheid wissen, hat sich gezeigt, dass sie zwar Angaben über den Kaloriengehalt aller möglichen Speisen machen können, im Übrigen aber *wenig fundiertes Wissen* über gesunde Ernährung und notwendige Nahrungsbestandteile aufweisen. Insofern ist die Mitarbeit einer Diätassistentin oder Ernährungsberaterin notwendig, die im Rahmen der *Ernährungstherapie* über eine sinnvolle Nahrungszusammensetzung, Austauschmöglichkeiten von Nahrungsbestandteilen sowie Zubereitungsmöglichkeiten informiert. Voraussetzung einer stufenweisen Normalisierung des Essverhaltens ist die Erhebung einer *Ernährungsanamnese*. Sie soll die Art der bisher eingehaltenen Diät (einschließlich der erlaubten und verbotenen Speisen, kalorische Höchstmengen usw.), die Frequenz, den Ablauf und situative Besonderheiten von Essanfällen, die Einstellung zum eigenen Körper und zur Figur sowie den üblichen Tagesablauf des Patienten erfassen. Dazu bietet sich das Führen eines *Ernährungstagebuches* an. In einem zweiten Schritt wird mit dem Patienten ein Essensplan erarbeitet, der Haupt- und Zwischenmahlzeiten beinhaltet.

Die Einhaltung der Zwischenmahlzeiten hat den Zweck, durch Hungergefühl provozierte Heißhungerattacken zu vermeiden. Wichtig ist die stufenweise Einführung von „verbotenen" Speisen. Dies mindert Gefühle der Entbehrung und reduziert die Wahrscheinlichkeit von Kontrollverlusten. Spezifische Diätspeisen oder kalorienreduzierte Nahrungsmittel sollten nicht in den Essensplan integriert werden; ebenfalls sollten die Patienten vermeiden, große Mengen an Flüssigkeit vor oder während des Essens zu sich zu nehmen, da dies ein falsches Gefühl der Sättigung verschafft und das Erbrechen erleichtert. Der Umfang der Essensportionen kann anhand von Mahlzeitenzusammenstellungen geübt werden. So erkennen die Patienten, dass eine normale Handhabung von Essen und Nahrungsmitteln nicht zu der gefürchteten übermäßigen Gewichtszunahme führt.

Tabelle 25.**3** Essensplan für eine bulimische Patientin

Frühstück	Roggenvollkornbrot	70 g
	Margarine	20 g
	Konfitüre	25 g
	Honig (Blütenhonig)	25 g
		ca. 420 kcal
Zwischenmahlzeit	1 Apfel	**ca. 75 kcal**
Mittagessen	Seefisch in Dillsoße	220 g
	Kartoffel	160 g
	Kopfsalat	30 g
	Salatsoße	60 g
	Jogurt, mind. 3,5 % Fett	150 g
		ca. 520 kcal
Kaffee	Jogurt, mind. 3,5 % Fett	150 g
		ca. 100 kcal
Abendessen	Roggenvollkornbrot	70 g
	Margarine	20 g
	Doppelrahmfrischkäse	35 g
	Schmelzkäse, 45 % Fett i.Tr.	35 g
		ca. 500 kcal
Spätmahlzeit	Speisequark, 40 % Fett i.Tr.	100 g
	Sahne (Schlagsahne, Schlagrahm), mind. 30 % Fett	25 g
	Erdbeeren in Dosen	30 g
	Zucker	10 g
		ca. 300 kcal
Tagessumme		**ca. 2 000 kcal**

Die *kognitiv-behaviorale Therapie* der Essstörungen beschäftigt sich mit der zentralen Bedeutung von Figur und Gewicht für das Selbsterleben und das Selbstwertgefühl der Betroffenen.

In einem ersten Schritt erstellt die Patientin im Rahmen dieser Behandlung eine Pro- und Kontraliste für die Aufrechterhaltung ihrer Essstörung. Die Verdeutlichung der „Nachteile" erlaubt eine wiederholte Aufklärung über den Mechanismus und die Folgen krankhaften Essverhaltens; anhand der „Vorteile" können Patientin und Therapeut erkennen, welche Defizite und Probleme der Betroffenen durch die Essstörung kompensiert werden müssen. In einem zweiten Schritt wird die Patientin aufgefordert, ihre Gedanken und Gefühle im Hinblick auf Gewicht und Figur darzulegen. Sie soll dazu gebracht werden, ihre fixierten Denkschemata

- zu überprüfen (Was spricht für meine Überzeugung? Gibt es alternative Erklärungen?),
- das Für und Wider dieser Überzeugungen zu hinterfragen (Welche Folgen haben diese Annahmen für mich und mein Verhalten?) und
- durch stärker an der Realität orientierte Gedanken zu ersetzen (Ist es für meine Lebensbewältigung sinnvoll, nach diesen Überzeugungen zu handeln?) (Herpertz-Dahlmann u. Hagenah, in press).

Das folgende Beispiel schildert einen typischen Dialog zwischen Patientin und Therapeut:
Patientin: *Nur wenn ich 1 Kilogramm abnehme, kann ich mich morgen Abend mit Ingrid und Susanne in der Disko treffen.*
Therapeut: *Warum musst du für die Disko abnehmen?*
Patientin: *Die finden mich unattraktiv, wenn ich so dick bin.*
Therapeut: *Glaubst du, dass deine Freunde merken, ob du 1 oder 2 Kilogramm mehr wiegst?*
Patientin: *Ich weiß nicht ... Ich merke es jedenfalls, und meine Laune ist dann immer ganz schlecht.*
Therapeut: *Vielleicht fällt deinen Freunden deine schlechte Laune auf?*
Patientin: *Hm... Beim letzten Mal haben Ingrid und Susanne gesagt, dass sie wenig Spaß mit mir haben, wenn ich immer so schlecht drauf bin.*

In Form von *Hausaufgaben* kann die Patientin dazu angehalten werden, die Reaktion ihrer Umwelt in Bezug auf ihr Gewicht, aber auch auf ihr Verhalten zu registrieren. Der *Dialog* mit dem Therapeuten sollte als innerer Dialog fortgesetzt werden. Im Laufe der Behandlung verändern sich die Kernthemen dieses Dialogs. Die Sorgen um Figur und Gewicht werden durch das für essgestörte Patienten tiefgreifende Problem der Selbstakzeptanz ersetzt. Ziel der Therapie ist, dass die Patientin einerseits neue Ressourcen und Strategien für die Bestätigung durch andere findet und andererseits an Autonomie gewinnt.

Psychodynamische Elemente in der Therapie essgestörter Patienten können indiziert sein, wenn ein offensichtlicher Konflikt für die Entstehung der Essstörung im Vordergrund steht, z. B. ein sexueller Missbrauch in der Vorgeschichte oder andere traumatische Lebensereignisse.

Bei jugendlichen Patienten sollte in jedem Fall die *Familie* in die Behandlung einbezogen werden. Eine der wenigen, methodisch aussagekräftigen Evaluationsstudien zur Psychotherapie der Anorexia nervosa, die auch den Verlauf umfasst, konnte nachweisen, dass sich eine familienorientierte Behandlung bei jüngeren Patientinnen mit kurzer Erkrankungsdauer als effektiver erwies als eine Einzeltherapie (Eisler et al. 1997). Die Art der Integration der Familie in die Therapie ist auf die Patientin und ihre Eltern abzustimmen und sollte flexibel gehandhabt werden. In der Praxis erweisen sich familienorientierte Interventionen von der Elternberatung (einzeln oder in Gruppen) über die Paartherapie der Eltern bis zur klassischen Familientherapie als hilfreich. Empfehlenswert sind auch psychoedukative Maßnahmen, die in Elterngruppen durchgeführt werden können (Hagenah u. Vloet 2005). Vergleichende Untersuchungen von Familienberatung, in der Eltern und Patientin getrennt behandelt wurden, und klassischer Familientherapie zeigten keine Unterschiede bzgl. ihrer Effektivität auf (Dare u. Eisler 2000). In der Familienberatung helfen die Therapeuten den Eltern, ihr Gefühl der Hilflosigkeit zu überwinden und Möglichkeiten der Selbsthilfe zu entwickeln. Es wird deutlich gemacht, dass die Familie nicht als Ursache der Erkrankung, wohl aber als beste Ressource zur Überwindung derselben angesehen wird. Entsprechend werden als neuere *familientherapeutische Richtlinien* formuliert, dass

- eine im Kontext einer Essstörung auftretende familiäre Krise nicht mit einer ätiologisch bedeutsamen Familienpathologie gleichgesetzt werden darf und
- die Eltern nicht die Schuldigen für die Entwicklung der Essstörung sind, sondern allenfalls als mitverantwortlich im Gefüge ihrer Entstehung und damit als wertvolle Kooperationspartner für ihre Bewältigung angesehen werden müssen (Vandereycken 1995).

Medikamentöse Behandlung

Es gibt keine gesicherten Erkenntnisse für die Wirksamkeit einer medikamentösen Behandlung bei der Anorexia nervosa. In einigen Fällen empfiehlt sich die Gabe von serotonin-spezifischen Antidepressiva zur Behandlung der Komorbidität, wenn eine ausgeprägte depressive Verstimmung oder Zwänge trotz ausreichender Gewichtszunahme bestehen bleiben. In schweren Fällen mit ausgeprägter Gewichtsphobie kann eine Behandlung mit dem atypischen Neuroleptikum Olanzapin versucht werden. Bei bulimischen Patientinnen mit hoher Heißhungerattackenfrequenz kann eine medikamentöse Therapie sehr hilfreich sein, wobei sich insbesondere Serotonin-Wiederaufnahmehemmer (Fluoxetin, Fluvoxamin) als wirksam erwiesen haben.

Prognose

Für den Verlauf von Anorexia und Bulimia nervosa gilt die *Faustregel*, dass sich die Essstörungssymptomatik bei der Mehrzahl der Patienten mit der Länge des Beobachtungszeitraumes bessert. Eigene Untersuchungen bei der adoleszenten Magersucht zeigen auf, dass ein Viertel der Patienten vier Jahre nach Entlassung aus stationärer Therapie weiterhin das Bild einer anorektischen oder bulimischen Störung aufwies. Nach zehn Jahren Katamnesedauer waren es weniger als 10%. Allerdings haben viele ehemalige Patienten trotz normalem Gewicht und regelmäßiger Menstruation immer noch ein krankhaftes Essverhalten, das sich in Form von Kalorienzählen, wiederkehrenden Fastenepisoden und verstärkter körperlicher Aktivität zeigt. Ein sog. *Cross-over* in eine bulimische Essstörung wird bei etwa 15–20% anorektischer Patienten beobachtet, während der Übergang von einer Bulimie in eine Anorexia nervosa nur sporadisch auftritt.

In den letzten Jahrzehnten deutet sich für die Anorexia nervosa ein Abfall der *Mortalitätsrate* an. Sie liegt mit ca. 5–6% aber noch deutlich höher als für die gleichaltrige Normalbevölkerung (Steinhausen 2002). Ungefähr die Hälfte ehemaliger magersüchtiger Jugendlicher entwickelt im Verlauf ihres Lebens eine *andere psychiatrische Störung*, wobei es sich meist um Angsterkrankungen, affektive Störungen oder Zwangserkrankungen handelt (Herpertz-Dahlmann et al. 2001). Besonders häufig werden soziale Phobien beobachtet, die sich schon in der Kindheit in Form von Trennungsangst und sozialer Überempfindlichkeit andeuten (s.o.). Die Lebensqualität ehemaliger magersüchtiger Patienten hängt nicht nur von der Bewältigung der Essstörung ab. Im Vergleich zu Gesunden berichten auch geheilte Patienten vermehrt über Probleme im Bereich von Partnerschaft und Sexualität. Ergebnisse der Verlaufsforschung sollten für die Therapie genutzt werden: Ehemalige anorektische Patienten brauchen eine langfristige ambulante Betreuung, damit in Krisensituationen ein Rückfall vermieden und weitere psychiatrische Störungen frühzeitig erkannt werden können.

Bisher gibt es nur wenige Verlaufsstudien mit einem längeren Katamneseintervall über die Bulimia nervosa. Danach ist die Prognose der Bulimie etwas günstiger als die der Anorexia nervosa. Nach einem mehr als 10-jährigen Beobachtungszeitraum zeigen noch 20–25% der ehemaligen Patienten das Vollbild der Erkrankung; 50–70% weisen keine Essstörungssymptome mehr auf (Keel et al. 1999, Fichter u. Quadflieg 2004). Die psychiatrische Komorbidität bulimischer Patienten ist jener anorektischer Patienten vergleichbar: Die häufigsten Diagnosen sind affektive Erkrankungen, Angststörungen und Suchterkrankungen. Die Mortalitätsrate liegt ungefähr bei 2%. Allerdings müssen Ergebnisse von Studien mit einem längeren Beobachtungszeitraum abgewartet werden.

Zusammenfassung

Die Anorexia nervosa (Magersucht) ist eine meist bei pubertierenden Mädchen auftretende Erkrankung, die Bulimie beginnt im späten Jugend- oder frühen Erwachsenenalter. Beiden Erkrankungen ist eine intensive Furcht vor dem Dickwerden sowie eine Störung der Wahrnehmung des eigenen Körpers gemeinsam. Weitere Merkmale der Anorexia nervosa sind ein erheblicher Gewichtsverlust und das Sistieren der Menstruation; kennzeichnend für die Bulimie sind Heißhungerattacken und in vielen Fällen selbstinduziertes Erbrechen. Sekundäre somatische Veränderungen sind bei beiden Erkrankungen häufig; zusätzliche psychische Störungen sind Ängste, Zwänge und depressive Verstimmungen. An ätiologischen Faktoren für die Magersucht werden biologische, psychologische sowie soziokulturelle Komponenten diskutiert. Familiäre Faktoren als ätiologisches Moment sind umstritten, da Störungen der familiären Interaktion sowohl Ursache als auch Folge der Erkrankung sein können. Das Behandlungskonzept umfasst Maßnahmen zur Normalisierung des Essverhaltens und zur Gewichtsrehabilitation sowie psychotherapeutische Verfahren, wobei unterschiedliche Methoden miteinander kombiniert werden. Bei jugendlichen Patienten sollte immer die Familie in die Behandlung einbezogen werden. Mit dem Übergang in das Erwachsenenalter bildet sich bei der Mehrzahl der Patienten die anorektische und bulimische Symptomatik zurück. Nicht selten entwickeln die Patienten in späteren Lebensaltern aber andere psychiatrische Störungen, insbesondere Angst-, Affekt- und Suchterkrankungen.

Literatur

American Psychiatric Association Work Group on Eating Disorders. Practice guideline for the treatment of patients with eating disorders. 3 rd ed. Am J Psychiatry. 2006;163:S4–S54.

Dare C, Eisler I. Family therapy and eating disorders. In: Fairburn CC, Brownell KD, eds. Eating disorders and obesity. New York: The Guildford Press; 2002.

Fairburn CG, Harrison PJ. Eating Disorders. Lancet. 2003;361:407–16.

Fichter MM, Quadflieg N. Six-year course of bulimia nervosa. Int J Eating Disord. 1997;22:361–84.

Fichter M, Quadflieg N. Twelve-year course and outcome of bulimia nervosa. Psychol Med. 2004;34:1395–406.

Hagenah U, Blume V, Flacke-Redanz M, Herpertz-Dahlmann B. Psychoedukation als Gruppenangebot für Eltern essgestörter Jugendlicher. Z Kinder Jugendpsychiatr. 2003;31:51–8.

Hagenah U, Vloet T. Parent psychoeducation groups in the treatment of adolescents with eating disorders. Prax Kinderpsychololgie Kinderpsychiatrie. 2005;54:303–17.

Hebebrand J, Heseker H, Himmelmann W, Schäfer H, Remschmidt H. Altersperzentilen für den Body-Mass-Index aus Daten der Nationalen Verzehrstudie einschließlich einer Übersicht zu relevanten Einflussfaktoren. Akt Ernährungsmed. 1994; 19:259–65.

Herpertz-Dahlmann B, Müller B, Herpertz S, Henssen N, Hebebrand H. Remschmidt H. Prospective 10-year follow-up in adolescent anorexia nervosa-course, out-come, psychiatric comorbidity, and psychosocial adaptation. J Child Psychol Psychiat. 2001;42:603–12.

Herpertz-Dahlmann B, Hebebrand H, Remschmidt H. Leitlinien Essstörung. In: Deutsche Gesellschaft für Kinder- und Jugendpsychiatrie und -psychotherapie, ed. Leitlinien zur Diagnostik und Therapie von psychischen Störungen im Säuglings-, Kindes- und Jugendalter. 2. Aufl. Köln: Deutscher Ärzte-Verlag; 2003.

Herpertz-Dahlmann B, Hagenah U. Essstörungen. In: Remschmidt H, Mattejat F, Warnke A, eds. Therapie psychischer Störungen des Kindes- und Jugendalters. Stuttgart: Thieme. [In press].

Herpertz-Dahlmann B, Hebebrand J. Essstörungen. In: Herpertz-Dahlmann B, Resch F, Schulte-Markwort M, Warnke A, eds. Entwicklungspsychiatrie. 2. Aufl. Stuttgart: Schattauer. [In press].

Hoek HW, van Harten PN, Hermans KM, Katzman MA, Matroos GE, Susser ES. The incidence of anorexia nervosa on Curacao. Am J Psychiatry. 2005;162:748–52.

Keel PK, Mitchell JE. Outcome in bulimia nervosa. Am J Psych. 1997;154:313–21.

Keel PK, Mitchell JE, Miller KB, Davis TL, Crow SJ. Long-term outcome of bulimia nervosa. Arch Gen Psychiatry. 1999;56: 63–69.

Kendler KS, Walters EE, Neale MC, Kessler RC, Heath AC, Eaves CJ. The structure of the genetic and environmental risk factors for six major psychiatric disorders in women. Arch Gen Psychiat. 1995;52:374–83.

Kog E, Vertommen H, Vandereycken W. Minuchin's psychosomatic family model revised: A concept validation study using a multitrait-multimethod approach. Fam Process. 1987;26:235–53.

Lee S. How abnormal is the desire for slimness? A survey of eating attitudes and behaviour in Hong Kong. Psycholog Med. 1993;23:437–51.

McIntosh VV, Jordan J, Carter FA, Luty SE, McKenzie JM, Bulik CM, Frampton CM, Joyce PR. Three psychotherapies for anorexia nervosa: A randomized, controlled trial. Am J Psychiatry. 2005;162:741–7.

McIntosh VV, Jordan J, Luty SE, Carter FA, McKenzie JM, Bulik CM, Joyce PR. Specialist supportive clinical management for anorexia nervosa. International J Eat Disord. 2006;39:625–32.

Steinhausen HC. The outcome of anorexia nervosa in the 20th century. Am J Psychiatry. 2002;159:1284–93.

Vandereycken W. The place of family therapy in the treatment of eating disorders. In: Steinhausen H, ed. Eating disorders in adolescence. Berlin: Walter de Gruyter; 1995.

Prüfungsfragen

1. Welche Symptomatik unterscheidet die Bulimie von der Magersucht?
2. Welche Altersgruppe ist besonders betroffen?
3. Benennen Sie bitte typische körperliche Veränderungen bei der Magersucht.
4. Welche typischen zusätzlichen psychiatrischen Störungen werden bei der Magersucht, welche bei der Bulimie beobachtet?
5. Wie erklärt man sich heute die Genese der Essstörungen?
6. Warum treten Essstörungen bei Frauen häufiger auf als bei Männern?
7. Welche Entscheidungskriterien sind die Voraussetzung für eine stationäre Behandlung bei magersüchtigen Patienten?
8. Welche psychotherapeutischen Methoden haben sich bei der Behandlung der Essstörungen bewährt?
9. Welche Rolle spielt die Familie bei der Genese der Essstörungen, und wie können die Eltern in die Behandlung integriert werden?
10. Wie sollte die „Ernährungstherapie" bei der Bulimie gestaltet werden?
11. Wie hoch ist die Mortalität bei Magersucht?
12. Wie beurteilen Sie die Prognose von Magersucht und Bulimie?

26 Essstörungen des Kindesalters und Adipositas

J. Hebebrand, N. Barth und B. Herpertz-Dahlmann

Fallvignette

Der 7-jährige Marcel wurde in der Poliklinik vorgestellt, da er ein sehr wählerisches Essverhalten zeigte und fast alle „gesunden" Nahrungsmittel verweigerte. Alle versprochenen Belohnungen oder angedrohten Strafen hatten keine Veränderung seiner Gewohnheiten bewirkt. Die Eltern berichteten, dass Marcels Schwierigkeiten nach einer Stomatitis aphtosa („Mundfäule") im Alter von drei Jahren begannen. Während dieser Zeit konnte Marcel nur mit flüssiger oder weicher Kost ernährt werden. Auch nachdem die Erkrankung völlig abgeklungen war, habe sich Marcel geweigert, härtere Nahrungsmittel, bei denen er vermehrt kauen musste, zu sich zu nehmen.

Um Marcels Essstörung weiter abzuklären, wurde die Mutter gebeten, ein Ernährungsprotokoll von Marcels Mahlzeiten und Snacks anzufertigen. Dabei zeigte sich, dass der Junge schon zum Frühstück zwei Gläser Fruchtsaft oder Tomatensaft zu sich nahm. Vor dem Mittagessen trank er ein Glas Cola. Fleisch, Eier oder Gemüse waren in seinem Speiseplan gar nicht aufzufinden; dafür aß er große Portionen Pommes Frites, Nudeln, Eis, Pudding und Schokoladen-Brotaufstrich. Mit der Mutter wurde besprochen, dass Marcel der Genuss von Fruchtsäften oder Limonade vor oder während der Mahlzeiten nicht mehr gestattet war. Pommes Frites, Eis und Pudding wurden aus dem täglichen Speiseplan gestrichen und durch andere Beilagen und Gemüse sowie Obst ersetzt. Marcel wurde aufgefordert, zu Beginn einer jeden Mahlzeit eine kleine Portion eines ihm unbekannten Nahrungsmittels zu probieren. Erfolgreiche Versuche wurden mit Hilfe eines Verstärkerplanes belohnt. Bei einer Nachuntersuchung zwölf Monate später zeigte sich, dass Marcel immer noch ein sehr wählerisches Essverhalten hatte. Trotzdem war sein Speisezettel um viele Nahrungsmittel, insbesondere eiweißhaltige Speisen, reicher geworden.

Einleitung

Essstörungen treten in allen Altersstufen auf. Vielfach werden sie von den Eltern als bedrohlich für Gesundheit und Entwicklung der betroffenen Kinder erlebt, so dass die primäre Vorstellung i. d. R. beim Kinderarzt, seltener bei einem Kinderpsychiater oder -psychologen erfolgt. Die Inanspruchnahme ärztlicher Hilfestellung ist im Säuglings- und Kleinkindesalter besonders häufig, so dass die Essstörungen des jungen Kindes an dieser Stelle umfassender diskutiert werden. Die Darstellung der Adipositas erfolgt in einem eigenen Abschnitt. Neuere Untersuchungen weisen darauf hin, dass ein gestörtes Essverhalten allenfalls einen ätiologisch relevanten Faktor bei der multifaktoriellen Genese der Adipositas darstellt. Psychopathologische Aspekte – insbesondere erhöhte Depressivität – scheinen bei der Ätiologie der Adipositas eine Rolle zu spielen. In der ICD-10 wird die Adipositas nicht unter Kapitel V (F) „Psychische und Verhaltensstörungen" aufgeführt, sondern unter Kapitel IV (Endokrine-, Ernährungs- und Stoffwechselerkrankung, E 66) subsumiert.

Essstörungen des frühen Kindesalters

Wahrnehmung von Hunger und seine Befriedigung sind eine wesentliche Entwicklungsaufgabe, die sowohl eine erste Verhaltensregulation als auch die Interaktion mit einer Bezugsperson beinhaltet. Schon bei einem gesunden Kind ist die Nahrungsaufnahme vielen Störfaktoren unterworfen, die sowohl im Kind selbst als auch in der Umwelt liegen können.

In der Literatur wurden vielfach organische Gedeihstörungen von nicht-organischen Gedeihstörungen des Säuglings- und frühen Kindesalters unterschieden. Diese Abgrenzung ist in jüngster Zeit zunehmend umstritten, da bei einem großen Teil der frühen Essstörungen sowohl organische als auch (z.T. hierdurch bedingte) interaktionelle Faktoren zu berücksichtigen sind.

Das Klassifikationssystem der ICD-10 definiert zwei Essstörungen des Kindesalters, die *Fütterstörung* (F 98.2) und *Pica* (F 98.3).

Fütterstörung

Merkmale der sog. *Fütterstörung* sind extrem wählerisches Essverhalten, z.T. Nahrungsverweigerung, übermäßig lange Dauer der Mahlzeiten, Ausspucken bzw. Erbrechen der Nahrung und unzureichende Gewichtszunahme, obwohl das Nahrungsangebot ausreicht und eine hinreichend kompetente Betreuungsperson zum Füttern zur Verfügung steht.

Sind Betreuungsfehler für die Genese der Fütterungsstörung relevant, erfolgt eine Klassifikation nach ICD-10 in Kapitel XVIII (R 62.3).

Prävalenz

Feldstudien machen deutlich, dass ungefähr 20–50% aller Mütter die Fütterungssituation ihres Kindes problematisch erleben. Legt man allerdings strenge diagnostische Kriterien an (Objektivierung der Fütterstörung durch eine Kinderkrankenschwester, keine Besserung durch fachliche Ratschläge, Zeitraum der Fütterungsproblematik mindestens ein Monat), reduziert sich die Störungsrate auf unter 2%. Die Diskrepanz zwischen Studien, die ausschließlich auf Angaben der Mütter, und solchen, die auf professionellen Angaben beruhen, zeigt auf, dass der Begriff der *Fütterstörungen* einen *hohen subjektiven Faktor* beinhaltet (Crist u. Napier-Philipps 2001, Dahl u. Sundelin 1986).

Ätiologie

Fütterstörungen mit Erbrechen bedürfen grundsätzlich einer kinderärztlichen Abklärung, insbesondere wenn sie mit einer unzureichenden Gewichtszunahme einhergehen. Nach Ausschluss schwerwiegender somatischer Ursachen kann ein *diagnostisches Vorgehen* gewählt werden, wie es in Tabelle 26.**1** dargestellt ist.

Ein *gastro-ösophagealer Reflux* tritt bei vielen jungen Kindern auf, macht aber nur in wenigen Fällen ernst zu nehmende Störungen. Bei einigen Säuglingen und Kleinkindern kann er aus zwei Gründen zu einer Nahrungsverweigerung und Gedeihstörung führen: Zum einen findet ein Reflux ohne Erbrechen statt, der sich in ruckartigen Bewegungen des Kopfes, des Nackens oder in einer besonderen Irritierbarkeit und Unruhe des Säuglings äußert. Da die Mutter die Ursache nicht kennt, wird sie verunsichert, und es entwickelt sich möglicherweise eine sekundäre Interaktionsstörung. Zum anderen kann ein häufiger Reflux zu Brennen in der Speiseröhre führen, so dass es im Sinne eines bedingten Reflexes schon beim Anblick oder zu Beginn der Mahlzeit zu einer Abwehrhaltung des Säuglings und schließlich zur Nahrungsverweigerung kommt. Hochlagerung des Kindes, Andicken der Nahrung sowie Aufklärung der Betreuungsperson können hier Abhilfe schaffen.

Unter *Rumination* wird ein willentliches und als angenehm erlebtes Hochwürgen der Nahrung ohne gastrointestinale Grunderkrankung verstanden. Es handelt sich um ein relativ seltenes Phänomen, wobei zwei Gruppen betroffener Kinder unterschieden werden können. Bei der Mehrzahl der Patienten handelt es sich um Individuen mit einer mittleren bis schweren geistigen Behinderung und/oder neurologischen Störung. Der Zeitpunkt des Auftretens der Rumination bei dieser Patientengruppe ist unterschiedlich und kann zwischen dem Säuglings- und jungen Erwachsenenalter liegen. Bei einem Drittel der Patienten ist die Ursache der Rumination in einer Interaktionsproblematik zwischen Betreuungsperson und Kind zu suchen. Meistens lässt sich eine emotionale Vernachlässigung des Säuglings, z.B. Hospitalisierung, nachweisen. Bei diesen Patienten beginnt die Symptomatik bereits in der Säuglingszeit (Mayes 1992). Zuwendung und Versorgung ermöglichen eine normale Entwicklung. Allerdings kann die Rumination aufgrund frühzeitiger Habitualisierung über lange Zeit persistieren.

Tabelle 26.**1** Adaptives Fütterungsverhalten von Mutter und Kind (nach Chatoor et al. 1984, Farrow u. Blissett 2006)

Mutter	**adaptiv**	**nicht-adaptiv**
dominierender Gefühlszustand	Zufriedenheit mit eigener Situation und Kind	gleichgültig, depressiv, ängstlich, agitiert, niedriges Selbstwertgefühl, soziale Isolation
Interaktionsverhalten	gibt dem Kind visuelle, taktile und akustische Anregungen, interpretiert kindliches Verhalten positiv	verbringt wenig Zeit mit dem Kind, kann keine reziproke Interaktion aufbauen, reagiert nicht auf kindliche Gesten
Essverhalten	gestaltet Füttern erfreulich für sich und das Kind, optimales Halten des Kindes für gleichzeitige Kommunikation und Nahrungsaufnahme, bietet optimale Nahrungsmenge und -mittel an	körperliche Distanz, sucht keinen visuellen Kontakt, unsensibel für kindliche Bedürfnisse, mechanische Fütterung
Kind	**adaptiv**	**nicht-adaptiv**
dominierender Gefühlszustand	lebhaft, freundlich, lächelnd	traurig, zurückgezogen, überwach, irritabel (schwieriges Temperament)
Interaktionsverhalten	guckt Mutter an, initiiert vokale und taktile Interaktionen, Bevorzugung der primären Bezugsperson	vermeidet Blickkontakt, vokalisiert nicht, kein erwartungsvolles Ausstrecken der Arme, versteift sich beim Hochheben, schmiegt sich nicht an, macht keinen Unterschied zwischen bekannten und unbekannten Gesichtern
Essverhalten	Freude beim Essen, macht Hunger und Sattsein deutlich, geregeltes Essverhalten	erbricht oder ruminiert, kein Interesse am Essen mit der Mutter, isst gut bei anderen Bezugspersonen

Eine *Dysfunktion oral-motorischer Reflexe* ist eine häufigere Ursache von Fütterstörungen als gemeinhin angenommen. Durch die Notwendigkeit der Koordination einer Vielzahl der am Saug- und Schluckakt beteiligten Muskeln können auch geringgradigere neurologische Störungen manifest werden. Sie führen zu Schwierigkeiten beim Saugen, Kauen oder Schlucken, die eine frühzeitige Erschöpfung des Kindes, eine unzureichende Nahrungsaufnahme und eine Verlängerung der Fütterungszeit nach sich ziehen. Die Fütterungszeit kann aber auch verkürzt sein, wenn die Mutter die Situation als sehr belastend erlebt und vorzeitig beendet (Burklow et al. 1998, Skuse 1994).

Psychiatrische Störungen des Kindesalters können frühzeitig während des Fütterungsaktes offensichtlich werden. Exemplarisch ist hier der *frühkindliche Autismus* zu nennen, wo ausgeprägte Veränderungsängste die Umstellung auf altersentsprechende Kost erschweren. Auch *hyperkinetische Kinder* können schon in frühester Kindheit durch ausgeprägte motorische Unruhe und exzessives Schreien eine Interaktionsstörung während des Fütterungsprozesses initiieren.

Während man noch vor wenigen Jahren annahm, dass die *Ursache* einer Fütterstörung vornehmlich bei der Mutter zu finden war, geht man heute davon aus, dass auch das Kind den Fütterungsakt *aktiv gestaltet*. Aus Tabelle 26.**1** geht hervor, welches adaptive Verhalten aufseiten der Mutter bzw. aufseiten des Kindes zu einem befriedigenden Fütterungsakt beiträgt. Hierbei spielen auch Temperamentsfaktoren des Kindes eine wichtige Rolle, aber auch subtile Interaktionsstörungen (Feldman et al. 2004).

Ein bedeutender Anteil der Essstörungen des Säuglingsalters bleibt bis in das Kleinkindesalter und Vorschulalter bestehen. In einer 10-Jahres-Verlaufsstudie mit 700 Kindern aus New York konnte ein Zusammenhang zwischen frühen Essstörungen und *Anorexia* und *Bulimia nervosa* aufgezeigt werden: Diejenigen, die als Kleinkind Pica hatten und bei denen die Mahlzeiten durch erhebliche familiäre Auseinandersetzungen gekennzeichnet waren, entwickelten in der Adoleszenz signifikant häufiger eine Bulimie. Sehr wählerisches Essverhalten und Verdauungsstörungen waren für eine spätere Anorexia nervosa kennzeichnend (Marchi u. Cohen 1990).

Diagnostisch ist eine genaue Anamnese einschließlich Abklärungen von früheren oder aktuellen *Essstörungen der Mütter* sowie Angaben zum Verlauf der Mahlzeiten erforderlich. Dabei sollte insbesondere abgeklärt werden, ob die Mutter restriktive Vorstellungen von dem hat, was ein Kind essen soll, oder ob es darum geht, was das Kind tatsächlich an essentiellen Nahrungsmitteln braucht. Nur bei ernst zu nehmender Gewichtsabnahme oder mangelnder Gewichtszunahme sind weitere, insbesondere invasive diagnostische Maßnahmen erforderlich. Bei Kindern von Müttern mit Essstörungen treten häufiger Essstörungen und eine Wachstumsretardierung auf als bei gesunden Müttern.

Therapie

Die Behandlung komplexer Essstörungen des Säuglings- und Kleinkindesalters erfordert in vielen Fällen eine *interdisziplinäre Zusammenarbeit* zwischen Neuropädiater, Kinderpsychiater sowie manchmal auch von Psychologen und Logopäden, die über Erfahrungen bei oraler Stimulations- bzw. „Esstherapie" verfügen.

Bei Verdacht auf Interaktionsstörungen zwischen Kind und primärer Bezugsperson empfiehlt sich eine Beobachtung der Essenssituation zuhause, z.B. in Form einer Videoaufnahme, die später gemeinsam vom Arzt oder Therapeuten mit der Betreuungsperson angeschaut und analysiert werden kann. Offensichtliche Schwierigkeiten werden i.S. einer Problemhierarchie geordnet und in Form von Hausaufgaben stufenweise bearbeitet. In schweren Fällen ist die kontinuierliche Betreuung von Bezugsperson und Kind durch Mitarbeiter der Frühförderung oder einer Gemeindekinderschwester erforderlich (Douglas 2000, Papousek 2005).

Pica

Der Begriff *Pica* ist auf das lateinische Wort für „Elster" zurückzuführen und wird in der ICD-10 unter F 98.3 als eigenständige Essstörung klassifiziert. Man versteht darunter einen *abnormen Appetit auf nicht essbare Substanzen oder Substanzen ohne jeden Nährwert* wie z.B. Schmutz, Farbe, Lehm und deren bewussten Verzehr. Von einigen Autoren wird auch das Essen von rein pflanzlichen, typischerweise nicht genießbaren Bestandteilen wie der Verzehr von Blättern, Stielen oder Gras oder auch der fast ausschließliche Verzehr von Gewürzgurken oder Mixed Pickles als Pica bezeichnet. Pica wird im Rahmen unterschiedlicher psychiatrischer Störungen beobachtet: Es tritt bei Säuglingen und Kleinkindern unterer sozialer Schichten auf, z.T. im Zusammenhang mit Eisenmangel oder auch im Rahmen einer frühkindlichen Deprivation. In der Dritten Welt wird Pica ebenfalls bei Kindern und Erwachsenen mit Eisenmangel beobachtet, wobei bis heute nicht klar ist, ob Pica durch Eisenmangel hervorgerufen wird oder selbst Eisenmangel provoziert. Relativ häufig kommt Pica bei geistiger Behinderung, z.B. im Rahmen eines frühkindlichen Autismus, vor sowie im Rahmen von Anorexia und Bulimia nervosa. Auch Schwangere klagen in seltenen Fällen über Pica-ähnliche Verhaltensweisen. Die Therapie besteht vornehmlich in der Behandlung der Grunderkrankung.

Essstörungen im Vorschulalter

Prävalenz, Erscheinungsbild der Störung und Ätiologie

Epidemiologische Studien geben die Häufigkeit von Essstörungen im Vorschulalter zwischen 12% und 34% an (Minde u. Minde 1986). Eine wesentliche Ursache hierfür ist die sog. *Neophobie*, eine Angst vor Unbekanntem, die dazu führt, dass viele Kinder in diesem Alter neuartige Speisen ablehnen. In den meisten Fällen handelt es sich um ein transitorisches Phänomen, das bei wiederholtem Anbieten der gleichen Speise überwunden wird. Das Problem wird aber in vielen Fällen dadurch verschärft, dass Eltern die einmal abgelehnten Speisen aus dem Ernährungsplan streichen, so dass sich die für das Kind infrage kommende Kost immer weiter reduziert.

Viele Kinder *ersetzen* die Mahlzeiten durch das Trinken von Fruchtsäften und Limonade. Häufiger Fruchtsaftkonsum mindert den Appetit. In einer New Yorker Studie (Dennison et al. 1997) wurde festgestellt, dass exzessiver Konsum zu Minderwuchs und Adipositas führen kann, indem notwendige andere Nahrungsbestandteile wie Proteine durch Kohlehydrate ersetzt werden.

Bei starker beruflicher Anspannung beider Eltern ist die gemeinsame Mahlzeit eine der wenigen Gelegenheiten für das Kind, *Zuwendung* zu erhalten. Bei Auftreten einer Essproblematik widmen die Eltern dem Kind mehr Zeit und Interesse, so dass das gestörte Essverhalten eine Verstärkung erfährt. So wird man z.B. im Rahmen einer *Geschwisterrivalität* den Rückschritt auf weiche oder flüssige Kost beobachten. Auch ein sog. *Globus hystericus* kann im Kleinkindesalter beobachtet werden, wobei das versehentliche Verschlucken harter Nahrungsbrocken Auslöserfunktionen hat und die Nahrungsverweigerung des Kindes durch die Sorge der Eltern verstärkt wird. Durch die „Entkopplung" von Essen und Zuwendung entschärft sich in der Mehrzahl der Familien das Problem, z.B. dadurch, dass gemeinsame Aktivitäten von Eltern und Kind auf vorher vereinbarte Spielsituationen verlegt werden.

Therapie

Zur Therapie von Essstörungen im Vorschulalter können die folgenden *„Regeln"* hilfreich sein (Wolke u. Skuse 1992): Wann immer möglich, nimmt das Kind gemeinsam mit der Familie die Mahlzeiten ein. Die Zeit, die einem Vorschulkind zum Essen zur Verfügung gestellt wird, sollte 20 Minuten nicht überschreiten. Dabei ist es sinnvoll, dem Kind kleine Mengen unterschiedlicher Nahrungsmittel nacheinander vorzusetzen. Die Eltern sollten vorzugsweise mit bekannten Nahrungsmitteln beginnen und das Kind später kleine Portionen der neuen, unbekannten Speise probieren lassen. Neben dem Essen ist nur Wasser als Getränk zugelassen. Während des Essens sollten sich die Eltern mit dem Kind beschäftigen und positives Essverhalten, z.B. das Kosten der neuen Nahrung, loben. Die Aufmerksamkeit des Kindes sollte dem Essen gelten und nicht durch Spiele bei Tisch zerstreut werden. Chronische Verweigerer werden das Spielen während des Essens als eine willkommene Möglichkeit ansehen, sich dem Essen ganz zu entziehen. Nach Ablauf von 20–25 Minuten sollte das Essen und der Teller des Kindes abgeräumt werden, unabhängig davon, ob das Kind seine Mahlzeit beendet hat. Bei chronischen Schlechtessern ist es vielfach hilfreich, ein Kind mit Gleichaltrigen, also z.B. im Kindergarten oder in der Kindergruppe, essen zu lassen.

Für das Schulalter gelten ähnliche therapeutische Richtlinien wie für das Vorschulalter. Bei Essstörungen in der Präpubertät sollte differenzialdiagnostisch immer auch eine *Früherkrankungsform der Anorexia nervosa* in Erwägung gezogen werden (s. Kap. 25) (Übersicht bei Southall u. Schwartz 2000).

Adipositas

Erscheinungsbild der Störung und Diagnosestellung

Adipositas geht mit einem für das Alter und Geschlecht *überdurchschnittlichen Anteil der Fettmasse* am Gesamtkörpergewicht einher. Da eine Messung der Fettmasse in der Praxis nicht ohne Weiteres möglich ist, hat sich der *Body-Mass-Index* als allgemeines Maß zur Beurteilung des relativen Gewichts durchgesetzt (BMI; Körpergewicht in Kilogramm dividiert durch das Quadrat der Körperlänge in Metern, kg/m^2). Körpergewichte verschiedener gleichaltriger Personen können gewissermaßen körperhöhenbereinigt verglichen werden (s. auch Kap. 25, Anorexia und Bulimia nervosa). In den höheren, nicht jedoch in den unteren Gewichtsklassen, korreliert der BMI gut mit der Fettmasse (Hebebrand et al. 1994).

Bei allen Definitionen der Adipositas ist aufgrund der quantitativen Verteilung des Phänotyps Körpergewicht grundsätzlich zu berücksichtigen, dass es sich letztlich um willkürliche Abgrenzungen handelt. Für die *Definition* der Adipositas im Erwachsenenalter anhand des BMI wird allgemein die WHO-Einteilung (1998) empfohlen. Diese definiert *Normalgewicht* durch einen BMI-Bereich zwischen 18,5–24,9 kg/m^2 und *Übergewicht* durch Werte zwischen 25 und 29,9 kg/m^2. *Adipositas* liegt ab einem BMI von 30 kg/m^2 vor, wobei drei Schweregrade (Grad I: 30,0–34,9, Grad II: 35–39,9 und Grad III: $\geq$ 40 kg/m^2) abgegrenzt werden. Da der BMI eine deutliche Alters- und Geschlechtsabhängigkeit zeigt, ist es sinnvoll, die Definition der Adipositas anhand der für die deutsche Allgemeinbevölkerung ermittelten BMI-*Perzentile* vorzunehmen (Coners et al. 1996, Hesse et al. 1997, Kromeyer-Hauschild et al. 2001). Mittels dieser BMI-Perzentile kann somit das weitgehend körperhöhenbereinigte Gewicht einer Person geschlechtsabhängig in Bezug zur jeweiligen Alterspopulation gesetzt werden. Gemäß einer nationalen Übereinkunft (Kromeyer-Hausschild et al. 2001, Kromeyer-Hauschild 2005) sollen Übergewicht im Kindes- und Jugendalter durch einen BMI ≥ 90. Perzentil und starkes Übergewicht (= Adipositas) durch einen BMI ≥ 97. Perzentil anhand der Referenzstichprobe von Kromeyer-Hauschild et al. (2001) definiert werden. Der BMI eines Kindes bzw. Jugendlichen kann ebenso wie BMI-Perzentil und BMI-Standard-Deviation-Score (BMI-SDS) basierend auf dieser Studie online über die Website http://www.mybmi.de bestimmt werden. Der BMI-SDS drückt aus, um ein Wievielfaches einer Standardabweichung ein individueller BMI bei gegebenem Alter und Geschlecht ober- oder unterhalb des BMI-Medianwertes liegt. BMI-SDS-Werte sind insbesondere bei extremer Adipositas (BMI > 99. Perzentil) bzw. bei extremem Untergewicht (BMI < 1. Perzentil) hilfreich.

Prävalenz

Der Kinder- und Jugendgesundheitssurvey (http://www.kiggs.de) ermittelte erstmalig für Deutschland national repräsentative BMI-Werte; demnach sind basierend auf dem 90. bzw. 97. Perzentil aus der Studie von Kromeyer et al. (2001) heute ca. 15% bzw. 6% aller Kinder und Jugendlichen übergewichtig bzw. adipös.

In den letzten 30 Jahren sind in zahlreichen Industrienationen wie auch in Schwellenländern die Raten für Adipositas im Kindes- und Jugendalter um bis zu 400% *angestiegen* (Ebbeling et al. 2002, Kromeyer-Hauschild et al. 1999). Diese Entwicklung wird durch verschiedene Studien für Erwachsene, aber insbesondere auch für Kinder und Jugendliche belegt. Aus Deutschland soll hierzu exemplarisch eine Studie aus Jena erläutert werden (Kromeyer-Hauschild et al. 1999): Bei Schulkindern im Altersbereich von 7–14 Jahren wurden 1975, 1985 und 1995 Querschnittsuntersuchungen vorgenommen. Bei den Jungen stieg in diesen 20 Jahren die Prävalenz von Übergewicht bzw. Adipositas von 10,0% auf 16,3% bzw. von 5,3% auf 8,2%. Die entsprechenden Anstiege bei den Mädchen betrugen von 11,7% auf 20,7% bzw. von 4,7% auf 9,9%. Der Hauptanstieg erfolgte zwischen 1985 und 1995.

In einer eigenen Studie konnten wir in einer klinischen Inanspruchnahmepopulation über die letzte Dekade der 90er-Jahre eine *Zunahme des Ausprägungsgrads* der extremen Adipositas bei Kindern und Jugendlichen aus Deutschland nachweisen (Barth et al. 1997). Das untersuchte Kollektiv setzte sich aus Kindern und Jugendlichen zusammen, die in einer Kinderklinik wegen ihres meist extremen Übergewichts behandelt wurden. Beim Vergleich des durchschnittlichen Aufnahme-BMIs aus dem Jahre 1985 mit dem des Jahres 1995 fand sich ein Anstieg um 1,9 BMI-Punkte. Innerhalb dieses Extremkollektivs zeigte sich zudem, dass die Jungen (9. Dezile) mit dem höchsten Körpergewicht aus dem Jahre 1995 ein um 5 BMI-Punkte höheres Gewicht hatten als 1985; bei den Mädchen betrug der BMI-Anstieg ca. 2,5 kg/m² (s. Abb. 26.**1**). Bei Einschülern in Aachen betrug der durchschnittliche jährliche BMI-Anstieg entsprechend des 10., 50. und 90. Perzentils zwischen 1968 und 1998 0,019 bzw. 0,043 kg/m² (Herpertz-Dahlmann et al. 2003).

Zusammenfassend ist festzuhalten, dass es in den westlichen Industrieländern zu einer deutlichen Zunahme von Prävalenz und Ausprägung der Adipositas gekommen ist. Aller Voraussicht nach hält dieser Trend in Deutschland an. Ganz offensichtlich wirken sich die im Laufe der letzten 30 Jahre erfolgten Umweltveränderungen ungünstig auf Kinder und Jugendliche aus, die zu Adipositas prädisponiert sind. In erster Linie sind hier veränderte Ernährungsgewohnheiten und ein Rückgang der körperlichen Aktivität durch z.B. vermehrtes Fernsehen zu nennen (Hancox et al. 2004, Hebebrand u. Boes 2005). Derartige Veränderungen sind in soziale Veränderungen wie z.B. Abnahme der durchschnittlichen Kinderzahl, zunehmende Berufstätigkeit von Müttern, mehr alleinerziehende Elternteile und höherer Anteil von Kindern, die in Armut aufwachsen, eingebettet. Es wird aber auch diskutiert, dass die soziale Stigmatisierung von Menschen mit Adipositas zu einer systematischen Paarungssiebung führt: Da möglicherweise häufiger als früher beide Partner adipös sind, impliziert dies über genetische und Umweltfaktoren auch eine Zunahme des Schweregrads der Adipositas von Kindern aus solchen Beziehungen (Hebebrand et al. 2000). In einer amerikanischen Studie konnte gezeigt werden, dass Fünft- und Sechst-

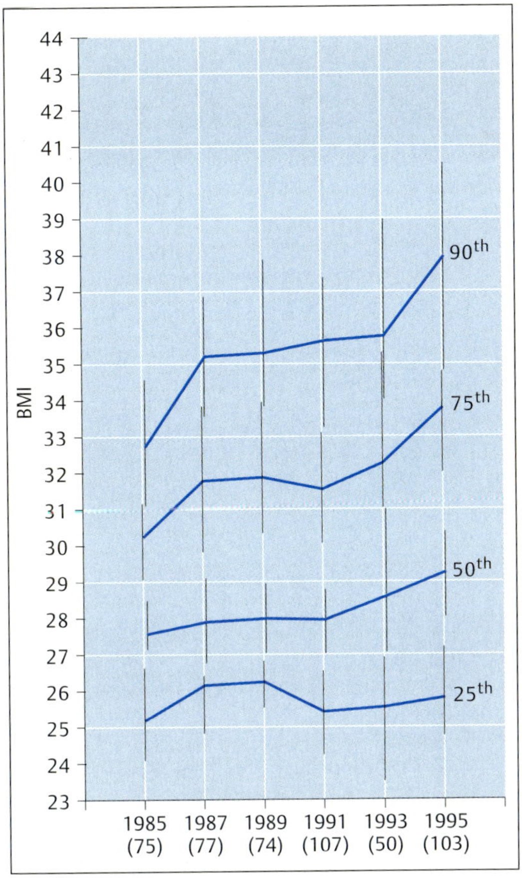

Abb. 26.1 Verteilung der BMI-Werte klinischer Inanspruchnahmepopulationen extrem adipöser männlicher Kinder und Jugendlicher aus den Jahren 1985–1995. In dem oberen Perzentilenbereich kam es zu einem deutlichen Gewichtsanstieg (Barth et al. 1997).

klässler, die 1961 bzw. 2001 Abbildungen von gesunden Kindern, Kindern mit Adipositas oder diversen körperlichen Gebrechen bewerteten, zu beiden Zeitpunkten die Abbildung des adipösen Kindes am schlechtesten einstuften. Die Bewertung im Jahre 2001 fiel signifikant schlechter aus als 1961 (Latner u. Stunkard 2003).

Entwicklungsaspekte

Während des ersten Lebensjahres kommt es aufgrund eines ausgeprägten Wachstums der Adipozytenzahl und -größe zu einer deutlichen Gewichtszunahme (Babyspeck). Dann fällt der BMI aufgrund des stärkeren Längenwachstums vorübergehend bis zum ca. sechsten Lebensjahr ab. Anschließend steigt der BMI bis ins höhere Erwachsenenalter kontinuierlich an.

Der BMI im Alter von einem Jahr hat lediglich eine sehr geringe Vorhersagekraft für den BMI im Alter von 35 Jahren (Guo et al. 1994). Adipositas im ersten und zweiten Lebensjahr bedingt somit praktisch ein nur minimal erhöhtes Risiko für Adipositas im jungen Erwachsenenalter. Hingegen steigt die Wahrscheinlichkeit für die adulte Adipositas bei Bestehen von Übergewicht mit zunehmendem Alter des Kindes deutlich an. Bei Jugendlichen liegt diese Wahrscheinlichkeit bei über 50 % im Vergleich zu 10 % für nicht-adipöse Kinder. Das Risiko ist jeweils höher bei Kindern mit extremer Adipositas bzw. wenn mindestens ein Elternteil ebenfalls adipös ist (Whitaker et al. 1997).

Komorbidität und Folgeerkrankungen der Adipositas im Kindes- und Jugendalter

Adipositas im Kindes- und Jugendalter kann – ähnlich wie im Erwachsenenalter – unter anderem mit Bluthochdruck, Typ 2-Diabetes mellitus, Gelenkerkrankungen (Wirbelsäulenfehlhaltungen, Arthrose), Schlafapnoe und Hyperlipidämien assoziiert sein. Diese Störungen sind jedoch in diesem Lebensabschnitt nicht so häufig anzutreffen. Vielmehr muss die Adipositas als *Risikofaktor* für die Entwicklung dieser Störungen angesehen werden, sofern sie bis ins Erwachsenenalter fortbesteht. Lediglich bei der extremen Adipositas kommt es bereits in jungen Jahren nicht selten zu gravierenden gesundheitlichen Folgeerkrankungen (Wabitsch et al. 2005). Eine *erhöhte Morbidität und Mortalität* extrem adipöser Kinder und Jugendlicher ist mehrfach in Katamnesestudien nachgewiesen worden. Dem androiden (vermehrtes abdominell-viszerales Fett) kommt gegenüber dem gynoiden (gluteofemoralen) Fettverteilungsmuster ein wesentlich größeres gesundheitliches Risiko zu.

Insbesondere für ältere Kinder und Jugendliche ist die *psychosoziale Beeinträchtigung* durch die Adipositas anzuführen, die meist mit einem mehr oder minder ausgeprägtem *Leidensdruck* einhergeht. Das Selbstwertgefühl der Betroffenen ist deutlich reduziert. Junge Erwachsene mit Adipositas sind in ihrem privaten Umfeld, aber auch beruflich und finanziell benachteiligt, wobei dies insbesondere auf Frauen zutrifft (Gortmaker et al. 1993). Bei extremer Adipositas muss sicherlich in Deutschland bei der derzeitigen Lage am Arbeitsmarkt von einer deutlichen Benachteiligung ausgegangen werden.

Mehrere epidemiologisch orientierte Untersuchungen bei Erwachsenen mit Adipositas haben überraschenderweise keine erhöhte Raten an *psychiatrischen Störungen* feststellen können. Hingegen sind wiederholt erhöhte Raten an *affektiven Störungen* bei solchen Personen ermittelt worden, die sich einer Therapie ihrer Adipositas unterziehen. Dies gilt besonders für solche Patienten, die zusätzlich eine sog. *Binge eating Störung* aufweisen. Im Rahmen dieser Essstörung haben Betroffene Essattacken, die mit Kontrollverlust einhergehen. Im Gegensatz zur Bulimia nervosa kommt es jedoch nicht zu einer Gegenregulation. Die Prävalenz der Binge eating Störung im Erwachsenenalter liegt bei 2–4%, wobei Prävalenzzahlen in klinischen Inanspruchnahmepopulationen bis zu 50% betragen (Stunkard u. Allison 2003). Vergleichbare epidemiologische Daten zur BED im Kindes- und Jugendalter sind rar. Die Daten variieren von 2–6% in Feldstudien bis zu fast 60% in Inanspruchnahmepopulationen extrem übergewichtiger Jugendlicher (Britz et al. 2000, Lamerz et al. 2005). Sie kann ggf. in der ICD-10 in Kapitel V (F 50.4: Essattacken mit anderen psychischen Störungen) erfasst werden.

Systematische *psychiatrisch orientierte Untersuchungen* an übergewichtigen Kindern und Jugendlichen sind selten; in einer eigenen Untersuchung an extrem adipösen Jugendlichen (Durchschnitts-BMI: 42 kg/m^2), die sich einer Langzeitrehabilitationsmaßnahme unterzogen, fanden sich ca. 2-fach erhöhte Raten für affektive Störungen und Angststörungen gegenüber altersgematchten Kontrollen. Die Rate an atypischen Essstörungen war ebenfalls deutlich erhöht (Britz et al. 2000). In der gleichen Studie wurden auch die weiblichen und männlichen Jugendlichen bzw. jungen Erwachsenen (n = 47) mit den höchsten BMI-Werten von insgesamt 1655 repräsentativ ermittelten Probanden des gleichen Altersspektrums untersucht (s. Abb. 26.**2**). Im Gegensatz zum Patientenkollektiv fanden sich bei dieser Untergruppe keine erhöhten Raten für psychiatrische Störungen. Während dies die Vorstellung unterstützt, dass psychiatrische Auffälligkeiten primär bei Inanspruchnahmepopulationen (Gewichtsreduktionsprogramme) auftreten, konnte ein wesentliches Ziel der Studie nicht erreicht werden: Die 47 Patienten hatten einen deutlich höheren BMI als die 47 schwersten Probanden aus dem Gesamtkollektiv (n = 1655). Somit könnte auch der ausgeprägtere Schweregrad der Adipositas bei den Patienten die psychiatrischen Störungen mitverursachen.

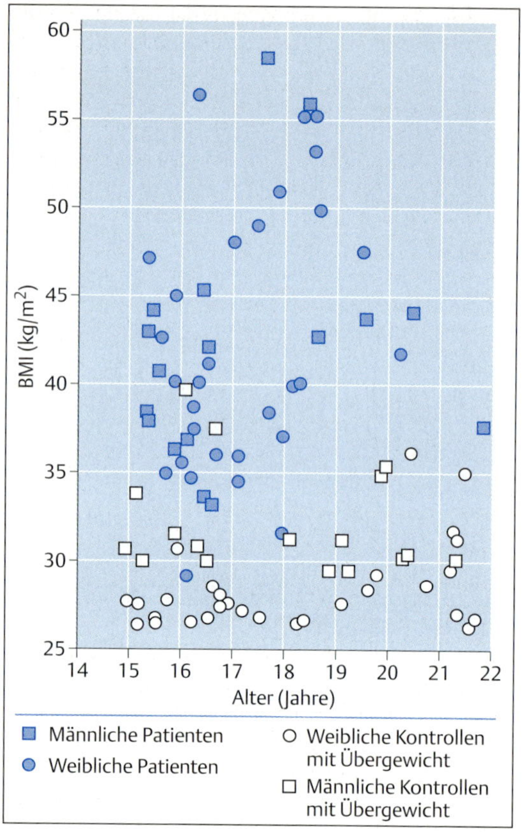

Abb. 26.**2** BMI-Vergleich von 47 Patienten (17 männlich) einer klinischen Inanspruchnahmepopulation (Adipositas-Rehabilitationszentrum INSULA) und den für Alter und Geschlecht gematchten schwersten 47 Jugendlichen einer repräsentativen Bevölkerungsstichprobe (n = 1.655) (Britz et al. 2000).

Ursachen der Adipositas

Die Adipositas im Kindes- und Jugendalter entsteht durch ein *Zusammenspiel* zwischen genetischer Prädisposition und Umweltfaktoren.

Die rezente erhebliche Zunahme der Adipositasprävalenz wird überwiegend auf *Umweltfaktoren* zurückgeführt. Über die der beschriebenen Prävalenzzunahme zugrunde liegenden Umweltfaktoren lässt sich nur spekulieren, da wissenschaftliche Evidenz für die Beteiligung spezifischer Faktoren weitestgehend fehlt. Im Hinblick auf die *Energiezufuhr* ist festzustellen, dass die letzten 20 Jahre durch eine erhebliche Zunahme der sog. *Fast-Food-Produkte* gekennzeichnet sind, die besonders auf Kinder und Jugendliche eine hohe Anziehungskraft ausüben. Mit dem heute in vielen Familien üblichen Taschengeld sind Kinder und Jugendliche selbst in der Lage, sich Süßigkeiten, Knabbereien, zuckerhaltige Getränke und andere Nahrungsmittel in größerem Umfang und ggf. auch ohne Wissen der Eltern zu besorgen. Die *Essgewohnheiten* haben sich in vielen Familien stark verändert. Während früher gemeinsame und regelmäßige Mahlzeiten an der Tagesordnung waren, ist es heute vielfach üblich, dass sich die Familienmitglieder einzeln ihre Mahlzeiten zubereiten. Vergleicht man Kinder übergewichtiger Eltern mit Kindern normalgewichtiger Eltern, so zeigt sich, dass erstere einen höheren Fettanteil zur Deckung ihres Energieverbrauchs zu sich nehmen. Falls eine Mutter adipös ist, bedingt dies eine signifikant erhöhte Fettaufnahme ihrer Kinder im Vergleich zu Kontrollkindern.

Bei Erwachsenen werden in jüngerer Vergangenheit primär *Abnahmen des durchschnittlichen Energieverbrauchs* als Ursache für die Zunahme der Adipositasprävalenz diskutiert. So sind beispielsweise in England die Anzahl der Personenkraftfahrzeuge pro Familie und der Fernsehkonsum parallel mit der Zunahme der Adipositas angestiegen, wohingegen die durchschnittliche Energiezufuhr im Verlauf der Jahre konstant geblieben ist. Bei Kindern und Jugendlichen in Deutschland erscheinen uns die Zunahme des Fernsehkonsums und die rasche Verbreitung von Gameboy/PC-Spielen von Bedeutung. Im Hinblick auf das Fernsehen ist festzuhalten, dass die öffentlich-rechtlichen Fernsehanstalten ihr Programm zeitlich erheblich ausgeweitet haben. In jüngster Vergangenheit ist noch ein spezieller Kindersender hinzugekommen, der tagsüber jederzeit zu empfangen ist. Privatsender ermöglichen seit einigen Jahren fernsehen rund um die Uhr; die entsprechenden Programme richten sich nicht selten speziell an Jugendliche, wobei in den Werbeblöcken häufig für hochkalorische Nahrungsmittel geworben wird. In den USA konnte gezeigt werden, dass die Dauer des täglichen Fernsehkonsums unabhängig von der sozialen Schichtzugehörigkeit und anderer Variablen ein Risikofaktor für die Entstehung einer Adipositas darstellt. Gemäß einer Longitudinalstudie bedingt ein erhöhter Fernsehkonsum im Kindes- und Jugendalter im Erwachsenalter eine erhöhte Adipositasrate (Hancox et al. 2004).

Kinder, die eine mangelhafte körperliche Hygiene aufwiesen, hatten einer prospektiven dänischen Studie zufolge ebenso wie Kinder, von denen die entsprechenden Schullehrer den Umfang der elterlichen Unterstützung als gering einstuften, ein erhöhtes Risiko, adipös zu werden. Die Autoren diskutieren hierbei *Vernachlässigung* durch die Eltern als den zugrunde liegenden Wirkmechanismus (Lissau u. Sorensen, 1994). Weiterhin wird ein inverser Zusammenhang zwischen dem *Bildungsgrad der Eltern*, vor allem der Mutter, und der Häufigkeit von kindlicher Adipositas gefunden (Lamerz et al. 2005 b).

Das Vorkommen einer Adipositas bei einem oder beiden Elternteilen stellt den größten Risikofaktor für die Entstehung einer kindlichen Adipositas dar. Bis zu 80% der übergewichtigen Kinder haben zumindest ein übergewichtiges Elternteil, mindestens 25% haben zwei übergewichtige Eltern. Jedoch kann hieraus nicht notwendigerweise auf die Wirksamkeit *genetischer Faktoren* geschlossen werden, da adipöse Eltern ihre Kinder auch durch ihr Ess- und Bewegungsverhalten prägen.

Obwohl sich eineiige Zwillinge aufgrund des häufigen Vorliegens feto-fetaler Transfusionen im Hinblick auf ihr Geburtsgewicht stärker unterscheiden als zweieiige, kommt es bereits in der frühen Kindheit bei eineiigen Zwillingen zu einer Annäherung des Gewichts. Im späten Kindes- und im Jugendalter sind die Erblichkeitsschätzungen über das gesamte Leben betrachtet möglicherweise am höchsten (bis zu 0,9). Erstaunlicherweise unterscheiden sich gemeinsam und getrennt aufgewachsene eineiige Zwillinge im Hinblick auf die Intrapaar-Korrelation des BMI nicht. Hiernach spielen gemeinsame Umwelterfahrungen wie z. B. das Aufwachsen in einer Familie keine wesentliche Rolle, da die Körpergewichte von Zwillingen hierdurch nicht ähnlicher sind (Hebebrand 2007).

Der weitgehend fehlende Einfluss *gemeinsamer Umwelterfahrungen* soll zum besseren Verständnis praktisch illustriert werden: Was im

Kühlschrank ist bzw. auf den Esstisch kommt, ist demnach innerhalb einer Familie nicht relevant. Hierdurch wird das Körpergewicht von Familienmitgliedern nicht ähnlicher. Vielmehr gilt es im Hinblick auf die Klärung von Varianz des Körpergewichts durch Umweltfaktoren zu ermitteln, was die einzelnen Geschwister sich aus dem Kühlschrank holen bzw. vom gedeckten Tisch nehmen. Therapeutische Strategien, die auf die gemeinsame Umwelt abzielen, erscheinen aufgrund dieser Überlegungen eher fragwürdig (Hebebrand et al., 2001).

Bei der Interpretation der hohen Erblichkeitsschätzungen für das Körpergewicht bei Zwillingsstudien muss berücksichtigt werden, dass unter dem genetischen Anteil der Varianz sowohl direkte als auch indirekte genetische Einflüsse subsumiert werden. Unter einem direkten Einfluss kann beispielsweise ein erblich bedingter, übermäßiger Hunger im Säuglingsalter verstanden werden. Auf diesen Hunger werden Mütter selbst dann, wenn sie unterschiedlichen Kulturen angehören, vergleichsweise relativ einheitlich reagieren, indem sie zunächst einen derartigen Säugling häufiger stillen bzw. füttern. Obwohl dies eine Umweltbedingung darstellt, wird diese als indirekter genetischer Einfluss dem genetischen Anteil der Varianz des Körpergewichts zugeschrieben.

Adoptionsstudien legen ebenfalls nahe, dass das gemeinsame Aufwachsen keinen oder allenfalls nur einen geringen Einfluss auf den BMI hat. So fand sich in einer großangelegten Adoptionsstudie kein Zusammenhang zwischen dem BMI der Adoptivlinge und der Adoptiveltern. Hingegen stieg der BMI der leiblichen Eltern in Abhängigkeit von der Gewichtsklasse der Adoptivlinge. Rezente Familienstudien haben ebenfalls hohe Erblichkeitsschätzungen ergeben. Die vorliegenden formalgenetischen Befunde sprechen somit insgesamt für eine hohe Erblichkeit des BMI. Hiernach würden genetische Faktoren bis zu 80% der Varianz des BMI erklären (Hebebrand 2007).

Man geht davon aus, dass zahlreiche Erbanlagen (Polygenie) einen Einfluss auf das Körpergewicht haben. Diese Erbanlagen können Energieaufnahme (z.B. Appetit, Geschmackspräferenzen, Resorption) und Energieverbrauch (körperliches Aktivitätsniveau, Ruheumsatz) beeinflussen. Der genetische Anteil am Grundumsatz und am täglichen Aktivitätsniveau beträgt z.B. ca. 40% bzw. 25%. Bei der genetischen Analyse ist zusätzlich Heterogenie zu berücksichtigen: Bei verschiedenen Personen können unterschiedliche Erbanlagen an der Entstehung der Adipositas beteiligt sein (Hebebrand 2007). Im Rahmen sog. *Genom-weiter Assoziationsstudien* werden derzeit erfolgreich relevante Erbanlangen identifiziert.

Syndromale Formen der Adipositas, die mit Intelligenzminderungen und Dysmorphiezeichen einhergehen, sind bereits seit längerem bekannt. Das bekannteste Beispiel ist das *Prader-Willi Syndrom*, das mit einer ausgeprägten Hyperphagie einhergeht. Das Essverhalten dieser Kinder ist gekennzeichnet durch fast ständigen Hunger, so dass die Eltern häufig dazu übergehen, Lebensmittel unter Verschluss zu halten. Die Kinder reagieren gereizt, falls man ihnen das Essen verwehrt. Sie sind sehr geschickt darin, sich Nahrungsmittel zu verschaffen, wobei im Einzelfall auch Mülltonnen nach Essbarem durchsucht werden. Der Störung liegt in aller Regel eine paternal ererbte Deletion auf Chromosom15 q11–13 oder eine maternale Disomie zugrunde.

Bei Mäusen sind alle *monogenen Formen* der Adipositas aufgeklärt worden. Die Klonierung der entsprechenden fünf Gene hat einen Einblick in wichtige Regulationssysteme ermöglicht, die für die Aufrechterhaltung eines konstanten Körpergewichts von Bedeutung sind. Insbesondere sind die Entdeckung des Hormons Leptin und des entsprechenden Rezeptors zu nennen.

Auch beim Menschen sind monogene Formen der Adipositas abgegrenzt worden, die auf Mutationen in Genen beruhen, die Auswirkungen auf die Leptinfunktion haben. Sie gehen nicht mit einer Intelligenzminderung einher. Die Adipositas stellt sich rasch innerhalb der ersten Lebensmonate ein und nimmt extreme Ausmaße an. Das Essverhalten der Kinder scheint dem der Kinder mit Prader-Willi-Syndrom vergleichbar zu sein. Offensichtlich bedingen die Mutationen besonders eine Erhöhung der Energiezufuhr; eine im Säuglingsalter sich einstellende Hyperphagie ist ein diagnostisches Leitsymptom. Während derartige monogene Formen der Adipositas sehr selten sind, sollte gerade bei massiver und früh-einsetzender Adipositas an eine derartige Ursache gedacht werden. Ca. 2–5% aller Kinder mit Adipositas weisen Mutationen im Melanokortin-4-Rezeptorgen auf (Hebebrand 2007). Erwachsene mit derartigen Mutationen sind 15 (Männer) bis 30 (Frauen) Kilogramm schwerer als Familienmitglieder mit dem Wildtyp-Genotyp.

Therapie der Adipositas im Kindes- und Jugendalter

Die Therapie der Adipositas im Kindes- und Jugendalter ist in der letzten Zeit mehrfach in Übersichtsartikeln dargestellt worden (z.B. Epstein 1996, Summerbell et al. 2003). Einzelne verhaltenstherapeutische Ansätze unter Einbeziehung der Familie haben sich als bedingt erfolgreich erwiesen. Die Therapie sollte langfristig ausgerichtet sein und dem Kind bzw. dem Jugendlichen Freude an körperlicher Aktivität vermitteln. Desweiteren sollten unerwünschte Therapieeffekte wie z.B. wiederkehrende Jo-Jo-Effekte vermieden werden (Wabitsch et al. 2005). Eine *Kombination* aus *körperlicher Aktivität* des Kindes und einer *ausbilanzierten Diät* um 1500 kcal/Tag scheinen hierbei die effektivste und erfolgreichste Methode zu sein. Eine *Ernährungsberatung* der Familie und des Jugendlichen stellt einen weiteren wichtigen Baustein der Therapie dar. Hierbei zeigen sich an die Gewichtsreduktion gebundene Verstärkerpläne vor allem bei den jüngeren Kindern als effektiv. Epstein (1996) konnte in einer Nachuntersuchung von Kindern und deren Eltern, die an einem verhaltenstherapeutisch orientierten Gewichtsreduktionsprogramm teilnahmen, zeigen, dass die Kinder im Vergleich zu ihren Eltern hierbei sehr viel deutlicher an Gewicht abnahmen und dieses auch langfristig besser hielten.

In Deutschland werden nur in einzelnen Regionen *ambulante Therapieprogramme* für übergewichtige Kinder und Jugendliche angeboten. So liegen in Freiburg bereits langjährige Erfahrungen mit einem ambulanten Therapieprogramm vor; Multiplikatorengruppen haben sich gebildet (Korsten-Reck 1998). Das ambulante Therapieprogramm „Obeldicks" wurde systematisch evaluiert: Am Ende des 1-jährigen Therapieprogramms hatten 71 % der 132 Kinder mit einem durchschnittlichen Alter von 10,7 Jahren ihr relatives Übergewicht um > 5 % reduziert. 55 % der Untersuchten konnten ihr Gewicht um 10 % reduzieren (Reinehr et al. 2003). Die Autoren betonen aber gleichzeitig die Notwendigkeit der Motivation für den Therapieerfolg; dem eigentlichen Therapieprogramm ist eine Motivationsphase vorgeschaltet. Darüber hinaus erfolgen in Deutschland jährlich mehrere tausend *stationäre Rehabilitationsmaßnahmen* bei Kindern und Jugendlichen mit Adipositas. Die Evaluation dieser Maßnahmen erfolgte bisher nur teilweise. Für extrem übergewichtige Jugendliche gibt es bundesweit eine einzige Einrichtung in Berchtesgaden, die *Langzeitrehabilitationsmaßnahmen* anbietet.

Vorteile einer *ambulanten* Therapie sind die problemlosere Einbeziehung (motivierter) Eltern und somit die bessere Möglichkeit, eingefahrene und adipositasfördernde Familienstrukturen zu verändern. *Stationäre* Maßnahmen können durch die bessere Kontrolle vor Ort und einer gewissen Distanz zur häuslichen Umgebung kurzfristig als effektiv angesehen werden. Eine mittel- bis *langfristige Nachbetreuung* ist jedoch unbedingt anzuraten.

Recht ernüchternd fällt eine Cochrane-Analyse von insgesamt 18 randomisierten kontrollierten Studien mit 975 Teilnehmern zur Effektivität von Therapieprogrammen der Adipositas im Kindes- und Jugendalter aus. Die Autoren kommen zu der Schlussfolgerung, dass es *kein empirisch gesichertes Therapieprogramm* zur dauerhaften Gewichtsreduktion gibt (Summerbell et al., 2005). Zusammenfassend scheint ein zentraler Punkt in der Therapie, die *Motivation* der Kinder zur Gewichtsabnahme zu fördern, die Eltern mit einzubeziehen und den Anspruch einer dauerhaften Gewichtsreduktion eher niedriger anzusetzen.

Letztlich sind pharmakologische und chirurgische Behandlungen der extremen Adipositas anzuführen. Gegenwärtig ist für das Kindes- und Jugendalter lediglich Orlistat (Altersbereich ≥ 12 Jahren) zugelassen; bei Erwachsenen werden gegenwärtig mit durchschnittlichen Gewichtsabnahmen (über Placeboeffekt hinausgehend) in der Größenordnung von 3–5 Kilogramm Sibutramin, Orlistat und Rimonabant eingesetzt. Chirurgische Maßnahmen kommen in Jugendalter nur in Ausnahmefällen in Betracht.

Zusammenfassung

Essstörungen des frühen Kindesalters sind ein häufiger Vorstellungsgrund beim Kinderarzt. In der Mehrzahl sind sie auf ein Zusammenwirken sowohl organischer als auch interaktioneller Faktoren zurückzuführen, wobei vor allem ein gastroösophagealer Reflux und die Dysfunktion oral-motorischer Reflexe abgeklärt werden sollten. Eingreifende diagnostische Maßnahmen sind nur bei Vorliegen eines bedeutsamen Gewichtsverlustes sinnvoll. Eine Videoaufnahme der Essenssituation ist als diagnostisches Hilfsmittel geeignet, interaktionelle Probleme herauszufinden und gemeinsam mit den Betreuungspersonen zu analysieren.

Die häufigste Ursache von Essstörungen im Vorschulalter ist eine Abneigung gegenüber unbekannten Nahrungsmitteln, die bei wiederholtem Anbieten der gleichen Speise abgebaut werden kann.

Die Adipositasforschung hat in den letzten Jahren durch den Prävalenzanstieg der Störung deutlich an Bedeutung gewonnen. Als Parameter zur Erfassung des relativen Gewichtes hat sich der Body-Mass-Index durchgesetzt, mit dem verschiedene Personen „körperhöhenbereinigt“ verglichen werden können. Übergewicht im Kindes- und Jugendalter wird durch einen BMI > 90. Perzentil definiert. Es ist als Risikofaktor für zahlreiche Folgeerkrankungen im Erwachsenenalter (z. B. Bluthochdruck, Gelenkerkrankungen, Diabetes mellitus) anzusehen. Alle Untersuchungen weisen darauf hin, dass die Genese der Adipositas multifaktoriell ist, d. h. sowohl genetische als auch umweltbedingte Ursachen eine wichtige Rolle spielen. Bei der Therapie der Adipositas haben sich verhaltenstherapeutische Ansätze unter Einbeziehung der Familie bewährt, wobei die Kombination von Ernährungsberatung, ausbalancierter Diät und körperlicher Aktivität empfehlenswert ist.

Literatur

Barth N, Ziegler A, Himmelmann GW, Coners H, Wabitsch M, Hennighausen K, Mayer H, Remschmidt H, Schäfer H, Hebebrand J. Significant weight gains in a clinical sample of obese children and adolescents between 1985 and 1995. International Journal of Obesity. 1997;21:122–6.

Britz B, Siegfried W, Ziegler A, Lamertz C, Herpertz-Dahlmann BM, Remschmidt H, Wittchen HU, Hebebrand J. Rates of psychiatric disorders in a clinical study group of adolescents with extreme obesity and in obese adolescents ascertained via a population based study. Int J Obes Relat Metab Disord. 2000;24:1701–14.

Bouchard C. The genetics of obesity: From genetic epidemiology to molecular markers. Molecular Medicine Today. 1995:45–50.

Burklow KA, PhelpBehavios AN, Schultz JR, McConnell K, Rudolph C. Classifying complex pediatric feeding disorders. J Pediatr Gastroenterol Nutr. 1998;27:143–7.

Chatoor J, Schaefer S, Dickson L et al. Nonorganic failure to thrive: A developmental perspective. Pediatric Annals. 1984;13:829–43.

Coners H; Himmelmann GW, Hebebrand J, Heseker H, Remschmidt H, Schäfer H. Perzentilenkurven für den Body-Mass-Index zur Gewichtsbeurteilung bei Kindern und Jugendlichen ab einem Alter von 10 Jahren. Der Kinderarzt. 1996;8:1002–7.

Crist W, Napier-Philipps A. Mealtime behaviors of young children: A comparison of normative and clinical data. J Dev Behav Pediatr. 2001;136:528–31.

Dahl M, Sundelin C. Early feeding problems in an affluent society: I. Categories and clinical signs. Acta Pediatrica Scandinavica. 1986;75:370–9.

Dennison BA, Rockwell HJ, Baker SL. Excess fruit juice consumption by preschool-aged children is associated with short stature and obesity. Pediatrics. 1997;99:15–22.

Douglas J. Behavioural approaches to the assessment and management of feeding problems in young children. In: Southall A, Schwartz A, eds. Feeding problems in young children: A practical guide. Abingdon, Oxford: Radcliffe Medical Press; 2000: 42–57.

Ebbeling CB, Pawlak DB, Ludwig DS. Childhood obesity: Public-health crisis, common sense cure. Lancet. 2002;360:473–82.

Epstein LH. Family-based behavioural intervention for obese children. International Journal of Obesity. 1996;20:14–21.

Farrow C, Blissett J. Maternal cognitions, psychopathologic symptoms, and infant temperament as predictors of early infant feeding problems: A longitudinal study. Int J Eat Disord. 2006;39:128–34.

Feldman R, Keren M, Gross-Rozval O, Tyano O. Mother-child touch patterns in infant feeding disorders: Relation to maternal child, and environmental factors. J Am Acad Child Adoesc Psychiatry. 2004;43:1089–97.

Gortmaker SL, Must A, Perrin JM, Sobol AM, Dietz WH. Social and economic consequences of overweight in adolescence and young adulthood. New England Journal of Medicine. 1993;329:1008–12.

Guo SS, Roche AF, Chumlea WC, Gardner JD, Siervogel RM. The predictive value of childhood body mass index values for overweight at age 35. American Journal of Clinical Nutrition. 1994;59:810–9.

Hebebrand J, Heseker H, Himmelmann GW, Schäfer H, Remschmidt H. Altersperzentilen für den Body-Mass-Index aus Daten der Nationalen Verzehrstudie einschließlich einer Übersicht zu relevanten Einflußfaktoren. Aktuelle Ernährung Med. 1994;19:259–65.

Hebebrand J, Wulftange H, Goerg T, Ziegler A, Hinney A, Barth N, Mayer H, Remschmidt H. Epidemic obesity: Are genetic factors involved via increased rates of assertive mating? Int J Obes Relat Metab Disord. 2000;24:345–53.

Hebebrand J, Sommerlad C, Geller F, Görg T, Hinney A. The genetics of obesity: Practical implications. International Journal of Obesity. 2001;25:10–8.

Hebebrand J, Boes K. Umgebungsfaktoren – körperliche Aktivität. In: Wabitsch M, Zwieauer K, Hebebrand J, Kiess W, eds. Adipositas bei Kindern und Jugendlichen. Berlin: Springer; 2005:50–60.

Hebebrand J: Obesity. In: Martin A, Volkmar FR, eds. Lewis's child and adolescent psychiatry. 4th ed. 2007:602–14.

Herpertz-Dahlmann B, Geller F, Bohle C, Khalil C, Trost-Brinkhues G, Ziegler A, Hebebrand J. Secular trends in body mass index measurements in preschool children from the City of Aachen, Germany. Eur J Pediatr. 2003;162:104–9.

Hesse V, Jaeger U, Vogel H, Kromeyer K, Zellner K, Bernhardt I, Deichl A. Wachstumsdaten deutscher Kinder von der Geburt bis zu 18 Jahren. Sozialpädiatrie. 1997;19:20–2.

Korsten-Reck U. Ein Projekt wird erwachsen: 10 Jahre Sport und Ernährung – ein ambulantes Programm für übergewichtige Kinder. Deutsche Zeitschrift für Sportmedizin. 1998;49:127–33.

Kromeyer-Hauschild K, Zellner K, Jaeger U, Hoyer H. Prevalence of overweight and obesity among school children in Jena (Germany). Int J Obes Relat Metab Disord. 1999;23:1143–50.

Kromeyer-Hauschild K, Wabitsch M, Geller F, Ziegler A, Geiß HC, Hesse V, Hippel V, Jäger U, Johnsen D, Kiess W, Korte W, Kunze D, Menner K, Müller M, Niemann-Pilatus A, Remer T, Schäfer F, Wittchen HU, Zabransky S, Zellner K, Hebebrand J. Perzentile für den Body-Mass-Index für das Kindes- und Jugendalter unter Heranziehung verschiedener deutscher Stichproben. Monatsschrift Kinderheilkunde. 2001;149:807–18.

Kromeyer-Hauschild K. Definition, Anthropometrie und deutsche Referenzwerte für BMI. In: Wabitsch M, Zwieauer K, Hebebrand J, Kiess W, eds. Adipositas bei Kindern und Jugendlichen. Berlin: Springer; 2005:3–15.

Lamerz A, Küpper-Nybelen J, Bruning N, Wehle C, Trost-Brinkhues G, Brenner H, Hebebrand J, Herpertz-Dahlmann B. Prevalence of obesity, binge eating, and night eating in a cross-sectional field survey of 6-year-old children and their parents in a German urban population. J Child Psychol Psychiatry. 2005 a;46:385–93.

Lamerz A, Küpper-Nybelen J, Wehle C, Bruning N, Trost-Brinkhues G, Brenner H, Hebebrand J, Herpertz-Dahlmann B. Social class, parental education, and obesity prevalence in a study of 6-year-old children in Germany. Int J Obes. 2005 b;29:373–80.

Latner JD, Stunkard AJ. Getting worse: The stigmatization of obese children. Obes Res. 2003;11:452–6.

Lindberg J, Bohlin G, Hagekuhl B. Early feeding problems in a normal population. International Journal of Eating Disorders. 1991;10:395–405.

Lissau I, Sorensen T. Parental neglect during childhood and increased risk of obesity in young adulthood. Lancet. 1994;343:324–7.

Marchi M, Cohen P. Early childhood behaviour and adolescent disorders. Journal of the American Child and Adolescent psychiatry. 1990;29:112–9.

Mayes SD. Rumination disorder, diagnosis, complications, mediating variables, and treatment. In: Lahey BB, ed. Advances in clinical child psychology. Vol. 14. New York: Plenum Press; 1992.

Minde K, Minde R. Infant Psychiatry. An introductary text. London: Sage Publications; 1986.

Must A, Jacques PF, Dallal GE, Bajema CJ, Dietz WH. Long term morbidity and mortality of overweight adolescents. A follow-up study of the Harvard Growth Study of 1922 to 1935. New England Journal of Medicine. 1992;327:1350–5.

Papousek M. Baby schreit dauernd, isst nicht und schläft schlecht. Was dahinter steckt und wie man abhilft. MMW Fortschr Med. 2005;147:32–8.

Reinehr T, Brylak K, Alexy U, Kersting M, Andler W. Predictors to success in outpatient training in obese children and adolescents. Int J Obes Relat Metab Disord. 2003;27:1087–92.

Skuse D, Wolke D. The nature and consequence of feeding problems in infancy. In: Cooper PJ, Stein A, eds. Feeding problems and eating disorders in children and adolescents. Chur-Melbourne: Harwood Academic Publishers; 1992.

Skuse D. Feeding and sleeping disorders. In: Rutter M, Taylor E, Hersov L, eds. Child and adolescent psychiatry. 3rd ed. London: Blackwell Scientific Publications; 1994.

Southall A, Schwartz A. Feeding problems in children: A practical guide. Abingdon, Oxford: Radcliffe Medical Press; 2000.

Stunkard AL, Allison KC. Epidemiology of binge eating disorder. Int J. Eat Disord. 2003;34:19–29.

Summerbell CD, Ashton V, Campbell KJ, Edmunds L, Kelly S, Waters E. Interventions for treating obesity in children. Cochrane Database Syst Rev. 2005;3: CD001872.

Wabitsch M, Kunze D, Zwiauer K. Indikation zur Behandlung und Therapieziele. In: Wabitsch M, Zwieauer K, Hebebrand J, Kiess W, eds. Adipositas bei Kindern und Jugendlichen. Berlin: Springer; 2005:297–300.

Whitaker RC, Wright JA, Pepe MS, Seidel KD, Dietz WH. Predicting obesity in young adulthood from childhood and parental obesity. New England Journal of Medicine. 1997;337:869–73.

Wolke D, Skuse D. The management of infant feeding problems. In: Cooper PJ, Stein A, eds. Feeding problems and eating disorders in children and adolescents. Chur-Melbourne: Harwood Academic Publishers; 1992.

Prüfungsfragen

1. Welches sind die zwei Essstörungen des Kindesalters nach ICD-10, und wie werden diese definiert?
2. Aus welchen Gründen muss bei Kindern mit einer Fütterstörung eine kinderärztliche Abklärung erfolgen?
3. Pica kann sowohl mit somatischen als auch mit psychiatrischen Auffälligkeiten assoziiert sein. Nennen Sie derartige Auffälligkeiten bzw. Störungen.
4. Was versteht man unter „Rumination“?
5. Welcher Index wird zur Ermittlung des relativen Gewichts herangezogen, und wie wird dieser ermittelt?
6. Wie werden die verschiedenen Gewichtsklassen gemäß der WHO-Einteilung aus dem Jahre 1998 abgegrenzt?
7. Warum können die diagnostischen Kriterien der Adipositas im Erwachsenenalter nicht auf das Kindesalter übertragen werden?
8. Wie kann Adipositas im Kindesalter definiert werden?
9. Nennen Sie mögliche Gründe für die Zunahme der Adipositasprävalenz bei Kindern und Jugendlichen.
10. Wird ein dicker Säugling auch ein dicker Erwachsener?
11. Beschreiben Sie entwicklungsabhängige Aspekte der Körpergewichtsregulation.
12. Was sind körperliche Folgeerkrankungen der Adipositas?
13. Welche psychiatrischen Störungen findet man gehäuft bei extremer Adipositas im Jugendalter?
14. Was stellt den größten Risikofaktor für die Entstehung einer kindlichen Adipositas dar?
15. Gibt es Genmutationen, die eine frühmanifeste Adipositas bedingen?
16. Nennen Sie verschiedene Behandlungsformen der Adipositas im Kindes- und Jugendalter.

27 Borderline-Persönlichkeitsstörung

S. Johl

Fallvignette

Jenny ist eine 16;5-jährige, attraktiv und eloquent erscheinende Jugendliche. Sie ist das gemeinsame Kind einer 44-jährigen Lehrerin und eines 48-jährigen Trockenbauers. Die ersten vier Lebensjahre arbeitete der Vater im Ausland und war nur selten zu Hause. Jenny habe als Säugling viel geschrien, ihre Mutter sei überfordert gewesen. Auch im Kindergarten bekam sie Wutanfälle, was dazu führte, dass sie von anderen Kindern ausgegrenzt wurde. Im fünften Lebensjahr trennten sich die Eltern und ließen sich scheiden. Es folgten mehrere Beziehungen der Mutter zu anderen Männern, bis sie erneut heiratete. Bis heute hat Jenny den „neuen Vater" nicht akzeptieren können. Sie fühlte sich von ihrer Mutter „verraten" und vernachlässigt, auch zu ihrem leiblichen Vater wollte Jenny keinen Kontakt mehr, da er sie „im Stich gelassen" habe. Der Stiefvater brachte einen damals 4-jährigen Sohn, Jennys Halbbruder, in die Familie mit. Auf diesen war sie extrem eifersüchtig, fühlte sich permanent von ihm provoziert und schlug auf ihn ein. Jenny beschrieb einen sexuellen Missbrauch durch einen Bekannten der Mutter im Alter von etwa sechs Jahren. Ihre Mutter bestritt dagegen jeglichen Vorfall dieser Art.

In der Grundschule fand sie schnell Kontakt zu Gleichaltrigen, doch die Freundschaften zerbrachen immer wieder nach Streitigkeiten. Nach der sechsten Klasse besuchte Jenny ein Gymnasium, das sie nach einem Jahr erneut wechselte: Sie sei von ihren Mitschülerinnen nicht akzeptiert worden. Mit 14 Jahren lernte sie ihren ersten Freund, einen 20-jährigen Abiturienten kennen. Jenny bewunderte seine Intelligenz und fühlte sich bei ihm geborgen und beschützt. Sobald er aber seinem Ferienjob nachging oder sich alleine mit seinen Freunden traf, rief sie ihn ständig an, weil er sie „vergessen würde", wie sie sagte. Ihre Forderungen und Kontrollen wurden immer extremer, was dazu führte, dass ihr Freund schließlich die Beziehung beendete. Daraufhin schnitt sich Jenny mit einer Rasierklinge an Armen, Beinen sowie am Bauch und drohte, sich umzubringen. Ihre Mutter brachte sie zur Krisenintervention in eine kinder- und jugendpsychiatrische Klinik. Dort bereute sie ihr unbedachtes Handeln schnell.

Nach der Entlassung begann Jenny sich zu „hassen". Sie konnte sich und ihren Körper nicht mehr ausstehen und bekam extreme Stimmungsschwankungen und Fressattacken. Wenn sie wieder einmal süße und fetthaltige Speisen im Übermaß konsumiert hatte oder sich mit ihrer Mutter stritt, griff sie immer häufiger zur Rasierklinge und schnitt sich, bis es blutete. Anschließend verdeckte sie sorgfältig ihre Wunden durch langärmlige Pullover. Jenny begann gelegentlich die Schule zu schwänzen, die Schulnoten verschlechterten sich, sie fing an, regelmäßig auszugehen und Alkohol und Cannabis zu konsumieren. Ständig kam es zu familiären Auseinandersetzungen: Jenny wollte sich nichts mehr vorschreiben lassen, ging bis spät nachts aus, blieb morgens im Bett liegen und schwänzte dann die Schule. Bei der geringsten Spur von Kritik an ihrem Verhalten reagierte Jenny sehr impulsiv, was sich in Form von Beleidigungen und körperlichen Übergriffen äußerte. Während der Auseinandersetzungen bekam sie heftige Weinanfälle, beschimpfte die Mutter oder warf Gegenstände nach ihr. Ihre Mutter fühlte sich völlig hilflos und vermied es, Konsequenzen zu ziehen, da sie weitere Suizidversuche fürchtete.

Die zweite stationäre Behandlung erfolgte mit knapp 16 Jahren: Ein Diskothekbesuch mit viel Alkoholkonsum endete in einem Streit mit ihrer besten Freundin. Jenny fühlte sich abgewiesen, ging nach Hause und nahm dort 60 verschiedene Schmerztabletten aus der Hausapotheke zu sich. In diesem Moment sei ihr alles egal gewesen.

Während ihres 6-wöchigen Aufenthaltes in der Klinik wurde Jenny mit Zoloft (SSRI) behandelt. Dies führte zu einer deutlichen Stimmungsstabilisierung. Nach der Entlassung sank jedoch die Compliance bzgl. einer regelmäßigen Einnahme, da Jenny sich zum einen nicht an das Alkoholverbot halten wollte und zum anderen keine Veranlassung darin sah, die Medikation fortzusetzen, da es ihr wieder gut ging.
Dennoch entschloss sich Jenny zu einer ambulanten Psychotherapie. Während der ersten ambulanten Kontakte wirkte Jenny euphorisch, gab an, ihr Leben grundsätzlich ändern zu wollen und idealisierte die Therapeutin. Sie kam mit fortwährend neuen Themen in die Therapiestunde: Streit mit den Eltern, erlebte Ausgrenzung aus der Peergroup, Eifersucht auf den Halbbruder, Fressanfälle, Aufnehmen und Beenden kurzweiliger Affären, vermutete Schwangerschaft. Die Behandlung wurde nach nur acht Sitzungen beendet, da Jenny im Einvernehmen mit ihren Eltern in eine therapeutische Wohngemeinschaft zog. Die häuslichen Schwierigkeiten waren für die Eltern nicht mehr zu bewältigen.

Begriffsbestimmung

Das Konzept der *Borderline-Persönlichkeitsstörung* (BPS) wird erst seit der Veröffentlichung des DSM-III im Jahr 1980 einheitlich verwendet. Die spezifische Konstellation von Eigenschaften, die diese Diagnosekategorie bestimmen, war allerdings bereits viel früher bekannt. Der Begriff *Borderline* wurde 1938 von Adolf Stern geprägt und in psychoanalytischen Kreisen schon lange zur Beschreibung einer Gruppe von Patienten verwendet, die nicht in die Kategorien „neurotisch" oder „psychotisch" zu passen schienen und auch nicht von der klassischen Psychoanalyse profitierten. Der Terminus „Borderline" (= „Grenzlinie") beschrieb dabei eine Art Übergangsbereich von der Neurose zur Psychose. Heute ist die BPS durch operationale Kriterien festgelegt und den Cluster-B-Persönlichkeitsstörungen – neben antisozialer, histrionischer und narzisstischer Persönlichkeitsstörung – zugehörig.[1]

Zur Frage der Diagnosestellung von Persönlichkeitsstörungen im Jugendalter

Persönlichkeitsstörungen sind charakterisiert durch ein *überdauerndes* Muster von innerem Erleben und Verhalten, welches merklich von den Erwartungen der soziokulturellen Umgebung abweicht, *tiefgreifend und unflexibel* ist, seinen Beginn in der Adoleszenz oder im frühen Erwachsenenalter hat, im Zeitverlauf *stabil* ist und zu Leid oder Beeinträchtigungen führt. Diese Definition aus dem DSM-IV (Saß et al. 1996) wirft die Frage auf, wie früh Persönlichkeitsstörungen im Kindes- und Jugendalter diagnostiziert werden dürfen. Die wissenschaftliche Diskussion bewegt sich zwischen den Polen „zu frühes Labeling" versus „rechtzeitige Intervention durch Früherkennung" (Krischer et al. 2006). Die empirischen Studien sind sehr heterogen und stützen sowohl Annahmen der Entwicklung und Veränderung adoleszenter Persönlichkeitsmuster (Johnson et al. 2000) als auch deren Stabilität (Kasen et al. 1999). Um die Frage zu klären, ob Persönlichkeitsmuster während der Adoleszenz temporäre Zustände dieser speziellen Entwicklungsphase darstellen oder sich zu zeitlich überdauernden Persönlichkeitszügen entwickeln, bedarf es vermehrter longitudinaler Studien. Die Stabilität der Diagnose einer Persönlichkeitsstörung im Jugendalter erscheint aber deutlich geringer als im Erwachsenenalter zu sein.

Aus diesem Grund empfehlen die Deutsche Gesellschaft für Kinder- und Jugendpsychiatrie (DGKJP 2003) und die American Psychiatric Association (APA 2001) eine zurückhaltende Diagnosestellung im Jugendalter. Grundsätzlich ist die Diagnose einer Persönlichkeitsstörung nach DSM-IV und der ICD-10-Klassifikation der WHO (Dilling et al. 1997) *vor dem 18. Lebensjahr* möglich. Vor dem 16. Lebensjahr sollte diese Diagnose nur dann gestellt werden, wenn die geforderte Mindestanzahl der Kriterien erfüllt ist und die Verhaltensmuster bereits in diesem Alter andauernd, durchgehend und situationsübergreifend auftreten, d.h. mindestens ein Jahr andauern.

---

[1] Abkürzungen:
BPS: Borderline-Persönlichkeitsstörung
DBT: Dialektisch-Behaviorale Therapie
DBT-A: Dialektisch-Behaviorale Therapie für Adoleszente
DGKJP: Deutsche Gesellschaft für Kinder- und Jugendpsychiatrie
SSRI: Selektiver Serotonin-Wiederaufnahmehemmer

Erscheinungsbild der Störung

Die BPS ist eine Untergruppe der emotional instabilen Persönlichkeitsstörung und wird in der Kinder- und Jugendpsychiatrie insbesondere bei Mädchen in der Adoleszenz gestellt. Sie ist charakterisiert durch ein Muster von *Instabilität* in zwischenmenschlichen *Beziehungen*, im *Selbstbild*, in den *Affekten* sowie von deutlicher *Impulsivität*.

Jugendliche mit BPS haben Schwierigkeiten, *Beziehungen* aufrecht zu erhalten. Freundschaften werden sehr schnell eingegangen, intensiv gelebt und überidealisiert. Der Abbruch einer Beziehung kann abrupt aufgrund einer empfundenen Kränkung oder Ungerechtigkeit erfolgen, ohne dass für Außenstehende ein Grund nachvollziehbar wäre. Die Ursache hierfür liegt zum einen in der mangelnden „Objektkonstanz". Beziehungen müssen immer wieder überprüft, kontrolliert und auf die Probe gestellt werden, insbesondere wenn der Partner nicht anwesend ist. Der Idealisierung einer Person folgt häufig die Enttäuschung und Missachtung, da gute und schlechte Eigenschaften einer Person nicht in Einklang gebracht werden können („Schwarz-Weiß-Denken", „Spaltung"). Zum anderen inszenieren Borderline-Persönlichkeiten Beziehungsabbrüche, um ein Verlassenwerden um jeden Preis zu verhindern. Sie sehnen sich zwar nach Intimität, gleichzeitig haben sie aber schreckliche Angst davor. Diese Schwierigkeiten, Nähe und Distanz zu regulieren, führen zu starken Spannungszuständen, die letztlich nur noch durch einen Beziehungsabbruch beseitigt werden können. In diesem Zusammenhang stehen auch die häufigen Therapieabbrüche und Therapeutenwechsel, die für Patienten mit einer BPS charakteristisch sind.

Weiterhin fehlt Borderline-Persönlichkeiten ein konstantes *Identitätsgefühl* bzgl. des Selbstbildes, der sexuellen Orientierung, der beruflichen Ziele sowie der gewünschten Freunde und bevorzugten Werte. Da im Jugendalter die Identitätsfindung eine Entwicklungsaufgabe darstellt, sind Unsicherheiten in diesen Bereichen bei allen Jugendlichen zu erwarten. *Extreme Verhaltensweisen* wie Pulsadern aufschneiden, Fressattacken oder exzessiver Drogenmissbrauch sind jedoch nicht mehr als jugendtypisch zu betrachten und können eine BPS ankündigen. Charakteristisch sind plötzliche und dramatische Wechsel des Selbstbildes, welches schnell durch einmalige Ereignisse oder Äußerungen anderer Personen infrage gestellt werden kann. Es kommt zu einer verzerrten Wahrnehmung und Interpretation der Umwelt. Häufig geäußerte Überzeugungen sind: nicht wertvoll, nicht intelligent und nicht attraktiv genug zu sein, von anderen abgelehnt oder nicht geliebt zu werden. Bei starker Belastung treten auch dissoziative Symptome auf. So berichten einige Jugendliche, sich an bestimmte, negative zwischenmenschliche Ereignisse nicht mehr erinnern zu können, sich in bestimmten Situationen „unwirklich" zu fühlen oder Sinneseindrücke verändert wahrzunehmen. Eine hohe Zahl an Schulwechseln oder abgebrochenen Berufsausbildungen, die bei Borderline-Persönlichkeiten bereits im Jugendalter zu verzeichnen sind, können Ausdruck eines instabilen Selbstkonzeptes und der kognitiven Defizite sein. Ebenfalls charakteristisch ist die Neigung, sich selbst im Wege zu stehen, wenn ein Ziel gerade verwirklicht werden könnte (z.B. Schulabgang kurz vor Abschluss, Abbruch der Beziehung, wenn sich abzeichnet, dass diese von Dauer sein könnte).

Affektive Instabilität ist ein weiteres Merkmal der BPS. Phasen der Hochstimmung wechseln sich mit Phasen ab, die von Wut, Depression und einem chronischen Gefühl der Leere und Langeweile geprägt sind. Häufig kommt es zu emotionalen Krisen. Die Schwierigkeiten in der Affektregulation gehen mit einer geringen Reizschwelle für innere und äußere Reize und einem hohen Erregungsniveau einher.

Impulsives Verhalten manifestiert sich bei Jugendlichen mit BPS in unterschiedlichen Verhaltensweisen. Zum einen sind fremdaggressive Handlungen, die einer Störung des Sozialverhaltens ähneln, möglich: Von starkem Affekt begleitete Impulsdurchbrüche führen zu verbalen und körperlichen Übergriffen. Häufige Wutausbrüche, wiederholte Prügeleien und andauernder Ärger sind charakteristisch. Die aufkommende Wut kann schwer kontrolliert werden, Konsequenzen des Verhaltens werden erst später erkannt. Zum anderen sind selbstschädigende Verhaltensweisen Ausdruck der Impulsivität: Fressanfälle, Substanzmissbrauch, riskantes sexuelles Verhalten, rücksichtsloses Fahren und selbstverletzendes (parasuizidales) Verhalten sowie wiederkehrende Suizidandrohungen oder -versuche. Jugendliche mit BPS zeigen wiederholt selbstverletzendes Verhalten (vgl. Schmidke u. Schaller, Kap. 19 in diesem Buch) in Form von Sich-Schneiden, Sich-Ritzen oder Sich-Verbrennen, um affektive Spannungszustände zu reduzieren oder dem Gefühl der Leere zu entkommen („sich wieder zu spüren"). Auch ein demonstrativer und appellativer Charakter dieser Verhaltensweisen ist zu berücksichtigen. Allerdings stellt selbstverletzendes Verhalten ein hohes Suizidrisiko dar, wenn es in Kombination mit impulsiven Durchbrüchen auftritt. Versuche, sich Schaden zuzufügen, können dann auf tragische Weise schief gehen.

Diagnostische Klassifikation

Die folgende Übersicht fasst die *diagnostischen Kriterien* zusammen, die für die Diagnose einer emotional-instabilen Persönlichkeitsstörung vom Borderline-Typus (ICD-10: F 60.31) erfüllt sein müssen:

Die allgemeinen Kriterien für eine Persönlichkeitsstörung müssen erfüllt sein. Ein *überdauerndes Muster* von innerem Erleben und Verhalten muss gegeben sein,
- das von den Erwartungen der soziokulturellen Umgebung abweicht,
- das sich in mindestens zwei der folgenden Bereiche manifestiert: Kognition (Wahrnehmung und Interpretation), Affektivität, zwischenmenschliche Beziehungen, Impulskontrolle,
- das unflexibel und tiefgreifend ist,
- das zu Einschränkungen der sozialen, schulischen und beruflichen Leistungsfähigkeit oder zu persönlichem Leid führt (im Jugendalter ist eine ego-syntone Symptomatik nicht selten),
- das nicht besser auf eine andere psychiatrische Störung zurückzuführen ist und
- das nicht als Folge einer organischen Schädigung oder Erkrankung auftritt oder auf die Wirkung einer Substanz (z.B. Droge, Medikament) zurückzuführen ist.

Mindestens drei der Kriterien für eine emotional-instabile Persönlichkeitsstörung (Impulsiver Typus) müssen erfüllt sein:
- Tendenz, unerwartet, ohne Berücksichtigung der Konsequenz zu handeln,
- Tendenz, zu Streitereien und Konflikten mit anderen, vor allem, wenn impulsive Handlungen unterbunden oder getadelt werden,
- Neigung zu Ausbrüchen von Wut und Gewalt; Unfähigkeit zur Kontrolle explosiven Verhaltens,
- Schwierigkeiten in der Beibehaltung von Handlungen, die nicht unmittelbar belohnt werden,
- unbeständige, unberechenbare Stimmung.

Mindestens zwei der folgenden Kriterien für eine emotional-instabile Persönlichkeitsstörung (Borderline-Typus) müssen erfüllt sein:
- Unsicherheit bzgl. Selbstbild, Zielen und „inneren Präferenzen" (einschließlich sexueller),
- Neigung zu intensiven aber instabilen Beziehungen, oft gefolgt von emotionalen Krisen,
- übertriebene Bemühungen, das Verlassenwerden zu vermeiden,
- wiederholte Drohungen oder Handlungen mit Selbstbeschädigung,
- anhaltende Gefühle von Leere.

ICD-10 und DSM-IV unterscheiden sich nur unwesentlich hinsichtlich der definierten Kriterien. Unterschiede bestehen allerdings bzgl. der Anzahl und Kombination der geforderten Kriterien. Im DSM-IV werden für die BPS neun Kriterien definiert, von denen fünf erfüllt sein müssen. In der ICD-10 wird der „Borderline-Typus" zusammen mit dem „Impulsiven Typus" der emotional-instabilen Persönlichkeitsstörung untergeordnet. Im DSM-IV kodiert man alle Persönlichkeitsstörungen auf einer eigenen Achse II, in der ICD-10 unter Spezifischen Persönlichkeits- und Verhaltensstörungen (F 60–62) auf der ersten Achse.

Zur Diagnose einer BPS im Jugendalter werden die Kriterien für Erwachsene verwendet. Vorschläge zur Entwicklung kinder- und jugendspezifischer Kriterien (Bemporad et al. 1982, Westen et al. 2003) konnten sich bisher nicht durchsetzen und den Ansprüchen an eine operationalisierte Diagnostik nicht gerecht werden.

Eine Diagnose erfolgt, wie im Kindes- und Jugendalter üblich, entsprechend der sechs Achsen des Multiaxialen Klassifikationsschemas (Remschmidt et al. 2001), einschließlich der Beurteilung intellektueller Beeinträchtigungen, umschriebener Entwicklungsstörungen, körperlicher Symptomatik, psychosozialer Belastungen und des allgemeinen Funktionsniveaus.

Prävalenz, Verlauf und Prognose

Die Häufigkeit der BPS in der Allgemeinbevölkerung beträgt etwa 2 %. In psychiatrischen Behandlungseinrichtungen wird die Prävalenzrate auf 10% im ambulanten Bereich und auf 15–20% im stationären Bereich geschätzt (Skodol et al. 2002 a). Die BPS ist bei Frauen überrepräsentiert, das *Geschlechterverhältnis* beträgt in klinischen Stichproben etwa 3:1. Im Jugendlichenalter und in Feldstudien findet sich eine geringere Differenz der Geschlechter. Die meisten Betroffenen sind weiblich und zwischen 15 und 45 Jahre alt (Bohus 2002, Bohus u. Schmahl 2006). Untersuchungen zur jugendlichen Prävalenz der BPS ergaben Prävalenzraten um 10–20% mit einem Häufigkeitsgipfel im Alter von zwölf Jahren bei Jungen und 13 Jahren bei Mädchen (Bernstein et al. 1993, Chabrol et al. 2001). Diese Raten sind mit Vorsicht zu betrachten, da eine valide Erfassung und Abgrenzung der Borderline-Merkmale von juvenilen Verhaltensmustern schwierig ist (Brunner et al. 2003).

Die BPS beginnt in der frühen Adoleszenz. Eine größere Gruppe Jugendlicher zeigt bereits im Alter von 14 Jahren Verhaltensauffälligkeiten wie Essstörungen, selbstverletzendes Verhalten, Suizidversuche, affektive Störungen und Auffälligkeiten im Sozialverhalten. Die erste stationäre psychiatrische Behandlung erfolgt oft im Alter von 24 Jahren. Die stärkste Einschränkung durch die Erkrankung im psychosozialen Bereich ist im jungen Erwachsenenalter zu verzeichnen. Suizide kommen bei 5–10% der Patienten mit BPS vor. Etwa 80% aller Borderline-Patienten haben mindestens einen Suizidversuch hinter sich, 85% zeigen selbstverletzendes Verhalten (Bohus u. Schmahl 2006, Gunderson 1984). Neuere amerikanische Studien konnten zeigen, dass der Langzeitverlauf der BPS deutlich günstiger erscheint als bislang vermutet (Grilo et al. 2004, Zanarini et al. 2003). Häufig reduziert sich die Symptomatik ab dem 40. Lebensjahr wieder.

Untersuchungen zu prognostischen Faktoren für die Persistenz bzw. Remission der BPS fehlen bisher für das Jugendalter. Bei Untersuchungen an Erwachsen haben sich folgende Faktoren besonders negativ auf den Krankheitsverlauf ausgewirkt (McGlashan 1992):

- affektive Instabilität,
- frühes Alter beim ersten psychiatrischen Behandlungskontakt,
- hohe Anzahl der Krankenhausaufenthalte,
- Substanzmissbrauch beim Patienten und dessen Herkunftsfamilie,
- Promiskuität,
- eingeschränkte Wahrnehmung des eigenen Affekts,
- mangelnde Aggressionskontrolle,
- vermehrte Komorbidität,
- Vorgeschichte an sexuellen Missbrauchserfahrungen,
- zusätzlich vorliegende intellektuelle Beeinträchtigung.

Komorbidität

Ein hoher Prozentsatz der Borderline-Patienten weist zusätzlich eine andere psychische Störung (Achse I) und/oder eine weitere Persönlichkeitsstörung (Achse II) auf. Art und Häufigkeit komorbider Störungen sind bei BPS im Jugendalter mit denen des Erwachsenenalters vergleichbar (Fehon et al. 1997). Besonders häufig treten affektive Störungen (96%), Angststörungen (88%), Alkohol- oder Substanzmissbrauch (64%) und Essstörungen (53%), vor allem Bulimie, auf (Zanarini et al. 1998 a). Aber auch Schlaf- und somatoforme Störungen sind oft parallel vorhanden; in Kindheit und Jugend sind die Aufmerksamkeits- und Hyperaktivitätsstörung (ADHS) und die posttraumatische Belastungsstörung häufige zusätzliche Störungen (APA 2001). Bei den komorbiden Persönlichkeitsstörungen treten die dependente (51%), ängstlich-vermeidende (43%), paranoide (30%, häufiger bei Männern), passiv-aggressive (25%), antisoziale (23%) und histrionische (15%) Persönlichkeitsstörung zusammen mit der BPS in Erscheinung (Zanarini et al. 1998 b).

Komorbide Störungen beeinflussen die Entwicklung der Borderline-Symptomatik negativ und erschweren die Therapie. Persönlichkeitsstörungen und Achse-I-Störungen scheinen im Jugendalter voneinander unabhängige Risiken zur Ausbildung einer Persönlichkeitsstörung im Erwachsenenalter darzustellen (Kasen et al. 1999, Lewinsohn et al. 1997). So *kann* eine Persönlichkeitsstörung sehr früh in Erscheinung treten und eine persistierende Psychopathologie begünstigen. Es ist aber auch möglich, dass Anpassungsreaktionen auf das Erleben einer Achse-I-Störung andauernde Persönlichkeitsmuster mitbedingen. Die Kontinuität einer Achse-I- mit späteren Achse-II-Störungen konnte in einigen Studien nachgewiesen werden, so z. B. eine Assoziation zwischen dem ADHS-Syndrom und einer BPS (Nigg et al. 2002, Rey et al. 1995).

Diagnostik

Die Diagnosestellung erfolgt multimodal und multimethodal nach dem multiaxialen System der ICD-10. Informationen von möglichst vielen Bezugspersonen, dem Patienten selbst und das klinische Urteil gehen in die Bewertung ein. Zudem werden die Informationen mit verschiedenen Methoden wie Anamnese, Verhaltensbeobachtungen im therapeutischen Kontakt, Symptomchecklisten, standardisierten Interviews sowie Fragebögen zur Selbstbeurteilung erfasst.

Anamnese

Eine ausführliche allgemeine und spezielle Anamnese wird sowohl mit dem Jugendlichen als auch mit den Bezugspersonen durchgeführt. Dabei sollten neben der biografischen, Familien- und Krankheitsanamnese folgende *allgemeine Aspekte* genau erfragt werden: Besteht die Symptomatik schon lange genug? Ist sie „typisch" für die Person? Tritt sie in unterschiedlichen Lebenssituationen auf? Treten in der näheren Familie ähnliche Persönlichkeitszüge auf? Die spezielle Anamnese orientiert sich an den Symptomkriterien der ICD-10 zur BPS. Liegen nur Informationen vonseiten des Jugendlichen vor, sollte eine Exploration zu mehreren Zeitpunkten durchgeführt werden (DGKJP 2003).

Testpsychologische Diagnostik

Innerhalb einer ausführlichen Diagnostik sollte differenzialdiagnostisch genau geprüft werden, ob eine andere psychische Störung, insbesondere eine depressive Störung oder Störung des Sozialverhaltens, die vorliegende Symptomatik besser erklären könnte. Auch eine entwicklungsphasenspezifische Identitätsproblematik sollte ausgeschlossen werden. Dies sollte mithilfe eines operationalisierten *klinischen Interviews* wie z.B. dem Mini-DIPS (Margraf 1994) dem SKID I (Wittchen et al. 1997) oder Unterteilen des K-SADS-PL (Delmo et al. 2000) erfolgen. Für den Ausschluss depressiver Symptome können zusätzlich Fragebögen zur *Selbstbeurteilung* (DTK, Rossmann 2005; DIKJ, Stiensmeier-Pelster et al. 2000; BDI, Beck et al. 1995) herangezogen werden. Weiterhin sind komorbide psychische und somatische Störungen sorgfältig abzuklären, da diese Verlauf und Prognose und damit die Therapieplanung erheblich beeinflussen.

Als *Screeninginstrument* zur breiten Erfassung verschiedener psychopathologischer Symptome kann die CBCL bzw. der YSR (Döpfner et al. 1998a, b) oder die SCL-90-R (Franke 2002) verwendet werden. Zudem sollten im Kindes- und Jugendalter immer ein altersentsprechendes Verfahren zur Intelligenzdiagnostik durchgeführt werden (vgl. Kap. 5 in diesem Buch) sowie umschriebene Entwicklungsstörungen und abnorme psychosoziale Umstände identifiziert werden.

Zur allgemeinen *Persönlichkeitsdiagnostik* stehen strukturierte Interviewverfahren sowie Fragebögen zur Selbstbeurteilung zur Verfügung. Für Ersteres empfiehlt sich das Strukturierte Klinische Interview für DSM-IV (SKID II, Wittchen et al. 1997) oder die International Personality Disorder Examination nach ICD-10 (IPDE, Mombour et al. 1996). Fragebogenverfahren zur Persönlichkeitsdiagnostik (z.B. FPI-R, Fahrenberg et al. 2001; MMPI, Hathaway u. McKinley 2000) ergeben keine spezifischen Informationen zur Diagnostik einer BPS, können aber ergänzend eingesetzt werden, um ein umfassendes Persönlichkeitsprofil zu erstellen. Spezielle Verfahren zur Abklärung einer BPS im Jugendalter liegen nicht vor.

Im Erwachsenenalter wird das *Diagnostische Interview für das Borderline-Syndrom* (DIB, Gunderson 1990) verwendet. Mithilfe dieses Interviews werden Informationen zu fünf Bereichen gesammelt: „Soziale Anpassung", „Impulsive Handlungsmuster", „Affektivität", „Psychose" und „Interpersonale Beziehungen". Die Antworten des Patienten zu den einzelnen Fragen werden kodiert (0 = nein, trifft nicht zu, 1 = möglich, 2 = ja). Die Einschätzung des Interviewers beruht neben den inhaltlichen Erkenntnissen auf der Verhaltensbeobachtung während des Interviews. Neben den Scores für die einzelnen Skalen kann ein Gesamt-Score ermittelt werden. Ein Wert von 7 wird dabei als unterer Grenzwert für eine Borderline-Diagnose angesehen. Das DIB hat sich als ein reliables und valides Instrument zur Erfassung der BPS erwiesen und kann auch zur Verlaufsdiagnostik eingesetzt werden.

Ein weiteres Verfahren ist das *Borderline-Persönlichkeitsinventar* (BPI, Leichsenring 1997), der erste deutschsprachige Fragebogen zur Erfassung der BPS bei Erwachsenen. Dem BPI liegt ein psychoanalytischer Ansatz, das Konzept der Borderline-Persönlichkeitsorganisation von Kernberg, zugrunde. Es können vier Skalen abgeleitet werden: „Entfremdungserlebnisse und Identitätsdiffusion", „Primitive Abwehrmechanismen und Objektbeziehungen", Mangelhafte Realitätsprüfung" und „Angst vor Nähe". Bei einem Cut-Off-Wert über 10 ist eine BPS wahrscheinlich. Zusätzlich kann der Fragebogen zur Unterscheidung einer BPS von Neurosen und Schizophrenien herangezogen werden.

Zur Bestimmung des Schweregrades der Symptomatik liegt die *Borderline-Symptom-Liste* (BSL, Bohus et al. in press) vor. Das Fragebogenverfahren für Erwachsene wurde basierend auf dem Kriterienkatalog des DSM-IV, dem DIB-R sowie Expertenmeinungen und Patientenaussagen entwickelt. Faktorenanalysen ergaben sieben Faktoren: „Selbstwahrnehmung", „Affektregulation", „Autoaggression", „Dysthymie", „soziale Isolation", „Intrusionen" und „Feindseligkeit".

Genese der Störung

Bezüglich der Ätiopatogenese der BPS kommen eine Vielzahl möglicher Bedingungsfaktoren in Betracht. Es herrscht weitgehender Konsens darüber, dass ein *multifaktorielles und multikausales Ätiologiemodell* zugrunde gelegt werden muss. Es wird angenommen, dass eine BPS durch eine Wechselwirkung zwischen biologischen und psychosozialen Variablen sowie dysfunktionalen Verhaltens- und Interaktionsmustern bedingt wird (Bohus u. Schmahl 2006, Renneberg et al. 2003).

Biologische Faktoren

Genetische Befunde bei erwachsenen und jugendlichen Borderline-Patienten weisen auf eine familiäre Aggregation von BPS hin (Johnson et al. 1995, Skodol et al. 2002 b). Die BPS ist etwa 5-mal häufiger bei erstgradig biologischen Verwandten anzutreffen als in der Allgemeinbevölkerung (Saß et al. 1996).

Deutliche Hinweise auf einen genetischen Einfluss bei der Entstehung von Persönlichkeitsstörungen ergeben Zwilligsstudien: Die Konkordanzraten bei eineiigen Zwillingen liegen für alle Persönlichkeitsstörungen bei etwa 55%, bei zweieiigen bei etwa 14% (Schepank 1996). Es wurden allerdings nur einzelne Erlebens- und Verhaltensweisen untersucht, keine Syndrome. Die einzige Zwillingsstudie, bei der ein Zwilling eine diagnostizierte DSM-IV-Persönlichkeitsstörung aufweist, haben Torgersen und andere im Jahr 2000 publiziert. Dabei konnten 69% der Varianz einer BPS durch genetische Faktoren erklärt werden. Dieses Ergebnis ist allerdings vorsichtig zu interpretieren, da komorbide Störungen nicht berücksichtigt wurden und es somit zu einer Überschätzung der genetischen Varianz gekommen sein kann.

Ein indirekter Hinweis auf eine genetische Beteiligung ist, dass die Hälfte aller Betroffenen retrospektiv über ein ADHS-Syndrom in der Kindheit berichten, bei welchem ein genetischer Einfluss gesichert ist. Auch für die borderlinetypischen Persönlichkeitszüge wie Impulsivität und Aggressivität konnte ein genetischer Einfluss nachgewiesen werden.

Neurobiologischen Theorien zufolge ist die Borderline-Symptomatik entweder als Ausdruck einer gestörten Affektregulation zu sehen oder als dysfunktionaler Versuch, diese zu bewältigen. So dienen Selbstverletzungen, Essanfälle oder Substanzmissbrauch der Affektregulation und zielen darauf ab, Spannungs- und Erregungszustände oder depressive Gefühle zu bewältigen.

Bei Borderline-Patienten ließen sich strukturelle und funktionelle Veränderungen in zentralen frontro-limbischen Regulationskreisen feststellen: Volumenreduktionen im Hippocampus, Anomalitäten seretonerger und noradrenerger Transmittersysteme sowie Störungen im frontralen Kortex und der Amygdala (Bohus et al. 2004, Herpertz et al. 2001). Eine reduzierte seretonerge Aktivität im Gehirn wird dabei mit der impulsiven Aggressivität in Verbindung gebracht, eine erhöhte Reaktivität des cholinergen Systems mit der affektiven Instabilität (Skodol et al. 2002 b).

Psychosoziale Faktoren

Verschiedene psychosoziale Risikofaktoren für die Entwicklung einer BPS sind untersucht worden, insbesondere psychische Störungen in der Herkunftsfamilie, ein ungünstiger Erziehungsstil und interpersonelle Traumata.

Ein hoher Anteil der Borderline-Patienten berichtet über *psychische Auffälligkeiten und Störungen in der Herkunftsfamilie.* Vor allem schizophrene und affektive Erkrankungen, aber auch Drogenmissbrauch, Störungen der Impulskontrolle und Dissozialität sind als bedeutsame Risikofaktoren anzusehen, die sich unmittelbar auf den Erziehungsstil und die familiäre Kommunikation auswirken. Dabei scheint ein *inkonsistenter Erziehungsstil*, der geprägt ist von einer Kombination aus emotionalem Überengagement und feindseligem, kontrollierendem Verhalten, besonders ungünstig zu sein (Hooley u. Hoffmann 1999). In einer Untersuchung von Niederhofer (2005) zeigte sich, dass Kinder aus Borderline-Familien weniger Lob, weniger Verstärkung und mehr körperliche Bestrafung erhielten als Kinder aus unauffälligen Familien. Bei Borderline-Familien ist die *familiäre Kommunikation* häufig durch ein dysfunktionales Muster geprägt, in der Kinder auf das Mitteilen eigener Gefühle, überflüssige Worte, eine unangemessene, unvorhersehbare und abwertende Reaktion erhalten. Nach Linehan (1996) führen diese *invalidierenden Erfahrungen* in der familiären Kommunikation bei Kindern dazu, dass eigene Emotionen als ungültig bewertet werden. Das Kind lernt nicht, Vertrauen in seine eigenen Gefühle zu haben und seine emotionale Erregung richtig zu benennen und zu kontrollieren. Die invalidierenden Erfahrungen stellen somit einen zentralen Risikofaktor für die Entwicklung der Borderline-Symptomatik dar.

Weiterhin sind *interpersonelle Traumata* bei Borderline-Patienten biografisch häufig anzutreffen: 27% der Betroffenen berichten über sexuellen Missbrauch durch eine Bezugsperson, bei 91% liegt ein emotionaler, verbaler oder körperlicher Missbrauch vor, 92% geben Vernachlässigung durch Eltern und Bezugspersonen an, z.B. durch emotionale Kälte, geringschätzige Behandlung oder mangelnde Beziehung zur Erziehungsperson (Zanarini et al. 1997). Dennoch stellt allein die Tatsache des häufigen Auftretens dieser Gewalterfahrungen weder eine notwendige noch hinreichende Voraussetzung für die Entwicklung einer BPS dar.

Risikofaktoren der eigenen Persönlichkeitsentwicklung: Auffälligkeiten im Verhalten und Erleben

Einige früh auftretende *Temperamentsmerkmale* eines Kindes werden als Risikofaktoren diskutiert. Ein leicht erregbares Temperament, das sich durch eine hohe Sensibilität, emotionale Verletzbarkeit, Impulsivität oder auch Hyperaktivität auszeichnet, scheint besonders ungünstig zu sein. Weitere Persönlichkeitsmerkmale wie Neurotizismus, Ängstlichkeit, affektive Labilität und unsicheres Bindungsverhalten werden als Vorläufer einer Persönlichkeitspathologie betrachtet, die im Zusammenhang mit der Entwicklung einer BPS stehen könnte (Krischer et al. 2006).

Im Zentrum der Borderline-Symptomatik wird heute eine *Störung der Affektregulation* gesehen (Bohus u. Schmahl 2006): Eine niedrige Reizschwelle für emotionsauslösende Ereignisse gepaart mit einem hohen Erregungsniveau führen zu einem Erleben diffuser Spannungszustände oder dissoziativer Phänomene. Auf der Verhaltensebene äußert sich die emotionale Dysregulation in langen, schwierigen Beziehungen mit häufigen Trennungen und Wiederannäherungen. Schwierigkeiten in der Regulation von Nähe und Distanz sowie Angst vor dem Alleinsein sind dominierend.

Die biopsychosoziale Theorie von Marsha Linehan

Die *biopsychosoziale Theorie* von Marsha Linehan (1993) integriert die oben aufgeführten Risikofaktoren in einem theoretischen Konstrukt, was gleichzeitig die Grundlage für die von ihr entwickelten = überflüssiger Buchstabe *Dialektisch-Behavioralen Therapie* (DBT) darstellt.

Die wichtigste Prämisse der Theorie ist die, dass die BPS eine Dysfunktion des emotionsregulierenden Systems ist. Durch die beständige Interaktion zwischen dem Individuum, das aufgrund einer biologischen Verletzbarkeit Schwierigkeiten hat, seine Emotionen zu regulieren, und der Umwelt, die nicht angemessen reagiert und Unverständnis zeigt, manifestieren und verstärken sich im Lauf der Zeit die Symptome einer BPS. So wird angenommen, dass die Symptomatik einer BPS entsteht, wenn ein Kind mit Schwierigkeiten in der Emotionsregulation in einem invalidierenden Umfeld aufwächst. Dem Kind wird also ständig signalisiert, dass seine Gefühlsäußerungen und Verhaltensweisen falsch sind und diese deshalb missachtet oder bestraft werden müssen. Viele komorbide Symptome wie beispielsweise das selbstverletzende Verhalten, können als maladaptive Problemlösungen verstanden werden, die überwältigenden Emotionen zu regulieren, welche aus einem invalidierenden Umfeld resultieren.

Therapieansätze

Neben dem kognitiv-verhaltenstherapeutischen Vorgehen der DBT, die sich als das am besten evaluierte Therapieverfahren etabliert hat, liegen auch Wirksamkeitsnachweise aus anderen Therapierichtungen vor, insbesondere der psychodynamisch-konfliktorientierten Psychotherapie. In folgenden, zentralen Aspekten stimmen alle Ansätze zur Behandlung von Borderline-Patienten weitgehend überein (vgl. Bohus u. Schmahl 2006):

Zeitlicher Rahmen: Bereits bei Beginn der Therapie wird eine zeitliche Begrenzung der Interventionen vereinbart und auch eingehalten.

Therapievereinbarungen: Klare Regeln werden aufgestellt und in Form eines Therapievertrages festgehalten. Diese Regeln betreffen den Umgang mit überflüssiges Wort Suizidalität, Kriseninterventionen und Störungen der therapeutischen Rahmenbedingungen.

Dynamische Hierarchisierung der Behandlungsziele:

1. (Para)-suizidales Verhalten hat Vorrang vor
2. Verhalten, das die Fortsetzung der Therapie gefährdet (Therapieabbruch, Beeinträchtigung von Mitpatienten), hat Vorrang vor
3. Verhalten, das die Lebensqualität beeinträchtigt (körperliche Störungen wie Sucht- oder Essprobleme, Schule schwänzen), hat Vorrang vor
4. Therapieinhalten mit dem Ziel, das Erleben und Verhalten zu verbessern.

Multimodaler Ansatz: Verschiedene therapeutische Ansätze und Settings werden integriert: Einzel-, Gruppentherapie, Pharmakotherapie sowie Telefonberatung zur Krisenintervention. Bei Jugendlichen werden auch Bezugspersonen einbezogen.

Supervision: Eine regelmäßige Supervision des Therapeuten sollte integraler Bestandteil der Therapie sein.

Es hat sich gezeigt, dass *strukturierte Therapiemanuale* „offenen" Therapieangeboten bei der Behandlung der BPS überlegen sind. Eine medikamentöse Behandlung wird im Allgemeinen als supportive und zeitlich begrenzte Intervention eingesetzt. Bei ausgeprägter Symptomatik ist eine ambulante Therapie nicht ausreichend. Kriterien für eine stationäre Behandlung sind Eigengefährdung in Form einer bestehenden Suizidalität, Fremdgefährdung und Komorbidität mit anderen Störungen (z.B. Ess-, Substanzabhängigkeit). Bei Jugendlichen ist die Einbeziehung und Beratung der Eltern obligat. Bei pathogenen Interaktionsmustern in der Familie kann auch eine strukturierte Familientherapie sinnvoll sein (DGKJP 2003).

Dialektisch-Behaviorale Therapie für Adoleszente (DBT-A)

Die von Linehan für Erwachsene entwickelte *Dialektisch-Behaviorale Therapie* (DBT) ist eine manualisierte ambulante Psychotherapie, die für Frauen mit chronischer Suizidalität, selbstverletzendem Verhalten und einer Borderline-Störung entwickelt wurde. Sie besteht aus behavioralen, kognitiven und supportiven Elementen. In den 90er-Jahren wurde die DBT von Miller und Rathus (1997) für Jugendliche adaptiert, die suizidales und selbstverletzendes Verhalten zeigen und zusätzlich Symptome einer instabilen Persönlichkeitsstörung vom Borderline-Typ aufweisen. In Deutschland wurde die sog. *Dialektisch-Behaviorale Therapie für Adoleszente* (DBT-A) von einer Freiburger Arbeitsgruppe (Böhme et al. 2002, Fleischhaker et al. 2006 b) übersetzt und an hiesige Verhältnisse angepasst (vgl. Fleischhaker et al. 2006 a). Die DBT-A unterscheidet sich von der ursprünglichen DBT für Erwachsene bzgl. der Einbeziehung von Bezugspersonen in die Therapie sowie hinsichtlich der Bearbeitung jugendtypischer Dilemmata z.B. Autonomie versus Abhängigkeit, Nachsicht versus Kontrolle.

Die DBT-A besteht aus einer Einzeltherapie, regelmäßigen Familiengesprächen, einem Fertigkeitentraining in der Gruppe unter Einbeziehung eines nahe stehenden Angehörigen, einer Telefonberatung und einer Supervisionsgruppe. Die Behandlungsdauer ist im ambulanten Setting auf 16 Wochen festgelegt, wobei pro Woche eine 1-stündige Einzel- und eine 2-stündige Familien-Fertigkeiten-Trainingsgruppe obligat ist.

Der Fokus der DBT-A liegt einerseits auf der Reduktion von suizidalen und parasuizidalen Verhaltensweisen, andererseits auf Commitment-Strategien, mit deren Hilfe die Jugendlichen aktiv im Programm gehalten und zur Mitarbeit animiert werden sollen. Dazu wird die von Linehan als *dialektische Strategie* bezeichnete Haltung des Therapeuten benötigt. Der Therapeut muss dabei die Balance zwischen Akzeptanz und Sinngebung der dysfunktionalen Verhaltensweisen einerseits und Veränderung andererseits finden. Ein weiteres Ziel der DBT-A ist die Vermittlung von speziellen Fertigkeiten, die mithilfe der Bezugspersonen in den Alltag übertragen werden können.

Der *zeitliche Ablauf* des Programms gestaltet sich wie folgt: Vor der eigentlichen Intervention erfolgt eine ausführliche Diagnostik- und Commitment-Phase. Ziel ist herbei, eine eindeutige Zustimmung zur Therapie und allen damit verbundenen Verpflichtungen von dem Jugendlichen zu erhalten. Um Ambivalenzen des Patienten auszuräumen, stehen dem Therapeuten verschiedene Commitment-Strategien zur Verfügung. Nach der Entscheidung für die Therapie werden in Einzelsitzungen und einer Familien-Fertigkeiten-Gruppe Strategien erlernt, um mit den borderline-typischen Problemen besser umzugehen. Während der Behandlung wird immer das Problem mit der höchsten Priorität, entsprechend der oben genannten Zielhierarchie überflüssig behandelt. Die Übertragung der neu erlernten Fähigkeiten wird durch die Einbeziehung von Bezugspersonen, Hausaufgaben und telefonische Kontakte mit dem Therapeuten gewährleistet. Zur Verlaufskontrolle wird von dem Patienten ein Wochenprotokoll ausgefüllt, in dem täglich Suizidgedanken, selbstverletzendes Verhalten, Drogenkonsum, Befindlichkeit und andere Zielsymptome festgehalten werden können. Der Therapeut nimmt an einer wöchentlich stattfindenden Therapeuten-Team-Sitzung teil, um technische und emotionale Hilfe zu erhalten. Nach dem erfolgreichen Abschluss des 16-Wochenprogramms erhalten Patienten und Eltern ein Diplom für die Teilnahme. Anschließend können die erlernten Fertigkeiten in einer Selbsthilfegruppe oder einer weiteren Einzeltherapie verfestigt werden.

Elemente der Einzeltherapie in der DBT-A sind:

Verhaltensanalysen. Zusammen mit dem Patienten werden Verhaltensanalysen zum hochrangigsten Problem (z. B. selbstverletzendes Verhalten) auf allen Ebenen erstellt. Es wird ermittelt, welche Ebene eine Wiederholung des Problemverhaltens am wahrscheinlichsten erscheinen lässt. Jede Ebene zieht eine entsprechende problemorientierte Veränderungsstrategie nach sich:

- Ebene der Anfälligkeitsfaktoren: Problemlösetechniken, Verbesserung zwischenmenschlicher Fertigkeiten,
- körperliche Reaktionen: Psychopharmaka, Fertigkeiten zur Affektregulation, Stresstoleranz,
- emotionale Ebene: Expositionsübungen, Kontingenzmanagement,
- kognitive Ebene: kognitive Umstrukturierung.

Validierungsstrategien. Neben den problemorientierten Veränderungsstrategien wendet der Therapeut im Rahmen der dialektischen Strategie akzeptierende (validierende) Strategien an. Folgende Validierungsstrategien werden eingesetzt:

- aufmerksam zuhören,
- Äußerungen des anderen reflektieren und anerkennen,
- in empathischer Art und Weise Ideen anbieten, was der andere möchte, fühlt, denkt,
- Rekontextualisierung des Verhaltens: jedes Verhalten hat seine Ursache und ist deshalb nachvollziehbar,
- Verhalten des anderen normalisieren („Unter den gegebenen Umständen hätte ich in dieser Situation genauso gefühlt."),
- Empathie, Akzeptanz der Person, Behandlung der Person als gleichstehend und kompetent,
- Selbstöffnung und Vulnerabilität im Zusammenhang mit der Vulnerabilität des anderen; der Fokus bleibt auf der anderen Person.

An der Einzelsitzung kann ein Familienmitglied teilnehmen, um einen besseren Transfer der Fertigkeiten und Validierungsstrategien zu gewährleisten.

Elemente der Familien-Fertigkeiten-Trainingsgruppe der DBT-A sind:

Ziele:

- Wissensvermittlung über Borderline-typische Erlebens- und Verhaltensweisen,
- Entwicklung eines wertfreien Störungsmodells,
- Erlernen neuer Fertigkeiten,
- Bearbeitung jugendtümlicher Dilemmata und dysfunktionaler Familieninteraktionen.

Fertigkeiten-Module:

- Achtsamkeit (Problem: Identitätsstörung)
- Stresstoleranz (Problem: Impulsivität)
- Emotionsregulation (Problem: unkontrollierte Stimmungswechsel)
- Soziales Kompetenztraining (Problem: zwischenmenschliche Schwierigkeiten)
- „Walking the Middle Path" (Problem: Jugendlichen- und Familiendilemmata)

Die Fertigkeitengruppe wird von zwei Therapeuten betreut und sollte sich auf fünf Patienten mit je einer engen Bezugsperson begrenzen. Alle vier Wochen können neue Teilnehmer zur Gruppe stoßen. Begonnen wird mit dem Modul „Achtsamkeit", in welchem gelernt wird, eigene Gefühle wahrzunehmen, zu beschreiben, auszuhalten und nicht zu bewerten, sondern sich auf den Moment zu konzentrieren.

Pharmakotherapie

Neben einer Psychotherapie kann für bestimmte Bereiche der Borderline-Symptomatik eine Pharmakotherapie sinnvoll sein. Eine Indikation besteht bei ausgeprägten Impulskontrollstörungen, massiven Angstzuständen, psychotischen Dekompensationen oder schweren affektiven Ausnahmezuständen. Zur Stimmungsstabilisierung werden selektive Serotonin-Wiederaufnahmehemmer (SSRIs) eingesetzt. Gute Effekte bzgl. Affekt- und Spannungsregulation, Impulsivität und Ängstlichkeit konnten auch für atypische Neuroleptika, vor allem Olanzapin, nachgewiesen werden. Lithium, Carbamazepin oder Valproat können bei ausgeprägten impulshaften und aggressiven Symptomen eingesetzt werden (DGKJP 2003, Remmel u. Bohus 2006).

Wirksamkeit

Die DBT ist derzeit das am besten evaluierte Therapieprogramm für die Borderline-Persönlichkeitsstörung. Ihre Wirksamkeit konnte in sieben randomisierten Untersuchungen von verschiedenen Arbeitsgruppen nachgewiesen werden. Untersuchungen liegen für Anwendungen im ambulanten (Linehan et al.1993) sowie im stationären Bereich (Bohus et al. 2000) für Erwachsene vor.

Für Jugendliche konnte die Wirksamkeit der DBT-A im ambulanten Bereich sowohl in einem Prä-Post-Vergleich als auch im Vergleich mit einer unspezifischen psychodynamischen supportiven Therapie nachgewiesen werden (Rathus u. Miller 2002). Dabei zeigte sich, dass die Patienten der DBT-A-Gruppe weniger stationäre Behandlungstage aufwiesen und vermehrt die Therapie abschlossen. Auch im stationären Bereich wurde die DBT-A angewendet und evaluiert (Katz et al. 2004). Im deutschen Sprachraum wurde jüngst eine Pilotstudie veröffentlicht, in der zwölf Patientinnen in einem ambulanten Setting 16–24 Wochen mit der DBT-A behandelt wurden (Fleischhaker et al. 2006 b). In einem Prä-Post-Vergleich mit einer Ein-Monats-Katamnese wurde untersucht, welchen Einfluss die DBT-A auf Suizidversuche, selbstverletzendes Verhalten, Anzahl stationärer Aufenthalte, Therapieabbrüche, psychosoziale Anpassung, Lebensqualität sowie auf eine Reduzierung der Psychopathologie hat. Hinsichtlich der primären Ziele der DBT – Reduktion der suizidalen und parasuizidalen Symptomatik sowie Patienten in der Therapie zu halten – konnten deutliche Erfolge nachgewiesen werden. Die Therapieabbruchrate lag bei 25 %; während der Behandlung kam es zu keinen Suizidversuchen und stationären Aufnahmen mehr, das selbstverletzende Verhalten reduzierte sich signifikant. Auch die Symptomatik, einschließlich der Depressivität, sowie die psychosoziale Anpassung konnten signifikant verbessert werden. Im Hinblick auf die geringe Stichprobengröße und dem bisher nur 1-monatigem Nachuntersuchungsraum (geplant sind zwölf Monate) ist zu beachten, dass diese Studie erste Erfahrungen mit der DBT-A im deutschen Sprachraum darstellt und damit explorativen Charakter hat. Aufgrund der vielversprechenden Ergebnisse befindet sich derzeit eine randomisierte multizentrische Studie in Planung.

Für manualisierte Behandlungskonzepte aus anderen Therapierichtungen liegen auch Wirksamkeitsnachweise aus kontrollierten Studien vor. So hat sich sowohl das *Mentalization Based Treatment* (MBT) von Bateman und Fonagy (2006) als teilstationäre Langzeittherapie als wirksam erwiesen als auch die *Schema-fokussierte Therapie* (BPD) von Young (2003) als 3-jährige ambulante Therapie. Aussagen zur Wirksamkeit des von Kernberg entwickelten *Tranference Focusses Treatment* (TFT) können nicht getroffen werden, da noch keine publizierten Wirksamkeitsnachweise vorliegen.

Zur *Pharmakotherapie* bei Borderline-Störungen liegen nur wenige randomisierte kontrollierte Studien vor, die meist auf kleinen Fallzahlen basieren und kurze Beobachtungsräume umfassen (vgl. Bohus u. Schmahl 2006).

Zusammenfassung

Die BPS ist eine Untergruppe der emotional instabilen Persönlichkeitsstörung und wird in der Kinder- und Jugendpsychiatrie insbesondere bei Mädchen in der Adoleszenz gestellt. Die Häufigkeit in der Allgemeinbevölkerung beträgt etwa 2 %. Die Störung manifestiert sich in einem Muster von Instabilität in zwischenmenschlichen Beziehungen, im Selbstbild und in den Affekten sowie von deutlicher Impulsivität. Die Diagnose einer BPS kann bereits vor dem 18. Lebensjahr gestellt werden, sollte aber aufgrund der sich noch entwickelnden Persönlichkeit mit Zurückhaltung verwendet werden. Die Diagnosestellung erfolgt multimodal und multimethodal nach dem multiaxialen System der ICD-10. Informationen von möglichst vielen Bezugspersonen, dem Patienten selbst und das klinische Urteil des Diagnostikers gehen in die Bewertung ein. Zudem werden die Informationen mit verschiedenen Methoden wie Exploration, Verhaltensbeobachtungen im therapeutischen Kontakt, Symptomchecklisten, standardisierten Interviews und Fragebögen zur Selbstbeurteilung erfasst. Dabei sollten differenzialdiagnostisch andere Störungen ausgeschlossen und komorbide Störungen ermittelt werden. Die BPS beginnt in der frühen Adoleszenz, die erste stationäre Behandlung erfolgt oft mit etwa 24 Jahren. Häufig reduziert sich die Symptomatik ab dem 40. Lebensjahr wieder. Untersuchungen zu prognostischen Faktoren für den Verlauf der BPS fehlen bisher für das Jugendalter. Für die Entstehung der BPS wird ein multikausales Ätiologiemodell postuliert, in welchem biologische, psychosoziale und dysfunktionale Persönlichkeitsmerkmale in Wechselwirkung miteinander stehen. Eine integrative Theorie der Entstehung der Borderline-Symptomatik hat Marsha Linehan entworfen. Sie geht davon aus, dass eine beständige Interaktion zwischen dem Individuum, welches Schwierigkeiten bei der Affektregulation aufweist, und der Umwelt, die nicht adäquat auf dieses Defizit eingehen kann, die Problematik bedingt. Als am besten evaluiertes Therapieverfahren hat sich die DBT etabliert. Eine Version für das Jugendalter (DBT-A) wurde in den 90er-Jahren entwickelt und wird derzeit an deutsche Verhältnisse angepasst und erprobt. Neben dem kognitiv-verhaltenstherapeutischen Vorgehen der DBT liegen im Erwachsenenbereich auch Wirksamkeitsnachweise für psychodynamisch-konfliktorientierte Psychotherapien sowie die Pharmakotherapie vor. Letztere kann bei ausgeprägter Symptomatik ergänzend eingesetzt werden.

Literatur

American Psychiatric Association. Diagnostic and Statistical Manual of Mental Disorders. 3rd ed., rev. Washington, DC: APA; 1980.

American Psychiatric Association. Practice guideline for the treatment of patients with Borderline personality disorder. Am J Psychiatry. 2001;158(10):1–52.

Bateman A, Fonagy P. Mentalization-based treatment for Borderline personality disorder: A practical guide. Oxford: Oxford University Press; 2006.

Beck AT. Dt. Bearb. von Hauzinger M, Bailer M, Worall H, Keller F. Beck-Depressions-Inventar (BDI). 2. überarb. Aufl. Göttingen: Hogrefe; 1995.

Bemporad JR, Smith HF, Hanson G, Cicchetti D. Borderline syndromes in childhood: Criteria for diagnosis. Am J Psychiatry. 1982;139:596–602.

Bernstein D, Cohen P, Velez CN, Schwab-Stone M, Siever LJ, Shinsato L. Prevalence and stability of the DSM-III-R personality disorders in a community-based survey of adolescents. Am J Psychiatry. 1993;150:1237–43.

Böhme R, Fleischhaker C, Mayer-Bruns F, Schulz E. Dialektisch-Behaviorale Therapie für Kinder und Jugendliche (DBT-A). Therapiemanual. Freiburg: Universität Freiburg; 2002.

Bohus M, Haaf B, Stiglmayr C, Pohl U, Böhme R, Linehan M. Evaluation of inpatient dialectic behavioral therapy for Borderline personality disorder. A prospective study. Beh Res Ther. 2000;38:875–87.

Bohus M. Borderline-Störung. In: Schulte D, Grawe K, Hahlweg K, Vaitl D, eds. Fortschritte der Psychotherapie. Manuale für die Praxis. Bd. 14. Göttingen: Hogrefe; 2002.

Bohus M, Schmahl C, Lieb K. New developments in the neurobiology of Borderline personality disorder. Curr Psychiatry Rep. 2004;6:43–50.

Bohus M, Schmahl C. Psychopathologie und Therapie der Borderline-Persönlichkeitsstörung. Deutsches Ärzteblatt. 2006;103(49):3345–52.

Bohus M, Limberger MF, Frank U, Sender I, Gratwohl T, Stieglitz RD. Psychometric properties of the Borderline Symptom List (BSL). Psychopathology. [In press].

Brunner R, von Ceumern-Lindenstjerna IA, Renneberg B, Resch F. Borderline-Persönlichkeitsstörung im Jugendalter: Klinische und klassifikatorische Probleme der Diagnosesicherung. Verhaltenstherapie und Verhaltensmedizin. 2003;24:365–81.

Chabrol H, Chouicha K, Montovany A, Callahan S. Frequency of Borderline personality disorder in a sample of French high school students. Can J Psychiatry. 2001;46:847–9.

Delmo C, Weiffenbach O, Gabriel M, Stadler C, Pouska F. Diagnostisches Interview. Kiddie-Sads-Present and Lifetime Version. 5. Aufl. der dt. Forschungsversion. Frankfurt: Universität Frankfurt; 2000.

Deutsche Gesellschaft für Kinder- und Jugendpsychiatrie u. a. (Hrsg.). Leitlinien zur Diagnostik und Therapie von psychischen Störungen im Säuglings-, Kindes- und Jugendalter. Persönlichkeitsstörungen. 2. überarb. Aufl. Köln: Deutscher Ärzte-Verlag; 2003.

Dilling H, Mombour W, Schmidt MH, eds. Internationale Klassifikation psychischer Störungen (ICD-10). Kap. V(F): Klinische diagnostische Leitlinien. 4. Aufl. Göttingen: Hans Huber; 2000.

Döpfner M, Plück J, Bölte S, Lenz K, Melchers P, Heim K. Elternfragebogen über das Verhalten von Kindern und Jugendlichen. Deutsche Bearbeitung der Child Behavior Checklist (CBCL/4-18), Einführung und Anleitung zur Handauswertung. 2. Aufl. Köln: Arbeitsgruppe Kinder-, Jugend- und Familiendiagnostik (KJFD); 1998 a.

Döpfner M, Plück J, Bölte S, Lenz K, Melchers P, Heim K. Fragebogen für Jugendliche. Deutsche Bearbeitung des Youth Self-Report der Child Behavior Checklist (CBCL/4–18), Einführung und Anleitung zur Handauswertung. 2. Aufl. Köln: Arbeitsgruppe Kinder-, Jugend- und Familiendiagnostik (KJFD); 1998 b.

Fahrenberg J. Hampel R. Selg H. Freiburger Persönlichkeits-Inventar (FPI-R). 7. Aufl. Göttingen: Hogrefe; 2001.

Fehon DC, Becker DF, Grilo CM, Walker ML, Levy KN, Edell WS, McGlashan TH. Diagnostic comorbidity in hospitalized adolescents with conduct disorder. Compr Psychiatry. 1997:141–5.

Fleischhaker C, Böhme M, Schulz E. Dialektisch-Behaviorale Therapie für Adoleszente (DBT-A). In: Mattejat F, ed. Lehrbuch der Psychotherapie für die Ausbildung zum Kinder- und Jugendlichenpsychotherapeuten und für die ärztliche Weiterbildung. Bd. 4: Verhaltenstherapie mit Kindern, Jugendlichen und ihren Familien. München: CIP-Medien; 2006 a.

Fleischhaker C, Munz M, Böhme R, Sixt B, Schulz E. Dialektisch-Behaviorale Therapie für Adoleszente (DBT-A). Eine Pilotstudie zur Therapie von Suizidalität, Parasuizidalität und selbstverletzenden Verhaltensweisen bei Patientinnen mit Symptomen einer Borderline-Störung. Z Kinder Jugendpsychiatr und Psychother. 2006 b;34(1):15–27.

Franke GH. Die Symptom-Checkliste von Derogatis. Deutsche Version, Manual. Göttingen: Beltz Test; 1995.

Grilo C, Sanislow C, Gunderson J et al. Two-year stability and change of schizotypical, Borderline, avoidant, and obsessive-compulsive personality disorders. J Consult and Clin Psychol. 2004;72:767–75.

Gunderson JG. Borderline personality disorder. Washington, D.C.: American Psychiatric Press; 1984.

Gunderson JG. Dt. Bearbeitung von Pütterich H. Diagnostisches Interview für das Borderlinesyndrom (DIB). 2. Aufl. Göttingen: Hogrefe; 1990.

Hathaway SR, McKinley JC. Dt. Bearbeitung von Engel R. Minnesota Multiphasic Personality Inventory 2 (MMPI-2). Göttingen: Hogrefe; 2000.

Herpertz SC, Dietrich TM, Wenning B, Krings T, Erberich SG, Willmes K, Thron A, Saß H. Evidence of abnormal amygdala functioning in Borderline personality disorder: A functional MRI study. Biol Psychiatry. 2001;50(4):292–8.

Hooley JM, Hoffman P. Expressed emotion and clinical outcome in Borderline personality disorder. Am J Psychiatry. 1999;156(10):1557–62.

Johnson BA, Brent DA, Connolly J, Bridge J, Matta J, Constantine D, Rather C, White T. Familial aggregation of adolescent personality disorders. J Am Acad Child Adolesc Psychiatry. 1995;34:798–804.

Johnson, JG, Cohen P, Kasen S, Skodol AE, Hamagami F, Brook JS. Age-related change in personality trait levels between early adolescence and adulthood: A community-based longitudinal investigation. Acta Psychiatr Scand. 2000;102:265–75.

Kasen S, Cohen P, Skodol AE, Johnson JG, Brook JS. Influence of child and adolescent psychiatric disorders on young adult personality disorder. Am J Psychiatry. 1999;156:1529–35.

Katz LY, Cox BJ, Gunasekara S, Miller AL. Feasibility of dialectical behaviour therapy for suicidal adolescent inpatients. J Am Acad Child Adolesc Psychiatry. 2004;43:276–82.

Krischer M, Sevecke K, Döpfner M, Lehmkuhl G. Persönlichkeitsstörungsmerkmale im Kindes- und Jugendalter: Konzepte, methodische Ansätze und empirische Ergebnisse. Z Kinder Jugendpsychiatr Psychother. 2006;34(2):87–100.

Leichsenring F. Borderline-Persönlichkeits-Inventar (BPI). Göttingen: Hogrefe; 1990.

Lewinsohn PM, Rohde P, Seedley JR, Klein DN. Axis II psychopathology as a function of axis I disorders in childhood and adolescence. J Am Acad Child Adolesc Psychiatry. 1997;36:1752–9.

Linehan MM. Cognitive behavioral treatment of the Borderline personality disorder. New York: Guilford Press; 1993.

Linehan MM, Heard HL, Armstrong HE. Naturalistic follow-up of a behavioural treatment for chronically parasuicidal Borderline patients. Arch Gen Psychiatry. 1993;50:971–4.

Linehan MM, Comtois K. Lifetime Parasuicide Count (LPC). Seattle: University of Washington; 1994.

Linehan MM. Dialektisch-Behaviorale Therapie der Borderline-Persönlichkeitsstörung. München: CIP-Medien; 1996.

McGlashan T. The longitudinal profile of BPD: Contributions from the Chestnut Lodge follow-up-study. In: Silver D, Rosenbluth M, eds. Handbook of the Borderline diagnosis. Madison, CT: International University Press; 1992; 53–83.

Margraf J. Diagnostisches Kurzinterview bei psychischen Störungen (Mini-DIPS). Berlin: Springer; 1997.

Miller AL, Rathus JH, Linehan MM. Dialectic behaviour therapy adapted for suicidal adolescents. J Pract Psychiatr Behav Health. 1997;3:78–86.

Mombour W, Zaudig M, Berger P, Gutierrez K, Berner W, Berger K, von Cranach M, Giglhuber O, von Bose M, eds. International Personality Disorder Examination (IPDE). ICD-10 Modul, deutschsprachige Ausgabe im Auftrag der WHO. Göttingen: Hogrefe; 1996.

Niederhofer H. Die Erziehungspraktiken in Familien mit Borderline-Kindern und gesunden im Vergleich. Psychiatria Danubina. 2005;17:201–4.

Nigg JT, John OP, Blaskey LG, Huang-Pollock CL, Willcutt EG, Hinshaw SP, Pennington B. Big five dimensions and ADHD symptoms links between personality

traits and clinical symptoms. J Pers Soc Psychol. 2002;8:451–69.
Rathus JH, Miller AL. Dialectic behaviour therapy adapted for suicidal adolescents. Suicide Life Threat Behav. 2002;32:146–57.
Remmel A, Bohus M. Pharmakologische und psychotherapeutische Behandlung der Borderline-Störung. Z Klein Psychol Psychiatr Psychother. 2006;54(3):185–97.
Remschmidt H, Schmidt MH, eds. Multiaxiales Klassifikationsschema für psychische Störungen des Kindes- und Jugendalters nach ICD-10 der WHO. Mit einem synoptischen Vergleich von ICD-10 und DSM-IV. 4. Aufl. Bern: Huber; 2001.
Renneberg B, Weiß M, Unger J, Fiedler P, Brunner R. Ätiologische Faktoren der Borderline-Persönlichkeitsstörung. Verhaltenstherapie und Verhaltensmedizin. 2003;24(3):347–64.
Rey JM, Morris-Yates A, Singh M, Andrews G, Stewart GW. Continuities between psychiatric disorders in adolescents and personality disorders in young adults. Am J Psychiatry. 1995;152:895–900.
Rossmann P. Depressionstest für Kinder (DTK). 2. Aufl. Göttingen: Hogrefe; 2005.
Saß H, Wittchen HU, Zaudig M, Houben I. Diagnostisches und statistisches Manual psychischer Störungen (DSM-IV). Übersetzt nach der 4. Aufl. des DSM der American Psychiatric Association. Göttingen: Hogrefe; 1996.
Schepank H. Zwillingsschicksale. Gesundheit und psychische Erkrankungen bei 100 Zwillingen im Verlauf von drei Jahrzehnten. Stuttgart: Enke; 1996.
Skodol AE, Gunderson JG, Pfohl B, Widiger TA, Livesley WJ, Siever LJ. The Borderline diagnosis: I. Psychopathology, comorbidity, and personality structure. Biol Psychiatry. 2002 a;51:936–50.
Skodol AE, Siever LJ, Livesley WJ, Gunderson JG, Pfohl B, Widiger TA. The Borderline diagnosis: II. Biology, genetics, and clinical course. Biol Psychiatry. 2002 b;51:951–63.
Stiensmeier-Pelster J, Schürmann M, Duda K. Depressionsinventar für Kinder- und Jugendliche (DIKJ). Handanweisung. 2. Aufl. Göttingen: Hogrefe; 2000.
Torgersen S, Lygren S, Oien P, et al. A twin study of personality disorders. Compr Psychiatry. 2000; 41:416–25.
Westen D, Shedler J, Durrett C, Glass S, Martens A. Personality diagnoses in adolescence. DSM-IV Axis II diagnoses and an empirically derived alternative. Am J Psychiatry. 2003;160:952–66.
Wittchen HU, Zaudig M, Fydrich T. SKID I und II. Strukturiertes Klinisches Interview für DSM-IV, Achse I und II. Göttingen: Hogrefe; 1997.
Young JE, Klosko JS, Weishaar ME. Schema therapy. New York: Guilford; 2003.
Zanarini MC, Williams AA, Lewis RE, Reich RB, Soledad CV, Marino MF, Levin A, Yong L, Frankenburg FR. Reported pathological childhood experiences associated with the development of Borderline personality disorder. Am J Psychiatry. 1997;154:1101–6.
Zanarini MC, Frankenburg FR, Dubo ED, Sickel AE, Trikha A, Levin A, Reynolds V. Axis I comorbidity of Borderline personality disorder. Am J Psychiatry. 1998 a;155:1733–9.
Zanarini MC, Frankenburg FR, Dubo ED, Sickel AE, Trikha A, Levin A, Reynolds V. Axis II comorbidity of Borderline personality disorder. Compr Psychiatry. 1998 b;39:296–302.
Zanarini MC, Frankenburg FR, Hennen J, Silk K. The longitudinal course of Borderline psychopathology: 6-year prospective follow-up of the phenomenology of Borderline personality disorder. Am J Psychiatry. 2003;160(2):274–83

Prüfungsfragen

1. Ab welchem Alter kann man die Diagnose einer BPS stellen?
2. Wie hoch ist die Prävalenz der BPS?
3. Wovon ist die BPS differenzialdiagnostisch abzugrenzen?
4. Welche ätiologischen Faktoren sind bei der Entstehung der BPS bedeutsam?
5. Was besagt die biopsychologische Theorie zur Entstehung der BPS nach Linehan?
6. Aus welchen Interventionen besteht die DBT-A?
7. Was versteht man unter einem „invalidierenden Umfeld“ nach Linehan?
8. Welche Validierungsstrategien kennen Sie?
9. Was bedeutet die „dynamische Zielhierarchie“ bei der Behandlung von Borderline-Patienten?
10. Was versteht man unter einer „dialektischen Strategie“ in der DBT?

28 Schlafstörungen

M. Pitzer und M.H. Schmidt

Fallvignette

Der 9;8-jährige Dennis* wurde wegen seit neun Monaten bestehender Einschlafstörungen von seinen Eltern ambulant vorgestellt. D. liege ca. 3-mal pro Woche teilweise bis um 1 Uhr, einmalig sogar bis um 3 Uhr schlaflos im Bett; Interventionen mit warmer Milch und Honig bzw. Baldriantropfen seien wirkungslos geblieben. Aus Sorge über hieraus möglicherweise resultierende Schulleistungsprobleme schlafe die Mutter meist mit D. im Ehebett, der Vater übernachte z. T. im Kinderzimmer. Aktuell seien bei dem sehr guten Schüler jedoch noch keine derartigen Probleme aufgetreten. Schwangerschaft, Geburt und postpartaler Verlauf wurden als regelrecht geschildert. Im Kleinkindalter waren eine vergleichbare Schlafstörung von ca. sechs Monaten Dauer sowie eine ausgeprägte Trennungsangst während des Kindergartenbesuchs auffällig.

In der Untersuchungssituation präsentierte sich ein etwas ängstlicher, empfindsamer und eher überangepasster Junge, der außer der o. g. Schlafproblematik keine psychopathologischen Auffälligkeiten zeigte. Der internistisch-neurologische Untersuchungsbefund war altersentsprechend. Im EEG fanden sich neben Anzeichen einer leichten Entwicklungsabweichung sowie unter Hyperventilation einer ebenfalls leichtgradigen Erregbarkeitssteigerung keine Pathologika. Auf eine testpsychologische Untersuchung des nach klinischem Eindruck überdurchschnittlich intelligenten Jungen wurde verzichtet.

Diagnostisch wurde das Störungsbild als psychogene Insomnie (Nicht-organische Insomnie ICD 10: F 51.0) eingeordnet, nachdem sich eine differenzialdiagnostisch erwogene Trennungsangststörung aufgrund der ausschließlich auf die Schlafsituation bezogenen Problematik bei ansonsten altersadäquaten Alltagsfunktionen ausschließen ließ.

Therapeutisch wurde der sekundäre Krankheitsgewinn von D. verhaltenstherapeutisch angegangen. Das Verbleiben von D. alleine im Bett wurde positiv verstärkt. Für den Fall, dass D. nicht alleine im Bett bleiben konnte, sollte er sich an den Vater wenden, dies unter der Vorstellung, dass insbesondere die Zuwendung durch die Mutter das unerwünschte Verhalten verstärkt. In diesem Setting kam es während der knapp 2-monatigen Behandlungsphase, in der fünf ambulante Gesprächskontakte in 2-wöchigen, zum letzten Termin in 4-wöchigem Abstand erfolgten, zu einer raschen Symptomreduktion. In den letzten vier Behandlungswochen musste sich D. nur einmalig an den Vater wenden, da er länger als eine halbe Stunde nicht einschlafen konnte. Die Behandlung wurde dann einvernehmlich beendet, da die Familie sich nun alleine in der Lage fühlte, mit der Problematik umzugehen. Eine als Option angebotene Wiedervorstellung bei Bedarf wurde nicht in Anspruch genommen.

*Name geändert

Physiologie und Rhythmik des normalen Schlafs

Der Schlaf besteht aus zwei einander abwechselnden Phasen, dem REM- (Rapid-Eye-Movement) und dem NREM (Non-REM)-Schlaf. Der REM-Schlaf ist charakterisiert durch rasche Augenbewegungen, die dieser Schlafphase ihren Namen gaben. Er wird auch *paradoxer* oder *aktiver Schlaf* genannt, da neuronale und metabolische Prozesse, Herzfrequenz und Atmung aktiv sind wie im Wachzustand bei gleichzeitiger Inhibition des peripheren Muskeltonus. Die Gehirnaktivität drückt sich u. a. im Traumerleben aus, ein Ausagieren der Trauminhalte wird jedoch durch den erschlafften Muskeltonus verhindert. Bei gesunden Erwachsenen nimmt der REM-Schlaf etwa 20–25% der Gesamtschlafzeit ein. Der NREM-Schlaf ist in verschiedene Stadien unterteilbar. Das *Schlafstadium* 1 beschreibt den Übergang vom Wachen zum Schlafen; hierauf entfallen ca. 5% der Schlafzeit. Etwa 50% der Gesamtschlafzeit wird vom *Schlafstadium* 2, dem leichten Schlaf, eingenommen. Im EEG sind in diesem Schlafstadium charakteristische Veränderungen zu erkennen. Die *Schlafstadien* 3 und 4 werden als Tiefschlaf zusammengefasst und unterscheiden sich voneinander nur graduell und in der Verteilung langsamer EEG-Wellen, aufgrund derer diese Stadien auch *Slow Wave Sleep* genannt werden. Der Anteil des Tiefschlafs an der Gesamtschlafzeit beträgt ungefähr 10–20%. Ca. 80–100 Minuten andauernde *Schlafzyklen* in denen jeweils REM und NREM-Phasen aufeinander folgen wiederholen sich fortlaufend während der gesamten Schlafzeit. Dabei nimmt der Anteil des Tiefschlafs gegen Morgen ab, während der Anteil des REM-Schlafs zunimmt.

Parallel zur Gehirnreifung ist auch eine entwicklungsabhängige Veränderung der Schlafarchitektur zu beobachten (Anders 2004, Ware u. Orr 1992). Dabei verändert sich nicht nur die Länge der Gesamtschlafdauer, sondern auch das Muster der Schlafstadien. Bei Neugeborenen lassen sich im NREM-Schlaf noch keine Stadien unterscheiden. REM-Schlaf und NREM-Schlaf nehmen je ca. 50% der Schlafzeit ein, und die zyklische Abfolge der Schlafstadien ist wesentlich häufiger als beim Erwachsenen (alle 30–70 Minuten). In den ersten Lebensmonaten erfolgt die Entwicklung der typischen Schlafstadien. Die circadiane Rhythmik der Schlaf-Wach-Abfolgen entwickelt sich im Laufe des ersten Lebensjahres durch das Zusammenspiel biologischer Reifungsvorgänge mit externen Rhythmusgebern (Hell-Dunkel-Phasen, Schlafhygiene), bei Frühgeborenen oder nach Sauerstoffmangelversorgung auch erst später. Zur Etablierung eines gesunden und stabilen Schlaf-Wach-Rhythmus sollten die Grundregeln der *Schlafhygiene* vom Säuglingsalter an (ab dem ersten Trimenon) beachtet werden. Eine Aufklärung über die Prinzipien der Schlafhygiene ist darüber hinaus bei allen Schlafstörungen der erste und wichtigste therapeutische Schritt!

Die folgenden Punkte wurden von Stores (1996) für den Umgang mit Kindern vorgeschlagen:

- Herstellung einer angenehmen Schlafumgebung, die vertraut, bequem und eher mit Schlaf als mit Spiel assoziiert sein sollte; weiter sollte sie dunkel, ruhig, angenehm temperiert und frei von Störungen (Lärm, Musik) sein.
- Das Bett oder Schlafzimmer sollte kein Ort der Bestrafung sein, oder das Zu-Bett-schicken sollte nicht als Strafe angewandt werden.
- Feste abendliche Rituale, die das Kind entspannen und zur Ruhe bringen.
- Keine aufregenden Aktivitäten, Fernsehfilme o. ä. vor dem Zu-Bett-gehen.
- Zu-Bett-bringen des Kindes, wenn es müde ist.
- Kinder sollten daran gewöhnt werden, einschlafen zu können, wenn die Eltern nicht im Raum sind.
- Frühe Etablierung eines Musters mit Füttern tagsüber und nächtlichem Schlafen ohne Füttern ab dem ersten Trimenon.
- Vermeiden von Hunger oder Durst, aber auch von schweren Mahlzeiten oder exzessivem Trinken zur Einschlafzeit.
- Keine stimulierenden Getränke (Cola, Kaffee, Tee) in den Stunden vor dem Einschlafen und insgesamt nicht zu viel davon über den Tag.
- Kein Eingehen auf Wünsche nach Trinken, Essen, mehr Geschichten und anderes, wenn diese nur den Zeitpunkt des Einschlafens hinauszögern sollen.
- Bei jungen Kindern keine zu frühen/zu späten oder zu häufigen/zu seltenen Tagesschlafzeiten.

Die *Gesamtschlafdauer* pro Tag variiert interindividuell z. T. erheblich, Anhaltswerte bieten jedoch folgende Zahlen aus einer repräsentativen Schweizer Längsschnittstudie (Iglowstein et al. 2003):

mit sechs Monaten: ca. 12–16 Stunden
mit drei Jahren: ca. 11,5–13,5 Stunden
mit sechs Jahren: ca. 10–12 Stunden
mit zehn Jahren: ca. 9,5–10,5 Stunden
mit 14 Jahren: ca. 8–9,5 Stunden
mit 16 Jahren: ca. 7,5–9 Stunden.
Mit 17–18 Jahren ist dann das durchschnittliche Schlafbedürfnis Erwachsener (7–8 Stunden) erreicht

Die Abnahme der Schlafzeit in der frühen Kindheit ist vor allem auf den Wegfall von Tagesschlaf zurückzuführen. In den ersten drei Lebensjahren treten Schlafperioden von bis zu zwei Stunden noch am Vormittag und am frühen Nachmittag auf. Danach verschwinden in aller Regel die morgendlichen Schlafzeiten, während der Nachmittagsschlaf bis etwa zum Schulalter wegfällt. In der Adoleszenz kommt es durch psychosoziale Umstände, aber auch durch Reifungsvorgänge der circadianen Rhythmik zu späteren Bettgehzeiten, die in Zusammenhang mit früheren Aufwachzeiten (infolge schulisch-beruflicher Anforderungen) häufig nicht durch den geringeren Schlafbedarf kompensiert werden, bzw. es existieren auch Untersuchungen, denen zufolge auch in der Adoleszenz noch neun bis zehn Stunden Schlaf pro Nacht benötigt werden (Anders 2004, Millman et al. 2005). Daraus resultiert nicht selten ein Schlafdefizit in der Woche mit verlängerten Schlafzeiten am Wochenende (Carskadon et al. 2004, Millman et al. 2005).

Klassifikation und Epidemiologie

Die *Klassifikation* der Schlafstörungen in den beiden am häufigsten verwandten Diagnoseschemata, der Internationalen Klassifikation der Krankheiten (ICD-10, Dilling et al. 1991) der WHO und dem Diagnostischen und Statistischen Manual Psychischer Störungen (DSM-IV, Saß et al.1996) der American Psychiatrists Association (APA) ist uneinheitlich und für kindheitstypische Schlafstörungen schlecht operationalisiert. Eine ausführlichere Einteilung wird in der Internationalen Klassifikation der Schlafstörungen vorgenommen (ICDS-2, American Academy of Sleep Medicine 2005), die jedoch für den Alltagsgebrauch zu spezialisiert und umfangreich ist. Eine basale Unterteilung stellt die Unterscheidung der Subgruppen Dyssomnien und Parasomnien dar.

Dyssomnien sind Zustandsbilder mit einer Störung von Dauer, Qualität oder Zeitpunkt des Schlafes, die deutlichen Leidensdruck verursachen oder sich störend auf die soziale und schulisch-berufliche Leistungsfähigkeit auswirken. Die hierunter beschriebenen Schlafstörungen sind auch häufig Symptome anderer psychischer oder körperlicher Erkrankungen bzw. psychische und/oder körperliche Faktoren können die Schlafstörung beeinflussen. Die zusätzliche Diagnose einer eigenständigen Schlafstörung wird gestellt, wenn diese Symptomatik (mit) im Vordergrund des Bildes steht.

Parasomnien sind abnorme Episoden von Verhaltensmustern oder physiologischen Ereignissen, die während des Schlafs oder des Schlaf-Wach-Übergangs auftreten.

Häufige Parasomnien sind nächtliches Zähneknirschen (Bruxismus), Schlafwandeln und Pavor nocturnus sowie Alpträume. Weiter gehören hierzu das Restless-Legs-Syndrom, Periodische Beinbewegungen im Schlaf (*periodic limb movements*, PLMS), schlafbezogene rhythmische Bewegungsstörungen, nächtliches Reden sowie die REM Sleep Behavior Disorder (RBD). Nächtliches Einnässen wird ebenfalls zu den Parasomnien gezählt.

Die *Häufigkeit* aller Schlafstörungen zusammengenommen liegt im Kindes- und Jugendalter zwischen 25–40% (Meltzer u. Mindell 2006). In einer prospektiven Längsschnittuntersuchung in Deutschland fanden sich 6% mäßig ausgeprägte und 11% stark ausgeprägte Schlafstörungen bei 8-Jährigen und 21,5% mäßig ausgeprägte sowie 3,4% stark ausgeprägte Schlafstörungen bei 13-Jährigen (Esser u. Schmidt 1987). Die häufigsten Dyssomnien sind im Kindesalter die Einschlafstörungen, in der Adoleszenz Schlafmangel und circadiane Rhythmusstörungen. Das Häufigkeitsmaximum der Parasomnien liegt in der Kindheit, nach der Pubertät treten sie nur noch selten auf.

Diagnostik

Neben einer allgemeinen psychiatrischen Anamnese sollten folgende Punkte bei Schlafstörungen erfragt und ggf. mit einem Schlaftagebuch über zwei bis vier Wochen dokumentiert werden:

Die *Schlafhygiene* betreffende Verhaltensweisen (s. o.) sollten detailliert erfragt werden.

Einschlafsituation:
- alterstypische oder andere Ängste (z. B. im Vorschulalter oft Ängste vor Monstern, Gespenstern etc.),
- Weigerungen, zu Bett zu gehen und hierfür evtl. vorgebrachte Gründe,
- Wunsch nach Anwesenheit der Eltern am Bett oder Einschlafen im Elternbett,
- Länge der zum Einschlafen benötigten Zeit und das Verhalten währenddessen.

Zum Schlaf selbst:
- Länge, eventuelle Unterbrechungen und deren Gründe und Dauer,
- Probleme beim Wiedereinschlafen,
- Schlaf im Bett der Eltern nach nächtlichem Aufwachen,

- episodische Ereignisse (Parasomnien) mit detaillierter Beschreibung von Ablauf und Charakteristik,
- Atmung (Schnarchen, Mundatmung, Atemaussetzer, Schlafen mit erhöhtem Oberkörper etc.),
- alle sonstigen mit dem Schlaf assoziierten Verhaltensweisen (z. B. Bettnässen).

Aufwachsituation:
- spontan, leicht oder schwer erweckbar,
- ausgeruht oder müde,
- Zeitpunkt des Erwachens.

Über den Tag:
- Müdigkeit, Einschlafen,
- Konzentrationsfähigkeit,
- Stimmung,
- Hyperaktivität,
- andere ungewöhnliche Verhaltensweisen.

Umgang mit der Schlafstörung:
- Reaktion der erwachsenen Bezugsperson (Ärger, Bestrafung, vermehrte Zuwendung, eigene Behandlungsversuche),
- Bewusstsein des Kindes über die Schlafstörung,
- Vorstellung des Kindes über deren Gründe.

Symptomatik:
- Beginn, Dauer und ggf. Auslöser der Symptomatik,
- aufrecht erhaltende Faktoren,
- Symptomwechsel.

Begleitstörungen:
- andere körperliche oder psychische Erkrankungen,
- Einnahme verordneter oder nicht verordneter Medikamente,
- bei Jugendlichen auch eventuellen Drogenkonsum erfragen.

Je nach Störungsbild wird die Schlafanamnese durch spezifische Zusatzuntersuchungen wie EEG-Ableitung, Untersuchung im Schlaflabor (Polysomnografie PSG) oder den *Multiple Sleep Latency Test* (MSLT) ergänzt (vgl. Kushida et al. 2005).

An technisch-apparativen Zusatzuntersuchungen ist eine EEG-Ableitung bei Parasomien zum Ausschluss eines epileptischen Geschehens sinnvoll. Bei Periodischen Beinbewegungen im Schlaf (PLMS) gilt die PSG als Standarduntersuchung. Ansonsten ist bei Parasomnien eine PSG mit erweiterter EEG-Ableitung und Videokontrolle optional bei nicht eindeutig klärbarem Anfallsverdacht, potenziell selbst- oder fremdbedrohlichem Verhalten, atypischem Bild aufgrund Störungsbeginn oder Symptomatik oder ggf. bei forensischen Fragestellungen oder Therapieresistenz. Bei Verdacht auf atmungsbezogene Schlafstörungen, idiopathischer Hypersomnie oder Narkolepsie ist eine PSG als Zusatzuntersuchung erforderlich, bei idiopathischer Hypersomnie und Narkolepsie auch der MLST. Eine Blutuntersuchung zur HLA (Human Leucocyt Antigen)-Typisierung kann bei Narkolepsie zusätzlich hierzu durchgeführt werden, weil bestimmte Subtypen bei fast 100% der Patienten aber nur bei 20–40% der Allgemeinbevölkerung vorkommen. Stationäre Beobachtung lohnt sich bei Einschlafstörungen, bei denen die Beratung versagt oder wenn die Eltern sehr erschöpft sind.

Dyssomnien

Die Dyssomnien können in drei einander überschneidende Subkategorien unterteilt werden. *Extrinsische* (d. h. durch äußere Ursachen herbeigeführte) werden von *intrinsischen* (d. h. im Organismus begründeten) Schlafstörungen unterschieden. Darüber hinaus kann man auch nach *organischen* oder *nicht-organischen* Ursachen differenzieren. So sind z. B. Einschlafstörungen im Zusammenhang mit einer Nahrungsmittelallergie als organische Schlafstörung und Einschlafstörungen aufgrund inadäquater Schlafhygiene als nichtorganische Schlafstörung beide als extrinsisch einzuordnen. Nach dem Muster der Dyssomnie unterteilt man drittens in Ein- und Durchschlafstörungen (*Insomnien*), übermäßiges Schlafbedürfnis (*Hypersomnien*) und Störungen im Schlaf-Wach-Rhythmus (*circadiane Rhythmusstörungen*).

Insomnien

Die Symptome der Ein- und Durchschlafstörung (Insomnie) sind längerdauernde Beschwerden über Schlaflosigkeit und/oder nicht erholsamen Schlaf. Teilweise sind die Patienten auch tagsüber gedanklich mit der Störung und deren Auswirkungen beschäftigt, und diese Sorgen nehmen zur Schlafenszeit zu. Es können auch vegetative Symptome der Anspannung vorhanden sein. Als Zeitkriterium wird ein Auftreten mindestens 3-mal pro Woche für die Dauer eines Monats gefordert (Dilling et al. 1991, Saß et al. 1996). Bei jüngeren Kindern ist oft die Anwesenheit der Bezugsperson zum Einschlafen oder Wiedereinschlafen notwendig. Die Schlafstörung verursacht deutliche Erschöpfung und/oder eine Beeinträchtigung der Leistungsfähigkeit. Die tatsächliche Schlafdauer sollte nicht das wichtigste Kriterium für die Diagnose sein, sondern die Frage nach Tagschlaf und/oder Beeinträchtigungen, da interindividuell große Unterschiede in der benötigten Schlafmenge bestehen und die objektive Schlaflänge nicht immer mit der subjektiv bewerteten Schlafqualität in Einklang steht.

Intrinsische Insomnie

Die intrinsische Insomnie ist eine primäre Schlafstörung, die nicht durch psychische oder körperliche Störungen verursacht wird bzw. die vorliegende psychiatrische oder körperliche Symptome nicht vollständig erklären können.

Komorbidität: Es liegen keine Befunde zu einer erhöhten Inzidenz anderer Erkrankungen vor. Ein häufigeres Vorkommen stressinduzierter Störungen wie Spannungskopfschmerz oder Magenbeschwerden wird vermutet.

Prävalenz: Die Häufigkeit dieser Störung in der Allgemeinbevölkerung wird auf ca. 2,5% geschätzt. In der Kindheit und Jugend ist sie extrem selten, sie kann jedoch schon in der frühen Kindheit beginnen.

Genese der Störung: Man vermutet, dass der Störung ein Hyperarousal in den für die Schlaf-Wach-Regulation zuständigen Hirnregionen zugrunde liegt. Wenn die intrinsische Insomnie bei einem Patienten mit einer erhöhten psychophysischen Anspannung einhergeht, kann diese im weiteren Verlauf als sekundäres Phänomen das Krankheitsbild mit unterhalten.

Therapieansätze und Prognose: Nach der Aufklärung über das Störungsbild sollte eine ausführliche Beratung über Charakteristika des normalen altersadäquaten Schlafs, entwicklungsspezifische, schlafbezogene kindliche Ängste, individuell unterschiedliches Schlafbedürfnis (Kurz-/Langschläfer, Früh-/Spätschläfer) und vor allen Dingen angemessene Schlafhygiene (s.o.) erfolgen. Gegebenenfalls können Entspannungstechniken bei begleitender Anspannung und vegetativer Symptomatik hilfreich sein. Spezifisch ist die Wirksamkeit verhaltenstherapeutischer Verfahren zur Behandlung der gedanklichen Einengung auf das Thema Schlaf am besten belegt. Selten ist eine medikamentöse Behandlung zur vorübergehenden Entlastung angezeigt. Diese wird mit sedierenden Neuroleptika, Antihistaminika oder ab der Adoleszenz auch mit kurzwirksamen Benzodiazepinen durchgeführt.

Verhaltensbedingte Insomnie (Behavioral Insomnia)

Hierunter versteht man Ein- und Durchschlafstörungen aufgrund eines erlernten Verhaltens. Die ICSD unterscheidet *zwei Subtypen*. Bei dem Sleep-Onset-Association-Typ benötigt das Kind eine bestimmte Umgebung, Objekte oder Menschen zum (Wieder-)Einschlafen, bei dem Limit-Setting-Typ wird das Zu-Bett-gehen aufgrund inadäquater Grenzsetzung verweigert (*bedtime resistance*). Es können auch Mischformen beider Typen auftreten.

Komorbidität: Komorbidität besteht mit externalisierenden (Störung des Sozialverhalten, hyperkinetische Störung) und internalisierenden Störungen (Angst, Depression), letztere vor allem mit Bedtime Resistance (Kraenz et al. 2004, Smedje et al. 2001). Verhaltensbedingte Insomnien treten ebenfalls häufig zusammen mit Autismus oder anderen tiefgreifenden Entwicklungsstörungen auf (Doo u. Wing 2006, Gail Williams et al. 2004). Exakte Häufigkeitsangaben komorbider Störungen sind jedoch selten, da oft lediglich Zusammenhänge auf Symptomebene und/oder globale Assoziationen mit Schlafstörungen allgemein untersucht werden. In einer repräsentativen schwedischen Studie an 6–8-jährigen Kindern lagen 35,5% der Kinder mit irgendeiner Schlafstörung über dem Cut-Off von allgemeinen Verhaltensproblemen, gemessen mit dem *Strengths and Difficulties Questionnaire* im Vergleich zu nur 9,4% der Kinder ohne Schlafstörungen. Im Elternurteil zeigten jeweils 41–49% aller Kinder mit Hyperaktivität, Sozialverhaltensstörung oder emotionalen Problemen Bedtime Resistance verglichen mit ca. 24% der Kinder ohne begleitende Verhaltensprobleme (Smedje et al. 2001).

Prävalenz: Verhaltensbedingte Insomnien sind die häufigsten Schlafstörungen des Kindesalters. Die Häufigkeit im Kleinkind- und Grundschulalter wird mit 10–38% angegeben (Meltzer u. Mindell 2006, Mindell et al. 2006 b). Weigerung, nach nächtlichem Erwachen in das eigene Bett zurückzukehren und Weiterschlafen im Elternbett kommt bei 27% aller 7-jährigen und 2% aller 13-jährigen Kinder vor (Klackenberg 1987).

Genese der Störung: Bei den verhaltensbedingten Insomnien handelt es sich um ein erlerntes Verhalten entweder aufgrund unzureichender elterlicher Grenzsetzung oder wenn sich die Kinder an externe Stimuli als Einschlafhilfe gewöhnen und in der Folge nicht ohne diese einschlafen können. Entwicklungsspezifische kindliche Ängste (z. B. vor Monstern) können ebenfalls zur Entwicklung einer Insomnie beitragen, wenn sie stark ausgeprägt sind, bei besonders ängstlichen Kindern oder einer Verstärkung durch überfürsorglichen elterlichen Umgang mit diesen Ängsten.

Therapieansätze und Prognose: Eine gute Wirksamkeit zeigen verhaltenstherapeutische Interventionen (für eine Übersicht vgl. Mindell et al. 2006 b, Sadeh 2005). Die beste Evidenz besteht für die unmodifizierte Extinktion und präventiv für Elternberatung in den ersten sechs Lebensmonaten, weiterhin wirksam sind graduelle Extinktion und Einschlaf-Routinen. Die Extinktion beruht auf Löschung durch Aufmerksamkeitsentzug und Ignorieren von Weinen, Wutausbrüchen etc. Da das „Schreienlassen" für viele Eltern nur schwer aushaltbar ist, werden die graduelle Extinktion (mit allmählicher Steigerung eines zeitlich begrenzten Aufmerksamkeitsentzugs) oder die Gestaltung positiver Bettgeh-Routinen oft besser angenommen. Für Durchschlafstörungen ist die Wirksamkeit des Aufweckens (kurz bevor das Kind üblicherweise spontan erwacht) und sofortigen Wiedereinschlafenlassens gut belegt (*scheduled awakenings*).

Insomnie durch inadäquate Schlafhygiene

Dabei handelt es sich um eine Insomnie, die durch Nichteinhaltung der Prinzipien der Schlafhygiene wie z. B. ständig wechselnde Schlafenszeiten, welche die Ausbildung eines circadianen Rhythmus unterdrücken, oder durch aufregende Beschäftigungen vor dem Einschlafen o. ä. verursacht wird.

Komorbidität: Im Kindesalter gibt es breite Überschneidungen mit der verhaltensbedingten Insomnie, in der Adoleszenz bestehen Übergänge in Schlaf-Wach-Rhythmusstörungen.

Prävalenz: Aufgrund der o. g. Überschneidungen mit anderen Schlafstörungen sind spezifische Häufigkeitsangaben nicht bekannt.

Genese: Typischerweise entsteht die Störung, wenn Eltern ihre Kinder unregelmäßige Schlafzeiten selbst wählen lassen in dem Glauben, dass dies einem inneren Bedürfnis des Kindes entspreche. Aus der gleichen Annahme heraus werden bei nächtlichem Erwachen auch Beschäftigungen wie Spielen, Essen oder Fernsehen toleriert (Schmidt 1992). Bei Adoleszenten führt die Gewöhnung an spätere Bettgehzeiten, abendliche, anregende Aktivitäten und/oder Drogen-/Genussmittelkonsum häufig zu Einschlafproblemen zu adäquaten Zeiten (Kotagal u. Pianosi 2006). Im Zusammenhang mit schulisch-beruflich bedingt frühen Aufwachzeiten resultiert daraus nicht selten ein Schlafdefizit in der Woche.

Therapieansätze und Prognose: An erster Stelle steht die Beratung über die Notwendigkeit äußerer Rhythmusgeber zur Entwicklung eines gesunden Schlaf-Wach-Rhythmus sowie die konsequente Durchführung einer adäquaten Schlafhygiene (s. 1. Abschnitt) und regelmäßiger Schlafzeiten zu deren Aufrechterhaltung. Die Verantwortung für die Schlafregulation muss gerade bei jungen Kindern eindeutig auf die Eltern übertragen werden. Falls dies von den Eltern nicht durchgesetzt werden kann oder diese zu erschöpft sind, ist auch eine stationäre Behandlung angezeigt. Bei konsequenter und ausreichend langer Therapie ist die Prognose gut.

Andere Insomnien

Hierzu gehören belastungsbedingte Insomnien aufgrund von emotionalem Stress wie kindlichen Ängsten, chronischen Konfliktsituationen oder belastenden Lebensereignissen, Insomnien durch störende Umwelteinflüsse, durch Gewöhnung an nächtliche Füttern bedingte Insomnie (v. a. bei jungen Kindern) sowie durch Nahrungsmittelallergien ausgelöste Insomnien. Die Häufigkeit der übrigen Insomnien im Kindesalter liegt mit ca. 1–6% deutlich niedriger als die der verhaltensbedingten Insomnie (Mindell et al. 2006 a). Die Therapie dieser Störungen besteht in der Beseitigung (bei nächtlichem Füttern auch allmählichem Ausschleichen) der schlafinkompatiblen Umstände. Die Prognose hängt wesentlich von deren Beeinflussbarkeit bzw. der Eigendynamik der Schlafstörung ab. Bei Schlafstörungen aufgrund chronischer Ängste/Konfliktsituationen bestehen auch Überschneidungen zur verhaltensbedingten Insomnie.

Hypersomnien

Die Symptome einer übermäßigen Schlafneigung (Hypersomnie) sind verlängerter Nachtschlaf und exzessive Schläfrigkeit während des Tages. Die Tagesmüdigkeit darf nicht nur Folge ungenügenden Nachtschlafs oder verlängerter Schlaf-Wach-Übergangszeiten sein. Weiter können verlängerte Übergangszeiten vom Aufwachen zum völligen Wachsein vorkommen sowie länger dauernde (bis zu eine Stunde), wenig erholsame Schlafanfälle tagsüber. Ein Verhindern der Schlafanfälle ist jedoch möglich. Bei jüngeren Kindern kann sich die Tagesmüdigkeit auch untypisch durch eine Reihe anderer Verhaltensauffälligkeiten zeigen. Irritabilität, Hyperaktivität, Konzentrationsprobleme, Impulsivität, Aggressivität oder Depressivität können Ausdruck ausgeprägter Tagesmüdigkeit sein und zu Fehldiagnosen führen (Anders 2004, Stores 1996). Wie bei den Insomnien wird eine längere Dauer von mindestens einem Monat und eine deutliche Beeinträchtigung der psychosozialen Leistungsfähigkeit durch die Störung gefordert (Dilling et al. 1991, Saß et al. 1996). Es existieren verschiedene Unterformen mit unterschiedlicher Ätiologie. Die Häufigkeit aller Hypersomnien zusammengenommen liegt in der Allgemeinbevölkerung bei ca. 4–9% (Dauvilliers u. Buguet 2005, Young u. Silber 2006).

Intrinsische Hypersomnie

Die intrinsische oder idiopathische Hypersomnie ist eine primäre Schlafstörung, die nicht durch psychische oder körperliche Störungen verursacht bzw. nicht vollständig erklärt wird. Eine Untergruppe sind die seltenen rezidivierenden Hypersomnien mit normalem Schlafverhalten im Intervall. Hierzu gehört das überwiegend bei männlichen Patienten auftretende *Kleine-Levin-Syndrom* bei dem auch übermäßiges Essen (Hyperphagie) sowie ein übermäßig ausgeprägter sexueller Trieb (Hypersexualität) vorkommen. Bei Frauen sind perimenstruelle rezidivierende Hypersomnien beschrieben.

Komorbidität: Es bestehen Anhaltspunkte für ein vermehrtes Auftreten depressiver Störungen und Substanzmissbrauch vermutlich als Folge der sozialen Behinderung durch die Störung bzw. Selbstmedikationsversuchen mit Stimulanzien (Millman et al. 2005, Saß et al. 1996). Es wird auch vermutet, dass in einigen Fällen die Hypersomnie im Verlauf in eine Narkolepsie übergeht (Millman et al. 2005).

Prävalenz: Es existieren keine Untersuchungen zur Prävalenz dieser seltenen Störung; vermutlich tritt sie ca. 10-mal seltener auf als die Narkolepsie (Dauvilliers u. Buguet 2005). Das Kleine-Levin-Syndrom beginnt typischerweise in der Adoleszenz.

Genese der Störung: Pathogenetische Faktoren sind im Wesentlichen unklar. Für die nicht-periodische Hypersomnie existiert eine familiäre Häufung. Die rezidivierenden Hypersomnien werden mit einer Dysfunktion bzw. entzündlichen Prozessen des Hypothalamus in Verbindung gebracht (Dauvilliers u. Buguet 2005, Young u. Silber 2006). Bei dem Kleine-Levin-Syndrom ist eine Assoziation mit einem bestimmten HLA-Subtyp beschrieben (Dauvilliers u. Buguet 2005).

Therapieansätze und Prognose: Eine spezifische Therapie existiert nicht. Die Patienten und deren Eltern sollten über die Prinzipien der Schlafhygiene aufgeklärt werden (s. 1. Abschnitt). Alles was die Tagesschläfrigkeit verstärken kann, sollte gemieden werden wie Schlafentzug, sedierende Pharmaka oder Alkohol. Bei vielen Betroffenen wird die Tagesmüdigkeit als Faulheit oder Vermeidung attribuiert, so dass ernsthafte soziale Probleme mit Schulproblemen, Arbeitsplatzverlust oder sozialem Rückzug auftreten können, die dann sozialpsychiatrische Interventionen erfordern. Bei ausgeprägten Störungsbildern kann eine medikamentöse Therapie mit MAO-Hemmstoffen oder Stimulanzien erfolgreich sein; bei den rezidivierenden Hypersomnien werden auch stimmungsstabilisierende Medikamente oder Ovulationshemmer zur Prophylaxe eingesetzt. Der Verlauf der Störung ist trotz Behandlung meist chronisch; bei den rezidivierenden Hypersomnien ist die Prognose günstiger, die Symptome verschwinden meist nach einigen Jahren (Dauvilliers u. Buguet 2005, Young u. Silber 2006).

Atmungsassoziierte Hypersomnie (Schlafapnoe)

Bei diesem Krankheitsbild treten infolge einer Störung des Atemflusses wiederholte Unterbrechungen des Nachtschlafes auf, als deren Folge Hypersomnie entsteht. Seltener werden die Schlafunterbrechungen subjektiv als Insomnie empfunden. Die Störung des Atemflusses kann infolge mechanischer Obstruktion der Luftwege oder einer gestörten zentralnervösen Regelung auftreten. Schnarchen und Mundatmung sind häufige Symptome, und es besteht ein Kontinuum zwischen habituellem Schnarchen und obstruktiver Schlafapnoe.

Komorbidität: Angststörungen und depressive Störungen können sekundär hinzukommen. Weiter können Wachstumsstörungen, Entwicklungsverzögerungen, Lernschwierigkeiten, Stimmungsschwankungen, aggressives Verhalten, Enuresis sowie Hyperaktivität und Konzentrationsstörungen auftreten (Kotagal u. Pianosi 2006, Meltzer u. Mindell 2006).

Prävalenz: Bei Kindern wird die Häufigkeit der obstruktiven Schlafapnoe mit 1–4% angegeben, habituelles Schnarchen zeigen 3–12% (Kotagal u. Pianosi 2006, Meltzer u. Mindell 2006). Die Störung tritt in allen Altersgruppen auf, aber der Häufigkeitsgipfel liegt im Vorschulalter. Die Prävalenzangaben im Jugendalter schwanken zwischen 0,1–3% (Millman et al. 2005).

Genese der Störung: Bei frühgeborenen Kindern und im Neugeborenenalter kann wegen funktioneller Unreife des Hirnstamms vorübergehend Schlafapnoe aufgrund einer zentralnervösen Regulationsstörung auftreten. Weitaus häufiger ist aber die obstruktiv bedingte Schlafapnoe meist in der Folge vergrößerter Rachen- und/oder Gaumenmandeln und in den letzten Jahren auch zunehmend aufgrund von Übergewicht. Angeborene Missbildungen des oberen Atemtraktes sind seltenere Ursachen der Störung.

Therapieansätze und Prognose: Für die unreifebedingte zentralnervöse Regulationsstörung gibt es keine spezifische Therapie; das Kind sollte ggf. mit einem Alarmgerät, das bei Atemstillständen einsetzt, schlafen. Bei der obstruktiven Schlafapnoe lässt sich die Störung meist durch operative Entfernung der vergrößerten Mandeln bzw. durch Gewichtsreduktion beheben. Falls dies nicht ausreicht, können mithilfe einer Maskenbeatmung während des Schlafs die Atemwege offen gehalten werden (*continous positive airway pressure*, CPAP)

Narkolepsie

Die Hauptsymptome der Narkolepsie sind exzessive Tagesmüdigkeit und Kataplexie (d.h. plötzlicher Tonusverlust der Muskulatur); nicht unterdrückbare Schlafattacken treten etwa 2–3-mal täglich vorwiegend in wenig stimulierenden, monotonen Situationen auf. Die Dauer der Schlafattacken beträgt meist 10–20 Minuten, kann aber auch bis zu 90 Minuten sein und ist generell bei Kindern länger (Kotagal 1996). Kataplexie tritt vor allem bei starken Emotionen auf. Sie gilt als besonders spezifisches Symptom (Millman 2005, Young u. Silber 2006), ist aber häufig bei Kindern nicht vorhanden oder schwer zu explorieren (Meltzer u. Mindell 2006). Die Episoden können Sekunden bis Minuten dauern; die Symptomatik variiert von einem leichten Schwächegefühl bis zu plötzlichen Stürzen. Weiter können REM-Schlafelemente im Schlaf-Wach-Übergang auftreten, die sich als Schlaflähmung (d.h. kurzfristige Bewegungsunfähigkeit nach dem Erwachen) oder hypnagoge (d.h. die Einschlafphase betreffend) bzw. hypnopompe (d.h. die Aufwachphase betreffend) Halluzinationen zeigen. Der Nachtschlaf kann gestört sein evtl. auch im Zusammenhang mit unwillkürlichen periodischen Beinbewegungen. Die Schlafattacken sind meist erholsam und vertreiben die Müdigkeit für einige Zeit, bei Kindern werden aber auch nicht erholsame Attacken und ständige Tagesmüdigkeit beschrieben (Kotagal 1996). Bei Kindern ist die Tagesmüdigkeit oft einziges Symptom, was die Diagnosestellung erschwert, z.B. wegen noch regulär vorhandenem Tagschlaf oder weil sich die Müdigkeit als Hyperaktivität äußert. Es besteht Unfallgefährdung infolge der Schlafattacken. Zum Teil kommt es zu sozialem Rückzug aufgrund der Erkrankung.

Komorbidität: Die Komorbidität mit anderen psychiatrischen Erkrankungen wird mit etwa 40% angegeben (Saß et al. 1996). Dazu gehören depressive Störungen, Substanzmissbrauch und Angststörungen. Auch Schlafwandeln, Bruxismus (nächtliches Zähneknirschen) und Enuresis (Einnässen) sind häufiger als in der Allgemeinbevölkerung. Auch bei Kindern und Jugendlichen finden sich häufig emotionale Probleme und Verhaltensauffälligkeiten sowie Gedächtnis- und Lernstörungen (Kotagal 1996, Millman 2005).

Prävalenz: Die Häufigkeit in der Allgemeinbevölkerung wird auf 0,02–0,10% geschätzt (Anders 2004, Dauvilliers u. Buguet 2005, Millman 2005) mit einem leichten Überwiegen der Männer (Kotagal 1996). Die Störung tritt zwischen der ersten und fünften Lebensdekade mit einem Gipfel in der zweiten Dekade auf und beginnt in 34% vor dem Alter von 15 Jahren, in 16% vor dem Alter von zehn

Jahren und in 4,5 % vor dem Alter von fünf Jahren (Kotagal 1996).

Genese der Störung: Es gibt eine deutliche, genetische Komponente: Bestimmte HLA-Subtypen treten überzufällig häufig bei Narkolepsie auf (Anders 2004, Dauvilliers u. Buguet 2005, Kotagal 1996, Young u. Silber 2006). Erstgradige Verwandte haben in 1–2 % ebenfalls eine Narkolepsie (Young u. Silber 2006) und sind ca. 8-mal häufiger von einer anderen Hypersomnie oder Störung des REM-Schlafs betroffen (Anders 2004). Pathogenetisch wird ein Mangel des Neuropeptids Hypocretin infolge eines Autoimmungeschehens vermutet (Dauvilliers u. Buguet 2005, Millman 2005, Young u. Silber 2006). Weitere Störungen des Neurotransmitterstoffwechsels werden ebenfalls diskutiert (Anders 2004). Selten ist eine symptomatische Narkolepsie nach anderen körperlichen Erkrankungen (z. B. Hirntumore, Schädelverletzungen).

Therapieansätze und Prognose: Die Narkolepsie ist eine chronische Erkrankung. Eine kausale Therapie besteht nicht. Beratung über Schlafhygiene (s. 1. Abschnitt), ein bis zwei kurze (ca. 20–30 Minuten) Schlafzeiten am Tage und Vermeiden monotoner Tätigkeiten können die Tagesmüdigkeit günstig beeinflussen. Medikamentös ist bei Erwachsenen die Wirksamkeit von Modafinil gegen die Schlafattacken gut belegt und hat die Stimulanzien als Mittel der ersten Wahl abgelöst. Die Kataplexie wird in erster Linie mit Antidepressiva behandelt (Dauvilliers u. Buguet 2005, Kotagal u. Pianosi 2006, Young u. Silber 2006). Wichtig ist auch bei Jugendlichen eine ausführliche Beratung bzgl. Berufswahl/Freizeitaktivitäten. Alkohol sowie Tätigkeiten, die bei Schlafattacken riskant sein können (Autofahren, Bedienen von Maschinen), sollten vermieden werden. Stützende Psychotherapie kann zur Krankheitsbewältigung sinnvoll sein. Entspannungsverfahren sowie kognitive Verfahren können möglicherweise Selbstbeobachtung und Erkennen von auftretenden Symptomen sowie den Umgang damit verbessern (Kotagal 1996).

Störungen des Schlaf-Wach-Rhythmus

Diese Störungen sind charakterisiert durch fehlende Synchronizität des individuellen Schlaf-Wach-Rhythmus mit dem Schlaf-Wach-Rhythmus der Umgebung. Es treten Insomnie während der Hauptschlafperiode und Hypersomnie in der Wachperiode auf. Die Schlafphasen sind entweder gegenüber dem Umgebungsrhythmus verschoben, oder es besteht ein unregelmäßiges Schlaf-Wach-Muster ohne erkennbaren circadianen Rhythmus. Gesamtschlafdauer und -qualität sind jedoch primär nicht beeinträchtigt. Aufgrund der sozialen Erfordernisse bzgl. Wachzeiten resultiert aber i. d. R. ein Schlafdefizit. Am häufigsten ist die Verzögerung der Hauptschlafperiode (*delayed sleep phase syndrom*). Bei einer ständigen Verschiebung der Schlaf-Wach-Zeiten kommt es auch auf Dauer zu einer entsprechenden Veränderung der im circadianen Rhythmus schwankenden physiologischen Parameter (z. B. Körpertemperatur, Cortisolspiegel), so dass es in der Folge zunehmend schwerer wird, zu normalen Zeiten einzuschlafen und zu erwachen. Eine längere Dauer von mindestens einem Monat und eine deutliche Beeinträchtigung der psychosozialen Leistungsfähigkeit gehören zu den diagnostischen Kriterien (Dilling et al. 1991, Saß et al. 1996).

Komorbidität: Stimmungsschwankungen und depressive Verstimmungen sowie Ängste sind häufig mit der Schlafphasenverzögerung bzw. dem resultierenden Schlafmangel assoziiert. Weiterhin treten häufig erhebliche Schulleistungsprobleme infolge der Störung auf (Meltzer u. Mindell 2006, Millman 2005).

Prävalenz: Die Häufigkeit verzögerter Schlafphasen in der Adoleszenz liegt zwischen 5–10 % gegenüber nur ca. 0,7 % im mittleren Erwachsenenalter (Meltzer u. Mindell 2006, Millman 2005). Dies ist die häufigste Schlafstörung im Jugendalter. Für die selteneren Störungsbilder mit vorverlagerten Schlafphasen oder unregelmäßigem Schlaf-Wach-Rhythmus existieren keine Angaben.

Genese der Störung: Biologische Reifungsvorgänge führen in der Adoleszenz zu späteren Einschlafzeiten. Daneben werden die Bettgehzeiten häufig zugunsten anderer Aktivitäten aufgeschoben. Anregende Aktivitäten, Genussmittel- oder Drogenkonsum am Abend können zusätzlich das Einschlafen erschweren. In Verbindung mit schulisch-beruflichen Anforderungen an frühes Aufstehen können Schlafdefizit und Wechsel zwischen kurzen Schlafperioden (in der Woche) und irregulär langen Schlafzeiten (am Wochenende) auf Dauer zu einer Rhythmusverschiebung der circadianen physiologischen Parameter (s. o.) und damit zu einer Verzögerung der Schlafphasen führen (Anders 2004, Carskadon et al. 2004, Millman 2005).

Therapieansätze und Prognose: Eine hohe Kooperationsbereitschaft seitens des Jugendlichen und der Eltern ist notwendig. Die Therapie beinhaltet Aufklärung über die Störung und deren Ursachen sowie über Schlafhygiene (s. 1. Abschnitt), Sicherstellen ausreichender Schlafzeiten (mind. 8 Stunden) mit regelmäßigen Bettgeh- und Aufstehzeiten, Stressmanagement und ggf. Führen eines Schlaftagebuchs. Zur Resynchronisierung des circadianen Rhythmus wird bei Jugendlichen die sukzessive Vorverlagerung der Einschlafzeit um ca. 15 Minuten täglich empfohlen (Meltzer u. Mindell 2006). Alternativ, vor allem bei einer ausgeprägten Rhythmusverschiebung (> 3 Stunden), kann auch eine Chronotherapie mit allmählicher Verlagerung der Schlafphasen nach hinten (ca. 2–3 Stunden pro Tag) bis zum Erreichen der gewünschten Einschlafzeit durchgeführt werden. Eventuell ist hierfür auch eine stationäre Behandlung notwendig. Danach müssen die neu etablierten Schlafzeiten aufgrund der hohen Rückfallgefährdung strikt eingehalten werden. Weitere Therapieansätze beinhalten Lichttherapie oder medikamentöse Behandlung mit Melatonin, ggf. auch in Kombination (Lu u. Zee 2006, Meltzer u. Mindell 2006, Millman 2005).

Parasomnien

Pavor nocturnus

Die Symptomatik besteht in ein- oder mehrmaligem plötzlichem Erwachen aus dem NREM-Schlaf (Schlafstadium 3 + 4), beginnend mit einem Panikschrei und gleichzeitigem Aufsetzen im Bett (seltener Aufstehen). Das Kind zeigt Anzeichen vegetativer Erregung (Tachykardie, Tachypnoe, weite Pupillen, Schwitzen) und intensiver Angst (Fluchttendenzen, jedoch selten Verlassen des Bettes). Extrem selten kann bei Fluchttendenzen und Abwehrbewegungen gegen Festhalte- und Beruhigungsversuche auch Eigen-/oder Fremdgefährdung gegeben sein. Es besteht i. d. R. Desorientiertheit, und es können perseverierende Bewegungen auftreten. Die Symptomatik ist durch Beruhigungsversuche kaum beeinflussbar, gelegentlich wird sie dadurch auch verstärkt; die Patienten sind erschwert erweckbar bzw. schlafen sofort wieder ein. Nach dem Erwachen besteht völlige Amnesie für die Episode, oder es finden sich allenfalls fragmentarische Erinnerungen. Angstträume werden *nicht* angegeben. Pavor nocturnus tritt meist während des ersten Drittels des Schlafs auf, und eine Episode dauert etwa 1–10 Minuten.

Komorbidität: Es besteht vor allem Komorbidität mit anderen Parasomnien (Schlafwandeln, nächtliches Reden, Alpträume) und mit atembezogenen Schlafstörungen (Agargun et al. 2004, Mason u. Pack 2007, Meltzer u. Mindell 2006). Ein vermehrtes Vorkommen bei Kindern mit Tourette-Syndrom oder deren Verwandten wurde beschrieben (Dahl 1991). Des Weiteren werden höhere Raten an Angstsymptomen und Anpassungsproblemen bei Kindern und Jugendlichen mit Parasomnien berichtet (Agargun et al. 2004, Gau u. Soong 1999). Ob bei Erwachsenen mit Parasomnien eine erhöhte psychiatrische Morbidität besteht, wird kontrovers diskutiert (Mason u. Pack 2007).

Prävalenz: Die Prävalenzangaben liegen zwischen 1–6% im Kindesalter (Agargun et al. 2004, Mason u. Pack 2007, Saß et al. 1996). Der Häufigkeitsgipfel liegt im Vorschulalter und nimmt zur Pubertät hin ab. Jungen sind häufiger betroffen als Mädchen, im Erwachsenenalter findet sich aber ein ausgeglichenes Geschlechterverhältnis.

Genese der Störung: Es gibt aufgrund familiärer Häufung der Störung Hinweise auf eine genetische Komponente, und es wird eine beeinträchtigte zentralnervöse Steuerung des Arousal (im Hirnstamm entstehende Aktivierung des Wachbewusstseins durch äußere Reize) angenommen. Infekte, Schlafmangel, erhöhte Müdigkeit, Stress, Alkohol oder Medikamente können als Trigger wirken (Mahowald et al. 2004, Mason u. Pack 2007, Meltzer u. Mindell 2006).

Therapieansätze und Prognose: Pavor nocturnus ist eine Störung, die meist auf das Vorschulalter begrenzt ist und spätestens im Jugendalter verschwindet. Eine spezifische Therapie ist nicht bekannt, aber auch nicht notwendig, da die Störung i. d. R. benigne verläuft. Die Eltern sollten über das Störungsbild und dessen Gutartigkeit aufgeklärt werden. Dabei sollte betont werden, dass ihm keine kindlichen Ängste zugrunde liegen. Eine konsequente Schlafhygiene kann durch Reduktion möglicher Trigger die Störung günstig beeinflussen. Bei stärkerer Beeinträchtigung durch häufiges Auftreten können Entspannungsverfahren angewandt oder bei selbst-/fremdgefährdendem Verhalten medikamentöse Behandlungsversuche mit Imipramin oder Benzodiazepinen gemacht werden. Weiterhin wurde die Wirksamkeit von antizipatorischem Erwecken bei Parasomnien beschrieben (Mahowald et al. 2004, Mason u. Pack 2007).

Schlafwandeln

Bei dieser Störung verlässt der Patient aus dem NREM-Schlaf heraus das Bett und geht während des Schlafs umher. Die Betroffenen zeigen meist starre Mimik, wenig Reagibilität auf Außenreize und erschwerte Erweckbarkeit. Bei Verlassen des Schlafraumes (oder des Hauses) besteht beträchtliches Verletzungsrisiko. Extrem selten kommen auch fremdaggressive Handlungen vor. Wenige Minuten nach Erwachen aus der Episode besteht keine psychische Beeinträchtigung mehr, gelegentlich kann kurzfristiger Desorientierheit auftreten. Nach dem Aufwachen (direkt nach der Episode oder am Morgen) besteht Amnesie für das Ereignis. Schlafwandeln tritt meist im ersten Schlafdrittel auf.

Komorbidität: Es gelten die gleichen Angaben wie für Pavor nocturnus (s.o.).

Prävalenz: Die Prävalenzangaben schwanken zwischen 1–17% mit einem Häufigkeitsgipfel im Schulalter (Agargun et al. 2004, Mahowald et al. 2004, Mason u. Pack 2007). Die Prävalenz im Erwachsenenalter wird mit ca. 4% angegeben (Mahowald et al. 2004).

Genese der Störung: Es gelten die gleichen Angaben wie für Pavor nocturnus (s.o.).

Therapieansätze und Prognose: Es gelten die gleichen Angaben zur Prognose und Behandlungsempfehlungen wie bei Pavor nocturnus (s.o.). Weiterhin ist auf eine Sicherung der Schlafumgebung zu achten.

Alpträume

Die Störung ist charakterisiert durch Aufwachen aus dem Schlaf mit lebhafter und detaillierter Erinnerung an heftige Angstträume. Die Träume beinhalten Themen mit Bedrohungen von Leben, Sicherheit oder Selbstwertgefühl, die sich häufig gleich oder ähnlich wiederholen. Nach dem Aufwachen sind die Kinder rasch orientiert. Ängste vor erneuten Alpträumen, dem Wiedereinschlafen oder dem Zubettgehen können in der Folge auftreten. Bei häufigen Alpträumen bzw. Meiden des Schlafs aus Angst vor Alpträumen können Symptome einer Insomnie hinzukommen. Alpträume treten überwiegend in der zweiten Hälfte der Schlafperiode auf.

Komorbidität: Neben Insomnie als Folgestörung besteht Komorbidität mit psychiatrischen Störungen, vor allem mit Angststörungen. Alpträume sind auch ein häufiges Symptom bei Posttraumatischen Belastungsstörungen. In der Adoleszenz und im Erwachsenenalter wird ein Zusammenhang mit Schizophrenie-Spektrumsstörungen beschrieben (Mason u. Pack 2007).

Prävalenz: Alpträume sind am häufigsten im Vorschulalter mit gelegentlichem Auftreten in bis zu 90% und häufigem Auftreten in bis zu 30% der Fälle (Mason u. Pack 2007). Im Schulalter wird eine Prävalenz von ca. 5% angegeben (Schmidt 1992). Mädchen sind häufiger betroffen.

Genese der Störung: Gelegentliches Auftreten von Alpträumen ist nicht grundsätzlich pathologisch. Zusammenhänge können mit belastenden und ängstigenden Lebensereignissen oder Umwelteinflüssen (z.B. Medienkonsum) bestehen. Auch manche Medikamente (z.B. Beta-Blocker, Antidepressiva) oder plötzlicher Entzug REM-Schlaf unterdrückender Substanzen (z.B. Benzodiazepine, Alkohol) können Alpträume provozieren (Stores 1996). Es wird auch eine genetische Komponente beschrieben (Mason u. Pack 2007).

Therapieansätze und Prognose: Bei Beginn in der Kindheit ist der Verlauf meist günstig, und die Frequenz der Alpträume nimmt mit dem Älterwerden ab. Bei Zusammenhang mit belastenden Lebensereignissen kann eine Psychotherapie zur Problembewältigung sinnvoll sein. Bei deutlicher Belastung durch die Störung können auch Therapieversuche mit dem Ziel der Angstreduktion wie Entspannungsverfahren, systematische Desensibilisierung oder Traumreorganisation (aktive Imagination des Angsttraumes mit Bewältigung der Situation z.B. mit magischer Kraft Traummonster zerstören) angewandt werden (Sadeh et al. 2005).

Andere Parasomnien

Hierzu zählen schlafassoziierte Verhaltensweisen wie z.B. Zähneknirschen (*Bruxismus*) oder *Sprechen im Schlaf*, gelegentlich wird auch nächtliches

Einnässen dazugerechnet. Sprechen im Schlaf tritt bei etwa 8% der 4–5-jährigen Kinder auf, Bruxismus bei ca. 4–6% der Altersgruppe. Für Bruxismus wird eine Assoziation mit Wutausbrüchen beschrieben (Schmidt 1992). Die *Rhythmische Bewegungsstörung* im Schlaf (*jactatio*) tritt im Säuglingsalter häufig (bis zu 60%) auf und nimmt danach ab auf ca. 8% im Alter von vier Jahren. Ätiologie oder spezifische Therapien der benignen Störung sind weitgehend unbekannt (Meltzer u. Mindell 2006). *Periodische Beinbewegungen* oder das *Restless-Legs-Syndrom* gehören ebenfalls zu den Parasomnien. Ein vermehrtes Vorkommen bei hyperkinetischen Störungen wurde beschrieben. Medikamentös werden Benzodiazepine oder Dopamin-Agonisten eingesetzt (Meltzer u. Mindell 2006).

Schlafstörungen bei psychiatrischen Erkrankungen

Schlafstörungen sind häufige Symptome vieler psychiatrischer Erkrankungen. Eine eigenständige Schlafstörung wird zusätzlich diagnostiziert, falls die Schlafprobleme im Vordergrund der Beschwerden stehen. Wenn die Schlafstörung Symptom einer anderen Störung ist, wird diese vorrangig behandelt, bei (sekundär) unabhängigen Schlafstörungen wird die Schlafstörung ggf. parallel zur psychiatrischen Komorbidität behandelt.

Bei Depressionen zählen Ein- und Durchschlafstörungen zu den Kardinalsymptomen, und bei Erwachsenen besteht auch eine Veränderung der Schlafarchitektur mit einer verkürzten REM-Schlaflatenz. Veränderungen der Schlafarchitektur bei depressiven Kindern und Jugendlichen konnten bisher jedoch nicht sicher belegt werden (Anders 2004).

Bei hyperkinetischen Störungen werden eine Reihe von schlafassoziierten Problemen beschrieben wie z.B. verkürzte Schlafdauer, unruhiger Schlaf oder verminderte Schlafqualität. Allgemein wird angenommen, dass die Beziehung zwischen hyperkinetischer Störung und verschiedenen Schlafstörungen komplex und bidirektional ist (Kraenz et al. 2004, Meltzer u. Mindell 2006).

Zusammenfassung

Schlafstörungen lassen sich einteilen in Dyssomnien als Zustandsbilder mit einer Störung von Dauer, Qualität oder Zeitpunkt des Schlafes und Parasomnien als abnorme Episoden von Verhaltensmustern oder physiologischen Ereignissen, die während des Schlafs oder des Schlaf-Wach-Übergangs auftreten. Dyssomnien können durch viele verschiedenen Faktoren ausgelöst werden, und man unterteilt diese Störungen weiter in organische vs. nicht-organische bzw. intrinsische vs. extrinsische Dyssomnien. Therapeutisch ist bei allen Schlafstörungen die Beratung von Patient und/oder Eltern über die vorliegende Schlafstörung, die Physiologie des altersadäquaten Schlafs und die Prinzipien der Schlafhygiene die wesentlichste Intervention, die in vielen Fällen auch als Behandlung ausreicht. Spezifische Therapien kommen ggf. entsprechend dem Störungsbild hinzu.

Literatur

Agargun MY, Cilli AS, Sener S, Bilici M, Ozer OA, Selvi Y, Karacan E. The prevalence of parasomnias in preadolescent school-aged children: A Turkish sample. Sleep. 2004;27(4):701–5.

American Academy of Sleep Medicine. International Classification of Sleep Disorders: Diagnostic and Coding Manual. 2nd ed. Westchester, IL: American Academy of Sleep Medicine; 2005.

Anders TF. Sleep disorders in infancy through adolescence. In: Wiener J, ed. Textbook of child and adolescent psychiatry. 3rd ed. Washington: American Psychiatric Press; 2004:727–42.

Carskadon MA, Acebo C, Jenni OG. Regulation of adolescent sleep. Implications for behavior. Ann N Y Acad Sci. 2004;1021:276–91.

Dahl R. Parasomnias. In: Ammermann RT, Last CG, Hersen M, eds. Handbook of prescriptive treatments for children and adolescents. Boston: Allyn and Bacon; 1993.

Dauvilliers Y, Buguet A. Hypersomnia. Dialogues Clin Neurosci. 2005;7:347–56.

Dilling H, Mombour W, Schmidt MH. Internationale Klassifikation psychischer Störungen (ICD-10). Göttingen: Huber; 1991.

Doo S, Wing YK. Sleep problems of children with pervasive developmental disorders: Correlation with parental stress. Dev Med Child Neurol. 2006;48(8):650–5.

Esser G, Schmidt MH. Epidemiologie und Verlauf kinderpsychiatrischer Störungen im Schulalter – Ergebnisse einer Längsschnittstudie. Nervenheilkunde. 1987;6:27–35.

Gail Williams P, Sears LL, Allard A. Sleep problems in children with autism. J Sleep Res. 2004;13(3):265–8.

Gau SF, Soong WT. Psychiatric comorbidity of adolescents with sleep terrors or sleepwalking: A case-control study. Aust N Z J Psychiatry. 1999;33(5):734–9.

Iglowstein I, Jenni OG, Molinari L, Largo RH. Sleep duration from infancy to adolescence: Reference values and generational trends. Pediatrics. 2003;111(2):302–7.

Klackenberg G. Incidence of parasomnias in children in a general population. In: Guilleminault C, ed. Sleep and its disorders in children. New York: Raven Press; 1987.

Kraenz S, Fricke L, Wiater A, Mitschke A, Breuer U, Lehmkuhl G. Häufigkeit und Belastungsfaktoren bei Schlafstörungen im Einschulalter. Prax Kinderpsychol Kinderpsychiatr. 2004;53:3–18.

Kotagal S. Narcolepsy in children. Semin Pediatr Neurol. 1996;3(1):36–43.

Kotagal S, Pianosi P. Sleep disorders in children and adolescents. BMJ. 2006;332(7545):828–32.

Kushida CA, Littner MR, Morgenthaler T, Alessi CA, Bailey D, Coleman J, Friedman L, Hirshkowitz M, Kapen S, Kramer M, Lee-Chiong T, Loube DL, Owens J, Pancer JP, Wise M. Practice parameters for the indications for polysomnography and related procedures: An update for 2005. Sleep. 2005;28(4):499–521.

Lu BS, Zee PC. Circadian rhythm sleep disorders. Chest. 2006;130:1915–23.

Mahowald MW, Bornemann MC, Schenck CH. Parasomnias. Semin Neurol. 2004;24(3):283–92.

Mason TBA, Pack AI. Pediatric parasomnias. Sleep. 2007;30(2):141–51.

Meltzer LJ, Mindell JA. Sleep and sleep disorders in children and adolescents. Psychiatr Clin N Am. 2006;29:1059–76.

Millman RP, Working Group on Sleepiness in Adolescents/Young Adults, AAP Committee on Adolescence. Excessive sleepiness in adolescents and young adults: Causes, consequences, and treatment strategies. Pediatrics. 2005;115(6):1774–86.

Mindell JA, Emslie G, Blumer J, Genel M, Glaze D, Ivannko A, Johnson K, Rosen C, Steinberg F, Roth T, Banas B. Pharmacologic management of insomnia in children and adolescents: consensus statement. Pediatrics. 2006 a;117:1223–32.

Mindell JA, Kuhn B, Lewin DS, Meltzer LJ, Sadeh A. Behavioral treatment of bedtime problems and night wakings in infants and young children. Sleep. 2006 b;29(10):1263–76.

Sadeh A. Cognitive-behavioral treatment for childhood sleep disorders. Clin Psychol Rev. 2005;25:612–28.

Saß H, Wittchen HU, Zaudig M. Diagnostisches und Statistisches Manual Psychischer Störungen (DSM-IV). Göttingen: Hogrefe; 1996.

Schmidt MH. Schlafstörungen in Kindesalter und Adoleszenz. In: Berger M, Riemann D, eds. Handbuch des normalen und gestörten Schlafs. Berlin: Springer; 1992.

Smedje H, Broman JE, Hetta J. Associations between disturbed sleep and behavioural difficulties in 635 children aged six to eight years: A study based on parents' perceptions. Eur Child Adolesc Psychiatry. 2001;10:1–9.

Stores G. Practitioner review: Assessment and treatment of sleep disorders in children and adolescents. J Child Psychol Psychiatr. 1996;37(8):907–25.

Young TJ, Silber MH. Hypersomnias of central origin. Chest. 2006;130:913–20.

Prüfungsfragen

1. Beschreiben Sie den stadienhaften Ablauf des normalen Schlafs!
2. Was versteht man unter dem Begriff *Dyssomnie*?
3. Was versteht man unter dem Begriff *Parasomnie*?
4. Was versteht man unter dem Begriff *Schlafhygiene*?
5. Welches sind die häufigsten Schlafstörungen im Kindes- bzw. Jugendalter?
6. Wonach sollte bei der Anamneseerhebung im Hinblick auf eine Schlafstörung gefragt werden?
7. Wie kann man Alpträume und Pavor nocturnus differenzialdiagnostisch unterscheiden?
8. Wann ist eine EEG-Untersuchung angezeigt?
9. Bei welchen Fragestellungen ist eine Schlaflaboruntersuchung sinnvoll?
10. Was ist die Grundlage therapeutischer Intervention bei Schlafstörungen allgemein?
11. Nennen Sie verhaltenstherapeutische Interventionen bei der verhaltensbedingten Insomnie.

29 Stottern

H.S. Johannsen und A. Rothenberger

Fallvignette

Der 5-jährige Karl-Heinz wird vorgestellt, weil er seit zwei Jahren stottere. Zunächst seien Wortwiederholungen, im letzten Jahr zunehmend Blocks aufgetreten, die von Gesichtsverzerrungen begleitet seien. Anfänglich seien noch Phasen flüssigen Sprechens über mehrere Wochen aufgetreten, die aber im Störungsverlauf immer kürzer geworden seien. Beide Eltern haben den Eindruck, dass sich das Stottern ihres Sohnes verstärke.

Aus der sonstigen Anamnese ist noch erwähnenswert, dass der Vater in Kindheit und Jugend stärker, jetzt aber nur noch in besonders aufregenden Situationen stottere und dass K.-H. eine gegenüber seiner älteren und flüssig sprechenden Schwester deutlich verzögerte Sprachentwicklung durchgemacht habe. Er habe eigentlich erst mit etwa drei Jahren, also zu der Zeit, in der auch das Stottern begann, in längeren Einheiten zu sprechen begonnen. Auch jetzt sei er kein gewandter Sprecher, sondern versuche, sich so kurz wie möglich auszudrücken. Eine gesehene Fernsehsendung könne er mit zwei oder drei Sätzen wiedergeben.

Befund: 5-jähriger, kognitiv, körperlich und motorisch altersentsprechend entwickelter Junge, der bei normalem Sprachverständnis und normalem Hörvermögen eine einfache expressive Sprache mit überwiegenden SPO- und nur wenigen komplexeren Satzformen benutzt, die meist korrekt sind. Bei der Benennung vorgelegter Bildkarten fallen mehrfach längere Überlegungspausen auf, einmal wird auch eine Umschreibung gebraucht. Artikulationsfehler treten nicht auf, die Mundmotorik ist ungestört. Kennzeichnend für die Stottersymptomatik sind viele Teilwortwiederholungen mit bis zu 5-maliger Repetition und z. T. auffallende Blockierungen, durch die der Junge sich hindurchpresst.

Diagnose: Stottern bei genetischer Belastung und linguistischen Defiziten, besonders im Zugriff auf das Lexikon.

Therapie: Logopädische Übungsbehandlung mit ersten Ansätzen an den linguistischen Defiziten, später evtl. um einen Flüssigkeitsbaustein ergänzt.

Erscheinungsbild

Obwohl nahezu jeder einen oder mehrere Stotterer in seiner Umgebung kennt, variieren die Ansichten darüber, was Stottern ist und wie Stottern sich äußert, außerordentlich stark. So fehlt bis heute auch eine von allen – Fachleuten wie Laien – getragene Definition des Stotterns, insbesondere wenn ätiologische Annahmen eingeschlossen werden sollen. Allgemeinen Konsens findet aber eine beschreibende Charakterisierung: Stottern ist eine *auffallend häufige Unterbrechung des Redeflusses*.

Diese Unterbrechungen sind es, die das Störungsbild nach außen bestimmen: *Wiederholungen, Dehnungen* und *Blockierungen*. Darüber hinaus gibt es eine Vielfalt von weiteren, z. T. auch verdeckten Symptomen, die über die Sprechsymptomatik hinaus die individuelle Ausprägungsform des Stotterns charakterisieren. Diese Individualität des Stotterns betrifft aber nicht nur das Erscheinungsbild bei jedem einzelnen Stotterer, sondern auch gerade die für ihn entscheidenden Faktoren bei der Entstehung, der Aufrechterhaltung und dem weiteren Verlauf seines Stotterns, was noch zu beschreiben sein wird.

Wiederholungen: Es können kurze (Teilwortwiederholungen = Laut- und/oder Silbenwiederholungen) und längere linguistische Einheiten (Wort-, Satzteilwiederholungen) in unterschiedlicher Frequenz wiederholt werden. Die Wiederholungen müssen nicht deckungsgleich sein. Es kann auch beobachtet werden, dass ein Phonem, z.B. ein Vokal, mit zunehmender Wiederholung von einem anfänglichen Schwa-Laut dem Ziellaut immer weiter angenähert wird.

Dehnungen: Es können Laute gedehnt werden, ebenso aber auch stumme Artikulationseinstellungen. Bei solchen stillen Dehnungen kann die Unterscheidung gegenüber einer Pause zur gedanklichen Vorstrukturierung oder auch gegenüber einem Block schwierig sein. Die Lautdehnungen können mit einem Tonhöhen- oder Lautstärkeanstieg einhergehen.

Blockierungen: Es können Blockierungen vor, aber auch innerhalb von Wörtern nicht nur am Satzanfang, sondern bei jedem Wort im Satz auftreten, deren Länge sehr verschieden sein kann. Diese Blocks sind Ausdruck von muskulären Verkrampfungen im Respirations-, Phonations- oder Artikulationsbereich.

Zu diesen auch als *Primärsymptomatik* bezeichneten Auffälligkeiten treten weitere Symptome, die sich im weiteren Verlauf mit unterschiedlichem Intervall vom Stotterbeginn entwickeln, und zwar in unterschiedlicher und auch bei einem einzelnen Stotterer in wechselnder Ausprägung: Flicklaute und -wörter, Starter, Wortvermeiden und Umstrukturierungen, Mitbewegungen des Kopfes, der Extremitäten oder des ganzen Körpers, Verkrampfungen, Sprechatmungsunregelmäßigkeiten, situatives Vermeiden, Sprechängste. Diese *Sekundärsymptome* sind meist Folge des Vermeidens und Verbergens des Stotterns, die anfänglich vielleicht hilfreich sind, sich in der Folge aber meist verselbstständigen und die Sprechstörung verstärken.

Der *Verlauf* ist nicht regelhaft und individuell sehr wechselhaft. Das Stottern, in früher Kindheit erstmals auftretend, besteht zwar anfänglich häufiger aus lockeren Wort- und Satzteilwiederholungen, kann aber ebenso schon mit spannungsgeladenen Blockierungen beginnen. In den Anfangsmonaten oder -jahren wechseln unterschiedlich lang andauernde Phasen mit stärkerem Stottern und solche mit geringer Symptomatik oder gar flüssigem Sprechen mit späterem Übergang in ein überdauerndes Stottern.

Prävalenz

Stottern im eigentlichen Sinn beginnt *meist im Vorschulalter* zwischen dem zweiten und fünften Lebensjahr, selten nach dem achten und praktisch nie nach dem zehnten Geburtstag. Später erstmalig auftretende Sprechunflüssigkeiten stellen i.d.R. Sonderformen dar (z.B. neurogenes Stottern, psychogenes Stottern; s. Differenzialdiagnose). Stottern kann also schon auftreten, wenn sich ein Kind aus der Einwortebene zu Mehrwortäußerungen weiterentwickelt, ebenso aber auch nach einem Vorlauf flüssigen Sprechens mit korrekten Sätzen ohne wesentliche Artikulationsfehler, wobei der frühe Beginn ein prognostisch eher ungünstiges Zeichen darstellt.

Etwa 80% aller Kinder durchlaufen in ihrer Sprachentwicklung eine Phase von Wochen bis zu Monaten oder gar Jahren unflüssigen Sprechens. Etwa 4–5% weisen einen progressiven Verlauf auf, so dass selbst Fachleute die Diagnose eines beginnenden *chronischen Stotterns* stellen und diese Störung gegenüber dem *Entwicklungsstottern* (*Entwicklungsunflüssigkeit, dysfluency, physiologisches Stottern*) abgrenzen. Weitere 3–4% werden im späteren Kindes-, Jugendlichen- und frühen Erwachsenenalter erst flüssig, so dass 1% der Erwachsenenbevölkerung als *überdauernd stotternd* verbleibt. Diese Angabe gilt, soweit überhaupt entsprechende Schätzungen vorliegen, für Angehörige aller Sprachen und Kulturen. Sie ist allerdings deutlich höher für die Gruppe der geistig Behinderten und hier besonders für Betroffene mit Down-Syndrom.

Genese

Die bisher vorliegenden, z.T. scheinbar widersprüchlichen Forschungsbefunde zu möglichen Ursachen des Stotterns lassen sich zu einem klaren Bild ordnen, wenn man zwischen disponierenden, auslösenden und chronifizierenden, generalisierenden und die Sprechunflüssigkeit stabilisierenden Faktoren und Bedingungen unterscheidet (Abb. 29.**1**, Schulze u. Johannsen 1991).

Als disponierende Bedingungen sind solche zu verstehen, die durch Vererbung in von Stottern gehäuft betroffenen Familien weitergegeben oder durch prä-, peri- oder postpartale Einflüsse oder frühkindliche Entwicklungsbesonderheiten er-

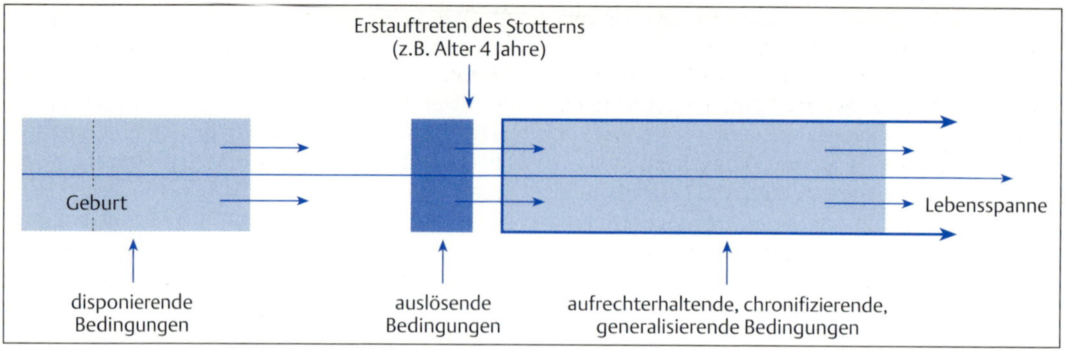

Abb. 29.1 Ätiologische Bedingungen beim kindlichen Stottern (Schulze u. Johannsen 1991).

worben werden. Auslösende Bedingungen gehen dem Erstauftreten des Stotterns zeitlich unmittelbar voraus. Chronifizierende, generalisierende und die Sprechunflüssigkeit stabilisierende Bedingungen unterhalten das bereits entstandene Stottern.

Disponierende Bedingungen

Die Bereitschaft, ein Stottern zu entwickeln, besteht bei solchen Kindern, die Störungen im Bereich der Wahrnehmung bzw. der Autoregulation des Sprechens, eine unzureichende Lateralisation sprachlicher Fähigkeiten und/oder eine neuromotorische Koordinationsstörung haben (Fiedler 1992).

Stottern als Folge einer Wahrnehmungsstörung (Fiedler u. Standop 1978, 1986, van Riper 1971, 1982): Bei etwa 80% aller Kinder treten in der Folge einer Interferenz verschiedener Feedbacksysteme für eine begrenzte Zeit in ihrer Sprachentwicklung Entwicklungsunflüssigkeiten auf. Ein Kind kontrolliert anfänglich seine eigenen Sprach- und Sprechleistungen akustisch, um sie mit denen seiner Bezugspersonen vergleichen und korrigieren zu können, muss aber den für seine weitere soziale Entwicklung so bedeutsamen akustischen Sinneskanal von solchen Überwachungsfunktionen entlasten, wofür andere Feedbacksysteme (taktil, kinästhetisch, propriozeptiv) herangezogen werden. In der Übergangszeit überschwemmen und desintegrieren diese übermäßigen Feedbacksignale das noch unreife, sich entwickelnde Gehirn und stören die Koordination der Outputbefehle mit dann auftretenden Entwicklungsunflüssigkeiten. Diese reduzieren sich zunehmend mit dem Zurücktreten des akustischen Feedbacks, können sich aber zu einem überdauernden Stottern weiterentwickeln, wenn weitere Faktoren diese Stabilisierung flüssigen Sprechens stören.

Stottern als Folge einer unzureichenden Lateralisation sprachlicher Fähigkeiten (Lit. bei Johannsen u. Schulze 1993): Sprache und Sprechen werden bei normaler Hirnentwicklung in Bezug auf rezeptive und expressive Leistungen von einer, meist der linken Großhirnhemisphäre gesteuert. Kommt es jedoch nicht zu einer eindeutigen Lateralisation (= Dominanzfindung) dieser Funktionen, und das gilt für eine Subgruppe der Stotterer, dann stören sich die Outputbefehle beider Hirnhälften, wenn sie nicht absolut zeitgleich die Artikulationsorgane anstoßen. Unflüssiges Sprechen ist die Folge. Die Weiterentwicklung in einen chronischen Stotterverlauf ist möglich, wenn diese unklaren Dominanzverhältnisse in der weiteren Hirnreifung bestehen bleiben oder wenn zusätzliche stotterauslösende Bedingungen in dieser Entwicklungsphase hinzutreten.

Die Annahme, Stottern sei *Ausdruck einer neuromotorischen Koordinationsstörung* – die dritte disponierende Bedingung –, wird wiederum durch viele Forschungsbefunde gestützt. Dazu liegen insbesondere Untersuchungsergebnisse über die Sprechatmung, die Phonation, die Artikulation, die Koartikulation und mit großer Bedeutung über die Koordination dieser Leistungen vor (Lit. bei Fiedler 1992, Schulze u. Johannsen 1986), die dafür sprechen, dass dieses periphere Gesamtsystem und natürlich auch dessen zentrale Steuerung bei Stotterern langsamer reagieren und weniger verlässlich arbeiten.

Neuere Untersuchungen stellen mittels struktureller und funktioneller bildgebender Verfahren eine Hyperaktivität im Bereich des prämotorischen Kortex entweder direkt oder durch Verbindungen mit dem Thalamus und den Basalganglien heraus. Andererseits werden Veränderungen im auditorischen System und im Sprachproduktionssystem beschrieben (Fox et al. 1996).

Somit könnte es sich um eine Störung neuromuskulärer Kontrollsysteme handeln, die durch eine Dysfunktion der am Sprechvorgang beteiligten neuronalen Systeme zustande gekommen sind. Dabei sind für das Auftreten, die Entwicklung und die Aufrechterhaltung der Symptomatik Wechselwirkungen zwischen neurobiologischen, linguistischen und psychosozialen Bedingungen anzunehmen.

Im Einzelfall eines Kindes können die bei ihm wirksamen disponierenden Bedingungen oder Bedingungskombinationen nicht immer aufgedeckt werden, da klinisch brauchbare, kindgeeignete, nicht invasive Instrumente noch fehlen.

Das gehäufte Auftreten von Stottern in einzelnen Familien („Stotterfamilien") könnte, wie bereits angedeutet, auf die Weitergabe dieser disponierenden Bedingungen zurückgeführt werden, wobei bisherige Untersuchungen zur Heredität des Stotterns aber deutlich machen, dass eine dieser Bedingungen für ein Stottern nicht ausreicht, sondern dass weitere auslösende Faktoren hinzukommen müssen.

Auslösende und aufrechterhaltende Faktoren

Auslösende Faktoren oder Bedingungen sind solche, die dem Erstauftreten des Stotterns zeitlich unmittelbar vorausgehen oder damit zusammenfallen. Es handelt sich dabei um multiple, koexistierende und miteinander interagierende Faktoren physiologischer bzw. organischer, linguistischer und psychologischer bzw. psychosozialer Natur. Diese Variablen sind in Abbildung 29.**2** in ihrer *interaktiven Beziehung* (Johannsen u. Schulze 1990) dargestellt. Dabei sollte dem Stress (kontrollierbarer vs. unkontrollierbarer, s. Rothenberger u. Hüther 1997) im Hinblick auf die weitere Hirnentwicklung und damit verbundene Selbstregulationsmöglichkeiten des Kindes besonderes Augenmerk geschenkt werden.

Das Modell soll verdeutlichen, welche Faktorenbündel mit ihren Einzelkomponenten für das frühkindliche Stottern bedeutsam sind und wie diese miteinander und mit dem Stottern selbst in Beziehung stehen. Wichtig ist, dass die zum Zeit-

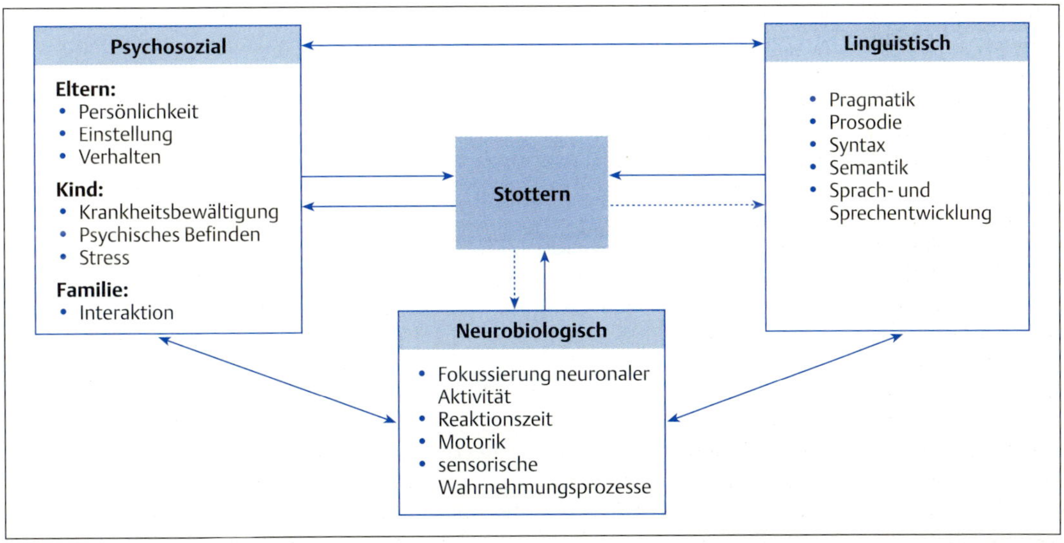

Abb. 29.**2** Deskriptives Modell der Interaktionen zwischen neurobiologischen, linguistischen und psychosozialen Bedingungen, die für das Auftreten, die Entwicklung und die Aufrechterhaltung kindlichen Stotterns von Bedeutung sind (in Anlehnung an Johannsen u. Schulze 1990).

punkt des Auftretens des Stotterns wirksamen Faktoren oder Faktorenkonstellationen nicht stabil sind, sondern sich im weiteren Verlauf und sogar unter der Therapie durchaus *verändern* können. Die auslösenden Faktoren müssen also nicht die gleichen sein wie die, die die Aufrechterhaltung und den weiteren Verlauf mit Stabilisierung und Generalisierung verantworten.

Das aufgezeigte Modell der interaktiven Beziehung neurobiologischer, psycholinguistischer und psychosozialer Variablen für die Entstehung, die Aufrechterhaltung und den Verlauf des kindlichen Stotterns integriert viele unterschiedliche und z.T. scheinbar divergierende Befunde und wird der interindividuellen Variabilität des Störungsbildes gerecht. Es muss heute also nicht mehr diskutiert werden, ob Stottern primär psychisch oder physiologisch bzw. organisch oder linguistisch bedingt ist. Im Einzelfall ist jedes jeweils für sich oder auch in Kombination möglich, was in einer therapiesteuernden Diagnostik herausgearbeitet werden muss, um daraus eine gezielte ursachenspezifische Therapie abzuleiten.

Therapieansätze

Die bisherige Darstellung der idiografischen (= einzelfallorientierten) Sichtweise des Stotterns in diesem frühen Kindesalter, nämlich dass das Stottern bei jedem Kind ganz individuelle Entstehungsursachen, auslösende Bedingungen und aufrechterhaltende Faktoren hat, verdeutlicht, dass es nicht „das Stottern" und damit auch nicht „die Stottertherapie" gibt.

Vor einer Therapie muss deshalb bei jedem unflüssig sprechenden Kind in einem ersten Schritt (Abb. 29.**3**) differenzialdiagnostisch geklärt werden, ob es mit größter Wahrscheinlichkeit ein nur vorübergehendes Entwicklungsstottern hat oder ob die Gefahr eines chronischen Stotterverlaufes besteht. Werden die Sprechunflüssigkeiten als pathologisch gewertet und ist deren überdauerndes Fortbestehen wahrscheinlich, müssen in einem zweiten diagnostischen Schritt (= therapiesteuernde Diagnostik) die Faktoren aufgedeckt werden, die den chronischen Verlauf bestimmen, da sich aus ihnen für die Therapie jedes einzelnen Kindes unterschiedliche Modalitäten (multimo-

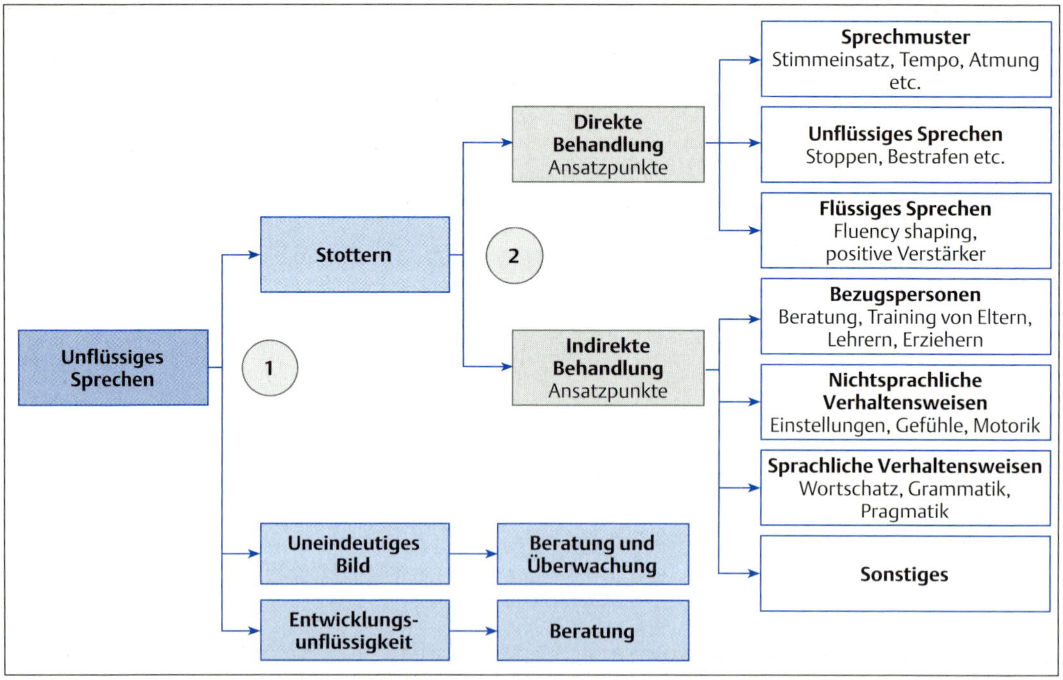

Abb. 29.**3** Diagnostische und differenzialdiagnostische Fragestellungen und Therapieentscheidungen bei sprechunflüssigen Kindern (Schulze u. Johannsen 1986).

dal) und unterschiedliche Methoden (methodenkombiniert) ableiten.

Differenzialdiagnose Entwicklungsunflüssigkeit – Stottern

Die Klärung der Differenzialdiagnose „Entwicklungsunflüssigkeit" auf der einen und „beginnendes oder bereits chronifiziertes Stottern" auf der anderen Seite ist deshalb schwierig, weil es bisher keine eindeutig trennenden Merkmale gibt und weil das Stottern junger Kinder in den Anfangsjahren sehr *stark schwankt*. Zu einem Zeitpunkt wirkt es wie normale Unflüssigkeiten, zu einem anderen Zeitpunkt aber wie ein Stottern mit einem schon sicher chronischen Verlauf.

Deshalb erscheint es sinnvoll, dem Erstdiagnostiker und -berater, meist Kinder- oder Allgemeinarzt, einen *Katalog verhaltensnaher Kriterien* an die Hand zu geben, die bei der Einordnung eines Kindes in die Gruppe bereits chronisch stotternder oder für einen chronischen Verlauf gefährdeter Kinder helfen (Johannsen u. Schulze 1988).

Dauer: Die Unflüssigkeiten des Kindes dauern länger als sechs Monate an.

Verlauf: Das Stottern des Kindes hat sich von zunächst spannungsfreien Wiederholungen zu Blockierungen weiterentwickelt. Es treten Mitbewegungen des Gesichts, des Rumpfes oder der Extremitäten auf.

Art der Symptomatik: Es treten Dehnungen mit Tonhöhen- oder Lautstärkeanstieg und Blockierungen mit sichtbarer Anstrengung auf. Die Eltern bestätigen diese Symptomatik als charakteristisch und häufig beobachtbar.

Reaktionen des Kindes: Das Kind selbst zeigt deutliche Reaktionen auf seine Redeunflüssigkeiten, z. B. verbal oder durch Abbruch einer Äußerung im Symptom, oder lässt ein Vermeiden bestimmter Laute, Wörter oder Sprechsituationen erkennen.

Einstellung der Eltern: Die Eltern äußern die Überzeugung, dass das Stottern sich gefestigt hat und sich nicht mehr von allein zurückbilden wird.

Familiäre Belastung: Mindestens ein weiteres Familienmitglied stottert ebenfalls.

Treffen eines oder gar mehrere dieser Kriterien zu, sollte ein in dieser Fragestellung erfahrener Fachmann für Stottern im Kindesalter herangezogen werden, der sich i. d. R. neben quantitativen und qualitativen Sprechunflüssigkeitsmerkmalen (Tab. 29.1) weiterer Hinweise bedient, die sich aus den Einstellungen des Kindes und seiner Eltern sowie kognitiven, linguistischen, motorischen und Wahrnehmungsleistungen des Kindes sowie der genetischen Belastung der Familie mit dem Phänomen Stottern ergeben.

Tabelle 29.1 Kritische Merkmale zur Unterscheidung von Entwicklungsunflüssigkeiten und beginnendem Stottern (Johannsen u. Schulze 1988)

Kriterium	normale Sprechunflüssigkeit	chronisches Stottern
1. Sprechverhalten		
a) Wiederholungen		
Satzteilwiederholungen	+	–
Ganzwortwiederholungen	+	–
Neubeginn/Umstellung einer Äußerung	+	–
Silbenwiederholungen	(+)	+
Lautwiederholungen	–	+
Frequenz der Wiederholungen	< 2[1]	> 2
Schwa-Laut bei Wiederholungen	selten	+[2]
Sprechtempoerhöhung bei Wiederholungen	–	+
b) Dehnungen		
Dauer	< 1 Sekunde	> 1 Sekunde
Spannung (Gesicht, Lippen, Hals) Stimmhafte Dehnungen	–	+
Tonhöhenanstieg	–	+
Lautstärkeanstieg	–	+
Atmung bei stimmlosen Dehnungen	–	unterbrochen
c) Stille Pausen		
zur linguistischen Planung	+	–
innerhalb eines Wortes	–	+
2. Blickkontaktverhalten	adäquat	inadäquat

[1] (z. B. ba – bal)
[2] (z. B. bə – bə – bal)

Defizite in der Sprachentwicklung oder Auffälligkeiten in der Mundmotorik sind entgegen früherer Auffassung prognostisch eher günstig.

Als weitere *Danger Signs* für einen chronischen Stotterverlauf ergeben sich aus einer eigenen Längsschnittstudie an sehr jungen stotternden Kindern (Häge 2001, Johannsen 2001, Rommel 2001):

- Jungen sind stärker gefährdet als Mädchen; sie remittieren bei bereits länger bestehendem unflüssigem Sprechen seltener,
- Linkshändigkeit,
- Teilwortwiederholungen und Blockierungen als vorherrschende Symptome gegenüber einer eher gemischten Symptomatik,
- stärkerer Abfall von Subtests gegenüber der Norm in der von uns verwandten *Kaufman Assessment Battery for Children* (K-ABC) zur Einschätzung von deren kognitiven Fähigkeiten (evtl. Hinweis auf Teilleistungsstörungen),
- Diskrepanz zwischen semantischen und syntaktischen Fähigkeiten (= großer Wortschatz, jedoch Schwierigkeiten, diesen in entsprechenden Satzbildungen anzuwenden).

Während die Eltern jener Kinder, deren unflüssiges Sprechen als noch physiologisch bewertet wird, in Bezug auf ihre Fehleinschätzung der zu erwartenden weiteren Sprech- und Sprachentwicklung ihres Kindes und im Hinblick auf ihre eigenen Möglichkeiten, flüssiges Sprechen ihres Kindes zu fördern, beraten werden, folgt für Kinder mit als pathologisch eingeschätztem Stottern in einem zweiten Schritt die therapiesteuernde Diagnostik.

Therapiesteuernde Diagnostik

Ziel dieser Diagnostik ist, einen genauen Überblick über den allgemeinen gesundheitlichen Status des Kindes zu erhalten, aber auch über seine kognitiven Leistungsmöglichkeiten, seine motorischen und insbesondere mundmotorischen Fähigkeiten, über den Stand seiner Sprach- und Sprechentwicklung, über sein Hörvermögen und sein realistisches, von personalen und situationalen Besonderheiten der Untersuchung unabhängiges Stotterverhalten sowie über psychosoziale Bedingungsfaktoren aus dem Verhalten des Kindes selbst, dem der Eltern oder aus intrafamiliären Interaktionsmustern. Dazu dient ein ausführlicher Elternfragebogen, zu dem eine eingehende problemorientierte Anamnese gehört, die auch eine klinisch-phoniatrische Untersuchung zum Inhalt hat. Hinzu kommen eine Mutter- oder Vater-Kind-Interaktionsbeobachtung, zusätzliche individuell ausgewählte psychometrische Tests sowie vertiefende Elterngespräche über vermutete Problembereiche.

Diese zu untersuchenden Entwicklungs- und Verhaltensbereiche bei dem Kind und seiner Familie entsprechen den zuvor erwähnten, im Modell (Abb. 29.**2**) zusammengefassten Variablen, die für die Entstehung, die Aufrechterhaltung und den Verlauf des kindlichen Stotterns bedeutsam sind. Die aufgezeigten Fragestellungen lassen sich i. d. R. nur interdisziplinär bearbeiten und setzen in kontinuierlicher Arbeit gesammelte Erfahrungen mit stotternden Kindern voraus.

Therapieinhalte bei stotternden Vorschul- und Grundschulkindern

Die therapievorbereitende Diagnostik stellt die für das jeweilige Kind bedeutsamen stottergenerierenden und -unterhaltenden Faktoren heraus, aus denen sich entsprechend der idiografischen Sichtweise die ganz individuellen Therapieansatzpunkte für dieses Kind ergeben.

Die möglichen Therapieansätze werden als *indirekte* bezeichnet, wenn an anderen Störungsbereichen als dem Stottern selbst angesetzt wird, als *direkte* hingegen, wenn am Stottern selbst gearbeitet wird. Dabei gilt, dass – wenn die Diagnostik entsprechend verlaufen ist – ein auf das Stottern bezogen indirektes Vorgehen gewählt wird, um darüber die Voraussetzungen für flüssiges Sprechen zu schaffen oder zumindest zu verbessern. Nur wenn die therapiesteuernde Diagnostik keine stotterfördernden Besonderheiten aufdecken konnte oder wenn über den indirekten Therapieansatz solche Besonderheiten aufgearbeitet sind, das Kind aber dennoch weiterhin stottert, wird ein direktes, am Stottern ansetzendes Vorgehen gewählt.

Ansatzpunkte einer indirekten Behandlung können das Aufmerksamkeitsverhalten des stotternden Kindes, seine auditive Wahrnehmung, seine Motorik und insbesondere die Mundmotorik und/oder seine sprachlichen Leistungen in den Bereichen Wortschatz, Grammatik und Pragmatik sein. Ferner kann ein *Therapieschwerpunkt* darin bestehen, ungünstige generelle oder stotterspezifische Einstellungen bei dem Kind zu verändern. Im Einzelfall kann, wenn die therapiesteuernde Diagnostik für das Stottern des Kindes ungünstige elterliche Einstellungen und Verhaltensweisen aufdeckt, der einzige oder zumindest der erste Therapieansatzpunkt in einer nach Bedarf mehr oder weniger intensiven Elternberatung bzw. -therapie liegen.

Die Erfahrung zeigt, dass über solche indirekten, das Stottern des Kindes zunächst ja noch nicht einbeziehenden Vorgehensweisen viele betroffene Kinder flüssig werden. Für solche Kinder, bei denen trotz Aufarbeitens ungünstiger Faktoren ein Stottern verbleibt oder bei denen solche Faktoren gar nicht gefunden werden konnten, werden direkte Therapieansätze gewählt, bei denen man *drei Möglichkeiten* unterscheiden kann: Sprechmusterveränderung, an den Stottersymptomen ansetzende Veränderungen und Fluency Shaping.

Unter *Sprechmusterveränderung* versteht man Sprechhilfen, die vorrangig eine Sprechtemporeduzierung, eine Rhythmisierung oder eine Gliederung der sprachlichen Inhalte unter Einbeziehung der Sprechatmung zum Ziel haben. Aber auch geschmeidiges Sprechen, weicher Stimmeinsatz oder Kontrolle der Sprechlautstärke können als Sprechhilfe erarbeitet werden. Über die Auswahl der einzusetzenden Sprechhilfe entscheidet die Art der Symptomatik. In einem gesonderten diagnostischen Schritt wird das individuelle Sprechmuster des jeweiligen stotternden Kindes unter Beachtung der Sprechparameter Sprechgeschwindigkeit, Sprechatmung, Prosodie, Phonation und Artikulation genau beobachtet. Welche Sprechhilfe ein stotterndes Kind dann endgültig erlernen und anwenden soll, wird in einer Zwischenstufe entschieden, in der mehrere dieser Sprechhilfen in altersgemäßer Form eingeübt werden, um dann zu überprüfen, welche der angebotenen Sprechhilfen von dem Kind am besten angenommen und übernommen werden kann und zu einer deutlichen Reduktion der Grund- und Begleitsymptomatik verbaler und non-verbaler Art führt.

In der Praxis wird aber meist nicht eine einzige Sprechhilfe allein eingeübt, sondern oft eine *Kombination* von mehreren, die individuell auf die Sprechweise in ihren flüssigen Anteilen und die Stottersymptomatik zugeschnitten ist, so z.B. eine Kombination von Sprechtemporeduzierung, erhöhter Lautstärke und verbesserter Artikulation (LLD = langsam, laut, deutlich) oder eine solche von Spannungsreduzierung und Sprechtemporeduzierung (WLL = weich, leicht, langsam; s. Johannsen u. Springer 1993).

Auf besondere Indikationsregeln bei stotternden Jugendlichen und Erwachsenen wird später eingegangen. Ebenso werden dort auch Symptomansätze aufgezeigt, die zumindest bei kleineren Kindern deshalb keine Anwendung finden, weil deren Wahrnehmungsfähigkeit für ihr Stottern nicht in dem Maße ausreicht, wie es diese Ansätze verlangen.

Neben den dargestellten Ansätzen am Sprechmuster können auch die sog. *Fluency-Shaping-Ansätze* verwendet werden. Von der Sprechleistungsstufe, z.B. Einsilber- oder Mehrsilber, auf der die Patienten sicher flüssig sind, ausgehend, wird die Äußerungslänge mit positiven Verstärkungstechniken schrittweise erhöht. Parallel dazu wird die emotionale Belastung des Kindes durch Veränderung der Sprechinhalte und der Rahmenbedingungen, unter denen gesprochen wird, verstärkt. In solchen Sprechaufbauprogrammen lernen die Kinder in einer bis zu 20 Schritte umfassenden Behandlungshierarchie, ihre basale Sprechflüssigkeit auf mehrminütige Unterhaltungen mit dem Therapeuten auszuweiten.

Dem Sprechaufbauprogramm folgen i.d.R. noch ein *Transfer- und ein Nachsorgeprogramm*, in denen die in einer Quasi-Laborsituation unter eingeschränkten Reizbedingungen erarbeitete Sprechflüssigkeit wiederum unter Anwendung von positiven Verstärkungstechniken auf andere Personen und Situationen ausgeweitet wird (umfassendere Darstellung bei Schulze u. Johannsen 1986).

In der Praxis können diese strikt verhaltenstherapeutisch angelegten Programme mit Sprechmusterveränderungen kombiniert werden.

Die neben Sprechmusterveränderung und Fluency Shaping genannte dritte Therapiemöglichkeit, nämlich eine *am Symptom selbst*, dem Stottern also, *ansetzende Therapie* verbietet sich bei kleineren Kindern, da deren Eigenwahrnehmung nicht ausreicht, um die Vorzeichen eines Symptoms früh genug zu erkennen, um dann über entsprechende Variationen der Muskelspannung oder der Artikulationseinstellung dieses Symptom aufzulösen. Es wird deshalb darauf beim therapeutischen Vorgehen bei stotternden älteren Kindern und Jugendlichen noch einmal eingegangen.

Behandlung des Stotterns bei älteren Kindern und Jugendlichen

Im Vergleich zum bisher dargestellten Stottern bei Kindern im Vorschulalter und in den ersten Grundschuljahren sieht man bei älteren Kindern und Jugendlichen häufig eine schwerer ausgeprägte Symptomatik; insbesondere Sekundärsymptome in ihrer möglichen Vielfalt entwickeln sich erst mit zunehmender Verlaufsdauer der Redeflussstörung. Ein wesentlicher Unterschied bei den beiden Altersgruppen besteht darin, dass sich bei den älteren Kindern die disponierenden und auslösenden Faktoren meist nicht mehr oder nur noch in rudimentären Resten nachweisen lassen. Sie sind deshalb i.d.R. auch nicht mehr therapierelevant. Dennoch stellt sich auch für die stotternden älteren Kinder und Jugendlichen am Anfang aller weiteren diagnostischen Schritte und Therapieentscheidungen eine differenzialdiagnostische Frage, jetzt allerdings nicht mehr die nach der Unterscheidung von Entwicklungs- und bereits chronischem Stottern, sondern die, ob es sich bei dem unflüssigen Sprechen um ein Stottern im eigentlichen Sinne (wie bisher dargestellt) oder um eine davon abzugrenzende Sprechunflüssigkeit handelt. Zum jetzigen Zeitpunkt bietet sich an, folgende *Subgruppen* zu differenzieren:

- Stottern bei neurologischen Erkrankungen (= neurogenes oder organisches Stottern),
- Stottern bei psychiatrischen Störungen (meist psychogenes Stottern genannt, z. B. Konversionssymptom),
- Redeflussstörungen bei geistiger Behinderung,
- Poltern.

Entstehung, Symptomausprägung und Therapie dieser besonderen Redeflussstörungen sind an anderer Stelle ausführlich dargestellt (Johannsen u. Schulze 1992).

Prinzipiell gelten die in der Abbildung 29.**3** aufgeführten Therapieansatzpunkte auch für die Behandlung älterer Kinder und Jugendlicher. In der therapievorbereitenden Diagnostikphase, in die neben dem Sprechverhalten in Standardsprechsituationen (z.B. Lesen, Bildbeschreibung, freies Gespräch) auch das verbale und nonverbale Verhalten des Stotterers in Realsituationen eingehen muss, werden die Ziele und die Inhalte der Behandlung gemeinsam mit dem Patienten individuell für ihn festgelegt. Es können Maßnahmen zur Veränderung ungünstiger Einstellungen der Kommunikation und dem Stottern gegenüber, zur Erhöhung von Selbstsicherheit und Selbstwertgefühl, zur Reduktion von ungünstigen Umgebungseinflüssen und zur Verbesserung der Verarbeitung von selbst- oder fremdinduziertem Stress erforderlich sein. Das Stottern selbst wird meist mit sprechtechnischen Verfahren in Form einzelner Therapiebausteine angegangen.

Bei jüngeren stotternden Kindern lag die Entscheidung zwischen einem Sprechmusteransatz und einem Fluency-Shaping-Ansatz, bei älteren Kindern und Jugendlichen zwischen einer überdeckenden Sprechhilfe (= Sprechmusteransatz) und einem ***Symptomansatz.*** Voraussetzung für einen Symptomansatz ist die exakte Wahrnehmung des eigenen Stotterns, die durch ein entsprechendes intensives Wahrnehmungstraining geschult wird. Der Stotterer soll lernen, im Symptom, möglichst sogar schon vor dem Symptom bei Anzeichen für eine erste Spannungserhöhung im Larynx- oder Artikulationsbereich zu stoppen und durch Entspannung und Veränderungen der Atmung, der Stimmgebung und/oder der Artikulation die Blockierung aufzulösen und entspannt weiterzusprechen. Solche Variationen sind z.B. der *Tonvorschlag* von Fernau-Horn (1977), *Smooth Speech* und *Easy Onset* von Cooper und Cooper (1985) sowie *Cancellation, Pullout und Preparatory Sets* von van Riper (1973, deutsche Übersetzung: Starke 1986).

Ein solcher Symptomansatz ist allerdings bei solchen Patienten nicht einsetzbar, die eine quantitativ stark ausgeprägte Symptomatik haben, da es schwer oder gar unmöglich sein kann, jedes einzelne Stotterereignis zu verändern und dennoch einen kontinuierlichen Sprechfluss zu erarbeiten (s.o.).

Selbstverständlich gilt für die Stottertherapie mit Ansetzen am Symptom genau wie für solche mit überdeckender Technik, dass der Patient sein verändertes Sprechen in allen Gesprächsbedingungen mit sich stetig steigerndem Schwierigkeitsgrad anzuwenden lernen muss.

Wie bereits dargestellt, wird aufgrund einer genauen Analyse der unflüssigen Redeanteile und der sie begleitenden respiratorischen, phonatorischen, artikulatorischen und sonstigen sprachlichen und motorischen Phänomene sowie nach einer Probetherapie, in der die Wirksamkeit der verschiedenen Sprechhilfen geprüft wird, für jeden Patienten individuell die für ihn geeignetste und subjektiv angenehmste Sprechhilfe ermittelt.

In der therapeutischen Phase wird die Sprechtechnik bis zur Perfektion trainiert, um sie dann so zu verfeinern, dass die Sprechweise trotz Anwendung der Technik natürlich klingt und sie vom Stotterer selbst besser in sein Selbstbild integriert und schließlich auch vom Laien als Technik nicht mehr identifiziert werden kann. Der Stotterer lernt, die Sprechhilfe in allen relevanten Lebenssituationen anzuwenden. Das kann zunächst im Therapieraum erarbeitet werden, muss dann aber in die natürliche Umgebung des Patienten übertragen werden.

An das Sprechtraining schließen sich noch die *Therapiebereiche Generalisierung* bzw. *Transfer* und *Aufrechterhaltung* an. Darin lernt der Stotterer, sein Sprechen auch in für ihn schwierigen und nicht vorgeübten Realsituationen ohne therapeutische Hilfestellungen innerhalb dieser Situationen zufriedenstellend zu variieren. Er soll sein Sprechen planen, es durchführen, bewerten und ggf. bei Misserfolgen Lösungsstrategien entwickeln können. Wichtig ist, nicht nur die auf das Sprechen bezogenen Ängste, sondern auch weitere soziale Ängste zu beachten und ggf. in die Therapie einzubeziehen. Hilfreich ist dabei eine nur langsame und schrittweise Steigerung der individuell unterschiedlich angst- und stressbeladenen Sprechaufgaben.

Insgesamt kann festgestellt werden, dass für die Altersgruppe der stotternden Schulkinder und Jugendlichen ein *weitgefächertes und reichhaltiges Spektrum* von Therapiemöglichkeiten vorliegt. Gegenüber der Gruppe der stotternden Vorschulkinder werden für diese Altersgruppen alle heute vorstellbaren Therapieansatzpunkte und Veränderungsmethoden, wie sie aus der Erwachsenenstottertherapie bekannt sind, genutzt.

Wie bereits angesprochen, verringert sich die Wahrscheinlichkeit einer *spontanen Remission* mit zunehmendem Alter. Das liegt daran, dass sich die zum Stottern gehörenden motorischen Abläufe beim Sprechen, bestimmte Kommunikationsbesonderheiten und Gewohnheiten (Flucht- und Vermeidungsverhalten) sowie Einstellungen und Gefühle gegenüber sich selbst oder Kommunikationspartnern in Jahren oder sogar Jahrzehnten eingeschliffen haben. Es ist schwierig – und das gilt für jede Verhaltensklasse, die verändert werden soll –, solche stark habitualisierten Muster aufzubrechen. Im Rahmen eines o.g. Behandlungsprogramms könnte spätestens hier eine *medikamentöse Therapie* als Ergänzung ihren Platz finden. So kann durch die Gabe von Tiaprid eine Besserung des Stotterns erreicht werden (Marcus u. Schmidt 1995, Rothenberger et al. 1994).

Prognose

Ruft man sich noch einmal die genannten Zahlen der Häufigkeit des Auftretens von unflüssigem Sprechen in Erinnerung (80% aller Kinder haben eine Zeit lang ein Entwicklungsstottern; etwa 5% zeigen deutliche Hinweise auf einen überdauernden chronischen Verlauf, von diesen remittieren noch einmal 4% bis zum frühen Erwachsenenalter; 1% der Erwachsenenbevölkerung stottert), so haben im frühen Kindesalter auftretende Sprechunflüssigkeiten offensichtlich eine *gute Prognose*. Daraus darf aber nicht abgeleitet werden, wie es im deutschsprachigen Raum noch allzu häufig geschieht, dass man stotternde Kinder und insbesondere solche im Vorschulalter nicht therapieren dürfe, weil dadurch erst ein Störungsbewusstsein geweckt und damit der Weg in die Chronizität bereitet würde. Unter Fachleuten für Stottern im Kindes- und Jugendlichenalter besteht kein Zweifel daran, dass heute nach entsprechender Diagnostik und Differenzialdiagnostik präventive und frühtherapeutische Interventionen Mittel der Wahl sind. Wenn auch empirisch ermittelte und an Stottertherapiemethoden gebundene Erfolgseinschätzungen erst vereinzelt vorliegen (s. Schulze 1989), so darf doch geschlossen werden, dass ein solches Vorgehen die Zahl der im Erwachsenenalter noch stotternden Personen deutlich verringern kann.

Zusammenfassung

Stottern im Kindes- und Jugendlichenalter kann nur idiografisch, d. h. einzelfallorientiert erfasst werden. Es ist ein multidimensionales Phänomen, an dessen Entstehung, Aufrechterhaltung und Verlauf organische bzw. physiologische, linguistische und psychosoziale Faktoren in im Einzelfall unterschiedlicher Kombination beteiligt sind. Der multivariate Bedingungshintergrund kann nur durch eine umfassende Diagnostik aufgedeckt werden. Daraus wiederum leiten sich ganz verschiedene Therapieansatzpunkte ab. Die Prognose lässt sich durch eine Frühtherapie verbessern.

Literatur

Cooper EB, Cooper CS. Cooper personalized fluency control-therapy-revised. Allen: DLM Teaching Resources; 1985.

Fernau-Horn H. Die Sprechneurosen. Stuttgart: Hippokrates; 1977.

Fiedler P, Standop R. Stottern. Wege zur integrativen Theorie und Behandlung. München: Urban und Schwarzenberg; 1978.

Fiedler P, Standop R. Stottern. Ätiologie, Diagnose, Behandlung. 2. Aufl. München: Urban und Schwarzenberg; 1986.

Fiedler P. Neuropsychologische Grundlagen des Stotterns. In: Grohnfeld M, ed. Handbuch der Sprachtherapie. Bd. 5: Störungen der Redefähigkeit. Berlin: Edition Marhold; 1992.

Fox PT, Ingham JC, Hirsch TB, Downs JH, Martin C, Jerabek P, Glass T, Lancaster JL. A PET study of the neural systems of stuttering. Nature. 1996;382:158–61.

Häge A: Können kognitive und linguistische Fähigkeiten zur Verlaufsprognose kindlichen Stotterns beitragen? Sprache Stimme Gehör. 2001;25:20–4.

Johannsen HS, Schulze H. Stotternde Kinder in der Praxis des Kinderarztes. Kinderarzt. 1988;19:1625–30.

Johannsen HS, Schulze H. Nonfluent speech disturbances – psychobiological interactions. In: Rothenberger A, ed. Brain and behavior in child psychiatry. New York: Springer; 1990.

Johannsen HS, Schulze H. Abgrenzungsphänomene: Prävention und Prognose. In: Grohnfeldt M, ed. Handbuch der Sprachtherapie. Bd 5: Störungen der Redefähigkeit. Berlin: Edition Marhold; 1992.

Johannsen HS, Schulze H, eds. Praxis der Beratung und Therapie bei kindlichem Stottern. Ulm: Phoniatrische Ambulanz der Universität Ulm; 1993.

Johannsen HS, Springer L, eds. für DGPP und DBL. Stottern. Tagungsbericht, Münster 1993. Ulm: Phoniatrische Ambulanz der Universität Ulm; 1993.

Johannsen HS. Der Einfluss von Alter, Geschlecht, Symptomatologie, Heredität und Händigkeit auf den Verlauf des Stotterns im Kindesalter. Sprache Stimme Gehör. 2001;25:14–9.

Marcus A, Schmidt MH. Möglichkeiten medikamentöser Mitbehandlung des Stotterns im Kindes- und Jugendalter. Z Kinder-Jugendpsychiat. 1995; 23: 182–94.

Van Riper C. The nature of stuttering. Englewood Cliffs: Prentice Hall; 1971.

Van Riper C. The nature of stuttering. 2 nd ed. Englewood Cliffs: Prentice Hall; 1982.

Van Riper C. The treatment of stuttering. Englewood Cliffs: Prentice Hall; 1973. In deutscher Übersetzung von Starke A. Die Behandlung des Stotterns. Solingen: Bundesvereinigung Stotterer-Selbsthilfe e. V.; 1986.

Rommel D. Die Bedeutung der Sprache für den Verlauf des Stotterns im Kindesalter. Sprache Stimme Gehör. 2001;25:25–33.

Rothenberger A, Johannsen HS, Schulze H, Amorosa H, Rommel D. Use of tiapride on stuttering in children and adolescents. Percept Motor Skills. 1994;79:1163–70.

Rothenberger A, Hüther G. Die Bedeutung von psychosozialem Stress im Kindesalter auf die strukturelle und funktionelle Hirnreifung: Neuropsychologische Grundlagen der Entwicklungspsychopathologie. Prax Kinderpsychol Kinderpsychiat. 1997;46:623–44.

Schulze H, Johannsen HS. Stottern bei Kindern im Vorschulalter. Theorie, Diagnostik, Therapie. Ulm: Phoniatrische Ambulanz der Universität Ulm; 1986.

Schulze H. Stottern und Interaktion. Vergleichende Untersuchung der verbalen Interaktionsstile von Eltern und ihren stotternden Kindern. Ulm: Phoniatrische Ambulanz der Universität Ulm, 1989.

Schulze H, Johannsen HS. Importance of parent-child interaction in the genesis of stuttering. Folia phoniat. 1991;43:133–43.

Prüfungsfragen

1. Durch welche sprachlichen Symptome äußert sich ein Stottern?
2. Was versteht man unter „Sekundärsymptomen des Stotterns“?
3. Nennen Sie Dispositionen, die die Entwicklung eines Stotterns begünstigen.
4. Was versteht man unter „auslösenden Faktoren des Stotterns“? Nennen Sie deren Hauptgruppen.
5. Nennen Sie Kriterien, die Ihnen bei der Differenzialdiagnose „Entwicklungsstottern oder chronisches Stottern“ helfen.
6. Man unterscheidet in der Therapie stotternder Kinder zwischen direkten und indirekten Therapieansätzen. Erklären Sie den Unterschied, und stellen Sie einzelne therapeutische Möglichkeiten in beiden Ansätzen dar.
7. Welche anderen Subgruppen müssen Sie bei stotternden Jugendlichen vom eigentlichen Stottern abgrenzen?
8. Welche direkte Stottertherapie ist bei sehr jungen Kindern nicht, wohl aber bei älteren Kindern und bei Jugendlichen möglich? Warum?
9. Nennen Sie Aufgaben eines zu jeder Stottertherapie gehörenden Transferprogramms.
10. Welchen Platz nimmt die medikamentöse Therapie des Stotterns in einem Gesamttherapiekonzept ein?

30 Stereotypien

C. Fleischhaker, E. Schulz und H. Remschmidt

Fallvignette

Yvonne war fünf Jahre, als sie aufgrund einer multiplen Symptomatik mit Entwicklungsretardierung, hyperaktivem, ungesteuertem Verhalten sowie verschiedenen Stereotypien in unserer Poliklinik vorgestellt wurde. Zur weiteren differenzialdiagnostischen Abklärung und Einleitung einer adäquaten Therapie wurde eine tagesklinische Behandlung empfohlen.

Aus der Vorgeschichte ist eine Frühgeburt in der 27. SSW, GG 900 g, GL 35 cm, KU 23 cm erwähnenswert. Laut Untersuchungsheft: Atemnotsyndrom 3. Grades, Pneumonie, offener Ductus arteriosus Botalli, APGAR 2. Yvonne habe ca. sechs Wochen im Inkubator gelegen. Mit knapp drei Monaten sei sie mit einem Entlassungsgewicht von 2150 g nach Hause gekommen.

Bis zum Kindergarten war eine weitgehend unauffällige frühkindliche Entwicklung bis auf leichte motorische Entwicklungsverzögerungen zu beobachten.

Yvonne habe den Kindergarten vom dritten Lebensjahr an bis kurz vor die erste tagesklinische Aufnahme besucht, sie sei nie gerne in den Kindergarten gegangen. Im Kindergarten sei sie dadurch auffällig gewesen, dass sie sich von Gruppenaktivitäten ferngehalten und mit anderen Kindern nicht gespielt habe. Weiterhin sei sie vom Verhalten her hypermotorisch unruhig gewesen, habe sich nicht konzentrieren können, sei oft jähzornig und bockig gewesen und habe zunehmende motorische Stereotypien gezeigt (Händeklatschen, Schaukeln des Körpers, Belecken von Gegenständen).

Die körperlich-neurologische Untersuchung ergab bis auf unterschiedliche grob- und feinmotorische Auffälligkeiten im Bereich der Koordination und im Gleichgewicht einen unauffälligen Befund. Weiterhin waren eine auffällige Sprache mit Dysgrammatismus, Perseverationen und multiple Dyslalie, herabgesetzte seitengleiche grobe Kraft und Dyspraxie zu beobachten.

Das **EEG** zeigte auch unter Berücksichtigung der Ableitebedingungen (vorwiegend offene Augen, unruhiges Kind) leicht allgemeinveränderte Grundaktivität, hypersynchrone Aktivität biokzipital. Das EEG ist pathologisch, es weist auf diffuse Hirnfunktionsstörungen und erhöhte Anfallsbereitschaft hin.

Die **psychologische Untersuchung** der Patientin erwies sich als ausgesprochen schwierig, da sie nur in begrenztem Ausmaß zur Kooperation bereit und fähig war. In einer Reihe von Sitzungen konnten dennoch auch ausführlichere Verfahren und Testbatterien (z. B. K-ABC) eingesetzt werden. Mit z. T. recht heterogenen Leistungen erreicht die Patientin insgesamt nur weit unterdurchschnittliche Werte. Die Ergebnisse sind als intellektuelle Minderleistungen im Grenzbereich zwischen Lernbehinderung und geistiger Behinderung einzustufen. Des Weiteren lässt der hochauffällige Befund in einem Formreproduktionstest (GFT) auf eine ausgeprägte Störung der visuomotorischen Koordinationsfähigkeit schließen.

Aufgrund der vorliegenden Befunde kamen wir zur folgenden diagnostischen Einschätzung: Intellektuelle Minderbegabung im Grenzbereich zwischen einer Lernbehinderung und einer geistigen Behinderung mit multiplen Entwicklungsrückständen in den lebenspraktischen, sprachlichen und motorischen Bereichen, die teilweise über das Ausmaß der intellektuellen Minderbegabung in Kombination mit einer stereotypen Bewegungsstörung hinausgehen.

Im hochstrukturierten therapeutisch-pädagogischen Setting in der Tagesklinik trat bei Yvonne zunächst eine deutliche Symptomverbesserung ein. In alltäglichen Standardsituationen, die ihr vertraut waren, erschien sie ruhiger, geordneter, konnte ausdauernder spielen und erweiterte ihre ursprünglich sehr eingegrenzten Interessen. Die motorischen Stereotypien traten im Rahmen einer verhaltenstherapeutischen Behandlung zunehmend in den Hintergrund:

Yvonne verhielt sich in der besuchten Vorschulklasse zunehmend weniger aggressiv, zeigte aber beim Erwerb der notwendigen Kulturtechniken aufgrund ihrer deutlichen feinmotorischen Entwicklungsrückstände weiterhin große Probleme. Bis zum neunten Lebensjahr konnte Yvonne recht gut lesen, jedoch kaum schreiben. Das Rechnen im Zahlenraum von 1–10 war relativ gut.

Im Anschluss an die tagesklinische Behandlung konnte das Erreichte in einer heilpädagogischen Tagesgruppe mit interner Beschulung weitergeführt werden.

Definition und Klassifikation

Als Stereotypien werden *repetitive, relativ gleichförmige Bewegungen* von Kopf, Körper und Händen bezeichnet. Stereotypien betreffen dabei meist eine „gesamte Körperregion" im Sinne einer integrierten, zweckfreien und offensichtlich willensgestörten Bewegung (Steinhausen 1999). In der multiaxialen Klassifikation für psychische Störungen des Kindes- und Jugendalters (Remschmidt et al. 2001) werden sie als „stereotype Bewegungsstörung" (F 98.4) nach der ICD-10 klassifiziert. Es handelt sich um willkürliche, wiederholte, stereotype, nicht funktionale und oft rhythmische Bewegungen, die nicht Teil einer erkennbaren psychiatrischen oder neurologischen Krankheit sind. Typische Stereotypien umfassen Körperschaukeln, Kopfschaukeln, Haarezupfen, Haaredrehen, Fingerschnipsen und Händeklatschen. Stereotypien können auch die Qualität von Selbstverletzungen haben. Stereotype Selbstbeschädigungen sind z. B. wiederholtes Kopfanschlagen, Ins-Gesicht-Schlagen, In-die-Augen-Bohren und Beißen in Hände, Lippen oder andere Körperpartien. Von der stereotypen Bewegungsstörung werden „sonstige näher bezeichnete Verhaltens- und emotionale Störungen mit Beginn in der Kindheit und Jugend" (F 98.8) abgegrenzt. Hierbei handelt es sich unter anderem um Nägelkauen, Nasebohren, Daumenlutschen und exzessive Masturbation.

Ausgeprägte Stereotypien finden sich auch bei der „überaktiven Störung mit Intelligenzminderung und Bewegungsstereotypien" (F 84.4). Es handelt sich um eine Störung von unsicherer nosologischer Validität. Das Störungsbild beschreibt eine Gruppe von Kindern mit schwerer Intelligenzminderung (IQ unter 50), mit erheblicher motorischer Unruhe, Aufmerksamkeitsstörungen und häufig multiplen stereotypen Verhaltensweisen. Das Syndrom wird meist von einer Vielzahl von umschriebenen oder globalen Entwicklungsverzögerungen begleitet. Dabei ist bislang nicht bekannt, in welchem Umfang das Verhaltensmuster dem niedrigen IQ oder einer organischen Hirnschädigung zuzuschreiben ist (Remschmidt u. Schmidt 1994).

Erscheinungsbild

Häufigkeit und Erscheinungsbild von Stereotypien wurden von uns anhand einer klinischen Inanspruchnahmepopulation von Kindern und Jugendlichen mit tiefgreifenden Entwicklungsstörungen näher analysiert. In der Klinik für Psychiatrie und Psychotherapie des Kindes- und Jugendalters der Universität Marburg wurden im Zeitraum von 1992–1997 insgesamt 203 Patienten mit einer tiefgreifenden Entwicklungsstörung untersucht und behandelt. Wir sahen von diesen Kindern und Jugendlichen 144 in der Poliklinik, 48 auf den Stationen und elf in der Tagesklinik. Erwartungsgemäß zeigte sich ein deutliches Überwiegen des männlichen Geschlechts (männlich n = 157, weiblich n = 46). Die Altersspanne der Patienten erstreckte sich vom zweiten bis zum 23. Lebensjahr. Die Klassifikation der tiefgreifenden Entwicklungsstörungen nach ICD-10 zeigte ein Überwiegen der Diagnosen „frühkindlicher Autismus" und „atypischer Autismus" bei 62 bzw. 55 Patienten, gefolgt vom Asperger-Syndrom (n = 53) und der hyperkinetischen Störung mit Intelligenzminderung und Bewegungsstereotypien (n = 24) und andere tiefgreifende Entwicklungsstörungen (n = 9). In der Gesamtgruppe der tiefgreifenden Entwicklungsstörungen zeigten sich zum Zeitpunkt der Vorstellung in mehr als zwei Dritteln der Fälle Stereotypien (Abb. 30.**1**).

Verschiedene *stereotypen Verhaltensweisen* bei tiefgreifenden Entwicklungsstörungen sind:
- Körperschaukeln,
- Kopfschaukeln,
- Händeklatschen,
- repetitive Beschäftigung mit bestimmten Dingen (z. B. Knöpfen, Körperteilen, Wasser etc.),
- verbale Stereotypien (z. B. bedeutungslose Wort- und Satzwiederholungen),
- stereotypes Spielen (z. B. Blecken, Schütteln, Beschlagen und Befingern von Objekten).

Zwischen den Subdiagnosen der tiefgreifenden Entwicklungsstörungen ergeben sich in der Häufigkeit und der Schwere des Auftretens dieser Symptome deutliche Unterschiede (Abb. 30.**2**).

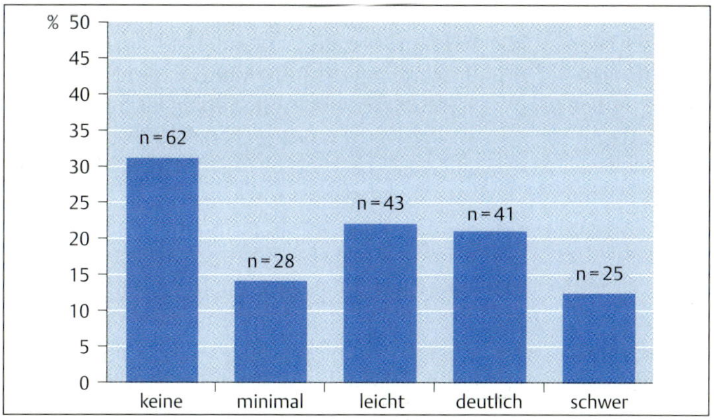

Abb. 30.**1** Häufigkeit und Schweregrad von Stereotypien bei tiefgreifenden Entwicklungsstörungen (n = 203, fehlende Werte n = 4).

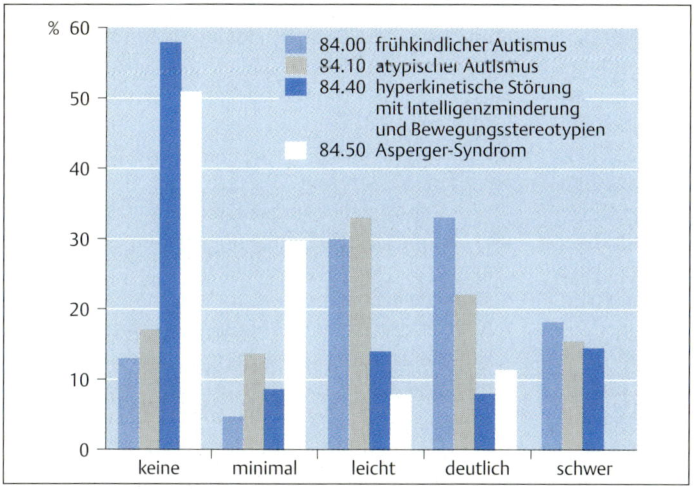

Abb. 30.**2** Psychomotorische Symptome und Subdiagnosen der tiefgreifenden Entwicklungsstörungen (n = 203).

Stereotypien zeigen sich besonders ausgeprägt beim frühkindlichen Autismus, etwas seltener mit 33% bei der hyperkinetischen Störung mit Intelligenzminderung und Bewegungsstereotypien. Hingegen kommen ausgeprägte Stereotypien ausgesprochen selten beim Asperger-Syndrom vor (Tab. 30.**1**).

Prävalenz und Verlauf

Im Säuglings- und frühen Kindesalter sind motorische Stereotypien relativ häufig. Die Angaben schwanken zwischen 15% und 20% (Remschmidt 1992). Nach dem dritten Lebensjahr sind stereotype Bewegungen bei gesunden Kindern relativ

Tabelle 30.**1** Häufigkeit des Auftretens von Stereotypien, Kopfwerfen und Wiegen bei unterschiedlichen tiefgreifenden Entwicklungsstörungen

	Diagnose (ICD-10)	keine (%)	gering (%)	ausgeprägt (%)
84.0	frühkindlicher Autismus	44,4	11,1	44,4
84.1	atypischer Autismus	40,0	45,0	15,0
84.4	hyperkinetische Störung mit Intelligenzminderung und Bewegungsstereotypien	0,0	66,6	33,3
84.5	Asperger-Syndrom	64,0	32,0	4,0
84.8	andere	100,0	0,0	0,0

selten. *Jaktationen* – stereotype, rhythmische Bewegungen, die hauptsächlich vor dem Einschlafen oder im Zustand des Alleinseins auftreten – können als Sonderform der Stereotypien angesehen werden und finden sich bei ca. 3–4% der 10–11-jährigen Kinder. In klinischen Inanspruchnahmepopulationen findet sich bei Kindern sogar eine Häufung von bis zu 20% (Remschmidt 1992). Auch hierbei sind Jungen etwa doppelt so häufig betroffen wie Mädchen. Unter Heimkindern und Kindern, die stark emotional vernachlässigt sind, treten Jaktationen häufiger auf. Sie sind aber keineswegs immer Hinweise auf Deprivation, Vernachlässigung oder mangelnde Zuwendung. Die Störung kann sich vielmehr als stabile Gewohnheitsbildung bis in die Adoleszenz und in das Erwachsenenalter fortsetzen (Remschmidt 1992).

Es gibt *kein typisches Alter* für den Erkrankungsbeginn der stereotypen Bewegungsstörungen. Teilweise geht dem Beginn jedoch ein *einschneidendes Lebensereignis* voraus. Bei Kindern mit tiefgreifender Entwicklungsstörung, die keinen Sprachgebrauch erworben haben, können stereotype Bewegungsstörungen durch schmerzhafte Erkrankungen ausgelöst werden wie z. B. durch eine schmerzhafte Mittelohrinfektion, die dann zu einem Schlagen des Kopfes gegen harte Gegenstände führen kann. Stereotype Bewegungsstörungen können über viele Jahre persistieren, wobei die Symptomatik und der Schweregrad der stereotypen Bewegungsstörungen häufig einen fluktuierenden Verlauf nimmt.

Differenzialdiagnostik und Komorbidität

Wie bereits oben gezeigt wurde, handelt es sich bei Stereotypien um Verhaltensweisen, die häufig mit einem *komplexeren Störungsbild* im Rahmen verschiedenster Erkrankungen vergesellschaftet sind. Dabei treten stereotype Bewegungsstörungen am häufigsten in Verbindung mit Intelligenzminderungen auf. Das Bohren in den Augen ist besonders bei Kindern mit visueller Behinderung häufig. Differenzialdiagnostisch abzugrenzen sind stereotype Bewegungen und Jaktationen von Zwangsstörungen, extrapyramidalen Bewegungsstörungen und motorischen Automatismen im Rahmen einer psychomotorischen Epilepsie (Remschmidt 1992). Ticstörungen, Trichotillomanie und Bewegungsstörungen körperlichen Ursprungs müssen von den stereotypen Bewegungsstörungen abgegrenzt werden. Stereotype Verhaltensweisen können auch im Rahmen von Kokain- und Amphetaminintoxikationen auftreten (Mann u. Günther 1999).

Stereotypien finden sich ebenfalls bei der *organischen katatonen Störung* (Förstl 1999). Sie ist Teil einer Vielzahl von anderen organisch bedingten psychischen Störungen als Folge einer Schädigung oder Funktionsstörung des Gehirns oder einer körperlichen Erkrankung. Die Differenzialdiagnose einer schizophrenen Katatonie kann dabei in der Praxis erhebliche Schwierigkeiten bereiten. Eine katatone Symptomatik findet sich bei etwa 7% der an einer Schizophrenie erkrankten Patienten (Fleischhaker et al. 2005, WHO 1973). Am typischsten sind hierbei Manierismen, Stereotypien, Negativismus, Katalepsie und Grimassieren (Olbrich et al. 1999). Bei den Stereotypien im Rahmen der katatonen Symptomatik finden sich Haltungsstereotypien (Verharren in bestimmten Haltungen über lange Zeit) neben Bewegungs- und Sprachstereotypien (fortgesetztes, leeres und zielloses Wiederholen von Bewegungsabläufen, Sätzen und Wörtern oder Silben). *Stereotype Selbstbeschädigungen* können nach Favazza und Rosenthal (1993) folgendermaßen differenzialdiagnostisch weiter abgeklärt werden:

- *Major Self-Mutilation:* Eher seltene Handlungen mit jedoch schwerer Selbstbeschädigung und Verstümmelung in Form von Enukleation, Amputation und Kastration. Eine seltene Form des selbstverletzenden Verhaltens, die jedoch häufiger bei Patienten mit Psychosen oder Drogenintoxikationen angetroffen wird.
- *Stereotypic Self-Mutilation:* Ritualisiertes, stereotypes Verhaltensmuster ohne erkennbare symbolische Bedeutung. Häufig im Rahmen von geistiger Behinderung.
- *Superficial or Moderate Self-Mutilation:* Sich-Schneiden, -Ritzen etc. mit eher sporadischem Auftreten und nicht selten demonstrativem Charakter. Es handelt sich bei Jugendlichen um die häufigste Form des selbstverletzenden Verhaltens und findet sich gehäuft bei Störungen des Sozialverhaltens, instabilen Persönlichkeitsstörungen vom Borderline-Typ, neurotischen Störungen und Essstörungen.

Genese

Stereotypien können als *multikausal bedingtes Störungsbild* angesehen werden und treten entsprechend mit einer Vielzahl von möglichen Verursachungsfaktoren in Erscheinung. Wie bereits dargestellt, bilden Stereotypien häufig einen wesentlichen Anteil am Verhaltensrepertoire von autistischen und/oder schwer kognitiv beeinträchtigten Kindern und Jugendlichen (Schulz 1995).

Die Art von Stereotypien ist in deutlicher Abhängigkeit vom kognitiven Entwicklungsstand zu sehen. So konnte in Langzeitbeobachtungen gezeigt werden, dass bei autistischen Kindern wiederholtes einfaches Hantieren an Gegenständen parallel zur kognitiven Entwicklung in komplexe stereotype Handlungen übergehen kann, wobei die Handlung an sich durchaus angemessen erscheint, aber ausgesprochen repetitiv betrieben wird. Die Hypothesen zur Genese von Stereotypien lassen sich in *vier Gruppen* einteilen (Remschmidt 1992):

- Stereotypien als direkte Folge einer *neurologischen Störung*,
- Stereotypien als Ergebnis einer *Unterstimulation*,
- Stereotypien als Folge einer *Überstimulation*,
- Stereotypien als operante Verhaltensweisen, die den Organismus durch interne Stimulation (*Selbststimulation*) belohnen.

Aufgrund des unterschiedlichen Bedingungszusammenhanges bei der Genese und Aufrechterhaltung von stereotypen Handlungen wird eine *Verhaltensanalyse* in folgender Reihenfolge empfohlen (Carr 1977, Klicpera et al. 1999):

Ausschluss von organischen Erkrankungen, die die Stereotypien bzw. ihre Intensität beeinflussen wie Mittelohrentzündungen, Zahnwurzelabszesse etc.

Nach Ausschluss dieser Erkrankung ist zu eruieren, ob die Stereotypien überwiegend dann auftreten, wenn die Kinder besonders beachtet werden wollen oder ob sie besonders häufig in der Gegenwart bestimmter Personen auftreten. Dies würde in der Interpretation nahe legen, dass die Stereotypien in diesem Fall einer sozialen Verstärkung unterliegen.

Im Weiteren ist darauf zu achten, ob durch das Auftreten der Stereotypien Anforderungen oder andere Tätigkeiten, die den Kindern unangenehm sind, vermieden werden können (im Sinne einer negativen Verstärkung von Stereotypien).

Darüber hinaus wurde in den letzten Jahren der soziale bzw. kommunikative Charakter von Stereotypien stärker beachtet. Dies bedeutet, dass Stereotypien auch die Funktion einer Mitteilung haben können wie z. B., dass ein Anliegen des Kindes nicht berücksichtigt wurde, wobei dem Kind keine andere und angemessenere Form der Mitteilung an seine Umwelt zur Verfügung steht.

Weiterhin bleibt zu prüfen, ob die Stereotypien hauptsächlich die Funktion einer Selbststimulation haben.

Speziell stereotypes selbstverletzendes Verhalten zeigt dabei auch Beziehungen zu Verhaltensweisen, wie sie im Rahmen von Suchtverhalten anzutreffen sind (Fleischhaker et al. 2006 a,b, Schulz 1998). Dieser Zusammenhang stützt sich auf die folgenden Befunde:

- Selbstverletzendes Verhalten zeigt eine ausgeprägte *Wiederholungstendenz*. Dies wird damit in Verbindung gebracht, dass die durch eine Autoaggression bedingte Stimulation zu einer verstärkten Ausschüttung von köpereigenen Opiaten führt und diese wiederum als positive Verstärker wirken und somit das selbstverletzende Verhalten aufrecht erhalten (Herman et al. 1989).
- Selbstverletzendes Verhalten führt zu einer *Angst- und Spannungsreduktion* bei den betroffenen Patienten (Haines et al. 1995, Van Moffaert 1990).
- Die Unterbrechung des selbstschädigenden Verhaltens durch Zwangsmaßnahmen kann zu einer Art regelrechter *„Entzugssymptomatik"* führen, die sich in Form von Angst, Agitation oder sogar Halluzinationen äußern kann (Favazza 1992).
- Innerhalb gewisser Subgruppen von Patienten mit selbstverletzendem Verhalten können die Autoaggressionen *durch Opiat-Antagonisten* wie Naloxon und Naltrexon reduziert werden (Winchel u. Stanley 1991).

Therapieansätze

Stereotype Bewegungsstörungen werden i. d. R. im Rahmen eines *multimodalen Therapieprogrammes* behandelt, welches sich am Schweregrad der Symptomatik, an bedingenden und aufrecht erhaltenden Faktoren für das Verhalten sowie an den aus der Verhaltensanalyse abgeleiteten Implikationen orientiert. Hierbei gilt es zunächst auf der Verhaltensebene zu unterscheiden, ob die Stereotypien durch *äußere Einflüsse* (extrinsische Motivation) und Gegebenheiten aufrecht erhalten werden, beispielsweise durch Zuwendung im Falle des Auftretens der Symptomatik oder wenn die Stereotypien zur Vermeidung von angstauslösenden und überfordernden Situationen führt.

Weiter gilt es zu prüfen, ob die Symptomatik durch *intrinsische Faktoren* aufrecht erhalten wird, wobei in diesen Fällen oft die Selbststimulation überwiegt und Umgebungs- und Verstärkungsbedingungen ohne größeren Einfluss sein können. Bei Kindern- und Jugendlichen mit ausgeprägten Stereotypien und stereotypem selbstverletzendem Verhalten im Rahmen von geistiger Behinderung, einem autistischen Syndrom oder speziellen Stoffwechselerkrankungen (z. B. Lesch-Nyhan-Syndrom) überwiegen häufig intrinsische Faktoren, weswegen in Abhängigkeit vom Schweregrad der Symptomatik auch eine medikamentöse Behandlung mit in den Therapieplan integriert werden sollte. Eine in Einzelfällen nachgewiesene Wirksamkeit bei ausgeprägten Stereotypien im Rahmen von tiefgreifenden Entwicklungsstörungen zeigt sich bei Gabe von Dopaminantagonisten wie Haloperidol, Pimozid, bei atypischen Neuroleptika wie Risperidon und Olanzapin und bei Serotonin-spezifischen Wiederaufnahmehemmern (SSRI) (Werry u. Aman 1999).

Der wirkungsvollen Behandlung des stereotypen selbstverletzenden Verhaltens kommt unabhängig von der zugrunde liegenden psychiatrischen Erkrankung in zweierlei Hinsicht eine große Bedeutung zu: Zum einen geht es um die Abwehr einer Gefährdung und bleibenden gesundheitlichen Beeinträchtigung durch die Selbstbeschädigung und zum anderen kann durch den Abbau des selbstverletzenden Verhaltens in vielen Fällen eine Verbesserung der Integration, sozialen Interaktion und spezifischer Fördermöglichkeiten erreicht werden (Moll u. Schmidt 1991).

Die folgende Übersicht fasst einige der *verhaltenstherapeutischen Interventionen* im Rahmen der Behandlung von schweren Formen der stereotypen Bewegungsstörung und der stereotypen Selbstbeschädigung zusammen.

- Verhaltensanalyse als Grundlage der Therapieplanung,
- Aufbau alternativer Verhaltensweisen,
- kognitive Therapieansätze,
- Entzug von Zuwendung,
- Time-out,
- Korrekturverfahren,
- kontingente Fixierung.

Aufbau alternativer Verhaltensweisen: Es wird versucht, an die Stelle des selbstverletzenden Verhaltens ein anderes Verhalten zu setzen. (Ein Kind mit einem autistischen Syndrom lernt dabei beispielsweise statt in sein Gesicht auf ein Kissen zu schlagen, das ihm der Therapeut entgegenhält. Das Kind lernt schließlich, dieses Kissen selbstständig mit sich zu führen.)

Entzug von Zuwendung und „Bestrafung“: Kann im Rahmen von Kontingenzmanagements eingesetzt werden. Es handelt sich um die Einführung eines aversiven Reizes oder um die Entfernung eines positiven Reizes. Steinhausen und von Aster (1999) weisen darauf hin, dass diese Methode zwar kurzfristig sehr effektiv sein kann, i. d. R. aber nur zu einer kurzfristigen Verhaltensunterdrückung statt zu stabilen Verhaltensänderungen führt.

Time-out: Der Patient wird als Konsequenz für die Selbstbeschädigung in einen reizarmen, aber nicht angstauslösenden Raum verbracht. Dieses Vorgehen erscheint sinnvoll, wenn das selbstverletzende Verhalten im Kontext einer sozialen Verstärkung steht (extrinsische Motivation). Bei schwerer Form des selbstverletzenden Verhaltens ist es jedoch oft gar nicht möglich und auch nicht vertretbar, den Patienten alleine zu lassen.

Korrekturverfahren: Hierbei wird versucht, das selbstverletzende Verhalten durch das Einüben von Wiederherstellungshandlungen (z. B. Reinigen des blutverschmierten Fußbodens, der Kleidung etc.) zu vermindern.

Kontingente Fixierung: Die Fixierung erfolgt unmittelbar im Zusammenhang mit dem selbstverletzenden Verhalten und soll nur kurzfristig anhalten.

Kognitive Therapieansätze: Gelangen in Kombination mit verhaltenstherapeutischen Techniken bei affektiver Imbalance und impulsiver Störung im Zusammenhang mit selbstverletzenden Verhaltensweisen bei Neurosen, Persönlichkeitsstörungen und Essstörungen zur Anwendung (z. B. Selbstinstruktionstraining, Selbstkontrollmethoden). In diesem Rahmen gelangt vor allem auch die Dialektisch-Behaviorale Therapie für Adoleszente (DBT-A) zur Anwendung (Fleischhaker et al. 2006).

Unter den nicht-medikamentösen Behandlungsansätzen hat sich die *Verhaltenstherapie* und hierbei die Kombination aus verschiedenen Verstärkermethoden als wirksam erwiesen (von Aster 1999, Klicpera et al. 1999, Luiselli et al. 1992).

Es erscheint wichtig, in diesem Zusammenhang hervorzuheben, dass bei der institutionellen Betreuung von Kindern und Jugendlichen mit Stereotypien oder stereotyper Selbstbeschädigung auf den Einsatz aversiver Komponenten in der Therapie häufig verzichtet werden kann, wenn eine entsprechende Schulung der Mitarbeiter und eine adäquate personelle Ausstattung vorhanden sind (von Aster 1999,

Moll u. Schmidt 1991). Dies umso mehr, wenn es gelingt, im Rahmen einer differenziellen Pharmakotherapie die Voraussetzungen der verhaltenstherapeutischen Arbeit zu begünstigen und deren Langzeiteffekte zu unterstützen. Der Aufbau alternativer Verhaltensweisen, die Kombination mit Korrekturverfahren, Verstärkerverfahren (*Differential Reinforcement*), die Einführung von Selbstverstärkern sowie spezielle Trainingsprogramme (*Self-Management Treatment Package*; Koegel u. Koegel 1990) gelten als wirkungsvolle, nicht-medikamentöse Behandlungsformen für diese Patientengruppe (u. a. Klicpera et al. 1999). Bei chronifizierten Verläufen der stereotypen Bewegungsstörungen und stereotyper Selbstbeschädigung mit tiefgreifender sozialer Beeinträchtigung können auch längerfristig angelegte rehabilitative Maßnahmen in spezialisierten Heimeinrichtungen notwendig werden.

Zusammenfassung

Unter Stereotypien verstehen wir repetitive, relativ gleichförmige Bewegungen von Kopf, Körper und Händen. Stereotypien betreffen dabei meist eine „gesamte Körperregion" im Sinne einer integrierten zweckfreien und offensichtlich willensgestörten Bewegung, die nicht Teil einer erkennbaren psychiatrischen oder neurologischen Krankheit ist.

Typische Stereotypien umfassen Körperschaukeln, Kopfschaukeln, Haarezupfen, Haaredrehen, Fingerschnipsen und Händeklatschen. Stereotypien können auch die Qualität von Selbstverletzungen haben. Im Säuglings- und frühen Kindesalter sind motorische Stereotypien mit 15–20 % relativ häufig. Nach dem dritten Lebensjahr sind stereotype Bewegungen bei gesunden Kindern relativ selten. Jaktationen – stereotype, rhythmische Bewegungen, die hauptsächlich vor dem Einschlafen oder im Zustand des Alleinseins auftreten – können als Sonderform der Stereotypien angesehen werden und finden sich bei ca. 3–4 % der 10–11-jährigen Kinder. In klinischen Inanspruchnahmepopulationen findet sich bei Kindern sogar eine Häufung von bis zu 20 %. Auch hierbei sind Jungen etwa doppelt so häufig betroffen wie Mädchen. Die Störung kann sich als stabile Gewohnheitsbildung in die Adoleszenz und in das Erwachsenenalter fortsetzen.

Es gibt kein typisches Alter für den Erkrankungsbeginn der stereotypen Bewegungsstörungen. Teilweise geht dem Beginn jedoch ein einschneidendes Lebensereignis voraus. Bei Kindern mit tiefgreifender Entwicklungsstörung, die keinen Sprachgebrauch erworben haben, können stereotype Bewegungsstörungen durch schmerzhafte Erkrankungen ausgelöst werden. Stereotype Bewegungsstörungen können über viele Jahre persistieren, wobei die Symptomatik und der Schweregrad der stereotypen Bewegungsstörungen häufig einen fluktuierenden Verlauf nimmt.

Stereotype Bewegungsstörungen treten am häufigsten in Verbindung mit Intelligenzminderungen auf. Differenzialdiagnostisch sind stereotype Bewegungen und Jaktationen von Zwangsstörungen, Ticstörungen, extrapyramidalen Bewegungsstörungen, motorischen Automatismen im Rahmen einer psychomotorischen Epilepsie und katatone Symptome bei psychotischen Störungen abzugrenzen. Sie sind auch Teil einer Vielzahl von anderen organisch bedingten psychischen Störungen als Folge einer Schädigung oder Funktionsstörung des Gehirns oder einer körperlichen Erkrankung. Stereotypien können als multikausal bedingtes Störungsbild angesehen werden und treten dementsprechend mit einer Vielzahl von möglichen Verursachungsfaktoren in Erscheinung.

Stereotype Bewegungsstörungen werden i. d. R. im Rahmen eines multimodalen Therapieprogramms behandelt, welches sich am Schweregrad der Symptomatik, an bedingenden und aufrecht erhaltenden Faktoren für das Verhalten sowie an den aus der Verhaltensanalyse abgeleiteten Implikationen orientiert. Bei chronifizierten Verläufen der stereotypen Bewegungsstörungen und stereotyper Selbstbeschädigung mit tiefgreifender sozialer Beeinträchtigung können auch längerfristig angelegte rehabilitative Maßnahmen in spezialisierten Heimeinrichtungen notwendig werden.

Literatur

Von Aster M. Geistige Behinderung. In: Steinhausen HC, von Aster M, eds. Verhaltenstherapie und Verhaltensmedizin bei Kindern und Jugendlichen. 2. Aufl. Weinheim: Beltz PVU; 1999.

Carr EG. The motivation of self-injurious behaviour: A review of some hypothesis. Psychological Bulletin. 1977;84:800–16.

Favazza AR. Repetitive self-mutilation. Psychiatric Annals. 1993;22:60–3.

Favazza AR, Rosenthal RJ. Diagnostic issues of self-mutilation. Hospital and Community Psychiatry. 1993;44:134–40.

Fleischhaker C, Schulz E, Tepper K, Martin M, Henninghausen K, Remschmidt H. Long-term course of adolescent schizophrenia. Schizophrenia Bulletin. 2005;31:769–80.

Fleischhaker C, Munz M, Böhme R, Sixt B, Schulz E. Dialektisch-Behaviorale Therapie für Adoleszente (DBT-A). In: Mattejat F, ed. Verhaltenstherapie mit Kindern, Jugendlichen und ihren Familien. München: CIP-Medien; 2006 a:633–48.

Fleischhaker C, Böhme R, Schulz E. Dialektisch-Behaviorale Therapie für Adoleszente (DBT-A). Eine Pilotstudie zur Therapie von Suizidalität, Parasuizidalität und selbstverletzenden Verhaltensweisen bei Patienten mit Symptomen einer Borderline-Störung. Zeitschrift für Kinder- und Jugendpsychiatrie und Psychotherapie. 2006 b;34:15–27.

Förstl H. Organische (und symptomatische) psychische Störungen. In: Berger M, ed. Psychiatrie und Psychotherapie. München: Urban und Schwarzenberg; 1999:334–5.

Haines J, Williams CL, Brain, KL, Wilson GV. The psychophysiology of self-mutilation. Journal of Abnormal Psychology. 1995;104:471–89.

Herman BH, Hammock MK, Egan J, Arthur-Smith A, Chatoor I, Werner A. Role for opioid peptides in self-injurious behavior: Dissociation from autonomic nervous system functioning. Developmental Pharmacology and Therapeutics. 1989;12:81–9.

Herpertz S. Self-injurious behavior. Psychopathological and nosological characteristics in subtypes of self-injures. Acta Psychiatrica Scandinavica. 1995;91:57–68.

Kern L, Koegel, RL, Dyer K, Blew PA, Fenton LR. The effect of physical exercise on self-stimulation and appropriate responding in autistic children. Journal of Autism and Developmental Disorders. 1982;12:399–419.

Klicpera C, Gasteiger-Klicpera B, Innerhofer P. Frühkindlicher Autismus. In: Steinhausen HC, von Aster M, eds. Verhaltenstherapie und Verhaltensmedizin bei Kindern und Jugendlichen. 2. Aufl. Beltz: PVU; 1999.

Koegel RL, Koegel LK. Extended reduction in stereotypic behaviour of students with autism through a self-management treatment package. Journal of Applied Behaviour Analysis. 1990;23:119–27.

Luiselli JK, Matson JL, Singh NN. Self-injurious behavior. Analysis, assessment and treatment. Heidelberg: Springer; 1992.

Mann K, Günther A. Suchterkrankungen. In: Berger M, ed. Psychiatrie und Psychotherapie. München: Urban und Schwarzenberg; 1999:345–403.

Van Moffaert MP. Self-mutilation: Diagnosis and practical treatment. International Journal of Psychiatry in Medicine. 1990;20:373–82.

Moll GH, Schmidt MH. Entwicklungen in der Therapie des frühkindlichen Autismus – Ergebnisse der Therapieforschung. Zeitschrift für Kinder- und Jugendpsychiatrie. 1991;19:182–203.

Olbrich HM, Fritze J, Lanczik MH, Vauth R. Schizophrenien und andere psychotische Störungen. In: Berger M, ed. Psychiatrie und Psychotherapie. München: Urban und Schwarzenberg; 1999:405–81.

Remschmidt H. Psychiatrie der Adoleszenz. Stuttgart: Thieme; 1992.

Remschmidt H, Schmidt M, Poustka F, eds. Multiaxiales Klassifikationsschema für psychische Störungen des Kindes- und Jugendalters nach ICD-10 der WHO. Bern: Huber; 2001.

Schulz E. Selbstverletzendes Verhalten im Rahmen des Autismus. In: Bundesverband Hilfe für das autistische Kind, ed. Autismus und Familie. Bonn: Reha-Verlag; 1995.

Schulz E. Psychotherapie bei selbstverletzendem Verhalten. In: Remschmidt H, ed. Praxis der Psychotherapie mit Kindern und Jugendlichen. Störungsspezifische Behandlungsformen und Qualitätssicherung. Köln: Deutscher Ärzte-Verlag; 1998.

Steinhausen HC. Allgemeine und spezielle Psychopathologie. In: Neuhäuser G, Steinhausen HC, eds. Geistige Behinderung. Grundlagen, klinische Syndrome, Behandlung und Rehabilitation. 2. Aufl. Stuttgart: Kohlhammer; 1999.

Weltgesundheitsorganisation (WHO). Internationale Klassifikation psychischer Störungen (ICD-10). Klinisch-diagnostische Leitlinien. Hrsg. von Dilling H, Mombour W, Schmidt MH. Göttingen: Huber; 1991.

Werry JS, Aman MG. Practitioner's guide to psychoactive drugs for children and adolescents. 2nd ed. New York: Plenum; 1999.

Winchel RM, Stanley M. Self-injurious behavior: A review of the behavior and biology of self-mutilation. American Journal of Psychiatry. 1991;148:306–17.

Prüfungsfragen

1. Was versteht man unter „Stereotypien“?
2. Nennen Sie fünf typische Stereotypien bei Kinder und Jugendlichen.
3. Bei welchen anderen Störungen finden sich besonders häufig auch Stereotypien?
4. Wie häufig sind Stereotypien im Säuglings- und Kleinkindalter?
5. Was versteht man unter „Jaktationen“?
6. Nennen Sie ein typisches Alter für den Erkrankungsbeginn der stereotypen Bewegungsstörungen.
7. Bei welchen organischen Erkrankungen treten Stereotypien auf?
8. Wovon ist die Art der auftretenden Stereotypien abhängig?
9. In welche vier Gruppen lassen sich die Hypothesen zur Genese der Stereotypien einteilen?
10. Nach welchen Kriterien ist eine Verhaltensanalyse bei Stereotypien durchführbar?
11. Beschreiben Sie verschiedene Therapieansätze zur Behandlung von Stereotypien.
12. Welche Psychopharmaka können in Einzelfällen bei ausgeprägten Stereotypien wirksam sein?
13. Nennen Sie verhaltenstherapeutische Maßnahmen zur Behandlung des selbstverletzenden Verhaltens.
14. Was versteht man unter „Time-out“, und wann ist Time-out in der Behandlung von Stereotypien sinnvoll?

IV Spezielle Probleme

31 Posttraumatische Belastungsstörungen

E. Bonekamp

Fallvignette

Laura, ein 10-jähriges Mädchen, wurde von ihren Eltern wegen seit einem halben Jahr bestehenden Einschlafproblemen und Albträumen vorgestellt. Zu Beginn der Bettgehzeit sei Laura so aufgedreht, dass sie viel Zuwendung der Eltern brauche und es oft ein bis zwei Stunden dauere, bis sie zur Ruhe komme. Mehrmals in der Woche erwache Laura wegen Albträumen, in denen sie von Tieren bedroht werde, und wolle im elterlichen Ehebett weiterschlafen. Tagsüber sei sie anklammernd, und es gebe jeden Morgen „Theater", wenn sie zur Schule müsse. Die Lehrer hätten sich bei den Eltern gemeldet, weil die bisher leistungsstarke Schülerin in letzter Zeit im Unterricht oft „träume" und nicht aufpasse.

Erstmals aufgetreten seien die Schlafprobleme einige Wochen nach einem Autounfall der gesamten Familie, bei dem Laura als einzige Person schwere Verletzungen erlitten habe. Sie sei nicht angeschnallt gewesen und beim Aufprall durch die Frontscheibe geschleudert worden. Die Schnittwunden hätten einen Nerven verletzt und Lähmungen im rechten Teil des Gesichts verursacht. Hinzu kämen Narben. Beides empfinde Laura als „hässlich", die Familie sei jedoch froh, dass sie einen „Schutzengel" gehabt habe und am Leben geblieben sei.

Seit dem Unfall spiele Laura mit ihren Puppen und einem Spielauto des Bruders wiederholt Unfälle nach, bei denen sie mit den Puppen schimpfe, weil diese nicht angeschnallt seien und deshalb sterben müssten. Auf Drängen der Eltern sei Laura schon wieder Auto gefahren. Sie hätten jedoch den Weg zu den Großeltern, auf dem sich der Unfall ereignet habe, vermieden.

Der Vater sei der Meinung, „Zeit heilt alle Wunden" und wolle „Gras über die Sache wachsen" lassen. Er fühle sich schuldig, da er den Unfallwagen gesteuert habe. Die Mutter mache sich hauptsächlich Sorgen um das Selbstwertgefühl ihrer Tochter und sehe das auffällige Verhalten Lauras als Trauer über ihre „Entstellungen".

Im Einzelgespräch und im Spiel mit Laura wurde deutlich, dass sie ihre Narben und die Lähmung als Strafe dafür empfinde, dass sie sich nicht angeschnallt habe. Auch denke sie, dass sie jetzt immer aufpassen müsse, dass keinem etwas passiere. Papa habe schließlich nicht aufgepasst und damit „den Unfall gemacht". An den Unfall wolle sie nicht mehr denken, es sei so schrecklich gewesen. Ab und zu, vor allem wenn sie in der Schule aus dem Fenster auf die Bäume des Schulhofes blicke, sehe sie wieder die Bäume vor sich, auf die das Auto zugerast sei, und bekomme Angst.

Einleitung

Die posttraumatische Belastungsstörung (PTBS) kann sich *nach einem traumatischen Erlebnis* wie z.B. einem schweren Autounfall oder einer Vergewaltigung, entwickeln. *Hauptmerkmal* des Störungsbildes ist das ungewollte Wiedererleben des Traumas in Form von Erinnerungen oder Träumen. Hinzu kommt die Vermeidung von Dingen, die Erinnerungen an das Trauma auslösen könnten und eine erhöhte autonome Erregung, die sich beispielsweise in Reizbarkeit oder Schlafproblemen zeigen kann.

Das Konzept der PTBS wurde zunächst für Erwachsene entwickelt und erst später auf Kinder und Jugendliche übertragen. Oppenheim führte 1889 den Begriff *Trauma* (griechisch: Wunde, Verletzung) in die Psychiatrie ein. Eine zunehmende Beachtung fand das Störungsbild nach Zugunglücken Ende des 19. Jahrhunderts und in den beiden

Weltkriegen, dort häufig unter den Bezeichnungen *Shell Shock* (Granatenschock) oder *Kriegsneurose*. Dabei war die Annahme einer organischen Ursache für die Symptome wie z. B. erschütterungsbedingte Verletzungen des zentralen Nervensystems weit verbreitet.

In das Klassifikationsmanual *Diagnostic and Statistical Manual* (DSM) der American Psychiatric Association (APA) wurde die PTBS nach verschiedenen Vorformen 1980 als *Posttraumatic Stress Disorder* (PTSD) aufgenommen.

Zu Beginn der Forschung über die PTBS wurde kontrovers diskutiert, ob Kinder die Bedrohung der psychischen und physischen Unversehrtheit, die ein traumatisches Erlebnis kennzeichnet, in ihrem vollen Ausmaß erfassen und daraufhin Symptome einer PTBS entwickeln können. Mittlerweile besteht Konsens darüber, dass die PTBS auch bei Kindern und Jugendlichen auftritt. Es werden jedoch *Abweichungen* von den Kriterien der PTBS bei Erwachsenen für notwendig gehalten, um auf entwicklungsspezifische Besonderheiten von Kindern, z. B. im Hinblick auf die Gedächtnisentwicklung, einzugehen (Scheeringa et al. 1995).

Störungsbild

Psychosoziale Belastungsfaktoren oder Lebensereignisse spielen bei der Entstehung und Aufrechterhaltung vieler psychischer Störungsbilder eine Rolle. In Vulnerabilitäts-Stress-Modellen wird hierfür ein Zusammenwirken von Anlage (z. B. Vererbung, Geburtskomplikationen etc.) und Belastungsfaktoren (z. B. Scheidung der Eltern, Schulwechsel) angenommen (Ihle et al. 2005).

Anders als bei den meisten Störungsbildern entsteht die PTBS jedoch *ausschließlich* infolge eines Ereignisses ungewöhnlich belastenden Ausmaßes. Damit gehört die PTBS zu den wenigen Störungsbildern, bei denen ein ursächlicher Faktor gleichzeitig ein Diagnosekriterium darstellt. Der Umkehrschluss, dass sich bei allen Personen nach einem Trauma eine PTBS entwickelt, gilt jedoch nicht.

Trauma

Ein Trauma ist „ein belastendes Ereignis oder eine Situation außergewöhnlicher Bedrohung oder katastrophenartigen Ausmaßes (kurz oder lang anhaltend), die bei fast jedem eine tiefe Verstörung hervorrufen würde" (Dilling et al. 2000, S. 169). Für die Einordnung eines Ereignisses als Trauma sind auch die Empfindungen der Person während des Ereignisses wie Furcht, Hilflosigkeit und Entsetzen relevant.

Nach Terr (1991) werden einmalige, zumeist unvorhersehbare Ereignisse als *Typ-I-Traumata* bezeichnet (z. B. Autounfall). Wiederholt auftretende Traumata werden *Typ-II-Traumata* genannt (z. B. jahrelanger sexueller Missbrauch). Auf Typ-I-Traumata folgen eher die klassischen Symptome der PTBS, Typ-II-Traumata führen häufiger zu einem komplexeren Symptombild mit komorbiden Störungen (Landolt 2004).

Eine weitere Unterteilung von Traumata kann danach erfolgen, ob das Ereignis durch Menschen verursacht wurde (z. B. Raubüberfall, Vergewaltigung) oder ob es sich um Natur- oder Technikkatastrophen handelt (z. B. Erdbeben, Flugzeugunglück).

Klassifikation nach ICD-10 und DSM-IV

Eine PTBS wird nach der *Internationalen Klassifikation psychischer Störungen* (ICD-10, Dilling et al. 2000) der Weltgesundheitsorganisation (WHO) unter F 43.1 diagnostiziert, wenn innerhalb eines halben Jahres nach Erleben des Traumas wiederholte Erinnerungen an das Ereignis auftreten, die als belastend und nicht kontrollierbar empfunden werden (Intrusionen, Nachhall-Erinnerungen). Die sich aufdrängenden Erinnerungen erleben die Betroffenen häufig als sehr real, begleitet von sensorischen Empfindungen und intensiven Emotionen (Hier-und-Jetzt-Qualität, Flashback).

Nach den Leitlinien der ICD-10 sind Trauma und Symptome des Wiedererlebens bereits hinreichend für die Diagnose einer PTBS.

Im DSM-IV (APA 1994) und in den Forschungskriterien der ICD-10 (Dilling et al. 2006) werden *weitere Symptome* aus zwei Bereichen für die Diagnosestellung vorausgesetzt: Zum einen die Vermeidung traumabezogener Reize (DSM-IV: oder Symptome emotionaler Taubheit) und zum anderen Symptome einer Übererregung wie Unruhe, Schlafstörungen, Konzentrationsprobleme, Reizbarkeit, Aggressivität und Schreckhaftigkeit (ICD-10: oder die Unfähigkeit, sich an Aspekte des Traumas zu erinnern).

In der ICD-10 wird nicht genauer spezifiziert, wie lange die Symptome mindestens anhalten müssen, um Störungscharakter zu haben; im DSM-IV ist es ein Monat. Die PTBS wird als chronisch bezeichnet, wenn die Symptomatik länger als drei Monate anhält. Ein verzögerter Beginn liegt dann vor, wenn die Symptome über ein halbes Jahr nach dem Trauma erstmalig auftreten, was jedoch eher selten der Fall ist.

Symptomatik bei Kindern

Eine Besonderheit des DSM-IV (APA 1994) ist, dass zusätzlich zu den allgemeinen Symptomen einer PTBS auch Symptome *speziell für Kinder und Jugendliche* benannt werden. Die intensive Furcht in Verbindung mit dem Trauma kann sich bei Kindern auch in Form von agitiertem Verhalten zeigen. Wiedererleben äußert sich bei Kindern häufig in Zeichnungen, Geschichten sowie im wiederholten und wenig lustbetonten Spiel über Aspekte des Traumas, das auch als *posttraumatisches Spiel* bezeichnet wird. Albträume infolge eines Traumas müssen nicht direkt traumabezogen, sondern können auch unspezifischen Inhalts sein. Bei älteren Kindern und Jugendlichen kann eine pessimistische Sicht der Zukunft auftreten, indem sie beispielsweise Zweifel äußern, jemals erwachsen zu werden oder die Schule zu beenden.

Scheeringa (1995) hat alternative Diagnosekriterien für jüngere Kinder vorgeschlagen, die nicht sprachgebunden sind und über Beobachtung erfasst werden können. Die Kriterien sind in Tabelle 31.**1** dargestellt.

Tabelle 31.**1** Kriterien einer posttraumatischen Belastungsstörung bei jüngeren Kindern von Scheeringa (1995), übersetzt von Landolt (2004)

A: Trauma	Traumatisches Ereignis muss vorliegen.
B: Wiedererleben. Mindestens ein Symptom muss vorhanden sein.	1. Posttraumatisches Spiel: Zwanghafte Wiederholung von Themen und Aspekten des Traumas, kein Angstabbau durch das Spiel. Weniger elaboriertes und kreatives Spiel. 2. Nachspielen bestimmter Aspekte des Traumas ohne zwanghaftes Wiederholen und anderen Charakteristika des posttraumatischen Spiels. 3. Wiederholte Erinnerung des traumatischen Ereignisses außerhalb des Spiels, ohne notwendige offensichtliche psychische Belastung. 4. Albträume mit Bezug zum Trauma oder mit zunehmender Frequenz ohne wieder erkennbaren Inhalt. 5. Episoden mit objektiven Anzeichen eines Flashbacks oder von Dissoziation. 6. Psychische Belastung bei der Konfrontation mit Hinweisreizen.
C: Abflachung der Reagibilität. Mindestens ein Symptom muss vorhanden sein.	1. Einengung des Spielverhaltens. 2. Sozialer Rückzug. 3. Eingeschränkte Bandbreite des Affekts. 4. Verlust erworbener Fähigkeiten, insbesondere im Bereich der Sprache und der Sauberkeitserziehung.
D: Erhöhter Arousal. Mindestens ein Symptom muss vorhanden sein.	1. Nächtliche Angstzustände. 2. Einschlafschwierigkeiten. 3. Nächtliches Erwachen (nicht wegen Albträumen oder Angstzuständen). 4. Schlechtere Konzentrationsfähigkeit im Vergleich zu vor dem Trauma. 5. Übertriebene Wachsamkeit (Hypervigilanz). 6. Übertriebene Schreckreaktion.
E: Neue Ängste und Aggression. Mindestens ein Symptom muss vorhanden sein.	1. Neu auftretende Aggression. 2. Neu auftretende Trennungsangst. 3. Angst, alleine auf die Toilette zu gehen. 4. Angst vor der Dunkelheit. 5. Andere Ängste vor Dingen oder Situationen, die offensichtlich traumabezogen sind.
F: Dauer	Das Störungsbild dauert länger als einen Monat.

Komorbidität und Differenzialdiagnostik

Bei der PTBS besteht ein *hohes Risiko* für das Auftreten komorbider Störungen. In einer Studie von Essau et al. (1999) fanden sich bei Jugendlichen mit einer PTBS komorbid vor allem depressive Störungen (41%), somatoforme Störungen (35%) und Störungen durch Substanzkonsum (29%). Das gemeinsame Auftreten mit anderen Störungsbildern, die nach DSM-IV den Angststörungen zugeordnet werden wie spezifische Phobien oder Zwangsstörungen, waren ebenfalls häufig.

Für die Abgrenzung der PTBS von anderen Störungsbildern ist es notwendig, in der Anamnese den *zeitlichen Verlauf* der Symptomatik zu erfragen. Nur Symptome, die im Anschluss an das Trauma auftreten, können durch das Trauma bedingt sein. Abgegrenzt werden muss die PTBS von anderen Störungsbildern, die infolge eines belastenden Ereignisses auftreten wie die Akute Belastungsreaktion, die Anpassungsstörung und die andauernde Persönlichkeitsänderung nach Extrembelastung.

Die *Akute Belastungsreaktion* ist eine Art von Schockzustand direkt im Anschluss an ein Trauma, die sich in einem gemischten, schnell wechselnden Bild von Betäubung, Depression, Angst, Ärger, Verzweiflung, Überaktivität und Rückzug äußert. Im Vordergrund stehen dissoziative Symptome (von lat. dissocio: trennen, scheiden), wie Depersonalisation oder Derealisation (Steil 2004). Unter *Depersonalisation* wird eine veränderte Selbstwahrnehmung verstanden, die mit einem Gefühl von Fremdheit sich selbst gegenüber einhergeht. *Derealisation* bezeichnet ein Gefühl der Unwirklichkeit. Zumeist klingt die Symptomatik nach einigen Stunden ab, spätestens nach 48 Stunden ist die Belastungsreaktion nach ICD-10 jedoch nicht mehr als akut zu bezeichnen. Die Abgrenzung von der PTBS erfolgt also über das Zeitkriterium. Nach einer Akuten Belastungsreaktion kann sich eine PTBS entwickeln.

Die Gruppe der *Anpassungsstörungen* steht ebenso wie die PTBS im Zusammenhang mit einem belastenden Ereignis. Das Ereignis ist jedoch weniger gravierend, der Schwerpunkt liegt eher auf der Lebensveränderung wie z. B. bei Scheidung der Eltern, Umzug oder Schulwechsel. Anpassungsstörungen können mit den unterschiedlichsten Symptomen wie Angst, Depression oder Störung des Sozialverhaltens einhergehen, die jedoch mit Ausnahme der längeren depressiven Reaktion innerhalb eines halben Jahres abklingen oder anderweitig klassifiziert werden müssen.

Tritt nach einem Trauma eine anhaltende Änderung der Persönlichkeit mit unflexiblem und unangepasstem Verhalten auf, wird diese nach ICD-10 unter *andauernde Persönlichkeitsänderung nach Extrembelastung* eingeordnet, die im Kindesalter jedoch gar nicht und im Jugendalter vor dem Hintergrund des Entwicklungspotenzials nur mit Zurückhaltung diagnostiziert werden sollte.

Epidemiologie

In epidemiologischen Studien wurden zumeist die spezifischer formulierten und strengeren Kriterien des DSM-IV verwendet. Für Erwachsene liegt die Schätzung der Prävalenz für die PTBS bei 8% (APA 1994). Zu Jugendlichen und insbesondere zu Kindern gibt es aufgrund der geringeren Studienzahl weniger genaue Schätzungen.

In einer Studie an über tausend deutschen Jugendlichen zwischen zwölf und 17 Jahren betrug die Lebenszeitprävalenz der PTBS bei Mädchen 1,8% und bei Jungen 1,4% (Essau et al. 1999). Die Prävalenz in US-amerikanischen Stichproben von Jugendlichen ist zumeist höher und liegt je nach Studie bei ca. 2–10%. Der Erkrankungsgipfel ist bei ungefähr 16 bis 17 Jahren.

Mädchen und Frauen werden häufiger Opfer einer sexuellen Gewalttat, die ein hohes Risiko für die Entwicklung einer PTBS aufweist. Die höhere Prävalenz der PTBS bei Frauen im Vergleich zu Männern wird hierdurch jedoch nicht vollständig erklärt.

Die Prävalenz für das Erleben eines Traumas bei Jugendlichen lag in der Studie von Essau et al. (1999) bei 22,5%, davon hatten nur 7,3% eine posttraumatische Belastungsstörung entwickelt.

Störungsmodelle

Für die Entstehung der PTBS liegen verschiedene Erklärungsmodelle vor. Aus *psychoanalytischer Sicht* sind die Symptome Folge einer nicht gelungenen Abwehr traumatischer Erlebnisse. Traumakompensatorische Reaktionsmuster können dabei als pathologische Abwehrformen verstanden werden (Korte et al. 2005).

In *neurobiologischen Modellen* werden neuroendokrinologische Veränderungen mit der Symptomatik in Verbindung gebracht. Die Überstimulation stressabhängiger Hormone und Neuromodulatoren während des Traumas können mit Gedächtnisprozessen interferieren und zu Veränderungen in Stressregulationssystemen führen. Neuroanatomische Veränderungen, wie sie bei Erwachsenen beispielsweise im Hippocampusbereich festgestellt wurden, der eine Rolle in Lern- und Gedächtnisleistungen spielt, konnten bei Kindern nicht gefunden werden.

Aus *lerntheoretischer Sicht* verknüpfen sich im Sinne einer Klassischen Konditionierung neutrale Reize während des Traumas mit einem Erleben von Bedrohung und Angst. Infolge lösen die Reize auch ohne Trauma Gefühle der Bedrohung und Angst aus. Ein 16-jähriger Junge, der auf der Schultoilette von Mitschülern schwer verprügelt worden war, empfand noch Monate später beim Rauschen der Toilettenspülung starke Angst. Im Sinne des operanten Konditionierens wirkt die Vermeidung dieser Reize negativ verstärkend, d.h. die Angst nimmt ab oder wird erst gar nicht erlebt. Zusätzlich können sich durch das Trauma grundlegende Überzeugungen und Erwartungen verändern („Man kann Menschen nicht trauen", „Ich werde nie glücklich werden") und dysfunktionale Kognitionen entwickeln („Wenn ich an das Ereignis denke, werde ich verrückt").

Kognitives Modell der posttraumatischen Belastungsstörung

Im Modell von Ehlers und Clark (2000) zur Entstehung der PTBS spielt die kognitive Verarbeitung des Traumas eine zentrale Rolle. Die als unkontrollierbar erlebten Erinnerungen mit dem Gefühl, das Trauma wiederzuerleben, hängen mit einer *ungenügenden Elaboration* des Traumas zusammen („Traumagedächtnis"). Eine mangelhafte Elaboration heißt, dass ein Trauma nicht in seiner Bedeutung verarbeitet und nicht in einen Kontext eingebettet wurde. Dies lässt sich metaphorisch wie folgt veranschaulichen (angelehnt an Ehlers u. Clark 2000): Erinnerungen werden in einer Bibliothek in Form von Büchern in Regale sortiert. Die Erinnerung an das Trauma kann aufgrund der starken Anspannung nicht wie üblich sofort einsortiert werden und liegt in Büchern verstreut auf dem Boden herum. Bei der Suche nach der Erinnerung ist es schwer, sie zu finden (kontrolliertes Abrufen nicht möglich), jedoch stolpert die Person ab und zu über die auf dem Boden liegenden Bücher (ungewollte Erinnerungen).

Mit dem Trauma zusammenhängende Kognitionen und Kontrollstrategien wie z.B. Gedankenunterdrückung, halten die Symptomatik der PTBS aufrecht.

Transaktionales Traumabewältigungsmodell

Landolt (2004) entwickelte ein Modell speziell für Kinder und Jugendliche, das sich an das transaktionale Stressbewältigungsmodell von Lazarus und Folkman (1984) anlehnt und in dem ein Trauma als *außergewöhnliches Stressereignis* betrachtet wird, das die Bewältigungskompetenzen des Kindes überfordert. Die Symptomatik des Kindes wird dabei durch Merkmale des Traumas (z.B. Art, Schwere, Dauer), des Individuums (z.B. Alter, Geschlecht, Persönlichkeit) und des Umfeldes (z.B. Eigenschaften der Eltern, des sozialen Netzwerkes) beeinflusst, die durch Bewertungs- und Bewältigungsprozesse vermittelt und verändert werden. Bewertungsprozesse spielen nach Landolt (2004) eine wichtige Rolle, da die subjektiv empfundene Bedrohlichkeit während des Traumas für die Entwicklung der PTBS wichtiger zu sein scheint als objektive Merkmale des Traumas. Zusätzlich verstärken ungünstige Kausalattributionen, die Schuldgefühle hervorrufen, die Symptomatik („Ich bin selbst schuld, weil ich so unvorsichtig war"). Bei den Bewältigungsstrategien wird ein hohes Ausmaß an vermeidenden Strategien mit einem ungünstigen Verlauf in Verbindung gebracht.

Verlauf

Bei ca. 30–50% der Erwachsenen mit einer PTBS ist von einer *Spontanremission* innerhalb des ersten Jahres nach dem Trauma auszugehen (Ehlers 1999, Boos 2005). Danach ist eine Spontanremission sehr viel seltener, und die Störung verläuft ohne therapeutische Hilfe häufig chronisch. Bei Kindern scheint der *Verlauf* ähnlich zu sein (Yule et al. 2000), obwohl einige Befunde auch für eine sehr viel geringere Spontanremission sprechen (Landolt et al. 2003).

Schutz- und Risikofaktoren

Da nicht alle Kinder und Jugendliche nach einem Trauma eine PTBS entwickeln, stellt sich die Frage nach Schutz- und Risikofaktoren.

Ein Risikofaktor in Bezug auf das *Trauma* ist eine hohe Intensität wie beispielsweise bei einem Erdbeben eine hohe Stärke und eine lange Dauer (Rojas u. Pappagallo 2004). Die Wahrscheinlichkeit, eine PTBS zu entwickeln, ist bei von Menschen verursachten Traumata – insbesondere in Verbindung mit Gewalt – höher als bei Technik- und Naturkatastrophen. Ebenso spielt die Nähe zum Ereignis eine Rolle: je näher am Geschehen, desto höher das Risiko (Rojas u. Pappagallo 2004).

Auf der Seite des *Individuums* gibt es Hinweise darauf, dass internalisierende Störungen, die schon vor dem Trauma bestanden haben, das Risiko für eine PTBS erhöhen. Das weibliche Geschlecht scheint ein weiterer Risikofaktor zu sein, auch wenn nicht in allen Studien mit Kindern und Jugendlichen signifikante Geschlechtsunterschiede gefunden wurden (Essau et al. 1999). Ein hohes Ausmaß an Dissoziation während des Traumas ebenso wie ein hohes Ausmaß an Angst und Hilflosigkeit hängen mit der späteren Symptomatik zusammen (Silva u. Kessler 2004). In Bezug auf das Alter ist weiterhin unklar, ob jüngere Kinder aufgrund ihrer Sensibilität und Hilflosigkeit besonders gefährdet sind oder ob sie aufgrund ihrer eingeschränkten kognitiven Fähigkeiten weniger gefährdet sind als ältere Kinder. Die Befunde sind hier uneinheitlich und deuten auf einen differenziellen Effekt des Alters je nach Art des Traumas hin (bei interpersoneller Gewalt höheres Risiko im jüngeren Alter, bei Erleben einer Naturkatastrophe geringeres Risiko im jüngeren Alter).

Aufseiten des *sozialen Umfeldes* spielen die Eltern eine wichtige Rolle. Das Risiko, eine PTBS zu entwickeln, ist deutlich erhöht, wenn mindestens ein Elternteil selbst Symptome einer PTBS hat (Silva u. Kessler 2004). Auch ein niedriger sozioökonomischer Status scheint einen Risikofaktor darzustellen (Landolt 2004).

Als günstiger Prognosefaktor für den Verlauf gilt Unterstützung im familiären Umfeld, durch professionelle Hilfe oder durch andere Betroffene, die dasselbe Trauma erlebt haben.

Diagnostik

Zur Diagnostik der PTBS ist es ratsam, *von möglichst vielen Personen* Informationen zu erfragen (Kind, Bezugspersonen, Schule etc.). Die Ergänzung subjektiver Angaben durch Informationen, z.B. aus Gerichtsunterlagen, kann sinnvoll sein, um einen möglichst detaillierten Verlauf des Geschehens zu erhalten.

Es wird zwar häufig darauf hingewiesen, dass Bezugspersonen die Symptomatik des Kindes eher unterschätzen (Steil u. Füchsel 2006). Sehr viele Eltern überschätzen jedoch auch die Symptomatik des Kindes im Sinne der Annahme, das Trauma müsse zu negativen Folgen beim Kind geführt haben.

Zusätzlich zur Anamnese können psychodiagnostische Instrumente wie Fragebögen oder strukturierte Interviews eingesetzt werden. Eine Übersicht über deutschsprachige Instrumente gibt Tabelle 31.**2**.

Therapie

Eine Therapie sollte erst dann beginnen, wenn die *Sicherheit* des Patienten gewährleistet und das Umfeld relativ stabil ist. Bei andauernder Bedrohung sollten zunächst Maßnahmen zur Beendigung des Risikos weiterer Traumatisierungen eingeleitet werden. Dies ist beispielsweise dann indiziert, wenn unbeaufsichtigter Kontakt zum Täter besteht.

Abhängig von der Art des Traumas kann zwischen *Gruppen- und Einzeltherapie* entschieden werden. Bei Erleben desselben Traumas (z.B. Schießerei in der Schule, Zugunglück) kann eine Gruppentherapie durch die Solidarisierung und gegenseitige Unterstützung Vorteile bieten. Personen mit unterschiedlichen Traumata laufen in einer Gruppe jedoch Gefahr, durch die Berichte anderer Patienten sekundär traumatisiert oder destabilisiert zu werden.

Für die PTBS ist es besonders wichtig, die *Eltern* mit in die Therapie einzubeziehen, da sich gezeigt hat, dass der Umgang der Eltern mit dem Trauma einen großen Einfluss auf die Symptomatik des Kindes hat.

Mittlerweile gibt es verschiedene Formen der *Traumatherapie für Kinder und Jugendliche*, die angelehnt an die Therapie für Erwachsene zumeist Konfrontationstechniken und kognitive Interventionstechniken beinhalten.

Tabelle 31.2 Deutschsprachige Instrumente zur Diagnostik einer Posttraumatischen Belastungsstörung bei Kindern und Jugendlichen

Name	Autoren	Art	Inhalt	Alter	Gütekriterien	Beurteilung
IBS-KJ: Interviews zu Belastungsstörungen bei Kindern und Jugendlichen (deutsche Übersetzung des CAPS-CA)	Steil u. Füchsel 2006	Strukturiertes Interview: Selbstbericht	Akute (IBS-A-KJ) und posttraumatische (IBS-P-KJ) Belastungsstörung, Kriterien nach DSM-IV, kategoriale und dimensionale Auswertung	7–16 Jahre	Interne Konsistenz IBS-P-KJ: .78–.91, Interrater-Reliabilität Gesamtskala IBS-P-KJ: Cohens's Kappa: .68, gute Validität	sehr gut zur spezifischen Diagnostik einer posttraumatischen Belastungsstörung geeignet, kindgerechte Formulierungen und visuelle Skalen
Kinder-DIPS: Diagnostisches Interview bei psychischen Störungen im Kindes- und Jugendalter	Unnewehr et al. 1995	Strukturiertes Interview: Fremdbericht und Selbstbericht	Modul zur posttraumatischen Belastungsstörung, kategoriale Auswertung nach DSM-IV und ICD-10	6–18 Jahre	keine Gütekriterien zur posttraumatischen Belastungsstörung	erhebt weniger Informationen zur PTBS als die IBS-P-KJ
CPTSD-RI: Child Posttraumatic Stress Disorder Reaction Index	Deutsche Version: Landolt et al. 2003	Fragebogen: Selbstbericht	20 Items, Ermittlung des Schweregrades, keine kategoriale Diagnose	ab 7 Jahre	Interne Konsistenz Gesamtskala .79–.82, keine Angaben zur Validität	einziger deutschsprachiger Fragebogen speziell für Kinder und Jugendliche, keine deutsche Normierung
IES-R: Impact of Events Skala – revidierte Version	Deutsche Übersetzung: Maercker u. Schützwohl 1998	Fragebogen: Selbstbericht	22 Items, Erfassung des Schweregrades von Intrusion, Vermeidung und Übererregung	ab dem Jugendalter	keine Gütekriterien zu Kindern und Jugendlichen	für Erwachsene entwickelt, keine deutsche Normierung für Kinder und Jugendliche

Einen Überblick über Therapieverfahren für Kinder und Jugendliche mit PTBS bieten Landolt und Hensel (2008).

Wirksamkeitsstudien zur Behandlung der PTBS zeigen gute und stabile Effekte für kognitiv-behaviorale Therapien und für EMDR (Van Etten u. Taylor 1998). Für andere Therapieformen stehen Wirksamkeitsnachweise größtenteils noch aus.

Kognitiv-behaviorale Therapien

Die kognitiv-behaviorale Therapie der PTBS ähnelt der Therapie von Angststörungen. Zum Einsatz kommen vor allem Psychoedukation, Entspannungsverfahren, Expositionstechniken, Strategien zur Verringerung des Vermeidungsverhaltens und Verfahren zur Veränderung dysfunktionaler Kognitionen.

Die *Psychoedukation* zu Beginn der Therapie ist wichtig, weil dysfunktionale Bewältigungsstrategien des Patienten wie z. B. Gedankenunterdrückung, zur Verstärkung der Intrusionen führen können. Besonderen Wert sollte der Therapeut auf den Aufbau einer *vertrauensvollen Beziehung* zum Patienten und auf die ausführliche Aufklärung über wirksame Therapieschritte zum Erreichen der Therapieziele legen, um einen Therapieabbruch zu vermeiden, der bei Patienten mit PTBS häufig ist.

Die *Exposition* sollte bei Kindern und Jugendlichen graduiert und nicht massiert erfolgen, da sonst die Gefahr einer Retraumatisierung besteht. Die schrittweise Exposition in sensu erfolgt über das Nacherzählen des traumatischen Ereignisses in der Gegenwartsform, als würde das Trauma gerade stattfinden. Dabei wird der Grad der Belastung langsam erhöht, indem der Therapeut den Patienten durch Fragen zur Erinnerung von Einzelheiten anleitet. Dabei sollte unbedingt auf die Vermeidung von Suggestivfragen geachtet werden. Die Habituation (Gewöhnung bis zum angstfreien Erleben) auf jeder Stufe kann durch Tonbandaufnahmen unterstützt werden, die der Patient zwischen den Sitzungen anhört (Ehlers 1999) sowie durch die Anwendung von Entspannungstechniken. Neben dem Narrativ können auch *gestalterische Techniken* wie z. B. Zeichnungen verwendet werden. Eine schrittweise Exposition in vivo kann in der Konfrontation mit Triggerreizen bestehen, die Angst auslösen. Dies sollte jedoch nur dann erfolgen, wenn dabei die Sicherheit des Patienten gewährleistet ist. Durch die Konfrontation mit den angstauslösenden Reizen verringert sich das Vermeidungsverhalten. Unterstützt werden kann der Abbau des Vermeidungsverhaltens durch Verstärkerpläne.

Dysfunktionale Kognitionen wie eine Übergeneralisierung („Alle Männer sind schlecht") oder Personalisierung („Ich bin selbst schuld, weil ich mitgegangen bin") müssen zunächst identifiziert werden. Zur Veränderung kann der Patient angeleitet werden, die Gedanken zu hinterfragen, ggf. einen Realitätstest durchzuführen und die dysfunktionalen Gedanken durch angemessene Gedanken zu ersetzten.

EMDR

Eye Movement Desensitization and Reprocessing (EMDR) wurde 1989 von Shapiro entwickelt. Ausgangspunkt war die Beobachtung, dass Augenbewegungen eine Entlastung von negativen Gefühlen bewirken können. Kernelemente der für Traumaopfer entwickelten Therapie sind zum einen *Desensitization*, was ähnlich der systematischen Desensibilisierung eine Angstreduktion bewirken soll, und zum anderen *Reprocessing*, das ähnlich einer kognitiven Umstrukturierung zu einer Neubewertung führen soll. Das Vorgehen erfolgt in *acht Stufen* oder *Phasen* (Shapiro 1998, Hensel 2008):

1. Phase: Anamnese und Behandlungsplanung,
2. Phase: Vorbereitung und Stabilisierung (u. a. Imaginationsübung „Sicherer Ort"),
3. Phase: Identifikation von negativen Kognitionen („Ich werde bedroht") und alternativen, entlastenden Kognitionen über das Trauma („Es ist vorbei"),
4. Phase: Desensibilisierungsphase mit Augenbewegungen. Alternativ können taktile oder akustische Signale zur bilateralen Stimulation verwendet werden wie z. B. abwechselnd auf die rechte und linke Hand klopfen, was für jüngere Kinder besser geeignet ist,
5. Phase: Neubewertung des Traumas mittels der in Phase 3 erarbeiteten Alternativgedanken unter Durchführung der Augenbewegungen,
6. Phase: Überprüfung der Körperempfindungen,
7. und 8. Phase: Stabilisierung und Überprüfung der Effekte.

Obwohl EMDR auch bei Kindern und Jugendlichen als effektives Verfahren gilt, dessen Wirksamkeit in kontrollierten Studien überprüft wurde (Hensel 2006), bleiben die Wirkmechanismen unklar. Vermutet wird, dass sich durch die bilaterale Stimulation die Informationsverarbeitung verbessert. Es gibt jedoch Studien, die darauf hinweisen, dass die bilaterale Stimulation nicht spezifisch zum Therapieerfolg beiträgt (Davidson u. Parker 2001), sondern der Therapieeffekt vermutlich durch die Exposition bedingt wird.

Debriefing

Die Methode des *Debriefings* wird zeitnah im Anschluss an das Trauma durchgeführt, um eine schnelle Verarbeitung und Neubewertung zu bewirken. Häufig wird Debriefing unabhängig davon durchgeführt, ob der Patient Symptome zeigt und ist somit ein präventives Verfahren. In der typischen Form wird eine Gruppe traumatisierter Personen innerhalb von einer Woche nach dem Trauma in einer ca. 1–3-stündigen Sitzung durch sieben Stufen geleitet (Emmerik et al. 2002).

Inhalte der Sitzung sind:

- Rekonstruktion des Ereignisses,
- Thematisierung der traumabezogenen Kognitionen und Emotionen,
- Identifizierung von Symptomen,
- Entwicklung eines Erklärungsmodells,
- Informationsvermittlung und ggf. Vermittlung in eine weiterführende Therapie.

„Debriefing" wurde für Erwachsene entwickelt und kann eher für Jugendliche als für Kinder angewandt werden. Die Methode wird kontrovers diskutiert und ist in der Wirksamkeit umstritten (Emmerik et al. 2002).

Psychodynamische Verfahren

Ziel psychodynamischer Verfahren ist die *Integration* der traumatischen Erfahrung in das gegenwärtige Leben. Die Ich-Funktionen sollen gestärkt, die Steuerungsfähigkeit wiedererlangt und die Innenwahrnehmung verbessert werden. Der Weg dahin besteht im dosierten Wiedererleben, das auf eine Elaboration der Konflikte abzielt. Ein Fokus besteht dabei im *natürlichen Selbstheilungsprozess* des Patienten, den der Therapeut unterstützt und fördert. Gesprochenes und Gespieltes können unbewusste Inhalte zum Ausdruck bringen.

Manualisierte Formen der psychodynamischen Therapie liegen beispielsweise für die *Psychodynamisch Imaginative Traumatherapie* (PITT, Appel-Ramb 2008) und für die *Mehrdimensionale Psychodynamische Traumatherapie* (MPTT, Dreiner 2008) vor. Wirksamkeitsstudien für das Kindes- und Jugendalter fehlen.

Pharmakotherapie

Bisher fehlen kontrollierte Studien zur pharmakologischen Behandlung der PTBS bei Kindern und Jugendlichen, so dass nur eingeschränkt Empfehlungen ausgesprochen werden können.

Die rein pharmakologische Behandlung der PTBS ist vermutlich weniger wirksam als die psychotherapeutische Behandlung (Van Etten u. Taylor 1998) und sollte daher eher als *Ergänzung* zur psychotherapeutischen Behandlung in Erwägung gezogen werden. Zum Einsatz kommen vor allem Antidepressiva und Antikonvulsiva, insbesondere bei gleichzeitigem Vorliegen depressiver Symptomatik. Bei einem stark erhöhten Arousal können Beta-Blocker wirksam sein.

Zusammenfassung

Die posttraumatische Belastungsstörung (PTBS) kann infolge eines Traumas auftreten und ist gekennzeichnet durch das ungewollte und belastende Wiedererleben des Traumas in Form von Erinnerungen oder Träumen. Als Traumata werden Ereignisse mit einer außergewöhnlichen Bedrohung oder einem katastrophalen Ausmaß bezeichnet, die nach der Verursachung (Menschen vs. Technik- und Naturkatastrophen) und nach der Häufigkeit (einmalig vs. mehrmalig) unterschieden werden können. Die Symptomatik der PTBS lässt sich in drei Bereiche gliedern:

1. ungewolltes Wiedererleben,
2. Vermeidungsverhalten/emotionale Taubheit,
3. erhöhte autonome Erregung.

Die PTBS tritt auch bei Kindern und Jugendlichen auf, wobei sich die Symptomatik teilweise von Erwachsenen mit einer PTBS unterscheidet wie beispielsweise beim posttraumatischen Spiel. Die Prävalenz der PTBS bei Kindern und Jugendlichen liegt je nach Studie bei ca. 1–10%.

In den Leitlinien der ICD-10 ist das Vorliegen ungewollten Wiedererlebens nach einem Trauma bereits

hinreichend für die Diagnose der PTBS. Die Klassifikation des DSM-IV ist umfassender und genauer, auch Symptome speziell für Kinder werden aufgeführt.
Häufig komorbid zur PTBS treten Angststörungen, depressive Störungen und Störungen durch Substanzkonsum auf. Andere Störungsbilder, die nach belastenden Ereignissen auftreten, sind die Akute Belastungsreaktion, die Gruppe der Anpassungsstörungen und die andauernde Persönlichkeitsänderung nach Extrembelastung.
Aus ätiologischen Modellen abgeleitete Therapieverfahren beinhalten zumeist Formen der Konfrontation und Arten der kognitiven Umstrukturierung. Die kognitiv-behaviorale Therapie und EMDR gelten als wirksame Verfahren in der Behandlung der PTBS bei Kindern und Jugendlichen, wobei die Rolle der bilateralen Stimulation bei EMDR umstritten ist.

Literatur

American Psychiatric Association. The Diagnostic and Statistical Manual of Mental Disorders. 3rd ed. Washington, DC: American Psychiatric Association; 1980.

American Psychiatric Association. The Diagnostic and Statistical Manual of Mental Disorders. 4th ed. Washington, DC: American Psychiatric Association; 1994.

Appel-Ramb C. Psychodynamisch Imaginative Traumatherapie (PITT). In: Landolt MA, Hensel T, eds. Traumatherapie bei Kindern und Jugendlichen. Göttingen: Hogrefe. [2008].

Boos A. Kognitive Verhaltenstherapie nach chronischer Traumatisierung. Ein Therapiemanual. Göttingen: Hogrefe; 2005.

Davidson PR, Parker CH. Eye movement desensitization and reprocessing (EMDR): A meta-analysis. J Consult Clin Psychol. 2001;69:305–16.

Dilling H, Mombour W, Schmidt MH. Internationale Klassifikation psychischer Störungen (ICD-10). Kapitel V (F): Klinisch-diagnostische Leitlinien. Göttingen: Huber; 2000.

Dilling H, Mombour W, Schmitd MH, Schulte-Markwort E. Internationale Klassifikation psychischer Störungen (ICD-10). Kapitel V (F): Diagnostische Kriterien für Forschung und Praxis. Göttingen: Huber; 2006.

Dreiner M. Die Mehrdimensionale Psychodynamische Traumatherapie in der Behandlung von Kindern und Jugendlichen. In: Landolt MA, Hensel T, eds. Traumatherapie bei Kindern und Jugendlichen. Göttingen: Hogrefe. [2008].

Ehlers A. Posttraumatische Belastungsstörungen. Göttingen: Hogrefe; 1999.

Ehlers A, Clark DM. A cognitive model of posttraumatic stress disorder. Behav Res Ther. 2000;38:319–45.

Van Emmerik AAP, Kamphuis JH, Hulsbosch AM, Emmelkamp PMG. Single session debriefing after psychological trauma: A metaanalysis. Lancet North Am Ed. 2002;360:766–71.

Essau CA, Conradt J, Petermann F. Häufigkeit der PTBS bei Jugendlichen: Ergebnisse der Bremer Jugendstudie. Z Kinder Jugendpsychiatr Psychother. 1999;27:37–45.

Van Etten M, Taylor S. Comparative efficacy of treatments for post-traumatic stress disorder: A metaanalysis. Clin Psychol Psychother. 1998;5:126–44.

Hensel T. Effektivität von EMDR bei psychisch traumatisierten Kindern und Jugendlichen. Kindh Entw. 2006;15:107–17.

Hensel T. EMDR (Eye Movement Desensitization and Reprocessing). In: Landolt MA, Hensel T, eds. Traumatherapie bei Kindern und Jugendlichen. Göttingen: Hogrefe. [2008].

Ihle W, Jahnke D, Esser G. Vulnerabilitäts-Stress-Modelle der Entstehung von Angst-, posttraumatischen Belastungs- und depressiven Störungen. In: Resch F, Schulte-Markwort M, eds. Kursbuch für integrative Kinder- und Jugendpsychotherapie. Weinheim: Beltz; 2005.

Korte A, Pfeiffer E, Salbach H. Traumatisierung im Kindes- und Jugendalter. Zur Problematik der Diagnose der posttraumatischen Belastungsstörung (PTBS) im Kontext kinder- und jugendpsychiatrischer Begutachtungen. Praxis Rechtspsychol. 2005;15:28–57.

Landolt MA. Psychotraumatologie des Kindesalters. Göttingen: Hogrefe; 2004.

Landolt MA, Hensel T, eds. Traumatherapie bei Kindern und Jugendlichen. Göttingen: Hogrefe. [2008].

Landolt MA, Vollrath M, Ribi K, Timm K, Sennhauser FH, Gnehm HE. Inzidenz und Verlauf posttraumatischer Belastungsreaktionen nach Verkehrsunfällen im Kindesalter. Kind Entw. 2003;12:184–92.

Lazarus RS, Folkman S. Stress, appraisal, and coping. New York: Springer; 1984.

Maercker A, Schützwohl M. Erfassung von psychischen Belastungsfolgen: Die Impact of Event-Skala – revidierte Version (IES-R). Diagnostica. 1998;44:130–41.

Oppenheim H. Die traumatischen Neurosen nach den in der Nervenklinik der Charité in den letzen 5 Jahren gesammelten Beobachtungen. Berlin: Hirschwald; 1889.

Rojas VM, Pappagallo M. Risk factors for PTSD in children and adolescents. In: Silva RR, ed. Posttraumatic stress disorders in children and adolescents. Handbook. New York: Norton; 2004:38–59.

Scheeringa M, Zeanah CH, Drell MJ, Larrieu JA. Two approaches to the diagnosis of posttraumatic stress disorder in infancy and early childhood. J Am Acad Child Adolesc Psychiatry. 1995;34:191–200.

Shapiro F. Efficacy of the eye movement desensitization procedure in the treatment of traumatic memories. J Trauma Stress. 1989;2:199–223.

Shapiro F. EMDR – Grundlagen und Praxis. Paderborn: Junfermann; 1998.

Silva RR, Kessler L. Resiliency and vulnerability factors in childhood PTSD. In: Silva RR, ed. Posttraumatic stress disorders in children and adolescents. Handbook. New York: Norton; 2004:18–37.

Steil R. Posttraumatische Belastungsstörung. In: Schneider S, ed. Angststörungen bei Kindern und Jugendlichen. Grundlagen und Behandlung. Berlin: Springer; 2004.

Steil R, Füchsel G. IBS-KJ. Interview zu Belastungsstörungen bei Kindern und Jugendlichen. Diagnostik der Akuten und der PTBS. Göttingen: Hogrefe; 2006.

Terr LC. Childhood traumas: An outline and overview. Am J Psychiatry. 1991;148:10–20.

Unnewehr S, Schneider S, Margraf J, eds. Kinder-DIPS. Diagnostisches Interview bei psychischen Störungen im Kindes- und Jugendalter. Berlin: Springer; 1995.

Yule W, Bolton D, Udwin O, Boyle S, O'Ryan D, Nurrish J. The long-term psychological effects of a disaster experienced in adolescence: I. The incidence and course of PTSD. J Child Psychol Psychiatry. 2000;41:503–11.

Prüfungsfragen

1. Was sind die Hauptmerkmale der PTBS?
2. Wie wird die PTBS nach ICD-10 und DSM-IV diagnostiziert?
3. Was wird unter einem „Trauma" verstanden, und welche Arten von Traumata gibt es?
4. Welche Symptome sind bei Kindern mit einer PTBS zu beobachten?
5. Welche Störungsbilder treten bei der PTBS häufig komorbid auf?
6. Welche anderen Störungsbilder können auch infolge von belastenden Ereignissen auftreten, und wie werden sie von der PTBS abgegrenzt?
7. Wie hoch ist die Prävalenz der PTBS bei Jugendlichen?
8. Wie wird die Genese der PTBS aus psychoanalytischer, neurobiologischer und lerntheoretischer Sicht erklärt?
9. Was wird unter der „Elaboration" eines Traumas verstanden, und welche Rolle spielt sie bei der PTBS?
10. Was beinhaltet das transaktionale Traumabewältigungsmodell von Landolt?
11. Wie ist der Verlauf der PTBS?
12. Welche Faktoren erhöhen bei Kindern und Jugendlichen das Risiko, nach einem Trauma eine PTBS zu entwickeln?
13. Welche deutschsprachigen Verfahren gibt es zur Diagnostik der PTBS bei Kindern und Jugendlichen?
14. Was ist bei der Therapie der PTBS bei Kindern und Jugendlichen generell zu beachten?
15. Welche Therapieverfahren gibt es für die PTBS?

32 Misshandlung, Ablehnung und Vernachlässigung

R. Frank

Fallvignette

Zustand und Situation des Kindes

Ein fünf Monate altes Mädchen wird von der Mutter per Notarzt in die Kinderklinik gebracht. Es sei aus dem elterlichen Bett gestürzt und habe einige Stunden später erbrochen.

Der Notarzt fand das Kind bei Bewusstsein. Bei Aufnahme in der Kinderklinik werden ein Hämatom an einer Wange, Kratzer an Kinn und Brust, Quetschmarken an der Vorderseite des Halses und Prellmarken in Höhe der Brustwirbelsäule festgestellt. Es liegt keine Gerinnungsstörung vor. Es gibt keine Hinweise auf frische oder alte Knochenbrüche.

Das Kind ist im Wesentlichen altersentsprechend entwickelt. In seiner sprachlichen Entwicklung und im Sozialverhalten hat es einen Rückstand. Es lautiert wenig. Es lächelt bekannte und fremde Personen gleichermaßen an.

Auf Station unterhält sich die Mutter intensiv mit anderen Müttern und beachtet dabei ihr Kind wenig.

In einer Spielsituation gibt sie Anregungen, sie reagiert aber nicht auf Lautäußerungen des Kindes. Der Vater geht in der Spielsituation zeitweise sehr intensiv auf das Kind zu. Er greift ihm ins Gesicht. Er spricht sehr leise mit ihm. Er beachtet nicht Initiativen des Kindes. Er nimmt kaum wahr, was das Kind macht. Er irritiert das Kind durch sein eigenes Verhalten. Im gemeinsamen Spiel kommen sich die Eltern gegenseitig ins Gehege.

Lebenssituation der Eltern

Die Mutter musste sich in ihrer eigenen Kindheit um ihre Schwestern und die Eltern kümmern. Sie übernahm frühzeitig Verantwortung. Der Vater kommt aus einer Familie mit drogen- und alkoholabhängigen Eltern. Er war mehrere Jahre in einem Heim und kam dann zu Adoptiveltern. Er hat häufig den Arbeitsplatz gewechselt und war wiederholt in Tätlichkeiten verwickelt.

Die Familie wird vom allgemeinen Sozialdienst betreut, nachdem ein älteres Kind der Mutter nach einer Misshandlung aus der Familie genommen wurde.

Die Befunde des Kindes werden eingehend mit den Eltern besprochen. Dabei stehen die Probleme der Eltern im Umgang mit dem Kind im Vordergrund.

Das Ziel der Gespräche, unterstützt von Video-Beobachtung, ist es, die Wahrnehmung der Bedürfnisse des Kindes zu verbessern.

Beurteilung des Falles und nachfolgende Maßnahmen

Die körperliche Symptomatik ist Ausdruck einer Misshandlung des Kindes, auch wenn die Eltern dieser Beurteilung nicht zustimmen können. Im Vordergrund stehen Ablehnung oder Vernachlässigung des Kindes und die Beziehungsproblematik zwischen den Familienmitgliedern.

Die Familie hatte im Zusammenhang mit dem ersten Kind der Mutter bereits intensive Hilfen zur Bewältigung des Alltags durch eine sozialpädagogische Familienhelferin, auch in Form einer Schuldnerberatung und mit Anleitung in der Wahrnehmung des Kindes, erhalten; trotz dieser langen Begleitung der Familie durch den allgemeinen Sozialdienst kam es bei dem weiteren Kind erneut zu einer Gefährdung.

Es wird deshalb beim Familiengericht ein Antrag auf Entzug des Aufenthaltsbestimmungsrechtes gestellt und das Kind in eine Pflegefamilie vermittelt. Im Laufe von Besuchskontakten der leiblichen Eltern bei ihrem Kind kommt es zu Spannungen zwischen Pflegeeltern und leiblichen Eltern wie schon zuvor in der Kinderklinik zwischen Eltern und Stationspersonal. Die Betreuung von Eltern und Pflegeeltern erfolgt durch das Jugendamt. Es gelingt, beide Eltern in eine Psychotherapie zu vermitteln.

Definitionen

Der Gebrauch von eng oder weit gefassten Definitionen hängt von der Zielsetzung und dem Kontext der Anwendung ab. Im juristisch-strafrechtlichen Zusammenhang, bei dem die Täterorientierung und eine mögliche Bestrafung im Vordergrund stehen, wird von einer eng gefassten Definition ausgegangen. Im klinischen Kontext, in dem es um die Gefährdung und den Schutz von Kindern geht, ist eine weit gefasste Definition sinnvoll.

Die Begriffe *Misshandlung* und *Vernachlässigung* beschreiben eine Beziehung zwischen dem Verhalten von Eltern oder Erziehern und feststellbaren körperlichen oder seelischen Auffälligkeiten eines Kindes. *Ablehnung* drückt eine Haltung aus, die von einem Erwachsenen dem Kind gegenüber zum Ausdruck gebracht wird. Alle drei Begriffe enthalten neben einem Sachbezug einen stark wertenden Anteil.

Klassifikation

Das multiaxiale Klassifikationsschema für psychische Störungen des Kindes- und Jugendalters nach ICD-10 der WHO enthält als Achse 5 (*abnorme aktuelle psychosoziale Umstände*) Konstellationen, die als erheblich eingeschätzt werden müssen und von denen belegt ist, dass sie sich nachhaltig auf die Entwicklung von Kindern auswirken (Remschmidt et al. 2006). Die Beschreibungen der abnormen psychosozialen Umstände sind für den klinischen Gebrauch als Definitionen gut geeignet, gleichzeitig kann man sich zu diagnostischen Zwecken an ihnen orientieren. Drei der neun Hauptkategorien, die in 39 Kodierungen unterteilt sind, beschreiben ganz oder teilweise Beziehungskonstellationen, die den Begriffen *Vernachlässigung*, *Misshandlung* und *Missbrauch* zugeordnet werden können.

Kategorie 1: Abnorme intrafamiliäre Beziehungen

Feindliche Ablehnung oder Sündenbockzuweisung gegenüber dem Kind

Diese Kategorie bezieht sich auf ausdrücklich gegen die Person des Kindes gerichtete, deutlich negative Gefühle vonseiten eines Elternteils oder beider Eltern. Sie schließt die spezifische Ablehnung des Kindes oder die Zuweisung der Sündenbockrolle mit ein, dagegen werden generalisierter Streit oder auf alle Familienmitglieder bezogene, negative Gefühle nicht berücksichtigt.

Als Einschlusskriterien gelten, dass

- das negative Verhalten der Eltern dem Kind gegenüber deutlich in Form und/oder Schweregrad von der Norm abweicht und
- es ganz persönlich auf dieses Kind gerichtet ist und
- es länger andauert und nicht nur auf wenige Verhaltensweisen des Kindes beschränkt ist.

Die Feindseligkeit oder „Sündenbockzuweisung" kann sich ausdrücken:

- als eine unbegründete Neigung, das Kind automatisch für Probleme, Schwierigkeiten oder Pannen zuhause verantwortlich zu machen,
- oder als eine allgemeine Tendenz, dem Kind negative Merkmale zuzuschreiben,
- oder als Kritik am Kind, die so weit geht, dass das Kind als Person in allgemeiner Art und Weise beschuldigt wird, seine früheren „Missetaten" verallgemeinert und mit Erwartungen künftiger Missetaten verbunden werden,
- oder als eine eindeutige Neigung, besonders auf diesem Kind herumzuhacken,
- oder es in Streitereien zu verwickeln, wenn der betreffende Erwachsene sich unwohl, gereizt oder schlecht gelaunt fühlt,
- oder durch eine unfaire Behandlung des Kindes – im Vergleich zu anderen Haushaltsmitgliedern – erfolgt, z.B. durch übermäßige Belastung mit Arbeit oder Verantwortung, mangelnde Beteiligung an positiven Familienaktivitäten,
- oder durch einen ausgeprägten Mangel an Aufmerksamkeit gegenüber den Bedürfnissen und Schwierigkeiten des Kindes,
- oder durch schwerwiegende (psychische) Bestrafungsmaßnahmen wie z.B. Einsperren des Kindes in einen engen Raum oder dunklen Ort, z.B. in einen Schrank oder in den Keller.

Körperliche Kindesmisshandlung

Kindesmisshandlung umfasst alle eindeutigen Vorfälle, in denen das Kind von einem im Haushalt lebenden Erwachsen in einem Ausmaß verletzt worden ist, das entweder medizinisch relevant ist oder eine für die Subkultur abnorme Form der

Gewalt darstellt. Eine körperliche Misshandlung kann dann als sicher angenommen werden,

- wenn die Bestrafung so hart war, dass sie zu Platzwunden, Knochenbrüchen, Ausrenkungen von Gliedmaßen oder ausgeprägten Blutergüssen führte,
- oder die Bestrafung des Kindes durch Schläge mit harten oder scharfen Gegenständen wie Stöcken oder Gürteln mit Schnallen erfolgte,
- oder die Bestrafung in Verbindung mit einem deutlichen oder schwerwiegenden Kontrollverlust stand (z. B. dass das Kind gegen die Wand geschleudert oder die Treppen hinunter gestoßen wird),
- oder die Gewalt ungewöhnliche und unannehmbare Formen mit der Folge eines körperlichen Traumas annahm, z. B. durch Verbrennungen oder Verbrühungen des Kindes oder Fesselungen, oder dadurch, dass der Kopf des Kindes unter Wasser festgehalten wurde.

Körperliche Misshandlung kann sowohl das Ergebnis einer exzessiv betriebenen körperlichen Bestrafung infolge eines Kontrollverlustes als auch Folge einer vorsätzlichen böswilligen Handlung sein.

Mangel an Wärme

Wärme drückt sich durch die Art und Weise aus, in der die Eltern mit dem Kind sprechen und sich ihm gegenüber nonverbal verhalten.

Mangel an Wärme in der Eltern-Kind-Beziehung drückt sich in charakteristischer Weise dadurch aus, dass nicht stolz oder positiv über die Qualitäten des Kindes oder seine Leistungen berichtet wird und/oder seine Probleme oder Ängste nicht in einer einfühlsamen oder teilnehmenden Art diskutiert werden.

Kategorie 4: Abnorme Erziehungsbedingungen

Während in der Systematik der abnormen psychosozialen Umstände „körperliche Misshandlung" und „feindliche Ablehnung" eigenständige Subkategorien bilden, ist der Begriff der *Vernachlässigung* den Kategorien der psychosozialen Belastungen nicht eindeutig zuzuordnen. Er ist enthalten in der Kategorie „Mangel an Wärme in der Eltern-Kind-Beziehung" (als Teil abnormer intrafamiliärer Beziehungen) und in der Gruppe „abnorme Erziehungsbedingungen".

Diese Kategorie beschreibt abnorme Merkmale der Erziehung durch Eltern oder andere Bezugspersonen, die ein Risiko für die psychische Gesundheit darstellen wie z. B.:

- *Erziehung, die eine unzureichende Erfahrung* vermittelt, und zwar durch einen Mangel an Konversation oder Spiel zwischen Eltern und Kind, einen Mangel an Aktivitäten außerhalb der Wohnung oder durch Beschränkungen, die das Kind in ausgeprägter Weise hindern, sich aktiv mit der Umwelt zu beschäftigen. Weitere Kategorien sind:
- *unzureichende elterliche Aufsicht und Steuerung:* diese betrifft die Unkenntnis der Eltern, wo sich das Kind aufhält und was es tut,
- *unwirksame elterliche Steuerung und Mangel an Fürsorge oder Einflussnahme* auf das Kind, obwohl dieses sich in einer psychisch gefährdeten Situation befindet,
- *unangemessene Forderungen und Nötigungen* durch die Eltern, die dem Geschlecht, dem Alter und der Persönlichkeit des Kindes nicht entsprechen.

Kategorie 7: Ablehnung außerhalb der Familie

Als Ablehnung außerhalb der Familie ist *Verfolgung und Diskriminierung* anzusehen. Das Kind muss direkt betroffen sein. Es handelt sich um eine langfristige Bedrohung und Diskriminierung wegen einer bestimmten Gruppenzugehörigkeit.

Erscheinungsbild und Diagnostik

Der diagnostische Prozess erfolgt schrittweise. Es gilt dabei, körperliche Symptome, den psychischen Befund des Kindes, Eltern-Kind-Beziehungen und die Familiensituation differenziert zu erfassen (Fegert et al. 2007). Eine Diagnose kann mehrere Funktionen haben; in Zusammenhang mit Kindesmisshandlung, Ablehnung und Vernachlässigung treffen die Funktionen „Zuweisung zu einer geeigneten Therapie" und „Hypothese zur Festlegung weiterer Evaluierungsschritte" zu (Frick et al. 1990).

Körperliche Symptome

Körperliche Symptome und Verletzungen als Folge *körperlicher Misshandlung* führen vor allem bei sehr jungen Kindern, bei *Säuglingen und Kleinkindern* zur Vorstellung beim Arzt und auch zur Einweisung in eine Klinik. Es gibt eine Reihe von Verletzungsmustern (Frick et al. 1990), bei denen aufgrund des Musters eine eindeutige Zuordnung möglich ist. Dabei handelt es sich um Striemen, Abdrücke von Gegenständen, Griff- und Bissmarken, Hämatome an geschützten und gepolsterten Stellen wie z. B. am Rücken oder um Verbrühungen an beiden Händen oder an Füßen und Gesäß gleichzeitig.

Die Kombination von Blutungen des Augenhintergrundes und subduraler Hämatome (Bluterguss zwischen Gehirn und Schädelknochen) bei Kindern im ersten Lebensjahr entsteht durch Schütteln des Kindes *(Schüttelsyndrom)*, wobei der Kopf in schnelle Vor- und Rückwärtsbewegung versetzt wird. Frakturen bei Kindern, die noch nicht laufen können und keine Knochenerkrankung oder einen Unfall hatten, und auch der Nachweis von früheren, nicht erkannten und nicht behandelten Frakturen sind Hinweise auf Misshandlung. Oft bestehen Diskrepanzen zwischen den Angaben der Eltern und der Verletzung des Kindes: Die Eltern wissen angeblich nicht, wie ein Kind sich verletzt hat, oder die Erklärung, z. B. das Kind sei „gegen die Heizung gefallen", und das Muster der Verletzung passen nicht zusammen. Kinder werden dem Arzt häufig erst eine gewisse Zeit später als das verletzende Ereignis geschehen ist vorgestellt.

Eine Reihe von körperlichen Symptomen ist mehrdeutig. Misshandlung und Vernachlässigung sind nicht alle der infrage kommenden Erklärungen. Unspezifische Symptome sind Kopfschmerzen, Bauchschmerzen, Schwindel und Gangunsicherheit.

Bei *Vernachlässigung* findet man eine extreme Verschmutzung des Kindes oder auch das Bild einer *Gedeihstörung*, die nicht organisch bedingt ist. Wird das Kind in ein Milieu versetzt, in dem es die nötige Zuwendung und die zu erwartende Sorgfalt in der Versorgung findet, verbessert sich auch i. d. R. sein körperlicher Gesamtzustand augenfällig.

Psychischer Befund

Es gibt kein für Misshandlung, Ablehnung oder Vernachlässigung spezifisches Verhaltensmuster. Häufig anzutreffende Probleme sind Schwierigkeiten im *Sozialverhalten* und Verzögerungen in der *Sprachentwicklung*. Eine sorgfältige Untersuchung des Entwicklungsstandes des Kindes und seiner emotionalen und sozialen Bezüge kommt den Wünschen der Eltern entgegen. Das Kind hat im Rahmen einer eingehenden Untersuchung Gelegenheit, einen neutral-wohlwollenden Gesprächspartner zu finden. Die Fachleute bewegen sich in ihrem vertrauten Bereich. Die Untersuchungsbefunde des Kindes liefern die wichtigsten Anhaltspunkte für die Einschätzung der Situation und für die Entwicklung eines Behandlungsplans.

In schwerwiegenden Fällen findet man – als Folgeerscheinung – das Bild einer *reaktiven Bindungsstörung des Kindesalters* (ICD-10: F 94.1; Remschmidt et al. 2006). Diese tritt in den ersten fünf Lebensjahren auf. Sie ist durch anhaltende Auffälligkeiten im sozialen Beziehungsmuster des Kindes charakterisiert. Diese sind von einer emotionalen Störung begleitet und reagieren auf Wechsel in den Milieuverhältnissen. Die *Symptome* bestehen aus Furchtsamkeit und Übervorsichtigkeit – in der Misshandlungsliteratur spricht man von *gefrorener Aufmerksamkeit* –, eingeschränkten sozialen Interaktionen mit Gleichaltrigen, gegen sich selbst oder andere gerichteten Aggressionen, Unglücklichsein und in einigen Fällen Wachstumsverzögerung.

Die *Bindungsstörung des Kindesalters mit Enthemmung* (ICD-10: F 94.2) ist ein spezifisches, abnormes, soziales Funktionsmuster, das während der ersten fünf Lebensjahre auftritt mit einer Tendenz, trotz deutlicher Änderungen in den Milieubedingungen zu persistieren. Dieses kann z. B. in diffusem, nichtselektivem Bindungsverhalten bestehen, in Aufmerksamkeit suchendem und wahllos freundlichem Verhalten und in kaum modulierten Interaktionen mit Gleichaltrigen; je nach Umständen kommen auch emotionale und Verhaltensstörungen vor. Die Kinder zeigen ein allgemeines Anklammerungsverhalten im Kleinkindalter oder wahllos freundliches, aufmerksamkeitssuchendes Verhalten in der frühen und mittleren Kindheit. Gewöhnlich bestehen Schwierigkeiten beim Aufbau enger, vertrauensvoller Beziehungen zu Gleichaltrigen. Begleitende emotionale oder Verhaltensstörungen können vorhanden sein. In den meisten Fällen gibt es eine Vorgeschichte, die durch deutlich mangelnde Kontinuität der Betreuungspersonen oder mehrfachen Wechsel in der Familienplatzierung, etwa durch mehrfache Unterbringung in Pflegefamilien, gekennzeichnet ist.

Beide Störungen sind lang anhaltend. Sie werden in ihrem Schweregrad häufig unterschätzt.

Bei älteren Kindern kann man das Bild einer *posttraumatischen Belastungsstörung* vorfinden. Wenn gleichzeitig ein fetales Alkoholsyndrom oder ein organisches Psychosyndrom vorliegt, können im Einzelfall die Zuordnung der Symptomatik und die Beurteilung des Schweregrades schwierig sein.

Beobachtung von Beziehungen

Die Beobachtung und Beurteilung von Beziehungen bildet den Schlüssel zum Verständnis der Problembereiche Misshandlung und Vernachlässigung. Dazu liegen aus verschiedenen Altersgruppen auf direkter Beobachtung gegründete Ergebnisse vor. Ablehnung und Vernachlässigung sind schon in den ersten Lebensmonaten erkennbar. In der Mannheim-Studie untersuchten Esser und Weinel (1990) Mütter mit ihren drei Monate alten Kindern. Von 384 Kindern wurden 25 als nur abgelehnte Säuglinge, elf als nur vernachlässigte Säuglinge und 23 als abgelehnte und vernachlässigte Säuglinge eingestuft. Als Kriterien zur Einschätzung *mütterlicher Ablehnung* dienten Angaben der Eltern und Beobachtung der Interviewer. Ablehnung war operationalisiert als strenge Erziehungshaltung:

- harte erzieherische Praktiken,
- wenig Körperkontakt und Zärtlichkeit,
- wenig erkennbare Freude im Umgang mit dem Kind,
- häufige Kritik am Kind,
- übermäßige Betonung der Belastung durch das Kind und der Opfer, die durch die Mutter zu bringen sind,
- häufige Übertragung der Betreuung des Kindes an andere Personen ohne triftigen Grund.

Zur Einschätzung *mütterlicher Vernachlässigung* wurden folgende Merkmale herangezogen:

- mangelnde oder inadäquate Anregung für das Kind,
- mangelnde Aufsicht über das Kind,
- mangelnde Pflege,
- Missachtung der Gesundheit des Kindes.

Sowohl bei Vernachlässigung als auch bei Ablehnung zeigten die Mütter weniger Reaktivität und weniger Stimulation. Verminderte sprachliche Äußerungen in der Interaktion waren ein Kennzeichen *vernachlässigender Mütter*, sie lenkten die Aufmerksamkeit der Kinder weniger und waren weniger schlüssig in ihrem Verhalten dem Kind gegenüber. *Ablehnende Mütter* waren weniger freundlich, weniger zärtlich und äußerten sich negativer über ihr Kind.

Bei der Untersuchung im dritten Lebensmonat im Rahmen der Mannheim-Studie waren die Mütter auffällig, die Kinder nicht. In höherem Lebensalter vermischen sich kindliche und elterliche Verhaltensweisen. Schon Vorschulkinder, später auch Schulkinder und Jugendliche, sind verhaltensauffällig und lösen dadurch wiederum negative Verhaltensweisen und Einstellungen ihrer Eltern aus (Gruber 1998, Webster-Stratton 1994). Patterson (1982) beobachtete *Interaktionsprozesse* in Familien. Er fand dabei, dass sich gewaltförmige Interaktionen wechselseitig aufschaukeln (*coercive family processes*).

Rollenumkehr und Überforderung

Schon bei Vorschulkindern und auch bei Kindern im Schulalter findet man das Beziehungsmuster der Rollenumkehr: Eltern lassen sich von ihren Kindern umsorgen und trösten. Die Kinder sind den Eltern gegenüber einfühlsam, steuern deren Verhalten und organisieren den Haushalt. Sie wirken in ihrem Verhalten zunächst frühreif und altklug. Bei näherer Betrachtung findet man dann sehr kindliche und aufgrund langfristiger Überforderung auch depressive Züge.

Genese und Häufigkeit

Misshandlung und gesellschaftliche Schicht

Klein (1996) untersuchte an zwei Klinikstichproben den Zusammenhang zwischen Verhaltensmerkmalen von Eltern und Kindern. Er verglich eine Gruppe misshandelter Kinder mit dem Rest der Population der Kinderkliniken als Vergleichsgruppe.

Während eine geringe Besuchshäufigkeit sowohl bei Misshandlung als auch bei niedriger Bildung der Eltern festzustellen war, waren wenig positive Äußerungen über Kinder und ein schlechtes Erkennen kindlicher Bedürfnisse Merkmale, die sich als schichtunabhängig und als misshandlungs- und vernachlässigungsspezifisch zeigten.

Familiensituation

Im Vergleich zu unauffälligen Kindern liegen bei Kindern mit emotionalen Störungen höhere psychosoziale Belastungen, bei Kindern mit Störungen des Sozialverhaltens das höchste Ausmaß an psychosozialen Belastungen in den Familien vor. Je höher die psychosozialen Belastungen in einer Familie sind, desto eher ist mit dem Auftreten von psychischen Auffälligkeiten bei Kindern zu rechnen.

Dieser allgemeine Zusammenhang gilt auch für Misshandlung und Vernachlässigung (Deegener u. Körner 2005, Kaplan et al. 1999, Kindler et al. 2006, Walsh et al. 2003, Ziegenhain u. Fegert 2007). Auch in der Münchner Längsschnittuntersuchung konnte dieser Zusammenhang reproduziert werden (Frank et al. 1998). Niedriges Einkommen war die einzige Variable, die den Unterschied zwischen Misshandlungs- und Kontrollgruppe bei gleichgehaltener psychosozialer Belastung erklärte.

Häufigkeitsangaben

In zwei Studien an Kinderkliniken in München und Freiburg wiesen unter standardisierten Bedingungen 2% aller stationär aufgenommenen Kinder Symptome auf, die an Misshandlung und Vernachlässigung denken ließen (Berger-Sallawitz et al. 1997). Bei etwa 10% der Kinder wurden unspezifische Symptome festgestellt, die auf eine erhöhte psychosoziale Belastung hinwiesen und eine nähere Betrachtung des Kindes und der Familiensituation erforderten.

Niedergelassene Hamburger Kinderärzte (Berufsverband 1995) fanden bei systematischer Anwendung einer Checkliste eine hohe Zahl von Kindern, deren Symptomatik auf Gewaltanwendung hinwies. Bei einer Umfrage unter Kinderärzten in Bayern konnte das Ergebnis repliziert werden (Kopecky-Wenzel et al. 2002).

Die Kriminalstatistik, also die Darstellung der angezeigten Fälle, ist die einzige bundesweite Datenerhebung, die an strafrechtlichen Gesichtspunkten orientierte Häufigkeitsangaben liefert. Darüber hinaus liegen in Deutschland keine systematischen Untersuchungen über die Häufigkeit der Problematik vor.

In internationalen Studien wird am häufigsten Vernachlässigung gefunden, gefolgt von körperlicher Misshandlung und – mit großem Abstand – von sexuellem Missbrauch (Krug et al. 2002).

In den Münchner und Freiburger Klinikstudien stieg die Zahl der erfassten Fälle im Rahmen der jeweiligen Studien etwa um den Faktor 3 an (Berger-Sallawitz et al. 1993, Frank et al. 1993). Nach Abschluss der Studie ging die Häufigkeit der entdeckten Fälle rasch wieder auf das Ausgangsniveau zurück. Die Ärzte und auch die Schwestern hatten sich sehr interessiert und engagiert verhalten, wenn sie selbst Unterstützung in der Betreuung der Familien bekamen. Auch unter Studienbedingungen wurde nur bei einem Teil der Kinder eine weitergehende Beurteilung und Intervention eingeleitet. Es fiel den Ärzten schwer, die Problematik wahrzunehmen und sich ihr auszusetzen. Misshandlung ist ein schwieriges Thema. Es ist gut verständlich, wenn Ärzte diese Problematik „nicht sehen" und wahrhaben können oder wollen. Ähnliche Effekte können auch bei anderen Berufsgruppen angenommen werden.

Therapieansätze und Prognose

In der Regel kommen Eltern, weil sie sich Sorgen um ihr Kind machen, eine Fragestellung haben und weil sie eine Untersuchung und Behandlung ihres Kindes wünschen (Frank u. Räder 1994, Fegert el al. 2007, Kindler et al. 2006).

Gesprächsführung

Im Gespräch soll sich der Untersucher bemühen, allen Beteiligten gegenüber offen und unparteiisch zu sein, aber die Interessen des Kindes besonders in den Mittelpunkt zu stellen. Sowohl bei den Eltern als auch bei den Kindern gilt es, das Augenmerk darauf zu richten, wie weit Gesprächsinhalte, Mimik und Gestik übereinstimmen.

Im Gespräch mit Kindern und Jugendlichen sollten keine Fragen gestellt werden, die die Loyalität zu den Eltern gefährden (z.B. „Hat dich der Vater geschlagen?"). Aussagen des Kindes sollten nur mit dessen Zustimmung in das Gespräch mit den Eltern eingebracht werden. Kinder verwenden verschlüsselte Botschaften (z.B. „Mir gefällt's hier"), mit denen sie Auskunft über ihre Situation zu geben versuchen. Bei abgelehnten Kindern und Jugendlichen und solchen in einer Sündenbockrolle findet man häufig, dass sie die Sicht ihrer Eltern übernommen und ein negatives Selbstbild haben (Frank 2002).

Untersuchungsbefunde des Kindes und Behandlungsempfehlungen bieten die sichere Basis dafür, mit Eltern ins Gespräch zu kommen und mit ihnen im Gespräch zu bleiben, ohne in Konflikte oder Machtkämpfe zu geraten. Übereinstimmung sollte in der Beschreibung des Kindes erreicht werden. Im Umgang mit den Eltern bedeutet dies, die Sicht der Eltern anzuhören und zu akzeptieren, nicht aber, dass man den Eltern in allen Punkten Recht geben muss. Unterschiedliche Meinungen dürfen nebeneinander bestehen bleiben. Die Eltern erwarten einen Befund und einen Behandlungsvorschlag im Hinblick auf das Kind und Empfehlungen für den Umgang mit ihm.

Die Darstellung der Befunde muss ergänzt werden durch Bewertungen altersgerechten Verhaltens und entwicklungsgerechter Anforderung an das Kind: Was ist zu schwierig, was ist zu leicht, womit ist ein Kind überfordert? Dabei geht es auch darum, den Eltern solche Informationen zu vermitteln, dass sie von überhöhten Erwartungen an das Kind ablassen.

Ein wichtiges Arbeitsinstrument ist die Herstellung von vertrauensvollen Beziehungen, die langfristig angelegt sind. *Behandlungsabbrüche* sollten vermieden werden. Es ist sehr günstig, wenn Weiterverweisungen mit einem gestuften Übergang und einer so weit wie möglich persönlichen Übergabe erfolgen können. Abschied-nehmen-können ist Teil des Behandlungsprogramms.

Therapieziele

Die Therapieziele sind zu gliedern in Ziele der *akuten Krisenintervention*, der *mittelfristigen* und *langfristigen Therapie*. Am Ende jedes Abschnittes steht eine zusammenfassende Beurteilung und Bewertung des aktuellen Informationsstandes, eine Einschätzung der Tragfähigkeit des Familiensystems und der Gefährdung des Kindes.

In der Regel ist eine *interdisziplinäre Zusammenarbeit* erforderlich zwischen Ärzten, Psychologen, Sozialpädagogen und Lehrern. Die Kenntnis des Hilfesystems und eine Zusammenarbeit zwischen den verschiedenen Institutionen sind unbedingt erforderlich. Dabei gilt es jedoch, die *Schweigepflicht* zu beachten. Mit Einverständnis der Sorgeberechtigten sind jedoch alle Schritte möglich. Bei einer Gefährdungssituation ist es zulässig, sich ohne Einverständnis der Eltern mit dem Jugendamt in Verbindung zu setzen oder sich an das Familiengericht zu wenden (Frank u: Räder 1994, Pölzelbauer 2000, Reder et al. 1993).

Die Therapieziele der *Krisenintervention* sind der Schutz des Kindes, Entlastung von Überforderung und die akute Stabilisierung der Familie, wobei die Sicherung der Alltagsbedürfnisse gewährleistet sein muss. Der Schutz des Kindes kann z.B. durch eine *Klinikeinweisung auf freiwilliger Basis* oder durch eine *Inobhutnahme* nach §42 des Kinder- und Jugendhilfegesetzes durch das Jugendamt erfolgen. Dabei muss eine eingehende Bestandsaufnahme nach den oben beschriebenen Schritten erfolgen. Es sollten besonders die Stärken und Unterstützungsmöglichkeiten des Kindes und der gesamten Familie erfasst werden. Der am 01.10.2005 neu eingeführte §8 a des Kinder- und Jugendhilfegesetzes verpflichtet nicht nur die Jugendämter, sondern auch alle anderen Träger und Einrichtungen der Jugendhilfe einen Schutzauftrag bei Kindeswohlgefährdung unter Hinzuziehung erfahrener Fachkräfte wahrzunehmen (Ziegenhain u. Fegert 2007).

Für die kurz- und mittelfristige Behandlung ist es nötig, in Zusammenarbeit mit dem Jugendamt einen *Hilfeplan* zu erarbeiten, in dem erforderliche Schritte und ein Zeitplan festgelegt werden. Die Erstellung eines Hilfeplanes „zum Wohle des jungen Menschen" ist durch das *Kinder- und Jugendhilfegesetz* als Aufgabe der Jugendhilfe, in erster Linie der Jugendämter, zwingend vorgeschrieben. Im Mittelpunkt stehen die Behandlung von Entwicklungsproblemen des Kindes, Beratung der Eltern im Umgang mit dem Kind und bei ihren eigenen Persönlichkeitsproblemen (Kindler et al. 2006).

Gewaltproblemen muss durch ein ganzes Bündel an Maßnahmen auf individueller, familiärer, gemeindeorientierter und gesellschaftlich-politischer Ebene begegnet werden (Schwind et al. 1990).

Rechtliche Schritte

Als kurzfristige Maßnahme sieht das Kinder- und Jugendhilfegesetz die *Inobhutnahme* vor. In diesem Zusammenhang kann ein Kind auf eigenen Wunsch oder aufgrund der Beurteilung von Fachleuten kurzfristig in Obhut genommen werden.

Vorläufige oder dauerhafte *Eingriffe in das elterliche Sorgerecht* wie z.B. Einschränkung des Aufenthaltsbestimmungsrechtes oder Zuführung zur Behandlung – bei Vernachlässigungssituationen immer wieder erforderlich – müssen beim *Familiengericht* beantragt werden. Auch eine Anhörung beim Familienrichter kann diesem Zwecke dienen. Das Ziel solcher zivilrechtlichen Maßnahmen ist der Schutz des Kindes. Die Bestellung eines *Verfahrenspflegers* hat das Ziel, die Interessen des Kindes zu vertreten (Salgo et al. 2002).

Bei schweren Misshandlungen sind auch *strafrechtliche Schritte* zu erwägen. Eine Anzeige bei der Polizei setzt strafrechtliche Ermittlungen in Gang, die dann auch nicht mehr von außen rückgängig gemacht werden können. Strafrechtliche Schritte sind täterorientiert.

Langfristige Therapieplanung und Behandlungsaufwand

Die langfristige Therapieplanung kann als *Fortschreibung des Hilfeplanes* definiert werden.

Langfristige Ziele sind die Bearbeitung von inneren Konflikten, die Klärung von Konfliktsituationen und die Erhöhung der Frustrationstoleranz.

Über den Nutzen von Interventionen und über langfristige Ergebnisse liegen nur wenige Studien vor (Brown et al. 1998, Jaffee et al. 2002, Kindler 2006, Laucht u. Schmid 2005, Silverman et al. 1996). Die *Langzeitergebnisse* hängen ab vom Schweregrad der Misshandlung und der Vernachlässigung, von der Beeinträchtigung der Entwicklung des Kindes und von der Gesamtbelastung der Familie. Ohne eine Veränderung der Gesamtbelastung der Familie lassen sich Verbesserungen der Entwicklung kaum erreichen. Die Verarbeitung traumatischer Erlebnisse kann eine sehr lange Zeit in Anspruch nehmen. Frühzeitige, d.h. schon im Vorschulalter auftretende Störungen des Sozialverhaltens, haben die Tendenz zu überdauern.

Der *Behandlungsaufwand* ist bei Misshandlung und Vernachlässigung wesentlich höher anzusetzen als bei individuellen Störungen von Kindern und Jugendlichen wie emotionalen Störungen, Störung des Sozialverhaltens oder Psychosen (Light u. Bailey 1998). Der Umgang mit der Thematik ist anstrengend und belastend (Nunno 2006).

Zusammenfassung

Misshandlung, Ablehnung und Vernachlässigung beschreiben schwerwiegende Beziehungsprobleme zwischen Eltern und ihren Kindern, die sich nachhaltig ungünstig auf deren Entwicklung auswirken. Die Achse 5 „assoziierte aktuelle abnorme psychosoziale Umstände" des multiaxialen Klassifikationssystems enthält sehr klare und anschauliche Operationalisierungen von „körperlicher Misshandlung", „feindlicher Ablehnung oder Sündenbockrolle eines Kindes". Teilaspekte des Begriffes „Vernachlässigung" werden von den Kategorien „Mangel an Wärme", „unzureichende Aufsicht und Steuerung", „Erziehung mit unzureichender Erfahrungsvermittlung" und „unangemessenen Anforderungen" abgedeckt.

Der diagnostische Prozess erfolgt schrittweise. Bei Säuglingen und Kleinkindern stehen körperliche Symptome wie Hämatome, Striemen, Frakturen, Verbrühungen im Vordergrund und führen zur Vorstellung beim Arzt. Die sorgfältige Untersuchung des Entwicklungsstandes und die Beurteilung der psychischen Situation des Kindes bilden eine Basis, auf der Kind, Eltern und Untersucher zusammenfinden können, selbst wenn sie in der Beurteilung der Entstehung der körperlichen Symptome auseinander gehen. Für Kinder stellt eine solche Untersuchungssituation oft die einzige Möglichkeit dar, bei einem neutral-wohlwollenden Erwachsenen Gehör zu finden. Es gibt keinen für Misshandlung, Vernachlässigung und Ablehnung typischen psychischen Befund. Schwerwiegende Folgen können jedoch das klinische Bild einer reaktiven Bindungsstörung des Kindesalters oder eine Bindungsstörung des Kindesalters mit Enthemmung oder eine posttraumatische Belastungsreaktion sein.

Die Beurteilung von Beziehungen bildet den Schlüssel zum Erkennen und Verstehen der Beziehungsprobleme. Ablehnung und Vernachlässigung durch Mütter ist schon bei 3-monatigen Säuglingen beobachtbar. Bei älteren Kindern kommt es zu Wechselwirkungen zwischen elterlichen und kindlichen Verhaltensproblemen. Je mehr psychosoziale Belastungssituationen vorliegen, umso eher ist mit Auffälligkeiten in der kindlichen Entwicklung zu rechnen.

Die Häufigkeit der entdeckten Fälle hängt sehr stark von der Aufmerksamkeit der beteiligten Fachleute ab. Unter standardisierten Bedingungen betrug die Häufigkeit von Misshandlung und Vernachlässigung 2% der stationär aufgenommenen Kinder und war höher als vor und nach Studienbeginn.

Die Gespräche mit allen Familienmitgliedern sollen so offen wie möglich geführt werden, wobei die Interessen des Kindes im Mittelpunkt stehen. Die Loyalitäten innerhalb der Familien sind unbedingt zu respektieren, kein Familienmitglied soll gegen das andere ausgespielt werden.

Ziele der Krisenintervention sind, die Sicherheit des Kindes und die Alltagserfordernisse der Familie zu gewährleisten. In der Regel ist eine Zusammenarbeit zwischen Psychologen, Ärzten und Sozialarbeitern notwendig. Die durch das Kinder- und Jugendhilfegesetz geregelte Inobhutnahme oder ein Sorgerechtseingriff durch ein Familiengericht bieten die rechtliche Handhabe für Akutmaßnahmen, danach ist eine Bestandsaufnahme nach Belastungen und Stärken der Familie vorzunehmen. In Zusammenarbeit mit dem Jugendamt soll ein Hilfeplan erstellt werden.

Ziele der mittel- und langfristigen Behandlung sind Hilfen zur Bewältigung des Alltags, die Behandlung von Entwicklungsproblemen des Kindes, die Schulung der Eltern in der Wahrnehmung ihres Kindes und die Beratung und evtl. Therapie der Eltern bei ihren eigenen Persönlichkeitsproblemen.

Literatur

Berger-Sallawitz F et al. „Kindesmißhandlung" – eine der häufigsten Diagnosen in Kinderkliniken? Z Kinder Jugendpsych. 1995:23(1):207–8.

Berger-Sallawitz F, Frank R, Bulling M, Frick U, Heilenz G, Marquardt M, Klein W, Kopecky-Wenzel M, Krug I, Reblitz T, Reichle T. Der Einfluß der diagnostischen Strategie auf die Häufigkeit der Diagnose Kindesmißhandlung in zwei Kliniken – Welche Fragen sind wichtig? MSchr Kinderheilk. 1997;145(1):11.

Brown J, Cohen P, Johnson JG, Salzinger S. A longitudinal analysis of risk factors for child maltreatment: Findings of a 17-year prospective study of officially recorded and self-reported child abuse and neglect. Child Abuse Neglect. 1998;22:1065–78.

Deegener G, Körner W, Hrsg. Kindesmisshandlung und Vernachlässigung. Ein Handbuch. Göttingen: Hogrefe; 2005.

Esser G, Weinel W. Vernachlässigende und ablehnende Mütter in Interaktion mit ihren Kindern. In: Martinius J, Frank R, Hrsg. Vernachlässigung, Mißhandlung und Mißbrauch von Kindern. Erkennen, Bewußtmachen, Helfen. Bern: Huber; 1990.

Fegert JM, Frank R, Goldbeck L, Höhne D, Schepker R. Vernachlässigung, Misshandlung, sexueller Missbrauch. In: Deutsche Gesellschaft für Kinder- und Jugendpsychiatrie und Psychotherapie, Bundesarbeitsgemeinschaft Leitender Klinikärzte für Kinder- und Jugendpsychiatrie und Psychotherapie und der Berufsverband der Ärzte für Kinder- und Jugendpsychiatrie und Psychotherapie, Hrsg. Leitlinien zu Diagnostik und Therapie von psychischen Störungen im Säuglings-, Kindes- und Jugendalter. 3. Aufl. Köln: Deutscher Ärzte-Verlag; 2007:423–36.

Frank R, Kopecky-Wenzel M, Schött C, Frick U, Schmidt A. Forschung als Intervention – am Beispiel Kindsmißhandlung. Eine Studie an einer Kinderklinik. In: Poustka F, Lehmkuhl U, Hrsg. Gefährdung der kindlichen Entwicklung. Quintessenz. 1993:39–43.

Frank R, Räder K. Früherkennung und Intervention bei Kindesmisshandlung. Bayerisches Staatsministerium für Arbeit und Sozialordnung, Familie, Frauen und Gesundheit, Forschungsbericht des Instituts für Kinder- und Jugendpsychiatrie der Ludwig-Maximilians-Universität München; 1994.

Frank R, Kopecky-Wenzel M, Frick U. Patterns of relationships in families with high levels of violence. Vortrag auf dem 14. internationalen Kongress der International Association for Child and Adolescent Psychiatry and Allied Professions, 02.–06.08.1998, Stockholm; 1998: Abstract 155.

Frank R. Ethische Fragen im Umgang mit Kindesmißhandlung. In: Frank R, Hrsg. Ethische Fragen in der Kinder- und Jugendpsychiatrie, Pharmakotherapie, Psychotherapie. Stuttgart: Kohlhammer; 2002:102–15.

Frick U, Frank R, Schött C. Zur Diagnose „Kindesmißhandlung": Ein Modell des ärztlichen Urteilsfindungsprozesses und Ansätze zu seiner empirischen Überprüfung. In: Martinius J, Frank R, Hrsg. Vernachlässigung, Mißbrauch und Mißhandlung von Kindern. Erkennen, Bewußtmachen, Helfen. Bern: Huber; 1990; 69–84.

Gruber T. Wie feinfühlig sind Väter? Interaktionsmuster im freien Spiel – ein kontrollierter Vergleich bei Mißhandlungsproblematik [Dissertation]. München: LMU München; 1998.

Jaffee SR, Moffitt TE, Caspi A, Taylor A, Arseneault L. Influence of adult domestic violence on children's internalizing and externalizing problems: An environmentally informative twin study. Journal of the American Academy of Child and Adolescent Psychiatry. 2002;41(9):1095–103.

Kaplan S, Pelcovitz D, Labruna V. Child and adolescent abuse and neglect research: A review of the past 10 years: I. Physical and emotional abuse and neglect. Journal of the American Academy of Child and Adolescent Psychiatry. 1999;38(10):1214–22.

Kindler H. Was ist über die Folgen physischer Misshandlung bei Kindern bekannt? In: Kindler H, Lillig S, Blüml H, Meysen T, Werner A, Hrsg. Handbuch der Kindeswohlgefährdung nach § 1666 BGB und Allgemeiner Sozialer Dienst (ASD). Kap. 26. München: Deutsches Jugendinstitut; 2006.

Kindler H, Lillig S, Blüml H, Meysen T, Werner A, Hrsg. Handbuch der Kindeswohlgefährdung nach § 1666 BGB und Allgemeiner Sozialer Dienst (ASD). München: Deutsches Jugendinstitut; 2006.

Klein W. Kindesmißhandlung: Verhalten und Interaktion von mißhandelten Kindern und ihren Eltern [Dissertation]. Freiburg i. Br.: Universität Freiburg; 1996.

Kopecky-Wenzel M, Frick U, Frank R. Leitfaden für Kinderarztpraxen in Bayern: Gewalt gegen Kinder und Jugendliche. Evaluation, Teil 1: Häufigkeiten von Gewalt gegen Kinder und Jugendliche. Kinderärztliche Praxis. 2002;73:388–93.

Krug EG, Dahlberg LL, Mercy JA, Zwi AB, Lozano R. World report on violence and health. Genf: World Health Organisation; 2002.

Laucht M, Schmidt MH. Entwicklungsverläufe von Hochrisikokindern. Ergebnisse der Mannheimer Längsschnittstudie. Kinderärztliche Praxis. 2005;76:348–54.

Light DW, Bailey VFA. A shrewd investment: The economics of mental health care for children and adolescents. In: Young JG, Ferrari P, Hrsg. Mental health services and systems for children and adolescents. A shrewd investment. Philadelphia: Brunner and Mazel; 1998:59–82.

Nunno M. The effects of the ARC organizational intervention on caseworker turnover, climate, and culture in children's services systems. Child Abuse and Neglect. 2006;30(8):849–54.

Patterson GR. Coercive family process. Eugene Or: Castalia Publishing Co; 1982.

Pölzelbauer K. Affektive Konflikte – Stolpersteine und Fallgruben in der Kooperation zwischen Pädiatrie, Kinderpsychiatrie und Jugendhilfe. In: Armbruster MM, Hrsg. Misshandeltes Kind. Hilfe durch Kooperation. Freiburg i. Br.: Lambertus; 2000:165–72.

Reder P, Duncan S, Gray M. Beyond blame. Child abuse tragedies revisited. London: Routledge; 1993.

Remschmidt H, Schmidt M, Poustka F. Multiaxiales Klassifikationsschema für psychische Störungen des Kindes- und Jugendalters nach ICD-10 der WHO. 5. Aufl. Bern: Hans Huber; 2006.

Salgo L, Zenz G, Fegert J, Bauer A, Weber C, Zitelmann M. Verfahrenspflegschaft für Kinder und Jugendliche. Köln: Bundesanzeiger Verlagsgesellschaft; 2002.

Schwind HD, Baumann J, Schneider U, Winter M, Hrsg. Gewalt in der Bundesrepublik Deutschland. Endgutachten der Unabhängigen Regierungskommission zur Verhinderung und Bekämpfung von Gewalt (Gewaltkommission). Bd. 1: Endgutachten und Zwischengutachten der Arbeitsgruppen. Berlin: Duncker und Humblot; 1990.

Silverman Ab, Reinherz HZ, Giaconia RM. The long-term sequelae of child and adolescent abuse: A longitudinal community study. Child Abuse and Neglect. 1996;20:709–23.

Walsh C, MacMillan HL, Jamieson E. The relationship between parental substance abuse and child maltreatment: Findings from the Ontario Health Study. Child Abuse and Neglect. 2003;27:1409–25.

Webster-Stratton C. Advancing videotape parent training: A comparison study. Journal of Consulting and Clinical Psychology. 1994;62(3):583–93.

Ziegenhain U, Fegert JM. Kindeswohlgefährdung und Vernachlässigung. München: Reinhardt; 2007.

Prüfungsfragen

1. Wann wendet man enge, wann weit gefasste Definitionen von Misshandlung und Vernachlässigung an?
2. Benennen Sie Beispiele von abnormen psychosozialen Umständen.
3. Was versteht man unter „körperlicher Kindesmisshandlung“?
4. Wie drückt sich Ablehnung des Kindes aus?
5. Welche Kategorien lassen sich mit dem Begriff der *Vernachlässigung* in Verbindung bringen?
6. Welche Bereiche müssen im Rahmen des diagnostischen Prozesses beurteilt werden?
7. Geben Sie Beispiele für körperliche Symptome von Misshandlung.
8. Beschreiben Sie die reaktive Bindungsstörung des Kindesalters.
9. Welche Bereiche sind bei Vernachlässigung häufig betroffen?
10. Wie wirkt sich die Summation von psychosozialen Belastungen auf die kindliche Entwicklung aus?
11. Wie häufig sind Misshandlung und Vernachlässigung?
12. Nennen Sie Behandlungselemente bei Misshandlung und Vernachlässigung.
13. Was versteht man unter einer „Inobhutnahme“?
14. Welches sind kurzfristige Behandlungsziele bei Misshandlung und Vernachlässigung?
15. Welches sind mittel- und langfristige Behandlungsziele?

33 Sexueller Missbrauch

J.M. Fegert

Fallvignette

Nach bisher altersgerechter Entwicklung ohne Verhaltensauffälligkeiten zeigt ein 9-jähriges Mädchen seit Beginn des Schuljahres massive Leistungsprobleme, Albträume, Durchschlafstörungen und insgesamt eine Veränderung des Verhaltens mit teilweise oppositionellen, teilweise dissozialen Zügen. Das früher zuverlässige Mädchen streunt herum, hält Verabredungen, vor allem am Wochenende, nicht ein und wird deshalb von der Mutter zum wiederholten Male scharf zur Rede gestellt. In einem dieser Gespräche teilt es der Mutter mit, dass der Stiefgroßvater väterlicherseits es bei Besuchen wiederholt berührt habe, es aufgefordert habe, mit ihm in den Keller zu kommen und es dort auch penetriert habe. Das Mädchen wird daraufhin von der Kindsmutter bei einer feministisch orientierten Mädchenberatungsstelle vorgestellt. Dort werden Einzelgespräche und Gruppentermine im Mädchentreff durchgeführt. Nach einer gewissen Zeit kommt es auch zur Strafanzeige gegen den Stiefgroßvater. Nach Kontaktabbruch und unter den unspezifischen Interventionen nimmt das oppositionelle und dissoziale Verhalten zwar deutlich ab, doch bleiben massive Ängste und eine Fixierung auf sexuelle Inhalte auch in der Kontaktaufnahme zu Gleichaltrigen, die scheinbar durch die Interaktion in der Mädchengruppe mit lauter betroffenen Mädchen noch verstärkt wird. In diesem Kontext kommt es zur weiteren Vorstellung zur Behandlung. In mehreren diagnostischen Screening-Verfahren zeigt das Mädchen hohe Introversions- oder Depressionsscores. Sie äußert wiederholt Suizidgedanken und ist beim zweiten Vorstellungstermin akut suizidal. In diesem Rahmen erfolgt die stationäre Krisenintervention, der eine ambulante Psychotherapie folgt. Gleichzeitig wird ein Opferentschädigungsverfahren eingeleitet, um die Therapie und weitere supportive Maßnahmen über das Opferentschädigungsgesetz zu finanzieren. Weder die Personensorgeberechtigten noch das kindliche Opfer waren über diese Rechtsansprüche im Rahmen des Strafverfahrens informiert worden. Die ambulante Behandlung kann nach einem Jahr erfolgreich abgeschlossen werden. Es bestehen keine Schlafstörungen und Albträume mehr. Die Stimmungslage ist ausgeglichen. Allerdings bestehen noch Ängste in Bezug auf erste, mit der Pubertät aufkommende sexuelle Fantasien und Wünsche.

Einleitung und Definition

Sexueller Missbrauch (sexual abuse) ist als Bezeichnung eines Misshandlungsphänomens eine missglückte Übersetzung aus dem Englischen, welche sich aber im deutschen Sprachgebrauch eingebürgert hat. Die eigentlich korrekte Übersetzung *sexuelle Misshandlung* (in Anlehnung an *child abuse* entsprechend *Kindesmisshandlung*) ist weniger gebräuchlich. Nach der Art der begangenen Taten lassen sich sog. *Hands-off-Taten* von *Hands-on-Taten* unterscheiden. Zu den erstgenannten gehören voyeuristisch-exhibitionistische Handlungen, aber auch die Produktion von pornografischen Fotos und Filmmaterial. Von Hands-on-Taten spricht man immer, wenn Berührungen der Genitalien oder der Brüste am Kind vorgenommen werden bzw. das Kind zu solchen Handlungen gezwungen wird. Ebenfalls in diese Kategorie gehört die digitale Penetration sowie der vollzogene Genital-, Oral- bzw. Analverkehr. Eine solche, auf die Handlungen abhebende deskriptive Definition macht sich z.B. auch die Achse 5 „Psychosoziale Belastungen" der WHO zu eigen.

Die gebräuchlichste sozialwissenschaftliche *Definition* des sexuellen Missbrauches stammt von Schechter und Roberge (1976):

„Unter sexuellem Missbrauch von Kindern und Jugendlichen versteht man ihre Beteiligung an sexuellen Handlungen, die sie aufgrund ihres Entwicklungsstandes nicht verstehen, dazu kein wissentliches Einverständnis geben können, die sexuelle Tabus der Familie und der Gesellschaft verletzen und zur sexuellen Befriedigung eines nicht Gleichaltrigen oder Erwachsenen dienen."

Diese Definition basiert auf dem Konzept des *Informed Consent*, d. h., dass wissentliche Zustimmung als zentrale Voraussetzung für sexuelle Beziehungen angesehen wird. Kinder, welche in einer Abhängigkeitsbeziehung zu Erwachsenen stehen, können weder frei zustimmen noch ist ihnen i. d. R. die Tragweite der Handlungen bekannt, selbst wenn sie im Einzelnen schon ein gewisses Wissen über Sexualität haben. Im Allgemeinen spricht man von sexuellem Missbrauch immer dann, wenn eine oder mehrere Personen eine oder mehrere andere Personen zu sexuellen Handlungen zwingen und zwischen Tätern und Opfern ein deutliches Gefälle bzgl. Alter, Reife und Macht besteht (Engfer 2005). In der Forschung wird dieses Machtgefälle i. d. R. durch einen Altersabstand von mindestens fünf Jahren operationalisiert.

Eine weitere wichtige Unterscheidung ist die zwischen *intra- und extrafamilialem Missbrauch*. Nicht nur pädophile Fremdtäter, sondern auch Personen im familiären Nahfeld oder Personen mit Erziehungsauftrag und Erziehungsverantwortung sind für eine Vielzahl der Missbrauchsfälle verantwortlich (Fegert 2004, Fegert u. Wolff 2002, 2006). So wird in der polizeilichen Kriminalstatistik beschrieben, dass 2005 Kinder in 796 Fällen durch sexuellen Missbrauch von Schutzbefohlenen, unter Ausnutzung einer Amtsstellung oder eines Vertrauensverhältnisses (§§ 174, 174 a–c StGB) als Opfer betroffen waren. Bei sexuellem Missbrauch von Kindern (vollendet und versucht) waren 18,2 % der ermittelten Tatverdächtigen Verwandte der Kinder. 30,7 % der Tatverdächtigen waren Bekannte. Bei 37 % bestand keine Vorbeziehung. Bei 6,5 % blieb das Verhältnis zu den Tatverdächtigen ungeklärt. „Im sicher großen Dunkelfeld ist jedoch wie auch bei Vergewaltigung und sexueller Nötigung eine Struktur engerer Opfer-Täter-Beziehungen anzunehmen" (PKS 2005, S. 32).

Im Rahmen des Kinder- und Jugendhilfeweiterentwicklungsgesetzes hat der Gesetzgeber den § 72 a SGB VIII „Persönliche Eignung" eingeführt, welcher regelt, dass Träger der Jugendhilfe sicherstellen müssen, dass sie keine Person beschäftigen oder vermitteln, die rechtskräftig wegen einer Straftat nach den §§ 171, 174–174 c, 176–181 a, 182–184 e oder dem § 225 des StGB verurteilt worden sind. Für diesen Zweck sollen bei der Einstellung und in regelmäßigen Abständen von den zu beschäftigenden Personen Führungszeugnisse nach § 30 Abs. 5 des Bundeszentralregistergesetzes eingeholt werden.

Für die Intervention, Beratung, Behandlung und erfolgreiche Durchführung von Kinderschutzmaßnahmen ist auch eine Kenntnis der entsprechenden *rechtlichen Definitionen* notwendig. In der UN-Kinderrechtskonvention vom 02.09.1991 hat sich die Bundesrepublik durch ihren Beitritt zu diesem Abkommen in Artikel 34 verpflichtet, „das Kind vor allen Formen sexueller Ausbeutung und sexuellen Missbrauchs zu schützen. Für diesen Zweck treffen die Vertragsstaaten alle geeigneten innerstaatlichen zweiseitigen und mehrseitigen Maßnahmen, um zu verhindern, dass Kinder

- zur Beteiligung an rechtswidrigen sexuellen Handlungen verleitet oder gezwungen werden,
- für die Prostitution oder andere rechtswidrige sexuelle Praktiken ausgebeutet werden,
- für pornografische Darbietungen und Darstellungen ausgebeutet werden."

Sexueller Missbrauch von Kindern (unter 14 Jahren; § 176 StGB), sexueller Missbrauch von Schutzbefohlenen (unter 16 bzw. unter 18 Jahren; § 174 StGB), sexuelle Nötigung (ohne Altersgrenze; § 178 StGB) und Vergewaltigung (ohne Altersgrenze; § 177 StGB) sind nach unserem Strafrecht *Offizialdelikte*. Dies bedeutet, dass das Strafverfahren auch bei Rücknahme einer Anzeige durchgeführt wird. Im Gegensatz dazu wird bei einem Antragsdelikt die Straftat nur auf Antrag verfolgt (vgl. Fegert 1997, Fegert et al. 2001, s. auch Kap. 40).

Unabhängig von diesem strafrechtlichen Kontext sind *Kinderschutzmaßnahmen* wie die Herausnahme des Kindes zur Behandlung bzw. Heimunterbringung auf Beschluss des Familiengerichtes möglich (nach In-Kraft-Treten des Kindschaftsrechtsreformgesetzes (1998) sind die Familiengerichte sowohl für Familien- als auch für Vormundschaftssachen zuständig). Die zentrale Norm ist hierbei der § 1666 bzw. § 1666 a BGB. In diesem Kontext sind auch Umgangsrechtseinschränkungen, die sog. *Go-Order*, oder nach der Kindschaftsrechtsreform ausdrücklich auch beschützter und begleiteter Umgang mit einem unter Verdacht stehenden Vater möglich.

Das *Kinder- und Jugendhilfegesetz* (SGB VIII) bietet mit dem Instrument der Inobhutnahme (§42 SGB VIII) eine Möglichkeit zur schnellen Kinderschutzintervention. Darüber hinaus sind die Bereiche Erziehungsberatung, Trennungsberatung, Beratung Alleinerziehender und insbesondere auch die Beratung von Jugendlichen in Konfliktlagen ohne Wissen der Eltern (§8 Abs. 3 SGB VIII) in diesem Gesetz ebenso geregelt wie eine ganze Palette von sog. *Hilfen zur Erziehung* wie sozialpädagogische Familienhilfe, Erziehung in Tagesgruppen, Vollzeitpflege, Heimerziehung und sozialpädagogische Einzelbetreuung. Da viele Kinder durch den sexuellen Missbrauch z.T. unter schweren, vor allem psychischen Folgen leiden, haben sie Anspruch auf Maßnahmen der Eingliederungshilfe nach §35 a SGB VIII, und es stehen ihnen Entschädigungen nach dem Opferentschädigungsgesetz zu. Die notwendige Psychotherapie bzw. stationäre Behandlungen können i.d.R. durch die Krankenkassen, d.h. im Rahmen des SGB V finanziert werden.

Häufigkeit

Zur Häufigkeit des sexuellen Missbrauchs finden sich in der Literatur extrem divergierende Zahlenangaben. Sie reichen in Bezug auf Mädchen von 2–50% und in Bezug auf Jungen von 1–20%. Abhängig sind solche Zahlenangaben, welche nie für sich allein bewertet werden dürfen, von der gewählten Missbrauchsdefinition und von der Stichprobe, in der das Phänomen untersucht wurde. Die ersten Studien erfolgten an ausgelesenen Populationen von Schülern/Studenten bzw. Inanspruchnahmepopulationen oder auch im Hochrisikofeld der Drogenabhängigen oder jugendlichen Prostituierten. Solche Studien erlauben zwar wichtige Hinweise auf die Phänomenologie der Missbrauchsfolgen, Häufigkeitsaussagen können aber nur auf repräsentative Stichproben gestützt werden. Dabei ergibt sich aber unweigerlich das Problem, dass nur retrospektive Befragungsdaten erhoben werden können. Die Zahlenangaben sind demnach von der *Erinnerung* der Befragten abhängig. Schwere psychische Traumata können verzerrt erinnert oder auch totgeschwiegen bzw. völlig verdrängt werden.

Eine unsichere Informationsquelle sind auch die Zahlen der *polizeilichen Kriminalstatistik*, da hier nur die zur Anzeige gebrachten Fälle (Hellfeld) dargestellt werden können. Für den sexuellen Kindesmissbrauch sind langfristig keine Anstiege der polizeilich registrierten Fallzahlen zu erkennen. Es fehlen jedoch Erkenntnisse aus repräsentativen Dunkelfeldstudien jüngeren Datums, die hier kontrastierend zur Interpretation der Entwicklungen erforderlich wären (2. Periodischer Sicherheitsbericht).

Erfasst wurden im Jahr 2005 13 962 Fälle von sexuellem Missbrauch von Kindern (§§176, 176 a, 176 b StGB), was den niedrigsten Wert seit 1993 darstellt. Gegenüber dem Vorjahr entspricht dies einer Abnahme um 8,5% (s. Tab. 33.**1**).

Psychische Folgen des sexuellen Missbrauchs

Es gibt kein typisches Missbrauchsyndrom

Sexueller Missbrauch an sich stellt kein eigenständiges, psychiatrisches Störungsbild dar und ist auch nicht ursächlich für die Entwicklung einer spezifischen Symptomatik. Vielmehr kann der Betroffene in Folge eines sexuellen Missbrauchs eine ganze Reihe unterschiedlichster Symptome zeigen (Fegert 1987).

Tabelle 33.**1** Entwicklung der erfassten Fälle des sexuellen Missbrauchs in Deutschland (PKS 2005, S. 31)

Jahr	Erfasste Fälle	Änderung in v.H.	Häufigkeitsanzahl 1)
1993	15 430		19
1994	15 096	−2,2	19
1995	16 013	6,1	20
1996	15 674	−2,1	19
1997	16 888	7,7	21
1998	16 596	−1,7	20
1999	15 279	−7,9	19
2000	15 581	2,0	19
2001	15 117	−3,0	18
2002	15 998	5,8	19
2003	15 430	−3,6	19
2004	15 255	−1,1	18
2005	13 962	−8,5	17

1) Häufigkeitszahl: Fälle pro 100 000 Einwohner

Mit dimensionalen und kategorialen Verfahren erfasste Folgen

Untersuchungen, die sich auf die diagnostischen Kriterien der ICD-10 bzw. des DSM-III-R oder DSM-IV stützten, finden im Kindes- und Jugendalter eine signifikante Häufung nur für die Diagnose der posttraumatischen Belastungsstörung und den entsprechenden Anpassungsstörungen bei Betroffenen im Vergleich zur Restinanspruchnahmepopulation (Fegert 1995, McLeer et al. 1988). Allerdings zeigen sexuell missbrauchte Kinder im Vergleich zu unbeeinträchtigten Kontrollgruppen höhere Auffälligkeiten in ganz unterschiedlichen Bereichen. Diese Erhöhung von Auffälligkeiten ist aber *nicht spezifisch*, d.h. sie betrifft nicht bestimmte Diagnosen, abgesehen von der posttraumatischen Belastungsstörung und den entsprechenden Anpassungsstörungen, für die die Vorannahme eines vorausgegangenen Traumas ohnehin diagnosekonstitutiv ist.

Der Vergleich des kindlichen Verhaltens auf der dimensionalen Ebene, z.B. mithilfe der *Child Behavior Checklist* (CBCL) und dem *Fragebogen für sexualisiertes Verhalten* (CSBI) von Friedrich (1993), ergibt deutliche Unterschiede der Gruppe sexuell missbrauchter Kinder gegenüber der klinischen Kontrollgruppe und der unauffälligen Kontrollgruppe. Consentino et al. (1995) fanden in diesem Vergleichsdesign in Bezug auf das sexualisierte Verhalten hochsignifikant mehr sexuelle Grenzüberschreitungen, sexuelle Aggressivität und Selbststimulierung in der Gruppe der sexuell missbrauchten Kinder im Vergleich mit der klinischen und unauffälligen Kontrollgruppe. Auch der Total-Score des CSBI unterschied die sexuell missbrauchten Kinder signifikant von beiden Kontrollgruppen.

In einer sehr viel größeren Inanspruchnahme-Stichprobe fanden Bahadori et al. (1998) in einem Regressionsmodell bei sexuell missbrauchten Jungen ein signifikant um das 3-fache erhöhte Risiko einer Auffälligkeit auf der Skala „sozialer Rückzug" der CBCL. Bei Mädchen fand sich ein solcher signifikanter Befund nur für die Skala „delinquentes Verhalten". Hochsignifikant waren auch hier die Unterschiede in Bezug auf sexualisiertes Verhalten sowohl in den Einzelitems der CBCL als auch bei der dimensionalen psychopathologischen Erfassung (Fegert et al. 2001). Junper (1995) führte eine Metaanalyse über insgesamt 63 Studien zu psychopathologischen Folgen des sexuellen Missbrauchs durch. Dabei ergab sich global ein signifikanter Effekt auf die spätere Psychopathologie, allerdings war auch hier die Folgenstruktur inhomogen. Die deutlichsten Effekte betrafen spätere Depressionen im Erwachsenenalter (.22) und Selbstwertprobleme (.17).

Die neuseeländische Prospektivkohorte von Fergusson et al. (1996) erlaubt aufgrund ihres Designs wichtige Aussagen über das Risiko späterer psychischer Folgen. In dieser Kohorte ergab die im jungen Erwachsenenalter durchgeführte retrospektive Befragung der ab der Geburt kontinuierlich immer wieder untersuchten Probanden, dass bis zum 16. Lebensjahr 17,3% der Mädchen und 3,4% der Jungen sexuell missbraucht worden waren. Betrachtet man nur sexuellen Missbrauch mit Penetration, waren dies 5,6% der Mädchen und 1,4% der Jungen.

Das Risiko, an Depression zu erkranken, war bei den missbrauchten Probanden um das 3,6-fache (mit Penetration um das 5,4-fache) erhöht. Ebenfalls erhöhte Odds Ratios ergaben sich für Alkoholabhängigkeit und anderen Substanzabusus (2,7-fach bzw. 6,6-fach mit Penetration). Das Risiko für Suizidversuche war um das 5-fache erhöht, das Risiko für Angsterkrankungen um das 3-fache. Die Verhaltensauffälligkeiten wurden in dieser Kohorte durch zeitgleich ermittelte DSM-IV-Diagnosen beschrieben. Das Risiko, an irgendeiner Verhaltensauffälligkeit zu leiden, war bei den sexuell missbrauchten Kindern im Vergleich zur Restkohorte um das 12-fache erhöht.

Insofern kann auf der Basis der empirischen Literatur unstrittig festgestellt werden, dass das Trauma „sexueller Missbrauch" mit einem *deutlich erhöhten Risiko für unterschiedlichste psychische Folgen* einhergeht.

Kurzfristige Folgen und Langzeitfolgen sowie Moderatorvariablen

Man unterscheidet *kurzfristige Anpassungsstörungen* und *Traumafolgen* von *Langzeitfolgen* des sexuellen Missbrauchs. Abgesehen vom sexualisierten Verhalten und den typischen posttraumatischen Belastungsreaktionen mit Flashback-Erinnerungen, Albträumen etc. entsprechen die anderen psychischen Folgen der typischen altersspezifischen Verteilung in der Kinder- und Jugendentwicklungspsychopathologie. Ein verbreiteter *Irrtum* ist auch in Fachkreisen, dass von einem Opfer sexueller Gewalt eher eine traurige Verstimmung oder depressive Reaktion erwartet wird. Dies führt dazu, dass ausagierende Folgen wie Weglaufen, dissoziales Verhalten, Drogen-, Alkohol- und Medikamentenabusus und promiskuöses Verhalten nicht hinreichend beachtet werden. Dabei gibt es aus Untersuchungen im Heranwachsenden- und Erwachsenenalter sehr deutliche Hinweise auf einen Zusammenhang zwischen Traumatisierung und Suchtentwicklung (z. B. Fergusson et al. 1996, s. o.).

Moderatorvariablen

Dauer und Häufigkeit des Missbrauchs, Gewaltanwendung, die Beziehungsqualität zwischen Täter und Kind, die Zahl der Täter, das Alter bei Beginn des Missbrauchs, die Frage mütterlicher Unterstützung oder Vernachlässigung etc. haben alle einen nachgewiesenen Einfluss auf das Ausmaß sexueller Verhaltensprobleme (Adams et al. 1995, Friedrich 1993, McClellan 1997).

Je chronischer das erlebte Trauma war und je weniger Unterstützung die Betroffenen aus dem nächsten Umfeld erhalten, desto höher ist die Wahrscheinlichkeit, dass das Kind psychische Auffälligkeiten zeigt (z.B. Pelcovitz et al. 1997). Zusätzlich wird die Verarbeitung des Traumas oftmals erschwert durch sonstige innerfamiliäre Konflikte und/oder indem den Kindern eine Mitschuld am sexuellen Missbrauch mehr oder weniger direkt zugesprochen wird.

Bei der *Verarbeitung* helfen können Ressourcen des Kindes wie schulische Erfolge oder Erfolge in anderen Bereichen, z. B. im Sport. Jugendlichen kann das Eingebundensein in eine Peergroup Schutz und Rückzugsmöglichkeiten bieten. Diese Unterstützungsmöglichkeit fehlt bei jüngeren Kindern, welche sich noch in größerer Abhängigkeit von der Familie und damit evtl. auch von der missbrauchenden Bezugsperson befinden (König u. Fegert, in press).

Folgenparadoxon

Für Verwirrung sorgt häufig zunächst die Tatsache, dass bei retrospektiven Untersuchungen von Erwachsenen Missbrauch in der frühen Kindheit kumulativ die schwersten Folgen zeigt, während zeitnahe oder zeitgleiche Untersuchungen von betroffenen Kindern in dieser Altersgruppe in der Kinder- und Jugendpsychiatrie oft eine erstaunliche Symptomarmut erbringen. Dies lässt sich dadurch erklären, dass diese Kinder häufig auch die Tragweite des Geschehenen noch nicht verstanden haben und dass bei ihnen jede weitere Entwicklungsstufe, jede Schwellensituation und Entwicklungsaufgabe auch ein spezifisches neues Erkrankungsrisiko in sich birgt. Insofern kann es bei betroffenen Kindern zu einer sog. *sequenziellen Traumatisierung* kommen. Damit wird das Erleben aufeinanderfolgender, traumatischer Ereignisse bezeichnet. Schließlich können relativ geringfügig wirkende erneute Traumata zu schweren psychischen Folgen oder Dekompensationen führen. Längsschnittstudien, die derartige ungünstige Einflussfaktoren kontrolliert haben, lassen bei sexuell missbrauchten Personen ein deutlich höheres Risiko erkennen, früher oder später psychisch und/oder physisch zu erkranken als bei einer Vergleichsstichprobe mit ähnlichen Kontextbedingungen, aber ohne sexuelle Missbrauchserfahrungen (Bagley 2000, Johnson et al. 1999).

Kombination mit Misshandlung und Vernachlässigung

Charakteristisch sind sowohl im Feld (vgl. Wetzels 1997) als auch in Inanspruchnahmepopulationen (Fegert 1995, Fegert et al. 2001) die hochsignifikanten Zusammenhänge unterschiedlicher Misshandlungsformen (Missbrauch, Misshandlung und Vernachlässigung). Insofern muss man davon ausgehen, dass manche späteren, als Langzeitfolgen zu bezeichnenden Zustandsbilder eine *kumulative Folge* unterschiedlicher Belastungen darstellen.

Zyklische Viktimisierung

Umstritten war lange Zeit auch die Frage der sog. *zyklischen Viktimisierung*, d. h. ob bei Opfern des sexuellen Missbrauchs ein höheres Risiko besteht, selbst wieder Täter zu werden. Bei Bagley et al. (1994) ermittelte eine Regressionsanalyse der Daten Missbrauchserfahrungen als wesentlichsten Prädiktor für späteres Missbraucherverhalten. Allerdings gilt nicht die umgekehrte Behauptung, dass jeder missbrauchte Junge auch Täter wird; vielmehr begeht die Mehrzahl der Betroffenen später keine solchen Delikte.

Behandlung und institutioneller Umgang mit der Problematik

Psychotherapie

Es scheint generell ein Konsens darüber zu bestehen, dass sexuell missbrauchte Kinder einer Therapie bedürfen. Hierfür gibt es ganz unterschiedliche Motive. Häufig machen beschreibbare Traumafolgen (s.o.) eine Behandlung dringend erforderlich. In anderen Fällen, bei denen die Kinder eher kurz nach der Tat asymptomatisch wirken (bis zu 40% der Fälle, vgl. Finkelhor u. Berliner 1995) hat der Konsens über die Therapieindikation anders gelagerte Ursachen. Einerseits werden *Sleeper-Effekte* befürchtet, d.h., dass die Tat einen Schaden verursacht hat, der sich bisweilen erst bei anderen Entwicklungsaufgaben in späteren Entwicklungsstufen manifestieren wird. In diesem Zusammenhang wird von der Therapie erwartet, dass sie langfristig solchen negativen Spätfolgen vorbeugen möge.

Auffällig war, dass im Gegensatz zur Behandlung aggressiver Störungen über die konkrete Auseinandersetzung mit der Aggression der Kinder und den dabei entstehenden Gegenübertragungsgefühlen bei den Therapeuten die hier im Raum stehende Sexualität auch von erfahrenen Therapeuten nur ungern thematisiert wurde. Das Auftreten *sexualisierten Verhaltens* in der Psychotherapie ist zwar eher die Regel und löst deshalb konsequenterweise auch im Allgemeinen Gefühle beim Therapeuten aus; diese sind aber selten ein zentraler Gegenstand des therapeutischen Prozesses. Finkelhor und Berliner (1995) fanden bei der Analyse von 29 Therapieerfolgsstudien, dass gerade die Behandlung ausagierender, externalisierender Symptome und insbesondere die Behandlung sexualisierten Verhaltens von den nachgewiesenen Resultaten her deutlich problematischer ist als Angstreduktion oder Besserung von depressiven Stimmungslagen nach der Tat. Sie erklären dies damit, dass auch in spezifischen Behandlungsprogrammen für sexuell missbrauchte Kinder auf die direkten verhaltensverändernden Maßnahmen weniger Wert gelegt wird. Solche gezielten Maßnahmen seien aber wahrscheinlich für die Reduktion sexualisierten Verhaltens und aggressiven Ausagierens notwendig. Dies kann nur unterstrichen werden, zumal das in der Missbrauchsituation erlernte sexualisierte Verhalten nicht unwesentlich zu dem erhöhten Reviktimisierungsrisiko dieser Kinder beiträgt (Fegert 1995).

Therapieart

Zur therapeutischen Arbeit nach sexuellem Missbrauch liegen nur einige wenige, ausgearbeitete Manuale aus dem anglo-amerikanischen Raum vor.

Das einzige hinreichend evidenzbasierte Manual stellt das *kognitiv-behaviorale Therapiemanual zur Behandlung posttraumatischer Belastungsstörungen* von Cohen et al. (2003) dar. Die primäre, nicht missbrauchende Bezugsperson wird hier eng in die Therapie mit eingebunden. Cohen legt großen Wert auf den Aufbau einer vertrauensvollen Beziehung zwischen Kind, primärer Bezugsperson und Therapeut. Die *Elternarbeit* besteht schwerpunktmäßig in dem Ausbau der elterlichen Bewältigungsfähigkeiten bzgl. des sexuellen Missbrauchs und in der Psychoedukation zum Thema „sexueller Missbrauch", hierbei vor allem auch in der Erarbeitung und Vermittlung präventiver Sicherheitsmaßnahmen. Im therapeutischen Einzelkontakt mit dem Kind geht es um das Erlernen des Ausdrucks von Gefühlen, um die Vermittlung der Zusammenhänge von Denken, Fühlen und Handeln sowie um die Erarbeitung und das Training adäquater Coping-Fähigkeiten (z.B. positive Selbstverbalisation). Nach der Erarbeitung einer individuellen Angsthierarchie der traumaassoziierten Stimuli erfolgt eine graduelle Exposition i.S. einer systematischen Desensibilisierung. Sowohl die Betroffenen als auch die Bezugspersonen erhalten hierbei jedoch die Möglichkeit, selbst zu bestimmen, wann, wie und ob sie überhaupt die Einzelheiten des sexuellen Missbrauches ansprechen wollen. Um Vermeidungsverhalten nicht zu verstärken, erfolgt aber auf jeden Fall die *Psychoedukation* zum Thema „sexueller Missbrauch"; mindestens 2-mal im Verlauf der Behandlung sollte der Therapeut Gefühle bzgl. des sexuellen Missbrauchs ansprechen, wenn dies nicht spontan vonseiten der Betroffenen erfolgt.

Die *systemische Familientherapie* (strukturelle Familientherapie) versucht, die in Missbrauchsfamilien aus dem Lot geratene Generations-, Macht- und Rollenzuschreibungen wieder auszubalancieren (z.B. bzgl. der Parentifizierung der Opfer). Ein anderer Schwerpunkt der systemischen Familientherapie (strategische Familientherapie) fokussiert auf die i.d.R. dysfunktionalen, sich wiederholenden Kommunikationsmuster innerhalb von Missbrauchsfamilien.

Bei Faust (2000) wird der *Prozess* der systemischen Familientherapie wie folgt beschrieben:

1. Detaillierte Beschreibung des Missbrauchs durch jedes Familienmitglied.
2. Von allen Beteiligten werden Gründe dafür gesammelt, warum Missbrauch etwas Falsches ist.
3. Emotionale Verletzungen aufseiten der Opfer.
4. Emotionale Verletzungen aufseiten der anderen nicht missbrauchenden Familienmitglieder.
5. Entschuldigung vonseiten aller nicht missbrauchenden Bezugspersonen bei dem Opfer; dies soll keine Entschuldigung für den Missbrauch sein, sondern vielmehr dem missbrauchten Kind deutlich machen, dass es den jeweiligen Bezugspersonen leid tut, nicht rechtzeitig von dem Missbrauch erfahren und nichts unternommen zu haben.
6. Einzelsetting mit dem Kind, wobei der Missbrauch in den Lebenskontext gesetzt werden soll und, ohne ihn verharmlosen zu wollen, als ein negatives Ereignis im Verhältnis zu den positiven Ereignissen angesehen wird.
7. Gemeinsam mit allen Familienmitgliedern wird ein Plan zur individuellen Rückfallprophylaxe erarbeitet.
8. Eine Art „Entschädigung" bzw. „Wiedergutmachung" im weiteren Sinne sowohl vonseiten des Missbrauchers, als auch vonseiten der nicht missbrauchenden Bezugsperson (z.B. Beitrag des Missbrauchers zur Ausbildung des Kindes oder stellvertretend eine Spende an gemeinnützige Institution für Opfer sexuellen Missbrauchs, Installation eines Telefons im Zimmer des Kindes, gemeinsamer Besuch eines Selbstverteidigungskurses durch das Kind und die nicht missbrauchende Bezugsperson, etc.).
9. Wiederbelebung der emotionalen Beziehung zwischen den Familienmitgliedern, insbesondere zwischen dem Kind und der nicht missbrauchenden Bezugsperson (z.B. Erinnerung an schöne und verbindende Momente).
10. Den nicht missbrauchenden Bezugspersonen helfen, sich selbst zu verzeihen.

Ergänzend zur Einzeltherapie oder zur Familientherapie kann eine *Gruppentherapie* den Betroffenen zusätzliche Unterstützung bieten. Üblicherweise werden die Kinder hierbei ermutigt, Emotionen in Bezug auf das Missbrauchserlebnis auszudrücken (Ärger, Ambivalenz, Angst usw.), Missverständnisse, irrtümliche Schuldattributionen, Selbstvorwürfe sollen geklärt werden. Es wird versucht, den Kindern beizubringen, wie sie sich gegen weitere Übergriffe wehren können. Insgesamt soll die Konfrontation mit anderen betroffenen Kindern das Gefühl der Stigmatisierung und der Isolation relativieren.

In den letzten Jahren hat EMDR (Eye Movement Desensitization and Reprocessing) z.T. auch in der Traumatherapie sexuell missbrauchter Kinder Anwendung gefunden. Hofmann und Musaeus-Schürmann (1997) geben einen Überblick über die Anwendung dieser Methode, bei der sich der Patient auf Anteile der traumatischen Erinnerung konzentriert und gleichzeitig – Fingerbewegungen des Therapeuten folgend – die Augen bewegt.

Abgesehen von der Therapieart ist es notwendig, dass die resultierende Symptomatik genau beschrieben und störungsspezifisch angegangen wird. Insbesondere dürfen in der Therapie *ausagierende und sexualisierte Verhaltensweisen* nicht übergangen werden. Diese Verhaltensweisen stellen auch in der Therapie ein weiteres Risiko für betroffene Kinder und Jugendliche dar, denn auch der geschützte Raum der Therapie ist nicht frei von missbräuchlichen Situationen und Übergriffen (Fegert 1995).

Empirische Evidenz zur Therapie

Es liegen noch sehr wenige Interventionsstudien zu den Folgeerscheinungen von sexuellem Missbrauch vor, insbesondere für den Kinder- und Jugendbereich. Einen Überblick über empirische Wirksamkeitsstudien bzgl. der Behandlung der posttraumatischen Belastungsstörung bei Kindern und Jugendlichen geben Kraft et al. (2006) und Fegert (2007).

Die beste empirische Evidenz gibt es bisher zur *kognitiv-behavioralen Therapie* (z.B. Cohen et al. 2004). Es konnten hier in einigen Studien signifikante Verbesserungen hinsichtlich einer Verminderung von Flashbacks sowie von Verhaltensproblemen und sexualisiertem Verhalten beobachtet werden. Bezüglich internalisierender Auffälligkeiten wie Angst und Depression sind die Ergebnisse jedoch eher uneinheitlich.

Für die *systemische Familientherapie* zeigte sich eine signifikante Reduktion von Angst- und Depressionssymptomen (Faust u. Katchen 2004). Diese Therapieform erscheint darüber hinaus vor allem effizient hinsichtlich einer innerfamiliären Neustrukturierung nach chronischem, innerfamiliären Missbrauch.

Die meisten Annahmen zur Psychophysiologie der Wirkungsweise von EMDR sind nicht abgesichert (van der Kolk 1998). Es bestehen bislang noch keine ausgedehnten systematischen Anwendungserfahrungen bei Kindern und Jugendlichen. Insbesondere bei traumatisierten Jugendlichen mit selbstverletzendem Verhalten, die auch in der stationären Behandlung ganze Stationsteams schnell an ihre Grenzen kommen lassen können (Sachsse 1995), scheint die Methode Erfolge zu zeigen; allerdings sind erste Berichte im Kindes- und Jugendalter eher anekdotische Falldarstellungen. Hinreichende empirische Nachweise stehen für diese Altersgruppe noch aus.

Vergleichende publizierte Studien zur *Spieltherapie* gibt es ebenso wenig wie zur *Pharmakotherapie* bei psychopathologisch auffälligen Kindern und Jugendlichen nach sexuellem Missbrauch. In der klinischen Praxis werden nicht selten SSRI eingesetzt; Fluoxetin ist bei Erwachsenen in den USA zu Therapie der PTSD zugelassen.

Institutioneller Umgang

Alle Interventionen kann man in Bezug auf zwei Hypothesen, die *Belastungs-* und die *Entlastungshypothese*, überprüfen. Zum Belastungserleben von Kindern im Strafverfahren (Busse et al. 1996) gibt es in der Zwischenzeit eine Reihe von fundierten Studien auch aus Deutschland. Unterstützende Materialien für Kinder und Jugendliche (Eipper et al. 1997, Fastie 1997, Hille et al. 1996) wurden entwickelt und werden von den Betroffenen in der Praxis als sehr hilfreich erlebt.

Aufgrund der angeführten Häufigkeiten gehört die Behandlung sexuell missbrauchter Kinder und das damit verbundene Case-Management zu den Routineanforderungen für alle im psychosozialen Bereich mit Kindern arbeitenden Personen. Dennoch lösen solche Fälle nach wie vor große Betroffenheit, teilweise Verwirrung und bisweilen wilden Aktionismus aus. Eine interdisziplinäre, Institutionen übergreifende Untersuchung in Köln und Berlin (Berger et al. 1996, Fegert 1997, Fegert et al. 2001) zeigte erhebliche Abstimmungsmängel und schädliche Delegationsketten auch im Helferbereich auf.

Die Verantwortung für den Kinderschutz und die Notwendigkeit der Zusammenarbeit zum Kinderschutz wurde im Rahmen des Kinder- und Jugendhilfeweiterentwicklungsgesetzes (KICK) 2005 durch die Einfügung einer neuen Norm, den §8 a SGB VIII, neu geregelt (Fegert 2007).

Zusammenfassung

Sexueller Missbrauch ist eine häufige traumatische Belastung, die Mädchen ca. im Verhältnis 3:1 häufiger betrifft als Jungen. Phänomenologisch können „Hands-off"- von „Hands-on"-Taten unterschieden werden. Die meisten Täter sind Männer. Unabhängig vom Geschlecht nützen Täter häufig Abhängigkeitsverhältnisse wie intrafamiliale Beziehungen oder pädagogische Funktionen, um allein durch das Machtgefälle Kinder zum Missbrauch zu zwingen. Sexuelle Übergriffe auf Kinder sind Offizialdelikte, d. h., erhält die Kriminalpolizei Kenntnis, besteht ein Ermittlungszwang. Sexueller Missbrauch stellt eine starke Gefährdung des Kindeswohls dar. Schutzmaßnahmen des Kindes können deshalb als Inobhutnahme (§42 SGB VIII) oder durch familiengerichtliche Eingriffe in die elterliche Sorge (§1666, 1666 a BGB) durchgesetzt werden.

Es gibt kein spezifisches Verhaltenssyndrom des sexuellen Missbrauchs. Psychische Folgen sind eher alterstypisch als tatspezifisch. Signifikant gehäuft finden sich die Diagnosen posttraumatischer Belastungsstörungen bzw. Anpassungsstörungen bei Opfern dieser Traumata. In dimensionalen Verhaltensinstrumenten unterscheiden sich Stichproben sexuell missbrauchter Kinder von anderen behandlungsbedürftigen Kindern nicht durch die allgemeine Symptombelastung, sondern vor allem durch sexualisiertes Verhalten.

Derzeit gibt es keine hinreichenden Erkenntnisse über den effizientesten therapeutischen Zugang. Innerhalb jeder gängigen Psychotherapiemethode sind in der Zwischenzeit auch spezifische Konzepte zum Umgang mit sexuellem Missbrauch entwickelt worden. Strittig ist, ob eine präventive Therapie bei geringer Symptomatik kurz nach der Tat spätere psychische Folgen verhindern kann.

Problematisch ist häufig die interdisziplinäre Kooperation. Charakteristisch sind Delegationsketten im Versorgungsnetz, welche für die betroffenen Kinder zu erneuten Belastungen werden. Die Belastungs- und Entlastungshypothese durch institutionelles Vorgehen ist am besten im strafrechtlichen Bereich erforscht, Informationsmaßnahmen spielen eine wichtige Rolle zur Reduzierung der Belastung.

Literatur

Adams J, McClellan J, Douglass D, McCurry C, Stock M. Sexually inappropriate behaviours in seriously mentally ill children and adolescents. Child Abuse Negl. 1995;19:555–68.

Bagley C et al. Victim to Abuser: Mental health and behavioral sequeals of child abuse neglect. Child Abuse Negl. 1994;18:683–97.

Bagley C, Mallick K. Prediction of sexual, emotional and physical maltreatment and mental health outcomes in al longitudinal cohort of 290 adolescent women. Child Maltreatment. 2000;5:218–26.

Bahadori R, Fegert JM, Lenz K, Lehmkuhl U. Gender differences in behavioral problems in alleged sexual abuse victims. 1998.

Berger C, Klopfer U, Breuer B, Deget F, Wolke A, Fegert JM, Lehmkuhl G, Lehmkuhl U, Lüderitz A, Walter M. Institutioneller Umgang mit strafrechtlichen Maßnahmen bei sexuellem Missbrauch. Ergebnisse einer Expertenbefragung. Prax Kinderpsychol Kinderpsychiat. 1996;45:300–7.

Bundesministerium des Innern. Polizeiliche Kriminalstatistik 2005.

Bundesministerium des Innern, Bundesministerium der Justiz. Zweiter Periodischer Sicherheitsbericht. Kurzfassung.

Busse D, Volbert R, Steller M. Belastungserleben von Kindern in Hauptverhandlungen. Recht. Berlin: Bundesministerium der Justiz, Selbstverlag; 1996.

Cohen J, Mannarino A, Deblinger E. Child and parent trauma-focused cognitive behavioral therapy treatment manual. Unpublished manuscript; 2003.

Cohen J, Deblinger E, Mannarino AP, Steer RA. A multisite, randomized controlled trial for children with sexual abuse-related PTSD symptoms. J Am Acad Child Adolesc Psychiatry. 2004;43:393–402.

Consetino CE, Meyer-Bahlburg HF, Alpert JL, Weinberg SL, Gaines R. Sexual behaviour problems and psychopathology symptoms in sexually abused girls. Am Acad Child Adolesc Psychiat. 1995;34(8):1033–42.

Eipper S, Hille P, Dannenberg U. Rasmus Rabe ermittelt: Was passiert eigentlich bei Gericht? Raisdorf: Rathmann; 1997.

Engfer A. Formen der Misshandlung von Kindern: Definitionen, Häufigkeiten, Erklärungsansätze. In: Egle UT, Hoffmann SO, Joraschky P, eds. Sexueller Missbrauch, Misshandlung, Vernachlässigung. Erkennung, Therapie und Prävention der Folgen früher Stresserfahrungen. Stuttgart: Schattauer; 2005:3–19.

Fastie F. Ich weiß Bescheid. Sexuelle Gewalt: Rechtsratgeber für Mädchen und Frauen. Donna Vita; 1997.

Faust J. Integration of family and cognitive behavioral therapy for treating sexually abused children. Cognitive and Behavioral Practice. 2000;7:361–8.

Faust J, Katchen L. Treatment of children with complicated posttraumatic stress reactions. Psychotherapy: Theory, Research, Practice, Training. 2004;41:426–37.

Fegert JM. Sexueller Missbrauch von Kindern. Praxis der Kinderpsychologie und Kinderpsychiatrie. 1987:164–70.

Fegert JM. Glaubensbekenntnis und Gruppenjargon. Streitpunkte und Standpunkte zur Diskussion um „Sexuellen Missbrauch". In: Janshen D, ed. Sexuelle Gewalt. Frankfurt/M.: Zweitausendeins; 1991.

Fegert JM. Sexuell missbrauchte Kinder und das Recht. Köln: Volksblatt; 1993.

Fegert JM. Die Debatte über psychische Folgen von sexuellem Missbrauch und ihre Bedeutung im familien- und vormundschaftsgerichtlichen Verfahren. Familie Partnerschaft Recht (FPR). 1995;3:62–8.

Fegert JM. Kinderpsychiatrische Begutachtung und die Debatte um den Missbrauch mit dem Missbrauch. Verfälschungsgründe, Irrtumsrisiken und eine Phänomenologie sogenannter Falschaussagen. Z Kinder-Jugendpsychiat. 1995;23:9–19.

Fegert JM. Sexueller Missbrauch – Einführung in den Themenschwerpunkt. Kindh Entwickl. 1995;4:194–6.

Fegert JM. Stellt die Sachverständigenbegutachtung im familiengerichtlichen und vormundschaftsgerichtlichen Verfahren eine weitere bzw. unnötige Belastung des Kindes dar? Familie Partnerschaft Recht (FPR). 1997;3:67–73.

Fegert JM, Berger C, Klopfer U, Lehmkuhl U, Lehmkuhl G. Umgang mit sexuellem Missbrauch. Institutionelle und individuelle Reaktionen. Forschungsbericht. Münster: Votum; 2001.

Fegert JM, Wolff M, eds. Sexueller Missbrauch durch Professionelle in Institutionen. Münster: Votum; 2002.

Fegert JM. Consequences of sexual abuse of children and adolescents by priests and other persons in clerical functions. In: Hanson RK, Pfäfflin F, Lütz M, eds. Sexual abuse in the Catholic Church. Città del Vaticano: Libreria Editrice Vaticana; 2004:161–71.

Fegert JM, Wolff M, eds. Sexueller Missbrauch durch Professionelle in Institutionen. Münster: Juventa; 2006.

Fegert JM. Sexueller Missbrauch an Kindern und Jugendlichen. Bundesgesundheitsblatt, Gesundheitsforschung, Gesundheitsschutz. 2007;50:78–89.

Fergusson DM, Lynskey MT, Horwood LJ. Childhood sexual abuse and psychiatric disorders in young adulthood: I. Prevalence of sexual abuse and factors associated with sexual abuse. II. Psychiatric outcomes of childhood sexual abuse. J Am Acad Child Adolesc Psychiat. 1996;34(10):1355–74.

Finkelhor D, Berliner L. Research on the treatment of sexually abused children: A review and recommendations. J Am Acad Child Adol Psychiat. 1995;34(11):1408–23.

Friedrich WN. Sexual victimization and sexual behaviour in children: A review of recent literature. Child Abuse Negl. 1993;17:59–66.

Hille P, Eipper S, Dannenberg U, Claussen B. Klara und der kleine Zwerg. Ein Buch für Kinder, die Zeugen beim Gericht sind. Raisdorf: Rathmann; 1996.

Hofmann A, Musaeus B. Therapie posttraumatischer Belastungsstörungen bei Erwachsenen und Kindern mit EMDR. Psycho. 1997;23:670–3.

Johnson JG, Cohen P, Brown J, Smailes EM, Bernstein DP. Childhood maltreatment increase risk for personality disorders during early adulthood. Archives of Genetic Psychiatry. 1999;56:600–6.

Junper S. A meta-analysis of the relationship of child sexual abuse to adult psychological adjustment. Child Abuse Negl. 1995;19(6):715–28.

König C, Fegert JM. Sexueller Missbrauch. In: Remschmidt H, Mattejat F, Warnke A, eds. Therapie psychischer Störungen im Kindes- und Jugendalter. Ein integratives Lehrbuch für die Praxis. Stuttgart: Thieme. [In press].

Kolk BA van der. Zur Psychologie und Psychobiologie von Kindheitstraumata. Prax Kinderpsychol Kinderpsychiat. 1998;47:19–35.

Kraft S, Schepker R, Goldbeck L, Fegert JM. Behandlung der posttraumatischen Belastungsstörung bei Kindern und Jugendlichen. Eine Übersicht empirischer Wirksamkeitsstudien. Nervenheilkunde. 2006;25:709–16.

McClellan J, McCurry C, Ronnei M, Adams J, Storck M, Eisner A, Smith C. Relationship between sexual abuse, gender and sexually inappropriate behaviours in seriously mentally ill youths. Am Acad Child Adolesc Psychiat. 1997;36(7):959–65.

McLeer SV, Deblinger E, Atkins MS, Foa EB, Ralphe DL. Post-traumatic stress disorder in sexually abused children. J Am Acad Child Adol Psychiat. 1988;27:650–4.

Pelcovitz D, von der Kolk BA, Roth S, Mandel F, Kaplan S, Resick P. Development of a criteria set and a structured interview for disorders of extreme stress (SIDES). Journal of Traumatic Stress. 1997;10:3–16.

Sachsse U. Selbstverletzendes Verhalten. Psychodynamik – Psychotherapie. Göttingen: Vandenhoeck und Ruprecht; 1995.

Sagatun UJ. Expert witnesses in child abuse cases. Behav Scienc Law. 1991;9:201–15.

Schechter MD, Roberge L. Sexual exploitation. In: Helfer RE, Kempe CH. Child abuse and neglect. The family and the community. Cambridge: Ballinger; 1976.

Wetzels P. Prävalenz und familiäre Hintergründe sexuellen Kindesmissbrauchs in Deutschland: Ergebnisse einer repräsentativen Befragung. Sexuologie. 1997;2(4):89–107.

Prüfungsfragen

1. Wie kann man Missbrauchstaten beschreibend klassifizieren?
2. Gibt es ein Verhaltenssyndrom des sexuellen Missbrauchs? Das heißt, lässt sich durch die Kombination bestimmter Verhaltensweisen nachweisen, dass ein Kind sexuell missbraucht wurde?
3. Welche psychiatrische Diagnose (Diagnosegruppe) wird bei sexuell missbrauchten Kindern signifikant häufiger festgestellt?
4. Was sind typische Symptome posttraumatischer Belastungen?
5. Welcher Verhaltensbereich ist bei sexuellem Missbrauch in spezifischer Weise im Vergleich zu anderen klinisch behandlungsbedürftigen Kindern häufiger auffällig?
6. Gibt es eine Psychotherapieform der Wahl, und liegen hinreichende Erkenntnisse über Therapieeffekte vor?
7. Muss jedes sexuell missbrauchte Kind unabhängig davon, ob es eine Symptomatik zeigt oder nicht, behandelt werden?
8. Welche beiden Hypothesen müssen beim institutionellen Umgang mit sexuell missbrauchten Kindern gegeneinander abgewogen werden?
9. Kann ein Strafverfahren wegen sexuellen Missbrauchs durch Rücknahme einer Anzeige gestoppt werden?
10. In welchen unterschiedlichen Gesetzesbereichen finden sich relevante Definitionen, die ein Psychologe im Umgang mit sexuell missbrauchten Kindern kennen muss?

34 Psychische Probleme chronisch kranker Kinder und Jugendlicher

P. Warschburger

Fallvignette

Der 12-jährige Klaus leidet seit seinem sechsten Lebensmonat an Atopischer Dermatitis (AD). Sein Gesicht ist blass, unter den Augen sind deutliche Ringe erkennbar als ob er schlecht geschlafen hätte. Er wirkt stark verschüchtert und spricht nur mit leiser Stimme. Blickkontakt nimmt er nur selten auf und bricht ihn schnell wieder ab. Die Mutter schildert anhand von Fotos, dass er bereits als Baby Milchschorf hatte sowie an den Wangen stark nässende und eiternde Entzündungen. Als er in den Kindergarten ging, zeigten sich entzündliche juckende Rötungen an den Streckseiten von Armen und Beinen. Jetzt sind vor allem seine Armbeugen und Kniekehle stark zerkratzt; die Haut ist rau und schuppt. Klaus klagt, dass die Haut ständig juckt und „dass da nur Kratzen wirklich hilft." Die Mutter ermahnt ihn ständig und ist schon ganz verzweifelt. Im Kindergarten und der Schule wird Klaus oft wegen seines Aussehens (z. B. dass er auch im Sommer langärmelige Pullover trägt) gehänselt. Dann gehe es ihm noch schlechter. In der Pause geht er manchmal aufs Klo und kratze, so viel er nur könne – bis es zur nächsten Stunde läute. Freunde in der Klasse habe er kaum welche, und in einen Sportverein gehe er auch nicht, weil es dann immer so schrecklich jucke beim Schwitzen. Die Mutter macht sich große Sorgen um Klaus und übernimmt sehr viel Verantwortung. So cremt sie Klaus noch regelmäßig ein und würde am liebsten selbst am Training für die Jugendlichen mit Neurodermitis teilnehmen. In der Gruppe mit anderen Jugendlichen lernte Klaus Alternativen zum Kratzen bei Juckreiz (z. B. Entspannen, positive Selbstinstruktionen). Dabei wurde vor allem auch das selbstbewusste Reagieren auf Hänseleien von Gleichaltrigen thematisiert. Die begleitende Beratung mit der Mutter zielte vor allem darauf ab, dass die Mutter lernt, Klaus in seiner altersangemessenen Ablösung zu unterstützen und die Verantwortung für die medizinische Versorgung (wie regelmäßiges Eincremen) Klaus zu überlassen.

Definition chronischer Erkrankungen

Chronische Erkrankung ist ein Oberbegriff und umfasst ganz *unterschiedliche körperliche Krankheitsbilder* wie Neurodermitis, Asthma, Krebs, Diabetes mellitus, Rheuma oder Mukoviszidose. Diese Erkrankungen unterscheiden sich in vielen verschiedenen *Merkmalen* wie z. B. der Lebensbedrohlichkeit, ihrer Sichtbarkeit, der Rolle von Vererbung, der damit verbundenen Schmerzen, der Auswirkungen auf die Kommunikationsfähigkeit oder auch dem Verlauf. Trotz dieser vielfältigen Unterschiede haben chronische Erkrankungen ein *zentrales psychologisches Merkmal* gemeinsam: Sie bedeuten, dass sich die Betroffenen auf ein Leben mit der Erkrankung, mit ihren möglichen Einschränkungen und Anforderungen an die alltägliche Versorgung, einstellen müssen. Nach der aktuellen Definition von chronischen Erkrankungen handelt es sich um Störungsbilder, die lang anhaltend sind und mit einer Vielzahl von unterschiedlichen Folgen einhergehen. Hierzu zählen neben möglichen Aktivitätseinschränkungen auch das Angewiesensein auf eine regelmäßige Medikation und die verstärkte Inanspruchnahme von medizinischen und/oder psychologischen Maßnahmen (s. Kriterienkatalog). Im Kindes- und Jugendalter sind die Folgebelastungen nicht nur aufseiten der Kinder zu betrachten, sondern wirken sich auf das gesamte familiäre System (Eltern, Geschwisterkinder) aus. Weitere Merkmale vieler chronischer Erkrankungen sind (Tab. 34.**1**).

1. eine multifaktorielle Verursachung,
2. die fehlende Heilbarkeit und damit die Konzentration auf die Behandlung der Symptomatik,
3. der für die Betroffenen schwer vorhersagbare Krankheitsverlauf,
4. die Notwendigkeit der aktiven und kontinuierlichen (oft lebenslangen) Mitarbeit der Betroffenen.

Anhand von drei Störungsbildern sollen die Kriterien kurz verdeutlicht werden. *Asthma* ist eine variable und reversible Atemwegsverengung (sog. Obstruktion) bedingt durch entzündliche Prozesse. Im Mittelpunkt steht der episodisch auftretende Anfall begleitet von Atemnot, Husten, Giemen, Produktion von zähem Schleim (Sputum) sowie einem Engegefühl in der Brust. Die Symptomatik kann in Reaktion auf den Kontakt mit Allergenen (z.B. Pollen), bei körperlicher Anstrengung oder in Stresssituationen auftreten. Die Anfälle können unterschiedlich lange anhalten und einen lebensbedrohlichen Verlauf nehmen. Die Pathogenese ist multifaktoriell. Neben einer genetischen und/oder erworbenen Prädisposition (i.S. einer Überempfindlichkeit des Bronchialtrakts) spielen auch die Exposition mit spezifischen Umweltreizen sowie Stressfaktoren bei der Entstehung und Aufrechterhaltung eine wichtige Rolle. Nach heutigem Kenntnisstand ist Asthma nicht heilbar, die Symptomatik aber sehr wohl linderbar und mit zunehmendem Alter der Kinder ist i.d.R. eine deutliche Besserung des Gesundheitszustandes beobachtbar. Zu den notwendigen Behandlungsanforderungen zählen die medikamentöse Behandlung bei Atembeschwerden, aber auch die regelmäßige präventive Medikation. Regelmäßige Arztbesuche sind notwendig, um die Medikation zu überprüfen. Die Betroffenen sollen zudem möglichst die Auslöser der Atembeschwerden meiden und regelmäßig ihren aktuellen Obstruktionszustand bestimmen, um darauf flexibel reagieren zu können. Viele Kinder mit Asthma werden – zu Unrecht – vom Sportunterricht befreit; die Teilnahme an Klassenfahrten kann erschwert sein (z.B. geplante Radtour während Pollenflugzeiten; Ausflug in ein Heuhotel).

Tabelle 34.**1** Kriterienkatalog für die Definition einer chronischen Erkrankung nach Stein, Baumann, Westbrook, Coupey und Ireys (1993; zitiert nach Warschburger 2000 a, S. 19)

1. Es liegt eine biologische, psychologische oder kognitive Basis für die Erkrankung vor *und*
2. die Krankheit dauert seit mindestens einem Jahr an oder ist seit diesem Zeitraum so gut wie sicher *und*
3. sie führt zu mindestens einer der genannten Folgen:
   a) Einschränkung der Funktionen, Aktivitäten oder schulischen Rolle im Vergleich zu gesunden Gleichaltrigen in der körperlichen, kognitiven, emotionalen und sozialen Entwicklung,
   b) Abhängigkeit von einem der folgenden Dinge, um die funktionellen, aktivitätsbezogenen oder sozialen Einschränkungen zu kompensieren oder zu minimieren:
      - Medikation,
      - spezielle Diät,
      - medizinische Technologie,
      - unterstützende Gerätschaften,
      - persönliche Anleitung,
   c) Bedarf an medizinischer Versorgung oder verwandter Leistungen oder psychologisch erzieherischen Dienstleistungen, die über das Altersmaß hinausgehen, oder nach speziellen überdauernden Behandlungen oder Unterbringungen (zuhause oder in der Schule).

Epilepsie oder besser Epilepsien (es werden bis zu 20 verschiedene Arten unterschieden) ist die häufigste neurologische Erkrankung im Kindesalter. Epilepsien sind i.d.R. vorübergehende Funktionsstörungen des Gehirns, bei denen unkontrollierte, spontane Entladungen der Nervenzellen im Gehirn auftreten. Symptomatisch äußert sich dies in sog. Krampfanfällen, die sich unter anderem auch darin unterscheiden, welche Gehirnregionen von einem Anfall betroffen sind. Bei sog. generalisierten Anfällen ist das gesamte Großhirn betroffen, und es kann zu Bewusstlosigkeit kommen. Hier werden Petit- und Grand-Mal Anfälle unterschieden. Die Petit-Mal-Anfälle äußern sich in Form von Absencen (kurzen Phasen der Bewusstlosigkeit, in denen ein leerer Blick, Blinzeln der Augen oder Zurückneigung des Kopfes beobachtbar sind; Automatismen wie Laufen können aufrecht erhalten oder kurz unterbrochen werden), myoklonischen (kurze Zuckungen des Schultergürtelbereichs, meist im Jugendalter) oder myoklonisch astatischen Anfällen (v.a. bei Klein- und Vorschulkindern; gehen mit Stürzen einher). Am ehesten werden in der Bevölkerung Epilepsien mit den Grand-Mal-Anfällen, die teils mit einer Aura (Vorgefühl) einhergehen, verbunden. Hierbei kommt es zu einer Versteifung der gesamten Muskulatur, gefolgt von rhythmischen Zuckungen der Arme und Beine, aber auch der Zunge, so dass Schaum vor den Mund treten kann. Diese Phase kann bis zu mehrere Minuten andauern und wird dann von einer u. U. mehrstündigen Tiefschlafphase, in der das Gehirn sich wieder erholt, begleitet. Bei den fokalen Anfällen (d. h. nur ein Teil des Gehirns ist betroffen; Bewusstsein gegeben) werden einfache (z. B. Sinneswahrnehmungen ohne Entsprechungen; Auftreten von Herzrasen oder Schwitzen) und komplex fokale Anfälle (eingeschränktes Bewusstsein; es können orale Automatismen oder szenische Abläufe (z. B. Ausziehen) auftreten) unterschieden. Wesentliches Element dieser Anfälle ist, dass sie für die Betroffenen oftmals nicht vorhersehbar sind und als unkontrollierbar empfunden werden. Die Anfälle werden als extrem stigmatisierend erlebt. Als Ursachen werden eine frühkindliche Hirnschädigung und eine ererbte erhöhte zerebrale Krampfbereitschaft diskutiert. Die Behandlung besteht zum größten Teil in der Gabe von Anti-Epileptika. Zusätzlich sollen die Kinder und Jugendlichen möglichst lernen, die Auslöser für die Anfälle zu meiden und Gegenmaßnahmen einzuleiten. Der Verlauf ist in vielen Fällen als prognostisch günstig zu bezeichnen; die Medikamente werden i. d. R. 3–5 Jahre nach dem letzten Anfall abgesetzt.

Atopische Dermatitis, besser bekannt unter der Bezeichnung *Neurodermitis*, ist eine chronisch-entzündliche Hauterkrankung, die sich zumeist in den ersten sechs Lebensmonaten manifestiert. Im Mittelpunkt der Erkrankung steht der ständige Juckreiz, der mit ausgeprägtem Kratzverhalten und Schlaflosigkeit einhergeht. Im akuten Stadium stehen intensiv juckende, erythematöse Papeln (= knötchenartige Verdickungen) und Vesikel (= Bläschen in der Haut) im Vordergrund. Subakute Phasen sind durch Erytheme (= entzündliche Rötungen), Exkoriationen (= Kratzspuren) und Schuppung gekennzeichnet. Die chronischen Hautläsionen kann man an der verdickten Haut mit Lichenifikation (= Vergröberung der Hautfelderung) und juckenden Knötchen erkennen. Die Lokalisation dieser Hautveränderungen verändert sich mit dem Alter: Im Kindes- und Jugendalter sind vor allem die Armbeugen und Kniekehlen, aber auch der Nackenansatz betroffen. Wie auch beim Asthma gilt die Atopische Dermatitis derzeit nicht als heilbar; Symptombesserungen sind aber mit zunehmenden Alter zu erwarten. Die Genese der Neurodermitis ist multifaktoriell: Neben der genetischen und/oder erworbenen Prädisposition (i. S. einer erhöhten Juckreizempfindlichkeit und einem gestörten immunologischen Gleichgewicht) spielen vielfältige Umweltreize wie Infekte, Stress, Nahrungsmittel, Allergene oder unspezifische Reize eine Rolle. Das Kratzen trägt wesentlich zur Aufrechterhaltung des Krankheitsgeschehens bei. Die Behandlungsanforderungen für die Betroffenen sind sehr vielfältig: Neben einer regelmäßigen präventiven Hautpflege soll eine symptomangepasste Salbentherapie durchgeführt werden. Eventuelle Auslöser (wie z. B. bestimmte Nahrungsmittel, Kontakt mit Hausstaubmilben, dekorative Kosmetika) sollen gemieden und vor allem auch alternative Umgangsweisen mit dem Juckreiz erworben werden, um das Kratzverhalten zu minimieren. Die Aktivitäten können in vielfältiger Weise beeinträchtigt sein, so z. B. auch die Teilnahme am Sportunterricht aufgrund offener, schmerzender Hautstellen oder aufgrund von Schamgefühlen. Durch die nächtlichen Juckreizattacken kann es zu Unkonzentriertheit in der Schule aufgrund von Schlafmangel kommen.

Diese Ausführungen verdeutlichen die Vielfältigkeit in den Ausprägungen chronischer Erkrankungen. Trotz dieser Unterschiede zeigen sich Gemeinsamkeiten in den Folgebelastungen und den hohen Anforderungen an eine kontinuierliche Therapiemitarbeit.

Verbreitung chronischer Erkrankungen

Die Prävalenz chronischer Erkrankungen hat in den letzten Jahrzehnten *ständig zugenommen*. Als Ursachen hierfür werden unter anderem die verbesserte medizinische Versorgung und damit verlängerte Lebenserwartung sowie die Kumulierung von Risikofaktoren in unserer Gesellschaft gesehen. Man geht davon aus, dass rund 20% der Kinder und Jugendlichen unter mindestens einer körperlich chronischen Erkrankung leiden, d. h. rund 2–3 Millionen Kinder und Jugendliche. Chronische Erkrankungen stehen nach den Unfällen an zweiter Stelle in den Statistiken zu Todesursachen. Verlässliche epidemiologische Daten zur Verbreitung von chronischen Erkrankungen in der Bevölkerung insgesamt liegen nicht vor; die Daten basieren meist auf regionalen Studien und Selbstberichten, was die Generalisierbarkeit und Validität der Angaben einschränkt. In Tabelle 34.**2** sind Häufigkeitsangaben einiger chronischer Krankheitsbilder zusammengetragen. Generell ist zu beachten, dass die Angaben sehr stark in Abhängigkeit vom Alter der Betroffenen schwanken können.

Relevanz psychischer Faktoren

Ein wesentliches Merkmal chronischer Erkrankungen ist, dass diese nicht auf die Symptomatik reduziert werden dürfen. Eine chronische Erkrankung ist immer auch unter psychosozialen Aspekten zu betrachten. Dieser Sichtweise wird im *Krankheitsfolgenmodell* der WHO (1998) Rechnung getragen, die zwischen *Impairments* (Schäden; Körper = „bio"), *Disabilities* (Aktivitäten; Person = „psycho") und *Handicaps* (Partizipation; Gesellschaft = „sozial") unterscheidet. Jede Erkrankung sollte auf allen drei Dimensionen betrachtet werden („bio-psycho-soziales" Verständnis chronischer Erkrankungen). Damit rückt der Umgang der Person wie auch der Gesellschaft mit der Erkrankung in den Vordergrund.

Psychische Faktoren wirken sich *auf vielfältige Art und Weise* auf den Krankheitsverlauf aus und können in der ICD-10 unter F 54 (psychologische Faktoren und Verhaltensfaktoren bei andernorts klassifizierten Krankheiten) kodiert werden. So können sich ungünstige Wirkungen zeigen, indem durch die erlebte psychosoziale Belastung die (medizinische) Behandlung behindert wird (z.B. fehlende Compliance bei der Umsetzung der Behandlungsmaßnahmen aufgrund von sozialer Ängstlichkeit, z.B. Asthmaspray wird trotz auftretender Symptomverschlechterung nicht in der Öffentlichkeit benutzt) oder sie beeinflussen direkt den Krankheitsverlauf (z.B. trägt die erhöhte Ängstlichkeit dazu bei, dass Symptome von Atemnot fälschlicherweise als Hinweis für eine asthmabedingte Verengung der Atemwege gehalten werden). Die Relevanz psychischer Faktoren gerade auch für die Aufrechterhaltung der Symptomatik ist in Abbildung 34.**1** nochmals dargestellt. Sind die psychischen Beeinträchtigungen so gravierend, dass sie Krankheitswert erhalten, werden sie unter der entsprechenden psychischen Störung vermerkt.

Tabelle 34.**2** Verbreitung einiger ausgewählter, chronischer Krankheitsbilder

Krankheitsbild	**Verbreitung**
Adipositas und Übergewicht	8–20 %
Asthma	8–10 %
Neurodermitis	7–19 %
angeborene Herzfehler	0,8–1 %
Diabetes (Typ 1)	0,1–0,25 %
Juveniles Rheuma	0,3–0,5 %
Cystische Fibrose	0,03 %
Krebserkrankungen	ca. 14 Neuerkrankungen/100 000 im Jahr

Entgegen der immer noch häufig in der Bevölkerung anzutreffenden Überzeugung gibt es keine überzeugenden empirischen Belege für die Annahme *spezifischer prämorbider Persönlichkeitsprofile* chronisch kranker Kinder und Jugendlicher. Dies gilt auch für die familiären Interaktionsmuster, die in Familien mit einem chronisch kranken Kind bzw. Jugendlichen oftmals als sehr verstrickt und mit diffusen Rollengrenzen beschrieben wurden. Auch diese sind Folgen der mit einer chronischen Erkrankung verbundenen Belastung.

Psychische Erkrankungen chronisch kranker Kinder

Chronische Erkrankungen gehen mit einer erhöhten Prävalenz psychischer Störungen einher und können damit als Risikofaktor für deren Entstehung betrachtet werden. Man spricht ungefähr von einem 2–3-fach erhöhten *Risikopotenzial* durch die chronische Erkrankung (vgl. Lavigne u. Faier-Routman 1992). Diese Probleme werden als *Folge* der chronischen Erkrankung und der damit verbundenen Bewältigungsanforderungen gesehen, nicht als deren Ursache. In Tabelle 34.**3** sind die Ergebnisse dreier Meta-Analysen für die Krankheitsbilder Epilepsie, Asthma und juvenile rheumatische Arthritis dargestellt. Wie aus dieser Übersicht ersichtlich wird, sind die höchsten Belastungswerte bei Epilepsie berichtet worden, gefolgt von Asthma und juveniler Arthritis. Weiterhin zeigt sich durchgängig bei allen Studien, dass die größten Effektstärken und damit auch die höchsten Auffälligkeiten bei den chronisch kranken Kindern gefunden werden, wenn als Ver-

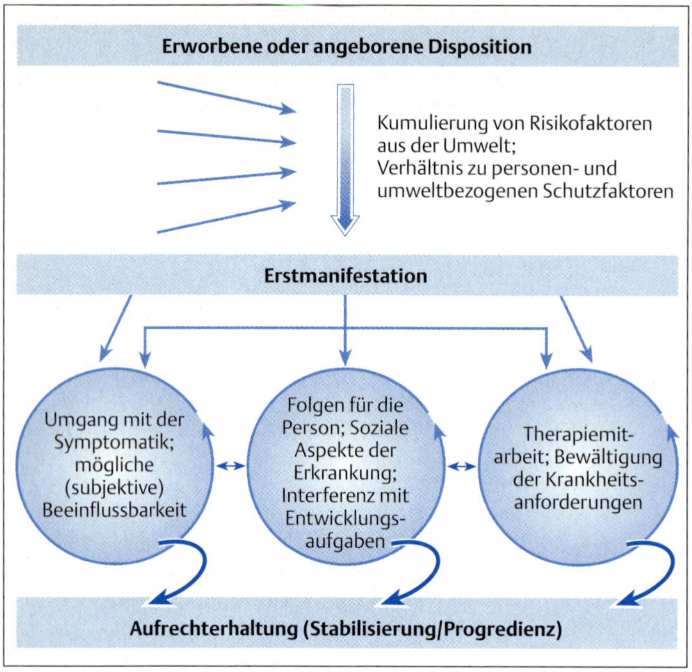

Abb. 34.1 Prädisposition, Erstmanifestation und Aufrechterhaltung einer chronischen Erkrankung und relevante Einflussfaktoren auf die jeweiligen Verlaufsstadien.

Tabelle 34.3 Meta-Analysen zum Auftreten von psychischen Störungen bei chronisch kranken Kindern und Jugendlichen (LeBovidge et al. 2003, McQuaid et al. 2001, Rodenburg et al. 2005)

	Rodenburg et al. (2005) (Epilepsie)			**LeBovidge (2003) (JRA)**	**McQuaid et al. (2001) (Asthma)**	
	gesunde KG	chronisch Kranke	Geschwister	gesunde KG	verglichen mit Normwerten	verglichen mit gesunder KG
Probleme gesamt	0.57***	0.31***	0.49***			
globale Anpassungsprobleme				0.30*		
internalisierende Probleme	0.23***	0.17***	0.42***	0.47*	0.81	0.56
externalisierende Probleme	0.45***	0.20***	0.08	0.04	0.44	0.30
Selbstkonzept				0.06		

***p < .001, Elternbericht; *p < .01; KG = Kontrollgruppe; angegeben sind die Effektstärken

gleich die Normwerte der jeweiligen Verfahren (i.d.R. handelt es sich hierbei um die *Child Behavior Checklist* (CBCL)) herangezogen werden; geringere Werte ergeben sich im Vergleich zu einer gesunden Kontrollgruppe. Auffällig ist weiterhin, dass die Probleme eher im Bereich der internalisierenden Störungen zu erwarten sind (wie Ängste oder Depression), während externalisierende Störungen wie Aggression oder Hyperaktivität eher selten zu beobachten sind.

Trotz der Unterschiede zwischen den Krankheitsbildern zeigt die Analyse von Rodenburg et al. (2005), dass auch sog. *Common Factors*, die von verschiedenen chronischen Erkrankungen geteilt werden (z. B. die bereits erwähnte Notwendigkeit der Medikation, Hospitalisierungen, aber auch das Erfahren von Andersartigkeit im Vergleich zu den gesunden Altersgenossen), eine Rolle spielen, da sich die Effektstärken beim Vergleich zu anderen chronischen Krankheitsbildern deutlich verringern. Dies unterstützt die These des sog. *nonkategorialen Ansatzes* (Stein u. Jessop 1982), der postuliert, dass chronische Erkrankungen relativ unabhängig vom konkreten Krankheitsbild (wie Diabetes, Epilepsie oder Asthma) zu sehr ähnlichen psychosozialen Belastungen führen. Entscheidend für das Auftreten von psychischen Belastungen sind nach Lavigne und Faier-Routman (1993):

1. Merkmale des Kindes wie Bewältigungsverhalten, Intelligenz, Temperament und Selbstkonzept (r = 0,43–0,56) sowie
2. familiäre Merkmale wie Belastung der Eltern und familiärer Zusammenhalt (r = 0,38–0,40).

Weiterhin sind mehr Probleme bei Jungen und mit zunehmenden Alter der Betroffenen zu erwarten. Bei einer Gegenüberstellung der Studien zu verschiedenen Krankheitsbildern stellte sich heraus, dass vor allem die Behinderungen und stark sichtbaren Erkrankungen mit hohen psychosozialen Belastungen verbunden waren. Der Einfluss der Schwere der Erkrankung wird noch kontrovers diskutiert: Es finden sich oftmals nur geringe Zusammenhänge. Möglicherweise handelt es sich nicht um einen linearen Zusammenhang, sondern die Kinder mit einer mittleren Krankheitsschwere (bezogen auf die objektiven Krankheitsparameter) weisen die geringsten, während die mit einer geringen und hohen Krankheitsschwere (U-Funktion des Zusammenhangs) die höchsten Belastungswerte aufweisen. Die hohen Belastungswerte bei den nur leicht betroffenen Kindern ließen sich am besten dadurch erklären, dass diese mit dem Problem konfrontiert sind, dass sie in der Wahrnehmung „weder richtig gesund noch richtig krank" sind und dadurch die Krankheitsbewältigung erschwert wird.

Zur Erklärung der psychosozialen Belastungen der chronisch kranken Kinder und Jugendlichen wurden verschiedene *Modelle* vorgelegt (vgl. Warschburger 2000 a). Beispielhaft soll das Modell von Thompson et al. (1994; vgl. Abb. 34.**2**) dargestellt werden. Die Autoren betonen einerseits,

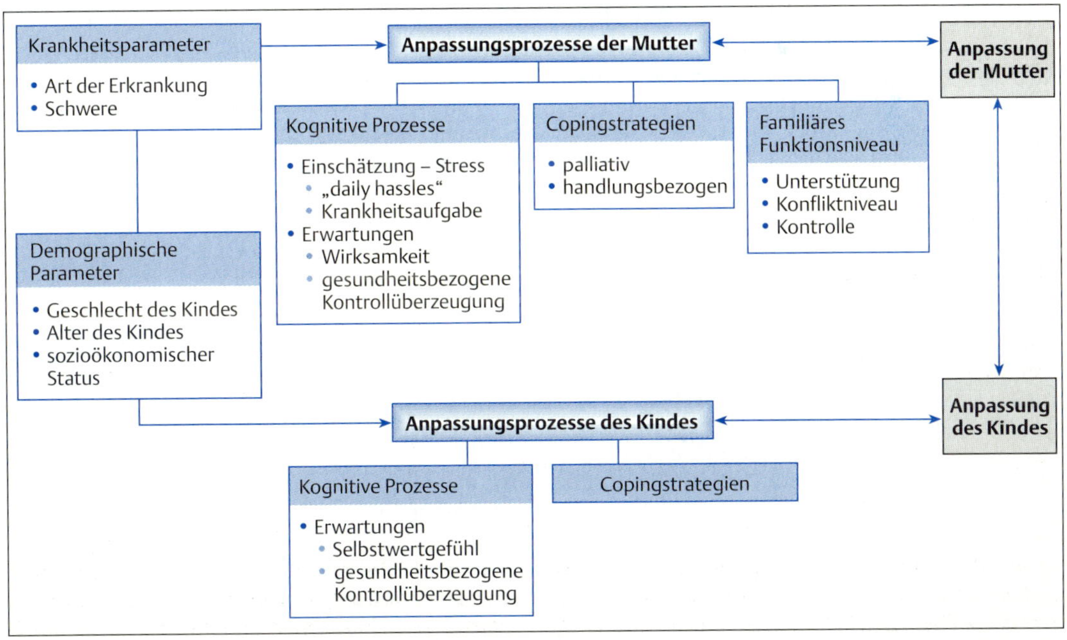

Abb. 34.**2** Transaktionales Stress- und Coping-Modell von Thompson (Thompson et al. 1994, S. 191; zitiert nach Warschburger 2000 a, S. 36).

dass demografische und Krankheitsparameter die Krankheitsverarbeitung beeinflussen, andererseits diese aber entscheidend für die Anpassung sind. Zudem werden die Anpassung von Kind und dessen Familie (i. d. R. der Mutter) als sich gegenseitig beeinflussend betrachtet: Eine gelungene Krankheitsbewältigung des Kindes kann zu einer Minderung des Stresses aufseiten der Mutter führen; eine hohe Belastung der Mutter kann für das Kind eine zusätzliche Belastungsquelle bedeuten, die möglicherweise einer gelungenen Bewältigung im Wege steht.

Allgemein lässt sich festhalten, dass die Belastungen, die im Zuge einer chronischen Erkrankung sowohl für das Kind als auch dessen Familie entstehen, von verschiedenen *Faktoren* beeinflusst werden. Hierzu gehören:

1. das allgemeine Belastungsniveau (unabhängig von der Erkrankung),
2. das Ausmaß der konkreten Behandlungsanforderungen und Krankheitssymptomatik,
3. die Interferenz dieser Anforderungen mit den altersbezogenen Entwicklungsaufgaben,
4. das Ausmaß an vorhandenen (persönlichen wie sozialen) Ressourcen.

Gesundheitsbezogene Lebensqualität chronisch kranker Kinder

Die psychosozialen Belastungen chronisch kranker Kinder und Jugendlicher besitzen nicht immer Krankheitswert, sind aber dennoch bedeutsam für die therapeutische Arbeit aufgrund ihrer potenziellen Wirkungen auf den Krankheitsverlauf (s. Abb. 34.**1**). In diesem Kontext hat sich die Erfassung der *gesundheitsbezogenen Lebensqualität* bewährt, die als multidimensionales Konstrukt von Gesundheit und Krankheit das funktionale Niveau in verschiedenen Bereichen wie Emotionen, Körper (Symptome), körperliche Aktivitäten, Soziales, Schule etc. erfasst. Die vorliegenden Untersuchungen konnten zeigen, dass sich chronisch kranke Kinder unterschiedlicher Diagnosegruppen von gesunden oder Norm-Stichproben in Richtung einer geringeren Lebensqualität (Sawyer et al. 2004, Varni et al. 2007, Warschburger et al. 2003) und sich die einzelnen Diagnosegruppen nur geringfügig voneinander unterscheiden.

Wichtig scheint bei der Betrachtung auch zu sein, ob die Stichproben bei klinischen Gruppen im Rahmen einer Spezialversorgung oder in der „üblichen" ambulanten Versorgung gewonnen wurden (Warschburger et al. 2004 b). Dies unterstreicht, dass viele Betroffene mit einer chronischen Erkrankung im Alltag relativ gut mit den Krankheitsanforderungen klar kommen. Die Belastungen sind vor allem dann erhöht, wenn die Diagnose erst kürzlich gestellt wurde und sich Probleme bei der Behandlung ergeben.

Psychische Probleme und Belastungen von Eltern und Geschwisterkindern

Eine chronische Erkrankung eines Kindes wirkt sich *auf die gesamte Familie* aus – in erster Linie auf die Kernfamilie, d. h. Eltern und Geschwister. Die mit der Erkrankung verbundenen zusätzlichen Anforderungen und Bewältigungsaufgaben werden als „Plus-Faktor" verstanden, der zu den allgemeinen Erziehungsaufgaben hinzukommt oder mit diesen interferieren kann. Als *Belastungsquellen* für die Eltern sind zu nennen:

1. Fragen nach „Schuld" (z. B. Rolle der Genetik, frühkindliche Schädigungen),
2. zusätzlicher Zeitaufwand und Betreuungsbedarf durch die besonderen Pflegeanforderungen, Arztbesuche, Krankenhausaufenthalte etc.,
3. Umgang mit Geschwistern (wie Rivalitäten, Sorgen des Geschwisters, notwendige Aufmerksamkeitszuwendung),
4. Sorgen um das kranke Kind (Zukunft, Belastungen im Alltag etc.),
5. Anpassen der eigenen Erziehungskonzepte an die Anforderungen einer chronischen Erkrankung (z. B. Balance herstellen zwischen den Entwicklungsaufgaben eines Jugendlichen und dem Behandlungsregime),
6. finanzielle Mehraufwendungen (z. B. Fahrtkosten zum Arzt, nicht erstattungsfähige Hilfsmittel),
7. Vernachlässigung der eigenen Beziehung und der sozialen Bindungen (wie Freunde).

Die aktuelle Literatur zu diesem Thema ist jedoch als sehr spärlich zu bezeichnen. Für viele Krankheitsbilder liegen keine Daten vor. Oftmals werden sehr unterschiedliche Messmethoden verwandt, was den Vergleich erschwert (McClellan u. Cohen 2007). Die Mehrzahl der Studien weist auf erhöhte Belastungswerte der Mütter als Gruppe hin, die sich in einem erhöhten Auftreten von Ängsten und depressiven Reaktionen äußern (Wallander u. Varni 1998). Die *interindividuellen Unterschiede* sind sehr groß; viele Mütter scheinen trotz der erhöhten Anforderungen relativ gut mit der Situation klar zu kommen (Warschburger et al. 2004 a). Wie schon für die Belastungen der Kinder ausgeführt, unterscheiden sich die Anforderungen von Krankheitsbild zu Krankheitsbild nur geringfügig. Auch für die Frage nach den elterlichen Belastungen gilt, dass diese nicht unabhängig vom Entwicklungsstand der Kinder zu betrachten sind und sich hier auch Verschiebungen im Belastungsprofil ergeben. Übernehmen und überwachen beispielsweise die Eltern von Kindheit an die Insulininjektionen bei ihrem an Diabetes erkrankten Kind, kann es gerade in der Adoleszenz zu Konflikten kommen, da dann die Jugendlichen nach mehr Autonomie und Mitbestimmung verlangen.

Auch die Gefühlswelt der *Geschwisterkinder* kann sehr zerrissen sein: Angst um das Geschwisterkind, aber auch um den eigenen Gesundheitszustand, Neid und Aggression aufgrund der geringeren Aufmerksamkeitszuwendung der Eltern können eine Rolle spielen. Oftmals übernehmen die Geschwisterkinder zusätzliche Pflichten im Haushalt oder in der Versorgung und müssen aus Rücksicht auf geliebte Aktivitäten verzichten. Die meisten Untersuchungen deuten auf ein erhöhtes psychosoziales Belastungsrisiko der Geschwisterkinder hin. Die konkreten psychosozialen Belastungen sind weit gestreut: von vermehrtem Auftreten internalisierender und externalisierender Verhaltensprobleme, geringerem Selbstwert und sozialem Rückzug, Sorgen um das Geschwisterkind bis hin zu Leistungsproblemen in der Schule. Aber es wurden auch positive Aspekte wie eine Stärkung von Empathie und Verantwortungsbewusstsein herausgestellt (Tröster 1999, Williams 1997). Sharpe und Rossiter (2002) betonen, dass verstärkt mit negativen Auswirkungen zu rechnen ist, wenn die Erkrankung den Familienalltag stark beeinflusst (z.B. Integration täglicher Therapie in den Tagesablauf).

Psychotherapeutische Interventionen für chronisch kranke Kinder und Jugendliche

Zentrales *Ziel* jeder psychologischen Intervention ist die Verbesserung der Krankheitsbewältigung und Steigerung der Selbstmanagementfertigkeiten aufseiten der Familie. Kinder und Jugendliche mit einer chronischen Erkrankung beschreiben sich in erster Linie als körperlich krank; psychosoziale Aspekte werden als Begleiterscheinungen der körperlichen Erkrankung gesehen. Das *Krankheitsmodell* von Eltern und Kindern ist daher gleichermaßen sehr medizinisch geprägt und die Motivation für die Inanspruchnahme psychologischer Hilfsangebote eher gering. Spezifische psychotherapeutische Interventionen sind in erster Linie bei Vorliegen psychischer Störungen indiziert. Dennoch ergeben sich aus den dargestellten Einflüssen von psychischen Faktoren auf das Krankheitsbild eine Reihe von psychologischen Ansatzpunkten, die nicht nur auf die Krankheitsbewältigung der Betroffenen abzielen, sondern direkt auch Einfluss auf die Symptomatik nehmen können. Überblicksarbeiten und Meta-Analysen unterstützen eindeutig die *Wirksamkeit* der zusätzlichen (d.h. in Kombination mit einer medizinischen Behandlung) verhaltenstherapeutischen Arbeit mit chronisch-kranken Kindern und Jugendlichen. Die Effekte finden sich nicht nur bezogen auf psychosoziale Parameter, sondern auch auf den Gesundheitszustand der Betroffenen (Barlow u. Ellard 2004, McQuaid u. Nassau 1999). Zur Anwendung kommen im Prinzip *alle therapeutischen Techniken* wie klassische und operante Verstärkung, Tagebuchverfahren, Kontrakte, Problemlösetrainings, komplexe soziale Kompetenztrainings wie auch Entspannungsverfahren.

Patientenschulung und -beratung

Im Rahmen von Patientenschulungsprogrammen werden die vielfältigen Ansatzpunkte für eine psychologische Intervention i.d.R. zusammengefasst. Unter *Patientenschulung* versteht man „…einen geplanten, strukturierten Lern- und Erfahrungsprozess, der die Betroffenen in die Lage versetzen soll, eigenverantwortlich mit der Erkrankung und den Behandlungsanforderungen umzugehen" (Warschburger 2000 b, S. 248). Patientenschulung versteht sich als *interdisziplinäres Konzept*, das die Zusammenarbeit von verschiedenen Professionen (wie Ärzte, Krankenschwestern und Psychologen) und den Beteiligten (wie andere Patienten) erfordert; dadurch soll unter anderem verdeutlicht werden, dass chronische Erkrankungen eine umfassende Versorgung erfordern.

Patientenschulungsprogramme liegen mittlerweile für zahlreiche chronische Krankheitsbilder wie Diabetes, Asthma, Rheuma, Neurodermitis, Kopf- und Bauchschmerzen vor. In Tab. 34.**4** findet sich ein Beispiel für die Inhalte solcher Schulungsprogramme (*Bremer Neurodermitis-Training für Eltern von Vorschulkindern*).

Die Programme werden oftmals als *Gruppenprogramme* realisiert, um den Austausch der Kinder untereinander zu fördern und das Gefühl der alleinigen Betroffenheit von der Symptomatik zu reduzieren. Zudem bereitet den Kindern und Jugendlichen das Arbeiten in der Gruppe mehr Spaß, und Gruppen haben den Vorteil, dass alltagsnahe Anforderungen möglichst realitätsgetreu nachgestellt und alternative Verhaltensweisen eingeübt werden können (z. B. Umgang mit Hänseleien). Die Schulung erfolgt in altershomogenen Kleingruppen (nicht mehr als 8–10 Teilnehmer); ab dem Jugendalter sollte zusätzlich auf eine geschlechtshomogene Zusammensetzung geachtet werden. Meist kommen auf der Basis von edukativen Elementen (Wissensvermittlung über die Ursachen der Erkrankung, Wirkung der Behandlungsverfahren), Verfahren zur Schärfung der *Selbstbeobachtung* (z. B. Symptomtagebücher) zur Anwendung (vgl. Abb. 34.**3**). Damit sollen die Kinder und Jugendlichen unter anderem in die Lage versetzt werden, ihre individuellen Auslöser einer Symptomverschlechterung zu erkennen und rechtzeitig gegenzusteuern. Für viele Krankheitsbilder liegen bereits standardisierte Erhebungsinstrumente vor.

Tabelle 34.**4** Überblick zu den sechs Schulungseinheiten des BNT (jeweils ausgewählte Inhalte)

1. Trainingsstunde: Krankheitsbild • Definition und Häufigkeit des Krankheitsbildes, • klinisches Erscheinungsbild, • Überblick über das Trainingsprogramm, • Erläutern des Juckreiz-Kratztagebuches.
2. Trainingsstunde: Auslöser und deren Vermeidung • Auslöser der Neurodermitis, • Maßnahmen zur Auslösermeidung.
3. Trainingsstunde: Juckreiz und Kratzen • Grundlagen von Juckreiz und Kratzen, • Maßnahmen gegen Juckreiz, • Strategien gegen das Kratzen.
4. Trainingsstunde: Hautpflege und -behandlung • Hautreinigung und Baden, • Salben und Cremes zur Basispflege, • Hautbehandlung.
5. Trainingsstunde: Stress und Stressbewältigung • psychosoziale Belastungen im Kontext der Erkrankung, • subjektives Stresserleben, • Rolle von Entspannung.
6. Trainingsstunde: Strategien für den Alltag • Maßnahmen zur Complianceförderung, • Erziehungsfragen, • Transfer auf den Alltag.

Bei vielen Krankheitsbildern muss der *Umgang mit den Behandlungsverfahren* (z. B. Injizieren von Insulin, Benutzen eines Dosieraerosols) erlernt werden. Dies wird im Rahmen von Verhaltensübungen und Rollenspielen eingeübt. Bei einigen Krankheitsbildern geht es auch darum, den *gesundheitsschädlichen Umgang* mit der Erkrankung abzubauen (z. B. Kratzen bei Juckreiz) und alternative Verhaltensweisen (z. B. Kühlen statt Kratzen, Reiben statt Kratzen) aufzubauen. Hierzu werden oftmals Verstärkerpläne in Form von *Smiley-Karten* eingesetzt. Im Vorfeld werden die Bedingungen für die Punktevergabe und der Austauschwert für die Smileys verhandelt und u. U. in Form eines Vertrags fixiert. Ein wesentlicher Teil vieler Schulungsprogramme ist die Stärkung sozialer Kompetenzen und der Abbau emotionaler Belastungen. Hierzu werden die emotionalen Belastungen erörtert und oftmals im Rollenspiel sozial kompetentes Verhalten im Umgang mit kritischen Alltagssituationen (z. B. Hänseleien, Gleichaltrige wollen asthmakranken Jugendlichen zum Rauchen überreden) eingeübt.

Beratungsangebote für Eltern chronisch kranker Kinder und Jugendlicher

Je jünger die Kinder, desto stärker sind die Eltern in die Therapie involviert. Daher ist es selbstverständlich, dass *Patientenschulungsprogramme für Eltern* von Vorschulkindern angeboten werden. Mithilfe von edukativen und übenden Elementen sollen die Eltern das notwendige Wissen und Fertigkeiten erwerben, um die oftmals täglichen Behandlungsmaßnahmen umzusetzen. Die Umsetzung dieser Maßnahmen kann in einigen Familien sehr problematisch sein und die Eltern überfordern. So werden beispielsweise Eltern mit einem neurodermitiskranken Kind daran „gemessen", wie der Hautzustand ihres Kindes aussieht. Ist der

Das ist der Neurodermitiswochenbogen von

Ich habe den Bogen vom ________ bis ________ ausgefüllt

		1. Tag	2. Tag
1. Wie war dein Tag heute?		1 2 3 4 5	1 2 3 4 5
2. Wie sehr hast du dich heute gefreut?		überhaupt nicht – total gefreut 1 2 3 4 5	überhaupt nicht – total gefreut 1 2 3 4 5
3. Wie sehr hast du dich heute geärgert?		überhaupt nicht – total geärgert 1 2 3 4 5	überhaupt nicht – total geärgert 1 2 3 4 5
4. Wie sieht deine Haut heute aus?		total gut – total schlecht 1 2 3 4 5	total gut – total schlecht 1 2 3 4 5
5. Wann hast du dich heute eingecremt?	morgens	☐ Ja ☐ Nein	☐ Ja ☐ Nein
	abends	☐ Ja ☐ Nein	☐ Ja ☐ Nein
	zwischendurch	☐ Ja ☐ Nein	☐ Ja ☐ Nein
6. Wie stark hat deine Haut gejuckt?		überhaupt nicht – total stark 1 2 3 4 5	überhaupt nicht – total stark 1 2 3 4 5
7. Wie oft hast du dich heute gekratzt?		überhaupt nicht – total oft 1 2 3 4 5	überhaupt nicht – total oft 1 2 3 4 5
8. Wie stark hast du dich heute gekratzt?		überhaupt nicht – total stark 1 2 3 4 5	überhaupt nicht – total stark 1 2 3 4 5
9. Deine kratzfreie Zone ist:			
10. Wie lautet deine Juckreiz-Stopp-Technik?			
11. Wie gut hat das geklappt?		total gut – total schlecht 1 2 3 4 5	total gut – total schlecht 1 2 3 4 5

Abb. 34.**3** Neurodermitistagebuch (zitiert nach Scheewe et al. 1997, S. 50).

Hautzustand des Kindes schlecht, werden sie von Professionellen wie auch oftmals von Bekannten kritisiert und fühlen sich zu Unrecht für den Behandlungserfolg verantwortlich gemacht. Dies kann dazu führen, dass die Eltern ganz rigide versuchen, die Behandlungsmaßnahmen durchzusetzen (indem die Kinder z. B. gewaltsam festgehalten werden, um sie einzucremen oder die Hände festgebunden werden, damit das Kind nicht kratzen kann), was nicht nur die Eltern und die Interaktion mit dem Kind selbst stark belastet, sondern auch dazu beiträgt, dass z. B. die Eincremesituation für die Kinder zunehmend aversiver und dadurch von ihnen gemieden wird. Hier können konkrete *Tipps* im Umgang mit solchen Behandlungssituationen, aber auch *Entspannungsangebote* für die Eltern zur Reduktion der eigenen physiologischen Erregung helfen. Auch allgemeine *Erziehungstipps* zum altersangemessenen Umgang mit dem chronisch kranken Kind (z. B. Welche Aufgaben sollte mein Kind im Haushalt mit übernehmen? Soll ich mein Kind bei Anzeichen einer Verschlechterung von Pflichten befreien?) spielen eine wichtige Rolle.

Ein chronisch krankes Kind wirft für viele Eltern alltägliche *Erziehungsfragen* auf. So stellt sich die Frage, wie viel Eigenverantwortung dem Kind übertragen werden kann. Im Rahmen der strukturierten Patientenschulungsprogramme erfolgt bereits ab dem Alter von vier Jahren eine minimale Schulung der Kinder im Umgang mit den Behandlungsanforderungen (z. B. ein spielerisches Eincreme- oder Spritzentraining). Mit zunehmenden Alter sollten diese Aufgaben sukzessive den Kindern übertragen werden; dies gilt vor allem für Jugendliche, deren Entwicklungsaufgabe es ist, Eigenverantwortung zu erwerben und sich von den Eltern zu lösen. Dies kann sich bei Jugendlichen auch darin äußern, dass die elterlichen Behandlungsanforderungen abgelehnt und Symptomverschlechterungen bewusst in Kauf genommen oder gar provoziert werden. Viele Eltern fühlen sich dann hin und her gerissen zwischen der „althergebrachten Rolle der Versorgung“ und der Erkenntnis, dass die Jugendlichen in ihrem zunehmend von den Eltern losgelösten Alltag die Erkrankung eigenverantwortlich managen müssen. Überfürsorglichkeit der Eltern kann den natürlichen Entwicklungsprozess der Jugendlichen behindern und zu großen Konflikten in der Familie führen. Ein zentrales Ziel in der Beratung von Eltern eines chronisch kranken Kindes ist, ihnen ihre Funktion als wichtige emotionale, soziale und instrumentelle *Unterstützungsquelle* zu verdeutlichen. Dazu gehört auch, die Eigenverantwortung des Jugendlichen in einer altersangemessenen Form zu akzeptieren.

Neben den Fragen der Erziehung müssen sich Eltern eines chronisch kranken Kindes mit Fragen nach der *Schuld* auseinandersetzen. Ängste und Zorn richten sich gegen sich selbst und andere (z. B. den Partner). Die Erkenntnis, dass Fachleute entgegen den üblichen Erwartungen nicht in der Lage sind, die Erkrankung zu heilen, sondern mitteilen, dass die Familie aktiv zur oftmals lebenslangen Auseinandersetzung mit der Erkrankung beitragen muss, kann Gefühle des Zorns und der Hilflosigkeit hervorrufen. Hier steht die Bewältigung der eigenen emotionalen Befindlichkeit im Vordergrund.

Zusammenfassung

Die Verbreitung chronischer Erkrankungen im Kindes- und Jugendalter ist sehr hoch: Nahezu jedes fünfte Kind litt oder leidet aktuell unter einer chronischen Erkrankung. Zu den häufigsten Krankheitsbildern zählen Asthma, Neurodermitis wie auch Adipositas. Definitorisch lassen sich chronische von akuten Erkrankungen nicht nur durch ihre lange Dauer (i. d. R. über ein Jahr) abgrenzen, sondern vor allem durch die damit verbundenen Folgen wie funktionelle Einschränkungen, erhöhte Servicenutzung im Gesundheitssystem und die Notwendigkeit kompensatorischer Maßnahmen, um die Wirkungen der chronischen Erkrankung relativ gering zu halten.

Trotz der teilweise großen Unterschiede zwischen einzelnen Krankheitsbildern in puncto Lebensbedrohlichkeit, Einschränkung der kommunikativen Fähigkeit, Mobilität und Sichtbarkeit, zeichnen sich diese durch eine Reihe von Gemeinsamkeiten aus wie die damit verbundenen Folgen im psychosozialen Bereich, die oftmals fehlende Heilungsperspektive, die Unvorhersehbarkeit des Verlaufs und die damit verbundenen Behandlungsanforderungen. Psychische Störungen treten bei Kindern und Jugendlichen mit chronischen Erkrankungen ca. 2–3-mal häufiger als in der Normalbevölkerung auf. Die Anforderungen und Belastungen betreffen nicht nur die krankheitsspezifischen Alltagsanforderungen, sondern auch die emotionale Bewältigung (verändertes Selbstbild, veränderte Zukunftsperspektive etc.). Dabei unterscheiden sich die einzelnen Krankheitsgruppen häufiger weniger voneinander als die Kinder bzw. Jugendlichen innerhalb einer Krankheitsgruppe. Entscheidender als die jeweilige Diagnose scheint der kindliche und familiäre Umgang mit den Krankheitsanforderungen, die Krankheitsbewältigung, zu sein. Dies spiegelt sich auch in den Ergebnissen der gesundheitsbezogenen Lebensqualitätsforschung wider. Neben den betroffenen Kindern selbst dürfen die Auswirkungen auf die Eltern und Geschwisterkinder nicht vergessen werden. Psychologische Interventionen bei chronisch kranken Kindern und Jugendlichen sind nicht nur in der Lage, die Krankheitsbewältigung zu verbessern, sondern auch die zugrunde liegende Symptomatik positiv zu beeinflussen. Die Elemente sind vielfältig und spiegeln die gesamte Palette der psychotherapeutischen Interventionen wider. Hierzu zählen in erster Linie Psychoedukation, Verbesserung der Selbstmanagementfertigkeiten (v. a. Selbstbeobachtung), Maßnahmen zur Verbesserung bzw. Aufrechterhaltung der Compliance sowie sozial-emotionale Unterstützung. Oftmals erfolgt dies im Rahmen von komplexen Patientenschulungsprogrammen. Neben den betroffenen Kindern selbst sollten auch die Eltern einbezogen werden.

Literatur

Barlow JH, Ellard DR. Psycho-educational interventions for children with chronic disease, parents and siblings: An overview of the research evidence base. Child Care and Health Development 2004;30:637–45.

Lavigne JV, Faier-Routman J. Psychological adjustment to pediatric physical disorders: A meta-analytic review. Journal of Pediatric Psychology. 1992;17:133–57.

Lavigne JV, Faier-Routman J. Correlates of psychological adjustment to pediatric physical disorders: A meta-analytic review and comparison with existing models. Developmental and Behavioral Pediatrics. 1993;14:117–23.

LeBovidge JS. Psychological adjustment of children and adolescents with chronic arthritis: A meta-analytic review. Journal of Pediatric Psychology. 2003;28:29–39.

McClellan C, Cohen L. Family functioning in children with chronic illness compared with healthy controls: A critical review. The Journal of Pediatrics. 2007;150:221–3.

McQuaid EL, Nassau JH. Empirically supported treatments of disease-related symptoms in pediatric psychology: Asthma, diabetes, and cancer. Journal of Pediatric Psychology. 1999;24:305–28.

McQuaid EL , Kopel SJ, Nassau JH. Behavioral adjustment in children with asthma: A meta-analysis. Journal of Developmental and Behavioral Pediatrics. 2001;22:430–9.

Rodenburg R, Stams GJ, Meijer AM, Aldenkamp AP, Dekovic M. Psychopathology in children with epilepsy: A meta-analysis. Journal of Pediatric Psychology. 2005;30:453–68.

Sawyer MG, Reynolds KE, Couper JJ, French DJ, Kennedy D, Martin J, Staugas R, Zianian T, Baghurst PA. Health-related quality of life of children and adolescents with chronic illness. A two year prospective study. Quality of Life Research. 2004;13:1309–19.

Scheewe S, Warschburger P, Clausen K, Skusa-Freeman B, Petermann F. Neurodermitis-Verhaltenstrainings für Kinder, Jugendliche und ihre Eltern. München: MMV-Quintessenz; 1997.

Sharpe D, Rossiter L. Siblings of children with a chronic illness: A meta-analysis. Journal of Pediatric Psychology. 2002;27:699–710.

Stein REK, Jessop DJ. A noncategorical aproach to chronic childhood illness. Public Health Reports. 1982;97:354–62.

Stein REK, Bauman LJ, Westbrook LE, Coupey SM, Ireys HT. Framework for identifying children who have chronic conditions: The case for a new definition. Journal of Pediatrics. 1993;122:342–7.

Thompson AB, Cutner ME, O'Rear MR. The psychosocial adjustment of well siblings of chronically ill children. Children's Health Care. 1994;23:211–23.

Tröster H. Sind Geschwister behinderter oder chronisch kranker Kinder in ihrer Entwicklung gefährdet? Ein Überblick über den Stand der Forschung. Z Klinische Psychologie. 1999;28:160–76.

Varni JM, Limbers CA, Burwinkle TM. Parent proxy-report of their children's health-related quality of life: An analysis of 13 878 parents' reliability and validity across age subgroups using the PedsQL 4.0 Generic Core Scales. Health and Quality of Life Outcomes. 2007; 5.

Wallander JL, Varni, JW. Effects of pediatric chronic physical disorders on child and family adjustment. Journal of Child Psychology and Psychiatry. 1998;39:29–46.

Warschburger P. Chronisch kranke Kinder und Jugendliche: Psychosoziale Belastungen und Bewältigungsanforderungen. Göttingen: Hogrefe; 2000 a.

Warschburger, P. Chronisch kranke Kinder und Jugendliche: Spezifische Anforderungen an die psychosoziale Versorgungssituation. In: Härter M, Koch U, eds. Psychosoziale Dienste im Krankenhaus. Göttingen: Hogrefe; 2000 b.

Warschburger P, Landgraf JM, Petermann F, Freidel K. Health-related quality of life in children assessed by their parents: Evaluation of the psychometric properties of the CHQ-PF50 in two German clinical samples. Quality of Life Research. 2003;12:291–301.

Warschburger P, Buchholz HT, Petermann F. Psychological adjustment in parents of young children with atopic dermatitis: Which factors predict parental quality of life? British Journal of Dermatology. 2004 a;150:304–11.

Warschburger P, Busch S, Bauer CP, Kiosz D, Stachow R, Petermann F. Health-related quality of life in children and adolescents with asthma: Results from the ESTAR study. Journal of Asthma. 2004 b;41:463–71.

WHO. Internationale Klassifikation der Schäden, Aktivitäten und Partizipation. Genf: Weltgesundheitsorganisation; 1998.

Williams PD. Siblings and pediatric chronic illness: A review of the literature. International Journal of Nursing Studies. 1997;34:312–23.

Prüfungsfragen

1. Was sind die Kennzeichen einer chronischen Erkrankung im Kindes- und Jugendalter? Erläutern Sie das bio-psycho-soziale Krankheitsmodell.
2. Mit welchen psychosozialen Belastungen sind Kinder infolge einer chronischen Erkrankung konfrontiert?
3. Wie hoch ist die Prävalenz psychischer Störungen bei chronisch kranken Kindern und Jugendlichen?
4. Was versteht man unter „gesundheitsbezogener Lebensqualität"?
5. Erläutern Sie das non-kategoriale Modell. Welche Krankheitsdimensionen könnten für die Belastungsforschung relevant sein?
6. Welche Bedeutung kommt der Krankheitsbewältigung zu?
7. Welche Grundhaltung sollte den therapeutischen Umgang mit chronisch kranken Kindern und Jugendlichen sowie deren Familien charakterisieren?
8. Was versteht man unter „Patientenschulung"?
9. Welche therapeutischen Strategien kommen bei der psychologischen Intervention für chronisch kranke Kinder und Jugendliche zur Anwendung?

V Thera-peutische Interven-tionen

35 Elternberatung

L. Marschner

Einleitung

Tiefgreifende gesellschaftliche Veränderungen, die ihren Ausgangspunkt zum Ende des 18. Jahrhunderts finden, trugen dazu bei, dass heute ein differenziertes System professioneller-institutioneller Beratung anzutreffen ist. Der feudale Staat hatte sich überlebt, es wurde der moderne (industrielle) Staat aufgebaut – eingeleitet durch die französische Revolution. Innerhalb dieses Umbauprozesses verlor das Handwerk seine ökonomische Basis, durch die schnelle Entwicklung der Industrie. Dieser Prozess ging insbesondere einher mit einer institutionellen Differenzierung und Spezialisierung. Denn durch den intensiveren Einsatz industrieller Fertigungsverfahren, durch eine fortschreitende Arbeitsteilung und nachfolgende bürokratische Organisationsformen bildeten sich spezialisierte Funktionsbereiche heraus.

Dieser Trend zur Differenzierung und Spezialisierung unterstützte ebenfalls das Entstehen der „modernen Kleinfamilie", mit der Konsequenz des Bedeutungs- und Funktionswandels der Familie. Die moderne Kleinfamilie, die sich auf zwei oder gar nur auf eine Elternperson reduziert, hat zur Folge, dass Großeltern oder andere Verwandte als regelmäßige „pädagogische Instanzen" wegfallen und damit der pädagogische Druck auf die „übriggebliebenen" Elternpersonen erhöht ist (vgl. Brunner u. Schöning 1990, S. 8 ff.).

Beratung war zunächst integrierter Bestandteil des erzieherischen Handelns, im ganzheitlichen Erziehungskontext eingebettet und an nichtprofessionelle Rollen (Eltern, Großeltern, Nachbarn) bzw. semiprofessionelle Rollen (Pfarrer, Lehrer) gebunden. Erst im Zusammenhang mit der wachsenden Bedeutung außerfamiliärer Institutionen als Bildungs- und Erziehungseinrichtungen und mit der Etablierung einer empirischen Psychologie konnte Beratung aus diesem Kontext herausgelöst werden und etablierte sich als separater Interaktionstypus außerhalb der Familie. Gekennzeichnet ist dieser Prozess durch den Ausbau eines differenzierten Beratungswesens mit fortschreitender Spezialisierung und gebunden an professionelle Rollen. Die Entwicklung der institutionellen Beratung im 20. Jahrhundert folgte dem allgemeinen gesellschaftlichen Trend zur Differenzierung und Spezialisierung, so dass wir aktuell ein sehr facettenreiches Beratungsangebot vorfinden (Marschner 1998). So findet Beratung die verschiedensten Handlungsfelder und Institutionalisierungsformen. Unternehmensberatung, Schuldnerberatung, Anlageberatung, Eheberatung, Sexualberatung, Erziehungsberatung usw. sind nur einige Möglichkeiten. Die Anlässe, Aufgaben und Ziele von Beratung sind dabei genauso unterschiedlich wie die Vorgehensweisen.

Der angeführte Trend zur Differenzierung und Spezialisierung findet in erster Linie in Abhängigkeit der Beratungsanlässe statt. Unserem Gegenstand entsprechend handelt es sich um soziale und psychische Schwierigkeiten von erwachsenen Menschen, die in („eigenen") familiären Zusammenhängen (mit Kindern) leben und innerhalb dieser mit Schwierigkeiten konfrontiert sind, welche vor allem durch das Zusammenleben mit den Kindern – teilweise auch durch deren Auffälligkeiten – bedingt sind. Trotz der fortschreitenden Differenzierung und Spezialisierung soll im Folgenden versucht werden, grundlegende Merkmale beraterischer Tätigkeit in diesem Beratungsfeld herauszuarbeiten. Dies erscheint möglich über die Betrachtung der einzelnen Bestimmungsstücke dieses Geschehens: dem Ratsuchenden, dem beraterischen Prozess und dem Ratgebenden.

Der Ratsuchende

Betrachten wir im Folgenden, mit welchen je individuell unterschiedlich ausgeprägten und expliziten Vorüberlegungen die Eltern (hier im Folgenden: die Ratsuchenden) in die Beratung eintreten.

Beratungsanlass: Die Ratsuchenden suchen die Beratung auf, weil sie mit schwierigen Lebenslagen und/oder mit eigenen Anteilen daran nicht mehr zurecht kommen. Sie haben ein Problem, leiden unter dieser Schwierigkeit, fühlen sich beeinträchtigt und merken, dass ihre Auseinandersetzung mit sich selbst oder mit bestimmten Bereichen ihrer Umwelt nicht mehr oder nur unzureichend funktioniert. Ihr Leben ist durch Desorientierung, Konflikt und Belastung gekennzeichnet. Über ihre derzeitige Situation (Ist-Zustand) können sie entsprechend ihrer Möglichkeiten zur Selbstbeobachtung, -erkenntnis und -erfahrung überwiegend zumindest partiell Auskunft geben. Es wird berichtet darüber, was in welcher Weise und in welchen Zusammenhängen Probleme bereitet und von welcher Emotionalität diese Probleme begleitet sind (Marschner 1993).

Ursachenzuschreibung: Die meisten Ratsuchenden machen sich Gedanken darüber, wie ihre Probleme zu erklären sind. Entsprechend ihrer individuell-subjektiven Sichtweise schreiben sie der Entstehung und Verfestigung ihrer Probleme jeweils bestimmte Bedingungen und Ursachen zu. Die Differenziertheit und Gültigkeit dieser Aussagen ist von Ratsuchenden zu Ratsuchenden sehr unterschiedlich. So ist i.d.R. die Gültigkeit um so geringer, je mehr es sich um monokausale Erklärungen handelt und je mehr Schuldzuschreibungen, Rechtfertigungen oder Entschuldigungen die Funktion von Ursachen- und Bedingungsaussagen ersetzen (vgl. Dietrich 1987, S. 28).

Konsequenzantizipation: Darüber hinaus entwickeln Ratsuchende Vorstellungen darüber, welche Konsequenzen für sie selbst und für andere aus ihrem Problem entstehen. Dabei ist festzustellen, dass Kausalattribuierungen und Konsequenzantizipationen miteinander verflochten sind. So ist z.B. die Feststellung, die Anlagen seien problemverursachend, häufig mit der Erwartung verbunden, dass geringe Chancen der Einflussnahme existieren.

Bewältigungsversuch: Im Allgemeinen ist es den Ratsuchenden nicht gelungen, in einer zufriedenstellenden Form mit ihrem Problem fertig zu werden. Häufig führten sogar misslungene Lösungsversuche noch tiefer in die Krise hinein. Misslungene Bewältigung hat oft zur Folge, dass das Misslingen selbst abgewehrt wird, da die Betroffenen ihr Selbstwertgefühl keiner weiteren Belastung aussetzen möchten, die durch das Eingeständnis des Misslingens (in diesem Fall: Versagens) ausgelöst wird. Voraussetzung hierfür ist die negative Bewertung der misslungenen Bewältigung – als „Unfähigkeit". Daraufhin könnte eine Verfestigung der Problematik allein dadurch erfolgen, dass einer Bearbeitung, bei welcher das (jetzt) „peinliche Geschehen" angerührt wird, aus dem Weg gegangen wird – Veränderung wird dadurch ausgeschlossen. Es erfolgt ein Verharren im Status quo. Die Betroffenen ergeben sich in ihre Problematik. Weil sie ihre Situation nicht bewältigen können, nehmen sie Beratung in Anspruch. Teilweise werden sie auch von Dritten zur Beratung verwiesen.

Veränderungsbedürfnis: Die Ratsuchenden erwarten eine Behebung oder Reduzierung ihrer Schwierigkeiten. Sie haben zum Ziel, eine subjektiv bessere Lebensqualität zu erreichen. Ihre Erwartungen beziehen sich insbesondere auf den zu erreichenden Zielzustand (Soll-Zustand). Aus dem – entsprechend den individuellen Möglichkeiten – durchgeführten Ist-Soll-Vergleich ergibt sich ein je subjektiv getöntes Veränderungsbedürfnis. Es handelt sich also um Ratsuchende, die – wenn auch noch so vage – ein Veränderungsbedürfnis und damit einen Ziel- und Erwartungsaspekt in die Beratung einbringen. Mit den Begriffen *Beratungsmotivation und -erwartung* werden diese Prozesse gekennzeichnet. Es kann sich auch als notwendig erweisen, dass die Orientierung auf den Ist-Soll-Vergleich erst ein Ergebnis der Beratung selbst ist.

Beratung (-Prozess): Die Einstellung der Ratsuchenden zum Ratgebenden, ihre Erwartungen an „die Beratung" und ihre Erklärungen über die Wirksamkeit von Beratung zeigen sich äußerst unterschiedlich. Problematisch ist es, wenn Ratsuchende davon ausgehen, der Ratgebende kann aufgrund seiner Kompetenzen a priori den Beratungserfolg garantieren, ohne dass die Ratsuchenden einen eigenen Beitrag zur Bewältigung ihrer Schwierigkeiten leisten müssen. Diese Erwartung tritt jedoch seltener auf, eher werden Denkanstöße erwartet i.S.v. Anregungen, mit denen sich die Ratsuchenden auseinandersetzen wollen (s. Kaisen 1996, S. 248). Je mehr die Ratsuchenden im

Verlaufe des Beratungsprozesses davon ausgehen, dass sie selbst einen Beitrag zum Gelingen leisten müssen, um so realistischer wird ihre Einschätzung der Beratung und um so aussichtsreicher wird diese.

Somit sind die Ratsuchenden durch den aktuellen Stand ihrer „Vor-Überlegungen“ wesentliche Determinanten des Beratungsprozesses. Das heißt, ihre Problembeschreibung, Ursachenzuschreibung, Konsequenzantizipation sowie Zieldefinition (Ist-Soll-Vergleich) bilden den Ausgangspunkt der Beratung. Zweitens bedeutet dies, darauf zu achten, dass Hilfe nachgesucht und nicht aufgedrängt wird. Unerwünschte Hilfestellung vermittelt den Eindruck, dass der Ratgebende die Fähigkeiten der Ratsuchenden für zu gering ausgeprägt hält. Es erfolgt eine überzogene Zuschreibung von Hilflosigkeit durch den Ratgebenden. Das wird sich auf das Selbstbild der Ratsuchenden negativ auswirken und ihre Handlungsfähigkeit zu weit einschränken. Wird der Ratgebende angemessen um Hilfe gebeten, entspricht dies einem Vertrauensbeweis. Der Ratgebende wird aufgefordert, Verantwortung zu übernehmen. Die Ratsuchenden haben gleichzeitig einen Schritt getan, in ihrem Anliegen Verantwortung zu übernehmen.

Diskret ist soeben ein Indikationsgesichtspunkt für Beratung eingeführt worden – die selbstbestimmte Handlungsfähigkeit der Ratsuchenden, die nicht unmittelbar die zugrunde liegende Problematik berührt, ist noch weitestgehend erhalten. Das heißt, beim professionellen Beraten sind und bleiben die Ratsuchenden Handelnde – also Subjekte. Sie werden keine Objekte des Handelns, sie werden nicht „be“-handelt.

Der beraterische Prozess

Der Beratungsprozess unterteilt sich in drei Phasen, welche sich zwar aufeinander beziehen, allerdings nicht immer nacheinander abgearbeitet werden können: die *Informations-*, *Arbeits-* und *Verfestigungsphase*. Die Informationsphase ist vornehmlich gekennzeichnet durch das gemeinsame Sammeln aller relevanten Informationen bzgl. des zu bearbeitenden Problems und der konkreten Lebensumstände der Ratsuchenden. Hieraus werden in der Arbeitsphase Veränderungsziele abgeleitet sowie Veränderungsprozesse eingeleitet. Letztere sind überwiegend durch das Aneignen empirischen, theoretischen aber auch privatlogischen Wissens gekennzeichnet – vergleichbar mit dem Vorgang des kognitiven Umstrukturierens, allerdings im Beratungsprozess ergänzt durch theoriegeleitetes Erklären und Anleiten zu selbst- und metareflexiven Handeln durch den Ratgebenden. Letzteres leitet dann über in die Verfestigungsphase, in welcher durch Handeln das Angeeignete geprüft und im Verhaltensrepertoire fest integriert wird.

Um diesen Weg gehen zu können, ist es jedoch notwendig, am Anfang der Arbeitsphase die mögliche *Problemverfestigung* zu analysieren. Die Kausalattribution, Konsequenzantizipation und Bewältigungsversuche der Ratsuchenden führen regelmäßig zu einer Problemverfestigung, welche sich als *Funktionskomplex* mehrerer Schichten (s. a. Dietrich 1987, S. 35) darstellt. Das ist erstens die *Grundproblematik* des Ratsuchenden, welche durch die problemverursachenden und aufrecht erhaltenden Bedingungen gekennzeichnet ist. Wie ein Konzentrischer Kreis schließen sich darum die (*misslungenen*) *Verarbeitungsversuche* der Grundproblematik. Es sind Versuche einer generellen Verarbeitung, welche unter den Aspekten der subjektiven Bedeutsamkeit, der Funktion, die das Problem im Leben der Ratsuchenden erfüllt und ob und wie es bewältigt werden muss bzw. kann, stattfinden. Hierauf entwickelt sich oftmals eine äußere Schicht aus Prozessen, welche ein *Abwehrsystem* mit *Abwehrstrategien* bildet, das allen weiteren Bearbeitungsprozessen Widerstand entgegensetzt.

Um die zugrunde liegende Problematik erfolgreich zu bearbeiten, müsste Ratsuchender und Ratgebender sich der Grundproblematik den Schichten folgend von außen nach innen nähern – zunächst den Widerstandsring aus Abwehrmaßnahmen auflösen, darauffolgend eine andere oder neue, intensive Auseinandersetzung mit den Formen und Resultaten der Problemverarbeitung vornehmen, womit ein grundsätzliches Erkennen, Akzeptieren und Bewerten von Bewältigungsmöglichkeiten erfolgen kann. Denn nun kann es darum gehen, die Grundproblematik zu reduzieren oder eliminieren, indem förderliche Handlungskompetenzen und Umweltfaktoren aufgebaut werden.

Dafür ist es notwendig, dass Ratgebende und Ratsuchende eine persönliche Beziehung eingehen. Die „Art“ dieser Beziehung ist indessen von verschiedenen Faktoren abhängig:

- *persönliche Faktoren:* Vorstellungen des Ratsuchenden und des Ratgebenden über gesellschaftliche Normen, über die „normale“ Funk-

tionstüchtigkeit einer Persönlichkeit, über Gesundheit und Krankheit usw.,
- *methodische Faktoren:* z. B. soziale und kommunikative Regeln zwischen Ratsuchenden und Ratgebenden sowie konkrete Techniken des Beratungsgeschehens, welche Veränderungen provozieren.

Erstere sind von der konkreten Person abhängige Faktoren, die durch die individuelle Entwicklungsgeschichte bestimmt werden (Menschenbilder, Einstellungen, Überzeugungen usw.) und somit interindividuell sehr variabel sind – also kein invariates, konstitutives Basismerkmal von Beratung darstellen. Letztere werden von den unterschiedlichen Beratungstheorien immer wieder differenziert beschrieben und operationalisiert (s. Dietrich 1983, 1987, Hackney u. Cormier 1993, Hruschka 1969). Das heißt, die Beziehung zwischen Ratsuchenden und Ratgebenden stellt eine wesentliche (methodische) Konstituente von Beratung dar, welche dimensional mit den Polen „Nähe" und „Distanz" angelegt ist (s. Jacob 1998). Nähe meint eine „dialogische Begegnung" im Sinne von „gemeinschaftlichen Erfahren" (s. Swildens 1991, S. 53), wodurch ein Lernen aus dem Beziehungserleben ermöglicht wird – der Ratgebende hilft „... durch selbst- und metareflexives Handeln dem Ratsuchenden, dessen persönliche Unüberschaubarkeit in eine neue Privatlogik zu transformieren" (Jacob 1998, S. 78). Distanz entsteht über die Reflexion der Beziehung, also eine Entfernung durch das Nachdenken über die Beziehung. Distanz bedeutet aber auch eine Entfernung, die aufgrund eines Hierarchiegefälles entsteht, durch eine eher pädagogische, auf Wissensvermittlung angelegte Vorgehensweise (vgl. a. a. O.).

Gleichzeitig ist neben der „Beziehungsdimension" eine zweite, konstituierende Dimension der Beratung eingeführt: die „Erkenntnisdimension", wobei „Erkenntnis" hier als ein verallgemeinerter Begriff gefasst wird, der einerseits kognitive Prozesse wie auch emotional-motivationale Wertungsprozesse zusammenfasst und andererseits sowohl den Prozess als auch das Resultat (des Erkennens) umfasst (nach Erpenbeck 1984). Diese Erkenntnisdimension ist durch seine beiden Ausprägungen „Wissen" und „Verstehen" gekennzeichnet (Jacob 1998). Wissen meint zum einen das Resultat des Erkennens als empirisches und theoretisches Wissen in Form von systematisch geordneten Aussagen und Aussagensystemen. Das erlaubt dem Ratgebenden ein theoriegeleitetes selbst- und metareflexives Handeln bei Realisierung von „Nähe" bzw. ein theoriegeleitetes Erklären bei Realisierung von „Distanz". Aufseiten des Ratsuchenden meint Wissen zum anderen den Prozess des Erkennens i. S. von Aneignen des empirischen und theoretischen Wissens – also „Lernen". Dieses „Lernen" umfasst rationale, emotionale und aktionale Aspekte. Der Ratsuchende muss, um sich selbst zu verändern, bestimmte Sachverhalte und Zusammenhänge erkennen, diese als bedeutsam bewerten und durch konkrete Aktionen umzusetzen versuchen (vgl. Dietrich 1983).

Der Beratungsprozess ist also durch Beziehungsgestaltung gekennzeichnet, durch das Realisieren von *Nähe* und *Distanz*. Im Unterschied zur Psychotherapie, wo das *Verstehen* durch Einfühlen in und die Rekonstruktion von privatlogischen Sinnzusammenhängen erreicht werden soll, ist das Ziel von Beratung das *Aneignen* (auch privatlogischen) empirischen und theoretischen Wissens durch selbst- und metareflexives Handeln bzw. theoriegeleitetes Erklären seitens des Ratgebenden.

Der Ratgebende

Die bisher beschriebenen Bestimmungsstücke von Beratung, welche unabhängig von einer konkreten Beratungstheorie aufgeführt wurden, erfordern in ihrer Realisierung verschiedenste Fertigkeiten seitens des Ratgebenden. Bereits Rogers (1961) hat durch die Untersuchung beruflicher Handlungen von Ratgebenden drei basale Fähigkeiten für eine erfolgreiche beraterische Beziehung festgestellt: *Empathie*, *Akzeptanz* und *Kongruenz*. Abgesehen von jeweils spezifischen Wirkfaktoren der Interventionsstrategien liegen einige theoretische Modelle zu unspezifischen (oder allgemeinen) Wirkfaktoren vor, denen ein zentraler Stellenwert für das Gelingen von Beratung zugeschrieben wird. In der Regel werden vier solcher unspezifisch wirkender Bedingungen angegeben (vgl. Krause Jacob 1992, S. 20 ff.). Die erste und notwendige dieser Bedingungen ist eine emotional intensive, involvierende und vertrauensvolle Beziehung des Ratsuchenden zum Ratgebenden. Das Verhalten des Ratgebenden sollte bestimmten sozialen Qualitäten genügen: Empathie, Interesse, Achtung und Sympathie für den Ratsuchenden. Dadurch soll diese Beziehung entstehen, die Beratung effektiv werden lässt.

Empathie kann definiert werden als die Kraft oder den Prozess, sich in eine andere Person zu versetzen und auf diese Weise die Gedanken und Gefühle dieser Person zu erfahren. Sie umfasst die Fähigkeit, in die Lebenswelt des Ratsuchenden einzutreten und diese nachzuvollziehen und unterscheidet sich insofern von Sympathie. Letztere ist eher eine Form von Zuwendung, Unterstützung und emotionalem Beistand. Empathie ist durch Verständnis und Teilhabe gekennzeichnet, nicht durch Bewertung und Unterstützung. Dem Ratsuchenden wird die Empathie dadurch erlebbar, „dass der Ratgebende die persönlich-emotionalen Erlebnisinhalte des Ratsuchenden verbalisiert, wie dieser sie unmittelbar zuvor geäußert hatte. Die persönlich-emotionalen Erlebnisinhalte können sein: Gefühle, gefühlsmäßige Bewertung von Ereignissen, Wünsche, Interessen, Erleben der eigenen Person und Erleben der Wirkung der eigenen Person auf andere Menschen" (Tausch u. Roedler 1970, S. 317). Eine Reihe von Untersuchungen bestätigten, dass konstruktive Veränderungen beim Ratsuchenden dann erzielt werden, wenn Empathie in einem hohen Ausmaß verwirklicht wird (s. Tscheulin 1972, S. 19 f.).

Akzeptanz bedeutet, den Ratsuchenden als Person zu achten mit seinen Entwicklungsmöglichkeiten und unabhängig davon, wie er sich im Augenblick gerade verhält. Es ist eine offene Bereitschaft, den Ratsuchenden zu akzeptieren, wie immer sein Fühlen im Moment sein mag – feindselig oder liebevoll, sich auflehnend oder unterwerfend, selbstsicher oder selbstverachtend. Es geht darum, den Ratsuchenden um Seinetwillen zu respektieren, was er ist, um seiner Einmaligkeit willen und wegen seiner Individualität. Dem Ratsuchenden wird die Akzeptanz dadurch erlebbar, „dass der Ratgebende mit Wärme das, was der Ratsuchende erlebt und äußert, akzeptiert, ohne die Akzeptanz und Wärme von Bedingungen abhängig zu machen, ohne die Gefühle zu bewerten, ohne Abneigung auszudrücken, ohne Wertschätzung und Wärme in selektiver bewertender Weise zu äußern" (Tausch 1968, S. 115). Eine Vielzahl von Untersuchungen zeigen, dass Ratsuchende, die ein höheres Ausmaß an emotionaler Wärme und positiver Wertschätzung in der Beratung erfuhren, größere positive Veränderungen erreichten (s. Tscheulin 1972, S. 22).

Diese beiden Variablen des Ratgeberverhaltens sind beziehungsbegründend. *Kongruenz*, die dritte von Rogers als bedeutsam herausgestellte Voraussetzung für effektive Beratungsprozesse, geht darüber hinaus. Sie gestattet es erstens, die Beziehung aufrechtzuerhalten, und zweitens, Veränderungen einzuleiten. Sie ist beschreibbar als eine Form offener und direkter Kommunikation seitens des Ratgebenden, so dass der Ratsuchende erfassen könnte, wie der Ratgebende zur gegebenen Zeit wirklich und ursprünglich ist. Es bedeutet, dass der Ratgebende fähig ist, sein Fühlen zu leben, dieses Fühlen im Beziehungsverhältnis zu sein und gleichzeitig fähig ist, es dem anderen mitzuteilen, wenn es angemessen ist. Dadurch wird der Ratsuchende ermutigt, in ähnlicher Weise zu kommunizieren bzw. i.S. von Modelllernen wird er damit aufhören, etwas vorzugeben, etwas zu leugnen, zu verbergen – vor allem seine Gedanken, Gefühle und Erfahrungen. Dem Ratsuchenden wird dieser Aspekt erlebbar durch selbstreflexives, verbales Handeln des Ratgebenden.

Konkretheit meint eine anschauliche, fassbare, gegenständliche Kommunikation, die der Ratgebende versuchen sollte, sicherzustellen. Ratgebender und Ratsuchender sollten sehr genau und speziell hinsichtlich jener Bedeutungen sein, die sie ihren eingesetzten Begriffen beimessen, mit denen sie Ideen, Bilder, Gedanken oder Gefühle ausdrücken. Auch Beschreibungen von Erlebnissen und Ereignissen sollten insofern akkurat sein, als die persönliche Bedeutung jener Geschehnisse genau erfassbar wird. Der Wahrheitsgehalt bleibt zunächst irrelevant, wesentlich ist eher die persönliche Bedeutung des jetzt dargestellten Geschehens, denn in ihnen zeigen sich jene Erfahrungen, die den Hintergrund aktuellen Handelns repräsentieren. Das bedeutet, dass der Ratgebende Fragen stellt wie: „Was meinen Sie damit ...?" „Was ist das für ein Gefühl ...?" „Können Sie das genauer beschreiben ...?" „Was hat das für eine Bedeutung für Sie ...?" „Wie reagieren Sie (und/oder die anderen) darauf ...?" usw. Bereits die einfache Aussage „Mir geht es gut!" bedeutet für verschiedene Menschen sehr Unterschiedliches. So kann nur die Konkretheit dazu beitragen, dass die eingesetzten Begriffe für die Gesprächspartner auch die gleiche Bedeutung besitzen. Ratgeber, die emotional entlasten wollen, müssen die emotionalen Schlüsselworte verstehen, die vom Ratsuchenden verwendet wurden. Ratgeber, die unterstützen wollen, müssen verstehen, welche Art von Unterstützung der Ratsuchende erwartet.

Gegenwärtigkeit sollte ein zentrales Merkmal beraterischer Situationen sein, d.h. der Ratgebende sollte versuchen, beim Ratsuchenden eine Konzentration auf das aktuelle Geschehen, auf das „Hier und Jetzt" zu erreichen. Solange der Ratsuchende eher in seiner Vergangenheit und in seiner Zukunft verhaftet bleibt, gelingt es ihm nur eingeschränkt, sein gegenwärtiges Denken und Fühlen zu erfahren. Alle aktuellen Erfahrungen werden an der Vergangenheit oder Zukunft gemessen. Das Ergebnis sind unrealistische Sichtweisen auf sich und ein geringes Maß an Mitteilungen über sich. Der Ratgebende sollte deshalb den Ratsuchenden ermutigen, über Gedanken und Gefühle, wie sie zum gegebenen Zeitpunkt bestehen, zu sprechen und sich damit auseinanderzusetzen. Bringen die Ratsuchenden Alltagsprobleme in das Gespräch ein, so sollen diese möglichst immer aufgegriffen und gemeinsam mit den Ratsuchenden hinterfragt werden: „Was ist konkret vorgefallen?" „Wie haben Sie sich gefühlt?" „Welche (Veränderungs-) Ideen haben Sie selbst?" „Was wünschen Sie sich von mir?" „Wie sollte es zukünftig werden?" Die Ratsuchenden erleben dadurch eine unmittelbare Unterstützung und Akzeptanz ihrer Probleme (sowie Problemlösungsversuche), und es wird ein erfahrungsorientiertes Lernen konkreter, gegenwärtiger Probleme eingeleitet.

Das bedeutet aber auch, den systematischen Einsatz von konkreten Verhaltensbeispielen (wo möglich videografiert) zu nutzen. Das hat sich nicht nur didaktisch als außerordentlich hilfreich erwiesen, sondern auch psychologisch als Mittel, zentrale Ebenen elterlichen Verhaltens anzusprechen. In der Gedächtnisforschung wird diese Ebene als *prozedurales Gedächtnis* (Tulving 1985) beschrieben. Dieses charakterisiert wiederholte und generalisierte Erfahrungen, die auf sensomotorischer Information basieren und nicht bewusst stattfinden. Prozedurale Gedächtnisprozesse leiten vermutlich einen Großteil alltäglichen Verhaltens an. Crittenden (1994) vermutet, dass prozedurale Gedächtnisinhalte in der Beratung am günstigsten auch prozedural angesprochen werden. Mithilfe konkreter Verhaltensbeispiele lässt sich das Verhalten der Ratsuchenden sozusagen auf der Ebene wiedergeben, auf der es geschieht.

Zur Gegenwärtigkeit zählt auch, Generalisierungen zu vermeiden, die z.B. beim „Sprechen in der dritten Person" mitschwingen. Es ist wichtig, dass die Ratsuchenden auf sich selbst und ihre verallgemeinernden Wahrnehmungsstrukturen achten. Wenn Formen, wie „man", „alle", „niemand", „nie" oder „immer" häufig verwendet werden, dann helfen Fragen wie: „Wen meinen Sie mit ‚man'?" „Gibt es Beweise dafür?" „Wann haben Sie das erlebt?" „Woher wissen Sie das?" „Können wir das prüfen?"

Transparenz als weiteres wichtiges Merkmal der Beratung meint das Offenlegen aller notwendigen geplanten Techniken und Methoden. Das bedeutet, dass sehr konkret und anschaulich dargestellt wird, welche Aufgaben der Ratgebende und die Ratsuchenden bewältigen müssen und welche Ziele damit verfolgt werden. Die Informiertheit – auch über belastende Momente der jeweiligen Vorgehensweisen – ermöglicht, durch die dann erfolgte „freiwillige" Zustimmung, eine Höherbewertung der erreichten Ergebnisse. Der Ratgebende sollte die Ratsuchenden also ermutigen, alle Fragen zu stellen und ihre Entscheidung gut zu durchdenken und, sofern möglich, immer wieder auch Bedenkzeit einräumen.

Transparenz bedeutet aber auch *Mitgestaltung* (i.S.v. Mit-Reden, Mit-Entscheiden). Den Ratsuchenden sollte dies immer ermöglicht werden, um die aktive Mitarbeit und Eigeninitiative zu fördern. Viele Möglichkeiten hierfür sind denkbar: Das kann die Themenauswahl für ein Rollenspiel betreffen sowie die konkrete Umsetzung des Rollenspiels, die in die Verantwortung der Ratsuchenden gelegt wird („Was benötigen Sie/wir für das Rollenspiel?" „Wer soll welche Rolle einnehmen?" usw.), das kann sich um die Auswahl einer Reihenfolge von Verhaltensübungen drehen usw.

Die Darstellung einiger wesentlicher Fähigkeiten des Ratgebenden weisen auf die große Bedeutung hin, welcher der Ausbildung zum Ratgebenden beigemessen werden sollte. Diese sollte auch nie abgeschlossen sein, da zum einen immer wieder neue Forschungsergebnisse das entwicklungspsychologische, psychopathologische, diagnostische, psychotherapeutische und pädagogische Wissen erweitern und zum anderen der Ratgeber bereit und in der Lage sein muss, um eine optimale Beziehung zu ermöglichen, sich selbst und in seiner Beziehung zum Ratsuchenden zu hinterfragen und/oder von außen hinterfragen zu lassen. Womit ein weiterer wichtiger Punkt angesprochen ist – der ständig für Anregungen offene Ratgeber, welcher durch fachlichen Austausch, in Fallkonferenzen und über Supervision sich selbst und seine Kompetenzen ständig erweitert.

Zusammenfassung

Elternberatung wird dargestellt als eine mögliche Form professioneller-institutioneller Beratung, wie sie sich aufgrund gesellschaftlicher Entwicklungen der vergangenen 200 Jahre herausgebildet hat. Ihre Spezifik besteht ausschließlich im ausgewählten Personenkreis, der diese Form von Beratung aufsuchen wird – nämlich erwachsene Menschen, die in („eigenen") familiären Zusammenhängen leben und innerhalb dieser mit Schwierigkeiten konfrontiert sind, sowie durch die jeweils spezifischen Probleme, die in diesem Bereich entstehen können. Das Beratungsgeschehen selbst wird im Folgenden dargestellt, wie es allgemein in psycho-sozialen Beratungs-Handlungsfeldern anzutreffen ist. Die Ratsuchenden werden zunächst anhand ihrer Vorüberlegungen, mit denen sie in die Beratung eintreten, beschrieben. Einige Konsequenzen für das Beratungsgeschehen können so abgeleitet werden, und es wird darauf hingewiesen, dass die Ratsuchenden insofern immer Handelnde, also Subjekte des Geschehens bleiben. Sie werden nicht behandelt. Für den Beratungsprozess selbst wird ein stufenweises Vorgehen vorgeschlagen, welches sich am Funktionskomplex mehrerer Schichten der Grundproblematik orientiert. Darüber hinaus wird der Beratungsprozess durch seine determinierenden Dimensionen „Beziehung" (mit den Polen „Nähe" und „Distanz") und „Erkennen" (mit den Ausprägungen „Aneignen" und „Verstehen") beschrieben. Die Dimension „Erkennen" ermöglicht gleichzeitig die Differenzierung zur Psychotherapie. Vom Ratgebenden werden einige Fähigkeiten gefordert, die eine Beziehung zum Ratsuchenden entstehen lassen und damit Beratung erst ermöglichen. Damit erfährt die Bedeutung der Ausbildung zum Ratgeber und seine ständige Weiterqualifikation, auch durch Supervision und in Fallkonferenzen, eine besondere Würdigung.

Literatur

Brehm-Gräser L. Handbuch der Beratung für helfende Berufe. Bd. 1–3. München: Reinhardt; 1993.

Brunner EJ, Schöning W, eds. Theorie und Praxis von Beratung. Freiburg i. Br.: Lambertus; 1990.

Bundesministerium für Familie, Senioren, Frauen und Jugend, ed. Bestandsaufnahme in der institutionellen Ehe-, Familien- und Lebensberatung. Stuttgart: Kohlhammer; 1994.

Bundesministerium für Familie, Senioren, Frauen und Jugend, ed. Beratungsbegleitende Forschung – Evaluation von Vorgehensweisen in der Ehe-, Familien- und Lebensberatung und ihre spezifischen Auswirkungen. Stuttgart: Kohlhammer; 1994.

Crittenden PM. Peering into the black box: An exploratory treatise on the development of self in young children. In: Cicchetti D, Toth SL, eds. Rochester Symposium on developmental psychopathology. Vol. 5: The self and its disorder. Rochester: University Press; 1994.

Dietrich G. Allgemeine Beratungspsychologie. Göttingen: Hogrefe; 1983.

Dietrich G. Spezielle Beratungspsychologie. Göttingen: Hogrefe; 1987.

Erpenbeck J. Motivation. Berlin: Akademie-Verlag; 1984.

Finke J. Empathie und Interaktion. Bern: Huber; 1995.

Hackney H, Cormier LS. Beratungsstrategien, Beratungsziele. München: Reinhardt; 1993.

Haid-Loh A, Lindemann FW, Märtens M. Familienberatung im Spiegel der Forschung. Berlin: Evangelisches Zentralinstitut; 1995.

Hruschka E. Versuch einer theoretischen Grundlegung des Beratungsprozesses. Meisenheim a. G.: Anton Hain; 1969.

Jacob A. Dimensionen der Erziehungsberatung. In: Marschner L, ed. Beratung im Wandel. Mainz: Matthias Grünewald; 1998.

Kaisen R. Erwartungen an die Erziehungsberatung. In: Menne K, Cremer H, Hundsalz A, eds. Jahrbuch für Erziehungsberatung. Bd. 2. Weinheim: Juventa; 1996.

Krause Jacob M. Erfahrungen mit Beratung und Therapie. Freiburg i. Br.: Lambertus; 1992.

Kurz-Adam M. Familiäre Problemlagen in der Beratungsarbeit. Jugendwohl. 1992;12:551–9.

Margraf J, Brengelmann JC, eds. Die Therapeut-Patient-Beziehung in der Verhaltenstherapie. München: Röttger; 1992.

Marschner L. Betrachtung einiger Prozesskomponenten der Erziehungsberatung und ihre Konsequenzen. In: Ministerium für Bildung, Jugend und Sport des Landes Brandenburg, ed. Die Zukunft der Hilfen zur Erziehung im Land Brandenburg. Tagungsband. Potsdam: Eigenverlag; 1993.

Marschner L, ed. Beratung im Wandel. Mainz: Matthias Grünewald; 1998.

May R. Die Kunst der Beratung. Mainz: Matthias Grünewald; 1991.

Murgatroyd S. Beratung als Hilfe. Weinheim: Beltz; 1994.

Rogers CR. On becoming a person. Boston: Houghton-Mifflin; 1961.

Stavemann HH. Im Gefühlsdschungel: Emotionale Krisen verstehen und bewältigen. Weinheim: Beltz; 2001.

Stavemann HH. KVT-Praxis: Strategien und Leitfäden für die kognitive Verhaltenstherapie. Weinheim: Beltz; 2005.

Swildens H. Prozessorientierte Gesprächspsychotherapie. Köln: GwG-Eigenverlag; 1991.

Tausch R. Gesprächspsychotherapie. Göttingen: Hogrefe; 1968.

Tausch R, Roedler JM. Client-centered Gesprächspsychotherapie. In: Schraml S, ed. Klinische Psychologie. Bern: Huber; 1970.
Tscheulin D. Ausbildung in therapeutischem Basisverhalten [Dissertation]. Würzburg: Julius-Maximilians-Universität zu Würzburg; 1972.
Tulving E. How many memories are there? American Psychologist. 1985;40:385–98.
Winiarski R. Beratung und Kurztherapie. Weinheim: Beltz; 2004.

Prüfungsfragen

1. Welche gesellschaftliche Entwicklungen beförderten das Entstehen eines differenzierten, institutionellen Beratungssystems?
2. Mit welchen Vorüberlegungen tritt der Ratsuchende in den Beratungsprozess ein?
3. Wann ist die Aussage des Ratsuchenden zur Ursache seiner Problematik in ihrer Gültigkeit eingeschränkt?
4. Welche Auswirkungen haben misslungene Bewältigungsversuche auf die Grundproblematik des Ratsuchenden?
5. Welche Erwartungen haben Ratsuchende an den Beratungsprozess?
6. Woraus besteht der Funktionskomplex mehrerer Schichten der Grundproblematik?
7. Welche Implikationen ergeben sich für den Beratungsprozess aus diesem Funktionskomplex?
8. Durch welche Dimensionen, mit welchen Ausprägungen ist der Beratungsprozess gekennzeichnet?
9. Welche Fähigkeiten des Ratgebenden sind beziehungsbegründend?
10. Welche besonderen Fähigkeiten der Ratgebenden haben sich im praktischen Beratungsgeschehen als notwendig und hilfreich erwiesen?
11. Welche Bedeutung muss der Ausbildung zum Ratgebenden beigemessen werden?

36 Verhaltenstherapie

G. Esser

Einleitung

Die Kinderverhaltenstherapie ist eine vergleichsweise junge Disziplin, auch wenn sich ihre Wurzeln bis in das ersten Viertel des 20. Jahrhunderts zurückverfolgen lassen. So setzte Jones bereits 1924 Konditionierungstechniken an, um einen 3-Jährigen mit einer Tierfellphobie zu behandeln. In den 30er-Jahren wandten Mowrer und Mowrer (1938) erfolgreich Konditionierungstechniken bei der Enuresis-Behandlung an. Trotz dieser frühen Anwendungsbeispielen dauerte es bis in die 60er-Jahre, bis in größerem Maße vor allem operante Konditionierungstechniken zur Behandlung von Verhaltensproblemen eingesetzt wurden. Vorausgegangen war eine zunehmende Unzufriedenheit mit psychodynamischen Konzepten, die insbesondere bei Verhaltensproblemen, autistischen Störungen und Auffälligkeiten bei intelligenzgeminderten Kindern versagten. Die Arbeiten von Skinner (1953), Eysenck (1957), Wolpe (1958) und Bandura (1969) versprachen eine erfolgreiche Anwendung von Lernprinzipien auf Problemverhalten. Die Übertragung auf die klinische Praxis gestaltete sich anfangs jedoch überaus schwierig, nicht zuletzt deshalb, weil die meisten Lerntheoretiker die Lerngesetze experimentell gewonnen hatten und über keine oder nur geringe klinische Erfahrung verfügten. Damit blieben Charakteristika der Störungsbilder, kognitive und emotionale Faktoren, das soziale Netzwerk und die Entwicklungsabhängigkeit des Problemverhaltens unberücksichtigt. Seitdem wurde sehr viel Feinarbeit geleistet, um die *Kinderverhaltenstherapie* zu einem effektiven Behandlungsverfahren zu entwickeln, das einen maßgeblichen Beitrag für die Bewältigung der zahlreichen Störungsbilder des Kindesalters leistet. Ohne Anspruch auf Vollständigkeit haben sich im deutschen Sprachraum insbesondere Peter Altherr, Michael von Aster, Michael Borg-Laufs, Udo Brack, Manfred Döpfner, Hans-Georg Eisert, Gerhard Lauth, Meinrad Perrez, Franz Petermann, Ulrike Petermann, Klaus Sarimski, Peter Schlottke, Dieter Schmelzer, Silvia Schneider, Hans-Christoph Steinhausen, Andreas Warnke und Dieter Wolke durch ihre Beiträge besondere Verdienste erworben.

Prinzipien der Verhaltenstherapie im Kindes- und Jugendalter

Verhaltenstherapie im Kindes- und Jugendalter bezieht ihre wissenschaftliche Basis aus der psychologischen Forschung und ist ständig um Weiterentwicklung bemüht. Sie fußt auf den Lerngesetzen (klassisches Konditionieren, operantes Konditionieren, Modelllernen, kognitives Paradigma, vgl. Merod 1999), der Entwicklungspsychologie und der Entwicklungspsychopathologie einschließlich der Neurowissenschaften. Sie integriert stets neue Ergebnisse der genannten Teilgebiete und modifiziert, soweit notwendig, ihre therapeutischen Techniken.

Verhaltenstherapie im Kindes- und Jugendalter ist *problemorientiert*, die Behandlung setzt am aktuellen Problemverhalten an. Dabei werden die hypothetisch prädisponierenden, auslösenden und aktuell aufrecht erhaltenden Bedingungen des Problemverhaltens analysiert. Für die Änderung des Problemverhaltens meist besonders relevant sind dabei die aufrecht erhaltenden Bedingungen.

Verhaltenstherapie im Kindes- und Jugendalter ist *zielorientiert*. Gemeinsam mit dem Kind bzw. Jugendlichen und seinen Eltern wird das

Therapieziel festgelegt. Dabei wird zwischen Nahziel und Endziel unterschieden. Beide Ziele müssen eindeutig in Verhaltenstermini operationalisierbar sein. Das Nahziel stellt eine relativ rasch erreichbare Zwischenstufe dar, deren Verwirklichung vor allem motivationsfördernde Effekte besitzt.

Verhaltenstherapie im Kindes- und Jugendalter ist *handlungsorientiert*. Insbesondere bei Kindern und Jugendlichen wird die Einsicht in die Bedingungen des Problemverhaltens nicht als hinreichende Bedingung für eine Verhaltensänderung angesehen. Auch wenn insbesondere kognitive Ansätze die Änderung von Einstellungen und automatischen Gedanken betonen, erfordert eine erfolgreiche Therapie i.d.R. das aktive Einüben des neuen Verhaltens und somit die praktische Anwendung der gewonnenen Einsichten.

Verhaltenstherapie im Kindes- und Jugendalter ist *nicht auf das therapeutische Setting begrenzt*. Noch stärker als bei der Therapie mit Erwachsenen kommt es bei Kindern darauf an, die Therapie in die konkrete soziale Situation (Schule, Zuhause) zu übertragen. Dabei können wichtige Personen des sozialen Bezugsraumes (Lehrer, Eltern) in die Therapie einbezogen werden und garantieren damit die erfolgreiche Generalisierung der im geschütztem therapeutischen Setting erworbenen, neuen Verhaltensweisen.

Verhaltenstherapie im Kindes- und Jugendalter ist *transparent* und *Hilfe zur Selbsthilfe*. Sowohl den Eltern als auch dem Kind und Jugendlichen gegenüber steht Offenheit an oberster Stelle. Alle Beteiligten werden ihrem Entwicklungsstand entsprechend über die auslösenden und aufrecht erhaltenden Faktoren informiert. Daneben stellt der Therapeut alle wichtigen Informationen über das betreffende Krankheitsbild und die verwendeten therapeutischen Verfahren zur Verfügung. Ziele sind der aufgeklärte Patient und die aufgeklärten Eltern, welche selbstverantwortlich über das therapeutische Vorgehen mitentscheiden. Aus einer höheren Selbstverantwortung des Patienten und seiner Eltern folgt eine Stärkung der Therapiemotivation. Aus dem Einblick in die Zusammenhänge des therapeutischen Prozesses folgt die Fähigkeit, bei vergleichbaren Problemen in der Zukunft selbstständig ähnliche Lösungswege einzuschlagen und sich damit selbst zu helfen.

Die Anwendung lerntheoretischer Grundlagen in der Kinder-Verhaltenstherapie

Die *lerntheoretischen Grundlagen* der Kinder- und Jugendlichenverhaltenstherapie bilden wie im Erwachsenenalter vier Paradigmen: das klassische Konditionieren im Sinne Pawlows (1927), das operante Konditionieren im Sinne Skinners (1953), das Modelllernen und das kognitive Lernmodell in der Tradition von Bandura (1969) und Tolman (1932).

Im Folgenden wird exemplarisch der Bezug zwischen dem jeweiligen lerntheoretischen Ansatz und seiner Umsetzung in der Kinder- und Jugendlichenverhaltenstherapie herausgearbeitet. Die lerntheoretischen Grundlagen selbst sind in komprimierter Form bei Hautzinger (1996), Ehlers (1996) oder Merod (1999) dargestellt, ihre Anwendung im Rahmen der Verhaltensdiagnostik ist dem Kapitel 8 zu entnehmen.

Das Paradigma des klassischen Konditionierens bei Angststörungen

Die erste verhaltenstherapeutische Behandlung einer spezifischen Phobie stellte Jones (1924) mit dem 3-jährigen Peter dar. Peter zeigte panische Ängste vor Hasen, Pelzmänteln und ähnlichen Objekten. Die Behandlung bestand aus einer Exposition mit Gegenkonditionierung. Peter wurde der Gegenwart eines Hasen ausgesetzt, während er sich mit angenehmen Dingen (z.B. Essen) beschäftigte. Sowohl die Angst vor Hasen als auch vor anderen fellartigen Gegenständen und Tieren konnte auf diese Weise geheilt werden.

Das Verfahren der *systematischen Desensibilisierung* geht auf Wolpe (1958) zurück. Grundannahme ist, dass Entspannung in einer Situation, in der normalerweise Angst erlebt wird, unter bestimmten Voraussetzungen in der Lage ist, diese Angst zu mindern bzw. zu löschen. Nach Wolpe war das Therapieergebnis vor allem auf das Lernprinzip der reziproken Hemmung zurückzuführen (die angstfreie Vorstellung schwächt die erworbene Stimulus-Response-Verbindung). Als alternative Erklärungen gelten die Prinzipien der Gegenkonditionierung, die eine Eliminierung einer ursprünglichen Stimulus-Response-Verbindung (angstauslösende Situation) durch die Kopplung einer alternativen Reaktion (Entspannung) an den Stimulus bewirkt, der Habituation (Verminderung der Reaktion aufgrund der wiederholten Darbietung des Stimulus) und der Löschung (Präsentation des konditionierten Stimulus ohne Kopplung an den unkonditionierten Stimulus).

Weitere, auf dem klassischen Konditionieren basierende Techniken zur Angstbehandlung sind *Reizüberflutung* (*Flooding*), *Implosion* und *graduierte Exposition*. Alle drei Techniken zielen auf eine Angstreduktion durch Exposition des Kindes mit dem angsterregenden Stimulus, um die konditionierte Angstreaktion zu löschen.

Beim Flooding wird das Kind in einer Sitzung so lange dem angsterregenden Stimulus in vivo ausgesetzt, bis sich die Angstreaktion erschöpft. Implosion ist eine vergleichbare Technik auf der Vorstellungsebene, sie eignet sich bei jungen Kindern nicht. Graduierte Exposition stellt eine progressive In-vivo-Konfrontation mit dem angsterregenden Stimulus dar, wobei das Ausmaß der erlebten Angst ein mittleres Maß nicht überschreiten soll. Die Effektivität aller genannten Methoden zur Behandlung von Angststörungen ist gesichert (Barrios u. O'Dell 1989), ihre Unterschiede lassen sich unter methodischen Gesichtspunkten auf den Dimensionen in vivo/in sensu, graduiert/reizüberflutend, Anwesenheit/Abwesenheit von angstinkompatiblen Stimuli beschreiben. Im klinischen Alltag sind die entsprechenden Techniken aus den genannten Dimensionen individuell konstruierbar.

Das Paradigma des operanten Konditionierens bei Störungen des Sozialverhaltens

Techniken des operanten Konditionierens haben sich bei der Behandlung von Verhaltenstörungen weitgehend durchgesetzt. Die *Grundkonzepte* „Verstärkung", „Bestrafung" und „Stimuluskontrolle" wurden in zahlreichen *Therapieansätzen* wie Token-Economy (auch Münz-Verstärkung), Kontingenzverträgen, Time-out (Auszeit) und positiver Zuwendung umgesetzt.

Aggressives und oppositionelles Verhalten sowie Wutanfälle können durch eine Veränderung der auf sie folgenden Konsequenzen beeinflusst werden. Token-Economy-Programme ermöglichen dem Kind und Jugendlichen sich für angemessenes Verhalten Tokens (Münzen) zu verdienen, die aufgrund eines fest vereinbarten Verstärker-Eintausch-Planes in materielle oder soziale Vergünstigungen umgewandelt werden können.

Häufig werden zur Verbesserung der Wirksamkeit Systeme der *Verstärkervergabe* und Systeme der *Verstärkerrückgabe* (Rückgabe vorher verdienter oder vergebener Verstärker bei auftretendem Problemverhalten) kombiniert.

Die Methoden der Token-Economy haben sich in zahlreichen Settings bewährt. Sie wurden erfolgreich angewendet auf psychiatrischen Stationen und in Heimen (Ayllon u. Azrin 1968, Phillips et al. 1971) im Klassenzimmer (Eisert u. Barkey 1979) und in Trainingsprogrammen mit Eltern (Döpfner et al. 1997, Kazdin 1977).

Auch in neueren kontrollierten Therapiestudien (Bradley 1999, McNeil et al. 1999, Webster u. Hammond 1997) konnte die Wirksamkeit entsprechender Ansätze noch einmal bekräftigt werden.

Die meisten Kontingenz-Management-Programme benutzen die Eltern, häufig auch Lehrer und Erzieher als Ko-Therapeuten. Für Kinder mit externalisierenden Störungen sind die Erfolge derartiger Programme gut dokumentiert (Barkley 1989, McMahon u. Wells 1989). Dies gilt ganz besonders für junge Kinder (Weisz et al. 1987). Diese Therapieansätze werden unter dem Begriff *Verhaltenstraining für Eltern* zusammengefasst. Im Zentrum eines Verhaltenstrainings für Eltern steht der Versuch, neue Wege der Interaktion mit dem Kind zu finden, um auf diese Weise das Problemverhalten des Kindes in seiner natürlichen Umgebung zu verändern. Die Eltern lernen, alters- und situationsangemessene Forderungen an das Kind zu stellen und konsistent und kontingent sowohl auf positives wie negatives Verhalten des Kindes zu reagieren. Sie werden in die Lage versetzt, ihre Kinder konsequent für angemessenes Verhalten mit Zuwendung oder Lob zu belohnen und störendes Verhalten zu ignorieren. Sie lernen, weniger zu kritisieren und zu schimpfen und aggressives und oppositionelles Verhalten mit Verstärkerentzug oder Time-out zu bestrafen. In neueren Ansätzen werden die auf das operante Konditionieren zurückführbaren Techniken integriert in eine behaviorale Familientherapie (Heekerens 1999, Ollendick 1986), in der auch andere lerntheoretische Grundlagen (z.B. das Modelllernen) verwendet werden.

Das Paradigma des Modelllernens bei Angststörungen

Die Erkenntnis, dass ein großer Teil unseres Verhaltens *durch Imitation gelernt* wird, findet sich bereits in den Schriften von Plato und Aristoteles. Trotzdem dauerte es bis in die 40er- (Miller u. Dollard 1941) bzw. 60er-Jahre (Bandura u. Walters 1963), bis entsprechende empirische Nachweise geführt wurden.

Die Arbeiten bauten auf der Beobachtung auf, dass häufig neues Verhalten auftrat, dessen Entstehung nicht mit den Paradigmen des klassischen und operanten Konditionierens erklärbar war. Allein durch die Beobachtung und das kognitive Verarbeiten des Verhaltens einer anderen Person kann auch ohne eigenes aktives Üben neues Verhalten erworben werden. Modelllernen erweist sich insbesondere bei komplexeren Verhaltensabläufen dem Trial-and-Error-Lernen als weit überlegen.

Angst und Vermeidungsverhalten und sozialer Rückzug werden nach Rachman (1977) und Bandura (1986) wesentlich durch Modelllernen erworben. Dabei spielt neben der Beobachtung der Angstreaktion einer anderen Person deren Selbstwirksamkeit in der Gefahrensituation eine wesentliche Rolle. Auch wenn die Beobachtung eines Modells allein bereits ein entsprechendes Imitationsverhalten bewirken kann, kommt es entscheidend darauf an, ob das Modellverhalten verstärkt wird. Bei bestraftem Modellverhalten sinkt die Wahrscheinlichkeit, dass die beobachtende Person das Modellverhalten imitiert. Modelllernen ist daher immer auch mit operantem Konditionieren verknüpft. Durch Mechanismen wie Aneignung, Enthemmung und Erleichterung kann die Wahrscheinlichkeit für neues Verhalten erhöht, durch Hemmung gemindert werden (Bandura 1986).

Für viele kindliche Verhaltensweisen wie Sprachverhalten (Lovaas u. Newsom 1976), Geschlechtsrollenidentität (Perry u. Bussey 1979), prosoziales (Bandura 1977) und aggressives Verhalten (Bandura et al. 1963) konnte die Wirksamkeit von Modelllernen nachgewiesen werden. Auch bei der Behandlung von Angststörungen ist Modelllernen wirksam (Barrios u. O'Dell 1989). Therapeutisches Modelllernen beinhaltet die Darstellung von nichtängstlichem Verhalten und angemessenem Bewältigungsverhalten. Unmittelbar nach der Demonstration soll das Kind das Modell nachahmen, wobei ihm der Erwerb des Zielverhaltens durch entsprechende Rückmeldungen und zahlreiche Trainingsdurchgänge erleichtert wird (Morris u. Kratochwill 1983). Das Modellverhalten kann via Film oder in vivo dargeboten werden. Ollendick (1986) sah für Kinder mit mäßigen Angststörungen Vorteile der In-vivo-Bedingung, die in der Lage war, sowohl die Angst zu reduzieren als auch positives Bewältigungsverhalten zu initiieren.

Bei sozial ängstlichen Kindern haben sich Techniken des Modelllernens ebenfalls bewährt (Petermann u. Petermann 1996, Evers u. Schwartz 1975, Ollendick 1981). Meichenbaum und Siegel (1971), Klingman (1988) und Melamed et al. (1975) setzten Modelllernen erfolgreich bei isolierten Phobien ein. Verstärkte Bemühungen sollten in Zukunft der Erforschung optimierter Modelle gelten, dabei sind Variablen wie Ähnlichkeit, Sympathie und Status zu beachten (Messer et al. 1993). Insgesamt ist Modelllernen, das immer auch andere Lernformen (vor allem operantes, aber auch respondentes Lernen) einschließt, ein Beispiel für eine verhaltenssystemische Betrachtung.

Das Paradigma des kognitiven und sozialen Lernens bei externalisierenden Störungen

In den letzten 30 Jahren haben kognitive Ansätze die Verhaltenstherapie in hohem Maße bereichert. Neben der *rational-emotiven Therapie* von Ellis (1970) und der *kognitiven Therapie* von Beck (1976) entwickelten Meichenbaum das *Selbstinstruktionstraining* (1977) und Lazarus (1974) die *kognitive Restrukturierung*. Alle Ansätze wurden für Erwachsene entwickelt und insbesondere bei depressiven Störungen eingesetzt. Einige der Ansätze wurden in den letzten Jahren auf Jugendliche mit depressiven Störungen übertragen (z. B. Clarke, Lewinsohn u. Hops 1990, Wilkes 1994). Die kognitiven Ansätze haben für Verhaltensänderungen auch direktes, stellvertretendes und symbolisches Lernen verantwortlich gemacht und damit von Anfang an auch die traditionellen Lernparadigmen mit eingeschlossen. Kennzeichen des kognitiven Ansatzes ist die Betonung des Einflusses kognitiver Prozesse für die Verhaltensregulation. So werden kognitive Prozesse und deren Ergebnisse als entscheidende Ursache für Verhalten und Verhaltensänderung angesehen (Foster et al. 1988). Die kognitiven Ansätze gründen sich somit wesentlich auf die *kognitive soziale Lerntheorie* der

Gruppe um Bandura (z.B. Bandura 1969), die vor allem die Bedeutung von Informationsprozessen und Selbstregulation hervorhob.

Die Übertragung kognitiver Ansätze auf externalisierende Störungen folgte der Annahme, diesem Problemverhalten lägen kognitive Defizite zugrunde. Als Beispiel wird das Fehlen von innerem Sprechen (*Self-Guided Private Speech*) genannt (Foster et al. 1988), von dem angenommen wird, dass es die Selbstregulation durch Selbstinstruktion fördert. Auf diese Weise wurden vor allem Varianten des *Selbstinstruktionstrainings* von Meichenbaum in die Programme zur Behandlung hyperaktiver Kinder (z.B. Lauth u. Schlottke 1995) integriert. Durch laute Fragen wie „Was ist meine Aufgabe?" „Was muss ich alles bedenken?" „Wie kann ich überprüfen, ob ich etwas falsch gemacht habe?" soll die Selbstregulation verbessert werden.

Darüber hinaus wurden durch Comics, Spiele oder Rollenspiele prosoziale Verhaltensweisen eingeübt (Petermann u. Petermann 1997). Variationen der Stressimpfung von Meichenbaum wurden bei delinquenten Jugendlichen (Snyder u. White 1979) erfolgreich zur Reduktion von impulsivem Verhalten eingesetzt. Der Ansatz folgt dem Modell der kognitiven Verzerrung (Dodge 1980), demzufolge aggressive Kinder und Jugendliche neutrale Stimuli und Reaktionen ihrer Umgebung als feindselig interpretieren.

Bislang fehlen vor allem Langzeit-Follow-up-Studien zur Wirksamkeit kognitiver Verfahren bei externalisierenden Störungen und eine Anpassung der Methoden an das jeweilige Entwicklungsniveau der Kinder.

Techniken der Verhaltenstherapie bei Kindern und Jugendlichen

Operante Methoden

Operante Methoden lassen sich unterteilen in Methoden zum Aufbau und Methoden zum Abbau von Verhalten. Eine entscheidende Rolle spielen dabei die dargebotenen *Konsequenzen* (Tab. 36.**1**).

Kontingente positive Verstärkung ist das aussichtsreichste Verfahren zum raschen Aufbau von neuem Verhalten. Unabdingbare Voraussetzung ist dabei eine exakte Operationalisierung des zu verstärkenden Verhaltens. Diese Operationalisierung muss auch für den Patienten eindeutig sein.

Tabelle 36.**1** Auf- und Abbau von Verhalten in Abhängigkeit von den Konsequenzen

Konsequenz	Darbietung	Entzug
Positiv	(1) Positive Verstärkung (Belohnung) $\subset +$ $p(R)\uparrow$	(2) Indirekte Bestrafung (Response-cost, Time-out) $\not\subset +$ $p(R)\downarrow$
Negativ	(3) Direkte Bestrafung $\subset -$ $p(R)\downarrow$	(4) Negative Verstärkung (Erleichterung) $\not\subset -$ $p(R)\uparrow$

p (R) die Auftretenswahrscheinlichkeit für das gezeigte Verhalten steigt ($\uparrow$) bzw. sinkt ($\downarrow$)

Eine exakte Operationalisierung des Zielverhaltens minimiert den Ermessensspielraum des Therapeuten.

Ob eine Belohnung als Verstärker wirkt, hängt entscheidend von der richtigen Auswahl ab, in die der Patient wesentlich einbezogen werden muss. Viele Therapien scheitern allein daran, dass die vermeintlichen Verstärker für den Betroffenen keinen ausreichenden Anreiz besitzen. Die Unterscheidung zwischen primären (Essen, Trinken etc.) und sekundären Verstärkern (Lob, Geld, soziale Anerkennung) hat sich in der Praxis als nicht wesentlich erwiesen, zumal einige sekundäre Verstärker (Geld) faktisch zu primären Verstärkern geworden sind. Um effektiv zu werden, muss Verstärkung *häufig und sofort* erfolgen.

Beim Verhaltensaufbau können folgende *Techniken* ergänzend verwendet werden:

- *Shaping* oder Ausformung des Verhaltens verfolgt das Ziel, bereits kleine und kleinste Schritte in Richtung des Zielverhaltens zu verstärken. So wird z.B. bei einem autistischen Kind ohne bisherigen Spracherwerb bereits das Lippenspitzen oder Pusten durch Süßigkeiten verstärkt. Diese Technik wird insbesondere dann eingesetzt, wenn zwischen dem Ist-Zustand und dem Zielverhalten eine große Diskrepanz besteht, d.h., dass das zu erwerbende Verhalten für den Patienten völlig neu ist und auch nicht in Ansätzen zu seinem bisherigen Repertoire zählt.
- Das Zerlegen eines komplexen Handlungsablaufs in kleine Einzelschritte erfolgt auch beim

Chaining, der Verkettung von Verhaltenselementen. Im Unterschied zum Shaping wird beim Chaining nicht mit dem ersten, sondern mit dem letzten Schritt in Richtung Zielverhalten begonnen. Ein geistig behindertes Kind, das z.B. den selbstständigen Besuch der Toilette erlernen soll, wird zunächst dafür belohnt, dass es lediglich die Klospülung betätigt, im zweiten Schritt, dass es zusätzlich die Hose hochzieht usw. Die Technik des Chaining ist immer dann indiziert, wenn die letzten Schritte einer Verhaltenskette einen geringen Schwierigkeitsgrad aufweisen oder das fertige Verhaltensprodukt für das Kind im natürlichen Umfeld von positiven Konsequenzen gefolgt wird (wenn man auf der Toilette war oder fertig angezogen ist, darf man zum Spielen hinaus).
- Eine weitere Hilfestellung für den Patienten beim Aufbau neuen Verhaltens kann das *Prompting* (Soufflieren) sein. Hierbei macht der Therapeut durch entsprechende Anweisungen den Patienten auf den richtigen Zeitpunkt oder die Auswahl der richtigen Verhaltensweise aufmerksam. Prompting ist indiziert, wenn der Patient über das Zielverhalten verfügt, aber noch Schwierigkeiten hat, den richtigen Zeitpunkt oder die richtige Stärke des Verhaltens auszuwählen. So findet Prompting z.B. Anwendung im Selbstinstruktionstraining, beim Problemlösetraining oder im Selbstsicherheitstraining.
- Das Ausblenden der zuvor gegebenen Hilfestellung bei fortgeschrittener Therapie mit dem Ziel der Verhaltensgeneralisierung wird als *Fading* bezeichnet. Bei erfolgreichem Fading kommt es zum Aufbau von selbstregulatorischen Fertigkeiten beim Patienten, die systematisch verstärkt werden sollten.

Diese Forderung erfüllen besonders *Token-Programme*. Tokens (Objekte mit Tauschwert wie Geld, Chips, Punkte) können praktisch ohne Verlust ihrer subjektiven Bedeutsamkeit sofort und vor allem beliebig häufig vergeben werden. Entscheidend für die Wirksamkeit eines Token-Programms ist ein angemessener Verstärker-Eintauschplan, der festlegt, welche Verstärker für welche Anzahl von Tokens eingetauscht werden können. Die Staffelung dieses Eintauschplanes muss dem Patienten genügend Anreize für eine Verhaltensänderung bieten. Unter Umständen muss nach Erreichen bestimmter Zwischenziele der Verstärkereintauschplan neu justiert werden, um dem durch die Therapie erweiterten Verhaltensrepertoire des Kindes bzw. des Patienten Rechnung zu tragen. Die Wirksamkeit von Token-Plänen kann z.T. durch den Abschluss eines Verhaltensvertrages (*contingency contract*) gesteigert werden. Inhalte des Vertrages sind eine genaue Spezifikation des Zielverhaltens, eine Festlegung der Verstärker sowie der Aufgaben des Therapeuten und des Patienten.

Methoden zum Abbau unerwünschten Verhaltens

Kurzfristig kann die Wahrscheinlichkeit unerwünschten Verhaltens mithilfe *direkter Bestrafung* gesenkt werden. Direkte Bestrafung, z.B. durch körperliche Züchtigung, weist neben ihrer erheblichen ethischen Bedenklichkeit auch methodische Probleme auf, die die Anwendung von direkter Bestrafung letztlich aus dem verhaltenstherapeutischen Repertoire verbannt haben.

So wirkt Bestrafung nur dann, wenn sie kontingent erfolgt. Jede ausbleibende Bestrafung wird wegen der damit verbundenen Reduktion der Erwartungsspannung als negativer Verstärker erlebt. Direkte Bestrafung führt dazu, dass der Therapeut für den Patienten aversiv besetzt wird. Sie kann wegen der kurzfristigen Erfolge und der Erregungsabfuhr aufseiten des Therapeuten zu der Tendenz führen, vermehrt direkte Bestrafung einzusetzen.

Als geeignete Verfahren *indirekter Bestrafung* haben sich der Verstärkerentzug in Form der *Verstärkerrückgabe* (*Response-cost*) oder des *Verstärkerausschlusses* (*Time-out*) bewährt. Systeme der Verstärkerrückgabe werden häufig mit Systemen der Verstärkervergabe kombiniert, so dass der Patient für bestimmte Verhaltensweisen Tokens erwerben, für andere Verhaltensweise Tokens zurückgeben muss. Die Schwierigkeit dieser Systeme ist eine Ausgewogenheit zwischen vergebenen und zurückgegebenen Verstärkern und der damit verknüpfte Eintauschplan. Eine mangelhafte Baseline, die nicht exakt die Frequenz des angemessenen und des Problemverhaltens unter verschiedenen äußeren Bedingungen erfasst hat, kann ebenso zum Scheitern des Programms beitragen wie ein sich unter der Therapie veränderndes Gesamtverhalten.

Auszeitverfahren verfolgen das Ziel, das Problemverhalten durch den Entzug der verstärkenden Bedingungen zu vermindern. Einige Autoren

(z. B. Maercker 1996) ordnen diese Verfahren dem lernpsychologischen Paradigma der Löschung zu. Andere (z. B. Hautzinger 1996) sehen darin eher ein Verfahren der indirekten Bestrafung. Nach exakter Definition des Problemverhaltens (z. B. Schlagen anderer Kinder, absichtliches Zerstören von Gegenständen) wird bei den ersten Anzeichen seines Auftretens durch einen Hinweis an das Kind (*redirection*) versucht, das Problemverhalten zu vermeiden. Ist die Redirection nicht erfolgreich, kommt es zur Durchführung der Auszeit.

Die Auszeitverfahren werden nach dem Ausmaß ihrer *Restriktivität* unterschieden. Verfahren mit geringer Restriktivität (Ignorieren des Kindes durch bewusstes Abwenden der Bezugsperson, Ausschluss vom Spiel und Sitzen am Rande des Spielgeschehens mit der Möglichkeit, das Spielgeschehen weiter zu verfolgen) sind restriktiveren Verfahren (Sitzen hinter einem Wandschirm, Aufenthalt im Auszeitraum) bei entsprechender Aussicht auf Erfolg vorzuziehen, weil das Kind durch Verfahren mit geringer Restriktivität in höherem Maße seine Selbststeuerungsfähigkeiten aktivieren muss.

Eine *Auszeit* sollte nicht länger als 5–10 Minuten dauern. Verhält sich das Kind während der Auszeit angemessen, wird die Auszeit beendet. Tobt das Kind während der Auszeit herum oder hält es sich nicht an die Regeln (z. B. auf dem Auszeitstuhl am Rande des Spielgeschehens sitzen zu bleiben) beginnt die Auszeit von Neuem. Führt auch die erneute Durchführung der Auszeit nicht zum Erfolg, muss das therapeutische Vorgehen geändert werden (z. B. Wahl einer restriktiveren Auszeitmethode, Response-cost an Stelle von Time-out). Der Auszeitraum sollte eine reizarme, aber keineswegs ängstigende Umgebung herstellen, in der keine Verstärker verfügbar sind.

Voraussetzung für die Wirksamkeit des Time-out-Verfahrens ist, dass sich der Patient in einer für ihn *verstärkenden Umgebung* befindet, wenn das Problemverhalten auftritt. So kann z. B. der Ausschluss vom Schulunterricht ein ungeeignetes Mittel darstellen, da durch den Ausschluss der unangenehme Zustand Schulunterricht beendet wird. Darüber hinaus muss gewährleistet sein, dass die Time-out-Bedingung keinerlei verstärkenden Charakter besitzt (bei autistischen Kindern z. B. kann die Time-out-Methode durchaus als Verstärker wirken). Das Time-out-Verfahren wird immer dann der Response-cost-Methode vorgezogen, wenn die in der Situation vorhandenen Verstärker entweder nicht bekannt oder schlecht zu kontrollieren sind. Ungeeignet ist die Time-out-Methode bei sehr häufig auftretendem Problemverhalten, weil dann das Kind über große Teile des Tages von der Teilnahme an gemeinsamen Aktivitäten ausgeschlossen wäre.

Als weiteres Verfahren zur Einschränkung von sog. *Verhaltensexzessen* (z. B. übermäßiges Essen, Rauchen, Alkoholtrinken) wird *Stimuluskontrolle* eingesetzt. Ziel des Verfahrens ist, die Beschränkung eines zuvor generalisiert auftretenden, meist konsumatorischen Verhaltens, auf bestimmte Stimulusbedingungen durch eine Senkung der Gesamtfrequenz des Verhaltens zu erzielen (z. B. Essen nur noch zu den Mahlzeiten am Tisch).

Systematische Desensibilisierung

Das klassische Verfahren der systematischen Desensibilisierung besteht aus *drei therapeutischen Schritten*:

- Erlernen eines Entspannungsverfahrens,
- Erstellen einer Angsthierarchie,
- Darbietung der Items der Angsthierarchie unter Entspannung.

Erlernen eines Entspannungsverfahrens: Das Entspannungstraining ist die notwendige Voraussetzung zur Entkopplung von Stimulus und Angstreaktion, da Entspannung und Angst inkompatible Zustände darstellen. Die Entkopplung ist jedoch nur dann wirksam, wenn die Entspannung stärker ist als die entsprechende Angstreaktion. Wolpe adaptierte die *progressive Muskelrelaxation* von Jacobson. Die progressive Muskelrelaxation erweist sich dem autogenen Training vor allem bei Patienten mit geringer Therapiemotivation und einer höheren Abwehr gegen Psychotherapie als überlegen (Wilke 1996). Sie ist daher insbesondere bei Kindern und Jugendlichen vorzuziehen. Auf der anderen Seite lassen sich autogenes Training und progressive Muskelrelaxation hervorragend kombinieren (Wilke 1996).

Erstellen einer Angsthierarchie: Nachdem in der Exploration oder über Fragebogenverfahren die angsterregenden Situationen festgelegt wurden, werden diese in eine Rangreihe gebracht. Hierbei hat sich das *Angstthermometer* bewährt. Das Erstellen einer Angsthierarchie kann auch ausgehend vom maximal angsterregenden Stimulus erfolgen. Durch Vergrößerung der räumlichen und zeitlichen Distanz, durch die Zuhilfenahme unterstützender Personen, durch die Verkleinerung des angstauslösenden Objekts und durch andere Maßnahmen werden systematisch niedrigere Angstlevel konstruiert. Die Situationen der Angsthierarchie sollten so konkret wie möglich formuliert und den Erfahrungen und Gedanken des Patienten entnommen sein, um eine möglichst lebhafte Vorstellung der Inhalte zu ermöglichen. Als Beispiel ist die Angsthierarchie des 12-jährigen Peter mit einer Hundephobie aufgeführt.

Wenn sich die Angstinhalte in mehreren, deutlich abgrenzbaren Lebensbereichen manifestieren, müssen ggf. auch mehrere Angsthierarchien erstellt werden. Für Peter war die Angst vor einer Begegnung mit fremden Hunden im öffentlichen Raum abzugrenzen von der Begegnung mit bekannten Hunden bei Verwandten und Freunden, die Peter seit über einem Jahr nicht mehr besuchen konnte.

Tabelle 36.**2** Angsthierarchie eines 12-jährigen Jungen mit Hundephobie

100	Unangeleinter, gefährlicher Hund (Kampfhund, Rottweiler, Dobermann, Schäferhund) in einer Entfernung von weniger als 100 m
90	Unangeleinter, anderer größerer Hund (z. B. Boxer) in weniger als 100 m Entfernung
80	Hund im Restaurant unterm Nebentisch ohne Leine
70	Mittlere bis größere Hunde, die einen unruhigen Eindruck machen
60	Entgegenkommender Hund, der nicht eindeutig angeleint ist, mit Herrchen
50	Schlüssel- oder Kettenklappern in unmittelbarer Umgebung, wobei das Geräusch eines Kettenhalsbandes assoziiert wird
40	Mittelgroße Hunde mit schwarzem Gesicht
30	Betreten eines unbekannten, abgelegenen Grundstücks
20	Hundegebell eines größeren Hundes in der Umgebung
10	Pinscher, Dackel, Spaniel unangeleint in der Nähe
0	Westhighland-Terrier, Pudel, unangeleint

Darbietung der Items der Angsthierarchie unter Entspannung: Nach erfolgreichem Erlernen des Entspannungsverfahrens und dem Erstellen der Angsthierarchie werden ihre Items, beginnend mit dem niedrigsten Angstlevel, im entspannten Zustand dargeboten. Ziel ist das angstfreie Erleben der einzelnen Vorstellungsinhalte. Auf jede der ca. 20 Sekunden dauernden Vorstellungen folgt eine ca. 30 Sekunden dauernde erneute Entspannungsphase, der dann eine erneute Darbietung des Items folgt. Jedes Item der Hierarchie sollte 3–4-mal angstfrei erlebt werden, bevor das nächstschwierigere Item in Angriff genommen wird. Sollte doch Angst auftreten, teilt das Kind bzw. der Jugendliche dieses durch ein Handzeichen mit. Es erfolgt eine sofortige, erneute Entspannung. Erweist sich ein Item als zu schwer, wird auf die nächstniedrigere Stufe zurückgegangen. Falls nötig, müssen neue Items als Zwischenschritte, also z. B. die Skalierung 63 und 67 eingeführt werden. Ist ungefähr die Hälfte der Hierarchie in sensu erfolgreich abgearbeitet, kann parallel damit begonnen werden, das Kind nach Entspannung auch in vivo mit dem Angstreiz geringster Ausprägung zu konfrontieren. Soweit dies der Angstinhalt zulässt, ist im Kindes- und Jugendalter eine *systematische Desensibilisierung in vivo* unabdingbarer Behandlungsbestandteil. Viele Kinder und Jugendliche können sich die Situation der Angsthierarchie nicht ausreichend intensiv vorstellen, so dass die erwünschte reziproke Hemmung, Gegenkonditionierung, Habituation oder Löschung nicht eintritt. Ein sicheres Anzeichen dafür ist das scheinbar mühelose Durchlaufen fast aller Items der Angsthierarchie. Die Desensibilisierung in sensu ist in diesen Fällen lediglich ein vorbereitender Schritt für die „eigentliche“ In-vivo-Desensibilisierung. Dieser vorbereitende Schritt erweist sich häufig als durchaus notwendig, um dem Kind einen gedanklich angstfreien Umgang mit dem angsterregenden Stimulus zu ermöglichen und damit seine Selbstwirksamkeit zu erhöhen.

Weiterentwicklungen der Desensibilisierung umfassen vor allem Ansätze zur *Angstbewältigung*. Hierbei lernt der Patient, frühzeitig angsterregende Stimuli zu erkennen und ihnen durch selbstinduzierte einfache Entspannungsübungen zu begegnen. Begleitet werden derartige Übungen von Selbstinstruktionstechniken (Meichenbaum 1977), wodurch sich der Patient selbst Mut macht und sich auf seine Bewältigungsfähigkeiten hinweist (z. B.: „Ich balle die rechte Hand zur Faust, atme 3-mal tief durch und lasse dann los. So kann ich die Angst aushalten.“).

Konfrontationsverfahren

Reizkonfrontation und Exposition werden synonym gebraucht, um einen therapeutischen Prozess zu beschreiben, bei dem der Patient genau denjenigen Reizkonstellationen unter therapeutischer Führung längere Zeit ausgesetzt wird, die ihm sonst Angst oder Unbehagen bereiten. Durch die langdauernde Exposition werden in Anlehnung an Fiegenbaum und Tuschen (1996) folgende *Effekte* erzielt:

- eine Habituation an die angstauslösende Reizkonstellation mit Rückgang der entsprechenden psychophysiologischen Erregung,
- eine Veränderung der Wahrnehmung und Bewertung der angstauslösenden Reizkonstellation, was zu einer zusätzlichen Senkung der physiologischen Reaktionen und zu einer realistischeren Einschätzung von Gefahren und der eigenen Bewältigungsfähigkeiten führt,
- der Aufbau neuer Verhaltensmuster (Konfrontation statt Vermeidung).

Entscheidend für den Erfolg der Therapie ist, dass die Patienten so lange mit dem angsterregenden Stimulus konfrontiert werden, bis die physiologische Anspannung und damit auch die Angst abgebaut sind. Die Dauer einer Therapiesitzung ist damit nicht von vornherein planbar. Während der Therapiesitzung muss jegliches *Vermeidungsverhalten* verhindert werden. Als Vermeidungsverhalten werden von einigen Patienten auch ablenkende Gedanken oder Gespräche eingesetzt, die das Ausmaß der Angst in der Situation mindern. Um Vermeidungsverhalten nicht aufkommen zu lassen, wird der Patient aufgefordert, die Gefühle der Angst zuzulassen und über sie zu berichten. Bei Zwangserkrankungen dient das Zwangsverhalten (z.B. das Waschen der Hände oder Kontrollieren der Fenster) der Reduktion der Anspannung und ist somit dem Vermeidungsverhalten von Angstpatienten gleichzusetzen und zu unterbinden (Reaktionsverhinderung). Reizkonfrontation muss daher stets mit Reaktionsverhinderung einhergehen.

Die Konfrontation kann graduiert oder nichtgraduiert erfolgen. Beim *graduierten* Vorgehen wird, ähnlich wie bei der systematischen Desensibilisierung, eine Art Angsthierarchie abgearbeitet. Dabei wird ein mittleres Angstniveau angestrebt, das in der Konfrontation nicht überschritten werden soll. Der Unterschied zur In-vivo-Desensibilisierung besteht demnach darin, dass ein mittlerer anstelle eines minimalen Angstlevels angestrebt wird und keine zusätzlichen Entspannungsverfahren zum Einsatz kommen. Bei *nichtgraduiertem* Vorgehen wird der Patient sofort zu Beginn der Therapie den am stärksten angstauslösenden Reizen ausgesetzt. Dieses, auch als *Reizüberflutung* (*flooding*) bezeichnete Verfahren, ist dem graduierten Vorgehen in aller Regel überlegen (Fiegenbaum 1990, Grawe et al. 1994). Erklärt wird diese Überlegenheit dadurch, dass die Patienten bei nichtgraduiertem Vorgehen besser lernen, sich in neuen, angsterregenden Situationen langanhaltend auch starken Angstreizen auszusetzen und somit wirkungsvoller jegliches Vermeidungsverhalten unterlassen (Fiegenbaum u. Tuschen 1996).

Bei bestimmten Störungsbildern (z.B. posttraumatische Belastungsstörung, Zwangsgedanken, diffuse Ängste, Ängste vor irrealen Inhalten wie Gespenstern oder Einbrechern) kann die Konfrontationsbehandlung nicht in vivo, sondern *nur in sensu* durchgeführt werden. Die Wirksamkeit der In-sensu-Behandlung ist in aller Regel deutlich niedriger, was auf die Möglichkeiten einer stärkeren gedanklichen Vermeidung zurückgeführt wird.

Trotz ihrer unbestrittenen Wirksamkeit wird eine nichtgraduierte Reizkonfrontation in vivo im klinischen Alltag auch bei Erwachsenen nur selten angewandt. Das *graduierte Vorgehen* gilt vielen Therapeuten und Patienten als das schonendere, humanere, ethisch unproblematischere Verfahren mit der geringeren Gefahr von Nebenwirkungen. Diese Überlegungen haben dazu geführt, dass die nichtgraduierte Reizkonfrontation im Kindes- und Jugendalter faktisch überhaupt nicht zum Einsatz kommt. Auch graduierte, langandauernde Expositionsbehandlungen sind bei Phobien im Kindesalter eher selten (Schneider et al. 1999). Haupteinsatzbereich sind Zwangsstörungen bei Jugendlichen (Döpfner 1999b).

Expositionsbehandlungen im Kindes- und Jugendalter bedürfen einer noch intensiveren kognitiven *Vorbereitung* der Betroffenen und ihrer Eltern als dies bei erwachsenen Patienten ohnehin der Fall sein sollte. Einer ausführlichen Erklärung der Vorzüge der Behandlung muss eine ausreichende

Bedenkzeit für die Beteiligten folgen, damit diese die Möglichkeit haben, sich auch nach reiflicher Überlegung für ein wirksames therapeutisches Verfahren zu entscheiden.

Kognitive Umstrukturierung

Die Methoden zur kognitiven Umstrukturierung basieren auf den *kognitiven Lerntheorien* (s.o.), die die Prozesse der Informationsverarbeitung in den Vordergrund stellen und insbesondere die Funktionen von Einstellungen, Erwartungen, Attributionen und automatischen Gedanken für die Entstehung psychischer Störungen betonen. Grundannahmen sind die gegenseitige Beeinflussung von Gedanken, Gefühlen und Verhalten, die Unterscheidung von Realität und ihrer kognitiven Repräsentation sowie der Einfluss von kognitiven Prozessen auf das Lernen.

Kognitive Umstrukturierung setzt daher direkt an Einstellungen, Erwartungen, Attributionen und automatischen Gedanken an und versucht, über ihre Veränderung psychische Probleme zu lösen.

Als ältestes kognitives Verfahren gilt die *rational-emotive Therapie* von Ellis (1962). Im Zentrum seiner Theorie stehen irrationale Überzeugungen, Werthaltungen und Einstellungen als Ursache psychischer Störungen (z.B. die Annahme, man müsse immer eine fehlerfreie Arbeit abliefern, oder es sei das Ende, wenn man durch eine Prüfung falle). Der Patient lernt in der Therapie, wie er durch seine Bewertung von äußeren Ereignissen seine Emotionen steuert (ABC-*Modell: activity, belief, consequence*). Eine *Aktivität* (*activity, action*) stört ein gegebenes Individuum. Diese Aktivität (eine Klassenarbeit, ein Streit) kann zu einer *rationalen Überzeugung* (*rational belief*) führen, z.B. „Es wäre schade, wenn ich die Arbeit verhauen würde" oder „Wie unangenehm, dass ich Streit mit meinem besten Freund habe", oder zu einer *irrationalen Überzeugung* (*irrational belief*), z.B. „Es wäre katastrophal, wenn ich bei der Klassenarbeit eine Fünf schreiben würde" oder „Ich habe nun meinen besten Freund verloren, weil er mich anschreit."

Während die rationalen Überzeugungen durch empirische Daten unterstützt werden können und der Realität adäquat sind, fehlt dies bei irrationalen Überzeugungen. Rationale Überzeugungen führen zu *rationalen Konsequenzen* (*rational consequences*) und Gefühlen, irrationale Überzeugungen zu *irrationalen Konsequenzen* (*irrational consequences*). Irrationale Folgen wären z.B. Gefühle der Angst, der Selbstverachtung, des Selbstmitleids, der Depression oder Wut, die zu entsprechenden psychischen Störungen führen können. *Ziel* der Therapie ist es, die irrationalen Überzeugungen des Patienten durch eine Analyse seiner Wertäußerungen zu identifizieren und in einem sokratischen Dialog in Frage zu stellen. Die Identifizierung der Überzeugungen als irrational und ursächlich mit den psychischen Problemen verbunden, ist die Voraussetzung für die Übernahme weniger extremer Einstellungen und Werthaltungen, die als rationale Überzeugungen zu einer positiveren Sicht der Welt und der eigenen Person führen und damit einen gesünderen Gefühlszustand bewirken. Eindeutiges Behandlungsziel bei Ellis sind die Emotionen des Patienten und nicht sein Verhalten.

Linscott und DiGiuseppe (1994) haben die rational-emotive Therapie für Kinder zwischen acht und zwölf Jahren adaptiert. Nach einer ausführlichen Diagnostik beinhalten die *therapeutischen Schritte*:

- das Erkennen verschiedener Gefühle,
- das Erlernen, wie Gedanken Gefühle steuern können,
- die Unterscheidung von hilfreichen (rationalen) und von nicht-hilfreichen (irrationalen) Gedanken,
- das Infragestellen irrationaler Gedanken,
- die Veränderung irrationaler Gedanken durch
  - eine angemessene Selbsteinschätzung,
  - die Fähigkeit, Gefühle auszudrücken,
  - den Aufbau von Frustrationstoleranz und
  - den Umgang mit der Kritik, insbesondere von Gleichaltrigen.

Wenige Jahre später, aber parallel und unabhängig von Ellis entwickelte Beck (1970) seine *kognitive Therapie*, die heute oft als Synonym für kognitive Umstrukturierung oder kognitive Verhaltenstherapie angesehen wird. Nach Beck führen auf negativer früher Erfahrung beruhende pessimistische Sichtweisen von sich selbst, der Welt und der Zukunft (negative Triade) zu negativen Schemata oder Überzeugungen (z.B. Ich darf keine Fehler machen), die über kognitive Verzerrungen (Denkfehler) zu einer Depression führen.

Zu den *Denkfehlern* der Depressiven zählen:

- willkürliche Schlüsse (z.B. denkt eine Jugendliche, der ganze Tag sei versaut, weil am Mor-

gen die Zeitung nicht pünktlich im Briefkasten lag),
- selektive Abstraktion (z. B. die gleiche Jugendliche denkt, die Mutter sei an Gürtelrose schwer erkrankt, weil sie sie vor 14 Tagen angeschrien habe),
- Übergeneralisierung (eine Schülerin glaubt, sie werde nicht versetzt, weil sie in einer Schulstunde die Fragen des Lehrers nicht beantworten konnte),
- Über- und Untertreibung (aufgrund einer schlechten Nachricht im Fernsehen nimmt die gleiche Jugendliche an, die ganze Welt sei schlecht; obwohl sie einen wertvollen Jugendmusikpreis errungen hat, hält sie sich immer noch für eine ziemlich schlechte Klavierspielerin).

Obwohl sich die verschiedenen Denkfehler stark überlappen, stellen die meisten Übertreibungen gleichzeitig eine Übergeneralisierung und eine selektive Abstraktion dar; umgekehrt ist mit diesem Konzept die Stoßrichtung der kognitiven Therapie beschrieben. *Ziel* ist das Herausarbeiten automatischer Gedanken, die (dysfunktional) zwischen Ereignissen und Gefühlen vermitteln. In einem zweiten Schritt werden aus den automatischen Gedanken allgemeine Grundannahmen abgeleitet. Automatische Gedanken und Grundannahmen werden mit verschiedenen *Techniken* identifiziert:
- durch ein Tagesprotokoll negativer Ereignisse und der sie begleitenden Gedanken,
- durch Rollenspiel charakteristischer Situationen (z. B. Streit mit dem Lehrer oder Mitschülern),
- durch genaues Vorstellen (Imaginieren) und Berichten bestimmter Situationen,
- durch die gezielte Exploration der Bedeutung bestimmter Ereignisse.

Die kognitive Umstrukturierung im engeren Sinne geht mit einem kognitiven Neubenennen von dysfunktionalen Annahmen einher. Zur Veränderung dysfunktionaler Annahmen wird der Realitätsgehalt in einem *sokratischen Dialog* oder durch *Verhaltensproben* geprüft und verworfen. Ähnlich wird durch die Techniken der *Reattribuierung* und *alternativer Erklärungen* versucht, der Selbstabwertung des Patienten nach gewissen negativen Erfahrungen zu begegnen, indem plausible andere Erklärungen anstelle des eigenen Versagens erarbeitet werden.

Trotz der inzwischen überaus zahlreichen Wirksamkeitsnachweise zur kognitiven Therapie im Erwachsenenalter finden wir für das Kindesalter nur einzelne Darstellungen mit z. T. noch unzureichenden Wirksamkeitsnachweisen (Altherr 1999). Im Einzelnen sind Programme von Stark et al. (1994) für 8–13-Jährige, von Emery et al. (1983) für Kinder und Jugendliche oder Clarke et al. (1990) für Jugendliche zu nennen. Die genannten standardisierten Programme enthalten jeweils kognitive Behandlungselemente, benutzen jedoch auch andere Techniken wie z. B. Euthymie, Selbstverstärkung und Problemlösen.

Selbstverbalisierung

Mit einem Zitat von Epiktet aus dem ersten Jahrhundert v. Chr., „Die Menschen werden nicht von den Dingen beunruhigt, sondern von den Vorstellungen, die sie sich von ihnen machen", eröffnet Meichenbaum (1979) seine Darstellung der Bedeutung kognitiver Variablen bei Stressreaktionen. Dabei sind Selbstverbalisierungen wichtige handlungssteuernde und Emotionen bedingende kognitive Prozesse. In dem von ihm 1973 entwickelten *Stressimpfungstraining* werden die Patienten durch das Erlernen von Selbstverbalisationen in die Lage versetzt, angsterregende Situationen zu bewältigen. Beispiele für Selbstverbalisierungen im Stressimpfungstraining sind der Tabelle 36.**3** zu entnehmen.

Das Verfahren der Stressimpfung ist eine komplexe, vielschichtige Behandlungsmethode. In ihr wird versucht,
- die Einschätzung zu modifizieren, die der Klient von der angsterregenden Situation und von seiner Fähigkeit, mit dieser Situation fertig zu werden, hat,
- den Klienten besondere Fertigkeiten zu lehren und
- ihm Gelegenheit zu geben, das Erlernte zu trainieren.

Der Therapieansatz verfolgt das Ziel, das Gefühl der „erlernten Hilflosigkeit" in das des „erlernten Einfallsreichtums" umzuwandeln (Meichenbaum 1979).

Die Methode der Selbstverbalisierung hat als Selbstinstruktionstraining schon früh Eingang in die Behandlung hyperaktiver Kinder gefunden. Das Prinzip verdeutlicht Meichenbaum (1977) an einem Beispiel: „Gut, was muss ich tun? Du willst, dass ich das Bild mit den verschiedenen Linien ab-

Tabelle 36.3 Beispiele für bewältigende, selbstbezogene Aussagen, die im Stress-Immunisierungstraining geübt werden (aus: van Quekelberghe R. Fortschritte der klinischen Psychologie 20: Modelle kognitiver Therapien; 1979)

Vorbereiten auf einen Stressreiz	• Was hast du zu tun? • Du kannst einen Plan entwickeln, um damit fertig zu werden. • Denk nur daran, was du kannst – das ist besser als ängstlich zu werden. • Keine negativen Selbsteinschätzungen, denke nur rational. • Mach dir keine Sorgen, das hilft gar nichts. • Was du für Angst hältst, ist vielleicht Ungeduld.
Einem Stressreiz begegnen und ihn bewältigen	• Bereite dich seelisch darauf vor – du kannst dieser Herausforderung begegnen. • Einen Schritt zur Zeit, du hast die Situation im Griff. • Denke nicht an Angst, denke nur daran, was du zu tun hast. • Diese Angst würde kommen, hat der Doktor gesagt. Sie soll dich daran erinnern, dass du mit deinen Bewältigungsübungen beginnen sollst. • Diese Spannung kann ein Verbündeter sein, ein Hinweis, die Sache anzupacken. • Entspanne dich, du hast alles fest im Griff. Atme langsam tief durch. Ja, gut.
Mit dem Gefühl fertig werden, man würde überwältigt	• Wenn du Angst bekommst, mache eine Pause. • Konzentriere dich auf das „Jetzt“ – was hast du zu tun? • Gib deiner Angst eine Nummer von 1 bis 10 und schau zu, wie sie sich verändert. • Du solltest dich darauf vorbereiten, dass deine Angst noch wächst. • Versuche nicht, die Angst ganz zu unterdrücken, kontrolliere sie nur. • Du kannst dich dazu überreden, es zu tun. Du kannst dir deine Angst ausreden. • Es wird bald vorbei sein. • Es ist nicht das Schlimmste, was dir passieren könnte. • Denk einfach an etwas anderes. • Tu etwas, was dich davon abhält, über die Angst nachzudenken. • Beschreibe, was um dich herum ist. So wirst du nicht daran denken, dir Sorgen zu machen.
Verstärkende selbstbezogene Aussagen	• Es hat geklappt, du hast es geschafft. • Warte ab, bis du dem Therapeuten davon erzählen kannst. • Es war gar nicht so schlimm, wie du dachtest. • Du hast die Angst viel schlimmer gesehen, als sie wirklich war. • Deine verdammten Ideen – die sind das Problem. Wenn du sie kontrollierst, kontrollierst du auch die Angst. • Es geht jedes Mal besser, wenn du dieses Verfahren anwendest. • Du kannst dich über den Fortschritt, den du machst, freuen. • Du hast es geschafft!

zeichne. Ich muss langsam und vorsichtig sein. Ich ziehe die Linien nach unten, gut, dann nach rechts, so, nun noch etwas nach unten und nach links. Gut, bis jetzt mache ich das ganz ordentlich. Denk daran, langsam zu zeichnen. Nun wieder nach oben. Nein, ich sollte nach unten gehen. Das ist richtig. Radiere die Linie sorgfältig aus. Gut, auch wenn ich einen Fehler mache, kann ich langsam und sorgfältig sein. Gut, und nun nach unten. Fertig. Ich habe es geschafft. Gut gemacht.“

Das *Selbstinstruktionstraining* gliedert sich in folgende Schritte:

- Der Therapeut spricht als Modell laut die Selbstinstruktionen, während er Aufgaben erledigt.
- Das Kind übernimmt die Selbstverbalisation, der Therapeut unterstützt das Kind dabei durch den Gebrauch von Hinweisbildern (Abb. 36.1). Die Selbstinstruktionen werden an kognitiv eher unterforderndem Material ohne Schulbezug eingeübt. Zur zusätzlichen Verstärkung können für korrekte Selbstverbalisation Tokens vergeben werden.
- Automatisierung der Selbstinstruktion und Übergang zu leisem Sprechen. Übung an den Schulaufgaben. Einbezug der Eltern in die Therapie.
- Übergang zu innerem Sprechen und Anwendung auf Aufgaben in der Schulsituation mit abschlie-

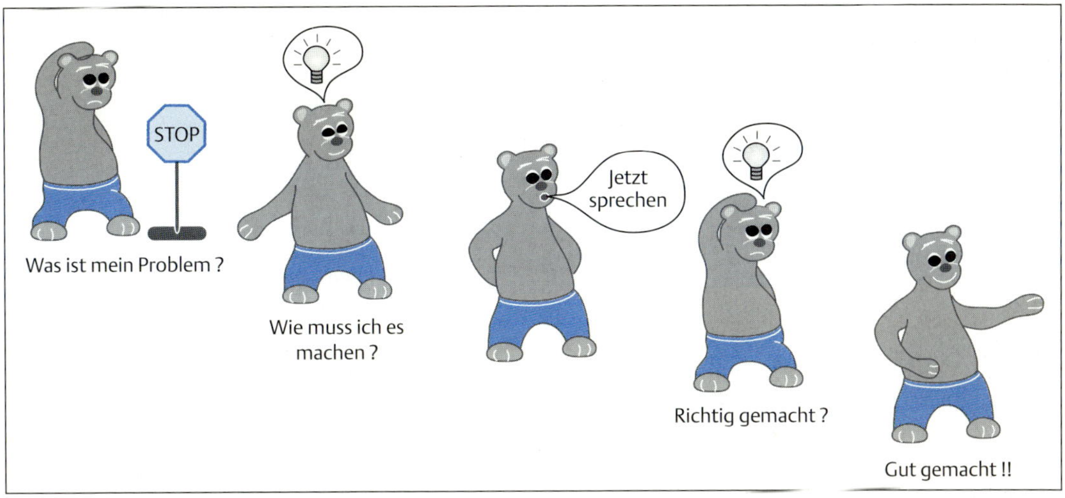

Abb. 36.1 Hinweisbilder zur Unterstützung der Selbstverbalisation (aus Eisert 1999).

ßender Einschätzung der eigenen Anstrengung (von 1 = habe mich sehr angestrengt, bis 5 = habe mich überhaupt nicht angestrengt).

Wie dargestellt sind Varianten der Stressimpfung und Selbstinstruktion auch zur *Wut- und Ärgerkontrolle* bei Kindern und Jugendlichen eingesetzt worden (z.B. Feindler u. Guttman 1994). Parallel zum Erlernen eines Entspannungstrainings werden die Auslöser aggressiven Verhaltens („Was provoziert dich besonders?") identifiziert und in eine Hierarchie gebracht. Dann erfolgt das Erlernen neuer Bewertungen der Situation („Philipp hat mich nicht absichtlich angerempelt, Klaus schaut nicht provozierend") und der eigenen Grundannahmen („Ich lasse mich doch nicht von jedem Armleuchter provozieren. Ich bleibe immer ganz cool").

Der Jugendliche erlernt Selbstverbalisationen zur Bewältigung aufkommender Wut („Ganz cool bleiben, tief durchatmen, nicht provozieren lassen, ich kann die Wut kontrollieren, ich zähle bis zehn, dann ist es schon besser, die Sache ist einfach zu lächerlich, um sich darüber aufzuregen"). In einem vierten Schritt provoziert der Therapeut den entspannten Jugendlichen in aufsteigender Schwierigkeit mit den Auslösern aggressiven Verhaltens. Für erfolgreiches „Cool-Bleiben" wird der Jugendliche systematisch verstärkt; kann er seine Wut nicht beherrschen, muss er Tokens zurückgeben. Im fünften Schritt wird der Jugendliche von seinen Peers provoziert, wobei die das Ausmaß der Provokation von Sitzung zu Sitzung steigern dürfen.

Wie ersichtlich, werden bei diesem Training nicht nur Techniken der Selbstverbalisation eingesetzt, sondern ebenso Desensibilisierungs- und Konfrontationstechniken, operante Verfahren und Ansätze einer kognitiven Umstrukturierung.

Kommunikations- und Problemlösetraining

Unter *Kommunikationstraining* wird eine verhaltenstherapeutische Technik verstanden, die durch das Einüben von Sprecher- und Zuhörerfertigkeiten die Beteiligten in die Lage versetzt, Affekte und Inhalte auszudrücken und zu verstehen, ohne den jeweils anderen gegen sich aufzubringen oder zu verletzen (Kaiser u. Hahlweg 1996, Robin et al. 1994).

Unter *Problemlösetraining* wird eine verhaltenstherapeutische Technik verstanden, die die Fertigkeiten eines Individuums oder einer Gruppe so verbessert, dass Probleme erkannt und benannt, Handlungsalternativen produziert und evaluiert werden, die zu einer akzeptablen Lösung führen, deren Nutzen und Wirksamkeit geprüft wird (Robin et al. 1994).

Das Kommunikationstraining wurde in der Vergangenheit vorwiegend als wesentlicher Bestandteil einer Paartherapie (vgl. Guerney 1977,

Liberman et al. 1976) eingesetzt, es gab jedoch von Anfang an auch weitergehende Behandlungsansätze wie das *Personal Effectiveness Training* von Liberman et al. (1975), das sich mit dem Ziel der Verbesserung der verbalen und nonverbalen Kommunikationsfähigkeit auf beliebige Gruppen anwenden lässt. Das Problemlösetraining wurde von D'Zurilla und Goldfried (1971) entwickelt und hat sich zwischenzeitlich bei Erwachsenen zu einem etablierten Verfahren für die Behandlung von Einzelpersonen, Paaren und Gruppen entwickelt.

Im Kindes- und Jugendalter haben beide Techniken, insbesondere bei Kommunikationsstörungen von Jugendlichen mit ihren Eltern, Anwendung gefunden. Einen Überblick über ein 12-stündiges Training gibt Tabelle 36.**4**.

Im Anschluss an den diagnostischen Teil werden Problemlösetechniken (Tab. 36.**5**) eingeführt und zunächst an einfachen Problemen in der Therapie und dann zuhause geübt.

Im Anschluss daran werden die Kommunikationstechniken geübt. Dabei geht es um

Tabelle 36.**4** Stufen eines Problemlöse- und Kommunikationstrainings von Robin et al. (1994)

1. Diagnostik	
Stunde 1	Diagnostik der familiären Interaktionen
Stunde 2	Diagnostik der Merkmale des Jugendlichen/seiner Eltern
Stunde 3	Abschluss eines Therapievertrages
2. Aufbau von Fertigkeiten	
Stunde 4	Einführung in Problemlösetechniken
Stunde 5	Einführung in Kommunikationstechniken
Stunden 6 + 7	Erwerb und Festigung der Techniken
3. Intensive Konfliktlösung	
Stunde 8	Einführung in kognitive Restrukturierung
Stunden 9 + 10	Anwendung von Problemlösen, Kommunikationstraining und kognitiver Restrukturierung auf schwierige familiäre Konflikte
4. Beendigung der Therapie	
Stunden 11 + 12	Rückfallprävention und Ausblenden der Therapie

Tabelle 36.**5** Problemlösetechniken für Familien

1.	**Problemdefinition**
1.1	Dem anderen mitteilen, welches Verhalten ein Problem darstellt und warum.
Regel:	• Fasse dich kurz, • formuliere es positiv, ohne anzuklagen.
1.2	Wiederhole die vom anderen geäußerte Auffassung, um sicher zu sein, dass du ihn richtig verstanden hast.
2.	**Nach alternativen Lösungen suchen**
2.1	Abwechselnd mögliche Lösungen aufschreiben.
Regel:	• So viele Ideen wie möglich, • Ideen nicht bewerten, • kreativ sein, auch verrückte Lösungen zulassen.
2.2	Nicht alles, was vorgeschlagen wird, wird auch umgesetzt.
3.	**Auswahl des besten Lösungsvorschlages**
Regel:	• Löst dieser Vorschlag das Problem für den Jugendlichen? • Löst dieser Vorschlag das Problem für die Eltern? • Welcher Vorschlag löst das Problem für alle Beteiligten? • Falls nicht möglich, gibt es einen Vorschlag, der das Problem für den Jugendlichen und ein Elternteil löst?
4.	**Umsetzung der Problemlösung**
4.1	Wer soll was, wann, wo und wie erledigen?
4.2	Wann und wie wird an die Erledigung der Aufgabe erinnert?
4.3	Welche Konsequenzen haben die Erledigung bzw. die Nicht-Erledigung der Aufgabe?

- *Sprecherfertigkeiten:*
  - Ich-Gebrauch und Selbstöffnung anstelle von Anklagen (sog. *Du-Sätze*), z. B. statt „Du machst überhaupt nichts mehr für die Schule, du interessierst dich doch nur noch für deine Freundin." – „Ich mache mir Sorgen, dass du das Klassenziel nicht erreichst, weil du mit deinen Gedanken jetzt meistens bei deiner Freundin bist."
  - Auf konkrete Situationen und konkretes Verhalten beziehen, anstelle verallgemeinernder Aussagen, z. B. statt „Immer musst du dich daneben benehmen, wenn wir Gäste haben." – „Ich fand es nicht gut, dass du gestern Abend

Onkel Heinz damit aufgezogen hast, dass er immer noch keine Frau gefunden hat."
  - Keine alten Geschichten aufwärmen, sondern sich auf das beziehen, was hier und heute als Problem vorliegt.
- *Zuhörerfertigkeiten:*
  - Aufnehmendes Zuhören: der Zuhörer soll durch sein nonverbales Verhalten (Nicken, Blickkontakt) zeigen, dass er ein echtes Interesse an den Ausführungen des anderen hat
  - Paraphrasieren: der Zuhörer soll die Ausführungen des Sprechers noch einmal mit seinen eigenen Worten zusammenfassen „Also du meinst ..."
  - Offene Fragen anstelle von Urteilen und Feststellungen: statt „Das liegt an deiner Ängstlichkeit." – „Hast du Angst gehabt?"

Zusätzlich wird eine Liste von negativen Kommunikationsformen ausgeteilt, die in Zukunft durch eine zweite Liste alternativer Kommunikationsformen ersetzt werden soll (z.B. Schimpfwörter benutzen vs. Ärger ausdrücken, ohne zu verletzen, Forderungen stellen vs. freundlich bitten).

In der vorletzten Phase der Therapie werden die neu erworbenen Fertigkeiten auf die schwierigsten Probleme zwischen den Eltern und den Jugendlichen angewendet. In der letzten Phase wird die Therapiefrequenz herabgesetzt (z.B. einmal pro Monat), und die Familie wird ermuntert, weiterhin die erlernten Fertigkeiten im Alltag einzusetzen. Der Erfolg dieses Vorhabens kann in den letzten Sitzungen noch kontrolliert werden.

Selbstsicherheitstraining

Selbstsicherheitstraining verfolgt das Ziel, die *sozialen Fertigkeiten* einer Person zu stärken, um ihr eine für alle Teile befriedigende Interaktion mit der Umwelt zu ermöglichen. *Selbstsicheres Verhalten* besteht aus einer offenen, ehrlichen und direkten Äußerung von Gedanken und Gefühlen, es ist sozial angemessen und berücksichtigt sowohl die eigenen als auch die Bedürfnisse anderer. Selbstsicheres Verhalten darf somit nicht gleichgesetzt werden mit aggressivem, rücksichtslosem Durchsetzen der eigenen Bedürfnisse und Interessen.

Selbstsicheres Verhalten dient dazu:

- eigene Rechte und berechtigte Bedürfnisse durchzusetzen,
- Gefühle, Bedürfnisse und Wünsche in die Beziehung zu nahe stehenden Personen einzubringen,
- Kontakte zu anderen, auch fremden Menschen zu knüpfen und aufrechtzuerhalten (Pfingsten 1996).

Selbstsicherheitstraining ist wesentlicher Bestandteil von Programmen zur Stärkung der sozialen Kompetenz, die zunehmend auch im Kindes- und Jugendalter (Le Croy 1994, Petermann u. Petermann 1996) eingesetzt werden.

Soziale Kompetenz und Selbstsicherheit sind Basisfertigkeiten für seelische Gesundheit, d.h. sie können auch bei nicht klinisch Kranken mit Erfolg präventiv eingesetzt werden. Auf der anderen Seite ergeben sich Indikationen bei seelisch kranken Kindern und Jugendlichen, vor allem für soziale Ängstlichkeit (Phobie), allgemeine Ängstlichkeit, Depression, bei entsprechenden Verhaltensdefiziten auch für hyperkinetische Störungen und bei aggressiven Kindern.

Als Beispiel sind die Inhalte der Programme von Petermann und Petermann (1996) sowie Le Croy (1994) gegenübergestellt (Tab. 36.**6**).

Das Petermann-Programm beginnt mit einer Vorbereitungsphase, die als Einzeltraining durchgeführt und in der für das Problem „sozial unsicheres Verhalten" sensibilisiert und entsprechendes Wissen über sicheres und unsicheres Verhalten zur Verfügung gestellt wird. Damit wird für alle Kinder ein vergleichbares Ausgangsniveau geschaffen. Der zweite, als Gruppentraining durchgeführte Teil übt durch Rollenspiele und entsprechende Reflexion selbstsicheres Verhalten ein.

Das Programm von Le Croy verzichtet auf die Vorbereitung der Kinder und riskiert somit ein unterschiedliches Ausgangsniveau. Das Programm steigt sofort in entsprechende Übungen für selbstsicheres und sozial kompetentes Verhalten ein. Damit können gleichzeitig mehr Themen in der Gruppe bearbeitet werden. Beide Ansätze benutzen Modelllernen, Diskriminationslernen, operante Verstärkung und Selbstinstruktionstechniken.

Reaktionsumkehr

Unter dem Namen *Habit Reversal Training* entwickelten Azrin und Nunn (1973) ein Verfahren, das bei stark automatisierten, weitgehend nicht bewusst ablaufenden Verhaltensweisen wie Tic-

Tabelle 36.6 Vergleich der Programminhalte von Petermann und Petermann (1996) und LeCroy (1994)

Std.	Petermann und Petermann (1996)	Std.	Le Croy (1994)
	Einzeltraining		***Gruppentraining***
1.	Bewusstmachen von sozialer Angst und unsicherem Verhalten	1.	Komplimente machen und annehmen
2.	Sensibilisierung der Wahrnehmung für zwischenmenschliche Situationen	2.	Ein Gespräch beginnen
3.	Reflexion von Erwartungen, Beurteilungskriterien und Verhaltensweisen	3.	Forderungen stellen
4.	Sicheres und unsicheres Verhalten in Interaktion unterscheiden	4.	Gefühle zeigen
		5.	Nein sagen
	Gruppentraining	6.	Die eigenen Rechte durchsetzen
1.	Gefühle zeigen	7.	Andere verstehen
2.	Durchsetzen eigener Ansprüche bzw. Erkennen der Ansprüche anderer	8.	Umgang mit Autoritäten
3.	Kontaktaufnahme mit fremden Personen	9.	Verantwortliche Entscheidungen treffen
4.	Angemessene Selbstbehauptung	10.	Konflikt lösen
5.	Mit sozialer Hervorhebung umgehen können, Gefühle zeigen, Meinungen und Kritik äußern	11.	Um Hilfe bitten
6.	Gefühle zeigen, Meinungen und Kritik äußern		

störungen, Daumenlutschen, Nägelbeißen, Nasebohren oder Trichotillomanie eingesetzt werden soll. Die Autoren gehen davon aus, dass sich diese Verhaltensweisen durch ständige Wiederholung so stark automatisiert haben, dass sie zu einem großen Teil von den betroffenen Patienten gar nicht mehr registriert werden. Das Habit Reversal Training beginnt daher mit einem

- Selbstwahrnehmungstraining,
- das von einem Entspannungstraining,
- dem Training inkompatibler Reaktionen
- und einem Generalisierungstraining gefolgt wird.

Zur Erhöhung der Therapiemotivation bei Kindern und Jugendlichen werden zusätzlich operante Verfahren (Token economy, Kontingenzmanagement) eingesetzt.

Selbstwahrnehmungstraining: Das Selbstwahrnehmungstraining gliedert sich in fünf Schritte:

- Selbstbeobachtung,
- Beschreibung des Verhaltens (z. B. des Tics),
- Reaktionserkennung,
- frühe Warnzeichen erkennen,
- gefährliche Situationen erkennen.

In der Phase der *Selbstbeobachtung* soll der Patient regelmäßig über einen der Frequenz des Problemverhaltens angemessenen Zeitraum das Problemverhalten registrieren. Bei seltenen Ereignissen (Nägelkauen) kann der gesamte Tag als Beobachtungzeitraum gelten, bei häufigen Ereignissen, z. B. Blinzeltics, sind 30 oder 60 min/Tag ausreichend. Ziel der Selbstbeobachtung ist es, auf das Auftreten des Problemverhaltens aufmerksam zu machen, die *Beschreibung des Verhaltens* und aller einzelnen motorischen Komponenten zu erfassen und dem Patienten zu verdeutlichen, welche Reaktionen bei Beginn des Problemverhaltens und welche später ablaufen. Zeitweise muss sich der Patient (z. B. im Falle von Tics) selbst im Spiegel beobachten, um das Verhalten detailgetreu zu beschreiben.

Die *Reaktionserkennung* wird vorwiegend in der Therapiesitzung durchgeführt. Der Patient macht hierbei den Therapeuten auf das Auftreten seines Problemverhaltens aufmerksam; von dem Patienten übersehene Ereignisse werden ihm vom Therapeuten zurückgemeldet.

Das *Erkennen früher Warnzeichen* versucht, sich auf Spannungszustände, unmittelbare Auslöser und Vorgefühle des Problemverhaltens zu konzentrieren, um das Auftreten vorherzusagen. Begleitet wird das Erkennen früher Warnzeichen von dem Erkennen situativer Gegebenheiten, die mit erhöhter Wahrscheinlichkeit z. B. Tics auslösen.

Entspannungstraining: Um insbesondere Situationen, in denen Tics besonders häufig auftreten, zu begegnen, werden Entspannungsverfahren erlernt, vorzugsweise die progressive Muskelrelaxation oder Atemtechniken. Das Entspannungstraining ist aber kein unabdingbarer Bestandteil des

Programmes (Döpfner 1999, Margraf 1996). Die Wirkfaktoren sind insbesondere den Programmschritten 1 und 3 zuzuordnen.

Training inkompatibler Reaktionen: Werden die Warnzeichen rechtzeitig erkannt, kann mit dem Aufbau von inkompatiblen motorischen Reaktionen begonnen werden. Für die verschiedenen Formen von Ticstörungen schlagen Azrin und Peterson (1990) die in Tabelle 36.**7** dargestellten Reaktionen vor (Döpfner 1999).

Generalisierungstraining: Nach Einüben der inkompatiblen Reaktion wird diese zunächst in der Therapiesitzung und anschließend im natürlichen Umfeld eingesetzt. Zum Generalisierungstraining gehören ebenfalls Selbstkontrolltechniken, die durch Selbstinstruktionen helfen, kritische Situationen zu bewältigen.

Verhaltenstherapeutische Techniken bei spezifischen psychischen Störungen

Die wichtigsten verhaltenstherapeutischen Techniken für einzelne psychische Störungen ergeben sich aus Tabelle 36.**8**.

Die Darstellung unterstreicht die zentrale Bedeutung operanter Verfahren bei sehr jungen Kindern und bei Kindern mit allgemeinen oder umschriebenen Entwicklungsstörungen einschließlich des Autismus. Weitere entwicklungsabhängige Störungen wie Enuresis, Enkopresis und hyperkinetische Störungen, aber auch Anorexie und Bulimie werden ebenfalls maßgeblich mit operanten Verfahren behandelt. Operante Verfahren werden bei jüngeren Kindern häufig von einem Elterntraining begleitet. Kognitive Verfahren finden besonders bei Störungen des Sozialverhaltens, bei Depression, suizidalem Verhalten sowie Anorexie bzw. Bulimie Anwendung. Konfrontationsverfahren werden wie im Erwachsenenalter vor allem bei Angststörungen, Zwangserkrankungen und Substanzmissbrauch eingesetzt.

Wirksamkeit von Kinderverhaltenstherapie

In den Metaanalysen von Casey und Berman (1985), Weisz et al. (1987), Kazdin et al. (1990) sowie Weisz et al. (1995) zeigte sich, dass eine ungleich größere Zahl kontrollierter *Studien über kognitiv-behaviorale Therapien* vorliegt als über

Tabelle 36.**7** Reaktionen für bestimmte Tic-Störungen

Tic	Beschreibung
Blinzel-Tic	Bewusstes Öffnen und Schließen der Augen alle 3–5 Sekunden, wobei der Blick alle 5–10 Sekunden langsam nach unten gerichtet wird.
Naserümpfen	Lippen aufeinander pressen, dabei die Oberlippe leicht nach unten ziehen.
Kopfschütteln	Langsame isometrische Anspannung der Nackenmuskeln, Augen geradeaus, Kopf wird ganz ruhig gehalten. Tritt das Kopfschütteln einseitig auf, kann mit der Anspannung der Nackenmuskeln eine Gegenbewegung ausgeführt werden.
Zurückwerfen des Kopfes	Langsame isometrische Anspannung der Nackenmuskeln mit leichter Bewegung des Kinns nach unten, dabei wird der Kopf gerade gehalten und die Augen sind geradeaus gerichtet.
Schulterzucken nach oben	Isometrische Anspannung der Muskelgruppen, die die Schultern als Gegenreaktion nach unten drücken.
Schulterzucken nach vorn	Die Hände werden in die Hüfte gestemmt oder im Sitzen auf die Armlehne des Stuhles.
Armschleudern	Hand auf Oberschenkel oder gegen den Magen legen und Ellenbogen gegen die Hüfte drücken.
Beinschleudern	Im Sitzen den Fuß flach und fest auf den Boden drücken, im Stehen die Knie gegeneinander drücken.
Lautäußerungen	Langsames, rhythmisches tiefes Atmen durch die Nase mit langsamem Ausatmen (ca. 7 s) und etwas kürzerem Einatmen (5 s).

Tabelle 36.8 Verhaltenstherapeutische Techniken bei psychischen Störungen

Störungsbild	Verhaltenstherapeutische Technik
Substanzmissbrauch	Konfrontationsverfahren, Selbstsicherheitstraining, kognitive Umstrukturierung
Anorexie und Bulimie	Operante Verfahren, In-vivo-Desensibilisierung, Selbstsicherheitstraining, kognitive Umstrukturierung
Kindliche Essstörung	Konfrontationsverfahren, kognitive Umstrukturierung (bei sehr jungen Kindern s. Säuglings- und Kleinkindalter)
Schlafstörungen	Stimuluskontrolle, Entspannungsverfahren (bei sehr jungen Kindern s. Säuglings- und Kleinkindalter)
Stottern	Technische Verfahren (Lee-Effekt), Selbstkontrolle, Entspannungsverfahren, Selbstsicherheitstraining
Stereotypien	Reaktionsumkehr
Zwangserkrankungen	Nichtgraduierte bzw. graduierte Konfrontation mit Reaktionsverhinderung, operante Verfahren zum Abbau der symptomerhaltenden Bedingungen, Gedankenstopp
Depressive Störungen	Kognitive Umstrukturierung, operante Methoden (Vermehrung positiver Verstärkung, Verstärkung von Copingansätzen), Selbstsicherheitstraining, Selbstinstruktionstraining
Suizidales Verhalten	Kognitive Umstrukturierung, operante Methoden (Verstärkung von alternativen Copingansätzen), Selbstsicherheitstraining
Mutismus	Systematische Desensibilisierung, Kontingenzmanagement
Ticstörungen	Reaktionsumkehr
Enuresis	Operante Verfahren, (Einnässeralarmgerät, positive Verstärkung)
Enkopresis	Operante Verfahren, („Topftraining")
Störungen des Säuglingsalters	Behaviorales Elterntraining, Diskriminationslernen, operantes Konditionieren
Störungen des Kleinkindalters	Behaviorales Elterntraining, Kontingenzmanagement, Shaping, milde Form des Time-out
Störungen der Intelligenzentwicklung	Operante Verfahren; positive Verstärkung, indirekte Bestrafung, Stimuluskontrolle, Shaping, Fading, Chaining
Umschriebene Entwicklungsstörungen	Operante Verfahren: positive Verstärkung, Shaping, Verstärkerrückgabe, Selbstinstruktionstraining
Autismus	Intensiver Einsatz operanter Verfahren: positive Verstärkung, Shaping, indirekte Bestrafung
Hyperkinetische Störungen	Selbstinstruktionstraining, behaviorales Elterntraining, operante Verfahren, kognitive Umstrukturierung
Störungen des Sozialverhaltens/Jugenddelinquenz	Kognitive Umstrukturierung, Stressimpfung, Selbstinstruktionstraining, operante Verfahren
Ängste, Phobien und Kontaktstörungen	Systematische Desensibilisierung, graduierte Konfrontation, Selbstsicherheitstraining, Training sozialer Kompetenzen

alle anderen Richtungen. In der umfassendsten Studie von Weisz et al. (1995) waren fast 90% der Studien der kognitiv-behavioralen Richtung zuzuordnen. Das heißt, alle anderen Therapierichtungen zusammen kamen gerade auf 10% der vorliegenden Studien. Die Arbeit von Weisz et al. (1995) berücksichtigte die bis 1993 publizierten Therapiestudien. In einer neueren Analyse (Esser u. Sell 2004 i. Vorb.), in der alle Studien zwischen 1993–1999 berücksichtigt wurden, entstammten erneut 90% der zur Verfügung stehenden Untersuchungen der kognitiv-behavioralen Therapie. Die Wirksamkeit kognitiv-behavioraler Verfahren ist somit durch eine weit größere Zahl von Studien belegt als die Wirksamkeit aller anderen Therapierichtungen.

Die gemessenen *Effektstärken* schwanken für kognitiv-behaviorale Verfahren zwischen .76 (Weisz et al. 1995) und .94 (Esser u. Sell 2004 i. Vorb.), während die nicht behavioralen Verfahren lediglich Werte zwischen .35 (Weisz et al. 1995) und .49 (Esser u. Sell 2004 i. Vorb.) erreichen. Auch wenn wegen unterschiedlicher methodischer Gründe aus diesem Vergleich nicht ohne Weiteres eine Überlegenheit der kognitiv-behavioralen Verfahren abgeleitet werden kann, ist zumindest die Aussage erlaubt, dass die kognitiv-behavioralen Therapien von Kindern – im Gegensatz zu anderen Therapierichtungen – ihre Wirksamkeit überzeugend nachgewiesen haben.

Ein Vergleich der Wirksamkeit einzelner behavioraler Techniken zwischen den Studien von Weisz et al. (1995) und Esser und Sell (2004 i. Vorb.) zeigt mit Ausnahme der Verfahren, die auf dem Modelllernen beruhen, durchgängig höhere Effektstärke in den neueren Studien. (Tab. 36.**9**).

Als besonders effektiv erwies sich das *Elterntraining* sowie Verfahren zur *Verbesserung der sozialen Kompetenz*. Aus der manchmal sehr kleinen Zahl von Studien je Technik kann jedoch noch kein verlässlicher Trend abgeleitet werden. Statistisch absichern lässt sich der Befund, dass sich in den neueren Studien deutlich höhere Effektstärken (1.13 vs. 0.62) für externalisierende Störungen zeigten, während die Effektstärken für internalisierende Störungen sich über die Zeit nicht veränderten (0.67 vs. 0.69) und damit in den neueren Studien signifikant hinter den externalisierenden Störungen zurückblieben. Dieser Trend weist darauf hin, dass sich die Therapie für externalisierende Störungen in den letzten Jahren deutlich verbessert hat. Im deutschen Sprachraum wird dies unter anderem durch das Therapieprogramm für hyperkinetische Störungen und oppositionelles Verhalten (THOP, Döpfner et al. 1997) dokumentiert.

Tabelle 36.**9** Ergebnisse der Meta-Analysen zur Wirksamkeit von Verhaltenstherapie bei Kindern und Jugendlichen

Therapiemethoden	**Casey u. Bermann (1985)**		**Weisz et al. (1987)**		**Weisz et al. (1995)**		**Esser u. Sell (2004 i. V.)**	
	ES	n Vergleiche	ES	n Vergleiche	ES	n Vergleiche	ES	n Vergleiche
Gesamt	0.91	(37)	0.88	(126)	0.76	(197)	0.94	(39)
Operante Methoden			0.78	(39)	0.76	(19)	1.45	(2)
Respondente Methoden			0.75	(17)	1.69	(31)		
Modell-Lernen			1.19	(25)	0.70	(12)	0.57	(2)
Soziales Kompetenz-Training			0.90	(5)	0.73	(23)	1.50	(2)
Kognitiv-behavioral	0.81	(14)	0.68	(10)	0.37	(38)	0.73	(18)
Elterntraining					0.67	(36)	1.94	(4)
Methodenkombination			1.04	(10)	0.56	(35)	0.69	(8)
andere					0.86	(3)	1.02	(3)

Zusammenfassung

Die Kinderverhaltenstherapie hat erst in den 60er- und 70er-Jahren eine größere Verbreitung gefunden. Sie fußt auf den Lerngesetzen, ist problem-, ziel- und handlungsorientiert. Wesentlicher Bestandteil einer Kinderverhaltenstherapie ist die Generalisierung der in geschütztem therapeutischem Setting erworbenen neuen Verhaltensweisen. Kinderverhaltenstherapie ist transparent und Hilfe zur Selbsthilfe.

Die Kinderverhaltenstherapie bezieht sich auf vier lerntheoretische Paradigmen:

- das klassische Konditionieren,
- das operante Konditionieren,
- das Modelllernen,
- das Paradigma des kognitiven und sozialen Lernens.

Die lerntheoretischen Paradigmen werden exemplarisch auf die Behandlung spezifischer Störungsbilder angewendet.

Die Verhaltenstherapie mit Kindern und Jugendlichen verfügt über ein breites Methodenspektrum. Besonders große Bedeutung haben operante Verfahren, die unterteilt werden können in Verstärkervergabesysteme zum Aufbau erwünschten Verhaltens und Verstärkerentzugssysteme zum Abbau unerwünschten Verhaltens. Für die genannten Ziele finden Token-Programme, Response-Cost, Time-out und Stimuluskontrolle Anwendung.

Die systematische Desensibilisierung erlaubt durch drei therapeutische Schritte (Erlernen eines Entspannungsverfahrens, Erstellen einer Angsthierarchie, Darbietung der Items der Angsthierarchie unter Entspannung), insbesondere wenn die Darbietung in vivo geschieht, eine wirksame Reduktion von Angststörungen.

Im Kindesalter werden die effektiveren Konfrontationsverfahren allenfalls graduiert eingesetzt. Ähnlich wie bei der systematischen Desensibilisierung wird auch hier eine Angsthierarchie abgearbeitet. Im Unterschied zur In-vivo-Desensibilisierung kommt bei zugleich höherem zugelassenem Angstlevel kein Entspannungsverfahren zum Einsatz. Bei bestimmten Störungsbildern wird die Konfrontationsbehandlung in sensu durchgeführt, was in aller Regel mit einer Verminderung der Wirksamkeit verknüpft ist.

Unter den Verfahren der kognitiven Umstrukturierung sind zwischenzeitlich sowohl Verfahren, die auf der rational-emotiven Therapie von Ellis als auch auf der kognitiven Therapie von Beck fußen, für das Kinder- und Jugendalter adaptiert worden. Wesentliche Bestandteile dieser Verfahren ist die Veränderung irrationaler Gedanken. Durch Techniken der Reattribuierung werden plausible Erklärungen erarbeitet, die anstelle des vermuteten eigenen Versagens treten.

Die Selbstverbalisierungstechnik von Meichenbaum hat in Form des Selbstinstruktionstrainings bei der Behandlung hyperaktiver Kinder weite Verbreitung gefunden. Das Verfahren lässt sich als Wut- und Ärgerkontrolle auch bei Kindern und Jugendlichen mit Störung des Sozialverhaltens erfolgreich einsetzen.

Das Kommunikations- und Problemlösetraining hat insbesondere bei Kommunikationsstörungen von Jugendlichen mit ihren Eltern Anwendung gefunden. Ziel ist es, Lösungen zu finden, die von allen Beteiligten akzeptiert werden können. Zur Verbesserung der Kommunikationstechniken werden die Sprecher- und Zuhörerfertigkeiten eingeübt.

Das auf dem Modelllernen beruhende Selbstsicherheitstraining ist wesentlicher Bestandteil von Programmen zur Stärkung der sozialen Kompetenz im Kindes- und Jugendalter. Es dient dazu, eigene Rechte und berechtigte Bedürfnisse durchzusetzen, Gefühle und Wünsche zu äußern sowie Kontakte zu anderen Menschen zu knüpfen und aufrechtzuerhalten.

Techniken der Reaktionsumkehr haben sich insbesondere bei der Behandlung von Tic-Erkrankungen bewährt. Sie beinhalten ein Selbstwahrnehmungstraining, ein Entspannungstraining sowie ein Training inkompatibler Reaktionen.

Eine Zuordnung der verhaltenstherapeutischen Techniken zu spezifischen psychischen Störungen unterstreicht die zentrale Bedeutung operanter Verfahren bei Entwicklungsstörungen. Operante Verfahren werden dabei häufig durch ein Elterntraining ergänzt.

Kognitive Verfahren finden bei Störungen des Sozialverhaltens, Depression und Anorexie bzw. Bulimie Anwendung, Konfrontationsverfahren besonders bei Angststörungen, Zwangserkrankungen und Substanzmissbrauch.

In neueren Meta-Analysen erweisen sich kognitiv-behaviorale Verfahren als wirksam und durch eine große Anzahl von Studien belegt. Sie heben sich damit positiv von allen nicht behavioralen Verfahren ab. In neueren Meta-Analysen zeigten sich insbesondere verbesserte Effektstärken für die Therapie externalisierender Störungen, die inzwischen die Effektstärken für internalisierende Störungen sogar übertreffen.

Literatur

Altherr P. Depression. In: Steinhausen HC, von Aster M, eds. Verhaltenstherapie und Verhaltensmedizin bei Kindern und Jugendlichen. 2. Aufl. Weinheim: Beltz; 1999.

Ayllon T, Azrin NH. The token economy: Motivational system for therapy and rehabilitation. New York: Appleton-Century-Crofts; 1968.

Azrin NH, Nunn RG. Habit-reversal: A method for eliminating nervous habits and tics. Behav Res Ther. 1973;11:619–28.

Azrin NH, Peterson AL. Treatment of Tourette syndrome by habit reversal: A waiting-list control group comparison. Behav Res Ther. 1990;21:305–18.

Bandura A, Walters RH. Social learning and personality development. New York: Holt-Reinhart-Winston; 1963.

Bandura A, Ross D, Ross SA. Imitation of film mediated aggressive models. J Abnorm Soc Psychol. 1963;66:3–11.

Bandura A. Social learning theory of identificatory process. In: Goslin DA, eds. Handbook of socialization theory and research. Chicago: Rand McNally; 1969.

Bandura A. Social learning theory. Englewood Cliffs: Prentice-Hall; 1977.

Bandura A. Social foundations of thought and action: A social cognitive theory. Englewood Cliffs: Prentice-Hall; 1986.

Barkley RA. Attention deficit-hyperactivity disorder. In: Mash EJ, Barkley RA, eds. Treatment of childhood disorders. New York: Guilford Press; 1989.

Barrios B, O'Dell S. Fears and anxieties. In: Mash EJ, Barkley RA, eds. Treatment of childhood disorders. New York: Guilford Press; 1989.

Beck AT. Cognitive therapy: Nature and relation to behavior therapy. Behav Ther. 1970;1:184–200.

Beck AT. Cognitive therapy and the emotional disorders. New York: International Universities Press; 1976.

Bradley TE. A modified time-out-procedure for children with noncompliant or defiant behaviors. Profess School Counsel. 1999;2:205–10.

Casey RJ, Berman JS. The outcome of psychotherapy with children. Psychol Bull. 1985;98:388–400.

Clarke GN, Lewinsohn PM, Hops H. Instructor's manual for the adolescent coping with depression course. Eugene: Castalia Press; 1990.

Dodge KA. Social cognition and children's aggressive behavior. Child Develop. 1980;51:162–70.

Döpfner M, Schürmann St, Fröhlich J. Therapieprogramm für Kinder mit hyperkinetischem und oppositionellem Problemverhalten (THOP). Weinheim: Beltz; 1997.

Döpfner M. Tics. In: Steinhausen HC, von Aster M, eds. Verhaltenstherapie und Verhaltensmedizin bei Kindern und Jugendlichen. 2. Aufl. Weinheim: Beltz; 1999 a.

Döpfner M. Zwangsstörungen. In: Steinhausen HC, von Aster M, eds. Verhaltenstherapie und Verhaltensmedizin bei Kindern und Jugendlichen. 2. Aufl. Weinheim: Beltz; 1999 b.

D'Zurilla TJ, Goldfried MR. Problem solving and behavior modification. J Abnorm Psychol. 1971;79:107–26.

Ehlers A. Psychologische Grundlagen der Verhaltenstherapie. In: Margraf J, ed. Lehrbuch der Verhaltenstherapie. Bd. 1: Grundlagen, Diagnostik, Verfahren, Rahmenbedingungen. Heidelberg: Springer; 1996.

Eisert HG, Barkey P. Verhaltensmodifikation im Unterricht. Interventionsstrategien in der Schule. Göttingen: Huber; 1979.

Eisert HG. Hyperkinetische Störungen. In: Steinhausen HC, von Aster M, eds. Verhaltenstherapie und Verhaltensmedizin bei Kindern und Jugendlichen. 2. Aufl. Weinheim: Beltz; 1999.

Ellis A. Reason and emotion in psychotherapy. New York: Lyle Stuart; 1962.

Ellis A. The essence of rational psychotherapy: A comprehensive approach to treatment. New York: Institute for Rational Living; 1970.

Emery G, Bedrosian R, Garber J. Cognitive therapy with depressed children and adolescents. In: Cantwell DP, Carlson GA, eds. Affective disorders in childhood and adolescents. New York: Spectrum; 1983.

Esser G, Sell S. Die Effekte von Psychotherapie im Kindes- und Jugendalter. [In Vorb.].

Evers WL, Schwartz JC. Modifying social effects in preschoolers. The effects of filmed modeling and teacher praise. J Abnorm Child Psychol. 1973;1:248–56.

Eysenck HS. The dynamics of anxiety and hysteria. New York: Praeger; 1957.

Feindler E, Guttman J. Cognitive-behavioral anger control training. In: LeCroy CW, ed. Handbook of child and adolescent treatment manuals. New York: Lexington Books; 1994.

Fiegenbaum W. Langzeiteffektivität von nicht graduierter versus graduierter massierter Konfrontation bei Agoraphobikern. In: Fiegenbaum W, Brengelmann JC, eds. Die Therapeut-Patient-Beziehung in der Verhaltenstherapie. München: Röttger; 1990.

Fiegenbaum W, Tuschen B. Reizkonfrontation. In: Margraf J, ed. Lehrbuch der Verhaltenstherapie. Bd. 1: Grundlagen, Diagnostik, Verfahren, Rahmenbedingungen. Heidelberg: Springer; 1996.

Foster SL, Kendall PS, Guevremont DC. Cognitive and social learning theories. In: Matson JL, eds. Handbook of treatment approaches in childhood psychopathology. New York: Plenum Press; 1988.

Grawe K, Donati R, Bernauer F. Psychotherapie im Wandel. Von der Konfession zur Profession. Göttingen: Hogrefe; 1994.

Guerney BG. Relationship enhancement. San Francisco: Jossey-Bass; 1977.

Hautzinger M. Verhaltenstherapie und kognitive Therapie. In: Reimer C, Eckert J, Hautzinger M, Wilke E, eds. Psychotherapie. Ein Lehrbuch für Ärzte und Psychologen. Heidelberg: Springer; 1996.

Heekerens HP. Verhaltensorientierte Familientherapie. In: Steinhausen HC, von Aster M, eds. Verhaltenstherapie und Verhaltensmedizin bei Kindern und Jugendlichen. 2. Aufl. Weinheim: Beltz; 1999.

Jones MC. The elimination of children's fears. J Exper Psychol. 1924;7:382–90.

Kaiser A, Hahlweg K. Kommunikations- und Problemlösetraining. In: Margraf J, ed. Lehrbuch der Verhaltenstherapie. Bd. 1: Grundlagen, Diagnostik, Verfahren, Rahmenbedingungen. Heidelberg: Springer; 1996.

Kazdin AE. The token economy. New York: Plenum Press; 1977.

Kazdin AE, Bass D, Ayers WA, Rodgers A. Empirical and clinical focus of child and adolescent psychotherapy research. J Consult Clin Psychol. 1990;58:729–40.

Lauth GW, Schlottke PF. Training mit aufmerksamkeitsgestörten Kindern. 2. Aufl. Weinheim: PVU; 1995.

Lazarus AA. Desensitization and cognitive restructuring. Psychother Theory Res Pract. 1974;11:98–102.

LeCroy CW. Social skills training. In: LeCroy CW, ed. Handbook of child and adolescent treatment manuals. New York: Lexington Books; 1994.

Libermann RP, King LW, DeResi WJ, McCann M. Personal effectiveness. Guiding people to assert themselves and improve their social skills. Champaign: Research Press; 1975.

Libermann RP, Wheeler E, Sanders N. Behavioral therapy for marital disharmony: An educational approach. J Marriage Family Counsel. 1976;2:383–95.

Linscott J, DiGiuseppe R. Rational Emotive Therapy with children. In: LeCroy CW, ed. Handbook of child and adolescent treatment manuals. New York: Lexington Books; 1994.

Lovaas OI, Newsom CD. Behavior modification with psychotic children. In: Leitenberg H, ed. Handbook of behavior modification and behavior therapy. Englewood Cliffs: Prentice-Hall; 1976.

McMahon RJ, Wells KC. Conduct disorders. In: Mash EJ, Barkley RA, eds. Treatment of childhood disorders. New York: Plenum Press; 1989.

McNeil CB, Capage LC, Bahl A, Blanc H. Importance of early intervention for disruptive behavior problems: Comparison of treatment and waitlist-control groups. Early Educ Develop. 1999;10:445–54.

Maercker A. Operante Verfahren. In: Margraf J, ed. Lehrbuch der Verhaltenstherapie. Bd. 1: Grundlagen, Diagnostik, Verfahren, Rahmenbedingungen. Heidelberg: Springer; 1996.

Margraf J. Grundprinzipien und historische Entwicklung. In: Margraf J, ed. Lehrbuch der Verhaltenstherapie. Bd. 1: Grundlagen, Diagnostik, Verfahren, Rahmenbedingungen. Heidelberg: Springer; 1996 a.

Margraf J. Habit Reversal Training. In: Margraf J, ed. Lehrbuch der Verhaltenstherapie. Bd. 1: Grundlagen, Diagnostik, Verfahren, Rahmenbedingungen. Heidelberg: Springer; 1996 b.

Meichenbaum DH, Siegel LJ. Examination of model characteristics in reducing avoidance behavior. J Person Soc Psychol. 1971;17:298–307.

Meichenbaum D. Cognitive-behavior modification. An integrative approach. New York: Plenum Press; 1977.

Meichenbaum DH. Kognitive Verhaltensmodifikation. In: Quekelberghe R van, ed. Modelle kognitiver Therapien. München: Urban und Schwarzenberg; 1979.

Melamed BG, Weinstein D, Hawes R, Katin-Borland M. Reduction of fear related dental management problems with use of filmed modeling. J Am Dent Ass. 1975;90:822–6.

Merod R. Lerntheoretische Grundlagen der Verhaltenstherapie bei Kindern und Jugendlichen. In: Borg-Laufs M, ed. Lehrbuch der Verhaltenstherapie mit Kindern und Jugendlichen. Bd. 1: Grundlagen. Tübingen: dgvt-Verlag; 1999.

Messer SC, Morris TL, Groß AM. Clinical behavior therapy with children. In: Bellack AS, Hersen M, eds. Handbook of behavior therapy in the psychiatric setting. New York, London: Plenum Press; 1993.

Miller N, Dollard J. Social learning and imitation. New Haven: Yale University Press; 1941.

Morris RJ, Kratochwill TR. Childhood fears and phobias. In: Moriss RJ, Kratochwill TR, eds. The practice of child therapy. New York: Pergamon Press; 1983.

Mowrer OH, Mowrer WM. Enuresis – a method for its study and treatment. Am J Orthopsychiat. 1938; 8:436–59.

Ollendick TH. Assessment of social interaction skills in school children. Behav Counsel Quart. 1981;1:227–43.

Ollendick TH. Behavior therapy with children and adolescents. In: Garfield SL, Bergin AE, eds. Handbook of psychotherapy and behavior change. 3rd ed. New York: Wiley; 1986.

Pawlow IP. Conditioned reflexes. Oxford: Oxford University Press; 1927.

Perry DG, Bussey K. The social learning theory of sex differences: Imitation is alive and well. J Person Soc Psychol. 1979;37:1699–1712.

Petermann U, Petermann F. Training mit sozial unsicheren Kindern. 6. Aufl. Weinheim: PVU; 1996.

Petermann F, Petermann U. Training mit aggressiven Kindern. 7. Aufl. Weinheim: PVU; 1997.

Pfingsten U. Training sozialer Kompetenz. In: Margraf J, ed. Lehrbuch der Verhaltenstherapie. Bd. 1: Grundlagen, Diagnostik, Verfahren, Rahmenbedingungen. Heidelberg: Springer; 1996.

Phillips EL, Phillips EA, Fixsen DL, Woolf MM. Achievement place: Modification of the behaviors of the predelinquent boys within a token economy. J Appl Behav Analys. 1971;4:45–59.

Rachman SJ. The conditioning theory of fear-acquisition: A critical examination. Behav Res Ther. 1977;15:375–87.

Robin AL, Bedway M, Gilroy M. Problem-solving communication training. In: LeCroy CW, ed. Handbook of child and adolescent treatment manuals. New York: Lexington Books; 1994.

Schneider S, Florin-Fiegenbaum W. Phobien. In: Steinhausen HC, von Aster M, ed. Verhaltenstherapie und Verhaltensmedizin bei Kindern und Jugendlichen. 2. Aufl. Weinheim: Beltz; 1999.

Skinner BF. Science and human behavior. New York: Macmillan; 1953.

Snyder JJ, White MJ. The use of cognitive self-instruction in the treatment of behaviorally-disturbed adolescents. Behav Ther. 1979;17:7–16.

Stark KD, Raffaelle L, Reysa A. The treatment of depressed children: A skills training approach to working with children and families. In: LeCroy CW, eds. Handbook of child and adolescent treatment manuals. New York: Lexington Books; 1994.

Tolman EL. Purposive behavior in animals and man. New York: Appleton-Century-Crofts; 1932.

Webster-Stratton C, Hammond M. Treating children with early-onset conduct problems: A comparison of child and parent training interventions. J Consult Clin Psychol. 1997;65:93–109.

Weisz JR, Weiss B, Alicke MD, Klotz ML. Effectiveness of psychotherapy with children and adolescents: A meta-analysis for clinicians. J Consult Clin Psychol. 1987;55:542–9.

Weisz JR, Weiss B, Han SS, Granger DA, Morton T. Effects of psychotherapy with children and adolescents revisited: A meta-analysis of treatment outcome studies. Psychol Bull. 1995;117:450–68.

Wilke E. Suggestive- und Entspannungsverfahren. In: Reimer C, Eckert J, Hautzinger M, Eilke E, eds. Psychotherapie. Ein Lehrbuch für Ärzte und Psychologen. Heidelberg: Springer; 1996.

Wilkes TCR, Belsher G, Rush AJ, Frank A. Associates cognitive therapy for depressed adolescents. New York: The Guilford Press; 1994.

Wolpe J. Psychotherapy by reciprocal inhibition. Stanford: Stanford University Press; 1958.

Prüfungsfragen

1. Auf welchen Lernparadigmen fußt die Verhaltenstherapie?
2. Erklären Sie das Paradigma des operanten Konditionierens bei Störungen des Sozialverhaltens.
3. Was versteht man unter einer „negativen Verstärkung“?
4. Erklären Sie die Begriffe *chaining* und *prompting*!
5. Welche Techniken der indirekten Bestrafung finden Anwendung für den Abbau unerwünschten Verhaltens?
6. Erklären Sie das Erstellen einer Angsthierarchie!
7. Erklären Sie das Vorgehen beim Darbieten der Items einer Angsthierarchie!
8. Welche Effekte werden durch die langdauernde Exposition erzielt?
9. Erklären Sie den Unterschied zwischen graduierter und nicht-graduierter Konfrontation!
10. Erklären Sie den Unterschied zwischen graduierter Konfrontation und In-vivo-Desensibilisierung!
11. Welche Verfahren zur kognitiven Umstrukturierung können Sie benennen? Erklären Sie beide Verfahren in ihren Grundzügen!
12. Beschreiben Sie den wichtigsten Anwendungsbereich der Selbstverbalisierungstechniken!
13. Geben Sie ein Beispiel für ein Problemlöse- und Kommunikationstraining für Jugendliche und ihre Eltern!
14. Welche Ziele hat ein Selbstsicherheitstraining?
15. Bei welchen Störungsbildern findet ein Selbstsicherheitstraining Anwendung?
16. Beschreiben Sie die Grundzüge der Reaktionsumkehr!
17. Welche Effektstärken weisen kognitiv-behaviorale Verfahren im Kindes- und Jugendalter auf?

37 Familientherapie

F. Mattejat

Einführung: Historische Entwicklung, Grundannahmen und Definition

Historische Entwicklung

Neben der Verhaltenstherapie, den personzentrierten Ansätzen und den psychoanalytisch fundierten Methoden zählen familientherapeutische Arbeitsformen heute zu den Behandlungsmethoden, die bei psychischen Störungen von Kindern und Jugendlichen *am häufigsten* genutzt werden. Die Entwicklung des familientherapeutischen Ansatzes erhielt entscheidende Impulse durch die im Jahre 1956 veröffentlichte *Double-Bind-Theorie* der Schizophrenie (Bateson et al. 1956) und weiteren Arbeiten zur Familientheorie der Schizophrenie (Wynne u. Singer 1963). Im gleichen Zeitraum wurden – relativ unabhängig von diesen theoretischen Überlegungen – aus praktischen Erfahrungen heraus familientherapeutische Behandlungsmethoden entwickelt; zu den frühen Pionieren der Familientherapie zählen unter anderem Ackerman (1958), Bowen (1960), Haley (1963), Satir (1964) und Minuchin (1977). Wesentliche Anregungen für die Entwicklung der Familientherapie im deutschen Sprachraum gingen von Richter (1963, 1972) und von der Arbeitsgruppe um Stierlin (1977) aus. Bei der raschen Ausbreitung und Konsolidierung des familientherapeutischen Ansatzes waren die von der „Mailänder Gruppe" um Selvini-Palazzoli et al. (1977) entwickelten Therapiemethoden besonders einflussreich. Ein wichtiger Aspekt dieses Ansatzes liegt darin, dass die vorgeschlagenen therapeutischen Techniken, explizit aus systemtheoretischen Überlegungen (z.B. Bateson 1981) hergeleitet sind. Anknüpfend an diesen Ansatz wurde eine Vielfalt von Methoden entwickelt, die unter dem Oberbegriff *systemische Familientherapie* zusammengefasst werden können (s. z.B. Schlippe u. Schweitzer 2003). Die Entwicklung von system- und familientherapeutischen Arbeitsformen ist somit historisch eng miteinander verknüpft. Dabei darf aber Familientherapie nicht mit systemischer Therapie gleichgesetzt werden[1], denn in jeder bedeutsamen psychotherapeutischen Schulrichtung wurden familientherapeutische Arbeitsformen und Methoden entwickelt (vgl. Wirsching u. Scheib 2002). Allerdings spielen die systemtheoretischen Konzepte (Schlippe u. Schweitzer 2003) für die Familientherapie eine besondere Rolle, denn alle familientherapeutischen Ansätze wurden – unabhängig von ihrer jeweiligen Schulrichtung – von systemtheoretischen Konzepten beeinflusst.

Heute stellt sich das Feld der Familientherapie als äußerst *vielfältig* dar. Die zugrunde gelegten theoretischen Konzepte ebenso wie die Vorschläge zur praktischen Arbeit unterscheiden sich erheblich. Gleichwohl ist es möglich, Konvergenzen auszumachen, da sich in den letzten Jahren immer deutlicher zeigt, dass die moderne Psychotherapie dabei ist, sich von den dogmatischen Einengungen der traditionellen Schulrichtungen zu befreien zuguns-

[1] Die Begriffe *systemische Therapie* und *Familientherapie* bezeichnen nicht das Gleiche. Systemische Therapie definiert sich durch den theoretischen Ansatz, Familientherapie durch den inhaltlichen Bezug: Von *systemischer Therapie* sprechen wir dann, wenn sich die Behandlung an systemtheoretischen Konzepten orientiert; systemtheoretische Konzepte können sowohl in der Einzeltherapie als auch in der Beratung und Therapie von sozialen Systemen (z.B. Kliniken, Organisationen, Familien) Anwendung finden. Von *Familientherapie* sprechen wir dann, wenn sich der Schwerpunkt der Behandlung auf die Veränderung der familiären Beziehungen richtet.

ten der Entwicklung von pragmatischen Behandlungskonzepten, die möglichst effektiv sind und den praktischen Anforderungen gerecht werden können (*störungsspezifische Behandlungskonzepte, Evidence Based Medicine*; vgl. hierzu Mattejat 2006, 2007). Im Sinne dieses Entwicklungstrends werden deshalb im vorliegenden Artikel die Konvergenzen und Gemeinsamkeiten familientherapeutischer Ansätze betont und gezielt solche Aspekte hervorgehoben/herausgestellt, die sich im klinischen Bereich bei psychischen Störungen von Kindern und Jugendlichen als *nützlich* erwiesen haben.

Definition und Grundannahmen

Unter dem Begriff *Familientherapie* können alle psychotherapeutischen Arbeitsformen zusammengefasst werden, die das Ziel verfolgen, die Interaktion in Familien zu verändern (vgl. AWMF 2000, Scheib u. Wirsching 2004). Der Begriff suggeriert allerdings eine Einheitlichkeit, die es nicht gibt. Es wäre deshalb inhaltlich genauer, von *familienorientierten psychotherapeutischen Ansätzen* zu sprechen. Familientherapeutische Arbeitsformen können nach dieser weiten Definition bzgl. ihrer psychotherapeutischen Orientierung oder Schulrichtung unterschiedlichen Traditionen verpflichtet sein. Wenn wir die paartherapeutischen Verfahren ausklammern, dann zählen zu den familienbezogenen Interventionen im definierten Sinne die folgenden *Methodengruppen*:

- psychoedukative Familieninterventionen,
- Elterntrainings (parent management training),
- Modelle der Familientherapie im engeren Sinne, die nicht nur eine einzelne Eltern-Kind-Dyade, sondern darüber hinaus auch das Familiensystem insgesamt – als übergeordnete Betrachtungseinheit – in den Blick nehmen.

Der vorliegende Artikel konzentriert sich auf die Familientherapie im engeren Sinne. Im Folgenden werden die wichtigsten *Grundannahmen*, die von den meisten Familientherapeuten geteilt werden, dargestellt. Die folgende Aussage kann als gemeinsame theoretische Grundlage familientherapeutischer Ansätze betrachtet werden:

Jedes individuelle Verhalten ist Teilaspekt von übergeordneten Systemen (Familie, soziales, ökonomisches und kulturelles Umfeld) und wird hieraus verständlich.

Mit dieser Aussage ist nicht gemeint, dass die Ursachen psychischer Störungen von Kindern und Jugendlichen prinzipiell in der Familie zu suchen seien, denn die kausalen Beziehungen sind in Wirklichkeit komplizierter: Durch psychische Störungen oder Behinderungen bei einem Familienmitglied werden die Familienbeziehungen und das gesamte Familienleben genauso beeinflusst wie umgekehrt die individuellen Verhaltensweisen durch die Beziehungsdynamik bestimmt werden. Begriffe wie *Zirkularität, Vernetzung, Interdependenz* und *Koevolution* thematisieren diese komplexen Zusammenhänge, die im folgenden Grundpostulat angesprochen werden:

Individuelle psychische Störungen bei Kindern bzw. Jugendlichen und Familienbeziehungen beeinflussen sich wechselseitig.

Die Zusammenhänge zwischen Merkmalen des Familiensystems und individuellen psychischen Störungen können sich sehr unterschiedlich gestalten: Psychische Störungen können als Folge von ungünstigen familiären Entwicklungsbedingungen (z. B. von chronischen oder aktuellen familiären Belastungen) aufgefasst werden, die der Patient nicht hinreichend bewältigen kann. Manche psychischen Störungen können aber auch verstanden werden als Versuche, familiäre Problemsituationen, z. B. Beziehungskonflikte, zu lösen. Die psychische Störung wiederum kann Auswirkungen auf die Familie zeitigen, durch die die Familiensituation und die Familienbeziehungen negativ beeinflusst werden; schließlich führen psychische Störungen bei einem Kind oder Jugendlichen zu Reaktionen und Bewältigungsversuchen in der Familie, die mehr oder weniger gut aufeinander abgestimmt sein können (z. B. Zusammenarbeit bzw. Abstimmung zwischen den Eltern) und durch die die psychische Störung beeinflusst wird. Für die Therapie ist dabei nicht nur die Frage von Bedeutung, wie individuelle und familiäre Probleme entstanden sind, noch viel wichtiger ist die Frage, wie das Kind und seine Familie aus diesen Schwierigkeiten wieder herausfinden können und was die Familie zur Lösung bzw. Bewältigung der individuellen psychischen Störung des Kindes bzw. Jugendlichen beitragen kann. Im Hinblick auf die therapeutische Zusammenarbeit kann somit das dritte Grundpostulat formuliert werden:

Der familientherapeutische Ansatz ist deshalb von praktischer Bedeutung, weil die Familie wesentlich zur Bewältigung psychischer Störungen von Kindern und Jugendlichen beitragen kann.

Familientherapeutische Arbeitsformen werden auf diese Weise durch eine *positive Entwicklungsorientierung* begründet: Von der Familie selbst und speziell von den Eltern können die besten und wichtigsten Hilfen für das Kind kommen. Familientherapie deshalb, weil wir in der Familie die Lösungen für die anstehenden Probleme suchen. Aus den angeführten Grundannahmen ergibt sich für die therapeutische Arbeit die Schlussfolgerung, dass bei der Behandlung von psychisch gestörten Kindern und Jugendlichen immer – unabhängig von der Frage nach der Ätiologie der Störung – die Situation der Familie und des gesamten Umfeldes mitberücksichtigt werden sollte.

Die Wirksamkeit familienorientierter Interventionen

Die Befunde zur Wirksamkeit familienorientierter Ansätze sind in einer Reihe von neueren Übersichtsarbeiten dargestellt; zu ihnen zählen insbesondere die Arbeiten von Carr (2000 a, 2000 b, 2004), McClellan und Werry (2003), Cotrell und Boston (2002), Fonagy et al. (2002), Sexton et al. (2004) und von Sydow et al. (2007). Die wichtigsten Ergebnisse aus diesen Arbeiten sind bei Mattejat und Ihle (2006) sowie Mattejat (2005, 2006) zusammenfassend referiert.

Psychoedukative Ansätze

Die Wirksamkeit von psychoedukativen Familieninterventionen im beschriebenen Sinne sind klar nachgewiesen (vgl. hierzu Stieglitz 2002): Durch diese Interventionen kann z. B. die Rückfallhäufigkeit (Rehospitalisierung von schizophrenen bzw. depressiven Patienten) deutlich vermindert werden. Kritisch muss hierzu allerdings vermerkt werden, dass bisher kaum Studien vorliegen, in denen solche psychoedukativen Programme speziell bei jugendlichen Patienten mit schizophrenen oder affektiven Störungen überprüft wurden.

Elterntrainings

Kognitiv-behaviorale Elterntrainings (*Parent Management Training*, PMT) wurden besonders häufig bei oppositionellen und aggressiven Verhaltensweisen im Vorschulalter und im Grundschulalter eingesetzt. In diesen Behandlungsmodellen werden Eltern darin trainiert, das Verhalten ihres Kindes im häuslichen Milieu systematisch zu beeinflussen. Elterntrainings wurden in einer großen Zahl von randomisierten kontrollierten Studien bei unterschiedlichen Altersgruppen von Kindern mit oppositionellen und dissozialen Verhaltensproblemen überprüft, wobei die Wirksamkeit klar nachgewiesen werden konnte. Der Nutzen der Elterntrainings kann bei der heutigen Forschungslage nicht bestritten werden. Allerdings scheint es teilweise schwierig zu sein, die Eltern, die ein solches Training dringend benötigen, tatsächlich zu erreichen.

Familientherapien im engeren Sinne

Familientherapien im engeren Sinne wurden bisher insbesondere im Hinblick auf extraversive Störungen (insbesondere oppositionelle und dissoziale Störungen), Drogenmissbrauch und Essstörungen (Eisler et al. 2000, Robin u. Siegel 1999, Robin et al. 1999) erfolgreich überprüft. Einige wenige kontrollierte Überprüfungen existieren bzgl. weiterer Störungsbilder wie z. B. Depressionen, Angststörungen und chronische körperliche Erkrankungen bei Kindern und Jugendlichen. Doch die empirische Befundlage bei introversiven Störungen ist mangelhaft (s. Ihle u. Jahnke 2005). Im Hinblick auf dissoziale Verhaltensstörungen und Delinquenz existieren eine Reihe von Studien, in denen die *funktionale Familientherapie* (Alexander u. Parsons 1982, Heekerens 1993, 2002, 2006) überprüft wurde. Diese Studien konnten zeigen, dass die funktionale Verhaltenstherapie verglichen mit anderen Interventionen (z. B. traditionelle Behandlung, Fremdunterbringung in einer Wohngruppe) bessere Ergebnisse erreicht. Ein anderes wichtiges Behandlungskonzept, für das sehr gute Effekte nachgewiesen sind, ist die *multisystemische Behandlung* (MST) aus der Arbeitsgruppe um Henggeler (Henggeler et al. 1995, 2002, 2006). Schließlich wurde auch die Wirksamkeit der *strukturellen Familientherapie* nach Minuchin (1977) bei dissozialen Jugendlichen nachgewiesen. Auch für Drogenmissbrauch bei Jugendlichen wurde in mehreren kontrollierten Studien die Wirksamkeit familientherapeutischer Interventionen nachgewiesen. Ähnlich wie bei den familientherapeutischen Modellen zur Behandlung von dissozialen Störungen waren die evaluierten Familientherapiemodelle vorwiegend kognitiv-behavioral, strukturell oder strategisch orientiert. Schließlich gibt es auch mehrere Wirksamkeitsnachweise für familienorientierte Verfahren bei Essstörungen. Das in den Studien zur Therapie von Essstörungen verwendete familientherapeutische Modell nutzt überwiegend verhaltenstherapeutische Interventionen, wobei insbesondere die Verantwortlichkeit der Eltern sehr stark betont wird.

Familienbezogene Interventionen in empirisch validierten, störungsspezifischen Behandlungsprogrammen

Die bisher dargestellten Ergebnisse bezogen sich auf Untersuchungen, in denen dezidiert eltern- und familienorientierte Arbeitsmodelle auf ihre Wirksamkeit hin überprüft wurden. Viele empirische Therapiestudien, die in neuerer Zeit durchgeführt werden, stellen aber gar nicht mehr einzelne Methoden in den Vordergrund, sondern sie überprüfen die Wirksamkeit von Behandlungsprogrammen, die häufig aus ganz verschiedenen Komponenten bestehen. Wenn wir die einzelnen Komponenten der empirisch validierten, störungsspezifischen Therapieprogramme genauer betrachten, wird deutlich, dass in diesen Programmen viele familienorientierte Interventionen „versteckt“ sind. Die Übersicht von Carr (2000 b) ebenso wie eine vergleichbare Zusammenstellung von Fonagy et al. (2002) zeigen, dass die überwiegende Mehrzahl der empirisch bestätigten, störungsspezifischen Behandlungskonzepte für Kinder und Jugendliche auch eine Eltern-/Familienkomponente als wesentlichen Bestandteil beinhalten. Die *Bedeutung der Eltern-/Familienkomponente* ist dabei recht unterschiedlich. Sie hängt vom Störungsbild und vom Alter des Kindes ab:

- Bei *extraversiven Störungen* (Störung des Sozialverhaltens) steht die Eltern-/Familienkomponente im Zentrum, sie ist unabdingbar. Familientherapeutische und multisystemische Konzepte sind empirisch klar bestätigt und allen anderen, insbesondere individuell ausgerichteten Behandlungskonzepten überlegen.
- Bei *introversiven Störungen* steht die Eltern-/Familienkomponente teilweise im Zentrum der Behandlung (z.B. bei Schulverweigerung); bei *anderen Störungen* (z.B. sonstigen Angststörungen) stehen eher patientenorientierte Interventionen im Vordergrund und werden durch familienorientierte Interventionen ergänzt.
- Die Bedeutung der Eltern-/Familienkomponente sinkt mit zunehmenden *Alter* der Patienten. Im Vorschul- und Grundschulalter und noch in der frühen Adoleszenz ist die elternbezogene Arbeit meist unabdingbar, in der späteren Adoleszenz nimmt die Bedeutung der Eltern-/Familienkomponente ab.

Auf der Grundlage des dargestellten Kenntnisstandes können über die Wirksamkeit von familienbezogenen Interventionen folgende *Schlussfolgerungen* gezogen werden: Viele familientherapeutischen Ansätze, insbesondere die psychoanalytische Familientherapie, verschiedene Varianten der systemisch-konstruktivistischen und systemisch-narrativen Therapien sind bisher nicht hinreichend empirisch validiert. Eine ganze Reihe von familienorientierten Methoden bzw. Modellen wurden empirisch mit positivem Ergebnis untersucht: Gute Wirksamkeitsnachweise liegen für psychoedukative Ansätze, verhaltenstherapeutische Elterntrainings und für Varianten einer kognitiv-behavioralen Familientherapie vor. Wirksame familienbezogene Therapieansätze werden explizit als Verhaltenstherapie verstanden (Elterntraining, psychoedukative Ansätze, funktionale Familientherapie), oder es sind Therapiemodelle, bei denen kognitiv-behaviorale und systemorientierte Konzepte und Methoden verbunden werden (z.B. multisystemische Therapie) bzw. Modelle, die mit pragmatischen und konkreten Interventionen arbeiten (strukturelle, strategische und kurzzeittherapeutische Ansätze) und die sehr gut mit verhaltenstherapeutischen Methoden kombiniert werden können.

Diagnostische Aufgaben und Methoden

Übersicht

Die Familien- und Umfelddiagnostik hat die *Aufgabe*, die familiären, sozialen und ökologischen Umstände zu erfassen, die für die Entstehung,

Aufrechterhaltung oder Bewältigung von familialen Beziehungskonflikten oder psychischen Störungen bedeutsam sind. Die *familiendiagnostische Analyse* richtet sich auf zwei Ebenen:

1. *Die Bedeutung der Familie und des Umfeldes:* Es ist abzuklären, welchen Stellenwert die Familie für die individuelle Psychopathologie hat und welche Bedeutung die individuellen psychischen Probleme des vorgestellten Patienten für die Familie haben. Das *Ziel* dieser Untersuchung ist es, die Probleme, die zu Vorstellung führten, in ihrem Kontext zu verstehen.
2. *Die Möglichkeiten der Therapie:* Gleichzeitig ist zu untersuchen, welche Art der Hilfestellung die Familie annehmen kann, welche sie von vorneherein ablehnt und ob sich diese mit unseren Vorstellungen und Möglichkeiten vereinbaren lässt. Das *Ziel* der Familiendiagnostik auf dieser Ebene besteht darin, die Kooperationsmöglichkeiten mit der Familie herauszufinden. Diese diagnostische Abklärung stellt gleichzeitig den Einstieg in die weitere Zusammenarbeit mit der Familie dar.

Die Familien- und Umfelddiagnostik zielt dabei nicht unbedingt auf eine Veränderung des Umfeldes oder eine Familientherapie ab, sondern sie soll helfen, die Indikation zu stellen, ob überhaupt eine Behandlung notwendig ist, welche Therapieform am ehesten zu empfehlen ist und in welcher Weise dabei mit der Familie zusammengearbeitet werden kann (zur Familiendiagnostik vgl. Cierpka 2003).

Eine solche *ausführlichere Familien- und Umfelddiagnostik* ist immer dann indiziert, wenn eine Therapie in Erwägung gezogen wird. In einem solchen Fall ist – unabhängig von der letztlich gewählten Therapieform – eine genauere Familiendiagnostik sinnvoll, um die Kooperation mit der Familie anzubahnen. Im Zentrum einer familiendiagnostischen Untersuchung kann ein Elterninterview oder ein gemeinsames Familieninterview mit den Eltern, dem vorgestellten Patienten und evtl. weiteren Familienmitgliedern (z.B. Geschwistern) stehen. Elterninterviews aber haben den Nachteil, dass die Eltern-Kind-Interaktion nicht direkt beobachtet werden kann; dies ist nur in gemeinsamen Familieninterviews möglich. In der klinischen Praxis ist deshalb das *gemeinsame familiendiagnostische Interview* die wichtigste Methode der Familien- und Umfelddiagnostik, die durch weitere familiendiagnostische Methoden wie z.B. Fragebogenverfahren, Interaktionsaufgaben für die Familie oder durch familiendiagnostische Einzeluntersuchungen (jede Person getrennt) ergänzt werden kann. Wegen der praktischen Bedeutung des gemeinsamen familiendiagnostischen Interviews wird auf diese Methode hier ausführlicher eingegangen.

Das familiendiagnostische Interview

Rahmenbedingungen

Als Beispiel dafür, wie ein familiendiagnostisches Anfangsinterview durchgeführt werden kann, wird im Folgenden die Interviewmethode, so wie sie in der Familienambulanz der Klinik und Poliklinik der Philipps-Universität Marburg entwickelt und erprobt wurde, vorgestellt. Zum Gespräch werden i.d.R. der vorgestellte Patient und seine Eltern, bei Bedarf auch weitere Familienangehörige (z.B. Geschwister) eingeladen. Das Interview

Tabelle 37.**1** Einteilung familiendiagnostischer Methoden

Diagnostisches Setting	**Diagnostisches Verfahren***		
	Interview	Fragebogen/andere Verfahren	
gemeinsam mit der ganzen Familie oder einem Familienteil	gemeinsames familiendiagnostisches Interview	Interaktionsaufgaben (z.B. gemeinsamer Rorschachtest)	
einzeln mit dem Kind/Jugendlichen oder weiteren Familienmitgliedern	familiendiagnostisch orientierte Einzelexploration	Fragebogenverfahren (z.B. GT, FB, SFB)	andere Untersuchungsverfahren (z.B. FAST, FIT, projektive Verfahren)

* Zu weiteren Angaben vgl. Cierpka (2003)
Erläuterung der Abkürzungen:
GT = Gießen-Test (Beckmann u. Richter 1972)
FB = Familienbögen (Cierpka u. Frevert 1995)
SFB = Subjektives Familienbild (Mattejat u. Scholz 1994)
FAST = Familien-System-Test (Gehring 1994)
FIT = Familien-Identifikations-Test (Remschmidt u. Mattejat 1999)

wird nach Möglichkeit von jeweils zwei Kollegen durchgeführt, wobei ein Kollege das Gespräch mit der Familie führt, der andere den Gesprächsverlauf am Videoschirm beobachtet; für evtl. notwendige genauere Auswertungen oder für eine mögliche Rückmeldung an die Familie wird außerdem eine Videoaufzeichnung des Gesprächs erstellt. Für das Gespräch ist etwa eine Stunde vorgesehen, die Auswertung beansprucht ca. eine halbe Stunde.

Prinzipien der Gesprächsführung

Bei der Führung des Gesprächs orientiert sich der Interviewer bzw. der Therapeut an den folgenden Prinzipien:

1. *Transparenz*: Zur Transparenz gehört, dass der Therapeut seinen Kenntnisstand (z. B. Vorinformationen über die Familie) mitteilt; weiterhin gehören dazu Erläuterungen zum Gesprächszweck, die Erklärung der technischen Mittel, die Besprechung der Frage, wer welche Informationen erhält und natürlich die Einverständniserklärung der Beteiligten.
2. *Kooperation:* Grundlage eines produktiven Familiengesprächs ist eine kooperative Grundhaltung des Diagnostikers bzw. Therapeuten: Die Familie wurde nicht eingeladen, um sie „auszuforschen", sondern weil wir der Familie eine Zusammenarbeit anbieten möchten mit dem Ziel, gemeinsam Lösungswege für die die anstehenden Probleme herauszufinden.
3. *Expertenverantwortung:* Der Therapeut hat die Aufgabe, das Gespräch zu leiten und darauf zu achten, dass die abzuklärenden Fragestellungen behandelt werden (Überblick über die Gesprächsthemen), dass alle anwesenden Familienmitglieder ins Gespräch einbezogen sind, dass er selbst seine diagnostischen Aufgaben wahrnehmen kann und dass kein Gesprächsteilnehmer über Gebühr belastet wird.
4. *Perspektivität*: Es wird betont, dass jeder seine eigene Sichtweise hat, dass deshalb jeder einen anderen Aspekt zum Gesamtbild beitragen kann und uns deshalb die persönliche Meinung von jedem Einzelnen wichtig und für die Zusammenarbeit nützlich ist.
5. *Empathie und Akzeptanz:* Es geht zunächst darum, zu akzeptieren, was die Familie mitzuteilen hat; Bewertungen sind nicht angebracht.
6. *Entwicklungsorientierung*: Der Therapeut würdigt das Vertrauen, das dic Familie ihm schenkt. Die Fragen des Interviewers lenken den Blick immer wieder auf positive Veränderungsmöglichkeiten und auf die Selbsthilfemöglichkeiten der Familie.
7. *Therapeutische Abstinenz:* Im ersten gemeinsamen Familiengespräch ist es i. d. R. sinnvoll, sich vor allzu schnellen Interventionen zu hüten. Therapeutische gemeinte Interventionen sollten erst dann begonnen werden, wenn dies mit der Familie abgesprochen ist (Therapievertrag).

Inhaltliche Struktur und Ablauf

Das Gespräch ist in die folgenden sechs *Bereiche* gegliedert, die immer angesprochen werden sollten:

1. *Kontakt und allgemeine Information:* Der Interviewer stellt sich selbst vor, erkundigt

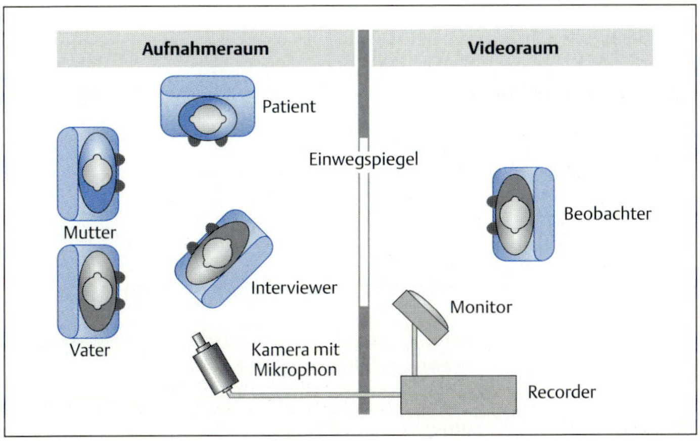

Abb. 37.**1** Die familiendiagnostische Standardsituation.

sich nach den Namen der Familienmitglieder, spricht dabei jeden einzelnen an, informiert über die Videoaufzeichnung und den Kollegen am Bildschirm, holt das Einverständnis der Familie hierzu ein, informiert über den Zweck und die Dauer des Gesprächs und betont das diagnostische Interesse.

2. *Vorerfahrungen, Zuweisungsweg und Vorstellungsentscheidung:* Das Interview beginnt mit der Frage, wie es zur Vorstellung des Kindes oder Jugendlichen gekommen ist bzw. wie die Familie dazu gekommen ist, sich in der Klinik zu melden. Dabei hat die Familie die Möglichkeit, den Zuweisungsweg, den Prozess der „Definition des Patienten", die Vorbehandlungen oder die Symptome des Kindes selbst zu thematisieren.
3. *Exploration der individuellen Problematik des Kindes/Jugendlichen:* Typische Fragen der Exploration der Probleme des Kindes sind: „Was war denn jetzt der Grund für die Vorstellung?" oder „Um welche Probleme geht es jetzt im einzelnen dabei?"
4. *Familie:* Der Bereich „Familie" nimmt den größten Zeitraum ein und bezieht sich auf drei Aspekte: Zum einen wird danach gefragt, wie das Problem des Patienten in der Familie emotional und kognitiv aufgenommen wird, wie darauf in der Familie reagiert wurde und wie die Familie bisher versucht hat, die Probleme zu bewältigen; zum anderen wird die allgemeine psychosoziale Situation des Kindes und der Familie (Probleme, Belastungen, Ressourcen) erfragt.
5. *Therapievorstellungen:* Zunächst werden die allgemeinen Lösungsvorstellungen exploriert, um dann auf die speziellen Therapievorstellungen zu kommen. Typische Fragen zu diesem Bereich wären: „Was können Sie selbst zur Lösung der Probleme beitragen?" „Wie meinen Sie, können wir Ihnen bei der Lösung dieser Probleme helfen?" „Haben Sie bestimmte Vorstellungen, wie die Therapie in der Klinik laufen sollte?" „Haben Sie irgendwelche Befürchtungen im Zusammenhang mit der Therapie?"
6. *Abschlussvereinbarungen:* Am Ende des Gespräches werden gemeinsam mit der Familie Vereinbarungen über das weitere Vorgehen getroffen, d.h. es wird über die noch ausstehenden Untersuchungen informiert, und es können weitere Termine vereinbart werden.

Auswertung

Die wichtigsten Fragen, die bei der Auswertung beantwortet werden sollten, sind in der folgenden Übersicht aufgeführt.

Tabelle 37.**2** Fragen zur Erstellung der Familiendiagnose

Familiendiagnostische Bereiche	Familiendiagnostische Fragestellungen
Allgemeine familiale Entwicklungsbedingungen	• Was sind die wichtigsten familiären Belastungsfaktoren? • Welche aktuellen Entwicklungsaufgaben stellen sich der Familie? Auf welche Ressourcen kann sie sich stützen? • Welche Familienmerkmale stellen vermutlich Risikofaktoren bzw. auslösende Faktoren der psychischen Störung dar? • Welche Familienmerkmale stellen protektive Faktoren dar?
Stellenwert der psychischen Störung in der Familie	• Wie hat sich das Familienleben verändert, seitdem die psychischen Probleme aufgetreten sind? • Was versucht der Patient durch seine Verhaltensweisen in der Familie zu erreichen, und was erreicht er tatsächlich? • Welche negativen Folgewirkungen hatte die psychische Störung? • Welche positive Funktion hat die psychische Störung? • Welche anderen Familienprobleme sind durch die psychische Störung in den Hintergrund geraten?
Problemspezifische familiäre Bewältigungsformen	• Wie reagieren die Familienmitglieder auf die psychische Störung? Wie haben sie sich darauf eingestellt? • In welcher Hinsicht werden durch diese Reaktionen bzw. Lösungsversuche die vorliegenden Probleme eher stabilisiert bzw. verschärft? • In welcher Hinsicht sind diese Versuche im erwünschten Sinne wirksam und tragen zur Bewältigung bei?

Therapeutische Aufgaben und Methoden

Übersicht

Eine starre Festlegung auf eine ausschließlich familientherapeutische Orientierung kann der Komplexität von psychischen Problemen im Kindes- und Jugendalter nicht gerecht werden. Familienbezogene Interventionen stellen nur einen kleinen, allerdings auch zentralen Ausschnitt aus dem Gesamtbereich der Möglichkeiten dar. Sehr häufig stellt sich die Aufgabe, mehrere verschiedene Behandlungskomponenten aufeinander abzustimmen und zu einem schlüssigen Behandlungskonzept zu integrieren (Mattejat u. Quaschner 2006). Dabei kann sich die Zusammenarbeit mit der Familie der Patienten sehr unterschiedlich gestalten: Allen Familien, die ihr Kind bzw. Jugendlichen vorgestellt haben, sollte eine ausführliche *Beratung* angeboten werden. In vielen Fällen intensiviert sich die Kooperation zu einer Elternarbeit, die sich unmittelbar auf die psychische Störung des Kindes bezieht; bei einem Teil der Familien stehen dagegen *Beziehungskonflikte* im Vordergrund, die in familientherapeutischen Gesprächen thematisiert werden können. In manchen Fällen schließlich führt die Vorstellung eines Kindes bzw. Jugendlichen dazu, dass die Eltern für sich selbst eine Therapie beginnen (*Paartherapie* oder *Einzeltherapie*). Die Zielsetzungen in der Zusammenarbeit mit Familien sind somit sehr unterschiedlich und müssen in jedem Fall neu bestimmt werden.

Die Grundmethode der Zusammenarbeit mit Eltern und Familien wurde bereits bei der Darstellung des familiendiagnostischen Gesprächs erläutert (vgl. hierzu auch von Sydow et al. 2007, S. 22): Die Prinzipien, die für den ersten diagnostischen Kontakt mit der Familie gelten, sind gleichzeitig auch die wichtigsten Grundlagen einer produktiven *therapeutischen Kooperation*. Auch in den Therapiesitzungen mit Familien versucht der Therapeut, eine empathische Haltung zu erlangen. Das Empathieprinzip wird in der Familientherapie durch das Prinzip der Perspektivität (Allparteilichkeit) komplementär ergänzt: Der Therapeut versucht, das Empathieprinzip jedem Familienmitglied gegenüber gleichermaßen zu realisieren. In gemeinsamen Familiensitzungen bedeutet dies, dass er darauf achtet, dass er seine Aufmerksamkeit möglichst ausgewogen verteilt. Je besser jedoch der Therapeut jeden einzelnen Gesprächsteilnehmer akzeptieren und verstehen kann, umso eher können auch die Familienmitglieder Verständnis für die Position der anderen Familienmitglieder gewinnen (Modellfunktion). Auf dieser Grundlage kann eine Vielzahl von speziellen familientherapeutischen Techniken genutzt werden, um die Familie bei ihrer Entwicklung anzuregen und zu unterstützen. Als Hilfe zur Orientierung in dieser Vielfalt bieten sich Konzepte an, in denen gemeinsame Perspektiven bzw. Wirkprinzipien verschiedener Therapieansätze herausgearbeitet und in einen einheitlichen Zusammenhang gestellt werden (Grawe 1994, Grawe et al. 1994). In Anknüpfung an diese Ansätze können wir die folgenden *familientherapeutischen Aufgabenstellungen* unterscheiden:

- Entwicklung einer kooperativen therapeutischen Beziehung,
- Förderung einer positiven Orientierung: Ressourcenaktivierung und Lösungsorientierung,
- Anregung zur kognitiv-motivationalen Klärung und Rekonstruktion,
- Anleitung zum Kompetenzerwerb und konkreten Problembewältigung.

Jeder dieser Aufgabenstellungen können bestimmte Zielsetzungen und Methoden zugeordnet werden, die im Folgenden erläutert werden sollen.

Tabelle 37.**3** Stufenmodell evidenzbasierter familientherapeutischer Interventionen

	Therapeutische Schwerpunkte	Beispiele	Der Aspekt wurde besonders betont von:
Erste Therapiephase: Schaffung von günstigen Voraussetzungen für therapeutische Veränderungen	Entwicklung einer kooperativen, therapeutischen Beziehung	Empathie, Akzeptanz, Multi-Perspektivität, Transparenz, klare Rollenstrukturierung und Aufgabenverteilung	klient-/personzentrierte Ansätze (z. B. Schmidtchen 2001)

Tabelle 37.3 (Fortsetzung)

	Therapeutische Schwerpunkte	Beispiele	Der Aspekt wurde besonders betont von:
	Förderung einer positiven Orientierung: Ressourcenaktivierung und Lösungsorientierung	Definition von lösbaren Aufgaben, Politik der kleinen Schritte, Schaffung von Erfolgserlebnissen	strategische und lösungsorientierte Ansätze, kognitiv-behaviorale und Selbstmanagement-Ansätze (z. B. de Shazer 1997, Kanfer et al. 1996)
Zweite Therapiephase: Anregung/Anleitung von therapeutischen Veränderungen	Anregung zur kognitiv-motivationalen Klärung und Rekonstruktion	Umdeutung, kognitive Umstrukturierung, systemische Fragemethoden, Familienskulptur, Genogramm	kognitive Ansätze, systemische Ansätze (z. B. Schlippe u. Schweitzer 2003, Graham 2005)
	Anleitung zum Kompetenzerwerb und zur konkreten Problembewältigung	Behaviorale Methoden, z. B. Kontingenz-Management, Verhaltensverträge	Verhaltenstherapie, Elterntrainings, Funktionale Familientherapie, Multisystemische Therapie (s. z. B. Webster-Stratton 2003, Kazdin 2003, Heekerens 2006, Mattejat 2006)

Entwicklung einer kooperativen therapeutischen Beziehung

Ziele

Die hohe Bedeutung der *Therapiebeziehung* für den Erfolg der Therapie ist vielfach belegt: Die Therapiechancen sind günstig, wenn der Patient und seine Familie den Therapeuten als unterstützend, aufbauend, den Selbstwert bestätigend erlebt und wenn der Patient und seine Angehörigen sich selbst als fähig zu einer guten Therapiebeziehung erleben. Zum Erreichen einer positiven und erfolgversprechenden (produktiven) therapeutischen Zusammenarbeit gehören unter anderem folgende *Einzelziele*:

- Alle Beteiligten sollten das Gefühl entwickeln, dass die Beziehung zwischen Familienmitgliedern und Therapeut wechselseitig positiv ist. Die Familienmitglieder sollten sich im therapeutischen Kontakt sicher fühlen. Zu einer guten Therapiebeziehung gehört auch wechselseitiger Respekt.
- Der Therapieinhalt und das therapeutische Angebot sollen möglichst weitgehend den Wünschen der Familienmitglieder entsprechen, so dass sie in der Lage sind, das therapeutische Angebot zu nutzen.
- Für eine produktive Kooperation ist es weiterhin förderlich, wenn die beteiligten Familienmitglieder von Problemdefinition, Zielsetzung, Erklärungsmodell und Therapiekonzept überzeugt sind.
- Eine weitere positive Voraussetzung ist gegeben, wenn alle Beteiligten Familienmitglieder eine hohe Therapiemotivation haben, d. h. ein starkes Interesse, dass die Therapieziele erreicht werden und eine hohe Bereitschaft, sich hierfür zu engagieren.
- Weiterhin sollte die Kompetenz des Therapeuten und die eigene Kompetenz der Familienmitglieder betont werden: Hierzu gehört das Gefühl, dass man bei einem kompetenten Therapeuten „gelandet" ist und das Gefühl, dass man selbst in der Lage ist, einen eigenen Beitrag zum Therapiefortschritt zu leisten.

Methoden

Die Prinzipien des diagnostischen Gesprächs sind auf die genannten Ziele hin ausgerichtet. Zur Entwicklung einer guten therapeutischen Kooperation gehören Merkmale, so wie sie insbesondere in der personzentrierten Therapie und anderen „humanistischen" Therapieformen hervorgehoben wurden (Empathie, Akzeptanz, Verständnis). Darüber hinaus können folgende Möglichkeiten genutzt werden:

- Suche nach den vorhandenen Bewältigungsstrategien, Eigenarten, Gewohnheiten, Fähigkeiten und Einstellungen, die für den Therapieprozess positiv genutzt werden können,
- Betonung der freien Entscheidungsmöglichkeiten der Familienmitglieder,
- klare Verpflichtungen für alle Beteiligten; dadurch Abbau des Gefühls, zunehmend alleine zu stehen und keine Hilfe zu erhalten,
- Hilfe zur Orientierung und zur Gewinnung einer klaren Situationsdefinition, gemeinsame Problemgewichtung und Schwerpunktbildung,
- Weckung der Erwartung, dass die Zusammenarbeit mit dem Therapeuten nützlich und hilfreich ist; Betonung der Fachkompetenz und Seriosität der Therapeuten,
- Herstellung eines plausiblen Erklärungsmodells für die Störungen und darauf aufbauend eines plausiblen Therapiemodells,
- klares, realistisches, überzeugendes und überschaubares (d.h. kurzfristiges) Therapiekonzept (Planungszeiträume nicht größer als ca. 1–2 Monate).

Förderung einer positiven Orientierung: Ressourcenaktivierung und Lösungsorientierung

Ziele

Unabhängig vom jeweiligen Störungsbild des vorgestellten Patienten haben die Familien der Patienten häufig ein gemeinsames Merkmal. Sie befinden sich, wenn sie zur Vorstellung kommen, häufig in einem *demoralisierten Zustand,* d.h. sie sind desorganisiert, überfordert, zermürbt und entmutigt. Ein solcher demoralisierter Zustand ist umso wahrscheinlicher, je gravierender die individuellen Probleme sind (z.B. schwere psychische Störungen wie Psychosen), je mehr andere Probleme vorhanden sind, mit denen die Familie sich zusätzlich auseinanderzusetzen hat, je länger die vorhandenen Probleme bereits andauern und je mehr erfolglose Bewältigungsversuche bereits unternommen wurden. Ein wichtiges Ziel in der Anfangsphase der Zusammenarbeit besteht darin, dass die Familie diesen Zustand der *Demoralisierung überwindet.* Zu dieser Restitution gehört zunächst eine Beruhigung und die Schaffung einer hinreichenden Orientierung, so dass Selbstwertgefühl, Selbstvertrauen und das Gefühl für die eigene Kompetenz und Entscheidungsmöglichkeiten zumindest ansatzweise wiedergewonnen und die anstehenden Aufgaben mit einer positiven Erfolgsorientierung angegangen werden können. Dazu gehört auch, dass sich die Fixierung der Familie auf die Problematik lockert bzw. auflöst, und dass die Familie in die Lage versetzt wird, auf die vorhandenen familiären und außerfamiliären Kräfte zurückzugreifen bzw. neue Ressourcen zu erschließen.

Methoden

Die familiäre Restitution kann gefördert werden, indem eine *diagnostische und erfahrungsbetonte Einstellung unterstützt* wird; die Familie soll eine „Verschnaufpause" und eine akute Entlastung nach dem Motto „Wir wollen erst mal sehen und verstehen, was los ist" gewinnen. Das Ziel besteht dabei darin, das sich die Familie nicht mehr von der aktuellen Problematik „fesseln" lässt, sondern etwas mehr Verlangsamung, Beruhigung, Distanzierung und Gelassenheit gewinnt. Eine gelassene und erfahrungsbezogene Haltung kann auch dadurch gefördert werden, dass der Therapeut betont, dass durch seine *Vorschläge* etwas ausprobiert, aber keinesfalls erzwungen werden soll. Jede Instruktion, jede Vereinbarung (und jede Frage) stellt für die Therapeuten und für die Patienten und seine Familie einen diagnostischen Versuch dar (Motto: „Erst mal *muss* gar nichts gelingen. Wir wollen nur sehen, wie es für Sie ist"). Bei der Förderung einer diagnostisch-erfahrungsbezogenen Haltung soll der Therapeut als *Modell* wirken (aus Erfahrung lernen, sich an realen Erfahrungen orientieren). Eine hoffnungsvolle Einstellung kann darüber hinaus durch folgende Instruktionen gefördert werden: Explizites Zurückstellen von Aufgaben die zzt. nicht lösbar sind, Ermunterung, die Probleme zu zeigen, Weglassen von Problemlösungsversuchen (zumindest vorübergehend), Verlangsamung bzw. Unterlassen von schnellen Veränderungen (zunächst akzeptieren, um später verändern zu können), Definition von lösbaren Aufgaben, insbesondere Formulierung von diagnostischen Aufgaben (Prinzip der kleinen aber, lösbaren Schritte), dadurch Wiedergewinnung von Kompetenzgefühl. Wichtige Methoden, die zu einer positiven Orientierung beitragen können, wurden insbesondere in der *„lösungsorientierten“ Kurzzeittherapie* (De Shazer 1997) und im *Selbstmanagement-Ansatz* (s. Borg-Laufs 2001, Kanfer et al. 1996) entwickelt. Auch die *Symptomverschreibung* dient dazu, die Fixierung auf die aktuelle Problematik aufzulockern und eine positive Sichtweise zu gewinnen. Im Folgenden werden die Methoden der lösungsorientierten Fragen und der Symptomverschreibung exemplarisch dargestellt.

Lösungsorientierte Fragen. Eine positive Orientierung im Sinne des ersten familientherapeutischen Wirkprinzips kann i.d.R. durch Fragen an die Familienmitglieder gefördert werden. Im Folgenden sind eine Reihe von *„nützlichen Fragen“* aufgeführt, die in kurzzeittherapeutischen Ansätzen zur Förderung einer positiven Lösungsorientierung genutzt werden (in Anknüpfung an DeShazer 1993, Wienand 1997):

Frage zum Vorstellungseffekt:
- Was hat sich in der Zeit von der Anmeldung bis zum ersten Termin (bis heute) verändert?
- Falls keine Veränderung berichtet wird: Hat sich auch etwas gebessert?

Frage nach den Ausnahmen:
Zu jedem Problem, je nach Problemdarstellung:
- Wann ist das nicht so gewesen?
- Wann ist das anders gewesen?
- Wann hat sich ... anders verhalten?
- Wie war das?
- Können Sie das genauer schildern?

Wunderfrage:
Heute Nacht, während Sie schlafen, geschieht ein Wunder, und die Probleme, wegen denen Sie gekommen sind, sind über Nacht alle gelöst. Sie wachen nun am Morgen auf, und das Wunder ist geschehen:
- Woran würden Sie zuerst merken, dass die Probleme gelöst sind?
- Was fällt Ihnen als erstes auf? Was noch?
- Welchen kleinen Schritt müssten Sie tun, damit ein kleiner Teil des Wunders (ein Anflug von diesem Wunder) tatsächlich eintreten kann?

Unter ganz anderen theoretischen Voraussetzungen werden ähnliche Fragen verwendet, die ebenfalls darauf abzielen, eine positive Entwicklungsorientierung zu fördern (s. z.B. die „Fragen zur Ziel- und Wertklärung“ im verhaltenstherapeutischen Lehrbuch von Kanfer et al. 1996).

Symptomverschreibung. Im Vergleich zu direkten Vorschlägen und Anweisungen sollten *paradoxale Verschreibungen* noch vorsichtiger angewandt werden. Sie sind dann zu erwägen, wenn durch direkte Vorschläge die Probleme eher verschlimmert als verbessert werden. Dies kann der Fall sein, wenn die Schwierigkeiten gerade durch die Bemühungen, das Problem zu lösen, aufrecht erhalten werden. Der Versuch, besonders flüssig zu sprechen, wird z .B. einem stotternden Patienten i.d.R. nicht helfen, sondern kann seine Symptomatik noch verschärfen. Direkte Anweisungen helfen auch dann nicht weiter, wenn die Familienmitglieder sich in einer paradoxen Situation verfangen haben. Eine solche *paradoxe Verstrickung* kann sich z.B. auf die therapeutische Situation selbst beziehen, etwa in folgendem Sinne: „Ich möchte selbst aus meinen Problemen herausfinden, habe es aber bisher nicht geschafft, deshalb bin ich unfähig. Wenn aber die Therapie in Gang käme und zu Veränderungen führen würde, dann wäre damit endgültig bewiesen, dass ich ‚unfähig‘ bin. Also darf ich in der Therapie nicht mitarbeiten.“ In einer solchen Situation kann versucht werden, der Paradoxie mit einer *therapeutischen Paradoxie* zu begegnen: Der Therapeut kann z.B. deutlich machen, dass es zunächst wichtig ist, nichts zu verändern und dass die Symptome in der vorhandenen Form beibehalten werden können oder gar noch zu steigern sind: „Du kannst dich ändern, indem du (zunächst) so bleibst, wie du bist.“ Auch wenn sich zunächst keine Fortschritte zeigen, so hat der Patient doch die Vorschläge des Therapeuten befolgt und in der Therapie mitgearbeitet. Wenn er aber seine Symptome ablegt, dann hat er genau das erreicht, was er wollte und die Probleme sogar gegen die Ratschläge des Therapeuten bewältigt. Dies kann an einem *Beispiel* verdeutlicht werden:

Fallvignette

Das Hauptproblem in der Familie besteht darin, dass es täglich zu lange andauernden und heftigen Streitigkeiten zwischen den Eltern und der Tochter, dann aber auch zwischen den Eltern kommt. Selbst wenn sich alle um Ruhe bemühen und sich voneinander fernhalten, kommt es doch aus den nichtigsten Anlässen zu einem Schlagabtausch, was für alle zu einer extremen Belastung geworden ist. Auch in den Familiensitzungen können diese lauten und eskalierenden Auseinandersetzungen vom Therapeuten nicht unterbrochen werden, so dass eine sinnvolle Therapie unmöglich erscheint. Eine Symptomverschreibung, die sich direkt auf das Verhalten in der Sitzung richtet, könnte z. B. in folgender Weise versucht werden: „Sie haben mir gerade gezeigt, wie sie in einen solchen Streit hineingeraten; ich glaube ich kann mir das schon etwas vorstellen (positive Umdefinition). Vielleicht können Sie noch etwas weiter machen und den Streit noch ein paar Minuten weiterlaufen lassen. So wird mir das vielleicht noch deutlicher. Später können wir dann darüber sprechen." Die Familie wird gebeten, etwas bewusst zu tun, was ihr sonst nur ständig „passiert". Wenn die Familie weiterstreitet, dann ist dies Teil der therapeutischen Zusammenarbeit; wenn sie irritiert reagiert und der Streit nicht mehr so recht in Gang kommen will, was genauso gut geschehen kann, wird eine andere Art von Gespräch ermöglicht.

Anregung zur kognitiv-motivationalen Klärung und Rekonstruktion

Ziele

Die Klärungsperspektive steht immer dann im Vordergrund, wenn die Familienmitglieder von sich aus gemeinsame Familiengespräche wünschen; die Gründe hierfür können sehr unterschiedlich sein, z. B. der Wunsch der Familienmitglieder, die Probleme und ihre Bedingungen bzw. Hintergründe besser zu verstehen, um sich darauf einstellen zu können oder der Eindruck, dass gemeinsame Gespräche ohne äußere Hilfe nicht richtig weiterführen, dass man sich im Gespräch miteinander „im Kreise dreht" oder offene Uneinigkeit oder große Diskrepanzen in der Situationsbeurteilung (z. B. offene Konflikte/Auseinandersetzungen zwischen Eltern und Jugendlichen). Bei solchen Konstellationen steht das Ziel im Vordergrund, die Situation (Probleme, Zielorientierungen, Beziehungen, Konflikte) zu klären und das Problemverständnis zu erweitern bzw. zu korrigieren. Zu einer solchen *Zielsetzung* gehören z. B. folgende Aspekte:

- Erweiterung, Differenzierung, Spezifizierung, Realitätsüberprüfung, Korrektur der eigenen Wahrnehmungen und Beurteilungen,
- Erkennen von Unterschieden und Gemeinsamkeiten im Hinblick auf Wünsche, Erfahrungsweisen, Bedürfnisse, Ziele, Werte etc.,
- besseres Verständnis und emotionale Einfühlung für die anderen Familienmitglieder,
- besseres Akzeptieren von Unterschiedlichkeit (Autonomie).

Methoden

Die wichtigste Methode bzgl. der Klärungsperspektive ist die Realisierung der bereits dargestellten *Gesprächsprinzipien*. Hierdurch wird ein offenes und vertrauensvolles Gesprächsklima gefördert, so dass bisher nicht deutlich angesprochenen Bereiche (z. B. Angst, Vorsicht, Tabus) thematisiert werden können. Zu den speziellen familientherapeutischen Methoden, die zur kognitiv-motivationalen Klärung genutzt werden können, zählen neben der familientherapeutischen Basismethode die Methode des *zirkulären Fragens* und das *Umdeuten*. Die *kognitive Umstrukturierung* ist eine in der kognitiven Verhaltenstherapie praktizierte Methode zur systematischen Veränderung von Kognitionen. Schließlich können auch die *Familienskulptur* und das *Genogramm* genutzt werden, um sich therapeutisch mit den Familienbeziehungen zu beschäftigen.

Zirkuläres Fragen. Individuelle Verhaltensweisen sind eingebettet in zirkuläre Interaktionsabläufe, in denen die einzelnen Komponenten gleichermaßen als Ursache wie als Wirkung aufgefasst werden können. Durch die gewohnte Form unseres Sprechens (und insbesondere durch die Beschuldigung von Gesprächspartnern „Du bist schuld" „Ich mache das, weil du dich so verhältst") werden aber meist lineare Ursache-Wirkungs-Zusammenhänge nahegelegt, wobei jeder die Ursache der Beziehungsprobleme im anderen sieht. Durch zirkuläre Fragen dagegen wird die Einbettung von Verhaltensweisen in komplexe systemische Interaktionsmuster betont, und einseitige und „festgeschriebene" Ursache-Wirkungs-Zusammenhänge werden aufgelöst zugunsten einer offeneren Betrachtungsweise, die mehrere Interpretationen ermöglicht. Dies kann am Beispiel einer emotionalen Äußerung verdeutlicht werden (modifiziert nach von Schlippe et al. 1995, zit. nach von Sydow 1996): Wenn z.B. ein Gesprächsteilnehmer weint, kann der Therapeut ihn direkt („linear") fragen, was er im Moment empfindet („Warum weinst du, was ist mit dir los?"). In zirkulären Fragen wird berücksichtigt, dass das Weinen der einen Person in einen interaktiven Zusammenhang eingebettet ist („Was denkst du, was dein Weinen für deine Frau bedeutet?" „Was denkst du, was es bei deiner Mutter auslöst, deinen Vater weinen zu sehen?"). Zirkuläre Fragen stellen das individuelle Verhalten in einen kommunikativen Zusammenhang und ermöglichen es, dass alle beteiligten Personen Rückmeldungen über ihre Beziehungen erhalten. Im Folgenden sind einige *Beispiele für zirkuläre Fragen* angeführt (Zusammenstellung nach Penn 1983, zit. nach Palmowski u. Thöne 1995):

- Frage nach Konditionen:
  - Wer regt sich auf, wenn ... ?
  - Wer fühlt sich hilflos, wenn ... ?
  - Wer merkt zuerst, wenn ... ?
- Klassifikationsfragen:
  - Haben Sie sich in diesem Monat mehr als Tochter oder mehr als Ehefrau gefühlt?
  - Wer war am meisten mit Ihrer früheren Therapie unzufrieden? Wer kam dann etc.?
- Subsystem-Vergleiche:
  - Wie würden deine Eltern ohne dich zurechtkommen?
  - Wer von euch beiden bleibt immer zuhause bei den Eltern?
  - Wäre es besser für Sie und Ihren Mann, wenn Joan nicht da wäre?
- Erklärungsfragen:
  - Wie erklären Sie sich, dass ausgerechnet die Großmutter es als Erste merkt, wenn die Mutter depressiv ist?

Umdeuten. Die Methode des Umdeutens (Reframing) beruht auf der Einsicht, das eine Verhaltensweise für sich genommen noch keine spezifische Bedeutung besitzt, sondern dass sich die Bedeutungen eines Verhaltens erst aus dem sozialen und persönlichen Zusammenhang (Kontext) ergeben. Die Interaktionspartner aber reagieren nicht einfach auf objektive Tatbestände, sondern auf den Sinn, den sie mit der Verhaltensweise des anderen verbinden.

Fallvignette

Dies kann am Beispiel eines *Adoleszentenkonfliktes* verdeutlicht werden, in dem die Eltern das Verhalten des Sohnes (häufiges Durchbrechen elterlicher Vorschriften) als „unmöglich" und völlig unverständlich erleben; für den Sohn (der die Eltern als zunehmend restriktiv wahrnimmt) gilt dasselbe im Hinblick auf die Eltern. Eine weitere Eskalation des Konfliktes, in dem sich z.B. der Jugendliche ernsthaft gefährdet, ist zu befürchten. Im ersten Familiengespräch äußern die Eltern ihre Befürchtung, dass ihr Sohn psychisch krank sei; der Jugendliche nimmt nur widerwillig am Gespräch teil und antwortet kaum. Um überhaupt eine sinnvolle Diskussion zu ermöglichen und um die festgeschriebenen Bedeutungskonzepte zu öffnen, kann der Therapeut die Verhaltensweisen in einen neuen „*Bedeutungsrahmen*" stellen (daher die englische Bezeichnung „re-framing"). Hierzu sucht er einen sinnvollen und positiven „Meta-Rahmen" für die elterliche Position und für die des Jugendlichen. Ein sinnvoller Meta-Rahmen für die Eltern wäre z.B.: „Sie nehmen Ihre Verantwortung für Ihren Sohn sehr ernst und versuchen, ihn zu schützen". Ein entsprechender Meta-Rahmen für den Sohn wäre: „Du möchtest zeigen, dass du selbstständig und eigenverantwortlich handeln kannst". Wenn Eltern bzw. Sohn diese positiven Umdeutungen ihres Verhaltens akzeptieren können (und das tun sie am ehesten dann, wenn die Deutungen zutreffend sind), dann ist es möglich, über wechselseitige Vorwürfe hinauszugelangen, um die Diskussion sinnvoller zu gestalten. An die Eltern gerichtet, bietet sich die Frage an: „Gelingt es Ihnen, Ihren Sohn zu schützen? Gibt es Alternativen, durch die Sie Ihr Ziel besser erreichen können?" An den Jugendlichen gerichtet: „Wie kannst du am besten deine Selbstständigkeit weiterentwickeln, vielleicht sogar so, dass deine Eltern merken, dass du kein Kind mehr bist?"

Probleme können dadurch, dass sie in einen anderen Rahmen gestellt sind, neu definiert und zugänglicher gemacht werden. Die *Aufgabe des Therapeuten* liegt darin, den Familienmitgliedern ihre

Probleme in einer Form zurückzugeben, in der die Schwerpunkte so gesetzt sind, dass sie neue Betrachtungsmöglichkeiten gewinnen und sich mit ihren Konflikten in einer produktiven Form auseinandersetzen können.

Kognitive Umstrukturierung. Bei der Veränderung dysfunktionaler Kognitionen (vgl. auch Robin 1989) kann der Therapeut sich an folgenden *Instruktionen* orientieren:

1. Vermittle der Familie ein Rational: Erklärung des Zusammenhangs von Überzeugungen und Verhaltensweisen, Begründung für die Beschäftigung mit Kognitionen. Anhand von Beispielen wird erklärt, wie unrealistische Gedanken und Überzeugungen wirken können und dass unrealistische Erwartungen an andere schädlich sein können; Beispiel: Wann reagiert der Jugendliche „verbockt" oder „verstockt"?
2. Helfe den Familienmitgliedern irrationale Überzeugungen/Einstellungen bei sich selbst oder bei den anderen zu identifizieren: Wo habe ich selbst/der andere irrationale Einstellungen? Wie kommt das, dass Sie so reagieren? Welche Überzeugungen stehen hinter Ihrem Verhalten?
3. Ziehe diese Überzeugungen in Zweifel: Sind diese Überzeugungen wirklich realistisch? Welche Auswirkungen haben sie auf das Verhalten?
4. Arbeite den „guten Kern" oder die „gute Absicht" heraus, die mit der Überzeugung verbunden ist. Formulierung einer verträglicheren/realistischeren, alternativen Kognition.
5. Schlage ein Experiment vor, wie die Kognitionen überprüft werden können.
6. Lege mit der Familie fest, wie das Experiment im Alltag umgesetzt wird.

Häufige irrationale familienbezogene Kognitionen von Eltern (nach Robin 1989, S. 163):

- *Katastrophe:* Wenn ich meinem Kind mehr Freiheit gebe oder wenn die Regeln gelockert werden, wird das katastrophale Folgen haben. Sein Leben wird ruiniert sein.
- *Gehorsam:* Mein Kind sollte immer das tun, worum ich es bitte oder was ich ihm auftrage. Es ist sehr schlimm wenn er/sie nicht folgt.
- *Perfektion:* Mein Kind sollte immer das Richtige tun und die richtige Entscheidung treffen. Es ist sehr schlimm, wenn das nicht der Fall ist.
- *Selbstvorwürfe:* Wenn sich mein Kind falsch verhält oder Fehler macht, dann ist es meine Schuld.
- *Schlechte Absicht:* Mein Kind verhält sich mit Absicht schlecht, um mich (oder meinen Partner) zu ärgern, zu verletzen, zu belästigen oder zu beunruhigen.

Familienskulptur. Durch die Familienskulptur können sich die Familienmitglieder ihre *Beziehungen* im buchstäblichen Wortsinn deutlich „vor Augen führen": Ein Familienmitglied – der Protagonist – wird aufgefordert, die einzelnen Familienmitglieder (mit möglichst wenig Worten) so anzuordnen, dass aus dem Gesamtbild, aus der räumlichen Anordnung, der Haltung der Familienmitglieder und ihrer Stellung zueinander sichtbar wird, wie die Beziehungen der Familienmitglieder sind. Das heißt, seine Aufgabe entspricht der eines Bildhauers, der ein Standbild mit mehreren Personen anfertigt. Dabei kann er zeigen, wie – seiner subjektiven Empfindung nach – die einzelnen Familienmitglieder „zueinander stehen" (oder sitzen oder liegen). Eine solche Skulptur kann für die Familie sehr eindrucksvoll sein, denn ihre Situation wird „greifbar". Oft werden die Teilnehmer sehr nachdenklich; fruchtlose Debatten und Rechthabereien treten in den Hintergrund. Überdies hat diese Technik den Vorteil, dass sich einer ausdrücken kann, ohne gestört zu werden. Die anderen Familienmitglieder sind nicht mehr Widersacher, sondern für den Bildhauer „wie Wachs in seinen Händen". Schon allein der Übergang von der harten oder intellektuell betonten Problemdiskussion zum sanften Körperkontakt verändert die Stimmung in der Familie, und durch das nichtsprachliche Medium werden nicht bewusste Beziehungsdefinitionen zugänglicher. Der *Therapeut hat die Aufgabe*, die Familie bei der Skulpturmethode zu führen; er bietet die Methode an, erklärt sie, sichert das Einverständnis aller Beteiligten und hilft dem Protagonisten nicht nur durch Worte, sondern indem er ihn körperlich (z. B. durch „Vormachen") durch die Skulptur führt. Es liegt in seiner Verantwortung, sicherzustellen, dass der Protagonist, der die Skulptur „stellt", genügend Zeit und Unterstützung hat, sich auszudrücken und dass nach Möglichkeit alle Familienmitglieder sich in dieser Position erfahren können. Die Familienskulptur ist eine Methode, durch die festgefügte psychische Strukturen gelockert und Therapieprozesse vertieft werden können. Der Therapeut hat deshalb die Aufgabe, die Familienmitglieder – die ja nicht unbedingt übersehen können, worauf sie sich einlassen – psychologisch zu schützen. Das heißt, er hat darauf zu achten, dass die Familienmitglieder einen solchen Therapieprozess wünschen und mit ihm nicht überfordert werden; auf keinen Fall sollte er die Familie hierzu verführen oder drängen. Die Methode sollte nur dann versucht werden, wenn sich der Therapeut selbst im Umgang mit der Familie sicher fühlt, d. h. nur dann, wenn er die *Belastbarkeit* der Familienmitglieder gut einzuschätzen weiß und wenn er selbst einen so ungewohnten und körpernahen Umgang mit der Familie angenehm erleben kann. Nach der Skulpturdarstellung – die eine ganze Sitzung in Anspruch nehmen kann – sollte jeder im Gespräch seine Eindrücke schildern können. Die Skulpturmethode kann beliebig erweitert werden, etwa indem man „Wunschskulpturen" stellt, oder dadurch, dass die „stehende" Skulptur in Bewegung kommt und die Beteiligten ihre Positionen verbalisieren. Der Übergang zum *Rollenspiel* oder in *psychodramatische Techniken* hinein ist fließend.

Genogramm. Das Familien-Genogramm ist eine grafische Darstellung der Familie. Es ist ähnlich aufgebaut wie Stammbäume, so wie sie in der genetischen Forschung oder auch in der Ahnenforschung üblich sind, enthält aber darüber hinaus weitere, psychologisch bedeutsame Daten. In einem Genogramm werden Daten aus drei oder mehr Generationen dargestellt (vgl. hierzu von Sydow 1996, S. 306, Walters et al. 1991). Genogramme wurden ursprünglich im Rahmen der Familiendiagnostik verwendet; sie werden heute jedoch zu therapeutischen Zwecken genutzt. Durch die Darstellung des eigenen familiären Hintergrundes werden bei den beteiligten Personen Erinnerungen, Gedanken und Gefühle aktualisiert, die für diese persönlich bedeutsam sind. Gleichzeitig erhalten die beteiligten Personen in grafischer Form eine Rückmeldung über die Zusammenhänge und Strukturen in ihrer Herkunftsfamilie. Das Genogramm stellt somit eine Methode dar, die den Einstieg in ein Gespräch über den Familienhintergrund einer Person ermöglicht, der nach therapeutischer Zielsetzung weitergeführt und vertieft werden kann.

Fallvignette

In der Abbildung 37.**2** ist das Genogramm der Familie G. dargestellt, die ihren 12-jährigen Sohn Frank wegen schulphobischer Tendenzen mit ausgeprägten körperlichen Beschwerden vorstellte. Der Vater des Patienten betrieb einen kleinen Handwerksbetrieb, in dem auch die Mutter mithalf (kleinstädtischer „Geschäftshaushalt"). Die Beziehung zwischen Herrn G. und seinen Schwiegereltern, von denen er den Betrieb übernahm, war angespannt. Der vorgestellte Patient hatte eine enge Beziehung zu seiner Mutter Mechthild G.; die Beziehung zu seinem Vater Friedhelm G. dagegen war eher distanziert mit wechselseitigen Abwertungstendenzen. Mehr als an seinem Vater orientierte sich Frank G. an seinen Großeltern mütterlicherseits mit einer besonders engen und positiven Beziehung zum Großvater. Nach dem Unfalltod von Hendrik R. war Frank G. für den Großvater „ein Trost". Die aktuelle Beziehungsstruktur der „Kleinfamilie" (zwischen dem vorgestellten Patienten, seiner Schwester und seinen Eltern) wird mitgeprägt durch längerfristige, familiengeschichtliche Entwicklungen, die über mehrere Generationen hinwegreichen.

Anleitung zum Kompetenzerwerb und zur konkreten Problembewältigung

Ziele

Folgende *Zielsetzungen* stehen im Bereich der konkreten Problemlösung im Vordergrund:

- Verbesserung von Wissen und Kenntnissen über die Probleme/psychische Störung und über die Handlungsmöglichkeiten,
- besseres Kennenlernen und Verstehen der Symptome/Probleme des Patienten und der eigenen Reaktionen hierauf,
- Erkennen von Zusammenhängen zwischen dem Verhalten des Patienten und dem eigenem Verhalten,
- Unterbrechung von negativen bzw. unerwünschten Verstärkungszirkeln, Ersetzung durch andere Verhaltensweisen und Interaktionsmuster,
- bessere Unterstützung des Patienten bei der Bewältigung seiner Schwierigkeiten,

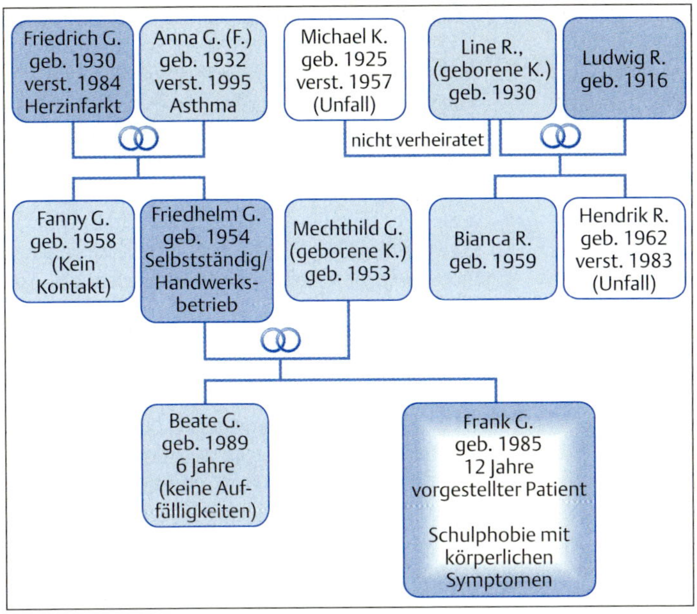

Abb. 37.**2** Beispiel für ein Familiengenogramm (Familie G.; Namen und Daten sind anonymisiert).

- effektivere Bewältigung der mit der psychischen Störung assoziierten (oder durch die psychische Störung ausgelösten) aktuellen familiären Probleme.

Methoden

Die folgenden *Methoden* können zur Entwicklung und Einübung konkreter Problemlösungen eingesetzt werden:

- *Psychoedukative Hilfestellung:* Umfassende Information und Anwendung von allgemeinen Informationen auf den individuellen Fall. Dies kann sich beziehen auf die Probleme/Symptome des Kindes, die eigenen Reaktionen der Eltern hierauf und mögliche Strategien/Hilfen (Würde mir das helfen?) im Umgang mit der Problematik.
- *Anleitung zu einer strukturierten Problemlösung:* Der Familie wird an konkreten Beispielen aufgezeigt, wie sie gemeinsam ein Problem angehen und lösen kann. Das Ziel liegt darin, bei der Diskussion von Problemen und bei den Bewältigungsversuchen mehr Besonnenheit, Ordnung, Zielgerichtetheit und Rationalität zu gewinnen, sich stärker an der tatsächlichen Erfahrung zu orientieren und eine bessere, interpersonelle Koordination zu erreichen. Die Abfolge der Schritte orientiert sich am Schema der Problemlösung: Auswahl, Umgrenzung, Definition, Gewichtung, Rangbildung von (1) Problemen und von (2) Zielen, Einigung auf (3) Vorgehen/Mittel/Methoden, (4) Umsetzungsversuch, (5) Auswertung und ggf. Neudefinition der Probleme und die folgenden Schritte (Prinzip der erfahrungsgeleiteten Handelns).
- *Einsatz von verhaltensdiagnostischen Methoden* wie z.B. strukturierte Video-Sitzungen (Video-Hausaufgabensitzung, Video-Spielsitzung), Video-Aufnahmen zuhause in der Regie der Familienmitglieder, unsystematische (Selbst-) Beobachtung und systematische Beobachtungspläne mithilfe von Beobachtungsbögen.
- *Verhaltensaufgaben* wie z.B. Einführung von Veränderungen in den Rollen, Zuständigkeiten und Aufgabenverteilungen (insbesondere Übernahme von Verantwortungen bzw. Aufgaben durch den Vater oder andere Personen anstelle der Mutter).

Eine große Zahl von überwiegend in der Verhaltenstherapie entwickelten Methoden stehen hier zur Verfügung. Die wichtigsten Methoden sind die Psychoedukation, die Anleitung zur strukturierten gemeinsamen Problemlösung, das Elterntraining und das Kommunikations- und Problemlösetraining. Exemplarisch werden im Folgenden das Elterntraining und das Problemlösetraining kurz erläutert.

Beispiele für die Nutzung von verhaltenstherapeutischen Methoden bei der gemeinsamen Problemlösung:

1. *Verhaltensbeobachtung und -beschreibung:* Die Familienmitglieder werden angeleitet, die problematischen Verhaltensweisen/Interaktionen genau zu beobachten und konkret zu beschreiben. Als spezielle verhaltensdiagnostische Methoden können hierbei genutzt werden:
   - systematische Beobachtung mithilfe von Beobachtungsbögen, die als „Hausaufgabe" mitgegeben werden,
   - Rollenspielübungen mit Videoaufnahmen und Rückmeldung.
2. *Verhaltensanalyse:* Gemeinsam mit der Familie werden Verhaltensanalysen nach dem SORK-Schema zur Symptomatik/Störung des Kindes/Jugendlichen und zu den elterlichen Reaktionen hierauf durchgeführt; sehr hilfreich ist dabei die grafische Veranschaulichung.
3. *Festlegung von neuen Verhaltensalternativen:* Gemeinsam mit der Familie werden konkrete Verhaltensaufgaben (Immer wenn Situation S, dann sollte Person A mit Verhalten V reagieren) oder Familienregeln (z.B. beim Essen, bei Gesprächen, morgens vor dem Weggehen) festgelegt und erprobt. Es ist häufig hilfreich, die Verhaltensaufgaben bzw. Familienregeln schriftlich festzulegen und gemeinsam zu unterschreiben („Verhaltensvertrag"). Dabei sollte auch festgelegt werden, wie die Durchführung bzw. die Einhaltung der Regeln kontrolliert wird. Bei Verhaltensaufgaben/Familienregeln sollte darauf geachtet werden,
   - dass alle Familienmitglieder beteiligt werden,
   - dass neue Zuständigkeiten und Aufgabenverteilungen (z.B. Verantwortungsübernahme durch den Vater) ausprobiert werden.
4. *Erprobung* der Verhaltensaufgaben/Familienregeln im häuslichen/natürlichen Umfeld.
5. *Rückmeldung* der Beobachtungen in der nächsten Therapiestunde und Neufestlegung der Schritte (1) bis (4).

Elterntraining. Verhaltenstherapeutische Elterntrainings zielen darauf ab, den Eltern *positive Verhaltensstrategien zu vermitteln*, die sie im Alltag umsetzen können und die dazu führen, dass kindliche Verhaltensauffälligkeiten reduziert werden und stattdessen entwicklungsförderliche Eltern-Kind-Interaktionen gestärkt werden. Weiterentwicklungen dieser verhaltenstherapeutischen Elterntrainings haben in den letzten Jahren eine sehr weite Verbreitung, insbesondere auch im präventiven Bereich gefunden (Markie-Dadds et al. 2003). Diese Trainings sind i.d.R. für Eltern von Kindern bis zum Alter von etwa zwölf Jahren konzipiert. Elterntrainings zielen darauf ab, die Erziehungskompetenz zu verbessern und das Erziehungsverhalten durch Einüben der Prinzipien der Verhaltenssteuerung und Verhaltensmodifikation effektiver zu machen.

Problemlösungstraining. Das Problemlösungstraining mit Familien kann in mehreren *Phasen* erfolgen (vgl. ausführlich: Robin u. Foster 1989):

Tabelle 37.4 Methoden in Elterntrainings: Verhaltenskontrollprogramme (gekürzt nach Carr 1999, Mattejat u. Ihle 2006)

Allgemeine Richtlinien	Konkrete Instruktionen
Beschreibe dem Kind die Zielsetzung des Programms: Das Erlernen von Selbstkontrolle.	Gemeinsam einige klare Regeln festlegen.
	Klare Konsequenzen festlegen.
Beteilige das Kind bei der Konstruktion, Durchführung und Registrierung des Programms. Beobachte sowohl die Zunahme positiven als auch die Abnahme negativen Verhaltens.	Konsequenzen durchhalten.
	Positives Verhalten belohnen.
Halte nach Episoden negativen Verhaltens nicht an deinem Groll fest.	Verwendung von Time-out- oder Verlust-von-Privilegien-Methode bei Regelverletzungen.
Vermeide Beleidigungen, Beschuldigungen und Schmollen.	Veränderungen genau festlegen.

In der *Problemdefinitionsphase* werden folgende Ziele verfolgt:
- Jedes Familienmitglied soll seine Sichtweise zum diskutierten Thema den anderen gegenüber klar äußern.
- Jedes Familienmitglied soll die Sicht der anderen verstehen.
- Das diskutierte Thema soll begrenzt werden.

Um das zu erreichen, sollten die Familienmitglieder mit der Einstellung in diese Diskussion gehen, dass Meinungsunterschiede zu einem Thema normal sind und kein Zeichen von Pathologie, Rebellion oder Unloyalität der Familie. Eine entsprechende Einstimmung der Familie ist notwendig. Praktisch kann so vorgegangen werden:
- Zunächst sagt jeder seine Meinung zum Thema.
- Die anderen Zuhörer prüfen und verifizieren ihr Verständnis, indem sie es dem Sprecher reflektieren.
- Der Sprecher macht seine Position klarer/deutlicher.

In der *Phase der Produktion von alternativen Lösungen* besteht die Zielsetzung darin, dass eine Vielzahl verschiedener Vorschläge gesammelt wird, wie der Konflikt gelöst werden kann. Dabei sollten die Brainstorming-Regeln beachtet werden.

In der *Phase der Entscheidungsfindung* werden folgende Ziele verfolgt:
- Es wird bei jedem Lösungsvorschlag abgeschätzt, welche positiven und negativen Folgen er hat.
- Unabhängig davon sollte von jedem getrennt beurteilt werden, wie positiv bzw. negativ jede Idee für einen selbst ist.
- Verhandlung darüber, welche Lösung oder Lösungen genommen wird. Es sollen die Lösungen favorisiert werden, bei denen die positiven Folgen für alle möglichst groß sind.

In der *Phase der Planung der Implementierung* ist es von entscheidender Bedeutung, auf die Details zu achten und die Umsetzung konkret und spezifisch festzulegen (Kriterien, Operationalisierung). Bei schriftlich niedergelegten Absprachen sollten die Aufgaben von Eltern und von Jugendlichen aufnotiert sein.

Anwendungsbereich und Indikationsstellung

Bei der Indikationsstellung und Therapieplanung sind mehrere *Fragen* zu beantworten (vgl. hierzu ausführlich Mattejat 2006):
1. *Inhaltliche Schwerpunkte:* In welchem Bereich sollte der inhaltliche Schwerpunkt der Psychotherapie liegen?
2. *Setting und Intensität:* In welchen personellen Zusammensetzungen sollen die psychotherapeutischen Sitzungen stattfinden?
3. *Methodische Schwerpunkte:* Wie können die angestrebten Ziele der Psychotherapie erreicht werden? Welche psychotherapeutischen Methoden sind hierfür geeignet?

Inhaltlicher Schwerpunkt: Individuenzentrierte Therapie oder Familientherapie?

Die wichtigsten Kriterien für die Entscheidung zum inhaltlichen Schwerpunkt der Psychotherapie sind der Manifestationsbereich der Störung, die Ätiologie und Bedingungsstruktur der Störungen, die möglichen therapeutischen Ansatzpunkte und die Problemdefinition der Familie selbst.
- *Manifestationsbereich:* Wenn sich die Auffälligkeiten als relativ durchgängige und situationsunspezifische, individuelle Verhaltenscharakteristiken zeigen, ist ein individuenbezogener Ansatz naheliegend. Zeigen sie sich dagegen als situationsspezifische Beziehungsproblematik in der Familie, dann ist ein beziehungs- und familienorientierter Ansatz sinnvoll.
- *Ätiologie und Bedingungszusammenhänge:* Durch die Therapie sollen – soweit dies irgend möglich ist – die wesentlichen Bedingungsfaktoren oder „Kernfaktoren" der berichteten Störungen „erreicht" und verändert werden. Wenn familiäre Faktoren eine wichtige Rolle bei der Aufrechterhaltung einer psychischen Störungen spielen, dann sollte die Therapieplanung darauf abzielen, diese Faktoren zu „erreichen" und zu verändern.
- *Therapeutische Ansatzpunkte:* Die Therapie sollte dort ansetzen, wo am ehesten Veränderungen möglich sind. Ihr Schwerpunkt sollte dort liegen, wo bereits Ansätze für eine Bewältigung erkennbar sind.
- *Problemdefinition der Familie:* Der Schwerpunkt der Therapie wird letztlich in einer Übereinkunft

zwischen der Familie und dem Therapeuten festgelegt. Aus diesem Grunde ist es von Bedeutung, wo sich aus der Sicht der Familienmitglieder die präsentierten Probleme am deutlichsten manifestieren, wie sie sich diese Probleme erklären und wo sie selbst Ansatzpunkte für mögliche Veränderungen sehen.

Setting: Wer soll an den Therapiesitzungen teilnehmen?

Bei psychotherapeutischen Behandlungen für Kinder und Jugendliche mit psychischen Störungen können wir drei typische *Setting-Konstellationen* unterscheiden:

- einzeltherapeutischer Schwerpunkt (Einzeltherapie mit begleitenden, grobmaschigen Elternberatungsterminen),
- gemischter Schwerpunkt (Einzeltherapie und eltern- oder familienbezogene Interventionen),
- familientherapeutischer Schwerpunkt (nur eltern- oder familienbezogene Interventionen, z. B. im Rahmen von gemeinsamen Familiensitzungen).

Bei der Festlegung der Settings kann man sich an den folgenden *Regeln* orientieren:

- Das Setting sollte so gewählt werden, dass die berichteten Auffälligkeiten sich in diesen Settings zeigen können und somit therapeutisch angehbar sind.
- Im gewählten Setting sollten alle die Personen erreichbar bzw. verfügbar sein, die für die Bewältigung der Probleme unabdingbar sind (häufiges Problem: Teilnahme des Vaters).
- Das gewählte Setting sollte produktive Veränderungsmöglichkeiten bieten. Das heißt, es muss schnell erkennbar sein, dass im gewählten Therapiesetting die sich zeigenden Probleme nicht nur immer wieder neu inszeniert bzw. reproduziert werden, sondern (mithilfe des Therapeuten) kontrollierbar und veränderbar sind (typisches Problem: Familiensitzungen, in denen die Familienkonflikte nur noch weiter eskalieren).
- Das gewählte Setting sollte von allen beteiligten Personen (Patienten, Familien) akzeptiert werden.

Gemeinsame Familientherapie ist dann angezeigt, wenn die Familie selbst ihre Schwierigkeiten als familiale Beziehungsproblematik anbietet und die individuellen Probleme als sekundär erlebt werden oder die präsentierte Problematik als gemeinsames Problem der Familie erlebt wird. Von gemeinsamen Familiensitzungen ist aber abzuraten, wenn die gemeinsamen Gespräche für einen der Beteiligten zu belastend oder ängstigend sind, was z. B. bei schweren Angst- oder Zwangsneurosen oder akuten Psychosen vorkommen kann. Nicht angezeigt sind gemeinsame Sitzungen auch dann, wenn maligne Interaktionsmuster, die sich häufig wiederholen, in der Therapiesitzung nicht unterbrochen werden können (z. B. bei ausgeprägt hysterischen Syndromen oder bei aggressiven Auseinandersetzungen). Eine Kontraindikation bzgl. gemeinsamer Familientherapie-Sitzungen ist auch dann gegeben, wenn zwischen den Eltern schwerwiegende Konflikte bestehen, etwa eine ausgeprägt feindselige Haltung oder gravierende sexuelle Probleme. Im Falle von schweren Ehekonflikten ist deshalb statt einer gemeinsamen Familientherapie eine Paartherapie vorzuziehen.

Methodischer Schwerpunkt: Welche Methoden sollen genutzt werden?

Bei den Überlegungen zur geeigneten psychotherapeutischen Methode ist die Frage zu beantworten, ob bei einem Patienten bzw. bei einer Familie die Problembewältigungsperspektive oder die Klärungsperspektive im Vordergrund stehen sollte. Dabei ist zu berücksichtigen, dass eine zu starre Orientierung an der einen oder anderen Perspektive den therapeutischen Prozess behindern kann: Eine Betonung der Klärungsperspektive kann an dem dringenden Bedürfnis nach einer unmittelbaren Entlastung bzw. Problemmilderung und praktischen Hilfestellung vorbeigehen, die Patienten und Familien überfordern und damit zu einer zusätzlichen Strapazierung und Belastung der Patienten und ihrer Familien führen. Auf der anderen Seite kann ein starres Beharren auf stützenden, psychoedukativen oder verhaltenstherapeutischen Methoden die Patienten bzw. Familien unterfordern bzw. infantilisieren, ihre Kompetenz und Verantwortung unnötig einschränken und sie damit eher behindern als fördern. In der folgenden Übersicht sind einige Kriterien angegeben, die bei der Entscheidung, ob eher die Klärungsperspektive oder die Problembewältigungsperspektive in den Vordergrund gerückt werden soll, zu beachten sind.

Tabelle 37.5 Kriterien zur Wahl des methodischen Schwerpunktes der Therapie

	Perspektive: Situations- und Beziehungsklärung ↔	Konkrete Problembewältigung
Kriterien:		
Individuelle Aspekte:		
Alter und Entwicklungsstand	Höhere Altersstufen (Schulkinder und Jugendliche)	Niedere Altersstufen (Kleinkinder und Schulkinder)
Allgemeines soziales Funktionsniveau	Hohes Funktionsniveau	Geringes Funktionsniveau
Intelligenz und Introspektionsfähigkeit	Hohe Intelligenz und Introspektionsfähigkeit	Geringe Intelligenz und Introspektionsfähigkeit
Vorherrschende Bewältigungsstile	Intrapsychische, ereignisdistanzierte Bewältigungsformen	Aktionale, ereigniszentrierte Bewältigungsstile
Behandlungserwartungen	Präferenz für weniger strukturierte und nichtdirektive Behandlungen	Präferenz für strukturierte und direktive Behandlungen
Familiäre und soziale Aspekte:		
Familiäre Problembelastung	Sozial integrierte Familien mit geringen sonstigen Belastungen	Familien mit multiplen Belastungen und sozialen Problemen
Bindung und Organisationsgrad	Familien mit tragfähigen Bindungen und hohem Organisationsgrad	Familien mit wenig tragfähigen Bindungen und geringem Organisationsgrad
Familiäre Beziehungsstruktur	Rigide und verstrickte Familienbeziehungsstrukturen	Chaotische und desintegrierte Familienbeziehungsstrukturen

Zusammenfassung

Nach einer historischen Einleitung werden allgemein akzeptierte Grundannahmen des familientherapeutischen Ansatzes dargestellt. Der einführende Abschnitt wird abgeschlossen durch eine Definition der Familientherapie. Daraufhin werden die familientherapeutischen Wirkprinzipien (in Analogie zu den einzeltherapeutischen Prinzipien) dargestellt: Das Wirkprinzip „positive Orientierung" bezieht sich auf die Aktivierung der positiven Möglichkeiten und Stärken der Familien und auf die Entwicklung einer produktiven therapeutischen Kooperation. Das Wirkprinzip „konkrete Problembewältigung" zielt auf eine Verbesserung der Kompetenz der Familienmitglieder im Umgang mit den anstehenden Problemen, und das Wirkprinzip „Situations- und Beziehungsklärung" ist darauf ausgerichtet, die Familienmitglieder zu unterstützen und ihre Situation besser auf ihre eigenen Zielsetzungen und Bedürfnisse abzustimmen.

Im nächsten Abschnitt werden die familiendiagnostischen Methoden dargestellt; dabei wird das gemeinsame, familiendiagnostische Interview sehr ausführlich erläutert. Die dargestellten Prinzipien der Gesprächsführung stellen die „Grundmethode" der Familientherapie dar. Weitere, im familientherapeutischen Kontext häufig verwendete Therapiemethoden werden anhand von Beispielen dargestellt (z. B. Symptomverschreibung, Familienverträge, zirkuläre Fragen, Umdeuten, Familienskulptur, Genogramm). Im nächsten Abschnitt werden der Anwendungsbereich und die Indikationsstellung der Familientherapie dargestellt, und es werden Hinweise zur Indikationsstellung bzgl. des Settings und des methodischen Schwerpunkts gegeben. Das Kapitel wird mit der empirischen Wirksamkeitsüberprüfung und der Qualitätssicherung der Familientherapie abgeschlossen.

Literatur

Ackerman NW. The psychodynamics of family life. New York: Basic Books; 1958.

Alexander JF, Parsons BV. Functional family therapy. Monterey: Brooks Cole; 1982.

Arbeitsgemeinschaft der Wissenschaftlichen Medizinischen Fachgesellschaften (AWMF) (2000). Leitlinie der Konferenz der leitenden Fachvertreter für Psychosomatische Medizin und Psychotherapie an den Universitäten der Bundesrepublik Deutschland im Einvernehmen mit den Fachgesellschaften DGPM, DGPT, AÄGP und DKPM: Paar- und Familientherapie. http://www.uni-duesseldorf.de/WWW/AWMF/ll/051-025.htm. Zugriff am 23. Febr. 2005.

Arbeitsgemeinschaft der Wissenschaftlichen Medizinischen Fachgesellschaften (AWMF) (2000). Leitlinien Paar- und Familientherapie. Online verfügbar unter http://www.awmf-leitlinien.de.

Bateson G, Haley J, Weakland J. Toward a theory of schizophrenia. Behavioral Science. 1956;1:251–64.

Bateson G. Ökologie des Geistes. Frankfurt: Suhrkamp; 1981.

Beckmann D, Richter HE. Gießen-Test. Bern: Huber; 1972.

Borg-Laufs M, ed. Lehrbuch der Verhaltenstherapie mit Kindern und Jugendlichen. Bd. 1–2. Tübingen: dgvt-Verlag; 2001.

Bowen M. A family concept of schizophrenia. In: Jackson DD, ed. The etiology of schizophrenia. New York: Basic Books; 1960.

Carr A. The handbook of child and adolescent clinical psychology. A contextual approach. London: Routledge; 1999.

Carr A. Evidence-based practice in family therapy and systemic consultation: I. Child-focused problems. Journal of Family Therapy 2000 a;22:29–60.

Carr A. What works for children and adolescents? London: Routledge; 2000 b.

Carr A. Thematic review of family therapy journals in 2003. Journal of Family Therapy 2004;26:430–45.

Cierpka M, Frevert D. Die Familienbögen. Göttingen: Hogrefe; 1995.

Cierpka M, ed. Handbuch der Familiendiagnostik. 2. Aufl. Berlin: Springer; 2003.

Cotrell D, Boston P. Practitioner review: The effectiveness of systemic family therapy for children and adolescents. Journal of Child Psychology and Psychiatry. 2002;43:573–86.

DeShazer S. Der Dreh. Überraschende Wendungen und Lösungen in der Kurzzeittherapie. Heidelberg: Auer; 1993.

DeShazer S. Muster familientherapeutischer Kurzzeit-Therapie. Paderborn: Junfermann; 1997.

Eisler I, Dare C, Hodes M, Russel G, Dodge E, Le Grange D. Family therapy for adolescent anorexia nervosa: The result of a controlled comparison of two family interventions. Journal of Child Psychology and Psychiatry. 2000;41:727–36.

Fonagy P, Target M, Cotrell D, Phillips J, Kurtz Z, ed. What works for whom? A critical review of treatments for children and adolescents. London, New York: The Guilford Press; 2002.

Gehring TM. Familien-System-Test. Weinheim: Beltz; 1994.

Graham P, ed. Cognitive behaviour therapy for children and families. 2nd ed. Cambridge: Cambridge University Press; 2005.

Grawe K. Was sind die wirklich wirksamen Ingredienzien der Psychotherapie?. Einführungsreferat von Prof. Dr. Klaus Grawe auf dem Psychotherapiekongress 1994 in Hamburg. Internet-Dokument. http://www.psychotherapie.org/Klaus/ref-grawe.html; 1994.

Grawe K, Donati R, Bernauer F. Psychotherapie im Wandel. Von der Konfession zur Profession. 3. Aufl. Göttingen: Hogrefe; 1994.

Haley J. Strategies in psychotherapy. New York: Grune und Stratton; 1963.

Heekerens HP. Verhaltensorientierte Familientherapie. In: Steinhausen HC, von Aster M, eds. Handbuch Verhaltenstherapie und Verhaltensmedizin bei Kindern und Jugendlichen. Weinheim: Belz PVU; 1993:601–25.

Heekerens HP. Die funktionale Familientherapie. In: Sulz SKD, Heekerens HP, eds. Familien in Therapie. Grundlagen und Anwendung kognitiv-behavioraler Familientherapie. München: CIP-Medien; 2002: 159–84.

Heekerens HP. Die funktionale Familientherapie. In: Mattejat F, ed. Verhaltenstherapie mit Kindern, Jugendlichen und ihren Familien. Lehrbuch der Psychotherapie. Bd. 4. München: CIP-Medien; 2002:351–61.

Henggeler SW, Schönwald SK, Pickrel SG. Multisystemic therapy: Bridging the gap between university- and community-based treatment. Special section: Efficacy and effectiveness in studies of child and adolescent psychotherapy. Journal of Consulting and Clinical Psychology. 1995;63:709–17.

Henggeler SW, Schoenwald SK, Rowland MD, Cunningham PB. Serious emotional disturbance in children and adolescents. New York, London: The Guilford Press; 2002.

Henggeler SW, Sheidow AJ. Multisystemische Behandlung schwerwiegender Verhaltensprobleme bei Jugendlichen und ihren Familien. Verhaltenstherapie und Verhaltensmedizin. 2006;4:491–514.

Ihle W, Jahnke D. Die Wirksamkeit familienbezogener Interventionsansätze bei Angststörungen und depressiven Störungen im Kindes- und Jugendalter. Kindheit und Entwicklung. 2005;14:12–20.

Kanfer FH, Reinecker H, Schmelzer D. Selbstmanagement. 2. Aufl. Berlin: Springer; 1996.

Kazdin AE. Problem-solving skills training and parent management training for conduct disorder. In: Kazdin AE, Weisz JR, eds. Evidence-based psychotherapies for children and adolescents. New York: The Guilford Press; 2003:101–19.

McClellan JM, Werry JS. Evidence-based treatments in child and adolescents psychiatry: An inventory. Journal of the American Academy of Child and Adolescent Psychiatry. 2003;42:1388–1400.

Markie-Dadds C, Sanders KM, Turner T. Das Triple P Elternarbeitsbuch. Der Ratgeber zur positiven Erziehung mit praktischen Übungen. PAG Institut für

Psychologie. Münster: Verlag für Psychotherapie; 2003.
Mattejat F, Scholz M. Das subjektive Familienbild (SFB). Leipzig-Marburger Familientest. Göttingen: Hogrefe; 1994.
Mattejat F. Evidenzbasierte Prinzipien und Grundkomponenten familientherapeutischer Interventionen bei psychischen Störungen von Kindern und Jugendlichen. Kindheit und Entwicklung. 2005;14:3–12.
Mattejat F. Kognitiv-behaviorale Elternarbeit und Familientherapie. In: Hiller W, Leibing E, Leichsenning F, Sulz SKD, eds. Lehrbuch der Psychotherapie. Bd. 4. München: CIP-Medien; 2006:363–82.
Mattejat F, Ihle W. Familienorientierte kognitiv-verhaltenstherapeutische Interventionen. In: Petermann F, ed. Kinderverhaltenstherapie. Baltmannsweiler: Schneider; 2006:105–27.
Mattejat F, Quaschner K. Problemanalyse, Fallkonzeptualisierung und Therapieplanung. In: Hiller W, Leibing E, Leichsenning F, Sulz SKD, Hrsg. Lehrbuch der Psychotherapie. Band 4. München: CIP-Medien; 2006:171–96.
Mattejat F. Familie. In: Strauß B, Caspar F, Hohagen F, eds. Lehrbuch der Psychotherapie. Göttingen: Hogrefe. [In press].
Minuchin S. Familie und Familientherapie. Freiburg: Lambertus; 1977.
Palmowski W, Thöne E. Zirkuäres Fragen – Was war das noch? Zeitschrift für systemische Therapie. 1995;13:111–21.
Penn P. Zirkuläres Fragen. Familiendynamik. 1983;8: 198–222.
Remschmidt H, Mattejat F. Der Familien-Identifikations-Test (FIT). Göttingen: Hogrefe; 1999.
Richter HE. Eltern, Kind und Neurose. Stuttgart: Klett; 1963.
Richter HE. Patient Familie. Entstehung, Struktur und Therapie von Konflikten in Ehe und Familie. Reinbeck: Rowohlt; 1972.
Robin AL, Foster SL. Neotiating parent-adolescent conflict. A behavioural-family systems approach. New York, London: Guilford Press; 1989.
Robin AL, Siegel PT. Family therapy with eating-disordered adolescents. In: Russ SW, Ollendick TH, eds. Handbook of psychotherapies with children and families. New York: Kluwer Acad./Plenum Publ.; 1999:301–25.
Robin AL, Siegel PT, Moye AW, Gilroy M, Baker-Dennis A, Sikard A. A controlled comparison of family versus individual therapy for adolescents with anorexia nervosa. Journal of the American Academy of Child and Adolescent Psychiatry. 1999;38:1482–9.
Satir V. Conjoint family therapy. A guide to theory and technique. Palo Alto: Science and Behavior Books; 1964.
Scheib P, Wirsching M. Paar- und Familientherapie. Leitlinie und Quellentext. Stuttgart: Schattauer; 2004.
Von Schlippe A, Molter H, Böhmer N. Zugänge zu familiären Wirklichkeiten. Systhema (Sonderheft). 1995;9:23–5.
Von Schlippe A, Schweitzer J. Lehrbuch der systemischen Therapie und Beratung. 9. Aufl. Göttingen: Vandenhoeck und Ruprecht; 2003.
Schmidtchen S. Allgemeine Psychotherapie für Kinder, Jugendliche und Familien. Ein Lehrbuch. Stuttgart: Kohlhammer; 2001.
Selvini-Palazzoli M, Boscolo L, Cechin G, Prata G. Paradoxon und Gegenparadoxon. Stuttgart: Klett; 1977.
Sexton TL, Alexander JF, Mease AL. Levels of evidence for the models and mechanisms of therapeutic change in family and couple therapy. In: Lambert ML, ed. Bergin and Garfield's handbook of psychotherapy and behavior change. New York: John Wiley and Sons; 2004:590–646.
Stieglitz RD. Familientherapie aus verhaltenstherapeutischer Sicht. In: Wirsching M, Scheib P, eds. Paar- und Familientherapie. Berlin: Springer; 2002:121–35.
Stierlin H, Rücker-Embden I, Wetzel N, Wirsching M. Das erste Familiengespräch. Stuttgart: Klett; 1977.
Von Sydow K. Familien- und Paartherapie. In: Reimer C, Eckert J, Hautzinger M, Wilke E, eds. Psychotherapie. Ein Lehrbuch für Ärzte und Psychologen. Berlin: Springer; 1996.
Von Sydow K, Beher S, Retzlaff R, Schweitzer J. Die Wirksamkeit der Systemischen Therapie/Familientherapie. Göttingen: Hogrefe; 2007.
Walters M, Carter B, Papp P, Silverstein O. Unsichtbare Schlingen: Die Bedeutung der Geschlechterrollen in der Familienperspektive. Stuttgart: Klett-Cotta; 1991.
Webster-Stratton C, Reid MJ. The incredible years parents, teachers, and children training series: A multifaceted treatment approach for young children with conduct disorder. In: Kazdin AE, Weisz JR, eds. Evidence-based psychotherapies for children and adolescents. New York: The Guilford Press; 2003:101–19.
Wienand F. Kurzzeittherapeutische Ansätze in der kinder- und jugendpsychiatrischen Praxis. In: Forum der Kinder und Jugendpsychiatrie und Psychotherapie. Berufsverband der Ärzte für Kinder- und Jugendpsychiatrie und Psychotherapie in Deutschland e.V. Mitgliederrundbrief. 1997;IV/97:63–77.
Wirsching M, Scheib P, eds. Paar- und Familientherapie. Berlin: Springer; 2002.
Wynne LC, Singer M. Thought disorder and family relations of schizophrenics: I. Research strategy. Archives of General Psychiatry. 1963;9:191–8.

Prüfungsfragen

1. Was versteht man unter „Familientherapie"?
2. Auf welche Grundannahmen stützen sich die familientherapeutischen Ansätze?
3. Warum ist der familientherapeutische Ansatz bei psychischen Störungen von Kindern und Jugendlichen von hoher praktischer Bedeutung?
4. Nennen und erläutern Sie einige Wirkprinzipien der Familientherapie.
5. Was ist das Ziel der Familiendiagnostik?
6. Was sind die wichtigsten familiendiagnostischen Methoden (Beispiele)?
7. Nennen Sie die Prinzipien der Gesprächsführung in Familieninterviews.
8. Auf welche Themen sollte das familiendiagnostische Interview eingehen?
9. Nennen Sie einige familiendiagnostische Fragestellungen, die durch die Familiendiagnostik beantwortet werden sollen (Fragebereiche, einzelne Fragen).
10. Was ist die Grundmethode der Familientherapie?
11. Nennen Sie einige Beispiele für spezifische Gesprächstechniken, die in der Familientherapie bedeutsam sind.
12. Durch welche Fragen kann eine positive Orientierung gefördert werden (Beispiele)?
13. Was versteht man unter einer „Symptomverschreibung" (Beispiele)?
14. Was versteht man unter einer „zirkulären Frage" (Beispiele)?
15. Was versteht man unter „Umdeutung" (Beispiele)?
16. Was ist eine Familienskulptur?
17. Was ist ein Genogramm, und wie kann es in der Familientherapie genutzt werden?
18. Nennen Sie einige Aspekte, die bei der Indikationsstellung zum Setting berücksichtigt werden sollten.
19. Wann sollte in der Familientherapie eher die Klärungsperspektive (Situations- und Beziehungsklärung) und wann die Perspektive der konkreten Problembewältigung im Vordergrund stehen (Kriterien)?
20. Ist die Wirksamkeit der Familientherapie empirisch nachgewiesen?

38 Die Kinderanalyse und die nicht-direktive Spieltherapie

U. Lehmkuhl

Historische Entwicklung

Die Kinderanalyse als *Sonderform der Psychoanalyse* ist von Sigmund Freud nicht systematisch entwickelt worden. Er selber behandelte nur gelegentlich Kinder. Der „kleine Hans" mit der Pferdephobie dürfte sein bekanntester kindlicher Patient sein. Sigmund Freud beriet den Vater, er arbeitete (z.B. spielte) nicht selber mit diesem Jungen. *Nach Freuds Vorstellung* ist die *Psychoanalyse* ein Verfahren zur Untersuchung seelischer Vorgänge, gleichzeitig eine Behandlungsmethode psychischer Störungen und darüber hinaus eine Theorie psychologischer und psychopathologischer Vorgänge (1923). Grundlage dieser Merkmale ist die Annahme von der Existenz und der Dynamik des Unbewussten und Bewussten. Es wir davon ausgegangen, dass psychischen Vorgängen ein unbewusster Konflikt zugrunde liegt, dessen Bedeutung für sehr wesentlich gehalten wird.

Allen Schulen, die sich mit der analytischen Behandlung von Kindern beschäftigt haben, ist gemein, dass sie *psychodynamische Konzepte* zugrunde legen. Ein umfassendes Konzept existiert bis heute nicht. Die Frage: „Was ist Psychodynamik?" beantwortete Benedetti (1979) wie folgt: „Darunter versteht man das Wechselspiel psychischer Kräfte, Triebe, Motivationen, Charakterhaltungen, Widerstände, Ängste usw. sowohl untereinander als auch in der Beziehung zwischen Organismus und Umwelt."

Psychodynamische Konzepte sind eng mit tiefenpsychologischen Begriffen und ihrer ätiologischen Vorstellung einer Psychogenese verbunden.

Shapiro und Esman (1992) beschreiben die Entwicklung der Psychoanalyse in Theorie und Praxis, aber auch den veränderten Wissensstand im Hinblick auf das Verhalten von der frühen Kindheit bis in die Adoleszenz. Dieser wechselseitige Einfluss hat das psychoanalytische Setting und Vorgehen stark beeinflusst und verändert. Shapiro und Esman schlagen vor, heute von psychodynamischen Grundbegriffen und Beschreibungskategorien in der Kinder- und Jugendpsychiatrie auszugehen.

Graham (1974) erkannte die große Bedeutung tiefenpsychologischer Theorien für das Verständnis und die Theorie kinder- und jugendpsychiatrischer Erkrankungen an, wandte sich jedoch gegen den Anspruch, hiermit alle Verhaltensweisen schlüssig erklären zu können.

Unter dem direkten Einfluss Freuds und seiner Schüler entwickelte sich die *analytische Kinderpsychotherapie*. Die Technik der freien Assoziation (beim erwachsenen Patienten) musste durch das Spiel ersetzt werden, das anstelle des Traumes zum Unbewussten des Kindes führt. Hermine von Hug-Hellmuth führte Spiel- und Puppenmaterial (1913), Ada Müller-Braunschweig erstmals Zeichnen, Malen und Modellieren als *Ausdrucksmittel des Kindes* in die Therapie ein.

In der Schweiz entwickelte sich eine Richtung, die Psychoanalyse und Pädagogik eng verknüpfte (Zulliger 1966).

Mithilfe der Kinderanalyse wurden von Melanie Klein (1926–1932) wesentliche Entdeckungen gemacht und Neuerungen in die Behandlung eingeführt wie z.B. die Fantasietätigkeit oder die Fähigkeit zur Symbolbildung. Melanie Klein *setzte Kinder- und Erwachsenenanalyse gleich*: „Meine Arbeit mit Kindern wie mit Erwachsenen und meine Beiträge zur psychoanalytischen Theorie bauen sich letzten Endes auf der Spieltechnik auf" (1971). Die Spielproduktionen wurden gedeutet. Die Problematik von Angstentstehung und -bewältigung standen im Vordergrund. Sie lehnte eine erzieherische Einflussnahme auf das zu analysierende Kind ab und forderte eine konsequente Trennung der Behandlung des Kindes von Eltern und Elternhaus.

Anna Freud setzte sich in der „Einführung in die Technik der Kinderanalyse" (1927) mit der *Technik der Kinderbehandlung* auseinander. Sie hielt das Kind für „unreif und unselbstständig". Dies war für sie der Grund, weshalb sich der Therapeut aktiv um die Herstellung der psychoanalytischen Situation bemühen muss. Dem Kind fehle Krankheitseinsicht; es entschließe sich nicht freiwillig zur Behandlungsaufnahme, und es bringe nicht den Willen zur Heilung auf. Nicht nur mit dem Kind, sondern auch mit seinen Eltern muss ein Behandlungsbündnis (positive Überraschungsaspekte) erreicht werden. Das Spiel ist eine Ausdrucksmöglichkeit des Kindes, es wird aber nicht ausdrücklich gedeutet, da es symbolische und reale Bestandteile enthält.

Der Kindertherapeut nimmt eine *aktivere Rolle* ein als der Therapeut in der Erwachsenentherapie: Er beteiligt sich am Spiel des Kindes, übernimmt ihm zugeteilte Rollen, funktioniert auch bisweilen als Hilfs-Ich für das Kind. „Der Analytiker vereint also zwei schwierige und eigentlich einander widersprechende Aufgaben in einer Person: Er muss analysieren und erziehen, d.h., er muss in einem Atem erlauben und verbieten, lösen und wieder binden. Gelingt ihm das nicht, so wird die Analyse dem Kind zum Freibrief für alle in der Gesellschaft verpönten Untaten. Gelingt es ihm aber, so macht er damit ein Stück verfehlter Erziehung und abnormer Entwicklung rückgängig und verschafft so dem Kind oder denjenigen, die über das Schicksal des Kindes entscheiden, noch einmal die Möglichkeit, es besser zu machen" (Anna Freud 1968). Als Chancen der Kinderanalyse sieht Anna Freud einen relativ kurzen Weg des Kindes aus der Neurose, in der Beeinflussbarkeit des kindlichen Über-Ichs in Richtung Entlastung und in einer Veränderung der Eltern, die eine größere Anpassungsfähigkeit an die Bedürfnisse und Wünsche ihrer Kinder entwickeln.

August Aichhorn versuchte, psychoanalytische Pädagogik bei dissozialen Kindern und Jugendlichen in ambulanter und stationärer Behandlung anzuwenden (1957). In der Schweiz lag neben der Schule (z.B. Zulliger) in der psychohygienischen Prophylaxe ein Schwerpunkt bei den Heimen und Kindergärten (Wolfheim 1930).

Nach dem Zweiten Weltkrieg entwickelte Zulliger die *Nicht-deutende Spieltherapie* (1966). Konflikte werden bis zur echten Konfliktlösung im affektbesetzten Spiel ausagiert. Die zugrunde liegenden psychodynamischen Vorgänge werden nicht gedeutet. Das Spiel wird als Triebabfuhr angesehen, als ein Anpassungsversuch an das Realitätsprinzip. An die Stelle des Deutens tritt das Eingreifen ins Spielgeschehen. Die Eltern müssen in den Behandlungsplan einbezogen werden.

Ebenfalls nach dem Zweiten Weltkrieg prägte Annemarie Dührssen eine wesentliche Richtung in der Kindertherapie. Zum Hauptziel wurde das *Umstimmen bzw. Umstrukturieren der Gefühlslage* des Patienten. Ein wichtigerer Aspekt als das Deuten ist für die Neoanalytiker das Aufdecken von Verschwiegenheiten (1971).

Virginia Axline versuchte, die Ideen von Carl Rogers für die Behandlung von Kindern zu nutzen (1947). Sie begründete die *Nicht-direktive Spieltherapie*: Der Therapeut spiegelt die Äußerungen des Kindes. Nach Schmidtchen (1989) besteht die *klientenzentrierte Kindertherapie* aus einer Familienberatung oder Familientherapie und einer Spieltherapie. Der Therapeut deutet, intellektualisiert oder analysiert das Spiel des Kindes nicht, sondern lässt es gefühlsmäßig auf sich wirken. Er zeigt sein Mitschwingen auf der Spielebene. Er begleitet das Kind und zeigt ihm ggf. „einen Weg in die Klarheit" (Schmidtchen 1963).

1999 reichte die Gesellschaft für Wissenschaftliche Gesprächspsychotherapie 48 „Effektivitätsstudien über Kinder- und Jugendlichenpsychotherapien" beim Wissenschaftlichen Beirat Psychotherapie ein, von denen sich lediglich wenige als Effektivitätsstudien herausstellten, so dass dieses Psychotherapieverfahren bislang für Kinder und Jugendliche *nicht wissenschaftlich anerkannt* werden konnte. Es war in all den Jahren nicht gelungen, durch entsprechende Studien die Wirksamkeit der nicht-direktiven Spieltherapie zu belegen.

Neue Konzepte in der Kinderpsychotherapie

Winnicott (1960, 1974) betont die Fähigkeit und die Bereitschaft der Mutter, dem Kind Sicherheit zu geben, die es zur Ausbildung seiner Persönlichkeit braucht. Im Raum von Übergangsobjekt und Übergangsraum ist spielerisches Handeln möglich.

Winnicott sieht Spielen als schöpferisches Handeln und als Suche nach dem Selbst.

In den letzten Jahren wurde die moderne *Säuglingsforschung* vor allem durch die Arbeit von Daniel Stern (1992) bekannt. Sie weist nach, dass der Säugling vom ersten Moment an äußerst aktiv und interessiert an der Welt ist und sich bemüht, seine angeborenen Fähigkeiten mithilfe der Außenreize zur Entfaltung zu bringen. Das Bild des wachen, seine Umwelt von Anfang an aktiv beeinflussenden Säuglings ersetzt das Bild des passiv den Außenweltreizen ausgesetzten und zu Abwehrmechaniken gezwungenen Säuglings, von dem Sigmund Freud ausging.

Dieser veränderte Blick auf den Anfang der menschlichen Entwicklung hat *Konsequenzen* weitreichender Art auf die Kinderpsychotherapie: Das Symbiosekonzept Margret Mahlers (1978) ist nicht mehr haltbar (Dornes 1993, S. 49–79). Die Vorstellung Melanie Kleins von den frühkindlichen Fantasien ist theoretisch nicht mehr zu begründen und damit für die Praxis hinfällig.

Die Anfänge des Seelenlebens sind offensichtlich nicht psychodynamischer Natur, „auch wenn es von Anfang an im Seelenleben aktiv zugeht. Vor der Existenz der Symbolfunktion gibt es keinen intrapsychischen Konflikt, weil es erstens keinen Wunsch gibt und zweitens die Realität noch nicht als intrapsychische, symbolische Instanz verinnerlicht ist. (...) Das frühe Seelenleben ist präkonfliktuös, wenn auch nicht ohne Schwierigkeiten und sicher kein Paradies" (Dornes 1993, S. 194 f.).

Nach den Ergebnissen der Säuglingsforschung gibt es *keinen angeborenen Aggressions- oder Destruktionstrieb* wie ihn die Psychoanalyse bis heute annimmt. Beobachtbar sind beim Säugling aversive Reaktionen und die Selbstbehauptung als primäres Streben beim Säugling. Aggressive und destruktive Äußerungen des Kleinkindes haben ihre Ursachen in nicht einfühlsamen Aktionen der frühen Bezugspersonen, d. h., sie sind die Reaktion auf Frustrationen (Lichtenberg 1991).

Anlagebedingte, biologische sowie organische Faktoren besitzen einen großen Einfluss auf die Verhaltensweisen von Kindern. Thomas und Chess (1977) konnten am Beispiel frühkindlicher *Temperamentsunterschiede* zeigen, dass die Betreuung von Kindern mehr oder weniger anspruchsvoll bzw. „schwierig" ist. Die sog. „schwierigen" Kinder können sich aufgrund ihrer Temperamentsmerkmale weniger leicht an den Alltag gewöhnen, sind in ihrem Verhalten wenig berechenbar und können sich schlecht auf neue Situationen einstellen. Einfühlsames Verhalten der Mutter erleichtert es dem Kind, die anfänglichen Risiken zu meistern. Andererseits trägt ein wenig angemessenes Verhalten der Mutter zum Rückzug und zur Verstimmung des Kindes bei. Viele Eltern erleben dies als enttäuschend und belastend. So können zu jedem Zeitpunkt Störungen der Eltern-Kind-Beziehung auftreten, deren Ursachen nicht einseitig festgelegt sind.

Aus diesen Gründen lässt sich individuelles Verhalten *nur begrenzt* durch intrapsychische Konflikte und Entwicklungsmodelle verstehen. Erst die Einbeziehung verschiedener Ebenen ermöglicht es, Persönlichkeitsmerkmale, Haltungen und Symptome als Folge einer psychodynamischen Verarbeitung von bestimmten frühkindlichen Situationen zu begreifen. Ob ein Verhalten als normal oder als pathologisch eingeschätzt werden kann, lässt sich erst dann entscheiden, wenn es zum Entwicklungsstadium, zum Alter, zum Geschlecht, zu der Umgebung und zu den spezifischen Entwicklungsaufgaben der Phase, in der sich das Kind befindet, in Beziehung gebracht wird.

Symptome erschließen sich in ihrer Bedeutung erst aus dem *lebensgeschichtlichen Kontext*. Thomae (1985) warnt davor, zu früh mit Erklärungen, Typisierungen oder Sinndeutungen zu beginnen, seelisches Verhalten in Fragmente aufzulösen und dabei zu falschen Bruchstücken zu gelangen, d. h. den ganzheitlichen Aspekt zu verlieren. Geht man von der Annahme aus, dass sich psychogene Störungen nur aus dem Zusammenwirken von Einflüssen in jeder der bisher durchlaufenen Entwicklungsphasen der betreffenden Personen verstehen lassen, dann tragen sämtliche Entwicklungsphasen zur Bildung der betreffenden Störung im Sinne einer Verlaufsstruktur bei (Fürstenau 1986).

Für das Verständnis der psychodynamischen Verarbeitung von Belastungen heißt das, dass zwar bestimmte Mangelerfahrungen in der frühen Kindheit das Risiko für spätere emotionale Störungen erhöhen, diese jedoch keineswegs regelhaft auftreten oder einem bestimmten Muster folgen. Andererseits ist es nur begrenzt möglich, von den Erfahrungen einer individuellen Lebensgeschichte auf allgemein gültige Folgen in bestimmten Konflikten oder Belastungen zu generalisieren.

Für das Verständnis der Dynamik bei kinder- und jugendpsychiatrischen Erkrankungen ist es notwendig, die vielfältigen *Einflüsse*, die letztlich zu einer spezifischen Phänomenologie, d.h. dem individuellen Erscheinungsbild der psychischen Störung führen, zu erfassen, um sowohl intra- als auch interindividuelle Gesetzmäßigkeiten zu erkennen.

Um die Wirksamkeit der dargestellten Therapieform zu belegen, sind langjährige Katamnesen und eine systematische Methode der Datenerfassung erforderlich.

Das Anna-Freud-Center in London entwickelte noch unter Leitung von Anna Freud selbst eine solche Methode. Die Daten dieser Studie legen nahe, dass bei einer genügend langen und intensiven Behandlung die meisten kindlichen psychiatrischen Störungen mit einer etwas erweiterten Anwendung der psychoanalytischen Technik sinnvoll behandelt werden können (Fonagy u. Target 1995).

Fonagy et al. bescheinigen in dem 2002 erschienenen Buch „What works for whom?" die *ungünstige Forschungslage* von dynamischer Psychotherapie besonders bei Kindern und Jugendlichen. Die vorhandenen Studien belegen die Wirksamkeit analytischer Kinder- und Jugendlichenpsychotherapie, sind aber zahlenmäßig nicht ausreichend (Windaus 2005, S. 531 ff.). Die vorliegenden Katamnesen bilden die Behandlungsrealität unter Versorgungsbedingungen naturalistisch gut ab. Neuere Studien, die eine Kombination von Wartekontrollgruppendesign und naturalistischen Feldabbildungen darstellen, konstatieren die Wirksamkeit von analytischer Kinder- und Jugendlichenpsychotherapie unter Versorgungsbedingungen. Die störungsspezifischen Studien zu depressiven, Angst- und Verhaltensstörungen (Horn et al. 2005, Kronmüller et al. 2005, Winkelmann et al. 2005) belegen einzig und erstmalig, kontrolliert und naturalistisch die Wirksamkeit analytischer Kinder- und Jugendlichenpsychotherapie in der ambulanten Versorgung in Deutschland. Die Ergebnisse der zitierten Arbeit sprechen aber auch dafür, dass für einen Teil der Patienten eine intensivere oder aber auch eine andere Behandlungsform erforderlich ist. Die Autoren empfehlen in weiteren Studien zu erforschen, durch welche Maßnahmen die Residualsymptomatik bei Therapieende weiter reduziert werden kann. Es wird für wichtig gehalten, weitere Anhaltspunkte für differenzielle Indikationskriterien für die psychodynamische Kurzzeittherapie zu finden und die Mechanismen und Prozesse, die zu einer erfolgreichen Behandlung führen, detaillierter zu erforschen. Die Belege für die Langzeitbehandlungen stehen noch aus. Somit liegen jetzt für die analytische Kinder- und Jugendlichenpsychotherapie erste Forschungsergebnisse vor, im Vergleich zu den verhaltenstherapeutischen Arbeiten sind sie aber in ihrer Anzahl noch deutlich unterlegen.

Weiteren Untersuchungen ist es vorbehalten, ob die Kombination von bestimmten Behandlungstechniken bzw. der Einsatz von spezifischen Behandlungstechniken in bestimmten Phasen die Effizienz der Therapeuten noch verbessern kann. „Die Wege und Mittel der Therapie in der Kindheit sind so zahlreich wie die auf dem Entwicklungsweg erworbenen Störungen, und so verschieden voneinander, wie die verschiedenen Anteile der kindlichen Persönlichkeit" (Anna Freud 1987).

Zusammenfassung

Psychotherapie ist integraler Bestandteil der Kinder- und Jugendpsychiatrie. Die Entwicklung eigenständiger Therapieformen für Kinder und Jugendliche setzte erste deutlich nach Etablierung der Psychotherapie für erwachsene Patienten ein, nicht nur in den tiefenpsychologisch und psychoanalytisch orientierten Richtungen. Entscheidende Vertreter wie z.B. Anna Freud kamen aus der Pädagogik. Die Bedeutung tiefenpsychologischer Theorien für das Verständnis und die Theorie kinder- und jugendpsychiatrischer Erkrankungen wird diskutiert vor dem Hintergrund der Beobachtungen und Ergebnisse der Säuglingsforschung. Es ist anzunehmen, dass die Kombination bzw. der Einsatz von spezifischen Behandlungstechniken in bestimmten Phasen der Therapie die Effizienz deutlich verbessert.

Literatur

Aichhorn A. Verwahrloste Jugend. 4. Aufl. Bern: Huber; 1925/1957.

Axline V. Kinder-Spiel-Therapie im nicht-direktiven Verfahren. 8. Aufl. München: Reinhardt; 1947/1993.

Benedetti J. Psychodynamik als Grundlagenforschung der Psychiatrie. In: Kisker KJ, Meyer JE, Müller C, Strömgren E, eds. Psychiatrie der Gegenwart. Bd. 1: Grundlagen und Methoden der Psychiatrie, Teil 1. Heidelberg: Springer; 1979.

Dornes M. Der kompetente Säugling. Die präverbale Entwicklung des Menschen. Frankfurt/M.: Fischer; 1993.

Dührssen A. Psychogene Erkrankungen bei Kindern und Jugendlichen. 8. Aufl. Göttingen: Verlag für Medizinische Psychologie; 1956/1971.

Fonagy P, Target M. Kinderpsychotherapie und Kinderanalyse. Implikationen für die therapeutische Arbeit. Kinderanalyse. 1995;3:50–86.

Fonagy P, Target M, Cottrell D, Phillips J, Kurtz Z. What works for whom? A critical review of treatments for children and adolescents. New York: Guildford Press; 2002.

Freud A. Einführung in die Technik der Kinderanalyse. 5. Aufl. München: Reinhardt; 1927/1970.

Freud A. Wege und Irrwege in der Kinderentwicklung. Frankfurt/M.: Fischer; 1968.

Freud A. Schriften der Anna Freud in zehn Bänden. Frankfurt/M.: Fischer; 1987.

Freud S. „Psychoanalyse" und „Libidotheorie". GW Bd XIII. Frankfurt/M.: Fischer; 1923:209.

Fürstenau P. Wandlungen des Verständnisses und der Therapie psychogener Störungen in jüngster Zeit. In: Kisker KJ, Lauter H, Meyer E, Müller C, Strömgren E, eds. Psychiatrie der Gegenwart 1: Neurosen, psychosomatische Erkrankungen, Psychotherapie. Heidelberg: Springer; 1986.

Graham P. Child psychiatry and psychotherapy. J Clin Psychol Psychiat. 1974;25:59–66.

Horn H, Geiser-Elze A, Reck C, Hartmann M, Stefini A, Victor D, Winkelmann K, Kronmüller KT. Zur Wirksamkeit psychodynamischer Kurzzeitpsychotherapie bei Kindern und Jugendlichen mit Depressionen. Prax Kinderpsychol Kinderpsychiat. 2005:54:578–597.

Von Hug-Hellmuth H. Zur Technik der Kinderanalyse. Int Z Ärztl Psychoanal. 1913;1:470.

Klein M. Die Psychoanalyse des Kindes. 2. Aufl. München: Reinhardt; 1932/1971.

Kronmüller KT, Postelnicu J, Hartmann M, Stefini A, Geiser-Elze A, Gerhold M, Horn H, Winkelmann K. Zur Wirksamkeit psychodynamischer Kurzzeitpsychotherapie bei Kindern und Jugendlichen mit Angststörungen. Prax Kinderpsychol Kinderpsychiat. 2005;54:559–77.

Lichtenberg JD. Psychoanalyse und Säuglingsforschung. Heidelberg: Springer; 1991.

Mahler M. Die psychische Geburt des Menschen. Frankfurt/M.: Fischer; 1978.

Riklin F. Wunscherfüllung und Symbolik im Märchen. Schriften zur angewandten Seelenkunde. 1908: H2.

Schmidtchen S. Kinderpsychotherapie. Stuttgart: Kohlhammer; 1989.

Shapiro T, Esman A. Psychoanalysis and child and adolescent psychiatry. J Am Acad Child Adolesc Psychiat. 1992;31:6–13.

Stern D. Die Lebenserfahrung des Säuglings. Stuttgart: Klett-Cotta; 1992.

Thomae H. Dynamik menschlichen Handelns. Bonn: Bouvier; 1985.

Thomas A, Chess S. Temperament and development. New York: Brunner and Mazel; 1977.

Windaus E. Wirksamkeitsstudien im Bereich der tiefenpsychologisch fundierten und analytischen Kinder- und Jugendlichenpsychotherapie: Eine Übersicht. Prax Kinderpsychol Kinderpsychiat. 2005;54:530–58.

Winkelmann K, Stefini A, Hartmann M, Geiser-Elze A, Kronmüller A, Schenkenbach C, Horn H, Kronmüller KT. Zur Wirksamkeit psychodynamischer Kurzzeitpsychotherapie bei Kindern und Jugendlichen mit Verhaltensstörungen. Prax Kinderpsychol Kinderpsychiat. 2005;54:598–614.

Winnicott DW. Primäre Mütterlichkeit. Psyche. 1960; 14:393.

Winnicott DW. Reifungsprozesse und fördernde Umwelt. München: Kindler; 1974.

Wissenschaftlicher Beirat Psychotherapie. Gutachten zur Gesprächspsychotherapie als wissenschaftliches Psychotherapieverfahren. 2005. (www.wb-psychotherapie.de)

Wolfheim N. Psychoanalyse und Kindergarten. München: Reinhardt; 1930/1963.

Zulliger H. Bausteine zur Kinderpsychotherapie. 2. Aufl. Bern: Huber; 1966.

Prüfungsfragen

1. Wie lauten die Grundannahmen der Psychoanalyse für das Verständnis seelischer Vorgänge?
2. Wurde ein allgemein gültiges, psychodynamisches Grundkonzept in der Psychoanalyse entwickelt?
3. Welche Bedeutung haben die Thesen Melanie Kleins für das Verständnis in der Kinderanalyse heute?
4. Welches sind die wesentlichen Unterschiede in der analytischen Psychotherapie mit Kindern im Vergleich zu Erwachsenen?
5. Welchen Akzent setzten die Neoanalytiker wie Annemarie Dührssen in der Kindertherapie?
6. Benennen Sie den entscheidenden Unterschied zwischen Kinderanalyse und nicht-direktiver Spieltherapie.
7. Welche Konzepte führte Winnicott in die Kinderanalyse ein?
8. Wie lauten die wesentlichen Erkenntnisse der Säuglingsforschung?
9. Welche Bedeutung haben diese Erkenntnisse für die Kinderanalyse und ihre klassischen Grundannahmen?
10. Welchen Stellenwert haben anlagebedingte, biologische und organische Faktoren für die Verhaltensweisen von Kindern?
11. Wie lassen sich die heute bekannten Einflussgrößen auf die Entwicklung eines Kindes mit psychoanalytischen Konzepten verbinden?

39 Entspannungsverfahren

S. Göggerle und G. Esser

Einleitung

Entspannung wird definiert als „psychophysischer Zustand, der subjektiv durch das Fehlen von Aufregung, Verspannung und Nervosität bzw. das Vorhandensein von Gelöstheit, Gelassenheit und innerer Ruhe gekennzeichnet ist" (Vaitl u. Petermann 2000). Das *Gleichgewicht von Anspannung und Entspannung* gilt als Voraussetzung für das körperliche und seelische Wohlbefinden. Umgekehrt stören seelische und körperliche Probleme dieses Gleichgewicht.

Ein Entspannungszustand kann sowohl durch *individuelle* Formen der Entspannung (Lesen, Musikhören, Spazierengehen etc.) als auch durch *systematische* Methoden der Entspannung erreicht werden. Systematische Verfahren haben den Vorteil, dass sie schneller und gezielter in bestimmten Belastungssituationen eingesetzt werden können, vorausgesetzt, sie sind gut eingeübt. Entspannungsverfahren kommen als alleinige Therapiemethoden und auch als integrierter Bestandteil von multimodalen Therapiesettings zum Einsatz. Die verschiedenen Entspannungsverfahren können nach ihrer *Induktionsart* und nach der *Entspannungsreaktion*, die sie auslösen, klassifiziert werden (Tab. 39.**1**). Bei der Entspannungsinduktion wird zwischen auto- und heteroinstruktiv unterschieden, wobei *autoinstruktiv* bedeutet, dass der Übende sich selbst anleitet, *heteroinstruktiv*, dass er von außen, z. B. von einem Therapeuten angeleitet wird. Die Anweisung kann zu aktivem Handeln, aber auch zu passivem „Mit-sich-geschehen-Lassen" auffordern. Die *Entspannungsreaktion* kann entweder primär somatisch, primär psychisch oder beides sein. Im Allgemeinen geht jedoch eine körperliche Entspannung mit einer seelischen Ruhe einher und umgekehrt.

Wie unterscheidet sich das Entspannen lernen nun bei Kindern und Jugendlichen von dem der

Tabelle 39.**1** Klassifikation der Entspannungsverfahren nach Vaitl (2000)

Entspannungsmethode	**Entspannungsinduktion**				**Entspannungsreaktion**	
	auto-instruktiv	hetero-instruktiv	aktiv	passiv	somatisch	psychisch
Hypnose	–	++	–	+	+	+
Autogenes Training (Unterstufe)	++	–	–	+	++	–
Meditation	++	–	–	+	+	+
Progressive Muskelentspannung	+	+	+	–	++	–
Biofeedback	–	–	+	–	++	–

++ = deutlich ausgeprägt
\+ = vorhanden
– = fehlt oder nur schwach ausgeprägt

Erwachsenen? Kinder *entspannen* im Allgemeinen *leichter* als Erwachsene, sie sind *suggestibler* und besitzen meist *mehr Fantasie* (Eberlein 1985, Friebel 1994, Krampen 1992, Petermann 2005). Da die sprachlichen Fähigkeiten und das Abstraktionsvermögen von Kindern unterschiedlichen Alters- und Entwicklungsstandes stark variieren, müssen die Entspannungsmethoden individuell auf das jeweilige Kind bzw. auf die jeweilige Gruppe abgestimmt sein. Daher sollte das Entspannungstraining bei Kindern *in altershomogenen Gruppen* durchgeführt werden. Die Aufmerksamkeitsspanne bei Kindern ist noch wesentlich kürzer als bei Erwachsenen, sie müssen intensiver angeleitet werden, und der Transfer der Übungen in den Alltag fällt ihnen schwerer. Kinder müssen außerdem vermehrt motiviert werden, da in den meisten Fällen die Elternmotivation über die kindlichen Interessen bestimmt. Zu beachten gilt, dass das Körperschema bei Kindern noch nicht vollständig entwickelt ist (Krampen 2000).

Petermann (2005) unterscheidet folgende *drei Wirkungszugänge* bei Kindern:

- *kognitiv*, z.B. autogenes Training,
- *imaginativ*, z.B. Entspannungsgeschichten,
- *sensorisch*, z.B. progressive Muskelrelaxation.

Die Auswahl des Verfahrens sollte sich am Entwicklungsstand, an der Vorerfahrung und am Behandlungsziel orientieren.

Autogenes Training

Das autogene Training, auch *konzentrative Selbstentspannung* genannt, ist im europäischen Raum eines der am meisten angewandten Entspannungsverfahren bei Kindern und Jugendlichen (Biermann 1996, Eberlein 1985). Der Berliner Arzt Schultz (1884–1970) entwickelte das autogene Training (kurz: AT) aus seinen Erfahrungen mit der Durchführung der Hypnose. Er befragte Studenten nach ihren Empfindungen im hypnotisierten Zustand. Die am häufigsten genannten Körpersensationen waren Schwere, Ruhe und Wärme. Auf diesen drei Sinneswahrnehmungen beruhen die ersten beiden *Grundübungen* des AT (Schultz 1989).

Insgesamt besteht das AT aus den *sechs Übungen* Schwere, Wärme, Atmung, Sonnengeflecht, Herz und Stirn (s. Tab. 39.**2**). Die Entspannungsformeln werden zunächst vom Therapeuten, später vom Klienten selbst angeleitet. Bei Kindern müssen die Übungen länger von außen angeleitet werden.

Tabelle 39.**2** Grundübungen des autogenen Trainings (aus: Friebel et al. 1994)

Einführung	Ganz ruhig und entspannt.
1. Übung: Schwere	Ich bin ganz schwer. Mein Arm ist schwer. Auch der andere Arm ist schwer. Meine Beine sind schwer.
2. Übung: Wärme	Ich bin ganz warm. Meine Hände sind warm. Meine Füße sind warm.
3. Übung: Atmung	Mein Atem geht ruhig, rhythmisch, gleichmäßig.
4. Übung: Sonnengeflecht	Mein Bauch (oder Sonnengeflecht) ist strömend warm.
5. Übung: Herz	Mein Herz schlägt ruhig und regelmäßig.
6. Übung: Stirn	Die Stirn ist angenehm kühl.
Abschluss	Ich bin ganz ruhig und entspannt.

Ein wichtiger Bestandteil des AT ist die *formelhafte Vorsatzbildung*. Die Formeln sollen als positive Selbstinstruktion in der Entspannungssituation geübt und später im Alltag abgerufen werden. Krämer (1994) unterscheidet zwischen formelhaftem Vorsatz und wandspruchartigem Leitsatz. Ersteres bezieht sich auf eine Verhaltensweise („Nicht verzagen, auch was wagen"), die Leitsätze greifen Charaktereigenschaften auf („Ruhig Blut, dann wird alles gut"). Die Merksätze sind kurz und prägnant, positiv und im Präsens formuliert und reimen sich, damit sie besser zu merken sind. Erwachsene formulieren ihre eigenen, für sie wichtigen Vorsätze, bei Kindern werden die Formeln vorgegeben.

Als autosuggestives Verfahren hat das AT den Vorteil, dass es ohne fremde Hilfe und ohne technische Hilfsmittel wie z.B. ein Tonband, zu jeder Zeit und an jedem Ort durchgeführt werden kann.

Das autogene Training in klassischer Form kann *bei Kindern* mit altersadäquatem Entwicklungsstand ab dem 8.–10. Lebensjahr angewandt werden (Friedrich u. Friebel 1994, Krampen 1992). Adaptierte Versionen werden bereits ab dem Kindergartenalter verwendet (Friebel et al. 1994, Goldbeck u. Schmid 2003).

Imaginative Verfahren

Bei imaginativen Verfahren handelt es sich vor allem um *Fantasiegeschichten*. Diese können Traumreisen, Abenteuer- und Alltagsgeschichten sein. Es gibt Geschichten, in denen die übende Person selbst integriert ist, sozusagen „mitspielt" (Petermann 2005) und Geschichten, in denen eine andere Gestalt als Identifikationsfigur die Hauptperson ist (Dörner et al. 1995, Friedrich u. Friebel 1994). Außerdem wird zwischen Erzählungen unterschieden, die *reine Erzählungen* sind und solchen, die mit anderen Entspannungsverfahren *kombiniert* werden. In den meisten kombinierten Verfahren werden die Geschichten mit Übungen des autogenen Trainings verknüpft (Krämer 1994, Müller 1987, Petermann, 2005). Die „Kapitän-Nemo-Geschichten" von Petermann (2005) für Kinder im Alter von 4–12 Jahren integrieren z. B. die ersten beiden Grundübungen (Wärme und Schwere) und formelhafte Leitsätze aus dem AT. Müller (1987) nimmt in ihre Märchen die drei AT-Übungen „Schwere", „Wärme" und „Atmung" auf. Ein Training für 12–15-Jährige entwickelte Krämer (1994). Sie bettete alle AT-Grundübungen in Geschichten, Traumreisen und Gruppenmeditationen ein. Ein Kombinationsverfahren mit den Übungen zur Progressiven Muskelrelaxation entwarf Nolte (1996).

In den letzten Jahren wurde eine Vielzahl von Entspannungsgeschichten und Traumreisen für Kinder veröffentlicht. Einige Autoren fordern Therapeuten auch auf, selbst Geschichten zu schreiben, passend zur jeweiligen Problemsituation und individuell für das einzelne Kind (Eberlein 1985).

Empfohlen werden Fantasiegeschichten vor allem für Kinder unter zehn Jahren, die Übungen noch nicht isoliert ausüben können (Friedrich et al. 1994, Lohaus et al. 2003).

Der Nachteil von imaginativen Verfahren besteht vor allem in der heterosuggestiven Darbietung und damit in der Abhängigkeit vom Therapeuten und der Unflexibilität, was den Übungskontext betrifft.

Progressive Muskelrelaxation

Edmund Jacobson (1888–1983), ein amerikanischer Physiologe, entwickelte parallel zum autogenen Training von Schultz in Europa die Übungen der progressiven Muskelrelaxation (kurz: PMR). Jacobson entdeckte, dass die Aktivität im zentralen Nervensystem Einfluss auf die muskuläre Anspannung nimmt und umgekehrt (Reziprozitätsprämisse). So geht eine psychische Anspannung mit verstärktem Muskeltonus einher und umgekehrt eine gelockerte Muskulatur mit einem Entspannungsgefühl. Diese Wechselbeziehung von psychischer und muskulärer Spannung schließt sich zum Kreisprozess. Ziel der Übungen ist, einzelne *Muskelgruppen zu lockern* und damit eine *mentale Entspannung* zu erreichen (Jacobson 1990). Da der eigene Muskeltonus kaum bewusst wahrgenommen wird, werden die einzelnen Muskelgruppen zuerst einige Sekunden angespannt und danach entspannt. So sollen die Übenden für Anspannungen in den einzelnen Körperregionen sensibilisiert werden und dadurch die entspannten Körperteile intensiver wahrnehmen (Klinkenberg 1996).

Erst in den 50er-Jahren fand die progressive Muskelentspannung durch Wolpes systematische Desensibilisierung Eingang in die Psychotherapie. Wolpe nahm an, dass Entspannung und Angst zwei inkompatible Reaktionweisen sind. Die PMR wird auch heute noch in der verhaltenstherapeutischen Behandlung von Ängsten, vor allem bei der Exposition in vivo und in sensu, erfolgreich eingesetzt.

Bernstein und Borkovec (1975) komprimierten und verkürzten das umfangreiche Verfahren Jacobsons von 30 Muskelgruppen auf 16 Muskelgruppen (Tab. 39.**3**). In dieser Form wird die PMR bis heute angeleitet.

Die Muskelgruppenübungen werden in eine kurze Einstimmung und in ein Rückholritual eingebettet.

- *Einstimmung:* Aufmerksamkeit von außen (Raum und Situation) nach innen (Atmung und andere Körperempfindungen) bringen,
- *Rückholritual:* von 4 bis 1 zählen, wobei 4 bedeutet: Füße und Beine bewegen, 3: Arme und Hände bewegen, 2: Kopf und Rumpf bewegen und kräftig räkeln und 1: Augen öffnen.

Jede Muskelgruppenübung durchläuft dann folgende vier Phasen:

1. *Einspüren in die Muskelgruppe:* Wie fühlt sich die Körperregion vor dem Üben an? (ca. 15 Sekunden)
2. *Anspannungsphase* (ca. 5–7 Sekunden)
3. *Entspannungsphase* (ca. 20 Sekunden)
4. *Nachspüren:* Wie fühlt sich die Körperregion nach dem Üben an? (ca. 20 Sekunden).

Tabelle 39.**3** Die 16 Muskelgruppen der progressiven Muskelrelaxation (aus: Gröninger u. Stade-Gröninger 1996)

1.	Dominante Hand und Unterarm (Faust machen, Unterarmmuskeln anspannen)
2.	Dominanter Oberarm (Oberarm an den Brustkorb drücken)
3.	Nichtdominante Hand und Unterarm (Faust machen, Unterarmmuskeln anspannen)
4.	Nichtdominanter Oberarm (Oberarm an den Brustkorb drücken)
5.	Stirn (Augenbrauen zum Haaransatz hochziehen)
6.	Augen, obere Wangenpartie und Nase (Augen zusammenkneifen, Nase rümpfen)
7.	Mund und Kiefer (Zähne leicht aufeinander stellen und Mundwinkel zu den Ohren ziehen)
8.	Nacken (Kinn in Richtung Brust und Kopf nach hinten oben drücken oder Schultern zu den Ohren hochziehen)
9.	Schultern und obere Rückenpartie (Schulterblätter nach hinten/Mitte zusammenschieben)
10.	Bauch und Beckenboden (Bauchmuskeln anspannen/hart machen, Schließmuskel und Beckenbodenmuskel anspannen/nach innen ziehen)
11.	Dominanter Oberschenkel (Knie zum Boden drücken oder Oberschenkel gleichzeitig anheben und nach unten drücken)
12.	Dominanter Unterschenkel (Zehen zum Knie hochziehen)
13.	Dominanter Fuß (Fuß leicht anheben, zur Mitte kippen und Zehen einrollen)
14.	Nichtdominanter Oberschenkel (Knie zum Boden drücken oder Oberschenkel gleichzeitig anheben und nach unten drücken)
15.	Nichtdominanter Unterschenkel (Zehen zum Knie hochziehen)
16.	Nichtdominanter Fuß (Fuß leicht anheben, zur Mitte kippen und Zehen einrollen)

Es ist vor allem darauf zu achten, dass die Entspannungsphase länger als die Anspannungsphase dauert.

Um in der Gruppenübung eine zeitlich synchrone Anspannung zu erreichen, wird vor Beginn der Übung ein *Signalwort* (z. B.: „jetzt") vereinbart, das den Start der Anspannungsphase markiert. Dieses Wort darf nur an dieser Stelle im Anleitungstext verwendet werden.

Ist der sog. 16er-Schritt gut eingeübt, können die Muskelgruppen zu sieben bzw. später zu vier Schritten zusammengefasst werden (Tab. 39.**4** u. Tab. 39.**5**). Dadurch kann eine Entspannungsreaktion schneller herbeigeführt werden.

PMR ist primär bei Störungen, die mit *muskulärer Verspannung* zusammenhängen wie z. B. Spannungskopfschmerz und im Rahmen von verhaltenstherapeutischen Maßnahmen indiziert.

Die progressive Muskelentspannung wird besonders für *Jugendliche* empfohlen, da diese bei den Übungen eine aktive Rolle beibehalten können und das Verfahren weniger suggestiv ist (Petermann 2005). Eberlein (1985) berichtet, dass besonders pubertierende Jugendliche Schwierigkeiten mit dem Erlernen des autogenen Trainings haben.

Tabelle 39.**4** 7er-Schritt (aus: Gröninger u. Stade-Gröninger 1996)

Dominanter Arm	Ellenbogen an den Brustkorb ziehen, Hand zur Faust schließen und Unterarm und Oberarm gleichzeitig anspannen
Nichtdominanter Arm	Ellenbogen an den Brustkorb ziehen, Hand zur Faust schließen und Unterarm und Oberarm gleichzeitig anspannen
Gesicht	Stirn runzeln, Augen zusammenkneifen, Nase rümpfen, Zähne leicht aufeinander stellen und Mundwinkel zu den Ohren ziehen: „saures Zitronengesicht"
Nacken	Kinn in Richtung Brust und Kopf nach hinten oben drücken oder Schultern zu den Ohren hochziehen
Rumpf	Beide Schulterblätter gleichzeitig nach hinten/Mitte zusammenschieben, Bauchmuskeln und Beckenbodenmuskeln anspannen
Dominantes Bein	Ferse gegen den Boden drücken, Fußsohle zur Mitte drehen, Zehen einrollen und gleichzeitig Unterschenkel und Oberschenkel anspannen
Nichtdominantes Bein	Ferse gegen den Boden drücken, Fußsohle zur Mitte drehen, Zehen einrollen und gleichzeitig Unterschenkel und Oberschenkel anspannen

Tabelle 39.**5** 4er-Schritt (aus: Gröninger u. Stade-Gröninger 1996

Beide Arme	Beide Ellenbogen an den Brustkorb ziehen, Hand zur Faust schließen und beide Arme gleichzeitig anspannen
Gesicht und Nacken	Gesicht zu einer Art „saures Zitronengesicht" zusammenziehen und gleichzeitig Nackenmuskulatur anspannen
Rumpf	Beide Schulterblätter gleichzeitig nach hinten/Mitte zusammenschieben, Bauchmuskeln und Beckenbodenmuskeln anspannen
Beide Beine	Beide Fersen gegen den Boden drücken, Fußsohle zur Mitte drehen, Zehen einrollen und gleichzeitig beide Beine anspannen

Bei der Anwendung dieses körperorientierten Verfahrens bei Kindern ist es vor allem von Bedeutung, dass die Kinder bereits ein adäquates *Körperschema* entwickelt haben.

Nolte (1996) entwickelte ein spezielles PMR-Training für Kinder im Alter von 5¾–8½ Jahren. Sie verwendet dabei den 7er-Schritt (Tab. 39.**4**), wobei sie den Nackenbereich auslässt. Im vierten Schritt wird die Schultermuskulatur, im fünften Schritt werden die Bauch- und Pomuskeln angespannt. Alle anderen Schritte verändern sich gegenüber der klassischen Form nicht. Die einzelnen Übungen sind in insgesamt vier Geschichten über den „Kater Goldkralle" eingebettet. Dieser Kater dient den Kindern als Vorbildfigur, denn er lernt in den Geschichten, angstbesetzten und schwierigen Situationen Entspannung entgegenzusetzen, welche er mithilfe der PMR-Übungen erlernt. Die Kinder hören der Geschichte zu und immer, wenn „Kater Goldkralle" seine Übungen macht, werden die Kindern dazu aufgefordert, gleich mitzuüben. Ergänzt wird das eigentliche Training durch Körperwahrnehmungsübungen und Gespräche mit den Kindern über Körper und Muskeln.

Das *Entspannungstraining für Kinder* von Booth (1997) basiert ebenfalls auf den Annahmen und Übungen der progressiven Muskelrelaxation. Verschiedene Übungen für insgesamt sechs Körperbereiche werden in metaphernreicher Reimform angeleitet. Dies soll den Kindern das Merken der einzelnen Schritte erleichtern.

Petermann (2005) entwickelte eine Kurzform der Progressiven Muskelentspannung für Jugendliche. Auch dieses Programm besteht aus sieben Schritten (dominanter Arm, nichtdominanter Arm, Augenregion, Schultern, Rumpf, dominantes und nichtdominantes Bein), die allerdings in ihrer Ausführung leicht von der Standardanweisung abweichen. Als Instruktionshilfen schlägt Petermann Assoziationsanleitungen vor wie z. B. bei der Armübung: „Stell dir vor, du drückst einen nassen Schwamm aus."

Andere Verfahren

Als weiteres wichtiges Verfahren wird bei Erwachsenen das *Biofeedback* angewandt. Beim Biofeedback werden Biosignale, d. h. physiologische Prozesse, die nicht bewusst wahrgenommen werden, akustisch oder optisch zurückgemeldet. Der Klient soll mithilfe des Feedbacks versuchen, die physiologischen Prozesse willentlich zu beeinflussen (Vaitl 2000). Das Biofeedback hat den Nachteil, dass es in der langen Übungsphase nur mithilfe der aufwändigen Apparaturen durchzuführen ist.

Im pädagogischen Bereich und bei jüngeren Kindern werden häufig sog. *Stille-Übungen* durchgeführt (Faust-Siehl 1993, Friebel et al. 1994). Diese haben den Vorteil, dass sie einfacher sind und eine weniger lange Aufmerksamkeitsspanne erfordern. Daher sind sie besonders für Kinder unter fünf Jahren geeignet, die durch die gängigen Entspannungsverfahren häufig überfordert sind (Friebel et al. 1994). Stille-Übungen können Kurzmeditationen sein, bei denen die Kinder intensiv etwas betrachten oder sich etwas anhören, zu den Stille-Übungen gehören aber auch Körperübungen (Kohrt u. Goetze 1993).

Als Entspannungstechnik wurden in jüngster Zeit auch *Kinderjogaprogramme* für Kindergartenkinder entwickelt (Rücker-Vogler 1995). Es werden sowohl *Körperübungen* (*asanas*) als auch *Atemübungen* (*pranayama*) durchgeführt. Da Jogaübungen sehr bildlich dargestellt und benannt sind (Kobra, zusammengerolltes Blatt u. a.), fällt es Kinder leicht, die Instruktionen nachzuvollziehen. Jogaübungen werden z. B. auch in andere Entspannungsprogramme eingebaut (Friebel et al. 1994, Stueck u. Gloeckner 2005).

Therapeutische Techniken in der Kinder- und Jugendpsychotherapie wie z. B. das *Katathyme Bilderleben* (Leuner 1988), ein tiefenpsychologisches Psychotherapieverfahren, und die *Hypnotherapie* (Steiner-Backhausen 2000) sind eng mit den klassischen Entspannungstechniken verknüpft und nutzen die Entspannungs- und Trancezustände für therapeutische Interventionen.

In den letzten Jahren wurden einige *Stressbewältigungsprogramme* für Kinder entwickelt, die Entspannungsverfahren als ein Modul beinhalten. Das *Anti-Streß-Training* (A-S-T) von Hampel und Petermann (1998) für den Altersbereich 8–13 Jahre integriert die progressive Muskelrelaxation in eine Reihe anderer kognitiv-behavioraler Trainingselemente. Fasthoff et al. (2003) adaptierten dieses Programm für Erstklässler und benutzten Fantasiereisen als Entspannungsverfahren. Klein-Heßling und Lohaus (2000) bauten in ihr Stressbewältigungstraining für Kinder im Grundschulalter Entspannungselemente aus der PMR ein. Das TorweY-C, entwickelt von Stueck (1998), besteht hingegen aus einer Kombination verschiedener Entspannungsübungen wie Atemübungen, Traumreisen und Jogaübungen.

Körperhaltung und Übungsbedingungen

Alle Entspannungsverfahren können im Liegen und im Sitzen durchgeführt werden. Es empfiehlt sich, die Übungen zuerst im Sitzen zu erlernen, da diese Position im Alltag am besten zu praktizieren ist. Im Autogenen Training wird primär in der Droschkenkutscherhaltung geübt. Schultz beobachtete die Sitzhaltung Berliner Droschkenkutscher in ihren Pausen und ahmte sie nach. In dieser Haltung werden die Fußsohlen ganz auf den Boden gestellt, der Oberkörper wird nach vorne gebeugt, der Kopf hängt nach unten und die Hände liegen auf den Oberschenkeln. Bei der progressiven Muskelrelaxation ist die Sitzhaltung aufrecht, die Füße werden parallel nebeneinander gestellt und die Hände auf die Schenkel gelegt. In der Liegeposition befindet sich der Klient auf dem Rücken und legt die Arme seitlich an den Körper. Insgesamt kommt es weniger auf die ganz korrekte Sitz- oder Liegeposition an, sondern vielmehr darauf, dass die jeweilige Position dem Übenden bequem und angenehm ist.

Die Augen werden während des Entspannens für gewöhnlich geschlossen, damit Außenreize besser ausgeschaltet werden können. Sie sollten allerdings nur solange geschlossen bleiben, wie es angenehm ist. Die Augen können jederzeit geöffnet werden.

Der Zustand der Entspannung kann leichter unter geeigneten Übungsbedingungen erreicht und aufrecht erhalten werden. Dazu gehören ein ruhiger, wohltemperierter Übungsraum, eine bequeme Sitz- bzw. Liegeposition, ein realistischer Zeitrahmen und bequeme Kleidung.

Psychophysiologische Veränderungen

Im Entspannungszustand kommt es zu neuromuskulären (z. B. Tonusverlust der Muskulatur), kardiovaskulären (z. B. Absinken der Herzschlagfrequenz), respiratorischen (z. B. verlangsamte und gleichmäßige Atmung), elektrodermalen (z. B. Zunahme des Hautwiderstandes und Abnahme der Hautleitfähigkeit) und zentralnervösen (z. B. Zunahme der Alpha-Wellen im EEG) Veränderungen (Vaitl 2000). In Bezug auf diese Parameter bringen jedoch die systematischen Entspannungsmethoden keinen eindeutigen Vorteil gegenüber dem „bloßen" Ausruhen. Daraus folgert Vaitl (2000), dass die *mentale Entspannung* ein wesentlich wichtigerer Faktor für das Ruhegefühl ist als die körperliche.

Psychische Effekte zeigen sich in einer Erhöhung der Konzentration, der Aufmerksamkeit (Petermann u. Petermann 2000) und der Selbstwirksamkeitserwartung (Fasthoff et al. 2003).

Paradoxe Empfindungen

Der Entspannungszustand wird nicht immer, vor allem anfangs nicht, als positiv und angenehm erlebt. Ungewohnte Körperempfindungen wie z. B. Taubheitsgefühl in Armen oder Beinen oder das Wahrnehmen des eigenen Herzschlages können als *unangenehm* empfunden werden oder selbst sog. *entspannungsinduzierte Ängste* (RIA = Relaxation Induced Anxiety) hervorrufen. Häufig kommt es dann zu gegenteiligen physiologischen Reaktionen wie zu einem Anstieg der Herzfrequenz und der Muskelspannung. Deshalb müssen die Klienten in der ersten Sitzung über diese Phänomene aufgeklärt werden.

Indikation und Wirksamkeit

Bei Kindern und Jugendlichen werden Entspannungsverfahren im klinischen und im pädagogischen Bereich eingesetzt.

Im *klinischen Kontext* gilt das Erlernen von Entspannungsübungen als unterstützende Intervention bei psychischen, psychosomatischen und somatischen Störungen sowie bei Verhaltensauffälligkeiten, Leistungs- und Konzentrationsstörungen bei Kindern und Jugendlichen (Krampen 2000). In der Verhaltenstherapie werden Entspannungsmethoden in der Behandlung von Angststörungen (Margraf u. Schneider 2007, Tauschmann 1982) und der posttraumatischen Belastungsreaktion (Frueh, DeArellano u. Turner 1997) eingesetzt.

Goldbeck und Schmid (2003) zeigten, dass bei Kindern und Jugendlichen mit *emotionalen Problemen und Verhaltensauffälligkeiten* das Erlernen des autogenen Trainings eine Verbesserung der Symptome aus der Sicht der Eltern und der Betroffenen brachte. Eine kurzfristige Verringerung der Ängstlichkeit bei kinder- und jugendpsychiatrischen Patienten mit Anpassungsstörungen und Depressionen konnten Platania-Solazzo et al. (1992) nachweisen. Sie führten mit den Kindern und Jugendlichen Trainingseinheiten mit Jogaübungen, Massagen und adaptierten PMR-Übungen durch. Sowohl die Selbsteinschätzung als auch die Verhaltensbeobachtung zeigten geringere Angstwerte kurz nach den Trainingseinheiten. Langzeiteffekte wurden nicht gemessen.

Entspannungstraining kann bei *chronisch kranken Kindern* zur Linderung der sekundären psychischen Folgen der Krankheit beitragen. In Studien von Göhr et al. (1997) und Noeker (1996) konnte das Wohlbefinden und die Stimmung von chronisch kranken Kindern wesentlich verbessert werden. Bei der Behandlung von chronischen Schmerzen werden Entspannungstechniken vor allem genutzt, um den Teufelskreis zwischen Schmerz, Angst und Spannung zu unterbrechen (Noeker 1996). Jay et al. (1987) lehrten leukämiekranken Kindern und Jugendlichen Atem- und Vorstellungsübungen, die sie bei der schmerzhaften Behandlung der Knochenmarkspunktion einsetzten. Es zeigte sich, dass die Experimentalgruppe nicht nur selbst ein geringeres Schmerzempfinden berichtete, sondern dass auch „objektive" Maße wie die Verhaltensbeobachtung, die Pulsfrequenz und der Blutdruckwert auf einen entspannteren Zustand während der Prozedur hinwiesen. Beim Spannungskopfschmerz kommt die progressive Muskelrelaxation auch als alleinige Intervention erfolgreich zum Einsatz. Kröner-Herwig et al. (1992) konnten in ihrer Untersuchung mithilfe von PMR-Übungen und Elektromyogrammfeedback chronischen kindlichen Kopfschmerz wirksam behandeln. Dabei unterlag das EMG-Feedback in seiner Wirksamkeit der progressiven Muskelrelaxation.

Die durch Entspannungstechniken gesteigerte Sensibilität für Körpervorgänge erwies sich als hilfreich in der Behandlung von *Epilepsie*. Düchting-Röth und Mitarbeiter (1995) führten mit einer Gruppe von epilepsiekranken Kindern ein Training zur Anfallskontrolle durch. Die Kinder lernten, Anzeichen eines Anfalls zu erkennen und ihnen eine Entspannungsreaktion (PMR) entgegenzusetzen. In der Treatmentgruppe nahm die Häufigkeit und Dauer von Anfällen deutlich ab. Petermann (2005) dagegen rät von einer Behandlung von Anfallsleiden ab, da Entspannungsübungen die EEG-Aktivität verändern und einen Anfall begünstigen.

In Kindergarten und Schule werden Entspannungsmethoden meist präventiv eingesetzt als Gegengewicht zum einseitig leistungsorientierten Unterricht, zur Steigerung der Konzentrationsspanne und der Leistungsmotivation und zum Abbau von Prüfungsängstlichkeit.

Schreiber und Schreiber (1995) untersuchten die Wirkung eines Entspannungstrainings (PMR) auf den Selbstwert, die Prüfungsängstlichkeit und die tatsächliche akademische Leistung von Collegestudenten. Die Studenten der Experimentalgruppe erreichten signifikant bessere Examensnoten als diejenigen der Kontrollgruppe. Bezüglich des Selbstwertes und der Prüfungsängstlichkeit konnten jedoch keine Effekte erzielt werden.

Stueck und Gloeckner (2003) konnten positive Effekte ihres Entspannungsprogramms (Atemübungen, Massagen und Jogaübungen) auf die emotionale Ausgeglichenheit und die Ängstlichkeit bei Schülern der fünften Klasse feststellen.

In den Untersuchungen zur Wirksamkeit von Stressbewältigungsprogrammen hat sich gezeigt, dass systematische und unsystematische Entspannungsverfahren als isolierte Intervention bei Kindern nur *kurzfristige Effekte* erzielen. Lohaus und Klein-Heßling (2000) untersuchten die Wirksamkeit einzelner Verfahren (PMR, AT mit imaginativen Teilen, imaginatives Verfahren und neutrale Geschichten). Im Vergleich zeigten alle vier Gruppen bezogen auf die Stressbewältigungskompetenz kurzfristige, jedoch keine langfristigen Effekte. Das Gruppensetting erwies sich in dieser Studie als förderlich. In einer weiteren Studie bestätigten sie diese Ergebnisse und konnten zeigen, dass ein intensiveres und umfangreicheres Entspannungstraining nicht zu längerfristigen Effekten führte

(Lohaus u. Klein-Heßling 2003). Die Autoren empfehlen daher, Entspannungsverfahren in kognitiv-verhaltenstherapeutische Übungen einzubetten.

Bei akuten Belastungs- und Krankheitszuständen, z. B. bei einer posttraumatische Belastungsstörung oder Migräneattacken, sind Entspannungsverfahren *kontraindiziert* (Krampen 2000). Auch für Menschen mit gastrointestinalen Erkrankungen im akuten Stadium können Entspannungsübungen ungeeignet sein, da der Körper im entspannten Zustand verstärkt Magensäure bildet (Petermann 2005).

Zusammenfassung

Systematische Formen in der Entspannung unterscheiden sich von individuellen Formen dadurch, dass sie schneller und gezielter erlernt und in den bestimmten Belastungssituationen eingesetzt werden können. Die Entspannung von Kindern kann über einen kognitiven, imaginativen oder einen sensorischen Zugang erfolgen. Dem kognitiven Zugang ist das autogene Training zuzuordnen. Das autogene Training besteht aus fünf Teilbereichen (Übung der Schwere, der Wärme, der Atmung, des Sonnengeflechtes, Herzübung und Stirnübung). Imaginative Verfahren sind meist Fantasiegeschichten, in die z. T. Übungen des autogenen Trainings oder der progressiven Muskelrelaxation eingebaut sind. Progressive Muskelrelaxation nach Jacobson umfasst die Anspannung und die Entspannung von 16 Muskelgruppen, die je nach Erfordernis auch auf bis zu vier Übungen zusammengefasst werden können. Jede einzelne Übung besteht aus einer Anspannungs- und einer Entspannungsphase denen Phasen des Einspürens bzw. Nachspürens vor- bzw. nachgeschaltet werden können. Insbesondere bei Jugendlichen ist die progressive Muskelrelaxation dem autogenen Training vorzuziehen. Auch für Kinder wurden zwischenzeitlich spezielle PMR-Trainingsverfahren entwickelt.

Entspannungsverfahren werden in der Klinischen Kinderpsychologie vor allem ergänzend zur Behandlung von Verhaltensauffälligen sowie bei Kindern mit psychosomatischen Problemen angewendet. Häufig sind Entspannungsmethoden Bestandteil einer Verhaltenstherapie und bereiten eine Desensibilisierung in vivo oder in sensu vor. Weitere Indikationen sind chronische Krankheiten zur Linderung der sekundären psychischen Folgen, Minderung chronischer Schmerzen und Einsatz vor angstauslösenden oder schmerzhaften operativen Eingriffen. Für viele der Anwendungsbereiche stehen Evaluationen noch aus.

Literatur

Bernstein AD, Borkovec TD. Entspannungstraining. Handbuch der progressiven Muskelentspannung. München: Pfeiffer; 1975.

Biermann G. Autogenes Training mit Kindern und Jugendlichen. München: Reinhardt; 1996.

Booth R. Ich spanne meine Muskeln an, damit ich mich entspannen kann. Progressive Muskelrelaxation für Kinder. München: Kösel; 1997.

Düchting-Röth A, Schmid-Schönbein Ch, Noeker M. Psychologische Interventionsansätze zur Anfallskontrolle bei Kindern und Jugendlichen mit Epilepsien. Kindheit und Entwicklung, 1995;4:96–105.

Eberlein G. Autogenes Training für Kinder. Heidelberg: Springer; 1985.

Fausthoff C, Petermann F, Hampel P. Eine Reise mit Kapitän Nemo. Zur Bedeutung von Entspannungsverfahren als Modul in Stressbewältigungstrainings von Kindern. Report Psychologie. 2003;28:86–95.

Faust-Siehl G, Bauer EM, Baur W, Wallaschek U. Mit Kindern Stille entdecken. Frankfurt/M.: Diesterweg; 1993.

Friebel V. Entspannungstraining für Kinder – eine Literaturübersicht. Praxis der Kinderpsychologie und Kinderpsychiatrie. 1994;43:16–21.

Friebel V, Erkert A, Friedrich S. Kreative Entspannung im Kindergarten. Freiburg i. Br.: Diesterweg; 1994.

Friedrich S, Friebel V. Entspannung für Kinder. Hamburg: Rowohlt; 1994.

Frueh BC, DeArellano MA, Turner SM. Systematic desensitization as an alternative exposure strategy for PTSD. Am J of Psychiat. 1997;154(2):287–8.

Göhr M, Röpcke B, Pistor K, Eggers C. Autogenes Training bei Kindern und Jugendlichen mit Diabetes mellitus Typ 1. Praxis der Kinder- und Jugendpsychiatrie. 1997;46(4):288–303.

Goldbeck L, Schmid K. Effectiveness of autogenic relaxation training on children and adolescents with behavioral and emotional problems. Journal of the American Academy of Child and Adolescent Psychiatry. 2003;42(9):1046–54.

Gröninger S, Stade-Gröninger J. Progressive Muskelrelaxation. München: Pfeiffer; 1996.

Hampel P, Petermann F. Anti-Streß-Training für Kinder. Weinheim: PVU; 1998.

Jacobson E. Entspannung als Therapie. Progressive Relaxation in Theorie und Praxis. Leben lernen 69. München: Pfeiffer; 1990.

Jay SM, Elliot CH, Katz E, Siegel SE. Cognitive-behavioral and pharmacologic interventions for children's distress during painful medical procedures. Journal of Consulting and Clinical Psychology. 1987;55(6):860–5.

Klein-Heßling J, Lohaus A. Stressbewältigungstraining für Kinder im Grundschulalter. Göttingen: Hogrefe; 2000.

Klinkenberg N. "... so that you can learn really to run yourself properly relaxed under all conditions". Verhaltenstherapie und psychosoziale Praxis, 1996; 28;(2):183–190.

Kohrt H, Goetze H. Entspannungsverfahren im Unterricht. Sonderschule. 1993;38:111–7.

Krämer AM. Autogenes Training als Hilfe bei Schul- und Lernschwierigkeiten. Frankfurt/M.: Peter Lang; 1994.

Krampen G. Einführungskurse zum Autogenen Training. Stuttgart: Verlag für Angewandte Psychologie; 1992.

Krampen G. Interventionsspezifische Diagnostik und Evaluation beim Einsatz systematischer Entspannungsmethoden bei Kindern und Jugendlichen. Report Psychologie. 2000;25:182–205.

Kröner-Herwig B, Plump U, Pothmann R. Progressive Relaxation und EMG-Biofeedback in der Therapie von chronischem Kopfschmerz bei Kindern. Der Schmerz. 1992;6:121–7.

Langer M, Ringler M, Fiegl J. Integration psychologischer Betreuungsstrategien in den Behandlungsablauf beim Mammakarzinom. Wiener klinische Wochenschrift. 1990;102:683–7.

Leuner H. Die Bedeutung des Katathymen Bilderlebens für die Kinder- und Jugendpsychiatrie. In: Remschmidt H, Schmidt M. Kinder- und Jugendpsychiatrie in Klinik und Praxis. Bd. 1: Grundprobleme, Pathogenese, Diagnostik und Therapie. Stuttgart: Thieme; 1988.

Lohaus A, Klein-Heßling J. Coping in childhood: A comparative evaluation of different relaxation techniques. Anxiety, Stress and Coping. 2000;13:187–211.

Lohaus A, Klein-Heßling J. Relaxation in children: Effects of extended and intensified training. Psychology and Health. 2003;18(2):237–49.

Margraf J, Schneider S. Panik. Angstanfälle und ihre Behandlung. Berlin: Springer; 2007.

Müller E. Auf der Silberlichtstraße des Mondes. Frankfurt a. M.: Fischer Taschenbuch; 1987.

Noeker M. Einsatzmöglichkeiten von Entspannung bei chronisch kranken Kindern. PÄD Forum, 1996:55–59.

Nolte U. „Kater Goldkralle“. Ein Trainingsprogramm zur Progressiven Muskelrelaxation bei Kindern. In: Gröninger S, Stade-Gröninger J, eds. Progressive Muskelrelaxation. München: Pfeiffer; 1996;245–63.

Petermann U. Ruherituale und Entspannung mit Kindern und Jugendlichen. PÄD Forum. 1996 a:6–10.

Petermann U, Petermann F. Entspannungsverfahren bei Kindern und Jugendlichen. In: Vaitl D, Petermann F, eds. Handbuch der Entspannungsverfahren. Bd. 1. Weinheim: PVU; 2000.

Petermann U. Entspannungstechniken für Kinder und Jugendliche. Weinheim: PVU; 2005.

Platania-Solazzo A, Field TM, Blank J, Seligman F, Kuhn C, Schanberg S, Saab P. Relaxation therapy reduces anxiety in child an adolescent psychiatric patients. Acta Paedopsychiatrica, 1992;115–120.

Remschmidt H, Heinscher HG. Psychotherapeutische Übungsbehandlung. In: Remschmidt H, Schmidt M. Kinder- und Jugendpsychiatrie in Klinik und Praxis. Bd. 1: Grundprobleme, Pathogenese, Diagnostik und Therapie. Stuttgart: Thieme; 1988.

Rücker-Vogler U. Yoga and Autogenes Training mit Kindern. München: Don Bosco; 1995.

Schreiber EH, Schreiber KN. Using relaxation techniques and positive self-esteem to improve academic achievement of college students. Psychological Reports. 1995;76:929–30.

Schultz IH. Übungsheft für das Autogene Training. Stuttgart: Trias; 1989.

Steiner-Backhausen B. Entspannung im Kontext hypnotherapeutisch orientierter Kindergruppen. In: Holtz KL, Mrochen S, Nemetschek P, Trenkle B, eds. Neugierig auf Großwerden. Praxis der Hypnotherapie mit Kindern und Jugendlichen. Heidelberg: Carl-Auer-Systeme; 2000.

Stueck M. Entspannungstraining mit Yogaelementen in der Schule. Wie man Belastungen abbauen kann. Donauwörth: Auer; 1998.

Stueck M, Gloeckner N. Yoga for children in the mirror of science: Working spectrum and practice fields of the training of relaxation with elements of yoga for children. Early Child Development and Care. 2005;175(4):371–7.

Tauschmann U. Kurztherapieprogramm bei Prüfungsangst für jugendliche Klienten und die Problematik einer therapeutischen Intervention. In: Gerlicher K, ed. Schule, Elternhaus, Beratungsdienste. Göttingen: Vandenhoeck und Ruprecht; 1982.

Vaitl D. Biofeedback. In: Vaitl D, Petermann F, ed. Handbuch der Entspannungsverfahren. Bd. 1. Weinheim: PVU; 2000:272–315.

Vaitl D. Psychophysiologie der Entspannung. In: Vaitl D, Petermann F, ed. Handbuch der Entspannungsverfahren. Bd. 1. Weinheim: PVU; 2000.

Vaitl D. Petermann F. Handbuch der Entspannungsverfahren. Bd. 1 und 2. Weinheim: PVU; 2000.

Prüfungsfragen

1. Welche Entspannungsmethoden sind nach der Einteilung von Vaitl als „heteroinstruktiv“ zu bezeichnen?
2. Benennen Sie die Grundübungen des autogenen Trainings!
3. Nennen Sie die imaginativen Verfahren, in die Übungen des autogenen Trainings integriert wurden!
4. Benennen Sie die 16 Muskelgruppen der progressiven Muskelrelaxation!
5. Welche weiteren Verfahren können im Kindesalter zur Entspannung angewendet werden?
6. Benennen Sie die wichtigsten Indikationsbereiche für Entspannungsverfahren im Kindes und Jugendalter!

40 Fremdunterbringung

M. Martin

Einleitung

Die Ergebnisse der Therapieevaluationsforschung zeigen, dass zwischen 20 % und 35 % aller stationär behandelten Patienten einer kinder- und jugendpsychiatrischen Klinik nach der Behandlung nicht in die Herkunftsfamilie zurückkehren, sondern dass zu einer Fremdplacierung geraten wird und diese i.d.R. durchgeführt wird. Angesichts der Rate von etwa 30 % erscheint eine kinder- und jugendpsychiatrische Klinik nicht nur als Behandlungseinrichtung, sondern auch als Stelle, die nach gründlicher diagnostischer Abklärung und Einschätzung eine Art *Weichenstellerfunktion* hat. Jede Klinik benötigt zur Erfüllung ihres Behandlungsauftrages ein komplementäres Behandlungsangebot, das auf die Rehabilitation chronisch verlaufender oder zur Chronifizierung neigender Krankheiten spezialisiert ist. Die an die klinische Akutbehandlung anschließende Rehabilitationsbehandlung muss idealerweise auf das Behandlungsprogramm der Klinik abgestimmt sein.

Wie hoch der *Bedarf an komplementärer kinder- und jugendpsychiatrischer Versorgung* ist, ergibt eine Analyse der in der Klinik für Psychiatrie und Psychotherapie des Kindes- und Jugendalters der Philipps-Universität Marburg von 1993–1997 behandelten Patienten. In diesem Zeitraum wurden 1016 Patienten stationär in der Klinik aufgenommen. Tabelle 40.**1** zeigt, woher die Patienten aufgenommen und wohin sie entlassen wurden.

Von 728 Patienten, die von zu Hause kamen, wurden 601 (= 82,5 %) wieder nach Hause entlassen, 84 (= 11,5 %) wurden in ein Therapieheim vermittelt, und 26 (= 3,57 %) in ein Heim mit vorwiegend pädagogischer Zielsetzung.

Die enge Verknüpfung mit dem Heimbereich zeigt sich auch darin, dass 125 Patienten aus einem Therapieheim und 60 Patienten aus einem Heim oder Internat in die Klinik aufgenommen wurden.

Diagnosespezifisch aufgeschlüsselt ergeben sich folgende Verhältnisse:

18 % der Patienten mit der Diagnose „Substanzmissbrauch“, 31 % der Patienten mit der Diagnose „Schizophrenie“, 21,5 % der Patienten mit der Diagnose „tiefgehende Entwicklungsstörungen“, 11 % der Patienten mit neurotischen Belastungs- oder somatoformen Störungen, 8,2 % der Patienten mit einer Essstörung, 37,9 % der Patienten mit Persönlichkeitsstörungen, 35,3 % der Patienten mit einem Hyperkinetischen Syndrom, 19,6 % der Patienten mit einer Störung des Sozialverhaltens und 13,6 % der Patienten mit Emotionalstörung wurden untergebracht.

Rechtliche Voraussetzungen der Fremdunterbringung

Eine Reihe von Gesetzen regelt die Maßnahmen, die zur Sicherung des Rechtes des Kindes auf seelisches und leibliches Wohl ergriffen werden können.

Die *wesentlichen Gesetze* sind das Kinder- und Jugendhilfegesetz (KJHG oder SGB VIII), das Jugendgerichtsgesetz (JGG) sowie bestimmte Paragraphen des SGB XII (früher BSHG). Weiterhin von Bedeutung sind bestimmte Paragraphen des Bürgerlichen Gesetzbuches (BGB).

Das am 01.01.1991 mit Übergangsbestimmungen bis zum 31.12.1994 in Kraft getretene KJHG unterscheidet folgende *Jugendhilfemaßnahmen*:

Tabelle 40.1 Aufnahme woher/Entlassung wohin (1016 Patienten mit abgeschlossener Behandlungsdokumentation und Aufnahme 1993–1997)

Entlassung wohin							
Aufnahme woher	**nach Hause**	**andere psychiatrische Klinik**	**nicht-psychiatrische Klinik**	**Therapieheim**	**Heim**	**Haftanstalt**	**Total**
Entfällt	4	0	0	0	0	0	4
%	100	0	0	0	0	0	100
Zuhause	601	13	4	84	26	0	728
%	82,55	1,79	0,55	11,54	3,57	0	100
andere psychiatrische Klinik	13	0	0	4	1	0	18
%	72,22	0	0	22,22	5,56	0	100
nicht-psychiatrische Klinik	54	1	2	6	6	0	69
%	78,26	1,45	2,90	8,70	8,70	0	100
Therapieheim	18	8	1	92	6	0	125
%	14,4	6,4	0,80	73,60	4,80	0	100
Heim/ Internat	14	0	1	14	31	0	60
%	23,33	0	1,67	23,33	51,67	0	100
Haftanstalt	0	0	0	0	0	1	1
%	0	0	0	0	0	100	100
Sonstige	4	1	0	2	4	0	11
%	36,36	9,09	0	18,18	36,36	0	100
Total	708	23	8	202	74	1	1016

Hilfe zur Erziehung (§ 27 KJHG)

Im ersten Absatz des §27 ist der Anspruch der Personensorgeberechtigten auf Hilfe zur Erziehung festgelegt. Er liegt dann vor, „wenn eine dem Wohl des Kindes oder des Jugendlichen entsprechende Erziehung nicht gewährleistet ist und die Hilfe für seine Entwicklung geeignet und notwendig ist".

Abs. 3 umschreibt die Maßnahmen im Einzelnen. „Hilfe zur Erziehung umfasst insbesondere die Gewährung pädagogischer und damit verbundener therapeutischer Leistungen. Sie soll bei Bedarf Ausbildungs- und Beschäftigungsmaßnahmen im Sinne von § 13 Abs. 2 einschließen."

§27 KJHG enthält die Grundnorm für den Leistungsanspruch auf Hilfen zur Erziehung. Negative Anspruchsvoraussetzungen wie „Gefährdung" oder „Verwahrlosung" werden im Gesetz nicht mehr genannt.

Mit § 32 KJHG – Erziehung in einer Tagesgruppe – hat der Gesetzgeber eine Entwicklung in der Jugendhilfe nachvollzogen, nämlich die Entstehung von Tagesgruppen, häufig angegliedert an eine vollstationär arbeitende Heimeinrichtung.

§32 KJHG lautet: „Hilfe zur Erziehung in einer Tagesgruppe soll die Entwicklung des Kindes oder des Jugendlichen durch soziales Lernen in der Gruppe, Begleitung der schulischen Förderung und Elternarbeit unterstützen und dadurch den Verbleib des Kindes oder des Jugendlichen in seiner Familie sichern. Die Hilfe kann auch in geeigneten Formen der Familienpflege geleistet werden."

§34 regelt die Heimerziehung und die sonstigen betreuten Wohnformen.

Der §34 KJHG lautet: „Hilfe zur Erziehung in einer Einrichtung über Tag und Nacht (Heimerziehung) oder in einer sonstigen betreuten Wohnform soll Kinder und Jugendliche durch eine Verbindung von Alltagserleben mit pädagogischen und therapeutischen Angeboten in ihrer Entwicklung fördern. Sie soll entsprechend dem Alter und Entwicklungsstand des Kindes oder des Jugendlichen sowie den Möglichkeiten der Verbesserung der Erziehungsbedingungen in der Herkunftsfamilie

1. eine Rückkehr in die Familie zu erreichen versuchen oder
2. die Erziehung in einer anderen Familie vorbereiten oder
3. eine auf längere Zeit angelegte Lebensform bieten und auf ein selbstständiges Leben vorbereiten."

Jugendliche sollen zusätzlich auch in Fragen der Ausbildung und Beschäftigung sowie der allgemeinen Lebensführung beraten und unterstützt werden.

Als eine weitere neue Art der Hilfe zur Erziehung führt der §35 KJHG die intensive sozialpädagogische Einzelbetreuung ein. Sie soll Jugendlichen gewährt werden, die sich allen anderen Hilfsangeboten entziehen und daher einer Einzelbetreuung bedürfen.

§35 KJHG lautet: „Intensive sozialpädagogische Einzelbetreuung soll Jugendlichen gewährt werden, die einer intensiven Unterstützung zur sozialen Integration und zu einer eigenverantwortlichen Lebensführung bedürfen. Die Hilfe ist i.d.R. auf längere Zeit angelegt und soll den individuellen Bedürfnissen des Jugendlichen Rechnung tragen."

Durch eine Gesetzesnovelle wurde am 16.02.1993 mit dem neu geschaffenen §35 a KJHG die Eingliederungshilfe für seelisch behinderte Kinder und Jugendliche im Rahmen der Jugendhilfe geregelt. Dieser Personenkreis wurde vor 1990 über die Sozialhilfe (BSHG) betreut.

Der Wortlaut des §35 a KJHG wurde seit der Einführung aus unterschiedlichen (vorwiegend formalen) Gründen mehrfach geändert. Die neueste Fassung lautet:

„Kinder oder Jugendliche haben Anspruch auf Eingliederungshilfe, wenn

1. ihre seelische Gesundheit mit hoher Wahrscheinlichkeit länger als sechs Monate von dem für ihr Lebensalter typischen Zustand abweicht und
2. daher ihre Teilhabe am Leben in der Gesellschaft beeinträchtigt ist oder eine solche Beeinträchtigung zu erwarten ist."

Aufgabe und Ziel der Hilfe, die Bestimmung des Personenkreises sowie die Art der Leistungen richten sich nach §53 Abs. 3 und 4, sowie die §§54, 56 und 57 SGB XII (vorher BSHG), soweit diese Bestimmungen auch auf seelisch Behinderte Anwendung finden.

Hinsichtlich der Abweichung der seelischen Gesundheit vom Lebensalter typischen Zustand ist nach §35 a, Abs. 1 a KJHG die Stellungnahme eines Arztes für Kinder- und Jugendpsychiatrie, eines Kinder- und Jugendpsychotherapeuten oder eines psychologischen Psychotherapeuten, der über besondere Erfahrungen auf dem Gebiet seelischer Störungen bei Kindern und Jugendlichen verfügt, einzuholen.

Die Stellungnahme soll auf der Grundlage der Internationalen Klassifikation von Krankheiten in der vom Deutschen Institut für medizinische Dokumentation herausgegebenen Fassung erfolgen.

Ist neben der Eingliederungshilfe gleichzeitig Hilfe zur Erziehung zu leisten, so sollen Einrichtungen, Dienste und Personen in Anspruch genommen werden, die geeignet sind, sowohl die Aufgaben der Eingliederungshilfe zu erfüllen als auch den erzieherischen Bedarf zu decken. Sind heilpädagogische Maßnahmen für Kinder, die noch nicht im schulpflichtigen Alter sind, in Tageseinrichtungen für Kinder zu gewähren und lässt der Hilfebedarf es zu, so sollen Einrichtungen in Anspruch genommen werden, in denen behinderte und nicht behinderte Kinder gemeinsam betreut werden.

Die Einführung des §35 a KJHG im Jahre 1993 bedeutet, dass die Zuständigkeit der Jugendämter auf die seelisch behinderten bzw. von Behinderung bedrohten Kinder und Jugendlichen erweitert wurde. Dabei wird als *seelische Behinderung* ein langfristiger oder andauernder Folgezustand einer psychischen Erkrankung bezeichnet, die die Ausübung sozialer Funktionen und Rollen beeinträchtigt. Zu den gemeinten psychischen Erkrankungen zählen nach der Eingliederungshilfeverordnung

- körperlich nicht begründbare endogene Psychosen,
- seelische Störungen als Folgen von Krankheiten oder Verletzungen des Gehirns, von Anfallsleiden oder von anderen Krankheiten oder körperlichen Beeinträchtigungen,
- Suchterkrankungen und
- Neurosen und schwere Persönlichkeitsstörungen.

Hingegen verbleiben geistig oder körperlich behinderte Kinder und Jugendliche im Kompetenzbereich des Bundessozialhilfegesetzes (neuerdings SGB XII). Dies bedeutet, dass bei Kindern und Jugendlichen mit multiplen Behinderungen größte Abgrenzungsschwierigkeiten bestehen. Dies betrifft z. B. die Problematik sprachbehinderter Kinder mit Verhaltensauffälligkeiten oder die sekundären psychischen Probleme nach Körperbehinderungen (Fegert 1994). Eine besondere Problematik stellt die Neuregelung auch für autistische Kinder dar. Diese sind i. d. R. mehrfach behindert (körperlich, geistig und seelisch). Die Problematik der sozialrechtlichen Zuordnung des autistischen Syndroms hat der wissenschaftliche Beirat des Bundesverbandes „Hilfe für das autistische Kind" dargestellt (Remschmidt 1993).

§ 36 KJHG legt fest, dass der Personensorgeberechtigte und das Kind bzw. der Jugendliche vor Einleitung von Jugendhilfemaßnahmen zu beraten sind. Ferner soll die Entscheidung über die Hilfeart „in Zusammenwirken mehrerer Fachkräfte getroffen werden". Als Grundlage für die Ausgestaltung der Hilfe sollen sie zusammenwirkend mit dem Personensorgeberechtigten und dem Kind oder dem Jugendlichen einen Hilfeplan aufstellen, der Feststellungen über den erzieherischen Bedarf und die zu gewährenden Art der Hilfe sowie die notwendigen Leistungen enthält" (§ 36 Abs. 2).

§ 36 Abs. 3 legt fest: „Erscheinen Hilfen nach § 35 a erforderlich, so soll bei der Aufstellung und Änderung des Hilfeplanes sowie bei der Durchführung der Hilfe die Person, die die störungsspezifische Stellungnahme vor Einleitung der Maßnahme abgegeben hat (z. B. Kinder- und Jugendpsychiater) beteiligt werden. Erscheinen Maßnahmen der beruflichen Eingliederung erforderlich, so sollen auch die Stellen der Bundesagentur für Arbeit beteiligt werden."

§ 36 Abs. 3 KJHG sieht also vor, dass im Falle von Eingliederungshilfe für seelisch behinderte junge Menschen ein Arzt oder eine andere psychotherapeutisch kompetente Fachkraft in das Hilfeplanverfahren mit einzubeziehen ist. Somit wird hier im Hilfeverfahren eine multiprofessionelle Betrachtungsweise gefordert, die nur erfüllt werden kann, wenn es zu einem gegenseitigen Verständnis und zu einem Dialog zwischen den verschiedenen Fachdisziplinen, insbesondere der Sozialarbeit/Sozialpädagogik und der Kinder- und Jugendpsychiatrie kommt. Nur dann wird es möglich sein, den vielfältigen sozialen, familiären und ökonomischen Ursachen Rechnung zu tragen und ein einseitiges Interpretationsmodell zu vermeiden (Wiesner et al. 1995).

Staatliches Wächteramt

Im Jahre 2005 wurde vor dem Hintergrund spektakulärer Fälle von *Kindeswohlgefährdung* mit dem § 8 a KICK (Kinder- und Jugendhilfeweiterentwicklungsgesetz) eine neue gesetzliche Regelung geschaffen, die das staatliche Wächteramt des Jugendamtes bei Kindeswohlgefährdung eindeutiger als bisher formuliert. Dies schien dem Gesetzgeber notwendig, weil in der Öffentlichkeit der Eindruck entstand, dass manche Jugendämter trotz Kenntnis von Kinderwohlgefährdung untätig blieben oder eine rechtzeitige Risikoabwägung versäumten. Der Gesetzestext lautet:

„Werden dem Jugendamt gewichtige Anhaltspunkte für die Gefährdung des Wohls eines Kindes oder Jugendlichen bekannt, so hat es das Gefährdungsrisiko im Zusammenwirken mehrerer Fachkräfte abzuschätzen."

Weiter heißt es im Abs. 3: „Hält das Jugendamt das Tätigwerden des Familiengerichts für erforderlich, so hat es das Gericht anzurufen", ggf. auch gegen den Willen der Erziehungsberechtigten.

Für die Praxis der Jugendhilfe bedeutet die Regelung, dass das Jugendamt Hinweisen über eine drohende Kindeswohlgefährdung nachgehen muss. So ist das Jugendamt jetzt noch mehr als bisher verpflichtet, in solchen Fällen Informationen zur Klärung der Hinweise einzuholen und anschließend im Zusammenwirken mehrerer Fachkräfte eine Risikoeinschätzung und -abwägung vorzunehmen. Gegebenenfalls ist zu klären, ob das Kind besser durch freiwillige Hilfen zur Erziehung (z. B. Familienhilfe, Tagesgruppenbetreuung) oder durch Einschaltung des Familiengerichts (Sorgerechtsentzug) zu schützen ist.

Das Verfahren zum *Sorgerechtsentzug* wird durch den § 1666 BGB (Bürgerliches Gesetzbuch) geregelt. Hierin ist ausgesagt, dass bei Gefährdung des geistigen oder leiblichen Wohles des Kindes das Familiengericht zur Abwehr von Gefahr anordnen kann, dass das Kind zum Zwecke der Erziehung in einer geeigneten Familie oder in einer Einrichtung der Jugendhilfe untergebracht werden kann. Durch § 1666 BGB ist es also möglich, ein Kind auch gegen den Willen seiner Eltern außer Hauses unterzubringen. Bei der Anwendung des § 1666 BGB bedient sich das Gericht gerne des kinder- und jugendpsychiatrischen Sachverständigen.

Sozialhilfe (SGB XII, früher BSHG)

Für die Frage der Fremdunterbringung besonders wichtig ist der Abschnitt, der sich mit der *Eingliederungshilfe für Behinderte* befasst (§53 SGB XII). Bei den Leistungsberechtigten wird unterschieden zwischen Personen, die wesentlich behindert sind oder die von einer solchen wesentlichen Behinderung bedroht sind. Generell können Personen mit körperlicher, geistiger oder seelischer Behinderung Leistungen der Eingliederungshilfe erhalten.

Welche konkreten *Störungen* dazu gehören, regelt die Eingliederungshilfeverordnung zum SGB XII.

Hier sind unter den Körperbehinderten z.B. die blinden, gehörlosen und bewegungsmäßig beeinträchtigten Personen benannt. Weiterhin gehören dazu die geistig wesentlich Behinderten und die seelisch Behinderten (soweit sie nicht Kinder oder Jugendliche sind).

Aufgabe der gewährten *Eingliederungshilfe* nach SGB XII ist es, „eine drohende Behinderung zu verhüten oder eine vorhandene Behinderung oder deren Folgen zu beseitigen oder zu mildern und die behinderten Menschen in die Gesellschaft einzugliedern." Hierzu gehört vor allem, dem Behinderten die Ausübung eines angemessenen Berufes oder einer sonstigen angemessenen Tätigkeit zu ermöglichen und ihn wenigstens unabhängig von Pflege zu machen. Nach diesen Bestimmungen können z.B. allen geistig behinderten Kindern die ambulant oder stationär notwendigen Hilfen gewährt werden, aber auch autistische Kinder sind in ihrer besonderen Problematik hier erfasst. Muss die Fremdunterbringung aufgrund der Schwere der Behinderung über das 18. bzw. 21. Lebensjahr hinaus andauern, so kann eine Überleitung von §35 a KJHG nach §53 SGB XII auf Antrag des Behinderten erfolgen. Der §53 SGB XII findet immer Anwendung gemeinsam mit dem §97, der die sachliche Zuständigkeit des überörtlichen Trägers regelt, d.h., dass der Kostenträger für die im §53 SGB XII genannten Personen die Landessozialämter sind. Die Feststellung, ob die Anwendung des §53 SGB XII gerechtfertigt ist, bedarf meistens einer ärztlichen bzw. fachärztlichen Stellungnahme.

Jugendgerichtsgesetz (JGG)

Im Zusammenhang mit der Fremdunterbringung ist §10 Abs. 2 JGG von Bedeutung. Vom Jugendrichter kann eine sog. *heilerzieherische Behandlung* angeordnet werden. Diese heilerzieherische Behandlung soll durch einen Sachverständigen erfolgen. Sie bedarf der Zustimmung des Erziehungsberechtigten und des gesetzlichen Vertreters. Die Möglichkeit der Anordnung einer heilerzieherischen Behandlung durch ein Jugendgericht trägt der Erfahrung Rechnung, dass ein Teil der Straftaten Jugendlicher Folge seelischer Fehlentwicklungen sind und dass sich in geeigneten Fällen Heilung durch eine besondere Behandlungsmethode erzielen lässt. Die heilerzieherische Behandlung kann z.B. bestehen in einer fundierten Psychotherapie eines Jugendlichen, sie kann aber auch eher pädagogische Maßnahmen in einem heilpädagogischen Heim umfassen.

Institutionelle Voraussetzungen der Fremdunterbringung

Für die außerfamiliäre Betreuung der betroffenen Kinder und Jugendlichen stehen eine Reihe unterschiedlicher Heimtypen zur Verfügung. Diese verschiedenen *Heimtypen* sind:

1. Familiär geführte Kleinstheime, die eine Familie ersetzen können,
2. heilpädagogische Heime mit spezifischer Behandlungsmöglichkeit, oft mit verschiedenen Schwerpunkten z.B. für Lernbehinderte oder Verhaltensgestörte,
3. psychotherapeutische und psychagogische Spezialheime, die sich der Behandlung neurotischer Kinder und Jugendlicher annehmen (Therapieheime),
4. sog. Jugendwohnheime, die speziell in der Berufsausbildung stehende Jugendliche aufnehmen und z.T. heiminterne Ausbildungen anbieten,
5. geschlossene Heime sowohl für Mädchen wie für Jungen, die die Betreuung schwer dissozialer Jugendlicher übernommen haben.

Außerdem gibt es Spezialheime für Körperbehinderte, Blinde und Taube sowie Heime, die sich auf die Behandlung von Sprachstörungen spezialisiert haben. Desweiteren stehen spezielle Rehabilitationseinrichtungen für hirnorganisch Kranke, mehrfach Behinderte und epileptisch Erkrankte zur Verfügung. Zur Rehabilitation von Jugendlichen, die an einer Psychose erkrankt waren, gibt es Spezialeinrichtungen (Martin 1991,1997). Aus kinder- und jugendpsychiatrischer Sicht besteht immer noch einen Mangel an Heimplätzen für psychisch kranke Minderjährige und an Wohngemeinschaften für psychisch kranke Jugendliche. Dies macht die Schaffung eines kooperativen Systems zur Versorgung psychisch kranker Jugendlicher erforderlich. Benötigt wird ein komplementär rehabilitativer Bereich, der die Betreuung und Rehabilitation längerfristig oder chronisch psychisch kranker Kinder, Jugendlicher und junger Volljähriger im außerklinischen Bereich gewährleistet. Die *Aufgaben der komplementären Einrichtungen* sind Rehabilitationsbehandlungen nach einer stationären Therapie (z.B. für autistische oder schizophren erkrankte sowie geistig behinderte Jugendliche, Fortsetzung psychotherapeutischer Behandlung bei chronifizierten Störungen wie Zwangsstörungen, Anorexien und Bulimien, Fortsetzung der schulischen Förderung bzw. Berufsfindung und Berufsanbahnung bei Kindern und Jugendlichen, die nicht mehr in die häusliche Umgebung reintegriert werden können, stufenweise Verselbstständigung nach schweren psychiatrischen Erkrankungen im Sinne einer Rehabiliationskette (Klinik, Heim, Wohngruppe, selbstständiges Wohnen).

Die Behandlung in solchen speziellen Rehabiliationsheimen und Therapieheimen oder in einer therapeutischen Wohngruppe bietet die Möglichkeit, pädagogische, psychologische und jugendpsychiatrisch-psychotherapeutische Kompetenz langfristig wirksam werden zu lassen. Die Zusammenarbeit zwischen einer Klinik und einem komplementär-rehabilitativen Bereich bietet folgende *Vorteile*:

1. Die stationären Behandlungszeiten können verkürzt werden.
2. Die Therapieheime werden in die Lage versetzt, auch schwer gestörte Patienten zu versorgen, da die klinische Station zur Krisenintervention zur Verfügung steht.
3. Frühzeitige Übernahme in ein pädagogisch strukturiertes Lebensfeld verhindert die Gefahr der Hospitalisierung.
4. Insgesamt ist Behandlung in außerklinischen Einrichtungen wesentlich kostengünstiger als die Behandlung in Kliniken.

Die Einführung des §35a in das Kinder- und Jugendhilfegesetz (KJHG) bietet umfassende Möglichkeiten der Finanzierung der komplementären Behandlung durch die Jugendämter (Fegert 1994). Hier stellt sich sehr dringlich die Frage nach der jugendpsychiatrischen Fachkompetenz der Mitarbeiter des Jugendamtes, die eine ganz zentrale Verantwortung bei der fachgerechten Unterbringung der betroffenen Patienten haben. Die Probleme sind nur durch eine enge Kooperation zwischen Klinik, Jugendamt und Heimen zu lösen. Diejenigen Kinder und Jugendlichen, bei denen eine Indikation zur Unterbringung in einer therapeutischen Einrichtung besteht, brauchen ganz sicher ein pädagogisches Lebensfeld, aber sie brauchen auch Behandlungsmaßnahmen. Dies bedeutet, dass die an der Unterbringung beteiligten Ärzte, Psychologen, Pädagogen und Sozialarbeiter zu einer *interdisziplinären Arbeit fähig* sein müssen. Interdisziplinäre Zusammenarbeit bedeutet, die Fachkompetenz des jeweils anderen zu respektieren; Grenzüberschreitungen führen zur Rollenunsicherheit und dilettantischem Vorgehen in Diagnostik, Therapie und Pädagogik.

Die durchschnittliche *Länge des Aufenthaltes* in den Therapieheimen beträgt erfahrungsgemäß zwei bis drei Jahre. Dies macht deutlich, welch hohe Bedeutung die langfristige Beziehung der untergebrachten Jugendlichen zu den pädagogischen Mitarbeitern zuzumessen ist. Zu den Aufgaben der Erzieher gehört es, die Rahmenbedingungen des Zusammenlebens zu definieren und deren Einhaltung zu gestalten, andererseits aber auch allgemeine überpersonale Werte zu vermitteln, die Entwicklung der sozialen Kontakte und Kommunikationsfähigkeit zu fördern und dem Jugendlichen das Gefühl zu vermitteln, in seiner individuellen Person mit seinen Problemen angenommen zu sein.

Im Unterschied zur pädagogischen Arbeit mit sozial gestörten und von Dissozialität bedrohten Jugendlichen, wo zunächst klare Konsequenz und die Durchsetzung von Regeln im Sinne von Verhaltensmodifikation im Vordergrund stehen, ist bei der Arbeit mit neurotischen und psychosomatisch gestörten Jugendlichen dieser Problemkreis weniger dringlich. Es handelt sich vielmehr um die Modifikation von Verhaltensweisen wie Überanpassung oder Hemmung. Dies macht eine individuellere Erziehungsplanung notwendig. Die *Gestaltung des therapeutischen Milieus* bedeutet, ein pädagogisches Klima zu schaffen, das den Zugang zu den seelischen Störungen erlaubt, ohne dass dabei die Realität aus dem Blickfeld gerät. Die Komplexität der erzieherischen Arbeit stellt besondere Anforderungen und einen erhöhten Beratungsaufwand bei der Erziehungsplanung dar.

Die *Indikation zur Behandlung* in einem Psychotherapieheim ergibt sich aus der Zwischenstellung dieses komplementären Bereiches zwischen klinischem Behandlungsmodus einerseits und der ambulanten Betreuung andererseits. Die Behandlung in einem Psychotherapieheim bedeutet einen deutlich intensiveren Behandlungsmodus als etwa eine ambulante Behandlung. Zusätzlich spielt bei der Indikationsstellung auch der Aspekt der Substitution unzureichender familiärer Strukturen eine Rolle. Die Familie kann dies sowohl als Kränkung wie auch als Entlastung erleben. Die Langfristigkeit der Beziehungen zu den Mitarbeitern eines Therapieheimes legt nahe, dass es besonders leicht zu Konkurrenzgefühlen kommen kann, und dass die Eltern gänzlich aus der erzieherischen Verantwortung verdrängt werden. Um die Arbeit mit den Jugendlichen auf einer stabilen Basis zu gestalten, ist die Kommunikation und ggf. die therapeutische Beeinflussung des familiären Rahmens wesentlich.

Grundsätzlich gelten für die psychotherapeutische Arbeit im komplementären Bereich die gleichen Voraussetzungen und Bedingungen, wie sie für die stationäre Psychotherapie in den klinischen Einrichtungen gelten. Es ist aber zu berücksichtigen, dass der Stellenwert der pädagogischen Beeinflussung und der persönlichen Beziehung zu den pädagogischen Mitarbeitern ungleich höher einzuschätzen ist. Eine erfolgreiche psychotherapeutische Arbeit ist nur *auf der Grundlage einer pädagogisch qualifizierten Erziehungs- bzw. Betreuungsarbeit* möglich. Hierbei ist es von besonderer Bedeutung, dass die Regeln der Zusammenarbeit zwischen Pädagogen und Therapeuten klar definiert sind. Pädagogische und therapeutische Maßnahmen müssen aufeinander bezogen sein, sich gegenseitig unterstützen und zu einer therapeutischen Einflussnahme führen, die geeignet ist, auch langjährig bestehende, chronifizierte Störungen zu beheben oder zumindest soweit zu modifizieren, dass der betroffene Jugendliche schulische, berufliche und persönliche Lebensziele verwirklichen kann. Um ein solches therapeutisches Milieu zu verwirklichen, sollten die mit der Behandlung betrauten Psychotherapeuten Mitarbeiter der Einrichtung sein, da erfahrungsgemäß so am besten ein einheitlich abgestimmtes Therapiekonzept im Sinne eines Therapieheimes zu verwirklichen ist.

Psychotherapeutische und rehabilitative Qualifizierung von Heimeinrichtungen bedeutet auch *Spezialisierung*, bezogen auf das Patientenklientel, das betreut werden soll. Dies kann aber nicht bedeuten, dass – sozusagen diagnosespezifisch – Einrichtungen nur für essgestörte oder nur für sexuell missbrauchte Mädchen oder nur für zwangserkrankte Patienten geschaffen werden sollten. Doch ist das rehabilitative Konzept zur Betreuung Jugendlicher, die an einer Schizophrenie erkrankt sind, sehr verschieden von den Betreuungsnotwendigkeiten, wie sie für psychosomatisch (essgestörte) und psychoneurotisch erkrankte Jugendliche benötigt werden. Schließlich bedürfen Jugendliche mit Störungen des Sozialverhaltens wiederum ganz anderer pädagogischer und therapeutischer Strategien (z.B. der Verhaltensmodifikation), so dass insoweit eine Differenzierung sinnvoll erscheint. Zudem ist an eine Altersdifferenzierung zu denken (Kindergruppen/Jugendlichengruppen). Im Übrigen sind die reichen Möglichkeiten der familienanalogen Erziehung, wie sie im Bereich der Jugendhilfe entwickelt wurden, zu nutzen.

Bei der *Planung und Durchführung* stationärer psychotherapeutischer Arbeit ist es wesentlich, das jeweils passende therapeutische Setting auszuwählen. Der leitende Gedanke dabei muss sein, dass Einschränkungen der normalen Lebensführung, wie sie z.B. bei einem Kliniksaufenthalt gegeben sind, nur so lange wie nötig durchgeführt werden, und der Übergang in eine weniger einschränkende Therapiemodalität, z.B. eine therapeutische Wohngruppe, so früh wie möglich eingeleitet wird. Je kompatibler die Therapiemodalitäten der verschiedenen kooperierenden Einrichtungen sind, umso höher ist der therapeutische Gesamterfolg.

Evaluation von Maßnahmen der Fremdunterbringung

Forschung im Heimbereich findet „unter erschwerten Bedingungen in einem Gebiet ohne Wissenschaftstradition statt" (Hebborn-Brass 1991). Bei der Heimerziehung handelt es sich um einen kostenintensiven und folgenschweren Schritt der öffentlichen Erziehungshilfe, der bislang zaghaft die Notwendigkeit formuliert, empirische Forschung zu betreiben (Petermann 1990).

Eine sehr ausführliche und differenzierte Studie zum Verlauf psychischer Erkrankungen während einer Heimbehandlung hat Hebborn-Brass (1991) vorgelegt. Die Klientel des untersuchten Heimes umfasst die Kinder mit neurotischen Störungen mit einem durchschnittlichen Aufnahmealter von neun Jahren und einem mittleren Entlassungsalter von zwölf Jahren. Zur Einschätzung des Behandlungserfolgs wurden 223 Kinder und Jugendliche hinsichtlich ihrer Diagnose und Symptome bei Aufnahme und Entlassung untersucht. Eingeteilt nach den vier Hauptdiagnosen waren 68% der neurotisch emotional erkrankten Kindern und Jugendlichen, 43% der hyperkinetischen, 40% der dissozialen und 25% der autistisch erkrankten Kinder und Jugendlichen bei Entlassung symptomfrei.

Jungjohann und Beck (1984) untersuchten 140 ehemalige Bewohner eines heilpädagogisch-psychotherapeutischen Zentrums nach. Bei durchschnittlicher Katamnesedauer von vier Jahren konnten 86,4% der Heimbewohner evaluiert werden. Hinsichtlich der Erfolgsbeurteilung, die nach ausführlichen Bewährungsaspekten wie psychosozialer Kompetenz, Schul- und Legalbewährung eingeteilt wurde, ergaben sich positive Ergebnisse zwischen 77,3–88,3%. Kruse (1988) untersuchte Bewohner eines Heimes für schwer erziehbare, ausschließlich männliche Kinder und Jugendliche nach mindestens 3-jährigem Entlassungszeitraum mittels eines Fragebogens. Als Kriterium für Erfolg wurden die Legalbewährung, die Schul- und Berufsbewährung sowie die soziale Bewährung untersucht. Bei Gesamtbetrachtung der einzelnen Ergebnisse konnte eine positive Gesamtbewertung der ehemaligen Heimbewohner von 75% gezeigt werden, wobei besonderes Gewicht auf die positive Legalbewährung (78,75%) gelegt wurde.

Die katamnestische Studie von Berger (1979) bezieht sich auf mehrere, meist heilpädagogische Heime. Es wurden 20 ehemalige Patienten einer kinder- und jugendpsychiatrischen Klinik, die von dort in Heime überwiesen wurden, nachuntersucht. Ziel der Untersuchung war vor allem eine retrospektive Überprüfung der Indikation zur Heimunterbringung. Die Daten beruhten auf Befragungen der Eltern und Heimberichten. Insgesamt wurde von einer günstigen Weiterentwicklung von 15 Patienten (= 75%) berichtet, wobei Erfolgskriterien wie soziale Anpassung, psychische Symptome und Schulerfolg beurteilt wurden. Auch die neueste Untersuchung zur Darstellung und Bewertung stationärer und teilstationärer Erziehungshilfen (Projekt Jugendhilfeleistungen, JULE) kommt zu Erfolgsraten von 75% (Thiersch et al. 1998). Es handelt sich um eine Erhebung in sechs Jugendamtsbezirken verschiedener Bundesländer. Einbezogen wurden hier ein städtisches Jugendamt, ein Jugendamt eines Flächenlandkreises und ein Kreisjugendamt im Einzugsbereich einer größeren Stadt. Ausgewertet wurden Fallakten des vollständigen Abgangsjahres 1984 aus stationärer und teilstationärer Erziehungshilfe. Außerdem wurden leitfadengestützte Interviews geführt. Mehrheitlich – in drei Viertel der Fälle – konnte nachgewiesen werden, dass die erbrachten Hilfeleistungen gemessen an der Ausgangslage und den Schwierigkeiten zu Beginn der Hilfe hilfreich für die jungen Menschen waren, indem sich die Schwierigkeiten und belastenden Konstellationen, die zur Hilfe führten, veränderten und verbesserten und die jungen Menschen in Bezug auf wichtige Entwicklungsbereiche mit einer vertrauenserweckenden Option entlassen werden konnte (Thiersch et al. 1998). Sechs von sieben Hilfeverläufen wurden mit positiver Bilanz beendet, wenn im Jugendamt mit hoher Fachlichkeit gearbeitet wurde. Einer von zwei Hilfeverläufen scheiterte, wenn die grundgelegten Standards im Jugendamt nicht eingehalten wurden. 13 von 14 Hilfeverläufen gelangen, wenn die Einrichtung fachlich qualifizierte Hilfe anbot. Dahingegen scheiterten zwei von drei Hilfeverläufen, wenn wesentliche Standards nicht eingehalten wurden. Es zeigte sich, dass vor allem stationäre Erziehungshilfen bei positiven Hilfeverläufen relativ lange andauern – im Durchschnitt zwischen drei und sieben Jahren – und dass die Erfolgschancen der Hilfe mit der Dauer und gleichzeitiger Betreuungskontinuität in der Hilfe enorm steigen. In Bezug auf das betreute Jugendwohnen zeigte sich, dass gerade die Hilfen positiv verlaufen, die deutlich über die Volljährigkeit der jungen Menschen hinaus andauern. Die Ergebnisse wiesen darüber hinaus darauf hin, dass die in großer Zahl angebotenen ambulanten Hilfen im Vorfeld einer teil- oder vollstationären Behandlung im Einzelfall keine tragfähige Alternative zu einer intensiven Betreuung waren. Deutlich zeigte sich aber auch, dass in vielen Fällen erst im Verlauf dieser ambulanten Hilfen der weitere Betreuungsbedarf in seinem Ausmaß erkannt wurde. Es zeigte sich, dass ambulante Hilfen eine stationäre Erziehungshilfe in vielen Fällen nicht ersetzen können. Aus der Perspektive der Betroffenen zeigte sich, dass die Hilfsangebote in der Mehrzahl der Fälle positiv erlebt wurden und dass sie sie im Hinblick auf ihr heutiges Leben als wertvoll einschätzten.

Zusammenfassung

Etwa ein Viertel aller stationär in kinder- und jugendpsychiatrischen Kliniken behandelten Patienten bedarf einer längerfristigen, außerhäuslichen Nachbetreuung. Dies geschieht in teilstationären und stationären Einrichtungen der Jugendhilfe. Die Einrichtungen sind unterschiedlich qualifiziert. Kinder- und jugendpsychiatrische Patienten benötigen i. d. R. Heime mit einem eigenen Therapieangebot (Therapieheime). Die Kosten für diese Maßnahmen werden von den Jugendämtern gemäß den Vorschriften des KJHG getragen. Stehen pädagogische Maßnahmen im Vordergrund, so findet § 27 KJHG (Hilfe zur Erziehung) in Verbindung mit § 34 KJHG Anwendung. Für psychisch kranke Kinder, die seelisch behindert oder von einer seelischen Behinderung bedroht sind, regeln sich die Kosten nach § 35 a KJHG. Nach diesem Paragraphen können ambulante Maßnahmen, Maßnahmen in einer Tageseinrichtung, insbesondere aber auch Maßnahmen in einem Therapieheim finanziert werden.

Kinder mit schwerer geistiger Behinderung erfahren ihre Förderung nach dem Bundessozialhilfegesetz (§ 39 BSHG). Die Auswahl eines geeigneten Heimes richtet sich nach Alter und Störungsprofil des betroffenen Kindes oder Jugendlichen. Es muss ein Hilfeplan gemäß § 36 KJHG unter Einschluss des Kindes, seiner Eltern, des Jugendamtes, Hilfe nach § 35 a KJHG und auch eines sachkundigen Arztes aufgestellt werden. Spezielle Rehabilitationsheime, Therapieheime und therapeutische Wohngruppen, die ein Behandlungsangebot für Kinder und Jugendliche mit psychiatrischen Erkrankungen anbieten, müssen die Möglichkeit haben, pädagogische, psychologische und jugendpsychiatrisch-psychotherapeutische Kompetenz zu bündeln. Die Ergebnisse der Heimerziehung sind bisher nur unzureichend evaluiert. Die vorliegenden Ergebnisse deuten darauf hin, dass etwa 75 % der Maßnahmen erfolgreich abgeschlossen werden können.

Literatur

Berger M. Indikation und Katamnese bei Heimunterbringung. Zeitschrift für Kinder- und Jugendpsychiatrie. 1979;7:122–38.

Fegert I. Was ist seelische Behinderung? Münster: Votum; 1994.

Hebborn-Brass U. Verhaltensgestörte Kinder im Heim: Eine empirische Längsschnittuntersuchung zu Indikation und Erfolg. Freiburg: Lambertus; 1991.

Jungjohann EE, Beck B. Katamnestische Ergebnisse einer Gesamtgruppe von Patienten eines regionalen kinderpsychiatrischen Behandlungszentrums (1975–1980). Praxis der Kinderpsychologie. 1984;33:148–54.

Kinder- und Jugendhilfeweiterentwicklungsgesetz (KICK) in der Fassung vom 08.09.2005.

Kruse A. Die langfristige Entwicklung ehemaliger Heimkinder. Jugendwohl. 1981;69; 157–65 und 207–15.

Martin M. Verlauf der Schizophrenie im Jugendalter unter Rehabilitationsbedingungen. Stuttgart: Enke; 1991.

Martin M. Rechtliche und institutionelle Voraussetzungen für Therapie und Rehabilitation. In: Remschmidt H, ed. Kinder- und Jugendpsychiatrie. Stuttgart: Thieme; 1997.

Martin M. Rehabilitative komplementäre Kinder- und Jugendpsychiatrie in Zusammenarbeit mit einer Universitätsklinik. In: Klosinski G, ed. Stationäre Behandlung psychischer Störungen im Kindes- und Jugendalter. Bern; Huber: 1997.

Martin M. Stationäre Psychotherapie. In: Remschmidt H, ed. Psychotherapie im Kindes- und Jugendalter. Stuttgart: Thieme; 1997.

Petermann F. Die Bedeutung von empirischer Praxisforschung für die Entwicklung der Heimerziehung. Jugendwohl. 1990;71:227–34.

Remschmidt H. Die sozialrechtliche Zuordnung des autistischen Syndroms. Stellungnahme des wissenschaftlichen Beirates des Bundesverbandes Hilfe für das autistische Kind. Hamburg; 1993.

Sozialgesetzbuch VIII (Kinder- und Jugendhilfe) in der Fassung vom 27.12.2004.

Sozialgesetzbuch XII (Sozialhilfe) in der Fassung vom 27.12.2007.

Thiersch H, Baur D, Finkel M, Hamberger M, Kühn A. Projekt JUgendhilfe LEistungen (JULE). Zentrale Ergebnisse der Untersuchung zur Darstellung und Bewertung stationärer und teilstationärer Erziehungshilfen. Evangelische Jugendhilfe. 1998; 3:138–43.

Wiesner R, Kaufmann F, Mörsberger T, Oberloskamp H, Strunck I. SGB VIII (Kinder- und Jugendhilfe). München: C.H. Beck'sche Verlagsbuchhandlung; 1995.

Prüfungsfragen

1. Welche Patientenklientel einer kinder- und jugendpsychiatrischen Klinik bedarf der Fremdunterbringung?
2. Welche gesetzlichen Bestimmungen regeln die Fremdunterbringung von Kindern und Jugendlichen?
3. Wie ist das Vorgehen, wenn die Eltern einer Fremdunterbringung nicht zustimmen?
4. Welche unterschiedlichen Heimtypen kennen Sie?
5. Berichten Sie über die Besonderheiten längerfristiger psychotherapeutischer Maßnahmen und komplementärer Einrichtungen.
6. Wie sind die Erfolgsaussichten von Maßnahmen der öffentlichen Jugendhilfe einzuschätzen?

41 Differenzielle Therapieindikationen

G. Lehmkuhl

Einleitung

In mehreren Übersichtsarbeiten referieren Beitchman et al. (1992) über Prävalenz, Verlauf, frühe Indikatoren und die Effizienz von therapeutischen Interventionen bei internalen, externalen und Entwicklungsstörungen. Das Resümee ist ernüchternd und lässt sich wie folgt zusammenfassen: Die verschiedenen Behandlungsansätze wie Verhaltenstherapie, psychodynamische Konzepte, familienorientierte Verfahren und pharmakologische Vorgehensweisen werden als erfolgreich beschrieben. Studien, in denen verschiedene Behandlungsformen randomisiert und blind evaluiert werden, liegen jedoch nicht vor. In entsprechenden Leitlinien zur Therapie und Diagnostik psychischer Störungen im Kindes- und Jugendalter finden sich zumeist nur Angaben zum Evidenzgrad, jedoch kaum empirische Belege zu differenziellen Indikationsstellungen (Deutsche Gesellschaft für Kinder- und Jugendpsychiatrie und Psychotherapie 2007, Wolpert et al. 2006). Entsprechend schwierig bleiben Hinweise für eine differenzielle Indikation. Graham hatte bereits 1974 gefordert, bei der psychotherapeutischen Behandlung von Kindern verschiedene Techniken miteinander zu kombinieren entsprechend den Notwendigkeiten und Bedürfnissen der jeweiligen Problematik. Diese multimodalen Therapien sollten in Zukunft eine größere Beachtung finden und sorgfältig evaluiert werden. Einschränkend merkt Graham an, dass in der Ausbildung die Integration verschiedener Ansätze kaum gelehrt und vermittelt wird, so dass entsprechende Kenntnisse für die Praxis fehlen.

Ausgehend von einer geringen empirischen Ausgangssituation sind für die *Entwicklung einer differenziellen Therapieindikation* folgende Aspekte zu prüfen:

- Gibt es einen theoretischen Rahmen, der ein solches Vorgehen fundiert?
- Liegen ausreichende empirische Untersuchungen vor, die eine differenzielle Indikationsstellung erlauben?
- Werden in der Therapieausbildung ausreichende Kenntnisse über verschiedene therapeutische Strategien vermittelt und erworben?
- Wie lassen sich ein störungsspezifisches Vorgehen, Behandlungshierarchien und eine differenzielle Indikationsstellung miteinander verbinden?

Zum theoretischen Rahmen einer differenziellen Therapieindikation

Kazdin (1994) fasst die Literatur dahingehend zusammen, dass alle Bemühungen, „spezifische Schlussfolgerungen über die relative Wirksamkeit der verschiedenen Techniken für unterschiedliche Störungsbilder zu ziehen", ein unklares Bild ergeben haben. Aufgrund der geringen empirischen Datenbasis könnten nur grobe Einteilungen, z.B. Verhaltens- gegenüber Nicht-Verhaltenstherapien vorgenommen werden, so dass sichere Aussagen über die relative Wirksamkeit verschiedener Interventionen z.Zt. nicht möglich sind. Andererseits bieten Metaanalysen eine notwendige Grundlage zur kritischen Hinterfragung von bestimmten psychotherapeutischen Behandlungsstrategien (Mann u. Borduin 1991, Shirk u. Russell 1992). Fortschritte bei der Entwicklung von Behandlungsansätzen für psychisch gestörte Jugendliche sind nach Kazdin (1994) vor allem durch ein sorgfältiges Spezifizieren der klinischen Gruppen und der Falldefinitionskriterien zu erzielen. Die Verwendung ausreichend großer Stichproben, um sensible Behandlungstestverfahren zu liefern, die Berücksichtigung von Faktoren, die das Behandlungsergebnis beeinflussen können sowie die operationale Festlegung der Behandlung und genaue Nachuntersuchungen sind ebenfalls unabdingbar. Hierbei kommt exemplarischen Untersuchungen und der Einbeziehung verschiedener Behandlungsmodelle für die Beantwortung der Frage nach der Wirksamkeit bestimmter Interventionen bei spezifischen Störungen eine größere Bedeutsamkeit zu als Metaanalysen (Kolvin et al. 1981, Lewinsohn et al. 1990, Lovaas 1987).

Die *Überprüfung vielfältiger Behandlungsformen* ist nach Kazdin (1994) deswegen notwendig, weil empirische Studien bislang vor allem für ein relativ schmales Spektrum an Behandlungstechniken wie die Verhaltensmodifikation und kognitive Verhaltenstechniken vorliegen (Abb. 41.**1**).

Therapieformen, die traditionell eine starke Verbreitung aufweisen wie psychodynamische bzw. psychoanalytische Ansätze, klientzentrierte Therapie, Familientherapie, Spiel- und Kunsttherapien, wurden bisher nur selten empirisch überprüft. Eine entscheidende Forschungspriorität muss daher nach Kazdin darin bestehen, das Spektrum der untersuchten Behandlungsansätze zu *erweitern* (Feindler 1995, Fonagy u. Moran 1990, Fonagy u. Target 1994, Shapiro u. Esman 1992). Kombinierte Behandlungsmethoden unter Einschluss psychopharmakologischer Ansätze erscheinen vor allem dann notwendig, wenn bereits verfügbare Interventionsansätze nicht den gewünschten Kurz- oder Langzeiteffekt besitzen (Lindenbaum u. Clark 1983, Lehmkuhl u. Döpfner 1997). Das heißt, Verlaufseinschätzungen und wenn notwendig Änderungen des Therapieplanes sollten nach einem begründbaren Entscheidungsbaum erfolgen. Gehen psychotherapeutische Maßnahmen von einer „pluralistischen Konzeption" aus (Remschmidt et al. 2008) und werden sie indikationsgeleitet und möglichst störungsspezifisch eingesetzt (Warnke 1998), dann bedeutet dies die Entwicklung eines differenzierten individuellen Behandlungsplanes. Hierbei variieren die eingesetzten Techniken zwischen alternativen Konzepten und innerhalb derselben, je nachdem, „wer in die Therapie kommt (Kind, Eltern, Familie), dem therapeutischen Fokus (Affekte, kognitives Verhalten) und dem Rahmen (Praxis, Klinik, Schule, Zuhause), in dem die Psychotherapie stattfindet" (Kazdin 1994).

Entsprechend sollten Therapiebausteine und Vorgehensweisen aus verschiedenen Schulrichtungen im Interesse eines übergreifenden Behandlungskonzeptes *integriert* werden, wobei die jeweiligen einzelnen Teile eine hypothesen- und konzeptgeleitete Anwendung finden und sich auf ihre jeweilige Effizienz evaluieren lassen. Dies bedeutet, dass es z.B. beim Hyperkinetischen Syndrom oder bei der Anorexia nervosa nicht um einen therapeutischen Einheitsstandard gehen kann, sondern vielmehr um eine individualisierte Anwendung unterschiedlicher Therapiestrategien, die für den jeweiligen Einzelfall aufgrund von bestimmten diagnostischen Kriterien auszuwählen sind. Aus diesen Gründen muss am Anfang eine multiple Verhaltens- und Psychodiagnostik stehen, um das angestrebte patientenorientierte

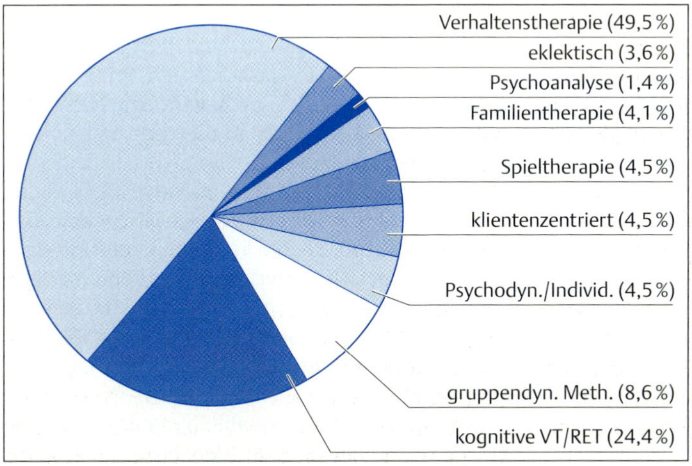

Abb. 41.**1** Relative Häufigkeit von Psychotherapiestudien über verschiedene Therapieformen bei Kindern und Jugendlichen (nach Kazdin et al. 1990).

Vorgehen operational zu begründen und notwendigen Qualitätsstandards zu entsprechen (Döpfner u. Lehmkuhl 1993, 1997).

Ein solches *störungsspezifisches und differenzielles Vorgehen* würde z. B. bei der Anorexia nervosa bedeuten, dass neben der primären Störung des Essverhaltens die emotionalen, sozialen und persönlichkeitsrelevanten Aspekte ebenfalls erfasst und durch spezifische Interventionen behandelt werden. So besteht die übliche multimodale Behandlung aus Einzeltherapie, störungsspezifischen Gruppentherapien, Psychopharmakotherapie (falls indiziert), Psychoedukation unter Einschluss der Eltern sowie körpertherapeutischen Interventionen (Salbach et al. 2006). Hierbei wird davon ausgegangen, dass viele Psychotherapieelemente z. B. Normalisierung von Essverhalten und Gewicht, Verbesserung der Körperwahrnehmung und -akzeptanz, Bearbeitung zugrunde liegender Problembereiche usw. durch spezifische Behandlungsbausteine gezielt verändert werden. Da es sich häufig um verschiedene Störungsebenen und -bereiche handelt, verschließen sie sich einem monokausalen, d. h. schulengeleiteten Vorgehen.

Kognitive, intrapsychische, familiäre und interaktionelle Aspekte sind gleichermaßen zu beachten, um ein *ganzheitliches Therapiekonzept* zu gewährleisten. Das dargestellte Vorgehen bei der Indikationsstellung verdeutlicht aber auch, warum die bisherigen empirischen gruppenstatistischen Ansätze nur ein grobes Raster für eine differenzielle Indikationsstellung abgeben: Die Vielzahl der intervenierenden Variablen wird ebenso wenig berücksichtigt wie die Überprüfung eines multimodalen Vorgehens und zumindest mittelfristiger Effekte bei nicht zu kurzer Behandlungsdauer (Hechtman 1993, Heinecke u. Ramsey-Klee 1986).

In verschiedenen Arbeiten wurde versucht, ein ideales Behandlungspaket für Kinder und Jugendliche mit einer bestimmten Störung zusammenzustellen (Feindler 1995). Die *methodischen Herausforderungen* bestehen hierbei nicht in der Entwicklung spezifischer Interventionsmodule, sondern in einer ausreichenden Differenzierung nach Schweregrad, Komorbidität, Alter, multifaktorieller Ätiologie und Einflussfaktoren. Hechtman (1993) hat in verschiedenen Beispielen die methodischen Probleme von multimodalen Behandlungsstudien herausgearbeitet. Hierbei stellt sich vor allem die Frage nach dem Differenzierungsgrad und der Methodenvielfalt, die ein solches Behandlungsprogramm für die Praxis oft nur schwer anwendbar machen. Je differenzierter solche Interventionen geplant werden, umso schwieriger und aufwendiger ist ihre Umsetzung und umso intensiver müssen die Therapeuten mit der Methode vertraut sein.

Auch die Behandlung des Aufmerksamkeitsdefizit-/Hyperaktivitätssyndrom verdeutlicht die enge Verknüpfung von individualisierter Diagnostik und sich darauf aufbauenden spezifischen Therapie- und Interventionsprogrammen (Lehmkuhl et al. 2007). Die Ergebnisse der Therapieforschung bei Kindern mit Interventionen bei ADHS können generell nach elternzentrierten, kindzentrierten und schul- bzw. kindergartenzentrierten Ansätzen unterteilt werden. Es ist häufig, aber nicht immer notwendig, in all diesen Bereichen Maßnahmen durchzuführen, da sonst eine Generalisierung der Effekte kaum gelingt. Ein umschriebener Behandlungsansatz führt häufig nicht zu den gewünschten Effekten. Aus diesen Gründen ist meistens eine multimodale Therapie notwendig, d. h. die Kombination verschiedener Behandlungsmethoden.

Paulina Kernberg und Chazan (1991) haben dies in ihrem Buch „Children with conduct disorders – a psychotherapy manual" exemplarisch ausgeführt. Ihr Programm teilt sich in *drei Bereiche* auf: einer supportiven Spieltherapie, einem Elterntraining und einer Gruppenspieltherapie. Diese drei verschiedenen Ansätze sind von theoretischen Grundannahmen geleitet und enthalten unterschiedliche verbale und nonverbale psychodynamische und behaviorale Module mit dem Ziel, die adaptiven Funktionen des Kindes zu stärken. Die einzelnen Stunden- und Therapiebausteine liegen konzeptualisiert vor, ebenso die zu erreichenden Therapieziele je nach Behandlungsphase und wie sie im Verlauf zu beurteilen sind. Die drei Therapiebausteine können in Kombination oder jeweils für sich angewandt werden, benötigen aber ein spezielles Training des Therapeuten, wobei jeder Behandlungsschritt separat zu erlernen ist. Ähnliche Vorgehensweisen finden sich bei Patterson et al. (1982, 1989, 1991) sowie Dodge (1991).

Die 2007 in dritter Auflage erschienenen Leitlinien zur Diagnostik und Therapie kinder- und jugendpsychiatrischer Störungen werden zu einem stärkeren differenziellen Interventionssetting entscheidend beitragen. Hier finden sich sowohl Empfehlungen für eine störungsspezifische Diagnostik einschließlich der Entwicklungsgeschichte, der Komorbidität, der Rahmenbedingungen und dem sich hieraus ableitenden Behandlungsvorgehen und -setting. Eine Hierarchie der Behandlungsschritte und der Beratung schließt spezielle Vorgehensweisen wie ambulante, teilstationäre und stationäre Maßnahmen ein, ebenso notwendige Schritte der Rehabilitation, schulische Versorgung und ggf. Jugendhilfemaßnahmen. Dieses Vorgehen geschieht schulenübergreifend i. S. einer Evidence-based-Behandlung.

Auf die Notwendigkeit einer wissenschaftlich empirisch fundierten Psychotherapie mit einem vermehrten Transfer zwischen therapeutischer Praxis und wissenschaftlicher Evaluation weist Kanfer (1996) hin. Neben empirischer Evidenz sollten wir uns nach Kanfer von folgenden *drei Theoriekomponenten* bei der Entwicklung neuer und besserer Behandlungsstrategien leiten lassen:

- Unverzichtbar ist ein *theoretischer Rahmen*, der kausale Erklärungen menschlichen Verhaltens ebenso erlaubt wie konzeptuelle Annahmen und Regeln des Verhaltens, Emotionen und Einstellungen einbezieht. Entsprechend dem jeweiligen Zugang wird entschieden, „welche Daten als empirische Entsprechungen für theoretische Konstrukte betrachtet werden sollen, welche Vorgehensweisen zur Datenerhebung gewählt werden sollen und welcher Bezug zu ihren relevanten theoretischen Konstrukten besteht." Der psychodynamische bzw. tiefenpsychologische Rahmen richtet die Aufmerksamkeit auf frühe Kindheitserlebnisse, auf unbewusste Konflikte und ihre Bearbeitung in der therapeutischen Beziehung. Der verhaltenstherapeutische Ansatz orientiert den Therapeuten auf das Messen kontrollierender Variablen, das Verstärkersystem des Klienten für abweichendes Verhalten und andere funktionale Beziehungen (s. a. Grawe 1995).
- Eine *Technologie* ist notwendig, um Methoden und Vorgehensweisen zum Erreichen des gesetzten Ziels zu entwickeln. Kanfer warnt jedoch davor, psychotherapeutische Behandlungen als eine bloße Anwendung von Methoden und der Überprüfung von deren Effektivität anzusehen, statt sich um das Verständnis des Konzeptuellen zu bemühen. Die Betonung der technologischen Ebene könne zu einer vordergründigen Fokussierung auf Symptombeseitigung führen, wobei weitergehende Therapieziele vernachlässigt würden. Während es bei psychodynamischen Behandlungen neben einer Symptomreduktion vor allem um ein Verständnis der grundlegenden Konflikt- und Beziehungsmuster gehe, sollten verhaltenstherapeutische Ansätze sich nicht nur auf manifeste und klar beobachtbare Symptome stützen, sondern eine weitgehende funktionale Analyse der Verhaltensmuster vornehmen und kognitive Strukturen definieren. Nach Kanfer kann der Kliniker auf dieser technologischen Ebene Interventionen, die aus unterschiedlichen theoretischen Kontexten stammen, durch Adaptation an den eigenen Theorierahmen integrieren und sich auf die Anwendbarkeit der spezifischen Technik in einem Fall konzentrieren.
- *Therapierichtlinien* sind für die Handlungsebene notwendig, um Hypothesen und Interventionen, die sich aus dem theoretischen Rahmen ergeben, anwenden zu können. Diese Aufgabe können Behandlungsmanuale, Fallbeschreibungen oder Anleitung durch Supervision übernehmen. Forschungsergebnisse belegen, dass der Therapieerfolg nicht spezifischer Methoden, die aus einer bestimmten Theorie abgeleitet sind, zuzuschreiben ist. Vielmehr gibt es bei der Symptomreduktion Unterschiede in Qualität, Quantität und Veränderungsmustern, die eindeutig das Ergebnis von Therapieinterventionen darstellen (Grawe et al. 1994). Nach Kanfer (1966) ist zu vermuten, dass verschiedene Therapieschulen ihre Effektivität deshalb dem Grad verdanken, wie sie verschiedene unspezifische Faktoren kombinieren und in einen Theorierahmen samt dazugehöriger Therapietechnik integrieren.

Theoretischer Rahmen, Methodenvielfalt und ihre Anwendung stellen damit Grundbedingungen für die Entwicklung und Evaluation von Kombinationsbehandlungen dar, die für eine differenzielle Therapieindikation sowie ein störungsspezifisches Vorgehen zu fordern sind.

Erlauben empirische Untersuchungen eine differenzielle Indikationsstellung?

Heekerens (1989) fasst die *Ergebnisse* verschiedener Metaanalysen zur Evaluation von Psychotherapien im Kindes- und Jugendalter wie folgt zusammen:

- Psychotherapie mit Kindern und Jugendlichen ist nicht wesentlich weniger effektiv als im Erwachsenenalter.
- In Übereinstimmung mit den Ergebnissen bei Erwachsenen schneiden auch im Bereich der

Kinder- und Jugendlichenpsychotherapie die behavioralen Verfahren im Mittel besser ab als die nicht-behavioralen.

- Die Rangreihe innerhalb der behavioralen Verfahren lässt sich aufgrund der vorhandenen Datenbasis nur bedingt festlegen, jedoch rangiert Modelllernen vor dem Training sozialer Fertigkeiten und kognitiv-behavioraler Verfahren.
- Während sich für ein klientzentriertes bzw. nicht-direktives Verfahren zwischen den Effekten bei Erwachsenen bzw. Kindern und Jugendlichen keine Unterschiede finden, fallen beim einsichtsorientierten bzw. psychodynamischen Vorgehen die Ergebnisse bei Kindern und Jugendlichen deutlich schlechter aus als bei Erwachsenen.
- Das einsichtsorientierte bzw. psychodynamische Vorgehen zeigt bei Kindern und Jugendlichen nach Auswertung der Studien keinen überzeugenden Behandlungseffekt (Casey u. Berman 1985, Weisz et al. 1987).

Casey und Berman (1985) sowie Weisz et al. (1995) stellen in ihren Metaanalysen zur Wirksamkeit einzelner Therapieverfahren behaviorale, nicht-behaviorale und kombinierte Ansätze gegenüber (Tab. 41.**1**).

Inzwischen liegen für verschiedene Störungsbilder eine Vielzahl von randomisierten kontrollierten Therapiestudien vor, die Eingang in Metaanalysen fanden, um eine objektive, valide und transparente Zusammenschau der Ergebnisse verschiedener Therapiestudien zu ermöglichen (Schneider u. In-Albon 2006). Am Beispiel der *Angststörungen* arbeiten Schneider und In-Albon (2006) heraus, dass heute empirisch validierte Interventionen für eine erfolgreiche Angstbehandlung vorliegen. Andererseits verdeutlichen die evidenzbasierten Interventionen auch, dass es für die meisten Angststörungen keine spezifischen Behandlungsprogramme gibt. Vielmehr richten sich diese an Kinder mit Trennungsangst, spezifischer Phobie, sozialer Phobie und generalisierter Angststörung gleichermaßen. Darüber hinaus enthalten die jeweiligen Therapiemanuale eine Vielzahl unterschiedlicher psychotherapeutischer Interventionen: Psychoedukation, kognitive Interventionen mit dem Kind bzw. den Eltern und Konfrontationsverfahren. So merken die Autorinnen auch kritisch an, dass bisher keine Studien vorliegen, die die verschiedenen wirksamen Behandlungsansätze direkt miteinander vergleichen (z. B. Psychotherapie vs. Psychopharmakotherapie). Erst ein solcher Vergleich würde aber erlauben, wichtige Informationen über die differenzielle Indikation der verschiedenen Ansätze zu gewinnen. Weiterhin bleibt offen, welche *Wirkfaktoren* für einen Therapieerfolg verantwortlich sind, d. h. welche Variablen bei der Indikationsstellung als moderierende Faktoren mit bedacht werden müssen.

Die größere Effizienz der behavioralen Methoden ist deutlich, andererseits konnte nur eine begrenzte Zahl von psychodynamisch orientierten Studien in die Auswertung aufgenommen werden aufgrund der wenigen vorliegenden Untersuchungen, die die methodischen Standards erfüllen (Barrnett et al. 1991). Die ungenügende empirische Grundlage bei den *psychodynamisch orientierten Verfahren* hängt einerseits mit den aktuellen wissenschaftlichen Schwerpunkten, andererseits mit den methodischen Problemen zusammen wie Tschuschke et al. (1994) in einer kritischen Antwort auf Grawes Metaanalysen zur differenziellen Effektivität von Psychotherapie herausarbeiten (Grawe et al. 1994). Es stellen sich Fragen nach dem Einfluss von Erkrankungsschwere, Behandlungsdauer und anderen intervenierenden Variablen auf die Dauer des Therapieerfolges und auf die Bereiche, in denen er nachweisbar ist. Metaanalysen sagen nichts darüber aus, wie Therapieeffekte

Tabelle 41.**1** Ergebnisse zur Wirksamkeit behavioraler, nicht-behavioraler und kombinierter Verfahren verschiedener Metaanalysen

	Casey und Berman (1985)		**Weisz et al. (1995)**	
Therapiemethoden	Effektstärke	n	Effektstärke	n
behavioral	0.91	37	0.76	197
nicht behavioral	0.40	29	0.35	27
kombinierte Verfahren			0.55	20

im psychotherapeutischen Prozess hergestellt werden, und sie informieren auch nicht über die Durchführung von Therapiekonzepten und geben somit keine Auskunft über den faktisch realisierten psychotherapeutischen Prozess. Es erscheint jedoch speziell bei Kindern und Jugendlichen wichtig, mehr über die wirksamen Mechanismen, Hintergründe und Prozesse zu erfahren, die therapeutisch bedeutsam sind und damit zur Indikations- und Behandlungsentscheidung beitragen können (Target u. Fonagy 1994 a,b, Fonagy 1995). In diesem Sinne argumentieren auch Shapiro und Esman (1992), wenn sie darauf hinweisen, dass dynamische Konzepte sowohl unser Verständnis intrapsychischer und interaktioneller Prozesse bereichert haben und diese Erkenntnisse in die Beurteilung von psychischen Strukturen und in die Behandlungstechnik einfließen. Für Barrnett et al. (1991) berühren diese übergreifenden Fragestellungen und Aspekte der therapeutischen Beziehung, den Aufbau und die Aufrechterhaltung eines Arbeitsbündnisses, das Erreichen einer Compliance und die Beachtung altersabhängiger Möglichkeiten und Begrenzungen des Patienten. Die Entwicklung von spezifischen Manualen, die Interventionen im Detail beschreiben, würde zunehmend eine Standardisierung von Interventionen über verschiedene Kliniker und Settings erlauben. Videoaufnahmen von Therapien verstärken eine objektive Messung durch unabhängige Rater und können die Implementierung und Operationalisierung dieser Interventionen ermöglichen. Auf diesem Wege werden therapeutische Strategien differenzierter und transparenter. Sie fließen in Leitlinien ein, die sich mehr an prozess- als an schulenorientierten Aspekten ausrichten (Lehmkuhl et al. 1992, Döpfner 1997).

Kazdin (1994) merkt kritisch an, dass die Mehrzahl der Untersuchungen zu psychotherapeutischen Effekten im Kindes- und Jugendalter keine Katamnese aufweisen, so dass *Langzeitwirkungen* nicht erfasst werden (Kazdin et al. 1990, Weisz et al. 1987). So konnten Dush et al. (1989) zeigen, dass die erzielten Effekte nach Selbstinstruktionstraining und Problemlösetraining bei Kindern und Jugendlichen in den ersten Wochen nach Therapieende zunehmend abfielen und von einem mittelfristigen Effekt gesprochen werden muss, der nach einem Zeitraum von über 90 Tagen nicht mehr nachweisbar war (Abb. 41.**2**).

Dem Wissen um *Kurz- und Langzeiteffekte* einer Behandlung kommt bei der Auswahl von spezifischen Interventionsarten eine große Bedeutung zu. Dieser Zeiteffekt lässt sich weniger durch Metaanalysen belegen, sondern vielmehr durch Einzelfallstudien. Ein weiteres wichtiges Kriterium für die differenzielle Indikation stellt der *Alterseinfluss* dar, d.h. eine entwicklungspsychologische Perspektive könnte erklären, warum bestimmte Interventionsformen erst ihre volle Wirksamkeit in einer bestimmten Altersgruppe zeigen. Aus der Metaanalyse von Durlak et al. (1991) zur Wirksamkeit kognitiver Verhaltenstherapie in Abhängigkeit vom Lebensalter ergibt sich,

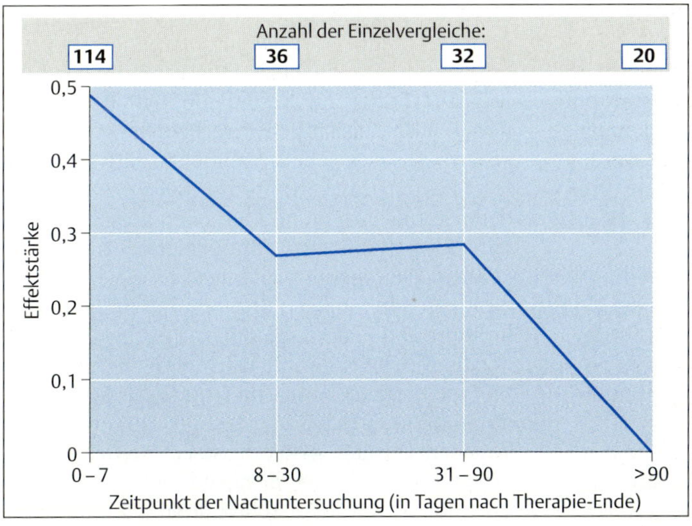

Abb. 41.**2** Ergebnisse der Metaanalyse von Dush et al. (1980) über den zeitlichen Verlauf der Wirksamkeit von Therapie zur Modifikation von Selbstaussagen bei Kindern und Jugendlichen (aus Döpfner 1997).

dass die Effektstärken bei 11–13-Jährigen wesentlich höher sind als im Alter von 5–7 bzw. 7–11 Jahren, wobei sich die beiden letzten Gruppen nicht unterscheiden.

Kazdin (1994) hebt besonders die *entwicklungspsychologische Dimension* bei der Indikationsstellung für eine bestimmte Psychotherapie hervor. Ob und wie interveniert werden muss, erfordert Wissen über den Entwicklungsverlauf und die altersgemäße Anpassung, ebenso sollte der Einfluss von weiteren belastenden Variablen, die Bedeutung von Umweltfaktoren, der familiären Situation sowie des sozialen Lebensraumes der Betroffenen einbezogen werden. Fragen der Motivation, kritischer Ereignisse in der Therapie, Schweregrad und Verlauf sollten nicht vernachlässigt werden.

Orientierungspunkte für die Wahl des therapeutischen Vorgehens, Settings sowie der notwendigen Interventionen stellen neben der vorhandenen Evidenz des jeweiligen Verfahrens auch die Möglichkeit seiner *Umsetzung* und *Akzeptanz* dar. Darüber sollten folgende Gesichtspunkte mit beachtet werden, um ein differenzielles Vorgehen und eine Behandlungshierarchie vornehmen zu können:

- Lässt sich die Symptomatik auf bestimmte Therapieziele fokussieren und eingrenzen?
- Handelt es sich um eine umfassendere Problematik, die verschiedene Teilbereiche mit einbeziehen muss?
- Ist es aufgrund der Symptomatik sowie der Variablen des Patienten erfolgversprechend, kognitive Strategien anzuwenden, oder sollte eher ein geringerer Strukturierungsgrad gewählt werden?
- Spielen intrapsychische Prozesse, Konflikte und Themen eine zentrale Rolle, die das Kind oder den Jugendlichen beschäftigen, und sollten diese in das Zentrum der Bearbeitung gestellt werden?
- Kommt interaktionellen Aspekten eine große Rolle zu, und zwar sowohl intrafamiliär als auch im Kontakt zu Gleichaltrigen?
- Ist auf den Einfluss bestimmter Variablen der Familie (z. B. Familiengröße, Ehekonflikte), der Schule (z. B. schlechte Motivation, Teilleistungsstörung) sowie der sozialen Gruppe (aggressive Modelle, Regelverletzungen) besonders zu achten?

Auch wenn diese Variablen nur Orientierungspunkte darstellen, so lässt sich auch aufgrund vorhandener empirisch fundierter Ergebnisse aus ihnen ableiten, welche spezifischen Interventionsformen bei einem bestimmten Störungsbild mehr oder weniger indiziert sind.

Baving und Schmidt (2001) versuchten, für die klinische Entscheidung über mögliche Behandlungsansätze bei kinder- und jugendpsychiatrischen Behandlungen eine evidenzbasierte Grundlage vorzulegen. Die Basis ihrer Literaturrecherche für autistische Störungen, hyperkinetische Störungen, Störungen des Sozialverhaltens, Tic-Störungen, Enuresis und Enkopresis zeigte, dass der am besten evaluierte psychotherapeutische Behandlungsansatz die kognitive Verhaltenstherapie darstellt. Ihre Zusammenstellung gibt einen ersten Hinweis auf differenzielle Therapieindikationen, die sich auf empirische Grundlagen stützen sollte.

Ausbildung und Kenntnisse in verschiedenen Behandlungstechniken

Kottje-Birnbacher und Birnbacher (1995) verlangen für eine effiziente Zielorientierung, dass der Therapeut die aktive Verantwortung für das Voranschreiten des therapeutischen Prozesses übernimmt und dabei die Behandlungsziele im Auge behält. Er muss einerseits für ein ausreichend gutes Arbeitsbündnis sorgen und andererseits eine wirksame Behandlungstechnik umsetzen. Sie hinterfragen den Stellenwert der Selbsterfahrung innerhalb der Ausbildung äußerst kritisch und halten ihn einerseits für eine bessere Handhabung der Beziehungsgestaltung zwischen Patient und Therapeut für dringend notwendig, andererseits würde eine zu einseitige Ausrichtung auf die Selbsterfahrung auf Kosten der therapeutischen Kompetenz hinsichtlich verschiedener praxeologischer Ansätze gehen. Vielmehr sollte ein breiterer Praxisbezug gewährleistet sein, der verschiedene Setting-Arten und Methoden vermittelt, um Indikationsstellungen differenzierter treffen zu können. Therapeuten sollten über die Heterogenität von notwendigen Behandlungsstrategien informiert und in der Lage sein, sie auch, wenn notwendig, anzuwenden. Zu warnen ist allerdings vor therapeutischen Allmachtsfantasien, dass allein die richtige Behandlungstechnik alle Probleme zu lösen vermag. Insofern ist eine ausreichende Selbsterfahrung eine dringend notwendige Voraussetzung für eine selbst- und methodenkritische Haltung, die therapeutisches Handeln auf seinen Nutzen für die Patienten reflektiert.

Nach Kazdin (1994) ist einerseits zwar der Fortschritt in der empirischen Untersuchung von psychotherapeutischen Behandlungsmethoden für Kinder und Jugendliche beachtlich, andererseits hinkt die Qualität und Breite der Ausbildung deutlich hinterher. Insofern herrscht nicht nur eine Kluft zwischen Forschung und Praxis (Stricker u. Kreisner 1985), sondern auch zwischen der Vielfalt therapeutischer Settings und ihrer Umsetzung in die Praxis.

Befragungen von Therapeuten im Praxisfeld zeigen immer wieder, dass empirisch erfolgreich evaluierte Behandlungsansätze bislang nur eine *geringe Akzeptanz und Anwendung* gefunden haben. Besonders bei depressiven Episoden, Angststörungen und Persönlichkeitsstörungen liegen hoch effektive, behaviorale Therapiemethoden vor, die jedoch nur ungenügend in der Praxis eingesetzt werden.

Das bisherige Forschungsinteresse mit Schwerpunkt auf experimentellen bzw. quasi experimentellen Designs zur Überprüfung von Effekten kurzfristiger, überwiegend behavioraler und kognitiver Interventionen bildet nicht die gängige Therapiepraxis ab (Heinecke u. Ramsey-Klee 1986). Mit anderen Worten, die *klinische Relevanz* der bisherigen empirischen Forschung müsste durch die Einbeziehung anderer Behandlungsansätze mit intensiven und langfristigen Interventionen unter Berücksichtigung von Langzeiteffekten erhöht werden. Der aktuelle geringe Forschungsstand lässt sich darauf zurückführen, dass psychodynamisch ausgerichtete Therapien einer empirischen Überprüfung schwerer zugänglich sind als behaviorale und dass Vertreter der Verhaltenstherapie überwiegend aus dem akademischen Bereich stammen, der Therapieevaluation betreibt (Barrnett et al. 1991). Dennoch muss es verwundern, dass eine empirisch überwiegend als weniger effektiv eingestufte Therapiemethode eine deutlich breitere Anwendung findet als die empirisch überlegene und darüber hinaus noch eine in der Öffentlichkeit stärkere Anerkennung und Akzeptanz genießt: Während die Praktiker empirisch weniger erfolgreiche Methoden häufiger anwenden, untersuchen die Wissenschaftler nicht die in der therapeutischen Praxis am häufigsten vertretenen Methoden.

Diese Kritikpunkte verdeutlichen, dass eine grundlegende Änderung der klinischen Praxis nur dann erfolgen kann, wenn weitgehende *Veränderungen in der Therapieausbildung* eintreten. Es hat sich als notwendig erwiesen, bei Bewertungen einer Behandlungsform spezifische Kriterien anzuwenden und die Wirkung verschiedener Techniken in Bezug auf alternative, klinische Probleme, Patienten- und Therapeutenmerkmale und andere Faktoren, die das Ergebnis beeinflussen können, i. S. einer Qualitätskontrolle zu untersuchen (Döpfner u. Lehmkuhl 1993).

Entsprechend sollten in der Psychotherapieausbildung Grundprinzipien und Methodenvielfalt vermittelt werden, wobei dies durchaus auf dem Boden einer eindeutigen therapeutischen Grundorientierung geschehen kann. So fordern Schneider und In-Albon (2006) auch eine intensivere Forschung zu Basisfertigkeiten wie altersadäquater Gesprächsführung, Beziehungsgestaltung und Motivationsarbeit. Die Psychotherapieausbildung sollte deshalb verstärkt Basisfertigkeiten und Techniken vermitteln, die in unterschiedlichen Settings differenziert eingesetzt werden können.

Ausgehend von diesen Grundkenntnissen lassen sich dann die Ergebnisse einer multiplen Diagnostik besser in einen differenziellen Therapieplan integrieren.

Wenn ein stärkerer *Transfer* von der empirischen Therapieforschung in die Praxis hinein erfolgen soll, dann gelingt dies nur, wenn Therapeuten bereit sind, ausgehend von einer breiten Grundausbildung besondere Kenntnisse in speziellen symptom- oder themenorientierten Behandlungsbausteinen dazuzulernen. Diese Aufgabe stellt sich sowohl verhaltenstherapeutisch als auch psychodynamisch ausgerichteten Therapeuten gleichermaßen und setzt voraus, dass sich das therapeutische Vorgehen in dem Maße ergänzt und wandelt, wie neue Erkenntnisse über die Effizienz störungsspezifischer Ansätze hinzukommen. Hierdurch wird es möglich, den Therapieprozess und die Wirkfaktoren besser den störungsspezifischen Notwendigkeiten anzunähern. Ein solches Vorgehen wird darüber hinaus langfristig zu einer stärkeren Differenzierung innerhalb der verschiedenen schulenspezifischen Vorgehensweisen führen und damit zu einer Konvergenz von störungsspezifischen Behandlungsansätzen.

Therapieforschung sollte deshalb neben Effektivitätsstudien in zunehmendem Maße auch Studien zur Überprüfung der klinischen Effizienz einschließen (Döpfner u. Lehmkuhl 2002). So könnte überprüft werden, ob oder unter welchen

Bedingungen der Transfer der als effektiv erwiesenen Methoden in die klinische Routine gelangen kann und welche Formen der Qualitätssicherung (Lambert 2001) nötig sind, um eine effiziente Versorgung zu gewährleisten. Darüber hinaus sind Kosten-Nutzen-Analysen notwendig, um die Durchführung und die Indikation von Psychotherapien auch unter ökonomischen Aspekten zu optimieren. Eine differenzielle Indikationsstellung wird sich erst dann auf eine empirische Grundlage stützen können, wenn der von Kazdin (2003) beklagte Mangel behoben sein wird, dass die meisten klinisch angewandten Behandlungsansätze empirisch bislang nicht evaluiert sind und evidenzbasierte Verfahren ihren Weg in die klinische Anwendung nur ungenügend erfahren haben. Es gilt, diese Lücke im Interesse adäquater Behandlungsstrategien zu schließen.

Störungsspezifisches Vorgehen, Behandlungshierarchie und differenzielle Indikation

Poustka (2007) weist auf die noch vorhandenen *Schwächen der evidenzbasierten Leitlinien* hin. So erscheint es immer noch schwierig, Klassifikation, Diagnose und Psychopathologie mit dem Alltag psychotherapeutischen Handelns und das Erstellen von zielorientierten Therapieprogrammen zu integrieren. Die Diagnostik bildet aber die Grundlage dafür, eine wirksame, evidenzbasierte Therapie betreiben zu können. Ein klassisches Beispiel hierfür ist nach Poustka, ob eine frühe Intervention in den ersten beiden Lebensjahren bei autistischen Störungen wirklich aussichtsreich ist, da bisher keine eindeutige und sichere Diagnostik unter 2½ Jahren zur Verfügung steht.

Zur Erleichterung der differenziellen Indikationsstellung können *Metaanalysen* beitragen, aus denen sich grundlegende Prinzipien des Behandlungsvorgehens bei bestimmten Störungsbildern ableiten lassen. So konnte gezeigt werden, dass soziale Fertigkeiten bei Kindern und Jugendlichen mit autistischen Störungen durch Interaktion mit gleichaltrigen gesunden Probanden im Gruppensetting verbessert werden konnten. Die vorhandenen Metaanalysen belegen, dass die Einbeziehung sozial kompetenter Gleichaltriger als eine notwendige Bedingung für die Verbesserung ihrer sozialen Fertigkeiten anzusehen ist, jedoch nicht als eine ausreichende (Herbrecht u. Poustka 2007).

Entsprechend lassen sich Interventionsprogramme für junge Kinder mit autistischen Störungen konzipieren, die aufgrund der vorhandenen empirischen Befunde folgende Rahmenbedingungen beachten sollten:

- Schaffung einer therapeutischen Umgebung, die Gelegenheit zur Interaktion mit Gleichaltrigen im Rahmen altersangemessener und strukturierter Spiele und Aktivitäten bietet,
- Vermittlung spezifischer sozialer Fertigkeiten und Initiierung sozialer Interaktionsmöglichkeiten in verschiedenen Settings (Herbrecht u. Poustka 2007).

Die in den Leitlinien empfohlene *Hierarchie* der Behandlungsentscheidung und -beratung unterscheidet zwischen einem grundsätzlichen Vorgehen, Hinweisen zur Wahl des Behandlungssettings, spezifischen therapeutischen Interventionen sowie Besonderheiten bei Komorbidität. Darüber hinaus werden spezielle Aspekte bei ambulantem, teilstationärem und stationärem Vorgehen aufgeführt. Ausgangspunkt für diese Entscheidungen stellt eine störungsspezifische Diagnostik dar, wobei nach Poustka das Manko des diagnostischen Teils der Leitlinien nicht allzu selten einen Nachteil für die Etablierung einer sicheren Basis für jede evidenzbasierte Therapie darstellt. Insofern lassen sich differenzielle Therapieindikationen ohne eine umfangreiche störungsspezifische Diagnostik nicht treffen.

Pössel und Hautzinger (2006) zeigen in ihrer Übersicht zu Effekten pharmakologischer und psychotherapeutischer Interventionen bei depressiven Störungen im Kindes- und Jugendalter, dass eine Vielzahl von Maßnahmen wie kognitive Verhaltenstherapie, Interpersonale Therapie und Pharmakotherapie sowie eine Kombinationsbehandlung aus Medikation und Verhaltenstherapie in ihrer Effektivität empirisch gut belegt sind. Bei der Erstellung eines individuellen Therapieplanes ist dann zu überlegen, welche der evidenzbasierten Methoden in diesem speziellen Fall indiziert ist und welche störungsrelevanten Rahmenbedingungen, Begleitstörungen und besonderen Merkmale für die eine oder andere Vorgehensweise sprechen. Bei einer differenziellen Therapieindikation müssen jedoch neben diesen allgemeinen Aspekten auch die jeweilige individuelle Situation des Patienten mit einbezogen werden, um die für ihn angemessene Behandlungsstrategie zu finden.

Zusammenfassung

Untersuchungen zur relativen Wirksamkeit verschiedener Interventionstechniken für unterschiedliche Störungsbilder führten bislang zu heterogenen Ergebnissen. Aus diesen Gründen ist eine differenzielle Indikationsstellung aufgrund empirischer Grundlagen z. Zt. kaum möglich. Übereinstimmend wird jedoch die Entwicklung eines differenzierten individuellen Behandlungsplanes gefordert, der störungsspezifisch und multimodal, d. h. schulenübergreifend und integrierend zusammengesetzt sein sollte. Nach Kazdin variieren die eingesetzten Techniken innerhalb und zwischen alternativen Konzepten, je nachdem, wer in die Therapie kommt (Kind, Eltern, Familie), dem therapeutischen Fokus (Affekte, kognitives Verhalten) und dem Rahmen (Praxis, Klinik, Schule, Zuhause), in dem die Psychotherapie stattfindet. Entsprechend werden zunehmend verschiedene Therapiebausteine und Vorgehensweisen schulenübergreifend in ein Behandlungskonzept integriert.

Die methodischen Herausforderungen liegen dabei nicht in der Entwicklung spezifischer Interventionsmodule, sondern in einer ausreichenden Differenzierung nach Schweregrad, Komorbidität, Alter, multifaktorieller Ätiologie und sozialen Einflussfaktoren. In Zukunft werden differenzielle Therapiekonzepte sich an Leitlinien zur Diagnostik und Therapie kinder- und jugendpsychiatrischer Störungen zu orientieren haben, wobei eine Hierarchie der Behandlungsschritte überlegt und geplant werden sollte.

Generell haben Metaanalysen zur Wirksamkeit einzelner Therapieverfahren eine größere Effizienz der behavioralen Methoden gegenüber den psychodynamisch orientierten Ansätzen erbracht. Andererseits bereichern dynamische Konzepte unser Verständnis für intrapsychische und interaktionelle Prozesse. Kritisch ist anzumerken, dass die Qualität und Breite der Ausbildung deutlich den empirischen Erkenntnissen über psychotherapeutische Behandlungsmethoden für Kinder und Jugendliche hinterherhinkt. Ziel sollte sein, den Therapieprozess und die Wirkfaktoren besser den störungsspezifischen Notwendigkeiten anzunähern, einen stärkeren Transfer von der empirischen Therapieforschung in die Praxis hinein zu erreichen und eine breitere psychotherapeutische Grundausbildung anzubieten mit Kenntnissen in speziellen symptom- oder themenorientierten Behandlungsbausteinen.

Literatur

Barrnett JR, Docherty IP, Frommelt GM. A review on child psychotherapy research since 1963. J Am Acad Child Adolesc Psychiat. 1991;30:1–14.

Baving L, Schmidt MH. Evaluierte Behandlungsansätze in der Kinder- und Jugendpsychiatrie I u. II. Z Kinder Jugendpsychiat Psychoth. 2001;3:189–205 u. 206–20.

Beitchman JG, Inglis A, Schachter D. Child psychiatry and early intervention: I. The aggregate burden of suffering. Can J Psychiat. 1992 a;37:230–3.

Beitchman JH, Inglis A, Schachter D. Child psychiatry and early intervention: IV. The externalizing disorders. Can J Psychiat. 1992 b;37:245–9.

Beitchman JH, Inglis A, Schachter D. Child psychiatry and early intervention: II. The internalizing disorders. Can J Psychiat. 1992 c;37:234–9.

Casey RJ, Berman JL. The outcome of psychotherapy with children. Psychol Bull. 1985;98:388–400.

Deutsche Gesellschaft für Kinder- und Jugendpsychiatrie und Psychotherapie, Berufsverband der Ärzte für Kinder- und Jugendpsychiatrie und Psychotherapie in Deutschland, Bundesarbeitsgemeinschaft der leitenden Klinikärzte für Kinder- und Jugendpsychiatrie und Psychotherapie. Leitlinien zur Diagnostik und Therapie von psychischen Störungen im Säuglings-, Kindes- und Jugendalter. Köln: Deutscher Ärzte-Verlag; 2000, 2003, 2007. Internet: www.uni-duesseldorf.de/www/awmf.

Dodge KA. The structure and function of reactive and proactive aggression. In: Pepler DJ, Rubin KH, eds. The development and treatment of childhood aggression. Hillsdale: Erlbaum; 1991.

Döpfner M, Lehmkuhl G. Zur Notwendigkeit von Qualitätsstandards in der Kinder- und Jugendpsychiatrie. Z Kinder- Jugendpsychiat. 1993;21:188–93.

Döpfner M. Verhaltenstherapie mit Kindern und Jugendlichen – Konzepte, Ergebnisse und Perspektiven der Therapieforschung. In: Petermann F, ed. Kinderverhaltenstherapie. Hohengehren: Schneider; 1997.

Döpfner M, Lehmkuhl G. Von der kategorialen zur dimensionalen Diagnostik. Prax Kinderpsychol Kinderpsychiat. 1997;46:519–47.

Döpfner M, Lehmkuhl G. Die Wirksamkeit von Kinder- und Jugendlichenpsychotherapie. Psychologische Rundschau. 2002;53:184–93.

Durlak JA, Fuhrman T, Lampman C. Effectiveness of cognitive-behavior therapy for maladapting children: A meta-analysis. Psychol Bull. 1991;110:204–14.

Dush DM, Hirt ML, Schroeder HE. Self-statement modification in the treatment of child behavior disorders: A meta-analysis. Psychol Bull. 1989;106:97–106.

Feindler EL. Ideal treatment package for children and adolescents with anger disorders. In: Kassinove, ed. Anger disorders. Washington: Taylor and Francis; 1995.

Fonagy P, Moran GS. Studies on the efficacy of child psychoanalysis. J Consult Clin Psychol. 1990;58:684–95.

Fonagy P, Target M. The efficacy of psychoanalysis for children with disruptive disorders. J Am Acad Child Adolesc Psychiat. 1994;33:45–55.

Fonagy P, Target M. Kinderpsychotherapie und Kinderanalyse in der Entwicklungsperspektive: Implikationen für die therapeutische Arbeit. Kinderanalyse. 1995;3:150–86.

Graham P. Child psychiatry and psychotherapy. J Child Psychol Psychiat. 1974;15:59–66.

Grawe K, Donati R, Bernauer F. Psychotherapie im Wandel. Von der Konfession zur Profession. Göttingen: Hogrefe; 1994.

Grawe K. Grundriß einer allgemeinen Psychotherapie. Psychotherapeut. 1995;40:130–45.

Hechtman L. Aims and methodological problems in multimodal treatment studies. Can J Psychiat. 1993; 38:458–64.

Heekerens HP. Effektivität von Kinder- und Jugendlichenpsychotherapie im Spiegel von Meta-Analysen. Z Kinder-Jugendpsychiat. 1989;17(2):150–7.

Heinecke CM, Ramsey-Klee DM. Outcome of child psychotherapy as a function of frequency of session. J Am Acad Child Psychol. 1986;25:247–53.

Herbrecht E, Poustka F. Frankfurter Gruppentraining sozialer Fertigkeiten für Kinder und Jugendliche mit autistischen Störungen. Z Kinder Jugendpsychiatr Psychother. 2007;35(1):33–40.

Kanfer FH. Wissenschaftliche Grundlagen der Psychotherapie. In: Senf W, Broda M, eds. Praxis der Psychotherapie. Ein integratives Lehrbuch der Psychoanalyse und Verhaltenstherapie. Stuttgart: Thieme; 1996.

Kazdin AE. Psychotherapie mit Kindern und Jugendlichen. Psychotherapeut. 1994;39:345–52.

Kazdin AE, Brass D, Ayers WA, Rodgers A. Empirical and clinical focus of child and adolescent psychotherapy research. J Consult Clin Psychol. 1990;58:729–40.

Kazdin AE. Psychotherapy for children and adolescence. Annu Rev Psychol. 2003;54:253–76.

Kernberg PF, Chazan SE. Children with conduct disorders: A psychotherapy manual. New York: Basic Books; 1991.

Kolvin J, Garside RF, Nicol AR, MacMillan A, Wolstenhome F, Leitch JM. Help starts here: The maladjusted child in the ordinary school. London: Tavistock; 1981.

Kottje-Birnbacher K, Birnbacher D. Ethische Aspekte der Psychotherapie und Konsequenzen für die Therapeutenausbildung. Psychotherapeut. 1995;40:59–68.

Lambert M. Psychotherapy outcome and quality improvement: Introduction to the special section on patient-focused research. J Consult Clin Psychol. 2001;69:147–9.

Lehmkuhl G, Lehmkuhl U, Döpfner M. Psychotherapie mit Jugendlichen. Z Kinder Jugendpsychiat. 1992;20:169–84.

Lehmkuhl G, Döpfner M. Psychotherapeutische Konzepte in der Kinder- und Jugendpsychiatrie. In: Mundt CH, Linden M, Barnett W, eds. Psychotherapie in der Psychiatrie. Wien: Springer; 1997.

Lehmkuhl G, Frölich J, Sevecke K, Döpfner M. Aufmerksamkeitsdefizit-/Hyperaktivitätsstörung im Kindes-, Jugend- und Erwachsenenalter. 3. Aufl. Bremen: Uni-Med; 2007.

Lewinsohn PM, Clarke G, Hops H, Andrews J. Cognitive behavioral treatment for depressed adolescents. Behav Ther. 1990;21:385–401.

Lindenbaum S, Clark D. Toward an integrative approach to psychotherapy with children. Am J Orthopsychiat. 1983;53:449–59.

Lovaas OJ. Behavioral treatment and normal educational, intellectual functioning in young autistic children. J Consult Clin Psychol. 1987;55:3–9.

Mann BJ, Borduin CM. A critical review of psychotherapy outcome studies with adolescents: 1978–1988. Adolescence. 1991;26:505–41.

Patterson GR, Chamberlain P, Reid J. A comparative evaluation of a parent training program. Behav Ther. 1982;13:638–50.

Patterson GR, DeBaryshe BD, Ramsey E. A developmental perspective on antisocial behavior. Am Psychol. 1989;44:329–35.

Patterson GR, Capaldi D, Bank L. An early starter model for predicting delinquency. In: Pepler DJ, Rubin KH, eds. The development and treatment of childhood aggression. Hillsdale: Erlbaum; 1991.

Pössel P, Hautzinger M. Effekte pharmakologischer und psychotherapeutischer Interventionen auf Depressionen bei Kindern und Jugendlichen. Z Kinder Jugendpsychiatr Psychother. 2006;34(4):243–55.

Poustka F. Leitlinien zur Diagnostik und Therapie. Z Kinder Jugendpsychiatr Psychother. 2007;35(3): 167–8.

Remschmidt H, ed. Psychotherapie im Kindes- und Jugendalter. Stuttgart: Thieme; 2008.

Salbach H, Bohnekamp I, Lehmkuhl U, Pfeiffer E, Korte A. Familienorientierte Gruppentherapie zur Behandlung von Patientinnen mit Anorexia und Bulimia nervosa – eine Pilotstudie. Z Kinder Jugendpsychiatr Psychother. 2006;34(4):267–74.

Schneider S, In-Albon T. Die psychotherapeutische Behandlung von Angststörungen im Kindes- und Jugendalter – Was ist evidenzbasiert? Z Kinder Jugendpsychiatr Psychother. 2006;34(3):191–202.

Shapiro T, Esman A. Psychoanalysis and child and adolescent psychiatry. J Am Acad Child Adolesc Psychiat. 1992;31:6–13.

Shirk SR, Russell RL. A reevaluation of estimates of child therapy effectiveness. J Am Acad Child Adolesc Psychiat. 1992;31:703–10.

Stricker G, Kreisner RH. From research to clinical practice: The implications of social and development research for psychotherapy. New York: Plenum Press; 1985.

Target M, Fonagy P. Efficacy of psychoanalysis for children with emotional disorders. J Am Med Child Adol Psychiat. 1994 a;33:361–71.

Target M, Fonagy P. The efficacy of psychoanalysis for children: Prediction of outcome in a developmental context. J Am Med Child Adol Psychiat. 1994 b;33:1134–44.

Tschuschke V, Kächele H, Hölzer M. Gibt es unterschiedlich effektive Formen von Psychotherapie? Psychotherapeutr. 1994;39:281–97.

Warnke A, Beck N. Störungsspezifische Psychotherapie in der Kinder- und Jugendpsychiatrie. Z Kinder Jugendpsychiatr Psychother. 1998;26:197–210.

Weisz, JR, Weiss B, Alicke MD, Klotz ML. Effectiveness of psychotherapy with children and adolescents: A metaanalysis for clinicans. J Consult Clin Psychol. 1987;55:542–9.

Weisz JR, Weiss B, Han SS, Granger DA, Morton T. Effects of psychotherapy with children and adolescents revisited: A meta-analysis of treatment outcome studies. Psychol Bull. 1995;117:450–68.

Wolpert M, Fuggle P, Cottrell D, Fonagy P, Phillips J, Pilling S, Stein S, Target M. Drawing on the evidence. London: CAMHS; 2006.

Prüfungsfragen

1. Was versteht man unter „multimodalen Therapien"?
2. Was erschwert z. Zt. sichere Aussagen über die relevante Wirksamkeit verschiedener therapeutischer Interventionen?
3. Welche Ergebnisse erbrachten die Metaanalysen zur Wirksamkeit von behavioralen, nicht-behavioralen und kombinierten Therapieverfahren?
4. Geben Sie ein Beispiel für störungsspezifisches und differenzielles Therapievorgehen.
5. Was erschwert häufig die Anwendbarkeit multimodaler Behandlungsprogramme?
6. Welche Funktionen kommen den Leitlinien zur Therapie kinder- und jugendpsychiatrischer Störungen zu?
7. Welchen unterschiedlichen theoretischen Rahmen nehmen psychodynamische bzw. tiefenpsychologische Konzepte ein?
8. Bestehen Unterschiede hinsichtlich der Effektivität von psychodynamischen Therapieansätzen zwischen Erwachsenen und Kindern bzw. Jugendlichen?
9. Wann besteht ein sog. „Sleeper-Effekt"?
10. Welche Orientierungspunkte lassen sich für die Wahl des therapeutischen Vorgehens finden?

VI Sonstiges

42 Gerichtspsychologische Begutachtung

G. Niebergall und H. Remschmidt

Einleitung

Psychologische Sachverständigengutachten werden für sehr verschiedene Fragestellungen erstattet. *Auftraggeber* dafür sind z. B. Gerichte und Staatsanwaltschaften, Versicherungen (Unfall- und Rentenversicherungen), überörtliche Sozialhilfeträger (für Maßnahmen im Rahmen des Bundessozialhilfegesetzes, BSHG), Jugendämter (im Rahmen des Kinder- und Jugendhilfegesetzes, KJHG), Krankenkassen und Behörden.

Um diesen Aufgaben gerecht zu werden, sind besondere *Anforderungen an die Kompetenz* der Gutachtenerstatter zu stellen. Im Rahmen der Weiterbildungsordnung für den Facharzttitel „Arzt für Kinder- und Jugendpsychiatrie" ist ein obligatorischer Teil der Erwerb von Kenntnissen und Erfahrungen bei der Erstellung von Sachverständigengutachten für die o. g. Auftraggeber. In der Postgraduierten-Ausbildung zur Approbation „psychologischer Psychotherapeut" (seit dem 01.01.1999) müssen vergleichbare Kenntnisse nicht nachgewiesen werden. Seit dem 18.11.1995 existiert jedoch eine „Ordnung für Weiterbildung in Rechtspsychologie der Föderation Deutscher Psychologenvereinigungen". Die erfolgreiche Teilnahme an einem Weiterbildungsprogramm – in einem zeitlichen Umfang von 375 Stunden – wird zertifiziert. Damit werden die Teilnehmenden als „Fachpsychologin/Fachpsychologe für Rechtspsychologie" der o. g. Föderation anerkannt. (Informationen darüber sind z. B. durch den „Berufsverband Deutscher Psychologinnen und Psychologen e. V." (BDP) mit Sitz in Köln erhältlich). In Übereinstimmung mit dieser Weiterbildungsordnung sollte nach den Erfahrungen der Autoren dieses Kapitels die *Kompetenz der psychologischen Gutachter* auf folgenden Bestandteilen sowie praktischen und theoretischen Kenntnissen beruhen:

- universitäre Ausbildung zum Diplompsychologen,
- Erwerb der Qualifikation „Klinischer Psychologe" bzw. Approbation als „Psychologischer Psychotherapeut",
- umfassende Kenntnisse der psychologischen Diagnostik im Rahmen klinisch-psychiatrischer Tätigkeiten.

Dieses Qualifikationsmerkmal beinhaltet fundierte Kenntnisse und Erfahrungen der Theorie und praktischen Durchführung, Auswertung und Interpretation von testdiagnostischen Methoden, Explorations- und Interviewtechniken. Erforderlich sind selbstverständlich auch relevante Rechts- und Gesetzeskenntnisse.

In diesem Kapitel werden Aspekte bei der psychologischen Begutachtung dargestellt, die im Rahmen von Gerichtsverfahren (Zivilrecht, öffentliches Recht, Strafrecht), insbesondere von Strafprozessen (Schuldfähigkeit der Angeklagten, Glaubwürdigkeit von Zeugen) eine Bedeutung haben.

Dabei machen wir das auch sonst praktizierte Prinzip zur Grundlage, dass klinisch-psychologische und kinder- und jugendpsychiatrische Komponenten gleichermaßen berücksichtigt und i. d. R. zu einer einheitlichen Aussage bei der Beantwortung des Gutachtenauftrags integriert werden sollten (Niebergall u. Remschmidt 1997).

Die Rechtsstellung des Sachverständigen und seine Aufgaben

Nach der *Strafprozessordnung* (§ 73 StPO) erfolgt „die Auswahl der hinzuzuziehenden Sachverständigen und die Bestimmung ihrer Anzahl …

durch den Richter." Einem Richter obliegt es, z. B. eine Wahl zwischen einem psychologischen und psychiatrischen Sachverständigen zu treffen.

Der vom Gericht oder der Staatsanwaltschaft beauftragte Sachverständige übt immer eine „Gehilfenfunktion" aus. Die in gerichtlichen Verfahren auftretenden Sachverständigen sind „Hilfsmittel" für das Gericht zur Beurteilung von Tatsachenkomplexen, insbesondere aufgrund von Erfahrungssätzen; sie vermitteln dem Richter die ihm fehlende Sachkunde. Die Würdigung des schriftlichen und mündlichen Gutachtens und die aus ihm für die Sachentscheidung zu ziehenden Schlussfolgerungen bleiben dagegen dem Gericht vorbehalten.

Die gesetzlichen Voraussetzungen für die Heranziehung eines Sachverständigen im Zivilrecht sind in der *Zivilprozessordnung* (ZPO) in den §§404–411 geregelt. Weitere Bestimmungen, insbesondere solche, die sich auf das öffentliche Recht beziehen, finden sich im *Sozialgesetzbuch* (SGB) und im *Kinder- und Jugendhilfegesetz* (KJHG). Im Hinblick auf das Strafrecht sind die entsprechenden gesetzlichen Bestimmungen in der Strafprozessordnung (StPO, §§72–93) festgelegt.

Das *Zivilrecht* regelt die Rechtsbeziehungen zwischen den einzelnen, gleichgeordneten Rechtunterworfenen. In diesen Bereich gehören z. B. die Rechtsbeziehungen zwischen Eltern und Kindern, zwischen den Eltern sowie zwischen Arzt bzw. Psychologe und Patient, die in entsprechenden Gesetzen bzw. Rechtsbereichen geregelt sind (z. B. Familienrecht, Vormundschaftsrecht).

Das *öffentliche Recht* beschäftigt sich mit dem Verhältnis von Staat und Bürger und ist in diesem Sinne zuständig z. B. für die öffentliche Erziehung, den Schutz der Jugend in der Öffentlichkeit sowie für staatliche und kommunale Sachleistungen (Schüler-Springorum 1988).

Das *Strafrecht* hat sich als eigenes Rechtsgebiet herausentwickelt, obwohl es, wie das öffentliche Recht, durchaus auch das Verhältnis von Staat und Bürger zum Gegenstand hat, allerdings im Hinblick auf verbotene Handlungen, die gerichtlich geahndet werden. Für das Kindes- und Jugendalter gelten hier das Jugendgerichtsgesetz (JGG) sowie auch entsprechende Bestimmungen des Strafgesetzbuches (StGB).

Nach beiden Prozessordnungen (StPO und ZPO) ist ein Sachverständiger verpflichtet, ein Gutachten zu erstatten. Er kann jedoch von seinem Gutachtenverweigerungsrecht Gebrauch machen aus denselben Gründen, „die einen Zeugen berechtigen, das Zeugnis zu verweigern" (§76 StPO). Unter bestimmten Voraussetzungen kann er auch „aus denselben Gründen, die zur Ablehnung eines Richters berechtigen, abgelehnt werden" (§74 StPO). Zur Gutachtenerstellung ist verpflichtet, wer „die Wissenschaft, die Kunst oder das Gewerbe, deren Kenntnis Voraussetzung der Begutachtung ist, öffentlich zum Erwerb ausübt oder wenn er zu ihrer Ausübung öffentlich bestellt oder ermächtigt ist."

Die Rechtsstellung von Kindern und Jugendlichen auf verschiedenen Altersstufen

Der Begriff „Kind" wird in der Rechtsordnung nicht einheitlich verwandt. Im Folgenden werden Personen unter 14 Jahren als Kinder bezeichnet.

Jugendlicher ist, wer über 14, aber noch nicht 18 Jahre alt ist.

Bereits vor dem 18. Lebensjahr besteht eine Reihe von *Teilmündigkeiten*, die ein kontinuierliches Hineinwachsen des Kindes bzw. Jugendlichen in die Rechtsordnung festlegen.

Kinder, die jünger sind als 14 Jahre, sind *strafrechtlich nicht verantwortlich*. Bei Begehen inkriminierter Handlungen werden sie nach den Bestimmungen des Kinder- und Jugendhilfegesetzes (KJHG) und nicht nach denen des Jugendgerichtsgesetzes behandelt.

Wesentlich ist der *Schutz- und Erziehungsanspruch* für Kinder, der in § 1 des KJHG definiert ist: „Jeder junge Mensch hat ein Recht auf Förderung seiner Entwicklung und auf Erziehung zu einer eigenverantwortlichen und gemeinschaftsfähigen Persönlichkeit."

Fast alle gesetzlichen Bestimmungen enthalten sog. *unbestimmte Rechtsbegriffe*, die durch Kommentare, wissenschaftliche Diskussionen und die höchstrichterliche Rechtsprechung ausgelegt und präzisiert werden. Ihr rechtlicher Bedeutungsgehalt deckt sich häufig nicht mit dem allgemeinen Sprachgebrauch oder der psychologischen und medizinischen Terminologie. Es empfiehlt sich, vor der Abgabe von Gutachten sich jeweils der rechtlichen Bedeutung dieser Begriffe zu vergewissern. Meist werden hierzu juristische Kommentare benötigt.

Gutachterliche Fragestellungen im Strafrecht

Allgemeine Gesichtspunkte

Das am 16.02.1923 in Kraft getretene und oft veränderte *Jugendgerichtsgesetz* ist seiner Funktion nach zwischen Jugendhilferecht und Strafrecht angesiedelt und stellt den Erziehungsgedanken in den Mittelpunkt. Das Jugendstrafrecht ist also nicht nur ein „Täterstrafrecht", sondern auch ein „Erziehungsstrafrecht". Es ist ein „Täterstrafrecht", weil in ihm Art und Gewicht der strafrechtlichen Reaktionen nicht so sehr durch die Tat als vielmehr durch die Persönlichkeit des Täters bestimmt werden. Es ist „Erziehungsstrafrecht", weil in ihm *„Erziehungsmaßnahmen und Zuchtmittel"* die Strafe in weitem Umfang ersetzen, und weil auch die Sühne oder Strafe selbst, soweit für sie noch Raum bleibt, in Voraussetzungen, Dauer und Inhalt wesentlich stärker als im allgemeinen Strafrecht auf den Zweck einer erzieherischen Resozialisierung des Täters ausgerichtet ist (Schaffstein 1977).

Eine wichtige Funktion im Gerichtsverfahren übernehmen dabei Vertreter der Jugendgerichtshilfe, auch bei der „Erforschung der Persönlichkeit" (§38 JGG).

Bei der *Begutachtung von Jugendlichen und Heranwachsenden* (Altersgruppe der 18–21-Jährigen) in einem Strafverfahren sind nicht nur Aussagen darüber zu machen, ob eine krankhafte psychische Störung vorgelegen hat. Vielmehr stellt sich immer gleichzeitig die Frage, ob die psychische Entwicklung norm- und zeitgerecht verläuft oder ob z.B. nach entwicklungspsychologischen Kriterien die Entwicklung der Persönlichkeit des Jugendlichen soweit retardiert ist, dass dies forensisch berücksichtigt werden muss. Die hierfür relevanten Rechtsvorschriften sind die §§3 und 105 JGG.

Die *entwicklungspsychologischen Gesichtspunkte* zeigen, dass Kinder und Jugendliche schrittweise in unsere Rechtsordnung hineinwachsen. Bei diesem Prozess müssen Verhaltensweisen erlernt werden, die nicht mit dem Gesetz in Konflikt stehen. Nach Ergebnissen der Dunkelfeldforschung (Remschmidt et al. 1975) begehen fast alle Kinder und Jugendlichen während ihrer Entwicklung Straftaten. Bei der ganz überwiegenden Mehrzahl kommt es aber mit zunehmender moralischer Entwicklung zu verantwortlichem Verhalten und damit zur Gesetzeskonformität. Im Rahmen der Normgenese und der moralischen Entwicklung kann es allerdings auch zu Verzögerungen kommen, die bei der strafrechtlichen Beurteilung der Rechtsbrecher berücksichtigt werden müssen.

Der im JGG niedergelegte Erziehungsgedanke verlangt deshalb, dass der forensische Gutachter in der Lage sein muss, dem Gericht den Entwicklungsstand und die Entwicklungsprognose zu verdeutlichen. Dies betrifft einerseits die strafrechtliche Verantwortlichkeit (§3 JGG), andererseits die Festlegung von Maßnahmen, die pädagogische Wirkungen erzielen sollen.

Begutachtung der Verantwortlichkeit gemäß §3 JGG

Kinder, die das 14. Lebensjahr noch nicht vollendet haben, sind strafrechtlich nicht verantwortlich. Für Jugendliche besteht nach §3 JGG ein Schuldausschließungsgrund, d.h., sie können als *relativ strafmündig* bezeichnet werden. §3 JGG lautet: „Ein Jugendlicher ist strafrechtlich verantwortlich, wenn er zur Zeit der Tat nach seiner sittlichen und geistigen Entwicklung reif genug ist, das Unrecht der Tat einzusehen und nach dieser Einsicht zu handeln. Zur Erziehung eines Jugendlichen, der mangels Reife strafrechtlich nicht verantwortlich ist, kann der Richter dieselben Maßnahmen anordnen wie der Vormundschaftsrichter."

Die *strafrechtliche Verantwortlichkeit* gem. §3 JGG ist für jeden anhängigen Fall sorgfältig zu prüfen und ist positiv vom Gericht festzustellen. Es muss geprüft werden, ob zum Zeitpunkt der Tat die Reife zur Einsicht vorhanden war und auch die Reife, gemäß dieser Einsicht zu handeln.

Die *Einsichtsfähigkeit* nach §3 JGG setzt einen Entwicklungsstand voraus, der den Jugendlichen zu der Erkenntnis befähigt, dass seine Handlung mit einem friedlichen Zusammenleben der Menschen unvereinbar ist und deshalb von der Rechtsordnung nicht geduldet werden kann. Dazu gehört nicht nur ein intellektuelles Vermögen (*Verstandesreife*), sondern auch eine Ausbildung der sittlichen Wertvorstellungen (*ethische Reife*). Vom Jugendlichen muss der Unrechtscharakter der konkreten Handlung zutreffend beurteilt werden können. Es muss bei ihm die Erkenntnis ausgebildet sein, dass die Handlung vom Recht missbilligt wird; nicht verlangt wird die Kenntnis der Strafgesetze. Bei der Beurteilung der Einsichtsfähigkeit geht es also ausdrücklich nicht darum, ob der straffällige Jugendliche zur Zeit der Tat einem körperlich und geistig durchschnittlich entwickelten Jugendlichen entsprach, sondern darum, ob er bei der ihm vorgeworfenen Handlung reif genug zur Einsicht war, und reif genug, entsprechend dieser Einsicht zu handeln.

Für die häufigsten inkriminierten Straftaten Jugendlicher wie Eigentumsdelikte oder aggressive Handlungen wird man i.d.R. die Einsichtsfähigkeit bejahen können, wenn die verstandesmäßigen Voraussetzungen für das Erkennen des Unrechtsgehalts der Tat vorhanden sind. Nur bei Deliktformen wie z.B. Hehlerei, die für jüngere Jugendliche schwerer zu durchschauen sind, wird man im Einzelfall zu einer negativen Beurteilung kommen.

Neben der Einsichtsfähigkeit ist nach §3 JGG die *Handlungsfähigkeit* zu beurteilen.

Einige Jugendliche sind in ihrer sozialen Reife noch nicht so weit entwickelt, dass sie in der Lage wären, trotz Einsicht in das Unrecht ihres Tuns entsprechend zu handeln bzw. inkriminierte Handlungen zu unterlassen. Es handelt sich hierbei weniger um psychopathologische Zustandsbilder als vielmehr darum, zu beurteilen, ob zum Zeitpunkt der Tat Einflüsse auf den Jugendlichen einwirkten, die es ihm unmöglich machten, gemäß seiner Einsicht zu handeln. Konfliktsituationen, die ein Jugendlicher nicht lösen kann und die seine Handlungsfähigkeit in Frage stellen, entstehen z.B. bei der Delinquenz in einer Gruppe, aus der der Jugendliche sich nicht lösen kann oder in der er wichtige emotionale Bindungen hat, oder bei Delikten, die Jugendliche zusammen mit Autoritätspersonen verüben (Vater, älterer Bruder). Solche besonderen Tatumstände können dazu führen, dass zwar die Einsichtsfähigkeit gem. §3 JGG vorhanden war, aber die Handlungsfähigkeit verneint werden muss.

Eine generelle Schwierigkeit bei der Beurteilung nach §3 JGG ist bzgl. der Reifebeurteilung zu bewältigen: Untersuchungszeit und Tatzeit sind nicht identisch. Außerdem fehlen objektive, allgemeinverbindliche diagnostische Kriterien zur Erfassung der Reife.

Weiter ist die *Konkurrenz* zwischen §3 JGG und §20 StGB zu berücksichtigen. Beide Bestimmungen gleichen sich insofern, als sie die strafrechtliche Verantwortlichkeit an die Voraussetzung der Einsichtsfähigkeit und der Handlungsfähigkeit knüpfen. Liegt eine psychische Retardierung vor, die als Folge eines noch nicht abgeschlossenen Entwicklungsprozesses verstanden werden kann, und ist eine Nachreifung zu erwarten, so ist §3 JGG anzuwenden. Hingegen sollen eine Schuldunfähigkeit oder eine erheblich verminderte Schuldfähigkeit (nach §§20/21 StGB) angenommen werden, wenn die Retardierung, z.B. Schwachsinn, die Folge pathologischer Ursachen ist und keine oder nur eine mangelhafte Nachreifung erwartet werden kann.

Begutachtung zur Frage der Anwendung von Jugendstrafrecht auf Heranwachsende (§105 JGG)

§105 JGG lautet:

1. „Begeht ein Heranwachsender eine Verfehlung, die nach den allgemeinen Vorschriften mit Strafe bedroht ist, so wendet der Richter die für einen Jugendlichen geltenden Vorschriften der §§4 bis 8, §9 Nr. 1, §§10, 11 und 13 bis 32 entsprechend an, wenn
   - die Gesamtwürdigung der Persönlichkeit des Täters bei Berücksichtigung auch der Umweltbedingungen ergibt, dass er zur Zeit der Tat nach seiner sittlichen und geistigen Entwicklung noch einem Jugendlichen gleichstand oder
   - es sich nach der Art, den Umständen oder den Beweggründen der Tat um eine Jugendverfehlung handelt. ...

3. Das Höchstmaß der Jugendstrafe für einen Heranwachsenden beträgt 10 Jahre."

Ob ein Heranwachsender nach allgemeinem Strafrecht oder nach Jugendstrafrecht beurteilt wird, muss nach §105 Abs. 1, Ziffern 1 und 2 JGG entschieden werden. Dies hat für die Betroffenen oft einschneidende Folgen, etwa bei der Höhe der Festsetzung des Strafmaßes, insbesondere bei schwerwiegenden Delikten.

Auf der Grundlage der sog. *„Marburger Richtlinien"*, mit denen der Versuch unternommen wurde, Reifekriterien zu definieren, sowie einer Liste von Lempp (1983), entwickelten Esser et al. (1991) eine *Reifeskala*, die sie empirisch überprüften. Diese Reifeskala stützte sich auf zehn Kriterien:

1. realistische Lebensplanung versus Leben im Augenblick,
2. Eigenständigkeit gegenüber den Eltern versus starkes Anlehnungsbedürfnis und Hilflosigkeit,

3. Eigenständigkeit gegenüber Peers und Partnern versus starkes Anlehnungsbedürfnis und Hilflosigkeit,
4. ernsthafte versus spielerische Einstellung gegenüber Arbeit und Schule,
5. äußerer Eindruck,
6. realistische Alltagsbewältigung versus Tagträume, abenteuerliches Handeln, Hineinleben in selbsterhöhende Rollen,
7. Vorhandensein gleichaltriger oder älterer versus überwiegend jüngerer Freunde,
8. Bindungsfähigkeit versus Labilität in den mitmenschlichen Beziehungen oder versus Bindungsschwäche,
9. Integration von Eros und Sexus, d.h. sexuelle Kontakte in persönlichen Bindungen,
10. konsistente, berechenbare Stimmungslage versus jugendliche Stimmungswechsel ohne adäquaten Anlass.

Eine empirische Überprüfung dieser Reifeskala ergab drei voneinander relativ unabhängige Faktoren. Diese wurden folgendermaßen gekennzeichnet: „Die gefundenen Faktoren lassen sich grob als Ausdruck sachbezogener Einstellungen und Verhaltensweisen bzw. personenbezogener Einstellungen und Verhaltensweisen beschreiben, wobei bezüglich des letzteren zwischen Eltern und Partnern einerseits und Fremden andererseits zu unterscheiden war" (Schmidt 1997). Weitere Ergebnisse zeigten, dass die Korrelationen der Reife-Items mit der Intelligenz zwischen .10 und .28 lagen. Die Höhe dieser Korrelationskoeffizienten wird damit interpretiert, dass die „sittliche Reife" von der „geistigen" weitgehend unabhängig ist. Die Autoren betonten ferner, dass psychische Störungen in einem frühen Alter sowie ungünstige soziale Entwicklungsbedingungen den Reifeprozess verzögern.

Doch ist auch mit einem solcherart operationalisierten Vorgehen die Situation bei der Begutachtung der „geistig-sittlichen Reife" nicht befriedigend gelöst (Schmidt 1997).

Auch die mögliche *Prognose* wird man bei der Beurteilung der sittlichen und geistigen Entwicklung eines Heranwachsenden mit berücksichtigen müssen. Kann man davon ausgehen, dass die weitere Entwicklung mehr innere Stabilität, Selbstständigkeit und Reife mit sich bringen wird, so ist dies ebenfalls ein Argument, § 105 JGG anzuwenden.

Ziffer 2 des § 105 JGG, nämlich die Feststellung, ob es sich um eine typische Jugendverfehlung handelt, obliegt zunächst der Beweiswürdigung des Richters. Typische, d.h. oft vorkommende Jugendverfehlungen sind z.B. unfugartige Streiche, die Entwendungen von Kraftfahrzeugen zum vorübergehenden eigenen Gebrauch, wenn sie aus jugendlichem Geltungsbedürfnis geschehen, oder auch jugendliche Rauflust. In solchen Fällen wird ein Gutachter selten bemüht. In anderen Fällen ist eine Prüfung der Beweggründe ausschlaggebend. Als Beispiel hierfür gilt die Brandstiftung aus pubertätsbedingten sexuellen Motiven. Eine solche Tat kann somit als Ausdruck der „seelischen Pubertät" angesehen werden. Auch schwere Taten gelten dann mitunter als Jugendverfehlungen.

Die Begutachtungshäufigkeit bei Entscheidungen nach § 105, bezogen auf die abgeurteilten Fälle, beträgt etwa 5% (Eisenberg 1997).

Begutachtung zu Fragen der Schuldunfähigkeit (§ 20 StGB) und der verminderten Schuldfähigkeit (§ 21 StGB)

Zu den gesetzlichen Bestimmungen:

§ 20 StGB: „Ohne Schuld handelt, wer bei Begehung der Tat wegen einer krankhaften seelischen Störung, wegen einer tiefgreifenden Bewusstseinsstörung oder wegen Schwachsinns oder einer schweren anderen seelischen Abartigkeit unfähig ist, das Unrecht der Tat einzusehen oder nach dieser Einsicht zu handeln."

§ 21 StGB: „Ist die Fähigkeit des Täters, das Unrecht der Tat einzusehen oder nach dieser Einsicht zu handeln, aus einem der im § 20 bezeichneten Gründe bei Begehung der Tat erheblich vermindert, so kann die Strafe nach § 49 Abs. 1 gemildert werden."

Bei den gutachterlichen Fragestellungen muss zunächst darüber befunden werden, ob die sog. *„biologischen" Voraussetzungen* gegeben sind. Hierunter versteht man die Feststellung, ob einer der vier im Gesetz genannten Sachverhalte, nämlich krankhafte seelische Störung, tiefgreifende Bewusstseinsstörung, Schwachsinn oder schwere andere seelische Abartigkeit diagnostiziert werden kann.

Diese vier Kriterien finden jedoch in der jugendpsychiatrischen Diagnostik keine eindeutige Entsprechung. Die gesetzlichen Begriffe bedürfen deswegen einer näheren Erläuterung:

Unter *krankhafter seelischer Störung* wird zunächst der Formenkreis der endogenen und exogenen Psychosen erfasst. Die Feststellung einer Psychose zum Zeitpunkt der Tat führt regelmäßig zur Schuldunfähigkeit gem. §20 StGB. Die Folgezustände nach leichten hirnorganischen Schädigungen wie z.B. das frühkindliche exogene Syndrom, sollen nach Lempp (1983) ebenfalls den krankhaften seelischen Störungen zugeordnet werden.

Strittig ist die Zuordnung des Alkoholrausches. Manche Autoren sehen die Alkoholeinwirkung als eine Form der exogenen Psychose und rechnen sie somit den krankhaften Störungen der Geistestätigkeit zu.

Der gesetzliche Terminus *„tiefgreifende Bewusstseinsstörung"* hat mit dem psychiatrischen Begriff Bewusstseinsstörung nichts gemein. (Die Letztere fällt juristisch unter die krankhaften seelischen Störungen.) Vielmehr sind hiermit affektive Ausnahmezustände gemeint. Bei der forensischen Beurteilung ergeben sich außerordentliche Probleme, da bei den meisten, insbesondere den Gewaltdelikten, Affekte eine Rolle spielen.

Schwachsinn wird man üblicherweise bei einem Gesamt-IQ von weniger als 70 annehmen. Zu überprüfen sind aber auch hier Täterpersönlichkeit und Art des Delikts in Beziehung zu der vorhandenen Intelligenz.

Unter *andere schwere seelische Abartigkeit* fallen die gravierenden neurotischen Fehlentwicklungen, einschließlich der Abweichungen der psychosexuellen Entwicklung und die Persönlichkeitsstörungen.

Ist die Feststellung über die „biologischen" Voraussetzungen getroffen, so muss der Gutachter darüber befinden, ob aufgrund einer dieser Voraussetzungen der Täter unfähig war, das Unrecht der Tat einzusehen oder nach dieser Einsicht zu handeln (sog. *„psychologischer Teil" der Begutachtung*). Bei dieser Urteilsbildung muss sich der Sachverständige darüber im Klaren sein, dass der Gesetzgeber grundsätzlich Willensfreiheit unterstellt. Für die Feststellung, ob durch einen vom Gutachter diagnostizierten psychopathologischen Sachverhalt die Einsichtsfähigkeit oder die Handlungsfähigkeit aufgehoben (§20 StGB) oder gem. §21 StGB erheblich vermindert waren, fehlen objektive Kriterien. Oft entsteht die Notwendigkeit, sich auf allgemeine Erfahrungsgrundsätze zu berufen bzw. sich an Konventionen zu halten. Aber auch bei diesen Fragen wird die Entscheidung letztlich durch das Gericht getroffen.

Zum Stellenwert der Psychodiagnostik

In einschlägigen Kommentaren zur strafrechtlichen Verantwortlichkeit (§3 JGG), der Einschränkung oder Aufhebung der Schuldfähigkeit (§§20, 21 StGB) sowie der geistig-sittlichen Reife Heranwachsender (§105 JGG) sind die Präferenzen für psychologische Sachverständige einerseits oder kinder- und jugendpsychiatrische Sachverständige andererseits nicht immer klar festgelegt (vgl. Lackner 1985, Eisenberg 1997). Nach dem von uns praktizierten Vorgehen psychologischer und psychiatrischer Untersuchungen von Kindern und Jugendlichen empfehlen wir, falls möglich, immer bei entsprechenden Fragestellungen Befunde zu erheben, die auf den anerkannten Prinzipien beider Fachsparten beruhen.

Eine Zuordnung von geeigneten *psychodiagnostischen Verfahren* zu Ätiologie, Pathogenese und Beispielen der „biologischen Komponenten" der Schuldfähigkeit (§20 StGB) nahmen Niebergall und Remschmidt (1997) vor (Tab. 42.**1**).

Zum Stellenwert der Psychodiagnostik bei der forensischen Begutachtung von Straftätern ist weiter anzuführen, dass sie die möglichen Fehlerquellen reduzieren kann (vgl. Rasch 1986). Heinz (1982) fand bei der Analyse von Fehlerquellen, dass nicht zuletzt eine mangelhafte Objektivität der Gutachter bei der Beschreibung und Bewertung einer Täterpersönlichkeit zu falschen Ergebnissen hinsichtlich der Beurteilung der Schuldfähigkeit geführt hat. Psychodiagnostische Befunde führen zu einer Objektivierung bei der Erfassung von Persönlichkeitsmerkmalen und der Feststellung der psychologischen Leistungsfähigkeit.

Eine weitere Grundlage sind klinische Gesichtspunkte, die nach der Erfassung psychopathologischer Symptome bei Jugendlichen die Beantwortung der Fragen nach der strafrechtlichen Verantwortlichkeit sowie bei Heranwachsenden nach dem geistig-sittlichen Entwicklungsstand erleichtern. Eine Hilfe stellt dabei das *6-axiale Klassifikationsschema für psychische Störungen des Kindes- und Jugendalters* nach ICD-10 der WHO dar (Remschmidt u. Schmidt 1994). Auf der Grundlage dieses Schemas werden auf der ersten Achse „klinisch-psychiatrische Syndrome", auf der zweiten Achse „umschriebene Entwicklungsstörungen", auf der dritten Achse das „Intelligenzniveau", auf der vierten Achse die körperliche Symptomatik, auf der fünften Achse aktuelle abnorme psycho-

Tabelle 42.**1** Zuordnung von Ätiologie, Pathogenese, psychologische Erfassungsmethoden und Beispielen zu den „biologischen Komponenten“ der Schuldfähigkeit in § 20 StGB (in Anlehnung an Lackner [1985] bei juristischen Aspekten; aus Niebergall u. Remschmidt 1997)

Biologische Komponenten in § 20 StGB	**Ätiologie/ Pathogenese**	**Gestörte Funktionen**	**Psychologische Methoden (Testverfahren)**	**Beispiele**
a) „krankhafte seelische Störung“	somatische Ursachen nachgewiesen oder postuliert	– inhaltliches und formales Denken – Gedächtnis – Affekt	– Intelligenztests – neuropsychologische Tests – Persönlichkeitstests (MMPI), Projektive Tests (Rorschach)	endogene und exogene Psychosen, hirnorganischer Krankheitsprozess, frühkindliche Hirnschädigung, Drogen/Alkohol
„tiefgreifende Bewusstseinsstörung	„nicht krankhaft“	– Affekt	– Intelligenztests (Rorschach, MMPI)	hochgradiger Affekt, Erschöpfung, Übermüdung, Hypnose
b) „Schwachsinn“	„nicht krankhaft“ nur angeborene oder auf seelischer Fehlentwicklung beruhende Intelligenzschwäche	– Intelligenz	– Intelligenztests	Intelligenzschwächen ohne nachweisbare organische Ursachen
c) „schwere andere seelische Abartigkeit“	erhebliche seelische Fehlanlage oder Fehlentwicklung beeinträchtigen das Willens-, Gefühls- oder Triebleben	– Willen, Motivation – Gefühls- und Triebleben – Persönlichkeit	– Intelligenztests – spezifische Funktionen (Rechnen, Lesen, Rechtschreiben), Persönlichkeitstests – projektive Testverfahren	Psychopathien (Persönlichkeitsstörungen), Neurosen, Triebstörungen, Taubstummheit, Perversionen, Spielleidenschaft
			immer: – Explorationsgespräch – Anamnese – Verhaltensbeobachtung – Informationen, Gerichtsakte	

soziale Umstände und auf der sechsten Achse der Grad der psychosozialen Anpassung klassifiziert.

So wird z. B. bei Jugendlichen mit der Diagnose eines Hyperkinetischen Syndroms zu diskutieren sein, wie weit die Betreffenden in der Lage waren, wegen einer möglicherweise vorhandenen gesteigerten Impulsivität zum Tatzeitpunkt ihr Handeln so zu steuern, dass sie entsprechend ihrer Einsicht eine bestimmte Straftat hätten unterlassen können.

Die *Praxis der psychologischen und psychiatrischen Begutachtung* im Hinblick auf die genannten Paragraphen zeigt, dass bei Jugendlichen, besonders, wenn sie bald 18 Jahre alt sind, eine strafrechtliche Verantwortlichkeit im Sinne des § 3 JGG nur sehr selten ausgeschlossen wird. Andererseits kommen Sachverständige kaum zu dem Ergebnis, dass bei Heranwachsenden zum Zeitpunkt der von ihnen verübten Straftaten ein Entwicklungsstand vorhanden war (§ 105 JGG), der nicht mehr dem von Jugendlichen gleichzustellen ist (vgl. Niebergall u. Remschmidt 1997).

Deutlich größer ist die Varianz der Beurteilungen im Hinblick auf die Schuldfähigkeit (§§ 20,

21 StGB). Zwar fanden wir selbst in einer Stichprobe von 150 begutachteten Jugendlichen und Heranwachsenden, die gravierende Straftaten begangen hatten (vornehmlich Tötungs-, Raub- und Körperverletzungsdelikte), nur bei 1,5% psychopathologische Auffälligkeiten, die zu dem Vorschlag führten, Schuldunfähigkeit zum Zeitpunkt der Tat anzunehmen (es handelte sich um zwei Angeklagte mit einer Schizophrenie). Andererseits wurde bei nahezu 50% dieser Stichprobe der Vorschlag gemacht, eine verminderte Schuldfähigkeit (§21 StGB) anzunehmen.

Gutachterliche Stellungnahme zur Maßnahmenwahl und zur Prognose

Die vom Gericht angeforderte psychologisch-psychiatrische Persönlichkeitsbeurteilung soll die Grundlage für eine optimale Maßnahmenwahl liefern. Dieser Zweck wird nur erreicht, wenn das Sachverständigenurteil über die Persönlichkeitsdiagnose hinaus Aussagen über die Prognose sowie die pädagogische und therapeutische „Ansprechbarkeit" des Probanden enthält, aus denen abzuleiten ist, welche ambulanten oder stationären Maßnahmen dem Ziel der Resozialisierung am effektivsten dienen. Das JGG lässt folgende Reaktionen auf eine Jugendstraftat zu: *Erziehungsmaßregeln, Zuchtmittel* und *Jugendstrafe*. Dabei sollte z. B. geprüft werden, ob eine *heilerzieherische Behandlung* nach §10 Abs. 2 JGG sinnvoller ist als eine Jugendstrafe (vgl. Focken u. Pfeiffer 1980). Diese ist indiziert, wenn folgende Merkmale und Belastungen vorhanden sind:

- *im familiären Bereich:* fehlende Familienbeziehungen oder vorausgegangene Veränderungen der Familiensituation; erzieherische Diskontinuität (Verwaisung, Scheidung, Adoption usw.),
- *im Bereich der Persönlichkeitsentwicklung und des Verhaltens:* auffallende Ängstlichkeit in der Kindheit, Störungen der sprachlichen und motorischen Entwicklung, Einzelgängertum, gesteigertes aggressives Verhalten aus inadäquatem Anlass, dissoziale Entwicklung bei äußerlich intaktem Milieu, auffallende Symptome wie z. B. Stottern, Einnässen, Einkoten und Tics, isolierte Leistungsschwächen in den einzelnen Schulfächern, z. B. im Lesen und Schreiben.

Weitere Aufgaben der Sachverständigen richten sich auf die Aussagen zur *Prognose*. Dabei gibt es verschiedene gesetzliche Bestimmungen. Es handelt sich bei der Prognosebeurteilung jedoch nicht darum, psychologisch-psychiatrische Befunde auf Rechtsbegriffe zu beziehen, die in einem ganz anderen Denksystem verankert sind, sondern um originäre Aufgaben von Psychologie und Psychiatrie (Rasch 1986). Prognostische Aussagen zielen ab auf:

- Vorhersage weiteren kriminellen Verhaltens,
- Vorhersage des kriminellen Rückfalls,
- Vorhersage gefährlichen Verhaltens in der Zukunft.

Zurückgegriffen wird dabei auf mehr oder weniger bewährte *Prognosemethoden*.

Folgende Einteilung nach Rasch (1986) ist üblich:

- *Statistische Methode:* Es wird versucht, aus bereits erhobenen, aus Verlaufsstudien stammenden Daten eine Vorhersage für einen einzelnen Probanden oder eine Gruppe von Probanden zu machen. Eine im klinischen Alltag häufiger angewandte Methode ist der Legalprognosetest von Hartmann und Eberhard (1972). Die Problematik der statistischen Prognose liegt darin, dass sie relativ zuverlässige Trends für die Gruppenbeurteilung von Straftätern liefert, jedoch den *Einzelfall* wegen der mehr oder weniger bedeutsamen Streuung nicht sicher vorauszusagen vermag.
- *Klinische Prognose:* Sie geht von Einzelfällen oder Gruppen aus und stützt sich auf das gebräuchliche klinische Instrumentarium einschließlich Persönlichkeitsdiagnostik, Exploration und Verhaltensbeobachtung. Letztlich beruht die Methode darauf, aus früheren Verhaltensmerkmalen spätere Verhaltenweisen zu prognostizieren.
- *Intuitive Prognose:* Dabei lässt sich der Untersucher/Sachverständige mehr vom Gesamteindruck unter Berücksichtigung der Vorgeschichte leiten.

Trotz einer Vielzahl von Untersuchungen ist die Prognosefrage bis heute nicht gelöst. Vielleicht ist die Erwartung, sichere Verhaltensprognosen zu stellen, unrealistisch (vgl. Dahle 2000).

Die *empirische Befundlage* in dieser Hinsicht ist uneinheitlich. Zu erwähnen ist, dass z. B. das Alter zur Zeit der ersten Auffälligkeit und die Art des Deliktes grundsätzlich keine prognostische Aussagekraft haben (Walter 1995). Andererseits ist die

Zahl der Registrierungen ein prognostisch wichtiger Faktor. „Wer drei und mehr Registrierungen im Jugendalter aufwies, war zu ca. 50% und mehr auch als Erwachsener verurteilt worden. Die entsprechende Quote bei denen, die nur ein- oder zweimal im Jugendalter aufgefallen waren, betrug demgegenüber lediglich 19%" (Walter 1995).

Begutachtung zur Glaubwürdigkeit von Kindern und Jugendlichen

Die psychologische Beurteilung der Glaubwürdigkeit von Zeugenaussagen hat in Deutschland eine lange Tradition. Systematische Untersuchungen hierzu führte erstmals Stern (1902) durch.

Die Beurteilung der Glaubwürdigkeit von Zeugen unterliegt im Zivil- wie im Strafprozess der *freien Beweiswürdigung* durch das Gericht. Die Glaubwürdigkeit von Kinderaussagen ist oft bei Sexualstraftaten an Kindern von entscheidender Bedeutung. Die meisten Sachverständigengutachten zur Glaubwürdigkeit von Kindern und Jugendlichen werden hinsichtlich dieses Fragenkomplexes erstattet.

Grundsätzlich ist festzustellen, dass es keinerlei psychologische oder psychiatrische „Beweise" gibt, anhand derer mit Sicherheit festgestellt werden könnte, ob die Aussagen eines Kindes oder eines Jugendlichen im speziellen Falle glaubwürdig oder unglaubwürdig sind. Das Sachverständigengutachten zur Frage der Glaubwürdigkeit sollte deswegen im positiven Falle mit der Feststellung schließen, dass aus kinder- und jugendpsychiatrischer bzw. psychologischer Sicht sich keine Hinweise finden, die die Glaubwürdigkeit der Aussage in Frage stellen. Im negativen Falle wird man die Gründe benennen, die dafür sprechen, dass es sich um eine Falschaussage handelt. Nicht selten kommt es vor, dass auch nach einer sorgfältigen Untersuchung des Kindes oder Jugendlichen eine alternative Entscheidung, dass die Aussagen glaubhaft oder nicht glaubhaft sind, nicht mit der geforderten Überzeugung oder Wahrscheinlichkeit getroffen werden kann. Auch dieses Ergebnis sollte dem Gericht mitgeteilt und erläutert werden.

Seit den Veröffentlichungen von Undeutsch (z.B. 1967) wird der Schwerpunkt der Begutachtung der Glaubwürdigkeit von Zeugen auf die Aussagen zu einer bestimmten Tat gelegt (*„Glaubhaftigkeit")*. Die „Glaubwürdigkeit" als Persönlichkeitsmerkmal spielt dabei nur eine untergeordnete Rolle, wobei kritisch angemerkt wird, dass es sich ohnehin nicht um ein in sich geschlossenes, sondern um ein aus vielen psychologischen Komponenten bestehendes Persönlichkeitsmerkmal handelt. Außerdem ist *„die Glaubwürdigkeit"* kein stabiles Persönlichkeitsmerkmal, von dem aus auf die Wahrheit der Aussagen zu einem bestimmten Tatvorgang gefolgert werden kann (vgl. Steller 1997).

Ausschlaggebend ist deshalb immer die Prüfung der spezifischen Aussagen zu einem bestimmten Tatgeschehen. Diesen Sachverhalt fasste Volbert (1995) in dem Satz zusammen: „Könnte dieses Kind mit den gegebenen *individuellen Voraussetzungen*, unter den gegebenen *Befragungsumständen* und unter Berücksichtigung der im konkreten Fall *möglichen Einflüsse von Dritten* diese *spezifischen Aussagen* machen, ohne dass sie auf einem realen Erlebnishintergrund basieren?"

Zur Beurteilung der Persönlichkeit

Unsere Erfahrungen zeigen dennoch, dass neben der Beurteilung der „Glaubhaftigkeit der Aussagen", auch die der „Persönlichkeit" oder der „allgemeinen Aussagekompetenz", umso bedeutsamer ist, je älter die Zeugen sind. Denn hierbei handelt es sich nicht um zwei unabhängige Dimensionen des Aussageverhaltens. Vor allem psychopathologische Besonderheiten und kognitive Minderleistungen der „Persönlichkeit" beeinflussen die Qualität der Aussagen.

Deshalb ist auch die *„Persönlichkeit"* zu beurteilen, wobei unter anderem zu erfassen und zu beachten sind:

- die Intelligenz (dabei besonders Gedächtnis- und Wahrnehmungsfunktionen),
- ausgeprägte Suggestibilität und realitätsferne Fantasietätigkeit,
- Neigung zum Ausschmücken von Erlebnissen (Konfabulationen),
- psychiatrische Auffälligkeiten,
- qualitative Wahrnehmungs- und Erinnerungsfälschungen,
- inadäquate Affektreaktionen,
- übersteigerte Kompensationsmechanismen bei innerseelischen und zwischenmenschlichen Konflikten sowie überhöhtes Geltungsstreben.

Zur Beurteilung der Glaubhaftigkeit

In den letzten Jahren sind intensive Forschungsbemühungen erfolgt, um die Qualität von Glaubwürdigkeitsbegutachtungen zu verbessern (Arntzen 1993). Dazu zählt z.B. eine „kriterienorientierte Aussageanalyse", die auf „inhaltlichen Realkennzeichen" beruht (Tab. 42.**2** von Steller u. Köhnken 1989).

Diesen inhaltlichen Realkennzeichen, die dazu führen sollen, festzustellen, ob Aussagen von Kindern auf tatsächlichen Erlebnissen beruhen, ist eine *„Taxonomie nicht erlebnisbegründeter Aussagen"* (Steller et al. 1993) gegenübergestellt worden. Diese umfasst:

- absichtliche Falschaussagen,
- Fremdbeeinflussungen in Form von Induktionen einer Falschaussage durch Dritte,
- Autosuggestionen, z.B. irrtümlich falscher Transfer eines Erlebnisses auf den Beschuldigten und eingeschränkte Fähigkeit, zwischen eigenem Fantasieprodukt und Realität zu unterscheiden.

Tabelle 42.**2** Realkennzeichen in der Kategorisierung von Steller und Köhnken (1989) (aus: Steller 1997)

Allgemeine Merkmale	
1.	Logische Konsistenz
2.	Ungeordnet sprunghafte Darstellung
3.	Quantitativer Detailreichtum
Spezielle Inhalte	
4.	räumlich-zeitliche Verknüpfungen
5.	Interaktionsschilderung
6.	Wiedergabe von Gesprächen
7.	Schilderung von Komplikationen im Handlungsverlauf
Inhaltliche Besonderheiten	
8.	Schilderung ausgefallener Einzelheiten
9.	Schilderung nebensächlicher Einzelheiten
10.	Phänomengemäße Schilderung unverstandener Handlungselemente
11.	Indirekt handlungsbezogene Schilderungen
12.	Schilderung eigener psychischer Vorgänge
13.	Schilderung psychischer Vorgänge des Angeschuldigten
Motivationsbezogene Inhalte	
14.	Spontane Verbesserungen der eigenen Aussage
15.	Eingeständnis von Erinnerungslücken
16.	Einwände gegen die Richtigkeit der eigenen Aussage
17.	Selbstbelastungen
18.	Entlastung des Angeschuldigten
Deliktspezifische Inhalte	
19.	Deliktspezifische Aussageelemente

Diese Kriterien stellen jedoch keine Tests und keine Check-Liste dar. Bei ihren Anwendungen ergibt sich z.B. nicht ein bestimmter Punktwert, der auf der Grundlage statistischer Normwerte zu einer Beurteilung des Wahrheitsgehalts von Zeugenaussagen der Kinder führen könnte. Sie werden jedoch in der Begutachtungspraxis angewendet, um die Aussagen von Kindern zu analysieren.

Experimentelle Untersuchungen haben ergeben, dass es sich überwiegend um reliable und valide Kriterien handelt, doch besteht ein großes Problem bei der Validierung, weil die Überprüfung dieser Kriterien aufgrund tatsächlicher Gerichtsprozesse bislang nur selten vorgenommen wurde.

Untersuchungsmethoden und Explorationsstrategien

Die Qualität des Gutachtens ist von den eingesetzten *Untersuchungsmethoden* und *Explorationsstrategien* abhängig. Für die Beurteilung der Persönlichkeit werden psychologische Untersuchungsmethoden eingesetzt, die auch sonst bei einer psychodiagnostischen Befunderhebung Verwendung finden. Dazu zählen: Intelligenztests, Tests zur Erfassung der Gedächtnis- und Wahrnehmungsfunktionen, Persönlichkeitsfragebögen und projektive Testverfahren, Suggestibilitätsüberprüfungen sowie psychologische Testverfahren, mit denen psychopathologische Besonderheiten, wie etwa die Neigung zur Entwicklung hysterischer Persönlichkeitseigenarten und überkompensatorischer Verhaltensweisen erfasst werden können.

Für die Gewinnung und den Wahrheitsgehalt von Informationen über ein vermutetes Tatgeschehen sind bei Kindern die *Interviewstrategien* entscheidend. Es sollte Wert darauf gelegt werden, von ihnen selbst möglichst viele, nicht gelenkte Aussagen zu erhalten. Dabei sind „offene Fragen" zu stellen, die dann zunehmend spezifiziert werden können (sog. *„Trichter-Technik"*); außerdem ist auf die Vermeidung suggestiver Einflüsse durch inhaltliche Vorgaben in Fragen zu achten. Suggestionseffekte entstehen z.B., wenn Gedächtnisdefizite oder unklar formulierte Fragen zu Unsicherheiten des Kindes führen. Auch mehrfach durchgeführte Explorationsgespräche mit Kindern haben einen eher verfälschenden Effekt. Bei dem Thema sexueller Handlungen ist es erforderlich, sich zunächst auf bestimmte Begriffe zu verständigen, besonders für die Bezeichnung der Geschlechtsteile. In diesem Zusammenhang wird diskutiert (z.B. Steller 1997), ob anatomisch geformte Puppen die Zuverlässigkeit der Untersuchungsergebnisse verbessern. Kritisch ist gegen ihren Einsatz eingewendet worden, dass sie einen stark suggestiven Charakter haben und Kinder dazu bringen, sexuelle Manipulationen durchzuführen, die fälschlicherweise als Hinweis auf eigene Erlebnisse gedeutet werden. Auch die *Bezugspersonen* eines Kindes müssen in den Begutachtungsprozess mit einbezogen werden. Bei dem Explorationsgespräch werden durch sie Informationen hinsichtlich der Interaktionsdynamik in der Familie erfragt. Dabei ist zu berücksichtigen, dass Familienangehörige Aussagen machen können, die dem Schutz des Angeklagten dienen, weil z.B. bei der Verurteilung des Vaters die materielle und die soziale Existenz der gesamten Familie gefährdet ist. Zu *fälschlichen Beschuldigungen* kommt es nicht selten bei Sorge- und Umgangsrechtsregelungen („Missbrauch des Missbrauchs"). Bei der Begutachtung ist deshalb besonders zu berücksichtigen, in welchem Kontext die Beschuldigungen erstmals geäußert wurden. Zu achten ist auch auf die jeweilige *emotionale Beteiligung* der Probanden im gesamten Untersuchungsablauf. Veränderungen der Affektlage, je nach behandelten Themen, können ein zusätzlicher Hinweis auf den Wahrheitsgehalt der Aussagen sein. *Bewusste Falschaussagen* von Kindern sind selten (ca. 10%, nach Volbert 1995). Zu beachten ist schließlich, dass es ein spezifisches „Missbrauchssyndrom" nicht gibt.

Zu empfehlen ist unbedingt, die wichtigsten Passagen des psychologischen Interviews video- oder tonbandtechnisch aufzunehmen und wörtliche Transkripte für eine genaue Inhaltsanalyse anzufertigen.

Bei der Darstellung der Untersuchungsergebnisse sollten ein Kern- und ein Randgeschehen unterschieden werden.

Weitere pragmatische Gesichtspunkte bei der Begutachtung und dem Gerichtsprozess selbst sind von dabei tätigen Juristen herausgestellt worden. So wird im juristischen Schrifttum z.B. darauf hingewiesen, *dass es noch keine verbindliche psychologische bzw. kinderpsychiatrische Untersuchungsmethodik* gibt. Nach einer Übersicht von Deckers (1996) sollte die Verteidigung in Gerichtsprozessen bei Glaubwürdigkeitsgutachten auf folgende Fragen besonderen Wert legen:

- Ist die Aussage des kindlichen Zeugen authentisch wiedergegeben?
- Ist die Aussage in Gruppenprozessen entstanden?
- Handelt es sich um einen Zeugenbericht oder um ein Wechselspiel von Fragen und Antworten?
- Ist dieses Wechselspiel ordnungsgemäß dokumentiert?
- Sind chronologische Abläufe eingehalten, wird die Entstehungsgeschichte des Delikts sachgerecht herausgearbeitet?
- Ist die „Geburtsstunde" der Aussage berücksichtigt?
- Handelt es sich um einen spontanen Bericht des Zeugen über das Delikt?
- Waren erwachsene Personen beteiligt?
- Sind familiendynamische Aspekte, z.B. im Rahmen einer Sorgerechtsregelung, berücksichtigt worden?
- Wie erfolgte die Art der Dokumentation, wurden z.B. Tonband- und Videoaufzeichnungen vorgenommen?
- Wie wurden diese analysiert und im Gutachtentext wiedergegeben?
- Sind Alternativhypothesen geprüft worden?
- Ist eine ausreichende Analyse hinsichtlich der „Realkennzeichen" bzw. von „Fantasiesignalen" vorgenommen worden?
- Sind mögliche Suggestionseffekte hinreichend berücksichtigt worden?

Zur Methodik und zu erforderlichen Mindeststandards bei der Begutachtung der Glaubhaftigkeit von Zeugenaussagen hat der Bundesgerichtshof (BGH) in zwei Urteilen eine höchstrichterliche Stellungnahme abgegeben (am 30.07.1999; 1 StR 618/98, LG Ansbach, und am 30.05.2000; 1 StR 582/99). Die Ausführungen in diesem Kapitel sind mit den dort erläuterten Prinzipien und Begriffen weitgehend kompatibel. Einen detaillierten Kommentar zum Urteil vom 30.07.1999 verfasste z.B. Balloff (2000).

Gegen Glaubwürdigkeitsbegutachtungen gibt es auch *kritische Einwände*. Die wichtigsten von ihnen sind: Das gesamte Vorgehen sei diskriminierend und belastend für die Zeugen (Kinder). Es widerspreche der Rolle des Sachverständigen, der zum Überführungsgehilfen des Gerichts werde. Die vorliegende Untersuchungsmethodik sei mangelhaft und nicht ausreichend für Feststellungen zur Glaubhaftigkeit, die für die Prozessbeteiligten immer erhebliche Konsequenzen haben (nach Volbert 1995).

Begutachtung im Familien- und Vormundschaftsrecht

Kindeswohl und Elternrecht

In der Verfassung sind die Grundrechte des Kindes (Artikel 2 GG) und der Eltern (Artikel 6, Absatz 2 GG) festgelegt.

In Artikel 6, Absatz 1 GG werden Ehe und Familie als Gemeinschaft unter besonderen staatlichen Schutz gestellt. Einheit und Eigenständigkeit der Familie als immer noch beste und effektivste Sozialisationsinstanz sind auch im Sinne einer Wertentscheidung allgemein anerkannt.

Von diesen Prämissen her muss davon ausgegangen werden, dass Kindeswohl und Elternrecht bzw. -pflicht nicht als Gegensätze zu sehen sind, sondern als konvergierende, gemeinsame Interessensausrichtung.

Das *Kindeswohl* gehört zu den unbestimmten Rechtsbegriffen und kann nicht allgemein gültig festgelegt werden. Vielmehr muss es jeweils im Hinblick auf den konkreten Fall und seine Bedingungen definiert und präzisiert werden. Definitorisch kann man zwischen den Begriffen Kindeswohl, Recht des Kindes, Kindesinteresse und Kindeswillen unterscheiden. Das Kindeswohl kann als Summe der Kindesrechte und der Kindesinteressen unter angemessener Berücksichtigung des jeweiligen Kindeswillen angesehen werden. Ein Ziel der Erziehung ist es, dem Kind im Laufe seiner Entwicklung in zunehmend stärkerem Maße die Fähigkeit zu vermitteln bzw. in ihm zu wecken, seine Rechte und Interessen und seinen Willen selbst vertreten zu können.

Kindeswohl und *Elternrecht* bzw. Elternwille können in verschiedener Weise in Kollision geraten. Derartige Konflikte werden i.d.R. unter dem Begriff der *Gefährdung des Kindeswohles* beschrieben. Am häufigsten wird das Kindeswohl gefährdet durch Kindesmisshandlung, Deprivation und Vernachlässigung, gravierende Erziehungsmängel sowie Trennung und Scheidung der Eltern mit all ihren Folgen. In diesen Fällen sind staatliche Eingriffe in die elterliche Sorge bei vorhandenen Gefahren für das Kindeswohl auf der Grundlage des §1666 BGB möglich.

Seit dem 01.07.1998 ist das neue *„Kindschaftsrecht"* in Kraft getreten. Die in §1666 BGB vorgenommene Neuregelung stellt die Grundlage zum Schutz sowohl der persönlichen Belange des Kindes als auch seiner Vermögensinteressen dar. Darin wird das Familiengericht verpflichtet, Maßnahmen zu treffen, wenn das körperliche, geistige oder seelische Wohl des Kindes oder sein Vermögen durch missbräuchliche Ausübung der elterlichen Sorge gefährdet ist und die Eltern nicht gewillt oder nicht in der Lage sind, die Gefahr abzuwenden. Gutachterliche Fragestellungen in diesem Zusammenhang können sich z.B. auf die „Erziehungsfähigkeit" der Eltern erstrecken.

Das Schwergewicht der Begutachtungen liegt jedoch auf Fragen in Verbindung mit Regelungen des Sorgerechts und des Umgangsrechts.

Regelung des Sorgerechts

30–40% aller Ehen in der Bundesrepublik scheitern innerhalb von 15 Jahren und führen zu einer Scheidung. Schätzungen am Anfang der 90er-Jahre gingen davon aus (Balloff 1992), dass in den westlichen Bundesländern bei ca. 3% bis höchstens 10% (in Absolutzahlen: 1950–6500) aller Sorgerechtsregelungen Sachverständigengutachten vom Gericht in Auftrag gegeben werden (nach Klosinski 1997).

Das erwähnte *„neue Kindschaftsrecht"* enthält Bestimmungen mit folgenden Schwerpunkten:

- eine Stärkung der Rechte aller Kinder ohne Rücksicht darauf, ob ihre Eltern verheiratet oder nicht verheiratet sind,
- das Recht der Kinder auf Umgang mit beiden Eltern und sonstigen Bezugspersonen,
- das Recht der Kinder auf Sorge und Betreuung durch beide Eltern insbesondere, wenn die Eltern getrennt sind,
- die Förderung der Elternverantwortung bei Trennung und Scheidung (nach von Luxburg 1998).

§1671 BGB (neue Fassung) lautet nun:

„Gemeinsame elterliche Sorge bei Trennung auf Antrag:

1. Leben Eltern, denen die elterliche Sorge gemeinsam zusteht, nicht nur vorübergehend getrennt, so kann jeder Elternteil beantragen, dass ihm das Familiengericht die elterliche Sorge oder einen Teil der elterlichen Sorge allein überträgt.
2. Dem Antrag ist stattzugeben, soweit
   a) der andere Elternteil zustimmt, es sei denn, dass das Kind das 14. Lebensjahr vollendet hat und der Übertragung widerspricht, oder

b) zu erwarten ist, dass die Aufhebung der gemeinsamen Sorge und die Übertragung auf den Antragsteller dem Wohl des Kindes am besten entspricht ...

In diesen Paragraphen wird aufgeführt, dass ein Familiengericht *auf Antrag* tätig wird, um die elterliche Sorge zu regeln.

Neu ist gleichfalls die Möglichkeit der *Teilübertragung* der alleinigen elterlichen Sorge. Ebenso gebietet das Gesetz den Eltern nun, sich um die gemeinsame Sorge erheblich intensiver zu bemühen, als dies nach der alten Regelung der Fall war. Auch nach einer Trennung oder Scheidung behalten die Ehepartner die elterliche Verantwortung, „sie können sich als Eltern nicht scheiden lassen" (von Luxburg 1998).

Generell fallen in dem neuen Kindschaftsrecht Regelungen fort, die früher in gesonderter Weise für „nichteheliche Kinder" (jetzt: „Kinder, deren Eltern nicht miteinander verheiratet sind"), getroffen wurden. Es gilt also auch für sie der Grundsatz, dass sie die gemeinsame elterliche Sorge ebenso wie verheiratete Eltern nach einer „nicht nur vorübergehenden Trennung" oder Scheidung haben können.

Vorgehensweise bei der Begutachtung

Ausgehend vom Wohl des Kindes muss im Rahmen der Begutachtung geklärt werden, welchem Elternteil das Sorgerecht zuerkannt werden soll (nach Antrag eines Elternteils, so genanntes „Antragsverfahren") oder ob es beiden Eltern zur gemeinsamen Ausübung übertragen werden kann. Letzteres ist nur möglich, wenn die streitigen Auseinandersetzungen zu einem gewissen Stillstand gekommen sind, so dass nicht befürchtet werden muss, dass die gemeinsame Ausübung des Sorgerechts eine Fortsetzung der früheren Konflikte mit anderen Mitteln bedeutet.

Für die Entscheidung bei dieser Fragestellung ist eine Reihe von *Kriterien* genannt worden (vgl. Lempp 1983):

1. Wille des Kindes (nach Vollendung des 14. Lebensjahres ist das Kind vom Familiengericht stets zu hören und hat einen wesentlichen Anteil bei der Entscheidung in der Sorgerechtsangelegenheit; das Familiengericht kann aber auch jüngere Kinder anhören),
2. Bindungs- und Beziehungsqualität des Kindes zu einem oder beiden Elternteilen,
3. Beziehungskontinuität,
4. Persönlichkeit, Erziehungsfähigkeit und wirtschaftliche bzw. soziale Situation der Eltern,
5. Zusammenbleiben oder Trennung mehrerer Kinder im Rahmen einer Sorgerechtentscheidung.

Bei der Begutachtung zu bedenken ist immer, dass eine Trennung oder Scheidung der Eltern für die betroffenen Kinder stets ein *kritisches Lebensereignis* darstellt und als Folge davon *zahlreiche Symptombelastungen* entstehen und dauerhaft wirksam sein können. Die Symptome erstrecken sich über einen weiten Bereich: Häufig kommen depressive Verstimmungszustände mit Phasen ausgeprägter Traurigkeit infolge von Bindungsverlusten, Ängste, Verunsicherungen im Selbstkonzept und Verletzungen des Selbstwertgefühls, Kontaktunsicherheiten, aggressive, gelegentlich dissoziale Verhaltensweisen, auch einzelne Symptome wie wiederauftretendes Einnässen und Einkoten vor. Jüngere Kinder sind meist stärker belastet als ältere. Es zeigt sich jedoch im zeitlichen Verlauf ein genereller Trend in Richtung einer fortschreitenden Verbesserung. Nach Ergebnissen der Kölner Längsschnittstudie (Schmidt-Denter u. Beelmann 1997) wurden mittels Clusteranalysen drei unterschiedliche Verlaufstypen kindlicher Symptombelastung ermittelt, die als „hoch Belastete", „Belastungsbewältiger" und „gering Belastete" beschrieben werden können.

Nach dieser Studie ließen sich auch *Risiko- und Schutzfaktoren* herauskristallisieren, deren Kenntnis für die Bearbeitung von Begutachtungsfragen gleichfalls wichtig ist. Zu den wichtigsten Risikofaktoren gehören danach, „eine negativ erlebte Beziehung zum getrennt lebenden Vater, ungelöste Partnerschafts- und Trennungsprobleme bzw. eine misslungene Redefinition der Beziehung zwischen den Elternteilen sowie ein sich verändernder bzw. verschlechternder elterlicher Erziehungsstil". Eine Kumulation dieser Faktoren führt zu einer Steigerung der kindlichen Anpassungsprobleme und Entwicklungsstörungen. Andererseits sind protektive Faktoren: „Eine positiv erlebte Beziehung zum Vater und zu den Geschwistern, Stabilität und Unterstützung in der Mutter-Kind-Dyade sowie eine Konsensbildung zwischen den (ehemaligen) Ehepartnern." Diese Ergebnisse sollten auch eine Grundlage für die nach dem KJHG vorgesehenen

Beratungsgespräche mit Scheidungswilligen und getrennt lebenden Elternteilen sein.

Die Aufgabe für psychologische Sachverständige ist es, unter anderem zu folgenden Gesichtspunkten eine Stellungnahme abzugeben:

- im Hinblick auf das Kind: Entwicklungsstand und psychosoziale Reife des Kindes, Bindungsqualität, emotionale Belastung und evtl. drohende Fehlentwicklung, Erfassung des Kindeswillens,
- im Hinblick auf die Elternteile: Erziehungseignung, Förderkompetenz sowie Gewährleistung einer Kontinuität und Stabilität der Eltern-Kind-Beziehung (Hemminger u. Beck 1997). Als *psychologische Testverfahren* sind dafür z. B. geeignet:
  - zur Entwicklungsdiagnostik: *Entwicklungsgitter* (Kiphard 1986), *Wiener Entwicklungstest* (Kastner-Koller u. Deimann 1998),
  - zur Intelligenzdiagnostik bei jüngeren Kindern (ab 3 Jahren): *Kaufman Assessment Battery for Children* (K-ABC, Melchers u. Preuß 1991) sowie die revidierte Form des *Hamburg Wechsler Intelligenztests für Kinder* (HAWIK-III, Tewes et al. 1999) für den Altersbereich von 6–15 Jahren. Gegebenenfalls ist die Überprüfung weiterer Funktionsbereiche wie die visuomotorische Koordinationsfähigkeit (mit dem *Göttinger Formreproduktionstest* (GFT, Schlange et al. 1977)), die Sprache (*Heidelberger Sprachentwicklungstest* (HSET, Grimm u. Schöler 1991)), die Motorik (*Körper-Koordinationstest für Kinder* (KTK, Schilling 1974) sowie das Lesen, Rechtschreiben und Rechnen mit dafür erhältlichen Testverfahren erforderlich. Für die Erfassung emotionaler Belastungen des Kindes sind z. B. geeignet: *Hamburger Neurotizismus- und Extraversionsskala für Kinder und Jugendliche* (HANES-KJ, Buggle u. Baumgärtel 1975), *Angstfragebogen für Schüler* (AFS, Wieczerkowski et al. 1981) sowie *Depressions-Inventar für Kinder und Jugendliche* (DIKJ, Stiensmeier-Pelster et al. 2000).

Schließlich ist die Überprüfung der *Bindungsqualität* von großer Bedeutung. Bewährt haben sich dafür *psychologische Testverfahren* wie der *Sceno-Test* (von Staabs 1985), der *Family Relations Test* (Bene u. Anthony, in der deutschen Fassung von Flämig u. Wörner 1977) und das *Subjektive Familienbild* (Mattejat u. Scholz 1994).

Die zentrale Methode für die Untersuchungen der Eltern und die Klärung der anstehenden Fragen ist das *Explorationsgespräch.*

Unverzichtbar sind weiter *Interaktionsbeobachtungen* der beteiligten Kinder und der Elternteile. Bewährt hat sich dabei, diese videotechnisch aufzuzeichnen, um die Interaktionen anschließend genau analysieren und dem Gericht ggf. zur Verfügung stellen zu können.

Trotz der auf diese Weise gewonnenen zahlreichen Informationen ist es oft nicht einfach, die richtige psychologische Entscheidung zu finden und dem Gericht vorzuschlagen, wobei es nicht selten ohnehin nur um die Alternative geht, eine Lösung in einem viel verzweigten Konfliktbereich zu finden, die *dem Kindeswohl am wenigsten schädlich* ist.

Regelung des Umgangsrechts

Gesetzliche Bestimmungen: Die für die Begutachtung relevanten Gesichtspunkte sind in § 1684 BGB enthalten. Nach der Gesetzesänderung (wirksam seit 01.07.1998) hat er folgenden Wortlaut:

1. „Das Kind hat das Recht auf Umgang mit jedem Elternteil; jeder Elternteil ist zum Umgang mit dem Kind verpflichtet und berechtigt.
2. Die Eltern haben alles zu unterlassen, was das Verhältnis des Kindes zum jeweils anderen Elternteil beeinträchtigt oder die Erziehung erschwert. Entsprechendes gilt, wenn sich das Kind in der Obhut einer anderen Person befindet.
3. Das Familiengericht kann über den Umfang des Umgangsrechts entscheiden und seine Ausübung, auch gegenüber Dritten, näher regeln. ...
4. Das Familiengericht kann das Umgangsrecht oder den Vollzug früherer Entscheidungen über das Umgangsrecht einschränken oder ausschließen, soweit dies zum Wohl des Kindes erforderlich ist. Eine Entscheidung, die das Umgangsrecht oder seinen Vollzug für längere Zeit auf Dauer einschränkt oder ausschließt, kann nur ergehen, wenn andernfalls das Wohl des Kindes gefährdet wäre. Das Familiengericht kann insbesondere anordnen, dass der Umgang nur stattfinden darf, wenn ein mitwirkungsbereiter Dritter anwesend ist. Dritter kann auch ein Träger der Jugendhilfe oder ein Verein sein; dieser bestimmt dann jeweils, welche Einzelpersonen die Aufgabe wahrnimmt."

Ergänzend zu den früheren Bestimmungen regelt § 1685 BGB:

1. „Großeltern und Geschwister haben ein Recht auf Umgang mit dem Kind, wenn dieser dem Wohl des Kindes dient.
2. Gleiches gilt für den Ehegatten oder früheren Ehegatten eines Elternteils, der mit dem Kind längere Zeit in häuslicher Gemeinschaft gelebt hat, und für Personen, bei denen das Kind längere Zeit in Familienpflege war."

Aufträge der zuständigen Gerichte an die psychologischen Sachverständigen zielen vornehmlich darauf ab, eine Klärung bei Fragen des Umgangsrechts zu finden, die dem Wohl des betreffenden Kindes am besten entspricht (z. B.: Wäre das Wohl des Kindes gefährdet, wenn es weiterhin Umgang mit dem Vater hätte? Sollte ein Ausschluss des Umgangsrechts des Vaters nicht indiziert sein: Welche Art des Umgangs zwischen Tochter und Vater ist dem Kindeswohl im Hinblick auf eine Aufrechterhaltung einer guten Kind-Vater-Beziehung angemessen [Art, Dauer und Häufigkeit der Besuche]?).

Unverändert sind auch hierzu Empfehlungen von Lempp (1983) als Grundlage für *Entscheidungsvorschläge* wichtig:

- Ein regelmäßiger Kontakt zwischen einem Kind und seinem nicht sorgeberechtigten Elternteil kann nur dann ohne Belastung möglich sein, wenn die geschiedenen Ehepartner zu einer sachlichen Neutralität gegeneinander zurückgefunden haben.
- Wer eine vollkommene Trennung von seinem früheren Ehepartner anstrebt, muss ggf. auf den Kontakt mit dem Kind verzichten können.
- Jeder Besuchskontakt gegen Willen und Wunsch des Kindes widerspricht dem Sinn der Umgangsbefugnis. Im Hinblick auf diese Problematik ergibt sich immer wieder die Frage, inwieweit der sorgeberechtigte Elternteil das Kind gegenüber dem nicht sorgeberechtigten Elternteil beeinflusst.
- Der sorgeberechtigte Elternteil hat immer den größeren Einfluss auf das Kind, was der nicht sorgeberechtigte Elternteil akzeptieren oder zumindest tolerieren muss.
- Bewusste oder unbewusste negative Beeinflussung des Kindes durch den sorgeberechtigten Elternteil kann Veranlassung geben, die Sorgerechtsentscheidung zu überprüfen.
- Das Kindeswohl kann mit dem Elternrecht kollidieren. Insofern kann eine Regelung der Umgangsbefugnis manchmal auch ein schweres Unrecht für einen Elternteil bedeuten. Dies lässt sich aber manchmal nicht vermeiden, wenn dem Kindeswohl Priorität eingeräumt wird.
- Bei Kindern bis zum Grundschulalter kann eine Regelung der Umgangsbefugnis nur vertreten werden, wenn die Eltern zu einer Minimalform gegenseitiger Höflichkeit und Kooperation in der Lage sind.
- Bei Schwierigkeiten im Kontakt der geschiedenen Eheleute sollte ggf. eine dem Kind gut bekannte neutrale Person eingeschaltet werden.
- Ein häufiger Wechsel der Bezugspersonen belastet Kinder besonders. Daher sind seltenere, aber längere Besuche häufigen und sehr kurzen eher vorzuziehen.
- Kinder unter vier Jahren sollten beim nicht sorgeberechtigten Elternteil nur dann übernachten, wenn sie mit ihm vertraut sind.

Die *Anwendung psychologischer Testverfahren* zur Klärung dieser Fragen und Kriterien ist identisch mit jener bei Sorgerechtsregelungen. Auch bei Fragen des Umgangs des nicht sorgeberechtigten Elternteils mit einem Kind steht die Bindungsstruktur im Mittelpunkt der Befunderhebungen und der anschließenden Erörterungen. Eine wesentliche Bedeutung kommt jedoch auch den oben in Verbindung mit Sorgerechtsregelungen genannten diagnostischen Fragestellungen zu.

Trotz aller Regeln und Befunde bleibt die Begutachtung zur Frage des Umgangsrechtes für die Sachverständigen eine sehr schwierige und vom Ergebnis her oft unbefriedigende Aufgabe. Es geht fast immer um die am wenigsten schädliche Alternative.

Auch bei Fragen des Sorge- und Umgangsrechts ist der Sachverständige in der Funktion eines „Gehilfen des Gerichts". Die Entscheidungen werden letztlich von dem beauftragenden Familiengericht getroffen, wobei diese selten von den grundsätzlichen Vorschlägen abweichen, jedoch öfter Modifikationen bei Vorschlägen z. B. hinsichtlich der Dauer des Umgangs eines Elternteils mit einem Kind vornehmen.

Bei diesen Fragestellungen ist es eher selten, dass die Sachverständigen persönlich in der Gerichtsverhandlung erscheinen müssen, meistens ist die Vorlage eines schriftlichen Gutachtens ausreichend. Eine Gliederung nach folgenden Gesichtspunkten hat sich bewährt:

1. Fragestellung und Untersuchungsverlauf
2. Zur Aktenlage

3. Untersuchungsergebnisse
3.1 Anamnese- und Explorationsgespräch
3.2 Psychologische Befunde bei dem Kind (evtl. bei den Elternteilen)
3.3 Interaktionsbeobachtungen zwischen Kind und Elternteilen
4. Verhaltensbeobachtungen
5. Zusammenfassung und Stellungnahme zum Gutachtenauftrag (zu den psychodiagnostischen Befunden, zu den Fragen der Umgangsregelung, Beantwortung der Fragen des Gerichts).

Jegliche gerichtspsychologische Gutachtertätigkeit erfordert eine enge Zusammenarbeit mit den beauftragenden Gerichten. Deshalb ist es für die psychologischen und psychiatrischen Sachverständigen wichtig, sich über *kritische Gesichtspunkte* Klarheit zu verschaffen. Nach einer Umfrage von Schepker (1997) werden von Richtern an schriftlichen Gutachten moniert: mangelnde Plausibilität, fehlende Begründung und Eindeutigkeit und Unstimmigkeiten. Es folgt mit einigem Abstand das Verhalten der Gutachter in der Hauptverhandlung, wobei angeführt werden: Unsicherheit, Parteilichkeit, fehlende Berücksichtigung neuer Tatsachen, neue Schlussfolgerungen in der Hauptverhandlung ohne zwingenden Grund. Bei der Zurückhaltung des Erteilens von Gutachtenaufträgen spielt die Auffassung eine Rolle, es würde zu wenig qualifizierte Sachverständige geben.

Zusammenfassung

Psychologische Sachverständigengutachten werden zu sehr verschiedenen Fragestellungen erstattet. Unverzichtbare Voraussetzung dafür sind aufseiten der Gutachter bestimmte Qualifikationsmerkmale wie umfassende Kenntnisse der psychologischen Diagnostik, klinisch-praktische Erfahrungen sowie Kenntnisse der relevanten Gesetze und der Rechtsprechung. Hierzu zählt das Wissen um die Rechtsstellung des Sachverständigen sowie der Kinder, Jugendlichen und Heranwachsenden. Gutachterliche Aufgaben im Strafrecht und Jugendgerichtsgesetz umfassen Fragen nach der strafrechtlichen Verantwortlichkeit von Jugendlichen, der Beurteilung des sittlichen und geistigen Entwicklungsstandes von Heranwachsenden, der Schuldfähigkeit, der Persönlichkeits- und Legalprognose. Ein weiterer Schwerpunkt psychologischer Sachverständigentätigkeit sind Begutachtungen zur Glaubwürdigkeit bzw. zur Glaubhaftigkeit der Zeugenaussagen von Kindern und Jugendlichen. Dabei sind besondere Methoden einzusetzen (z. B. Prüfung sog. „Realkennzeichen"), deren Umfang und Qualität in den letzten Jahren erweitert und verbessert wurde. Schließlich werden relativ oft psychologische Begutachtungen im Rahmen des Familien- und Vormundschaftsrechts in Auftrag gegeben. Die Aufgabe dabei ist das Abfassen von Stellungnahmen hinsichtlich des Sorge- und Umgangsrechts der Eltern oder anderer Bezugspersonen von Kindern, wobei nach dem „Neuen Kindschaftsrecht" (1998) noch stärker als früher das „Kindeswohl" zentrale Bedeutung hat. In diesem Kapitel werden praktische Vorgehensweisen einschließlich bewährter Untersuchungsmethoden und die Notwendigkeit der interdisziplinären Zusammenarbeit bei der Beantwortung von Begutachtungsfragen beschrieben.

Literatur

Arntzen F. Psychologie der Zeugenaussage. 3. Aufl. München: Beck; 1993.

Balloff R. Kinder vor Gericht. Opfer, Täter, Zeugen. München: Beck; 1992.

Balloff R. Das Urteil des Bundesgerichtshofes vom 30. Juli 1999 zur Frage der wissenschaftlichen Anforderungen an aussagepsychologische Begutachtungen (Glaubhaftigkeitsgutachten) und die Folgen für die Sachverständigentätigkeit. Prax Kinderpsychol Kinderpsychiat. 2000;49:261–74.

Böhm A. Einführung in das Jugendstrafrecht. 2. Aufl. München: Beck; 1985.

Buggle F, Baumgärtel F. Hamburger Neurotizismus- und Extraversionsskala für Kinder und Jugendliche (HANES, KJ), 2. Aufl. Göttingen: Hogrefe; 1975.

Dahle KP. Psychologische Begutachtung zur Kriminalprognose. In: Krober HL, Steller M, eds. Psychologische Begutachtung im Strafverfahren. Darmstadt: Steinkopff; 2000.

Deckers R. Verteidigung in Verfahren wegen sexuellen Missbrauchs von Kindern. Neue Jurist Wschr. 1996;49:3105–11.

Eisenberg U. Jugendgerichtsgesetz. 7. Aufl. München: Beck; 1997.

Esser G, Fritz A, Schmidt MH. Die Beurteilung der sittlichen Reife Heranwachsender im Sinne des § 105 JGG: Versuch einer Operationalisierung. Mschr Kriminologie Strafrechtsreform. 1991;74:356–68.

Flämig J, Wörner U. Standardisierung einer deutschen Fassung des FRT an Kindern von 6–12 Jahren. Prax Kinderpsychol Kinderpsychiat. 1977;26:5–11 und 38–46.

Focken A, Pfeiffer C. Thesen zur Zusammenarbeit des Jugendrichters mit dem jugendpsychiatrisch-psy-

chologischen Sachverständigen. Z Kinder- Jugendpsychiat. 1980;8:93–103.
Grimm H, Schöler H. Heidelberger Sprachentwicklungstest (HSET) 2. Aufl. Göttingen: Hogrefe; 1991.
Hartmann K, Eberhard K. Legalprognosetest für dissoziale Jugendliche (LDJ). Göttingen: Vandenhoeck und Ruprecht; 1972.
Heinz G. Fehlerquellen forensisch-psychiatrischer Gutachten: Eine Untersuchung anhand von Wiederaufnahmeverfahren. Heidelberg: Kriminalistikverlag; 1982.
Hemminger U, Beck N. Die psychologische Untersuchung im Verfahren zum Umgangs- und Sorgerecht. In: Warnke A, Trott G-E, Remschmidt H, eds. Forensische Kinder- und Jugendpsychiatrie. Bern: Huber; 1997.
Kastner-Koller U, Deimann P. Der Wiener Entwicklungstest (WET). Göttingen: Hogrefe; 1998.
Kiphard EJ. Wie weit ist ein Kind entwickelt? 9. Aufl. Göttingen: Hogrefe; 1986.
Klosinski G. Begutachtung im Verfahren zum Umgangs- und Sorgerecht: Brennpunkte für den Gutachter und die Familie. In: Warnke A, Trott GE, Remschmidt H, eds. Forensische Kinder- und Jugendpsychiatrie. Bern: Huber; 1997.
Lackner K. Strafgesetzbuch mit Erläuterungen. 16. Aufl. München: Beck; 1985.
Lempp R. Gerichtliche Kinder- und Jugendpsychiatrie. Bern: Huber; 1983.
Von Luxburg H Graf. Das neue Kindschaftsrecht. München: Jehle-Rehm; 1998.
Mattejat M, Scholz M. Das subjektive Familienbild (SFB). Göttingen: Hogrefe; 1994.
Melchers P, Preuss U. K-ABC Durchführungs- und Auswertungshandbuch. Amsterdam: Swets und Zeitlinger; 1991.
Niebergall G, Remschmidt H. Zum Stellenwert der Psychodiagnostik bei der forensischen Begutachtung von jugendlichen Straftätern. In: Warnke A, Trott GE, Remschmidt H, eds. Forensische Kinder- und Jugendpsychiatrie. Bern: Huber; 1997.
Rasch W. Forensische Psychiatrie. Stuttgart: Kohlhammer; 1986.
Remschmidt H, Merschmann W, Walter R. Zum Dunkelfeld kindlicher Delinquenz: Eine Erhebung an 483 Probanden. Mschr Kriminologie Strafrechtsreform. 1975;58:133–53.
Remschmidt H. Psychiatrie der Adoleszenz. Stuttgart: Thieme; 1992.
Remschmidt H, Schmidt MH. Multiaxiales Klassifikationsschema für psychische Störungen des Kindes- und Jugendalters nach ICD-10 der WHO. 3. Aufl. Bern: Huber; 1994.
Schaffstein F. Jugendstrafrecht. Eine systematische Darstellung. 6. Aufl. Stuttgart: Kohlhammer; 1977.
Schepker R. Ergebnisse einer Umfrage unter Juristen zu den Beauftragungsgründen und Erwartungen für forensisch-jugendpsychiatrische Gutachten. In: Warnke A, Trott GE, Remschmidt H, eds. Forensische Kinder- und Jugendpsychiatrie. Bern: Huber; 1997.
Schilling F. Körperkoordinationstest für Kinder (KTK). Weinheim: Beltz; 1974.
Schlange H, Stein B, von Boetticher I, Taneli S. Göttinger Formreproduktions-Test (G-F-T). 3. Aufl. Göttingen: Hogrefe; 1977.
Schmidt MH. Die Anwendung des Jugendstrafrechts auf Heranwachsende – Erfahrungen zum § 105 JGG. In: Warnke A, Trott GE, Remschmidt H, eds. Forensische Kinder- und Jugendpsychiatrie. Bern: Huber; 1997.
Schmidt-Denter U, Beelmann W. Kindliche Symptombelastungen in der Zeit nach einer ehelichen Trennung – eine differentielle und längsschnittliche Betrachtung. Z Entwicklungspsychol Pädag Psychol. 1997;29:26–42.
Schüler-Springorum H. Rechtswissenschaften. In: Remschmidt H, Schmidt MH, eds. Kinder- und Jugendpsychiatrie in Klinik und Praxis. Bd. 1. Stuttgart: Thieme; 1988.
Von Staabs G. Der Scenotest: Beitrag zur Erfassung unbewusster Problematik und charakterologischer Struktur in Diagnostik und Therapie. Bern: Huber; 1985.
Steller M, Köhnken G. Criteria-based statement analysis. Credibility assessment of children's statements in sexual abused cases. In: Raskin DC, ed. Psychological methods for investigations and evidence. New York: Springer; 1989.
Steller M, Volbert R, Wellershausen P. Zur Beurteilung von Zeugenaussagen: Aussagepsychologische Konstrukte und methodische Strategien. In: Montada L, ed. Bericht über den 38. Kongress der Deutschen Gesellschaft für Psychologie in Trier. Bd. 2. Göttingen: Hogrefe; 1993.
Steller M. Grundlagen und Methoden der Glaubwürdigkeitsbegutachtung bei Kinderaussagen über sexuellen Missbrauch. In: Warnke A, Trott GE, Remschmidt H, eds. Forensische Kinder- und Jugendpsychiatrie. Bern: Huber; 1997.
Stern W. Zur Psychologie der Aussage. Z gesamte Strafrechtswissenschaft. 1902;22: 315–70.
Stiensmeier-Pelster J, Schürmann M, Duda K. Depressionsinventar für Kinder und Jugendliche (DIKJ). 2. Aufl. Göttingen: Hogrefe; 2000.
Tewes U, Rossmann P, Schallberger U. Hamburg-Wechsler-Intelligenztest für Kinder (HAWIK-III). 3. Aufl. Bern: Huber; 1999.
Undeutsch U. Beurteilung der Glaubhaftigkeit von Zeugenaussagen. In: Undeutsch U, ed. Handbuch der Psychologie. Bd. 11: Forensische Psychologie. Göttingen: Hogrefe; 1967.
Volbert R. Glaubwürdigkeitsbegutachtung bei Verdacht auf sexuellen Missbrauch. Z Kinder Jugendpsychiat. 1995;23:20–6.
Walter M. Jugendkriminalität. Stuttgart: Boorberg; 1995.
Wieczerkowski W, Nickel H, Janowski A, Fittkau B, Rauer W. Angstfragebogen für Schüler (AFS). 6. Aufl. Braunschweig: Westermann; 1981.

Prüfungsfragen

1. Wie ist die Rechtsstellung von psychologischen Sachverständigen gesetzlich geregelt?
2. Nach welchen Kriterien soll eine Begutachtung zur strafrechtlichen Verantwortlichkeit gemäß § 3 JGG erfolgen?
3. Welche Kriterien sind für die Beurteilung der sittlichen und geistigen Entwicklung eines Heranwachsenden im Sinn des § 105 JGG bedeutsam?
4. Welche Aspekte sind bei der psychologisch-psychiatrischen Begutachtung der Schuldfähigkeit nach §§ 20, 21 StGB besonders zu berücksichtigen?
5. Welche Täter sind möglicherweise schuldunfähig?
6. Welchen Stellenwert hat die Psychodiagnostik bei der forensischen Begutachtung von Straftätern?
7. Nennen Sie verschiedene Prognosemethoden sowie ihre Vor- und Nachteile im Hinblick auf die Legalentwicklung von Straftätern.
8. Was versteht man unter „Realkennzeichen", und welchen Stellenwert haben sie bei der Begutachtung der Glaubhaftigkeit von Zeugenaussagen?
9. Warum wird der Terminus „Glaubwürdigkeit einer Persönlichkeit" kritisch diskutiert?
10. Worauf sollte in einem Explorationsgespräch mit Kindern bei der Begutachtung der „Glaubhaftigkeit" besonders geachtet werden?
11. Welche möglichen psychologischen Auswirkungen hat eine Scheidung der Eltern auf die Kinder?
12. Wie ist methodisch bei Begutachtungen von Sorgerechts- und Umgangsrechtsregelungen vorzugehen?
13. Welche Mängel bestehen oft bei psychologisch-psychiatrischen Gerichtsgutachten, und wie könnten sie behoben werden?

43 Ausbildung zum Kinder- und Jugendlichen-psychotherapeuten

S. Lange und G. Esser

Einleitung

Kinder- und Jugendlichenpsychotherapeut[1] ist eine in Deutschland seit Januar 1999 durch das Psychotherapeutengesetz (vollständiger Name: Gesetz über die Berufe des Psychologischen und Kinder- und Jugendlichenpsychotherapeuten, PsychThG) gesetzlich geschützte Berufsbezeichnung, die eine staatliche Zulassung zur Ausübung der Heilkunde (Approbation) voraussetzt. So darf die Bezeichnung *„Psychotherapeut"* von anderen Personen als Ärzten, Psychologischen Psychotherapeuten oder Kinder- und Jugendlichenpsychotherapeuten nicht geführt werden.

Mit einer *Approbation* wird den entsprechenden Personen die Erlaubnis zur Ausübung der Psychotherapie bei Kindern und Jugendlichen erteilt. Sie behandeln dann psychische Störungen (vgl. Klassifikation nach ICD-10) von Kindern und Jugendlichen, d.h. Patienten, die das 21. Lebensjahr noch nicht vollendet haben.

Kinder- und Jugendlichenpsychotherapeuten können in vielen *Arbeitsfeldern* zum Einsatz kommen. Dazu zählt neben der Niederlassung in eigener Praxis vor allem die Arbeit in verschiedenen Institutionen (z.B. Kinder- und Jugendpsychiatrischer Dienst, Kinderschutzeinrichtungen, Kinderheime, Kliniken, Krisendienste uvm.).

Kassenzulassung

Psychologische Psychotherapeuten und Kinder- und Jugendlichenpsychotherapeuten, die in eigener Praxis arbeiten, haben oft auch eine *Kassenzulassung* (genaue Bezeichnung: sozialrechtliche Zulassung), das bedeutet, eine von ihnen durchgeführte Behandlung wird von den gesetzlichen Krankenkassen, der Beihilfe und den meisten Privaten Krankenversicherungen bezahlt.

Bei den gesetzlichen Krankenkassen gilt das nur für Behandlungen, die entsprechend der bislang *drei anerkannten Therapieverfahren* durchgeführt werden. Anerkannt sind demnach Verhaltenstherapie und tiefenpsychologische Verfahren, wobei hier, wie bei der Psychotherapie für Erwachsene, zwischen der tiefenpsychologisch fundierten und der analytischen Psychotherapie unterschieden wird. Die *Gesprächspsychotherapie* ist zwar durch den Wissenschaftlichen Beirat Psychotherapie für Erwachsene anerkannt worden. Der Gemeinsame Bundesausschuss bei den Krankenkassen hat ihr jedoch die sozialrechtliche Anerkennung versagt. Somit wird Gesprächspsychotherapie nicht von gesetzlichen Krankenkassen erstattet. Für das Kindes- und Jugendalter liegt für die Gesprächspsychotherapie weder die Anerkennung des Wissenschaftlichen Beirats Psychotherapie noch des Gemeinsamen Bundesausschusses vor.

Für Psychologen gibt es diese „Kassenzulassung" erst seit dem Inkrafttreten des Psychotherapeutengesetzes 1999. Voraussetzung für die sozialrechtliche Zulassung, aber nicht gleichbedeutend mit dieser ist die Approbation. Erstere wird aufgrund gesetzlicher Vorgaben und interner Verfahrensordnungen von der ärztlichen/psychotherapeutischen Selbstverwaltung (Kassenärztliche Vereinigung) erteilt, während die Approbation Voraussetzung für die Zulassung ist.

[1] Zur besseren Lesbarkeit verwenden wir bei den Berufsbezeichnungen im Folgenden nur die männliche Form.

Ausbildungsordnung (orientiert am Psychotherapeutengesetz)

Die Ausbildung zum Psychotherapeuten richtet sich auf Basis des PsychThG nach der „Ausbildungs- und Prüfungsverordnung für Kinder- und Jugendlichenpsychotherapeuten" (KJPsychTh-APrV).

Ziele der Ausbildung und staatliche Prüfung

Die Ausbildung der Kinder- und Jugendlichenpsychotherapeuten beinhaltet die praxisnahe und patientenbezogene Vermittlung von eingehenden *Grundkenntnissen* in wissenschaftlich anerkannten psychotherapeutischen Verfahren sowie die *vertiefte Ausbildung* in einem dieser Verfahren.

Auf der Grundlage dieser Ausbildung sollen Kenntnisse, Fähigkeiten und Fertigkeiten vermittelt werden, um bei Kindern und Jugendlichen Störungen mit Krankheitswert selbstständig und eigenverantwortlich behandeln zu können. Dazu gehört eine fundierte Diagnostik und schließt auch Therapie und Rehabilitation mit ein. Die Ausbildung umfasst mindestens 4200 Ausbildungsstunden und besteht aus einer praktischen Tätigkeit, einer theoretischen Ausbildung, einer praktischen Ausbildung mit Krankenbehandlungen unter Supervision sowie einer Selbsterfahrung, die die Ausbildungsteilnehmer zur Reflexion eigenen therapeutischen Handelns befähigt. Sie schließt mit Bestehen der staatlichen Prüfung ab.

Grundsätzlich kann man zwei Ausbildungsformen voneinander unterscheiden: die *Vollzeitausbildung* über mindestens drei Jahre und die *Teilzeitausbildung* über mindestens fünf Jahre (wird in den Instituten aber unterschiedlich angeboten).

Zulassungsvoraussetzungen zur Ausbildung

Die Zulassungsvoraussetzungen für den Zugang zur Ausbildung sind in § 5 PsychThG geregelt. *Formale Zulassungsvoraussetzungen* sind:

1. ein im Inland abgeschlossenes Hochschulstudium im Studiengang Psychologie unter Einschluss des Faches Klinische Psychologie oder
2. ein im Inland abgeschlossenes Hochschulstudium im Studiengang Pädagogik bzw. Sozialpädagogik oder
3. ein in einem anderen Staat erfolgreich abgeschlossenes, gleichwertiges Hochschulstudium der Psychologie, Pädagogik oder Sozialpädagogik.

Die zuständige Behörde kann auf Antrag unter bestimmten Voraussetzungen eine andere abgeschlossene Ausbildung anrechnen, wenn die Durchführung der Ausbildung und die Erreichung des Ausbildungszieles dadurch nicht gefährdet werden.

Bei einigen Ausbildungsinstituten ist dem Bewerbungsverfahren ein kostenpflichtiges Erfahrungsseminar vorgeschaltet. Hier sollen Eignung und persönliche Voraussetzungen zum Therapeuten geprüft werden.

Ausbildungsorganisation

Praktische Tätigkeit

Die praktische Tätigkeit findet *in klinisch-psychiatrischen Einrichtungen* statt, zu deren Arbeitsschwerpunkt die Anwendung von Kinder- und Jugendlichenpsychotherapie gehört. Sie umfasst unter anderem die angeleitete Durchführung von diagnostischen Erhebungen, aber auch Untersuchungen und Mitwirkung an psychotherapeutischen Behandlungen bei Patienten mit unterschiedlichen psychischen Störungen und Erkrankungen in unterschiedlichen Settings. Auf diese Weise soll die Umsetzung der theoretisch-methodischen Ausbildungsinhalte in die praktische Tätigkeit gewährleistet werden. Die praktische Tätigkeit dient dem Erwerb praktischer Erfahrungen in der Behandlung von Störungen mit Krankheitswert. Darüber hinaus sollen aber auch Kenntnisse über andere Störungen erworben werden, bei denen Psychotherapie nicht indiziert ist. Die praktische Tätigkeit muss unter fachkundiger Anleitung und Aufsicht erfolgen.

Die praktische Tätigkeit umfasst mindestens 1800 Stunden und ist in Abschnitten von jeweils mindestens drei Monaten abzuleisten. Dabei müssen folgende *Abschnitte* absolviert werden:

a) mindestens 1200 Stunden an einer kinder- und jugendpsychiatrischen klinischen Einrichtung (die zur Weiterbildung für Kinder- und Jugendpsychiatrie und -psychotherapie zugelassen ist),
b) mindestens 600 Stunden an einer von einem Sozialversicherungsträger anerkannten Einrichtung der psychotherapeutischen oder psychosomatischen Versorgung von Kindern und

Jugendlichen oder in der Praxis eines Arztes mit einer ärztlichen Weiterbildung in Kinder- und Jugendlichenpsychotherapie oder eines Kinder- und Jugendlichenpsychotherapeuten.

Darüber hinaus kann die praktische Tätigkeit im ambulanten Bereich auch in der Praxis eines Psychologischen Psychotherapeuten abgeleistet werden, wenn dieser überwiegend Kinder und Jugendliche behandelt.

Es empfiehlt sich, die praktische Tätigkeit vollständig in der ersten Hälfte der Ausbildung abzuleisten.

Während der praktischen Tätigkeit in einer kinder- und jugendpsychiatrischen klinischen oder ambulanten Einrichtung muss der Ausbildungsteilnehmer an der Diagnostik und Behandlung von mindestens 30 Kindern und Jugendlichen unter Einbeziehung der bedeutsamen Bezugspersonen beteiligt sein. Der Ausbildungsteilnehmer soll dabei Kenntnisse und Erfahrungen über die akute, abklingende und chronifizierte Symptomatik unterschiedlicher psychiatrischer Erkrankungen erwerben sowie die Patientenbehandlungen fallbezogen und unter Angabe von Umfang und Dauer dokumentieren.

Eine *Finanzierung* der praktischen Tätigkeit durch die klinische Einrichtung ist i.d.R. nicht möglich.

Theoretische Ausbildung

Die theoretische Ausbildung umfasst mindestens 600 Stunden und findet parallel zur praktischen Tätigkeit und praktischen Ausbildung statt. Sie erstreckt sich auf die Vermittlung von Grundkenntnissen für die psychotherapeutische Tätigkeit und auf Spezialkenntnisse in einem der wissenschaftlich anerkannten, psychotherapeutischen Verfahren. Die Grundausbildung findet vorrangig in Form von Vorlesungen (höchstens 200 Stunden), die vertiefte Ausbildung eher in Form von Seminaren und praktischen Übungen statt. Die Planungen der Lehrveranstaltungen sind über die einzelnen Ausbildungsinstitute verschieden (Blockveranstaltungen, wöchentlich stattfindende Kurse).

In den folgenden Tabellen sind entsprechend den Anforderungen der Ausbildungs- und Prüfungsverordnung für Kinder- und Jugendlichenpsychotherapeuten Inhalte der theoretischen Ausbildung wiedergegeben.

Tabelle 43.**1** Curricula der Ausbildung (Grundkenntnisse)

Grundkenntnisse (200 Stunden)	
1.	Entwicklungs-, sozial-, persönlichkeits- und neuropsychologische Grundlagen normalen und abweichenden Verhaltens im Kindes- und Jugendlichenalter
2.	Konzepte über die Entstehung, Aufrechterhaltung und den Verlauf psychischer und psychisch mitbedingter Erkrankungen im Kindes- und Jugendlichenalter
2.1	Allgemeine und spezielle Krankheitslehren von Störungen mit Krankheitswert, bei denen Psychotherapie indiziert ist, unter Berücksichtigung der wissenschaftlich anerkannten Verfahren
2.2	Psychosomatische Krankheitslehre
2.3	Kinder- und jugendpsychiatrische Krankheitslehre, psychiatrische Krankheitslehre verschiedener Altersgruppen
3.	Methoden und Erkenntnisse der Psychotherapieforschung unter Berücksichtigung der Erkenntnisse der Säuglings- und Kleinkindforschung
4.	Diagnostik und Differenzialdiagnostik einschließlich Testverfahren zur Abgrenzung verschiedener Störungen mit Krankheitswert, bei denen Psychotherapie indiziert ist, psychosozial- und entwicklungsbedingter Krisen sowie körperlich begründbarer Störungen bei Kindern und Jugendlichen
5.	Besondere entwicklungs- und geschlechtsspezifische Aspekte der Persönlichkeit, der Psychopathologie und der Methodik der Psychotherapie verschiedener Altersgruppen
6.	Intra- und interpersonelle Aspekte psychischer und psychisch mitbedingter Störungen in Paarbeziehungen, Familien und Gruppen
7.	Prävention und Rehabilitation
8.	Medizinische und pharmakologische Grundkenntnisse für Kinder- und Jugendlichenpsychotherapeuten
9.	Methoden und differenzielle Indikationsstellung wissenschaftlich anerkannter psychotherapeutischer Verfahren
10.	Dokumentation und Evaluation von psychotherapeutischen Behandlungsverläufen
11.	Berufsethik und Berufsrecht, medizinische und psychosoziale Versorgungssysteme, Organisationsstrukturen des Arbeitsfeldes, Kooperation mit Ärzten und anderen Berufsgruppen
12.	Geschichte der Psychotherapie

Tabelle 43.2 Curricula der Ausbildung (vertiefte Ausbildung)

Vertiefte Ausbildung (400 Stunden)	
1.	Theorie und Praxis der Diagnostik, insbesondere Anamnese, Indikationsstellung und Prognose, Fallkonzeptualisierung und Behandlungsplanung bei Kindern und Jugendlichen unter Einbeziehung der bedeutsamen Beziehungspersonen
2.	Rahmenbedingungen der Psychotherapie, Behandlungssetting, Einleitung und Beendigung der Behandlung insbesondere im Hinblick auf bestehende Abhängigkeit von Beziehungspersonen
3.	Therapiemotivation und Widerstand des Kindes oder Jugendlichen und seiner bedeutsamen Beziehungspersonen, Entscheidungsprozesse des Therapeuten, Dynamik der Beziehungen zwischen dem Therapeuten und dem Kind oder Jugendlichen sowie seinen Eltern oder anderen bedeutsamen Beziehungspersonen im psychotherapeutischen Behandlungsprozess
4.	Behandlungskonzepte und -techniken sowie deren Anwendung in der Kinder- und Jugendlichenpsychotherapie
5.	Behandlungstechniken bei Kurz- und Langzeittherapie von Kindern und Jugendlichen und den bedeutsamen Beziehungspersonen
6.	Krisenintervention bei Kindern und Jugendlichen und den bedeutsamen Beziehungspersonen
7.	Gesprächsführung mit den Beziehungspersonen des Kindes oder Jugendlichen im Hinblick auf deren psychische Beteiligung an der Erkrankung und im Hinblick auf deren Bedeutung für die Herstellung und Wiederherstellung des Rahmens der Psychotherapie des Patienten
8.	Einführung in die Säuglingsbeobachtung und in den Umgang mit Störungen der frühen Vater-Mutter-Kind-Beziehung

Praktische Ausbildung und Supervision

Die praktische Ausbildung ist Teil der vertieften Ausbildung in einem wissenschaftlich anerkannten psychotherapeutischen Verfahren und dient dem Erwerb sowie der Vertiefung von Kenntnissen und praktischen Kompetenzen bei der Behandlung von Patienten mit Störungen von Krankheitswert (psychotherapeutische Behandlung von Patienten unter Supervision). Es sind mindestens 600 Behandlungsstunden unter Supervision mit mindestens sechs Patientenbehandlungen nachzuweisen (i. d. R. behandelt man aber mehr als sechs Patienten). Die Supervision erstreckt sich auf 150 Supervisionsstunden, davon sind 100 Stunden als Gruppensupervision mit vier Teilnehmern und mindestens 50 Stunden als Einzelsupervision abzuleisten. Die praktische Ausbildung erfolgt gewöhnlich in den Ausbildungsambulanzen der Ausbildungsstätten, ist aber auch an von der Ausbildungsstätte anerkannten, ambulanten und stationären Einrichtungen möglich. Die Höhe der möglichen Vergütung der Ausbildungstherapien variiert dabei stark.

Die *Supervision* ist auf die 600 Behandlungsstunden regelmäßig zu verteilen und soll bei mindestens drei unterschiedlichen Supervisoren durchgeführt werden. Die Behandlungsfälle sollten dabei die verschiedenen Stufen des Kindes- und Jugendalters berücksichtigen und müssen sich auf ein relevantes Spektrum von Störungen mit Krankheitswert beziehen.

Während der praktischen Ausbildung hat der Ausbildungsteilnehmer mindestens sechs anonymisierte, *schriftliche Falldarstellungen* über eigene Patientenbehandlungen, die unter Supervision stattgefunden haben, zu erstellen. Die Falldarstellungen sollen dabei die wissenschaftlichen Erkenntnisse berücksichtigen, die Diagnostik, Indikationsstellung und eine Evaluation der Therapieergebnisse mit einschließen, ein ätiologisch orientiertes Krankheitsverständnis nachweisen sowie den Behandlungsverlauf und die Behandlungstechnik in Verbindung mit der Theorie darstellen.

Selbsterfahrung

Die Selbsterfahrung richtet sich nach dem wissenschaftlich anerkannten, psychotherapeutischen Verfahren, das Gegenstand der vertieften Ausbildung ist, und umfasst mindestens 120 Stunden. In den psychoanalytisch begründeten Verfahren sind üblicherweise deutlich mehr Stunden eingeplant. Folgende *Themen* sind unter anderem Gegenstand der therapeutischen Selbsterfahrung:

1. Reflexion persönlicher Voraussetzungen für das therapeutische Erleben und Handeln unter Einbeziehung biografischer Aspekte,
2. Reflexion der therapeutischen Beziehung sowie die persönliche Entwicklung im Ausbildungsverlauf,
3. Modifikation eigener problematischer Verhaltensweisen und Einstellungen.

Die Gestaltung der Selbsterfahrung wird in den Instituten festgelegt. In einigen Instituten wird diese als Gruppenselbsterfahrung durchgeführt, wohingegen bei anderen eine Aufteilung in Gruppen- und Einzelselbsterfahrung stattfindet. Zum Selbsterfahrungsleiter darf keine verwandtschaftliche Beziehung bzw. kein wirtschaftliches oder dienstliches Abhängigkeitsverhältnis bestehen.

Prüfungsordnung

Zulassung zur Abschlussprüfung

Die zuständige Landesbehörde entscheidet auf Antrag des Prüflings über die Zulassung zur staatlichen Prüfung (erforderliche Nachweise s. unter §7 KJPsychTh-APrV)

Staatliche Prüfung

Die Modalitäten der staatlichen Prüfung sind ausführlich in den §§7–18 der KJPsychTh-APrV geregelt. Im Folgenden wird daher nur ein Kurzüberblick gegeben.

Die staatliche Prüfung nach dem Psychotherapeutengesetz umfasst einen schriftlichen und einen mündlichen Teil. Die Prüfung wird bei der zuständigen Behörde des Landes abgelegt, in dem der Prüfling zum Zeitpunkt der Antragstellung an der Ausbildung teilnimmt. Der *schriftliche Teil* der Prüfung erstreckt sich auf die Grundkenntnisse in den wissenschaftlich anerkannten psychotherapeutischen Verfahren. Dabei müssen 80 Fragen (überwiegend „Multiple-Choice-Aufgaben") in einer 2-stündigen Klausur beantwortet werden. Die Prüfung erfolgt zentral und wird vom Institut für medizinische und pharmazeutische Prüfungen (IMPP) an den Landesgesundheitsämtern durchgeführt. Die *mündliche* Prüfung wird vor einer staatlichen Prüfungskommission abgelegt. Die Prüfungskommission besteht aus mindestens vier Personen, von denen zwei keine Lehrkräfte der Ausbildungsstätte sein dürfen, an der die Ausbildung durchgeführt wurde. Der Selbsterfahrungsleiter des Prüflings darf nicht der Prüfungskommission angehören. Der mündliche Teil der Prüfung erstreckt sich insbesondere auf das wissenschaftlich anerkannte psychotherapeutische Verfahren, das Gegenstand der vertieften Ausbildung war (vgl. §17 KJPsychTh-APrV). Der mündliche Teil der Prüfung besteht aus zwei Abschnitten. Der erste Abschnitt wird als Einzelprüfung über ca. 30 Minuten durchgeführt, der zweite Abschnitt als Gruppenprüfung mit bis zu vier Prüflingen und soll 30 Minuten pro Prüfling dauern. Am Ende wird aus den Ergebnissen der schriftlichen und der mündlichen Prüfung eine Gesamtnote festgelegt, wobei die mündliche Prüfung einen 2-fachen Stellenwert einnimmt.

Mit Abschluss der staatlichen Prüfung kann die Approbation bei der zuständigen Landesbehörde beantragt werden (siehe §2 PsychTG).

Ausbildungskosten und Finanzierung der Ausbildung

Gesamtkosten

Die Gesamtgrundgebühr ist von Ausbildungsinstitut zu Ausbildungsinstitut verschieden. Auch beinhalten die Ausbildungsgrundgebühren je nach Institut unterschiedliche Leistungen. Vor Aufnahme sollte also eingehend geprüft werden, ob ein augenscheinlich günstiges Angebot, wirklich ein solches ist. Die Kosten bewegen sich von ca. € 11 000–27 000.

Refinanzierung

Viele Ausbildungsinstitute bieten mittlerweile eine Beteiligung an den Einnahmen aus der praktischen Ausbildung (Patientenbehandlung, s.o.) an. Die Vergütung ist regional und institutionell unterschiedlich.

Vonseiten des Bundesgesundheitsministeriums wurde darauf hingewiesen, dass die Ausbildung Bafög-fähig ist. Allerdings gibt es erfahrungsgemäß Schwierigkeiten in der Umsetzung.

Psychotherapie-Ausbildungsinstitute

Auf der Internetseite des Verbandes für Psychologen kann man sich eine Datei der anerkannten Ausbildungsinstitute herunterladen. Zu empfehlen sind dabei Institute, die eine Anbindung an eine universitäre Einrichtung haben oder z. B. mit uniTh zusammenarbeiten (http://bdp-vpp.de/beruf/institute/index.shtml).

Zusammenfassung

Kurz-Überblick über die Ausbildung
Ausbildung: Vollzeitausbildung (mindestens 3 Jahre) oder als berufsbegleitende Ausbildung (mind. 5 Jahre)

Zulassungsbestimmungen: Diplom in Psychologie mit Studienfach Klinische Psychologie, Studium Pädagogik/Sozialpädagogik oder ein in einem anderen Staat abgeschlossenes gleichwertiges Studium

Abschluss: staatliche Prüfung (schriftlich und mündlich) durch die zuständige Landesbehörde

Bausteine und Inhalte der Ausbildung:
Praktische Tätigkeit: praktische Tätigkeit im Umfang von mindestens 1800 Stunden, die in Abschnitten von jeweils mindestens drei Monaten abzuleisten sind; 1200 Stunden an einer kinder- und jugendpsychiatrischen klinischen Einrichtung und 600 Stunden in psychotherapeutischen oder psychosomatischen Versorgung von Kindern und Jugendlichen, in der Praxis eines psychotherapeutisch arbeitenden Arztes mit Weiterbildung in Kinder- und Jugendpsychotherapie oder eines Kinder- und Jugendlichenpsychotherapeuten

Theoretische Ausbildung: 600 Stunden bestehend aus Vorlesungen (höchstens 200 Std.), Seminaren und praktischen Übungen

Praktische Ausbildung: 600 Stunden psychotherapeutische Behandlung unter Supervision mit mind. sechs Patientenbehandlungen; sechs anonymisierte schriftliche Falldarstellungen

Supervision: 150 Stunden bei mindestens drei verschiedenen Supervisoren. 100 Stunden als Gruppensupervision und 50 Stunden als Einzelsupervision

Selbsterfahrung: mindestens 120 Stunden Reflexion oder Modifikation persönlicher Voraussetzungen für das therapeutische Erleben und Handeln

Ausbildungskosten: Fixe Ausbildungsgebühren: je nach Institut verschieden, auch die in den Ausbildungsgebühren enthaltenden Bestandteile der Ausbildung sind unterschiedlich (Kosten für Selbsterfahrung, Gruppensupervision, Verwaltung und Organisation)

Zusätzliche Kosten: Prüfungsgebühren und Einzelsupervision

Literatur

Zur Zusammenstellung dieses Kapitels wurde vorrangig auf die geltenden Gesetze (s. u.) Bezug genommen sowie anhand der Informationsmaterialien einzelner Ausbildungsinstitute ergänzt.

Psychotherapeutengesetz: http://bundesrecht.juris.de/psychthg/index.html.

Ausbildungsordnung: http://bundesrecht.juris.de/kjpsychth-aprv/index.html.

Sachverzeichnis

A

B

C

D

E

F

J

K

L

M